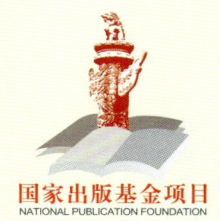

国家重大出版工程项目
"十二五"国家重点图书

中国药用植物志

主　编　艾铁民

副主编　张树仁　杨秀伟　杜力军　严铸云

《中国药用植物志》编委会

主　　　任　　洪德元　王文采　孙汉董

执 行 主 任　　艾铁民

委　　　员　　（以姓氏笔画为序）
　　　　　　　　万德光　王印政　韦发南　朱相云　刘启新
　　　　　　　　刘培贵　江纪武　严铸云　杜力军　李安仁
　　　　　　　　杨秀伟　张文生　张树仁　张奠湘　陈艺林
　　　　　　　　周富荣　胡启明　黄璐琦　彭　华　路安民

总 审 定 人　　王文采　洪德元　孙汉董　万德光　江纪武
　　　　　　　　马金凯　钱瑞琴

主 编 助 理　　张英涛　杨雁芳　靳淑英　杨东辉　佟　巍
　　　　　　　　冯学锋　聂淑琴　张庆英

副主编助理　　于胜祥　徐　崟　雷　帆

国家重大出版工程项目
"十二五"国家重点图书

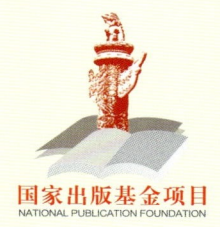

中国药用植物志

第十一卷

被子植物门
单子叶植物纲

泽泻科 花蔺科 水鳖科 水麦冬科 眼子菜科 百合科 百部科 龙舌兰科
石蒜科 仙茅科 蒟蒻薯科 薯蓣科 雨久花科 鸢尾科 水玉簪科
田葱科 灯心草科 凤梨科 鸭跖草科 黄眼草科 谷精草科 禾本科

本 卷 主 编　张树仁
本卷副主编　肖伟烈　朱晓新　王有为
本卷审定人　艾铁民　普建新　张庆英　聂淑琴　张　继

北京大学医学出版社

ZHONGGUO YAOYONG ZHIWUZHI (DISHIYIJUAN)

图书在版编目（CIP）数据

中国药用植物志. 第11卷 / 艾铁民主编；张树仁分卷主编.
—北京：北京大学医学出版社，2014.11
　　ISBN 978-7-5659-0889-7

Ⅰ.①中… Ⅱ.①艾…②张… Ⅲ.①药用植物－植物志－中国
Ⅳ.①Q949.95

中国版本图书馆CIP数据核字（2014）第144376号

中国药用植物志（第十一卷）

主　　编：艾铁民
副 主 编：张树仁　杨秀伟　杜力军　严铸云
本卷主编：张树仁
本卷副主编：肖伟烈　朱晓新　王有为
出版发行：北京大学医学出版社
地　　址：(100191) 北京市海淀区学院路 38 号 北京大学医学部院内
电　　话：发行部 010-82802230；图书邮购 010-82802495
网　　址：http://www.pumpress.com.cn
E－mail：booksale@bjmu.edu.cn
印　　刷：北京圣彩虹制版印刷技术有限公司
经　　销：新华书店
策划编辑：暴海燕　安林
责任编辑：罗德刚　王楠　　**责任校对**：金彤文　　**责任印制**：张京生
开　　本：889 mm ×1194 mm　1/16　印张：63.5　字数：1983 千字
版　　次：2014 年 11 月第 1 版　2014 年 11 月第 1 次印刷
书　　号：ISBN 978-7-5659-0889-7
定　　价：530.00 元

版权所有，违者必究

（凡属质量问题请与本社发行部联系退换）

MEDICINAL FLORA OF CHINA

Editor-in-Chief
Ai Tiemin

Deputy Editors-in-Chief
Zhang Shuren   Yang Xiuwei
Du Lijun   Yan Zhuyun

MEDICINAL FLORA OF CHINA

Volume 11

ANGIOSPERMAE
MONOCOTYLEDONEAE

Alismataceae Butomaceae Hydrocharitaceae Juncaginaceae
Potamogetonaceae Liliaceae Stemonaceae Agavaceae Amaryllidaceae
Hypoxidaceae Taccaceae Dioscoreaceae Pontederiaceae Iridaceae
Burmanniaceae Philydraceae Juncaceae Bromeliaceae Commelinaceae
Xyridaceae Eriocaulaceae Poaceae

Volume Editor

Zhang Shuren

Volume Deputy Editors

Xiao Weilie   Zhu Xiaoxin   Wang Youwei

Volume Reviewers

Ai Tiemin   Pu Jianxin   Zhang Qingying

Nie Shuqin   Zhang Ji

Peking University Medical Press

《中国药用植物志》第十一卷编写人员

泽泻科 花蔺科 水鳖科 水麦冬科 眼子菜科	分类： 化学： 药理： 注评：	王东（华中师范大学） 石一鸣 张海波 肖伟烈（中国科学院昆明植物研究所） 杨秀伟（北京大学药学院）杨鑫宝（北京中医药大学） 杨伟鹏（中国中医科学院中药研究所） 王有为 童静 曾红 班小泉（武汉大学）
百合科	分类： 化学： 药理： 注评：	梁松筠 王锦秀（中国科学院植物研究所） 赵伟 尚善斋 石一鸣 肖伟烈（中国科学院昆明植物研究所） 杨秀伟 张英涛（北京大学药学院）杨鑫宝（北京中医药大学） 李玉洁 游云 杨伟鹏 刘春芳 隋峰 孔祥英 翁小刚 （中国中医科学院中药研究所） 潘国凤（首都医科大学附属北京世纪坛医院） 王有为 何敬胜 田俊（武汉大学）
百部科	分类： 化学： 药理： 注评：	张树仁（中国科学院植物研究所） 石一鸣 肖伟烈（中国科学院昆明植物研究所） 杨秀伟（北京大学药学院）杨鑫宝（北京中医药大学） 潘国凤（首都医科大学附属北京世纪坛医院） 杨庆（中国中医科学院中药研究所） 王有为 姚新成（武汉大学）
龙舌兰科	分类： 化学： 药理： 注评：	张树仁（中国科学院植物研究所） 石一鸣 肖伟烈（中国科学院昆明植物研究所） 杨秀伟（北京大学药学院）杨鑫宝（北京中医药大学） 潘国凤（首都医科大学附属北京世纪坛医院） 杨庆（中国中医科学院中药研究所） 王有为 姚新成（武汉大学）
石蒜科 仙茅科 蒟蒻薯科	分类： 化学： 药理： 注评：	刘忠（上海交通大学药学院） 张海波 石一鸣 肖伟烈（中国科学院昆明植物研究所） 杨鑫宝（北京中医药大学）杨秀伟 张英涛（北京大学药学院） 潘国凤（首都医科大学附属北京世纪坛医院） 王有为 姚新成（武汉大学）
薯蓣科	分类： 化学： 药理： 注评：	徐增莱（江苏省中国科学院植物研究所） 石一鸣 肖伟烈（中国科学院昆明植物研究所） 张英涛 杨秀伟（北京大学药学院）杨鑫宝（北京中医药大学） 翁小刚（中国中医科学院中药研究所） 王有为 陈玉欣（武汉大学）

雨久花科 鸢尾科	分类：	张树仁（中国科学院植物研究所）
	化学：	石一鸣 张海波 肖伟烈（中国科学院昆明植物研究所） 杨鑫宝（北京中医药大学）张英涛 杨秀伟（北京大学药学院）
	药理：	潘国凤（首都医科大学附属北京世纪坛医院） 张甘霖（北京中医医院）
	注评：	王有为 陈玉欣 班小泉（武汉大学）
水玉簪科 田葱科 灯心草科 凤梨科 鸭跖草科 黄眼草科 谷精草科 禾本科	分类：	陈文俐（中国科学院植物研究所）
	化学：	詹睿 尚善斋 张海波 肖伟烈（中国科学院昆明植物研究所） 杨鑫宝（北京中医药大学）杨秀伟 张英涛（北京大学药学院）
	药理：	张甘霖（北京中医医院） 杨伟鹏 隋峰 陈颖 王怡薇（中国中医科学院中药研究所） 韩晓（中国中医药出版社） 刘晓霓（北京市肝病研究所 首都医科大学附属北京佑安医院） 刘春芳 翁小刚（中国中医科学院中药研究所）
	注评：	王有为 班小泉 黄博 曾红（武汉大学）
墨线图 整理	李爱莉（中国科学院植物研究所）	

凡　例

一、《中国药用植物志》编写的定位是介绍中国药用植物资源和准确鉴定药用植物的种类（亚种、变种和变型）的工具书，同时反映各种药用植物的现代化学、药理和药材等方面的研究成果和资料，因此编写项目的设定和要求、给出的图像和图版、引证的文献均符合上述目的。

二、全书收载有文献记载的中国药用植物 12 000 余种（包括种下分类群），分 13 卷出版，其中前 12 卷为正篇，每卷收载 1000 种左右，每卷后附有该卷收录的药用植物中文名与拉丁名索引；第 13 卷附篇名为《中国药用植物志词汇》，汇编了本志收录的药用植物相关学科的专业词汇，兼作综合索引，内容包括全书收载的药用植物中文名称索引、拉丁名称索引、英文名称索引、中拉英名称互译、化学成分的中英文名称互译及其原植物来源等，使其既可作为阅读药用植物的科技文献工具书使用，又可方便查到正篇中词汇的出处。

三、收载的种类主要为高等植物，亦收集了重要的药用藻类、真菌与地衣。高等植物科的顺序排列：苔藓类采用陈邦杰（1972）的顺序，蕨类植物采用秦仁昌分类系统（1978），裸子植物采用郑万钧分类系统（1978），被子植物采用恩格勒分类系统（1964）（个别科有调整）。低等植物中药用种类较少，依照《中国中药资源志要》（1994）顺序排列，科特征和属、种检索表从略。

四、高等植物每个科下为总论，主要包括三部分内容。第一部分介绍科的简要特征，其中还包括本科植物世界分布的属和种的数目、在我国分布的属和种的数目以及在国内分布的药用属和种的数目；第二部分概括性叙述该科特征性化学成分和主要活性成分及其作用；第三部分为国内本科具有药用种类的属的分属检索表。

五、对每个属，简要记述属的形态特征，综述属的特征性化学成分和活性成分（或部位），重要的结构类型给出化学结构式，同时扼要地介绍本属植物相同或近似的药理作用。属的记述后给出该属药用植物分种检索表。

六、药用植物种的记述分重点记述、一般记述两种形式，常用的药用植物作重点记述。

七、每种药用植物的记载内容包括：中文名（除正名外还应包括别名、地方习用名或民族药名）、拉丁学名（除正名外还应引证基名和药学文献中常用的异名。正名后引用以该学名发表的原始文献，写法参照《中国植物志》，异名的原文献略去）、英文名、习性形态、分布与生境、药用部位、功效应用、化学成分、药理作用、毒性及不良反应、注评和参考文献等项，或其中几项。为了方便鉴定，给出该植物墨线图，并在能收集到的情况下给出原植物和原药材的照片。

八、中文正名一般采用《中国植物志》或《中华人民共和国药典》（2010 年版）的所载名为正名，用黑体字排印。别名用白体字排印，一般不超过 5 个，个别使用地区广泛的药用植物，别名有可能超过 5 个。

九、按照国际植物命名法规，选用合法的拉丁学名作为原植物的正名（用黑体字），异名用斜体字排印。异名注意选用基名和在药学文献中常见的名称，如大花红景天 **Rhodiola crenulata** (Hook. f. et Thomson) H. Ohba in J. Jap. Bot. 51:386.1976. ——*Sedum crenulatam* Hook. f. et Thomson, *Rhondiola* *euryphylla* (Frod.) S.H. Fu.。

十、植物形态：依据药用植物重要性，对药用植物的形态特征分别作重点描述或一般描述，突出其药用部分的特征，记载了花期、果期，并给出该植物的分布与生境。

十一、药用部位：指该植物供药用的部分。主要的药用部位在前，其余按根、茎、叶、花、果实、种子的顺序排列，其他相关项目（如化学成分、药理作用）的记述也遵照此原则编写。

十二、功效应用项下一般分为两部分，前一部分依据传统医学文献记载，如平肝阳、利小便、消浮肿、吞酸嘈杂、痞闷胀痛；后一部分采用现代医学临床应用，如对高血压、肾炎、胃溃疡的治疗，使两两对照，目的为中西医应用和研究药用植物（药材）起到一些桥梁和借鉴作用。资料不完备的可阙如某一部分。

十三、化学成分：按药用部位分别给出目前已知的化学成分类型及主要化学成分的中英文名称，尽可能全面地体现药用植物的化学组成。对于每一个化学成分均给出常用的英文名及恰当的中文译名，英文名的选择以俗名为主，尽可能避免采用系统名；中文译名的选择除按传统及重要工具书收载的名称外，还对现有的不恰当译名进行了调整，同时对部分成分按其英文名新拟了中文译名，并在该成分名称核心词根的右上角以"▲"角标的形式进行标注。上述中文译名的调整与拟定均遵从了以下主要原则：①尽量准确反映该成分被首次发现的原植物及其结构类型。②尽量采用词根直译，少用音译，避免一名多用。

十四、药理作用、毒性：扼要介绍相关的离体、细胞及动物药理学研究获得的主要结果及结论，并以动宾形式进行标题式概括，如抗炎作用、抗菌作用、抗病毒作用等；有相关毒理学研究的记述于毒性及不良反应项下。

十五、注评：主要论述与该种药用植物直接关联的药材品种问题，包括国家药典的收载情况和正品、代用品、地区习惯用药、伪品、误用品等问题，还包括国家保护种类的等级、新资源、新分布以及民族用药等必要说明的内容。

十六、植物分类学和注评的主要参考文献简列如下：《中国植物志》（第1–80卷，1959–2004），《中国高等植物图鉴》（第1–5册，补编1–2册，1972–1983），《中国种子植物科属词典》（1982），《Flora of China》（1994–2013），《A Dictionary of the Flowering Plants & Ferns》（1973），《中国珍稀濒危保护植物》（1989），《中华人民共和国药典》（1963，1977，1985，1990，1995，2000，2005，2010），《中国中药资源志要》（1994），《新华本草纲要》（第1–3册，1988–1990），《全国中草药汇编》（上、下册，1976，1978），《中药大辞典》（上、下册，1977），《中华本草》（1994），《药用植物辞典》（2005），《台湾药用植物志》（第1–3卷，1978），《中国民族药志要》（2005）。

十七、化学成分与药理作用及毒性的参考文献列于每种的后面，为节省篇幅略去了期刊文献的标题以及第一作者以后的作者名称，同时对英文期刊采用了标准缩写（斜体字部分）。

十八、编写分工：每卷前按分工列出所有参与本卷编写的人员并附作者单位，既表示作者对编写部分的负责，也便于读者与作者的交流。

目 录

泽泻科 ALISMATACEAE

1. 慈姑属 Sagittaria L.

1. 冠果草 **Sagittaria guyanensis** Kunth subsp. **lappula** (D. Don) Bogin ·········2
2. 野慈姑 **Sagittaria trifolia** L. ·········2
3. 矮慈姑 **Sagittaria pygmaea** Miq. ·········5

2. 泽泻属 Alisma L.

1. 泽泻 **Alisma plantago-aquatica** L. ·········7
2. 东方泽泻 **Alisma orientale** (Sam.) Juz. ·········8
3. 膜果泽泻 **Alisma lanceolatum** With. ·········13
4. 草泽泻 **Alisma gramineum** Lej. ·········13
5. 窄叶泽泻 **Alisma canaliculatum** A. Braun et C. D. Bouché ·········14

花蔺科 BUTOMACEAE

1. 花蔺属 Butomus L.

1. 花蔺 **Butomus umbellatus** L. ·········15

水鳖科 HYDROCHARITACEAE

1. 海菜花属 Ottelia Pers.

1. 龙舌草 **Ottelia alismoides** (L.) Pers. ·········18
2. 海菜花 **Ottelia acuminata** (Gagnep.) Dandy ·········19

2. 水鳖属 Hydrocharis L.

1. 水鳖 **Hydrocharis dubia** (Blume) Backer ·········20

3. 水筛属 Blyxa Noronha ex Thouars

1. 有尾水筛 **Blyxa echinosperma** (C. B. Clarke) Hook. f. ·········21

4. 苦草属 Vallisneria L.

1. 苦草 **Vallisneria natans** (Lour.) H. Hara ·········21

5. 虾子草属 Nechamandra Planch.

1. 虾子草 **Nechamandra alternifolia** (Roxb.) Thwaites ·················22

6. 黑藻属 Hydrilla Rich.

1. 黑藻 **Hydrilla verticillata** (L. f.) Royle ·················23

水麦冬科 JUNCAGINACEAE

1. 水麦冬属 Triglochin L.

1. 水麦冬 **Triglochin palustre** L. ·················25
2. 海韭菜 **Triglochin maritimum** L. ·················26

眼子菜科 POTAMOGETONACEAE

1. 眼子菜属 Potamogeton L.

1. 小眼子菜 **Potamogeton pusillus** L. ·················30
2. 微齿眼子菜 **Potamogeton maackianus** A. Benn. ·················30
3. 菹草 **Potamogeton crispus** L. ·················31
4. 穿叶眼子菜 **Potamogeton perfoliatus** L. ·················33
5. 竹叶眼子菜 **Potamogeton malaianus** Miq. ·················34
6. 异叶眼子菜 **Potamogeton heterophyllus** Schreb. ·················35
7. 浮叶眼子菜 **Potamogeton natans** L. ·················36
8. 蓼叶眼子菜 **Potamogeton polygonifolius** Pourr. ·················37
9. 眼子菜 **Potamogeton distinctus** A. Benn. ·················37
10. 鸡冠眼子菜 **Potamogeton cristatus** Regel et Maack ·················38
11. 八蕊眼子菜 **Potamogeton octandrus** Poir. ·················39
12. 篦齿眼子菜 **Potamogeton pectinatus** L. ·················39

2. 大叶藻属 Zostera L.

1. 大叶藻 **Zostera marina** L. ·················40

百合科 LILIACEAE

1. 岩菖蒲属 Tofieldia Huds.

1. 叉柱岩菖蒲 **Tofieldia divergens** Bureau et Franch. ·················45
2. 岩菖蒲 **Tofieldia thibetica** Franch. ·················46

2. 白丝草属 Chionographis Maxim.

1. 白丝草 **Chionographis chinensis** K. Krause ·················47

3. 丫蕊花属 Ypsilandra Franch.

1. 丫蕊花 **Ypsilandra thibetica** Franch. ·················49
2. 小果丫蕊花 **Ypsilandra cavaleriei** H. Lév. et Vaniot ·················50

3. 云南丫蕊花 **Ypsilandra yunnanensis** W. W. Sm. et Jeffrey ······51
4. 高山丫蕊花 **Ypsilandra alpina** F. T. Wang et T. Tang ······52

4. 藜芦属 Veratrum L.

1. 藜芦 **Veratrum nigrum** L. ······54
2. 兴安藜芦 **Veratrum dahuricum** (Turcz.) Loes. ······56
3. 尖被藜芦 **Veratrum oxysepalum** Turcz. ······58
4. 阿尔泰藜芦 **Veratrum lobelianum** Bernh. ······59
5. 毛叶藜芦 **Veratrum grandiflorum** (Maxim. ex Baker) Loes. ······60
6. 毛穗藜芦 **Veratrum maackii** Regel ······62
7. 牯岭藜芦 **Veratrum schindleri** Loes. ······63
8. 狭叶藜芦 **Veratrum stenophyllum** Diels ······64
9. 蒙自藜芦 **Veratrum mengtzeanum** Loes. ······66
10. 大理藜芦 **Veratrum taliense** Loes. ······66

5. 油点草属 Tricyrtis Wall.

1. 油点草 **Tricyrtis macropoda** Miq. ······68
2. 黄花油点草 **Tricyrtis pilosa** Wall. ······68
3. 台湾油点草 **Tricyrtis formosana** Baker ······69
4. 宽叶油点草 **Tricyrtis latifolia** Maxim. ······70

6. 山菅兰属 Dianella Lam. ex Juss.

1. 山菅兰 **Dianella ensifolia** (L.) DC. ······71

7. 独尾草属 Eremurus M. Bieb.

1. 独尾草 **Eremurus chinensis** O. Fedtsch. ······73

8. 知母属 Anemarrhena Bunge

1. 知母 **Anemarrhena asphodeloides** Bunge ······74

9. 吊兰属 Chlorophytum Ker Gawl.

1. 吊兰 **Chlorophytum comosum** (Thunb.) Baker ······80
2. 小花吊兰 **Chlorophytum laxum** R. Br. ······81

10. 鹭鸶兰属 Diuranthera Hemsl.

1. 鹭鸶兰 **Diuranthera major** Hemsl. ······83
2. 小鹭鸶兰 **Diuranthera minor** (C. H. Wright) C. H. Wright ex Hemsl. ······84

11. 玉簪属 Hosta Tratt.

1. 玉簪 **Hosta plantaginea** (Lam.) Asch. ······85
2. 紫萼 **Hosta ventricosa** (Salisb.) Stearn ······87
3. 东北玉簪 **Hosta ensata** F. Maek. ······88
4. 粉叶玉簪 **Hosta sieboldiana** Engl. ······89

12. 萱草属 Hemerocallis L.

1. 黄花菜 **Hemerocallis citrina** Baroni ···91
2. 北黄花菜 **Hemerocallis lilioasphodelus** L. ··92
3. 小黄花菜 **Hemerocallis minor** Mill. ··93
4. 萱草 **Hemerocallis fulva** (L.) L. ···94
5. 西南萱草 **Hemerocallis forrestii** Diels ··98
6. 折叶萱草 **Hemerocallis plicata** Stapf ···98
7. 矮萱草 **Hemerocallis nana** Forrest et W. W. Sm. ··99
8. 大苞萱草 **Hemerocallis middendorffii** Trautv. et C. A. Mey. ···99
9. 小萱草 **Hemerocallis dumortieri** C. Morren ··100

13. 芦荟属 Aloe L.

1. 大芦荟 **Aloe arborescens** Mill. var. **natalensis** (J. M. Wood et M. S. Evans) A. Berger ·············102
2. 芦荟 **Aloe vera** (L.) Burm. f. ··103

14. 山慈菇属 Iphigenia Kunth

1. 山慈菇 **Iphigenia indica** (L.) Kunth ··106

15. 嘉兰属 Gloriosa L.

1. 嘉兰 **Gloriosa superba** L. ···107

16. 顶冰花属 Gagea Salisb.

1. 小顶冰花 **Gagea terraccianoana** Pascher ···108
2. 林生顶冰花 **Gagea filiformis** (Ledeb.) Kar. et Kir. ···109
3. 顶冰花 **Gagea nakaiana** Kitag. ···110

17. 洼瓣花属 Lloydia Salisb. ex Rchb.

1. 洼瓣花 **Lloydia serotina** (L.) Salisb. ex Rchb. ··111
2. 西藏洼瓣花 **Lloydia tibetica** Baker ex Oliv. ···112

18. 郁金香属 Tulipa L.

1. 老鸦瓣 **Tulipa edulis** (Miq.) Baker ··113
2. 伊犁郁金香 **Tulipa iliensis** Regel ··114
3. 阿尔泰郁金香 **Tulipa altaica** Pall. ex Spreng. ··115
4. 毛蕊郁金香 **Tulipa dasystemon** (Regel) Regel ···115
5. 郁金香 **Tulipa gesneriana** L. ···116

19. 贝母属 Fritillaria L.

1. 伊贝母 **Fritillaria pallidiflora** Schrenk ex Fisch. et C. A. Mey. ···120
2. 额敏贝母 **Fritillaria meleagroides** Patrin ex Schult. f. ··121
3. 华西贝母 **Fritillaria sichuanica** S. C. Chen ···121
4. 川贝母 **Fritillaria cirrhosa** D. Don ··122
5. 太白贝母 **Fritillaria taipaiensis** P. Y. Li ··124

6. 榆中贝母 **Fritillaria yuzhongensis** G. D. Yu et Y. S. Zhou ·················125
7. 粗茎贝母 **Fritillaria crassicaulis** S. C. Chen ·················125
8. 天目贝母 **Fritillaria monantha** Migo ·················126
9. 新疆贝母 **Fritillaria walujewii** Regel ·················127
10. 黄花贝母 **Fritillaria verticillata** Willd. ·················128
11. 浙贝母 **Fritillaria thunbergii** Miq. ·················129
12. 托里贝母 **Fritillaria tortifolia** X. Z. Duan et X. J. Zheng ·················132
13. 平贝母 **Fritillaria ussuriensis** Maxim. ·················132
14. 裕民贝母 **Fritillaria yuminensis** X. Z. Duan ·················134
15. 甘肃贝母 **Fritillaria przewalskii** Maxim. ·················134
16. 暗紫贝母 **Fritillaria unibracteata** P. G. Xiao et K. C. Hsia ·················135
17. 梭砂贝母 **Fritillaria delavayi** Franch. ·················136
18. 高山贝母 **Fritillaria fusca** Turrill ·················138
19. 砂贝母 **Fritillaria karelinii** (Fisch. ex D. Don) Baker ·················138
20. 安徽贝母 **Fritillaria anhuiensis** S. C. Chen et S. F. Yin ·················138
21. 轮叶贝母 **Fritillaria maximowiczii** Freyn ·················139
22. 米贝母 **Fritillaria davidii** Franch. ·················140

20. 百合属 **Lilium** L.

1. 野百合 **Lilium brownii** F. E. Brown ex Miellez ·················144
2. 台湾百合 **Lilium formosanum** Wall. ·················147
3. 麝香百合 **Lilium longiflorum** Thunb. var. **scabrum** Masam. ·················147
4. 宜昌百合 **Lilium leucanthum** (Baker) Baker ·················149
5. 淡黄花百合 **Lilium sulphureum** Baker ex Hook. f. ·················150
6. 尖被百合 **Lilium lophophorum** (Bureau et Franch.) Franch. ·················151
7. 小百合 **Lilium nanum** Klotzsch et Garcke ·················152
8. 渥丹 **Lilium concolor** Salisb. ·················153
9. 毛百合 **Lilium dauricum** Ker Gawl. ·················155
10. 滇百合 **Lilium bakerianum** Collett et Hemsl. ·················156
11. 蒜头百合 **Lilium sempervivoideum** H. Lév. ·················158
12. 卓巴百合 **Lilium wardii** Stapf ex Stern ·················158
13. 大理百合 **Lilium taliense** Franch. ·················159
14. 药百合 **Lilium speciosum** Thunb. var. **gloriosoides** Baker ·················160
15. 南川百合 **Lilium rosthornii** Diels ·················161
16. 宝兴百合 **Lilium duchartrei** Franch. ·················162
17. 山丹 **Lilium pumilum** Redouté ·················162
18. 乳头百合 **Lilium papilliferum** Franch. ·················163
19. 川百合 **Lilium davidii** Duch. ex Elwes ·················164
20. 垂花百合 **Lilium cernuum** Kom. ·················165
21. 绿花百合 **Lilium fargesii** Franch. ·················165
22. 卷丹 **Lilium lancifolium** Thunb. ·················166
23. 青岛百合 **Lilium tsingtauense** Gilg ·················168
24. 新疆百合 **Lilium martagon** L. var. **pilosiusculum** Freyn ·················169

25. 东北百合 **Lilium distichum** Nakai ·········169

21. 大百合属 **Cardiocrinum** (Endl.) Lindl.

1. 云南大百合 **Cardiocrinum giganteum** (Wall.) Makino var. **yunnanense** (Leichtlin ex Elwes) Stearn ·········171

2. 荞麦叶大百合 **Cardiocrinum cathayanum** (E. H. Wilson) Stearn ·········172

22. 豹子花属 **Nomocharis** Franch.

1. 开瓣豹子花 **Nomocharis aperta** (Franch.) E. H. Wilson ·········173

23. 假百合属 **Notholirion** Wall. ex Boiss.

1. 假百合 **Notholirion bulbuliferum** (Lingelsh. ex H. Limpr.) Stearn ·········174
2. 大叶假百合 **Notholirion macrophyllum** (D. Don) Boiss. ·········175

24. 绵枣儿属 **Barnardia** Lindl. (*Scilla* L.)

1. 绵枣儿 **Barnardia japonica** (Thunb.) Schult. et Schult. f. ·········177

25. 葱属 **Allium** L.

1. 茖葱 **Allium victorialis** L. ·········184
2. 卵叶韭 **Allium ovalifolium** Hand.-Mazz. ·········186
3. 玉簪叶韭 **Allium funckiaefolium** Hand.-Mazz. ·········187
4. 太白韭 **Allium prattii** C. H. Wright ·········187
5. 宽叶韭 **Allium hookeri** Thwaites ·········188
6. 粗根韭 **Allium fasciculatum** Rendle ·········189
7. 多星韭 **Allium wallichii** Kunth ·········189
8. 大花韭 **Allium macranthum** Baker ·········190
9. 青甘韭 **Allium przewalskianum** Regel ·········191
10. 辉韭 **Allium strictum** Schrad. ·········191
11. 韭菜 **Allium tuberosum** Rottler ex Spreng. ·········192
12. 野韭 **Allium ramosum** L. ·········195
13. 碱韭 **Allium polyrhizum** Turcz. ex Regel ·········196
14. 蒙古韭 **Allium mongolicum** Turcz. ex Regel ·········196
15. 砂韭 **Allium bidentatum** Fisch. ex Prokh. et Ikonn.-Gal. ·········197
16. 高山韭 **Allium sikkimense** Baker ·········198
17. 天蓝韭 **Allium cyaneum** Regel ·········198
18. 天蒜 **Allium paepalanthoides** Airy Shaw ·········199
19. 多叶韭 **Allium plurifoliatum** Rendle ·········200
20. 滇韭 **Allium mairei** H. Lév. ·········200
21. 细叶韭 **Allium tenuissimum** L. ·········201
22. 矮韭 **Allium anisopodium** Ledeb. ·········202
23. 山韭 **Allium senescens** L. ·········203
24. 长柱韭 **Allium longistylum** Baker ·········204
25. 折被韭 **Allium chrysocephalum** Regel ·········204

26. 蓝苞葱 **Allium atrosanguineum** Schrenk ·········· 205
27. 北葱 **Allium schoenoprasum** L. ·········· 206
28. 野葱 **Allium chrysanthum** Regel ·········· 207
29. 阿尔泰葱 **Allium altaicum** Pall. ·········· 208
30. 葱 **Allium fistulosum** L. ·········· 209
31. 洋葱 **Allium cepa** L. ·········· 211
32. 薤头 **Allium chinense** G. Don ·········· 214
33. 球序韭 **Allium thunbergii** G. Don ·········· 216
34. 头花韭 **Allium glomeratum** Prokh. ·········· 217
35. 小山蒜 **Allium pallasii** Murray ·········· 217
36. 薤白 **Allium macrostemon** Bunge ·········· 218
37. 棱叶韭 **Allium caeruleum** Pall. ·········· 220
38. 类北葱 **Allium schoenoprasoides** Regel ·········· 221
39. 蒜 **Allium sativum** L. ·········· 221
40. 郁金叶蒜 **Allium tulipifolium** Ledeb. ·········· 224
41. 长梗韭 **Allium neriniflorum** (Herb.) G. Don ·········· 225

26. 白穗花属 **Speirantha** Baker

1. 白穗花 **Speirantha gardenii** (Hook.) Baill. ·········· 226

27. 铃兰属 **Convallaria** L.

1. 铃兰 **Convallaria majalis** L. ·········· 227

28. 吉祥草属 **Reineckia** Kunth

1. 吉祥草 **Reineckia carnea** (Andrews) Kunth ·········· 230

29. 开口箭属 **Tupistra** Ker Gawl.

1. 橙花开口箭 **Tupistra aurantiaca** Wall. ex Baker ·········· 234
2. 弯蕊开口箭 **Tupistra wattii** (C. B. Clarke) Hook. f. ·········· 235
3. 峨眉开口箭 **Tupistra emeiensis** Z. Y. Zhu ·········· 236
4. 齿瓣开口箭 **Tupistra fimbriata** Hand.-Mazz. ·········· 237
5. 开口箭 **Tupistra chinensis** Baker ·········· 238
6. 剑叶开口箭 **Tupistra ensifolia** F. T. Wang et T. Tang ·········· 241
7. 碟花开口箭 **Tupistra tui** (F. T. Wang et T. Tang) F. T. Wang et T. Tang ·········· 242

30. 万年青属 **Rohdea** Roth

1. 万年青 **Rohdea japonica** (Thunb.) Roth ·········· 242

31. 蜘蛛抱蛋属 **Aspidistra** Ker Gawl.

1. 长梗蜘蛛抱蛋 **Aspidistra longipedunculata** D. Fang ·········· 245
2. 广西蜘蛛抱蛋 **Aspidistra retusa** K. Y. Lang et S. Z. Huang ·········· 245
3. 长瓣蜘蛛抱蛋 **Aspidistra longipetala** S. Z. Huang ·········· 246
4. 蜘蛛抱蛋 **Aspidistra elatior** Blume ·········· 247

5. 九龙盘 **Aspidistra lurida** Ker Gawl. ··248
6. 四川蜘蛛抱蛋 **Aspidistra sichuanensis** K. Y. Lang et Z. Y. Zhu ·····························249
7. 棕杷叶 **Aspidistra zongbayi** K. Y. Lang et Z. Y. Zhu ··250
8. 长药蜘蛛抱蛋 **Aspidistra dolichanthera** X. X. Chen ···251
9. 糙果蜘蛛抱蛋 **Aspidistra muricata** F. C. How ex K. Y. Lang ·······································251
10. 峨眉蜘蛛抱蛋 **Aspidistra omeiensis** Z. Y. Zhu et J. L. Zhang ······································252
11. 卵叶蜘蛛抱蛋 **Aspidistra typica** Baill. ···252
12. 丛生蜘蛛抱蛋 **Aspidistra caespitosa** C. Pei ···253
13. 小花蜘蛛抱蛋 **Aspidistra minutiflora** Stapf ··253

32. 七筋菇属 **Clintonia** Raf.

1. 七筋菇 **Clintonia udensis** Trautv. et C. A. Mey. ···255

33. 鹿药属 **Smilacina** Desf.

1. 兴安鹿药 **Smilacina dahurica** Turcz. ex Fisch. et C. A. Mey. ···257
2. 紫花鹿药 **Smilacina purpurea** Wall. ···258
3. 窄瓣鹿药 **Smilacina tatsienensis** (Franch.) H. R. Wehrh. ··259
4. 长柱鹿药 **Smilacina oleracea** (Baker) Hook. f. et Thomson ··260
5. 鹿药 **Smilacina japonica** A. Gray ··261
6. 管花鹿药 **Smilacina henryi** (Baker) H. Hara ··262
7. 高大鹿药 **Smilacina atropurpurea** (Franch.) F. T. Wang et T. Tang ····························263
8. 丽江鹿药 **Smilacina lichiangensis** (W. W. Sm.) W. W. Sm. ···264
9. 合瓣鹿药 **Smilacina tubifera** Batalin ··265

34. 舞鹤草属 **Maianthemum** F. H. Wigg.

1. 舞鹤草 **Maianthemum bifolium** (L.) F. W. Schmidt ···266

35. 万寿竹属 **Disporum** Salisb.

1. 宝珠草 **Disporum viridescens** (Maxim.) Nakai ··267
2. 长蕊万寿竹 **Disporum longistylum** (H. Lév. et Vaniot) H. Hara ···································268
3. 少花万寿竹 **Disporum uniflorum** Baker ex S. Moore ··269
4. 大花万寿竹 **Disporum megalanthum** F. T. Wang et T. Tang ··270
5. 短蕊万寿竹 **Disporum bodinieri** (H. Lév. et Vaniot) F. T. Wang et T. Tang ···············271
6. 万寿竹 **Disporum cantoniense** (Lour.) Merr. ···272
7. 距花万寿竹 **Disporum calcaratum** D. Don ···274

36. 扭柄花属 **Streptopus** Michx.

1. 扭柄花 **Streptopus obtusatus** Fassett ··274
2. 腋花扭柄花 **Streptopus simplex** D. Don ··275
3. 小花扭柄花 **Streptopus parviflorus** Franch. ···276

37. 黄精属 **Polygonatum** Mill.

1. 二苞黄精 **Polygonatum involucratum** (Franch. et Sav.) Maxim. ···································280

2. 长苞黄精 **Polygonatum desoulayi** Kom. ⋯281
3. 大苞黄精 **Polygonatum megaphyllum** P. Y. Li ⋯282
4. 毛筒玉竹 **Polygonatum inflatum** Kom. ⋯282
5. 五叶黄精 **Polygonatum acuminatifolium** Kom. ⋯283
6. 小玉竹 **Polygonatum humile** Fisch. ex Maxim. ⋯284
7. 玉竹 **Polygonatum odoratum** (Mill.) Druce ⋯285
8. 热河黄精 **Polygonatum macropodum** Turcz. ⋯288
9. 距药黄精 **Polygonatum franchetii** Hua ⋯288
10. 阿里黄精 **Polygonatum arisanense** Hayata ⋯289
11. 长梗黄精 **Polygonatum filipes** Merr. ex C. Jeffrey et McEwan ⋯289
12. 多花黄精 **Polygonatum cyrtonema** Hua ⋯290
13. 节根黄精 **Polygonatum nodosum** Hua ⋯291
14. 滇黄精 **Polygonatum kingianum** Collett et Hemsl. ⋯292
15. 独花黄精 **Polygonatum hookeri** Baker ⋯293
16. 点花黄精 **Polygonatum punctatum** Royle ex Kunth ⋯294
17. 短筒黄精 **Polygonatum altelobatum** Hayata ⋯295
18. 对叶黄精 **Polygonatum oppositifolium** (Wall.) Royle ⋯296
19. 棒丝黄精 **Polygonatum cathcartii** Baker ⋯296
20. 格脉黄精 **Polygonatum tessellatum** F. T. Wang et T. Tang ⋯297
21. 粗毛黄精 **Polygonatum hirtellum** Hand.-Mazz. ⋯297
22. 互卷黄精 **Polygonatum alternicirrhosum** Hand.-Mazz. ⋯297
23. 轮叶黄精 **Polygonatum verticillatum** (L.) All. ⋯298
24. 康定玉竹 **Polygonatum prattii** Baker ⋯298
25. 垂叶黄精 **Polygonatum curvistylum** Hua ⋯299
26. 细根茎黄精 **Polygonatum gracile** P. Y. Li ⋯300
27. 狭叶黄精 **Polygonatum stenophyllum** Maxim. ⋯300
28. 新疆黄精 **Polygonatum roseum** (Ledeb.) Kunth ⋯301
29. 黄精 **Polygonatum sibiricum** Redouté ⋯302
30. 卷叶黄精 **Polygonatum cirrhifolium** (Wall.) Royle ⋯304
31. 湖北黄精 **Polygonatum zanlanscianense** Pamp. ⋯305

38. 竹根七属 Disporopsis Hance

1. 长叶竹根七 **Disporopsis longifolia** Craib ⋯307
2. 散斑竹根七 **Disporopsis aspersa** (Hua) Engl. ⋯308
3. 深裂竹根七 **Disporopsis pernyi** (Hua) Diels ⋯309
4. 竹根七 **Disporopsis fuscopicta** Hance ⋯310

39. 重楼属 Paris L.

1. 海南重楼 **Paris dunniana** H. Lév. ⋯313
2. 凌云重楼 **Paris cronquistii** (Takht.) H. Li ⋯314
3. 七叶一枝花 **Paris polyphylla** Sm. ⋯314
4. 毛重楼 **Paris mairei** H. Lév. ⋯323
5. 文县重楼 **Paris wenxianensis** Z. X. Peng et R. N. Zhao ⋯324

6. 禄劝花叶重楼 **Paris luquanensis** H. Li ·········324
7. 花叶重楼 **Paris marmorata** Stearn ·········325
8. 球药隔重楼 **Paris fargesii** Franch. ·········326
9. 黑籽重楼 **Paris thibetica** Franch. ·········327
10. 长柱重楼 **Paris forrestii** (Takht.) H. Li ·········328
11. 平伐重楼 **Paris vaniotii** H. Lév. ·········329
12. 北重楼 **Paris verticillata** M. Bieb. ·········329
13. 巴山重楼 **Paris bashanensis** F. T. Wang et T. Tang ·········330
14. 四叶重楼 **Paris quadrifolia** L. ·········331

40. 延龄草属 **Trillium** L.

1. 吉林延龄草 **Trillium kamtschaticum** Pall. ex Pursh ·········333
2. 延龄草 **Trillium tschonoskii** Maxim. ·········335
3. 西藏延龄草 **Trillium govanianum** Wall. ex Royle ·········337

41. 天门冬属 **Asparagus** L.

1. 文竹 **Asparagus setaceus** (Kunth) Jessop ·········340
2. 羊齿天门冬 **Asparagus filicinus** Buch.-Ham. ex D. Don ·········341
3. 短梗天门冬 **Asparagus lycopodineus** (Baker) F. T. Wang et T. Tang ·········342
4. 龙须菜 **Asparagus schoberioides** Kunth ·········343
5. 天门冬 **Asparagus cochinchinensis** (Lour.) Merr. ·········344
6. 多刺天门冬 **Asparagus myriacanthus** F. T. Wang et S. C. Chen ·········346
7. 滇南天门冬 **Asparagus subscandens** F. T. Wang et S. C. Chen ·········347
8. 密齿天门冬 **Asparagus meioclados** H. Lév. ·········348
9. 兴安天门冬 **Asparagus dauricus** Link ·········349
10. 戈壁天门冬 **Asparagus gobicus** Ivan. ex Grubov ·········350
11. 折枝天门冬 **Asparagus angulofractus** Iljin ·········351
12. 攀援天门冬 **Asparagus brachyphyllus** Turcz. ·········351
13. 西藏天门冬 **Asparagus tibeticus** F. T. Wang et S. C. Chen ·········352
14. 曲枝天门冬 **Asparagus trichophyllus** Bunge ·········353
15. 南玉带 **Asparagus oligoclonos** Maxim. ·········353
16. 石刁柏 **Asparagus officinalis** L. ·········355
17. 山文竹 **Asparagus acicularis** F. T. Wang et S. C. Chen ·········357
18. 甘肃天门冬 **Asparagus kansuensis** F. T. Wang et Tang ex S. C. Chen ·········357

42. 山麦冬属 **Liriope** Lour.

1. 甘肃山麦冬 **Liriope kansuensis** (Batalin) C. H. Wright ·········358
2. 矮小山麦冬 **Liriope minor** (Maxim.) Makino ·········359
3. 禾叶山麦冬 **Liriope graminifolia** (L.) Baker ·········360
4. 山麦冬 **Liriope spicata** (Thunb.) Lour. ·········361
5. 阔叶山麦冬 **Liriope muscari** (Decne.) L. H. Bailey ·········363

43. 沿阶草属 Ophiopogon Ker Gawl.

1. 异药沿阶草 **Ophiopogon heterandrus** F. T. Wang et L. K. Dai ⋯⋯367
2. 林生沿阶草 **Ophiopogon sylvicola** F. T. Wang et T. Tang ⋯⋯368
3. 褐鞘沿阶草 **Ophiopogon dracaenoides** (Baker) Hook. f. ⋯⋯369
4. 棒叶沿阶草 **Ophiopogon clavatus** C. H. Wright ex Oliv. ⋯⋯370
5. 钝叶沿阶草 **Ophiopogon amblyphyllus** F. T. Wang et L. K. Dai ⋯⋯370
6. 多花沿阶草 **Ophiopogon tonkinensis** L. Rodr. ⋯⋯371
7. 长茎沿阶草 **Ophiopogon chingii** F. T. Wang et T. Tang ⋯⋯372
8. 宽叶沿阶草 **Ophiopogon platyphyllus** Merr. et Chun ⋯⋯373
9. 簇叶沿阶草 **Ophiopogon tsaii** F. T. Wang et T. Tang ⋯⋯374
10. 大叶沿阶草 **Ophiopogon latifolius** L. Rodrigues ⋯⋯374
11. 西南沿阶草 **Ophiopogon mairei** H. Lév. ⋯⋯375
12. 狭叶沿阶草 **Ophiopogon stenophyllus** (Merr.) L. Rodr. ⋯⋯375
13. 连药沿阶草 **Ophiopogon bockianus** Diels ⋯⋯376
14. 短药沿阶草 **Ophiopogon angustifoliatus** (F. T. Wang et T. Tang) S. C. Chen ⋯⋯376
15. 四川沿阶草 **Ophiopogon szechuanensis** F. T. Wang et T. Tang ⋯⋯376
16. 厚叶沿阶草 **Ophiopogon corifolius** F. T. Wang et L. K. Dai ⋯⋯377
17. 间型沿阶草 **Ophiopogon intermedius** D. Don ⋯⋯378
18. 阴生沿阶草 **Ophiopogon umbraticola** Hance ⋯⋯379
19. 沿阶草 **Ophiopogon bodinieri** H. Lév. ⋯⋯379
20. 麦冬 **Ophiopogon japonicus** (L. f.) Ker Gawl. ⋯⋯381
21. 锥序沿阶草 **Ophiopogon paniculatus** Z. Y. Zhu ⋯⋯382

44. 球子草属 Peliosanthes Andrews

1. 匍匐球子草 **Peliosanthes sinica** F. T. Wang et T. Tang ⋯⋯383
2. 长苞球子草 **Peliosanthes ophiopogonoides** F. T. Wang et T. Tang ⋯⋯383
3. 大盖球子草 **Peliosanthes macrostegia** Hance ⋯⋯384
4. 簇花球子草 **Peliosanthes teta** Andrews ⋯⋯384

45. 粉条儿菜属 Aletris L.

1. 无毛粉条儿菜 **Aletris glabra** Bureau et Franch. ⋯⋯386
2. 高山粉条儿菜 **Aletris alpestris** Diels ⋯⋯387
3. 少花粉条儿菜 **Aletris pauciflora** (Klotzsch) Franch. ⋯⋯388
4. 疏花粉条儿菜 **Aletris laxiflora** Bureau et Franch. ⋯⋯389
5. 灰鞘粉条儿菜 **Aletris cinerascens** F. T. Wang et T. Tang ⋯⋯390
6. 星花粉条儿菜 **Aletris gracilis** Rendle ⋯⋯391
7. 粉条儿菜 **Aletris spicata** (Thunb.) Franch. ⋯⋯391
8. 狭瓣粉条儿菜 **Aletris stenoloba** Franch. ⋯⋯392
9. 短柄粉条儿菜 **Aletris scopulorum** Dunn ⋯⋯393

46. 菝葜属 Smilax L.

1. 白背牛尾菜 **Smilax nipponica** Miq. ·······398
2. 牛尾菜 **Smilax riparia** A. DC. ·······399
3. 华东菝葜 **Smilax sieboldii** Miq. ·······400
4. 短梗菝葜 **Smilax scobinicaulis** C. H. Wright ·······401
5. 菝葜 **Smilax china** L. ·······402
6. 小果菝葜 **Smilax davidiana** A. DC. ·······405
7. 长托菝葜 **Smilax ferox** Wall. ex Kunth ·······406
8. 柔毛菝葜 **Smilax chingii** F. T. Wang et T. Tang ·······407
9. 粗糙菝葜 **Smilax lebrunii** H. Lév. ·······408
10. 红果菝葜 **Smilax polycolea** Warb. ·······409
11. 武当菝葜 **Smilax outanscianensis** Pamp. ·······409
12. 托柄菝葜 **Smilax discotis** Warb. ·······410
13. 黑果菝葜 **Smilax glaucochina** Warb. ·······410
14. 黑叶菝葜 **Smilax nigrescens** F. T. Wang et C. L. Tang ex P. Y. Li ·······411
15. 鞘柄菝葜 **Smilax stans** Maxim. ·······412
16. 糙柄菝葜 **Smilax trachypoda** J. B. Norton ·······413
17. 矮菝葜 **Smilax nana** F. T. Wang ·······414
18. 防己叶菝葜 **Smilax menispermoidea** A. DC. ·······414
19. 筐条菝葜 **Smilax corbularia** Kunth ·······416
20. 粉背菝葜 **Smilax hypoglauca** Benth. ·······416
21. 弯梗菝葜 **Smilax aberrans** Gagnep. ·······417
22. 无刺菝葜 **Smilax mairei** H. Lév. ·······417
23. 小叶菝葜 **Smilax microphylla** C. H. Wright ·······418
24. 土茯苓 **Smilax glabra** Roxb. ·······419
25. 劲直菝葜 **Smilax munita** S. C. Chen ·······422
26. 尖叶菝葜 **Smilax arisanensis** Hayata ·······422
27. 马甲菝葜 **Smilax lanceifolia** Roxb. ·······423
28. 密疣菝葜 **Smilax chapaensis** Gagnep. ·······425
29. 缘毛菝葜 **Smilax kwangsiensis** F. T. Wang et T. Tang ·······425
30. 圆锥菝葜 **Smilax bracteata** C. Presl ·······426
31. 疣枝菝葜 **Smilax aspericaulis** Wall. ex A. DC. ·······427
32. 银叶菝葜 **Smilax cocculoides** Warb. ·······428
33. 马钱叶菝葜 **Smilax lunglingensis** F. T. Wang et T. Tang ·······428
34. 四翅菝葜 **Smilax gagnepainii** T. Koyama ·······429
35. 抱茎菝葜 **Smilax ocreata** A. DC. ·······430
36. 穿鞘菝葜 **Smilax perfoliata** Lour. ·······430

47. 肖菝葜属 Heterosmilax Kunth

1. 短柱肖菝葜 **Heterosmilax septemnervia** F. T. Wang et T. Tang ·······432
2. 肖菝葜 **Heterosmilax japonica** Kunth ·······433
3. 合丝肖菝葜 **Heterosmilax gaudichaudiana** (Kunth) Maxim. ·······434

百部科 STEMONACEAE

1. 百部属 Stemona Lour.

1. 直立百部 **Stemona sessilifolia** (Miq.) Miq. ·· 436
2. 细花百部 **Stemona parviflora** C. H. Wright ··· 438
3. 云南百部 **Stemona mairei** (H. Lév.) K. Krause ··· 439
4. 百部 **Stemona japonica** (Blume) Miq. ··· 440
5. 大百部 **Stemona tuberosa** Lour. ·· 443

2. 黄精叶钩吻属 Croomia Torr.

1. 黄精叶钩吻 **Croomia japonica** Miq. ··· 444

龙舌兰科 AGAVACEAE

1. 丝兰属 Yucca L.

1. 凤尾丝兰 **Yucca gloriosa** L. ·· 447

2. 朱蕉属 Cordyline Comm. ex R. Br.

1. 朱蕉 **Cordyline fruticosa** (L.) A. Chev. ··· 451
2. 剑叶朱蕉 **Cordyline stricta** (Sims) Endl. ·· 452

3. 龙血树属 Dracaena L.

1. 剑叶龙血树 **Dracaena cochinchinensis** (Lour.) S. C. Chen ··························· 454
2. 柬埔寨龙血树 **Dracaena cambodiana** Pierre ex Gagnep. ···························· 458
3. 长花龙血树 **Dracaena angustifolia** Roxb. ·· 460
4. 矮龙血树 **Dracaena terniflora** Roxb. ·· 461

4. 虎尾兰属 Sansevieria Thunb.

1. 虎尾兰 **Sansevieria trifasciata** Prain ·· 462

5. 龙舌兰属 Agave L.

1. 剑麻 **Agave sisalana** Perrine ex Engelm. ·· 466
2. 马盖麻 **Agave cantula** Roxb. ·· 467
3. 龙舌兰 **Agave americana** L. ··· 468
4. 狭叶龙舌兰 **Agave angustifolia** Haw. ··· 470

6. 晚香玉属 Polianthes L.

1. 晚香玉 **Polianthes tuberosa** L. ··· 471

石蒜科 AMARYLLIDACEAE

1. 网球花属 Haemanthus L.

1. 网球花 **Haemanthus multiflorus** Martyn ·· 475

2. 君子兰属 Clivia Lindl.

1. 君子兰 **Clivia miniata** Regel ·········476
2. 垂笑君子兰 **Clivia nobilis** Lindl. ·········478

3. 葱莲属 Zephyranthes Herb.

1. 葱莲 **Zephyranthes candida** (Lindl.) Herb. ·········480
2. 韭莲 **Zephyranthes grandiflora** Lindl. ·········481

4. 文殊兰属 Crinum L.

1. 文殊兰 **Crinum asiaticum** L. var. **sinicum** (Roxb. ex Herb.) Baker ·········483
2. 西南文殊兰 **Crinum latifolium** L. ·········484

5. 水鬼蕉属 Hymenocallis Salisb.

1. 水鬼蕉 **Hymenocallis littoralis** (Jacq.) Salisb. ·········486

6. 朱顶红属 Hippeastrum Herb.

1. 朱顶红 **Hippeastrum rutilum** (Ker Gawl.) Herb. ·········488
2. 花朱顶红 **Hippeastrum vittatum** (L'Hér.) Herb. ·········489

7. 石蒜属 Lycoris Herb.

1. 石蒜 **Lycoris radiata** (L'Hér.) Herb. ·········492
2. 江苏石蒜 **Lycoris houdyshelii** Traub ·········493
3. 忽地笑 **Lycoris aurea** (L'Hér.) Herb. ·········494
4. 玫瑰石蒜 **Lycoris rosea** Traub et Moldenke ·········495
5. 中国石蒜 **Lycoris chinensis** Traub ·········495
6. 广西石蒜 **Lycoris guangxiensis** Y. Xu et G. J. Fan ·········496
7. 乳白石蒜 **Lycoris albiflora** Koidz. ·········496
8. 鹿葱 **Lycoris squamigera** Maxim. ·········497
9. 安徽石蒜 **Lycoris anhuiensis** Y. Xu et G. J. Fan ·········498
10. 换锦花 **Lycoris sprengeri** Comes ex Baker ·········498
11. 长筒石蒜 **Lycoris longituba** Y. Xu et G. J. Fan ·········499

8. 水仙属 Narcissus L.

1. 水仙 **Narcissus tazetta** L. var. **chinensis** M. Roem. ·········501
2. 长寿花 **Narcissus jonquilla** L. ·········502
3. 假水仙 **Narcissus pseudonarcissus** L. ·········502

仙茅科 HYPOXIDACEAE

1. 仙茅属 Curculigo Gaertn.

1. 大叶仙茅 **Curculigo capitulata** (Lour.) Kuntze ·········506
2. 短葶仙茅 **Curculigo breviscapa** S. C. Chen ·········507
3. 疏花仙茅 **Curculigo gracilis** (Kurz) Hook. f. ·········508

4. 绒叶仙茅 **Curculigo crassifolia** (Baker) Hook. f. ·············509
5. 仙茅 **Curculigo orchioides** Gaertn. ·············510

2. 小金梅草属 **Hypoxis** L.

1. 小金梅草 **Hypoxis aurea** Lour. ·············512

蒟蒻薯科 TACCACEAE
1. 蒟蒻薯属 **Tacca** J. R. Forst. et G. Forst.

1. 箭根薯 **Tacca chantrieri** André ·············515

2. 裂果薯属 **Schizocapsa** Hance

1. 裂果薯 **Schizocapsa plantaginea** Hance ·············519

薯蓣科 DIOSCOREACEAE
1. 薯蓣属 **Dioscorea** L.

1. 穿龙薯蓣 **Dioscorea nipponica** Makino ·············524
2. 蜀葵叶薯蓣 **Dioscorea althaeoides** R. Knuth ·············527
3. 山草薢 **Dioscorea tokoro** Makino ·············528
4. 盾叶薯蓣 **Dioscorea zingiberensis** C. H. Wright ·············529
5. 小花盾叶薯蓣 **Dioscorea sinoparviflora** C. T. Ting, M. G. Gilbert et Turland ·············531
6. 三角叶薯蓣 **Dioscorea deltoidea** Wall. ex Griseb. ·············531
7. 黄山药 **Dioscorea panthaica** Prain et Burkill ·············533
8. 异叶薯蓣 **Dioscorea biformifolia** C. Pei et C. T. Ting ·············534
9. 纤细薯蓣 **Dioscorea gracillima** Miq. ·············535
10. 叉蕊薯蓣 **Dioscorea collettii** Hook. f. ·············535
11. 福州薯蓣 **Dioscorea futschauensis** Uline ex R. Knuth ·············538
12. 绵草薢 **Dioscorea spongiosa** J. Q. Xi, M. Mizuno et W. L. Zhao ·············539
13. 细柄薯蓣 **Dioscorea tenuipes** Franch. et Sav. ·············540
14. 山葛薯 **Dioscorea chingii** Prain et Burkill ·············542
15. 板砖薯蓣 **Dioscorea banzhuana** C. Pei et C. T. Ting ·············542
16. 马肠薯蓣 **Dioscorea simulans** Prain et Burkill ·············543
17. 甘薯 **Dioscorea esculenta** (Lour.) Burkill ·············543
18. 粘山药 **Dioscorea hemsleyi** Prain et Burkill ·············545
19. 毛胶薯蓣 **Dioscorea subcalva** Prain et Burkill ·············546
20. 光亮薯蓣 **Dioscorea nitens** Prain et Burkill ·············547
21. 黄独 **Dioscorea bulbifera** L. ·············548
22. 黑珠芽薯蓣 **Dioscorea melanophyma** Prain et Burkill ·············550
23. 毛芋头薯蓣 **Dioscorea kamoonensis** Kunth ·············551
24. 高山薯蓣 **Dioscorea delavayi** Franch. ·············551
25. 五叶薯蓣 **Dioscorea pentaphylla** L. ·············552
26. 七叶薯蓣 **Dioscorea esquirolii** Prain et Burkill ·············553

27. 小花刺薯蓣 **Dioscorea scortechinii** Prain et Burkill var. **parviflora** Prain et Burkill ············554
28. 白薯莨 **Dioscorea hispida** Dennst. ············554
29. 丽叶薯蓣 **Dioscorea aspersa** Prain et Burkill ············556
30. 薯蓣 **Dioscorea polystachya** Turcz. ············556
31. 日本薯蓣 **Dioscorea japonica** Thunb. ············558
32. 大青薯 **Dioscorea benthamii** Prain et Burkill ············560
33. 薯莨 **Dioscorea cirrhosa** Lour. ············560
34. 光叶薯蓣 **Dioscorea glabra** Roxb. ············562
35. 山薯 **Dioscorea fordii** Prain et Burkill ············563
36. 褐苞薯蓣 **Dioscorea persimilis** Prain et Burkill ············564
37. 参薯 **Dioscorea alata** L. ············565

雨久花科 PONTEDERIACEAE

1. 雨久花属 Monochoria C. Presl

1. 雨久花 **Monochoria korsakowii** Regel et Maack ············568
2. 箭叶雨久花 **Monochoria hastata** (L.) Solms ············569
3. 鸭舌草 **Monochoria vaginalis** (Burm. f.) C. Presl ex Kunth ············570

2. 凤眼蓝属 Eichhornia Kunth

1. 凤眼蓝 **Eichhornia crassipes** (Mart.) Solms ············572

鸢尾科 IRIDACEAE

1. 番红花属 Crocus L.

1. 白番红花 **Crocus alatavicus** Semen. et Regel ············577
2. 番红花 **Crocus sativus** L. ············577

2. 唐菖蒲属 Gladiolus L.

1. 唐菖蒲 **Gladiolus × gandavensis** Van Houtte ············582

3. 雄黄兰属 Crocosmia Planch.

1. 雄黄兰 **Crocosmia × crocosmiiflora** (Lemoine ex Anonymous) N. E. Br. ············584

4. 香雪兰属 Freesia Eckl. ex Klatt

1. 香雪兰 **Freesia refracta** (Jacq.) Klatt ············585

5. 红葱属 Eleutherine Herb.

1. 红葱 **Eleutherine plicata** Herb. ············587

6. 射干属 Belamcanda Adans.

1. 射干 **Belamcanda chinensis** (L.) Redouté ············589

7. 肖鸢尾属 Moraea Mill.

1. 肖鸢尾 **Moraea iridioides** L. ·········592

8. 鸢尾属 Iris L.

1. 黄花鸢尾 **Iris wilsonii** C. H. Wright ·········595
2. 北陵鸢尾 **Iris typhifolia** Kitag. ·········596
3. 玉蝉花 **Iris ensata** Thunb. ·········597
4. 金脉鸢尾 **Iris chrysographes** Dykes ·········598
5. 溪荪 **Iris sanguinea** Donn ex Hornem. ·········599
6. 西南鸢尾 **Iris bulleyana** Dykes ·········600
7. 长葶鸢尾 **Iris delavayi** Micheli ·········601
8. 燕子花 **Iris laevigata** Fisch. ex Fisch. et C. A. Mey. ·········602
9. 山鸢尾 **Iris setosa** Pall. ex Link ·········604
10. 马蔺 **Iris lactea** Pall. ·········604
11. 细叶鸢尾 **Iris tenuifolia** Pall. ·········606
12. 青海鸢尾 **Iris qinghainica** Y. T. Zhao ·········607
13. 天山鸢尾 **Iris loczyi** Kanitz ·········608
14. 准噶尔鸢尾 **Iris songarica** Schrenk ex Fisch. et C. A. Mey. ·········609
15. 紫苞鸢尾 **Iris ruthenica** Ker Gawl. ·········610
16. 单花鸢尾 **Iris uniflora** Pall. ex Link ·········611
17. 单苞鸢尾 **Iris anguifuga** Y. T. Zhao et X. J. Xue ·········612
18. 喜盐鸢尾 **Iris halophila** Pall. ·········612
19. 高原鸢尾 **Iris collettii** Hook. f. ·········614
20. 尼泊尔鸢尾 **Iris decora** Wall. ·········614
21. 野鸢尾 **Iris dichotoma** Pall. ·········615
22. 小花鸢尾 **Iris speculatrix** Hance ·········616
23. 蝴蝶花 **Iris japonica** Thunb. ·········617
24. 扁竹兰 **Iris confusa** Sealy ·········619
25. 扇形鸢尾 **Iris wattii** Baker ·········620
26. 鸢尾 **Iris tectorum** Maxim. ·········621
27. 红花鸢尾 **Iris milesii** Baker ex Foster ·········622
28. 德国鸢尾 **Iris germanica** L. ·········623
29. 膜苞鸢尾 **Iris scariosa** Willd. ex Link. ·········624
30. 薄叶鸢尾 **Iris leptophylla** Lingelsh. ex H. Limpr. ·········625
31. 卷鞘鸢尾 **Iris potaninii** Maxim. ·········625
32. 粗根鸢尾 **Iris tigridia** Bunge ex Ledeb. ·········626
33. 锐果鸢尾 **Iris goniocarpa** Baker ·········627
34. 库门鸢尾 **Iris kemaonensis** Wall. ex Royle ·········628
35. 香根鸢尾 **Iris pallida** Lam. ·········628
36. 黄菖蒲 **Iris pseudacorus** L. ·········629

水玉簪科 BURMANNIACEAE

1. 水玉簪属 Burmannia L.

1. 水玉簪 Burmannia disticha L. ⋯⋯⋯⋯⋯⋯⋯⋯⋯⋯⋯⋯⋯⋯⋯⋯⋯⋯⋯⋯⋯⋯⋯⋯⋯⋯⋯⋯⋯⋯⋯⋯⋯⋯⋯⋯⋯⋯631
2. 三品一枝花 Burmannia coelestis D. Don ⋯⋯⋯⋯⋯⋯⋯⋯⋯⋯⋯⋯⋯⋯⋯⋯⋯⋯⋯⋯⋯⋯⋯⋯⋯⋯⋯⋯⋯⋯632

田葱科 PHILYDRACEAE

1. 田葱属 Philydrum Banks et Sol. ex Gaertn.

1. 田葱 Philydrum lanuginosum Banks et Sol. ex Gaertn. ⋯⋯⋯⋯⋯⋯⋯⋯⋯⋯⋯⋯⋯⋯⋯⋯⋯⋯⋯⋯⋯634

灯心草科 JUNCACEAE

1. 灯心草属 Juncus L.

1. 片髓灯心草 Juncus inflexus L. ⋯⋯⋯⋯⋯⋯⋯⋯⋯⋯⋯⋯⋯⋯⋯⋯⋯⋯⋯⋯⋯⋯⋯⋯⋯⋯⋯⋯⋯⋯⋯⋯⋯⋯⋯638
2. 灯心草 Juncus effusus L. ⋯⋯⋯⋯⋯⋯⋯⋯⋯⋯⋯⋯⋯⋯⋯⋯⋯⋯⋯⋯⋯⋯⋯⋯⋯⋯⋯⋯⋯⋯⋯⋯⋯⋯⋯⋯⋯⋯639
3. 野灯心草 Juncus setchuensis Buchenau ⋯⋯⋯⋯⋯⋯⋯⋯⋯⋯⋯⋯⋯⋯⋯⋯⋯⋯⋯⋯⋯⋯⋯⋯⋯⋯⋯⋯⋯642
4. 扁茎灯心草 Juncus gracillimus (Buchenau) V. I. Krecz. et Gontsch. ⋯⋯⋯⋯⋯⋯⋯⋯⋯⋯⋯⋯⋯⋯643
5. 小灯心草 Juncus bufonius L. ⋯⋯⋯⋯⋯⋯⋯⋯⋯⋯⋯⋯⋯⋯⋯⋯⋯⋯⋯⋯⋯⋯⋯⋯⋯⋯⋯⋯⋯⋯⋯⋯⋯⋯⋯643
6. 葱状灯心草 Juncus allioides Franch. ⋯⋯⋯⋯⋯⋯⋯⋯⋯⋯⋯⋯⋯⋯⋯⋯⋯⋯⋯⋯⋯⋯⋯⋯⋯⋯⋯⋯⋯⋯⋯644
7. 小花灯心草 Juncus articulatus L. ⋯⋯⋯⋯⋯⋯⋯⋯⋯⋯⋯⋯⋯⋯⋯⋯⋯⋯⋯⋯⋯⋯⋯⋯⋯⋯⋯⋯⋯⋯⋯⋯644
8. 翅茎灯心草 Juncus alatus Franch. et Sav. ⋯⋯⋯⋯⋯⋯⋯⋯⋯⋯⋯⋯⋯⋯⋯⋯⋯⋯⋯⋯⋯⋯⋯⋯⋯⋯⋯⋯645
9. 笄石菖 Juncus prismatocarpus R. Br. ⋯⋯⋯⋯⋯⋯⋯⋯⋯⋯⋯⋯⋯⋯⋯⋯⋯⋯⋯⋯⋯⋯⋯⋯⋯⋯⋯⋯⋯⋯⋯645
10. 星花灯心草 Juncus diastrophanthus Buchenau ⋯⋯⋯⋯⋯⋯⋯⋯⋯⋯⋯⋯⋯⋯⋯⋯⋯⋯⋯⋯⋯⋯⋯⋯⋯646
11. 展苞灯心草 Juncus thomsonii Buchenau ⋯⋯⋯⋯⋯⋯⋯⋯⋯⋯⋯⋯⋯⋯⋯⋯⋯⋯⋯⋯⋯⋯⋯⋯⋯⋯⋯⋯⋯647
12. 多花灯心草 Juncus modicus N. E. Br. ⋯⋯⋯⋯⋯⋯⋯⋯⋯⋯⋯⋯⋯⋯⋯⋯⋯⋯⋯⋯⋯⋯⋯⋯⋯⋯⋯⋯⋯⋯647
13. 长柱灯心草 Juncus przewalskii Buchenau ⋯⋯⋯⋯⋯⋯⋯⋯⋯⋯⋯⋯⋯⋯⋯⋯⋯⋯⋯⋯⋯⋯⋯⋯⋯⋯⋯⋯648
14. 雅灯心草 Juncus concinnus D. Don ⋯⋯⋯⋯⋯⋯⋯⋯⋯⋯⋯⋯⋯⋯⋯⋯⋯⋯⋯⋯⋯⋯⋯⋯⋯⋯⋯⋯⋯⋯648
15. 走茎灯心草 Juncus amplifolius A. Camus ⋯⋯⋯⋯⋯⋯⋯⋯⋯⋯⋯⋯⋯⋯⋯⋯⋯⋯⋯⋯⋯⋯⋯⋯⋯⋯⋯⋯649
16. 栗花灯心草 Juncus castaneus Sm. ⋯⋯⋯⋯⋯⋯⋯⋯⋯⋯⋯⋯⋯⋯⋯⋯⋯⋯⋯⋯⋯⋯⋯⋯⋯⋯⋯⋯⋯⋯⋯⋯649

2. 地杨梅属 Luzula DC.

1. 散序地杨梅 Luzula effusa Buchenau ⋯⋯⋯⋯⋯⋯⋯⋯⋯⋯⋯⋯⋯⋯⋯⋯⋯⋯⋯⋯⋯⋯⋯⋯⋯⋯⋯⋯⋯⋯⋯650
2. 多花地杨梅 Luzula multiflora (Ehrh.) Lej. ⋯⋯⋯⋯⋯⋯⋯⋯⋯⋯⋯⋯⋯⋯⋯⋯⋯⋯⋯⋯⋯⋯⋯⋯⋯⋯⋯⋯651

凤梨科 BROMELIACEAE

1. 凤梨属 Ananas Mill.

1. 菠萝 Ananas comosus (L.) Merr. ⋯⋯⋯⋯⋯⋯⋯⋯⋯⋯⋯⋯⋯⋯⋯⋯⋯⋯⋯⋯⋯⋯⋯⋯⋯⋯⋯⋯⋯⋯⋯⋯⋯⋯652

2. 水塔花属 Billbergia Thunb.

1. 水塔花 Billbergia pyramidalis (Sims) Lindl. ⋯⋯⋯⋯⋯⋯⋯⋯⋯⋯⋯⋯⋯⋯⋯⋯⋯⋯⋯⋯⋯⋯⋯⋯⋯⋯⋯654

鸭跖草科 COMMELINACEAE

1. 穿鞘花属 Amischotype Hassk.

1. 穿鞘花 **Amischotolype hispida** (Less. et A. Rich.) D. Y. Hong ·················656

2. 竹叶子属 Streptolirion Edgew.

1. 竹叶子 **Streptolirion volubile** Edgew. ·················657

3. 竹叶吉祥草属 Spatholirion Ridl.

1. 竹叶吉祥草 **Spatholirion longifolium** (Gagnep.) Dunn ·················658

4. 聚花草属 Floscopa Lour.

1. 聚花草 **Floscopa scandens** Lour. ·················659

5. 杜若属 Pollia Thunb.

1. 杜若 **Pollia japonica** Thunb. ·················660
2. 大杜若 **Pollia hasskarlii** R. S. Rao ·················661
3. 密花杜若 **Pollia thyrsiflora** (Blume) Endl. ex Hassk. ·················662
4. 伞花杜若 **Pollia subumbellata** (C. B. Clarke) C. B. Clarke ·················662
5. 川杜若 **Pollia miranda** (H. Lév.) H. Hara ·················663

6. 水竹叶属 Murdannia Royle

1. 水竹叶 **Murdannia triquetra** (Wall. ex C.B. Clarke) G. Brückn. ·················665
2. 疣草 **Murdannia keisak** (Hassk.) Hand.-Mazz. ·················666
3. 腺毛水竹叶 **Murdannia spectabilis** (Kurz) Faden ·················667
4. 葶花水竹叶 **Murdannia edulis** (Stokes) Faden ·················667
5. 大果水竹叶 **Murdannia macrocarpa** D. Y. Hong ·················668
6. 宽叶水竹叶 **Murdannia japonica** (Thunb.) Faden ·················668
7. 紫背鹿衔草 **Murdannia divergens** (C. B. Clarke) G. Brückn. ·················669
8. 裸花水竹叶 **Murdannia nudiflora** (L.) Brenan ·················669
9. 牛轭草 **Murdannia loriformis** (Hassk,) R. S. Rao et Kammathy ·················670
10. 大苞水竹叶 **Murdannia bracteata** (C. B. Clarke) O. Kuntze ex J. K. Morton ·················671
11. 细竹篙草 **Murdannia simplex** (Vahl) Brenan ·················671

7. 蓝耳草属 Cyanotis D. Don

1. 蓝耳草 **Cyanotis vaga** (Lour.) Roem. et Schult. ·················672
2. 蛛丝毛蓝耳草 **Cyanotis arachnoidea** C. B. Clarke ·················673
3. 四孔草 **Cyanotis cristata** (L.) D. Don ·················674

8. 鸭跖草属 Commelina L.

1. 节节草 **Commelina diffusa** Burm. f. ·················676
2. 鸭跖草 **Commelina communis** L. ·················677
3. 饭包草 **Commelina benghalensis** L. ·················679

4. 大苞鸭跖草 **Commelina paludosa** Blume ········680
5. 地地藕 **Commelina maculata** Edgew. ········681
6. 波缘鸭跖草 **Commelina undulata** R. Br. ········681

9. 紫万年青属 **Tradescantia** L.

1. 紫背万年青 **Tradescantia spathacea** Sw. ········682
2. 吊竹梅 **Tradescantia zebrina** Heynh. ex Bosse ········683
3. 紫露草 **Tradescantia virginiana** L. ········684

黄眼草科 XYRIDACEAE
1. 黄眼草属 **Xyris** L.

1. 黄眼草 **Xyris indica** L. ········685
2. 黄谷精 **Xyris capensis** Thunb. var. **schoenoides** (Mart.) Nilsson ········686
3. 硬叶葱草 **Xyris complanata** R. Br. ········687
4. 葱草 **Xyris pauciflora** Willd. ········688

谷精草科 ERIOCAULACEAE
1. 谷精草属 **Eriocaulon** L.

1. 毛谷精草 **Eriocaulon australe** R. Br. ········690
2. 云南谷精草 **Eriocaulon brownianum** Mart. ········691
3. 华南谷精草 **Eriocaulon sexangulare** L. ········692
4. 云贵谷精草 **Eriocaulon schochianum** Hand.-Mazz. ········692
5. 越南谷精草 **Eriocaulon tonkinense** Ruhland ········693
6. 白药谷精草 **Eriocaulon cinereum** R. Br. ········693
7. 谷精草 **Eriocaulon buergerianum** Körn. ········694
8. 宽叶谷精草 **Eriocaulon robustius** (Maxim.) Makino ········696
9. 长苞谷精草 **Eriocaulon decemflorum** Maxim. ········696
10. 蒙自谷精草 **Eriocaulon henryanum** Ruhland ········697
11. 流星谷精草 **Eriocaulon truncatum** Buch.-Ham. ex Mart. ········698
12. 小谷精草 **Eriocaulon luzulifolium** Mart. ········699
13. 尼泊尔谷精草 **Eriocaulon nepalense** Prescott ex Bong. ········700

禾本科 POACEAE（GRAMINEAE）
1. 簕竹属 **Bambusa** Schreb.

1. 印度簕竹 **Bambusa vulgaris** Schrad. ex J. C. Wendl. ········709
2. 小簕竹 **Bambusa flexuosa** Munro ········710
3. 车筒竹 **Bambusa sinospinosa** McClure ········711
4. 坭簕竹 **Bambusa dissimulator** McClure ········711
5. 佛肚竹 **Bambusa ventricosa** McClure ········711
6. 撑篙竹 **Bambusa pervariabilis** McClure ········712

7. 青竿竹 **Bambusa tuldoides** Munro ... 713
8. 孝顺竹 **Bambusa multiplex** (Lour.) Raeusch. ex Schult. et Schult. f. ... 714
9. 粉单竹 **Bambusa chungii** McClure ... 715
10. 青皮竹 **Bambusa textilis** McClure ... 716

2. 绿竹属 Dendrocalamopsis Q. H. Dai et X. L. Tao

1. 绿竹 **Dendrocalamopsis oldhamii** (Munro) Keng f. ... 717
2. 大头典竹 **Dendrocalamopsis beecheyana** (Munro) Keng f. var. **pubescens** (P. F. Li) Keng f. ... 718

3. 牡竹属 Dendrocalamus Nees

1. 龙竹 **Dendrocalamus giganteus** Wall. ex Munro ... 719
2. 麻竹 **Dendrocalamus latiflorus** Munro ... 720
3. 吊丝竹 **Dendrocalamus minor** (McClure) L. C. Chia et H. L. Fung ... 721
4. 牡竹 **Dendrocalamus strictus** (Roxb.) Nees ... 721

4. 慈竹属 Neosinocalamus Keng f.

1. 慈竹 **Neosinocalamus affinis** (Rendle) Keng f. ... 722

5. 大节竹属 Indosasa McClure

1. 大节竹 **Indosasa crassiflora** McClure ... 724

6. 刚竹属 Phyllostachys Siebold et Zucc.

1. 金竹 **Phyllostachys sulphurea** (Carrière) Rivière et C. Rivière ... 726
2. 台湾桂竹 **Phyllostachys makinoi** Hayata ... 727
3. 毛环竹 **Phyllostachys meyeri** McClure ... 728
4. 人面竹 **Phyllostachys aurea** Carrière ex Rivière et C. Rivière ... 728
5. 灰竹 **Phyllostachys nuda** McClure ... 729
6. 淡竹 **Phyllostachys glauca** McClure ... 729
7. 早园竹 **Phyllostachys propinqua** McClure ... 730
8. 红哺鸡竹 **Phyllostachys iridescens** C. Y. Yao et S. Y. Chen ... 731
9. 乌哺鸡竹 **Phyllostachys vivax** McClure ... 732
10. 早竹 **Phyllostachys violascens** (Carrière) Rivière et C. Rivière ... 733
11. 毛竹 **Phyllostachys edulis** (Carrière) J. Houz. ... 734
12. 紫竹 **Phyllostachys nigra** (Lodd. ex Lindl.) Munro ... 735
13. 桂竹 **Phyllostachys bambusoides** Siebold et Zucc. ... 738
14. 篌竹 **Phyllostachys nidularia** Munro ... 740
15. 水竹 **Phyllostachys heteroclada** Oliv. ... 740
16. 安吉金竹 **Phyllostachys parvifolia** C. D. Chu et H. Y. Chou ... 742

7. 悬竹属 Ampelocalamus S. L. Chen, T. H. Wen et G. Y. Sheng

1. 射毛悬竹 **Ampelocalamus actinotrichus** (Merr. et Chun) S. L. Chen, T. H. Wen et G. Y. Sheng ... 743

8. 箭竹属 Fargesia Franch.

1. 箭竹 **Fargesia spathacea** Franch. ·· 744

9. 大明竹属 Pleioblastus Nakai

1. 苦竹 **Pleioblastus amarus** (Keng) Keng f. ·· 745

10. 箬竹属 Indocalamus Nakai

1. 鄂西箬竹 **Indocalamus wilsonii** (Rendle) C.S. Chao et C.D. Chu ································ 747
2. 箬竹 **Indocalamus tessellatus** (Munro) Keng f. ··· 748
3. 阔叶箬竹 **Indocalamus latifolius** (Keng) McClure ·· 749

11. 思劳竹属 Schizostachyum Nees

1. 薄竹 **Schizostachyum chinense** Rendle ·· 750

12. 稻属 Oryza L.

1. 稻 **Oryza sativa** L. ·· 751

13. 假稻属 Leersia Sw.

1. 李氏禾 **Leersia hexandra** Sw. ·· 757
2. 假稻 **Leersia japonica** (Makino ex Honda) Honda ·· 758
3. 秕壳草 **Leersia sayanuka** Ohwi ··· 758
4. 蓉草 **Leersia oryzoides** (L.) Sw. ·· 759

14. 山涧草属 Chikusichloa Koidz.

1. 无芒山涧草 **Chikusichloa mutica** Keng ·· 760

15. 菰属 Zizania L.

1. 菰 **Zizania latifolia** (Griseb.) Turcz. ex Stapf ··· 761

16. 芦竹属 Arundo L.

1. 芦竹 **Arundo donax** L. ·· 763

17. 类芦属 Neyraudia Hook. f.

1. 类芦 **Neyraudia reynaudiana** (Kunth) Keng ex Hitchc. ·· 765

18. 芦苇属 Phragmites Adans.

1. 卡开芦 **Phragmites karka** (Retz.) Trin. ex Steud. ·· 767
2. 芦苇 **Phragmites australis** (Cav.) Trin. ex Steud. ·· 767

19. 棕叶芦属 Thysanolaena Nees

1. 棕叶芦 **Thysanolaena latifolia** (Roxb. ex Hornem.) Honda ·· 769

20. 酸模芒属 Centotheca Desv.

1. 酸模芒 **Centotheca lappacea** (L.) Desv. ··· 770

21. 淡竹叶属 Lophatherum Brongn.

1. 淡竹叶 **Lophatherum gracile** Brongn. ··· 772
2. 中华淡竹叶 **Lophatherum sinense** Rendle ·· 774

22. 羊茅属 Festuca L.

1. 羊茅 **Festuca ovina** L. ··· 774

23. 早熟禾属 Poa L.

1. 草地早熟禾 **Poa pratensis** L. ··· 775
2. 西伯利亚早熟禾 **Poa sibirica** Roshev. ··· 777
3. 早熟禾 **Poa annua** L. ·· 777
4. 硬质早熟禾 **Poa sphondylodes** Trin. ·· 778

24. 假硬草属 Pseudosclerochloa Tzvelev

1. 耿氏假硬草 **Pseudosclerochloa kengiana** (Ohwi) Tzvelev ··· 779

25. 沿沟草属 Catabrosa P. Beauv.

1. 沿沟草 **Catabrosa aquatica** (L.) P. Beauv. ··· 780

26. 龙常草属 Diarrhena P. Beauv.

1. 龙常草 **Diarrhena mandshurica** Maxim. ·· 781

27. 臭草属 Melica L.

1. 广序臭草 **Melica onoei** Franch. et Sav. ·· 782
2. 臭草 **Melica scabrosa** Trin. ·· 783

28. 雀麦属 Bromus L.

1. 雀麦 **Bromus japonicus** Thunb. ··· 783

29. 赖草属 Leymus Hochst.

1. 毛穗赖草 **Leymus paboanus** (Claus) Pilg. ··· 785
2. 羊草 **Leymus chinensis** (Trin.) Tzvelev ··· 786
3. 赖草 **Leymus secalinus** (Georgi) Tzvelev ·· 786

30. 大麦属 Hordeum L.

1. 二棱大麦 **Hordeum distichon** L. ·· 788
2. 大麦 **Hordeum vulgare** L. ·· 789

31. 小麦属 Triticum L.

1. 普通小麦 **Triticum aestivum** L. ··· 791

32. 鹅观草属 Roegneria K. Koch

1. 鹅观草 **Roegneria kamoji** (Ohwi) Keng et S.L. Chen ··········794
2. 钙生鹅观草 **Roegneria calcicola** Keng ex Keng et S. L. Chen ··········795
3. 纤毛鹅观草 **Roegneria ciliaris** (Trin.) Nevski ··········795
4. 秋鹅观草 **Roegneria serotina** Keng ex Keng et S. L. Chen ··········795

33. 偃麦草属 Elytrigia Desv.

1. 偃麦草 **Elytrigia repens** (L.) Desv. ex Nevski ··········796

34. 冰草属 Agropyron Gaertn.

1. 冰草 **Agropyron cristatum** (L.) Gaertn. ··········797
2. 沙生冰草 **Agropyron desertorum** (Fisch. ex Link) Schult. ··········798
3. 沙芦草 **Agropyron mongolicum** Keng ··········799

35. 燕麦属 Avena L.

1. 莜麦 **Avena chinensis** (Fisch. ex Roem. et Schult.) Metzg. ··········800
2. 野燕麦 **Avena fatua** L. ··········801
3. 燕麦 **Avena sativa** L. ··········802

36. 虉草属 Phalaris L.

1. 虉草 **Phalaris arundinacea** L. ··········804

37. 茅香属 Hierochloe R. Br.

1. 光稃香草 **Hierochloe glabra** Trin. ··········805
2. 茅香 **Hierochloe odorata** (L.) P. Beauv. ··········806

38. 剪股颖属 Agrostis L.

1. 剪股颖 **Agrostis matsumurae** Hack. ex Honda ··········808

39. 棒头草属 Polypogon Desf.

1. 棒头草 **Polypogon fugax** Nees ex Steud. ··········809

40. 茵草属 Beckmannia Host

1. 茵草 **Beckmannia syzigachne** (Steud.) Fernald ··········810

41. 梯牧草属 Phleum L.

1. 鬼蜡烛 **Phleum paniculatum** Huds. ··········811
2. 梯牧草 **Phleum pratense** L. ··········812

42. 看麦娘属 Alopecurus L.

1. 日本看麦娘 **Alopecurus japonicus** Steud. ··········813
2. 东北看麦娘 **Alopecurus longearistatus** Maxim. ··········814
3. 看麦娘 **Alopecurus aequalis** Sobol. ··········814

43. 芨芨草属 Achnatherum P. Beauv.

1. 芨芨草 **Achnatherum splendens** (Trin.) Nevski ·· 815
2. 小芨芨草 **Achnatherum caragana** (Trin.) Nevski ·· 816
3. 醉马草 **Achnatherum inebrians** (Hance) Keng ex Tzvelev ································· 816

44. 獐毛属 Aeluropus Trin.

1. 獐毛 **Aeluropus sinensis** (Debeaux) Tzvelev ·· 817
2. 小獐毛 **Aeluropus pungens** (M. Bieb.) K. Koch ·· 818

45. 画眉草属 Eragrostis Wolf

1. 长画眉草 **Eragrostis brownii** (Kunth) Nees ··· 820
2. 华南画眉草 **Eragrostis nevinii** Hance ·· 820
3. 鼠妇草 **Eragrostis atrovirens** (Desf.) Trin. ex Steud. ··· 820
4. 宿根画眉草 **Eragrostis perennans** Keng ·· 821
5. 黑穗画眉草 **Eragrostis nigra** Nees ex Steud. ··· 822
6. 知风草 **Eragrostis ferruginea** (Thunb.) P. Beauv. ··· 822
7. 画眉草 **Eragrostis pilosa** (L.) P. Beauv. ·· 823
8. 大画眉草 **Eragrostis cilianensis** (All.) Vignolo ex Janch. ···································· 824
9. 小画眉草 **Eragrostis minor** Host ··· 824
10. 鲫鱼草 **Eragrostis tenella** (L.) P. Beauv. ex Roem. et Schult. ····························· 824
11. 乱草 **Eragrostis japonica** (Thunb.) Trin. ··· 825

46. 羽穗草属 Desmostachya (Stapf) Stapf

1. 羽穗草 **Desmostachya bipinnata** (L.) Stapf ··· 826

47. 隐子草属 Cleistogenes Keng

1. 多叶隐子草 **Cleistogenes polyphylla** Keng ex Keng f. et L. Liou ························· 827

48. 千金子属 Leptochloa P. Beauv.

1. 千金子 **Leptochloa chinensis** (L.) Nees ··· 828

49. 草沙蚕属 Tripogon Roem. et Schult.

1. 长芒草沙蚕 **Tripogon longearistatus** Hack. ex Honda ······································· 829

50. 穇属 Eleusine Gaertn.

1. 牛筋草 **Eleusine indica** (L.) Gaertn. ··· 830
2. 穇 **Eleusine coracana** (L.) Gaertn. ·· 831

51. 龙爪茅属 Dactyloctenium Willd.

1. 龙爪茅 **Dactyloctenium aegyptium** (L.) Willd. ··· 833

52. 虎尾草属 Chloris Sw.

1. 虎尾草 **Chloris virgata** Sw. ·· 834

53. 狗牙根属 Cynodon Rich.

1. 狗牙根 **Cynodon dactylon** (L.) Pers. ··················835

54. 鼠尾粟属 Sporobolus R. Br.

1. 双蕊鼠尾粟 **Sporobolus diandrus** (Retz.) P. Beauv. ··················837
2. 鼠尾粟 **Sporobolus fertilis** (Steud.) Clayton ··················838

55. 显子草属 Phaenosperma Munro ex Benth.

1. 显子草 **Phaenosperma globosa** Munro ex Benth. ··················839

56. 三芒草属 Aristida L.

1. 华三芒草 **Aristida chinensis** Munro ··················840

57. 野古草属 Arundinella Raddi

1. 毛杆野古草 **Arundinella hirta** (Thunb.) Tanaka ··················841

58. 柳叶箬属 Isachne R. Br.

1. 柳叶箬 **Isachne globosa** (Thunb.) Kuntze ··················842
2. 类黍柳叶箬 **Isachne miliacea** Roth ··················843

59. 黍属 Panicum L.

1. 稷 **Panicum miliaceum** L. ··················844
2. 铺地黍 **Panicum repens** L. ··················844
3. 心叶稷 **Panicum notatum** Retz. ··················845

60. 囊颖草属 Sacciolepis Nash

1. 囊颖草 **Sacciolepis indica** (L.) Chase ··················846

61. 求米草属 Oplismenus P. Beauv.

1. 求米草 **Oplismenus undulatifolius** (Ard.) P. Beauv. ··················847

62. 稗属 Echinochloa P. Beauv.

1. 光头稗 **Echinochloa colona** (L.) Link ··················849
2. 稗 **Echinochloa crus-galli** (L.) P. Beauv. ··················850
3. 孔雀稗 **Echinochloa crus-pavonis** (Kunth) Schult. ··················852
4. 长芒稗 **Echinochloa caudata** Roshev. ··················852
5. 旱稗 **Echinochloa hispidula** (Retz.) Nees ··················853
6. 湖南稗子 **Echinochloa frumentacea** Link ··················853

63. 臂形草属 Brachiaria (Trin.) Griseb.

1. 毛臂形草 **Brachiaria villosa** (Lam.) A. Camus ··················854

64. 野黍属 Eriochloa Kunth

1. 野黍 **Eriochloa villosa** (Thunb.) Kunth ··855

65. 雀稗属 Paspalum L.

1. 鸭姆草 **Paspalum scrobiculatum** L. ···857
2. 圆果雀稗 **Paspalum orbiculare** G. Forst. ···858
3. 雀稗 **Paspalum thunbergii** Kunth ex Steud. ···858
4. 两耳草 **Paspalum conjugatum** P. J. Bergius ···859
5. 双穗雀稗 **Paspalum paspalodes** (Michx.) Scribn. ··860

66. 膜稃草属 Hymenachne P. Beauv.

1. 膜稃草 **Hymenachne amplexicaulis** (Rudge) Nees ··861
2. 弊草 **Hymenachne assamica** (Hook. f.) Hitchc. ··861

67. 马唐属 Digitaria Haller

1. 止血马唐 **Digitaria ischaemum** (Schreb.) Muhl. ···863
2. 红尾翎 **Digitaria radicosa** (J. Presl) Miq. ···863
3. 升马唐 **Digitaria ciliaris** (Retz.) Koeler ···864
4. 马唐 **Digitaria sanguinalis** (L.) Scop. ···864

68. 狗尾草属 Setaria P. Beauv.

1. 棕叶狗尾草 **Setaria palmifolia** (J. Koenig) Stapf ···866
2. 皱叶狗尾草 **Setaria plicata** (Lam.) T. Cooke ··867
3. 西南莩草 **Setaria forbesiana** (Nees ex Steud.) Hook. f. ··867
4. 狗尾草 **Setaria viridis** (L.) P. Beauv. ···868
5. 粟 **Setaria italica** (L.) P. Beauv. ··869
6. 大狗尾草 **Setaria faberi** R. A. W. Herrm. ··870
7. 金色狗尾草 **Setaria glauca** (L.) P. Beauv. ··871
8. 莠狗尾草 **Setaria geniculata** P. Beauv. ···872

69. 狼尾草属 Pennisetum Rich.

1. 狼尾草 **Pennisetum alopecuroides** (L.) Spreng. ··872
2. 白草 **Pennisetum centrasiaticum** Tzvelev ···873
3. 御谷 **Pennisetum americanum** (L.) Leeke ···874

70. 钝叶草属 Stenotaphrum Trin.

1. 钝叶草 **Stenotaphrum helferi** Munro ex Hook. f. ···874

71. 鬣刺属 Spinifex L.

1. 老鼠芳 **Spinifex littoreus** (Burm. f.) Merr. ···875

72. 芒属 Miscanthus Andersson

1. 五节芒 **Miscanthus floridulus** (Labill.) Warb. ex K. Schum. et Lauterb. ·······························877

2. 荻 **Miscanthus sacchariflorus** (Maxim.) Hack. ······878
3. 芒 **Miscanthus sinensis** Andersson ······879
4. 尼泊尔芒 **Miscanthus nepalensis** (Trin.) Hack. ······880

73. 白茅属 **Imperata** Cirillo

1. 白茅 **Imperata cylindrica** (L.) Raeusch. ······881

74. 甘蔗属 **Saccharum** L.

1. 甜根子草 **Saccharum spontaneum** L. ······884
2. 甘蔗 **Saccharum officinarum** L. ······885
3. 竹蔗 **Saccharum sinense** Roxb. ······886
4. 斑茅 **Saccharum arundinaceum** Retz. ······886

75. 蔗茅属 **Erianthus** Michx.

1. 蔗茅 **Erianthus rufipilus** (Steud.) Griseb. ······887

76. 大油芒属 **Spodiopogon** Trin.

1. 箭叶大油芒 **Spodiopogon sagittifolius** Rendle ······888
2. 大油芒 **Spodiopogon sibiricus** Trin. ······889

77. 油芒属 **Eccoilopus** Steud.

1. 油芒 **Eccoilopus cotulifer** (Thunb.) A. Camus ······890

78. 莠竹属 **Microstegium** Nees

1. 蔓生莠竹 **Microstegium vagans** (Nees ex Steud.) A. Camus ······891

79. 黄金茅属 **Eulalia** Kunth

1. 金茅 **Eulalia speciosa** (Debeaux) Kuntze ······892

80. 拟金茅属 **Eulaliopsis** Honda

1. 拟金茅 **Eulaliopsis binata** (Retz.) C. E. Hubb. ······893

81. 金发草属 **Pogonatherum** P. Beauv.

1. 金发草 **Pogonatherum paniceum** (Lam.) Hack. ······894
2. 金丝草 **Pogonatherum crinitum** (Thunb.) Kunth ······894

82. 高粱属 **Sorghum** Moench

1. 拟高粱 **Sorghum propinquum** (Kunth) Hitchc. ······896
2. 甜高粱 **Sorghum dochna** (Forssk.) Snowden ······897
3. 高粱 **Sorghum bicolor** (L.) Moench ······897

83. 香根草属 **Vetiveria** Bory

1. 香根草 **Vetiveria zizanioides** (L.) Nash ······899

84. 金须茅属 Chrysopogon Trin.

1. 竹节草 Chrysopogon aciculatus (Retz.) Trin. ··900

85. 水蔗草属 Apluda L.

1. 水蔗草 Apluda mutica L. ··901

86. 须芒草属 Andropogon L.

1. 华须芒草 Andropogon chinensis (Nees) Merr. ···902

87. 香茅属 Cymbopogon Spreng.

1. 青香茅 Cymbopogon caesius (Nees ex Hook. et Arn.) Stapf ··903
2. 柠檬草 Cymbopogon citratus (DC.) Stapf ···904
3. 亚香茅 Cymbopogon nardus (L.) Rendle ··905
4. 橘草 Cymbopogon goeringii (Steud.) A. Camus ··905
5. 扭鞘香茅 Cymbopogon hamatulus (Hook. et Arn.) A. Camus ··906
6. 芸香草 Cymbopogon distans (Nees ex Steud.) Will. Watson ··907

88. 荩草属 Arthraxon P. Beauv.

1. 荩草 Arthraxon hispidus (Thunb.) Makino ··908
2. 矛叶荩草 Arthraxon lanceolatus (Roxb.) Hochst. ···910

89. 黄茅属 Heteropogon Pers.

1. 黄茅 Heteropogon contortus (L.) P. Beauv. ex Roem. et Schult. ·····································910

90. 菅属 Themeda Forssk.

1. 菅 Themeda villosa (Poir.) A. Camus ··912
2. 苞子草 Themeda caudata (Nees) A. Camus ··912
3. 黄背草 Themeda japonica (Willd.) Tanaka ···913

91. 筒轴茅属 Rottboellia L. f.

1. 筒轴茅 Rottboellia cochinchinensis (Lour.) Clayton ··914

92. 蜈蚣草属 Eremochloa Buse

1. 假俭草 Eremochloa ophiuroides (Munro) Hack. ··915

93. 球穗草属 Hackelochloa Kuntze

1. 球穗草 Hackelochloa granularis (L.) Kuntze ···916

94. 玉蜀黍属 Zea L.

1. 玉蜀黍 Zea mays L. ···917

95. 薏苡属 Coix L.

1. 薏苡 Coix lacryma-jobi L. ···922

药用植物中文名索引·····················927
药用植物拉丁名索引·····················945
《中国药用植物志》科名分卷索引·············964

泽泻科 ALISMATACEAE

水生或沼生草本，具根状茎、匍匐茎、球茎、珠芽。叶常基生，叶柄基部扩大成鞘。花序总状、圆锥状或呈圆锥状聚伞花序，稀 1–3 花单生或散生。花两性、单性或杂性；花被片 6 枚，排成 2 轮；雄蕊 6 枚或多数，花丝分离；心皮 6 至多数，轮生或螺旋状排列，分离，花柱宿存。瘦果两侧压扁，或为小坚果。种子 1 枚；胚马蹄形，无胚乳。

本科 11 属，约 100 种，主要产于北半球温带至热带地区，大洋洲、非洲亦有分布。我国有 4 属，20 种，其中 2 属 7 种 1 亚种 1 变种可药用。

本科药用植物主要含二萜、三萜类成分。

分属检索表

1. 雄蕊、心皮多数，心皮螺旋状排列 ·· 1. **慈姑属 Sagittaria**
1. 雄蕊 6- 枚，心皮多数，在花托上排成一轮；果实背部具 1–2 沟 ·· 2. **泽泻属 Alisma**

1. 慈姑属 Sagittaria L.

多年生或一年生草本，具根状茎、匍匐茎、球茎、珠芽。叶基生，沉水、浮水或挺水，具长柄，基部扩大成鞘。总状花序或圆锥花序，花两性或单性；雄花生于花序上部，雌花位于下部；花被片通常 6 枚，成 2 轮排列。瘦果侧扁，通常具翅。种子马蹄形，褐色。

约 30 种，我国已知 9 种，1 亚种，1 变种，除西藏等少数省区无记载外，其他各省区均有分布，其中 2 种 1 亚种 1 变种可药用。

分种检索表

1. 叶无叶片与叶柄之分，叶条形，叶柄状；花序总状 ·· 3. **矮慈姑 S. pygmaea**
1. 叶有叶片与叶柄之分，叶片近圆形、箭形或深心形；花序圆锥状或总状。
　2. 叶柄细长，柔软，不直立，叶片浮水；花序总状 ··································· 1. **冠果草 S. guayanensis** subsp. **lappula**
　2. 叶柄粗壮，直立，叶片挺出水面；花序圆锥状；花药黄色 ·· 2. **野慈姑 S. trifolia**

本属药用植物主要含二萜类成分，包括对映 - 玫瑰烷型、半日花烷型、对映 - 贝壳杉烷型、海松烷型及异海松烷型二萜。如从野慈姑 (S. trifolia) 块茎分离得到的海松烷型二萜野慈姑酮 (trifolione) A (**1**)、B (**2**)、C (**3**)、D (**4**)；从矮慈姑 (S. pygmaea) 分离得到的对映 - 贝壳杉烷型二萜 18-β-D-3',4'- 二乙酰氧基吡喃木糖基 - 对映 - 贝壳杉 -16- 烯 (18-β-D-3',4'-diacetoxyxylopyranosyl-*ent*-kaur-16-ene, **5**)、18-β-L-3',5'- 二乙酰氧基吡喃木糖基 - 对映 - 贝壳杉 -16- 烯 (18-β-L-3',5'-diacetoxyarabinofuranosyl-*ent*-kaur-16-ene, **6**)、18-β-D-3',6'- 二乙酰氧基吡喃葡萄糖基 - 对映 - 贝壳杉 -16- 烯 (18-β-D-3',6'-diacetoxyglucopyranosyl-*ent*-kaur-16-ene, **7**)、异海松烷型二萜对映 - 异海松 -8(14),15- 二烯 -19- 羧酸 [*ent*-isopimar-8(14),15-dien-19-oic acid, **8**] 及玫瑰烷型二萜 5α- 羟基 - 对映 - 玫瑰 -15- 烯 -18- 羧酸 (5α-hydroxy-*ent*-rosa-15-en-18-oic acid, **9**)。生物学活性研究发现，化合物 **5-8** 对变形链球菌 (*Streptococcus mutans*) 及黏性放线菌 (*Actinomyces viscosus*) 的生长有抑制作用；化合物 **1-4** 对大鼠肥大细胞释放组胺具有抑制作用。

1: R₁=CH₃; R₂=H
2: R₁=CH₃; R₂=OH
3: R₁=CH₂OH; R₂=H
4: R₁=CH₂OH; R₂=OH
5: R=3',4'-diacetoxyxylopyranosyl
6: R=3',5'-diacetoxyarabinofuranoyl
7: R=3',6'-diacetoxyglucopyranosyl

本属植物野慈姑具有酶激活作用，慈姑具有抑制蛋白酶和抑制精子功能作用，矮慈姑具有抗蛇毒作用。

1. 冠果草（南宁市药物志） 土紫菀、假菱角（神农本草经）

Sagittaria guayanensis Kunth subsp. **lappula** (D. Don) Bogin in Mem. New York Bot. Gard. 2: 192. 1955.——*S. lappula* D. Don（英 Guainia Arrowhead）

多年生水生草本。叶沉水或浮于水面；沉水叶条形、条状披针形；浮水叶阔卵形，先端圆形，基部深心形；叶片长 1.5–11 cm，宽 1–9 cm，叶柄长 15–50 cm。花葶直立，挺出水面。花序总状，具花 1–6 轮，每轮 (2–) 3 花；苞片 3 枚，基部多少合生，膜质或草质。花两性或单性，通常生于花序下部 1–3 轮者为两性；心皮多数，分离；雄花数轮，位于花序上部，花梗细弱；两性花与雄花的花被片大小近于相等；雄蕊 6 枚至多数，花丝基部联合；花药长椭圆形，黄色。瘦果两侧压扁，果皮厚纸质，倒卵形或椭圆形，基部具短柄，背腹部具鸡冠状齿裂；果喙自腹侧斜出。果期花托突起，圆柱状。种子褐色。花果期 5–11 月。

分布与生境 产于安徽、浙江、江西、福建、台湾、湖南、广东、海南、广西、贵州、云南。生于水塘、湖泊浅水区及沼泽、水田、沟渠等水域。尼泊尔、印度、越南、泰国、马来西亚及非洲热带亦有分布。

药用部位 全草。

功效应用 清热利湿，解毒。用于肺热咳嗽、湿热痢疾、痈肿疮毒等症。

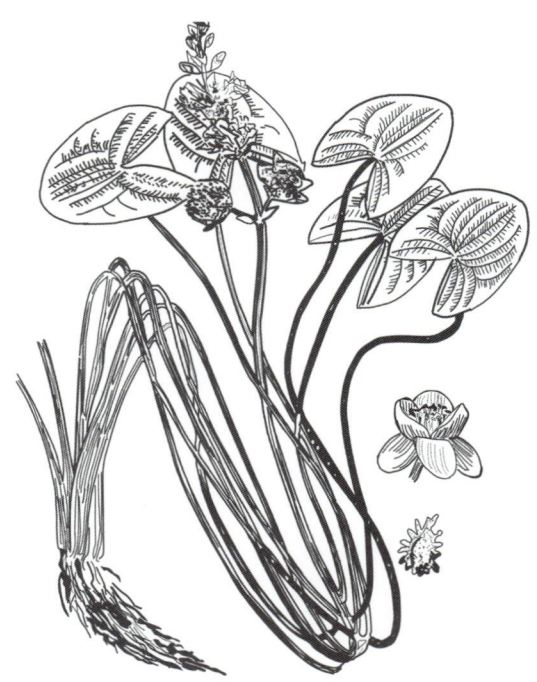

冠果草 *Sagittaria guayanensis* Kunth subsp. **lappula** (D. Don) Bogin
引自《中国高等植物图鉴》

2. 野慈姑 慈姑（本草纲目）

Sagittaria trifolia L., Sp. Pl. 993. 1753.（英 Threeleaf Arrowhead）

2a. 野慈姑（模式变种） 剪刀草（分类草药性），水慈姑、慈姑苗（四川中药志），燕尾草（贵州草药）

Sagittaria trifolia L. var. **trifolia**（英 Threeleaf Arrowhead）

多年生沼生或水生草本。根状茎横走，较粗壮。挺水叶箭形，叶顶裂片通常短于侧裂片；叶柄基部鞘状。花葶直立，挺水，高 (15–) 20–70 cm，通常粗壮。花序总状或圆锥状，具分枝 1–2 枚，具花多轮，每轮 2–3 花；苞片 3 枚，基部多少合生，先端尖。花单性；花被片反折，外轮花被片椭圆形或

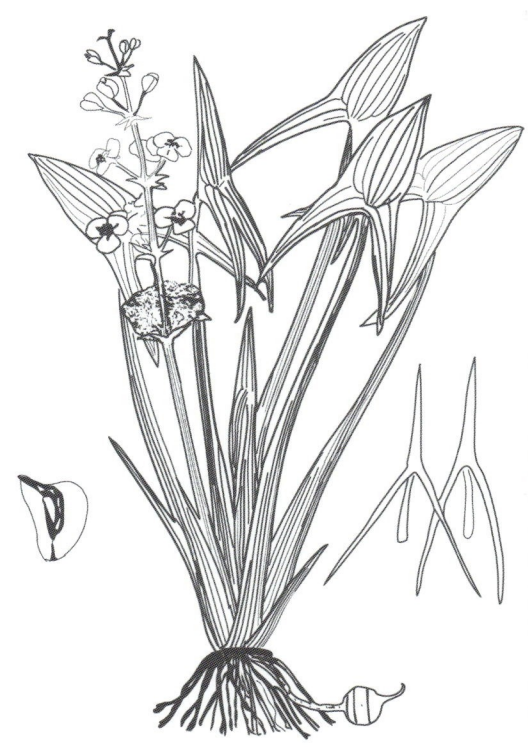

野慈姑 Sagittaria trifolia L. var. trifolia
引自《中国高等植物图鉴》

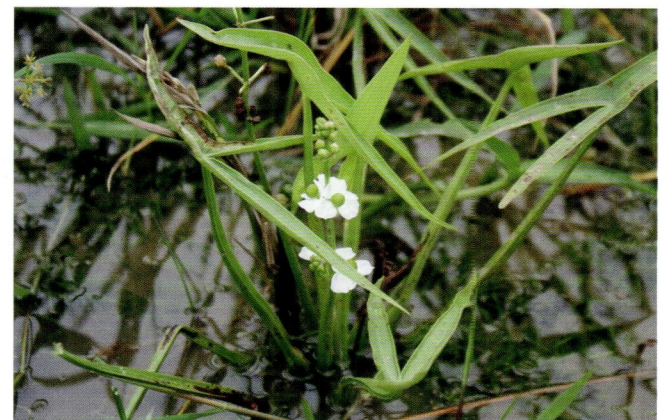

野慈姑 Sagittaria trifolia L. var. trifolia
摄影：王祝年

广卵形；内轮花被片白色或淡黄色，雌花通常1–3轮，花梗短粗，心皮多数，两侧压扁；雄花多轮，雄蕊多数，花药黄色，长1–1.5 (–2) mm，花丝长短不一，0.5–3 mm，通常外轮短，向里渐长。瘦果两侧压扁，长约4 mm，宽约3 mm，倒卵形，具翅，背翅多少不整齐；果喙短，自腹侧斜上。种子褐色。花果期5–10月。

分布与生境 产于东北、华北、西北、华东、华南、四川、贵州、云南等省区，除西藏等少数地区未见到标本外，几乎全国各地均有分布。生于湖泊、池塘、沼泽、沟渠、水田等水域。

药用部位 全草。

功效应用 清热解毒，凉血消肿。用于黄疸、瘰疬、蛇咬伤、疮肿等症。

化学成分 球茎含二萜类：野慈姑酮(trifolione) A、B、C、D，慈姑苷(sagittarioside) A、B[1-2]；酚苷类：阿拉伯唐松草苷▲(arabinothalictoside)[1-2]。

全草含甾体类：麦角甾醇过氧化物(ergosterol peroxide)[3]；酚苷类：淫羊藿次苷D_2 (icariside D_2)，唐松草苷(thalictoside)，4-硝基苯-β-D-吡喃葡萄糖苷(4-nitrophenyl-β-D-glucopyranoside)[3]。

药理作用 激活酪氨酸酶作用：野慈姑乙醇提取物对蘑菇酪氨酸酶具有激活作用[1]。

注评 本种为上海市（1994）中药材标准所收载"慈姑叶"的基源植物，药用其干燥叶；该标准中收载的来源为欧洲慈姑 Sagittaria sagittifolia L.，但欧洲慈姑主要分布于欧洲，我国仅在新疆阿勒泰地区有少量分布，据标准中的描述应为本种。彝族用其球茎治高热昏迷，叶治各种毒蛇咬伤和蜂蜇伤。

化学成分参考文献

[1] Yoshikawa M, et al. *Chem Pharm Bull*, 1993, 41(9): 1677-1679.

[2] Yoshikawa M, et al. *Chem Pharm Bull*, 1996, 44(3): 492-499.

[3] Kim KT, et al. *Yakhak Hoechi*, 1998, 42(2): 140-143.

药理作用及毒性参考文献

[1] 陈良华，等. 厦门大学学报（自然科学版），2008, 47(12) 增刊 2: 110-114.

2b. 慈姑（变种） 华夏慈姑（中国植物志）

Sagittaria trifolia L. var. **sinensis** (Sims) Makino in J. Jap. Bot.1:37.1918.——*S. sinensis* Sims, *S. trifolia* L. var. *edulis* (Schltdl.) Ohwi ex W. T. Lee, *S. sagittifolia* L. var. *edulis* (Schltdl.) Siebold ex Miq.（英 **Chinese Arrowhead**）

本变种与模式变种的主要区别在于：植株高大，粗壮；叶片宽大，肥厚，顶裂片先端钝圆，卵形至宽卵形；匍匐茎末端膨大呈球茎，球茎卵圆形或球形；圆锥花序高大，分枝 (1–) 2 (–3)，着生于下部，具雌花 1–2 轮；雄花多轮，生于上部；果期花托扁球形，直径 4–5 mm，高约 3 mm。种子具小凸起。

分布与生境 我国长江以南各省区广泛栽培。日本、朝鲜亦有栽培。

药用部位 球茎、叶和花。

功效应用 球茎：清热解毒，行血止血，消肿散结，通淋。用于难产，产后胎衣不下，崩漏带下，淋病，尿路结石，咳嗽，咳血，吐血，小儿丹毒。外用于痈肿疮毒，毒蛇咬伤等症。叶：清热解毒，凉血化瘀，利水消肿。用于咽喉肿痛，黄疸，水肿，恶疮肿毒，丹毒，瘰疬，湿疹，蛇虫咬伤。花：清热解毒，利湿。用于疔肿，痔漏，湿热黄疸。

化学成分 球茎含糖类及氨基酸类[1]；慈姑蛋白酶抑制剂 A、B[2]。

药理作用 抑制蛋白酶作用：从慈姑球茎中提取的慈姑蛋白酶抑制剂 A、慈姑蛋白酶抑制剂 B 对胰蛋白酶、胰凝乳蛋白酶及舒缓激肽释放酶均有抑制作用。其中慈姑蛋白酶抑制剂 A 能抑制胰蛋白酶和胰凝乳蛋白酶，但对激肽释放酶的抑制活力弱。慈姑蛋白酶抑制剂 B 能抑制激肽释放酶，其抑制活力高于慈姑蛋白酶抑制剂 A，但对胰凝乳蛋白酶的抑制活力小于慈姑蛋白酶抑制剂 A[1]。

抑制精子功能作用：体外实验发现，慈姑蛋白酶抑制剂能抑制大鼠精子顶体蛋白酶的活性，使精子丧失水解卵细胞透明带的能力，因而精子不能穿过透明带与卵细胞结合，影响受精[2]。慈姑蛋白酶抑制剂对人、兔、大鼠、仓鼠及小鼠精子顶体蛋白酶均有抑制作用，剂量增加，其抑制作用也随之增强[3]。

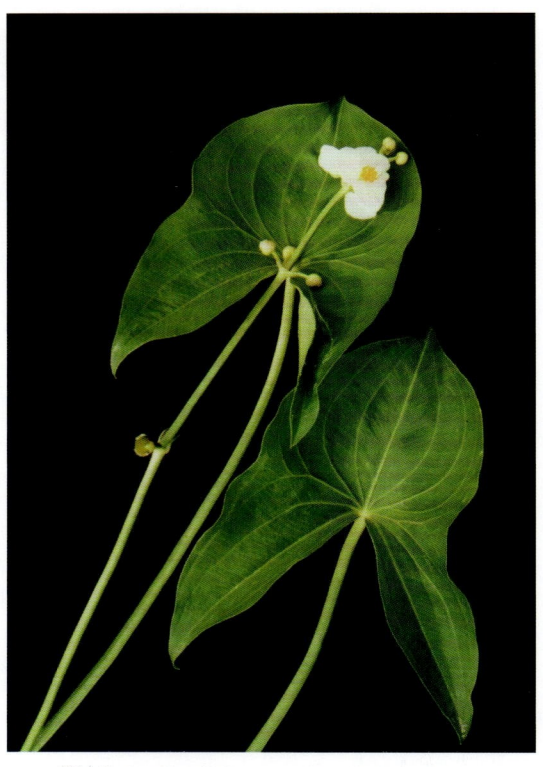

慈姑 *Sagittaria trifolia* L. var. **sinensis** (Sims) Makino
摄影：徐克学

化学成分参考文献

[1] Koike K, et al. *Nippon Daigaku Yakugaku Kenkyu Hokoku*, 1975, 15: 34-41.

[2] 杨慧玲，等. 中国科学 B 辑，1990, 20(6): 1271-1276.

药理作用及毒性参考文献

[1] 杨慧玲，等. 中国科学 B 辑，1990, 20(6): 1271-1276.

[2] 张燕林，等. 生殖与避孕，1984, 4(3): 203-207.

[3] 周元聪，等. 生殖与避孕，1993, 13(2): 114-119.

3. 矮慈姑（华东水生维管束植物） 瓜皮草（种子植物名称补编），鸭舌草、鸭舌子（贵阳民间药草），水充草（贵州草药）

Sagittaria pygmaea Miq. in Ann. Mus. Bot. Lugduno-Batavi 2: 138. 1865.（英 **Pygmy Arrowhead**）

一年生沼生或沉水草本。植株矮小，高 10–20 cm。叶基生，条形，无叶片与叶柄之分。花葶高 5–35 cm。花序总状，长 2–10 cm，具花 2 (–3) 轮；苞片长 2–3 mm，宽约 2 mm，椭圆形，膜质。花单性，外轮花被片绿色，倒卵形，长 5–7 mm，宽 3–5 mm，宿存，内轮花被片白色，长 1–1.5 cm，宽 1–1.6 cm，圆形或扁圆形；雌花 1 朵，单生或与两朵雄花组成一轮，心皮多数，两侧压扁，密集成球状；雄花具梗，雄蕊多数，花药长椭圆形，长 1–1.5 mm。瘦果两侧压扁，具翅，近倒卵形，长 3–5 mm，宽 2.5–3.5 mm，背翅具鸡冠状齿裂；果喙自腹侧伸出，长 1–1.5 mm。花果期 5–11 月。

分布与生境 产于陕西、山东、江苏、安徽、浙江、江西、福建、台湾、河南、湖北、湖南、广东、海南、广西、四川、贵州、云南等省区。生于沼泽、水田、沟溪浅水处。越南、泰国、朝鲜、日本等也有分布。

药用部位 全草。

功效应用 全草：清肺利咽，利湿解毒。用于肺热咳嗽，咽喉肿痛，小便热痛，痈疖肿毒，湿疮，烫伤，蛇伤等症。

化学成分 全草含二萜类：18-β-D-3',4'-二乙酰氧基吡喃木糖基-对映-贝壳杉-16-烯(18-β-D-3',4'-diacetoxyxylopyranosyl-*ent*-kaur-16-ene)，18-β-L-3',5'-二乙酰氧基吡喃木糖基-对映-贝壳杉-16-烯(18-β-L-3',5'-diacetoxyarabinofuranosyl-*ent*-kaur-16-ene)，18-β-D-3',6'-二乙酰氧基吡喃葡萄糖基-对映-贝壳杉-16-烯(18-β-D-3',6'-diacetoxyglucopyranosyl-*ent*-kaur-16-ene)，对映-异海松-8(14),15-二烯-19-羧酸(*ent*-isopimar-8(14),15-dien-19-oic acid)，5α-羟基-对映-玫瑰-15-烯-18-羧酸(5α-hydroxy-*ent*-rosa-15-en-18-oic acid)[1]，19-β-L-3'-乙酰氧呋喃阿拉伯糖基-对映-贝壳杉-16-烯(19-β-L-3'-acetoxyarabinofuranosyl-*ent*-kaur-16-ene)，13-表-泪柏醚-18-醇(13-epi-manoyloxide-18-ol)，13-表-泪柏醚-18-羧酸(13-epi-manoyloxide-18-oic acid)，13-表-泪柏醚-18-*O*-α-L-2',5'-二乙酰呋喃阿拉伯糖苷(13-epi-manoyloxide-18-*O*-α-L-2',5'-

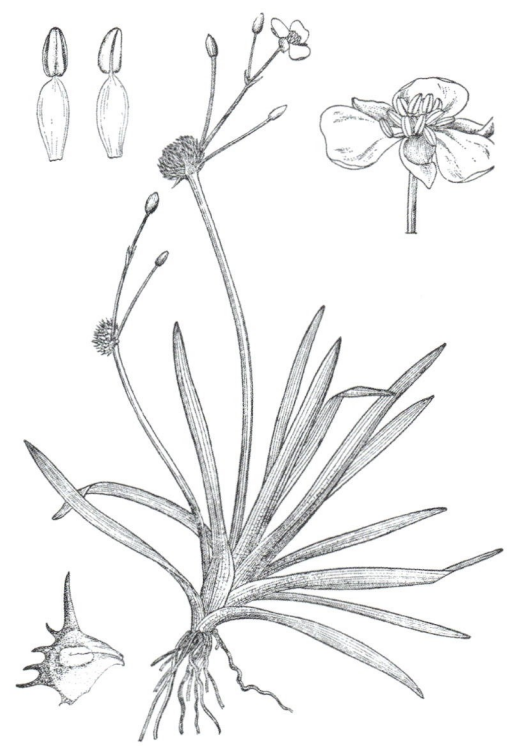

矮慈姑 **Sagittaria pygmaea** Miq.
引自《华东水生维管束植物》

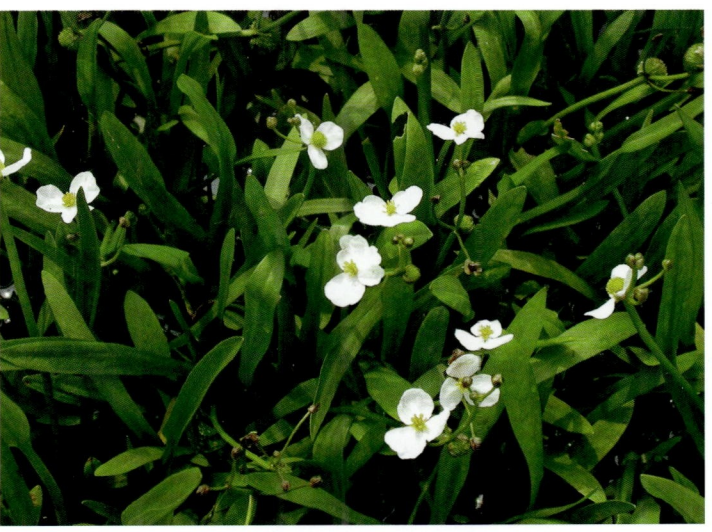

矮慈姑 **Sagittaria pygmaea** Miq.
摄影：徐立铭

diacetoxyarabinofuranoside)，5α-羟基-对映-玫瑰-15-烯-19-羧酸(5α-hydroxy-*ent*-rosa-15-en-19-oic acid)[2]。

药理作用　抗蛇毒作用：矮慈姑对眼镜蛇毒中毒小鼠（以神经毒为主要死因）有保护作用，可使眼镜蛇毒中毒小鼠的死亡率下降[1]。

化学成分参考文献

[1] Liu XT, et al. *Planta Med*, 2007, 73(1): 84-90.　　　　[2] 刘雪婷，等．中国天然药物，2006, 4(2): 87-90.

药理作用及毒性参考文献

[1] 曾繁润，等．湖南医药杂志，1981, 8(6): 54.

2. 泽泻属 Alisma L.

挺水植物。有须根，具块茎或无，稀具根状茎。叶多基生；叶柄长，基部常呈鞘状；叶片线状披针形、椭圆形或卵圆形。花两性或单性，轮生，排成伞形花序或圆锥花序；萼片3；花瓣3；雄蕊6或更多（稀为3枚）；雌蕊由10-20枚（或6枚）分离的心皮组成，轮状排列于突起的花托上，子房上位。瘦果侧扁。

全属约11种，广布于世界温带及热带。我国产6种，其中5种可药用。

分种检索表

1. 挺水叶椭圆形、卵形或浅心形。
   2. 花柱长 0.7–1.5 mm，内轮花被片边缘具粗齿；瘦果排列整齐，果期花托平凸，不呈凹形·· **1. 泽泻 A. plantago-aquatica**
   2. 花柱长约 0.5 mm，内轮花被片边缘波状；瘦果排列不整齐，果期花托呈凹形······ **2. 东方泽泻 A. orientale**
1. 挺水叶披针形或宽披针形。
   3. 果实背部边缘光滑，中部具1条深沟槽，叶片窄披针形，或多少镰状弯曲··· **5. 窄叶泽泻 A. canaliculatum**
   3. 果实背部边缘多少有棱而不光滑，中部具1–2条浅沟，或否；叶片直，从不呈镰状，宽披针形。
      4. 瘦果两侧果皮薄膜质，可见种子；花丝基部宽约 0.6 mm，向上渐窄；花柱近直，从不卷曲··· **3. 膜果泽泻 A. lanceolatum**
      4. 瘦果两侧的果皮纸质或厚纸质；种子不显；花丝基部宽约 1 mm，向上骤然收缩；花柱向背卷曲，从不直立·· **4. 草泽泻 A. gramineum**

本属药用植物主要含三萜类及少数倍半萜类成分，并以原萜烷 (protostane) 类型三萜为主。从东方泽泻 (A. orientale) 块茎中分离得到一些降原萜烷 (nor-protostane) 及重排、开环原萜烷，如泽泻内酯▲(alisolide，**1**)、泽泻醇 (alisol) A (**2**)、B (**3**)、C (**4**)、O (**5**)、P (**6**)，以及双环倍半萜泽泻奥醇 (alismol，**7**)、10-*O*-甲基泽泻奥醇氧化物 (10-*O*-methylalismoxide，**8**)、泽泻奥醇氧化物 (alismoxide，**9**)、桉叶 -4(14)- 烯 -1β,6α- 二醇 [eudesm-4(14)-en-1β,6α-diol，**10**]。

泽泻科 ALISMATACEAE

本属植物泽泻具有抗炎、调节免疫、扩血管、降血脂、抗动脉粥样硬化、保肝、减肥、降血糖、抗肿瘤、利尿、抗尿结石、改善肾功能等作用。活性成分为多糖类和萜类物质。

1. 泽泻（新疆植物检索表）

Alisma plantago-aquatica L., Sp. Pl. 1:342. 1753.（英 **Water-plaintain**）

多年生水生或沼生草本。块茎直径 1–3.5 cm，或更大。叶通常多数；沉水叶条形或披针形；挺水叶宽披针形、椭圆形至卵形，长 2–11 cm，宽 1.3–7 cm，先端渐尖，基部宽楔形、浅心形，叶脉通常 5 条，叶柄长 1.5–30 cm。花葶高 78–100 cm，或更高；花序长 15–50 cm，或更长，具 3–8 轮分枝。花两性，外轮花被片广卵形，边缘膜质，内轮花被片近圆形，边缘具不规则粗齿，白色、粉红色或浅紫色；心皮 17–23 枚；花托平凸，近圆形。瘦果椭圆形，或近长圆形，长约 2.5 mm，宽约 1.5 mm，背部具 1–2 条不明显浅沟，果喙自腹侧伸出，喙基部凸起，膜质。种子紫褐色，具凸起。花果期 5–10 月。

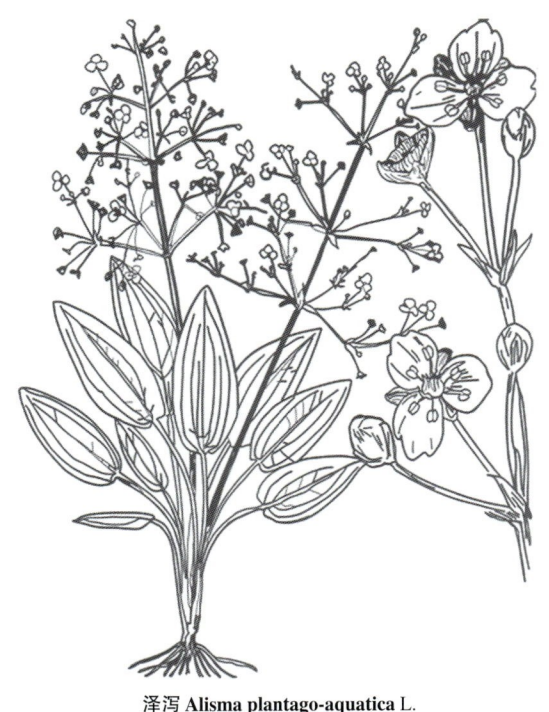

泽泻 Alisma plantago-aquatica L.
引自《Aquatic Plants in British and Ireland》

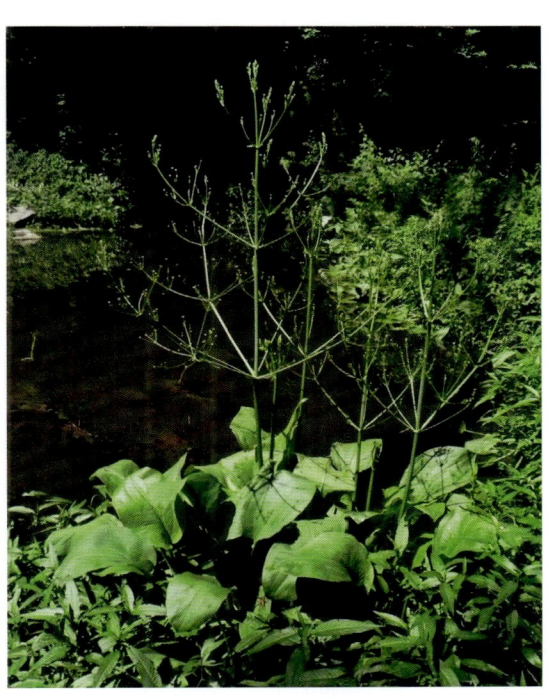

泽泻 Alisma plantago-aquatica L.
摄影：于俊林

分布与生境 产于东北、华北、陕西、新疆、云南等地。生于湖泊、河湾、溪流、水塘的浅水带，沼泽、沟渠及低洼湿地。原苏联、日本、欧洲、北美洲、大洋洲等均有分布。

药用部位 块茎。

功效应用 利水渗湿，泄热通淋。用于小便不利，热淋涩痛，水肿胀满，泄泻尿少，痰饮眩晕，遗精、高血脂症等。

化学成分 块茎含三萜类：泽泻醇(alisol) A[1,2]、B[1]、D[3]、G[2]，表泽泻醇A (epialisol A)[1]，泽泻醇A单乙酸酯(alisol A monoacetate)[1,2]，泽泻醇B单乙酸酯(alisol B monoacetate)[1]，11-去氧泽泻醇

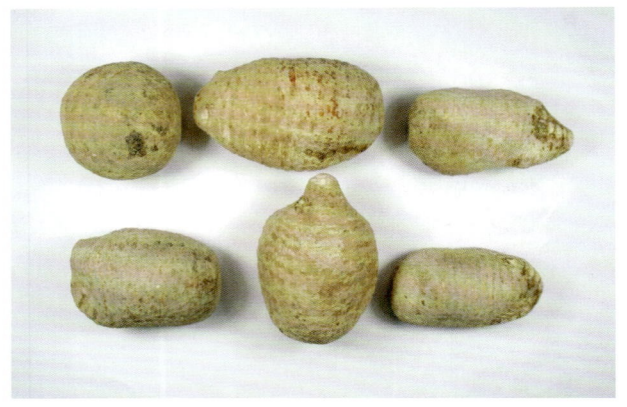

泽泻 Alismatis Rhizoma
摄影：钟国跃

C (11-deoxyalisol C)[3]，16β-甲氧基泽泻醇B单乙酸酯(16β-methoxyalisol B-monoacetate)，16β-羟基泽泻醇B单乙酸酯(16β-hydroxyalisol B-monoacetate)[4]，泽泻醇B 23-单乙酸酯(alisol B 23-monoacetate)，泽泻醇B 11-单乙酸酯(alisol B 11-monoacetate)[5]；甾体类：谷甾醇-3-O-6-硬脂酰基-β-D-吡喃葡萄糖苷(sitosterol-3-O-6-stearoyl-β-D-glucopyranoside)[6]；微量元素：Zn、Fe、Cu、Mn、Ni、Cr[7]。

注评 本种为中国药典（1963）收载"泽泻"的基源植物，药用其干燥块茎。

化学成分参考文献

[1] Murata T, et al. *Tetrahedron Lett*, 1968, 9(1):103-108.

[2] Chau VM, et al. *Tap Chi Hoa Hoc*, 2007, 45(1):120-125.

[3] Fukuyama Y, et al. *Planta Med*, 1988, 54(5):445-447.

[4] Geng P, et al. *Phytochemistry*, 1988, 27(4):1161-1164.

[5] Adams M, et al. *J Ethnopharmacol*, 2011, 135(1):43-47.

[6] Geng P, et al. *Phytochemistry*, 1988, 27(6):1895-1896.

[7] 张树平，等. 药物分析杂志，2010, 30(7):1213-1217.

2. 东方泽泻（中国植物志）

Alisma orientale (Sam.) Juz. in Fl. URSS 1: 281. 1934.——*A. plantago-aquatica* L. var. *orientale* Sam.

（英 **Oriental Water-plantain**）

多年生水生或沼生草本。块茎直径1–2 cm，或较大。叶多数；挺水叶宽披针形、椭圆形，长5–17 cm，宽2.5–9 cm，先端渐尖，基部心形或卵形，叶柄长10–40 cm，较粗壮，基部渐宽，边缘窄膜质。花葶高35–90 cm，或更高。花序具3–9轮分枝；花两性，外轮花被片卵形，边缘窄膜质，内轮花被片近圆形，比外轮大，白色、淡红色，稀黄绿色，边缘波状；心皮排列不整齐；花托在果期呈凹凸，高约0.4 mm。瘦果椭圆形，长1.5–2 mm，宽1–1.2 mm，背部具1–2条浅沟，腹部自果喙处凸起，呈膜质翅，两侧果皮纸质，果喙长约0.5 mm，自腹侧中上部伸出。种子深紫色。花果期5–9月。

分布与生境 产于黑龙江、吉林、辽宁、内蒙古、河北、山西、陕西、宁夏、甘肃、青海、山东、江苏、安徽、浙江、江西、福建、河南、湖北、湖南、广东、广西、四川、贵州、云南等省区。生于海拔几十米至2500 m左右的湖泊、沟渠、水塘、沼泽中。原苏联、蒙古、日本亦有分布。

药用部位 块茎、叶。

功效应用 块茎：利水渗湿，泄热通淋。用于小便不利，热淋涩痛，水肿胀满，泄泻尿少，痰饮眩晕，遗精、高血脂症等。叶（泽泻叶）：用于慢性气管炎，乳汁不通。果实（泽泻实）：补阴益肾，清热祛湿。用于风痹，消渴。

化学成分 块茎含三萜类：泽泻醇(alisol) A[1]、B[1-2]、C、D[1]、E[3]、F、G[4]、H、I[3,5]、O、P[6]、X[7]，泽泻醇Q 23-乙酸酯(alisol Q 23-acetate)[8]，泽泻醇B 23-乙酸酯(alisol B 23-acetate)[1,9]，泽泻醇A 24-乙酸酯(alisol A 24-acetate)，泽泻醇C 23-乙酸酯(alisol C 23-acetate)[1-2]，泽泻醇E 23-乙酸酯(alisol E

23-acetate)[4]，泽泻醇F 24-乙酸酯(alisol F 24-acetate)[7]，泽泻醇J 23-乙酸酯(alisol J 23-acetate)，泽泻醇K 23-乙酸酯(alisol K 23-acetate)，泽泻醇L 23-乙酸酯(alisol L 23-acetate)，泽泻醇M 23-乙酸酯(alisol M 23-acetate)，泽泻醇N 23-乙酸酯(alisol N 23-acetate)[5]，16-酮基泽泻醇A (16-oxoalisol A)，$13\beta,17\beta$-环氧泽泻醇A ($13\beta,17\beta$-epoxyalisol A)，25-脱水泽泻醇A (25-anhydroalisol A)，11-去氧泽泻醇A (11-deoxyalisol A)，11-去氧-$13\beta,17\beta$-环氧泽泻醇A (11-deoxy-$13\beta,17\beta$-epoxyalisol A)，25-O-甲基泽泻醇A (25-O-methylalisol A)，11-去氧泽泻醇B (11-deoxyalisol B)，16β-羟基泽泻醇B 23-乙酸酯(16β-hydroxyalisol B 23-acetate)，11-去氧泽泻醇C 23-乙酸酯(11-deoxyalisol C 23-acetate)，11-去氧泽泻醇B 23-乙酸酯(11-deoxyalisol B 23-acetate)，11-去氧-$13\beta,17\beta$-环氧泽泻醇B 23-乙酸酯(11-deoxy-$13\beta,17\beta$-epoxyalisol B 23-acetate)，$13\beta,17\beta$-环氧泽泻醇B($13\beta,17\beta$-epoxyalisol B)，$(8\alpha,9\beta,11\beta,14\beta,16\beta,23S,24R)$-16,23:24,25-二环氧-11,20-二羟基达玛-13(17)-烯-3-酮$[(8\alpha,9\beta,11\beta,14\beta,16\beta,23S,24R)$-16,23:24,25-diepoxy-11,20-dihydroxy-dammar-13(17)-en-3-one][1]，泽泻内酯▲(alisolide)[6]，24-去乙酰泽泻醇O(24-deacetylalisol O)[10]，$3\beta,17\beta:24(R),25$-二环氧-1β-羟基达玛-3-酮-23(S)-乙酸酯$[3\beta,17\beta:24(R),25$-diepoxy-1β-hydroxydammar-3-one-23(S)-acetate][11]，泽泻内酯 23-乙酸酯(alismalactone 23-acetate)，泽泻酮A 23-乙酸酯(alismaketone A 23-acetate)[12]，泽泻酮B 23-乙酸酯(alismaketone B 23-acetate)，泽泻酮C 23-乙酸酯(alismaketone C 23-acetate)[3]，13,17-环氧泽泻醇A (13,17-epoxyalisol A)[4]，11-羟基-13(17),25(27)-去氢-原萜-3,24-二酮(11-hydroxy-13(17),25(27)-dehydro-protostane-3,24-dione)[7]，11-去氧泽泻醇C (11-deoxyalisol C)，$13\beta,17\beta$-环氧泽泻醇B 23-乙酸酯($13\beta,17\beta$-epoxyalisol B 23-acetate)，16β-甲氧基泽泻醇B单乙酸酯(16β-methoxyalisol B monoacetate)[8]，16,23-氧化泽泻醇B (16,23-oxidoalisol B)[13]；二萜类：16α-贝壳杉-2,12-二酮(16α-kaurane-2,12-dione)[1,11]；倍半萜类：桉叶-4(15)-烯-$1\beta,6\alpha$-二醇[eudesma-4(15)-en-$1\beta,6\alpha$-diol; voleneol; volenol][1]，10-O-甲基泽泻奥醇氧化物(10-O-methylalismoxide)[1,8]，$4\beta,12$-二羟基愈创木-6,10-二烯($4\beta,12$-dihydroxyguaian-6,10-diene)[8]，泽泻奥醇(alismol)，泽泻奥醇氧化物(alismoxide)[1,14]，泽泻倍半萜醇A (alismorientol A)，$4\alpha,10\alpha$-二羟基-$5\beta H$-古芸-6-烯($4\alpha,10\alpha$-dihydroxy-

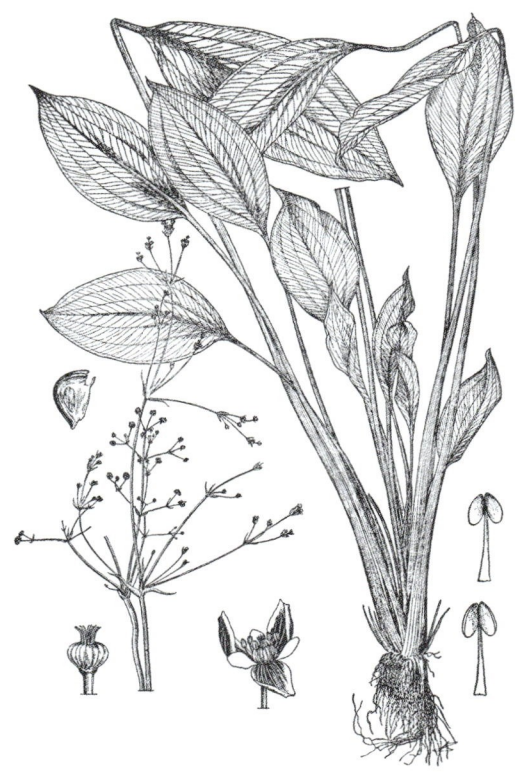

东方泽泻 Alisma orientale (Sam.) Juz.
引自《华东水生维管束植物》

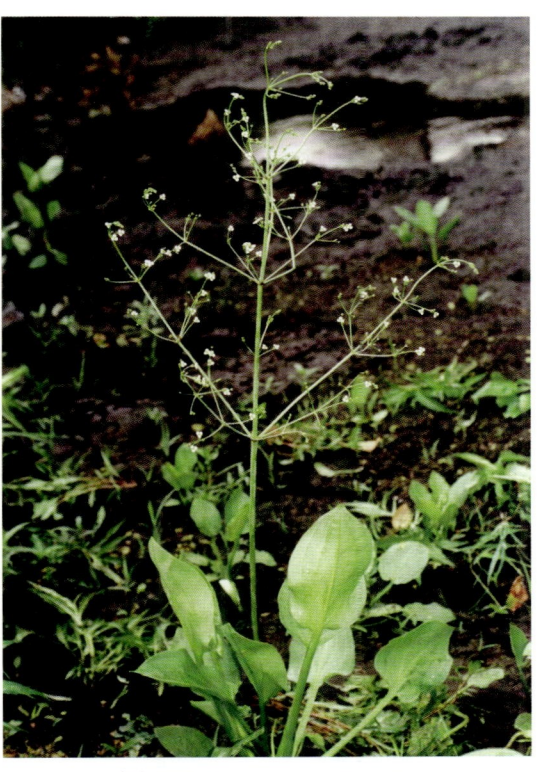

东方泽泻 Alisma orientale (Sam.) Juz.
摄影：徐克学

5βH-gurjun-6-ene)，丁香烷二醇(clovandiol)[14]，大牻牛儿烯D (germacrene D)[3]，泽泻萜醇(orientalol) A[3,15]、B[15]、C[3,15]、D[16]、E[14]、F[17]；黄酮类：穗花杉双黄酮(amentoflavone)，2,2',4-三羟基查尔酮(2,2',4-trihydroxychalcone)[13]；甾体类：β-谷甾醇，豆甾醇，菜油甾醇(campesterol)[1]；糖类：塔泽泻多糖Si (talisman Si)[18]，泽泻多糖(alisman) PⅢF[19]、PⅡ[20]，α-D-呋喃果糖(α-D-fructofuranose)，β-D-呋喃果糖(β-D-fructofuranose)，α-D-呋喃果糖乙基苷(ethyl α-D-fructofuranoside)，β-D-呋喃果糖乙基苷(ethyl β-D-fructofuranoside)，5-羟甲基-2-糠醛(5-hydroxymethyl-2-furaldehyde)，蔗糖(sucrose)，棉子糖(raffinose)，水苏糖(stachyose)，毛蕊花糖(verbascose)，甘露三糖(manninotriose)，毛蕊花四糖(verbascotetraose)[21]；挥发油：2-戊基呋喃，对伞花烃，α-苯甲醛，(E)-2-辛烯醛，木罗烯，3,5-辛二烯-2-酮，乙烯基愈疮木酚，(+)-香橙烯，α-榄香烯，β-榄香烯，δ-榄香烯，榄香烯，石竹烯，斯巴醇，2-蒈烯，荜草烯，8-羟基对伞花烃，γ-木罗烯，紫罗烯，香芹烯酮，巴伦西亚桔烯，α-依兰烯，α-松油烯，3-叔丁基-5-乙基苯，γ-榄香烯，β-金合欢烯，氧化石竹烯，桉叶烯，荜草烯环氧化物Ⅱ，α-木罗烯，愈创木烯，δ-蛇床烯，β-广藿香烯，γ-古芸烯，δ-杜松烯，α-石竹烯醇，肉豆蔻酸，别香树烯，愈创木薁，β-雪松烯，(+)-喇叭烯，十九烯，棕榈酸，棕榈酸乙酯，茚满，十三烷-2-酮，2-异丙基-5-甲基-9-亚甲基双环[4.4.0]癸烯-1[22]，γ-生育酚(γ-tocopherol)，苄硫基二苯脲(benzyl sulfurdiphenyl urea)[23]；其他类：4-吡嗪-2-基-丁-3-烯-1,2-二醇(4-pyrazin-2-yl-but-3-en-1,2-diol)，1-单亚麻油脂(1-monolinolein)，烟酰胺(nicotinamide)，甘油棕榈酸酯[24]。

种子含倍半萜类：4'-二氢红花菜豆酸(4'-dihydrophaseic acid)[25]；黄酮类：槲皮素-3-O-β-D-吡喃葡萄糖苷(quercetin-3-O-β-D-glucopyranoside)，异荭草素(isoorientin)[25]；苯丙素类：顺式-2,4,5-三羟基桂皮酸(cis-2,4,5-trihydroxycinnamic acid)，反式-对羟基桂皮酸(trans-4-hydroxycinnamic acid)，反式-2,3-二羟基桂皮酸(trans-2,3-dihydroxycinnamic acid)，二-E-咖啡酰酒石酸单甲酯 (di-E-caffeoylmesotartaric acid monomethyl ester)[25]；苯甲酸类：4-羟基苯甲酸(4-hydroxybenzoic acid)，3,4-二羟基苯甲酸(3,4-dihydroxybenzoic acid)，2,3,4-三羟基-5-甲氧基苯甲酸(2,3,4-trihydroxy-5-methoxybenzoic acid)，香草酸(vanillic acid)[25]；内酯类：顺式-乌头酸酐乙酯(cis-aconitic anhydride ethyl ester)[25]。

药理作用 抗炎和调节免疫作用：东方泽泻可降低机体细胞免疫功能，对迟发型超敏反应的抑制有抗原特异性，东方泽泻煎剂可抑制小鼠碳粒廓清速率及3,5-二硝基苯甲酰氯（DNBC）所致的接触性皮炎，减轻二甲苯引起的小鼠耳廓肿胀，抑制大鼠棉球肉芽组织增生，而对血清抗体含量及大鼠肾上腺内抗坏血酸含量无明显影响[1]。两种酸性泽泻多糖PⅡ和PⅢF、葡聚糖类的塔泽泻多糖Si具有增强网状内皮系统活性和抗补体活性；原萜烷类成分24-乙酰泽泻醇A、23-乙酰泽泻醇B和13β,17β-环氧泽泻醇A具有剂量依赖性免疫抑制趋势[2]。从东方泽泻中分离出来的泽泻多糖Si的葡聚糖以及泽泻多糖PⅡ的酸性多糖具有增强网状内皮系统活性和抗补体活性[3-4]。东方泽泻块茎的甲醇提取物能抑制酵母多糖诱导的大鼠后爪浮肿和酵母多糖诱导的血管通透性增高。甲醇提取物对经典途径和旁路途径激活的补体诱导的溶血作用均有抑制作用，它还能抑制低张性休克诱导的溶血。从东方泽泻分离出的4种三萜类物质泽泻醇A、B及其单乙酸酯具有抑制通过经典途径诱导的补体溶血作用，但两种倍半萜类成分泽泻薁醇和泽泻薁醇氧化物则无此作用[5]。东方泽泻的甲醇提取物具有抑制脂多糖(LPS)激活的巨噬细胞产生一氧化氮(NO)。其他三萜类物质（泽泻醇A、B及其单乙酸酯，泽泻醇E、G，泽泻醇K-23、N-23的乙酸酯和11-去氧泽泻醇B）也显示出强烈的抑制活性，但在较大剂量时显示出细胞毒性作用。另外还发现泽泻薁醇和泽泻醇F具有抑制诱导型一氧化氮合酶(iNOS)的作用[6]。东方泽泻甲醇提取物口服对大鼠的直接被动Arthus反应具有抑制作用，水提取物则没有。东方泽泻的甲醇提取物在Ⅰ型变态反应中能抑制大鼠48 h同源被动皮肤过敏反应；在Ⅱ型变态反应中，能抑制大鼠皮肤过敏反应；在Ⅳ型变态反应模型中，能抑制由2,4,6-三硝基氯苯诱导的小鼠接触性皮炎的诱导现象。这些结果表明不仅具有抑制抗体介导的变态反应，而且能够影响细胞介导的变态反应，它可被用作一种治疗变态反应的药物，抗Ⅲ型变态反应的成分为萜烯类物质[7]。

扩血管作用：离体兔心灌注实验表明，东方泽泻醇提物的水溶性部分能显著增加冠状动脉流量，对心率无明显影响，对心肌收缩力呈轻度的抑制作用[8]，引起血管收缩作用的成分泽泻醇的作用机制是在高 K^+ 递质中抑制钙离子由电压式依赖性钙通道的流入[9]。东方泽泻对正常和肝硬化大鼠具有明显的血管扩张作用。这可能是通过血管内皮细胞增加前列腺素 I_2 和 NO 的释放而发挥扩血管作用[8]。

降血脂与抗动脉粥样硬化作用：东方泽泻水提物、醇提物均能明显降低肥胖小鼠模型血清中总胆固醇 (TC) 和三酰甘油 (TG) 的浓度，升高高密度脂蛋白的浓度。提示水提物和醇提物对肥胖小鼠有降血脂的作用[10]。东方泽泻提取物能够使高同型半胱氨酸血症（HHcy 血症）家兔血谷胱甘肽水平升高，而对正常家兔的血脂水平影响不明显，东方泽泻抗 HHcy 诱导的动脉粥样硬化（AS）作用可能与其能升高谷胱甘肽水平有关[11]。东方泽泻提取物具有抗血小板聚集、抗血栓形成及增强纤溶酶活性等作用，能从降低血脂、抑制内皮细胞损伤、抗血栓等多方面作用而减轻动脉粥样硬化的发生、发展。东方泽泻提取物对兔实验性高胆固醇血症有明显降 TC 作用。其机制可能与其干扰外源性胆固醇的吸收和内源性胆固醇的代谢有关[12]。通过构建低密度脂蛋白受体／荧光素酶报告基因系统对 500 余种中药提取物进行筛选，发现泽泻提取物能够下调降脂相关基因[13]。泽泻醇单乙酸酯 A、B 具有增强细胞的线粒体代谢活性而促进 HepG2 细胞合成胆固醇的作用[14]。东方泽泻提取物可能通过降低 NO 活性，抑制过氧化物产生，防止 AS[15]。

保肝作用：东方泽泻醇提取物能明显减轻急性肝损伤小鼠中毒表现，肝系数减小，血清丙氨酸转氨酶 (ALT)、天冬氨酸转氨酶 (AST) 和总胆红素 (TBIL) 水平明显降低，肝组织超氧化物歧化酶 (SOD) 和谷胱甘肽过氧化物酶 (GSH-Px) 活性升高、丙二醛 (MDA) 含量降低。其保肝作用与改善肝抗氧化酶活性及抑制脂质过氧化反应有关[16]。生东方泽泻及各炮制品均能对抗小鼠急性肝损伤，但盐炮制品水提物保肝作用优于生泽泻及麸炮制的泽泻，说明东方泽泻在经过盐制后能增强保肝降酶的作用[17]。东方泽泻提取物对实验性非酒精脂肪肝有保护作用[18]。

减肥作用：东方泽泻水煎剂对大剂量谷氨酸钠引起的肥胖有抑制作用，能降低肥胖大鼠的 Lee 指数值、子宫及睾丸周围脂肪指数及血清 TG 含量[1]。

降血糖作用：兔皮下注射东方泽泻提取物 (6 g/kg) 有轻度降血糖作用，注射后 3–4 h 血糖降至最低点，比原水平降低 16% 左右[19]。东方泽泻水提液对正常动物及高血糖动物都有降血糖作用，能治疗和预防四氧嘧啶引起的血糖升高[20]。泽泻水提醇沉提取物可显著降低链尿佐菌素 (STZ) 高血糖小鼠的血糖和 TG；可明显对抗 STZ 诱发的血糖升高及胰岛组织学改变，并能升高血清胰岛素水平。对抗四氧嘧啶诱发的胰淀粉酶降低[21-23]。东方泽泻醇提取物不但能降低糖尿病小鼠血糖，还能明显对抗糖尿病小鼠升高的肌酐 (Cr)、TG 和 ALT；酯溶性和醚溶性提取物对血液各项生化指标无明显影响，提示醇提取物是其抗糖尿病小鼠血糖及血液生化指标的改变的主要部分[24]。

抗肿瘤作用：东方泽泻可抑制 Lewis 肺癌的自发性转移，使肺中的转移灶数减少，其机制可能与血清中某些蛋白质成分的改变有关[25]。东方泽泻提取物还具有逆转癌细胞多药耐药作用[26]。从东方泽泻分离得到的 23- 乙酰泽泻醇 B 能够恢复多药耐药细胞株对抗癌药的敏感性[27]。

利尿作用：东方泽泻对人及家兔均有利尿作用，同时尿中排钠、尿素量增加，还能使小鼠腹膜孔开放数目增多，分布密度增大，孔径扩大，以利消除腹水[28]。东方泽泻可使肝硬化大鼠尿量明显增加，并能够显著减少肠系膜上动脉血流量和门静脉压力。对血浆肾素、醛固酮水平无明显影响[29]。

抗尿结石作用：正常人口服东方泽泻煎剂可预防尿结石的复发[30]。体外实验证实其能有效抑制草酸钙晶体的生长和自发性结晶，并随着人工尿液的离子浓度降低和 pH 升高，其抑制活性则逐渐增强[31]。东方泽泻水提液体外能抑制草酸钙结晶生长和聚集。东方泽泻乙酸乙酯提取物能通过抑制肾组织内草酸钙晶体的形成和减少肾间 α 胰蛋白酶抑制物的表达与抑制肾骨蛋白的表达来抑制尿结石的形成[32-33]。其中的四环三萜类化合物对草酸钙晶体生长抑制作用最强，呈时间、剂量依赖性，可能是其抑制尿草酸钙结石形成的主要活性成分[34-37]。东方泽泻 50% 甲醇提取物是其防止尿草酸钙结石形成的最有效提取物[38]。东方泽泻活性成分能下调 Bikunin 在结石大鼠肾组织的表达，减少肾组织草酸钙晶体的形成，从而抑制大鼠肾结石形成。同时可以抑制骨桥蛋白 (OPN) mRNA 的表达[39-40]。

改善肾功能作用：东方泽泻提取物能改善小鼠二甘醇中毒表现，减轻肾体质量比，降低 Cr 和 BUN，改善肾抗氧化酶活性，减少脂质过氧化产物生成，最终改善肾功能[41]。

其他作用：泽泻醇 B 可对抗组胺引起的豚鼠离体回肠收缩作用，且随着剂量的增加而增加[42]。从东方泽泻中分离得到的两种活性成分能抑制 γ 干扰素和脂多糖刺激巨噬细胞 NO 的产生，作用机制与抑制 iNOS mRNA 的表达有关[43]。

注评 本种为中国药典（1977、1985、1990、1995、2000、2005、2010 年版）、云南（1974）、新疆（1980）药品标准收载"泽泻"的基源植物，药用其干燥块茎。苗族、佤族和蒙古族也药用其块茎；苗族治水肿、小便不利和泻痢，佤族治高血脂病，蒙古族治疗脚气。

化学成分参考文献

[1] Nakajima Y, et al. *Phytochemistry*, 1994, 36(1): 119-127.
[2] Lee SM, et al. *Arch Pharm Res*, 2003, 26(6): 463-465.
[3] Matsuda H, et al. *Bioorg Med Chem Lett*, 1999, 9(21): 3081-3086.
[4] Yoshikawa M, et al. *Chem Pharm Bull*, 1993, 41(11): 1948-1954.
[5] Yoshikawa M, et al. *Chem Pharm Bull*, 1999, 47(4): 524-528.
[6] Zhao M, et al. *Phytochemistry*, 2008, 69(2): 527-532.
[7] Xu Nan, 等. 中草药, 2012, 43(5): 841-843.
[8] Jin HG, et al. *Arch Pharm Res*, 2012, 35(11): 1919-1926.
[9] Kim SE, et al. *Saengyak Hakhoechi*, 2007, 38(4): 372-375.
[10] 周爱存, 等. 中国天然药物, 2008, 6(2): 109-111.
[11] Yamaguchi K, et al. *Acta Crystallogr, Sect C: Cryst Struct Commun*, 1994, C50(5): 736-738.
[12] Yoshikawa M, et al. *Chem Pharm Bull*, 1997, 45(4): 756-758.
[13] 胡雪艳, 等. 中草药, 2008, 39(12): 1788-1790.
[14] 张朝凤, 等. 中国中药杂志, 2009, 34(8): 994-998.
[15] Yoshikawa M, et al. *Chem Pharm Bull*, 1994, 42(9): 1813-1816.
[16] Yoshikawa M, et al. *Chem Pharm Bull*, 1993, 41(11): 1948-1954.
[17] 陈东军, 等. 分析化学, 2002, 30(7): 809-811.
[18] Shimizu N, et al. *Biol Pharm Bull*, 1994, 17(12): 1666-1668.
[19] Tomoda M, et al. *Pharm Pharmacol Lett*, 1993, 3(4): 147-151.
[20] Tomada M, et al. *Biol Pharm Bull*, 1994, 17(5): 572-576.
[21] Zhang Z, et al. *Nat Prod Res*, 2009, 23(11): 1013-1020.
[22] 徐飞, 等. 南京中医药大学学报, 2011, 27(3): 277-280.
[23] 张亚敏, 等. 中药材, 2009, 32(11): 1700-1702.
[24] 洪承权, 等. 重庆工学院学报（自然科学版）, 2008, 22(4): 78-81.
[25] Zhao M, et al. *Nat Prod Commun*, 2012, 7(6): 785-787.

药理作用及毒性参考文献

[1] 戴岳, 等. 中国中药杂志, 1991, 16(10): 622.
[2] 张朝凤, 等. 中国中药杂志, 2009, 34(8): 994-998.
[3] Shimizu N, et al. *Biol Pharm Bull*, 1994, 17(12): 1666-1668.
[4] Tomada M, et al. *Biol Pharm Bull*, 1994, 17(5): 572-576.
[5] Matsuda H, et al. *Biol Pharm Bull*, 1998, 21(12): 1317-1321.
[6] Matsuda H, et al. *Bioorg Med Chem Lett*, 1999, 9(21): 3081-3086.
[7] Kubo M, et al. *Biol Pharm Bull*, 1997, 20(5): 511-516.
[8] 冯志杰, 等. 中国中西医结合消化杂志, 2003, 11(2): 90-92.
[9] 陶晋舆, 等. 北京中医学院学报, 1991, 8(6): 51-53.
[10] 张春海, 等. 徐州师范大学学报（自然科学版）, 2005, 23(2): 68-70.
[11] 李开军, 等. 实用医学杂志, 2007, 23(7): 956-957.
[12] 张洪, 等. 时珍国药研究, 1995, 6(1): 34.
[13] 唐建华, 等. 天然产物研究与开发, 2005, 17(3): 3161.
[14] 吴水生, 等. 中华中医药杂志, 2007, 22(7): 4751.
[15] 张力华, 等. 微循环学杂志, 2007, 17(3): 311.
[16] 朱深银, 等. 重庆医科大学学报, 2009, 34(2): 212-215.
[17] 陈晓蕾, 等. 中药材, 2006, 29(6): 592-593.
[18] Hong X, et al. *J Pharm Pharmacol*, 2006, 58(10): 13911.

[19] 王浴生，等．中药药理与应用，北京：人民卫生出版社，1983: 720.
[20] 杨新波，等．中药药理与临床，1998, 14(6): 29-30.
[21] 杨新波，等．解放军药学学报，2002, 18(6): 336.
[22] 杨新波，等．中国实验方剂学杂志，2002, 8(3): 24.
[23] 杨新波，等．中国临床康复，2004, 8(6): 1196.
[24] 杨新波，等．解放军药学学报，2006, 22(6): 419-421.
[25] 马兵，等．中草药，2003, 34(8): 743-746.
[26] Fong WF, et al. *Phytomedicine*, 2007, 14(2-3): 160.
[27] Wang C, et al. *Biochem Pharmacol*, 2004, 68: 843-855.
[28] 吕志连，等．中西医结合肝病杂志，1996, 6(3): 31.
[29] 冯志杰，等．中国中西医结合消化杂志，2001, 9(4): 218-220.
[30] 张亚强．国外医学·中医中药分册，1999, 21(3): 19-20.
[31] 尹春萍，等．同济医科大学学报，1996, 25(4): 321-322.
[32] 曹正国，等．中华实验外科杂志，2004, 21(3): 295-297.
[33] 米其武，等．中草药，2005, 36(12): 1827-1831.
[34] 曹正国，等．中国新药杂志，2005, 14(2): 166.
[35] 曹正国，等．中草药，2003, 34(1): 45-48.
[36] 曹正国，等．中国中药杂志，2003, 28(11): 10721.
[37] 曹正国，等．临床泌尿外科杂志，2003, 18(1): 401.
[38] 李浩勇，等．中华泌尿外科杂志，2003, 24(10): 658-662.
[39] 曹正国，等．中华医学杂志，2004, 84(15): 12761.
[40] 赖真，等．中国医师杂志，2005, 7(4): 452-454.
[41] 朱深银，等．中国药房，2009, 20(9): 641-643.
[42] 李璇，等．南京中医药大学学报（自然科学版），2002, 18(1): 31-32.
[43] 商亚珍，等摘译．国外医学·中医中药分册，2000, 22(4): 238-239.

3. 膜果泽泻（中国植物志）

Alisma lanceolatum With., Arr. Brit. Pl. ed. 3, 2: 362. 1796.（英 **Narrow-leaved Water-plantain**）

多年生水生或沼生草本。块茎直径 1-2 cm，或更小。沉水叶少数，线状披针形，或叶柄状；挺水叶多数，叶片披针形至宽披针形，长 9-13 cm，宽 2.5-4.5 cm，先端急尖，或渐尖，基部楔形或较宽，叶柄长 13-25 cm，基部渐宽，边缘膜质。花葶高 35-85 cm。花序长 15-46 cm，具 3-6 轮分枝。花两性；外轮花被片广卵形，内轮花被片白色、淡红色，近圆形；花药黄色，长圆形；心皮排列整齐；花托平凸，圆形或椭圆形，高 0.2 mm。瘦果扁平，倒卵形，长 1.6-2 mm，12-15 枚轮生于花托；果喙自腹侧上部伸出，腹部具薄翅，背部具 1 条不明显浅沟，下部平，两侧果皮薄膜质，透明。种子黑褐色。花果期 6-9 月。

分布与生境　产于新疆。生于湖边、河湾、沟溪、沼泽等水域的浅水处。中亚、欧洲、大洋洲、非洲北部等亦有分布。

药用部位　块茎。

功效应用　清热，渗湿，利尿。用于小便不利，水肿胀满，消化不良。

4. 草泽泻（中国植物志）

Alisma gramineum Lej.. Fl. Spa 1: 175. 1811.（英 **Grass Water-plantain, Ribbon-leaved Water-plantain**）

多年生沼生草本。块茎较小或不明显。叶多数，丛生；叶片披针形，长 2.7-12.4 cm，宽 0.6-1.9 cm，先端渐尖，基部楔形。花葶高 13-80 cm，花序长 5-56 cm，具 2-5 轮分枝。花两性。外轮花被片广卵形，内轮花被片白色，大于外轮，近圆形，边缘整齐；花药椭圆形，黄色；心皮轮生，排列整齐，花柱长约 0.4 mm，柱头小，向背部反卷；花托平凸，高 1-2 mm。瘦果两侧压扁，倒卵形，或近三角形，长 2-3 mm，宽 1.5-2.5 mm，背部具脊，或较平，有时具 1-2 条浅沟，腹部具窄翅，两侧果皮厚纸质，不透明，有光泽；果喙很短，侧生。种子紫褐色，中部微凹。花果期 6-9 月。

分布与生境　产于东北、内蒙古、山西、河北、甘肃、新疆等省区。生长于海拔 1000-2800 m 的地区，多生长在湖边、河湾浅水处、沟边或沼泽地。原苏联、蒙古、亚洲、欧洲、非洲和北美均有分布。

药用部位　块茎。

功效应用　利水渗湿，泄热通淋。用于小便淋沥涩痛，水肿，泄泻。

化学成分　根含三萜类：16,23-氧化泽泻醇B (16,23-oxidoalisol B)，11-去氧泽泻醇C (11-deoxyalisol C)，泽泻醇F (alisol F)，16β-甲氧基泽泻醇B乙酸酯(16β-methoxyalisol B acetate)，16β-羟基泽泻醇B乙酸酯(16β-hydroxyalisol B acetate)[1]。

化学成分参考文献

[1] 沃联群, 等. 中国中药杂志, 2005, 30(16): 1263-1265.

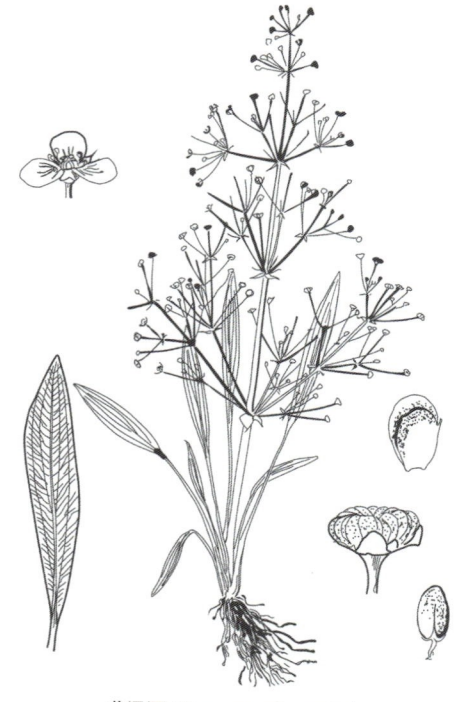

草泽泻 Alisma gramineum Lej.
引自《中国水生维管束植物图谱》

5. 窄叶泽泻（中国高等植物图鉴）

Alisma canaliculatum A. Braun et C. D. Bouché, Ind. Sem. Hort. Berol. 4. 1867.——*A. rariflorum* Sam.（英 **Channelled Water-plantain**）

多年生水生或沼生草本。块茎直径 1-3 cm。沉水叶条形，叶柄状；挺水叶披针形，稍呈镰状弯曲，长 6-45 cm，宽 1-5 cm，先端渐尖，基部楔形，或渐尖，叶柄长 9-27 cm，基部较宽，边缘膜质。花葶高 40-100 cm，直立；花序长 35-65 cm，具 3-6 轮分枝。花两性，外轮花被片长圆形，边缘窄膜质，内轮花被片白色，近圆形，边缘不整齐；心皮排列整齐，柱头很小，向背部弯曲；花丝长约 1 mm，基部宽 0.4-0.5 mm，向上渐窄，花药黄色，长约 0.8 mm；花托在果期外凸，呈半球形。瘦果倒卵形，或近三角形，背部具 1 条深沟槽，两侧果皮厚纸质，不透明，果喙自顶部伸出。种子深紫色，长圆形。花果期 5-10 月。

分布与生境　产于江苏、安徽、浙江、江西、湖北、湖南、四川等省。生于海拔 150 m 左右的湖边、溪流、水塘、沼泽及积水湿地。日本南部也有分布。

药用部位　全草。

功效应用　清热利湿，解毒消肿。用于小便不通，水肿，无名肿毒，皮肤疱疹，湿疹，蛇咬伤。

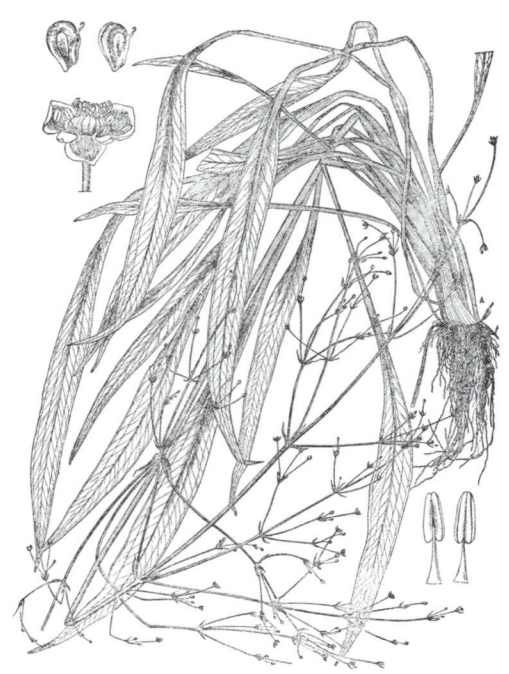

窄叶泽泻 Alisma canaliculatum A. Braun et C. D. Bouché
引自《华东水生维管束植物》

花蔺科 BUTOMACEAE

水生或沼生草本，植株常有乳汁。根状茎粗壮，匍匐。叶基生，三棱状条形或椭圆形，有柄或无柄，基部鞘状。花两性，单生或多花聚成伞形花序，花序基部有苞片3枚；花被片6枚，2轮排列，外轮萼状，内轮花瓣状；雄蕊(6-)9或多数，花丝分离，花药2室；心皮6至多数，分离或仅基部联合，子房上位；胚珠多数。果为蓇葖果。种子多数；胚直立或弯曲。

本科4属，13种，分布于美洲、亚洲和欧洲，主产于美洲热带。我国有3属3种，其中1种可药用。

1. 花蔺属 Butomus L.

多年生水生草本，植株无乳汁。根状茎粗壮。叶条形，呈三棱状，无柄。花葶直立，聚伞状伞形花序顶生；花两性，花被片6枚，宿存，2轮排列，外轮3枚萼片状，绿色，内轮3枚花瓣状，粉红色；雄蕊9枚，分离；心皮6枚，通常基部联合成一环，胚珠多数。蓇葖果，具喙。种子具沟纹；胚直立。

本属仅1种，可入药。

1. 花蔺（中国种子植物名称） 莪蒻（救荒本草），猪尾巴菜、蒲子莲（辽宁）
Butomus umbellatus L., Sp. Pl. 1:372. 1753.（英 **Flowering-rush**）

多年生水生草本，通常成丛生长。根状茎横走或斜向生长，节生须根多数。叶基生，长条状，呈三棱状，长30-120 cm，宽3-10 mm，无柄，先端渐尖，基部扩大成鞘状，鞘缘膜质。花葶圆柱形，

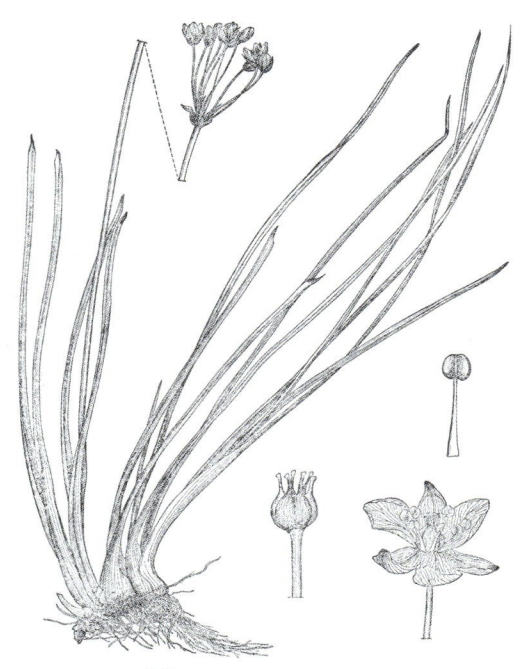

花蔺 Butomus umbellatus L.
引自《华东水生维管束植物》

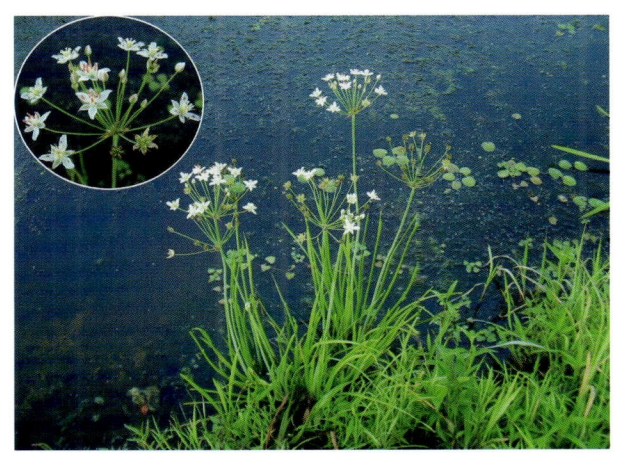

花蔺 Butomus umbellatus L.
摄影：于俊林

长约 70 cm。伞形花序，花序基部有 3 枚苞片，卵形，先端渐尖，花两性，花被片 6 枚，2 轮排列，外轮较小，萼片状，绿色或稍带红色，内轮较大，花瓣状，粉红色；雄蕊 9 枚；花丝扁平，基部较宽；心皮 6，排成一轮，基部常联合，柱头纵折状向外弯曲。蓇葖果成熟时沿腹缝线开裂，顶端具长喙。种子多数，细小。花果期 7–9 月。

分布与生境　产于东北、华北、陕西、新疆、山东、江苏、河南、湖北等地。生于湖泊、水塘、沟渠的浅水中或沼泽中。也分布于亚洲、欧洲和非洲南部。

药用部位　茎叶。

功效应用　清热解毒，止咳平喘。现代配方用于中风、高血压等血液循环系统疾病。

化学成分　根状茎提取物的蔗糖酶或半乳糖苷酶水解产物含葡萄糖(glucose)，半乳糖(galactose)，果糖(fructose)，蔗糖(sucrose)，棉子糖(raffinose)，水苏糖(stachyose)[1]。

化学成分参考文献

[1] du Merac MLR. *Bulletin de la Societe Botanique de France*, 1956, 103: 444-446.

水鳖科 HYDROCHARITACEAE

一年生或多年生淡水或海水草本，沉水或浮水。根扎于泥里或浮于水中。茎短缩，直立，少有匍匐。叶基生或茎生，基生叶多密集，茎生叶对生、互生或轮生。佛焰苞合生，稀离生，其内含1至数朵花。花辐射对称，稀为左右对称，单性，稀两性，常具退化雌蕊或雄蕊；花被片离生，3枚或6枚；雄蕊1至多枚，花药底部着生，2-4室，纵裂；子房下位，由2-15枚心皮合生，1室，侧膜胎座；花柱2-5枚，常分裂为2；胚珠多数。果实为肉质或浆果状的蒴果，果皮腐烂开裂。种子多数，种皮光滑或有毛，有时具细刺瘤状凸起。

本科17属，约80种，广泛分布于全世界热带、亚热带，少数分布于温带。我国有9属20种4变种，其中6属7种可药用。

分属检索表

1. 叶基生。
　2. 叶披针形至近圆形，通常叶具柄；花大；果实近球形或长椭圆形。
　　3. 根生于泥中；无匍匐茎；叶背无垫状贮气组织，叶沉水；佛焰苞常具棱或纵翅 …… 1. 海菜花属 Ottelia
　　3. 根浮于水中；具匍匐茎；叶背具垫状贮气组织，叶浮水；佛焰苞无棱或翅 …… 2. 水鳖属 Hydrocharis
　2. 叶线形，无柄；花小；果实长圆柱形。
　　4. 雄花不离体开放；子房有长喙，雌花梗短，受精后不呈螺旋状 …………………… 3. 水筛属 Blyxa
　　4. 雄花离体浮于水面开放；子房无长喙，雌花梗极长，受精后呈螺旋状 …………… 4. 苦草属 Vallisneria
1. 叶茎生。
　5. 叶轮生；花单性异株，雄花浮于水上开放 ……………………………………………… 6. 黑藻属 Hydrilla
　5. 叶互生或对生。
　　6. 花两性，花被片窄线形，内轮比外轮长2倍 …………………………………………… 3. 水筛属 Blyxa
　　6. 花单性，花被片卵形，两轮近等长 ……………………………………………… 5. 虾子草属 Nechamandra

1. 海菜花属 Ottelia Pers.

沉水草本，无直立茎。叶基生，有叶柄，基部具鞘；叶片带形、披针形、阔卵形、近圆形或心形，先端钝、急尖或渐尖，基部楔形、截形或心形。花两性或单性，生于管状佛焰苞内；萼片3，线形、长圆形或卵形；花瓣倒卵形或圆形，比萼片大2-3倍；雄蕊3-15枚；子房下位，长圆形，由3-12个心皮组成，胚珠多数。果实长圆柱形、纺锤形或圆锥形；果皮厚，具纵棱或翅，有肉凸或肉刺。种子多数。

本属约21种，分布于热带、亚热带和温带。我国产4种4变种，主要分布于广东、海南、广西、四川、贵州、云南，个别种类可分布至东北、西北地区，其中2种可药用。

分种检索表

1. 花两性；佛焰苞内仅含1花 ………………………………………………………………… 1. 龙舌草 O. alismoides
1. 花单性；雌雄异株；雄佛焰苞内含40-50朵雄花，雌佛焰苞内含2-3朵雌花 ………… 2. 海菜花 O. acuminata

1. 龙舌草（本草纲目） 水车前（广州植物志），水白菜（湖南）

Ottelia alismoides (L.) Pers., Syn. Pl. 1: 400. 1805.——*Stratiotes alismoides* L.（英 **Waterplantain Ottelia**）

沉水草本。茎极短，具须根。叶基生，膜质；叶形和大小变化很大，卵形、卵状椭圆形、近圆形或心形，长达 20 cm，宽达 18 cm，或更大。花两性，偶见单性花，即杂性异株；佛焰苞椭圆形至卵形，长 2.5-4 cm，宽 1.5-2.5 cm，顶端 2-3 浅裂，有 3-6 条纵翅，翅有时成折叠的波状，有时极窄；总花梗长 40-50 cm；花无梗，单生；花瓣白色、淡紫色或浅蓝色；雄蕊 3-9 (-12) 枚，花丝具腺毛，花药条形，黄色；子房下位，近圆形，心皮 3-9 (-10) 枚，侧膜胎座；花柱 6-10，2 深裂。果长 2-5 cm，宽 0.8-1.8 cm。种子多数，纺锤形，细小。花果期 4-10 月。

分布与生境 产于东北及河北、江苏、安徽、浙江、江西、福建、台湾、河南、湖北、湖南、广东、海南、广西、四川、贵州、云南等地。生于海拔 800 m 以下的水田和池塘中。广布于非洲东北部、亚洲东部及东南部至澳大利亚热带地区。

药用部位 全草。

功效应用 清热解毒，化痰利尿。用于肺热咳嗽，肺痨，咯血，哮喘，水肿，小便不利。外用于痈肿，烧烫伤。

化学成分 全草含单萜类：龙舌草酮▲(ottelione) A、B[1]。

药理作用 抗结核作用：龙舌草水煎浸膏对人体病灶分离培养的结核分枝杆菌有较强的抑制或杀灭作用，抑杀作用的强弱与药物浓度成正比。临床外用水车前浸膏可治疗淋巴结核[1]。

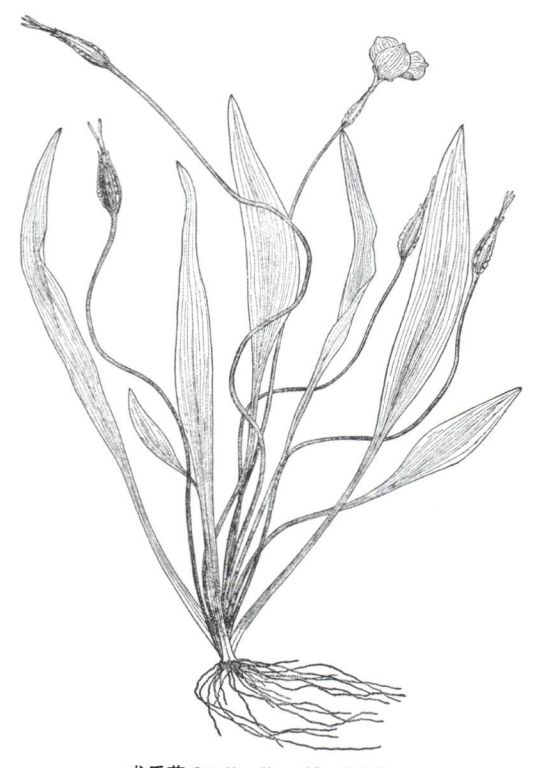

龙舌草 Ottelia alismoides (L.) Pers.
引自《华东水生维管束植物》

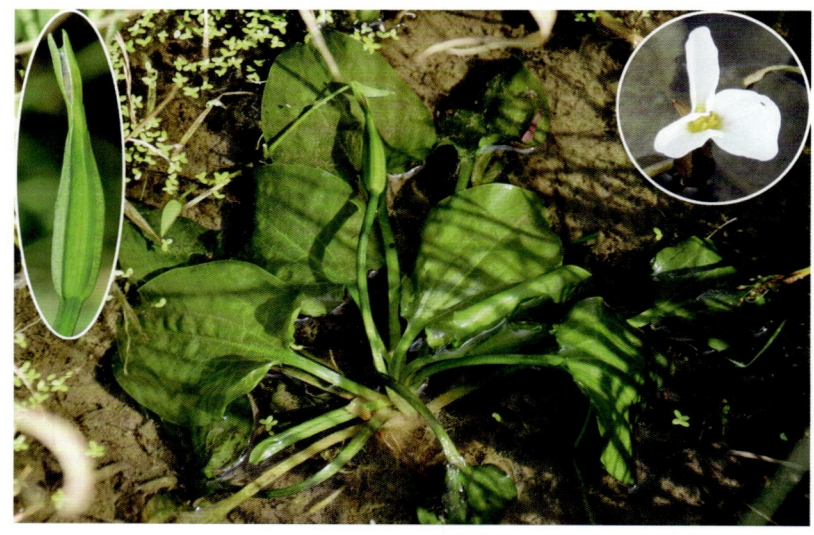

龙舌草 Ottelia alismoides (L.) Pers.
摄影：王祝年

化学成分参考文献

[1] Ayyad SEN, et al. *J Org Chem*, 1998, 63(23): 8102-8106.

药理作用及毒性参考文献

[1] 李华安，等．中国中药杂志，1995, 20(2): 115-116.

2. 海菜花（云南） 异叶水车前（海南植物志），龙爪菜（植物名实图考）

Ottelia acuminata (Gagnep.) Dandy in J. Bot. 72: 137. 1934.——*Boottia acuminata* Gagnep.（英 **Acuminate Ottelia**）

沉水草本。茎短缩。叶基生，叶形变化较大，线形、长椭圆形、披针形、卵形及阔心形，先端钝，基部心形或少数渐狭，全缘或有细锯齿；叶柄长短因水深浅而异，柄上及叶背沿脉常具肉刺。花单生，雌雄异株；佛焰苞无翅，具2-6棱；雄佛焰苞内含40-50朵雄花，花梗长4-10 cm；萼片3，披针形；花瓣3，倒心形；雄蕊9-12枚，花丝扁平，花药卵状椭圆形，退化雄蕊3枚；雌佛焰苞内含2-3朵雌花，花萼、花瓣与雄花的相似，花柱3，2裂至基部；子房下位，三棱柱形。果为三棱状纺锤形，褐色，长约8 cm，棱上有明显的肉刺和疣凸。种子多数。花果期5-10月。

分布与生境 产于广东、海南、广西、四川、贵州和云南，为我国特有种。生于海拔2700 m以下的湖泊、池塘、沟渠及水田中。

药用部位 全草。

功效应用 清热解毒，软坚散结，止咳，利水消肿，益气固脱。用于血尿，淋症，小便不利，水肿，肺热咳嗽，咯血，子宫脱垂，瘿瘤，甲状腺肿大。

化学成分 花含氨基酸[1]。

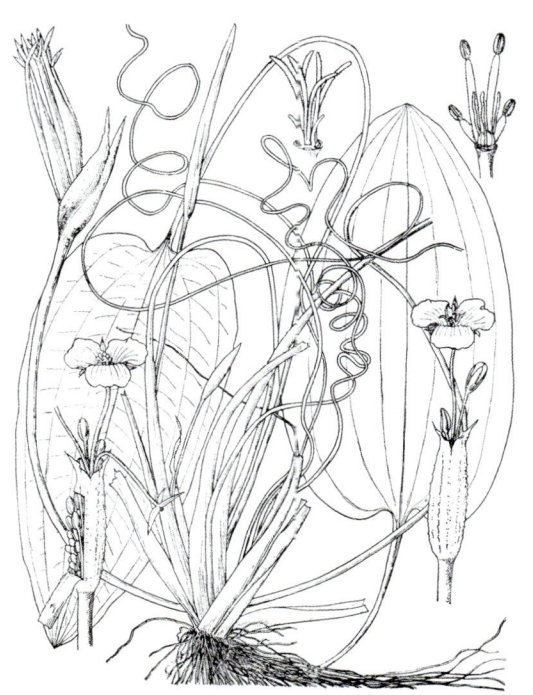

海菜花 *Ottelia acuminata* (Gagnep.) Dandy
陈宝联 绘

化学成分参考文献

[1] 李原，等．营养学报，2009, 31(1): 96-97.

2. 水鳖属 Hydrocharis L.

浮水草本。匍匐茎横走，先端有芽。叶片卵形、圆形或肾形，先端圆或急尖，基部心形或肾形，全缘，有的种在远轴面中部具有广卵形的垫状贮气组织。花单性，雌雄同株；雄花序具梗，佛焰苞2枚，内含雄花数朵；萼片3，花瓣3；雄蕊6-12枚；雌佛焰苞内生花1朵；萼片3，花瓣3，较大；子房椭圆形，不完全6室，花柱6，柱头扁平，2裂。果实椭圆形至圆形，有6肋，在顶端呈不规则开裂。种子多数，椭圆形。

本属3种，分布于欧洲、美洲、亚洲、大洋洲。我国产1种，可入药。

1. 水鳖（中国高等植物图鉴） 马尿花、小旋覆、芣菜（植物名实图考）

Hydrocharis dubia (Blume) Backer, Handb. Fl. Java. 1: 64. 1925.——*Pontederia dubia* Blume（英 **Frogbit**）

　　浮水草本。有匍匐茎，具须根。叶片心形或圆形，先端圆，基部心形，全缘，远轴面有一片明显的贮气组织，鼓起；叶柄盾状着生或生于叶片基部。花单性，雌雄同株；雄花5-6朵同生于佛焰苞内，花柄长；萼片3，离生，长椭圆形，常具有红色斑点，尤以先端为多，顶端急尖；花瓣3，白色，与萼片互生，广倒卵形或圆形，长约1.3 cm，宽约1.7 cm；雄蕊12枚，成4轮排列；雌性的佛焰苞仅有雌花1朵；花被白色，基部带黄色；退化雄蕊6枚；子房下位，不完全6室。果实浆果状，球形至倒卵形，具数条沟纹。种子多数，椭圆形，有刺。花果期8-10月。

分布与生境　产于东北、河北、陕西、山东、江西、安徽、浙江、福建、台湾、河南、湖北、湖南、广东、广西、四川、云南等省区。生于静水池沼中。大洋洲和亚洲其他地区也有分布。

药用部位　全草。

功效应用　清热利湿，解毒收敛，止血，止带。用于带下病，崩漏，天疱疮。

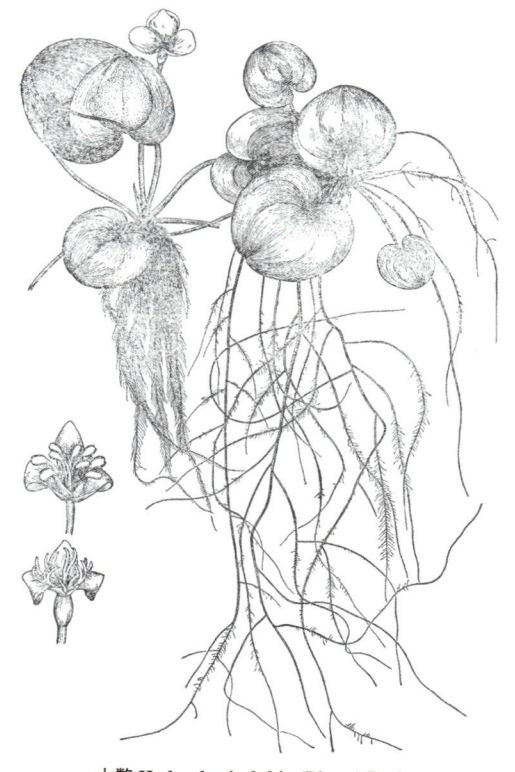

水鳖 Hydrocharis dubia (Blume) Backer
引自《华东水生维管束植物》

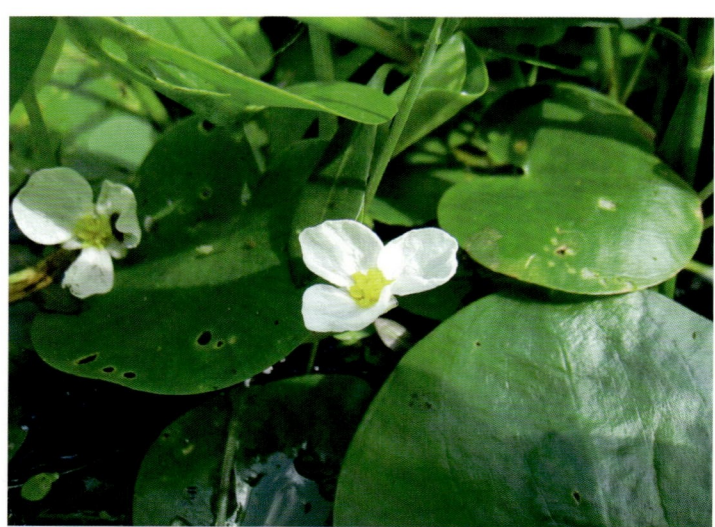

水鳖 Hydrocharis dubia (Blume) Backer
摄影：南程慧

3. 水筛属 Blyxa Noronha ex Thouars

　　沉水草本。叶基生或茎生，茎生叶螺旋状排列，披针形或线形，基部有鞘。佛焰苞管状，具纵棱，顶端2浅裂。花两性或单性；佛焰苞内有雄花1朵或数朵；花被片6，成2轮，线状披针形，内轮比外轮长2倍；花被管细长，远突出苞外苞外；雄蕊3-9枚，1-3轮，花丝纤细，花药4室；雌花单生，花被裂片与雄花同；子房下位，花柱细长，顶端3裂。蒴果长圆柱形。种子多数。

　　本属约11种，分布于热带和亚热带地区。我国有5种，1种可药用。

1. 有尾水筛（中国高等植物图鉴）

Blyxa echinosperma (C. B. Clarke) Hook. f., Fl. Brit. India 5: 661. 1888.——*Hydrotrophus echinospermus* C. B. Clarke（英 **Pricklyseeded Blyxa**）

沉水草本。须根多数。无直立茎。叶基生，叶片线状披针形，长 10-20 (-40) cm，宽 4-7 mm，先端渐尖，边缘有细锯齿。佛焰苞梗扁平，纤细，长 2-12 cm；苞鞘长管状，扁平，先端 2 裂，长 2-5 cm。花两性；萼片 3，线形，绿色，长约 6 mm，宽约 1 mm；花瓣 3，长条形，白色，长 10-14 mm，宽 0.5-0.8 mm；雄蕊 3 枚；花柱 3；子房下位。果长圆柱形，长 4-7 cm。种子多数，纺锤形或近长圆状纺锤形，长 1-1.5 mm，径约 0.8 mm，表面具明显的疣状凸起，两端具尾状附属物。花果期 6-10 月。

分布与生境　产于陕西（南部）、江苏、安徽、江西、福建、台湾、湖南、广东、广西、四川、贵州等省区。生于海拔 300-1200 m 的山谷或水田、沟渠中。印度、斯里兰卡、越南、马来西亚、菲律宾、印度尼西亚（爪哇）、朝鲜、日本、越南、缅甸等国均有分布。

药用部位　全草。

功效应用　清热解毒，利湿。用于咽喉肿痛。

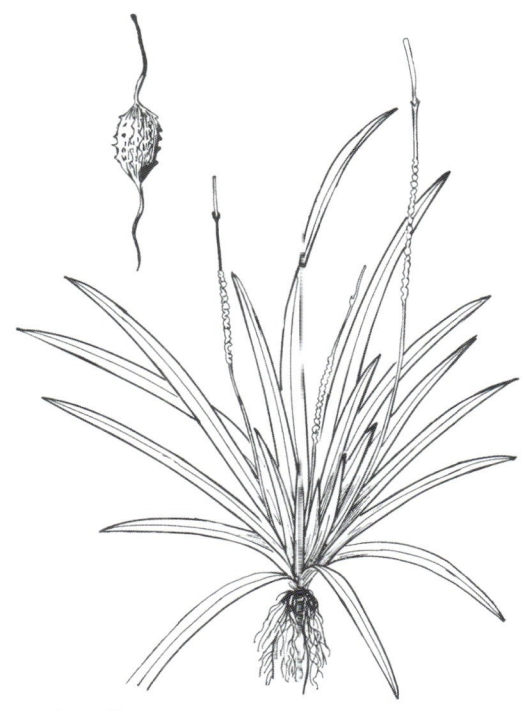

有尾水筛 Blyxa echinosperma (C. B. Clarke) Hook. f.
引自《中国水生维管束植物图谱》

4. 苦草属 Vallisneria L.

沉水草本。无直立茎，有横走的匍匐茎。叶基生，线形或带形。花单性，雌雄异株；雄佛焰苞卵形或广披针形，具短梗，含多数小而具短柄的雄花；萼片 3 枚；花瓣 3，极小，雄蕊 1-3 枚；雌佛焰苞管状，先端 2 裂；内含 1 雌花，萼片 3 枚，质较厚；花瓣 3，极小，膜质；子房下位，圆柱形或长三角柱形，胚珠多数；花柱 3，2 裂。果实圆柱形或三棱长柱形，光滑或有翅。种子多数。

本属有 6-10 种，分布于两半球热带、亚热带、暖温带。我国有 3 种，南北各省区均产，其中 1 种可药用。

1. 苦草（本草纲目、广群芳谱）蓼萍草（湖南）

Vallisneria natans (Lour.) H. Hara in J. Jap. Bot. 49: 136. 1974.——*Physkium natans* Lour.（英 **Floatingleaf Eelgrass**）

沉水草本。具匍匐茎。叶基生，长线形或带形，长 20-200 cm，宽 0.5-2 cm，先端圆钝，边缘全缘或具不明显的细锯齿；无叶柄；叶脉 5-9 条。花单性，雌雄异株；雄佛焰苞卵状圆锥形，苞内含雄花 200 余朵或更多，成熟的雄花浮在水面开放；萼片 3 枚，大小不等；雄蕊 1 枚；雌佛焰苞筒状，先端 2 裂，长 1.5-2 cm，花梗长 30-50 cm，或更长，随水深而改变，受精后螺旋状卷曲；雌花单生于佛焰苞内，萼片 3 枚，绿紫色；花瓣 3，极小，白色；花柱 3，先端 2 裂；退化雄蕊 3 枚；子房下位，圆柱形；胚珠多数。果实圆柱形。种子倒长圆形，多数。花期 8 月，果期 9 月。

分布与生境　产于吉林、河北、陕西、山东、江苏、安徽、浙江、江西、福建、台湾、湖北、湖南、广东、广西、四川、贵州、云南等地。生于海拔 100-500 m 地区的湖泊浅水中。中南半岛、日本、马来西亚和澳大利亚也有分布。

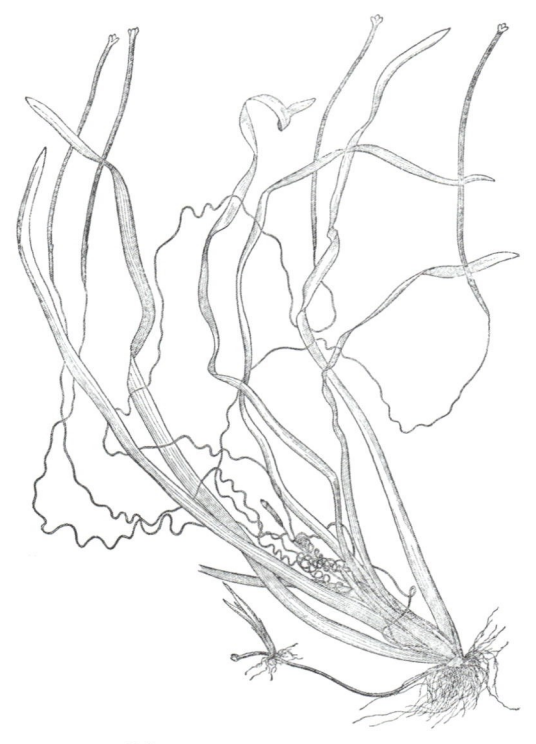

苦草 Vallisneria natans (Lour.) Hara
引自《华东水生维管束植物》

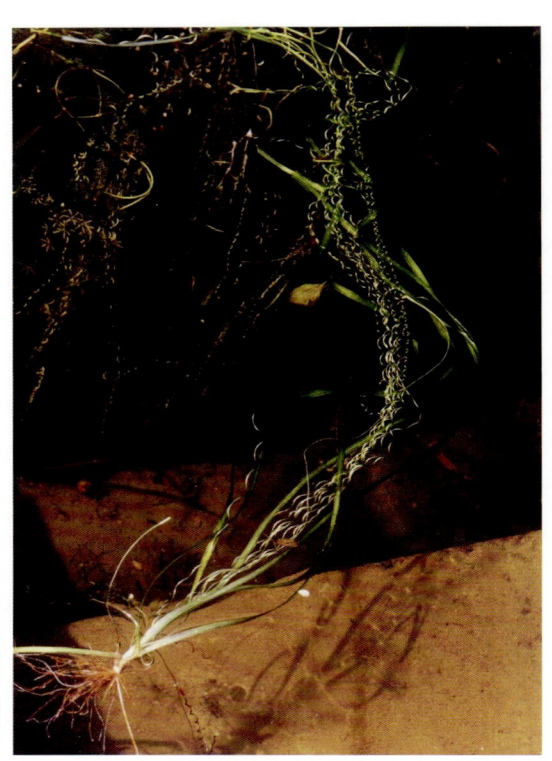

苦草 Vallisneria natans (Lour.) Hara
摄影：徐克学

药用部位　全草。

功效应用　燥湿止带，理气活血，清热解暑，凉血散毒。用于妇女带下病，产后恶露不尽，瘀痧大热，感冒发热。外敷用于疮疡疔毒。

化学成分　全草含甾体类：豆甾-4,22-二烯-3-酮(stigmasta-4,22-dien-3-one)，5α-豆甾-3,6-二酮(5α-stigmast-3,6-dione)[1]；其他类：6,10,14-三甲基-2-十五烷酮(6,10,14-trimethyl-2-pentadecanone)，棕榈酸(palmitic acid)，硬脂酸(stearic acid)，棕榈酸乙酯(palmitic acid ethylester)[1]。

化学成分参考文献

[1] 王艳丽, 等. 天然产物研究与开发, 2007, 19(B11): 393-395.

5. 虾子草属 Nechamandra Planch.

属的特征略。

本属仅1种，亚洲分布。我国1种，产华南地区，可入药。

1. 虾子草（俗名）　软骨草（中国高等植物图鉴、中国水生高等植物图说）

Nechamandra alternifolia (Roxb.) Thwaites, Enum. Pl. Zeyl. 332. 1864.——*Vallisneria alternifolia* Roxb., *Lagarosiphon alternifolius* (Roxb.) Druce（英 **Alternateleaf Nechamandra**）

沉水草本。茎纤细，多分枝。叶互生，常于侧枝顶端丛生，线形，长2-7 cm，宽1-1.5 mm，先端锐尖，边缘有锯齿，基部膨大成鞘。花单性，雌雄异株；雄花苞卵形，膜质，透明，长约5 mm，宽约4 mm，苞内雄花60-100朵，密生于总花梗上；雄花小，具梗，纤细；萼片3，卵形；花瓣3，短小；雄蕊2；雌佛焰苞筒状，长约5 mm，白色，膜质，先端2齿裂；苞内1雌花，花被管细长；萼片3，卵形；花瓣3，极小；花柱3，顶端微凹，表面密被乳头状突起；子房下位，纺锤形，扁平，长5-10 mm，先端伸长成喙，两侧边缘有明显的锯齿。果实圆柱形。种子多数。花期9-10月。

分布与生境　产于广东、广西等省区。生于海拔500 m以下的池塘、湖泊及缓流河水、沟渠中。亦分布于亚洲南部地区。

药用部位　全草。

功效应用　利水除烦。用于水肿烦渴。

6. 黑藻属 Hydrilla Rich.

属的特征略。

本属仅1种，1变种，广布于温带、亚热带和热带，我国南北各省均产，1种可药用。

1. 黑藻（中国种子植物科属词典）　水王荪（台湾）

Hydrilla verticillata (L. f.) Royle, I11. Bot. Himal. Mts. 1: 376. 1839.——*Serpicula verticillata* L. f.（英 Verticillate Hydrilla, Esthwaite Waterweed）

多年生沉水草本。茎圆柱形，表面具纵向细棱纹。休眠芽长卵圆形；苞叶多数，螺旋状排列，狭披针状至披针形。叶3-8枚轮生，线形或长条形，长7-17 mm，宽1-1.8 mm，先端锐尖，边缘具小锯齿。花单性，雌雄同株或异株；雄佛焰苞近球形，绿色，表面具明显的纵棱纹，顶端具刺凸；雄花萼片3，白色；花瓣3，反折开展，白色或粉红色；雄蕊3，花丝纤细，花药线形，2-4室；雄

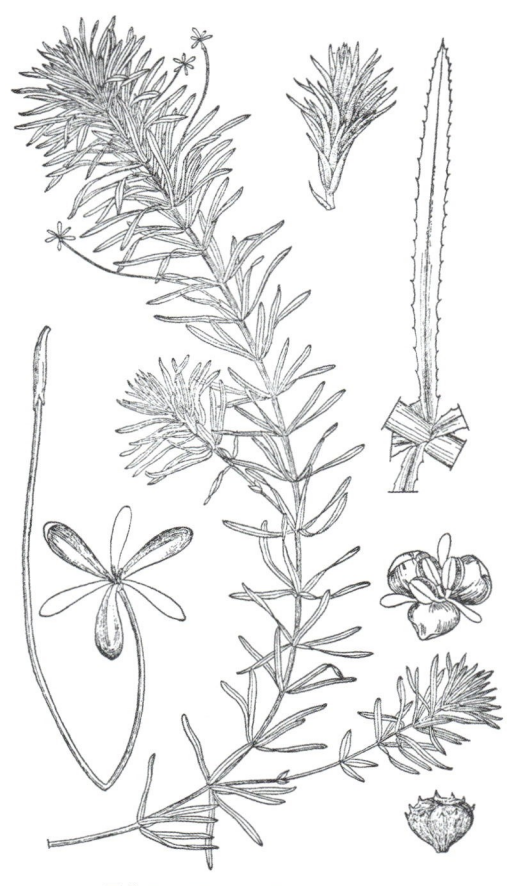

黑藻 Hydrilla verticillata (L. f.) Royle
引自《华东水生维管束植物》

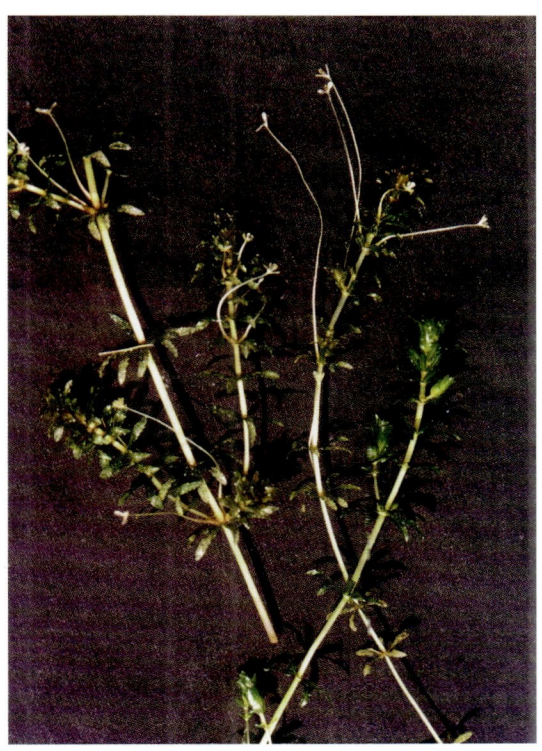

黑藻 Hydrilla verticillata (L. f.) Royle
摄影：徐克学

花成熟后自佛焰苞内放出，漂浮于水面开花；雌佛焰苞管状，绿色；苞内 1 雌花。果实圆柱形，表面常有 2-9 个刺状凸起。种子 2-6 粒，两端尖。花果期 5-10 月。

分布与生境　产于黑龙江、河北、陕西、山东、江苏、安徽、江西、浙江、福建、台湾、河南、湖北、湖南、广东、海南、广西、四川、贵州、云南等省区。生于池塘、湖泊和水沟中。广布于欧亚大陆热带至温带地区。

药用部位　全草。

功效应用　清热解毒，利尿祛湿。用于疮疡肿毒，无名肿毒，疥疮。

化学成分　全草含甾体类：6-羟基-豆甾-4-烯-3-酮[1]；其他类：十八酸[1]，黑藻纯多糖$HVPPS_1$和黑藻粗多糖HVCPS[2]。

药理作用　调节免疫作用：黑藻多糖有增强机体非特异性免疫功能的作用，黑藻纯多糖$HVPPS_1$和黑藻粗多糖HVCPS 都能提高正常小鼠的脾指数和 Mφ 吞噬作用，$HVPPS_1$对小鼠总抗氧化能力和超氧化物歧化酶（SOD）活性有增强作用[1]。

化学成分参考文献

[1] 肖瑜，等．应用化学，2006, 23(9): 949-952.

[2] 易道生，等．山西大学学报（自然科学版），2008,31(2): 248-251.

药理作用及毒性参考文献

[1] 易道生，等．山西大学学报（自然科学版），2008,31(2): 248-251.

水麦冬科 JUNCAGINACEAE

多年生沼生草本，具根状茎，有时具块根。叶通常根生或基生，线形，基部有膜质的鞘，鞘与叶片之间有叶舌。花小，两性或单性异株或为杂性花，辐射对称，无苞片，组成总状花序或穗状花序，花被片6，2轮；雄蕊6枚；心皮4-6，离生或多少合生，柱头常为羽状或乳突状；每心皮有1至多个胚珠，生于子房室底。蓇葖果或蒴果。种子1-2枚。

本科3属，10余种，分布于温带和寒带的湿地或盐碱滩地，我国有1属2种，均可入药。

1. 水麦冬属 Triglochin L.

叶基生，条形或锥状条形，具叶鞘。总状花序较长，无苞片；花两性，花被片6枚，2轮；雄蕊6枚，与花被片对生，无花丝；心皮6枚，有时3枚不发育，合生，柱头羽毛状，子房上位，每室胚珠1颗。蒴果腹缝线开裂，种子1粒。

本属约13种。我国有2种，产于我国东北及西南等地区，均可入药。

分种检索表

1. 心皮3；蒴果棒状条形，成熟后由下方呈3瓣裂开；总状花序较疏散·················· **1. 水麦冬 T. palustre**
1. 心皮6；蒴果椭圆形，成熟后由下方呈6瓣裂开；总状花序较密集·················· **2. 海韭菜 T. maritimum**

1. 水麦冬（中国高等植物图鉴）

Triglochin palustre L., Sp. Pl. 1:338. 1753.——*Juncago palustris* (L.) Moench（英 **Arrow Podgrass**）

多年生湿生草本，植株弱小。根状茎短，生有多数须根。叶基生，条形，长10-25 cm，宽1-1.5 mm，先端钝，基部具鞘，两侧鞘缘膜质，残存叶鞘纤维状。花葶细长，直立，圆柱形；总状花序，花排列较疏散；花梗长约2 mm；花被片6枚，绿紫色，椭圆形或舟形，长2-2.5 mm；雄蕊6枚，近无花丝，花药卵形，长约1.5 mm，2室；雌蕊由3个合生心皮组成，柱头毛笔状。蒴果棒状条形，长约6 mm，直径约1.5 mm，成熟时自下至上呈3瓣开裂，仅顶部联合。花果期6-10月。

分布与生境 产于东北、华北、西北、西南。生于海拔3100-4500 m的河岸湿地、沼泽、沟谷湿地或浅水处。也分布于北美、欧洲、亚洲其他地区。

药用部位 全草。

功效应用 清热，消炎，止泻。用于治眼病，腹水、湿热水肿。

化学成分 花含氰苷类：水麦冬苷(triglochinin)[1]。

化学成分参考文献

[1] Ettlinger M, et al. *J Chem Soc, Chem Commun*, 1972, (9): 572-573.

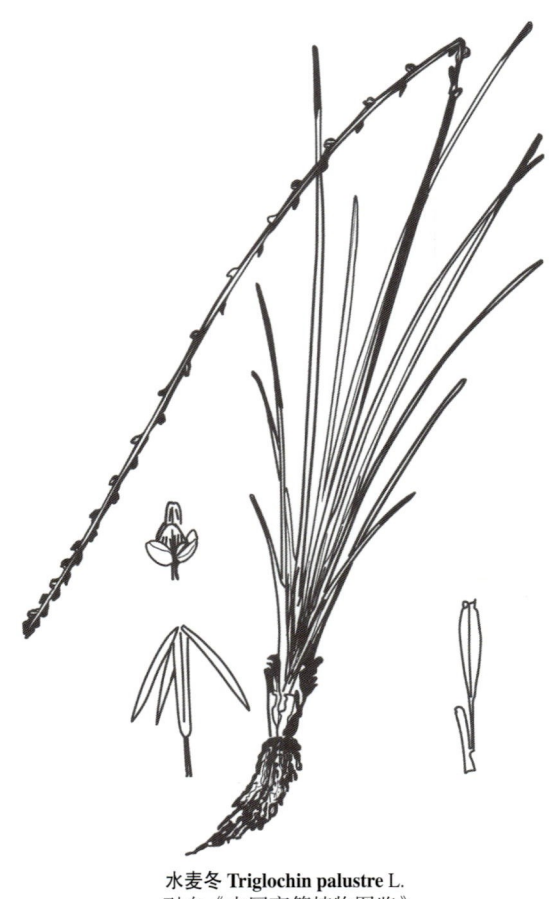

水麦冬 Triglochin palustre L.
引自《中国高等植物图鉴》

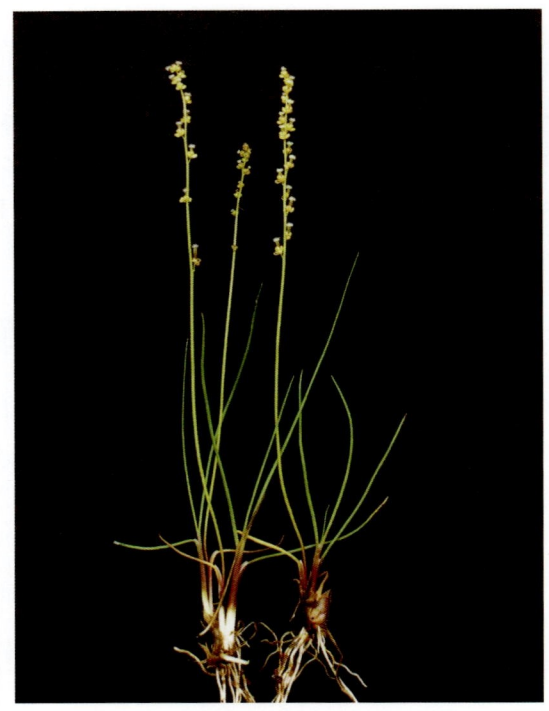

水麦冬 Triglochin palustre L.
摄影：徐克学

2. 海韭菜（中国高等植物图鉴）

Triglochin maritimum L., Sp. Pl. 1:339. 1753.（英 **Shore Podgrass**）

多年生草本，植株稍粗壮。根状茎短，着生多数须根，常有棕色叶鞘残留物。叶基生，条形，长 7–30 cm，宽 1–2 mm，基部具鞘，鞘缘膜质，顶端与叶舌相连。花葶直立，较粗壮，圆柱形，中上部着生多数排列较紧密的花，花梗长约 1 mm，开花后长可达 2–4 mm。花两性；花被片 6 枚，绿色，2 轮排列，外轮呈宽卵形，内轮较狭；雄蕊 6 枚，分离，无花丝；雌蕊淡绿色，由 6 枚合生心皮组成，柱头毛笔状。蒴果 6 棱状椭圆形或卵形，长 3–5 mm，径约 2 mm，成熟后呈 6 瓣开裂。花果期 6–10 月。

分布与生境　产于东北、华北、西北、西南。生于湿砂地、海边盐滩上。也广布于北半球温带及寒带。

药用部位　全草、果实。

功效应用　清热生津，解毒利湿，健脾止泻。用于热盛伤津，胃热烦渴，小便淋痛，脾虚泄泻，眼痛。

化学成分　花含氰苷类：水麦冬苷(triglochinin)[1]。

注评　本种藏族药用，果实治疗眼痛、神经衰弱、腹泻；蒙古族用果实治疗久泻腹痛，嗳气。

化学成分参考文献

[1] Eyjolfsson R *Phytochemistry*, 1970, 9(4):845-851.

水麦冬科 JUNCAGINACEAE

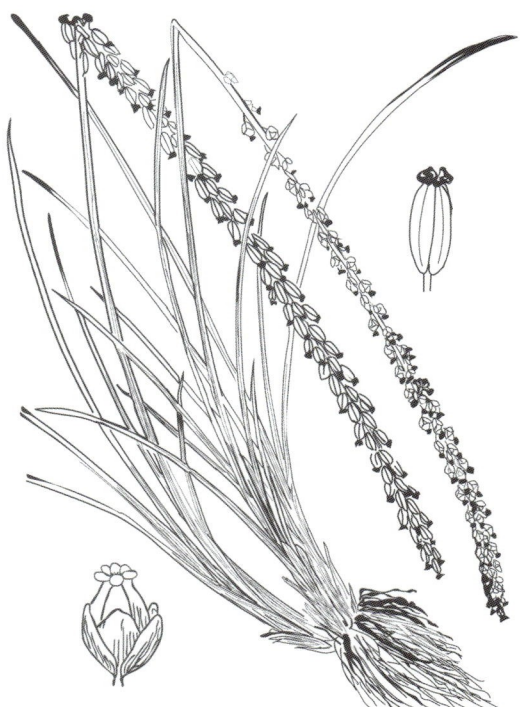

海韭菜 Triglochin maritimum L.
引自《中国高等植物图鉴》

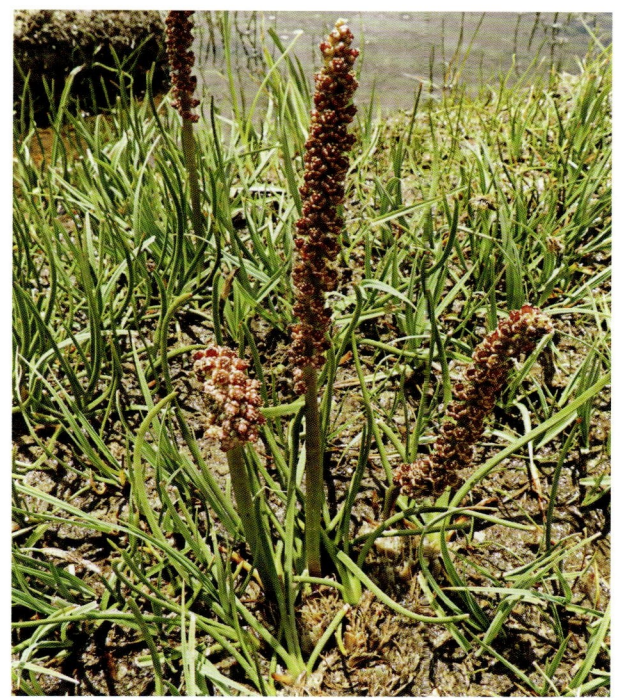

海韭菜 Triglochin maritimum L.
摄影：郝云庆

眼子菜科 POTAMOGETONACEAE

　　淡水、咸水或海水生一年生或多年生草本。具根状茎或匍匐茎。茎分枝或不分枝。叶沉水或浮水，或两型，兼具沉水叶与浮水叶，互生或对生，稀对生或轮生；叶片形态各异，无柄或有柄，基部常有鞘。花序顶生或腋生，穗状或聚伞花序；花小，两性或单性；花被 4 枚或无花被；雄蕊 1-4 枚；雌蕊 4 枚或多数，有时退化只 1 枚，子房 1 室，每室 1 胚珠。果实多为小核果状或小坚果状，常卵圆形，略偏斜而侧扁，顶端具喙。

　　本科 8 属，约 170 种。我国产 7 属，43 种，其中 2 属 13 种可药用。

　　本科药用植物主要含二萜类成分

分属检索表

1. 两性花；雄蕊 4 枚；雌蕊 4 枚；生于淡水或咸水中·· 1. 眼子菜属 Potamogeton
1. 单性花，雌雄同株；雄蕊 1；雌蕊 1 枚；仅生于海水之中·· 2. 大叶藻属 Zostera

1. 眼子菜属 Potamogeton L.

　　多年生水生草本。常具横走根状茎。茎圆柱形、椭圆柱形或极扁，细长。叶互生，有时在花序下面近对生，单型或两型，叶片浮水或沉水；托叶鞘膜质，与叶片离生或贴生于叶片基部而形成叶鞘。穗状花序顶生或腋生，具花 2 至多轮，每轮 3 花，或 2 花交互对生；花两性；花被片 4，排列成一轮；雄蕊 4，与花被片对生，花丝极短；花药长圆形，药室背面纵裂；雌蕊 1-4，离生，稀于基部合生；子房 1 室，花柱缩短，柱头膨大；胚珠 1，腹面侧生。果实核果状，具直生或斜伸的短喙。种子近肾形。

　　本属约 100 种，分布于全球，尤以北半球温带地区分布较多。我国约 28 种，4 变种，南北各省区均有分布，其中 12 种可药用。

分种检索表

1. 叶单型，全为沉水叶。
　　2. 叶具长柄，叶条形至长椭圆形·· 5. 竹叶眼子菜 P. malaianus
　　2. 叶无柄至具短柄，叶形各种。
　　　　3. 托叶鞘与叶柄分离，抱于节上，又似腋生。
　　　　　　4. 叶线形，宽约 1 mm ··· 1. 小眼子菜 P. pusillus
　　　　　　4. 叶条形或卵形，宽通常在 3 mm 以上。
　　　　　　　　5. 叶条形，宽 4-8 mm；有休眠芽；雌蕊 4 枚，基部合生 ·················· 3. 菹草 P. crispus
　　　　　　　　5. 叶卵形，宽 1.5-2.5 cm；无休眠芽；雌蕊 4 枚，离生 ·············· 4. 穿叶眼子菜 P. perfoliatus
　　　　3. 托叶鞘下部与叶柄合生成鞘，抱茎，托叶上部分离，似叶舌状。
　　　　　　6. 叶阔线形，宽 2-4 mm，边缘有细齿，先端钝或急尖 ······················· 2. 微齿眼子菜 P. maackianus
　　　　　　6. 叶细线形，宽 0.2-1 mm，全缘，先端锐尖或渐尖 ························ 12. 篦齿眼子菜 P. pectinatus
1. 叶两型，有浮水叶与沉水叶之分。
　　7. 雌蕊 2（稀 1 或 3）·· 9. 眼子菜 P. distinctus
　　7. 雌蕊 4。
　　　　8. 浮水叶较大，长 4 cm 以上，宽 2 cm 以上，苗期即出现；沉水叶条形至披针形，具柄或无柄。

9. 沉水叶披针形至狭披针形，无柄 ·· 6. 异叶眼子菜 P. heterophyllus
9. 沉水叶叶柄状或披针形，具柄，常早落。
　　10. 浮水叶叶片与叶柄连接处明显反折；沉水叶条形，叶柄状 ················· 7. 浮叶眼子菜 P. natans
　　10. 浮水叶叶片与叶柄连接处不呈反折状；沉水叶披针形 ················· 8. 蓼叶眼子菜 P. polygonifolius
8. 浮水叶小，长圆形至椭圆形，长不及 3 cm，宽度小于 1 cm，通常只在开花时或近花期时出现；沉水叶线形，无柄。
　　11. 果实背脊有数个齿状突起，呈明显的鸡冠状 ····························· 10. 鸡冠眼子菜 P. cristatus
　　11. 果实背脊钝圆，平滑无突起 ··· 11. 八蕊眼子菜 P. octandrus

本属药用植物主要含二萜类成分，如从菹草 (P. crispus) 分离得到的 β-D- 吡喃葡萄糖基 -(1→2)- β-D- 吡喃葡萄糖基 -15,16- 环氧 -12- 氧代 -8(17),13(16),14- 对映 - 半日花三烯 -19- 酸酯 [β-D-glucopyranosyl-(1→2)-β-D-glucopyranosyl-15,16-epoxy-12-oxo-8(17),13(16),14-*ent*-labdatrien-19-oate，**1**]、β-D- 吡喃葡萄糖基 -8(17),13- 对映 - 半日花二烯 -16,15- 内酯 -18- 酸酯 [β-D-glucopyranosyl-8(17),13-*ent*-labdadien-16,15-olid-18-oate，**2**]、18-β-D- 吡喃葡萄糖氧基 -8(17),13- 对映 - 半日花二烯 -16,15- 内酯 [18-β-D-glucopyranosyloxy-8(17),13-*ent*-labdadien-16,15-olide，**3**]；从竹草眼子菜 (P. malaianus) 分离得到的眼子菜宁 (potamogetonin，**4**)、15,16- 环氧 -12- 氧代 -8(17),13(16),14- 半日花三烯 -20,19- 内酯 [15,16-epoxy-12-oxo-8(17),13(16),14-labdatrien-20,19-olide，**5**]、眼子菜醛 (potamogetonyde，**6**)、眼子菜醇 (potamogetonol，**7**)，发现它们对昆虫草地夜蛾和蚊幼虫有细胞毒活性；另外，**6** 和 **7** 对单纯疱疹病毒 1 型 (HSV-1) 有显著抑制作用，IC_{50} 分别为 8 μg/ml 和 3 μg/ml，且对非洲绿猴肾细胞表现出细胞毒活性，IC_{50} 分别为 31 μg/ml 和 28 μg/ml；从浮叶眼子菜 (P. natans) 分离得到的锥花穿心莲素▲ (andrograpanin，**8**)、锥花穿心莲素▲乙酸酯 (andrograpanin acetate，**9**)、19- 乙酰氧基 -20- 氧代 -8(17),13- 对映 - 半日花二烯 -15→16- 内酯 [19-acetoxy-20-oxo-8(17),13-*ent*-labdadien-15→16-lactone，**10**]、8(17),13- 对映 - 半日花二烯 -15→16,19→20- 二内酯 [8(17),13-*ent*-labdadien-15→16,19→20-

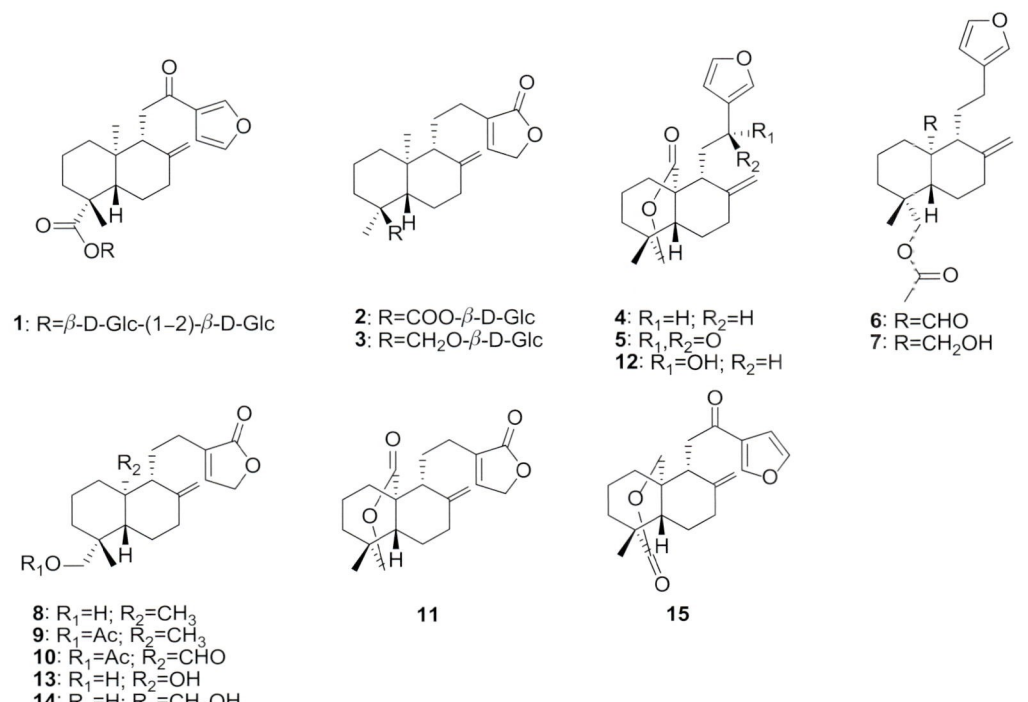

dilactone，**11**]、2(*S*)- 羟基 -15,16- 环氧 -8(17),13(16),14- 对映 - 半日花三烯 -20,19- 内酯 [12(*S*)-hydroxy-15,16-epoxy-8(17),13(16),14-*ent*-labdatrien-20,19-olide，**12**]、10α,19- 二羟基 -15,16- 环氧 -8(17),13(16),14- 降 - 对映 - 半日花三烯 [10α,19-dihydroxy-15,16-epoxy-8(17),13(16),14-nor-*ent*-labdatriene，**13**]、19,20- 二羟基 -15,16- 环氧 -8(17),13(16),14- 对映 - 半日花三烯 [19,20-dihydroxy-15,16-epoxy-8(17),13(16),14-*ent*-labdatriene，**14**]、15,16- 环氧 -12- 氧代 -8(17),13(16),14- 对映 - 半日花三烯 -19,20- 内酯 [15,16-epoxy-12-oxo-8(17),13(16),14-*ent*-labdatrien-19,20-olide，**15**]、新穿心莲内酯 (neoandrographolide)、6'- 乙酰基 -19- 吡喃葡萄糖氧基 -8(17),13- 对映 - 半日花二烯 -15→16- 内酯 [6'-acetyl-19-glucopyranosyloxy-8(17),13-*ent*-labdadien-15→16-lactone]、**4**、**5**，上述成分对单细胞绿藻 *Raphidocelis subcapitata* CCAP 278/4 有抑制生长的作用，其中 **12**、**13** 活性最为显著，其 IC_{50} 分别为 4.4 μmol/ml 和 2.84 μg/ml；有趣的是新穿心莲内酯、6'- 乙酰基 -19- 吡喃葡萄糖氧基 -8(17),13- 对映 - 半日花二烯 -15→16- 内酯及 **11** 在低浓度时对藻类生长有刺激作用，高浓度时则表现出抑制作用。

本属植物茳草具有抗肿瘤、抗氧化作用。活性成分为胡萝卜素类。

1. 小眼子菜（华东水生维管束植物） 丝藻（植物学大辞典），线叶眼子菜（东北植物检索表、中国高等植物图说）

Potamogeton pusillus L., Sp. Pl. 1:127. 1753.（英 **Baby Pondweed**）

沉水草本。植株细弱，茎扁圆，纤细，径约 0.5 mm，具分枝，近基部常匍匐地面。叶线形，无柄，长 2–6 cm，宽约 1 mm，先端渐尖，全缘；叶脉 1 或 3 条，中脉明显，侧脉不出现或不明显；托叶为无色透明的膜质，与叶离生，长 0.5–1.2 cm，合生成套管状而抱茎，常早落；休眠芽腋生，呈纤细的纺锤状，长 1–2.5 cm。穗状花序顶生，具花 2–3 轮，间断排列；花序梗与茎相似或稍粗于茎；花小，花被片 4，绿色；雌蕊 4 枚。果实斜倒卵形，长 1.5–2 mm，果背无棱，顶端具 1 稍向后弯的短喙。花果期 5–10 月。

分布与生境 产于我国南北各省区。生于河流、溪流、湖泊和池沼中。世界各地均有。

药用部位 全草。

功效应用 清热解毒。用于炎症，痈肿疮毒，肺痈，乳痈，肠痈等。

化学成分 全草含油酯类及酚类成分[1]。

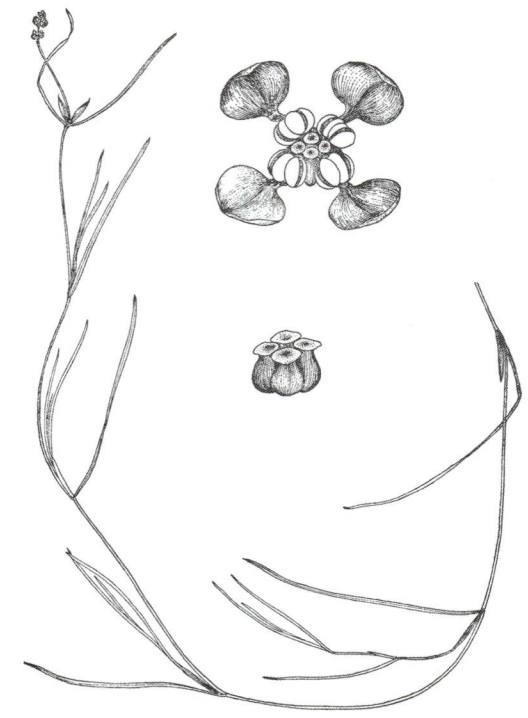

小眼子菜 *Potamogeton pusillus* L.
引自《华东水生维管束植物》

化学成分参考文献

[1] Kameoka H, et al. *Nippon Nogei Kagaku Kaishi*, 1979, 53(11): 359-362.

2. 微齿眼子菜（东北植物检索表） 黄丝草（湖北），线叶茳、竹叶草（云南种子植物名录）

Potamogeton maackianus A. Benn. in J. Bot. 42: 74. 1904.（英 **Maack Pondweed**）

多年生沉水草本。茎细长，直径 0.5–1 mm，具分枝，基部常匍匐。叶条形，无柄，长 2–6 cm，宽 2–4 mm，先端钝圆，基部与托叶贴生成短的叶鞘，叶缘具微细的疏锯齿；叶脉 3–7 条，平行，顶端连接，中脉显著，侧脉较细软；叶鞘长 0.3–0.6 cm，抱茎，顶端具一长 3–5 mm 的膜质小舌片。穗状花序顶生，具花 2–3 轮；花序梗通常不膨大，与茎近等粗，长 1–4 cm；花小，花被片 4，淡绿色；

眼子菜科 POTAMOGETONACEAE

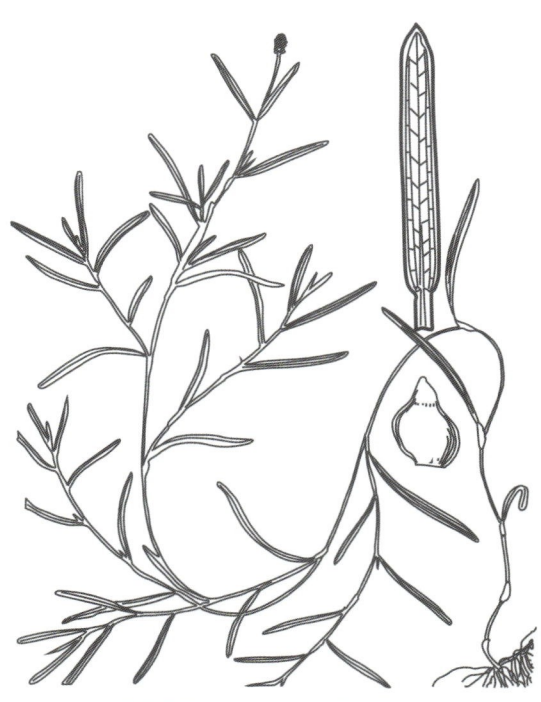

微齿眼子菜 **Potamogeton maackianus** A. Benn.
引自《中国高等植物图鉴》

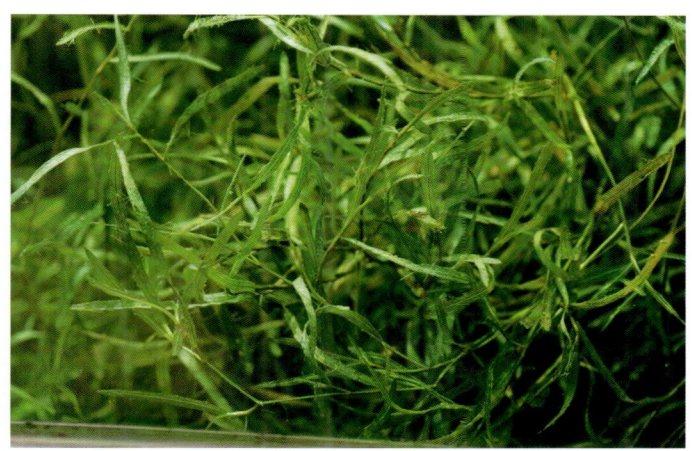

微齿眼子菜 **Potamogeton maackianus** A. Benn.
摄影：徐晔春

雌蕊 4 枚，稀少于 4 枚，离生。果实倒卵形，长约 4 mm，果喙长约 0.5 mm，背部 3 脊，中脊狭翅状，侧脊稍钝。花果期 6-9 月。

分布与生境　产于东北、华北、华东、华中、西南。生于湖泊、池塘。也分布于原苏联、朝鲜、日本。

药用部位　全草。

功效应用　清热，利水，止血，消肿，驱蛔虫。用于目赤红痛，痢疾，黄疸，淋症，水肿，带下病，血崩，痔血，小儿疳积，蛔虫病。外用于痈疖肿毒。

化学成分　全草含甾体类：菜油甾醇(campesterol)，豆甾醇(stigmasterol)，β-谷甾醇。

化学成分参考文献

[1] Zhang SH, et al. *Wuhan Univ J*, 2008, 13(1):113-117.

3. 菹草（通用名）　虾藻（植物学大辞典），扎草（东北植物检索表）

Potamogeton crispus L., Sp. Pl. 1:126. 1753.（英 **Undulateleaf Pondweed**）

多年生沉水草本，具近圆柱形的根状茎。茎稍扁，多分枝，近基部常匍匐地面。叶条形，无柄，长 3-8 cm，宽 3-10 mm，先端钝圆，基部约 1 mm 与托叶合生，但不形成叶鞘，叶缘多少呈浅波状，具疏或稍密的细锯齿；叶脉 3-5 条，平行；托叶薄膜质，长 5-10 mm，早落；休眠芽腋生，革质叶左右 2 列密生，基部扩张，肥厚，坚硬，边缘具有细锯齿。穗状花序顶生，具花 2-4 轮；花序梗棒状，较茎细；花小，花被片 4，淡绿色；雌蕊 4 枚，基部合生。果实卵形，长约 3.5 mm，果喙长可达 2 mm，向后稍弯曲，背脊中下方有数小齿。花果期 4-7 月。

分布与生境　产于南北各地。生于池塘、湖泊、溪流、沟渠。也分布于世界其他地区。

药用部位　全草。

功效应用　清热明目，渗湿利水，通淋，镇痛，止血，消肿，驱蛔虫。

化学成分　全草含黄酮类：异荭草素(isoorientin)，异金雀花素(isoscoparin)，异牡荆素(isovitexin)，木犀草素-7-*O*-葡萄糖苷(luteolin-7-*O*-glucoside)，木犀草素-7-*O*-葡萄糖醛酸苷(luteolin-7-*O*-glucuronide)，

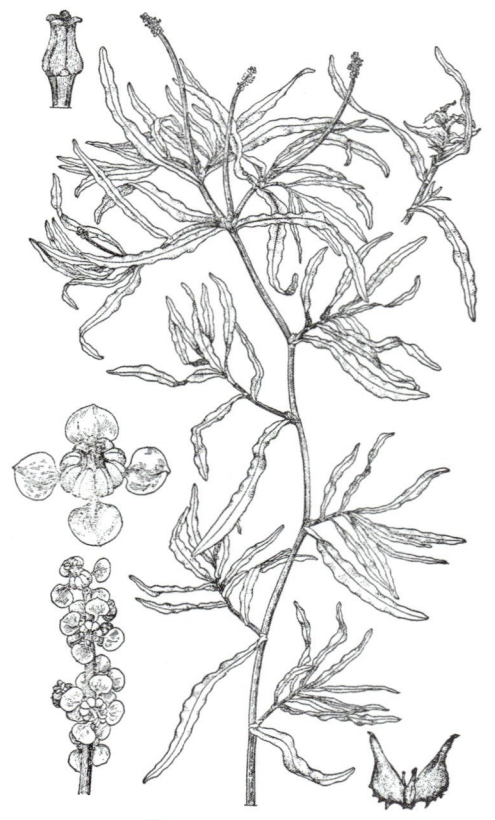

菹草 Potamogeton crispus L.
引自《华东水生维管束植物》

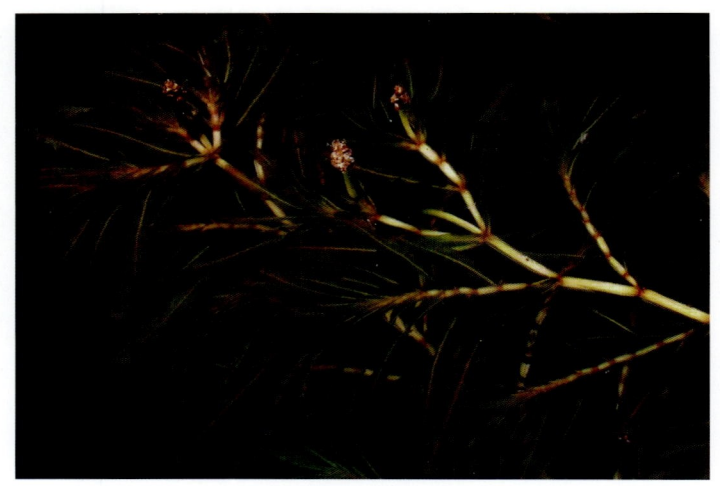

菹草 Potamogeton crispus L.
摄影：徐克学

芹菜素-7-O-葡萄糖苷(apigenin-7-O-glucoside)，木犀草素-3'-O-葡萄糖苷(luteolin-3'-O-glucoside)，木犀草素(luteolin)，金圣草酚(chrysoeriol)，芹菜素(apigenin)，金圣草酚-7-O-葡萄糖苷(chrysoeriol-7-O-glucoside)，芹菜素-7-O-葡萄糖醛酸苷(apigenin-7-O-glucuronide)[1]；二萜类：β-D-吡喃葡萄糖基-(1→2)-β-D-吡喃葡萄糖基-15,16-环氧-12-氧代-8(17),13(16),14-对映-半日花三烯-19-酸酯[β-D-glucopyranosyl-(1→2)-β-D-glucopyranosyl-15,16-epoxy-12-oxo-8(17),13(16),14-ent-labdatrien-19-oate]，β-D-吡喃葡萄糖基-8(17),13-对映-半日花二烯-16,15-内酯-18-酸酯[β-D-glucopyranosyl-8(17),13-ent-labdadien-16,15-olid-18-oate]，18-β-D-吡喃葡萄糖氧基-8(17),13-对映-半日花二烯-16,15-内酯[18-β-D-glucopyranosyloxy-8(17),13-ent-labdadien-16,15-olide][1]；其他类：新黄质(neoxanthin)，堇黄质(violaxanthin)，β-胡萝卜素(β-carotene)[2]。

药理作用 调节免疫作用：菹草类胡萝卜素能够增强荷瘤小鼠脾淋巴细胞增殖活力及自然杀伤细胞(NK细胞)杀伤活性[1]。

抗肿瘤作用：菹草类胡萝卜素体外对人宫颈癌 HeLa 细胞增殖有抑制作用，呈现 G_2/M 期阻滞。形态学呈典型的细胞凋亡形态特征，细胞内 Ca^{2+} 浓度升高。能降低 HeLa 细胞表面的唾液酸含量，诱导 HeLa 细胞线粒体跨膜电位下降，增强 iNOS 活性，升高 NO 含量[2-4]。菹草中的类胡萝卜素可提高肝癌细胞内 Ca^{2+} 浓度，使肝癌细胞阻滞于 G_0/G_1 期发生凋亡，具有诱导肝癌细胞 QGY-7703 凋亡、抑制肝癌增殖的作用[5-6]。

抗氧化作用：菹草类胡萝卜素能够清除羟自由基，抑制由羟自由基引起的脂质过氧化，保护生物膜，减少红细胞溶血，减轻肝线粒体肿胀程度[7]。对荷瘤小鼠肝中 MDA 有降低作用，对 SOD 有增强作用[1]。

化学成分参考文献

[1] Waridel P, et al. *Phytochemistry*, 2004, 65(16): 2401-2410.
[2] Ren D, et al. *Food Chem*, 2008, 106(1): 410-414.

药理作用及毒性参考文献

[1] 任丹丹，等. 食品科学，2006, 27 (3): 210-212.
[2] 任丹丹，等. 营养学报，2007, 29(2): 146-149.
[3] 任丹丹，等. 食品科学，2006, 27(8): 240-244.
[4] 任丹丹，等. 华中农业大学学报，2006, 25(2): 199-202.
[5] 王海滨，等. 食品科学，2005, 26(4): 211-216.
[6] 王海滨，等. 实验生物学报，2005, 38(1): 67-73.
[7] 任丹丹，等. 食品科学，2005, 25(3): 228-231.

4. 穿叶眼子菜（东北植物检索表） 酸水草、抱茎眼子菜（全国中草药汇编）

Potamogeton perfoliatus L., Sp. Pl. 1:126. 1753.（英 **Thorowort Pondweed**）

多年生沉水草本，具发达的根状茎。根状茎白色，节处生有须根。茎圆柱形，上部多分枝。叶卵形、卵状披针形或卵状圆形，无柄，先端钝圆，基部心形，呈耳状抱茎，边缘波状，常具极细微的齿；基出 3 脉或 5 脉，弧形，顶端连接，次级脉细弱；托叶膜质，无色，长 3–7 mm，早落。穗状花序顶生，具花 4–7 轮；花小，花被片 4，淡绿色或绿色；雌蕊 4 枚，离生。果实倒卵形，长 3–5 mm，顶端具短喙，背部 3 脊，中脊稍锐，侧脊不明显。花果期 5–10 月。

分布与生境 产于东北、华北、西北各省区及山东、河南、湖南、湖北、贵州、云南。生于海拔 100 m 以上的湖泊、池塘、灌渠、河流。也分布于欧洲、北美、南美、非洲、大洋洲、亚洲其他地区。

药用部位 全草。

功效应用 解表祛风，利湿。用于湿疹，皮肤瘙痒。

化学成分 全草含黄酮类：异荭草素(isoorientin)，异金雀花素(isoscoparin)，异牡荆素(isovitexin)，木犀草素-7-*O*-葡萄糖苷(luteolin-7-*O*-glucoside)，木犀草素-7-*O*-葡萄糖醛酸苷(luteolin-7-*O*-glucuronide)，金圣草酚(chrysoeriol)，芹菜素-7-*O*-葡萄糖苷(apigenin-7-*O*-glucoside)，木犀草素-3'-*O*-葡萄糖苷(luteolin-3'-*O*-

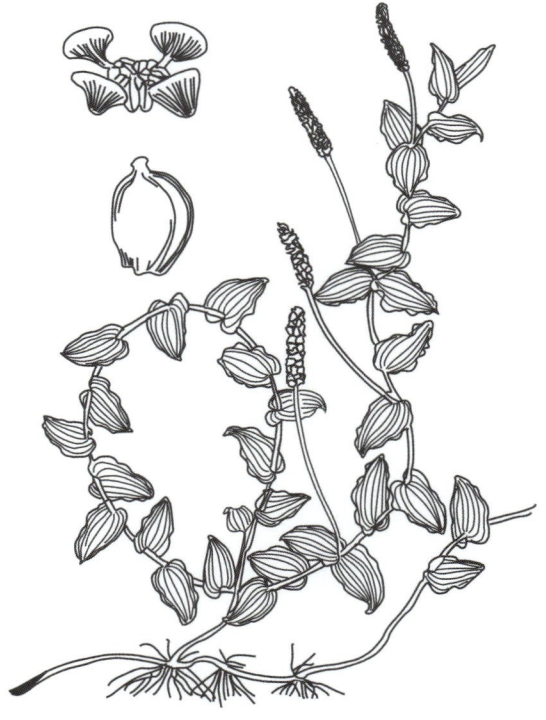

穿叶眼子菜 **Potamogeton perfoliatus** L.
引自《中国高等植物图鉴》

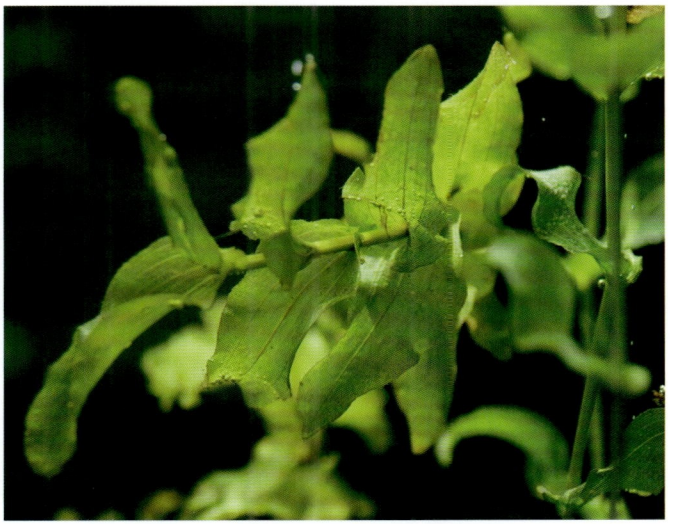

穿叶眼子菜 **Potamogeton perfoliatus** L.
摄影：徐晔春

glucoside)，木犀草素(luteolin)，芹菜素(apigenin)，金圣草酚-7-*O*-葡萄糖苷(chrysoeriol-7-*O*-glucoside)，芹菜素-7-*O*-葡萄糖醛酸苷(apigenin-7-*O*-glucuronide)[1]；二萜类：*β*-D-吡喃葡萄糖基-(1→2)-*β*-D-吡喃葡萄糖基-15,16-环氧-12-氧代-8(17),13(16),14-对映-半日花三烯-19-酸酯[*β*-D-glucopyranosyl-(1→2)-*β*-D-glucopyranosyl-15,16-epoxy-12-oxo-8(17),13(16),14-*ent*-labdatrien-19-oate]，*β*-D-吡喃葡萄糖基-8(17),13-对映-半日花二烯-16,15-内酯-18-酸酯[*β*-D-glucopyranosyl-8(17),13-*ent*-labdadien-16,15-olid-18-oate]，18-*β*-D-吡喃葡萄糖氧基-8(17),13-对映-半日花二烯-16,15-内酯[18-*β*-D-glucopyranosyloxy-8(17),13-*ent*-labdadien-16,15-olide][1]；其他类：胡萝卜素(carotene)，堇黄质(violaxanthin)，新黄质(neoxanthin)[2]。

注评　本种的全草蒙古族、彝族也同等药用。

化学成分参考文献

[1] Waridel P, et al. *Phytochemistry*, 2004, 65(16): 2401-2410.

[2] Merezhko AI, et al. *Gidrobiol Zh*, 1971, 7(5): 93-95.

5. 竹叶眼子菜（东北植物检索表）　箬叶藻（植物学大辞典），马来眼子菜（台湾），水龙草（黑龙江），竹叶藻（吉林）

Potamogeton malaianus Miq., Ill. Fl. Archip. Ind. 46. 1871.（英 **Bambooleaf Pondweed**）

多年生沉水草本。根状茎发达，白色，节处生有须根。叶条形或带状披针形，具长柄，稀短于 2 cm；叶片长 5–19 cm，宽 1–2.5 cm，先端钝圆而具小凸尖，基部钝圆或楔形，边缘浅波状，有细微的锯齿；中脉显著，从基部至中部发出 6 至多条与之平行、并在顶端连接的次级叶脉；托叶大而明显，近膜质，无色或淡绿色，与叶片离生，鞘状抱茎，长 2.5–5 cm。穗状花序顶生，具多轮花；花序梗膨大，稍粗于茎，长 4–7 cm；花小，花被片 4，绿色；雌蕊 4 枚，离生。果实倒卵形，长约 3 mm，两侧稍扁，背部明显 3 脊，中脊狭翅状，侧脊锐。花果期 6–10 月。

分布与生境　产于我国南北各省区。生于灌渠、池塘、河流等静、流水体。也分布于俄罗斯、朝鲜、日本、印度和东南亚各国。

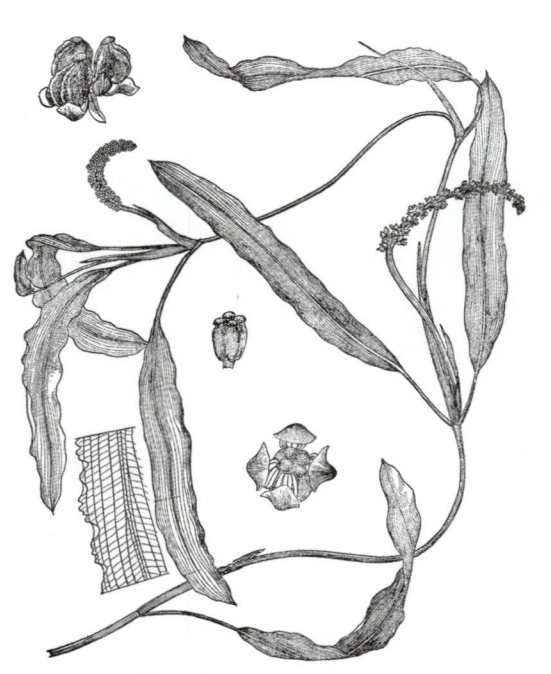

竹叶眼子菜 Potamogeton malaianus Miq.
引自《华东水生维管束植物》

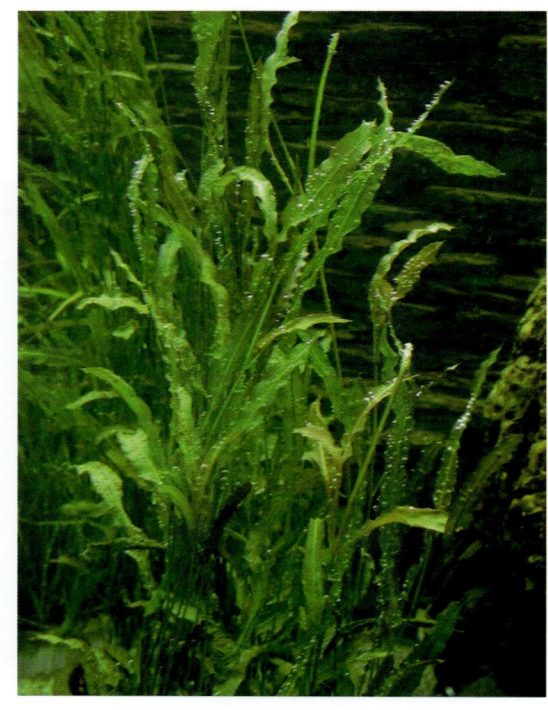

竹叶眼子菜 Potamogeton malaianus Miq.
摄影：徐立铭

药用部位 全草。

功效应用 清热，解毒，利尿，止血消肿，消积，驱蛔。用于急性结膜炎，痢疾，黄疸，水肿，腰痛，淋病，白带，痔血，衄血，小儿疳积，蛔虫病，外用于疮疖肿毒。

化学成分 全草含二萜类：眼子菜醛(potamogetonyde)，眼子菜醇(potamogetonol)，眼子菜宁(potamogetonin)，15,16-环氧-12-氧代-8(17),13(16),14-半日花三烯-20,19-内酯[15,16-epoxy-12-oxo-8(17),13(16),14-labdatrien-20,19-olide][1]。

注评 本种的全草彝族也同等药用。

化学成分参考文献

[1] Kittakoop P, et al. *J Nat Prod*, 2001, 64(3): 385-388.

6. 异叶眼子菜（中国植物志）

Potamogeton heterophyllus Schreb., Spic. Fl. Lips. 21. 1771.（英 heterophyllous Pondweed）

多年生水生草本。植株常略带红色，根状茎发达。通常有浮水叶与沉水叶之分，浮水叶椭圆形至广披针形，长约 8 cm，宽约 2 cm，具柄，短于叶片，先端钝，基部渐狭呈楔形，全缘，叶脉 7–13 条（稀 5 条）；沉水叶披针形至线状披针形或长条椭圆形，长约 15 cm（有时可达 25 cm），宽 1.5–2.5 cm（有时可达 3.5 cm），先端圆或钝，基部圆形或楔形，有时略抱茎，全缘。穗状花序顶生，长 6–15 cm，开花时伸出水面，花序梗稍粗于茎；花被片 4，黄绿色；雌蕊 4，离生。果实倒卵形，长达 3 mm，背脊略锐，侧脊不明显，具短喙。花果期 7–9 月。

分布与生境 产于东北、新疆、云南、西藏。生于水塘、湖泊、池沼。也分布于日本、中亚、欧洲、北美。

药用部位 全草。

功效应用 清热解毒，消食健脾，止泻，利尿。用于赤痢，慢性胆囊炎，食积，胃痛，痔疮，大肠出血，急性结膜炎，黄疸，水肿，白带，小儿疳积，蛔虫病，痈疖肿毒。

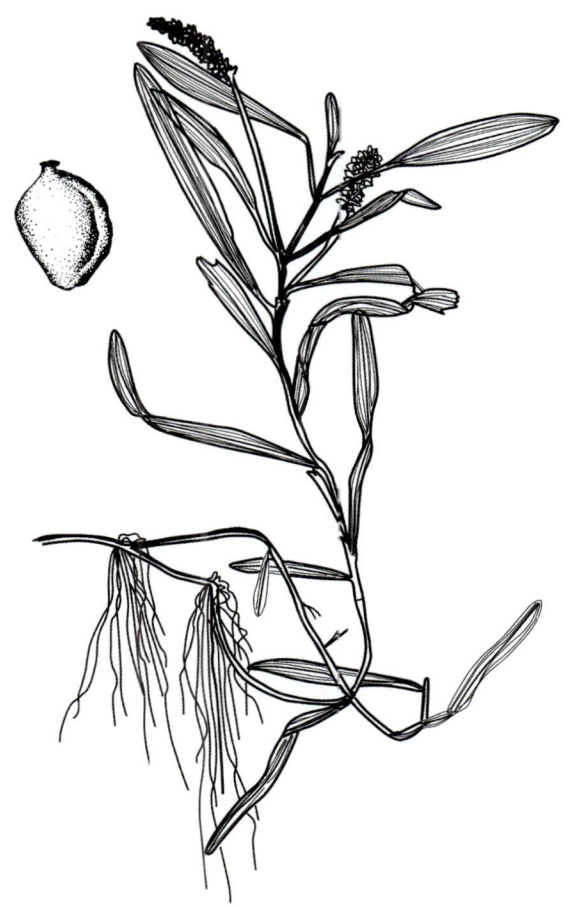

异叶眼子菜 Potamogeton heterophyllus Schreb.
陈宝联 绘

7. 浮叶眼子菜（中国植物志）

Potamogeton natans L., Sp. Pl. 1:126. 1753.（英 Floatingleaf Pondweed, Broad-leaved Pondweed）

多年生浮叶水生草本。根状茎发达，多分枝，节处生有须根。茎圆柱形。浮水叶革质，卵形至长圆状卵形，长 4–9 cm，宽 2.5–5 cm，具长柄；叶脉 23–25 条，于叶端连接，其中 7–10 条显著；沉水叶质厚，叶柄状，先端较钝，长 10–20 cm，宽 2–3 mm；具不明显的 3–5 脉；常早落；托叶近无色，长 4–8 cm，鞘状抱茎。穗状花序顶生，具花多轮，开花时伸出水面；花序梗粗于茎或与茎等粗，长 3–8 cm。花小，花被片 4，绿色，肾形至近圆形；雌蕊 4 枚，离生。果实倒卵圆形，长 3.5–4.5 mm，宽 2.5–3.5 mm；背部钝圆，或具不明显中脊。花果期 7–10 月。

分布与生境 产于东北、新疆及西藏。生于湖泊、沟塘等静水或缓流中。也广布于北半球。

药用部位 全草或嫩根。

功效应用 清热解毒，利尿，利水，消肿，消积，补虚，健脾，驱虫。用于目赤肿痛，牙痛，水肿，痢疾，黄疸，痔疮，淋病，白带，血崩，痔血，蛔虫病，干血痨，小儿疳积。外用于疮疖肿毒。

化学成分 叶含黄酮类：异金雀花素(isoscoparin)[1]。

全草含二萜类：19-乙酰氧基-20-氧代-8(17),13-对映-半日花二烯-15→16-内酯[19-acetoxy-20-oxo-8(17),13-*ent*-labdadien-15→16-lactone]，8(17),13-对映-半日花二烯-15→16,19→20-二内酯[8(17),13-*ent*-labdadien-15→16,19→20-dilactone]，6'-乙酰基-19-吡喃葡萄糖氧基-8(17),13-对映-半日花二烯-15→16-内酯[6'-acetyl-19-glucopyranosyloxy-8(17),13-*ent*-labdadien-15→16-lactone]，锥花穿心莲素▲(andrograpanin)，锥花穿心莲素▲乙酸酯(andrograpanin acetate)，新穿心莲内酯(neoandrographolide)[2]，19-乙酰氧基-15,16-环氧-8(17),13(16),14-对映-半日花三烯-20-醛[19-acetoxy-15,16-epoxy-8(17),13(16),14-*ent*-labdatrien-20-al]，15,16-环氧-12-氧代-8(17),13(16),14-对映-半日花三烯-20,19-内酯[15,16-epoxy-12-oxo-8(17),13(16),14-*ent*-labdatrien-20,19-olide]，12(*S*)-羟基-15,16-环氧-8(17),13(16),14-对映-半日花三烯-20,19-内酯[12(*S*)-hydroxy-15,16-epoxy-8(17),13(16),14-*ent*-labdatrien-20,19-olide]，10α,19-二羟基-15,16-环氧-8(17),13(16),14-降-对映-半日花三烯[10α,19-dihydroxy-15,16-epoxy-8(17),13(16),14-nor-*ent*-labdatriene]，19,20-二羟基-15,16-环氧-8(17),13(16),14-对映-半日花三烯[19,20-dihydroxy-15,16-epoxy-8(17),13(16),14-*ent*-labdatriene]，15,16-环氧-12-氧代-8(17),13(16),14-对映-半日花三烯-19,20-内酯[15,16-epoxy-12-oxo-8(17),13(16),14-*ent*-labdatrien-19,20-olide]，眼子菜宁(potamogetonin)[3]；多糖类：眼子菜多糖(potamogetonan)[4]。

注评 本种的全草藏族用于治疗烧伤。

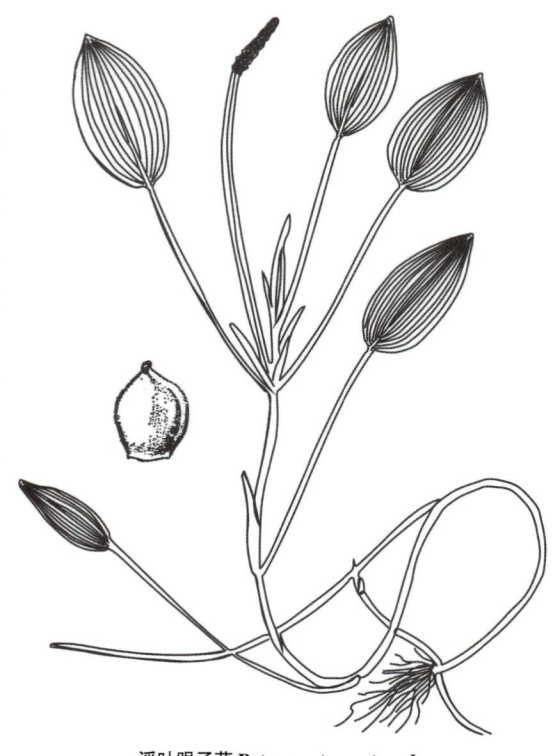

浮叶眼子菜 *Potamogeton natans* L.
引自《中国高等植物图鉴》

化学成分参考文献

[1] Boutard B, et al. *C R Acad Sci, Ser D*, 1972, 274(7): 1099-1101.

[2] Cangiano T, et al. *Phytochemistry*, 2001, 56(5): 469-473.

[3] DellaGreca M, et al. *Phytochemistry*, 2001, 58(2): 299-304.

[4] Popov Sergey V, et al. *Phytother Res*, 2007, 21(7): 609-614.

8. 蓼叶眼子菜（华东水生维管束植物）
Potamogeton polygonifolius Pourr. in Mem. Acad. Toulouse 3: 325. 1788.（英 **Knotweedleaf Pondweed, Bog Pondweed**）

多年生水生草本。根状茎发达，有分枝，节处生有多数须根。茎圆柱形，通常不分枝。浮水叶革质，卵形至椭圆形，长 2-5 cm，宽 1-2.5 cm，先端收缩变狭或钝圆，基部圆形或稍呈心形，具叶柄，长 1-10 cm；叶脉 15-19 条，顶端连接；沉水叶草质，披针形，长 2-6 cm，宽 0.5-1 cm，先端尖锐或钝，基部渐狭，全缘，具叶柄，长 1-3 cm，常早落；托叶近膜质，长约 3 cm，成鞘状抱茎。穗状花序顶生，具花 10 余轮；花小，花被片 4，绿色，近圆形或宽椭圆形；雌蕊 4 枚，离生。果实宽倒卵形至近圆形，长 2-2.5 mm，宽 1.5-2.2 mm；基部圆，两侧平或稍凹，背部通常钝圆，喙短小。花果期 7-9 月。

分布与生境　产于新疆（拜城、玛纳斯、和田）。生于静水水体。也分布于欧洲、北美、中亚、印度、蒙古、日本。

药用部位　全草。

功效应用　解热，利水，止血，补虚，健脾。用于结膜炎，牙痛，水肿，黄疸，痔疮，蛔虫，干血痨，小儿疳积，湿疹，皮肤瘙痒。

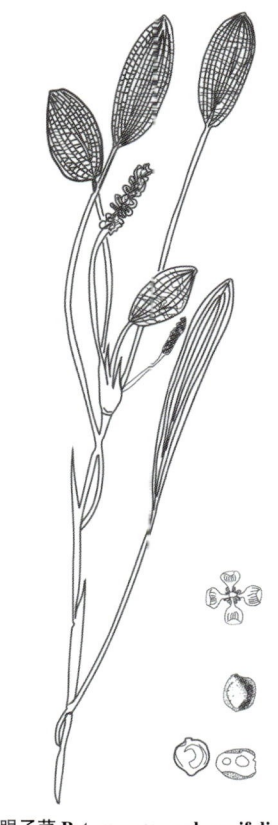

蓼叶眼子菜 Potamogeton polygonifolius Pourr.
引自《Engler Das Pflanzenreich》

9. 眼子菜（救荒本草）　案板菜（陕西），鸭子草（种子植物名录），牙齿草（滇南本草），水案板（分类草药性），札水板（四川中药志）
Potamogeton distinctus A. Benn. in J. Bot. 42: 72. 1904.（英 **Distinct Pondweed**）

多年生水生草本。根状茎发达，白色，多分枝。茎圆柱形，通常不分枝。浮水叶革质，披针形、宽披针形至卵状披针形，长 2-10 cm，宽 1-4 cm，先端尖或钝圆，基部钝圆或有时近楔形，具 5-20 cm 长的柄；叶脉多条，顶端连接；沉水叶披针形至狭披针形，草质，具柄，常早落；托叶膜质，长 2-7 cm，顶端尖锐，呈鞘状抱茎。穗状花序顶生，具花多轮；花小，花被片 4，绿色；雌蕊 2 枚（稀为 1 或 3 枚）。果实宽倒卵形，长 3.5 mm，背部明显 3 脊，中脊锐，于果实上部明显隆起，侧脊稍钝，基部及上部各具 2 凸起，喙略下陷而斜伸。花果期 5-10 月。

分布与生境　产于我国南北各地。生于池塘、水田、水沟。也分布于原苏联、朝鲜、日本。

药用部位　全草。

功效应用　清热解毒，利尿，消肿，止血，驱蛔。用于痢疾，黄疸，淋症，带下，血崩，蛔虫病，疮疡红肿，痔血。

注评　本种为四川中草药标准（1979）收载"眼子菜"的基源植物，药用其干燥全草。彝族、土家族也药用；彝族治疗食积不化，土家族治疗慢性咳嗽。

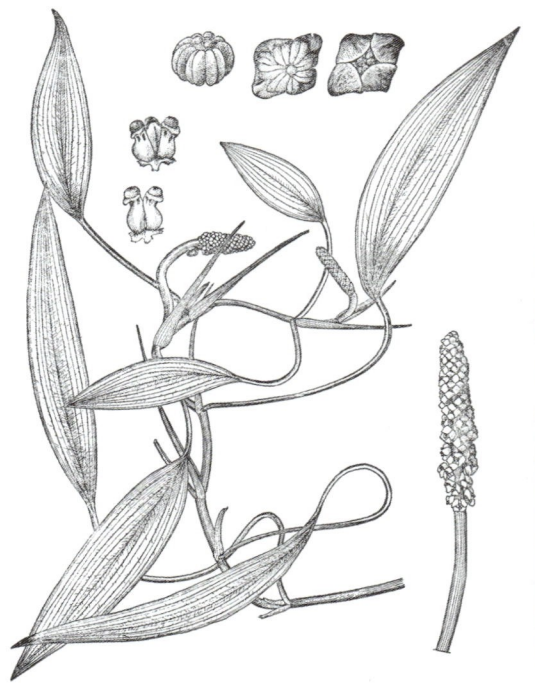

眼子菜 **Potamogeton distinctus** A. Benn.
引自《华东水生维管束植物》

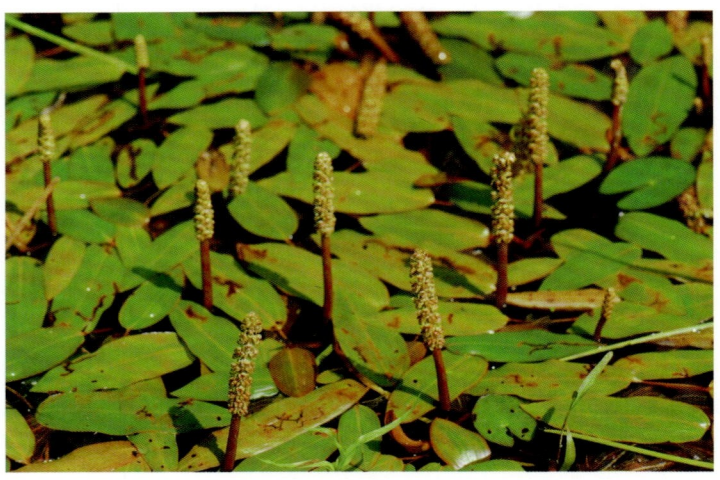

眼子菜 **Potamogeton distinctus** A. Benn.
摄影：周繇

10. 鸡冠眼子菜（东北植物检索表） 小叶眼子菜（植物学大辞典），水竹叶（华东水生维管束植物），冠果眼子菜（台湾水生植物图志）

Potamogeton cristatus Regel et Maack in Mém. Acad. Imp. Sci. Saint Pétersbourg, Sér. 7, 4(4): 139, 153, pl. 10, f. 3-6. 1861.（英 **Littleleaf Pondweed**）

多年生水生草本，通常在开花前全部沉没水中。茎圆柱形或近圆柱形，近基部常匍匐地面，于节处生出多数纤长的须根，具分枝。叶两型；花期前全部为沉水型叶，线形，互生，无柄，长 2.5-7 cm，宽约 1 mm，先端渐尖，全缘；近花期或开花时出现浮水叶，通常互生，在花序梗下近对生，叶片椭圆形、长圆形或长圆状卵形，革质，长 1.5-2.5 cm，宽 0.5-1 cm，具柄；托叶膜质，与叶离生。穗状花序顶生，具花 3-5 轮；花小，花被片 4；雌蕊 4 枚，离生。果实斜倒卵形，长约 2 mm，基部具长约 1 mm 的柄，背部中肋明显成鸡冠状，喙长约 1 mm，斜伸。花果期 5-9 月。

分布与生境 产于东北地区及河北、江苏、浙江、江西、福建、台湾、河南、湖北、湖南、四川等省区。生于静水池塘及水稻田中。原苏联、朝鲜、日本也有分布。

药用部位 全草。

功效应用 清热解毒，消食健脾，收敛止泻，利尿，止血，消肿，驱蛔。用于痢疾、黄疸、淋症、带下、血崩、痔血、蛔虫病、疮疡红肿、牙痛、急性结膜炎。

化学成分 全草含油酯类及酚类成分[1]。

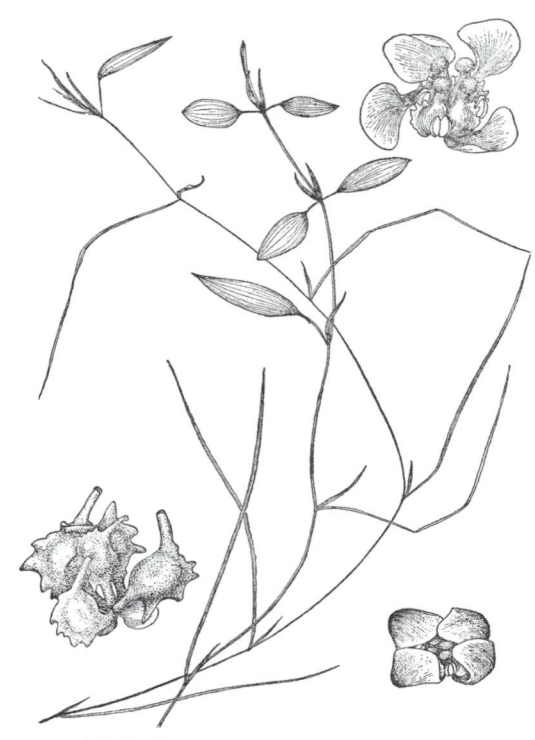

鸡冠眼子菜 **Potamogeton cristatus** Regel et Maack
引自《华东水生维管束植物》

化学成分参考文献

[1] Kameoka H, et al. *Nippon Nogei Kagaku Kaishi*, 1979, 53(11): 359-362.

11. 八蕊眼子菜（台湾水生植物图志）

Potamogeton octandrus Poir., Encycl., Suppl. 4: 534. 1816.（英 **Octostemonous Pondweed**）

多年生水生草本，茎细长，多分枝，通常在花开前全部沉没水中。无根状茎。茎圆柱形或近圆柱形，近基部常匍匐，于节处生有纤长须根。叶两型，沉水叶狭线形，膜质，先端锐尖，无柄；浮水叶，具柄，叶片披针形或狭椭圆形，革质，先端锐尖，全缘；托叶膜质，多脉，边缘重叠。穗状花序通常着生5-8花，顶生，具花4轮；花序梗稍膨大，略粗于茎；花小，被片4，绿色；雌蕊4枚，离生。小坚果卵形，具3条背脊，中间脊平滑具钝齿。花果期5-10月。

分布与生境　产于我国台湾（北部、东北部及中部）。生于低海拔的水田、水池、沟渠。也分布于非洲、大洋洲、亚洲的热带和亚热带地区。

药用部位　全草。

功效应用　清热解毒，利尿，消积。用于急性结膜炎，黄疸，水肿，白带，小儿疳积；外用治痈疖肿毒。

12. 篦齿眼子菜（华东水生维管束植物） 龙须眼子菜（东北植物检索表），红线儿涩（内蒙古植物志），松毛草、马尾巴草（云南）

Potamogeton pectinatus L., Sp. Pl. 1:127. 1753.（英 **Fennelleaf Pondweed**）

沉水草本。根状茎发达，白色，具分枝。茎长50-200 cm，近圆柱形，下部分枝稀疏，上部分枝稍密集。叶互生，细线形，长2-10 cm，宽0.3-1 mm，先端渐尖或急尖，基部与托叶贴生成鞘；鞘长1-4 cm，绿色，边缘叠压而抱茎，顶端具长4-8 mm的无色膜质小舌片。穗状花序顶生，具花4-7轮；花被片4，圆形或宽卵形，径约1 mm；雌蕊4枚，通常仅1-2枚可发育为成熟果实。果实倒卵形，长3.5-5 mm，宽2.2-3 mm，喙长0.3 mm，斜生，背部钝圆。花果期5-10月。

分布与生境　产于我国南北各省区。生于河沟、水渠、池塘等各类水体。也分布于世界其他国家。

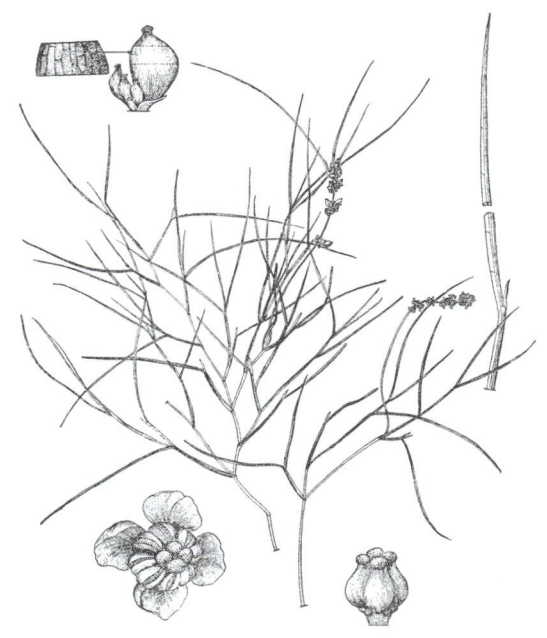

篦齿眼子菜 *Potamogeton pectinatus* L.
引自《华东水生维管束植物》

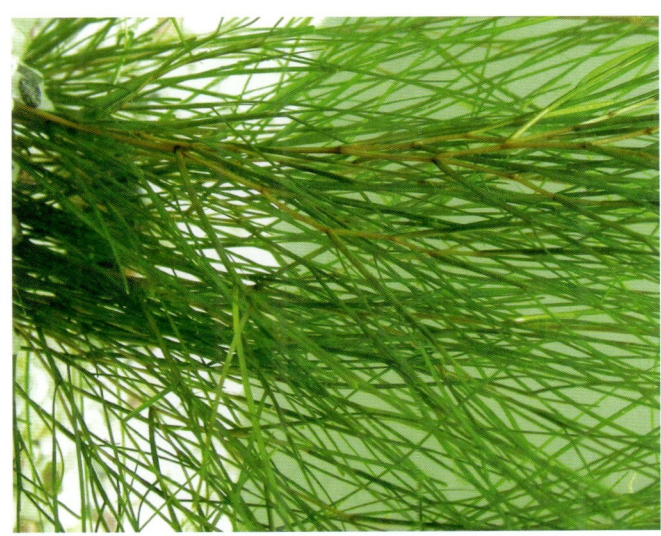

篦齿眼子菜 *Potamogeton pectinatus* L.
摄影：徐立铭

药用部位 全草。

功效应用 清热解毒。用于肺热咳嗽，疮疖。煎汤内服治肝炎。

化学成分 全草含二萜类：甲基-15,16-环氧-12(R)-乙酰氧-8(17),13(16),14-对映-半日花三烯-19-酸酯[methyl-15,16-epoxy-12(R)-acetoxy-8(17),13(16),14-ent-labdatrien-19-oate]，15,16-环氧-12(R)-乙酰氧基-8(17),13(16),14-对映-半日花三烯-19-羧酸[15,16-epoxy-12(R)-acetoxy-8(17),13(16),14-ent-labdatrien-19-oic acid]，8(17),13-对映-半日花二烯-15→16-内酯-19-羧酸[8(17),13-ent-labdadien-15→16-lactone-19-oic acid]，16-羟基-8(17),13-对映-半日花二烯-15,16-内酯-19-羧酸[16-hydroxy-8(17),13-ent-labdadien-15,16-olid-19-oic acid][1]，β-D-吡喃葡萄糖基-(1→2)-β-D-吡喃葡萄糖基-15,16-环氧-12-氧代-8(17),13(16),14-对映-半日花三烯-19-酸酯[β-D-glucopyranosyl-(1→2)-β-D-glucopyranosyl-15,16-epoxy-12-oxo-8(17),13(16),14-ent-labdatrien-19-oate]，β-D-吡喃葡萄糖基-8(17),13-对映-半日花二烯-16,15-内酯-18-酸酯[β-D-glucopyranosyl-8(17),13-ent-labdadien-16,15-olid-18-oate]，18-β-D-吡喃葡萄糖氧基-8(17),13-对映-半日花二烯-16,15-内酯[18-β-D-glucopyranosyloxy-8(17),13-ent-labdadien-16,15-olide]，β-D-吡喃葡萄糖基-(1→2)-β-D-吡喃葡萄糖基-15,16-环氧-12-氧代-8(17),13(16),14-对映-半日花三烯-19-酸酯[β-D-glucopyranosyl-(1→2)-β-D-glucopyranosyl-15,16-epoxy-12-oxo-8(17),13(16),14-ent-labdatrien-19-oate][2]；黄酮类：异荭草素(isoorientin)，异牡荆素(isovitexin)，异金雀花素(isoscoparin)，木犀草素-7-O-葡萄糖苷(luteolin-7-O-glucoside)，木犀草素-7-O-葡萄糖醛酸苷(luteolin-7-O-glucuronide)，木犀草素(luteolin)，芹菜素-7-O-葡萄糖苷(apigenin-7-O-glucoside)，金圣草酚(chrysoeriol)，木犀草素-3'-O-葡萄糖苷(luteolin-3'-O-glucoside)，金圣草酚-7-O-葡萄糖苷(chrysoeriol-7-O-glucoside)，芹菜素(apigenin)，芹菜素-7-O-葡萄糖醛酸苷(apigenin-7-O-glucuronide)[2]；木脂素类：松脂酚(pinoresinol)[1]。

注评 本种的全草藏族、蒙古族、彝族药用，主要用于肺炎和肺热咳嗽，熬膏外用治疗疮疖、烧伤等。

化学成分参考文献

[1] Waridel P, et al. *Phytochemistry*, 2003, 64(7): 1309-1317.

[2] Waridel P, et al. *Phytochemistry*, 2004, 65(16): 2401-2410.

2. 大叶藻属 Zostera L.

多年生海草。植株有营养枝与生殖枝之分。叶具鞘，呈两列状排列；叶鞘扁压，边缘叠压而抱茎，或合生成封闭的套管状；叶片线形，全缘，基出叶脉3-11条，相互平行。肉穗花序无柄，生佛焰苞鞘内；花小，单性，雌雄同株，分别简化为单一的雄蕊和雌蕊；雄蕊花丝近无；雌蕊子房1室，柱头2，丝状或钻形；胚珠1。果实卵球形或椭圆形，光滑或具纵棱，顶端常具侧生的短喙。

本属约14种，世界广布，尤以北半球温带沿海水域种类较多。我国5种，主要分布于辽宁、河北、山东等省沿海，其中1种可药用。

1. 大叶藻（本草拾遗） 海带草（山东），海带（嘉佑本草），海马蔺、海草（东北药用植物志）

Zostera marina L., Sp. Pl. 2:968. 1753.（英 **Common Eelgrass**）

根状茎匍匐，直径2-4 mm，节上有须根，数个植株散生于横走茎上，营养叶基生；花期抽出繁殖枝，有数个分枝。叶互生，扁平，长带状，长30-50 (-120) cm，宽3-6 mm，全缘，先端钝圆或稍具突尖。佛焰苞多数；苞梗扁平，宽1-2.5 mm；苞鞘绿色，长4-8 cm，宽2-4 mm，边缘无色，膜质，叶耳钝圆，或截形，叶舌极短；苞鞘顶端有1扁平的叶状体，长5-20 cm，具5-7脉。肉穗花序长4-6 cm，穗轴扁平，条形；花小，雌雄交互排列于同一花序轴上，无花被，雄花仅1个花药；雌花仅1雌蕊，柱头2，刚毛状。果实椭圆形至长圆形，具喙。种子暗褐色，具纵肋。花果期3-7月。

分布与生境 产于辽宁、河北、山东。生于近岸边浅海。也分布于欧亚、北非、北美沿海。

药用部位 全草。

眼子菜科 POTAMOGETONACEAE

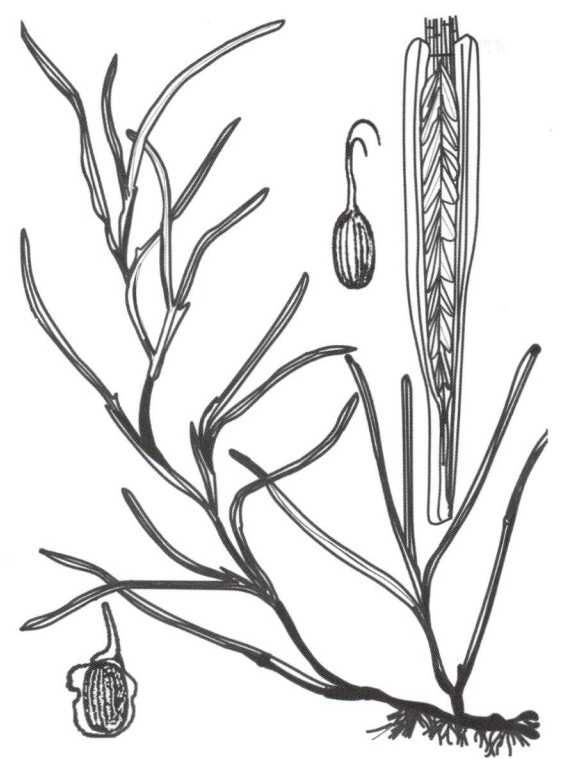

大叶藻 Zostera marina L.
引自《中国高等植物图鉴》

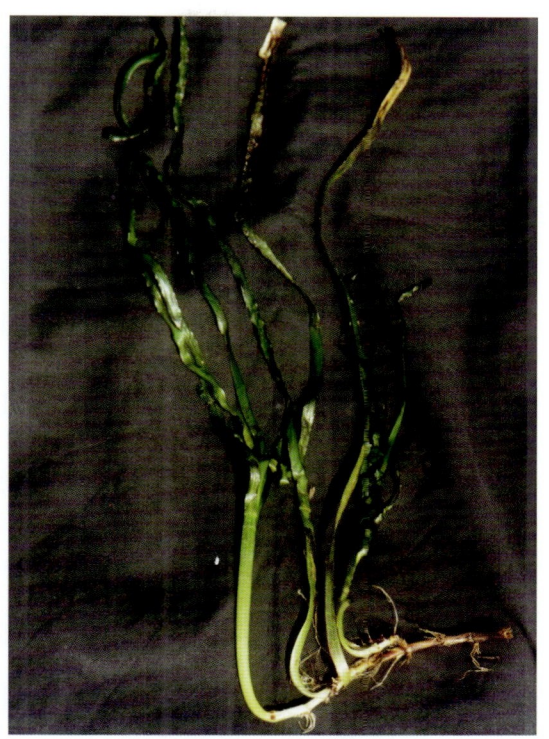

大叶藻 Zostera marina L.
摄影：徐克学

功效应用 软坚化痰，利水泄热。用于水肿，瘿瘤，瘕瘕，脚气。

化学成分 全草含黄酮类：木犀草素-7-葡萄糖苷(luteolin-7-glucoside)[1]；多元醇/糖类：果糖(fructose)，葡萄糖(glucose)，肌醇(inositol)，蔗糖(sucrose)，山梨醇(sorbitol)[2]；苯丙素类：咖啡酸(caffeic acid)，对香豆酸(p-coumaric acid)，阿魏酸(ferulic acid)[3]；酚酸类：没食子酸(gallic acid)[3]。

化学成分参考文献

[1] Ravn H, et al. *Bulletin de Liaison - Groupe Polyphenols*, 1992, 16(Pt. 1): 144-148.

[2] Ayaz FA *Rivista Italiana delle Sostanze Grasse*, 1998, 75(3): 159-161.

[3] Vergeer LHT, et al. *Aquatic Botany*, 1997, 58(1): 65-72.

百合科 LILIACEAE

具根状茎、块茎或鳞茎的多年生草本，很少有灌木或乔木。叶基生或茎生，互生、对生或轮生，具平行脉，极少网状脉。花序为总状、圆锥状、穗状、伞形状或花单生；苞片存在或无；花两性，少有单性异株或杂性，通常辐射对称，极少两侧对称；花被片 6，少有 4 或 8，排成 2 轮，离生或不同程度的合生，一般为花冠状；雄蕊 6；花丝离生或贴生于花被管上；花药基着或背着（丁字状着生）；药室 2，较少汇合成一室而为横缝开裂；心皮合生或不同程度的离生；子房上位，极少半下位，一般 3 室（很少 2 或 4 室），具中轴胎座，少有 1 室而具侧膜胎座，每室具一至多数倒生的胚珠。果实为蒴果或浆果，较少为坚果。种子具丰富的胚乳，胚小。

约 250 属 3500 种，广布于全世界，特别是温带和亚热带地区。我国有 57 属（其中 3 属特有，2 属引种）和 726 种，其中特有为 379 种，引种为 11 种，药用植物 47 属 337 种 32 变种。

本科药用植物中广泛分布有甾体类、生物碱类成分。

分属检索表

1. 植株具鳞茎、球茎或根状茎。
  2. 植株具球茎或根状茎。
    3. 花被片长 7–10 mm，宽约 1 mm，直立；叶先端直立；植株具根状茎·············· 14. 山慈菇属 Iphigenia
    3. 花被片长 45–50 mm，宽约 8 mm；叶先端尾状并延伸成很长的卷须；植株具球茎·····················
    ··· 15. 嘉兰属 Gloriosa
  2. 植株具鳞茎。
    4. 花柱 3；花药肾形，汇合成 1 室··· 4. 藜芦属 Veratrum
    4. 花柱 1，顶端不裂至 3 裂；花药不为肾形，2 室。
      5. 花序为伞形花序，未开放前为膜质总苞所包·· 25. 葱属 Allium
      5. 花序不为伞形花序，如为伞形花序，则总苞叶状。
        6. 花 30 朵以上，排成密集的总状花序·· 24. 绵枣儿属 Barnardia
        6. 花 1–20 朵，排成疏松的花序；花被片不反折。
          7. 叶心形至卵形，具网状脉·· 21. 大百合属 Cardiocrinum
          7. 叶不为心形或卵形，具平行脉。
            8. 鳞茎具白粉质鳞片；花被片基部有蜜腺窝·· 19. 贝母属 Fritillaria
            8. 鳞茎不具白粉质鳞片；花被片基部无蜜腺窝。
              9. 花药基着；叶基生或茎生。
                10. 鳞茎直径 1 cm 以上；花被片长 2 cm 以上，开花后脱落·············· 18. 郁金香属 Tulipa
                10. 鳞茎直径 4–5 mm；花被片长不及 2 cm，开花后宿存。
                  11. 花被片在果期宿存并明显增大和变厚，通常比蒴果长一倍以上，至少长半倍·········
                  ··· 16. 顶冰花属 Gagea
                  11. 花被片在果期枯萎，不增大，也不一定脱落，通常短于蒴果·································
                  ··· 17. 洼瓣花属 Lloydia
              9. 花药背着（即丁字状着生）；叶茎生，至少大多数如此。
                12. 鳞茎圆柱形或狭卵状圆柱形，外具淡褐色的膜质鳞茎皮；须根上具许多珠状小鳞茎；花柱 3 裂，顶端弯；种子无翅··· 23. 假百合属 Notholirion

12. 鳞茎近卵圆形，由多数稍展开的鳞片组成；须根上不具小鳞茎；花柱具 3 个膨大的柱头；种子具翅。
  13. 内外轮花被片相似，无彩色斑块，基部也无垫状隆起·················· 20. 百合属 Lilium
  13. 内轮花被片比外轮大，且边缘常有锯齿，少有例外，两轮花被片都有彩色斑块，基部有垫状隆起·· 22. 豹子花属 Nomocharis
1. 植株具根状茎，决不具鳞茎。
  14. 叶退化为鳞片；叶状枝（貌似叶）很小，通常针状、扁圆柱状或线状，粗 0.2–2 (–3) mm，每 2–10 枚簇生于茎和枝条上，每一植株有几百枚之多·················· 41. 天门冬属 Asparagus
  14. 叶不退化成鳞片；叶较大，多枚基生、互生、对生或轮生于茎上，每一植株具几枚至几十枚。
    15. 果实在未成熟前已作不整齐的开裂，露出幼嫩的种子，成熟种子为小核果状，貌似 2–3 个小核果簇生于一个花梗上。
      16. 花被有副花冠；叶脉折扇状，有明显的横支脉，如小方格·················· 44. 球子草属 Peliosanthes
      16. 花被不具副花冠；叶脉通常不成折扇状，极少具横支脉。
        17. 花近直立；子房上位；花丝与花药近等长或比花药长·················· 42. 山麦冬属 Liriope
        17. 花多少俯垂；子房半下位；花丝不明显或稍明显，长不及花药的一半·· 43. 沿阶草属 Ophiopogon
    15. 果实为浆果或蒴果，成熟前决不开裂，成熟种子也不为小核果状。
      18. 叶 3–15 枚排成一轮；花单朵顶生，外轮花被片叶状，绿色，植株貌似两轮叶。
        19. 叶通常 4–15 枚排成一轮；花 4 数或更多，内轮花被片比外轮狭·················· 39. 重楼属 Paris
        19. 叶 3 枚排成一轮；花 3 数，内轮花被片比外轮花被片稍狭·················· 40. 延龄草属 Trillium
      18. 叶不排成一轮；外轮花被片不为叶状。
        20. 花单性；雌雄异株；叶具网状脉；多为攀援灌木。
          21. 花被片离生·· 46. 菝葜属 Smilax
          21. 花被片合生成筒，筒口有几个小齿·················· 47. 肖菝葜属 Heterosmilax
        20. 花两性；叶具平行脉；通常为草本。
          22. 叶肉质、肥厚、多汁，边缘有刺状小齿·················· 13. 芦荟属 Aloe
          22. 叶决不为肉质。
            23. 果实为蒴果。
              24. 花两侧对称，上部 3–4 片花被片较大·················· 2. 白丝草属 Chionographis
              24. 花辐射对称。
                25. 花柱 3。
                  26. 叶两侧压扁，基部套折，剑形；小苞片杯状；花梗无毛；花药卵形，具 2 室·· 1. 岩菖蒲属 Tofieldia
                  26. 叶不为两侧压扁；小苞片也不存在；花梗有毛；花药肾形，背着，具 1 室·· 4. 藜芦属 Veratrum
                25. 花柱 1，顶端不裂至 3 裂。
                  27. 花被片多少贴生于子房，子房半下位；花序轴有毛·················· 45. 粉条儿菜属 Aletris
                  27. 花被片不贴生于子房，子房上位。
                    28. 叶茎生；柱头 3 裂，每裂片顶端又 2 裂·················· 5. 油点草属 Tricyrtis
                    28. 叶基生或近基生；柱头裂片不再 2 裂。
                      29. 雄蕊 3·· 8. 知母属 Anemarrhena
                      29. 雄蕊 6。
                        30. 花被片下部合生。

31. 叶卵形或卵状椭圆形，基部骤狭成叶柄；花紫色至白色·········
  ·· 11. **玉簪属 Hosta**
  31. 叶线形，基部不渐狭成叶柄；花黄色至红色······ 12. **萱草属 Hemerocallis**
 30. 花被片离生。
  32. 花梗基部无苞片；叶基部渐狭成叶柄·················· 3. **丫蕊花属 Ypsilandra**
  32. 花梗基部有苞片；叶宽线形或细线形。
   33. 花被片长 1.7–4 cm；花药基部箭形，并有两条平行的尾状附属物········
    ·· 10. **鹭鸶兰属 Diuranthera**
   33. 花被片长 1–1.5 cm；花药基部常 2 深裂，裂片长约 0.5 mm。
    34. 花 50 朵以上，紧密地排列成顶生的总状花序；蒴果球形，不具三
     棱·· 7. **独尾草属 Eremurus**
    34. 花几朵至 20 朵，疏松地排列成顶生的总状花序或圆锥花序；果通
     常宽球形，具三棱·· 9. **吊兰属 Chlorophytum**
23. 果实为浆果。
 35. 花丝上部膨大；叶边缘和背面中脉有锯齿·············· 6. **山菅兰属 Dianella**
 35. 花丝上部不膨大；叶边缘和背面中脉无锯齿。
  36. 叶茎生。
   37. 花被片离生。
    38. 花序总状或圆锥状；茎不分枝。
     39. 花被片 6，雄蕊 6；叶通常多于 3 枚，基部一般不为心形，如为心形，则必抱
      茎·· 33. **鹿药属 Smilacina**
     39. 花被片 4，雄蕊 4；叶通常 2 枚，基部心形·········· 34. **舞鹤草属 Maianthemum**
    38. 花序具 1 花或伞形花序；茎常分枝。
     40. 花被片基部多少具囊或距······························· 35. **万寿竹属 Disporum**
     40. 花被片基部决无囊或距······························· 36. **扭柄花属 Streptopus**
   37. 花被片合生。
    41. 花被没有副花冠；雄蕊贴生于花被筒上；根状茎黄白色···················
     ·· 37. **黄精属 Polygonatum**
    41. 花被有副花冠；雄蕊贴生于副花冠上；根状茎绿色······ 38. **竹根七属 Disporopsis**
  36. 叶基生或近基生。
   42. 花被片离生。
    43. 花葶被毛；花药基着；果实浆果状，后期顶端开裂·········· 32. **七筋菇属 Clintonia**
    43. 花葶无毛；花药背着，丁字状；浆果不开裂··············· 26. **白穗花属 Speirantha**
   42. 花被片合生。
    44. 花葶直接从根状茎抽出，顶端具 1 花··············· 31. **蜘蛛抱蛋属 Aspidistra**
    44. 花葶从叶丛中抽出，顶端具几朵至多朵花。
     45. 总状花序；花俯垂··· 27. **铃兰属 Convallaria**
     45. 穗状花序；花直立。
      46. 花被片反折；花药披针形；根状茎细长，直径 2–4 mm·······
       ·· 28. **吉祥草属 Reineckea**
      46. 花被裂片开展至内折；花药卵形至近圆形；根状茎通常粗壮，直径 6–30 mm。
       47. 花被裂片明显可见······························· 29. **开口箭属 Tupistra**
       47. 花被裂片很小，内折，不明显·················· 30. **万年青属 Rohdea**

1. 岩菖蒲属 Tofieldia Huds.

多年生草本。叶通常基生或近基生，两侧压扁，剑形，两列，于基部套折，中脉不明显。花梗基部具一苞片，近花被基部具一杯状小苞片；花被片6，离生或基部合生，宿存；雄蕊6，生于花被片基部，花药基着或近背着；子房具3心皮，上部3裂，花柱3，离生。蒴果。种子多数。

本属约20种，分布于北半球寒温带、温带和亚热带地区。我国有3种，产于西南和东北，2种药用。

分种检索表

1. 花梗长 (1–) 1.5–3 (–7) mm；蒴果平展到下垂；种子一侧无白色纵带·················1. 叉柱岩菖蒲 T. divergens
1. 花梗长 (3–) 5–12 mm；蒴果近直立，不下垂；种子一侧具白色纵带·······················2. 岩菖蒲 T. thibetica

1. 叉柱岩菖蒲（中国植物志） 九节莲（中国高等植物图鉴），消疝草、小扁竹参、小扁草（云南丽江）

Tofieldia divergens Bureau et Franch. in J. Bot. (Morot) 5: 157. 1891.——*T. yunnanensis* Franch.
（英 **Forkstyle Tofieldia**）

多年生草本。叶长 3–22 cm，宽 2–4 mm，质硬，边缘粗糙，先端渐尖，中脉不明显。花葶高 8–35 cm，通常近基部具1–2枚线形叶；总状花序长 2–10 cm，多花；花白色，上举或略下垂，花梗长 1–3 (–7) mm；苞片1枚，杯状，先端略3裂；花被片狭倒披针形至狭椭圆形，长 2–3 mm，宽 0.4–0.5 mm；雄蕊长于花被；子房长圆状狭卵形，长约 3 mm，3浅裂到3裂；花柱较细，长 0.5–1 mm，明显比花药长。蒴果平展到下垂，倒卵状三棱形或椭圆形，长约 3 mm，上端3裂到3深裂；宿存花柱长 1–1.5 mm，柱头略厚。种子线形到纺锤形，长约 1 mm，一侧无白色纵带。花期6–8月，果期7–9月。

分布与生境 产于贵州西部、四川西南及云南。生于海拔 1000–4300 m 的林下岩石上、湿草坡及峭壁的缝隙中。

药用部位 全草。

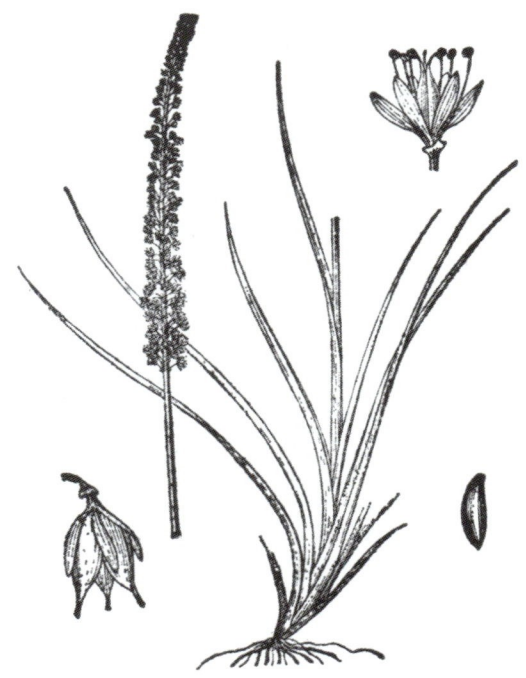

叉柱岩菖蒲 Tofieldia divergens Bureau et Franch.
引自《中国高等植物图鉴》

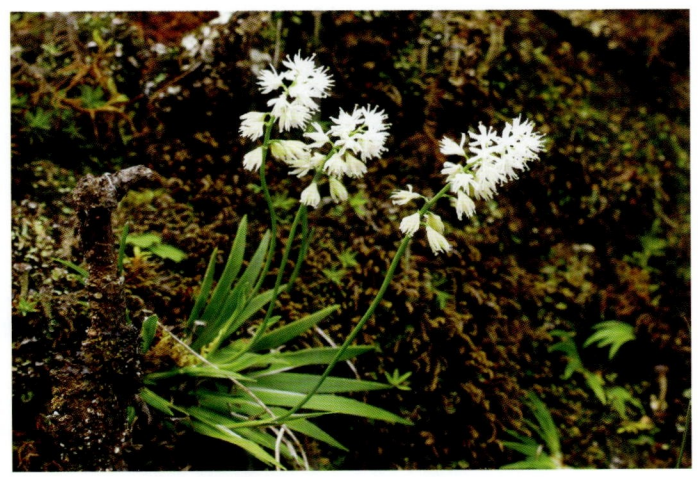

叉柱岩菖蒲 Tofieldia divergens Bureau et Franch.
摄影：张英涛

功效应用 全草：利尿，调经，滋阴补虚。用于水肿，头晕，耳鸣，小儿营养不良，月经不调，胃痛，小儿腹泻。

注评 本种的全草彝族、纳西族药用；彝族治疗跌打损伤、胃肠胀痛，还用根治克山病、消化不良；纳西族治脾虚泄泻、腹泻、小便不利、疝气。

2. 岩菖蒲（中国植物志） 石竹根（中国高等植物图鉴），岩飘子（四川）

Tofieldia thibetica Franch. in Nouv. Arch. Mus. Hist. Nat., sér. 2, 10: 95. 1887.——*Tofieldia setchuenensis* Franch.（英 **Tibet Tofieldia**）

多年生草本。叶长 5-20 cm，宽 3-7 mm，质硬，边缘粗糙，先端渐尖，中脉不明显。花葶高 10-30 (-38) cm，近顶端常有 1 或 2 片条形叶；总状花序长约 15 cm，多花；花上举或近向上，花期花梗长 (3-) 5-12 mm；苞片 1 枚，杯状，先端 3 裂；花被片白色，狭倒披针形到长圆形，长 2-3 mm，宽 0.4-0.5 mm。蒴果近直立，倒卵形至椭圆形，长 2.5-3 mm，宽 2 mm，先端 3 裂；宿存花柱长 (0.3-) 1-1.5 mm。种子一侧具一纵贯的白色条带。花期 6-7 月，果期 7-9 月。

分布与生境 分布于贵州、四川中东部和云南东北部。生于海拔 700-2300 m 的峭壁上、岩缝、灌木丛和湿草坡中。

药用部位 全草。

功效应用 利尿，滋阴补虚。用于水肿，头晕，耳鸣，月经不调，胃痛，小儿泄泻，营养不良，解毒，疯狗咬伤。

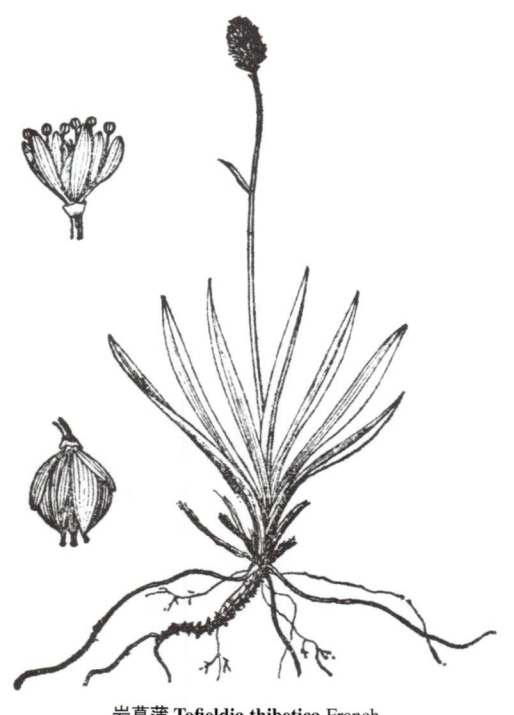

岩菖蒲 Tofieldia thibetica Franch.
引自《中国高等植物图鉴》

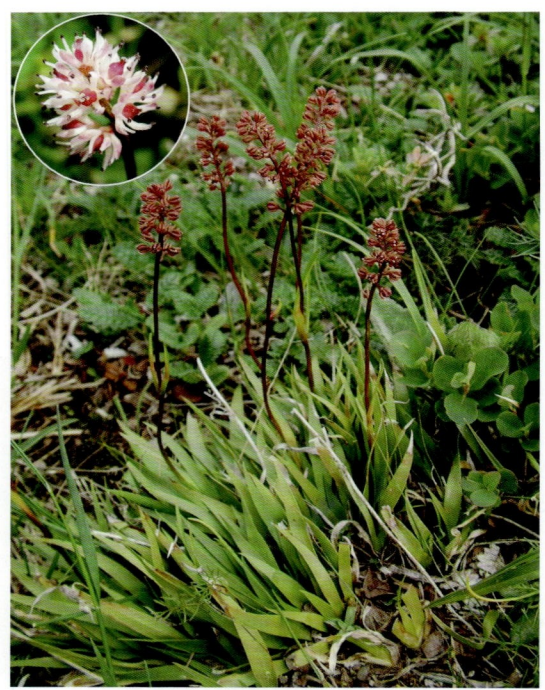

岩菖蒲 Tofieldia thibetica Franch.
摄影：于俊林

2. 白丝草属 Chionographis Maxim.

多年生草本。根状茎粗短。叶基生，近莲座状，匙形到椭圆形，有柄，常绿。花葶从叶丛中央抽出，具3–30枚苞片状叶，穗状花序，无苞片；花小，两侧对称，杂性同序；花被片3–6，离生，不等大，近轴的3–4枚长，匙状线形到丝状，其余2–3枚短小或不存在；雄蕊6，较短，花药基着，常两侧开裂；子房球形，3室，每室2胚珠，花柱3，离生，柱头位于内侧。蒴果。种子近梭形，一端具短尾。

共4种，分布于东亚。我国东南部分布1种，可药用。

1. 白丝草（Flora of China） 中国白丝草（中国植物志）

Chionographis chinensis K. Krause in Notizbl. Bot. Gart. Berlin-Dahlem 10: 807. 1929.——*C. merrilliana* H. Hara（英 **Chinese Chionograpis**）

叶数枚至10多枚，匙形到椭圆形，长1–6 cm，宽1–3.5 cm，无毛，边缘皱波状，先端近急尖，叶柄长1–6 cm。花葶高14–40 cm，苞片状叶4或5，披针状到卵圆形，长2–5 mm。穗状花序长3–14 cm，花后延长，密生多花；花芳香，白色至淡黄色，近轴3或4枚花被片长3–8 mm，上部宽0.2–0.5 mm，其余2或3枚0.5–1.5 mm或不存在；雄蕊长1–1.5 mm，其中3枚较长；花药近心状卵形，常汇合成1室。蒴果近倒卵圆形，长约4 mm，宽约2 mm，上半部开裂。种子长1.8–2.8 mm，宽0.6–0.9 mm。花期4–5月，果期6月。

分布与生境 分布于福建、湖南、广东、广西东北部。生于海拔700 m以下的山坡荫蔽和潮湿处。

药用部位 全草。

功效应用 利尿通淋，清热安神，消肿止痛。用于烧伤，烫伤。

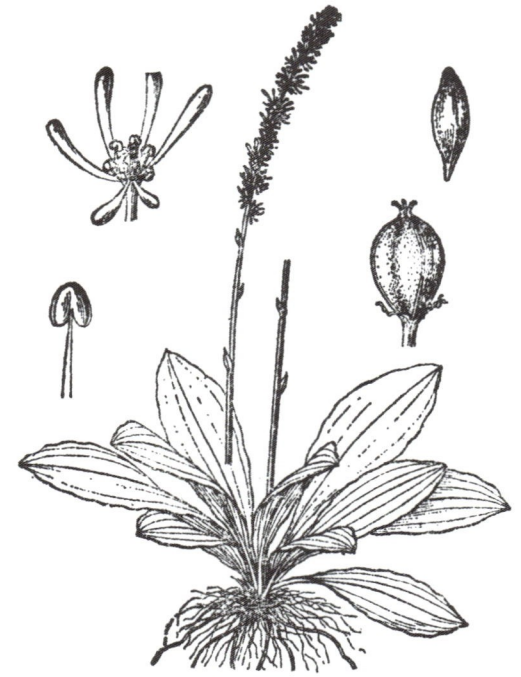

白丝草 Chionographis chinensis K. Krause
引自《中国高等植物图鉴》

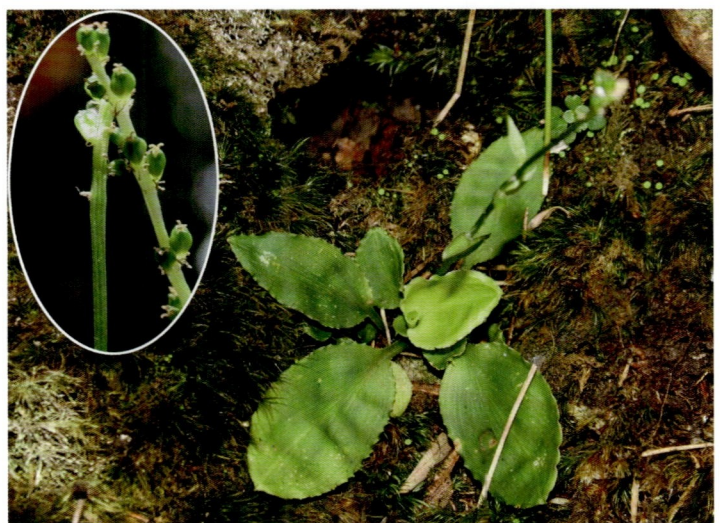

白丝草 Chionographis chinensis K. Krause
摄影：王祝年

3. 尖被藜芦（中国植物志） 光脉藜芦、毛脉藜芦（中国植物志）

Veratrum oxysepalum Turcz. in Bull. Soc. Imp. Naturalistes Moscou 13: 79. 1840. ——*V. patulum* Loes.
（英 **Sharpsepal False Hellebore**）

植株高达 1 m，基部具密生无网眼的纤维束。叶茎生，基部无柄，抱茎，叶片椭圆形或长圆形，长 (3-) 14-22 (-29) cm，宽 14 cm，先端急尖或渐尖，背面无毛或疏生短柔毛。圆锥花序长 30-35 (-50) cm，密生多花，侧生花序和顶生总状花序长 8-12 cm，花序轴密生短绵毛；花梗长 1-3 (-6) mm，比小苞片短；花被片近轴面白色，远轴面绿色，长圆形或倒卵状长圆形，长 7-11 mm，宽 3-6 mm，基部窄，边缘具细牙齿，先端钝圆或稍尖，外轮花被片背面基部略生短柔毛；雄蕊长 4-7 mm；子房长约 2 cm，宽约 1 cm，疏生短柔毛或乳突状毛。花期 7 月。

分布与生境　分布于黑龙江、吉林和辽宁。生于海拔近 2200 m 的山坡林下和湿草甸中。日本、朝鲜和俄罗斯也有分布。

药用部位　根及根状茎。

功效应用　涌吐风痰，清热燥湿。用于中风痰壅，喉痹不通，癫痫，蚊虫叮咬，红肿热痛，疮疡不愈。

化学成分　根含甾体生物碱类：红藜芦碱▲(rubijervine)，藜芦酰棋盘花碱(veratroylzygadenine)，白藜芦任▲(germerine)[1]。

地下部分含甾体生物碱类：二去乙酰原藜芦碱A (dideacetylprotoveratrine A)，去乙酰原藜芦碱A (deacetylprotoveratrine A)，原藜芦碱A (protoveratrine A)[2]，藜芦胺(veratramine)，异藜芦胺(isoveratramine)，白藜芦碱(jervine)，藜芦辛▲(veratrosine)，尖被藜芦碱▲(verapatuline)[3]。

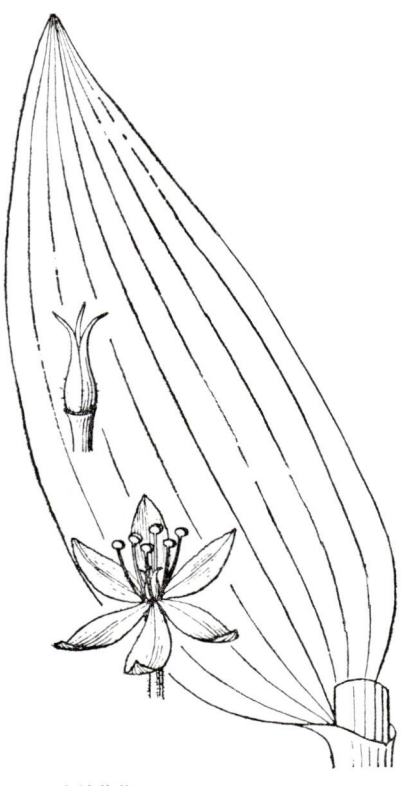

尖被藜芦 Veratrum oxysepalum Turcz.
张泰利　绘

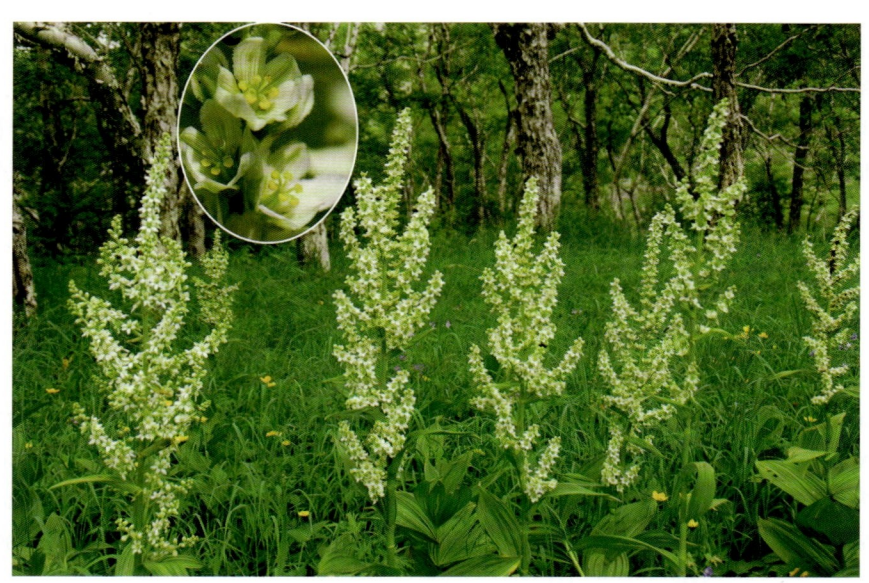

尖被藜芦 Veratrum oxysepalum Turcz.
摄影：周繇

化学成分参考文献

[1] Bondarenko NV *Khim Prir Soedin*, 1979(1): 105-106.
[2] Bondarenko NV *Khim Prir Soedin*, 1979(3): 415.
[3] Bondarenko NV *Khim Prir Soedin*, 1981(4): 527-528.
[4] 赵伟杰，等 . 中药通报，1987, 12(1): 34-35.
[5] Jin MH, et al. *Saengyak Hakhoechi*, 2002, 33(4): 399-403.
[6] Cong Y, et al. *Helv Chim Acta*, 2007, 90(5): 1038-1042.
[7] Cong Y, et al. *J Asian Nat Prod Res*, 2008, 10(7): 616-621.
[8] Christov V, et al. *Fitoterapia*, 2009, 80(1): 25-27.
[9] Poethke W, et al. *Pharm Zentralhalle Dtschl*, 1947, 86: 321-324.
[10] Wang B, et al. *Helv Chim Acta*, 2008, 91(2): 244-248.
[11] Li HL, et al. *Nat Prod Res, Part A*, 2009, 23(2): 122-126.
[12] 王斌，等 . 药学服务与研究，2007, 7(5): 347-349.

药理作用及毒性参考文献

[1] 段建红，等 . 生物物理学报，2002, 18(1): 49-52.
[2] 段建红，等 . 生物学报，2002, 54(3): 208-212.
[3] 谢勇，等 . 生物化学与生物物理学报，2003, 35(9): 806-810.
[4] 雷格胜，等 . 中国临床康复，2005, 25(9): 238-239.
[5] Freitas EMS, et al. *Toxicon*, 2006, 47(7): 780-787.
[6] 徐暾海，等 . 国外医药 . 植物药分册，2002, 17(5): 185-189.
[7] 赵录英，等 . 山西医科大学学报，2002, 33(3): 231-232.
[8] Radulovacki M, et al. *Experimental Neurol*, 1997, 145(2): 371-375.
[9] 夏丽英 . 现代中药毒理学，天津：天津科技翻译出版公司，2005: 716-718.
[10] 郑善子，等 . 延边大学医学学报，2004, 27(1): 31-32.
[11] 徐国钧，等 . 常用中药材品种整理和质量研究（第 4 册），福建：福建科学技术出版社，2001: 121-178.
[12] 李广勋 . 中药药理毒理与临床，天津：天津科技翻译出版公司，1992: 134.

2. 兴安藜芦（中国植物志）

Veratrum dahuricum (Turcz.) Loes. in Verh. Bot. Vereins Prov. Brandenburg 68: 134. 1926.

（英 **Dahuria False Hellebore**）

植株高 70–150 cm，基部具密生无网眼的纤维束。叶茎生，基部无柄，抱茎，叶片椭圆形或卵状椭圆形，长 13–23 cm，宽 5–11 cm，先端渐尖，背面密生银白色短柔毛。圆锥花序近纺锤形，长 20–60 cm，具多花，侧生总状花序近等长于顶生总状花序，基部的侧生总状花序常再分枝；花序轴密生白色短绵毛；小苞片卵状披针形，边缘和背面具柔毛；花密集，花梗长约 2 mm；花被片黄绿色，边缘白色，椭圆形或卵状椭圆形，长 8–12 mm，宽 3–4 mm，边缘啮蚀状，背面被短毛；雄蕊长 4–6 mm；子房卵圆形，密生短柔毛。花期 6–8 月。

分布与生境 分布于黑龙江、吉林和辽宁。生于 500 m 以下的草甸和湿草坡。朝鲜和俄罗斯也有分布。

药用部位 根及根状茎。

功效应用 吐风痰，杀虫毒。用于中风痰涌，风痫癫疾，黄疸，久疟，泄痢，头痛，喉痹，鼻息疠癣，恶疮，毒蛇咬伤。

化学成分 地下部分含生物碱类：藜芦辛▲(veratrosine)，兴安藜芦定▲(verdine)，伪白藜芦碱(pseudojervine)，藜芦胺(veratramine)[1]，白藜芦碱(jervine)[1-2]，红藜芦碱▲(rubijervine)，藜芦马林碱(veramarine)，藜芦酰棋盘花碱(veratroylzygadenine)，异红藜芦碱▲(isorubijervine)，藜芦嗪(verazine)，藜芦明▲(veramine)[2]，白藜芦胺▲(germine)，3-藜芦酰白藜芦胺▲(3-veratroylgermine)[3]。

根状茎含生物碱类：(3β,4α,7α,15α,16β)-4,9-环氧瑟烷-3,4,7,14,15,16,20-七醇-15-[(2Z)-2-甲基-2-丁烯酸酯]-3,7-二乙酸酯{(3β,4α,7α,15α,16β)-4,9-epoxycevane-3,4,7,14,15,16,20-heptol-15-[(2Z)-2-methyl-2-butenoate]-3,7-diacetate}，(3β,4α,7α,15α,16β)-4,9-环氧瑟烷-3,4,7,14,15,16,20-七醇-3-(3,4-二甲氧基苯甲酸酯){(3β,4α,7α,15α,16β)-4,9-epoxy-cevane-3,4,7,14,15,16,20-heptol-3-(3,4-dimethoxybenzoate)}，(3β,4α,7α,15α,16β)-4,9-环氧瑟烷-3,4,7,14,15,16,20-七醇-15-[(2Z)-2-甲基-2-丁烯酸酯]-3-乙酸酯{(3β,4α,7α,15α,16β)-4,9-epoxycevane-3,4,7,14,15,16,20-heptol-15-[(2Z)-2-methyl-2-butenoate]-3-acetate}，(3β,4α,7α,15α,16β)-4,9-环氧瑟烷-3,4,7,14,15,16,20-七醇-15-[(2Z)-2-甲

红藜芦碱▲(isorubijervine)，棋盘花碱(zygadenine)[3]，新绿藜芦布定▲(neogermbudine)[4]，表藜芦嗪(epiverazine)，藜芦胺(veratramine)[5]，新尖被藜芦碱▲(neoverapatuline)，(1β,3α,5β)-1,3-二羟基白藜芦宁-12-烯-11-酮[(1β,3α,5β)-1,3-dihydroxyjervanin-12-en-11-one]，藜芦辛▲(veratrosine)[6]，12β-藜芦酰棋盘花碱(12β-hydroxylveratroylzygadenine)，兴安藜芦定▲(verdine)[7]，(-)-藜芦尼碱▲[(-)-veranigrine][8]。

种子含挥发油：亚油酸(linoleic acid)，油酸(oleic acid)[9]。

全草含甾体生物碱类：23-甲氧基环巴胺(23-methoxycyclopamine)，15-O-(2-甲基丁酰基)-3-O-藜芦酰原藜芦因[15-O-(2-methylbutanoyl)-3-O-veratroylprotoverine][10]；黄酮类：3-甲氧基异鼠李素(3-methoxylisorhamnetin)，异鼠李素(isorhamnetin)，3-甲氧基槲皮素(3-methoxylquercetin)，槲皮素(quercetin)，异槲皮苷(isoquercitrin)，3,5,7-三羟基-3',5'-二甲氧基黄酮(3,5,7-trihydroxy-3',5'-dimethoxyflavone)，5,7,4'-三羟基-3'-甲氧基黄酮(5,7,4'-trihydroxy-3'-methoxylflavone)，5,7,3',4'-四羟基黄酮(5,7,3',4'-tetrahydroxyflavone)，5,7,3',5'-四羟基黄酮(5,7,3',5'-tetrahydroxyflavone)[11]，3',4'-二甲氧基槲皮苷(3',4'-dimethoxyquercitrin)，4'-甲氧基葡萄小麦黄素(4'-methoxyglucotricin)[12]。

药理作用 兴奋神经作用：大剂量藜芦碱能使离体的神经细胞内 Ca^{2+} 升高，成为一种脂溶性神经毒素，引起神经肌肉兴奋、心律不齐等；藜芦碱能引起神经元放电峰峰间期的慢波振荡[1]，浸浴藜芦碱可使大鼠初级感觉神经元产生一种可能与触发痛的发作有关的触发性振荡[2]。在大鼠受损坐骨神经上加入藜芦碱溶液，可观察到抛物线簇放电的现象，其机制为抑制钠通道失活引发慢变钠内流[3]。小剂量藜芦碱可在大鼠海马 CA1 区椎体神经元上诱发阵发性去极化漂移样癫痫活动，其机制可能与持续性钠电流增强有关[4]。藜芦生物碱能刺激离体的心肌细胞和突触小体的氧消耗，从而诱发所培养的神经细胞和嗜铬细胞凋亡坏死[5]。

降血压作用：不同品种的藜芦生物碱均具有明显的降血压作用，而作用强度及持续时间各不相同。藜芦生物碱异丙胺静脉注射对麻醉大鼠有显著的降血压作用，同时伴有心率减慢，在兔主动脉条上证明藜芦酸异丙胺无直接舒张血管平滑机作用[6]。

强心作用：大鼠离体心脏灌流藜芦生物碱，能剂量依赖性地提高心脏泵功能，且无明显的心律失常发生，但大于 40 mg/L 后，期前收缩的次数明显增多，有时还出现短暂的心动过速[7]。

促进呼吸暂停作用：原藜芦碱 A 在大鼠的非快速动眼睡眠 (NREM) 时相具有呼吸暂停促进作用，且证实了原藜芦碱 A 亦能引起无血压改变的慢性降压反射的刺激，提示降压反射在呼吸暂停形成中起重要作用[8]。

催吐作用：藜芦所含的总生物碱口服可引起呕吐，为强力催吐剂[9]。

抗血吸虫、抗真菌和杀螨作用：藜芦对血吸虫成虫和幼虫均有杀灭作用，作用机制是经虫体表面或吸食进入消化系统后，造成局部刺激，引起反射性虫体兴奋，先抑制虫体感觉神经末梢，后抑制中枢神经而致虫死亡[10]。藜芦有抗真菌作用，其水煎剂在试管内对蔓色毛癣菌、腹股沟表皮癣菌、星形奴卡菌等皮肤真菌均有不同程度的抑制作用，对结核分枝杆菌也有抑制作用[11]。用藜芦制成的乳膏具有明显的体外杀螨作用[10]。

毒性及不良反应 小鼠服生藜芦 1.8 g/kg，有少量动物死亡，增至 3.6 g/kg 时死亡率为 60%；注射 1% 藜芦液 0.5 ml，15 min 内全部死亡；猫口服藜芦 0.66 g/kg，有少量动物死亡，1.39 g/kg 时，有半数死亡；小鼠皮下注射黑藜芦浸出液，LD_{50} 为 1.78 g/kg[12]。藜芦碱对消化系统的中毒反应一般表现为舌及咽喉部有针刺样感觉，上腹部及胸骨后有烧灼疼痛感及流涎、恶心、呕吐、腹泻、血便、呃逆等一系列食道和胃肠炎症症状，口服较注射给药反应明显[12]。

注评 本种为山西（1987）、四川（1992）、贵州（1988）、山东（1995、2002）、江西（1996）、湖南（2009）中药材标准及新疆药品标准（1980）收载"藜芦"的基源植物之一，药用其干燥根及根状茎。维吾尔族、蒙古族、藏族、苗族也药用；维吾尔族治疗湿寒性或黏液质性疾病，如胃中宿食、脑膜炎、癔症、癫痫、月经不调、听力下降、牛皮癣及皮肤瘙痒等；蒙古族治疗不消化症、腹胀、毒热及水肿等病症；藏族治疗骨折，外用治疗癣、灭蝇蛆；苗族治疗头痛、鼻炎、疥癣及恶疮。

本属植物藜芦具有兴奋神经、降血压、强心、脑保护、改善血流变作用，此外还具有抗血吸虫、抗真菌、杀螨和催吐作用。主要活性成分为藜芦碱类。

1. 藜芦（神农本草经） 山葱（河北、吉林、山东、山西），黑藜芦（通称），人头发（四川），老旱葱（东北）

Veratrum nigrum L., Sp. Pl. 2: 1044. 1753.（英 **Black False Hellebore**）

植株高达 1 m，粗壮，基部的叶鞘枯死后残留为有网眼的黑色纤维网。叶茎生，无柄或有时茎上部的叶具短柄；叶片椭圆形至宽卵状披针形，大小变化大，薄革质，长 22–25 cm，宽 10 cm，先端急尖或渐尖，两面无毛。圆锥花序密生多花，侧生总状花序近直立或斜升，通常具雄花；顶生总状花序常具两性花；花序轴密生白色绵毛；小苞片披针形，边缘和背面具柔毛；侧生花序上的花梗长约 5 mm，近等长于小苞片，密生绵毛；花被片黑紫色，长圆形，长 5–8 mm，宽约 3 mm，伸展或在两性花中略反折，边缘全缘；雄蕊长 2.5–4 mm；子房无毛。蒴果长 1.5–2 cm，宽 1–1.3 cm。花果期 7–9 月。

分布与生境 分布于东北、华北、陕西、甘肃、山东、河南、湖北、贵州和四川等省区。生于海拔 1200–3300 m 的山坡林下或草丛中。哈萨克斯坦、蒙古、俄罗斯及欧洲中部也有分布。

药用部位 根及根状茎。

功效应用 吐风痰，杀虫毒。用于中风痰涌，风痫癫疾，黄疸，久疟，泄痢，头痛，喉痹，鼻息疥癣，恶疮，毒蛇咬伤。

化学成分 根及根状茎含甾体生物碱类：去乙酰原藜芦碱A (deacetylprotoveratrine A)，白藜芦任▲(germerine)[1]，原藜芦碱A (protoveratrine A)，藜芦马林碱(veramarine)，绿藜芦定▲(germidine)，藜芦嗪(verazine)[2]，红藜芦碱▲(rubijervine)，藜芦酰棋盘花碱(veratroylzygadenine)，白藜芦碱(jervine)，异

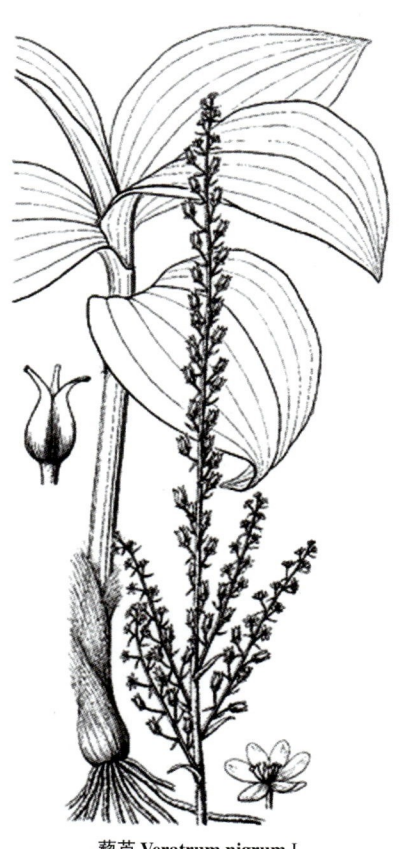

藜芦 Veratrum nigrum L.
蔡淑琴 仿吴彰桦

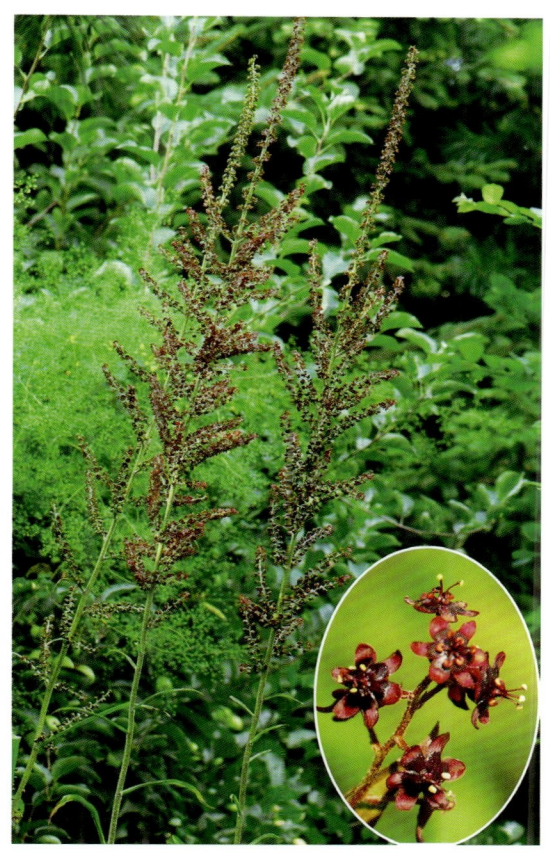

藜芦 Veratrum nigrum L.
摄影：周繇

在 C_4 和 C_9 之间存在 α- 酮缩醛系统，如藜芦酰棋盘花碱 (veratroylzygadenine，**1**)、白藜芦胺▲(germine，**2**)、狭叶藜芦碱 A (stenophylline A，**3**)、藜芦马林碱 (veramarine，**4**)、新白藜芦胺▲(neogermine)、白藜芦任▲(germerine)、新绿藜芦布定▲(neogermbudine)、12β- 羟基藜芦酰棋盘花碱 (12β-hydroxyveratroylzygadenine)。此外，包括 A 环开环并具有内酯环结构的新大理藜芦碱 (neoverataline) A (**5**)、B (**6**)；介藜芦胺型含有五环结构，与西藜芦碱型的差别在于其 C_{18} 和氮原子之间没有共价键相连，如白藜芦碱 (jervine，**7**)、藜芦胺 (veratramine，**8**)、藜芦辛▲(veratrosine，**9**)、新尖被藜芦碱▲(neoverapatuline)、(1β,3α,5β)-1,3-二羟基白藜芦宁 -12- 烯 -11- 酮 [(1β,3α,5β)-1,3-dihydroxyjervanin-12-en-11-one]；茄次碱型含六环结构且 C_5、C_6 之间有双键结构，如红藜芦碱▲(rubijervine，**10**)；维藜芦碱型如藜芦嗪 (verazine，**11**)，表藜芦嗪 (epiverazine)；另外本属多种植物也含有芪类成分，如白藜芦醇 (resveratrol，**12**)、藜芦酚 (veraphenol，**13**)、云杉新苷 (piceid)、异食用大黄苷▲(isorhapontin)、桑皮苷 E (mulberroside E)。

1 和 **7** 是本属植物地下部分的两种主要成分，且 **1** 具有多种生物活性。**1**、**8-10**、新尖被藜芦碱▲(neoverapatuline)、(1β,3α,5β)-1,3- 二羟基白藜芦宁 -12- 烯 -11- 酮 [(1β,3α,5β)-1,3-dihydroxyjervanin-12-en-11-one] 对人类神经胶质瘤细胞株 SF188 具有细胞毒活性；**1**、**4** 及 12β- 藜芦酰棋盘花碱 (12β-hydroxyveratroylzygadenine) 对 HL-60 细胞也表现出细胞毒活性；而新白藜芦胺▲(neogermine)、白藜芦任▲(germerine)、新绿藜芦布定▲(neogermbudine) 及 **2** 对小鼠的小脑及大脑皮层细胞 DNA 有基因毒性；表藜芦嗪 (epiverazine)、**8**、**11** 对 B16 F1 小鼠黑色素瘤的黑色素生成有较强的抑制作用；对麻醉猫与犬的研究发现 **1**、**3** 有明显的降血压及减缓心率的作用；藜芦明灵 (veramiline)、狭叶藜芦碱 B (stenophylline B)、狭叶藜芦碱 -3-*O*-β-D- 吡喃葡萄糖苷 (stenophylline-B-3-*O*-β-D-glucopyranoside)、藜芦明灵 -3-*O*-β-D- 吡喃葡萄糖苷 (veramiline-3-*O*-β-D-glucopyranoside) 及 **7** 对植物病原体真菌有较强的抑制作用；藜芦酚 (veraphenol)、云杉新苷 (piceid)、异食用大黄苷▲(isorhapontin)、桑皮苷 E (mulberroside E)、**1** 及 **12** 对黄嘌呤氧化酶活性具有抑制作用，此外，**12**、**13** 对单胺氧化酶 A 具有抑制作用。

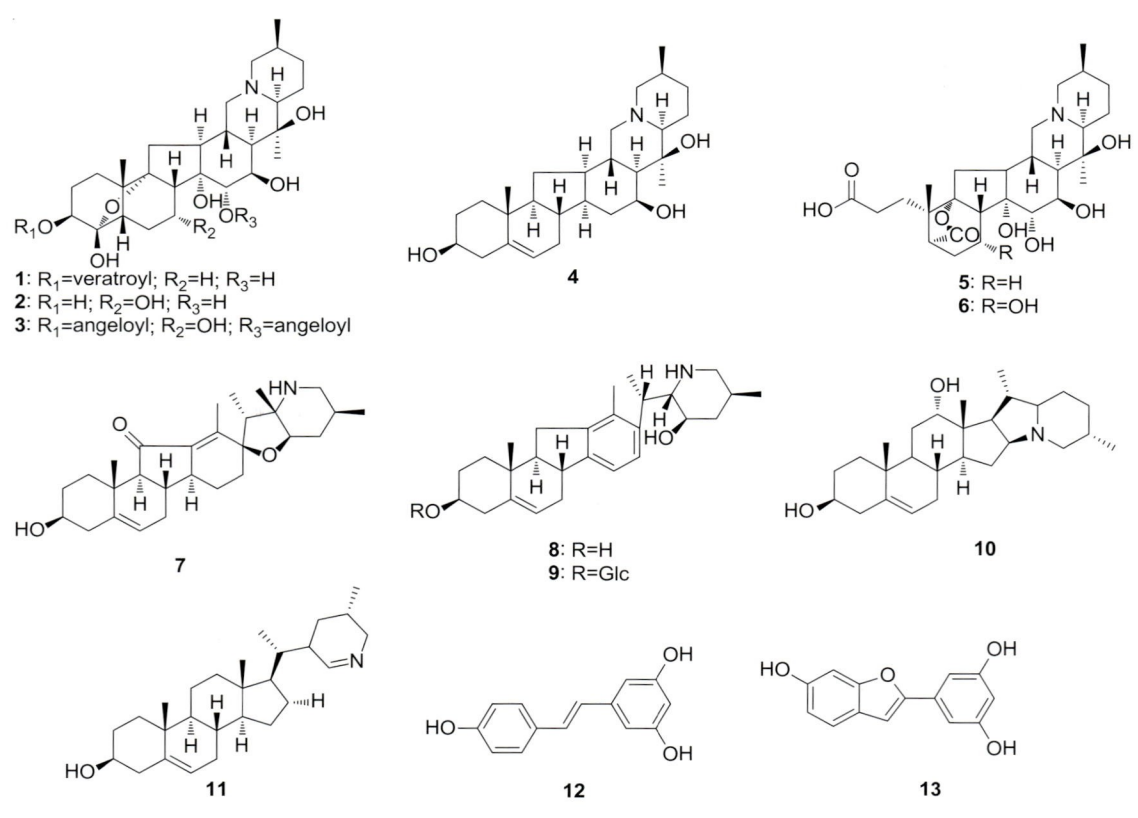

4. 高山丫蕊花（中国植物志）

Ypsilandra alpina F. T. Wang et T. Tang in Bull. Fan Mem. Inst. Biol. 7: 81. 1936.
（英 **Alpine Forkstamenflower**）

叶数枚，叶片披针形，长 7–8 cm，宽 1–1.4 cm，先端骤尖；叶柄长 3–4 cm。花葶高 22–26 cm，长于基生叶；总状花序较窄，具 2–6 朵花；花梗长 3–4 mm；花被片黄色，线形至线状披针形，长 7–12 mm，宽 1.5–2 mm；雄蕊长 4–9 mm，花期短于花被片；子房上部 3 浅裂，花柱长 2.5–6 mm，柱头浅至中度 3 裂，裂片长 0.3–0.5 mm。蒴果短于花被片。花期 7–10 月。

分布与生境 分布于云南西北部、西藏东南部。生于海拔 2000–4300 m 的灌丛边缘和草地中。缅甸也有分布。

药用部位 全草。

功效应用 清热解毒，散结、止血。用于瘰疬，小便不利，水肿。现代用于抗肿瘤，抗菌，子宫出血。

4. 藜芦属 Veratrum L.

多年生草本。根状茎粗短，具稍肉质的、成束的须根。茎直立，通常具毛，基部为叶鞘包裹，叶鞘枯死后残留成纵的或网状的褐色纤维。叶从茎基部向上逐渐变狭，椭圆形、条形至苞片状，互生。圆锥花序，多花，雄花和两性花同株，极少仅具两性花；花被片 6，离生，宿存；雄蕊 6，着生于花被片基部；子房 3 室，上端浅 3 裂，花柱 3，宿存。蒴果直立或下垂，室间开裂，每室具种子多数。种子扁平，具膜质翅。

约 40 种，主要分布于北半球的温带地区。我国有 13 种，10 种 1 变种药用。

分种检索表

1. 包裹茎基部的叶鞘只具平行纵脉，枯死后残留为纵的纤维束。
   2. 叶无毛或疏生短柔毛·····················3. 尖被藜芦 **V. oxysepalum**
   2. 叶背面密生短柔毛。
      3. 叶背面毛银白色·····················2. 兴安藜芦 **V. dahuricum**
      3. 叶背面毛褐色或浅灰色。
         4. 花被片边缘啮蚀状牙齿不明显；子房几无毛·····················4. 阿尔泰藜芦 **V. lobelianum**
         4. 花被片边缘有明显的啮蚀状牙齿；子房密生绵状毛·····················5. 毛叶藜芦 **V. grandiflorum**
1. 包裹茎基部的叶鞘具纵脉和横脉，枯死后残留为多少具网眼的纤维网。
   5. 叶明显具柄。
      6. 叶片光滑；侧生总状花序上的花梗通常超过 1 cm 长，约为花被片的 2 倍·········6. 毛穗藜芦 **V. maackii**
      6. 叶片光滑；侧生总状花序上的花梗不及 1 cm 长，约等长于花被片·····················7. 牯岭藜芦 **V. schindleri**
   5. 叶无柄或只在茎上部的叶具短柄。
      7. 叶片通常宽椭圆形至宽卵状披针形，宽达 10 cm；花黑紫色·····················1. 藜芦 **V. nigrum**
      7. 叶片狭长圆形或带状，宽 1–3 (–8.5) cm；花通常黄绿色或绿白色。
         8. 花被片近基部通常具 2 个明显的腺体·····················9. 蒙自藜芦 **V. mengtzeanum**
         8. 花被片无腺体。
            9. 侧生总状花序近直立或斜升，花梗长 (1–) 2–3 (–4) mm·····················8. 狭叶藜芦 **V. stenophyllum**
            9. 侧生总状花序平展或轻微下弯，有时曲折，花梗长 7–15 mm·····················10. 大理藜芦 **V. taliense**

本属药用植物含丰富的甾体生物碱成分，其骨架主要为异胆甾烷型和胆甾烷型，按照生物碱的母核结构大致可以分为西藜芦碱型、介藜芦胺型、茄次碱型、维藜芦碱型。西藜芦碱型由六环组成且大多

百合科 LILIACEAE

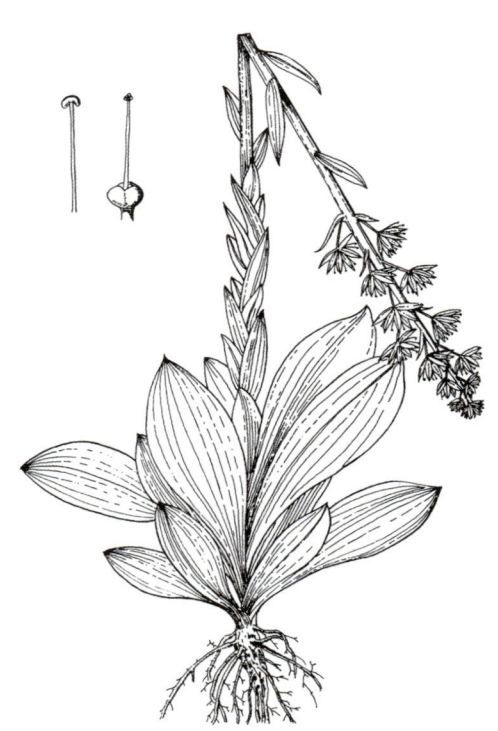

小果丫蕊花 Ypsilandra cavaleriei H. Lév. et Vaniot
屠玉麟 绘

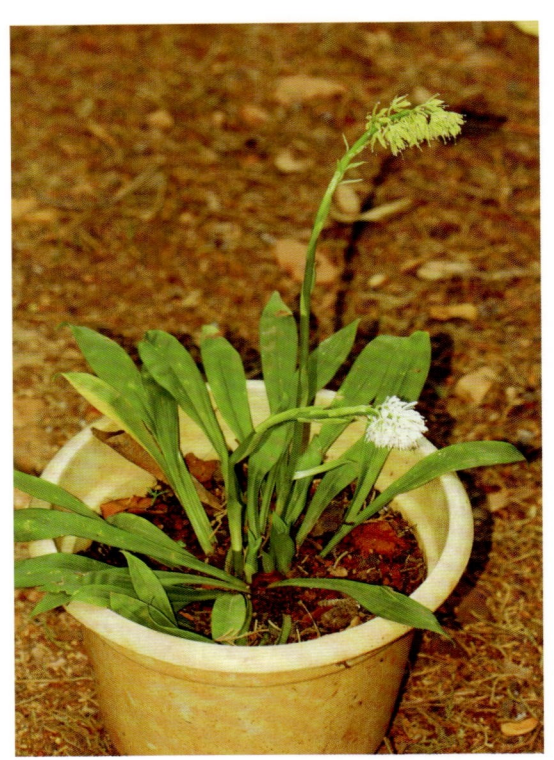

小果丫蕊花 Ypsilandra cavaleriei H. Lév. et Vaniot
摄影：朱鑫鑫

3. 云南丫蕊花（中国植物志）

Ypsilandra yunnanensis W. W. Sm. et Jeffrey in Notes Roy. Bot. Gard. Edinburgh 9: 143. 1916.（英 **Yunnan Forkstamenflower**）

根状茎较短。叶6或7枚，叶片匙形，长2-9 cm，宽1-3.5 cm，先端近急尖，柄长0.7-4 cm，宽3-5 mm。花葶高3-30 (-40) cm，比基生叶长，总状花序密生5-17朵花，花梗长2-3 mm；花被片匙形或倒披针形至椭圆形，长4-5 mm，宽1-2 mm；雄蕊长3-4 mm，花期不伸出花被片或只在果期略伸出；子房上部3浅裂，花柱长1-1.5 mm，在果期不延长；柱头3深裂，裂片长约0.8 mm，反折。蒴果宽卵圆形，略长于宿存的花被片。种子长约5 mm。花期6-7月，果期8-10月。

分布与生境 分布于云南西北部、西藏东北部。生于海拔2700-4000 (-4300) m的杜鹃林下、灌丛边和草坡上。不丹、缅甸和尼泊尔也有分布。

药用部位 全草。

功效应用 清热解毒，散结、止血。用于瘰疬，小便不利，水肿。现代用于抗肿瘤，抗菌，子宫出血。

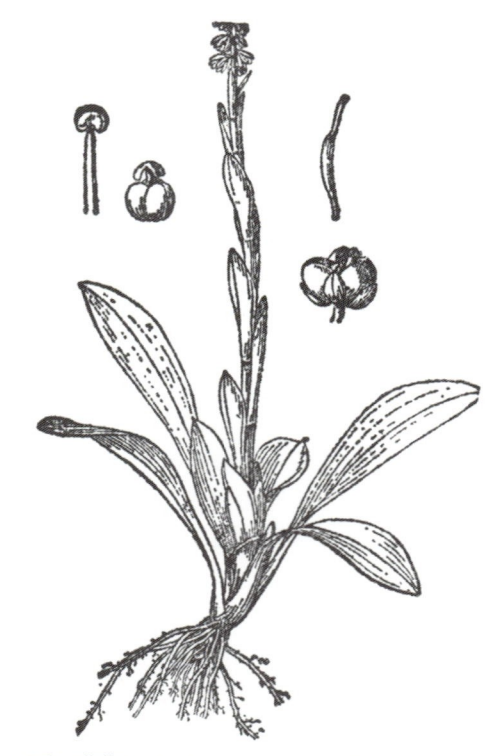

云南丫蕊花 Ypsilandra yunnanensis W. W. Sm. et Jeffrey
引自《中国高等植物图鉴》

M、N、O[4]、P、Q、R[5]，异丫蕊花苷▲(isoypsilandroside) A、B，异丫蕊花苷元▲(isoypsilandrogenin)[1]，丫蕊花内酯苷▲(ypsilactoside) A、B[6]，重楼皂苷(paris saponin) Ⅱ、Ⅴ、Ⅶ[2]，滇重楼苷▲Ⅲ(polylloside Ⅲ)[3]，穗菝葜皂苷(asperoside)，原伪薯蓣皂苷Pb(pseudoproto Pb)，普洛原薯蓣皂苷元▲Ⅱ(protoprogenin Ⅱ)，菝葜皂苷 B (smilaxchinoside B)，皂苷Th(saponin Th)，长药隔重楼苷▲(parispseudoside) A、C，3β-[O-α-L-吡喃鼠李糖基-(1→2)-O-[α-L-吡喃鼠李糖基-(1→4)-O-α-L-吡喃鼠李糖基(1→4)]-β-D-吡喃葡萄糖氧基]-孕甾-5,16-二烯-20-酮{3β-[O-α-L-rhamnopyranosyl-(1→2)-O-[α-L-rhamnopyranosyl-(1→4)-O-α-L-rhamnopyranosyl-(1→4)]-β-D-glucopyranosyloxy]-pregna-5,16-dien-20-one}，3β-[O-α-L-吡喃鼠李糖基-(1→4)-O-α-L-吡喃鼠李糖基-(1→4)-O-α-L-吡喃鼠李糖基-(1→4)]-β-D-吡喃葡萄糖氧基]-16β-[[(4R)-5-(β-D-吡喃葡萄糖氧基-4-甲基-1-氧代戊基]氧基]-孕甾-5-烯-20-酮{3β-[O-α-L-rhamnopyranosyl-(1→4)-O-α-L-rhamnopyranosyl-(1→4)-O-α-L-rhamnopyranosyl-(1→4)]-β-D-glucopyranosyloxy]-16β-[[(4R)-5-(β-D-glucopyranosyloxy)-4-methyl-1-oxopentyl]oxy]-pregn-5-en-20-one}[5]，(25S)-螺甾-5-烯-3β,17α,27-三醇[(25S)-spirost-5-en-3β,17α,27-triol]，偏诺皂苷元-3-O-α-L-吡喃鼠李糖基-(1→4)-β-D-吡喃葡萄糖苷[pennogenin-3-O-α-L-rhamnopyranosyl-(1→4)-β-D-glucopyranoside]，偏诺皂苷元-3-O-α-L-吡喃鼠李糖基-(1→2)-[α-L-吡喃鼠李糖基-(1→4)]-β-D-吡喃葡萄糖苷{pennogenin-3-O-α-L-rhamnopyranosyl-(1→2)-[α-L-rhamnopyranosyl-(1→4)]-β-D-glucopyranoside}，薯蓣皂苷元-3-O-α-L-吡喃鼠李糖基-(1→2)-[α-L-吡喃鼠李糖基-(1→4)]-β-D-吡喃葡萄糖苷{diosgenin-3-O-α-L-rhamnopyranosyl-(1→2)-[α-L-rhamnopyranosyl-(1→4)]-β-D-glucopyranoside}，薯蓣皂苷元-3-O-α-L-吡喃鼠李糖基-(1→4)-α-L-吡喃鼠李糖基-(1→4)-β-D-吡喃葡萄糖苷[diosgenin-3-O-α-L-rhamnopyranosyl-(1→4)-α-L-rhamnopyranosyl-(1→4)-β-D-glucopyranoside][2]。

化学成分参考文献

[1] Xie BB, et al. *Chem Biodiversers*, 2006, 3(11): 1211-1218.

[2] Xie BB, et al. *Steroids*, 2009, 74(12): 950-955.

[3] Lu Y, et al. *Steroids*, 2010, 75(12): 982-987.

[4] Zhang XD, et al. *Helv Chim Acta*, 2012, 95(7): 1087-1093.

[5] Liu HY, et al. *Nat Prod Bioprospect*, 2012, 2(1): 11-15.

[6] Lu Y, et al. *Helv Chim Acta*, 2011, 94(1): 92-97.

2. 小果丫蕊花（中国植物志）

Ypsilandra cavaleriei H. Lév. et Vaniot in Mem. Pontif. Accad. Romana Nuovi Lincei 23: 375. 1905.——*Y. parviflora* F. T. Wang et T. Tang（英 **Littlefruit Forkstamenflower**）

形态近似丫蕊花，植株大小变化较大。总状花序6–10朵花；花小，花被片白色或粉色，长4–5 mm，宽1.5–2 mm，具3–5脉，花梗近等长于花被片；花期雄蕊略伸出花被片；子房上部浅裂约达子房的1/5–1/4。蒴果宽卵圆形，长约为宿存花被片的2/3。种子长约4 mm。花期3–4月，果期4–5月。

分布与生境 分布于湖南南部、广东西北部、广西、贵州。生于海拔1000–1400 m的山坡和溪旁。

药用部位 全草。

功效应用 清热解毒，散结、止血。用于瘰疬，小便不利，水肿。现代用于抗肿瘤，抗菌，子宫出血。

百合科 LILIACEAE

$S_1=$ [structure] $S_2=$ [structure] $S_3=$ [structure]

1. 丫蕊花（中国植物志） 小飘儿菜（中国高等植物图鉴），百合三七（湖北），随身丹（四川）

Ypsilandra thibetica Franch. in Nouv. Arch. Mus. Hist. Nat., sér. 2, 10: 94. 1887.

（英 **Common Forkstamenflower**）

　　根状茎长 1-5 cm，粗约 1 cm。叶常多于 10 枚，叶片倒披针形，长 4-14 cm，宽 1-4.8 cm，先端渐尖。花葶高 7-50 cm，具数枚鳞片状叶；总状花序 5-30 朵花；花梗近等长于花被片；花被片白色、粉色或紫色，匙形至倒披针形，长 6-10 mm，宽 1.5-2.5 mm，具 3-5 脉；雄蕊长 1-1.8 cm，花期明显伸出花被片；子房上部 3 深裂，分裂部分约达子房长度的 1/3-2/5，花柱长 1.6-2 cm，略长于雄蕊，柱头头状，微 3 裂。蒴果宽卵圆形，长约为宿存花被片的 1/2-2/3。种子长 4-5 mm。花期 3-4 月，果期 5-6 月。

分布与生境　分布于湖南南部、广西东北部、四川。生于海拔 1300-2900 m 的林下、山坡阴湿处和沟边。

药用部位　全草。

功效应用　清热解毒，散结、止血。用于瘰疬，小便不利，水肿。现代用于抗肿瘤，抗菌，子宫出血。

化学成分　全草含甾体类：丫蕊花苷▲(ypsilandroside) A、B[1]、C、D、E、F、G[2]、H、I、J、K、L[3]、

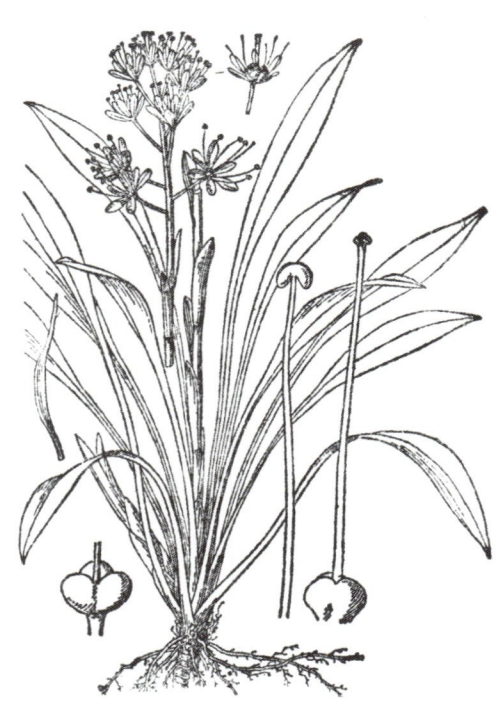

丫蕊花 **Ypsilandra thibetica** Franch.
引自《中国高等植物图鉴》

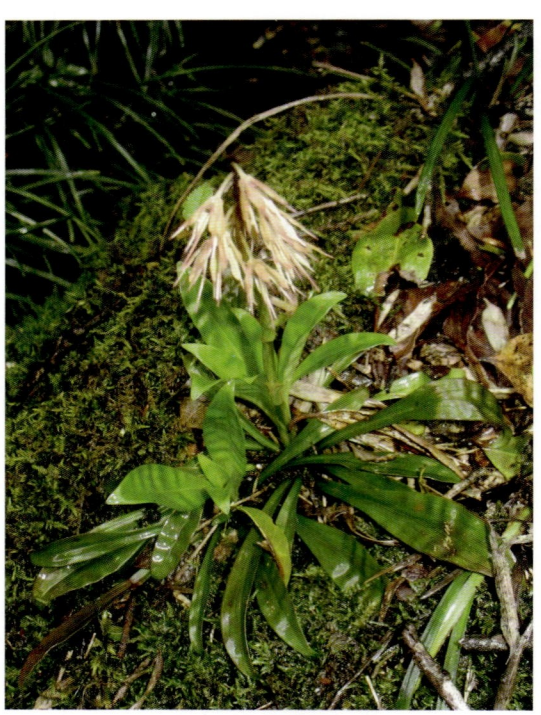

丫蕊花 **Ypsilandra thibetica** Franch.
摄影：吴望辉

3. 丫蕊花属 Ypsilandra Franch.

多年生草本。根状茎粗短,稍肉质。叶基生,莲座状,匙形、倒披针形至近条形,基部渐狭成叶柄。花葶从叶簇的侧面腋部抽出,具多枚鳞片状叶;总状花序顶生,无苞片;花下垂,果实上举;花被片6,离生,宿存;雄蕊6,花药基着,药室汇合成一室,开裂后呈"丫"状或盾状;子房3裂,3室,胚珠多数;花柱1,柱头3裂。蒴果三棱状。种子多数,细梭形,两端具长尾。

共5种,分布于中国、不丹、缅甸和尼泊尔。我国西南地区5种都分布,4种入药。

分种检索表

1. 花期雄蕊和花柱伸出花被片之外,柱头头状,稀3裂。
    2. 花梗或花被片长 6–10 mm,花期雄蕊和花柱明显伸出花被片,子房分裂部分约为全长的 1/3–2/5 ·················· 1. 丫蕊花 **Y. thibetica**
    2. 花梗或花被片长 4–6 mm,花期雄蕊和花柱略伸出花被片,子房分裂部分为全长的 1/5–1/4 ·················· 2. 小果丫蕊花 **Y. cavaleriei**
1. 花期雄蕊和花柱不伸出花被片之外,柱头浅或深3裂(裂片长 0.3–0.8 mm)。
    3. 柱头3深裂(裂片长约 0.8 mm),花柱长 1–1.5 mm,花被片长 4–5 mm,匙形或倒披针形至椭圆形,比蒴果短;花葶具5–17朵花 ·················· 3. 云南丫蕊花 **Y. yunnanensis**
    3. 柱头浅至中度3裂(裂片长 0.3–0.5 mm),花柱长 2.5–6 mm,花被片长 7–12 mm,线形至线状披针形,比蒴果长;花葶具2–6朵花 ·················· 4. 高山丫蕊花 **Y. alpina**

本属药用植物全草主要含甾体类成分。在丫蕊花 (Y. thibetica) 全草中发现一类较为罕见的螺甾烷型甾体皂苷,其C-3位连接着含有呋喃芹菜糖基的单糖链及二糖链,如丫蕊花苷▲(ypsilandroside) A (**1**)、B (**2**),异丫蕊花苷▲(isoypsilandroside) A (**3**)、B (**4**)。体外抗菌实验发现 **2** 及 **4** 对细菌生长有抑制作用,而异丫蕊花苷元 (isoypsilandrogenin,**5**) 对细菌及真菌生长均有抑制作用。此外,还发现丫蕊花苷 G(ypsilandroside G,**6**) 及偏诺皂苷元 -3-O-α-L- 吡喃鼠李糖基 -(1→2)-[α-L- 吡喃鼠李糖基 -(1→4)-α-L- 吡喃鼠李糖基 -(1→4)]-β-D- 吡喃葡萄糖苷 {pennogenin-3-O-α-L-rhamnopyranosyl-(1→2)-[α-L-rhamnopyranosyl-(1→4)-α-L-rhamnopyranosyl-(1→4)]-β-D-glucopyranoside,**7**} 对 K562、SPC-A-1、BGC-823、Eca-109、AGS 细胞株表现出细胞毒活性,而 **6** 还对真菌白念珠菌 (Candida albicans) 生长具有抑制作用,最小抑菌浓度为 10 μg/ml。

1: $R_1=S_1$; $R_2=CH_2OH$; $R_3=H$
2: $R_1=S_2$; $R_2=CH_2OH$; $R_3=H$
3: $R_1=S_1$; $R_2=H$; $R_3=CH_2OH$
4: $R_1=S_2$; $R_2=H$; $R_3=CH_2OH$
5: $R_1=H$; $R_2=H$; $R_3=CH_2OH$

6: $R=S_3$

7: $R=S_3$

2. 白丝草属 Chionographis Maxim.

多年生草本。根状茎粗短。叶基生，近莲座状，匙形到椭圆形，有柄，常绿。花葶从叶丛中央抽出，具 3–30 枚苞片状叶，穗状花序，无苞片；花小，两侧对称，杂性同序；花被片 3–6，离生，不等大，近轴的 3–4 枚长，匙状线形到丝状，其余 2–3 枚短小或不存在；雄蕊 6，较短，花药基着，常两侧开裂；子房球形，3 室，每室 2 胚珠，花柱 3，离生，柱头位于内侧。蒴果。种子近梭形，一端具短尾。

共 4 种，分布于东亚。我国东南部分布 1 种，可药用。

1. 白丝草（Flora of China） 中国白丝草（中国植物志）

Chionographis chinensis K. Krause in Notizbl. Bot. Gart. Berlin-Dahlem 10: 807. 1929.——*C. merrilliana* H. Hara（英 **Chinese Chionograpis**）

叶数枚至 10 多枚，匙形到椭圆形，长 1–6 cm，宽 1–3.5 cm，无毛，边缘皱波状，先端近急尖，叶柄长 1–6 cm。花葶高 14–40 cm，苞片状叶 4 或 5，披针状到卵圆形，长 2–5 mm。穗状花序长 3–14 cm，花后延长，密生多花；花芳香，白色至淡黄色，近轴 3 或 4 枚花被片长 3–8 mm，上部宽 0.2–0.5 mm，其余 2 或 3 枚 0.5–1.5 mm 或不存在；雄蕊长 1–1.5 mm，其中 3 枚较长；花药近心状卵形，常汇合成 1 室。蒴果近倒卵圆形，长约 4 mm，宽约 2 mm，上半部开裂。种子长 1.8–2.8 mm，宽 0.6–0.9 mm。花期 4–5 月，果期 6 月。

分布与生境 分布于福建、湖南、广东、广西东北部。生于海拔 700 m 以下的山坡荫蔽和潮湿处。

药用部位 全草。

功效应用 利尿通淋，清热安神，消肿止痛。用于烧伤，烫伤。

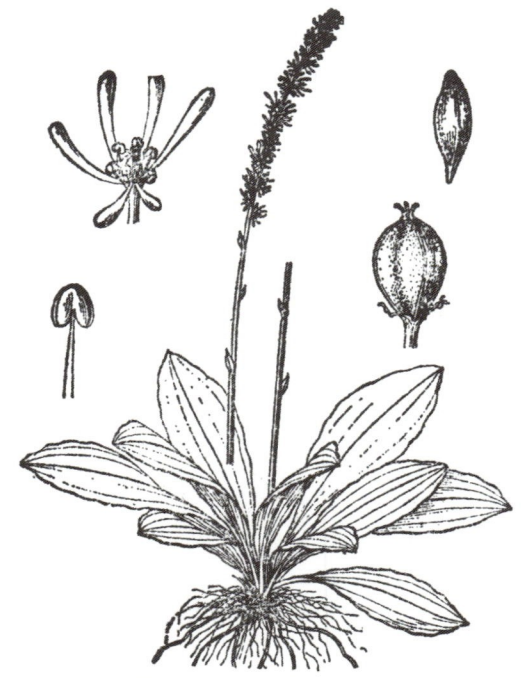

白丝草 Chionographis chinensis K. Krause
引自《中国高等植物图鉴》

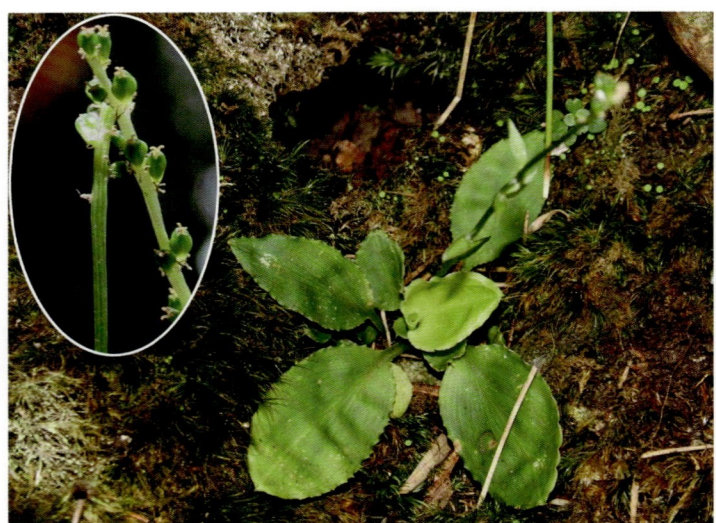

白丝草 Chionographis chinensis K. Krause
摄影：王祝年

全草含甾体生物碱类：白藜芦碱，藜芦胺(veratramine)，藜芦酰棋盘花碱[4]．棋盘花酸内酯(zygadenilic acid lactone)[5]，棋盘花辛碱(zygacine)，红藜芦碱▲[6]，藜芦马林碱(veramarine)，藜芦嗪(verazine)，棋盘花碱(zygadenine)[7]。

化学成分参考文献

[1] Bondarenko NV *Khim Prir Soedin*, 1983(2): 243-244.
[2] Bondarenko NV *Khim Prir Soedin*, 1982(4): 529-530.
[3] Tezuka Y, et al. *J Nat Prod*, 1998, 61(9): 1078-1081.
[4] Suzuki M, et al. *Yakugaku Zasshi*, 1957, 77: 1050.
[5] Shimizu B *Yakugaku Zasshi*, 1958, 78: 444.
[6] Shimizu B, et al. *Yakugaku Zasshi*, 1959, 79: 609-615.
[7] Bondarenko NV *Khim Prir Soedin*. 1984(2): 263.

4. 阿尔泰藜芦（中国植物志） 新疆藜芦（中国中药资源志要）

Veratrum lobelianum Bernh. in Neues J. Bot. 2: 356. 1807. ——*V. album* L. var. *lobelianum* Koch（英 Altaian False Hellebore）

植株 1 m 以上，粗壮，基部具无网眼的纤维束。叶茎生，无柄或近无柄，基部抱茎，叶片宽卵状椭圆形，长 18–22 cm，宽 10–16 cm，先端钝圆或渐尖，向上逐渐变小至披针形，背面密生短柔毛。圆锥花序长 30 cm，具多数侧生总状花序，侧生总状花序又再分枝；花序轴密生灰色柔毛；花密生，花梗长 1–2 mm，短于小苞片，被短柔毛；花被片黄绿色，狭椭圆形，长 1.1–1.2 cm，宽 4–4.5 mm，基部收狭成近柄状，边缘具不明显的细牙齿，先端近尖或钝；雄蕊长 6–7 mm；子房无毛。蒴果长 2–2.5 cm，宽 1 cm。花果期 8–9 月。

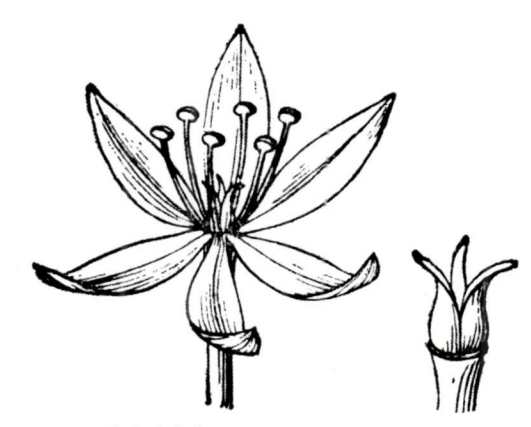

阿尔泰藜芦 Veratrum lobelianum Bernh.
张泰利 绘

分布与生境 分布于新疆北部。生于海拔 1500–2000 m 的山地林下阴湿处。哈萨克斯坦、蒙古、俄国和欧洲也有分布。

药用部位 根及根状茎。

功效应用 止痛，杀虫，涌吐。用于风湿痹痛，跌打损伤，疥癣，恶疮，癫狂痰壅。

化学成分 根含甾体生物碱类：新疆藜芦碱▲(loverain; loveraine)[1]，去乙酰原藜芦碱A (deacetylprotoveratrine A)，红藜芦碱▲(rubijervine)，异红藜芦碱▲(isorubijervine)[2]，白藜芦任▲(germerine)，藜芦酰棋盘花碱(veratroylzygadenine)，白藜芦碱(jervine)，伪白藜芦碱(pseudojervine)[3]，原藜芦因(protoverine)，白藜芦胺▲(germine)[4]。

根状茎和根含甾体生物碱类：原藜芦碱A (protoveratrine A)，白藜芦特林▲(germitetrine)，藜芦酰棋盘花碱[5]。

茎叶含甾体生物碱类：原藜芦碱A (protoveratrine A)，直立长春花碱▲(ervine)，棋盘花碱(zygadenine)[6]。

地上部分含甾体生物碱类：藜芦西定▲(veralosidine)，藜芦西宁▲(veralosinine)[7]，新疆藜芦林▲(germinaline)[8]，藜芦洛辛▲(veralosine)[9]，藜芦辛亭▲(veracintine)，藜芦酰棋盘花碱[10]，葡萄糖基藜芦辛亭▲(glucoveracintine)，藜芦酰胺▲(veratroylamide)[11]，鼠李糖基藜芦辛亭▲(rhamnoveracintine)[12]，藜芦米定▲(veralomidine)，新疆藜芦宁▲(verdinine)，3,15-*O,O'*-(2-甲基丁酰基)白藜芦胺▲[3,15-*O,O'*-(2-methylbutyroyl)germine][13]，*O*-乙酰白藜芦碱(*O*-acetyljervine)[14]；黄酮类：3,5-二羟基-7-甲氧基黄酮 (3,5-dihydroxy-7-methoxyflavone)，高良姜素(galangin)[15]；苯丙素类：反式-桂皮酸(*trans*-cinnamic acid)，

异阿魏酸(isoferulic acid)，咖啡酸(caffeic acid)，绿原酸(chlorogenic acid)[16]；有机酸类：延胡索酸(fumaric acid)，琥珀酸(succinic acid)[16]。

地下部分含甾体生物碱类：白藜芦碱，伪白藜芦碱(pseudojervine)[17]，伪红藜芦碱▲(pseudorubijervine)，红藜芦碱▲(rubijervine)[18]。

全草含甾体生物碱类：藜芦马林碱(veramarine)[19]，原藜芦碱A (protoveratrine A)，原藜芦因(protoverine)，异原藜芦因(isoprotoverine)，伪原藜芦因(pseudoprotoverine)[20]，藜芦宾▲(veralobine)[21]，棋盘花碱[22]，15-O-藜芦酰白藜芦胺▲(15-O-veratroylgermine)，3-O-乙酰基-15-O-藜芦酰白藜芦胺▲(3-O-acetyl-15-O-veratroylgermine)[23]，藜芦马林碱(veramarine)，藜芦卡明▲(veralkamine)，藜芦林宁▲(veralinine)，藜芦嗪(verazine)[24,27]，阿尔泰藜芦宁▲(germinalinine)[25]，澳洲茄胺(solasodine)[26]，藜芦酰棋盘花碱，藜芦洛辛▲，异红藜芦碱[27]，白藜芦任▲[28]，新疆藜芦定▲(veralodine)，新疆藜芦林▲，白藜芦碱，藜芦碱(veratrine; veratridine)，绿藜芦布定▲(germbudine)，新疆藜芦胺▲(veralomine)，兴安藜芦定▲(verdine)[29]。

化学成分参考文献

[1] Starostenko AG, et al. *Biol Nauki*, 1969(6): 89-91.

[2] Bondarenko NV, et al. *Khim Prir Soedin*, 1971, 7(6): 854-855.

[3] Shakirov R, et al. *Khim Prir Soedin*, 1971, 7(6): 852-853.

[4] Bondarenko NV *Khim Prir Soedin*, 1972(6): 810-811.

[5] Tomko J, et al. *Planta Med*, 1962, 10: 138-142.

[6] Gruk MP, et al. 1970, 1: 119-120.

[7] Khashimov AM, et al. *Khim Prir Soedin*, 1971, 7(6): 779-784.

[8] Samikov K, et al. *Khim Prir Soedin*, 1971, 7(6): 790-793.

[9] Khashimov AM, et al. *Khim Prir Soedin*, 1970, 6(3): 339-343.

[10] Brazdova V, et al. *Acta Fac Pharm Univ Comenianae*, 1975, 27(5): 53-72.

[11] Grancai D, et al. *Chem Zvesti*, 1978, 32(1): 120-123.

[12] Grancai D, et al. *Chem Pap*, 1986, 40(6): 835-838.

[13] Shakirov R, et al. *Khim Prir Soedin*, 1995(1): 100-104.

[14] Suladze TS, et al. *Chem Nat Compd*, 2003, 38(5): 470.

[15] Foldesiova V, et al. *Farm Obz*, 1996, 65(2): 31-33.

[16] Grancai D, et al. *Farm Obz*, 1991, 60(10): 473-477.

[17] Tsulikyan TA, et al. *Arm Khim Zh*, 1971, 24(10): 928-931.

[18] Machaidze NL, et al. *Khim Prir Soedin*, 1982(5): 659-660.

[19] Tomko J, et al. *Collect Czech Chem Commun*, 1965, 30(10): 3320-3324.

[20] Shinkarenko AL, et al. *Khim Prir Soedin*, 1966, 2(4): 293.

[21] Tomko J, et al. *Arch Pharm Ber Dtsch Pharm Ges*, 1966, 299(4): 347-350.

[22] Tomko J, et al. *Collect Czech Chem Commun*, 1968, 33(12): 4054-4065.

[23] Tomko J, et al. *Chem Zvesti*, 1971, 25(1): 69-73.

[24] Bondarenko NV *Khim Prir Soedin*, 1973, 9(1): 132.

[25] Shakirov R, et al. *Khim Prir Soedin*, 1975, 11(4): 532-533.

[26] Zwolinski J, et al. *Herba Pol*, 1975, 21(2): 143-147.

[27] Taskhanova EM, et al. *Khim Prir Soedin*, 1981(3): 404-405.

[28] 贾忠建，等. 兰州大学学报，1983, 19(S1): 203.

[29] Nakhatov I, et al. *Khim Prir Soedin*, 1984(3): 395-397.

5. 毛叶藜芦（中国植物志） 人头发（中国高等植物图鉴）

Veratrum grandiflorum (Maxim. ex Baker) Loes. in Verh. Bot. Vereins Prov. Brandenburg 68: 135. 1926.——*V. album* L. var. *grandiflorum* Maxim. ex Baker（英 **Largeflower False Hellebore**）

植株粗壮，高 1.5 m，基部具无网眼的纤维束。叶茎生，无柄，基部抱茎，叶片宽椭圆形至长圆状披针形，长 10–15 (–26) cm，宽 6–9 (–16) cm，背面密生褐色或灰色短柔毛，先端钝圆或渐尖。圆锥花序长 20–50 cm，侧生总状花序近直立或斜升，长 5–10 (–14) cm，顶生总状花序长约为侧生花序的 2 倍；花梗长 2–3 (–5) mm，比小苞片短，有时密生柔毛；花被片绿白色，宽长圆形或椭圆形，长 11–17 cm，宽 6 mm，基部稍具柄，边缘具啮蚀状牙齿，先端钝，外轮花被片背面尤其中下部密生短柔毛；雄蕊长 6–10 mm；子房长圆锥状，密生短柔毛。蒴果长 1.5–2.5 cm，宽 1–1.5 cm。花果期 7–8 月。

分布与生境 分布于河南、湖北、浙江、江西、四川。生于海拔 2600–4000 m 的山坡林下和湿草丛中。

药用部位 根及根状茎。

百合科 LILIACEAE

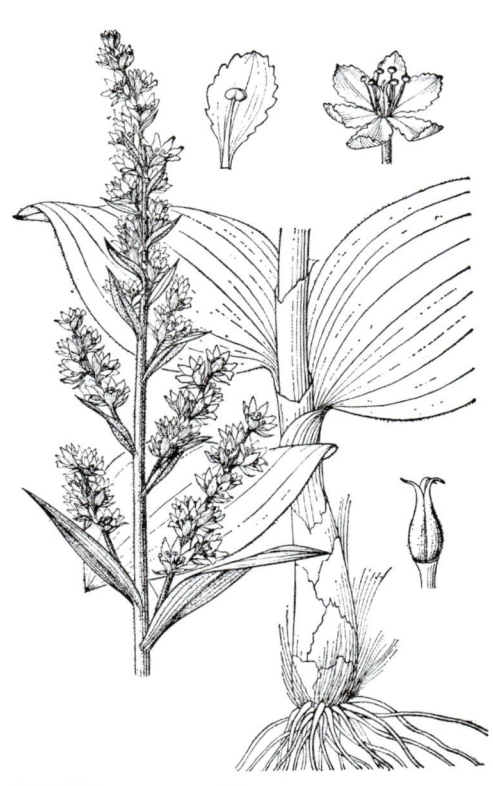

毛叶藜芦 Veratrum grandiflorum (Maxim. ex Baker) Loes.
张泰利　绘

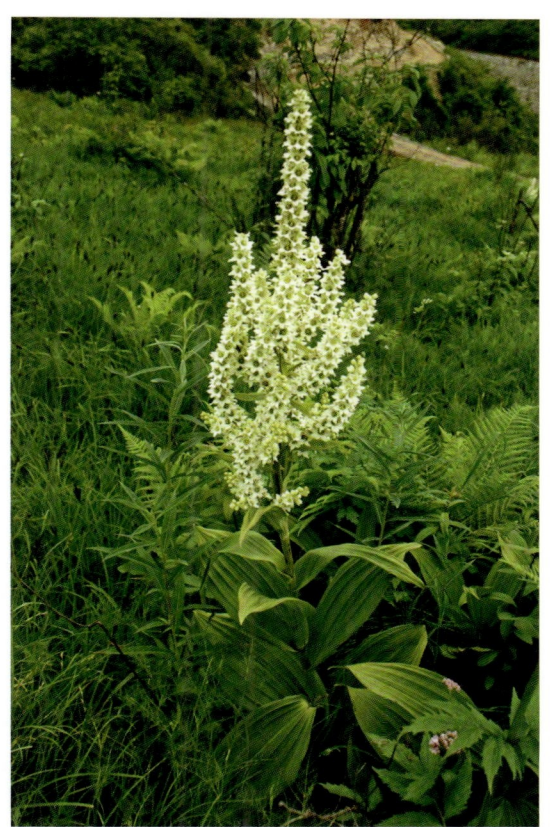

毛叶藜芦 Veratrum grandiflorum (Maxim. ex Baker) Loes.
摄影：张植玮

功效应用　吐风痰，杀虫毒。用于中风痰涌，风痫癫疾，黄疸，久疟，泄痢，头痛，喉痹，鼻息疥癣，恶疮，毒蛇咬伤。

化学成分　根含苠类：白藜芦醇(resveratrol)，羟基白藜芦醇(hydroxyresveratrol)[1]。

叶含苠类：白藜芦醇，氧化白藜芦醇(oxyresveratrol)，云杉新苷(piceid; resveratrol-3-O-glucoside)，氧化白藜芦醇-3-O-葡萄糖苷(oxyresveratrol-3-O-glucoside)[2]；黄酮类：芹菜素-7-O-葡萄糖苷(apigenin-7-O-glucoside)，木犀草素-7-O-葡萄糖苷(luteolin-7-O-glucoside)，金圣草酚-7-O-葡萄糖苷(chrysoeriol-7-O-glucoside)[2]。

叶芽含甾体类：藜芦芽醇▲(dormantinol)，胆甾醇(cholesterol)[3]。

全草含甾体生物碱类：藜芦胺(veratramine)[4]，大花藜芦胺▲(teinemine)，异大花藜芦胺▲(isoteinemine)[5]；甾体类：3β-羟基-$\Delta^{5,16}$-孕甾二烯-20-酮(3β-hydroxy-$\Delta^{5,16}$-pregndien-20-one)[6]。

注评　本种为贵州中药材质量标准（1988）收载"藜芦"的基源植物之一，药用其干燥根及根状茎；云南药品标准（1996）和中药饮片标准（2005）以"披麻草"之名收载。维吾尔族用根治手腕疼痛、膀胱结石和通经、堕胎，研末嗅之催嚏。

化学成分参考文献

[1] Takaoka M *J Faculty Sci, Hokkaido Imp Univ*, 1940, 3(Ser. III): 1-16.

[2] Hanawa F, et al. *Phytochemistry*, 1992, 31(9): 3005-3007.

[3] Kaneko K, et al. *Phytochemistry*, 1977, 16(8): 1247-1251.

[4] Saito K *B Chem Soc Jpn*, 1940, 15: 22-27.

[5] Kaneko K, et al. *Phytochemistry*, 1977, 16(10): 1620-1622.

[6] Kaneko K, et al. *Phytochemistry*, 1973, 12(6): 1509-1510.

6. 毛穗藜芦（中国植物志）

Veratrum maackii Regel in Mém. Acad. Imp. Sci. Saint Pétersbourg, sér. 7, 4(4): 169. 1861.

（英 **Maack False Hellebore**）

植株高 60–100 (–160) cm，纤细，基部具棕色网状纤维网。叶片长圆状披针形或狭长圆状椭圆形，长 25–32 cm，宽 1–4 (–8) cm，两面无毛，基部楔形，先端长渐尖，叶柄长达 10 cm。圆锥花序具 2 或 3 个较短的侧生花序，几乎不再分枝，花疏生；花序轴密生绵毛；小苞片长 3–4 mm，边缘和背面生柔毛；花梗长 1–1.4 cm，长约为花被片的 2 倍；花被片黑紫色，近倒卵状长圆形，长 5–7 mm，宽 2–3 mm，基部无爪，全缘；雄蕊长 3–4 mm；子房无毛。蒴果直立，长 1–1.7 cm，宽 0.5–1 cm。

分布与生境 分布于东北、内蒙古、山东。生于海拔 400–1700 m 的山地林下和高山草甸。日本、朝鲜和俄罗斯也有分布。

药用部位 根状茎、根。

功效应用 吐风痰，杀虫毒。用于中风痰涌，风痫癫疾，黄疸，久疟，泄痢，头痛，喉痹，鼻息疥癣，恶疮，毒蛇咬伤。

化学成分 根含甾体生物碱类：棋盘花碱(zygadenine)，藜芦嗪(verazine)[1]。

根状茎含甾体生物碱类：毛穗藜芦碱(maackinine)，流苏藜芦林碱▲(germanitrine)，藜芦嗪，当归酰棋盘花碱(angeloylzygadenine)，藜芦嗪宁(verazinine)[2]；芪类：白藜芦醇，2,3',4,5'-四羟基芪 (2,3',4,5'-tetrahydroxystilbene)[3]。

全草含甾体生物碱类：乌苏里藜芦碱(verussurine)，藜芦西定▲(veralosidine)，藜芦酰棋盘花碱 (veratroylzygadenine)，2-甲基丁酰棋盘花碱(2-methylbutyrylzygadenine)，新绿藜芦林碱▲(neogermitrine)，绿藜芦定▲(germidine)，3-当归酰白藜芦胺▲(3-angeloygermine)，原藜芦定(protoveratridine)[4]。

全草含甾体生物碱类：藜芦嗪，当归酰棋盘花碱[5]，(20R)-藜芦嗪[(20R)-verazine]，(20S)-藜芦嗪 [(20S)-verazine][6]。

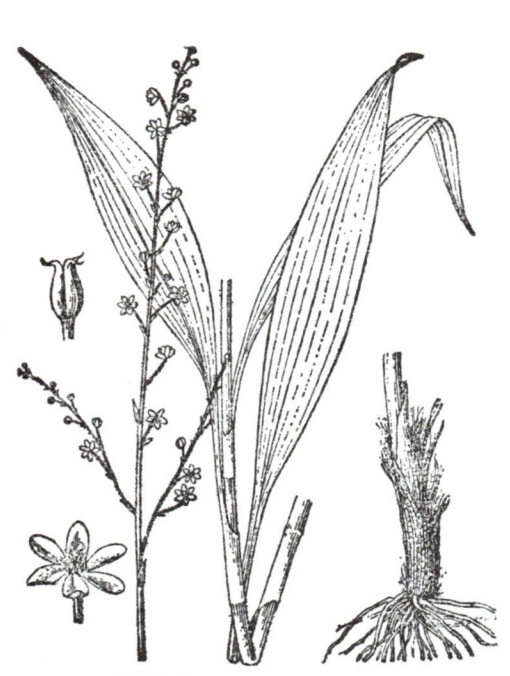

毛穗藜芦 Veratrum maackii Regel
引自《中国高等植物图鉴》

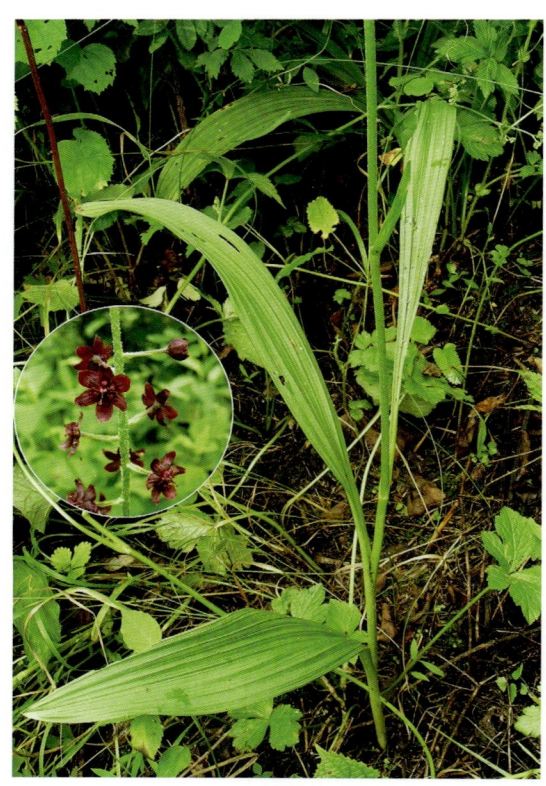

毛穗藜芦 Veratrum maackii Regel
摄影：于俊林

百合科 LILIACEAE

注评 本种为蒙药"藜芦"的基源植物之一，蒙古族用根及根状茎治疗积食不化、剑突痞瘤、胃铁垢症、暑邪燥热、痧症、虫症、胎衣不下、水肿、疮疽等。全株有毒，以根为甚。

化学成分参考文献

[1] To IK, et al. *Wakan Iyaku Gakkaishi*, 1988, 5(3): 382-383.

[2] Zhao W, et al. *Chem Pharm Bull*, 1989, 37(11): 2920-2928.

[3] 赵伟杰，等. 中国中药杂志，1998, 23(10): 44-45,65.

[4] Huang HQ, et al. *Biochem Syst Ecol*, 2008, 36(5-6): 430-433.

[5] 赵伟杰，等. 中药通报，1986, 11(5): 294-295.

[6] Han X, et al. *Planta Med*, 1992, 58(5): 449-453.

7. 牯岭藜芦（中国植物志） 天目藜芦（中药志），黑紫藜芦、闽浙藜芦（中国植物志）

Veratrum schindleri Loes. in Verh. Bot. Vereins Prov. Brandenburg 68: 139. 1926. ——*V. japonicum* (Baker) Loes.（英 Schindler False Hellebore）

植株高 1 m，基部具棕褐色网状纤维。叶基部窄至稍长或基部具抱茎的柄；叶片宽椭圆形到带状，长 (15–) 20–30 (–60) cm，宽 (0.5–) 2–10 (–13) cm，两面无毛，基部楔形，先端急尖到渐尖。圆锥花序花多数，疏生，侧生花序伸展；花序轴具灰白色绵毛；苞片长 5–7 mm，背面具绵毛；花梗长 6–8 (–14) mm；花被片黄绿色、绿白色、褐色、深紫堇色或黑紫色，近椭圆形、长圆形、长圆状披针形或卵状椭圆形，长 5–8 mm，宽 2–3 mm，基部无柄，先端钝或近急尖，外轮花被片背面基部被毛；雄蕊长 2–5 mm；子房无毛。蒴果直立，长 1–2 cm，宽 1 cm。花果期 6–10 月。

分布与生境 分布于河南、湖北、江苏、安徽、浙江、福建、江西、广东、广西。生于海拔 700–1400 m

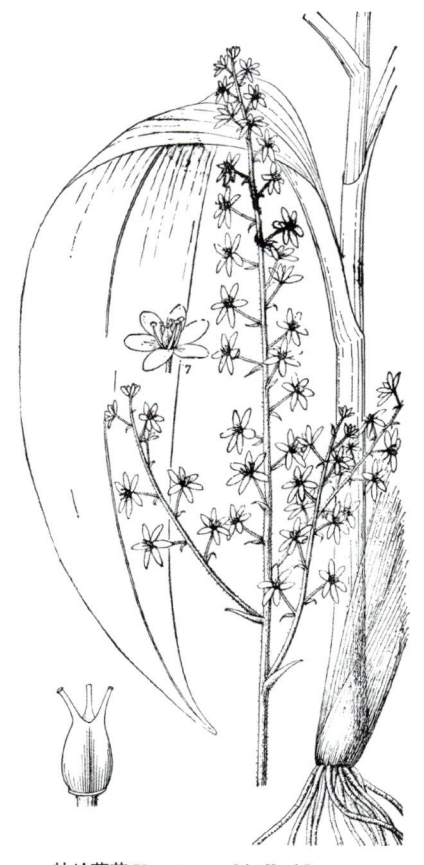

牯岭藜芦 **Veratrum schindleri** Loes.
吴彰华 绘

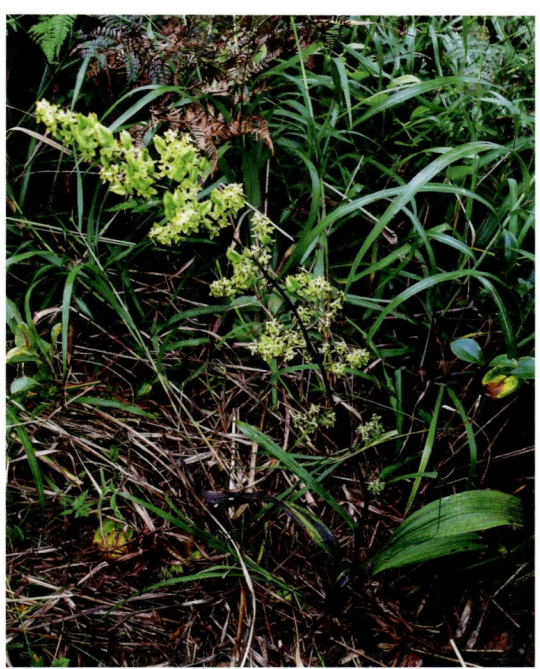

牯岭藜芦 **Veratrum schindleri** Loes.
摄影：浦锦宝

的林坡阴湿处。

药用部位 根及根状茎。

功效应用 吐风痰，杀虫毒。用于中风痰涌，风痫癫疾，黄疸，久疟，泄痢，头痛，喉痹，鼻息疥癣，恶疮，毒蛇咬伤。

化学成分 根含甾体生物碱类：异红藜芦碱▲(isorubijervine)，藜芦胺(veratramine)，白藜芦碱(jervine)，藜芦酰棋盘花碱(veratroylzygadenine)，藜芦辛▲(veratrosine)[1]。

根状茎含甾体生物碱类：当归酰棋盘花碱(angeloylzygadenine)[2]。

全草含甾体生物碱类：流苏藜芦林碱▲(germanitrine)，乌苏里藜芦碱(verussurine)，藜芦嗪(verazine)，藜芦苯甲胺(verabenzoamine)，藜芦西定▲(veralosidine)，3,15-二当归酰白藜芦胺▲(3,15-diangeloylgermine)，新疆藜芦胺▲(veralomine)，绿藜芦林碱▲(germitrine)，2-甲基丁酰棋盘花碱(2-methylbutyrylzygadenine)，新绿藜芦林碱▲(neogermitrine)，藜芦嗪宁(verazinine)，绿藜芦定▲(germidine)，3-当归酰白藜芦胺▲(3-angeloygermine)，原藜芦定(protoveratridine)，棋盘花辛碱(zygacine)，棋盘花碱(zygadenine)[3]；黄酮类：山柰酚(kaempferol)，异山柰素(isokaempferide)，山柰酚-3-*O*-(2,3,4-*O*-三乙酰基-吡喃鼠李糖苷)[kaempferol-3-*O*-(2,3,4-*O*-triacetyl-rhamnopyranoside)]，山柰酚-3-*O*-(2-*O*-乙酰吡喃鼠李糖苷)[kaempferol-3-*O*-(2-*O*-acetylrhamnopyranoside)]，山柰酚-3-*O*-(3,4-*O*-二乙酰吡喃鼠李糖苷)[kaempferol-3-*O*-(3,4-*O*-diacetylrhamnopyranoside)]，山柰酚-3-*O*-(2,4-*O*-二乙酰吡喃鼠李糖苷)[kaempferol-3-*O*-(2,4-*O*-diacetylrhamnopyranoside)]，山柰酚-3-*O*-吡喃鼠李糖苷(kaempferol-3-*O*-rhamnopyranoside)，(*Z*)-4-甲氧基-6,4'-二羟基橙酮[(*Z*)-4-methoxy-6,4'-dihydroxyaurone][4]；芪类：白藜芦醇(resveratrol)，氧化白藜芦醇(oxyresveratrol)，云杉新苷(piceid)[4]；酚类：3,5-二羟基苯甲醛(3,5-dihydroxybenzaldehyde)，4-羟基苯甲酸(4-hydroxybenzoic acid)，3,5-二羟基苯甲醇(3,5-dihydroxybenzyl alcohol)，3,4-二羟基苯甲酸(3,4-dihydroxybenzoic acid)[4]。

注评 本种为江西中药材标准（1996）收载"藜芦"的基源植物之一，药用其干燥根及根状茎。

化学成分参考文献

[1] 周剑侠，等 . 中国药学杂志，2006(18): 1379-1381.

[2] 赵伟杰，等 . 中国中药杂志，2003(10): 91-92.

[3] Huang HQ, et al. *Biochem Syst Ecol*, 2008, 36(5-6): 430-433.

[4] Huang HQ, et al. *Biochem Syst Ecol*, 2008, 36(7): 590-592.

8. 狭叶藜芦（中国植物志） 披麻草（云南），七仙草（中国高等植物图鉴）

Veratrum stenophyllum Diels in Notes Roy. Bot. Gard. Edinburgh 5: 303. 1912.（英 **Narrowleaf False Hellebore**）

8a. 狭叶藜芦（模式变种）

Veratrum stenophyllum Diels var. **stenophyllum**（英 **Narrowleaf False Hellebore**）

植株高达 1 m，基部具数枚浅白色或浅棕色的膜质鞘，鞘枯死后成网状纤维束，至少在鞘顶端如此。叶无柄，基部抱茎；叶片带状、狭长圆形、倒披针形或近镰刀形，长 25–32 cm，宽 2.5 (–8.5) cm，无毛或在背面叶脉具乳突状毛，基部窄，先端长渐尖。圆锥花序密生多数花，侧生花序纤细，常具雄花，顶生总状花序长，具两性花；苞片长 2–3 mm，背面被绵毛；花梗长 (1–) 2–3 (–4) mm；花被片黄白色或黄绿色，长圆形或卵状长圆形，长 4–7 mm，宽 2–4 mm，背面基部略生短柔毛，基部有短柄，先端近急尖；子房无毛。蒴果直立，紧贴于花轴。花果期 7–10 月。

分布与生境 分布于四川西部和云南西北部。生于海拔 2000–4000 m 的林下、林缘和草坡上。

药用部位 根及根状茎。

功效应用 散瘀消肿，镇痛止血，祛痰，开窍。用于跌打损伤，骨折，截瘫，癫痫，风湿疼痛，外伤出血，感冒鼻塞。

化学成分 全草含甾体生物碱类：狭叶藜芦碱(stenophylline) A[1-2]、B[3]、C、D[4]，*β*-1-卡茄碱▲(*β*-1-

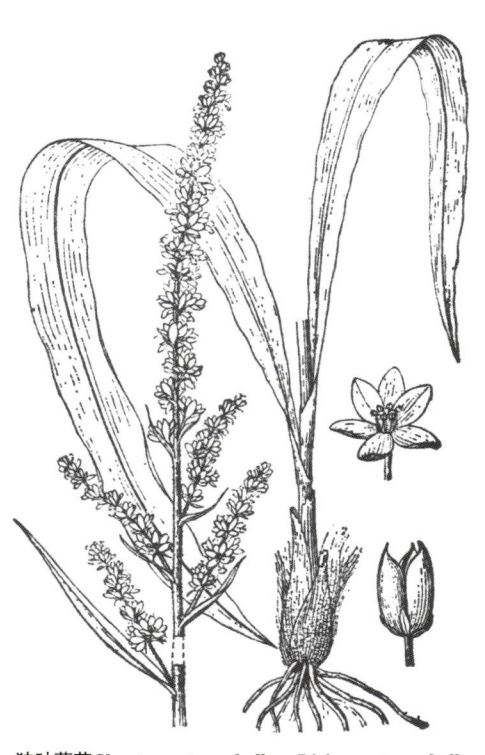

狭叶藜芦 Veratrum stenophyllum Diels var. stenophyllum
引自《中国高等植物图鉴》

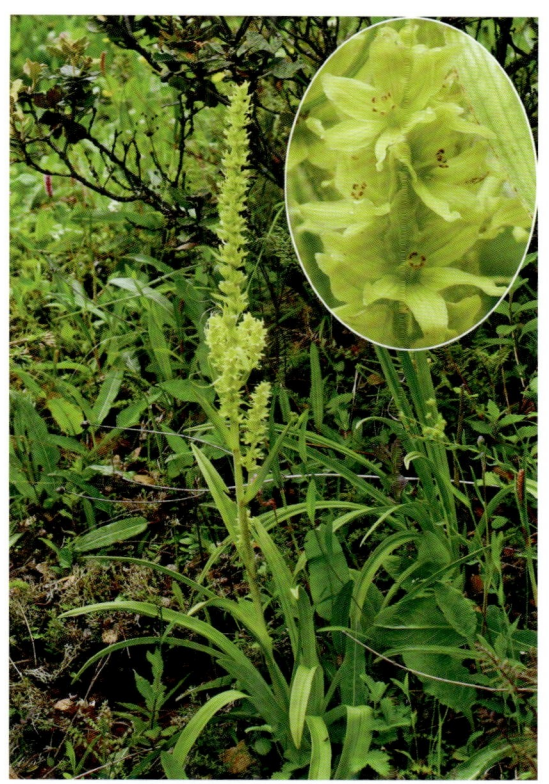

狭叶藜芦 Veratrum stenophyllum Diels var stenophyllum
摄影：张英涛

chaconine)[4]，藜芦酰棋盘花碱(veratroylzygadenine)，当归酰棋盘花碱(angeloylzygadenine)，棋盘花碱(zygadenine)，白藜芦碱(jervine)[3]；甾体类：β-谷甾醇，胡萝卜苷[3]；其他类：木蜡酸(lignoceric acid)[3]。

注评 本种为贵州中药材质量标准（1988）收载"藜芦"的基源植物之一，药用其干燥根及根状茎。苗族用根或全草治疯癫、跌打伤、风湿、骨折、头癣、疮肿等病症。

化学成分参考文献

[1] 梁光义，等. 药学学报，1982, 17(9): 714.
[2] 梁光义，等. 药学学报，1984, 19(3): 190-194.
[3] 梁光义，等. 药学学报，1984, 19(2): 131-136.
[4] 梁光义，等. 药学学报，1984, 19(6): 413-416.

8b. 滇北藜芦（变种） 独龙藜芦（云南中药资源名录）

Veratrum stenophyllum Diels var. **taronense** F. T. Wang et Z. H. Tsi in Fl. Reipubl. Popularis Sin. 14: 282. 1980.（英 **Northern Yunnan False Hellebore**）

本变种与原变种的主要区别是叶片背面叶脉具乳突状柔毛，花被片长 4–4.5 mm，宽 2–2.5 mm。

分布与生境 分布于云南西北部（贡山）。生于海拔 2900–3800 m 的林缘。

药用部位 根及全草。

功效应用 祛痰，杀虫，催吐，开窍，镇痛止血，消肿。用于跌打损伤，骨折，截瘫，癫痫，风湿疼痛，外伤出血，感冒鼻塞。

9. 蒙自藜芦（通用名） 小棕包（全国中草药汇编），小藜芦（云南）

Veratrum mengtzeanum Loes. in Verh. Bot. Vereins Prov. Brandenburg 68: 145. 1926.（英 **Mengtzu False Hellebore**）

植株高达 1-1.5 m，基部具数枚浅白色或浅棕色的膜质鞘，鞘枯死后顶端成具网状纤维。叶基生和茎生，无柄，基部抱茎；叶片狭长圆形或带状，长 22-50 cm，宽 1-3 cm，两面无毛，先端长渐尖。圆锥花序长 16-30 (-50) cm，疏具侧生花序；花序轴粗壮，被短绵毛；苞片长 8-10 mm，疏生柔毛；花梗长 1-1.3 cm；花被片白色或黄绿色，伸展，倒卵状匙形至椭圆状倒卵形，长 8-12 cm，宽 4-6 mm，质地较厚，基部明显具柄，先端钝圆，背面下部具 2 个明显的腺体；子房无毛。蒴果直立，长 1.5-2 cm，宽 1 cm。花果期 7-10 月。

分布与生境 分布于贵州和云南。生于海拔 1200-3300 m 的树林及山坡。

药用部位 根及根状茎。

功效应用 消肿止痛，活血止血，催吐。用于跌打损伤，风湿疼痛，骨折，截瘫，癫痫，外伤出血。

注评 本种为福建（2006）、云南（1996）中药材标准和云南中药饮片标准（2005）收载"披麻草"的基源植物之一，福建省规定药用其干燥根，云南省规定药用其干燥根及根茎。拉祜族、白族、彝族也药用，主要用于治疗跌打损伤、外伤出血等。

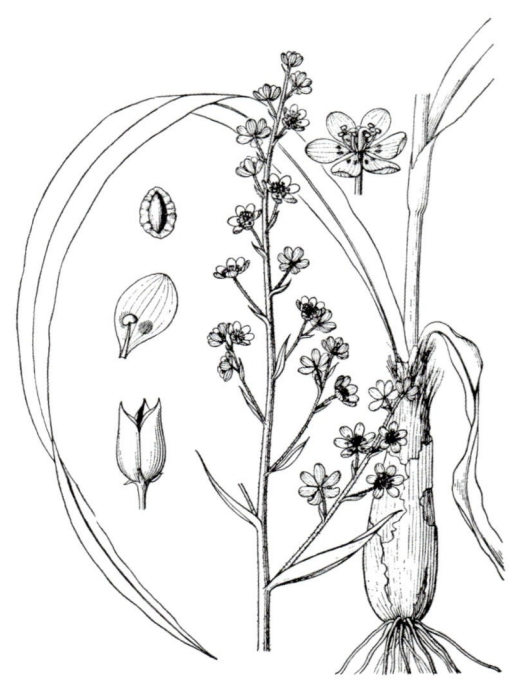

蒙自藜芦 Veratrum mengtzeanum Loes.
张泰利 绘

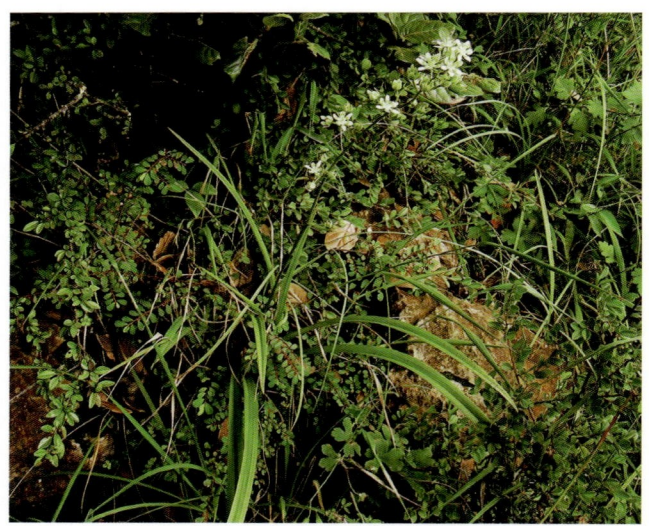

蒙自藜芦 Veratrum mengtzeanum Loes.
摄影：刘冰

10. 大理藜芦（全国中草药汇编） 小棕包（楚雄）

Veratrum taliense Loes. in Verh. Bot. Vereins Prov. Brandenburg 68: 145. 1926.（英 **Tali False Hellebore**）

植株高达 1 m，基部具数枚浅白色或浅棕色的膜质鞘，鞘枯死后顶端成为网状纤维。叶基生和茎生，无柄，基部抱茎；叶片近带形，长 20-40 cm，宽 1.5-3 cm，两面无毛，先端长渐尖。圆锥花序长达 85 cm，侧生花序少；侧生花序长 12-16 cm，有时略曲折状；顶端总状花序长 40 cm 以上；花序轴粗壮，被短绵毛；苞片长 7-9 mm，被柔毛；花梗长 0.9-1.2 cm；花被片淡黄绿色，长圆形，长 8-11 cm，宽 4-5 mm，无明显可见的腺体，基部近无柄，先端近急尖；子房无毛。蒴果长 1.5-2 cm，宽 1 cm。花果期 10-11 月。

分布与生境　分布于四川西南部和云南。生于海拔近 2400 m 的草坡中。

药用部位　根及根状茎。

功效应用　散瘀消肿，镇痛止血，祛痰，开窍。用于跌打损伤，骨折，截瘫，癫痫，风湿疼痛，外伤出血，感冒鼻塞。

化学成分　根及根状茎含甾体生物碱类：15-当归酰白藜芦胺▲(15-angeloylgermine)，15-(2-丁酰基)白藜芦胺▲[15-(2-methylbutyroyl)germine]，白藜芦碱(jervine)，藜芦酰棋盘花碱(veratroylzygadenine)，白藜芦胺▲(germine)，黎芦明灵-3-O-β-D-吡喃葡萄糖苷(veramiline-3-O-β-D-glucopyranoside)，狭叶藜芦碱B-3-O-β-D-吡喃葡萄糖苷(stenophylline B-3-O-β-D-glucopyranoside)[1]，茄啶(solanidine)，黎芦明灵-3-O-β-D-吡喃葡萄糖苷(veramiline-3-O-β-D-glucopyranoside)，3-当归酰棋盘花碱-β-N-氧化物(3-angeloylzygadenine-β-N-oxide)，藜芦他林▲(veramitaline)[2]，新藜芦他林▲(neoverataline) A、B，白藜芦碱-3-O-β-D-吡喃葡萄糖苷(jervine-3-O-β-D-glucopyranoside)[3]；芪类：藜芦酚(veraphenol)，白藜芦醇(resveratrol)[1]，云杉新苷(piceid)，异食用大黄苷▲(isorhapontin)，桑皮苷E (mulberroside E)[4]。

地下部分含甾体生物碱类：黎芦明灵-3-O-β-D-吡喃葡萄糖苷(veramiline-3-O-β-D-glucopyranoside)，狭叶藜芦碱B-3-O-β-D-吡喃葡萄糖苷(stenophylline B-3-O-β-D-glucopyranoside)[5]。

全草含甾体生物碱类：大理藜芦碱B (vertaline B)，白藜芦碱，狭叶藜芦碱B (stenophylline B)[6]。

注评　本种为云南药品标准（1996）和中药饮片标准（2005）收载"披麻草"的基源植物之一，药用其干燥根及根状茎。彝族用根治疗外伤出血等；白族用根状茎治跌打损伤、骨折肿痛和疮疖。

化学成分参考文献

[1] Zhou CX, et al. *Planta Med*, 1999, 65(5): 480-482.
[2] Zhou CX, et al. *Indian J Chem, Sect B*, 2000, 39B(4): 283-286.
[3] Zhou C-X, et al. *Tetrahedron*, 2003, 59(30): 5743-5747.
[4] Zhou CX, et al. *Planta Med*, 2001, 67(2): 158-161.
[5] Mizuno M, et al. *Phytochemistry*, 1990, 29(1): 359-361.
[6] 闵知大，等. 药学学报，1988, 23(8): 584-587.

5. 油点草属 Tricyrtis Wall.

多年生草本。根状茎横走；茎直立，有时分枝。叶抱茎，卵形到椭圆形。花两生，单生，鲜艳，钟状或喇叭状；花被片6，离生，白色或黄色，有红色或紫色斑点，直立、斜展或反折，常早落，外轮花被片基部囊状或具短距，具腺体；雄蕊6，花丝略扁平，下部多少合成短筒，花药背着，2室，外向开裂；子房3室，柱头3裂，裂片上端又2深裂。

约18种，分布于喜马拉雅到东亚。我国有9种，产于华北和秦岭以南各省区，4种药用。

分种检索表

1. 茎近无毛；花浅黄色带红色斑点 ································· **4. 宽叶油点草 T. latifolia**
1. 茎多被毛；花绿白色、白色或淡紫色。
　　2. 叶宽 2.5–4 (–5) cm，近轴面几无毛，下部叶基部窄且呈楔形 ················ **3. 台湾油点草 T. formosana**
　　2. 叶宽 (4–) 6–10 cm，近轴面具短硬毛，下部叶基部圆或心形。
　　　　3. 花完全开放后，花被片反折 ································· **1. 油点草 T. macropoda**
　　　　3. 花被片平展或约呈 45° 斜展 ································· **2. 黄花油点草 T. pilosa**

1. 油点草（中国植物志） 粗轴油点草、牛尾参、白七、红酸七、竹叶七（全国中草药汇编）

Tricyrtis macropoda Miq., Verslagen Meded. Afd. Natuurk. Kon. Akad. Wetensch., sér. 2, 2: 86. 1868.
（英 **Speckled Toadlily**）

茎高达 1 m，上部疏生或密生短糙毛。叶卵状椭圆形、长圆形到长圆状披针形，长 (6–) 8–16 (–19) cm，宽 (4–) 6–10 cm，两面具短糙毛，基部心形或圆形，抱茎，叶边缘具短糙毛，先端急尖或渐尖。聚伞花序顶生或生于上部叶腋，花数枚至多数；花序轴和花梗具棕色短硬毛；花梗长 1.4–3 cm；花被片反折，绿白色或白色，带紫红点，卵状椭圆形至披针形，长 1.5–2 cm，宽 5–7 mm，外轮比内轮宽，基部具囊；雄蕊长 1.5–2 cm，花丝具紫色斑点；子房无毛，花柱裂片长 1–1.5 cm。蒴果长 2–3 cm。花果期 6–10 月。

分布与生境 分布于江苏、安徽、浙江、福建、江西、湖北、湖南、广东、广西、贵州。生于海拔 800–2400 m 的林下、草坡和石缝中。日本也有分布。

药用部位 全草或根（红酸七）。

功效应用 补虚止咳。用于肺痨咳嗽。

注评 本种为"红酸七"的基源植物，苗族也同等药用。

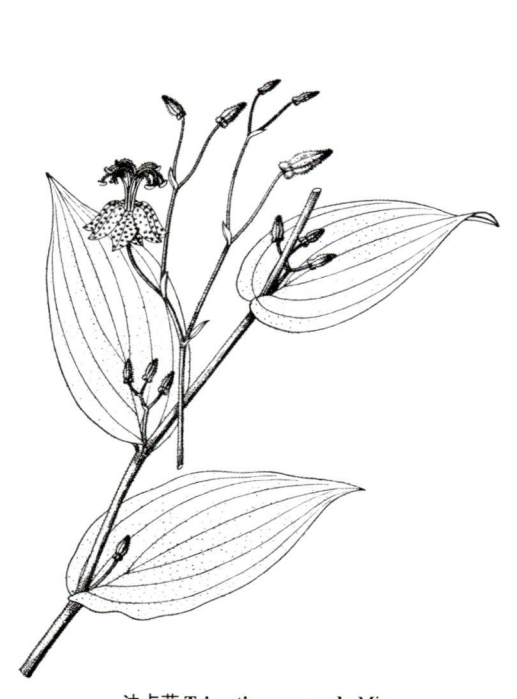

油点草 Tricyrtis macropoda Miq.
王金凤 绘

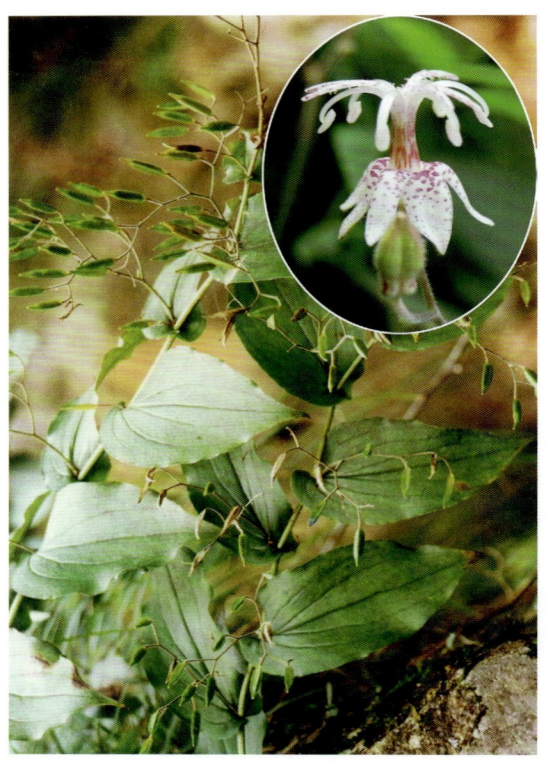

油点草 Tricyrtis macropoda Miq.
摄影：徐克学

2. 黄花油点草（中国植物志） 黄瓜香（中国高等植物图鉴），黄瓜菜、瓜米菜（全国中草药汇编）

Tricyrtis pilosa Wall., Tent. Fl. Napal. 62 .1826.——*T. maculata* (D. Don) J. F. Macbr.
（英 **Yellowflower Toadlily**）

植株形态和花的结构与上种极似，花被片约呈 45° 向上斜展，绝不向下反折，绿白色，带黑紫色或紫棕色斑点，卵状长圆形至披针形，长 1.2–1.8 cm，宽 5–6 mm，外轮略宽于内轮，基部具囊；雄蕊近等长于花被片；子房无毛。蒴果长 2–3 cm。花果期 7–9 月。

分布与生境 分布于河北、陕西、甘肃、河南、湖北、湖南、广西、四川、贵州、云南。生于海拔

百合科 LILIACEAE

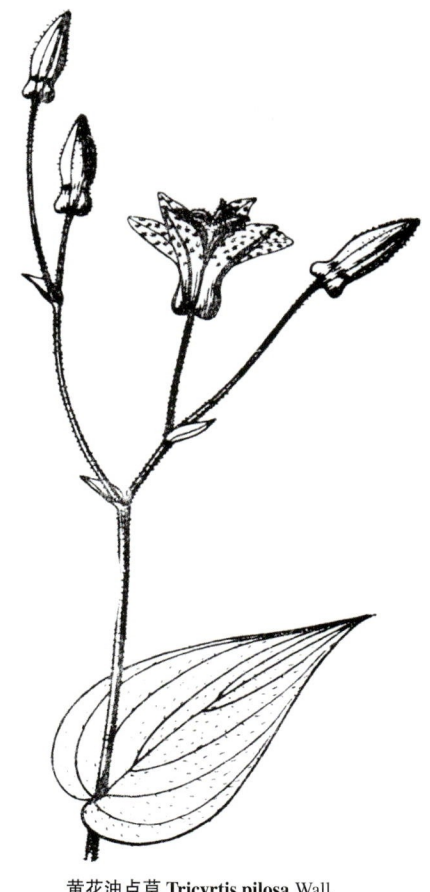

黄花油点草 Tricyrtis pilosa Wall.
王金凤 绘

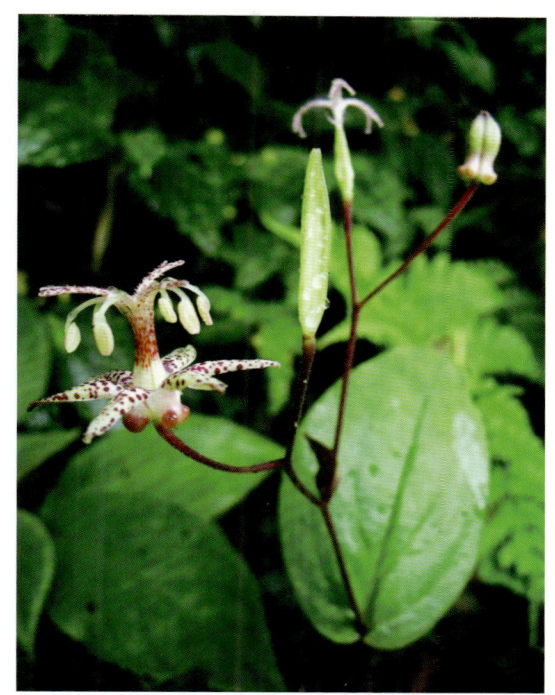

黄花油点草 Tricyrtis pilosa Wall.
摄影：李策宏

300–2300 m 的林下和山坡上。不丹、印度和尼泊尔也有分布。

药用部位 全草和根。

功效应用 全草：解毒，发表，止咳。用于周身发肿，发痧气痛，风疹瘙痒。根：安神除烦，健脾止渴，活血消肿，润肺止咳。用于虚烦口渴，狂躁不安，劳伤，跌打损伤。

3. 台湾油点草（中国植物志）

Tricyrtis formosana Baker, J. Linn. Soc., Bot. 17: 465. 1879.（英 **Taiwan Toadlily**）

茎有时分枝，常呈"之"字形，高 25–80 cm，上部无毛或疏生短柔毛。叶倒披针形、狭椭圆状倒披针形至倒卵圆形，长 8–13 cm，宽 2.5–4.5 cm，上面几无毛，下面脉上疏生柔毛，边缘毛较长，基部窄，常呈楔形，先端渐尖。聚伞花序顶生或生于上部叶腋，具疏散的花；花梗长 1–6 cm；花喇叭形，花被片淡紫色，内面具紫色斑点，披针形、倒披针形或长圆形，长 2–4 cm，宽 4–11 mm，背面常疏生短柔毛，外轮花被片基部具囊；雄蕊常内弯；子房无毛，花柱近等长于柱头裂片。蒴果长 2.5–3.5 cm，宽 5–6 mm。花果期 (4–)10–11 月。

分布与生境 分布于我国台湾。生于 3000 m 以下的林下、灌木丛、山坡和路边。

药用部位 全草。

功效应用 清热利尿，疏肝润肺，解毒消肿。用于咽喉痛，扁桃腺炎，喉蛾，肺炎，膀胱炎，风疹瘙痒，瘀血气滞。

化学成分 花含花色素苷类：8-C-β-D-吡喃葡萄糖基矢车菊素-3-O-(6-O-丙二酰基)-β-D-吡喃葡萄糖苷 [8-C-β-D-glucopyranosylcyanidin-3-O-(6-O-malonyl)-β-D-glucopyranoside][1]，8-C-(6-O-反式-芥子酰基)-β-吡

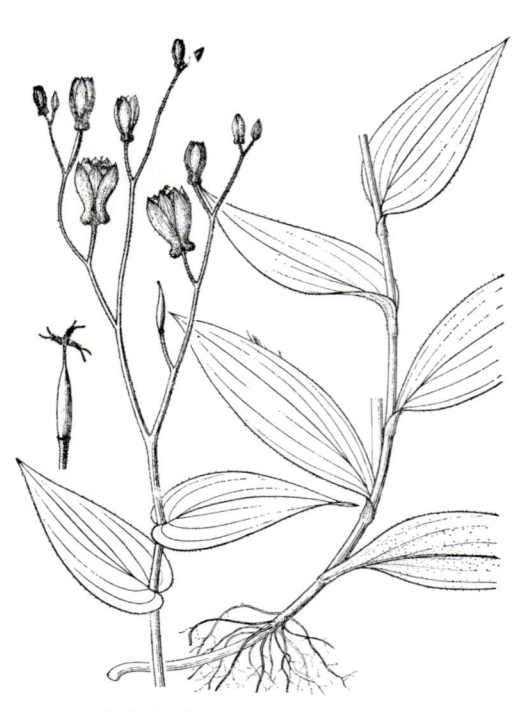

台湾油点草 **Tricyrtis formosana** Baker
张泰利 绘

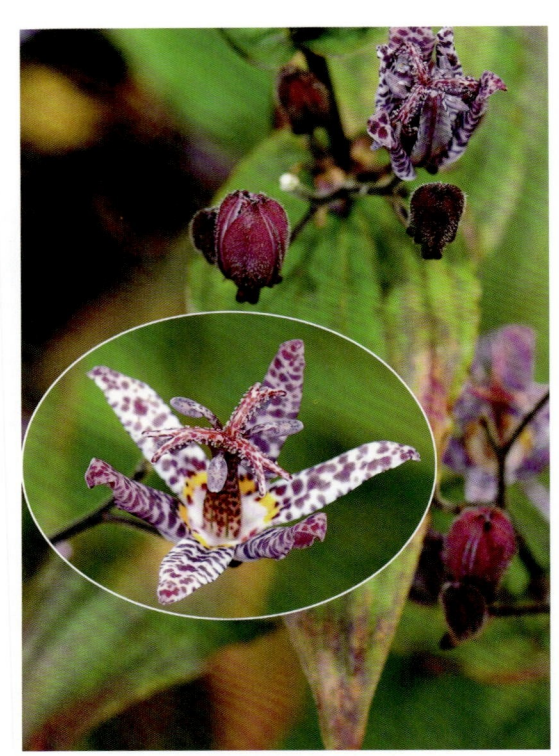

台湾油点草 **Tricyrtis formosana** Baker
摄影：陈又生

喃葡萄糖基矢车菊素-3-O-(6-O-丙二酰基-β-吡喃葡萄糖苷)[8-C-(6-O-*trans*-sinapoyl)-β-glucopyranosylcyanidin-3-O-(6-O-malonyl-β-glucopyranoside)]，8-C-葡萄糖基矢车菊素-3-丙二酰葡萄糖苷(8-C-glucosylcyanidin-3-malonylglucoside)，矢车菊素-3-葡萄糖苷(cyaniding-3-glucoside)，矢车菊素-3-芸香糖苷(cyanidin-3-rutinoside)，矢车菊素-3-丙二酰葡萄糖苷(cyanidin-3-malonylglucoside)[2]。

化学成分参考文献

[1] Saito N, et al. *Tetrahedron Lett*, 2003, 44(36): 6821-6823.

[2] Tatsuzawa F, et al. *Chem Pharm Bull*, 2004, 52(5): 631-633.

4. 宽叶油点草（Flora of China）

Tricyrtis latifolia Maxim., Bull. Acad. Imp. Sci. Saint-Pétersbourg 11: 435. 1867.（英 **Broadleaf Toadlily**）

茎高 40–100 m，通常无毛。叶倒卵圆形至卵圆状椭圆形，长 1–1.5 cm，宽 4–8 mm，上面无毛，背面疏生较密的短柔毛，基部深心形，抱茎，先端渐尖至骤尖。聚伞花序顶生或于茎上部腋生，少花到多花；花序轴和花梗具乳突状突起；花梗长 1.5–3 cm；花被片斜展，浅黄色，具紫红色斑点，倒披针形至狭椭圆形，长 1.6–2 cm，宽 4–5 mm，外轮花被片基部具囊；雄蕊长 1.5–2 cm；子房无毛。蒴果长 3–3.5 cm。花果期 6–9 月。

分布与生境 分布于河北、河南、陕西、湖北和四川。生于林下和林缘。日本也有分布。

药用部位 根状茎。

功效应用 补虚止咳。用于肺虚咳嗽。

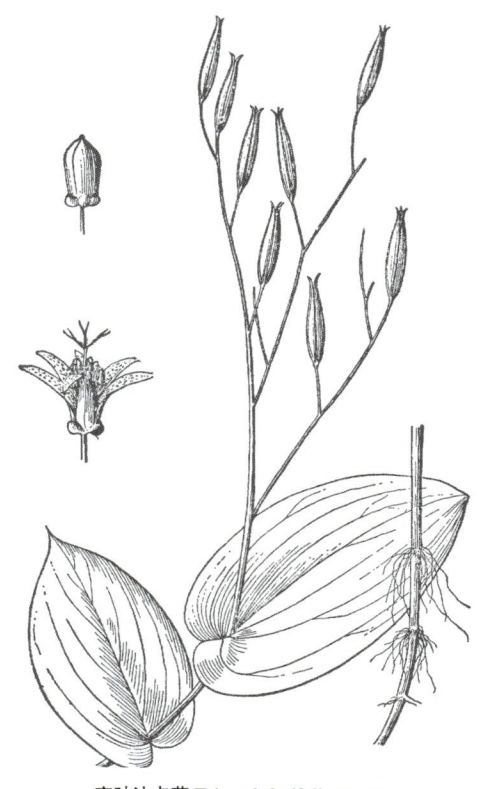
宽叶油点草 *Tricyrtis latifolia* Maxim.
引自《秦岭植物志》

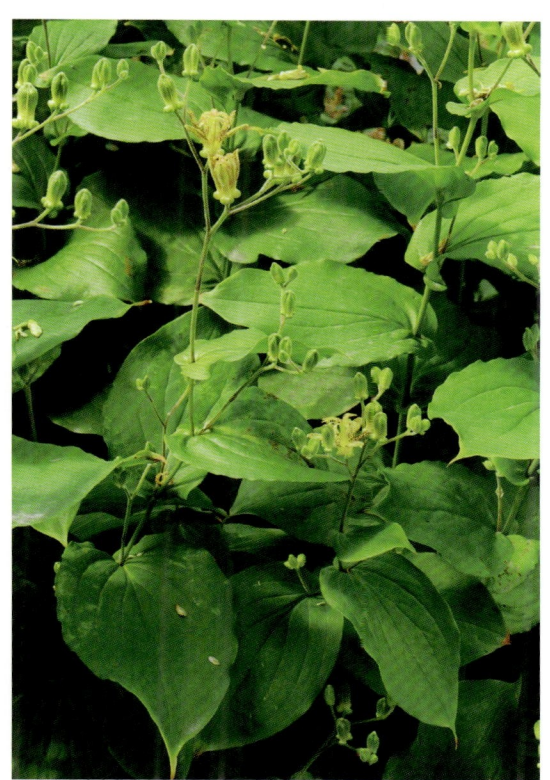
宽叶油点草 *Tricyrtis latifolia* Maxim.
摄影：陈又生

6. 山菅兰属 Dianella Lam. ex Juss.

多年生常绿草本。根状茎通常分枝，圆柱状，横走。叶2列，基部收缩套叠，质硬，背面中脉隆起，叶边缘有锯齿。花葶通常较高，花常排成顶生的圆锥花序，具小苞片，常下垂，较小，花梗上端有关节；花被片6，离生；雄蕊6，花丝上部膨大，成束状。浆果蓝色。种子5-6颗。

约20种，主要分布于亚洲和非洲（马达加斯加）的热带地区、澳大利亚和太平洋岛屿。我国有1种，可药用。

1. 山菅兰（台湾、种子植物名称） 山菅（中国植物志），山交剪、山扁竹、较剪草（广西），山猫儿（生草药性备要）

Dianella ensifolia (L.) DC., Liliac. 1: t. 1. 1802.——*Dracaena ensifolia* L.（英 **Swordleaf Dianella**）

根状茎横走，直径5-8 mm。叶剑形，两端渐窄，长30-80 cm，宽1-2.5 cm，革质，背面中脉和边缘粗糙，先端钝。花葶长1-2 m，具几枚苞片状叶，长3-8 cm；圆锥花序长10-40 cm，分枝疏散，花常多朵生于分枝上部；花梗长0.7-2 cm，常弯曲；花被片伸展，白色、绿白色、黄色或蓝紫色，线状披针形至狭长圆形，长6-7 mm，宽3-3.5 mm；雄蕊短于花被片，花丝近中部膝状弯曲，上部膨大；花柱长约6 mm。浆果深蓝色，近球形，直径约6 mm，有5或6枚种子。花果期3-8月。

分布与生境 分布于福建、江西、台湾、广东、广西、海南、四川、贵州和云南。生于1700 m以下的林下草坡。南亚、东南亚及非洲（马达加斯加）、澳大利亚东部和太平洋岛屿也有分布。
药用部位 根状茎、全草。
功效应用 清热解毒，拔毒消肿，杀虫，利尿，止痛。用于痈疽脓肿，疥癣，瘰疬，淋巴结炎，跌打损伤，黄疸，喉痛，风湿痹痛。

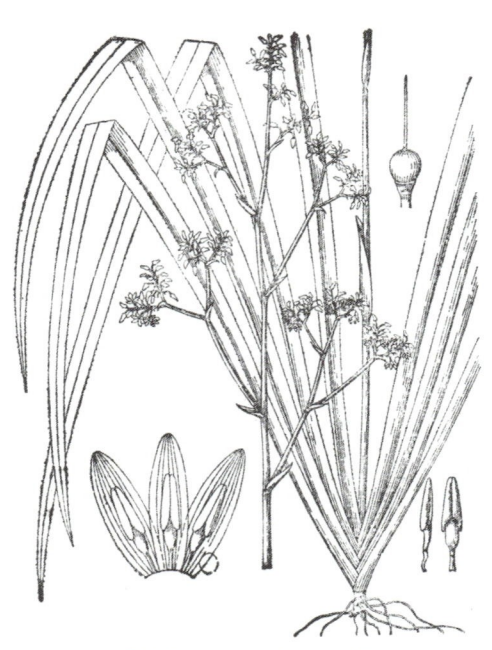

山菅兰 Dianella ensifolia (L.) DC.
引自《中国高等植物图鉴》

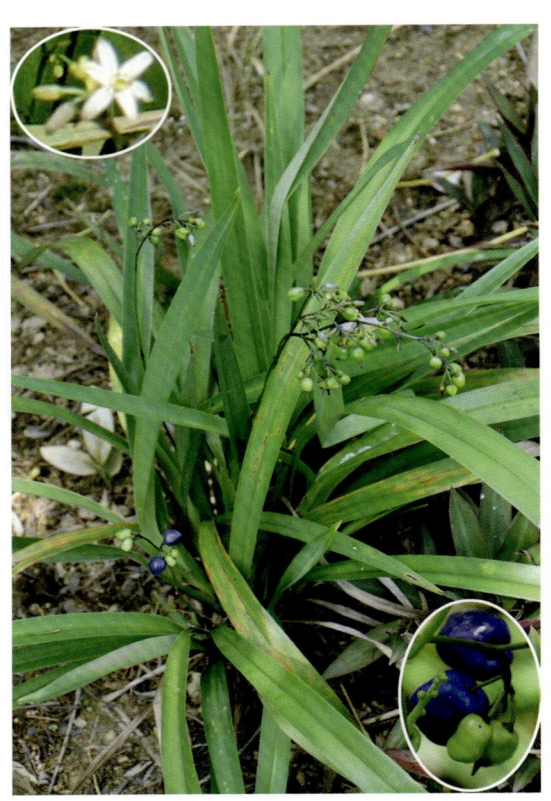

山菅兰 Dianella ensifolia (L.) DC.
摄影：王祝年

化学成分 根含芳香类：2,4-二羟基-3,5,6-三甲基苯甲酸甲酯(methyl 2,4-dihydroxy-3,5,6-trimethylbenzoate)，2,4-二羟基-3,6-二甲基苯甲酸甲酯(methyl 2,4-dihydroxy-3,6-dimethylbenzoate)，苔色酸甲酯(methyl orsellinate)，2,4-二羟基-6-甲氧基-3-甲基苯乙酮(2,4-dihydroxy-6-methoxy-3-methylacetophenone)，山菅兰定▲(dianellidin; musizin)[1]；黄酮类：5,7-二羟基-2,6,8-三甲基色酮(5,7-dihydroxy-2,6,8-trimethylchromone)，5,7-二羟基-2,8-二甲基色酮(5,7-dihydroxy-2,8-dimethylchromone)[1]。

注评 本种傣族、基诺族药用；傣族用全草治四肢无力、贫血；基诺族用全草治肝炎，用根治疥癣、淋巴结核、淋巴腺炎等。

化学成分参考文献

[1] Lojanapiwatna V, et al. *J Sci Soc Thailand*, 1982, 8(2): 95-102.

7. 独尾草属 Eremurus M. Bieb.

多年生草本。根肉质，肥大。具肥短的根状茎。叶基生，线形，基部有膜质鞘和纤维状残存物。总状花序长，密生多花，苞片膜质，边缘常具小锯齿，流苏状或纤毛状；花两性；花梗有或无关节；雄蕊6，花丝丝状或基部膨大，花药基部2深裂。蒴果每室具3-4粒种子。种子黑色，不规则三棱，棱上具狭翅。

约45种，分布于喜马拉雅地区经中亚至西亚。我国有4种，1种药用。

本属药用植物全草主要含蒽醌类成分。

百合科 LILIACEAE

1. 独尾草（中国植物志）

Eremurus chinensis O. Fedtsch., Gard. Chron., ser. 3, 41: 199. 1907.（英 **Chinese Desertcandle**）

叶无毛，长 15–55 cm，宽 0.3–2.2 cm，边缘具小圆齿或细锯齿。花葶长 45–120 cm，无毛；花期总状花序长 10–40 cm，密生多花；苞片披针形，长 0.4–2 (–3.5) cm，中脉深棕色，边缘白，膜质，先端长丝状，渐尖；花梗倾斜开展，长 1–3.5 cm，较细；花窄钟状；花被片白色，狭椭圆形至倒披针形，长 1–1.2 cm，宽 2–4.5 mm，花后微内卷，基部伸出一黑色脉；雄蕊比花被片短。蒴果直立（梗先端弯曲），绿色或黄绿色至棕色，近球形，直径 0.6–1 cm，常具皱纹。种子三棱形，有短翅。花期 5–9 月，果期 7–9 月。

分布与生境 分布于甘肃南部、四川、西藏和云南。生于海拔 1000–3800 m 的矮树丛、高山草甸、草原多石处、干燥开阔的山丘或山坡、岩石边、悬崖石缝和悬崖边。

药用部位 根。

功效应用 祛风除湿，补肾强身，现代用于消除痈肿，减肥降压，中耳炎。

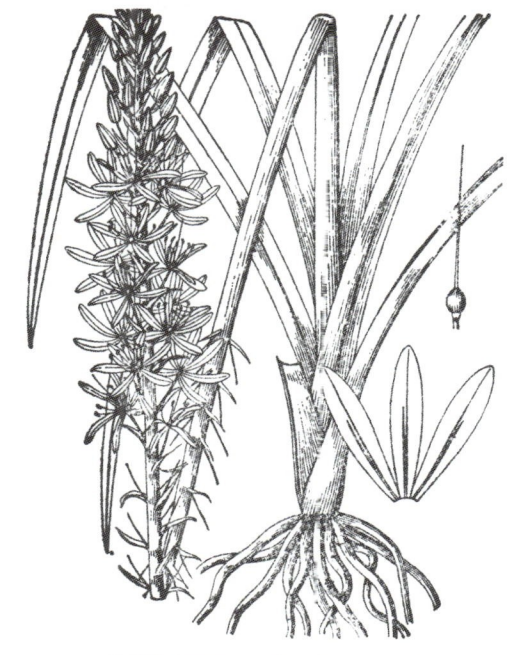

独尾草 Eremurus chinensis O. Fedtsch.
引自《中国高等植物图鉴》

化学成分 全草含蒽/蒽醌类：大黄酚(chrysophanol)，10-(大黄酚-7'-基)-10-羟基大黄酚-9-蒽酮[10-(chrysophanol-7'-yl)-10-hydroxychrysophanol-9-anthrone][1]，1-氧代-4(S),9-二羟基-8-甲氧基-6-羟甲基-1,2,3,4-四氢蒽[1-oxo-4(S),9-dihydroxy-8-methoxy-6-hydroxymethyl-1,2,3,4-tetrahydroanthracene]，10-(大黄酚-7'-基)-10-羟基大黄酚-9-蒽酮[10-(chrysophanol-7'-yl)-10-hydroxychrysophanol-9-anthrone]，8-O-β-D-吡喃葡萄糖基-1,1',8'-三羟基-3,3'-二甲基-2,7'-联蒽醌[8-O-β-D-glucopyranosyl-1,1',8'-trihydroxy-3,3'-dimethyl-2,7'-bianthraquinone]，大黄酚-8-甲醚(chrysophanol-8-methyl ether)[2]，8-O-β-D-吡喃葡萄糖基-2,7'-联(1,8-二羟基-3-甲基-9,10-蒽醌)[8-O-β-D-glucopyranosyl-2,7'-bi(1,8-dihydroxy-3-methyl-9,10-anthraquinonyl)][3]，芦荟皂醇▲Ⅲ-8-甲醚(aloesaponol Ⅲ-8-methyl ether)[4]；甾体类：β-谷甾醇，胡萝卜苷[4]；其他类：2-乙酰基-1-羟基-8-甲氧基-3-甲基萘(2-acetyl-1-hydroxy-8-methoxy-3-methylnaphthalene)，2-乙酰基-1,8-二甲氧基-3-甲基萘(2-acetyl-1,8-dimethoxy-3-methylnaphthalene)，邻苯二甲酸二丁酯(phthalic acid dibutyl ester)[1]。

化学成分参考文献

[1] 李冲，等. 中国中药杂志，1999, 24(9): 549-551.

[2] Li C, et al. *J Nat Prod*, 2000, 63(5): 653-656.

[3] Shi JG, et al. *Chin Chem Lett*, 2000, 11(2): 135-138.

[4] 张应鹏，等. 中国中药杂志，2000, 25(6): 355-357.

8. 知母属 Anemarrhena Bunge

多年生草本。根状茎长，横走，为残存的纤维状叶鞘所覆盖。花两性，单生或 2–3 朵簇生，成总状花序；苞片小，卵状或卵圆形，先端渐尖；花梗有节；花被片 6，基部略合生；雄蕊 3，生于内轮花被片中部。蒴果，每室具 1–2 枚种子。种子黑色，棱上具狭翅。

仅有 1 种，分布于中国、朝鲜和蒙古，可药用。

本属药用植物化学成分涉及木脂素、黄酮、香豆素、酚类以及皂苷等类型化合物。其中木脂素如尼亚酚 (nyasol，**1**)，黄酮如 (E)-4'- 去甲基 -6- 甲基凤梨百合素▲[(E)-4'-demethyl-6-methyleucomin，**2**]，香豆素如知母香豆素 A (anemarcoumarin A，**3**)，酚类如知母查耳酮炔▲ (anemarchalconyn，**4**)；皂苷类如伪原知母皂苷 A Ⅲ (pseudoprototimosaponin A Ⅲ，**5**)，洋菝葜皂苷元▲ (sarsasapogenin，**6**)。其中 **1** 具有抗真菌活性，能有效抑制西瓜炭疽病菌菌丝的生长；**5**、原知母皂苷 A Ⅲ (prototimosaponin A Ⅲ) 具有降血糖作用，但对葡萄糖摄入和胰岛素释放没有效果，表明其降血糖机理可能是通过抑制肝的糖异生或肝糖原分解。另外，该属植物中皂苷类化合物能降低高血脂时的血脂浓度，改变血液流变学和微循环。

本属植物知母具有抗老年痴呆、抗抑郁、降血糖、降血脂、抗动脉粥样硬化、抗血小板聚集、调节免疫、抗炎、抗肝肾损伤、抗骨质疏松、抗氧化、抑菌等作用，并对肾上腺素能和胆碱能神经系统及激素的功能有一定影响。活性成分主要为皂苷类、多糖类、黄酮类等。

1. 知母（神农本草经） 兔子油草、蒜瓣子草（辽宁），穿地龙（山东），羊胡子根（河北），地参（全国中草药汇编）

Anemarrhena asphodeloides Bunge, Mém. Acad. Imp. Sci. St.-Pétersbourg Divers Savans 2: 140.1833.
（英 Common Anemarrhena）

根状茎长 10 cm，宽 5-17 mm。叶长 10-60 cm，宽 1.5-11 mm，无毛，边缘粗糙，先端渐尖成近丝状，基部渐宽成鞘状。花葶高 (20-) 35-100 cm，无毛；总状花序长 10-50 cm；花被片粉色、浅紫色或白色，线形或狭长圆形，长 5-10 mm，宽 1-1.5 mm，果期宿存；子房卵球形，长约 1.5 mm，花柱长约 1 mm。蒴果长 0.8-1.5 cm，宽 3-6 mm，有显著 6 棱，顶端具短喙。种子黑色，狭长圆状椭圆形，略弯曲，长 7-12 mm，宽 2.5-3 mm。花果期 6-9 月。

分布与生境 分布于东北、华北、山东、陕西、甘肃、贵州和四川，台湾有栽培。生于 1500 m 以下的矮树丛、草坡和山坡。朝鲜和蒙古也有分布。

药用部位 根状茎。

功效应用 清热泻火，生津润燥，活肠通便。用于外感热病，高热烦渴，骨蒸潮热，内热消渴，怀胎蕴热，胎动不安，肠燥便秘。

化学成分 根状茎含木脂素类：尼亚酚(nyasol)[1]，4'-O-甲基尼亚酚(4'-O-methylnyasol)[2]；香豆素类：知母香豆素A (anemarcoumarin A)[2]；甾体类：伪原知母皂苷AⅢ (pseudoprototimosaponin AⅢ)，原知母皂苷AⅢ (prototimosaponin AⅢ)，知母皂苷(timosaponin) AⅠ、AⅡ[3]、AⅢ[4]、AⅣ、BⅠ、BⅡ[3]、BⅢ[5]、BⅣ[6]、BⅤ、BⅥ[7]、CⅠ、CⅡ、DⅠ、DⅡ[8]、EⅠ、EⅡ[9]、F、G[10]、HⅠ、HⅡ、IⅠ、IⅡ[11]、N、O[12]，洋菝葜皂苷元▲(sarsasapogenin; parigenin)[13]，知母新皂苷(anemarsaponin) B[14]、C、E[15]，西陵皂

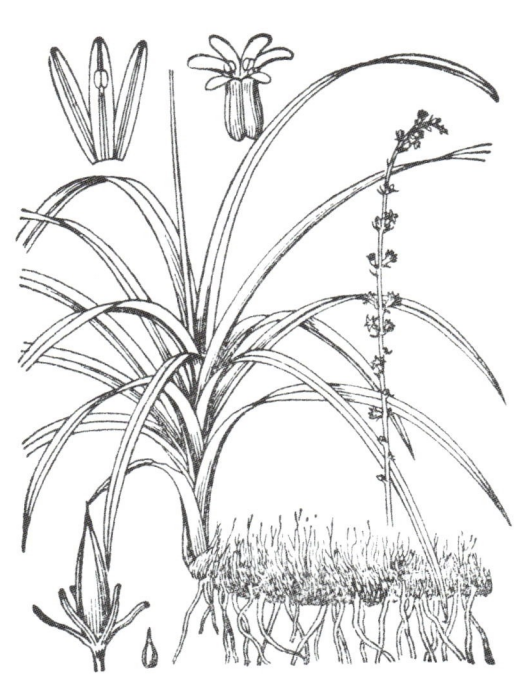
知母 Anemarrhena asphodeloides Bunge
引自《中国高等植物图鉴》

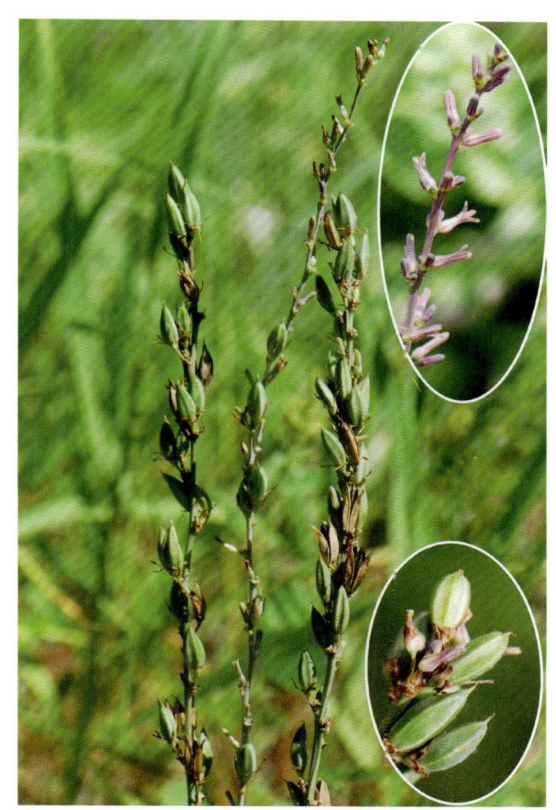
知母 Anemarrhena asphodeloides Bunge
摄影：周繇

苷(xilingsaponin) A、B[16]，(25S)-26-O-β-D-吡喃葡萄糖基-22-羟基-5β-呋甾-3β,26-二醇-3-O-β-D-吡喃葡萄糖基-(1→2)-β-D-吡喃半乳糖苷[(25S)-26-O-β-D-glucopyranosyl-22-hydroxy-5β-furostan-3β,26-diol-3-O-β-D-glucopyranosyl-(1→2)-β-D-galactopyranoside][15]，胡萝卜苷，β-谷甾醇[5]；黄酮类：(E)-4'-去甲基-6-甲基凤梨百合素▲[(E)-4'-demethyl-6-methyleucomin]，2'-O-甲基异甘草素(2'-O-methylisoliquiritigenin)，(E)-5,7-二羟基-3-(4'-羟基苯亚甲基)色原烷-4-酮[(E)-5,7-dihydroxy-3-(4'-hydroxybenzylidene)chroman-4-one]，2',4',4-三羟基查耳酮(2',4',4-trihydroxychalcone)[2]，宝藿苷Ⅰ(baohuoside Ⅰ)，淫羊藿次苷Ⅰ(icariside Ⅰ)[5]，芒果苷(mangiferin)，7-O-葡萄糖基芒果苷(7-O-glucopyranosylmangiferin)[5]，新芒果苷(neomangiferin)[17]，知母宁(chinonin)[18]；多糖：知母多糖A、B、C、D[3]，知母双糖[5]；其他类：知母查耳酮炔▲(anemarchalconyn)，2,4',6-三羟基-4-甲氧基二苯甲酮(2,4',6-trihydroxy-4-methoxybenzophenone)，构树宁A (broussonin A)[2]，2,6,4'-三羟基-4-甲氧基二苯酮(2,6,4'-trihydroxy-4-methoxybenzophenone)[5]，(Z)-1,3-双(4-羟苯基)-1,4-戊二烯[(Z)-1,3-bis(4-hydroxyphenyl)-1,4-pentadiene][1]，二十九醇(nonacosanol)，二十八酸[5]。

药理作用 抗老年痴呆作用：知母总皂苷可显著降低东莨菪碱模型大鼠脑皮质内乙酰胆碱酯酶(AChE)活性，对大鼠脑皮质匀浆 AChE 活性没有直接的抑制作用，而含药血清可明显抑制大鼠脑皮质匀浆 AChE 的活性，知母总皂苷在大鼠体内经吸收转化后可抑制大鼠脑皮质 AChE 活性[1]。知母皂苷元及其异构体能明显增强大鼠的学习记忆能力，升高脑内 M_1 受体密度，对老年性痴呆的胆碱能系统功能渐进性退化有一定的预防和治疗作用[2]。知母活性成分 ZMR 对慢性 1-甲基-4-苯基-1,2,3,6-四氢吡啶(MPTP) 损伤小鼠模型黑质纹状体通路多巴胺神经元具有保护作用[3]。知母活性成分 ZDY101 能提高 M_2 受体 mRNA 的稳定性，使细胞 M_2 受体的 mRNA 含量升高，是 ZDY101 提高 M_2 受体密度的重要机制之一[4]，ZDY101 可能通过上调脑 M 受体密度而改善脑功能[5]。知母活性成分 ZMS 同时上调脑

M_2 受体及总 M 受体，且与动物的学习记忆能力呈显著正相关，可能是知母改善脑学习记忆功能的重要因素之一[6]，显著降低 HEK293sw 细胞主要 β- 分泌酶 (BACE1) 的表达及活性，而对淀粉样前体蛋白 (APP) 的表达无明显影响[7]。知母有效成分 9714 能提高拟血管痴呆大鼠的学习记忆能力，同时对缺血后的神经元损伤、炎性损伤具有一定的保护作用[8]。知母皂苷元对半乳糖拟痴呆模型的学习记忆功能及脑内自由基代谢有明显改善作用[9]。知母皂苷元对下降的 M 及 M_1 受体密度有明显的上调作用[10]。知母皂苷能有效地对抗 D- 半乳糖所致的小鼠多项衰老指标的出现，促进衰老小鼠的学习记忆能力[11]。知母皂苷能明显对抗老年性痴呆模型小鼠学习记忆能力的下降，增加脑内胆碱能递质的含量，抑制背海马和齿状回内 β- 淀粉样前体蛋白 (β-APP) 阳性神经元的生成。知母皂苷对谷氨酸所致的老年性痴呆有明显的改善作用[12]。知母皂苷对三氯化铝所致的老年性痴呆有明显的改善作用[13]。知母皂苷能增加衰老大鼠脑 N 受体的数目，对 M 受体无明显影响[14]，可以有效对抗不同化学药品所致的小鼠学习记忆能力降低，具有明显的促智作用[15]。知母皂苷可促进成年大鼠海马神经前体细胞增殖，其机制可能与知母皂苷的多种生物学活性有关[16]。知母皂苷可使老年痴呆大鼠学习记忆能力提高、脑内单胺类神经递质水平增加，能使痴呆动物脑内 M 受体密度增加，对老年性痴呆的胆碱能系统功能渐进性退化有一定的预防和治疗作用[17-18]。

对肾上腺素能和胆碱能神经系统的调节作用：氢化可的松和甲状腺素可以分别使兔外周淋巴细胞和大鼠脑组织 β 受体数目升高，知母皂苷及其苷元可使上述动物病理性升高的 β 受体密度趋于正常，不影响兔肝糖皮质激素受体密度和血清皮质醇含量，知母皂苷及其苷元对动物模型病理性升高的 β 受体的调整作用与糖皮质激素及其受体无关[19]。知母皂苷 BⅡ能明显改善 β 淀粉样蛋白 25-35($A\beta_{25-35}$)诱导的原代大鼠神经细胞损伤，可能与其提高模型细胞的抗氧化能力，改善胆碱能系统相关[20]。

抗抑郁作用：知母总皂苷在多种抑郁模型上具有一定的抗抑郁作用，在小鼠强迫游泳实验中可明显缩短小鼠的不动时间；可显著减少获得性无助小鼠的逃避错误次数；可显著增加慢性温和应激模型动物的活动次数以及蔗糖水消耗量；可提高育亨宾给药后小鼠死亡率；并且显著增加 5- 羟色胺酸诱导小鼠的甩头次数，其抗抑郁作用可能与增强去甲肾上腺素能及 5- 羟色胺能神经系统有关[21]。知母总皂苷能明显改善皮质酮诱导的 PC12 细胞形态的改变，显著提高细胞存活率，并减少乳酸脱氢酶 (LDH) 的外漏，具有一定的抗实验性抑郁作用，其机制部分可能是对抗皮质酮诱导的细胞损伤[22]。

抗炎作用：知母多糖对急、慢性炎症均有抑制作用，但不能显著抑制摘除双侧肾上腺大鼠角叉菜胶性足趾肿胀，能显著提高大鼠血浆中皮质酮浓度，而使血浆中促肾上腺皮质激素 (ACTH) 浓度显著降低，能显著降低炎症组织中前列腺素 E (PGE) 含量。促进肾上腺分泌较高水平的糖皮质激素及抑制炎症组织 PGE 的合成或释放是其发挥抗炎作用的重要途径[24]。知母皂苷能有效地抑制 $A\beta_{25-35}$ 激活小鼠腹腔巨噬细胞，使其分泌的 TNF-α 增多、iNOS 表达上调、NO 的生成量增加，并呈剂量依赖关系，这一作用的机制可能与其抑制激活的巨噬细胞释放炎症因子有关[25]。从知母中得到的成分知母新皂苷 B 能明显抑制脂多糖诱导的 RAW 264.7 细胞的炎性反应，其作用与调控 NFκB/p38 信号通路有关[26]。

调节免疫作用：知母宁能增强体液免疫和细胞免疫功能，对非特异性免疫无明显作用，降低血浆 cAMP 含量和 cAMP/cGMP 值，提高小鼠血清溶血素水平，增强小鼠迟发型超敏反应，而对腹腔巨噬细胞吞噬指数和吞噬系数无明显影响[26]。

降血脂和抗动脉粥样硬化作用：知母皂苷可明显降低实验性高脂血症鹌鹑血清 TC、TG、LDL-C，提高 HDL/TC 比值，缩小斑块面积，减轻动脉粥样硬化程度[27]。知母皂苷化合物能明显减轻脑缺血再灌注大鼠的神经症状，减小脑梗塞范围，降低全血中的白细胞计数及中性粒细胞计数，能明显降低脑组织中的髓过氧化物酶 (MPO) 活性，提高 SOD 活性，减少 MDA 含量，减少 NO 含量，降低总一氧化氮合酶 (tNOS)、iNOS 活性，通过减轻自由基损伤、炎症反应以及 NO 的毒性作用，从而对脑缺血再灌注大鼠具有一定的保护作用[28]。

抗血小板聚集和抗脑缺血作用：知母皂苷中多种成分体外能够抑制 ADP 诱导的血小板聚集[29]。知母有效成分 9714 代谢产物对血小板聚集具有明显的抑制作用[30]。知母皂苷具有保护心肌缺血 / 再灌性损伤的作用，这一作用可能与其抗血小板活化因子 (PAF)、抗血小板聚集和清除自由基等机制有关[31]。知母提取物可能明显降低中动脉阻断 / 再灌注所致大鼠脑坏死面积，降低脑水肿[32]。

降血糖作用：知母提取物能够明显降低链尿佐菌素所致的高血糖小鼠的血糖，抑制 α 糖苷酶和血管紧张素转换酶的活性[33]。知母多糖具有实验性降低血糖作用[34]。知母多糖可使小鼠的血糖及肝糖原含量明显降低，而血脂含量几乎没有变化，灌胃四氧嘧啶高血糖小鼠，其血糖含量也有明显下降[35]。知母聚糖能降低正常小鼠和四氧嘧啶诱发的高血糖大鼠的血糖、增高肝糖原含量、增加骨骼肌对 ^{3}H-2- 脱氧葡萄糖摄取能力。其降血糖作用与其增加肝糖原合成、减少肝糖原分解、增加骨骼肌对葡萄糖摄取等因素有关[36]。知母总酚能显著降低四氧嘧啶和链尿佐菌素引起的糖尿病动物的空腹血糖，从中分离得到的芒果苷体外有较好的抑制 α- 葡萄糖苷酶活性的作用，芒果苷对 α- 葡萄糖苷酶活性的抑制可能是其降血糖作用机制之一[37]。知母皂苷具有一定的降血糖作用，知母皂苷对正常小鼠无降血糖作用，但可使糖耐量曲线趋于平缓，知母皂苷能够显著提高糖尿病小鼠糖耐量，降低实验性糖尿病小鼠的空腹血糖[38]。知母醇提取物能够降低 2 型自发性糖尿病 KK-Ay 小鼠的血糖，提高糖耐量[39]。这种作用与促进胰岛细胞分泌胰岛素有关，其作用靶点可能为百日咳毒素敏感性 G 蛋白 (pertussis toxin-sensitive G protein)[40]。

调节激素作用：知母皂苷能减轻糖皮质激素的副作用，而不影响糖皮质激素本身的药理作用[41]。知母皂苷可对抗甲状腺激素可使 β 受体表达明显升高[42]。

抑菌作用：知母在体外对金黄色葡萄球菌、白色葡萄球菌、铜绿假单胞菌、大肠埃希菌、伤寒杆菌、甲型溶血性链球菌、乙型溶血性链球菌等有明显的抑菌作用[43]。

抗肿瘤作用：知母皂苷元体外可以使人肝癌细胞 HepG2 停滞于 G_2/M 期从而诱导凋亡[44]。

抗肝、肾损伤作用：知母总黄酮可以明显降低因溴酸钾引起的小鼠血浆 ALT 升高，保护因溴酸钾诱发的肝损伤，此外知母总黄酮有效地提高应激小鼠肝组织匀浆的抗氧化能力指数 (ORAC)、GSH 及 GSH-Px 活性，降低血浆中 NO 及 MDA 水平。知母总黄酮对溴酸钾诱发的小鼠肝损伤具有一定的保护作用，其作用机制可能部分来自于清除自由基和抑制脂质过氧化过程[45]。知母总黄酮对溴酸钾诱导的小鼠肾损伤具有一定的保护作用，知母总黄酮可以有效降低血清肌酐水平和肾组织中 MDA 含量，提高肾损伤小鼠肾组织的 ORAC、GSH、半胱氨酸及维生素 C 水平，并在体外显示出较强的抗氧化能力。其作用机制可能与知母总黄酮通过消除自由基缓解溴酸钾诱发的肾组织过氧化状态有关[46]。

抗氧化作用：知母多糖具有体外抗氧化作用，对红细胞具有保护作用，知母能够明显地在体外抑制人血红细胞自氧化和 H_2O_2 所致红细胞氧化溶血作用[47]。知母宁对活性氧有较强的清除作用[48]。

抗骨质疏松作用：知母皂苷元 (sarsasapogenin) 可对抗维甲酸所致的骨质疏松小鼠骨横径、骨矿物质及骨胶原的减少，升高血清雌二醇 (E_2) 及骨钙素 (BGP) 值，降低血清碱性磷酸酶 (ALP) 及抗酒石酸酸性磷酸酶 (TRAP) 水平，知母皂苷元对维甲酸所致小鼠骨质疏松具有一定的防治作用，其机制可能与其减缓雌激素水平降低、抑制骨钙转换有关[49-50]。

防护皮肤作用：从知母分离的成分芒果苷能够抗紫外照射所致裸小鼠的皮肤损伤。降低紫外线所致基质金属蛋白酶 (MMP)-9 表达并抑制其酶活性，其机制与抑制磷酸化丝裂原活化蛋白激酶 (MAPKK1)/ 胞外信号调节激酶 (ERK) 过度磷酸化有关[51]。

注评 本种蒙古族、景颇族、德昂族也药用，主要用根状茎治疗热病高烧。

化学成分参考文献

[1] Iida Y, et al. *J Agric Food Chem*, 1999, 47(2): 584-587.

[2] Youn UJ, et al. *J Nat Prod*, 2009. 72(10): 1895-1898.

[3] 刘昆兆 阜阳师范学院学报 (自然科学版)，1991(1): 5-6.

[4] Nakashima N, et al. *J Nat Prod*, 2004, 56(3): 345-350.

[5] 边际，等 . 沈阳药科大学学报，1996(1): 34-40.

[6] Peng Y, et al. *Chin Chem Lett*, 2007, 18(2): 171-174.

[7] 孟志云，等 . 沈阳药科大学学报，1998(2): 55-56.

[8] 杨军衡，等 . 天然产物研究与开发，2001(5): 18-21.

[9] 孟志云，等 . 药学学报，1998(9): 54-57.

[10] 孟志云，等 . 药学学报，1999(6): 52-54.

[11] 孟志云，等．中国药物化学杂志，1999(4): 63-67.
[12] 康利平，等．药学学报，2006(6): 527-532.
[13] Bao W, et al. *Cell Biology International*, 2007, 31(9): 887-892.
[14] Kim JY, et al. *Food Chem Toxicol*, 2009, 47(7): 1610-1617.

药理作用及毒性参考文献

[1] 欧阳石，等．中国药学杂志，2006, 41(19): 1472-1474.
[2] 陈勤，等．中国药理学通报，2004, 20(5): 561-564.
[3] 熊中奎，等．上海交通大学学报（医学版），2009, 29(2): 145-149.
[4] 张永芳，等．上海第二医科大学学报，2005, 25(4): 368-370, 381.
[5] 孙启祥，等．核技术，2004, 27(4): 297-300.
[6] 胡梅，等．中华核医学杂志，2001, 21(3): 158-161.
[7] 张瑞，等．上海交通大学学报（医学版），2008, 28(7): 827-830.
[8] 邓云，等．中国药理学通报，2005, 21(7): 830-833.
[9] 陈勤，等．中药药理与临床，2000, 16(5): 14-16.
[10] 张乃钲，等．上海第二医科大学学报，2001, 21(6): 481-483.
[11] 马玉奎，等．药科大学学报，2004, 21(6): 450-453.
[12] 成之福，等．中国医院药学杂志，2008, 28(23): 1997-1999.
[13] 马玉奎，等．齐鲁药事，2005, 24(10): 625-626.
[14] 王顺官，等．现代中西医结合杂志，2000, 9(18): 1755-1756.
[15] 马玉奎，等．齐鲁药事，2005, 24(13): 172-174.
[16] 王卫东，等．江西医药，2004, 39(2): 96-98.
[17] 张新战，等．山东医药，2008, 48(48): 43-44.
[18] 陈勤，等．激光生物学报，2003, 12(6): 445-449.
[19] 赵树进，等．中国医院药学杂志，2000, 20(2): 70-73.
[20] 邓云，等．中国药理学通报，2009, 25(2): 244-247.
[21] 任利翔，等．中药新药与临床药理，2007, 18(1): 28-31.
[22] 任利翔，等．沈阳药科大学学报，2007, 24(3): 172-176.
[23] 陈万生，等．第二军医大学学报，1999, 20(10): 758-760.
[24] 刘卓，等．锦州医学院学报，2005, 26(4): 7-10.
[15] 马百平，等．药学学报，1996(4): 271-277.
[16] 洪永福，等．药学学报，1999, 34(7): 518-521.
[17] 黄芳，等．中国生化药物杂志，2005, 26(6): 332-335.
[18] 张红雨，等．辐射研究与辐射工艺学报，1997, 15(4): 224-228.

[25] Kim JY, et al. *Food Chem Toxicol*, 2009, 47(7): 1610-1617.
[26] 王凤芝，等．黑龙江医药科学，2002, 25(3): 7-8.
[27] 韩兵，等．上海中医药杂志，2006, 40(11): 68-70.
[28] 邓云，等．北京中医药大学学报，2005, 28(2): 33-35.
[29] Kang LP, et al. *Planta Med*, 2012, 78(6): 611-616.
[30] 邓云，等．中国药理学通报，2005, 21(12): 1460-1462.
[31] 金有豫，等．首都医学院学报，1994, 15(2): 138.
[32] Oh JK, et al. *Biol Pharm Bull*, 2007, 30(1): 38-43.
[33] He K, et al. *J Ethnopharmacol*, 2011, 137(3): 1135-1142.
[34] 黄彩云，等．大连大学学报，2004, 25(4): 98-99.
[35] 王靖，等．中草药，1996, 27(10): 605-606.
[36] 卢盛华，等．中国生化药物杂志，2003, 24(2): 81-83.
[37] 黄芳，等．中国生化药物杂志，2005, 26(6): 332-334.
[38] 李春梅，等．中药药理与临床，2005, 21(4): 22-23.
[39] Miura, T, et al. *Biol Pharm Bull*, 2001, 24(9): 1109-1111.
[40] Hoa NK, et al. *Exp Clinic Endocrinol Diabetes*, 2004, 112(9): 520-525.
[41] 朱起之，等．实用医学杂志，2001, 17(7): 583-584.
[42] 韩丽萍，等．中药新药与临床药理，1998, 9(4): 224-226, 253.
[43] 杜镇镇，等．知时珍国医国药，2008, 19(5): 1158.
[44] Bao W, et al. *Cell Biol Int*, 2007, 31(9): 887-892.
[45] 李满妹，等．中草药，2008, 39(2): 252-255.
[46] 江涛，等．中国药理学通报，2006, 22(12): 1517-1521.
[47] 王德洁，等．现代中药研究与实践，2008, 22(2): 31-32.
[48] 张红雨，等．辐射研究与辐射工艺学报，1997, 15(4): 224-228.
[49] 杨茗，等．中国天然药物，2006, 4(3): 219-223.
[50] Nian H, et al. *Acta Pharmacol Sin*, 2006, 27(6): 728-734.
[51] Kim HS, et al. *Eur J Pharmacol*, 2012, 689(1-3): 38-44.

9. 吊兰属 Chlorophytum Ker Gawl.

多年生草本。根状茎短，根通常肥厚或块状。叶条形，基生，对折，基部具鞘。花葶腋生，上端叶似苞片，抱茎；花单生或几朵簇生于一枚小苞片内，排列成顶生总状花序或圆锥花序；花两性；花梗具节。蒴果顶端3浅裂。种子具黑色种皮，扁平。

100–150种，主要分布于非洲、亚洲和澳大利亚的热带地区，也分布于南美洲。我国华南产4种，1种引入栽培，2种入药。

分种检索表

1. 叶簇生，不为二列；花较大，花被片长7 mm以上 ·· 1. 吊兰 C. comosum
1. 叶近二列着生；花小，花被片长约2 mm ·· 2. 小花吊兰 C. laxum

本属药用植物主要含甾体类成分，如芰脱皂苷元-3-O-{O-β-D-吡喃葡萄糖基-(1→2)-O-[O-β-D-呋喃芹菜糖基-(1→4)-β-D-吡喃葡萄糖基-(1→3)]-O-β-D-吡喃葡萄糖基-(1→4)-β-D-吡喃半乳糖苷}{gitogenin-3-O-{O-β-D-glucopyranosyl-(1→2)-O-[O-β-D-apiofuranosyl-(1→4)-β-D-glucopyranosyl-(1→3)]-O-β-D-glucopyranosyl-(1→4)-β-D-glactopyranoside}，**1**}，海柯皂苷元-3-O-{O-β-D-吡喃葡萄糖基-(1→2)-O-[O-β-D-呋喃芹菜糖基-(1→4)-β-D-吡喃木糖基-(1→3)]-O-β-D-吡喃葡萄糖基-(1→4)-β-D-吡喃半乳糖苷}{hecogenin-3-O-{O-β-D-glucopyranosyl-(1→2)-O-[O-β-D-apiofuranosyl-(1→4)-β-D-xylopyranosyl-(1→3)]-O-β-D-glucopyranosyl-(1→4)-β-D-galactopyranoside}，**2**}，海柯皂苷元-3-O-{O-β-D-吡喃葡萄糖基-(1→2)-O-[O-β-D-呋喃芹菜糖基-(1→4)-β-D-吡喃葡萄糖基-(1→3)]-O-β-D-吡喃葡萄糖基-(1→4)-β-D-吡喃半乳糖苷}{hecogenin-3-O-{O-β-D-glucopyranosyl-(1→2)-O-[O-β-D-apiofuranosyl-(1→4)-β-D-glucopyranosyl-(1→3)]-O-β-D-glucopyranosyl-(1→4)-β-D-galactopyranoside}，**3**}，芰脱皂苷元-3-O-{O-β-D-吡喃葡萄糖基-(1→2)-O-β-D-吡喃木糖基-(1→3)]-O-β-D-吡喃葡萄糖基-(1→4)-β-D-吡喃半乳糖苷}{gitogenin-3-O-{O-β-D-glucopyranosyl-(1→2)-O-β-D-xylopyranosyl-(1→3)]-O-β-D-glucopyranosyl-(1→4)-β-

1: R_1=OH; R_2=H,H; R_3=CH$_2$OH
2: R_1=H; R_2=O; R_3=H
3: R_1=H; R_2=O; R_3=CH$_2$OH

4: R_1=OH; R_2=H,H; R_3=H
5: R_1=H; R_2=O; R_3=H
6: R_1=OH; R_2=H,H; R_3=CH$_2$OH
7: R_1=H; R_2=H,H; R_3=H

D-galactopyranoside}，**4**}，海柯皂苷元-3-*O*-{*O*-β-D-吡喃葡萄糖基-(1→2)-*O*-[β-D-吡喃葡萄糖基-(1→3)]-*O*-β-D-吡喃葡萄糖基-(1→4)-β-D-吡喃半乳糖苷}{hecogenin-3-*O*-{*O*-β-D-glucopyranosyl-(1→2)-*O*-[β-D-xylopyranosyl-(1→3)]-*O*-β-D-glucopyranosyl-(1→4)-β-D-galactopyranoside}，**5**，芰脱皂苷元-3-*O*-{*O*-β-D-吡喃葡萄糖基-(1→2)-*O*-[β-D-吡喃葡萄糖基-(1→3)]-*O*-β-D-吡喃葡萄糖基-(1→4)-β-D-吡喃半乳糖苷}{gitogenin-3-*O*-{*O*-β-D-glucopyranosyl-(1→2)-*O*-[β-D-glucopyranosyl-(1→3)]-*O*-β-D-glucopyranosyl-(1→4)-β-D-galactopyranoside}，**6**，替告皂苷元-3-*O*-{*O*-β-D-吡喃葡萄糖基-(1→2)-*O*-[β-D-吡喃木糖基-(1→3)]-*O*-β-D-吡喃葡萄糖基-(1→4)-β-D-吡喃半乳糖苷}{tigogenin-3-*O*-{*O*-β-D-glucopyranosyl-(1→2)-*O*-[β-D-xylopyranosyl-(1→3)]-*O*-β-D-glucopyranosyl-(1→4)-β-D-galactopyranoside}，**7**}。体外实验发现 **1-7** 抑制佛波酯(TPA)刺激 ^{32}P 掺入 HeLa 细胞磷脂中，提示这些化合物为抗致癌物化学成分。

1. 吊兰（中国植物志） 钓兰（中国高等植物图鉴），硬叶吊兰（全国中草药汇编），挂兰、倒挂兰（福建），匍匐兰（福建民间草药），树蕉瓜（文山中草药）

Chlorophytum comosum (Thunb.) Baker, J. Linn. Soc., Bot. 15: 329. 1877. ——*Anthericum comosum* Thunb.（英 **Tufted Bracketplant**）

　　根状茎短，根稍肥厚。叶剑形，绿色或有黄色条纹，长 10–30 cm，宽 1–2 cm，向两端稍变狭。花葶比叶长，有时长可达 50 cm，常变为匍枝而在近顶部具叶簇或幼小植株；花白色，常 2–4 朵簇生，排成疏散的总状花序或圆锥花序；花梗长 7–12 mm，关节位于中部至上部；花被片长 7–10 mm，具 3 脉；雄蕊稍短于花被片，花药长圆形，长 1–1.5 mm，明显短于花丝，开裂后常卷曲。蒴果三棱状扁球形，长约 5 mm，宽约 8 mm，每室具 3–5 颗种子。花期 5 月，果期 8 月。

分布与生境 原产于非洲南部，国内园艺栽培。

药用部位 全草。

功效应用 止咳化痰，散瘀消肿，清热解毒，活血接骨。用于痰热咳嗽，跌打损伤，痈肿疔疮，痔疮，肿痛，骨折，烧伤。

化学成分 新鲜地下部分含甾体类：芰脱皂苷元-3-*O*-{*O*-β-D-吡喃葡萄糖基-(1→2)-*O*-[*O*-β-D-呋喃芹菜糖基-(1→4)-β-D-吡喃葡萄糖基-(1→3)]-*O*-β-D-吡喃葡萄糖基-(1→4)-β-D-吡喃半乳糖苷}{gitogenin-3-*O*-{*O*-β-D-glucopyranosyl-(1→2)-*O*-[*O*-β-D-apiofuranosyl-(1→4)-β-D-glucopyranosyl-(1→3)]-*O*-β-D-glucopyranosyl-

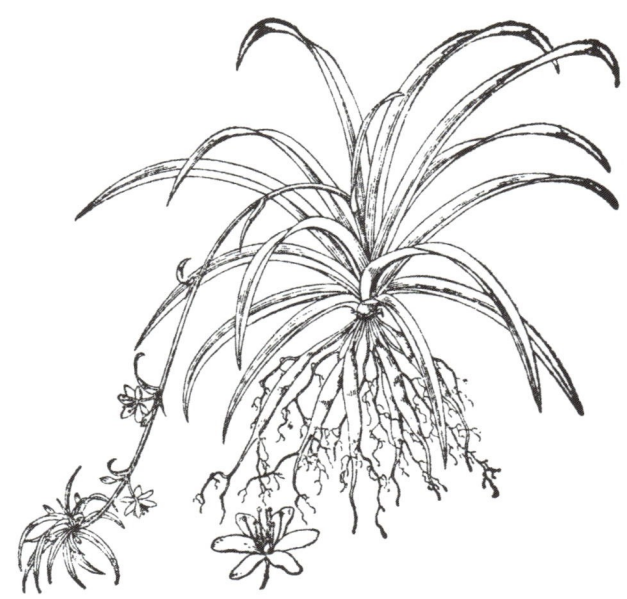

吊兰 **Chlorophytum comosum** (Thunb.) Baker
引自《中国高等植物图鉴》

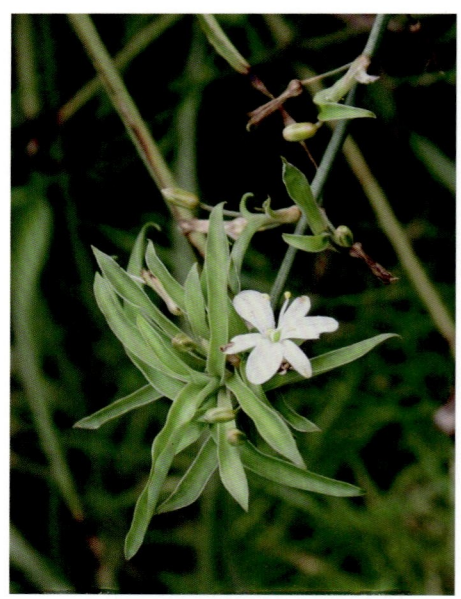

吊兰 **Chlorophytum comosum** (Thunb.) Baker
摄影：王祝年

(1→4)-β-D-glactopyranoside}}，海柯皂苷元-3-O-{O-β-D-吡喃葡萄糖基-(1→2)-O-[O-β-D-呋喃芹菜糖基-(1→4)-β-D-吡喃木糖基-(1→3)]-O-β-D-吡喃葡萄糖基-(1→4)-β-D-吡喃半乳糖苷}{hecogenin-3-O-{O-β-D-glucopyranosyl-(1→2)-O-[O-β-D-apiofuranosyl-(1→4)-β-D-xylopyranosyl-(1→3)]-O-β-D-glucopyranosyl-(1→4)-β-D-galactopyranoside}}，海柯皂苷元-3-O-{O-β-D-吡喃葡萄糖基-(1→2)-O-[O-β-D-呋喃芹菜糖基-(1→4)-β-D-吡喃葡萄糖基-(1→3)]-O-β-D-吡喃葡萄糖基-(1→4)-β-D-吡喃半乳糖苷} {hecogenin-3-O-{O-β-D-glucopyranosyl-(1→2)-O-[O-β-D-apiofuranosyl-(1→4)-β-D-glucopyranosyl-(1→3)]-O-β-D-glucopyranosyl-(1→4)-β-D-galactopyranoside}}，芰脱皂苷元-3-O-{O-β-D-吡喃葡萄糖基-(1→2)-O-β-D-吡喃木糖基-(1→3)]-O-β-D-吡喃葡萄糖基-(1→4)-β-D-吡喃半乳糖苷}{gitogenin-3-O-{O-β-D-glucopyranosyl-(1→2)-O-β-D-xylopyranosyl-(1→3)]-O-β-D-glucopyranosyl-(1→4)-β-D-galactopyranoside}}，海柯皂苷元-3-O-{O-β-D-吡喃葡萄糖基-(1→2)-O-[β-D-吡喃葡萄糖基-(1→3)]-O-β-D-吡喃葡萄糖基-(1→4)-β-D-吡喃半乳糖苷}{hecogenin-3-O-{O-β-D-glucopyranosyl-(1→2)-O-[β-D-xylopyranosyl-(1→3)]-O-β-D-glucopyranosyl-(1→4)-β-D-galactopyranoside}}，芰脱皂苷元-3-O-{O-β-D-吡喃葡萄糖基-(1→2)-O-[β-D-吡喃葡萄糖基-(1→3)]-O-β-D-吡喃葡萄糖基-(1→4)-β-D-吡喃半乳糖苷}{gitogenin-3-O-{O-β-D-glucopyranosyl-(1→2)-O-[β-D-glucopyranosyl-(1→3)]-O-β-D-glucopyranosyl-(1→4)-β-D-galactopyranoside}}，替告皂苷元-3-O-{O-β-D-吡喃葡萄糖基-(1→2)-O-[β-D-吡喃木糖基-(1→3)]-O-β-D-吡喃葡萄糖基-(1→4)-β-D-吡喃半乳糖苷}{tigogenin-3-O-{O-β-D-glucopyranosyl-(1→2)-O-[β-D-xylopyranosyl-(1→3)]-O-β-D-glucopyranosyl-(1→4)-β-D-galactopyranoside}}[1]。

化学成分参考文献

[1] Mimaki Y, et al. *Phytochemistry*, 1996, 41(5):1405-1410.

2. 小花吊兰（中国植物志） 疏花吊兰、三角草（中国植物志），山韭菜（全国中草药汇编），土麦冬（广东）

Chlorophytum laxum R. Br., Prodr. 277. 1810.（英 **Smallflower Bracketplant**）

叶近二列着生，禾叶状，常弧形，长 10–20 (–37) cm，宽 3–6 mm，无毛。花葶自叶腋抽出，通常 2 或 3 个，直立或弯曲，长 10–20 cm，有时分叉，长短变化较大；花单生或成对着生；花梗长 2–5 mm，上端有节；花被片绿白色，卵形，长 2–3 mm，宽约 1 mm，具 3 条脉；雄蕊短于花被片，花药近球形，长约 0.4 mm，花丝比花药长 2–3 倍。蒴果宽球形至宽倒心形，长约 3 mm，宽 5 (–7.5) mm，每室常具单颗种子。花果期 10 月至翌年 4 月。

分布与生境 分布于广东南部和海南。生于 200 m 以下的荫蔽处和石坡。南亚、东南亚以及非洲和澳大利亚的热带地区也有分布。

药用部位 根、全草（三角草）。

功效应用 全草：清热解毒，消肿止痛。用于毒蛇咬伤，跌打肿痛。根：用于黄疸，内伤。

化学成分 叶含黄酮类：槲皮素-3-O-α-L-吡喃鼠李糖苷(quercetin-3-O-α-L-rhamnopyranoside)，槲皮素-3-O-β-D-吡喃葡萄糖苷(quercetin-3-O-β-D-glucopyranoside)，槲皮素-3-O-[α-L-吡喃鼠李糖基-(1→6)-O-β-D-吡喃葡萄糖苷]{quercetin-3-O-[α-L-rhamnopyranosyl-(1→6)-O-β-D-glucopyranoside]}[1]；葱

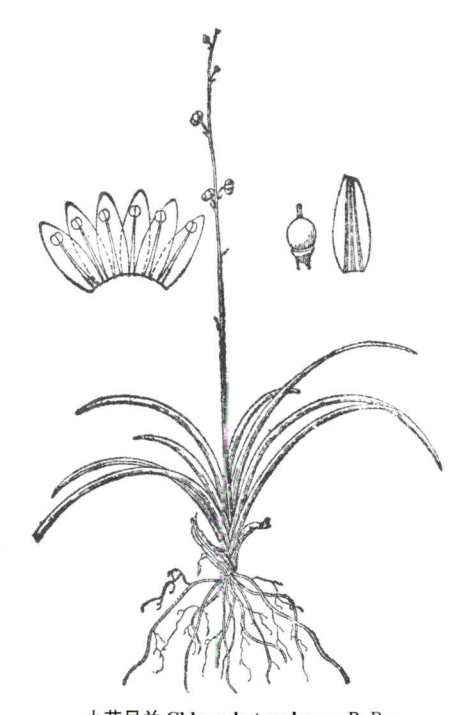

小花吊兰 Chlorophytum laxum R. Br.
引自《中国高等植物图鉴》

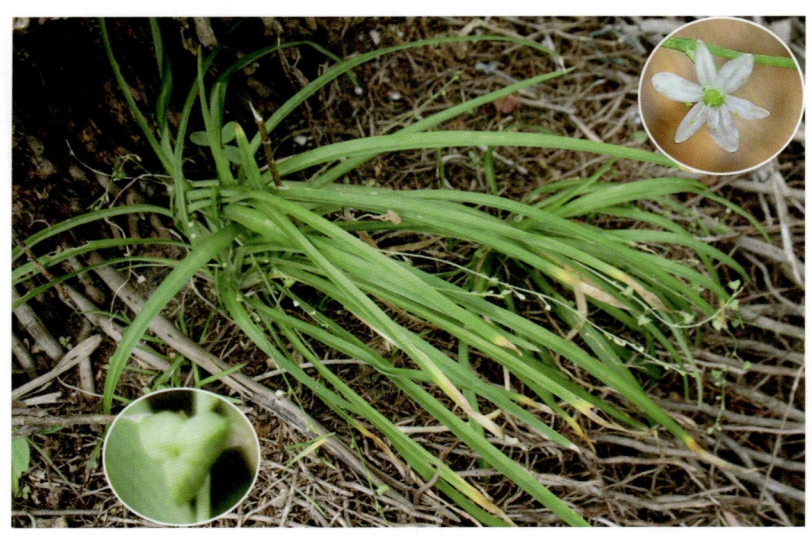

小花吊兰 **Chlorophytum laxum** R. Br.
摄影：王祝年

醌类：1,5-二羟基-3-羟甲基蒽醌(1,5-dihydroxy-3-hydroxymethylanthraquinone)[2]；其他类：两面刺呋喃醛(cirsiumaldehyde)，5-乙氧甲基-2-糠醛[5-ethoxymethyl-2-furaldehyde]，5-羟甲基-2-糠醛(5-hydroxymethyl-2-furaldehyde)[2]。

地上部分含二萜类：吊兰萜苷A (chlorophytoside A)[3]。

化学成分参考文献

[1] Nguyen TH, et al. *Tap Chi Duoc Hoc*, 2007, 47(4): 29-32, 15.

[2] Nguyen TH, et al. *Tap Chi Hoa Hoc*, 2007, 45(DB): 131-135.

[3] Gao YH, et al. *Chin Chem Lett*, 2005, 16(7): 925-927.

10. 鹭鸶兰属 Diuranthera Hemsl.

多年生草本。根状茎较短。叶基生，狭线形到线状倒披针形，草质略带肉质。花葶从叶丛中央抽出，不分枝或较少分枝，比叶长，基部具 1–2 枚苞片状叶；总状花序，苞片常短于花，膜质；花两性，常双生，具短的花梗，花梗有或无节；花被片 6，离生，线形，外轮花被片稍窄于内轮；雄蕊 6，短于花被片，花药基部具 2 个明显的尾状附属物。蒴果 3 棱，室背开裂。种子黑色，基部有 2 小耳。

我国西南地区特有，共 4 种，2 种药用。

分种检索表

1. 叶线状倒披针形，长 15–65 cm，宽 0.7–3 cm，边缘常略波状；花被片具 3 (–5) 脉；花药基部的尾状附属物长 2–3 mm，先端锐尖 ··· **1. 鹭鸶兰 D. major**
1. 叶通常狭线形，长 8–40 cm，宽 0.3–1 cm，边缘具极细的锯齿；花被片具 5 脉；花药基部的尾状附属物长 1–1.5 mm，先端钝圆 ··· **2. 小鹭鸶兰 D. minor**

本属药用植物中，从鹭鸶草 (D. major) 新鲜根中分离的螺甾烷型甾体皂苷大叶吊兰苷 A (chloromaloside A，**1**) 对人癌细胞具有广谱的细胞毒性，对肺癌、上皮细胞癌、KB-V(VLB)、KB-V(-VLB)、前列腺癌、乳癌、肠癌的 ED_{50} 分别为 1.9 μg/ml、2.3 μg/ml、5.0 μg/ml、1.4 μg/ml、4.8 μg/ml、3.8 μg/ml。

百合科 LILIACEAE

1

1. 鹭鸶兰（植物名实图考） 鹭鸶草（中国高等植物图鉴），土洋参（四川）

Diuranthera major Hemsl., Hooker's Icon. Pl. 28: t. 2734. 1902.（英 **Common Diuranthera**）

叶线状倒披针形，长 15-65 cm，宽 0.7-3 cm，质软，两面无毛，边缘常略波状，先端渐尖。花葶长 20-80 cm，总状花序有少数分枝；苞片卵形至线状披针形，长 0.4-2.5 (-5) cm，先端渐尖；花常双生；花梗长 0.5-1.8 cm，具一明显的关节；花被片白色，线形，长 1.5-3 cm，宽 1-3 mm，具 3 (-5) 脉，外轮花被片稍窄于内轮花被片；花丝长 0.5-1.2 cm，花药长 1.1-1.6 cm（含附属物），基部附属物长 2-3 mm，先端锐尖；花柱长 1.1-2.4 cm。蒴果椭圆形或倒卵球形，长 6-10 mm，宽 5-8 mm。花果期 6-10 月。

分布与生境 分布于贵州、四川和云南。生于海拔 1200-3000 m 的林下、草坡、山丘和崖壁上湿润的红壤中。

药用部位 根。

功效应用 消炎，消肿，止血，健脾利湿，强筋骨。用于跌打损伤，外伤出血，毒蛇咬伤，风湿症，小儿疳积，乳腺炎。

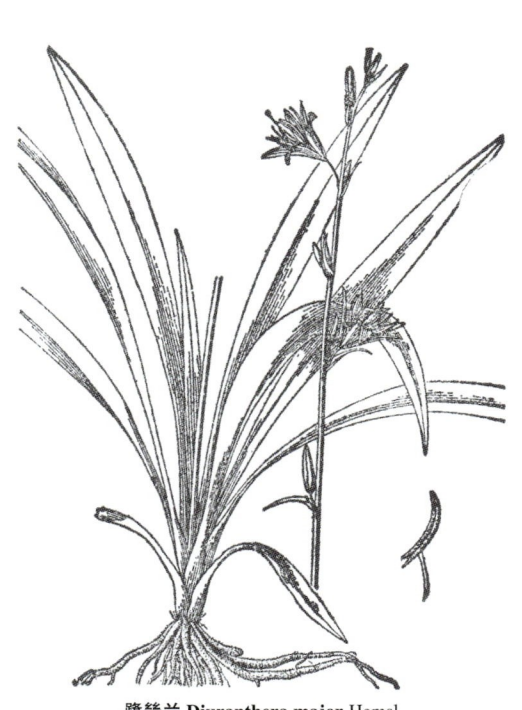

鹭鸶兰 *Diuranthera major* Hemsl.
引自《中国高等植物图鉴》

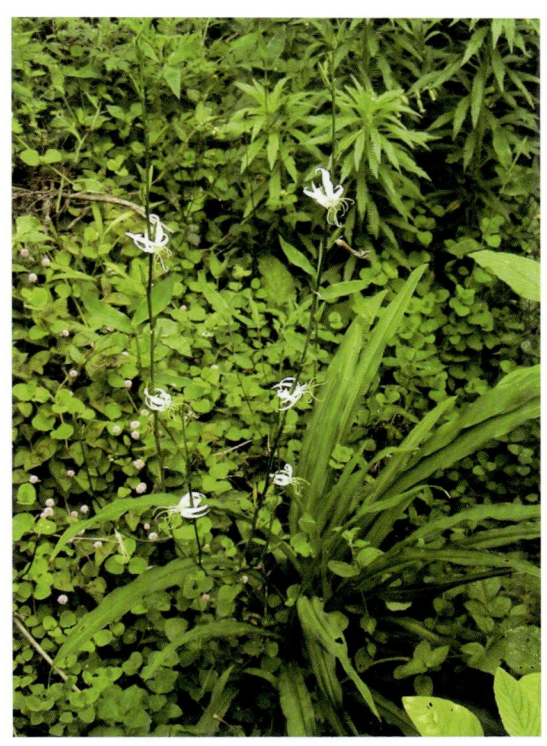

鹭鸶兰 *Diuranthera major* Hemsl.
摄影：刘冰

化学成分　新鲜根含甾体类：大叶吊兰苷A (chloromaloside A)，鹭鸶草苷(diuranthoside) A、B、C[1]。

化学成分参考文献

[1] Li XC, et al. *Phytochemistry*, 1990, 29(12): 3899-3901.

2. 小鹭鸶兰（Flora of China）　小鹭鸶草（中国高等植物图鉴），天生草、山韭菜、蛇咬药（全国中草药汇编）

Diuranthera minor (C. H. Wright) C. H. Wright ex Hemsl., Hooker's Icon. Pl. 28: t. 2734. 1902.——*Paradisea minor* C. H. Wright（英 **Small Diuranthera**）

叶通常狭线形，有时线状倒披针形，长 8-40 cm，宽 0.3-1 cm，质软，两面无毛，边缘具极细的锯齿，先端长渐尖。花葶长 30-85 cm，总状花序通常简单；苞片卵状至线状披针形，长 0.3-1.8 cm，先端渐尖；花常双生；花梗长 0.5-1 cm，具一明显关节；花被片白色，线形，长 1.5-2 cm，宽 2-4 mm，具 5 脉；花丝长 0.5-1.2 cm，花药长 0.8-1.2 cm（含附属物），基部附属物长 1-1.5 mm，先端钝圆；花柱长 1.4-2 cm。蒴果椭圆形或倒卵球形，长 0.8-1 cm，宽 7-9 mm。花果期 4-10 月。

分布与生境　分布于贵州、四川和云南。生于海拔 1100-3200 m 的马尾松和栓皮栎林下、草地和山丘上。

药用部位　根。

功效应用　清热解毒，健脾利湿，补虚活络。用于风湿，小儿疳积，乳痈，毒蛇咬伤，头晕，脑漏，肢体麻木，妇女带下。

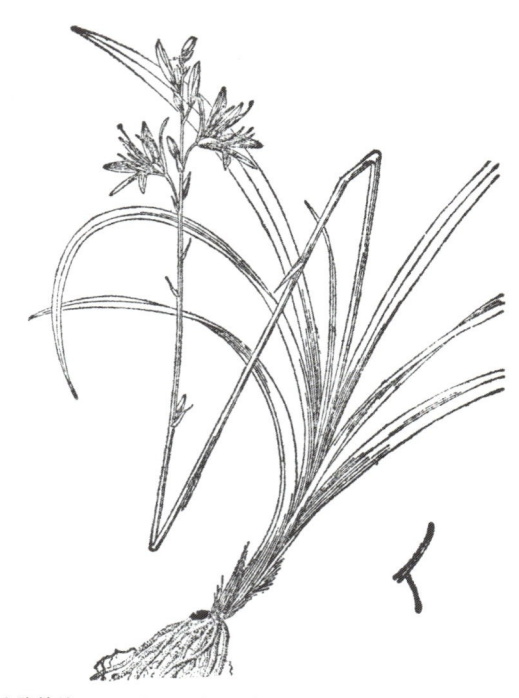

小鹭鸶兰 Diuranthera minor (C. H. Wright) C. H. Wright ex Hemsl.
引自《中国高等植物图鉴》

11. 玉簪属 Hosta Tratt.

根状茎粗短，有的具匍匐茎。叶基生，成簇，具弧形脉和纤细的横脉；叶柄长。花葶顶端具总状花序；花常单生，极少 2-3 朵簇生，常平展；苞片绿色或白色；花被近漏斗状，裂片 6；雄蕊 6；花丝离生或下部贴生于花被管上；花药背部有凹穴，作丁字状着生；子房 3 室，每室具多数胚珠；花柱细长，柱头小。蒴果近圆柱状，常有棱。种子黑色，具扁平的翅。

约 45 种；主要分布于日本，只有几种广布于中国、朝鲜、俄罗斯。我国有 5 种，其中 3 种为野生，4 种可药用。

分种检索表

1. 花长 10 cm 以上，芳香；苞片 3 枚；花丝贴生于近基部的花被管上 ·············· 1. 玉簪 **H. plantaginea**
1. 花长 4-6 cm，无香味；苞片 1 枚；花丝离生。
　　2. 叶片长圆状披针形、狭椭圆形，基部钝、近圆形或楔形 ·············· 3. 东北玉簪 **H. ensata**
　　2. 叶片卵状心形、卵形至卵圆形、卵状椭圆形，基部心形或近截形，下延稍成楔形。

百合科 LILIACEAE

3. 花红紫色；苞片长圆状披针形，长 1–2 cm ··· **2. 紫萼 H. ventricosa**

3. 花白色；苞片披针形，长 2.5–6 cm ·· **4. 粉叶玉簪 H. sieboldiana**

本属药用植物含生物碱、黄酮及甾体等类成分。从玉簪 (H. plantaginea) 分离得到一系列苄基苯乙胺类生物碱，如玉簪宁 A (hostasinine A，**1**)、玉簪碱 (hostasine，**2**)、8- 去甲氧基玉簪碱 (8-demethoxyhostasine，**3**)、8- 去甲氧基 -10-*O*- 甲基玉簪碱 (8-demethoxy-10-*O*-methylhostasine，**4**)、10-*O*- 甲基玉簪碱 (10-*O*-methylhostasine，**5**)，9-*O*- 去甲基 -7-*O*- 甲基石蒜宁碱 (9-*O*-demethyl-7-*O*-methyllycorenine，**6**)、7- 去氧 - 反式 - 二氢水仙环素 (7-deoxy-*trans*-dihydronarciclasine，**7**)。**1** 和 **4** 对乙酰胆碱酯酶（AChE）活性有一定的抑制作用，其中 **4** 的 IC_{50} 为 2.32 μmol/L；**7** 对烟草花叶病毒具有较强的抑制作用，其 IC_{50} 为 1.80 μmol/L。

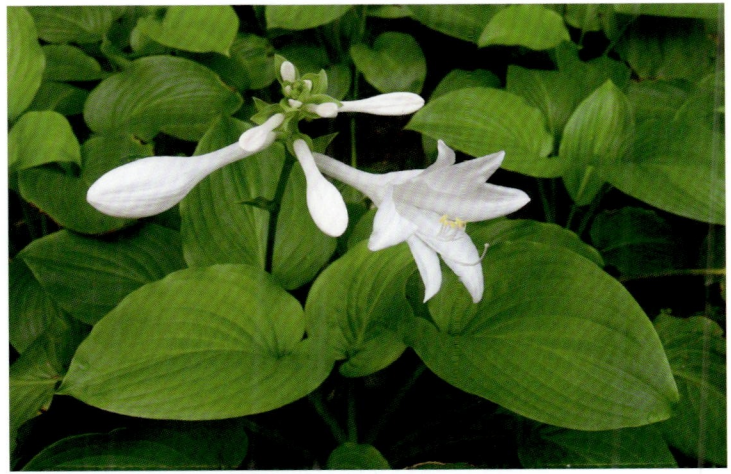

1. 玉簪（本草纲目） 鱿鳔花（四川），吉祥草、竹节草（云南），化骨莲（江西草药手册），白玉簪、小芭蕉（分类草药性），银净花、白鹤仙（福建），玉春棒（北京）

Hosta plantaginea (Lam.) Asch. in Bot. Zeitung (Berlin). 21: 53. 1863.——*Hemerocallis plantaginea* Lam.（英 **Fragrant plantainlily**）

根状茎粗 1.5–3 cm。叶片卵状心形、卵形或卵圆形，长 14–25 cm，宽 8–16 cm，先端近渐尖，基部心形，具 6–10 对侧脉；叶柄长 20–40 cm。花葶高 40–80 cm，具几朵至 10 几朵花；花的外苞片卵形或披针形，长 2.5–7 cm，宽 1–1.5 cm；内苞片很小；花单生或 2–3 朵簇生，长 10–13 cm，漏斗形，

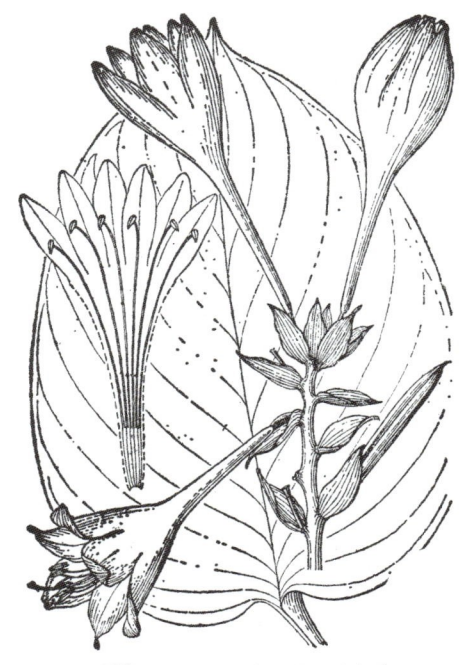

玉簪 *Hosta plantaginea* (Lam.) Asch.
引自《中国高等植物图鉴》

玉簪 *Hosta plantaginea* (Lam.) Asch.
摄影：张英涛

白色，芳香；花梗长约 1 cm；雄蕊与花被片近等长或稍短，基部 15–20 mm 贴生于花被管上。蒴果圆柱状，有 3 棱，长约 6 cm，直径约 1 cm。花果期 8–10 月。

分布与生境　产于湖北、湖南、广东、安徽、江苏、浙江、福建、四川。生于海拔 2200 m 以下的林下、草坡或岩石边。

药用部位　根状茎、叶、花。

功效应用　根状茎：清热解毒，消肿止痛，止血。用于咽肿，吐血，骨鲠。外用于乳痈，中耳炎，疮痈肿毒，烧烫伤。叶：用于痈肿疔疮，蛇虫咬伤，外用于下肢溃疡。花：清咽，利尿，通经。用于咽喉肿痛，小便不通，疮毒，烧伤。

化学成分　全草含生物碱类：玉簪宁A (hostasinine A)[1]，玉簪碱(hostasine)，8-去甲氧基玉簪碱(8-demethoxyhostasine)，8-去甲氧基-10-O-甲基玉簪碱(8-demethoxy-10-O-methylhostasine)，10-O-甲基玉簪碱(10-O-methylhostasine)，9-O-去甲基-7-O-甲基石蒜宁碱(9-O-demethyl-7-O-methyllycorenine)，7-去氧-反式-二氢水仙环素(7-deoxy-trans-dihydronarciclasine)，O-甲基石蒜宁碱(O-methyllycorenine)，白斑网球花碱(albomaculine)，(+)-网球花胺[(+)-haemanthamine]，O-去甲基网球花胺(O-demethylhaemanthamine)，8-O-去氧滨海全能花定▲(8-O-demethylmaritidine)，网球花定(hemanthidine; haemanthidine; pancratine)，也门文殊兰碱▲C(yemenine C)，石蒜碱(lycorine)，伪石蒜碱(pseudolycorine)，波斯石蒜明▲(ungeremine)，降铁血箭碱▲(norsanguinine)[2]。

叶含甾体类：(25R)-2α,3β-二羟基-5α-螺甾-9(11)-烯-12-酮[(25R)-2α,3β-dihydroxy-5α-spirostane-9(11)-en-12-one]，(25R)-2α,3β-二羟基-5α-螺甾-9(11)-烯-12-酮-3-O-{O-β-D-吡喃葡萄糖基-(1→2)-O-[β-D-吡喃木糖基-(1→3)]-O-β-D-吡喃葡萄糖基-(1→4)-β-D-吡喃半乳糖苷}(25R)-2α,3β-dihydroxy-5α-spirostane-9(11)-en-12-one-3-O-{O-β-D-glucopyranosyl-(1→2)-O-[β-D-xylopyranosyl-(1→3)]-O-β-D-glucopyranosyl-(1→4)-β-D-galactopyranoside}}，(25R)-2α,3β,12β-三羟基-5α-螺甾-3-O-[O-α-L-吡喃鼠李糖基-(1→2)-β-D-吡喃半乳糖苷]{(25R)-2α,3β,12β-trihydroxy-5α-spirostane-3-O-[O-α-L-rhamnopyranosyl-(1→2)-β-D-galactopyranoside]}，芰脱皂苷元-3-O-β-D-吡喃葡萄糖基-(1→4)-β-D-吡喃半乳糖苷[gitogenin-3-O-β-D-glucopyranosyl-(1→4)-β-D-galactopyranoside]，β-谷甾醇，豆甾醇(stigmasterol)，胡萝卜苷[3]；黄酮类：山奈酚-3-O-(2″-O-β-D-吡喃葡萄糖基)-β-D-芸香糖苷(kaempferol-3-O-(2″-O-β-D-glucopyranosyl)-β-D-rutinoside)，山奈酚-3-O-β-D-芸香糖苷-7-O-β-D-吡喃葡萄糖苷(kaempferol-3-O-β-D-rutinoside-7-O-β-D-glucopyranoside)[3]；脂肪醇类：二十二醇(docosanol)[3]。

花含甾体类：芰脱皂苷元(gitogenin)，芰脱皂苷元-3-O-β-D-吡喃半乳糖苷(gitogenin-3-O-β-D-galactopyranoside)，芰脱皂苷元-3-O-β-D-吡喃葡萄糖基-(1→4)-β-D-吡喃半乳糖苷，芰脱皂苷元-3-O-α-L-吡喃鼠李糖基-(1→2)-β-D-吡喃半乳糖苷[gitogenin-3-O-α-L-rhamnopyranosyl-(1→2)-β-D-galactopyranoside]，芰脱皂苷元-3-O-β-D-吡喃葡萄糖基-(1→4)-O-[α-L-吡喃鼠李糖基(1→2)]-β-D-吡喃半乳糖苷{gitogenin-3-O-β-D-glucopyranosyl-(1→4)-O-[α-L-rhamnopyranosyl-(1→2)]-β-D-galactopyranoside}，替告皂苷元-3-O-β-D-吡喃葡萄糖基-(1→4)-O-[α-L-吡喃鼠李糖基-(1→2)]-β-D-吡喃半乳糖苷{tigogenin-3-O-β-D-glucopyranosyl-(1→4)-O-[α-L-rhamnopyranosyl-(1→2)]-β-D-galactopyranoside}，芰脱皂苷元-3-O-{β-D-吡喃木糖基-(1→4)-β-D-吡喃葡萄糖基-(1→2)-[β-D-吡喃木糖(1→3)]-O-β-D-吡喃葡萄糖基-(1→4)-β-D-吡喃半乳糖苷}{gitogenin-3-O-{β-D-xylopyranosyl-(1→4)-β-D-glucopyranosyl-(1→2)-[β-D-xylopyranosyl-(1→3)]-O-β-D-glucopyranosyl-(1→4)-β-D-galactopyranoside}}[4]，芰脱皂苷元(gitogenin)，曼诺皂苷元(manogenin)[5]，芰脱皂苷元-3-O-β-D-吡喃葡萄糖基-(1→2)-β-D-吡喃葡萄糖基-(1→4)-β-D-吡喃半乳糖苷[gitogenin-3-O-β-D-glucopyranosyl-(1→2)-β-D-glucopyranosyl-(1→4)-β-D-galactopyranoside]，芰脱皂苷元-3-O-{β-D-吡喃葡萄糖基-(1→2)-O-[β-D-吡喃木糖基-(1→3)]-O-β-D-吡喃葡萄糖基-(1→4)-β-D-吡喃半乳糖苷}{gitogenin-3-O-{β-D-glucopyranosyl-(1→2)-O-[β-D-xylopyranosyl-(1→3)]-O-β-D-glucoyranosyl-(1→4)-β-D-galactopyranoside}}，芰脱皂苷元-3-O-β-D-吡喃葡萄糖基-(1→2)-O-[α-L-吡喃鼠李糖基-(1→4)-β-D-吡喃木糖基-(1→3)]-O-β-D-吡喃葡萄糖基-(1→4)-β-D-吡喃半乳糖苷{gitogenin-3-O-{β-D-glucopyranosyl-(1→2)-O-[α-L-rhamnopyranosyl-(1→4)-β-D-xylopyranosyl-

(1→3)]-*O*-β-D-glucopyranosyl-(1→4)-β-D-galactopyranoside}}[4-5]；黄酮类：山奈酚(kaempferol)，槲皮素(quercetin)，山奈酚-3-*O*-芸香糖苷(kaempferol-3-*O*-rutinoside)，山奈酚-7-*O*-β-D-葡萄糖苷(kaempferol-7-*O*-β-D-glucoside)[6]；脂肪酸及其甘油酯：正二十酸(eicosanoic acid)，棕榈酸-α-单甘油酯(hexadecanoic acid-2,3-dihydroxypropyl ester)[6]。

药理作用 抑制酶活性作用：玉簪中的多种生物碱类成分对乙酰胆碱酯酶具有一定的抑制作用[1]。

抗炎作用：玉簪叶70%乙醇提取物及其乙醇提取物的醋酸乙酯萃取物均能显著抑制小鼠腋窝棉球肉芽肿，且随剂量增加抑制效果增强；但乙醇提取物的正丁醇萃取物及水溶性部分无明显作用[2]。

抗病毒作用：玉簪水提物对II型单纯疱疹病毒具有较强的抑制作用[3]。玉簪粗提物对烟草花叶病毒显示出一定的抑制作用[1]。

抗肿瘤作用：玉簪根的水提取物对艾氏腹水癌细胞具有高度抗肿瘤活性，抗肿瘤的活性成分为大分子化合物[4]。口服或腹腔注射玉簪醇浸膏对小鼠白血病L615有抑制作用[5]。从玉簪花分离得到的甾体类化合物吉托皂苷元-3-*O*-β-D-吡喃葡萄糖基-(1→2)-β-D-吡喃葡萄糖基-(1→4)-β-D-吡喃半乳糖苷、吉托皂苷元-3-*O*-β-D-吡喃葡萄糖基-(1→4)-*O*-[α-L-吡喃鼠李糖基-(1→2)]-β-D-吡喃半乳糖苷、吉托皂苷元-3-*O*-{β-D-吡喃葡萄糖基-(1→2)-[β-D-吡喃木糖基-(1→3)]-*O*-β-D-吡喃葡萄糖基-(1→4)-β-D-吡喃半乳糖苷}、吉托皂苷元-3-*O*-β-D-吡喃葡萄糖基-(1→2)-*O*-[α-L-吡喃鼠李糖基-(1→4)-β-D-吡喃木糖基-(1→3)]-*O*-β-D-吡喃葡萄糖基-(1→4)-β-D-吡喃半乳糖苷和吉托皂苷元-3-*O*-{β-D-吡喃木糖基-(1→4)-β-D-吡喃葡萄糖基-(1→2)-[β-D-吡喃木糖基(1→3)]-*O*-β-D-吡喃葡萄糖基-(1→4)-β-D-吡喃半乳糖苷}对肝癌HepG2、乳腺癌MCF7和胃癌SGC7901肿瘤细胞增殖具有较强的细胞毒活性[6]。

注评 本种为卫生部药品标准·蒙药（1998年）、内蒙古（1986）蒙药材标准收载"玉簪花"的基源植物，药用其干燥花。傣族、纳西族和蒙古族也药用，用花治疗牙痛，用其根止血，外用治疗淋巴肿大；蒙古族用其花治肺热、毒热、咽喉肿痛、声音嘶哑。

化学成分参考文献

[1] Wang YH, et al. *Org Lett*, 2007, 9(25): 5279-5281.

[2] Wang YH, et al. *J Nat Prod*, 2007, 70(9): 1458-1461.

[3] 瞿江媛，等. 中草药, 2011, 42(2): 217-221.

[4] 刘接卿，等. 中草药, 2010, 41(4): 520-526.

[5] 张金花，等. 中国药学杂志, 2010, 45(5): 335-337.

[6] 解红霞，等. 中国药学杂志, 2009, 44(10): 733-735.

药理作用及毒性参考文献

[1] Wang YH, et al. *J Nat Prod*, 2007, 70(9): 1458-1461.

[2] 瞿江媛，等. 中草药, 2011, 42(2): 217-221.

[3] Zheng MS. *J Tradit Chin Med*, 1989, 9(2): 113-116.

[4] 横田正富，等. 药学杂志（日）, 1986, (5): 425.

[5] 中国医学科学院输血及血液研究所. 血液病研究动态, 1972, (5): 4.

[6] 刘接卿，等. 中草药, 2010, 41(4): 520-526.

2. 紫萼（汝南圃史） 红鳔花（四川），棱子草、耳叶七（江西草药），紫玉簪（品汇精要），石玉簪（贵州民间药物），大鱼鳔花（植物学汇报）

Hosta ventricosa (Salisb.) Stearn in Gard. Chron ser. 3. 90: 27. 1931.——*Bryocles ventricosa* Salisb.
（英 Blue Plantainlily）

根状茎粗0.3–1 cm。叶片卵状心形，卵圆形或卵形，长4–19 cm，宽4–17 cm，具7–11对侧脉，基部近心形或近截形，少有楔形，先端急尖或近短尾状，叶柄长6–30 cm。花葶高60–100 cm，具10–30朵花，每花具1枚苞片，白色，长圆状披针形，长1–2 cm，膜质；花单生，无香味；花梗长7–10 mm；花紫红色，漏斗状，长4–6 cm；雄蕊伸出花被之外；花丝离生。蒴果圆柱形，长2.5–4.5 cm，宽6–7 mm，具3棱。花果期6–9月。

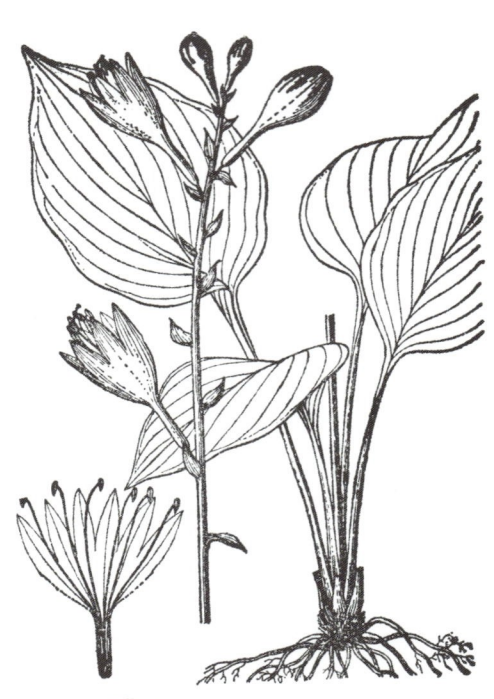

紫萼 Hosta ventricosa (Salisb.) Stearn
引自《中国高等植物图鉴》

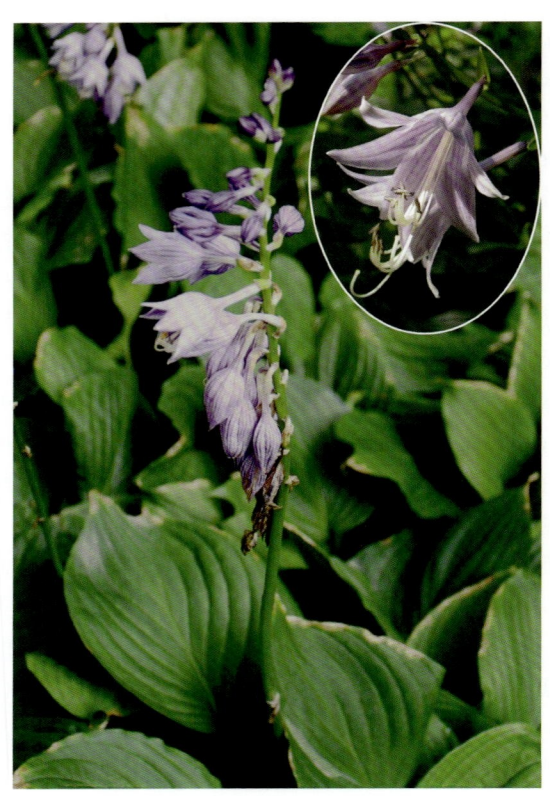

紫萼 Hosta ventricosa (Salisb.) Stearn
摄影：张英涛

分布与生境 产于湖北、湖南、广东、广西、安徽、江苏南部、江西、福建北部、四川、贵州。生于海拔 500–2400 m 的林下、草坡或路旁。各地常见栽培。

药用部位 根状茎、叶、花。

功效应用 根状茎：消肿，解毒，凉血，止血。用于咽喉肿痛，牙痛，胃痛，血崩，带下病，痈疽，瘰疬。叶：用于崩漏，带下病，溃疡。花：理气和血，补虚。用于遗精，吐血，妇女虚弱，带下病。

化学成分 叶含黄酮类：山奈酚-3-(2^G-葡萄糖基芸香糖苷)-7-葡萄糖苷[kaempferol-3-(2^G-glucosylrutinoside)-7-glucoside]，山奈酚-3-槐糖苷-7-葡萄糖苷(kaempferol-3-sophoroside-7-glucoside)，山奈酚-3-芸香糖苷-7-葡萄糖苷(kaempferol-3-rutinoside-7-glucoside)，山奈酚-3-(2^G-葡萄糖基芸香糖苷)[kaempferol-3-(2^G-glucosylrutinoside)]，山奈酚-3-槐糖苷(kaempferol-3-sophoroside)，山奈酚-3-芸香糖苷(kaempferol-3-rutinoside)，山奈酚-3-木糖基芸香糖苷-7-葡萄糖苷(kaempferol-3-xylosylrutinoside-7-glucoside)[1]。

注评 本种为云南药品标准（1974、1996）收载"紫玉簪"的基源植物，药用其干燥根和根状茎。

化学成分参考文献

[1] Budzianowski J. *Phytochemistry*, 1990, 29(11): 3643-3647.

3. 东北玉簪（中国植物志） 剑叶玉簪（东北），卵叶玉簪（吉林、辽宁）

Hosta ensata F. Maek. in J. Jap. Bot. 13:900. 1937.（英 **Sword-like Plantainlily**）

根状茎粗约 1 cm，具长匍匐茎。叶片长圆状披针形、卵状椭圆形，长 10–15 cm，宽 2–7 cm，具 5–8 对侧脉，基部楔形或钝，先端近渐尖；叶柄长 5–25 cm。花葶高 33–55 cm，具几朵至 20 几朵花；每花具 1 枚苞片，宽披针形，长 5–7 mm，膜质；花单生；花梗长 5–10 mm；花被片紫色，近漏斗形，长 4–4.5 cm；雄蕊稍伸出花被之外；花丝离生。花期 8 月。

分布与生境　产于吉林南部、辽宁南部。生于海拔 500 m 以下的林缘或潮湿处。也分布于朝鲜、俄罗斯。

药用部位　根状茎、叶、花。

功效应用　清热解毒，消肿止痛，生肌。用于咽喉肿痛，中耳炎，小腿慢性溃疡，乳痈，疮痈肿毒，水火烫伤。

化学成分　全草含倍半萜类：东北玉簪内酯 A (hostasolide A)[1]；生物碱类：枸杞酰胺 A (lyciumide A)，阿魏酰酪胺 (feruloyltyramine)[1]；苯丙素类：3,4-二甲氧基桂皮酸 (3,4-dimethoxycinnamic acid)[1]；木脂素类：4,4'-二羟基-3,3'-二甲氧基-β-异吐昔酸二甲酯 (dimethyl 4,4'-dihydroxy-3,3'-dimethoxy-β-truxinate)[1]；酚类：4-羟基-3-甲氧基苯甲醛 (4-hydroxy-3-methoxybenzaldehyde)[1]；多糖类：东北玉簪多糖 CP1、CP2、CP3、CP4、CP5[2]。

化学成分参考文献

[1] Liu HX, et al. *Chem Nat Compd*, 2012, 48(4):580-582.

[2] 柳怀玉, 等. 安徽农业科学, 2011, 39(26):15934-15935, 15938.

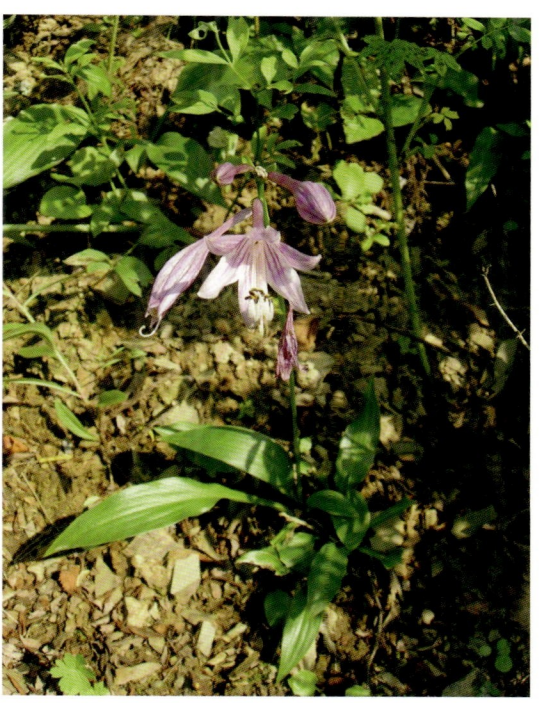

东北玉簪 *Hosta ensata* F. Maek.
摄影：于俊林

4. 粉叶玉簪　大鱼鳔花、紫玉簪（四川）

Hosta sieboldiana Engl., Nat. Pflanzenfam. 2(5): 40. 1887.——*Hemerocallis sieboldiana* Lodd.
（英 **Siebold Plantainlily**）

叶片带白霜，椭圆形或卵状椭圆形，长 25–35 cm，宽 14–23 cm，具 13–14 对侧脉，边缘波状，背面叶脉粗糙，基部心形并骤然下延成叶柄。花葶高 50–60 cm，直立；苞片披针形，渐尖，长 2.5–6 cm，宽 1–1.7 cm，绿色至白色，常紫色，宿存；花白色，长 5–5.7 cm；花梗长 11–15 cm。花期 6 月。

分布与生境　产于四川。生于灌丛，林下阴湿处。也分布于日本。

药用部位　根状茎、花。

功效应用　清热解毒。根：外用于疮毒。花：用于头痛。

化学成分　全草含甾体类：F-芰脱皂苷 (F-gitonin)[1]。

粉叶玉簪 *Hosta sieboldiana* Engl.
摄影：陈又生

化学成分参考文献

[1] Hata K, et al. *Nat Med*, 2002, 56(4): 153-156.

12. 萱草属 Hemerocallis L.

根状茎极短；根常肉质，中下部有时有纺锤状膨大。叶基生，二列，带状。花葶从叶丛中央抽出，顶端具总状或假二歧状的圆锥花序，花序较少缩短或只具单花；苞片存在，花梗一般较短；花被裂片6，明显长于花被管，内3片常比外3片宽大；雄蕊6，着生于花被管上端；花药背着或近基着；子房3室，每室具多数胚珠；花柱细长，柱头小。蒴果钝三棱状椭圆形或倒卵形，表面略具横皱纹，室背开裂。种子黑色，有棱角。

约15种，主要分布于亚洲温带至热带地区。少数见于欧洲。我国有11种，9种3变种可药用。

分种检索表

1. 苞片宽卵形、卵状披针形或长圆状卵形，宽 10–25 mm；花序通常缩短，花簇生。
    2. 苞片宽卵形；花长 8–10 cm；内花被裂片宽 1.5–2.5 cm ·················· 8. 大苞萱草 H. middendorffii
    2. 苞片卵状披针形；花长 5–7 cm；内花被裂片宽约 1.2 cm ·················· 9. 小萱草 H. dumortieri
1. 苞片披针形，宽 2–6 (–7) mm；花疏离，决不簇生。
    3. 花单朵顶生，少有 2 朵，橘黄色或金黄色 ·················· 7. 矮萱草 H. nana
    3. 花通常 3 至多朵，如为 1–2 朵，则花淡黄色。
        4. 花淡黄色。
            5. 花被管长 3–5 cm ·················· 1. 黄花菜 H. citrina
            5. 花被管长 1–2.5 cm。
                6. 花序明显分枝；具 4 至多数花 ·················· 2. 北黄花菜 H. lilioasphodelus
                6. 花序几乎不分枝，具 1–2 朵花，极少有 3 朵 ·················· 3. 小黄花菜 H. minor
        4. 花橘红色至橘黄色。
            7. 花橘黄色至橘红色，内花被裂片下部有"∧"形彩斑；花被管长 2–4 cm；根中下部纺锤形膨大 ·················· 4. 萱草 H. fulva
            7. 花橘黄色至金黄色，内花被裂片不具上述彩斑；花被管长 1–2 cm；植株基部有明显的粗短直生的根状茎。
                8. 叶宽 10–21 mm，不对折；花被管长约 1 cm ·················· 5. 西南萱草 H. forrestii
                8. 叶宽 3–9 mm，常对折；花被管长 1.5–2.5 cm ·················· 6. 折叶萱草 H. plicata

本属药用植物主要含蒽醌类成分，且以大黄素型为主，如黄花蒽醌 (hemerocal，**1**)、大黄酚 (chrysophanol，**2**)、大黄酸 (rhein，**3**)、钝叶决明素 (obtusifolin，**4**)、芦荟大黄素 (aloe-emodin，**5**)。从重瓣萱草 (H. fulva var. kwanso) 分离得到重瓣萱草蒽醌▲ (kwanzoquinone) A (**6**)、B (**7**)、C (**8**)、D (**9**)、E (**10**)、F (**11**)、G (**12**)，且 **8** 和 **9** 在浓度为 25 μg/ml 时有明显的生物学活性，分别在 15 s 及 14 min 的时间内使人类病原吸虫曼森氏裂体吸虫 (Schistosoma mansoni) 的尾蚴完全地失去活动能力。3、6、7、8、10 及 2-羟基大黄酚 (2-hydroxychrysophanol) 在体外对人结肠癌细胞 HCT116、人胶质瘤细胞 SF-268、人非小细胞肺癌细胞 NCI-H460、人乳腺癌细胞 MCF-7 表现出显著的细胞毒活性。

1: $R_1=CH_3$; $R_2=OH$; $R_3=CH_2OH$
2: $R_1=H$; $R_2=H$; $R_3=CH_3$
3: $R_1=H$; $R_2=H$; $R_3=COOH$
4: $R_1=CH_3$; $R_2=OH$; $R_3=CH_3$
5: $R_1=H$; $R_2=H$; $R_3=CH_2OH$

6: $R_1=H$; $R_2=CH_3$; $R_3=H$
7: $R_1=H$; $R_2=H$; $R_3=H$

8: $R=H$
9: $R=\beta$-D-Glu
10: $R=$malony-(1-6)-β-D-Glu

11: $R=H$
12: $R=\beta$-D-Glu

百合科 LILIACEAE

1. 黄花菜（本草纲目） 金针菜（通称），黄花萱草（浙江），柠檬萱草（全国中草药汇编），黄金萱（中药大辞典），萱草（中药志），萱草根（本草拾遗）

Hemerocallis citrina Baroni in Nouv. Giorn. Bot. Ital. n. s. 4: 305. 1897.（英 **Citron Daylily**, **Long Yellow Day-lily**）

植株高达 1 m。根肉质，中下部常有纺锤状膨大。叶线形，7-20 枚，长 50-130 cm，宽 6-25 mm，叶鞘边缘红色。花葶通常长于叶，基部三棱形，有分枝；苞片披针形，长 3-10 cm，宽 3-6 mm；花梗长不及 1 cm；花大，多朵，有香味；花被淡黄色，在花蕾时顶端带黑紫色；花被管长 3-5 cm，花被裂片长 (6-) 7-12 cm，内 3 片宽 2-3 cm；花丝长 7-8 cm，花药黄色，长 8-10 mm。蒴果钝三棱状椭圆形，长 3-5 cm。种子黑色，有棱。花果期 5-9 月。

分布与生境 产于华北、河南、湖北、湖南、山东、安徽、江西、江苏、浙江、陕西、四川。生于海拔 100-200 m 的山坡、山谷、林缘或荒地。也分布于朝鲜、日本。

药用部位 根及根状茎。

功效应用 清热利尿，凉血止血。用于水肿，膀胱炎，小便不利，淋浊尿血，带下病，月经不调，乳少，腮腺炎，黄疸，衄血，便血，崩漏，乳痈。

化学成分 根含蒽醌类：黄花蒽醌(hemerocal)，大黄酚(chrysophanol)，2-甲氧基钝叶决明素(2-methoxyobtusifolin)，钝叶决明素(obtusifolin)，芦荟大黄素(aloe-emodin)[1]；挥发油：2-呋喃甲醇(2-furanmethanol)，α-侧柏烯(α-thujene)[2]。

注评 本种为中国药典（1977 年版）、卫生部药品标准·中药材（1992 年版）、新疆药品标准（1980）、内蒙古（1988）和江苏（1989）中药材标准收载"萱草根"的基源植物之一，药用其干燥根及根状茎；干燥花蕾为上海中药材标准（1994）收载的"萱草花"。藏族、苗族也药用，藏族治疗胃病、虫病、疮疡、湿疹、烧伤；苗族用块根催乳、安神，治疗疮，花治痈肿、疮毒。

化学成分参考文献

[1] 贺贤国，等. *J Integr Plant Biol*, 1982, 24(2): 154-158.

[2] 王鹏，等. 云南植物研究，1994, 16(4): 431-434.

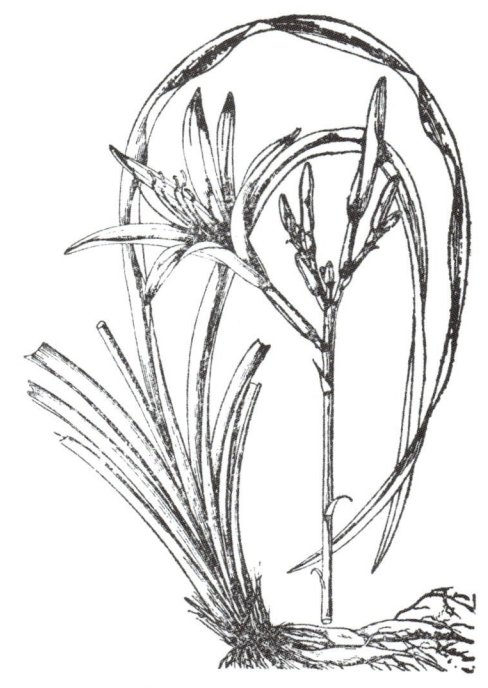

黄花菜 **Hemerocallis citrina** Baroni
引自《中国高等植物图鉴》

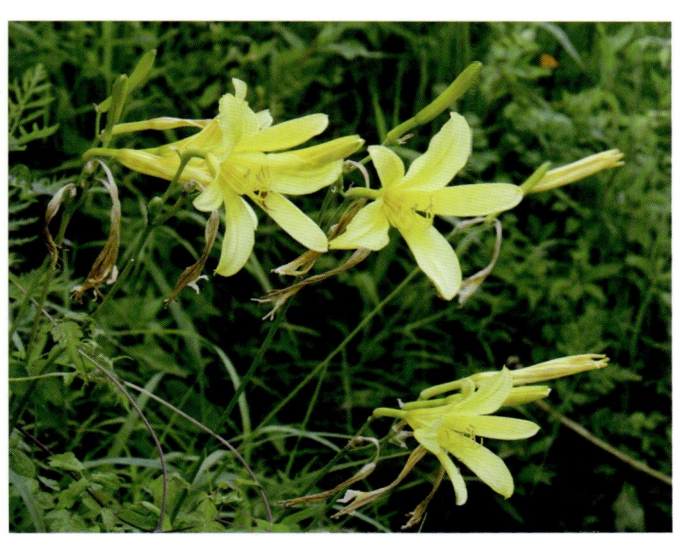

黄花菜 **Hemerocallis citrina** Baroni
摄影：张英涛

2. 北黄花菜（中国植物志）

Hemerocallis lilioasphodelus L., Sp. Pl. 1: 324. 1753.（英 **Yellow Daylily**）

根大小变化大，稍肉质，绳索状，粗 2-4 mm。叶长 20-70 cm，宽 3-12 mm。花葶长于或稍短于叶；花序分枝，常为假二歧状的总状花序或圆锥花序，具 4 至多朵花；苞片披针形，长 3-6 cm，宽 3-5 mm；花梗明显，长 1-2 cm；花被淡黄色，花被管通常长 1.5-2.5 cm，花被裂片长 6-7 cm，内 3 片宽约 1.5 cm；花丝长 5-5.5 cm，花药黄色，有时紫黑色，长约 8 mm。蒴果椭圆形，长约 2.4 cm，宽约 1.5 cm。花果期 6-9 月。

分布与生境　产于黑龙江、辽宁、河北、山西、山东、江苏、陕西、甘肃。生于海拔 500-2300 m 的草甸、湿草地、荒山坡或灌丛下。也分布于朝鲜、俄罗斯（西伯利亚）、蒙古、日本、欧洲。

药用部位　根及根状茎。

功效应用　清热利尿，凉血止血。用于腮腺炎，黄疸，膀胱炎，尿血，水肿，小便不利，乳汁缺乏，月经不调，衄血，便血。外用于乳腺炎。

化学成分　地上部分含酚类：萱草素(hemerocallin)[1]。

化学成分参考文献

[1] Wang JH, et al. *Phytochemistry*, 1989, 28(7): 1825-1826.

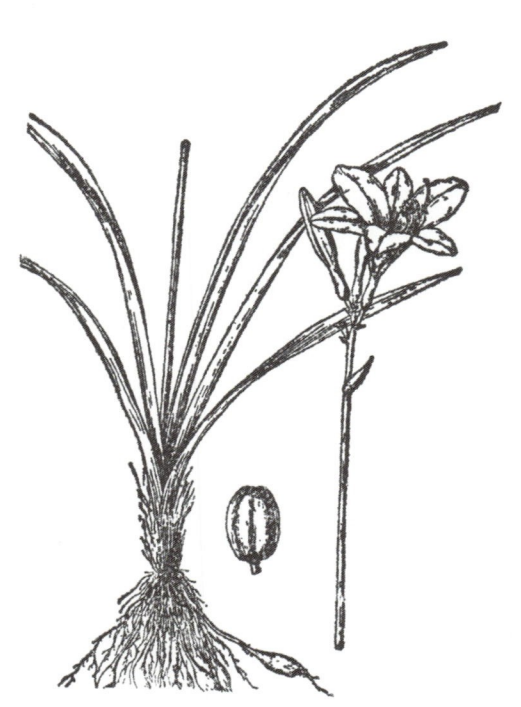

北黄花菜 Hemerocallis lilioasphodelus L.
引自《中国高等植物图鉴》

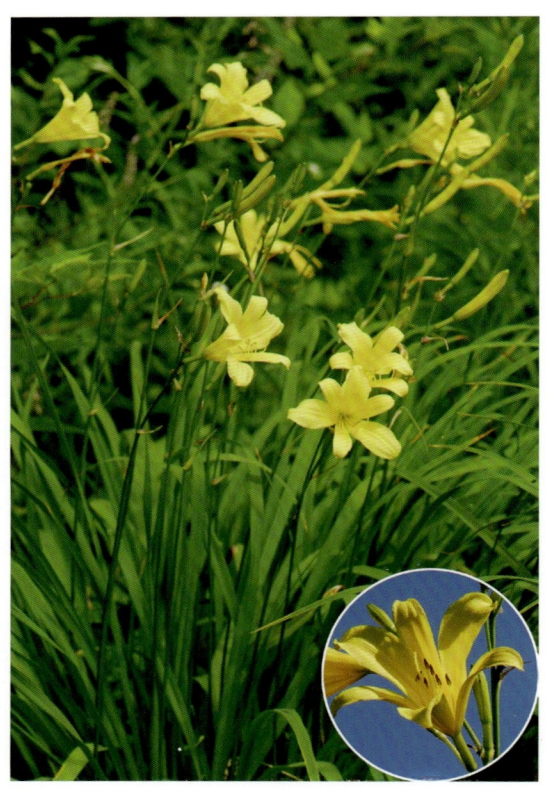

北黄花菜 Hemerocallis lilioasphodelus L.
摄影：周繇

百合科 LILIACEAE

3. 小黄花菜（中国植物志） 小萱草（中药大辞典），金针（中国高等植物图鉴），密萱（植物名实图考），细叶萱草（云南种子植物名录）

Hemerocallis minor Mill. in Gard. Diet. ed. 8. n. 2. 1768.（英 **Small Yellow Daylily Dwarf Yellow Day-lily**）

根较细，绳索状，粗 1.5–3 mm，不膨大。叶长 20–60 cm，宽 3–14 mm。花葶稍短于或长于叶，顶端具 1–2 朵，少有 3 花，花梗很短；苞片披针形，长 8–25 mm，宽 3–5 mm；花被淡黄色，花被管长 1–2.5 cm，花被裂片长 4.5–6 cm，内 3 片宽 1.5–2.3 cm；花丝长约 4 cm，花药淡黄色，有时紫黑色，长约 5 mm。蒴果椭圆形或长圆形，长 2–3 cm，宽 1–2 cm。花果期 5–9 月。

分布与生境 产于东北、华北、山东、陕西、甘肃。生于海拔 200–2600 m 的林下、草地、山坡、荒地和山谷湿地。也分布于朝鲜、俄罗斯（西伯利亚）、蒙古。

药用部位 根及根状茎、嫩苗。

功效应用 根及根状茎：清热解毒，利尿消肿，凉血止血。用于小便不利，浮肿，淋证，衄血，便血，崩漏，带下，黄疸，乳痈肿痛。嫩苗：利湿热，宽胸，消食。用于胸膈烦热，黄疸，小便短赤。

化学成分 根含蒽醌类：大黄酚(chrysophanol)，大黄酸(rhein)[1]；其他类：1,8-二羟基-2-乙酰基-3-甲基萘(1,8-dihydroxy-2-acetyl-3-methylnaphthalene)[1]，萱草素(hemerocallin)，萱草酮(hemerocallone)，二十七烷(heptacosane)，β-谷甾醇[2]。

花含黄酮类：槲皮素(quercetin)，芦丁(rutin)[3]；苯丙素类：绿原酸(chlorogenic acid)[3]。

注评 本种为中国药典（1963、1977 年版）、卫生部药品标准·中药材（1992 年版）、新疆药品标准（1980）、山西（1987）和内蒙古（1988）中药材标准收载"萱草根"的基源植物之一，药用其干燥根及根状茎。蒙古族也药用，主要用根治疗小便不利、淋病、带下、衄血、尿血、便血、崩漏、肝炎、乳痈、劳伤腰痛，花治胃炎、肝炎、神经衰弱、痔疮便血。

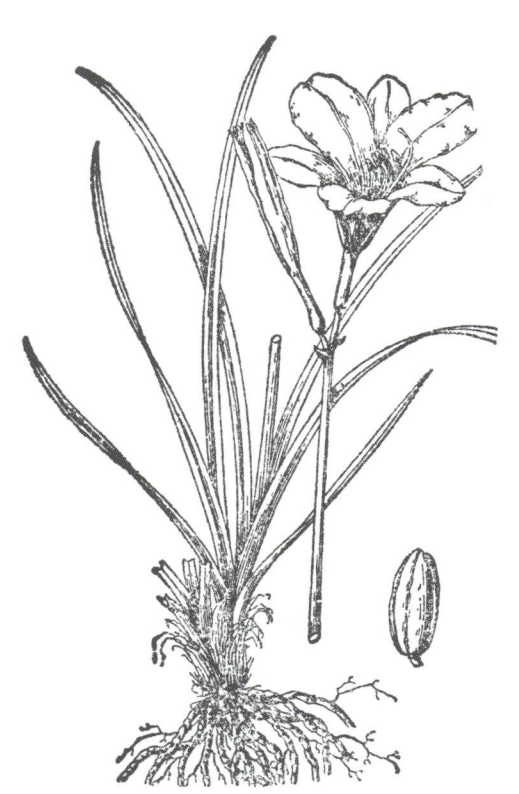

小黄花菜 Hemerocallis minor Mill.
引自《中国高等植物图鉴》

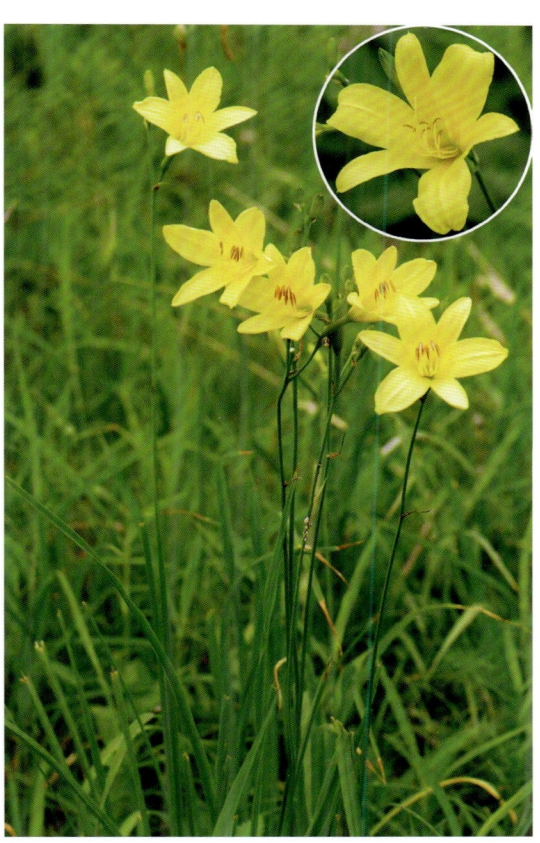

小黄花菜 Hemerocallis minor Mill.
摄影：周繇

化学成分参考文献

[1] Mishchenko NP, et al. *Khim Prir Soedin*, 1980(6): 829-830.

[2] 宿少滨, 等. 中草药, 1982, 13(2): 1-4.

[3] Rezanova OI, et al. *Rastit Resur*, 1975, 11(2): 215-217.

4. 萱草（嘉佑本草） 黄花、野金针（江西），栽秧花、镇心丹（云南），黄花萱草（东北植物检索表），漏芦、芦葱（滇南本草）

Hemerocallis fulva (L.) L., Sp. Pl. ed. 2, 1:462. 1762.——*H. lilioasphodelus* L. var. *fulva* L.（英 Common orange Daylily, Daylily）

4a. 萱草（模式变种）

Hemerocallis fulva (L.) L. var. **fulva**（英 Common orange Daylily, Daylily）

根肉质，中下部纺锤状膨大。叶带状，长 50–90 cm，宽 1–2.8 cm。花葶中空，高 50–90 cm，顶端分枝，具花 2–5 (–10) 朵；苞片披针形，长 2–3 cm，宽 0.5–1 cm；花梗长约 5 mm；花橘黄色至橘红色，长 7–9 cm，花被管长 2–4 cm，无香味，内花被裂片宽 2–3 cm，中下部有"∧"形彩斑；花丝长 7.5–9.5 cm，上细下粗，花药黑紫色，长 7–8 mm；花柱伸出花被。蒴果椭圆形，长 2–2.5 cm，直径 1.2–1.5 cm。花果期 6–11 月。

分布与生境 全国各地常见栽培，秦岭以南各省区有野生。

药用部位 根及根状茎。

功效应用 利水，凉血。用于水肿，小便不利，淋浊，带下，黄疸，衄血，便血，崩漏，乳痈。

化学成分 根含蒽醌类：钝叶决明素(obtusifolin)，芦荟大黄素(aloe-emodin)，大黄酚(chrysophanol)，2-羟基大黄酚(2-hydroxychrysophanol)，8-O-甲基大黄酚(8-O-methylchrysophanol)，3,8-二羟基-1-甲基-9,10-蒽醌(3,8-dihydroxy-1-methyl-9,10-anthracenedione)，3,8-二羟基-1-甲基蒽醌-2-羧酸(3,8-dihydroxy-1-methylanthraquinone-2-carboxylic acid)，钝叶决明素-2-甲酯(obtusifolin-2-methyl

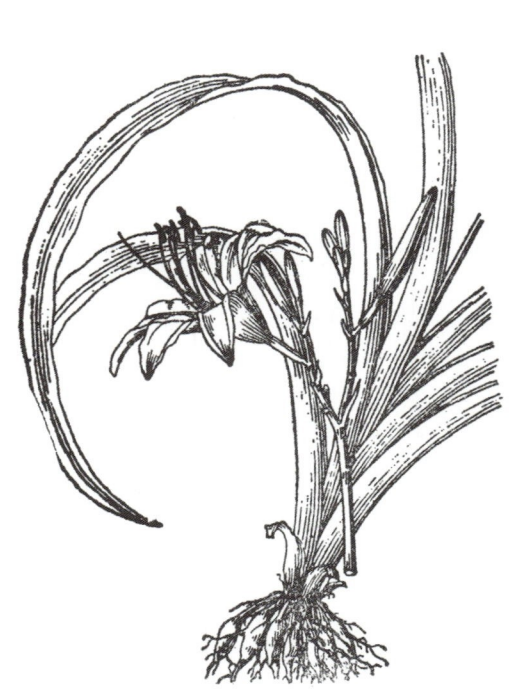

萱草 Hemerocallis fulva (L.) L. var. fulva
引自《中国高等植物图鉴》

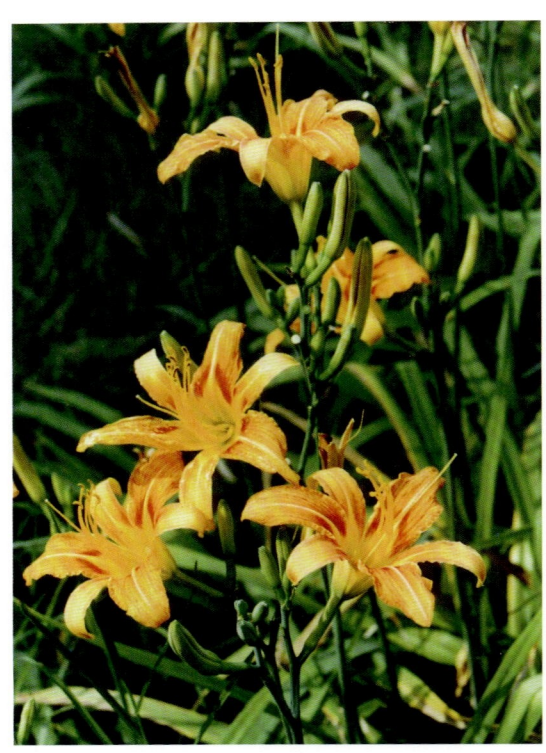

萱草 Hemerocallis fulva (L.) L. var. fulva
摄影：徐克学

ether)，葡萄糖基钝叶决明素(glucoobtusifolin)，7-羟基-1,2,8-三甲氧基-3-甲基蒽醌(7-hydroxy-1,2,8-trimethoxy-3-methylanthraquinone)，7,8-二羟基-1,2-二甲氧基-3-甲基蒽醌(7,8-dihydroxy-1,2-dimethoxy-3-methylanthraquinone)[1]；三萜类：无羁萜(friedelin)[2]，3α-乙酰基-11-氧代-12-乌苏烯-24-羧酸(3α-acetoxy-11-oxo-12-ursen-24-oic acid)，3-氧代羊毛甾-8,24-二烯-21-羧酸(3-oxolanosta-8,24-dien-21-oic acid)，3β-羟基羊毛甾-8,24-二烯-21-羧酸(3β-hydroxylanosta-8,24-dien-21-oic acid)，3α-羟基羊毛甾-8,24-二烯-21-羧酸(3α-hydroxylanosta-8,24-dien-21-oic acid)，α-乳香酸(α-boswellic acid)，β-乳香酸(β-boswellic acid)，11α-羟基-3-已酰基-β-乳香酸(11α-hydroxy-3-acetoxy-β-boswellic acid)[3]，11-氧代-β-乳香酸(11-keto-β-boswellic acid)，何帕-6α,22-二醇(hopane-6α,22-diol)[4]，长春藤皂苷元-3-O-β-D-吡喃葡萄糖基-(1→3)-α-L-吡喃阿拉伯糖基-28-O-β-D-吡喃葡萄糖基酯苷(hederagenin-3-O-β-D-glucopyranosyl-(1→3)-α-L-arabinopyranoside-28-O-β-D-glucopyranosylester)[5]；二萜类：萱草萜A (hemerocallal A)[6]；黄酮类：2',4,6'-三羟基-4'-甲氧基-3'-甲基二氢查耳酮(2',4,6'-trihydroxy-4'-methoxy-3'-methylchalcone)[3]，葛根素(puerarin)，3'-甲氧基葛根素(3'-methoxypuerarin)[5]；甾体类：β-谷甾醇，豆甾醇，菜油甾醇[3]，25(R)-螺甾-4-烯-3,12-二酮[25(R)-spirost-4-en-3,12-dione][3]，豆甾-4-烯-3β-醇(stigmast-4-en-3β-ol)，豆甾-4-烯-3-酮(stigmast-4-en-3-one)，海柯皂苷元(hecogenin)[4]；苷类：萱草苷(hemerocalloside)[6]，獐牙菜苷(sweroside)，马钱子苷(loganin)，苦树苷▲C (picraquassioside C)[5]；生物碱类：7-羟基-N-酰基萘胺(7-hydroxynaphthalide)[3]，蒺藜噁嗪▲(terresoxazine)[4]，7-羟基-N-酰基萘胺-O-β-D-吡喃葡萄糖苷(7-hydroxylnaphthalide-O-β-D-glucopyranoside)[5]；酚/酸类：ω-阿魏酰酸(ω-feruloyloxy acid)，(E)-3,4-二羟基桂皮酸[(E)-3,4-dihydroxylcinnamic acid]，(E)-对甲基桂皮酸[(E)-p-methylcinnamic acid]，香草酸(vanillic acid)[4]，地衣酚-3-O-β-D-吡喃葡萄糖苷(orcinol-3-O-β-glucopyranoside)[5]；脂肪烃类：二十五烷(pentacosane)，二十八醇(octacosanol)[2]。

叶含黄酮类：槲皮素-3-O-β-D-葡萄糖苷(quercetin-3-O-β-D-glucoside)，槲皮素-3,7-O-β-D-二吡喃葡萄糖苷(quercetin-3,7-O-β-D-diglucopyranoside)，槲皮素-3-O-α-L-吡喃鼠李糖基-(1→6)-β-D-吡喃葡萄糖基-7-O-β-D-吡喃葡萄糖苷[quercetin-3-O-α-L-rhamnopyransyl-(1→6)-β-D-glucopyranosyl-7-O-β-D-glucopyranoside]，鼠李素-3-O-β-D-6'-乙酰吡喃葡萄糖苷(isorhamnetin-3-O-β-D-6'-acetylglucopyranoside)，鼠李素-3-O-β-D-6'-乙酰吡喃半乳糖苷(isorhamnetin-3-O-β-D-6'-acetylgalactopyranoside)[7]；糖苷类：长春花苷(roseoside)，金黄糙苏苷▲(phlomuroside)[7]；木脂素类：落叶松脂醇(lariciresinol)[7]；其他类：1',2',3',4'-四氢-5'-去氧欧省沽油碱▲(1',2',3',4'-tetrahydro-5'-deoxypinnatanine)，欧省沽油碱▲(pinnatanine)[7]。

全草含蒽醌类：大黄酚，大黄酸(rhein)，甲基大黄酸(methyl rhein)，1,8-二羟基-3-甲氧基蒽醌(1,8-dihydroxy-3-methoxyanthraquinone)[8]；甾体类：β-谷甾醇[8]。

药理作用 抗菌作用：体外试验证明，萱草根对结核分枝杆菌有一定的抑制作用；萱草根及萱草乙醚浸膏对豚鼠实验性结核病均有一定的治疗作用[1-2]。

利尿作用：对不同疾病所引起的浮肿均有不同程度的利尿作用，对肾性水肿的利尿作用较明显[2]。

促进脂肪降解作用：萱草提取物体外能够明显促进大鼠皮下脂肪细胞的脂肪降解。其作用靶点可能与PKA有关[3]。

毒性及不良反应 本品毒性大，毒性主要集中在根部[4]。

注评 本种为中国药典（1963、1977年版）、卫生部药品标准·中药材（1992年版）、新疆药品标准（1980）、内蒙古（1988）和江苏（1989）中药材标准收载"萱草根"的基源植物之一，药用其干燥根及根状茎；干燥花蕾为上海中药材标准（1994）收载的"萱草花"。白族、藏族、蒙古族、畲族、土家族也药用其根，主要治疗小便不利、月经不调、乳汁不足。

化学成分参考文献

[1] Huang YL, et al. *Chin Pharm J*, 2003, 55(1): 83-86.

[2] Kim JS, et al. *Saengyak Hakhoechi*, 2002, 33(2): 105-109.

[3] 杨中铎，等. 中国药物化学杂志，2003, 13(1): 34-37.

[4] 杨中铎，等. 中草药，2008, 39(9): 1288-1290.

[5] 杨中铎，等 . 中国中药杂志，2008(3): 269-272.

[6] Yang ZD, et al. *Helv Chim Acta*, 2003, 86(10): 3305-3309.

[7] Zhang Y, et al. *Life Sci*, 2004, 75(6): 753-763.

[8] Sarg TM, et al. *Int J Crude Drug Res*, 1990, 28(2): 153-156.

药理作用及毒性参考文献

[1] 江苏新医学院 . 中药大辞典 (下册). 上海科学技术出版社，1992: 471.

[2] 季烽，等 . 安徽中药志，合肥：安徽科学技术出版社，1992: 471.

[3] Mori S, et al. *Exp Bio Med (Maywood, N.J.)*, 2009, 234(12): 1145-1149.

[4] 赵亦成，等 . 淄博本草 . 北京：中国中医药出版社，1995: 542.

4b. 常绿萱草（变种）宜男花（云南）

Hemerocallis fulva (L.) L. var. **aurantiaca** (Baker) M. Hotta in Acta Phytotax. Geobot. 37. 21. 1786.——*H. aurantiaca* Baker（英 **Green Daylily**）

本变种与原变种不同的是，植株常绿，花被裂片单瓣，橘黄色至橘红色。

分布与生境　产于广东、广西、台湾。生于海拔 300–1000 m 的灌丛、草地、溪边。也分布于朝鲜、日本。

药用部位　花。

功效应用　利湿热，宽胸膈。用于小便赤涩，黄疸，胸膈烦闷，失眠，痔疮便血。

化学成分　根含蒽醌类：甲氧基-1,8-二羟基蒽醌(methoxy-1,8-dihydroxyanthraquinone)[1]。

化学成分参考文献

[1] El-Nasr MM, et al. *Fitoterapia*, 1981, 52(3): 141-144.

4c. 长管萱草（变种）

Hemerocallis fulva (L.) L. var. **angustifolia** Baker in J. Linn. Soc., Bot. 11: 359. 1871. ——*Hemerocallis disticha* Donn ex Sweet, *H. longituba* Miq.（英 **Longtube Daylily**）

本变种与原变种不同的是，植株在冬季凋谢；花被裂片单瓣，橘黄色至橘红色或玫瑰色，花被管长达 4 cm，较细，花被裂片长 5–11 cm，外花被裂片宽 0.5–2 cm，内花被裂片稍长于外花被裂片，宽 1–2.5 cm。

分布与生境　长期栽培，野生产地不明。也分布于朝鲜、日本。

药用部位　花。

功效应用　清热利尿，凉血止血。用于小便不利，月经不调，痔疮便血。

化学成分　花蕾含有机酸类：对苯二酸(terephthalic acid)，对苯二酸二甲酯(dimethyl terephthalate)[1]。

花含类胡萝卜素类：新黄质(neoxanthin)，堇黄质(violaxanthin)，三色堇黄质▲(violeoxanthin)，叶黄素(lutein)，叶黄素-5,6-环氧化物(lutein-5,6-epoxide)，玉米黄素(zeaxanthin)，β-隐黄质(β-cryptoxanthin)，全反式-β-胡萝卜素(all-*trans*-β-carotene)及其顺式异构体[1]。

化学成分参考文献

[1] Lin CN, et al. *J Chin Chem Soc* (Taipei, Taiwan), 1973, 20(4): 239-40.

[2] Tai CY, et al. *J Agric Food Chem*, 2000, 48(12): 5962-5968.

4d. 重瓣萱草（变种）

Hemerocallis fulva (L.) L. var. **kwanso** Regel，Gartenflora 15: 66. 1866.（英 **Double Orange Daylily**）

本变种与原变种不同的是，植株在冬季凋谢；花被裂片重瓣（雄蕊花瓣状）。

分布与生境　长期栽培，野生产地不明，可能来源于中国。

药用部位　根及根状茎。

功效应用　利尿消肿。用于小便不利，水肿。

化学成分　根含蒽醌类：重瓣萱草蒽醌▲(kwanzoquinone) A、B、C、D、E、F、G，2-羟基大黄酚(2-hydroxychrysophanol)，大黄酸(rhein)[1]；黄酮类：6-甲基木犀草素(6-methylluteolin)[1]；萘类：酸模素(dianellin)，5-羟基酸模素(5-hydroxydianellin)[1]；酚类：α-生育酚(α-tocopherol)。

地上部分含甾体类：萱草皂苷(hemeroside) A、B[2]。

新鲜地上部分含呋喃内酰胺类：萱草醇(fulvanol)[3]。

全草含呋喃内酰胺类：萱草宁(fulvanine) A、B、C、D、E[4]。

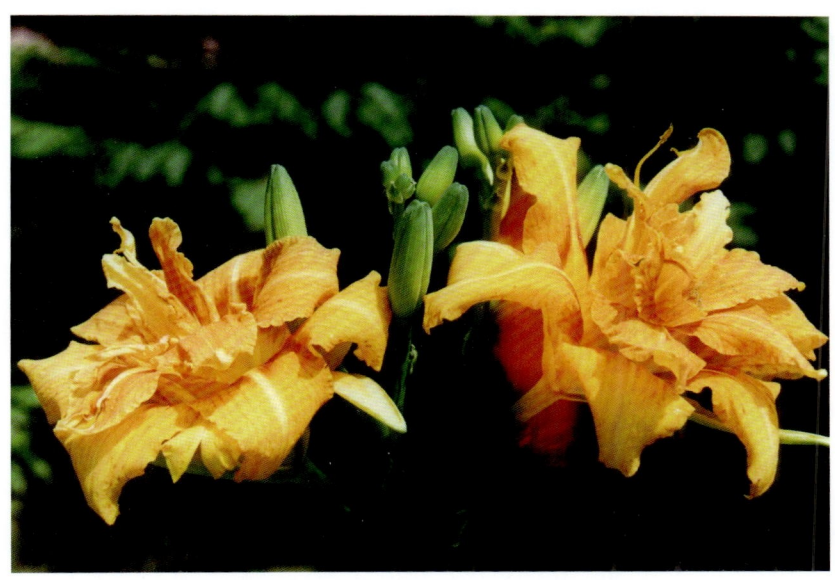

重瓣萱草 Hemerocallis fulva (L.) L. var. kwanso Regel
摄影：徐克学

化学成分参考文献

[1] Cichewicz RH, et al. *Tetrahedron*, 2002, 58(42): 8597-8606.

[2] Konishi T, et al. *Chem Pharm Bull*, 2001, 49(3): 318-320.

[3] Konishi T, et al. *Phytochemistry*, 1996, 42(1): 135-137.

[4] Inoue T, et al. *Chem Pharm Bull*, 1994, 42(1): 154-155.

5. 西南萱草（中国植物志）

Hemerocallis forrestii Diels in Notes Roy. Bot. Gard. Edinburgh 5: 208. 1912.（英 Forrest Daylily）

根状茎较明显，根肉质，中下部呈纺锤状膨大。叶长 30–60 cm，宽 10–21 mm。花葶与叶近等长，具假二歧状的圆锥花序；花 3 至多朵，花梗一般较长，长 8–30 mm；苞片披针形，长 5–25 mm，宽 3–4 mm；花被金黄色或橘黄色，花被管长约 1 cm，花被裂片长 5.5–6.5 cm，内轮 3 片宽 1.5 cm；花丝长 3–4.5 mm，花药黄色或稍带黑色，长约 7 mm。蒴果椭圆形，长约 2 cm，宽约 1.5 cm。花果期 6–10 月。

分布与生境　产于四川西南部、云南西北部。生于海拔 2300–3200 m 的松林下或草坡上。

药用部位　根及根状茎。

功效应用　利水消肿，润肺，凉血，解痉，止痛，生肌愈疮，驱虫。用于胃病，肠刺痛，疮疡，湿疹，烧伤。

注评　本种藏族亦同等药用。

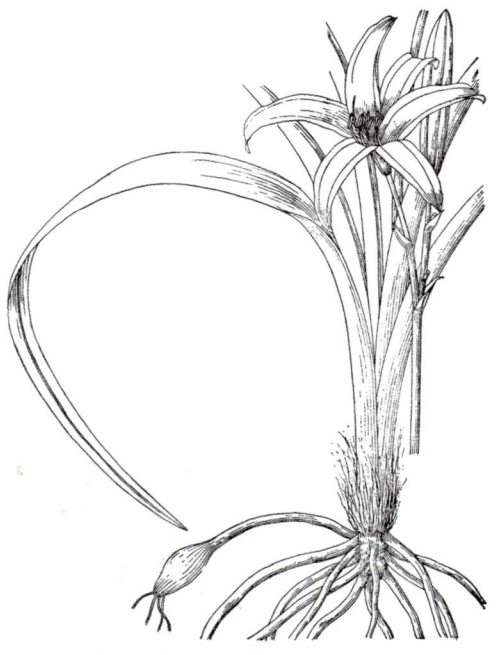

西南萱草 Hemerocallis forrestii Diels
王金凤　绘

6. 折叶萱草（中国植物志）　黄花菜、下奶药（昆明民间草药），野波菜、鸡脚参、凤尾一支蒿（云南中草药）

Hemerocallis plicata Stapf in Bot. Mag. 148: sub pl. 8968. 1923.（英 Foldleaf Daylily）

根稍肉质，下部纺锤体膨大。植株高 40–80 cm。叶线形，长 45–50 cm，宽 3–9 mm，常对折。花葶高约 45 cm，二歧状分枝，具花 2–3 朵；苞片披针形，草质，长 0.5–2.5 cm，宽 5–7 mm；花梗长 2–6 cm；花橘黄色，花被管长 1.5–2.5 cm，花被裂片长 4–5.5 cm，宽 1–1.4 cm；花丝长 3–3.5 cm，花药长 3–4 mm。花果期 7–9 月。

分布与生境　产于四川、云南。生于海拔 1500–3200 m 的草地、山坡或松林下。

药用部位　根。

功效应用　养血平肝，清热，凉血止血，利尿消肿。用于头晕，耳鸣，心悸，腰痛，衄血，大肠下血，水肿，淋证，咽喉痛，乳痈。

注评　本种为云南中药材标准（2005）收载"褶叶萱草根"的基源植物，药用其干燥块根。彝族也药用，主要治疗阴虚咳嗽、贫血、胎动不安、痈疮、水肿、小便不利、血症胃痛、头晕。

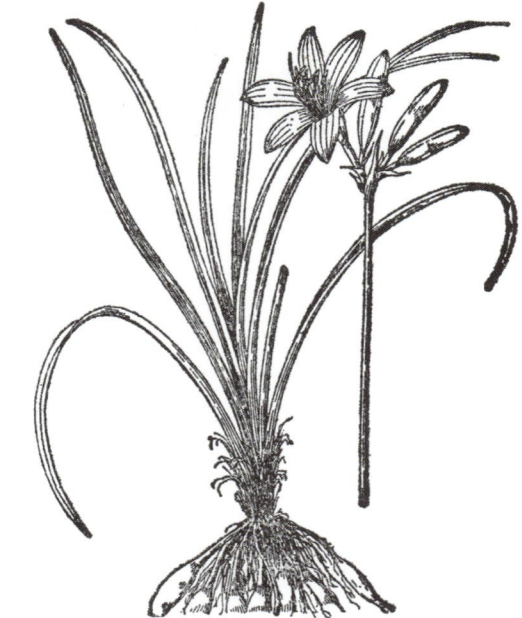

折叶萱草 Hemerocallis plicata Stapf
引自《中国高等植物图鉴》

7. 矮萱草（中国植物志）

Hemerocallis nana Forrest et W. W. Sm. in Notes Roy. Bot. Gard. Edinburgh. 10: 39. 1917.（英 **Little Daylily**）

植株矮小。根稍肉质，中下部有纺锤状膨大。叶线形，长6-28 (-34) cm，宽4-8 mm。花葶长7-16 (-34) cm，花单朵顶生，少有2花，花梗长1-2 cm，为花葶的延续，无明显界限；苞片披针形或卵状披针形，长5-14 mm，宽3-4 mm；花被金黄色或橘黄色，外面稍带淡紫色，花被管长5-13 mm，花被裂片长5.2-7 cm，内3片宽1.2-1.5 cm；花丝长2.5-4 cm，花药黄色或紫黑色，长约9 mm。蒴果长圆形，长约3 cm，宽约1.4 cm。花期6月。

分布与生境 产于云南西北部。生于海拔2100-3400 m的高山松林下有石头的草地、林缘、湿润的牧场。

药用部位 根。

功效应用 清热解毒，补虚益肾。用于头晕，耳鸣，心悸，失眠，腰痛，咽喉肿瘤。

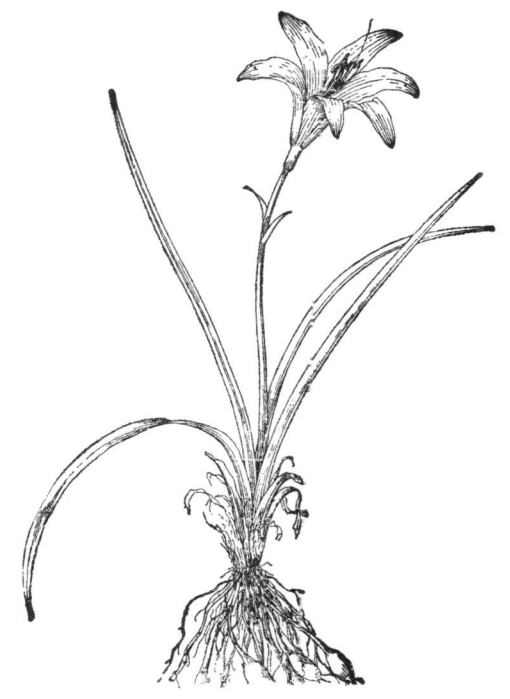

矮萱草 Hemerocallis nana Forrest et W. W. Sm.
引自《中国高等植物图鉴》

8. 大苞萱草（中国植物志） 大花萱草（东北植物检索表）

Hemerocallis middendorffii Trautv. et C. A. Mey., Reise Sibir. 1(2): 94. 1856.（英 **Middendorff Daylily, Broad Dwarf Daylily**）

根稍肉质，绳索状，粗1.5-3 mm。高40-80 cm。叶线形，长35-80 cm，宽1-2 cm。花葶与叶近等长，不分枝，顶端聚生2-6朵花；苞片宽卵形，长1.8-4 cm，宽1-2.5 cm，先端长渐尖至近尾状；花近簇生，具很短的花梗；花被长8-10 cm，金黄色或橘黄色，花被管长1-1.7 cm，1/3-2/3为苞片所包（最上部的花除外），花被裂片长6-7.5 cm，内3片宽1.5-2.5 cm；花丝长约4.5 cm，花药紫黑色，长约5 mm。蒴果椭圆形，长1.5-2.3 cm，宽1-1.4 cm。花期5-6月。

分布与生境 产于东北。生于海拔2000 m以下的林下、林缘、草甸和湿草地。也分布于朝鲜、俄罗斯、日本。

药用部位 根、全草。

功效应用 根：清热利尿，凉血止血。用于水肿，小便不利，崩漏，衄血，便血。全草：清热解毒，补肝益肾。用于肺热咳嗽，肝胆湿热，咽喉疼痛，痰黄稠，淋巴结结核，乳腺炎，月经不调，产后干血痨，肾虚失眠。

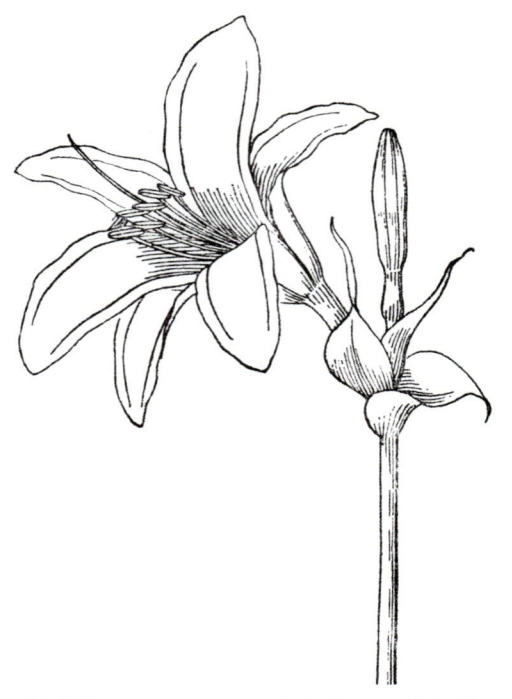

大苞萱草 Hemerocallis middendorffii Trautv. et C. A. Mey.
王金凤 绘

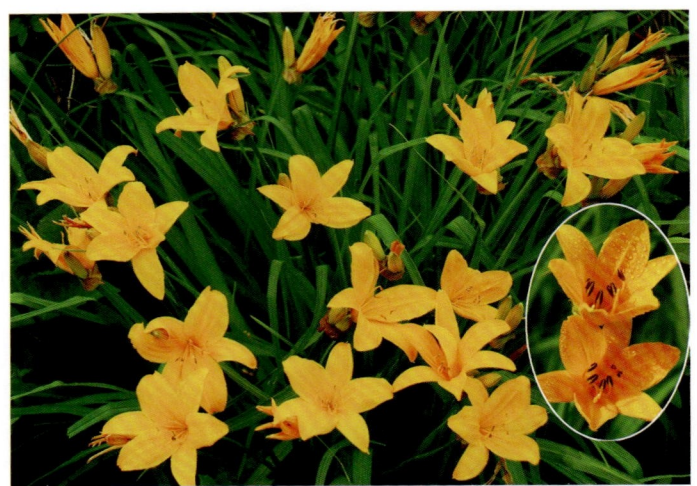

大苞萱草 Hemerocallis middendorffii Trautv. et C. A. Mey.
摄影：周繇

9. 小萱草（中国高等植物图鉴） 川草（青海）

Hemerocallis dumortieri C. Morren in Hort. Belge 2: 195. t. 43. 1834.（英 **Early Daylily**）

地下走茎长约20 cm。根较粗，肉质，上部纺锤形膨大。株高25-50 cm。叶线形，长46-56 cm，宽1.2-2.5 cm。花葶明显短于叶，常倾斜，有分枝或无分枝，无分枝则花近簇生；苞片长圆状卵形或卵状披针形，长约2.7 cm，宽约1.1 cm；花梗长2-4 mm，花蕾上部红褐色或绿色，花被长5-7 cm，橙黄色或金黄色，花被管长约1.8 cm，花被裂片卵圆披针形，长5-7 cm，宽约1.2 cm，内3片宽于外3片；花药黑色。蒴果近圆形。花期5-7月。

分布与生境 产于吉林。也分布于朝鲜、俄罗斯、日本。

药用部位 根及根状茎。

功效应用 清热利湿，凉血止血。用于水肿，小便不利，膀胱结石，血尿。腮腺炎，黄疸，乳汁不足，月经不调，带下，崩漏，衄血，便血。外治乳腺炎。

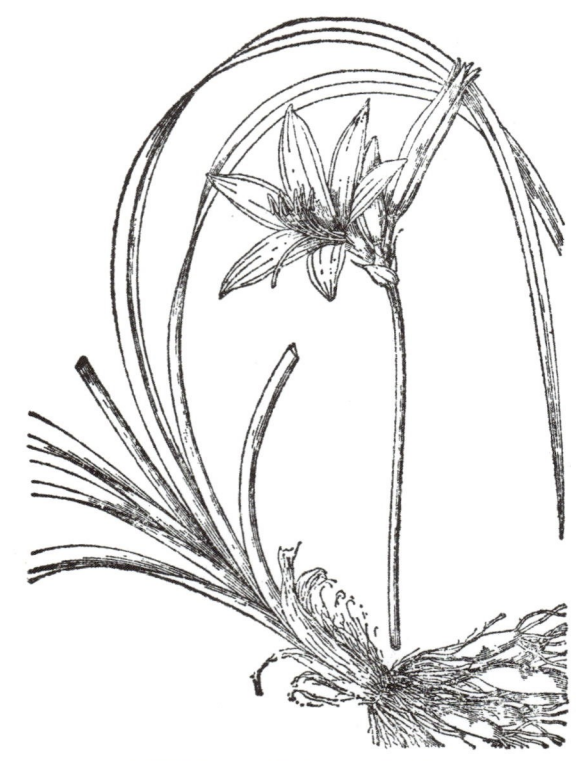

小萱草 Hemerocallis dumortieri C. Morren
引自《中国高等植物图鉴》

13. 芦荟属 Aloe L.

茎短或明显。叶肉质，呈莲座状簇生或有时二列着生，先端锐尖，边缘常有硬齿或刺。花葶从叶丛中抽出，花多朵排成总状花序或伞形花序，苞片膜质；花红色或黄色，花被圆筒状，有时稍弯曲；通常外轮 3 枚花被片合生至中部；雄蕊 6，着生于基部，花丝较长，花药背着；子房每室具多数胚珠，花柱细长，柱头头状。蒴果三角形，室背开裂，具多数种子。

350–400 种，分布于非洲，特别是非洲南部干旱地区，亚洲南部也有。我国引进 2 种，均药用。

分种检索表

1. 茎明显，高 1–2 m，具茎生叶；花红色 ·· 1. **大芦荟 A. arborescens** var. **natalensis**
1. 茎不明显，无茎生叶；叶密生于基部；花淡黄色，具稍红色的斑 ·· 2. **芦荟 A. vera**

本属药用植物的叶主要含蒽醌类及色酮类成分，其主要成分为芦荟苦素 (aloesin，**1**)、芦荟素 (aloin) A (**2**)、B (**3**)。从大芦荟 (A. arborescens var. natalensis) 分离得到的两个蒽醌蒽酮二聚体埃尔贡芦荟二聚素 (elgonica dimer) A (**4**)、B (**5**) 能有效抑制细胞浆中的醇去氢酶与醛去氢酶，其 IC_{50} 分别为 0.055 μmol/L 与 0.011 μmol/L；从芦荟 (A. vera) 分离得到 8-*C*- 葡萄糖基 -7-*O*- 甲基 -*S*- 芦荟醇 (8-*C*-glucosyl-7-*O*-methyl-*S*-aloesol，**6**)、异芦荟苦素 D (isoaloeresin D，**7**)、芦荟苦素 E (aloeresin E，**8**)，并发现 **7** 和 **8** 具有抑制蘑菇酪氨酸酶的作用。

本属植物芦荟具有调节免疫、致泻、保肝、抗胃溃疡、抗菌、抗黑热病原虫、抗肿瘤、抗氧化、抗辐射和促进创伤愈合作用，大芦荟具有抗炎、抗溃疡、抗菌、抗肿瘤和降血糖作用。本属植物的毒副作用也逐渐为人们认识，如芦荟油对血液、淋巴系统与肾均有一定影响，并且具有一定致癌性。

1. 大芦荟 蜈蚣掌

Aloe arborescens Mill. var. **natalensis** (J. M. Wood et M. S. Evans) A. Berger in Engl., Pflanzenr. 33: 230. 1908.（英 **South African Aloe**）

多年生草本，植株被白粉。主茎明显，高 1–2 m，具茎生叶。叶狭长，先端具长锐尖，边缘具刺状硬齿。总状花序具长的总柄，苞片卵状线形，先端钝；花红色，长约 3.5 cm，具离生花被片。花果期 7–8 月。

分布与生境　原产于南非。我国各公园温室内常见栽培。

药用部位　叶汁。

功效应用　泻火通便，解毒杀虫。用于肝热目赤，头晕，肺热咳喘，突热便秘，疮痈肿瘤，狼疮。

化学成分　叶含蒽醌类：埃尔贡芦荟二聚素(elgonica dimer) A、B[1]，芦荟大黄素(aloe-emodin)，芦荟苷(aloin; aloin A; barbaloin; barbaloin A)[2]；酚类：芦荟宁(aloenin)[2]，大芦荟酚苷(aloearbonaside)[3]；挥发油：(E)-2-己烯醛[(E)-2-hexenal]，(Z)-3-己烯醇[(Z)-3-hexenol]，(Z)-3-己烯醛[(Z)-3-hexenal][4]；其他类：乳酸镁(Mg lactate)，琥珀酸(succinic acid)[2]。

药理作用　抗炎作用：大芦荟外用时具有抗炎作用，其活性成分包括羟基肽酶和缓激肽酶等[1]。

抗溃疡作用：大芦荟提取物中分子量为 500–50 000 范围内的组分能抑制幽门结扎引起的大鼠胃溃疡形成和乙酸引起的大鼠胃溃疡形成；而在分子量为 5000–50 000 范围内的组分的大芦荟提取物中，存在抑制和治愈胃溃疡的物质[2]。

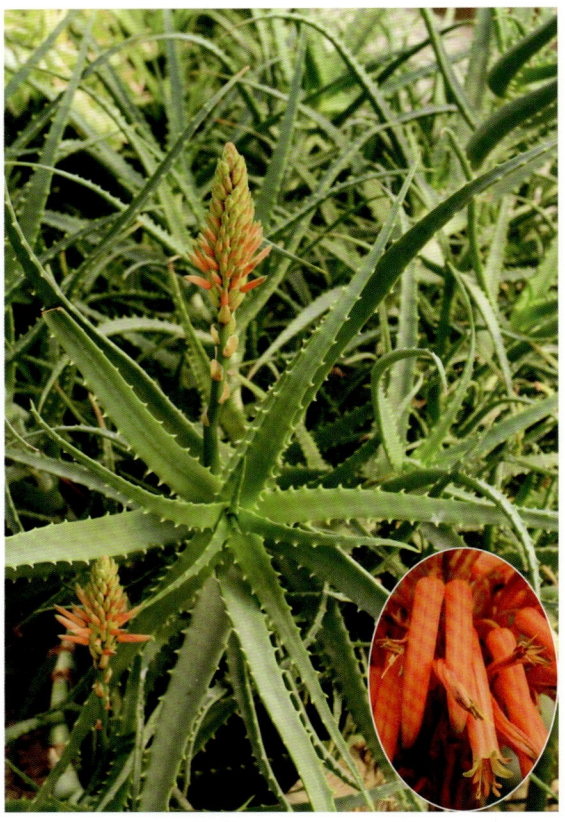

大芦荟 Aloe arborescens Mill. var. natalensis
(J. M. Wood et M. S. Evans) A. Berger
摄影：张英涛

降血糖作用：大芦荟提取物具有降血糖作用，这种作用归因于刺激胰岛 B 细胞分泌胰岛素。大芦荟提取物对链尿佐菌素引起小鼠胰岛素依赖型或非胰岛素依赖型糖尿病有降血糖和抗糖尿病作用。从大芦荟中分离出 2 种不同的组分（芦荟 A 粉末和芦荟 B 粉末），对自发糖尿病小鼠和正常小鼠均呈现降血糖的活性。芦荟 B 粉末是从大芦荟叶肉质层中分离得到的，若给小鼠腹腔注射和经口给予该药，均能降低血糖水平，并维持低浓度大约 24 h。另一方面，对链尿佐菌素引起的糖尿病小鼠，给予从大芦荟叶表层中分离的组分 A 粉末，能明显降低血糖；光学显微镜下，可见胰岛 B 细胞的变性或坏死也减少。大芦荟中小于 10 kD 分子量的组分能通过减轻胰岛素分泌的负担抑制实验大鼠空肠段对葡萄糖的吸收而起到实验性降糖的治疗作用[3]。

抗菌作用：大芦荟叶提取物对须癣毛癣菌具有较强抑制作用[1]。

抗肿瘤作用：大芦荟叶的冻干粉能诱导雄性大鼠肝肿瘤发生前的谷胱甘肽 S- 转移酶 (GST-P) 阳性肝细胞病灶 GST-P⁺ 的抑制作用，含 30% 大芦荟的饮食中大芦荟发挥了抑制肿瘤发生的作用，并且可能是抑制肝肿瘤发生的起始阶段[4]。大芦荟在小鼠整体实验中能对抗 TPA 引起的耳郭肿胀、腐胺释放以及肿瘤增长，色谱分析显示，芦荟油与芦荟苷具有预防肿瘤增长的作用[5]。从大芦荟中提取的芦荟油与氟尿嘧啶 (5-Fu) 联合临床用于转移性肿瘤患者较单纯 5-Fu 化疗具有更显著的缩小肿瘤与延长生存期的作用[6]。大芦荟叶冻干粉能预防性治疗实验大鼠由氧化偶氮甲烷 (azoxymethane, AOM) 引起的癌前病变变性隐窝病灶 (aberrant crypt foci, ACF)[7]，对 C57BL/6 小鼠由 N- 乙基 -N'- 硝基 -N- 亚硝基胍 (N-ethyl-N'-nitro-N-nitrosoguanidine) 诱导的十二指肠肿瘤也具有较好疗效[8]。

毒性及不良反应　大芦荟含有部分毒性成分，大剂量的芦荟油对实验大鼠具有较广泛的毒副作用，包

百合科 LILIACEAE

括腹泻、体重减轻，及对血液、淋巴系统与肾脏均有一定影响 [9]，并且具有一定致癌性 [10]。

化学成分参考文献

[1] Shin KH, et al. *J Nat Prod*, 1997, 60(11): 1180-1182.

[2] Hirata T, et al. *Zeitschrift fuer Naturforschung, C: J Biosci*, 1977, 32C(9-10): 731-734.

[3] Makino K, et al. *Chem Pharm Bull*, 1973, 21(1): 149-156.

[4] Umano K, et al. *J Agric Food Chem*, 1999, 47(9): 3702-3705.

药理作用及毒性参考文献

[1] Fujita K, et al. *Antimicrob Agents Chemother*, 1978, 14(1): 132-136.

[2] Fujita K, et al. *Biochem Pharmacol*, 1979, 28(7): 1261-126.

[3] Beppu H, et al. *J Ethnopharmacol*, 2006, 103(3): 468-477.

[4] Tsuda H, et al. *Phytother Res*, 1993, (7): 43-47.

[5] K Shimpo, C, et al. *Phytother Res*, 2002, 16(5): 491-493.

[6] Lissoni, et al. *In Vivo*, 2009, 23(1): 171-176.

[7] Shimpo K, et al. *Asian Pac J Cancer Prev*, 2003, 4(3): 247-251.

[8] Shimpo K, et al. *Asian Pac J Cancer Prev*, 2000, 1(4): 283-288.

[9] Matsuda, et al. *Food and Chem Toxicol*, 2008, 46(2): 733-739.

[10] Yokohira, M, et al. *J Food Sci*, 2009, 74(2): 24-30.

2. 芦荟（中国植物志） 库拉索芦荟（中国药典），油葱（植物名实图考），象胆（福建），象鼻莲（植物名实图考），逼火丹、雅郎（傣语），罗轩草（植物名实图考引岭南杂记），斑纹芦荟（中药大辞典）

Aloe vera (L.) Burm. f., Fl. Indica.83. 1768.——*A. perfoliata* L. var. *vera* L., *A. barbadensis* Mill., *A. barbadensis* Mill. var. *chinensis* Haw., *A. vera* (L.) Burm. f. var. *chinensis* (Haw.) A. Berger（英 **Chinese Aloe**）

茎较短。叶近簇生或稍二列（幼小植株），肥厚多汁，线状披针形，粉绿色，长 15–35 (–50) cm，基部宽 4–5 cm，顶端有几个小齿，边缘疏生刺状小齿。花葶高 60–90 cm，不分枝或有时稍分枝；总状花序具几十朵花；苞片近披针形，先端锐尖；花俯垂，稀疏排列，淡黄色而有红斑；花被长约 2.5 cm，

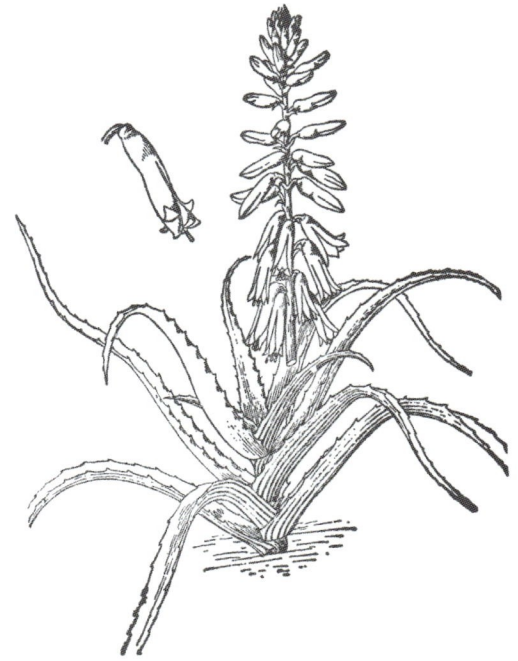

芦荟 Aloe vera (L.) Burm. f.
引自《中国高等植物图鉴》

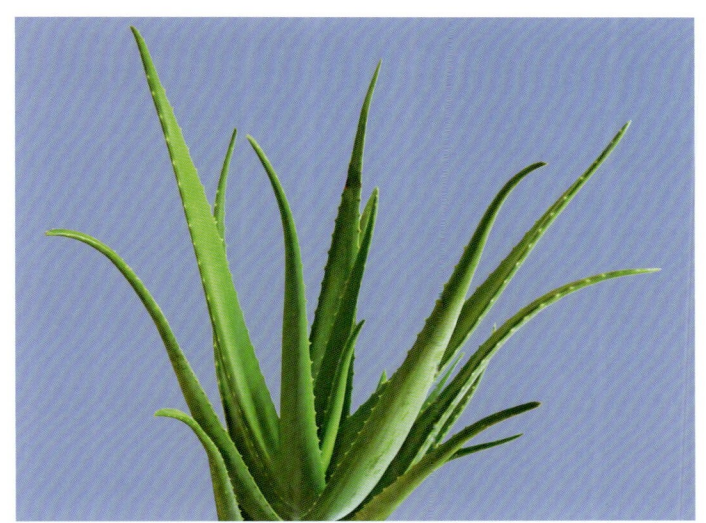

芦荟 Aloe vera (L.) Burm. f.
摄影：张英涛

裂片先端稍外弯；雄蕊与花被近等长或稍长；花柱明显伸出花被外。

分布与生境 喜生于温热处。南方各省区和温室常见栽培或为野生。

药用部位 叶汁液的干燥物（芦荟），根（芦荟根），叶（芦荟叶），花（芦荟花）。

功效应用 叶汁液的干燥物（芦荟）：泻下通便，清肝泻火，杀虫疗疳。用于热结便秘，惊痫抽搐，小儿疳积。外治癣疮。根用于小儿疳积，淋症。叶：泻火，通经，杀虫，解毒。用于白浊，尿血，闭经，带下病，小儿惊痫，疳积，烫伤，痔疮，疥疮，痈肿。花：用于咳嗽，咯血，吐血，白浊，尿血。

化学成分 叶含色酮类：芦荟苦素(aloeresin) B[1]、C、D[2]、E[3]、F[2]、G[4]，好望角芦荟内酯(feralolide)[4]，2,5-二甲基-8-C-β-D-吡喃葡萄糖基-7-羟基色酮(2,5-dimethyl-8-C-β-D-glucopyranosyl-7-hydroxychromone)[1]，8-C-葡萄糖基-7-O-甲基-S-芦荟醇(8-C-glucosyl-7-O-methyl-S-aloesol)[3]，异芦荟苦素D (isoaloeresin D)[3-4]，8-C-葡萄糖基-7-O-甲基芦荟二醇(8-C-glucosyl-7-O-methylaloediol)，异拉巴依芦荟色酮▲(isorabaichromone)[5]；蒽醌/蒽酮类：芦荟大黄素(aloe-emodin)[1,4]，10-羟基芦荟素(10-hydroxyaloin) A、B，8-O-甲基-7-羟基芦荟素(8-O-methyl-7-hydroxyaloin) A[6]、B[4,6]，大黄素甲醚(physcion; emodin 3-methyl ether)，大黄酚(chrysophanol)，大黄素(emodin)，大黄酸(rhein)，1,8-二羟基-9,10-蒽酮-3-甲基-(2-羟基)丙酸酯[1,8-dihydroxy-9,10-anthraquinone-3-methyl-(2-hydroxy) propionateester][7]，埃尔贡芦荟二聚素(elgonica dimer) A、B[4,8]，芦荟苷(aloin) A、B[10]；酚苷类：库拉索芦荟苷▲A (aloveroside A)，对香豆酰芦荟宁(p-coumaroylaloenin)，芦荟宁(aloenin) B[8]；多糖类：芦荟多糖(aloeride)[9]；甾体类：β-谷甾醇，胡萝卜苷[4]；三萜类：何帕-3-醇(hopan-3-ol)[4]。

花含酚酸类：绿原酸(chlorogenic acid)，咖啡酸(caffeic acid)，对香豆酸(p-coumaric acid)，阿魏酸(ferulic acid)，5-对香豆酰奎宁酸(5-p-coumaroylquinic acid)，咖啡酰莽草酸(caffeoylshikimic acid)，5-阿魏酰奎宁酸(5-feruloylquinic acid)，5-对-顺式-香豆酰奎宁酸(5-p-cis-coumaroylquinic acid)；黄酮类：槲皮素(quercetin)，木犀草素(luteolin)，芹菜素(apigenin)，山奈酚(kaempferol)，异荭草素(isoorientin)，异牡荆素(isovitexin)，异牡荆素-7-O-β-D-葡萄糖苷(isovitexin-7-O-β-D-glucopyranoside)，大麦黄素(lutonarin)；蒽醌/蒽酮类：芦荟大黄素(aloe-emodin)，芦荟宁B[11]。

药理作用 调节免疫作用：芦荟的黄色味苦的汁液对免疫抑制的BALB/c荷瘤小鼠具有恢复免疫、提高噬菌能力的作用[1]。以芦荟为原材料用膜过滤的方法得到了一个高分子量的成分（>10 kD），这一成分被进一步利用凝胶过滤法分离为两种主要由甘露糖构成的多糖：B1 (320 kD)和B2 (200 kD)可以辅助特殊抗体的形成[2]。芦荟中分离的一个多糖BRM是有效的鼠B细胞/T细胞与巨噬细胞刺激因子，提高TNF-α, IL-1β, INF-γ, IL-2和IL-6的分泌及其活性[3-4]。芦荟中分离出的A60是一种部分乙酰化的甘露聚糖，它对小鼠淋巴细胞转化功能和腹腔巨噬细胞的增殖有一定的促进作用[5]。

致泻作用：芦荟中的芦荟大黄素具有泻下作用，主要作用部位在大肠。传统中药主要是利用芦荟的这种功能[6]，它是治便秘的特效药。芦荟大黄素苷能促进胃肠的蠕动[7]。

保肝作用：用芦荟的全叶水提物喂养大鼠后，大鼠血液中酒精对乙醇脱氢酶和乙醛脱氢酶的抑制作用明显降低[8]。芦荟注射液、芦荟总苷及从总苷中得到的结晶Ⅲ给小鼠腹腔注射，能显著降低四氯化碳或硫代乙酰胺引起的丙氨酸转氨酶(ALT)升高，以总苷灌胃，同样有效，芦荟注射液及总苷给大鼠腹腔注射，还能降低氨基半乳糖引起的ALT升高[9]。

抗胃溃疡作用：芦荟中提取的芦荟多糖以250 mg/kg灌胃给予小鼠，对拘束水浸应激性胃溃疡有抑制作用，抑制率达69.7%；对乙醇所致小鼠胃溃疡抑制率达46.8%；对消炎痛所致小鼠胃溃疡抑制率达50.4%，而相同剂量小鼠静脉注射给药，对消炎痛所致小鼠胃溃疡抑制率达64.8%[10]。

抗菌与抗黑热病原虫作用：芦荟叶提取物具有抗大肠埃希菌作用[11]与抗黑热病原虫的作用[12]：芦荟叶药用成分体外对黑热病（杜氏利什曼原虫病）前鞭毛体抑制作用的IC_{50}在100-180 µg/ml之间，抑制无鞭毛体IC_{50}在6 µg/ml左右[13]，作用机制与诱导凋亡有关；在动物模型上也证实了它的安全有效[14]。

抗肿瘤作用：芦荟叶液浆对小鼠艾氏腹水瘤预防性用药能有效抑制肿瘤生长[15]。芦荟大黄素对体外培养的KB细胞具有抗增殖与抗转移双重作用[16]；它能使体外培养的人宫颈癌细胞系HeLa阻滞在G_2期并诱导其分裂[17]；还能通过调节氧化应激反应、维持JNK活性来诱导人肝癌细胞凋亡[18]；并通过Bax与Fas途径诱导体外培养的肺鳞癌细胞CH27发生凋亡[19]；还能逆转人肺腺癌耐药株A549/DDP的多药耐药性[20]。

抗氧化与抗辐射作用：从芦荟中提取的多糖类物质APS1具有抗氧化作用与PC12细胞保护作用[21]；芦荟凝胶中多种活性成分能够预防紫外辐射对朗格汉斯细胞（Langerhans cells）辅细胞功能的破坏[22]。

促进创伤愈合作用：外用芦荟凝胶与微电流联合应用于创伤大鼠的皮肤，其疗效优于单纯微电流组[23]，能加速实验大鼠皮肤损伤愈合，并减少增生性瘢痕组织的形成。

注评　本种为历版中国药典、卫生部进口药材质量标准（1963、1977、2004）、中华药典（1930）收载"芦荟"的基源植物之一，均以其异名 *A. barbadensis* L. 收载，药用其叶的汁液浓缩干燥物；中国药典（1977年版）、新疆（1980）、云南（1996）药品标准以其异名 *A. vera* (L.) Burm. f. var. *chinensis* (Haw.) A. Berger 收载。维吾尔族还用旋花科植物盒果藤 Operculina turpethum (L.) S. Manso 的根皮代替本品药用。

化学成分参考文献

[1] 袁阿兴，等. 中草药，1994, 25(7): 339-341, 390.

[2] Rauwald, HW, et al. *Pharmazie*, 1997, 52(12): 962-964.

[3] Okamura N, et al. *Phytochemistry*, 1996, 43(2): 495-498.

[4] 肖志艳，等. 药学学报，2000, 35(2): 120-123.

[5] Okamura N, et al. *Phytochemistry*, 1997, 45(7): 1511-1513.

[6] Okamura N, et al. *Phytochemistry*, 1997, 45(7): 1519-1522.

[7] 孟云，等. 北京化工大学学报（自然科学版），2004, 31(3): 70-73.

[8] Yang QY, et al. *Fitoterapia*, 2010, 81(1): 59-62.

[9] Pugh N, et al. *J Agric Food Chem*, 2000, 49(2): 1030-1034.

[10] Cao XL, et al. *J Liq Chromatogr Relat Technol*, 2007, 30(11): 1657-1668.

[11] Keyhanian S, et al. *Planta med*, 2007, 73(6): 599-602.

药理作用及毒性参考文献

[1] Oronzo-Barocio A, et al. *Russ J Immunol*, 1999, 4(1): 43-50.

[2] L A t'hart, et al. *Planta Med*, 1989, 55: 509-512.

[3] Liu C, et al. *Int Immunopharmacol*, 2006, 6(11): 1634-1641.

[4] Leung MY, et al. *Glycobiology*, 2004, 14(6): 501-510.

[5] 王蜀秀，等. 植物学报，1989, 31(5): 389-392.

[6] 杨令家，等. 时珍国药研究，1997, 8(3): 245-246.

[7] Ishii Y, et al. *Biol pharm Bull*, 1994, 17(5): 651-653.

[8] Sakai K, et al. *Chem Pharm Bull*, 1989, 37: 155-159.

[9] 樊亦军，等. 中国中药杂志，1989, 14(12): 746.

[10] 钟正贤，等. 中草药，1995, 26(2): 83.

[11] Paes-Leme AA, et al. *J Ethnopharmacol*, 2005, 102(2): 197-201.

[12] Dutta A, et al. *Glycoconj J*, 2007, 24(1): 81-86.

[13] Dutta A, et al. *J Med Microbiol*, 2007, 56(5): 629-636.

[14] Dutta A, et al. *Parasitol Res*, 2008, 102(6): 1235-1242.

[15] Akev N, et al. *Eur J Cancer Pre*, 2007, 16(2): 151-157.

[16] Xiao BX, et al. 口腔医学杂志，2009, 44(1): 50-52.

[17] Guo JM, et al. *Acta Pharmacol Sin*, 2007, 28(12): 1991-1995.

[18] Lu GD, et al. *Carcinogenesis*, 2007, 28(9): 1937-1945.

[19] Lee HZ, et al. *Eur J Pharmacol*, 2001, 431(3): 287-295.

[20] 曾嵘，等. 中国中药杂志，2008, 33(12): 1443-1445.

[21] Wu JH, et al. *Chinensis Life Sci*, 2006, 78(6): 622-630.

[22] Kumar MS, et al. *Nat Med*, 2009, 63(2): 195-199.

[23] Mendonça FA, et al. *Acta Cir Bras*, 2009, 24(2): 150-155.

14. 山慈菇属 Iphigenia Kunth

球茎小。茎直立，具少数叶。叶散生，线形，无柄。苞片叶状；花小，单朵或多朵排成伞房花序；花梗较长；花被片离生，较狭，基部有柄，常呈星芒状展开，凋落；雄蕊 6，较短，花丝稍扁平，花药背着呈丁字状；子房 3 室，每室具多数胚珠，花柱短，上部 3 裂，裂片外卷。蒴果室背开裂，具多数种子。种子小，近球形，具薄的棕色种皮。

约 10 种，分布于非洲、亚洲热带地区和澳大利亚。我国有 1 种，可药用。

1. 山慈菇（中国植物志） 丽江山慈菇（中草药汇编），光慈菇、草贝母、闹狗药（云南）

Iphigenia indica (L.) Kunth, Enum. Pl. 4: 213. 1843.（英 **Indian Iphigenis**）

球茎直径 5–15 mm。茎高 10–25 cm，多少具小乳突。叶线状披针形，长 7–15 cm，宽 3–9 mm，基部鞘状，抱茎，中脉明显。苞片叶状；花 2–10 朵，暗紫色，排成伞房花序；花被片线状倒披针形，长 7–10 mm，宽 0.7–1 mm；雄蕊长约为花被片的 1/3，花丝具乳突，花药长约 1 mm；子房较大，与花丝近等长。蒴果长约 7 mm。花果期 6–7 月。

分布与生境 产于广东、海南、云南，四川攀枝花、西昌也有分布。生于海拔 2300 m 以下的松林下、潮湿草地、稀灌木草丛中或田野。也分布于菲律宾、柬埔寨、缅甸、尼泊尔、斯里兰卡、泰国、越南、印度、印度尼西亚。

药用部位 球茎。

功效应用 球：止咳，平喘，镇痛，抗癌，散寒，化痰。用于支气管炎，哮喘，乳癌，鼻咽癌。

化学成分 球茎含黄酮类：秋水仙碱(colchicine)[1]，β-光秋水仙碱(β-lumicolchicine)[2]，N^2-甲酰去乙酰秋水仙碱(N^2-formyldeacetylcolchicine)[3]。

药理作用 抗肿瘤作用：山慈菇主要有效成分为秋水仙碱、N^2- 甲酰去乙酰秋水仙碱及 β- 光秋水仙碱，具有抗肿瘤作用，可以抑制细胞有丝分裂[1]。

抗痛风作用：对痛风急性发作有特异性作用[1]。

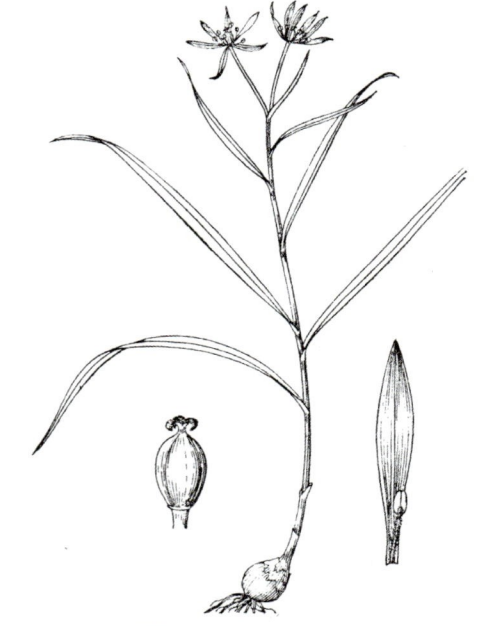

山慈菇 Iphigenia indica (L.) Kunth
王金凤　绘

注评 本种为云南药品标准（1974、1996）收载"山慈菇"的基源植物，药用其干燥球茎；属"山慈菇"的地方习用品。中国药典（1990、1995、2000、2005、2010 年版）收载的"山慈菇"为兰科植物杜鹃兰 Cremastra appendiculata (D. Don) Makino、独蒜兰 Pleione bulbocodioides (Franch.) Rolfe 或云南独蒜兰 Pleione yunnanensis (Rolfe) Rolfe 的干燥假鳞茎，不包括本种。此外，部分地区尚将马兜铃科植物山慈菇 Asarum sagittarioides C. F. Liang 的干燥全草混称"山慈菇"，彝族将防己科云南青牛胆 Tinospora saggittata (Oliv.) Gagnep. var. yunanensis (S. Y. Hu) H. S. Lo 的块根也称"山慈菇"。

化学成分参考文献

[1] 田素英，等. 中草药，2002, 33(8): 708-710.

[2] 周俊，等. 云南植物研究，1977, (2): 62-67.

[3] 王宗玉. 中国原料植物药，昆明：云南科技出版社，2002: 179.

药理作用及毒性参考文献

[1] 王宗玉. 中国原料植物药，昆明：云南科技出版社，2002: 179.

百合科 LILIACEAE

15. 嘉兰属 Gloriosa L.

多年生草本。根状茎粗厚，块状；茎直立或攀援，有时具分枝。叶先端常卷曲。花大，生于茎上部的叶腋；花梗上部常弯曲，使花下垂；花被片常橘黄色、亮红色或两色，顶部反折，边缘常皱波状；花药背着，T 形；花柱顶端 3 裂。蒴果。种子具红色种阜。

约 5 种，分布于非洲南部和热带地区、亚洲热带。我国有 1 种，可药用。

本属药用植物主要含秋水仙碱型生物碱。

本属植物嘉兰具有抗菌、抗肿瘤和抑制酶活性等作用。

1. 嘉兰（中国高等植物图鉴） 舒筋散（全国中草药汇编）

Gloriosa superba L., Sp. Pl. 1: 305.1753.（英 **Lovely Gloriosa**）

根状茎常分叉，直径约 1 cm，肉质；茎攀援，长 2–3 m 或更长，较细。叶互生或偶而对生，无柄或具短柄，披针形至卵状披针形，长 7–13 cm，先端长尾状并延伸成卷须。花下垂，花梗长 10–15 cm；花被片顶部反折，亮红色，下部淡黄色，线状倒披针形，长 4.5–5 cm，宽 7–9 mm，基部略具爪，边缘皱波状；花丝长 3–4 cm，花药长约 1 cm；花柱长 2.5–3.5 cm，柱头裂片长 6–7 mm。花果期 7–8 月。

分布与生境 分布于云南南部（西双版纳）。生于海拔 900–1300 m 的林下和灌丛中。南亚、东南亚及非洲南部和热带地区也有分布。

药用部位 根状茎。

功效应用 熄风止痉，消肿止痛，健胃，堕胎。用于中风半身不遂，身痛，高热抽搐，消化不良。

化学成分 种子含生物碱类：1,2-二去甲基秋水仙碱(1,2-didemethylcolchicine)，秋水仙碱(colchicine)，2,3-二去甲基秋水仙碱(2,3-didemethylcolchicine)，3-去甲基秋水仙碱(3-demethylcolchicine)，N-甲酰基-N-去乙酰秋水仙碱(N-formyl-N-deacetylcolchicine)，秋水仙苷(colchicoside)[1]，3-O-去甲基秋水仙碱-3-O-α-D-吡喃葡萄糖苷(3-O-demethylcolchicine-3-O-α-D-glucopyranoside)[2]。

药理作用 抑制酶活性作用：嘉兰根状茎的乙醇提取物，与氯仿、乙酸乙酯、正丁醇等不同极性溶剂

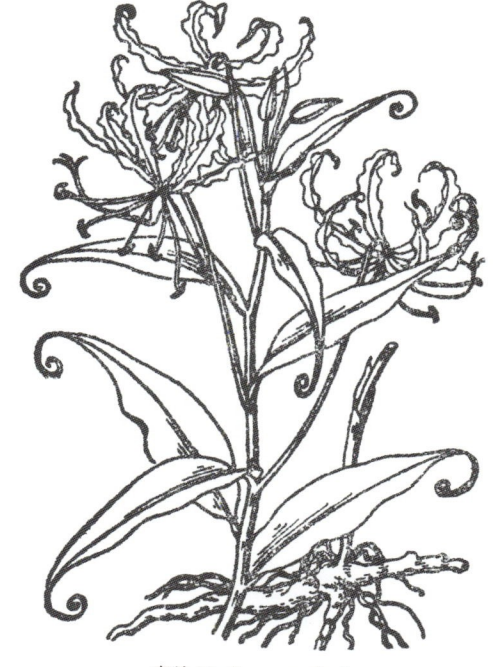

嘉兰 Gloriosa superba L.
引自《中国高等植物图鉴》

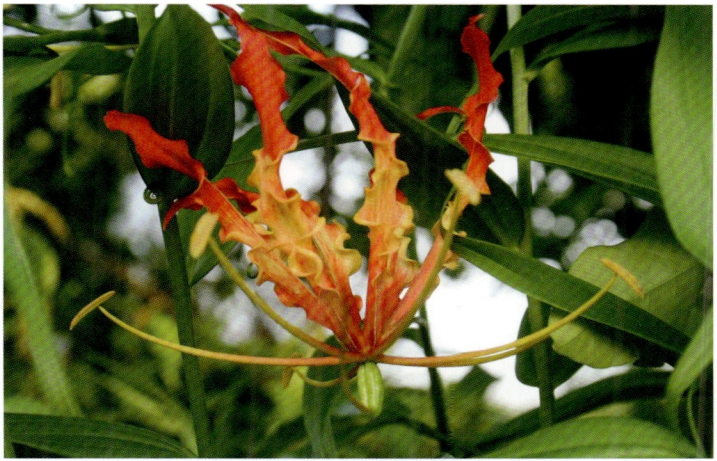

嘉兰 Gloriosa superba L.
摄影：王祝年

萃取得到的成分以及嘉兰根状茎的水溶性成份对脂肪氧化酶的抑制率为 67%-90%，乙醇提取物的氯仿萃取成分对脂肪氧化酶的抑制作用最强，抑制率可达 90%；对乙酰胆碱酯酶的抑制率为 46%-69%，对丁酰胆碱酯酶的抑制率为 10%-33%，而对尿酸酶则没有明显的抑制作用[1]。

抗菌作用：嘉兰根状茎甲醇提取物以及甲醇提取物经正丁醇、氯仿等不同极性溶剂萃取得到的成分对真菌和金黄色葡萄球菌有抑制作用[2]。嘉兰根状茎甲醇提取物的正丁醇萃取成分，对白念珠菌和光滑念珠菌的抑制率达到 90% 以上，对长梭形毛癣菌的抑制率达 78%；氯仿萃取成分对犬小孢子菌的抑制率为 80%；甲醇粗提取物对金黄色葡萄球菌的抑制率为 59%，而其氯仿萃取成分对金黄色葡萄球菌的抑制率可达 88%。

抗肿瘤作用：嘉兰块茎中所含的秋水仙碱对细胞的有丝分裂有明显的抑制作用，能使细胞停止于分裂中期，其结构的 C 环与纺锤体微管蛋白结合，阻止其聚分反应，阻止纺锤体形成，使染色体不能向两极移动，而致细胞死亡，因此具有一定的抗肿瘤作用[3]。

其他作用：嘉兰的种子、果壳和块茎中均含秋水仙碱，而秋水仙碱具有较为广泛和明确的药理活性，临床上是治疗急性痛风性关节炎的经典药物，同时秋水仙碱还用于假痛风、家族性地中海热、血清病、结节红斑、特发性血小板减少性紫癜和皮肤坏死性血管炎的治疗[2]。

注评 本种傣族、景颇族、阿昌族、德昂族药用，主要用根、茎治鼻衄血、偏瘫、周身肿胀、关节疼痛、高热抽搐、跌打损伤。

化学成分参考文献

[1] Chaudhuri PK, et al. *J Nat Prod*, 1993, 56(7): 1174-1176.

[2] Suri OP, et al. *Nat Prod Lett*, 2001, 15(4): 217-219.

药理作用及毒性参考文献

[1] 唐德英，等. 中国民族民间医药杂志，2003, 63(4): 240.

[2] Khan H, et al. *J Enzyme Inhib Med Chem*, 2008, 23(6): 855-859.

[3] Khan H, et al. *J Enzyme Inhib Med Chem*, 2007, 22(6): 722-725.

16. 顶冰花属 Gagea Salisb.

多年生草本。植株矮小，鳞茎卵圆形至球形，具鳞茎皮，基部有时具小鳞茎。叶基生，少数互生。花序通常为总状和伞房状，少单花，具苞片；花被片先端尖，2 轮，黄色到黄绿色，宿存，常长于果；雄蕊近基生，花丝丝状或下部变厚；花药显著长于子房；柱头小，头状或 3 裂。蒴果椭圆形至倒卵形。种子多数，球形至扁平，无翅。

约 90 种，分布于非洲北部、亚洲和欧洲的温带地区，主要分布于亚洲中部和地中海地区。我国分布 17 种，3 种药用。

分种检索表

1. 鳞茎基部无小鳞茎 ··· 3. 顶冰花 G. nakaiana
1. 鳞茎基部有 1 至多个小鳞茎，包裹在鳞茎皮内。
    2. 小鳞茎多个，集群，近侧生 ··· 1. 小顶冰花 G. terraccianoana
    2. 小鳞茎 1 个，侧生 ··· 2. 林生顶冰花 G. filiformis

1. 小顶冰花（中国植物志）

Gagea terraccianoana Pascher, Repert. Spec. Nov. Regni Veg. 2: 58. 1906.（英 **Small Gagea**）

植株高 4-15 cm。鳞茎卵球形或卵状球形，直径 4-7 mm，具棕黄色或黑棕色鳞茎皮。基生叶 1 枚，狭线形，长 5-18 cm，宽 1-3 mm。常 2-5 花排成伞形花序；总苞片披针形或线状披针形，短或等

百合科 LILIACEAE

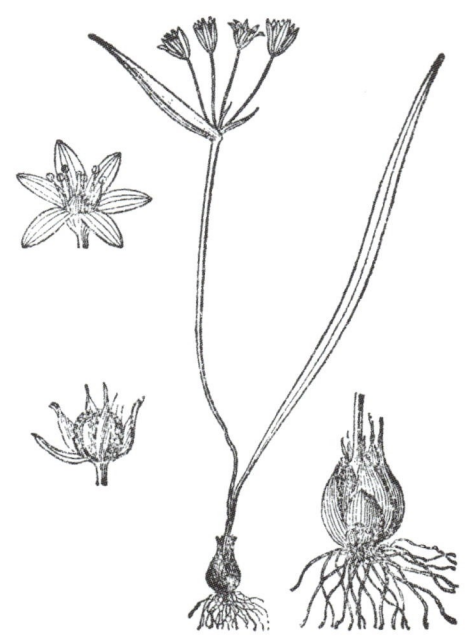

小顶冰花 Gagea terraccianoana Pascher
引自《中国高等植物图鉴》

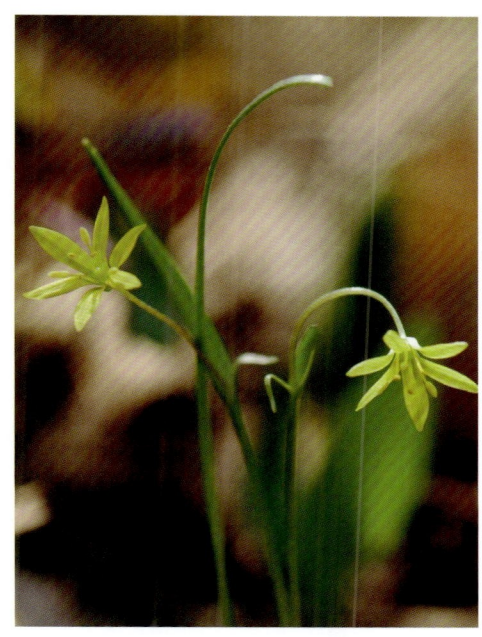

小顶冰花 Gagea terraccianoana Pascher
摄影：周繇

长于花序，宽 2-5 mm，有时基部边缘疏生毛；花梗不等长，具柔毛或无毛；花被片内面黄色，背面黄绿色，有时为紫红色，线形、线状披针形或狭卵圆形，长 6-11 mm，宽 1-2 mm，有时背面和下部具柔毛，基部囊状凸出；雄蕊长 3-8 mm，花丝基部扁平；花柱长度是子房的 1.5-4 倍。蒴果倒卵球形或近球形，长度是宿存花被片的 1/4-1/2。种子球形。花果期 3-5 月。

分布与生境 分布于东北、河北、山西、陕西、甘肃、青海。生于 2300 m 以下的林缘、灌木丛和山地草原。朝鲜、蒙古和俄罗斯也有分布。

药用部位 鳞茎。

功效应用 强心利尿。用于心脏病。

2. 林生顶冰花（中国植物志） 青稞叶贝母（新华本草），线叶顶冰花（新疆）

Gagea filiformis (Ledeb.) Kar. et Kir., Bull. Soc. Imp. Naturalistes Moscou 14: 751. 1841.——*Ornithogalum filiforme* Ledeb.（英 **Filiform Gagea**）

植株高 5-10 cm。鳞茎卵球形，直径 4-9 mm，鳞茎皮亮褐色或栗褐色，近膜质，鳞茎皮内具 1 枚小鳞茎。基生叶 1 枚，狭线形，长 5-13 cm，宽 2-4 (-8) mm。伞形花序或伞房花序具 (1-) 3-7（或更多）朵花，总苞片线状披针形，等长或略长于花序，宽 3-8 mm，无毛或具柔毛；苞片具短柔毛；花被片内面黄色，背面黄绿色，长约 8 mm，有时基部略囊状；花梗无毛或具柔毛；雄蕊长 4.5-6 mm，花丝长约 4 mm；花柱略长于子房，柱头头状，很少分裂。蒴果倒卵球形，3 棱，长为宿存花被片的 1/5-2/5。种子红棕色，卵球形，长约 1.5 mm，宽约 1 mm。花果期 4-5 月。

分布与生境 分布于新疆北部和西部。生于 2300 m 以下的林下、灌木丛、草甸、草地、干燥的山坡、平原和荒

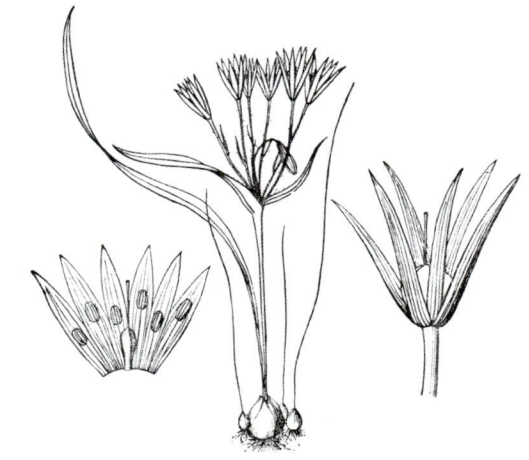

林生顶冰花 Gagea filiformis (Ledeb.) Kar. et Kir.
刘春荣 绘

漠中。阿富汗、哈萨克斯坦、蒙古、巴基斯坦、俄罗斯也有分布。

药用部位 鳞茎。

功效应用 清热解毒，散结消肿，清肺，止咳止血。用于肺热咳嗽，咳血，咽干，肺痈，淋巴结结核，痈肿。

3. 顶冰花（中国植物志）

Gagea nakaiana Kitag., Lin. Fl. Manshur. 136. 1939.（英 **Yellow Gagea**）

植株高 15-20 cm。鳞茎卵球形，直径 5-10 mm，鳞茎皮棕黄色。基生叶 1 枚，狭线形，长 1.5-22 mm，宽 3-10 mm，中部向下渐尖，无毛。伞形花序具 3-5 花，总苞片披针形，近等长于花序，宽 4-6 mm；花梗不等长，无毛；花被片黄色，线形或狭披针形，长 9-12 mm，宽约 2 mm；雄蕊长 6-8 mm，花丝基部扁平；花柱长度为子房的 1.5-2 倍，柱头不明显 3 裂。蒴果卵球形至倒卵球形，长约为宿存花被片的 2/3。种子球形。花果期 3-4 月。

分布与生境 分布于东北。生于林下、灌丛和草地中。印度、日本、朝鲜、尼泊尔、巴基斯坦、俄罗斯也有分布。

药用部位 鳞茎。

功效应用 清心，强心利尿。用于心脏病。

化学成分 全草含类胡萝卜素类：叶黄素(lutein)，隐黄质(cryptoxanthin)，β-胡萝卜素(β-carotene)，α-胡萝卜素(α-carotene)，植物荧光烯▲(phytofluene)，新黄质(neoxanthin)，堇金黄素▲(auroxanthin)，毛茛黄素(flavoxanthin)，菊黄质(chrysanthemaxanthin)，堇黄质(violaxanthin)[1]。

化学成分参考文献

[1] Stabursvik A *Acta Chem Scand*, 1969, 23(7): 2559-2560.

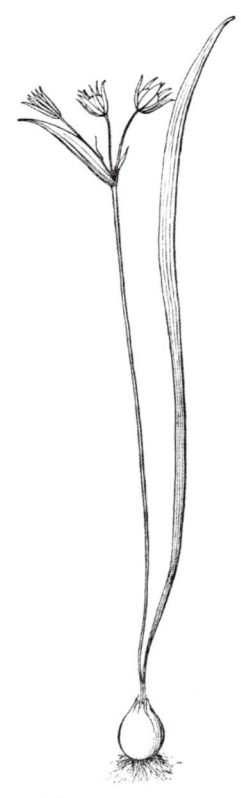

顶冰花 **Gagea nakaiana** Kitag.
刘春荣　绘

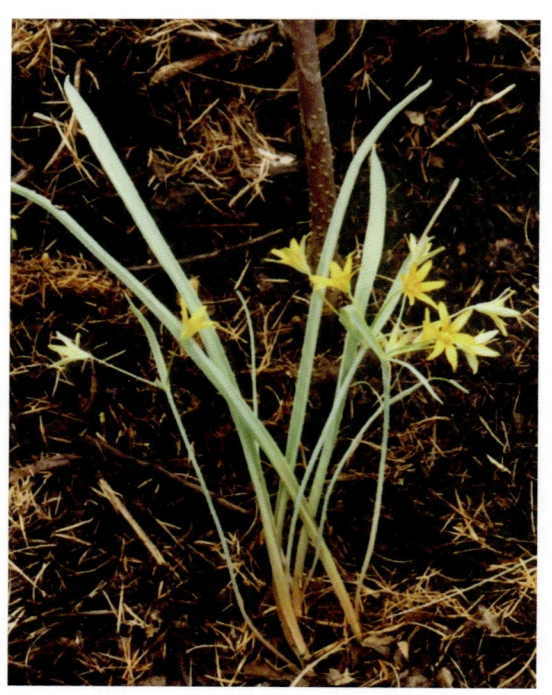

顶冰花 **Gagea nakaiana** Kitag.
摄影：徐克学

17. 洼瓣花属 Lloydia Salisb. ex Rchb.

多年生草本。鳞茎通常卵球形，鳞茎皮常具叶领和宿存的叶基，顶端纵向裂；茎不分枝。叶线状，1至数枚基生，较长。花序顶生，具1–4花；花小，花被片6，常短于果，先端圆钝，离生，白色或黄色，有时具紫色斑点，常具腺体，近基部内面具毛或副花冠裂片；雄蕊6，花丝有时具毛，花药基着。蒴果。种子多数，三角形至狭卵状线形，有时一端具短翅。

约20种，分布于北半球的温带地区。我国有8种，其中2种可药用。

分种检索表

1. 基生叶1或2枚；花白色的有紫斑；花丝无毛；花柱与子房近等长或稍长 ················· **1. 洼瓣花 L. serotina**
1. 基生叶3–8枚；花黄色，花丝具毛；内花被基部具鸡冠状褶毛 ····························· **2. 西藏洼瓣花 L. tibetica**

1. 洼瓣花（中国植物志）

Lloydia serotina (L.) Salisb. ex Rchb., Fl. Germ. Excurs. 102. 1830.——*Bulbocodium serotinum* L.（英 **Common Alplily**）

植株高3–20 cm。鳞茎长1.5–2.5 cm，宽6–7 mm。基生叶2（或1）枚，线状，稍短或长于茎，宽约1 mm；茎生叶2–4枚，线形或狭线形，长1–3 cm，宽1–3 mm。花序具1或2花；花被片白色，具紫脉，基部具紫色斑点，倒卵状长圆形，长5–15 mm，宽2–5 mm，通常小，近基部内面具蜜腺沟，先端钝圆；雄蕊长为花被片的1/2–3/5，花丝无毛；子房近长形或狭椭圆形，长3–4 mm，宽1–1.5 mm，花柱长3–4 mm，柱头不明显3裂。蒴果近倒卵球形或近卵球形，长3–7 mm，顶端具宿存花柱。种子近三角形，扁平。花期6–8月，果期8–10月。

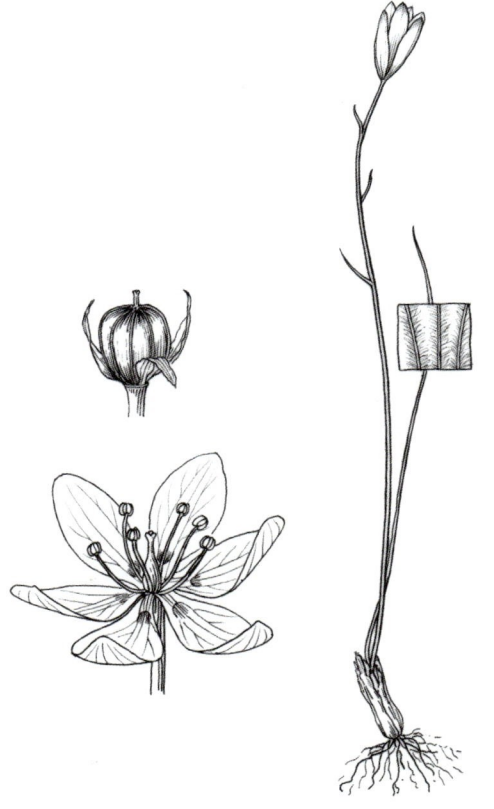

洼瓣花 Lloydia serotina (L.) Salisb. ex Rchb.
张春芳 绘

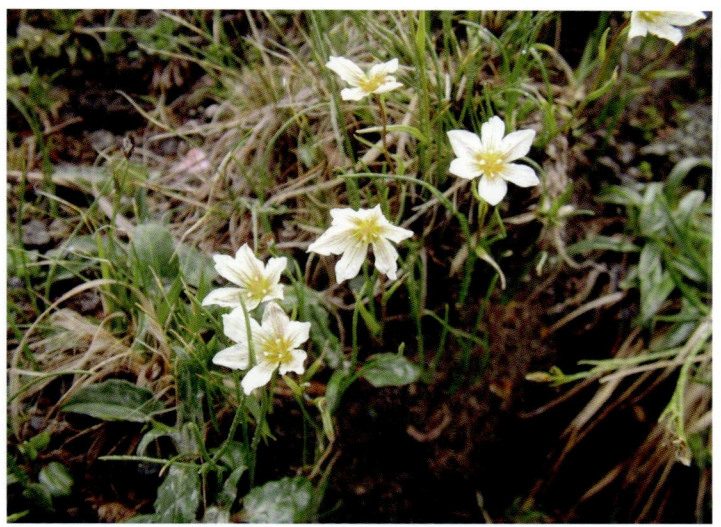

洼瓣花 Lloydia serotina (L.) Salisb. ex Rchb.
摄影：于俊林

分布与生境 分布于东北、华北、西北、四川、西藏和云南。生于海拔2400-5000 m的灌丛、草坡和高山草地。东亚、中亚及欧洲和北美洲也有分布。

药用部位 鳞茎。

功效应用 用于跌打损伤,脓胸以及各种眼病,包括沙眼等。

化学成分 种子含甾体类:蜕皮甾酮(ecdysterone; β-ecdysone; 20-hydroxyecdysone),水龙骨素B (polypodine B),5β,20-二羟基蜕皮素(5β,20-dihydroxyecdysone)[1]。

注评 本种藏族亦同等药用。

化学成分参考文献

[1] Dinan L, et al. *Biochem Syst Ecol*, 2001, 29(9): 923-928.

2. 西藏洼瓣花(中国植物志) 高山罗蒂(中国植物志),狗牙贝、胡连(全国中草药汇编),尖贝(陕西)

Lloydia tibetica Baker ex Oliv., Hooker's Icon. Pl. 23: t. 2216. 1892.(英 **Tibet Alplily**)

植株高10-30 cm。鳞茎长2.5-3.5 cm,宽6-9 mm。基生叶3-10枚,狭舌状,常短于茎,宽1.5-3 mm;茎生叶2或3枚,长15-25 mm,宽1-2 mm,边缘偶有小睫毛。花序具1-5花,苞片窄线形,长6-10 mm;花被片黄色,有紫绿色脉,基部内面通常具长柔毛,外轮花被片长13-20 mm,宽4-6 mm,内轮花被片倒卵状椭圆形,长13-20 mm,宽6-8 mm,近基部内面具1-4个鸡冠状褶片;雄蕊长7-10 mm,花丝除上部外均密生长柔毛;子房卵球形,长3-4 (-5) mm,花柱长4-6 (-8) mm,柱头微3裂。花期5-7月。

分布与生境 分布于河北、山西、陕西、甘肃、湖北、四川和西藏。生于海拔2300-4100 m的山坡和草地上。尼泊尔也有分布。

药用部位 鳞茎。

功效应用 清热解毒,止咳化痰,消肿止血,行气。用于咳嗽哮喘,支气管炎,肺热咳嗽,痢疾,胃腹胀痛,膨胀病。外用于痈肿疮毒,外伤出血等。

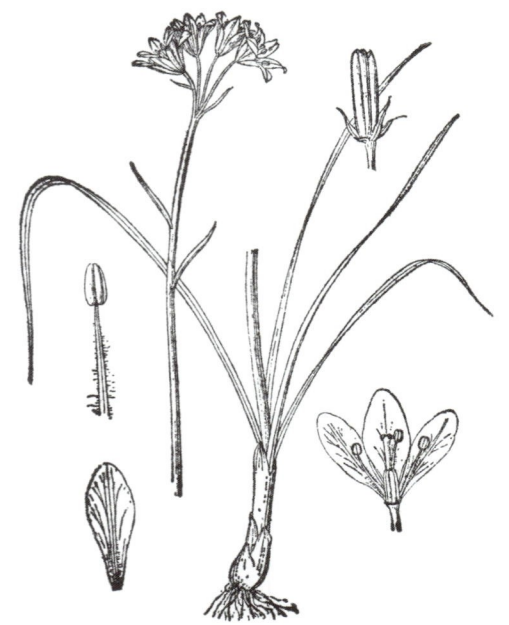

西藏洼瓣花 Lloydia tibetica Baker ex Oliv.
引自《中国高等植物图鉴》

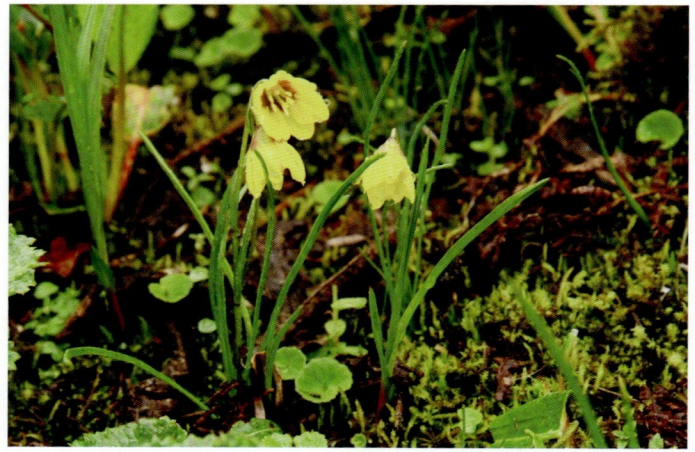

西藏洼瓣花 Lloydia tibetica Baker ex Oliv.
摄影:张英涛

百合科 LILIACEAE

18. 郁金香属 Tulipa L.

鳞茎具多层干的薄革质或纸质的鳞茎皮，褐色，内面有伏贴毛或柔毛。叶通常 2-5 枚聚生于茎中部、下部至近基部。花较大，单朵顶生，无苞片或少数具苞片；花钟状或漏斗形钟状，花被片 6，离生，易脱落；雄蕊 6 枚，花药基着，花丝常在中部或基部扩大，无毛或有毛；子房椭圆形，花柱明显或不明显，柱头 3 裂。蒴果椭圆形或近球形。

本属约有 150 种，产于亚洲、欧洲和北非的温带地区，主要产于亚洲中部和地中海地区。我国有 14 种，其中 1 种为特有，7 种为引种栽培，5 种可药用。

分种检索表

1. 花大，花被片长 5-7 cm；柱头呈鸡冠状（栽培植物）···5. 郁金香 T. gesneriana
1. 花较小，花被片长 2-3.5 cm；柱头不呈鸡冠状。
  2. 苞片 2-4 枚；花被片白色，有紫红色纵条纹；花丝无毛···1. 老鸦瓣 T. edulis
  2. 苞片早脱落；花被片黄色或白色，无紫红色纵条纹；花丝无毛或有毛。
    3. 花丝有毛；雄蕊 3 长 3 短··4. 毛蕊郁金香 T. dasystemon
    3. 花丝无毛；6 枚雄蕊等长。
      4. 鳞茎直径 1-2 cm，鳞茎皮暗褐色，薄革质，内面上部和基部有伏毛；花丝中部扩大，向两端变窄 ···2. 伊犁郁金香 T. iliensis
      4. 鳞茎直径 2-3 cm，鳞茎皮褐色，纸质，内面全部（或上部及基部）有伏毛；花丝从基部向上逐渐变窄 ···3. 阿尔泰郁金香 T. altaica

本属药用植物主要含黄酮及其苷类成分。从郁金香 (T. gesneriana) 分离得到的郁金香苷 (tuliposide) A (**1**)、B (**2**) 具有抗菌活性。

1. 老鸦瓣（植物名实图考） 光慈菇（中国中草药汇编、中药志），棉花包老姑（黑龙江），山蛋（山西），毛地梨（江苏、中国植物志），山慈姑（江西、福建、广东）

Tulipa edulis (Miq.) Baker in J. Linn. Soc., Bot. 14: 295. 1874.——*Orithyia edulis* Miq.（英 **Edible Tulipa**）

鳞茎皮纸质，内面密被长柔毛。茎长 10-25 cm，通常不分枝，无毛。叶 2 枚，长条形，长 10-25 cm，长于花，宽 (2-) 5-9 (-12) mm，上面无毛。花单朵顶生，靠近花的基部具 2 枚对生（较少 3 枚轮生）的苞片，苞片狭线形，长 2-3 cm；花被片狭椭圆状披针形，长 2-3 cm，宽 4-7 mm，白色，背面有紫红色纵条纹；雄蕊 3 长 3 短，花丝无毛，中部稍扩大，向两端逐渐变窄或从基部向上逐渐变窄；子房长椭圆形，花柱长约 4 mm。蒴果近球形，有长喙，长 5-7 mm。花期 3-4 月，果期 4-5 月。

分布与生境 产于辽宁（丹东）、湖北、湖南、山东、安徽、江西、江苏、浙江、陕西（太白山）。生于 1700 m 以下的山坡草地或路旁。也分布于朝鲜、日本。

药用部位 鳞茎。

功效应用 清热解毒，散瘀消肿，散结。用于咽喉肿痛，瘰疬，疮肿，产后血瘀，无名肿毒。

化学成分 花含花青素类：飞燕草素-3-*O*-(6″-*O*-α-吡喃鼠李糖基-β-吡喃葡萄糖苷)[delphinidin-3-*O*-

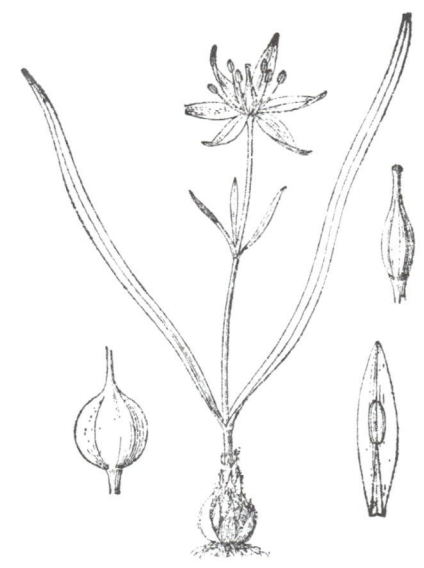

老鸦瓣 Tulipa edulis (Miq.) Baker
引自《中国高等植物图鉴》

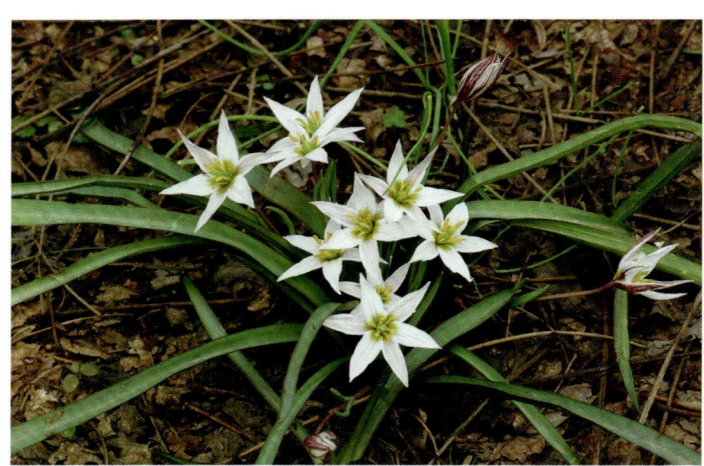

老鸦瓣 Tulipa edulis (Miq.) Baker
摄影：刘军

(6"-O-α-rhamnopyranosyl-β-glucopyranoside)]，矢车菊素-3-O-(6"-O-α-吡喃鼠李糖基-β-吡喃葡萄糖苷)[cyanidin-3-O-(6"-O-α-rhamnopyranosyl-β-glucopyranoside)]，天竺葵素-3-O-(6"-O-α-吡喃鼠李糖基-β-吡喃葡萄糖苷)[pelargonidin-3-O-(6"-O-α-rhamnopyranosyl-β-glucopyranoside)]，矢车菊素-3-O-[6"-O-(2'''-O-乙酰基-α-吡喃鼠李糖基)-β-吡喃葡萄糖苷]{cyanidin-3-O-[6"-O-(2'''-O-acetyl-α-rhamnopyranosyl)-β-glucopyranoside]}，天竺葵素-3-O-[6"-O-(2'''-O-乙酰基-α-吡喃鼠李糖基)-β-吡喃葡萄糖苷]{pelargonidin-3-O-[6"-O-(2'''-O-acetyl-α-rhamnopyranosyl)-β-glucopyranoside]}[1]。

注评　本种为中国药典（1977年版）收载"光慈菇"的基源植物，药用其干燥鳞茎。

化学成分参考文献

[1] Torskangerpoll K, et al. *Biochem System Ecol*, 2005, 33(5): 499-510.

2. 伊犁郁金香（中国植物志）

Tulipa iliensis Regel in Gartenflora 28: 162. t. 975. f. e-d. 1879.（英 **Ili Tulipa**）

鳞茎直径1–2 cm；鳞茎皮黑褐色，薄革质，内面上部和基部有伏毛。叶3–4枚，线形或线状披针形，宽0.5–1.5 cm，彼此疏离或紧靠而似轮生，伸展或反曲，边缘平展或波状。花单朵顶生，黄色；花被片长2.5–3.5 cm，宽0.4–2 cm，外花被片背面有绿紫红色、紫绿色或黄绿色色彩，内花被片黄色，当花凋谢时，颜色有变化；6枚雄蕊等长，花丝无毛，中部稍扩大，向两端逐渐变细；几无花柱。蒴果卵圆形。花期3–5月，果期5月。

分布与生境　产于新疆。生于海拔400–1000 m的平原或低山坡地，常成大面积的生长。也分布于哈萨克斯坦。

药用部位　鳞茎。

功效应用　散结化瘀。用于咽喉肿痛，瘰疬，疮肿，产后血瘀，无名肿毒。

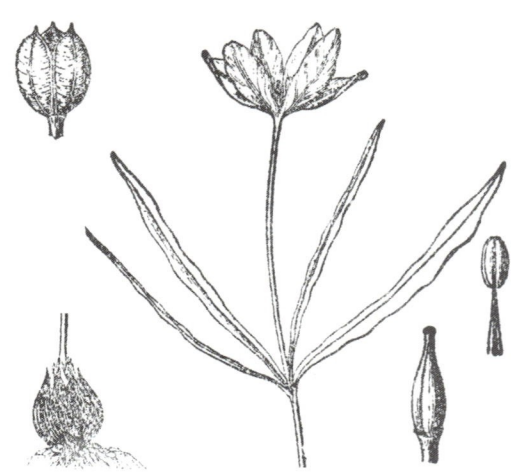

伊犁郁金香 Tulipa iliensis Regel
引自《中国高等植物图鉴》

3. 阿尔泰郁金香（中国植物志）

Tulipa altaica Pall. ex Spreng., Syst. Veg. 2: 63. 1825.（英 **Altai Mountain Tulipa**）

鳞茎直径 2–3 cm；鳞茎皮褐色，纸质，内面全部（或上部及基部）有伏毛；茎长 10–30 (–35) cm，上部有柔毛，下部埋于地下。叶 3–4 枚，灰绿色，上部的叶线形或披针状线形，宽 0.6–1.5 cm，最下部的叶披针形或长卵形，宽 1.5–3 (–5) cm。花单朵顶生，黄色；花被片长 2–3.5 cm，宽 0.5–2 cm，外花被片背面绿紫红色，内花被片有时也带淡红色彩；6 枚雄蕊等长，花丝无毛，从基部向上逐渐变窄；几无花柱。蒴果宽椭圆形。花期 5 月，果期 6–7 月。

分布与生境　产于新疆，生于海拔 1300–2600 m 的阴坡和灌丛下。也分布于俄罗斯（西西伯利亚）、哈萨克斯坦。

药用部位　鳞茎。

功效应用　清热解毒，散结化瘀。用于咽喉肿痛，瘰疬，痈疽，疮肿，产后瘀滞。

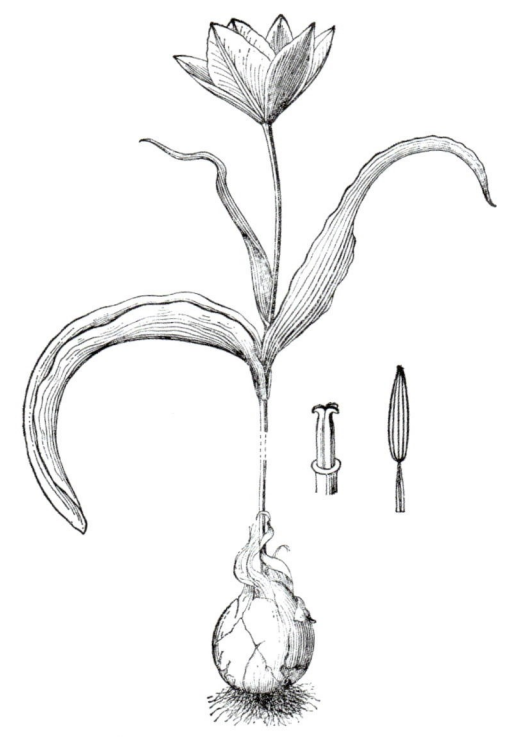

阿尔泰郁金香 Tulipa altaica Pall. ex Spreng.
刘春荣　绘

4. 毛蕊郁金香（中国植物志）

Tulipa dasystemon (Regel) Regel in Trudy Imp. S. -Pétersburgsk Bot. Sada 6: 507. 1880. ——*Orithyia dasystemon* Regel（英 **Hairystamen Tulipa**）

鳞茎直径 1–1.2 (–1.5) cm；鳞茎皮纸质，内面上部多少有伏毛。茎长 10–15 cm，无毛。叶 2 枚，线形，宽 0.5–1 (–1.5) cm。花单朵顶生，乳白色或淡黄色；花被片长约 2 cm，宽 0.5–1 cm，外花被片背面紫绿色，内花被片背面有紫绿色纵条纹，基部有毛；雄蕊 3 长 3 短，花丝有毛或仅基部有毛；花柱长约 2 mm。花期 4 月，果期 4–5 月。

分布与生境　产于新疆。生于海拔 1800–3200 m 的阳坡。也分布于哈萨克斯坦、吉尔吉斯斯坦、塔吉克斯坦、乌兹别克斯坦。

药用部位　鳞茎。

功效应用　清热解毒，消肿散结。用于疔肿，瘰疬，蛇虫咬伤。

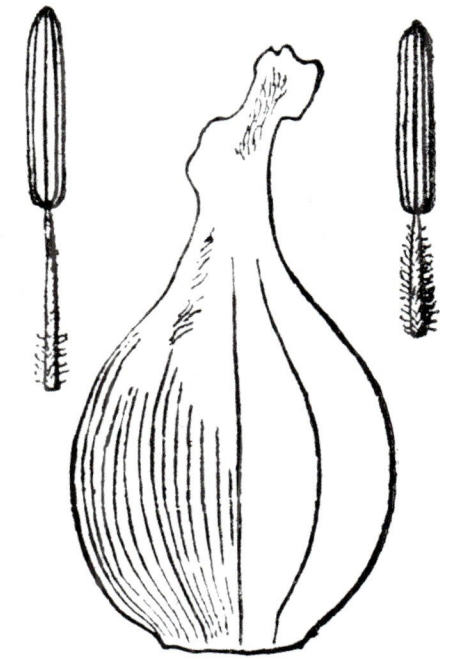

毛蕊郁金香 Tulipa dasystemon (Regel) Regel
刘春荣　绘

5. 郁金香（中国高等植物图鉴）

Tulipa gesneriana L., Sp. Pl. 1: 306. 1753.（英 **Common Tulipa, Common Garden Tulipa**）

鳞茎皮纸质，内面顶端和基部有少数伏毛。叶3–5枚，线状披针形至卵状披针形。花单朵顶生，大型而艳丽；花被片红色或杂有白色和黄色，有时为白色或黄色，长5–7 cm，宽2–4 cm；6枚雄蕊等长，花丝无毛；无花柱，柱头增大呈鸡冠状。花期4–5月。

分布与生境 原产于欧洲，我国引种栽培。该种为广泛栽培的花卉，因栽培历史悠久，品种很多。

药用部位 根、花。

功效应用 根：镇静。用于脏躁症。花：化湿辟秽。用于脾胃湿浊，呃逆呕吐，痞满腹痛。

化学成分 雌蕊、茎叶含糖苷类：郁金香苷(tuliposide) A、B[1]。

鳞茎含环肽类：Tu-AMP 1，Tu-AMP 2[2]。

花被含黄酮类：6-C-葡萄糖基柚苷元(6-C-glucosylnaringenin)[3]，3-α-L-吡喃鼠李糖苷-(1→6)-β-D-吡喃葡萄糖苷-3,5,7,4'-四羟基黄酮[3-α-L-rhamnopyranoside-(1→6)-β-D-glucopyranoside-3,5,7,4'-tetrahydroflavone][4]，山奈酚-3-O-芸香糖苷-7-O-葡萄糖醛酸苷(kaempferol-3-O-rutinoside-7-O-glucuronide)，山奈酚-3-葡萄糖苷(kaempferol-3-glucoside)，槲皮素-3-葡萄糖苷(quercetin-3-glucoside)，异牡荆素(isovitexin)，5-(乙酰氧基)-2-[4-(乙酰氧基)苯基]-4-氧代-3-[2,3,4-三-O-乙酰基-6-O-(2,3,4-三-O-乙酰基-α-L-吡喃鼠李糖基)-β-D-吡喃葡萄糖氧基]-黄烷-7-基-β-D-三乙酸酯吡喃葡萄糖醛酸{5-(acetyloxy)-2-[4-(acetyloxy)phenyl]-4-oxo-3-[2,3,4-tri-O-acetyl-6-O-(2,3,4-tri-O-acetyl-α-L-rhamnopyranosyl)-β-D-glucopyranosyloxy]-flavan-7-yl-β-D-triacetateglucopyranosiduronic acid}，2-(3,4-二羟基苯基)-3-(6-O-β-D-吡喃葡萄糖基-β-D-吡喃葡萄糖氧基)-5-羟基-4-氧代-黄烷-7-基-β-D-吡喃葡萄糖醛酸[2-(3,4-dihydroxyphenyl)-3-(6-O-β-D-glucopyranosyl-β-D-glucopyranosyloxy)-5-hydroxy-4-oxo-flavan-7-yl-β-D-glucopyranosiduronic acid]，3-(6-O-β-D-吡喃葡萄糖基-β-D-吡喃葡萄糖氧基)-5-羟基-2-

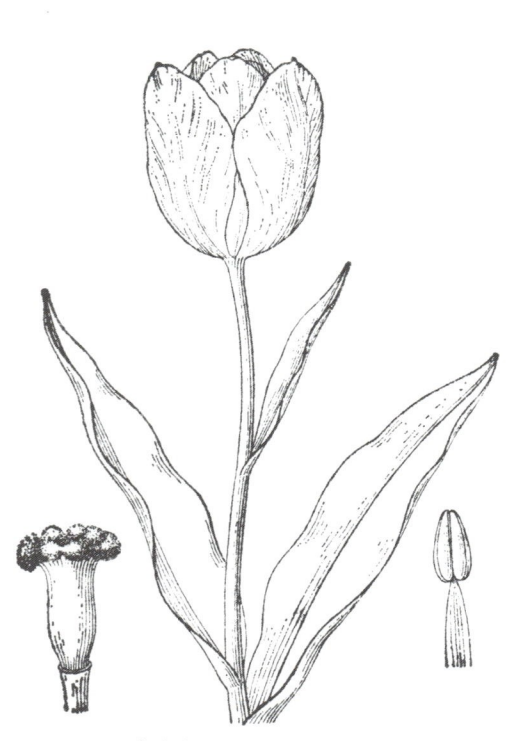

郁金香 Tulipa gesneriana L.
引自《中国高等植物图鉴》

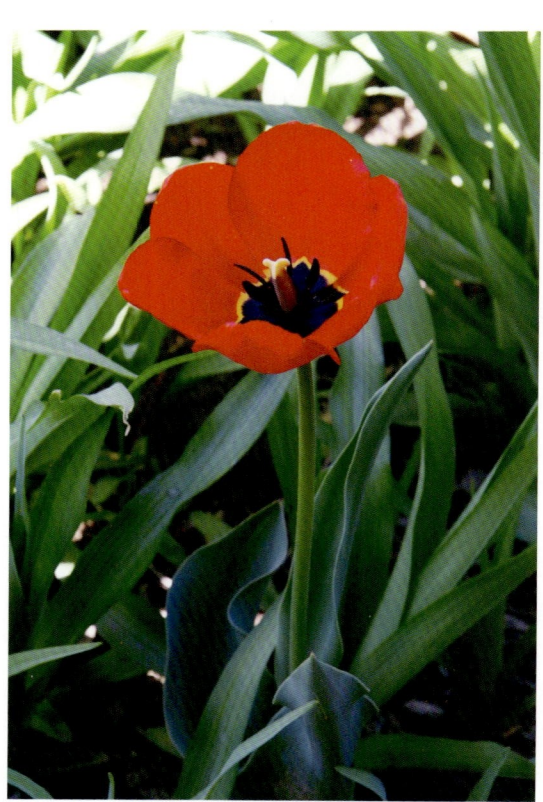

郁金香 Tulipa gesneriana L.
摄影：张英涛

(4-羟基苯基)-4-氧代-黄烷-7-基-β-D-吡喃葡萄糖醛酸[3-(6-O-β-D-glucopyranosyl-β-D-glucopyranosyloxy)-5-hydroxy-2-(4-hydroxyphenyl)-4-oxo-flavan-7-yl-β-D-glucopyranosiduronic acid]，2-(3,4-二羟基苯基)-3-(β-D-吡喃葡萄糖氧基)-5-羟基-4-氧代-黄烷-7-基-β-D-吡喃葡萄糖醛酸[2-(3,4-dihydroxyphenyl)-3-(β-D-glucopyranosyloxy)-5-hydroxy-4-oxo-flavan-7-yl-β-D-glucopyranosiduronic acid]，3-(β-D-吡喃葡萄糖氧基)-5-羟基-2-(4-羟基苯基)-4-氧代-黄烷-7-基-β-D-吡喃葡萄糖醛酸[3-(β-D-glucopyranosyloxy)-5-hydroxy-2-(4-hydroxyphenyl)-4-oxo-flavan-7-yl-β-D-glucopyranosiduronic acid]，3-[6-O-(α-L-吡喃鼠李糖基)-β-D-吡喃葡萄糖氧基]-2-(3,4-二羟基苯基)-5-羟基-4-氧代-黄烷-7-基-β-D-吡喃葡萄糖醛酸{3-[6-O-(α-L-rhamnopyranosyl)-β-D-glucopyranosyloxy]-2-(3,4-dihydroxyphenyl)-5-hydroxy-4-oxo-flavan-7-yl-β-D-glucopyranosiduronic acid}[5]。

药理作用 降低血管通透性作用：从郁金香中提取得到的黄酮葡萄糖醛酸苷类成分（flavonoid glucuronides fraction）腹腔注射，对氯仿和组胺引起的家兔皮肤毛细血管通透性增高的抑制率可达59.8%，此类成分对血管的保护作用可能与其结构中含有葡萄糖醛酸以及葡萄糖醛酸与糖苷配基C-7位置连接有关[1]。

化学成分参考文献

[1] Tschesche R, et al. *Tetrahedron Lett*, 1968(6): 701-706.
[2] Fujimura M, et al. *Biosci Biotech Bioch*, 2004, 68(3): 571-577.
[3] Budzianowski J, et al. *Phytochemistry*, 1978, 17(11): 2044-2044.
[4] Budzianowski J, et al. *Pol J Chem*, 1979, 53(7-8): 1489-1496.
[5] Budzianowski J *Phytochemistry*, 1991, 30(5): 1679-1682.

药理作用及毒性参考文献

[1] Budzianowski J, et al. *Phytother Res*, 1999, 13(2): 166-168.

19. 贝母属 Fritillaria L.

多年生草本。鳞茎近卵形或球形，外有鳞茎皮，常具 2–3 枚或更多的白粉质鳞片，有时还有许多米粒状的小鳞片；茎直立。叶对生、轮生或互生，先端卷曲或不卷曲。花单朵或多朵排成总状或伞形花序，具叶状苞片；花钟形，俯垂，果期直立，辐射对称，少有两侧对称；花被片长圆形、近匙形至狭卵形，内面近基部具一凹陷的蜜腺窝；雄蕊 6 枚，花药近基着或背着；花柱 3 裂或近不裂，子房 3 室，中轴胎生。蒴果具 6 棱，棱上有翅。种子多数，扁平，边缘有狭翅。

约 130 种，分布于北半球的温带地区，主要产于亚洲或地中海地区。我国有 24 种，其中 15 种为特有，22 种 1 变种可药用。

分种检索表

1. 鳞茎具 3–10 枚鳞片和许多米粒状的小鳞片；雄花花丝无小乳突。
    2. 叶基生；花被片内面具许多小疣点···22. 米贝母 **F. davidii**
    2. 叶茎生；花被片无小疣点。
        3. 叶 6–12 枚，基部常对生、中部和上部轮生或互生·····························20. 安徽贝母 **F. anhuiensis**
        3. 叶 3–6 枚在茎中部排成 1–2 轮，无基生叶·····································21. 轮叶贝母 **F. maximowiczii**
1. 鳞茎具 2–3 枚鳞片；雄蕊花丝有或无小乳突。
    4. 茎和花梗具乳突状毛；花稍两侧对称，外花被片其中一枚基部蜜腺窝向外突出呈距状；植株遍布乳突状毛···19. 砂贝母 **F. karelinii**

4. 茎和花梗无乳突状毛；花辐射对称。
  5. 苞片卵形至椭圆形，顶端钝或圆形。
    6. 花药基着；蒴果具窄翅，由宿存花被片包裹 ·· 17. 梭砂贝母 F. delavayi
    6. 花药背着；蒴果既不具翅也不被宿存花被片包裹 ·· 18. 高山贝母 F. fusca
  5. 苞片线形至线状披针形，顶端卷曲。
    7. 花柱裂片长 0.5–1 mm。
      8. 叶 9–11 枚，对生、轮生和互生；苞片 3，先端卷曲 ·································· 14. 裕民贝母 F. yuminensis
      8. 叶 4–7 枚，对生和互生，决不为轮生；苞片 1，先端不卷曲。
        9. 花被片淡黄色，具黑紫色斑点 ·· 15. 甘肃贝母 F. przewalskii
        9. 花被片黑紫色，具黄褐色的小方格 ·· 16. 暗紫贝母 F. unibracteata
    7. 花柱裂片长 (1.5–) 2–8 mm。
      10. 每花具 1 枚苞片。
        11. 叶宽 2–4 cm；花 (1–) 2–5 朵；蒴果棱上具宽翅 ································ 1. 伊贝母 F. pallidiflora
        11. 叶宽 0.5–1 cm；花常单生；蒴果棱上无翅或具窄翅。
          12. 叶互生；蒴果无翅 ··· 2. 额敏贝母 F. meleagroides
          12. 叶对生和互生，有时轮生；蒴果具窄翅 ································ 3. 华西贝母 F. sichuanica
      10. 每花具 2–3 枚苞片。
        13. 花被片白色，有时具带紫色小方格。
          14. 基生叶宽 0.8–2 cm，基部多少扭转 ·································· 12. 托里贝母 F. tortifolia
          14. 基生叶宽 0.2–1 cm，基部不扭转 ·································· 10. 黄花贝母 F. verticillata
        13. 花被片绿色或黄色，常具紫色或褐色小方格。
          15. 叶较宽，基部的宽 1.5–3 cm。
            16. 蜜腺窝长 6–10 mm；花柱裂片长 3–8 mm ························· 8. 天目贝母 F. monantha
            16. 蜜腺窝长约 3 mm；花柱裂片长 2–3 mm ························· 7. 粗茎贝母 F. crassicaulis
          15. 叶较窄，基生叶宽不及 1.5 cm（但浙贝母 F. thunbergii 有的植株基生叶宽达 2.5 cm）。
            17. 上部的叶和苞片先端卷曲；叶大多为轮生。
              18. 花被片白绿色或淡紫色，内面浅紫色，具稍白的斑点或小方格；蒴果具翅
                ·· 9. 新疆贝母 F. walujewii
              18. 花被片紫色，具黄色小方格；蒴果无翅 ······················· 13. 平贝母 F. ussuriensis
            17. 上部的叶和苞片先端弯曲或稍卷曲；叶大多对生或互生，少有轮生。
              19. 花 1–6 朵；花被片淡黄色，有时淡紫色，内具紫褐色不明显的小方格 ·························
                ·· 11. 浙贝母 F. thunbergii
              19. 花 1–2 朵；花被片黄绿色。
                20. 苞片先端不卷曲；花被片具密的、不规则的紫色斑点 ······ 5. 太白贝母 F. taipaiensis
                20. 苞片先端稍卷曲；花被片具规则、紫色斑点和不明显的小方格。
                  21. 蜜腺窝椭圆形至卵形，长 3–5 mm，宽 2–3 mm ··················· 4. 川贝母 F. cirrhosa
                  21. 蜜腺窝近圆形，长约 2 mm，宽约 2 mm ····················· 6. 榆中贝母 F. yuzhongensis

    贝母属药用植物主要含有生物碱、二萜及甾体类成分及少数木脂素类成分。生物碱类，如西贝母碱 (imperialine; sipeimine，**1**)、贝母碱 (peimine; verticine，**2**)，扭叶贝母碱▲ (tortifoline，**3**)；二萜类，如贝母属醇 (fritillaziebinol，**4**)；甾体类，如平贝皂苷 (pingpeisaponin，**5**)；木脂素类，如丁香树脂酚 (syringaresinol，**6**)。研究表明，伊贝母 (F. pallidiflora) 总生物碱对豚鼠具有平喘作用，其作用机制与竞争性拮抗气管平滑肌 M 受体有关；平贝母 (Fritillaria ussuriensis) 中的总生物碱具有有效地抗胃溃疡活

性，这可能与其可以抑制胃蛋白酶活性有关；研究表明，平贝母的水提液可以通过抑制血管紧张素转换酶和诱导 cGMP 的释放而降低小鼠的血压。从安徽贝母 (F. anhuiensis) 中分离得到两个新奇的二萜类化合物 12,15- 磺酰基 -8(17),13- 半日花二烯 -19- 羧酸 [12,15-sulfonyl-8(17),13-labdadien-19-oic acid，**7**] 和对映 -3β- 乙酰氧基 -16α- 甲氧基贝壳杉 -17- 醇 (*ent*-3β-acetoxy-16α-methoxykauran-17-ol，**8**)，其中 **6** 为自然界分到的第一个含有磺酰基的二帖类化合物，并可显著地减弱由 IFN-γ 诱导刺激小鼠巨噬细胞 RAW 264.7 产生 NO。

本属植物中浙贝母具有镇咳、祛痰、平喘、抗血小板聚集、抗溃疡、抗肿瘤、抗菌和抗寄生虫作用，平贝母有镇咳、祛痰、降压、抗血小板聚集、抗肿瘤和解痉作用，伊犁贝母有镇咳、平喘、抗炎和抗菌作用，湖北贝母有镇咳、祛痰、平喘和抗肿瘤作用，川贝母、暗紫贝母和安徽贝母有镇咳和祛痰作用，多轮贝母有抗菌作用。药理活性部位主要为生物碱类。

1. 伊贝母（中国植物志） 伊犁贝母（中国药典），生贝（通称），西贝母（中药大辞典）

Fritillaria pallidiflora Schrenk ex Fisch. et C. A. Mey., Enum. Pl. Nov. 1: 5. 1841. ——*F. halabulanica* X. Z. Duan et X. J. Zheng, *F. pallidiflora* Schrenk ex Fisch. et C. A. Mey. var. *plena* X. Z. Duan et X. J. Zheng（英 **Siberian Fritillary**）

鳞茎具2枚鳞片，卵形或长圆状卵形，直径1–4 cm，鳞茎皮较厚；茎高15–60 cm。叶8–13枚，互生，有时近对生或近轮生；叶片宽披针形或长圆状披针形，长5–7 cm，宽2–4 cm，顶端钝。每花具1枚苞片，顶端渐尖；花(1–) 2–5朵，钟形，俯垂，花被片淡黄色，具暗色的脉和暗红色斑点，长圆状倒卵形或长圆状匙形，长3–5 cm，宽1.2–2 cm；蜜腺窝在背面明显突出；雄蕊长2–3.5 cm，花丝无小乳突，花药近背着；花柱3裂，裂片长约2 mm。蒴果棱上具宽翅，翅宽4–7 mm。花期5–6月，果期9月。

分布与生境 产于新疆。生于海拔1300–2500 m的林下、灌丛、山地草甸、草坡。也分布于哈萨克斯坦。

药用部位 鳞茎。

功效应用 清肺化痰，散结。用于肺热咳嗽，劳嗽咯血，瘰疬，痈肿等症。

化学成分 鳞茎含生物碱类：西贝母碱(imperialine; sipeimine)，西贝母碱-β-D-葡萄糖苷(imperialine-β-D-glucoside)，贝母辛(peimisine)[1]，西贝母碱-3β-D-葡萄糖苷(imperialine-3β-D-glucoside)，西贝母碱-*N*-氧化物(imperialine-*N*-oxide)，环巴胺(cyclopamine)，山藜芦眼毒素▲(cycloposine)[2]，伊贝碱苷(yibeinoside) A、B、C[3]，*N*-(1',4'-二羟基-1',2',3',4'-四氢萘基)-丙基-*N*-二苯甲基-*N*-3,3-二甲基丁基胺[*N*-(1',4'-dihydroxy-1',2',3',4'-tetrahydronaphthyl)-propyl-*N*-diphenylmethyl-*N*-3,3-dimethylbutylamine][4]。

药理作用 镇咳作用：伊贝母总生物碱十二指肠给药对电刺激猫喉上神经引咳、小鼠氨水引咳、豚鼠枸橼酸引咳均具有显著的镇咳作用，对SO_2引发小鼠咳嗽也有明显镇咳作用[1]。

平喘作用：伊贝母总生物碱对乙酰胆碱、组胺所致的豚鼠哮喘具有显著的延长引喘潜伏期的作用；对豚鼠离体气管平滑肌的基础张力无显著影响，对组胺引起的收缩也无显著的抑制作用，对卡巴

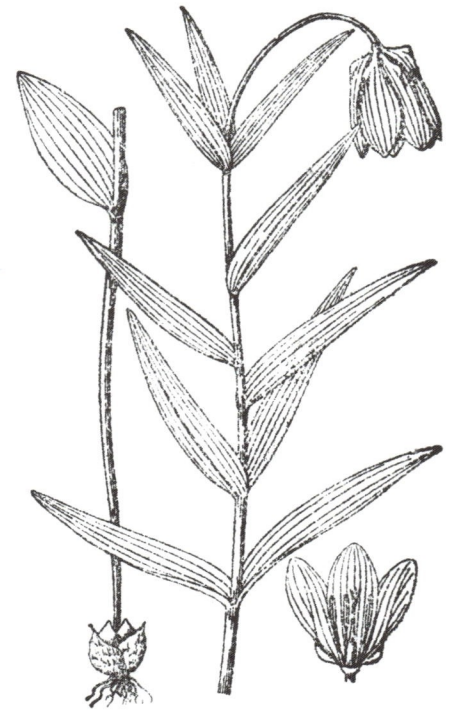

伊贝母 **Fritillaria pallidiflora** Schrenk ex Fisch. et C. A. Mey.
引自《中国高等植物图鉴》

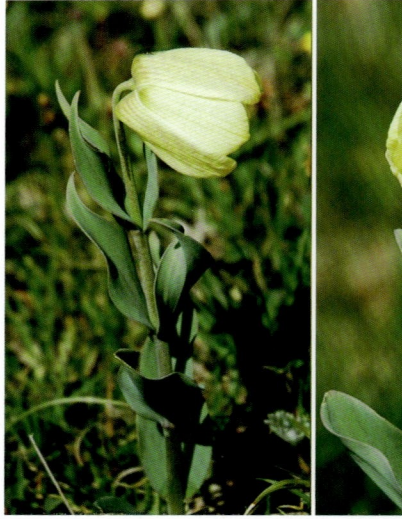
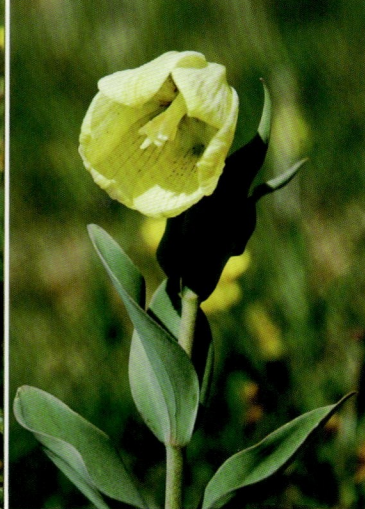

伊贝母 **Fritillaria pallidiflora** Schrenk ex Fisch. et C. A. Mey.
摄影：温九良

胆碱引起的收缩呈现非常显著的抑制作用，对 6 μmol/L 卡巴胆碱的 IC_{50} 为 14.7 mg/L，并可浓度依赖性地使卡巴胆碱量效曲线向右平移。伊犁贝母总生物碱对豚鼠的平喘作用机制与竞争性拮抗气管平滑肌 M 受体有关[2]。

抗炎作用：伊贝母总生物碱对实验小鼠二甲苯水肿具有明显抑制作用[3]。

祛痰作用：伊贝母总生物碱能显著增加大鼠毛细管排痰量[2]与小鼠酚红分泌量[1,3]。

抗细菌作用：伊贝母总生物碱对流感嗜血杆菌、金黄色葡萄球菌、肺炎球菌等多种细菌有不同程度的抑菌作用[1]。

注评 本种为中国药典（1977、1985、1990、1995、2000、2005、2010 年版）和新疆药品标准（1980）收载"伊贝母"的基源植物之一，药用其干燥鳞茎。蒙古族药、哈萨克族和维吾尔族也药用，功效与应用无特殊处。本种为国家Ⅲ级重点保护植物和国家Ⅲ级保护野生药材物种。

化学成分参考文献

[1] 徐东铭，等. 中国中药杂志，1990, 15(9): 551-552, 577.

[2] 徐东铭，等. 植物学报，1990, 32(10): 789-793.

[3] 徐雅娟，等. 药学学报，1994, 29(3): 200-203.

[4] 曾令杰，等. 中草药，2001, 32(7): 579-581.

药理作用及毒性参考文献

[1] 王琳辉，等. 中国药科大学学报，2003, 34(2):172-176.

[2] 季晖，等. 中国天然药物，2005, 3(2):116-120.

[3] 徐惠波，等. 中国中药杂志，2000, 25(7):391-392.

2. 额敏贝母（Flora of China）

Fritillaria meleagroides Patrin ex Schult. f. in Roem. et Schult., Syst. Veg. 7: 395. 1829.——*F. meleagroides* var. *flavovirens* X. Z. Duan et X. J. Zheng, *F. meleagroides* var. *plena* X. Z. Duan et X. J. Zheng, *F. meleagroides* var. *rhodantha* X. Z. Duan et X. J. Zheng（英 **Emin Fritillary**）

鳞茎具 2-3 枚鳞片，近球形，直径 0.5-1.5 cm；茎高 20-40 cm。叶 3-7 枚，互生；叶片线形，长 5-15 cm，宽 1-5 mm，先端有时稍弯曲。苞片 1 枚，先端渐尖；花单生，钟形，俯垂；花被片深紫色或黑棕色，稍带灰色，内面具黄绿色条纹和小方格，外花被片长圆状椭圆形，长 2-3.5 cm，宽 5-8 mm，内花被片倒卵形，长 2-3.5 cm，宽 0.7-12 mm；蜜腺窝线形，长约 1.5 mm，宽约 2 mm；雄蕊长约为花被片的 2/3，花丝具小乳突；花柱 3 裂，裂片长 4-8 mm。蒴果无翅。花期 5-6 月。

分布与生境 产于新疆西北部。生于海拔 900-2400 m 的高山草甸及沼泽地、盐碱地。也分布于哈萨克斯坦、俄罗斯、欧洲东部。

药用部位 鳞茎。

功效应用 清热润肺，化痰止咳，散结。用于肺热咳嗽，痰黏胸闷，瘰疬，痈肿。

化学成分 鳞茎含生物碱类：新贝甲素(sinpeinine A)，贝母辛(peimisine)，西贝母碱(imperialine; sipeimine)，伊贝碱苷A (yibeinoside A)，鄂贝酮碱▲(ebeiedinone)[1]。

化学成分参考文献

[1] Li HJ, et al. *J Chromatogr A*, 2009, 1216(11): 2142-2149.

3. 华西贝母（云南植物研究）

Fritillaria sichuanica S. C. Chen in Acta Bot. Yunnan 5: 371. Pl. 1: 6-10. 1983. ——*F. cirrhosa* D. Don var. *ecirrhosa* Franch, *F. taipaiensis* P. Y. Li var. *zhouquensis* S. C. Chen et G. D. Yu（英 **West China Fritillary, Szechuan Fritillary**）

鳞茎具 2-3 枚鳞片，卵圆状球形，直径 1-2 cm；茎高 20-50 cm。叶 4-10 枚，基部常对生，中上部通常互生和对生，少有轮生；叶片线形至线状披针形，长 3-14 cm，宽 2-8 mm，先端不卷曲。苞片 1 枚，先端不卷曲；花被片黄绿色，具紫色斑点和小方格，长圆形或倒卵状椭圆形，长 2.5-4 cm，宽 5-13 mm；蜜腺窝卵形至长圆形，背面明显突出；雄蕊长 1.5-2.5 cm，花丝无或具小乳突；花柱 3 裂，裂片长 2-4 mm。蒴果具窄翅。花期 5-6 月，果期 8-10 月。

分布与生境　产于甘肃南部、青海南部、四川西部。

药用部位　鳞茎。

功效应用　清热润肺，化痰止咳。用于肺热咳嗽，阴虚咳嗽，干咳少痰，肺痈，肺痿，咯痰带血，瘿瘤，瘰疬，乳痈，喉痹。

注评　本种的干燥鳞茎为商品"川贝母"的来源之一；商品依据药材性状分为"松贝"、"青贝"。

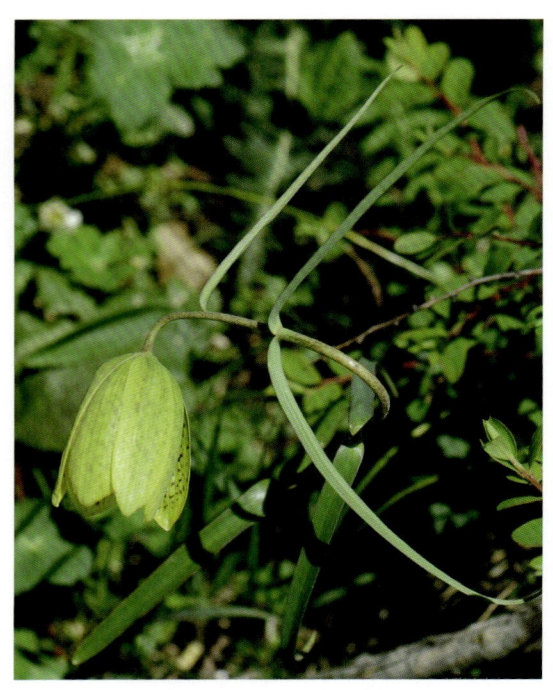

华西贝母 Fritillaria sichuanica S. C. Chen
摄影：何海

4. 川贝母（中国植物志）　贝母、空草（神农本草经），鸡心贝、夹贝（云南种子植物名录），卷叶贝母（中国植物志）

Fritillaria cirrhosa D. Don, Prodr. Fl. Nepal 51. 1825.（英 **Tendril-leaf Fritillary**）

鳞茎具 2 枚鳞片，直径 1-2 cm。茎高 15-60 cm。叶 7-11 枚，对生或有时 3-4 枚轮生和互生；叶片线形至线状披针形，长 4-12 cm，宽 3-5 (-15) mm，先端常弯或卷曲。苞片 3 枚，先端弯曲或卷曲；花常单生，极少 2-3 朵，钟形、俯垂；花梗比花被片短；花被片黄色或黄绿色，具斑点或紫色小方格，长圆状椭圆形，长 3-5 cm，宽 1.2-1.8 cm；蜜脉窝椭圆形至卵形，长 3-5 mm，宽 2-3 mm，背面明显突出；雄蕊长 2-3 cm，花丝有时稍具小乳突；花柱 3 裂，裂片长 3-5 mm。蒴果具宽 1-1.5 mm 的狭翅。花期 5-6 月，果期 8-10 月。

分布与生境　产于甘肃、青海、四川、云南、西藏，生于海拔 3200-4600 m 的林下、高山灌丛草甸、潮湿处。也分布于不丹、尼泊尔、印度。

药用部位　鳞茎。

功效应用　清热润肺，化痰止咳，散结缩痈。用于肺热咳嗽，干咳少痰，阴虚劳嗽，痰中带血，瘰疬，乳痈，肺痈。

化学成分　鳞茎含生物碱类：(22R,25S)-茄啶-3β-醇[(22R,25S)-solanidane-3β-ol][1]，川贝酮(chuanbeinone)，梭砂贝母酮(delavinone)，贝母宁碱(peiminine)，西贝母碱(imperialine; sipeimine)，贝母碱(peimine; verticine)，

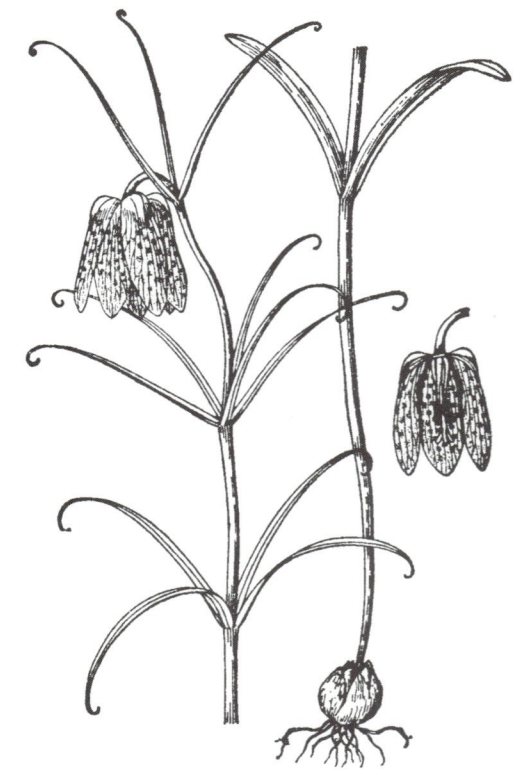

川贝母 Fritillaria cirrhosa D. Don
引自《中国高等植物图鉴》

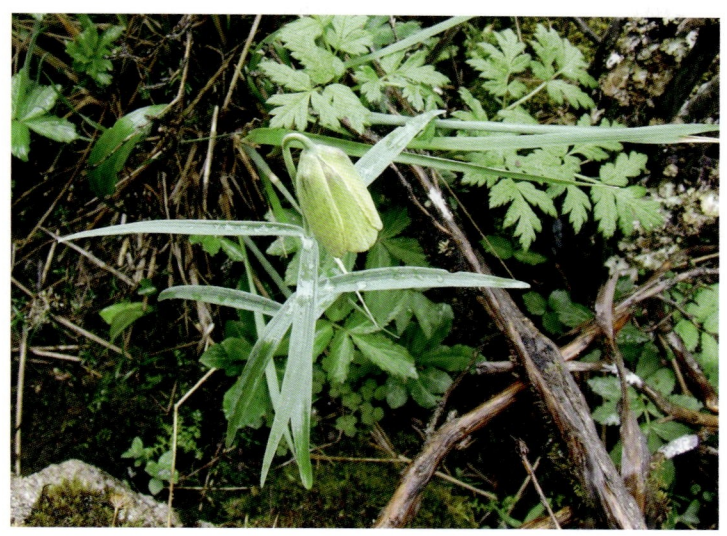

川贝母 Fritillaria cirrhosa D. Don
摄影：朱大海

贝母辛(peimisine)，展瓣贝母定▲(petilidine)，茄啶-3-O-α-L-吡喃鼠李糖基-(1→2)-[β-D-吡喃葡萄糖基-(1→4)]-β-D-吡喃葡萄糖苷{solanidine-3-O-α-L-rhamnopyranosyl-(1→2)-[β-D-glucopyranosyl-(1→4)]-β-D-glucopyranoside}[2]；挥发油：主要成分为正十八碳烯(1-octadecene)，正十二碳烯(1-dodecene)，十六烷基环氧乙烷(hexadecyl-oxirane)，正棕榈醇(1-hexadecanol)，正二十醇(1-eicosanol)，9-十八炔酸甲酯(9-octadecynoic acid methyl ester)，正棕榈酸(n-hexadecanoic acid)[3]。

药理作用 镇咳祛痰作用：腹腔注射川贝母醇提物，实验猫咳嗽强度和次数均受到不同程度的抑制；川贝母醇提物灌胃给药能增加大鼠痰液分泌量[1]。

抑制免疫作用：川贝母提取物可以缓解卵清蛋白所引起的大鼠呼吸困难，降低血清IgE，下调气管组织中IL-4, IL-5 and IL-13表达，减少嗜酸性粒细胞的局部游走，升高γ干扰素[2]。

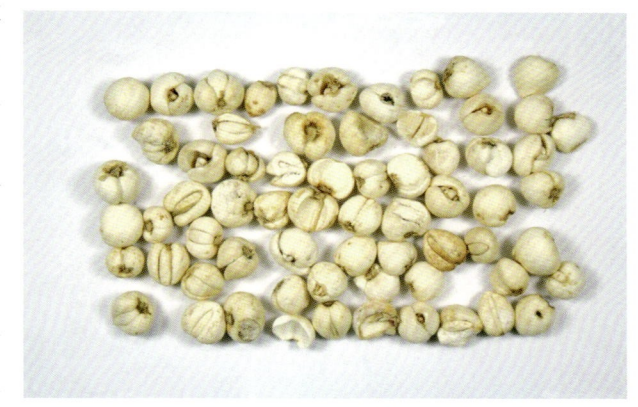

川贝母 Fritillariae cirrhosae Bulbus
摄影：钟国跃

注评 本种为历版中国药典收载"川贝母"的基源植物之一，也是国家Ⅲ级保护野生药材物种，药用其干燥鳞茎；商品依据药材性状分为"松贝"、"青贝"和"栽培贝母"。同属植物暗紫贝母 F. unibracteata P. K. Hsiao et K. C. Hsia、甘肃贝母 F. przewalskii Maxim.、梭砂贝母 F. delavayi Franch.、太白贝母 F. taipaiensis P. Y. Li 等也同等药用。

化学成分参考文献

[1] 严忠红，等. 上海第二医科医科大学学报，1999, 19(6):487-489, 507.

[2] 曹新伟，等. 中草药, 2009, 40(1):15-17.

[3] Wang XJ, et al. *Asian J Chem*, 2013, 25(6):3252-3254.

药理作用及毒性参考文献

[1] 汪丽燕，等. 安徽医学，1993, 14(3):57-58.

[2] Yeum HS, et al. *Basic Clinic Pharmacol Toxicol*, 2007, 100:205-213.

5. 太白贝母（植物分类学报） 太贝（陕西），尖贝、野贝母（湖北）

Fritillaria taipaiensis P. Y. Li in Acta Phytotax. Sin. 11: 251. 1966.（英 **Taipei Mountain Fritillary**）

鳞茎具 2 枚鳞片，卵圆形，直径 1–1.5 cm；茎高 20–50 cm。叶 5–10(–20) 枚，通常对生，有时中上部兼有 3–4 枚轮生或互生；叶片线形至线状披针形，长 5–13 cm，宽 3–7 (–12) mm，先端有时弯曲。苞片 3 枚，先端常弯曲，不卷曲；花单朵，钟形，俯垂；花梗长 2–4 cm；花被片黄绿色，仅在花被片先端近两侧边缘有紫色斑带，外 3 枚花被片陕倒卵状长圆形，长 3–4 cm，宽 9–12 mm，先端浑圆，内 3 片近匙形，上部宽 12–17 mm，基部宽 3–5 mm，先端骤凸而钝；蜜腺窝背面稍突出；雄蕊长约为花被片的 3/5，花丝具小乳突；花柱 3 裂，裂片长 2–4 mm。蒴果具翅，翅宽 0.5–2 mm。花期 5–6 月，果期 6–7 月。

分布与生境 产于湖北、陕西、甘肃、四川，生于海拔 2000–3200 m 的山坡灌丛或草丛中，有时在水边。

药用部位 鳞茎。

功效应用 清热润肺，化痰止咳，散结缩痈。用于肺热咳嗽，干咳少痰，阴虚劳嗽，痰中带血，瘰疬，乳痈，肺痈。

化学成分 鳞茎含生物碱类：太白贝母碱(taipaienine)，川贝酮(chuanbeinone)，西贝母碱(imperialine; sipeimine)，贝母碱酮(verticinone)，贝母辛(perimisine)，异贝母碱(isoverticine)[1]。

注评 本种为历版中国药典收载"川贝母"的基源植物之一，药用其干燥鳞茎；甘肃（1996）中药材质量标准以"西贝母"，四川（1992）中药材标准以"川贝母"之名收载；商品来自野生或栽培，栽培的药材多属"青贝"类型。

化学成分参考文献

[1] Feng R, et al. *Chin Chem Lett*, 1994, 5(5):383-384.

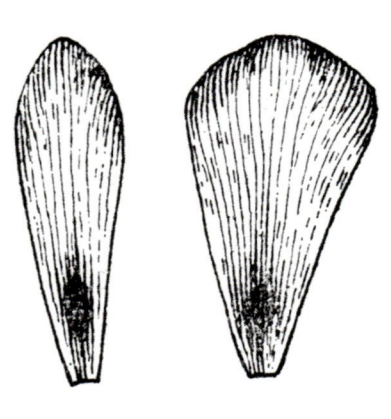

太白贝母 Fritillaria taipaiensis P. Y. Li
冯晋庸 绘

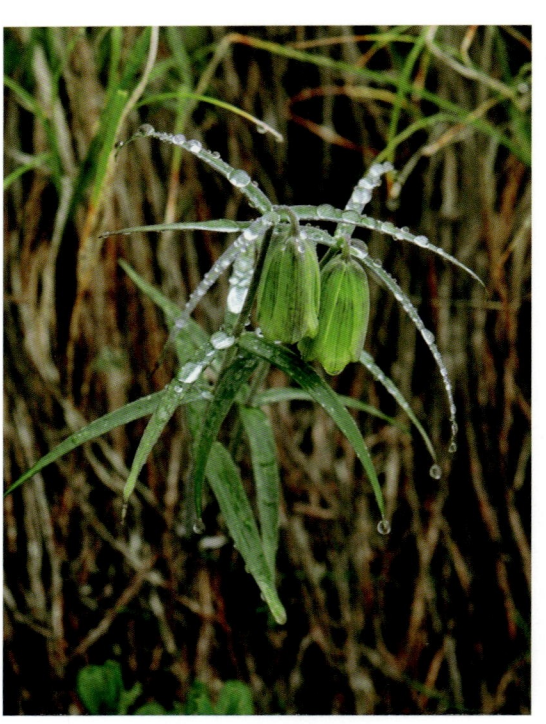

太白贝母 Fritillaria taipaiensis P. Y. Li
摄影：徐晔春

6. 榆中贝母（云南植物研究）

Fritillaria yuzhongensis G. D. Yu et Y. S. Zhou in Acta Bot. Yunnan 7: 146. 1985.——*F. taipaiensis* P. Y. Li var. *ningxiaensis* Y. K. Yang et J. K. Wu（英 **Yuzhang Fritillary**）

鳞茎具 2–3 枚鳞片，卵圆形，直径 0.7–1.3 cm；茎高 20–50 cm。叶 6–9 枚，基部 2 枚对生，其余的互生或有时近对生；叶片线形或狭披针形，长 3–8 cm，宽 2–4 (–6) mm，先端常弯曲或卷曲。苞片 3 枚，先端卷曲；花单生，少有 2 朵，钟形，俯垂；花梗长 7–10 mm；花被片黄绿色，具稀疏紫色小方格，近长圆形或近卵形，长 2–4 cm，宽 0.6–1.8 cm；蜜腺窝近圆形，长约 2 mm，宽约 2 mm，背面突出；雄蕊长 1.2–2.4 cm，花丝有时具稀疏小乳突；花柱 3 裂，裂片长 2–4 mm。蒴果具狭翅。花期 6 月。

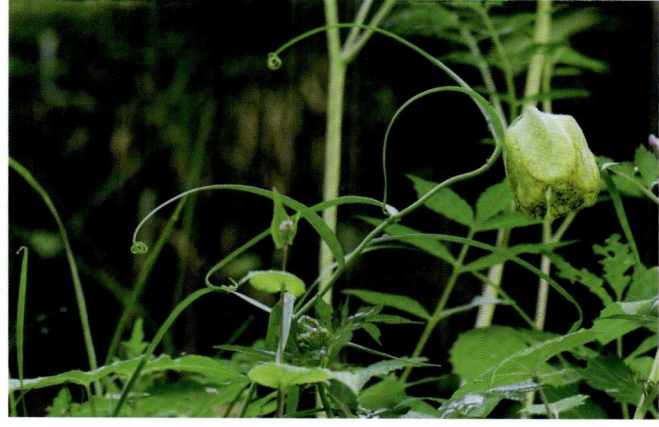

榆中贝母 Fritillaria yuzhongensis G. D. Yu et Y. S. Zhou
摄影：朱仁斌

分布与生境 产于山西、河南、陕西、甘肃、宁夏，生于海拔 1800–3500 m 的山坡草地。

药用部位 鳞茎。

功效应用 清热润肺，化痰止咳。用于肺热咳嗽，阴虚咳嗽，咯血。

7. 粗茎贝母（植物分类学报）

Fritillaria crassicaulis S. C. Chen in Acta Phytotax Sin. 15(2): 36. Pl. 2: 1-5. 1977. ——*F. omeiensis* S. C. Chen（英 **Thick-stem Fritillary**）

鳞茎具 2 枚鳞片，卵圆形，直径 2–5 cm；茎高 30–80 cm，中上部具白粉。叶 10–18 枚，基部 2 枚常对生，中部和上部轮生或对生，有时兼互生；叶片长圆状披针形至披针形，长 7–13 cm，宽 1–2.6 cm，先端不卷曲。苞片 3 枚，先端不卷曲；花 1–3 朵，钟形，俯垂；花梗长 2–2.5 cm；花被片黄色或绿黄色，内具紫色斑点或小方格，近长圆形，长 4–5 cm，宽 1.3–1.8 cm；蜜腺窝长约 3 mm，黄褐色，背面突出；雄蕊长约 2 cm，花丝具小乳突，花药长 8–10 mm；花柱 3 裂，裂片长 2–3 mm。花期 5–6 月，果期 7–8 月。

分布与生境 产于四川西南部、云南西北部，生于海拔 2500–3400 m 的林下、高山草地、灌丛、竹林下。

药用部位 鳞茎。

功效应用 化痰止咳，泻热散结。用于肺热咳嗽，瘰疬，乳痈，肺痈。

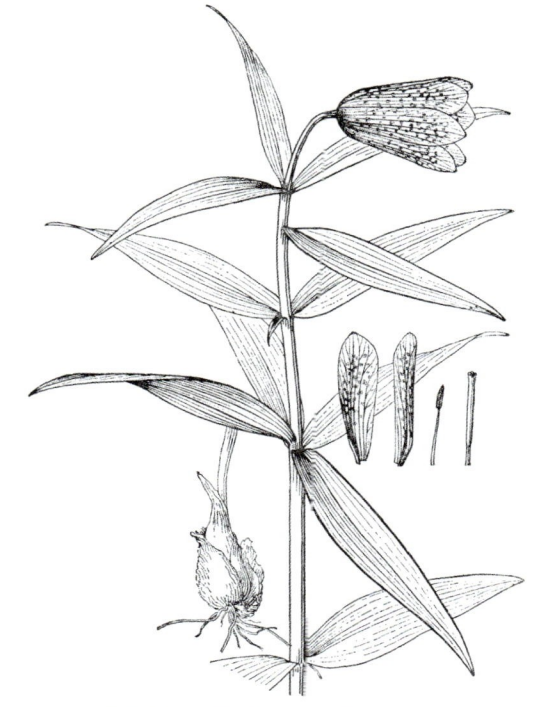

粗茎贝母 Fritillaria crassicaulis S. C. Chen
冯晋庸 绘

8. 天目贝母（中国植物志） 湖北贝母（中国药典）

Fritillaria monantha Migo in J. Shanghai Sci. Inst. Sect. 3, 4: 139. 1939.——*F. hupehensis* P. G. Xiao et K. C. Hsia（英 **Tiamnor Mountain Fritillary**）

鳞茎具 2-3 枚鳞片，直径 1-2 cm；茎高 20-60 cm。叶对生、轮生和互生，叶片长圆状披针形至披针形，长 5-12 cm，宽 1.5-3 cm，先端稍卷曲。苞片 3 枚，先端不卷曲；花单朵少有 4 朵，窄钟形，俯垂；花梗长 1-3.5 cm；花被片绿黄色至淡紫色，具黄褐色或暗紫色的小方格或斑点，长圆状倒卵形至长圆形，长 3.5-5 cm，宽 1-2 cm，先端钝；蜜腺窝长 6-10 mm，背面突出；雄蕊长约为花被片的一半，花丝无小乳突或稍具小乳突；花柱 3 裂，裂片长 3-8 mm。蒴果具翅，翅宽 6-8 mm。花期 4-6 月，果期 6-7 月。

分布与生境　产于河南、湖北、安徽、江西、浙江、重庆、四川，生于海拔 100-1600 m 的林下、水边或潮湿处、石灰岩土壤及河滩上。

药用部位　鳞茎。

功效应用　清热润肺，化痰止咳，清热，散结，消肿，理气。用于阴虚咳嗽，风寒咳嗽，瘰疬，疮痈肿毒，乳痈，肺痈，溃疡病。

化学成分　鳞茎含生物碱类：贝母宁碱(peiminine)[1]，贝母碱(peimine; verticine)[1-2]，湖贝甲素(hupehenine)[2]，湖

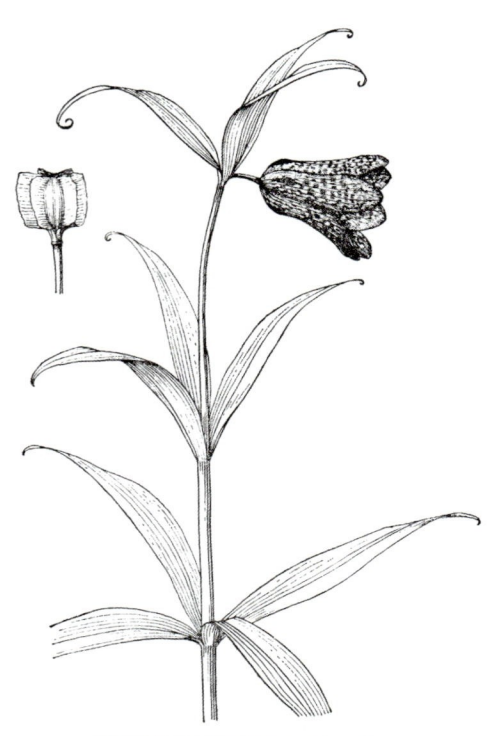

天目贝母 Fritillaria monantha Migo
冯晋庸　绘

贝甲素苷(hupeheninoside)[3]，湖贝乙素(hupehenirine)，湖贝嗪(hupehenizine)[4]，湖贝辛(hupehenisine)[5]，湖贝啶(hupehenidine)[6]，湖贝苷(hupehemonoside)，鄂贝辛碱(ebeiensine)[7]，湖贝甲素乙酸酯(hupeheninate)[8]，22S,25S,5α-藜芦胺-7(8),12(14)-二烯-3β,13β,23β-三醇-6-酮[22S,25S,5α-veratramine-7(8),12(14)-diene-3β,13β,23β-triol-6-one][9]，3β,23β-二羟基-7,12(14)-二烯-5α-藜芦胺-6-酮[3β,23β-dihydroxy-7,12(14)-dien-5α-veratramin-6-one]，鄂贝甲素(ebeinine)，浙贝宁(zhebeinine)[10-11]，7,8,12,14-四去氢-5α,6,12,13α-四氢-3β,23β-二羟基藜芦满-6-酮(7,8,12,14-tetrahydro-5α,6,12,13α-tetrahydro-3β,23β-dihydroxyveratraman-6-one)，7,8,12,14-四去氢-5α,6,12,13α-四氢-3β,13,23β-三羟基藜芦满-6-酮(7,8,12,14-tetrahydro-5α,6,12,13α-tetrahydro-3β,13,23β-trihydroxyveratraman-6-one)，3-O-乙酰贝母碱酮(3-O-acetoxyverticinone)，3-O-乙酰贝母碱(3-O-acetylverticine)[11]；二萜类：对映-贝壳杉-16β,17-二醇(*ent*-kauran-16β,17-diol)[12]，鄂贝缩醛(fritilleinide) A、C、D[13]，湖贝杉素(fritillahupehin)[14-15]，对映-贝壳杉-16α,17-二醇(*ent*-kauran-16α,17-diol)[12,16]，对映-贝壳杉-15-烯-17-醇(*ent*-kauran-15-en-17-ol)，对映-贝壳杉-15-烯-3α,17-二醇(*ent*-kauran-15-en-3α,17-diol)，鄂贝新醇(fritillaziebinol)，对映-贝壳杉-16α,17-二醇(*ent*-kauran-16α,17-diol)，对映-贝壳杉-3α,16α,17-三醇(*ent*-kauran-3α,16α,17-triol)，对映-16,17-环氧贝壳杉-3α-醇(*ent*-16,17-epoxykauran-3α-ol)[16]；甾体类：β-谷甾醇[12]；脂肪酸类：棕榈酸(palmitic acid)，木蜡酸(lignoceric acid)，杜鹃花酸(azelaic acid)[14,15]；矿物质和微量元素：K、Mg、Ca、Fe、Cu、Cd、Zn、Mn[17]。

茎叶含生物碱类：贝母宁碱，贝母碱，湖贝甲素，湖贝辛，湖贝啶，鄂贝辛碱，湖贝苷，湖贝甲素苷[18]；三萜类：(23Z)-9,19-环阿庭-23-烯-3α,25-二醇[(23Z)-9,19-cycloart-23-ene-3α,25-diol][19-20]，9,19-环阿庭-25-烯-3β,24ξ-二醇(9,19-cycloart-25-ene-3β,24ξ-diol)[19]，25-羟基-9,19-环阿庭-22-烯-3-酮(25-hydroxyl-9,19-cycloart-22-ene-3-one)[20]；甾体类：环桉烯醇(cycloeucalenol)[20]。

花含生物碱类：浙贝甲素，湖贝甲素，湖贝甲素苷等[21]。

百合科 LILIACEAE

注评 本种为中国药典（2000、2005，2010年版）收载"湖北贝母"，江西（1996）中药材标准收载"江西贝母"的基源植物，药用其干燥鳞茎；又称"彭泽贝母"。

化学成分参考文献

[1] 刘红宁，等. 中草药，2006, 37(4): 600-602.

[2] 吴继洲，等. 中草药，1982, 13(8): 339-42, 351.

[3] 吴继洲，等. 药学学报，1985, 20(5): 372-376.

[4] 吴继洲，等. 中草药，1986, 17(3): 101-104.

[5] 吴继洲，等. 药学学报，1986, 21(7): 546-550.

[6] 吴继洲，等. 中草药，1989, 20(5): 194-7, 200.

[7] 吴继洲，等. 药学学报，1991, 26(11): 829-835.

[8] Zhang YH, et al. *Chem Res Chin Univ*, 2004, 20(6): 804-806.

[9] Zhang YH, et al. *Chin Chem Lett*, 2007, 18(2): 175-177.

[10] Zhang YH, et al. *Chin J Chem*, 2007, 25(11): 1728-1731.

[11] Zhang YH, et al. *Chem Biodivers*, 2008, 5(2): 259-266.

[12] 吴继洲，等. 中草药，1989, 20(6): 244-246.

[13] 阮汉利，等. 中草药，2001, 32(2): 110-112.

[14] Zhang YH, et al. *J Asian Nat Prod Res*, 2004, 6(1): 29-34.

[15] Ruan HL, et al. *Fitoterapia*, 2002, 73(4): 288-291.

[16] 刘红宁，等. 药学学报，2007, 42(11): 1152-1154.

[17] 张萍，等. 中国医院药学杂志，1993, 13(8): 348-349.

[18] 张鹏，等. 中草药，2008, 39(9): 1294-1296.

[19] Pi HF, et al. *Chin Chem Lett*, 2007, 18(4): 418-420.

[20] Pi HF, et al. *J Asian Nat Prod Res*, 2009, 11(9-10): 779-782.

[21] 皮慧芳，等. 中国医院药学杂志，2007, 27(8): 1078-1080.

9. 新疆贝母（中国植物志） 天山贝母（中国高等植物图鉴）

Fritillaria walujewii Regel, Gartenflora 28: 353. t. 993. 1879.——*F. walujewii* Regel var. *shawanensis* X. Z. Duan et X. J. Zheng, *F. xinyuanensis* Y. K. Yang et J. K. Wu（英 **Sinkiang Fritillary**）

鳞茎具2枚鳞片，直径1-2.5 cm；茎高20-50 cm。叶7-13枚，基部2枚对生，中部通常3-5枚轮生，顶端的对生或互生；叶片线形至披针形，长5.5-10 cm，宽2-9 mm。具3枚先端卷曲的苞片；花单朵，钟形，俯垂；花梗长2-3 cm；花被片紫色具黄色小方格，或外面白绿色或淡紫色，内面浅褐紫色、具稍白的斑点或小方格，长圆状椭圆形，长3-5 cm，宽1-1.5 cm；蜜腺窝在背面明显突出；雄蕊长约为花被片的1/2-2/3，花丝无小乳突；花柱3裂，裂片长2-3 mm。蒴果棱上具翅，翅宽4-5 mm。花期5-6月，果期7-8月。

分布与生境 产于新疆，生于海拔1300-2000 m的云杉林下、灌丛、山地草原及草甸。也分布于哈萨克斯坦。

药用部位 鳞茎。

功效应用 清热润肺，止咳化痰。用于肺热燥嗽，干咳少痰，阴虚劳嗽，咳痰带血。

化学成分 鳞茎含生物碱类：西贝母碱(imperialine; sipeimine)，新贝甲素(sinpeinine A)[1]，11-去氧-6-氧代-5α,6-二氢白藜芦碱(11-deoxo-6-oxo-5α,6-dihydrojervine)，梭砂贝母酮(delavinone)，梭砂贝母碱(delavine)，展瓣贝母定▲(petilidine)[2]。

注评 本种为中国药典（1977、1990、1995、2000、2005、2010年版）和新疆药品标准（1980）收载"伊贝母"的基源植物，药用其干燥鳞茎。同属植物伊犁贝母 *F. pallidiflora* Schrenk ex Fisch. et C. A. Mey. 亦同等药用。

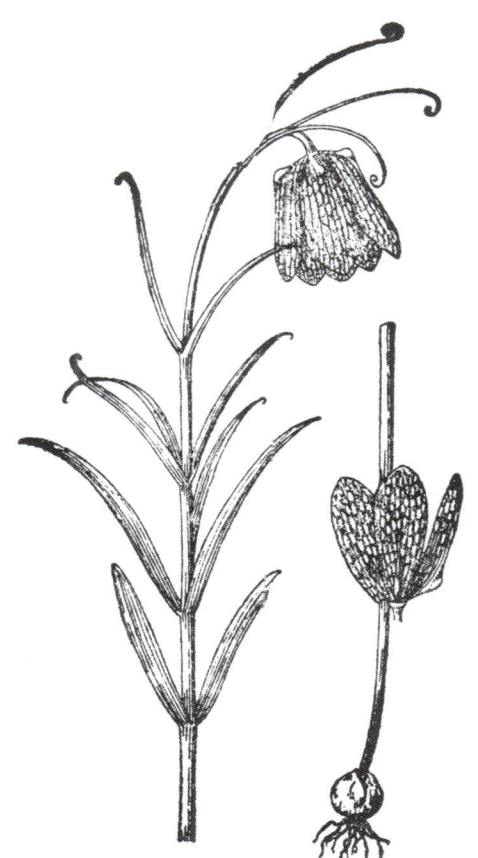

新疆贝母 Fritillaria walujewii Regel
引自《中国高等植物图鉴》

哈萨克族和维吾尔族也药用本种，用途相同。本种为国家Ⅲ级重点保护植物和国家Ⅲ级保护野生药材物种。

化学成分参考文献

[1] 刘庆华，等. 药学学报, 1984, 19(12): 894-898.

[2] Hong SS, et al. *Saengyak Hakhoechi*, 1998, 29(2): 104-109.

10. 黄花贝母（中国植物志） 轮叶贝母（新疆药用植物志），贝母（新疆）

Fritillaria verticillata Willd., Sp. Pl. 2: 91. 1799.——*F. heboksarensis* X. Z. Duan et X. J. Zheng, *F. tortifolia* X. Z. Duan et X. J. Zheng var. *albiflora* X. Z. Duan et X. J. Zheng, *F. verticillata* Willd. var. *jimunaica* X. Z. Duan et X. J. Zheng（英 **Yellowflower Fritillary**）

鳞茎具 2 枚鳞片，直径约 2 cm；茎高 15–50 cm。叶基部 2 枚对生，其余 4–7 枚轮生；叶片狭披针形至线形，长 5–9 cm，宽 2–10 mm，先端强烈卷曲。苞片 2–3 枚，先端强烈卷曲；花 1–5 朵，钟形，俯垂；花梗长 1–2 cm；花被片白色或淡黄色，内面无斑纹或具紫色小方格，长圆状椭圆形，长 2–5 cm，宽 1.5–2 cm；蜜腺窝卵形，在背面明显突出；雄蕊长 1–2.5 cm，花丝无小乳突；花柱 3 裂，裂片长 2–4 mm。蒴果棱上具宽 2–4 mm 的翅。花期 4–6 月，果期 7 月。

分布与生境 产于新疆西北部，生于海拔 1300–2000 m 的多石山坡灌丛或草甸中。也分布于哈萨克斯坦、俄罗斯（西西伯利亚）。

药用部位 鳞茎。

功效应用 清热润肺，化痰止咳，散结。用于支气管炎，肺结核，胃溃疡，十二指肠球部溃疡，喘证，黄疸，痈，肿疡，疮疡，瘰证。

化学成分 鳞茎含生物碱类：贝母碱(peimine; verticine)，黄花贝母碱▲(verticilline)，贝母属碱(fritillarine)，贝母灵(fritilline)[1]，阿珀贝母碱(apoverticine)[2]，异浙贝碱(isobaimonidine)[3]，贝母立辛碱(fritillarizine)[4]。

药理作用 抗菌作用：黄花贝母中提取的胡萝卜苷具有较强抗菌活性，对枯草芽孢杆菌、金黄色葡萄球菌和微球菌的 MIC 值分别为 50 μg/ml、200 μg/ml 和 400 μg/ml[1-2]。

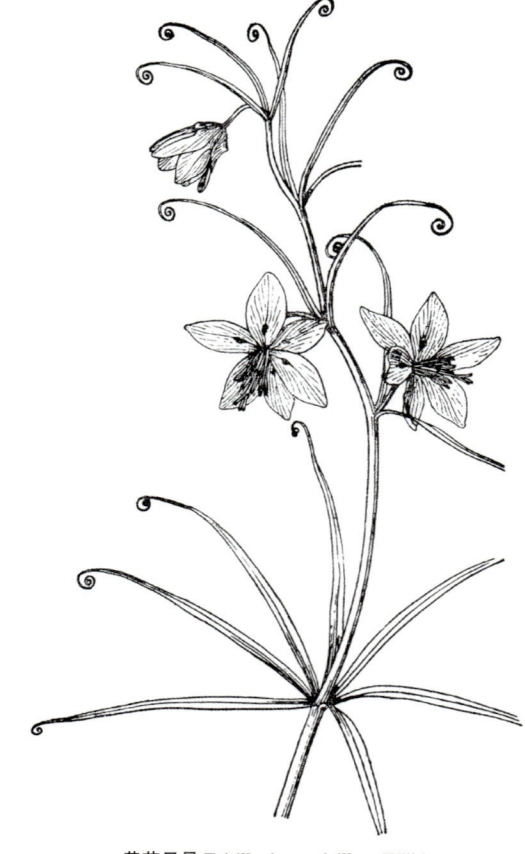

黄花贝母 Fritillaria verticillata Willd.
冯晋庸 绘

化学成分参考文献

[1] Narumi Y *Tohoku J Exp Med*, 1935, 26: 325-335.

[2] Fukuda M *Nippon Kagaku Zasshi*, 1948, 69: 167-169.

[3] Kaneko K, et al. *Chem Pharm Bull*, 1980, 28(4): 1345-1346.

[4] Kaneko K, et al. *Chem Pharm Bull*, 1980, 28(12): 3711-3713.

药理作用及毒性参考文献

[1] Kim SH, et al. *Biosci Biotech Biochem*, 2003, 67(11): 2477-2479.

[2] Kim SW, et al. *Biosci Biotech Biochem*, 2002, 66(12): 2751-2754.

11. 浙贝母（本草纲目拾遗） 大贝（陕西），浙贝（百草镜），大贝母、土贝母（本草正义），象贝（经验广集），珠贝（通称）

Fritillaria thunbergii Miq. in Ann. Mus. Bot. Lugduno-Batavi 3: 157. 1867.——*F. verticillata* var. *thunbergii* (Miq.) Baker（英 **Thunberg Fritillary**）

11a. 浙贝母（模式变种）

Fritillaria thunbergii Miq. var. **thunbergii**（英 **Thunberg Fritillary**）

鳞茎具2-3枚鳞片，卵圆形或球形，直径1-3 cm；茎高15-80 cm。叶12-20枚，对生、互生或3枚轮生；叶片线状披针形至披针形，长7-11 cm，宽1-2.5 cm，先端常稍卷曲。苞片2-4枚；花1-6朵，钟形，俯垂；花梗1-3.5 cm；花被片淡黄色，有时淡紫色，内面具紫褐色不明显的小方格，长圆状椭圆形至狭倒卵状长圆形，长2.5-3.5 cm，宽1-1.8 cm；蜜腺窝不明显突出；雄蕊长1-1.5 cm，花丝无小乳突；花柱3裂，裂片长1.5-2 mm。蒴果具宽翅，翅宽6-8 mm。花期3-4月，果期5-6月。

分布与生境 产于安徽、江苏、浙江，生于海拔600 m以下的竹林下或阴湿处。浙江、湖南、湖北、重庆等地有栽培。

药用部位 鳞茎。

功效应用 清热润肺，化痰止咳，清热，散结，消肿，理气。用于阴虚咳嗽，风寒咳嗽，瘰疬，疮痈肿毒，乳痈，肺痈，溃疡病。

化学成分 鳞茎含生物碱及其苷类：贝母宁苷(peiminoside)[1]，浙贝林▲(zhebeirine)，埃贝母定▲(eduardine)[2]，浙贝宁(zhebeinine)，贝母碱(peimine; verticine)，贝母宁碱(peiminine)[3]，浙贝酮(zhebeinone)[4]，浙贝宁苷(zhebeininoside)，贝母辛(peimisine)[5]；木脂素类：苦鬼臼毒素(picropodophyllotoxin)[6]；二萜类：浙贝萜▲(fritillarinol) A、B，$16\alpha,17$-环氧-对映-贝壳杉烷($16\alpha,17$-epoxy-*ent*-kaurane)，$16\beta,17$-二羟基-对映-贝壳杉烷($16\beta,17$-dihydroxyl-*ent*-kaurane)，16β-甲氧基-17-羟基-对映-贝壳杉烷(16β-methoxy-17-hydroxyl-*ent*-kaurane)，(−)-对映-贝壳杉-16-烯[(−)-*ent*-kaur-16-ene]，异海松-7,15-二烯(isopimara-7,15-diene)[7]。

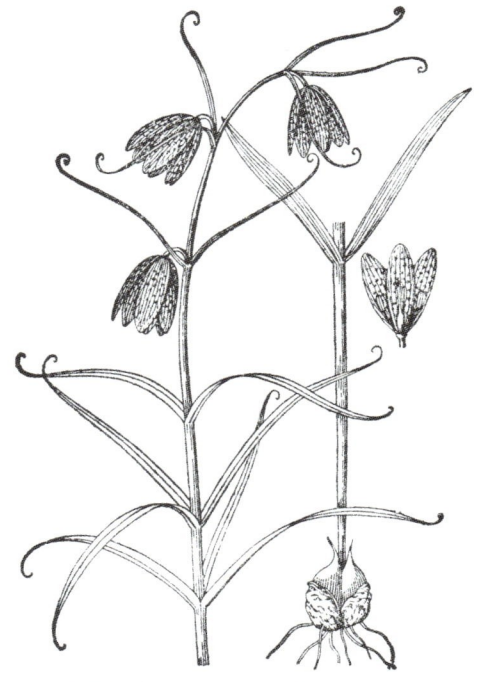

浙贝母 Fritillaria thunbergii Miq. var. thunbergii
引自《中国高等植物图鉴》

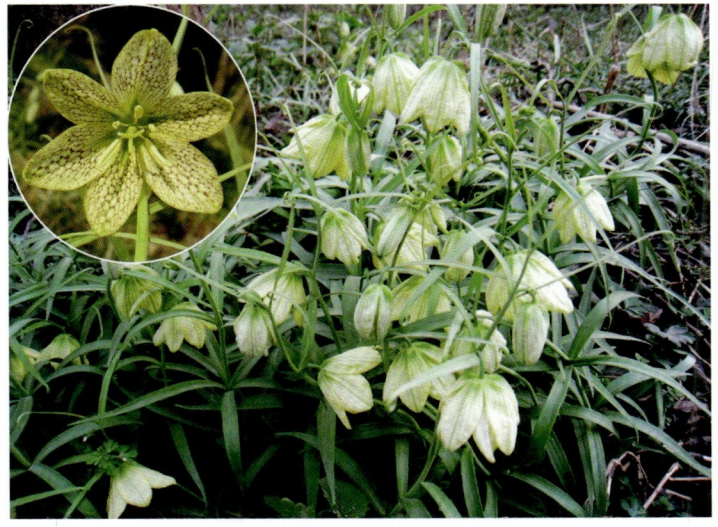

浙贝母 Fritillaria thunbergii Miq. var. thunbergii
摄影：南程慧

茎叶含生物碱类：2,5-二甲氧基-1,4-醌(2,5-dimethoxy-1,4-benzoquinone)，茄啶(solanidine)[8]；木脂素：丁香树脂酚(syringaresinol)[8]。

花含黄酮类：3,3'-二甲氧基-4',5,7-三羟基-黄酮(3,3'-dimethoxy-4',5,7-trihydroxy-flavone)，异鼠李素(isorhamnetin)，二氢芹菜素(dihydroapigenin)，山奈酚-3-O-α-L-鼠李糖苷(kaempferol-3-O-α-L-rhamnoside)，山奈酚-3-O-α-L-葡萄糖苷(kaempferol-3-O-α-L-glucoside)，山奈苷(kaempferitrin)[9]；脂肪醇和甘油酯类：正十七醇(1-heptadecanol)，十七酸单甘油酯(monoheptadecanoin)[9]。

地上部分含生物碱类：β-1-卡茄碱▲(β-1-chaconine)，贝母碱酮(verticinone)，黑百合宁碱▲(hapepunine)，茄啶-3-O-α-L-吡喃鼠李糖基l-(1→2)-[β-D-吡喃葡萄糖基-(1→4)-]-β-D-吡喃葡萄糖苷{solanidine-3-O-α-L-rhamnopyranosyl-(1→2)-[β-D-glucopyranosyl-(1→4)-]-β-D-glucopyranoside}，黑百合宁碱▲-3-O-α-L-吡喃鼠李糖基-(1→2)-β-D-吡喃葡萄糖苷[hapepunine-3-O-α-L-rhamnopyranosyl-(1→2)-β-D-glucopyranoside][10]。

药理作用 抗血小板聚集：浙贝母有降低全血黏度，明显抑制红细胞的聚集和提高红细胞的变形能力等作用[1]；在高切变率时，浙贝有轻度增加全血黏度的作用[2]。

平喘作用：贝母碱、贝母宁碱对支气管平滑肌有明显松驰作用，贝母碱的作用类似阿托品，贝母宁碱能直接兴奋支气管平滑肌[3]；贝母碱低浓度使支气管平滑肌扩张，高浓度则使之收缩[4]。支气管平滑肌对浙贝母素很敏感，其收缩和舒张与药物的剂量有关。贝母的平喘机制一般认为与其松弛支气管平滑肌，减轻气管、支气管痉挛，改善通气状况有关[5]。

镇咳作用：浙贝母的总碱部分具有显著的镇咳作用[6]，采用小鼠氨水引咳法、豚鼠机械刺激引咳法及电刺激猫喉上神经引咳法观察了贝母碱和贝母碱酮的镇咳作用，结果证实了这两种生物碱是浙贝母镇咳的有效成分[7]。

祛痰作用：浙贝母的总皂苷部分使小鼠呼吸道中酚红排泌量非常显著地增加，表明浙贝母具有显著的祛痰作用[8-9]。

抗溃疡作用：浙贝母醇提物能抑制小鼠水浸应激性溃疡和盐酸性溃疡形成并呈剂量依赖性[10]。

抗菌和抗寄生虫作用：浙贝母碱对卡他球菌、金黄色葡萄球菌、大肠埃希菌、克雷伯肺炎杆菌有抑制作用，贝母碱酮对卡他球菌、金黄色葡萄球菌有抗菌活性[11]。贝母宁碱对大鼠卡氏肺孢子虫肺炎(PCP)具有良好的治疗作用[12]。贝母素甲盐酸盐还能通过抑制耐药菌主动外排机制，增加耐药金黄色葡萄球菌内抗生素的蓄积水平，发挥逆转细菌耐药作用[13]。此外，浙贝母还具有较强的抗急性渗出性炎症作用，对番泻叶性腹泻有一定抑制作用[14]。

抗肿瘤作用：浙贝母碱除能作用于经典机制的耐药细胞株 K562/A02，尚能作用于以 MRP 升高为主要耐药机制的耐药瘤株 HL-60/Adr，而且对两者的作用活性相近；浙贝母碱在体外具有逆转肿瘤细胞多药耐药活性，是首次发现的具有逆转肿瘤细胞耐药活性的一类生物碱；贝母碱至少能够作用于两种机制不同的多药耐药细胞，从功能特点和化学结构上属于新一类多药耐药逆转剂；贝母碱逆转多药耐药的作用机制可能与增加耐药细胞内抗癌药物浓度，抑制耐药细胞 P-蛋白表达有关[15]。

注评 本种为中国药典（1977、1990、1995、2000、2005、2010 年版）收载"浙贝母"的基源植物，药用其干燥鳞茎；其干燥带茎梢的花为中国药典（1977 年版）收载的"贝母花"。蒙古族、景颇族、德昂族也药用；蒙古族药用于治疗感冒咳嗽、溃疡、淋巴结结核和痈肿，景颇族、德昂族治疗上呼吸道感染、支气管炎、肺浓疡、胃及十二指肠溃疡等。

化学成分参考文献

[1] Morimoto H, et al. *Chem Pharm Bull*, 1960, 8:302-307.

[2] 张建兴，等. 植物学报，1991, 33(12):923-926.

[3] 张建兴，等. 药学学报，1991, 26(3):231-233.

[4] 张建兴，等. 药学学报，1992, 27(6):472-475.

[5] 张建兴，等. 中国中药杂志，1993, 18(6):354-355.

[6] 张建兴，等. 植物学报，1993, 35(3):238-241.

[7] Park JE, et al. *Bull Korean Chem Soc*, 2013, 34(5):1589-1591.

[8] 严铭铭, 等. 中草药, 1994, 25(7):344-346.
[9] Peng W, et al. *Chem Nat Compd*, 2012, 48(3):491-492.
[10] Kitajima J, et al. *Phytochemistry*, 1982, 21(1):187-192.

药理作用及毒性参考文献

[1] 蒋文跃, 等. 中医杂志, 2002, 43(3): 215-216.
[2] 张勇惠, 等. 医药导报, 2003, 22(11): 797-799.
[3] 高文远, 等. 中国中药杂志, 1996, 21(6): 323-325.
[4] 曹玉环, 等. 时珍国医国药, 2001, 12(8): 755.
[5] 于晓琳, 等. 中草药, 2000, 31(4): 313-315.
[6] 李萍, 等. 中国药科大学学报, 1993, 24(6): 360-362.
[7] 钱伯初, 等. 药学学报, 1985, 20(4): 306-308.
[8] 李萍, 等. 中国药科大学学报, 1993, 24(6): 360-362.
[9] 汪丽燕, 等. 安徽医学, 1993, 14(3): 57-58.
[10] 张明发, 等. 西北药学杂志, 1998, 13(5): 208-209.
[11] 肖灿鹏, 等. 中国药科大学学报, 1992, 23(3): 188-189.
[12] 秦茜, 等. 中国病原生物学杂志, 2009, 4(7): 502-504.
[13] 李仝, 等. 北京中医药大学学报, 2001, 24(5): 51-52.
[14] 张明发, 等. 湖南中医药导报, 1998, 4(10): 30-31.
[15] 胡凯文, 等. 中华血液学杂志, 1999, 20(12): 650-651.

11b. 东贝母（植物分类学报）

Fritillaria thunbergii Miq. var. **chekiangensis** P. G. Xiao et K. C. Hsia in Acta Phytotax Sin. 15(2): 42. 1977.（英 **Dong Fritillary**）

本变种与原变种的主要区别是鳞茎具 3 枚鳞片, 直径约 1 cm; 茎高 15–30 cm。叶常对生。

分布与生境 产于浙江中部（东阳县）。

药用部位 鳞茎。

功效应用 清肺化痰, 散结消肿。用于气虚咳嗽, 风热咳嗽。

化学成分 鳞茎含生物碱类: 异贝母碱(isoverticine)[1], 东贝宁(dongbeinine), 东贝素(dongbeirine)[2]; 甾体类: β-谷甾醇, 胡萝卜苷[1]。

注评 本种为浙江中药材标准（2000）收载"浙贝母"的基源植物, 药用其干燥鳞茎。本种的幼小鳞茎有混充"川贝母"的现象, 应注意鉴别。

化学成分参考文献

[1] 张建兴, 等. 中草药, 1993, 24(7): 341-342, 347.
[2] Zhang J, et al. *Phytochemistry*, 1993, 33(4): 946-947.

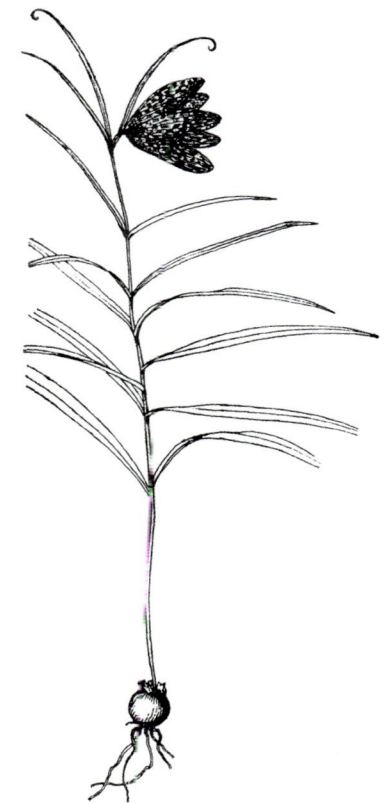

东贝母 Fritillaria thunbergii Miq. var. chekiangensis P. G. Xiao et K. C. Hsia
冯晋庸 绘

12. 托里贝母（植物分类学报）

Fritillaria tortifolia X. Z. Duan et X. J. Zheng in Acta Phytotax. Sin. 25: 59. pl. 1: 2. 1987.——*F. tortifolia* var. *barlikensis* X. Z. Duan et X. J. Zheng, *F. tortifolia* var. *plena* X. Z. Duan et X. J. Zheng, *F. tortifolia* var. *wusunica* X. Z. Duan et X. J. Zheng（英 **Tuoli Fritillary**）

鳞茎具2-3枚鳞片，卵圆形，直径1-2 cm；茎高20-40 (-100) cm。叶8-11枚，基部的对生或3枚轮生，其余的轮生或对生；叶片线形至披针形，长5-5.5 cm，宽0.8-2 cm，基部扭转，先端卷曲；苞片3枚，窄披针形，先端卷曲；花通常单生，少有2朵或更多，钟形，俯垂；花梗长2.5-3 cm；花被片白色或黄色，具紫色或褐色的小方格，近长圆形，长约3 cm，宽1-2 cm；蜜腺窝背面突出成直角；雄蕊长约0.8 cm，花丝白色，无乳突，花药紫色，长约8 mm；花柱3裂，裂片长约3 mm。蒴果具翅，翅宽约5 mm。花期4-5月，果期7月。

分布与生境 产于新疆西北部。生于海拔1500-2100 m的灌丛及高山草地上。

药用部位 鳞茎。

功效应用 清热润肺，化痰止咳。用于肺热燥咳，干咳少痰，阴虚劳嗽，咳痰带血。

化学成分 鳞茎含生物碱类：扭叶贝母碱▲(tortifoline)[1]，扭叶贝母辛▲(tortifolisine),梭砂贝母酮(delavinone)，茄啶(solanidine)，西贝母碱(imperialine; sipeimine)[2]。

化学成分参考文献

[1] Kitamura Y, et al. *Tetrahedron Lett*, 1989, 30(37): 4981-4982.

[2] 张建兴，等. 有机化学，1994, 14(3): 289-292.

13. 平贝母 平贝（中药大辞典）

Fritillaria ussuriensis Maxim. in Trautv. et al., Dec. Pl. Nov. 9. 1882.（英 **Ussuri Fritillary**）

鳞茎具2枚鳞片，直径1-1.5 cm，周围还常有少数小鳞茎；茎高50-60 (-100) cm。叶14-17枚，基部的叶3枚排成一轮，中上部的叶轮生或互生，兼有少数互生的；叶片线形至披针形，长7-14 cm，宽3-6.5 cm，先端不卷曲或稍卷曲。顶端的花具4-6枚苞片，先端强烈卷曲；花1-3朵，窄钟形，俯垂；花梗长2.5-3.5 cm；花被片紫色而具黄色小方格，长圆状倒卵形至近椭圆形，长约3.5 cm，宽约1.5 cm；蜜腺窝在背面明显突出；雄蕊长约为花被片的3/5，花药近基着，花丝具小乳突；花柱也具小乳突，3裂，裂片长约5 mm。蒴果无翅。花期5-6月，果期7月。

分布与生境 产于黑龙江、吉林、辽宁。生于海拔500 m以下的林下、灌丛、草甸或河谷。也分布于朝鲜、俄罗斯（远东地区）。

药用部位 鳞茎。

功效应用 清热润肺，化痰止咳，解毒。用于肺热咳嗽，阴虚咳嗽，瘰疬，乳痈，咯血。

化学成分 鳞茎含生物碱类：西贝母碱(imperialine; sipeimine)，平贝碱(pingpeimine) A、B[1]、C[2]，西贝母碱-3-β-D-葡萄糖苷(imperialine-3-β-D-glucoside)[3]，贝母碱(peimine; verticine)[4]，乌苏里贝母碱▲(ussurienine)[5]，乌苏里贝母定▲(ussuriedine)，乌苏里贝母定酮▲(ussuriedinone)，乌苏里贝母酮▲(ussurienone)，平贝酮

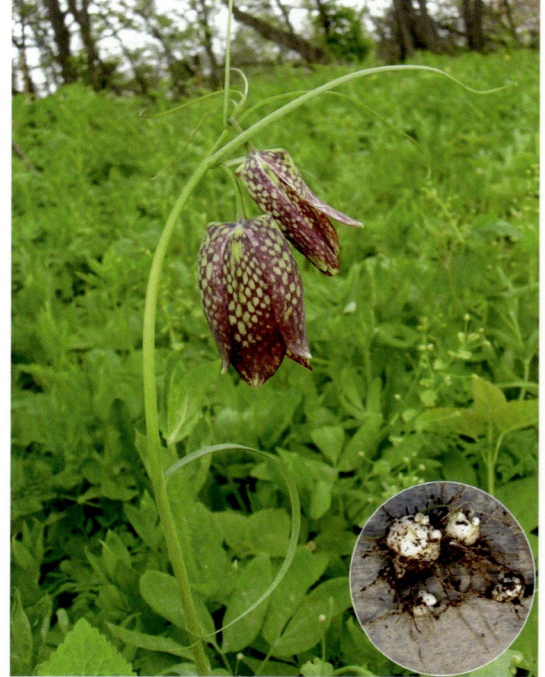

平贝母 Fritillaria ussuriensis Maxim.
摄影：于俊林

(pingbeinone)，异鄂贝啶碱(isoebeiedine)[6]，黑龙贝母碱(heilonine)[7]，平贝啶苷(pingbedinoside)[8]，平贝宁(pingbeinine)，平贝宁苷(pingbeininoside)[9-10]，湖贝乙素(hupehenirine)，湖贝嗪(hupehenizine)，贝母宁碱(peiminine)，湖贝甲素(hupehenine)，异贝母碱(isoverticine)，湖贝甲素苷(hupeheninoside)[11]，贝母碱酮(verticinone)[12]，平贝碱苷(petilinine glucoside)，西贝母碱(imperialine; sipeimine)，平贝碱(pingpeimine)[13]，贝母辛(peimisine)[1,12]；甾体类：平贝皂苷(pingpeisaponin)[14]；其他类：琥珀酸(succinic acid)[15]，腺苷(adenosine)[16]。

药理作用 降血压作用：平贝母的乙酸乙酯与丁醇提取物对 ACE 活性具有显著抑制作用，IC_{50} 分别为 292 μg/ml 与 320 μg/ml；离体血管实验证实这两种提取物可能通过 NO/cGMP 对血管发挥降压功效[1]。生物活性导向分离的丁醇水溶性提取物贝母碱酮、贝母碱和贝母辛，抑制血管紧张素转换酶活性呈剂量依赖性，其抑制半数有效浓度分别为 1.65 μmol/L、312.8 μmol/L、526.5 μmol/L，提示平贝母具有抗高血压活性[2]。

抗血小板聚集作用：平贝母中的水溶性成分腺苷可以兴奋腺苷酸环化酶，刺激 cAMP 形成，从而抑制血小板聚集。此外，腺苷还可以活化白细胞上的 A_2 受体，参与抗炎过程，达到抗炎的作用[3]。

祛痰作用：平贝母的总皂苷部分能使小鼠呼吸道中酚红排泌量显著增加，是祛痰的有效成分之一[4]。平贝碱甲与平贝碱苷经药理实验证明有明显的祛痰作用和降压作用，将大鼠迷走神经切断后采用毛细管排痰实验法，发现给药后排痰量显著增加，证实了平贝母为非恶心性祛痰药[5]。

抗溃疡作用：平贝母总碱皮下注射对大鼠幽门结扎型溃疡、腹腔注射对消炎痛型溃疡均有一定抑制作用[6-7]，平贝总碱抗溃疡作用与抑制胃蛋白酶活性有关[7]。

解痉作用：西贝母碱对离体豚鼠回肠、兔十二指肠、大鼠子宫及整体狗小肠有明显松弛作用，并能对抗乙酰胆碱、组胺和氯化钡的平滑肌痉挛作用，其解痉作用类似于罂粟碱[8]。

抗肿瘤作用：平贝母中提取的一种生物碱类物质贝母碱酮诱导人白血病细胞的分化，通过下调癌基因 Bcl-2，上调抑癌基因 Bax，激活 caspase-3 诱导口腔癌细胞 IHOKs 与 HN4 凋亡，贝母碱酮还能将肿瘤细胞周期阻滞在 G_0/G_1 期[9]。贝母碱酮是人白血病细胞 HL-60 诱导分化剂，对全反式维甲酸(ATRA)的治疗作用具有增敏作用[10]。

毒性及不良反应 平贝母总碱小鼠静脉注射给药 LD_{50} 为 84.2 mg/kg，腹腔注射给药 LD_{50} 为 148.4 mg/kg[11]。

注评 本种为中国药典（1977、1990、1995、2000、2005、2010 年版）和内蒙古中药材标准（1988）收载"平贝母"的基源植物，药用其干燥鳞茎。其商品药材主要为人工载培品，本种属渐危种和国家 Ⅲ 级重点保护植物。

化学成分参考文献

[1] 徐东铭，等. 药学学报, 1982, 17(5): 355-359.

[2] 王淑琴，等. 中国中药杂志, 1991, 16(9): 554-555.

[3] 徐东铭，等. 中草药, 1983, 14(2): 55-56.

[4] 徐东铭，等. 中药通报, 1986, 11(11): 40-41.

[5] Kitamura Y, et al. *Tetrahedron Lett*, 1988, 29(16): 1959-1962.

[6] Kitamura Y, et al. *Tennen Yuki Kagobutsu Toronkai Koen Yoshishu*, 1989, 31st: 562-569.

[7] Kitamura Y, et al. *Tetrahedron*, 1989, 45(23): 7281-7286.

[8] 徐东铭，等. 药学学报, 1989, 24(9): 668-672.

[9] Xu DM, et al. *J Nat Prod*, 1990, 53(3): 549-552.

[10] Xu DM, et al. *J Nat Prod*, 2004, 53(3): 549-552.

[11] 阮汉利，等. 中国中药杂志, 2004, 29(4): 331-334.

[12] Oh H, et al. *Planta Med*, 2003, 69(6): 564-565.

[13] 李全生，等. 发明专利申请, 2005, CN 1561859 A 20050112.

[14] 徐东铭，等. 植物学报, 1989, 31(4): 285-288.

[15] 崔东滨，等. 中国中药杂志, 1995, 20(5): 298.

[16] 吴晓民，等. 华西药学杂志, 2006, 21(1): 74-76.

药理作用及毒性参考文献

[1] Kang DG, et al. *J Ethnopharmacol*, 2002, 81(1): 49-55.

[2] Oh H, et al. *Planta Med*, 2003, 69(6): 564-565.

[3] 李兴斌，等. 中医药信息，2004, 21(4): 28-29.
[4] 李萍，等. 中国药科大学学报，1993, 24(6): 360-362.
[5] 徐东铭，等. 中草药，1983, 14(2): 7-8.
[6] 王艳红，等. 人参研究，2004, 16(3): 13-17.
[7] 赵学慧，等. 中草药，1988, 19(3): 28.
[8] 李萍，等. 中草药，1991, 22(9): 205.
[9] Yun YG, et al. *Phytother Res*, 2008, 22(3): 416-23.
[10] Pae HO, et al. *Biol Pharm Bull*, 2002, 25(11): 1409-1411.
[11] 王艳红，等. 人参研究，2004, 16(3): 13-17.

14. 裕民贝母（植物分类学报）

Fritillaria yuminensis X. Z. Duan in Acta Phytotax. Sin. 19(2): 257. 1981.——*F. tachengensis* X. Z. Duan et X. J. Zheng, *F. yuminensis* X. Z. Duan var. *albiflora* X. Z. Duan et X. J. Zheng, *F. yuminensis* X. Z. Duan var. *roseiflora* X. Z. Duan et X. J. Zheng（英 **Yumin Fritillary**）

鳞茎具2–3枚鳞片，近球形，直径约1.5 cm；茎高30–50 cm，紫色。叶9–11枚，基部2枚对生，中部3–4枚轮生，先端对生或互生；叶片披针形至线形，长5–5.5 cm，宽0.8–2 cm，先端卷曲。苞片3枚，先端卷曲；花单生或多朵，钟形，俯垂；花梗长1–2 cm；花被片粉红色、淡黄色或淡蓝色，无小方格；长圆形或卵状长圆形，长1.5–2.2 cm，宽0.6–1.5 cm；蜜腺窝背面明显突出；花柱3裂，裂片长不及1 mm。蒴果具翅，翅宽3–4 mm。花期4–5月，果期6–7月。

分布与生境 产于新疆西北部。生于1100–2800 m的林缘、山坡上。

药用部位 鳞茎。

功效应用 清热润肺，化痰止咳，散结。用于支气管炎，肺结核，胃溃疡，十二指肠球部溃疡，喘证，黄疸，痈，肿疡，疮疡，痹证。

化学成分 鳞茎含生物碱类：$5\alpha,14\alpha$-瑟瓦林-3α-羟基-6-酮($5\alpha,14\alpha$-cevanine-3α-hydroxy-6-one)，$5\alpha,14\alpha$-瑟瓦林-3-酮-6β-O-β-D-葡萄糖苷($5\alpha,14\alpha$-cevanine-3-one-6β-O-β-D-glucoside)，西贝母碱(imperialine; sipeimine)，梭砂贝母酮(delavinone)，扭叶贝母辛▲(tortifolisine)[1]。

化学成分参考文献

[1] Zhang J, et al. *Phytochemistry*, 1993, 33(4): 946-947.

15. 甘肃贝母（中药志） 岷贝（甘肃），西北贝母（中国植物志）

Fritillaria przewalskii Maxim. in Trautv. et al., Dec. Pl. Nov. 9. 1882.——*F. gansuensis* S. C. Chen et G. D. Yu（英 **Przewalsk Fritillary**）

鳞茎具2枚鳞片，卵圆状球形，直径6–13 mm；茎高15–50 cm。叶4–7枚，基部2枚常对生，其余的互生或偶有近对生；叶片线形至狭披针形，长3–9 cm，宽3–6 mm，尖端有时稍弯曲。苞片1枚，先端稍弯曲；花通常单生，少有2朵，钟形或狭钟形，俯垂；花梗长2–3 cm；花被片淡黄色，具黑紫色斑点，狭长圆形至倒卵形，长2–3 cm，宽0.6–1.3 cm；蜜腺窝不很明显；雄蕊长约为花被片2/3，花丝具小乳突；花柱3裂，裂片长不及1 mm。蒴果具宽约1 mm的窄翅。花期6–7月，果期8月。

分布与生境 产于甘肃南部、青海东部、四川西北部。生于海拔2800–4400 m的灌丛中或草地上。

药用部位 鳞茎。

功效应用 清热润肺，化痰止咳，散结消痈。用于肺热燥嗽，干咳少痰，阴虚劳嗽，痰中带血，瘰疬，乳痈，肺痈。

化学成分 鳞茎含生物碱类：异贝母碱-N-氧化物(verticine-N-oxide)，贝母碱(peimine; verticine)，贝母辛(peimisine)，西贝母碱-3β-葡萄糖苷(imperialine-3β-glucoside)，西贝母碱(imperialine; sipeimine)，N-去甲基蒲贝酮碱(N-demethylpuqietinone)，贝母碱酮(verticinone)，异贝母碱(isoverticine)，浙贝林▲(zhebeirine)，蒲贝啶碱(puqiedine)，新贝甲素(sinpeinine A)，鄂贝啶碱(ebeiedine; edpetilidine)，鄂贝酮碱▲(ebeiedinone)[1]。

百合科 LILIACEAE

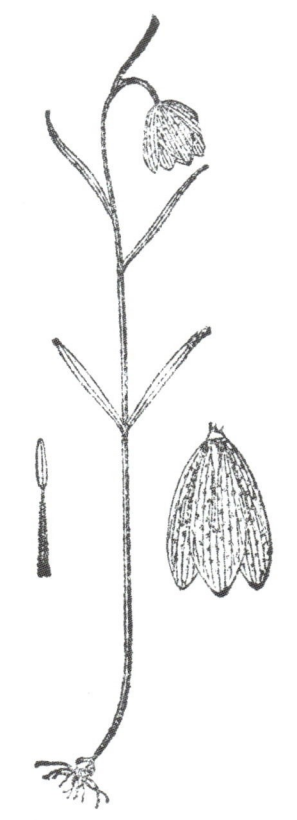

甘肃贝母 Fritillaria przewalskii Maxim.
引自《中国高等植物图鉴》

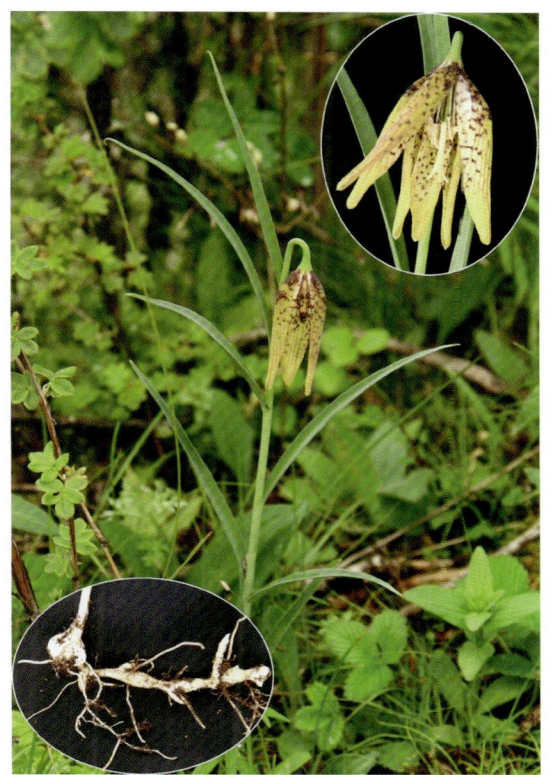

甘肃贝母 Fritillaria przewalskii Maxim.
摄影：张英涛

注评　本种为中国药典（1977、1990、1995、2000、2005、2010年版）和青海药品标准（1976）收载"川贝母"的基源植物之一，药用其干燥鳞茎；商品依据药材性状分为"松贝"、"青贝"。本种为国家Ⅲ级保护野生药材物种。

化学成分参考文献

[1] Li HJ, et al. *J Chromatogr A*, 2009, 1216(11): 2142-2149.

16. 暗紫贝母（植物分类学报）　松贝、冲松贝（中国植物志），乌花贝母（中药志）

Fritillaria unibracteata P. G. Xiao et K. C. Hsia in Acta Phytotax. Sin. 15(2): 39. 1977.（英 **Unibract Fritillary**）

鳞茎具2枚鳞片，直径6-8 mm；茎高15-40 cm。叶5-7枚，基部2枚常对生，其余的互生或也有对生；叶片线形至线状披针形，长3.6-5.5 cm，宽3-5 mm，先端不卷曲。苞片1枚，先端不卷曲；花单朵，少2-5朵，钟形；花梗较长；花被片黑紫色，具黄褐色小方格，或整个花被片内面具密集的紫红色斑纹，长2.5-2.7 cm，外花被片近长圆形，宽6-9 mm，内花被片倒卵状长圆形，宽10-13 mm；蜜腺窝不明显突出；雄蕊长1.2-1.4 cm，花丝有时具小乳突；柱头裂片很短，长0.5-1 mm。蒴果具宽约1 mm的窄翅。花期5-6月，果期8月。

分布与生境　产于甘肃南部、青海东南部、四川西北部。生于海拔3200-4700 m的灌丛、草甸中。

药用部位　鳞茎。

功效应用　清热润肺，化痰止咳，散结缩痈，用于肺热咳嗽，干咳少痰，阴虚劳嗽，痰中带血，瘰疬，乳痈，肺痈。

化学成分　鳞茎含生物碱类：松贝宁(songbeinine)[1]；甾体类：β-谷甾醇[1]；脂肪酸类：硬脂酸(stearic

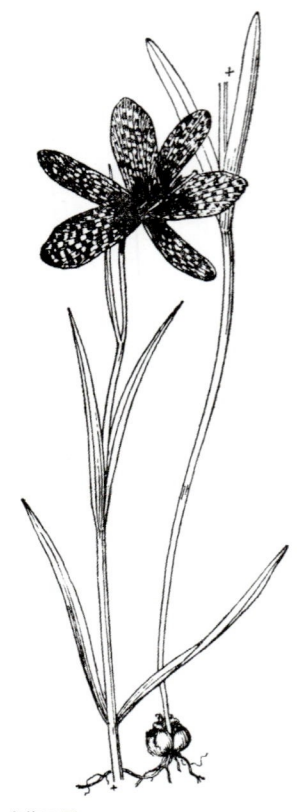

暗紫贝母 Fritillaria unibracteata P. G. Xiao et K. C. Hsia
冯晋庸 绘

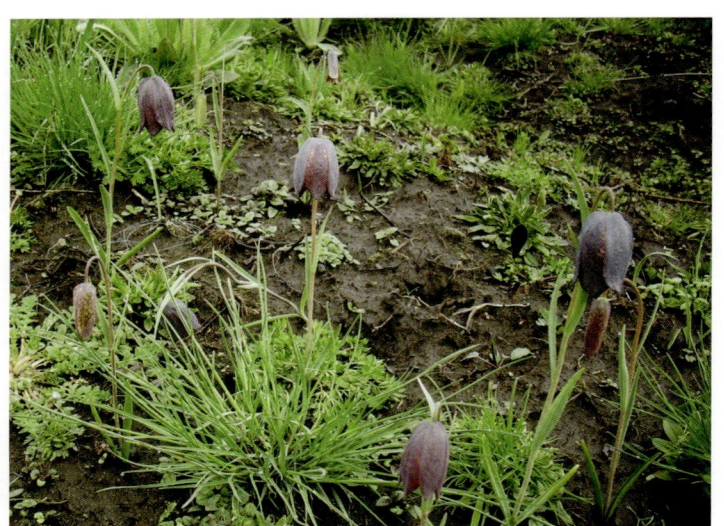

暗紫贝母 Fritillaria unibracteata P. G. Xiao et K. C. Hsia
摄影：杨青山

acid)，棕榈酸(palmitic acid)[1]。

药理作用　镇咳祛痰作用：暗紫贝母对氨水引咳模型小鼠有显著镇咳作用；酚红排泌试验证实其具有良好的祛痰作用，在一定剂量范围内且具有较好的剂量依赖关系[1]。

注评　本种为中国药典（1977、1990、1995、2000、2005、2010 年版）和内蒙古中药材标准（1988）收载"川贝母"的基源植物之一，药用其干燥鳞茎；商品依据药材性状分为"松贝"、"青贝"来自野生或载培。本种为国家Ⅲ级保护野生药材物种。

化学成分参考文献

[1] 余世春，等. 植物学报，1990, 32(12): 929-935.

药理作用及毒性参考文献

[1] 朱丹妮，等. 中国药科大学学报，1992, 23(2): 118-121.

17. 梭砂贝母（中国植物志）　雪山贝（青海），炉贝（中药志、四川），阿皮卡（西藏），德氏贝母（中药志）

Fritillaria delavayi Franch. in J. Bot. (Morot) 12: 222. 1898.（英 **Delavay Fritillary**）

　　鳞茎具 2-3 枚鳞片，近球形或卵圆形，直径 1-2 cm；茎高 15-35 cm，叶 3-5 枚（包括叶状苞片）较紧密地生于茎的中上部，互生或近对生；叶片卵形或卵状椭圆形，长 2-7 cm，宽 1-3 cm，顶端钝或圆形；花单朵，钟形；花梗较长；花被片淡黄色，具红褐色的斑点或小方格，狭椭圆形或长圆状椭圆

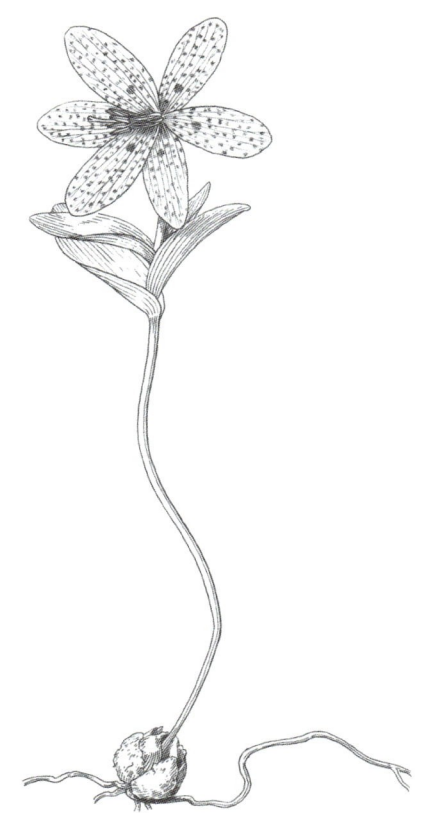

梭砂贝母 Fritillaria delavayi Franch.
引自《西藏植物志》

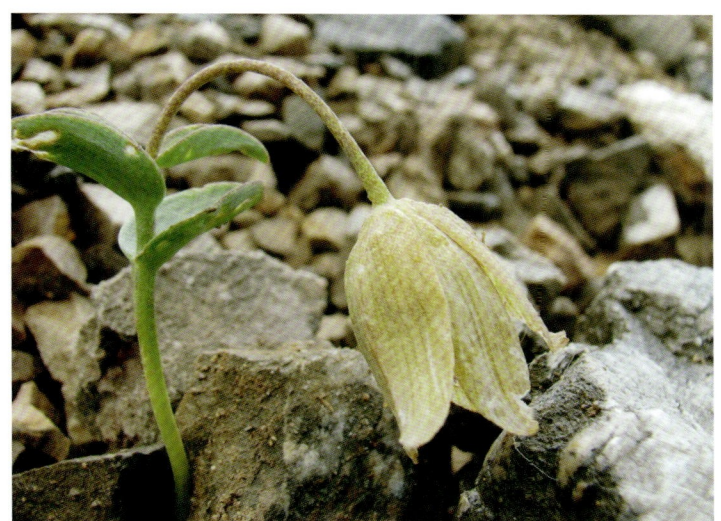

梭砂贝母 Fritillaria delavayi Franch.
摄影：易思容

形，长 3.2-4.5 cm，宽 1.2-1.8 cm；蜜腺窝不明显；雄蕊长 1.6-2.2 cm，花药基着，花丝无小乳突；花柱 3 裂，裂片长 0.5-4 mm。蒴果棱上具宽约 1 mm 的窄翅，宿存花被片常包住蒴果。花期 6-7 月，果期 8-9 月。

分布与生境　产于青海南部、四川西部、云南西北部、西藏。生于海拔 3400-5600 m 的沙石地或流沙岩石的石缝中。也分布于不丹、印度。

药用部位　鳞茎。

功效应用　清热润肺，化痰止咳，散结缩痈，用于肺热咳嗽，干咳少痰，阴虚劳嗽，痰中带血，瘰疬，乳痈，肺痈。

化学成分　鳞茎含生物碱类：西贝母宁▲(impranine)，二氢西贝母宁▲(dihydroimpranine)，贝母辛宁(fetisinine)，塞氏百合碱▲(korsevine)[1]，梭砂贝母定碱(delavidine)，川贝酮(chuanbeinone)，梭砂贝母酮(delavinone)，贝母碱(peimine; verticine)，贝母辛(peimisine)，贝母宁碱(peiminine)[2]，梭砂贝母碱(delavine)，西贝母碱(imperialine; sipeimine)[3]。

注评　本种为中国药典（1977、1985、1990、1995、2000、2005、2010 年版）收载"川贝母"的基源植物之一，药用其干燥鳞茎；药材习称"炉贝"，药材性状具有"马牙嘴"和"虎皮斑"的特征易于区别于它种药材。藏族、蒙古族也药用；藏族用鳞茎治疗中毒症，用叶治疗黄水病，用种子治头病和虚热症；蒙古族用鳞茎治胸热作痛和小儿肺热咳嗽。本种为国家Ⅲ级保护野生药材物种。

化学成分参考文献

[1] Akhtar MN, et al. *Phytochemistry*, 2003, 63(1): 115-122.

[2] Cao XW, et al. *Biochem System Ecol*, 2008, 36(8): 665-668.

[3] Kaneko K, et al. *Chem Pharm Bull*, 1985, 33(6): 2614-2617.

18. 高山贝母（中国植物志）

Fritillaria fusca Turrill in Hooker's Icon. Pl. 35: t. 3427, f. 8-11. 1943.（英 **Alpine Fritillary**）

鳞茎具 2 枚鳞片，卵圆形；茎高 8-22 cm。叶 2-3 枚，近对生或互生；叶片椭圆形至近长圆形，长 1.9-3.3 cm，宽 0.7-2 cm，顶端钝。花单朵，俯垂；花被片紫褐色，有小方格，内、外轮相似，长 1.6-1.8 cm，宽 6-7 mm；雄蕊长约为花被片的 1/2，花药背着，花丝无小乳突；花柱 3 裂，裂片长约 2.5 mm。蒴果无翅。花期 7 月。

分布与生境 产于西藏（南木林）。生于海拔 5000-5100 m 的高山流石滩。

药用部位 鳞茎。

功效应用 清热润肺，化痰止咳。用于肺热燥咳，干咳少痰，阴虚劳嗽。

19. 砂贝母（中国植物志） 滩贝母（新疆药用植物志、中国高等植物图鉴）

Fritillaria karelinii (Fisch. ex D. Don) Baker in J. Linn. Soc., Bot. 14: 268. 1874. ——*Rhinopetalum karelinii* Fisch. ex D. Don（英 **Karelin Fritillary**）

鳞茎具 2 枚鳞片，直径约 1 cm；茎高 12-35 cm，被乳突状毛。叶 5-8 枚，基部 2 枚近对生，披针形，长 4-6 cm，宽 0.8-1.5 cm，上部的互生，叶片线形，长 2.5-3 cm，宽 1-5 mm，被小乳突状毛。苞片常 2 枚，线形；花 3-13 朵，稍两侧对称；花梗长 7-12 mm；花被片近浅红紫色，具暗色斑点或小方格，长圆状卵形，长 1-1.5 cm，宽 3-5 mm；蜜腺窝囊状，其中一个较大，明显突出成距状；雄蕊稍短于花被片，花药基着，近球形，长约 1.2 mm，花丝从中部至基部边缘具细缘毛；柱头不分裂。蒴果近扁球状，棱上无翅。花期 4 月，果期 5-6 月。

分布与生境 产于新疆西北部。生于荒滩中、石头坡上。也分布于阿富汗、巴基斯坦、哈萨克斯坦、塔吉克斯坦、土库曼斯坦、乌兹别克斯坦、伊朗。

药用部位 鳞茎。

功效应用 清热润肺，化痰止咳，散结。用于风寒咳嗽，瘰疬，疮，肿疡，肺痈，乳痈。

化学成分 鳞茎含生物碱类：贝母属碱(fritillarine)[1]。

注评 本种的鳞茎哈萨克族、维吾尔族也药用；主要用于治急、慢性支气管炎，小儿上呼吸道感染，久咳气喘。

化学成分参考文献

[1] Pan HF, et al. *K'o Hsueh T'ung Pao*, 1980, 25(4): 186.

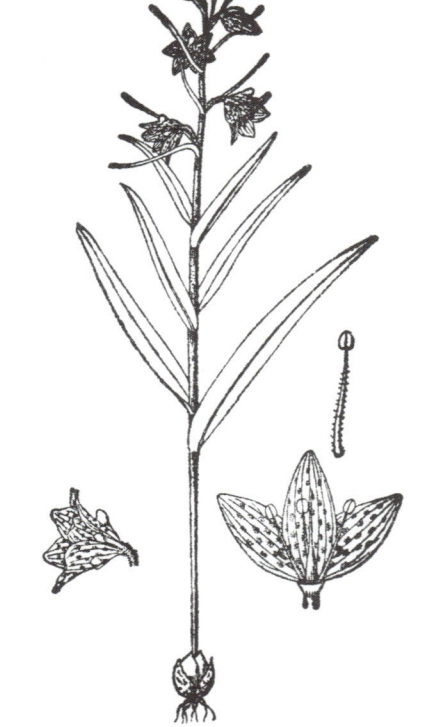

砂贝母 **Fritillaria karelinii** (Fisch. ex D. Don) Baker
引自《中国高等植物图鉴》

20. 安徽贝母（植物分类学报）

Fritillaria anhuiensis S. C. Chen et S. F. Yin in Acta Phytotax. Sin. 21: 100. 1983.（英 **Anhui Fritillary**）

鳞茎卵球形，直径约 2 cm，鳞片常 6-9 (-20) 枚，肉质，狭卵形或狭卵状披针形，大小有变化；茎高 10-15 (-40) cm。叶 6-8 (-12) 枚，最下面的常对生，长 12-14 cm，宽 1.3-3.5 cm，先端不卷曲，上面的叶轮生或散生，较小。苞片 3-4 枚，稀 2 枚，先端不卷曲或卷曲；花 1 (-2) 朵，暗紫色或具白色斑点或白色具紫色小方格；花梗长 1-2 cm；花被片几乎等大，近长圆形，长 4-5.5 cm，宽约 1.5 cm；雄蕊 6，长约为花被片的一半，花药基着；柱头裂片长 4-6 mm。蒴果长 3-5 cm，宽 2.5-3 cm，具 8-10 mm 的宽翅。花期 3-4 月，果期 5-6 月。

分布与生境　产于河南、安徽。生于海拔200–900 m的林下、灌丛、草地。

药用部位　鳞茎。

功效应用　养阴润肺，止咳化痰，散结消肿。用于慢性支气管炎。

化学成分　鳞茎含生物碱类：(22S,25S)-茄次碱-5-烯-3β-醇[(22S,25S)-solanid-5-en-3β-ol]，(22S,25S)-茄次碱-5,20(21)-二烯-3β-醇[(22S,25S)-solanid-5,20(21)-dien-3β-ol][1]，皖贝宁▲A(wanpeinine A)，贝母碱酮(verticinone)，贝母辛(peimisine)，异贝母碱(isoverticine)[2]；甾体类：β-谷甾醇，胡萝卜苷[3]；二萜类：对映-贝壳杉-15-烯-17-醇(ent-kauran-15-en-17-ol)，对映-贝壳杉-16β,17-二醇(ent-kauran-16β,17-diol)[3]，12,15-环氧-8,13-半日花二烯-19-醇(12,15-epoxy-8,13-labdadien-19-ol)，对映-3β-乙酰氧基贝壳杉-16β,17-二醇(ent-3β-acetoxy-kauran-16β,17-diol)，对映-贝壳杉-3β,16β,17-三醇(ent-kaurane-3β,16β,17-triol)[4]，12,15-磺酰基-8(17),13-半日花二烯-19-羧酸[12,15-sulfonyl-8(17),13-labdadien-19-oic acid]，对映-3β-乙酰氧基-16α-甲氧基贝壳杉-17-醇(ent-3β-acetoxy-16-amethoxykauran-17-ol)[5]。

药理作用　镇咳祛痰作用：腹腔注射安徽贝母醇提物，实验猫咳嗽强度和次数均受到不同程度的抑制；醇提物灌胃试验或徽贝总苷口服能增加大鼠痰液分泌量，在有效量范围内，随剂量增加祛痰作用增强[1-2]。

注评　本种为安徽药品标准（1990）收载"皖贝母"的基源植物，药用其干燥鳞茎；药材又称"皖母"，在当地长期作"川贝母"的替代品。

化学成分参考文献

[1] Shou QY, et al. *Fitoterapia*, 2010, 81(2): 81-84.

[2] 李清华，等. 药学学报，1986, 21(10): 767-771.

[3] 李清华，等. 中国中药杂志，1990(3): 170-171.

[4] 康露，等. 药学学报，2007, 42(1): 58-60.

[5] Shou QY, et al. *Tetrahedron Lett*, 2009, 50(28): 4185-4187.

药理作用及毒性参考文献

[1] 汪丽燕，等. 中国药理学通报，1988, 4(6): 375, 368.

[2] 汪丽燕，等. 安徽医学，1993, 14(3): 57-58.

21. 轮叶贝母（中国植物志）　一轮贝母（全国中草药汇编），北贝（中药大辞典）

Fritillaria maximowiczii Freyn, Oesterr. Bot. Z. 53: 21. 1903.（英 **Maximowicz Fritillary**）

鳞茎具4–6或更多的鳞茎，直径1–2 cm，周围又有许多米粒状小鳞片，后者易脱落；茎高27–55 cm。叶3–6枚排成一轮，极少2轮，着生于茎1/3处以上，向上有时还具1–2枚互生；叶片线形或线状披针形，长4.5–10 cm，宽3–13 mm，先端不卷曲。苞片1枚，不卷曲；花单生，少有2朵，钟形，俯垂，花梗长；花被片外面紫红色，内面红色，稍具黄色小方格，披针状椭圆形或卵状椭圆形，长3.5–4 cm，宽1–1.4 cm；蜜腺窝背面突出；雄蕊长2–2.5 cm，花丝无小乳突；花柱3裂，裂片长6–8 mm。蒴果具长约4 mm的翅。花期6月。

分布与生境　产于东北、河北。生于海拔1400–1500 m的林下、林缘潮湿处和沙地、灌丛、草坡。也分布于俄罗斯（远东地区、东西伯利亚）。

药用部位　鳞茎。

功效应用　润肺化痰，止咳，散结。用于肺热咳嗽，支气管炎，瘿瘤，瘰疬。

化学成分　鳞茎含生物碱类：3-异黑百合碱▲(3-isokuroyurinidine)，15,16-开环-22αH,25βH-茄次碱-5,14-二烯-3β-醇-O-β-D-吡喃葡萄糖基-(1→4)-β-D-吡喃果糖苷[15,16-seco-22αH,25βH-solanida-5,14-dien-3β-ol-O-β-D-glucopyranosyl-(1→4)-β-D-xylopyranoside]，黑百合宁碱▲-3-O-β-纤维二糖(hapepunine-3-O-β-cellobioside)[1]。

注评　本种蒙古族药用其鳞茎治肺热咳嗽、肺刺痛、慢性支气管炎、不思饮食、感冒等。

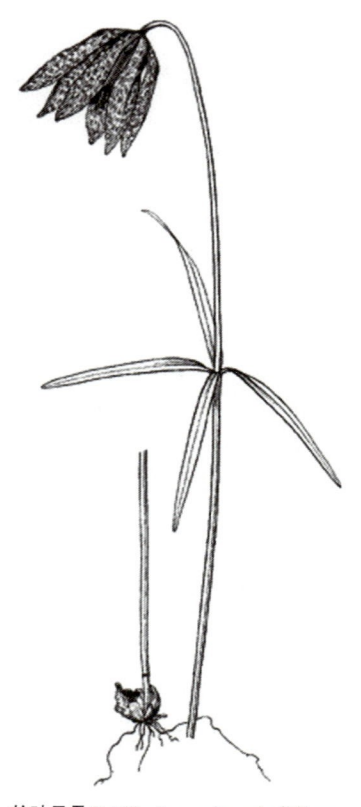

轮叶贝母 Fritillaria maximowiczii Freyn
蔡淑琴 仿冯晋庸

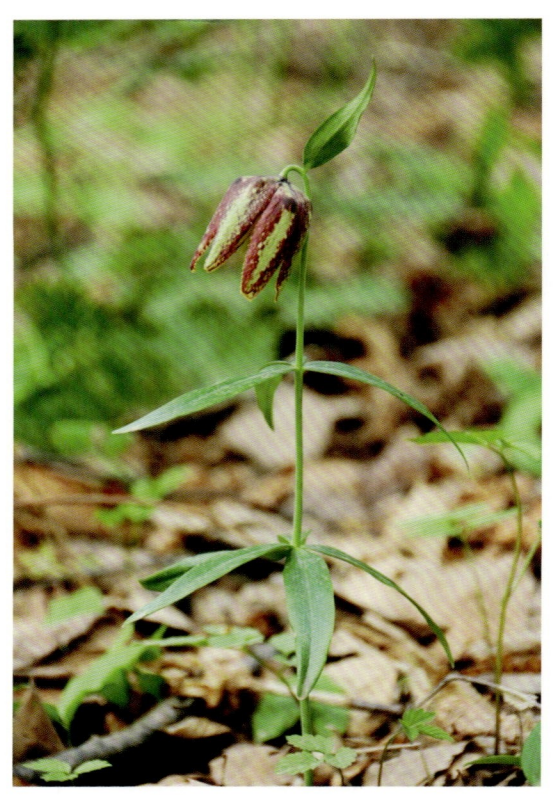

轮叶贝母 Fritillaria maximowiczii Freyn
摄影：林秦文

化学成分参考文献

[1] Qian ZZ, et al. *Phytochemistry*, 1995, 40(3): 979-981.

22. 米贝母（中国植物志） 米百合（四川宝兴）

Fritillaria davidii Franch. in Nouv. Arch. Mus. Hist. Nat. sér. 2. 10: 93. t. 16, f. β. 1887.（英 **David Fritillary**）

　　鳞茎具 3-10 枚球状鳞片，直径 1-2 cm，周围具许多米粒状小鳞片；茎高 10-33 cm，茎上无叶，仅在顶端具 3-4 枚多少花瓣状的苞片；基生叶 1-4 枚，椭圆形或卵形，长 3-5.5 cm，宽 2-2.8 cm，顶端急尖。花单生，钟形，花梗短；花被片黄色，具紫色小方格，近长圆状椭圆形，长 3-4 cm，宽 0.7-1.4 cm，内面具许多小疣点，先端钝；蜜腺窝不明显；雄蕊长 1.5-2 cm，花丝无小乳突；花柱 3 裂，裂片 5-6 mm。花期 3-5 月。

分布与生境　产于四川西部。生于海拔 1600-2600 m 的林下、岩石缝中、多岩石处、沿溪边草地。

药用部位　鳞茎。

功效应用　清热润肺，化痰止咳。用于肺虚久咳，痰少燥咳，痰火郁结，咳痰黄稠。

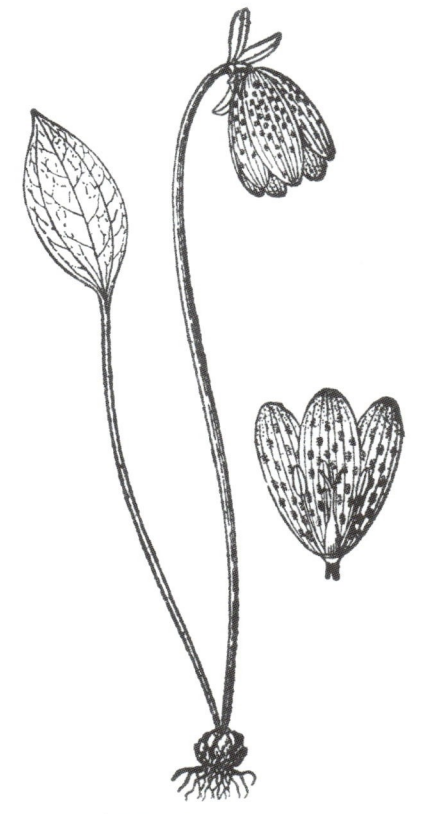

米贝母 Fritillaria davidii Franch.
引自《中国高等植物图鉴》

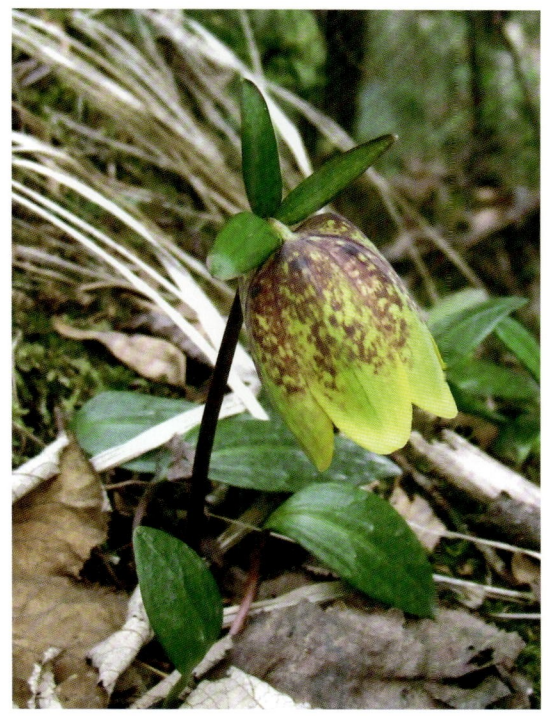

米贝母 Fritillaria davidii Franch.
摄影：朱大海

20. 百合属 Lilium L.

鳞茎卵形或近球形，鳞片多数，肉质，卵形或披针形，无节或有节，白色，少有黄色；茎圆柱形，有的带紫色条纹。叶通常散生，较少轮生，线形、披针形至椭圆形，无柄或具柄。花单生或排成总状花序，少有近伞形或伞房状排列；苞片叶状，较小；花常有鲜艳色彩，有时有香气；花被片6，2轮，离生，常多少靠合而成喇叭形或钟形，较少强烈反卷，通常披针形或匙形，基部有蜜腺，蜜腺两边有乳头状突起或无，有的有鸡冠状突起或流苏状突起；雄蕊6，花丝钻状，有毛或无毛，花药椭圆形，背着，丁字状；子房圆柱形，花柱细，柱头膨大，3裂。蒴果长圆形，室背开裂。种子扁平，周围有翅。

约115种，分布于北半球温带和高山地区。我国有55种，35种特有，1种引种，22种10变种可药用。

分种检索表

1. 叶轮生。
  2. 花被片张开，橙黄色，有紫红色斑点，蜜腺两边无乳头状突起；鳞片白色，无节 ··· 23. 青岛百合 L. tsingtauense
  2. 花被片反卷。
    3. 蜜腺两边有乳头状突起；花被片紫红色，有斑点；鳞片淡褐色，无节 ··· 24. 新疆百合 L. martagon var. pilosiusculum
    3. 蜜腺两边无乳头状突起；花被片淡橙红色，有斑点；鳞片白色，有节 ··

.... 25. 东北百合 L. distichum
1. 叶散生。
    4. 花喇叭形或线形，花被片先端外弯或不弯；雄蕊上部弯或向中心靠拢。
        5. 花喇叭形；花被片先端外弯，无斑点；雄蕊上部弯。
            6. 蜜腺两边有乳头状突起；茎上部叶腋间无珠芽；花丝中部以下密被柔毛 ············ 1. 野百合 L. brownii
            6. 蜜腺两边无乳头状突起。
                7. 茎上部叶腋间有珠芽；花丝无毛 ··· 5. 淡黄花百合 L. sulphureum
                7. 茎上部叶腋间无珠芽。
                      8. 叶线形，宽 4–7 mm ··· 2. 台湾百合 L. formosanum
                      8. 叶披针形或长圆状披针形，宽 6–18 mm。
                          9. 花丝有毛 ·· 4. 宜昌百合 L. leucanthum
                          9. 花丝无毛 ·· 3. 麝香百合 L. longiflorum var. scabrum
        5. 花钟形，花被片不弯或先端稍弯，有斑点或无斑点；雄蕊向中心靠拢。
            10. 内轮花被片蜜腺两边有流苏状突起或乳头状突起。
                11. 内轮花被片蜜腺两边有流苏状突起，花下垂或平展。
                    12. 花被片披针形或卵状披针形，花黄色 ·································· 6. 尖被百合 L. lophophorum
                    12. 花被片椭圆形或卵状椭圆形，花淡紫色或紫红色 ·························· 7. 小百合 L. nanum
                11. 内轮花被片蜜腺两边有乳头状突起，花直立。
                    13. 叶基部具一簇白色绵毛；茎无乳头状突起；花柱长于子房 2 倍以上；花被片长 7–9 cm；近蜜腺处有深紫红色的乳头状突起 ······································ 9. 毛百合 L. dauricum
                    13. 叶基部不具白绵毛；茎有乳头状突起；花柱稍短于子房；花被片长 2.2–3.5 cm；蜜腺两边乳头状突起非紫红色 ··· 8. 渥丹 L. concolor
            10. 内轮花被片蜜腺两边无乳头状突起。
                14. 叶缘及下面沿中脉有乳头状突起；花白色、粉红色或淡黄色，内具紫色斑点 ··· 10. 滇百合 L. bakerianum
                14. 叶缘无乳头状突起；花白色，基部具细的紫红色斑点 ············ 11. 蒜头百合 L. sempervivoideum
    4. 花不为喇叭形或钟形；花被片反卷或不反卷；雄蕊上端常向外张开。
        15. 花被片蜜腺两边无乳头状突起，有流苏状突起或无。
            16. 叶有柄；花被片蜜腺两边有流苏状突起。
                17. 叶明显两型；花黄色或黄红色，有紫色斑点，花被片全缘 ················ 15. 南川百合 L. rosthornii
                17. 叶近同型；花白色，花被片边缘波状 ······················ 14. 药百合 L. speciosum var. gloriosoides
            16. 叶无柄；花被片蜜腺两边无流苏状突起。
                18. 花淡红紫色或粉红色；花柱长为子房的 3 倍以上；叶狭披针形，上面有 3 条凹陷的脉 ··· 12. 卓巴百合 L. wardii
                18. 花白色，有紫色斑点；花柱与子房等长或稍长；叶线形或线状披针形，上面无 3 条凹陷的脉 ··· 13. 大理百合 L. taliense
        15. 花被片蜜腺两边有乳头状突起。
            19. 茎上部的叶腋间具珠芽；花橙红色，有紫黑色斑点 ························ 22. 卷丹 L. lancifolium
            19. 茎上部的叶腋间无珠芽。
                20. 叶狭披针形至长圆形；花白色，有紫色斑点，花被片无流苏状突起 ··· 16. 宝兴百合 L. duchartrei
                20. 叶线形。
                    21. 蜜腺两边有乳头状，但无鸡冠状突起。

22. 花鲜红色，通常无斑点，较少偶见几个斑点·· 17. **山丹 L. pumilum**
22. 花淡紫红色、橙黄色，有斑点。
　23. 茎密被小乳头状突起；花橙黄色，有紫黑色斑点；内轮花被片比外轮宽，长 5–6 cm；
　　　花柱长为子房的 2 倍以上·· 19. **川百合 L. davidii**
　23. 茎无小乳头状突起；花淡紫红色，有深紫色斑点；内轮花被片与外轮花被片等宽，长
　　　3.5–4.5 cm；花柱长约为子房的 1 倍多·································· 20. **垂花百合 L. cernuum**
21. 蜜腺两边除具乳头状突起外尚有鸡冠状突起。
　24. 花紫红色·· 18. **乳头百合 L. papilliferum**
　24. 花绿白色，有稠密的紫褐色斑点······································ 21. **绿花百合 L. fargesii**

本属药用植物鳞茎主要含甾体类成分，如从麝香百合 (L. longiflorum var. scabrum) 新鲜鳞茎中分离得到的 (25*S*)- 螺甾 -5- 烯 -3*β*- 醇 -3-*O*-{*O*-*α*-L- 吡喃鼠李糖基 -(1→2)-*O*-[*α*-L- 吡喃阿拉伯糖基 -(1→3)]-*β*-D- 吡喃葡萄糖苷 }{(25*S*)-spirost-5-en-3*β*-ol-3-*O*-{*O*-*α*-L-rhamnopyranosyl-(1→2)-*O*-[*α*-L-arabinopyranosyl-(1→3)]-*β*-D-glucopyranoside}，**1**} 及从药百合 (L. speciosum var. gloriosoides) 新鲜鳞茎中分离得到的 (25*R*)-27-{*O*-[(*S*)-3- 羟基 -3- 甲基戊二酰]- 螺甾 -5- 烯 -3*β*,27- 二醇 -3-*O*-{*O*-*α*-L- 吡喃鼠李糖基 -(1→2)-*O*-[*β*-D- 吡喃葡萄糖基 -(1→4)]-*β*-D- 吡喃葡萄糖苷 {(25*R*)-27-{*O*-[(*S*)-3-hydroxy-3-methylglutaryl]-spirost-5-en-3*β*,27-diol-3-*O*-{*O*-*α*-L-rhamnopyranosyl-(1→2)-*O*-[*β*-D-glucopyranosyl-(1→4)]-*β*-D-glucopyranoside}，**2**}；另外还包括少数的生物碱成分，如秋水仙碱 (colchicine，**3**)、小檗碱及其他酚性成分。**1**、**2** 及其甲基化衍生物 **4** 均抑制佛波酯 (TPA) 刺激 ^{32}P 掺入 HeLa 细胞磷脂中。

1: R=X

2: R$_1$=X; R$_2$=HMG
4: R$_1$=X; R$_2$=CH$_3$-HMG

3

HMG

CH$_3$-HMG

X

本属植物中百合具有镇咳、平喘、祛痰、镇静催眠、调节免疫、抗应激性损伤、抗癌、降血糖和抗氧化作用，卷丹具有抗疲劳、抗过敏和抑菌作用，川百合具有止咳祛痰、镇静、抗过敏和耐缺氧作用，山丹具有抗氧化和抗自由基作用，尖被百合具有消除 NO^{2-} 和抑菌作用，新疆百合具有抗菌作用。药理活性部位为多糖和生物碱类。

1. 野百合（中国植物志） 百合（湖北、广西、贵州），米百合（湖北），淡紫百合（四川）
Lilium brownii F. E. Brown ex Miellez, Cat. Expos. Soc. Hort. Lille, 1841.（英 **Brown Lily, Hong Kong Lily, Chinese Lily**）

1a. 野百合（模式变种）

Lilium brownii F. E. Brown ex Miellez var. **brownii**（英 **Brown Lily, Hong Kong Lily, Chinese Lily**）

鳞茎球形，直径 2–4.5 cm；鳞片披针形，长 1.8–4 cm，宽 0.8–1.4 cm，白色，无节。茎高 0.7–2 m，有的有紫色条纹和小乳头状突起。叶散生，披针形或线形。花单生或几朵排成近伞形；花梗长 3–10 cm；苞片披针形；花喇叭形，有香气，乳白色，外面稍带紫色，无斑点，向外张开或先端外弯而不卷，长 13–18 cm，外轮花被片比内轮窄，内轮花被片宽 3.4–5 cm，蜜腺两边有小乳头状突起；花丝长 10–13 cm，中部以下密被柔毛，花药长椭圆形，长 1.1–1.5 cm；子房圆柱形，长 3.2–3.6 cm，宽约 4 mm，花柱长 8.5–11 cm，柱头 3 裂。蒴果长圆形，长 4.5–6 cm，宽约 3.5 cm，有棱，具多数种子。花期 5–6 月，果期 9–10 月。

分布与生境　产于河南、湖北、湖南、广东、广西、安徽、江西、江苏、浙江、福建、陕西、甘肃、四川、贵州、云南。生于海拔 100–2200 m 的山坡、灌木林下、路边、溪旁或石缝中。

药用部位　鳞茎。

功效应用　养阴润肺，清心安神。用于阴虚久咳，痰中带血，虚烦惊悸，失眠多梦，精神恍惚。

化学成分　新鲜鳞茎含甾体类：野百合苷▲(brownioside)，(22S,25S)-26-O-β-D-吡喃葡萄糖基-22,25-环氧呋甾-5-烯-3β,26-二醇-3-O-[α-L-吡喃鼠李糖基-(1→2)]-β-D-吡喃葡萄糖苷{(22S,25S)-26-O-β-D-glucopyranosyl-22,25-epoxyfurost-5-en-3β,26-diol-3-O-[α-L-rhamnopyranosyl-(1→2)]-β-D-glucopyranoside}[1]；酚类：1,3-O-二阿魏酰甘油(1,3-O-diferuloylglycerol)，1,2-O-二阿魏酰甘油(1,2-O-diferuloylglycerol)，1-O-阿魏酰基-3-O-对香豆酰甘油(1-O-feruloyl-3-O-p-coumaroylglycerol)，1-O-阿魏酰基-2-O-对香豆酰甘油(1-O-feruloyl-2-O-p-coumaroylglycerol)，1-O-对香豆酰基-2-O-阿魏酰甘油(1-O-p-coumaroyl-2-O-feruloylglycerol)，1-O-阿魏酰甘油(1-O-feruloylglycerol)，1-O-对香豆酰甘油(1-O-p-coumaroylglycerol)，3,6'-O-二阿魏酰蔗糖

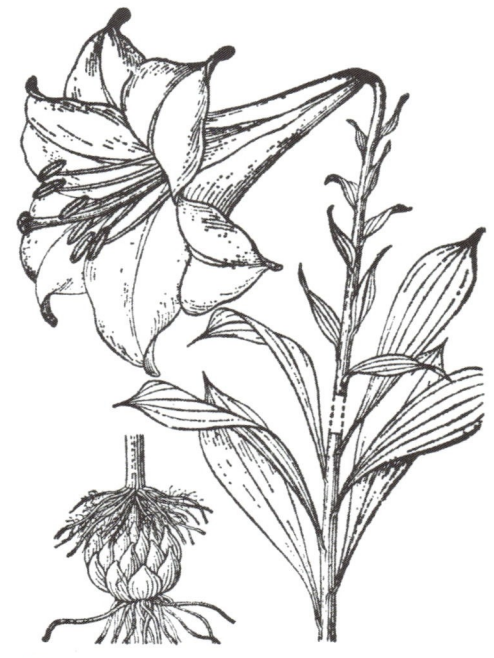

野百合 **Lilium brownii** F. E. Brown ex Miellez var. **brownii**
引自《中国高等植物图鉴》

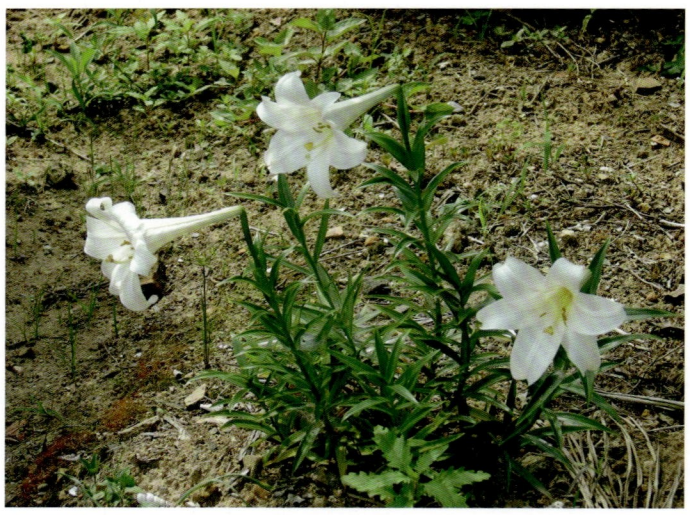

野百合 **Lilium brownii** F. E. Brown ex Miellez var. **brownii**
摄影：杨成梓

(3,6'-O-diferuloylsucrose)，岷江百合苷(regaloside) A、B、D[1]。

鳞茎含生物碱类：秋水仙碱(colchicine)[2]。

注评 本种傈僳族和水族亦同等药用。

化学成分参考文献

[1] Mimaki Y, et al. *Phytochemistry*, 1990, 29(7): 2267-2271.

[2] 何纯莲，等. 中南大学学报（自然科学版），2006, 37(2): 286-289.

1b. 百合（变种）（神农本草经） 野百合（江苏、江西），药百合、家百合（全国中草药汇编），白花百合（救生苦海）

Lilium brownii F. E. Brown ex Miellez var. **viridulum** Baker in Gard. Chron. ser. 2, 24: 134. 1885.

（英 **Greenish Lily**）

本变种与野百合的区别在于叶倒披针形至倒卵形。

分布与生境 产于河北、山西、河南、湖北、湖南、安徽、江西、浙江、陕西。生于海拔 300–1000 m 的山坡草丛中、疏林下、山沟旁、地边或村旁，也有栽培。

药用部位 鳞茎。

功效应用 养阴润肺，清心安神。用于阴虚燥咳，劳嗽咳血，虚烦惊悸，失眠多梦，精神恍惚。

化学成分 鳞茎含甾体类：26-O-β-D-吡喃葡萄糖基-3β,26-二羟基胆甾-16,22-二氧代-3-O-α-L-吡喃鼠李糖基-(1→2)-β-D-吡喃葡萄糖苷{26-O-β-D-glucopyranosyl-3β,26-dihydroxy-cholestan-16,22-dioxo-3-O-α-L-rhamnopyranosyl-(1→2)-β-D-glucopyranoside}[1]，26-O-β-D-吡喃葡萄糖基-3β,26-二羟基-5-胆甾烯-16,22-二氧-3-O-α-L-吡喃鼠李糖基-(1→2)-β-D-吡喃葡萄糖苷[2]，β-谷甾醇，胡萝卜苷[2]；其他类：正丁基-β-D-吡喃果糖苷[2]，秋水仙碱(colchicine)[3]。

花含挥发油类：邻苯二甲酸二异丁酯，十二酸[4]。

药理作用 镇咳、平喘和祛痰作用：小鼠灌服百合水提取物或新鲜百合，可延长二氧化硫引咳潜伏期，减少咳嗽次数。百合煎剂对氨水引起的小鼠咳嗽有止咳作用，可使小鼠肺灌流量增加。小鼠灌服百合水提取液，可增加器官酚红排出量。百合还可对抗组胺引起的蟾蜍哮喘。新鲜百合比干品百合的镇静止咳作用强[1-2,4]。

镇静催眠作用：小鼠灌服百合水提取液，可延长戊巴比妥钠睡眠时间，并使阈下剂量戊巴比妥钠

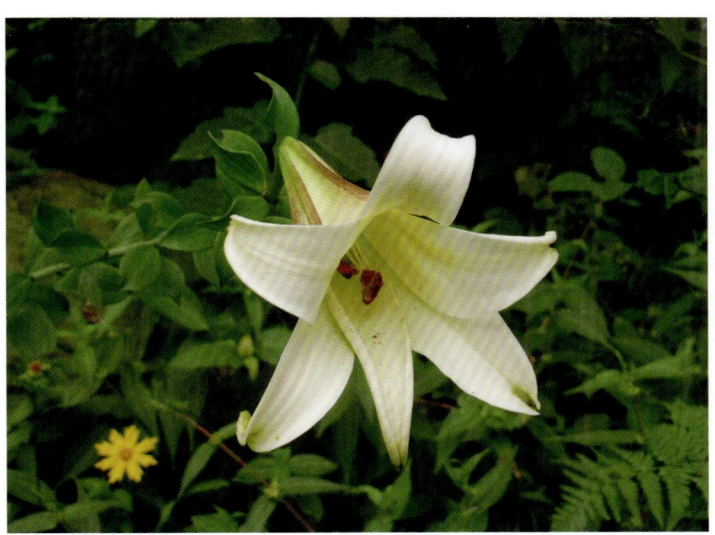

百合 Lilium brownii F. E. Brown ex Miellez var. viridulum Baker
摄影：梁同军

睡眠率提高[3-4]。

调节免疫作用：小鼠灌服百合水提取液，可抑制二硝基氯苯（DNCB）所致迟发型超敏反应。百合多糖与小鼠脾淋巴细胞共同培养，可促进 DNA 和 RNA 的合成，同时淋巴细胞存活率也增多。以 ^{3}H-TdR 掺入为指标，发现百合多糖对原美州商陆有丝分裂原、脂多糖的有丝分裂反应有促进增强作用[4]。

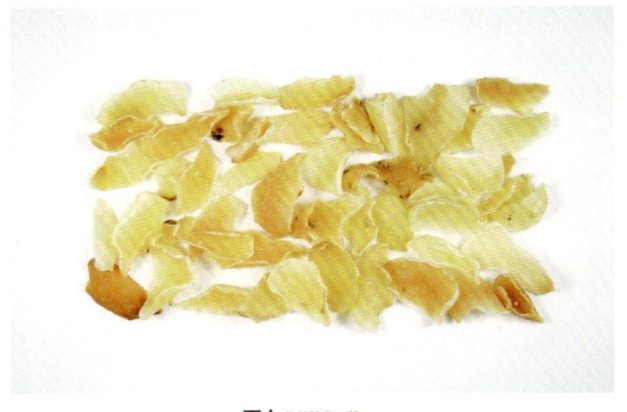

百合 Lilii Bulbus
摄影：钟国跃

抗应激性损伤作用：百合水提取液给小鼠灌服，可增加小鼠负荷（5% 体重）游泳时间；对抗异丙肾上腺素所致缺氧作用，延长耐缺氧时间；延长烟熏法所致"肺气虚"模型小鼠的游泳时间、肾上腺皮质激素所致"阴虚"模型小鼠的负荷（5% 体重）游泳时间和甲状腺素所致"甲亢阴虚"小鼠的耐缺氧时间[1,3-4]。

抗肿瘤作用：百合所含的秋水仙碱能抑制癌细胞的增殖。其作用机理为抑制肿瘤细胞的纺锤体，使其停留在分裂中期，不能进行有效的有丝分裂，特别是对乳癌的抑制效果比较好[6]。

降血糖作用：百合中的百合多糖可降低四氧嘧啶致糖尿病模型小鼠的血糖[7-9]。

抗氧化作用：百合提取液对羟自由基有较好的清除效果，其清除率高于苯甲酸、丙酮，与硫脲的作用效果接近，且清除率与百合提取液添加量呈正相关。百合粗多糖可使 D-半乳糖引起的衰老小鼠血液中的超氧化物歧化酶（SOD）及谷胱甘肽过氧化物酶（GSH-Px）活力升高，使血浆、脑匀浆和肝匀浆中的脂质过氧化物（LPO）水平下降[10-14]。

注评 本种为历版中国药典、新疆（1980）药品标准和内蒙古（1986）蒙药材标准收载"百合"的基源植物之一，药用其干燥肉质鳞叶；中国药典（1963 年版）采用其异名 *L. brownii* F. E. Brown ex Miellez var. *colchesteri* (Van Houtte) wilson ex Elwes。本种的花和种子亦药用，花治疗咳嗽、眩晕、夜寐不安、天疱疮；种子治肠风下血。苗族、佤族、彝族、畲族、壮族也药用其肉质鳞叶，治疗肺虚久咳、烦躁惊悸。

化学成分参考文献

[1] 侯秀云，等. 中国药物化学杂志，1998, 8(1): 49, 53.

[2] 侯秀云，等. 药学学报，1998, 33(12): 923-926.

[3] 杨林莎，等. 河南中医药学刊，2002, 17(1): 74-75.

[4] 田瑞华，等. 鞍山师范学院学报，2003, 5(2): 61-63.

药理作用及毒性参考文献

[1] 康重阳，等. 中国中药杂志，1999, 24(2): 88-89.

[2] 李林，等. 南京中医药大学学报，2005, 21(3): 175-177.

[3] 彭蕴茹，等. 现代中药研究与实践，2006, 20(1): 31-32.

[4] 胡焕萍，等. 时珍国医国药，2006, 17(9): 1704-1705.

[5] 姜茹，等. 第四军医大学学报，1998, 19(1): 88.

[6] 杨林莎，等. 河南中医药学刊，2002, 17(1): 74-75.

[7] 刘成梅，等. 食品科学，2002, 23(6): 113-114.

[8] 刘成梅，等. 食品科学，2002, 23(5): 114-117.

[9] Liu C, et al. *Transactions Theasae*, 2005, 48(1): 257-261.

[10] 王多宁，等. 陕西中医学院学报，2006, 29(4): 53-55.

[11] 苗明三. 中药药理与临床，2001, 17(2): 12-13.

[12] 佘世望，食品科学，1995, 16(11): 3-5.

[13] 何纯莲，等. 光谱实验室，2003, 20(1): 102-103.

[14] 何纯莲，等. 理化检验（化学分册），2005, 41(8): 558-560.

百合科 LILIACEAE

2. 台湾百合（中国植物志）
Lilium formosanum Wall., in Garden (London) 40: 442. 1891.（英 **Taiwan Lily**）

鳞茎近球形，高 2-3 cm，直径 2-4 cm；鳞片披针形至披针形，白色或带黄色。茎高 20-55 cm，有的带紫红色。叶散生，线形至窄披针形，长 10-12 cm，宽 4-7 mm。花 1-2 朵，有时 3-10 朵排成近伞形，有香气，喇叭形，筒部细，白色，外面带紫红色，花被片先端反卷，长 11.5-14.5 cm；外轮花被片倒披针形，宽约 2.2 cm；内轮花被片匙形，宽达 3 cm，蜜腺槽绿色，无乳头状突起；花丝长约 10 cm，扁平，花药长圆形，长约 1 cm；子房圆柱形，长约 5 cm，粗 4 mm；花柱长 6.5 cm，柱头膨大，3 裂。蒴果圆柱形，长 7-9 cm，宽约 2 cm。花果期 6-12 月。

分布与生境 产于台湾，生于海拔 3500 m 以下的阳坡草地。

药用部位 鳞茎。

功效应用 养阴润肺，清心安神。

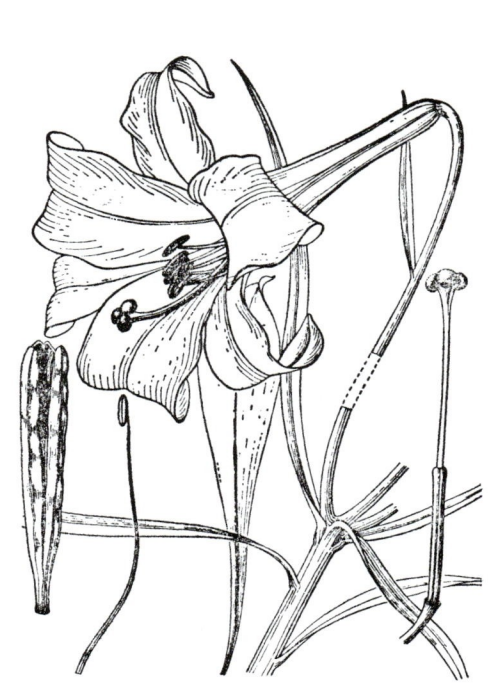

台湾百合 Lilium formosanum Wall.
张泰利 绘

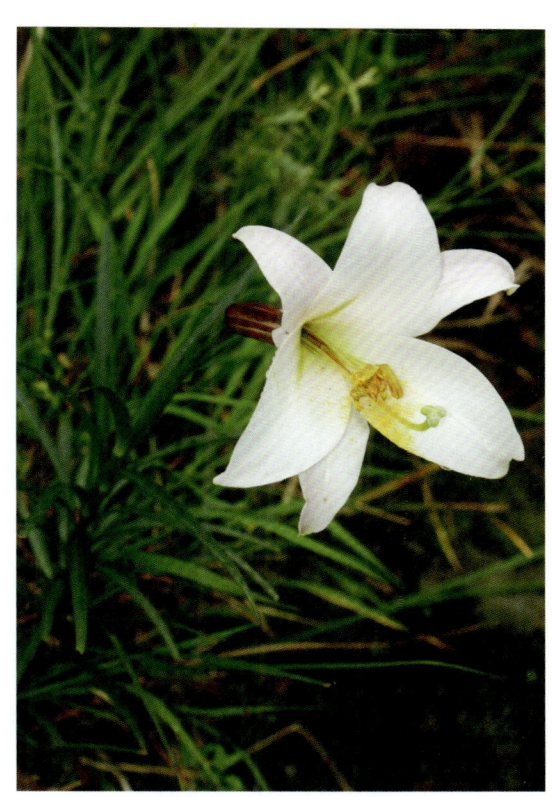

台湾百合 Lilium formosanum Wall.
摄影：朱鑫鑫

3. 麝香百合（中国植物志） 岩破壳（贵州），岩百合、红岩百合（中药大辞典）
Lilium longiflorum Thunb. var. **scabrum** Masam. in Trans. Nat. Hist. Soc. Taiwan 26: 218. 1936.
（英 **Longiflorum Lily, Easter Lily**）

鳞茎球形或近球形，高 2.5-5 cm；鳞片白色。茎高 45-90 cm，绿色，基部为淡红色，被糙毛。叶散生，披针形或长圆状披针形，长 8-15 cm，宽 1-1.8 cm。花单生或 2-3 朵，平展或稍下垂；花梗长约 3 cm；苞片披针形至卵状披针形，长约 8 cm，宽 1-1.4 cm；花喇叭形，白色，筒外略带绿色，筒长，极香，长达 19 cm，外轮花被片上端宽 2.5-4 cm，内轮花被片较外轮稍宽，蜜腺两边无乳头状突起；花丝长约 15 cm，无毛，花药紫色或黄色，长 5-8 mm；子房圆柱形，长 4-4.5 cm，花柱长 6-7 cm。花期 5-7 月。

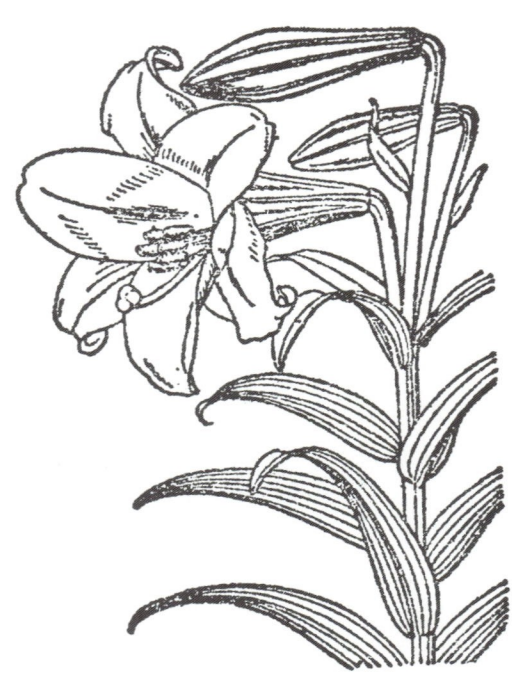

麝香百合 Lilium longiflorum Thunb. var. scabrum Masam.
引自《北京植物志》

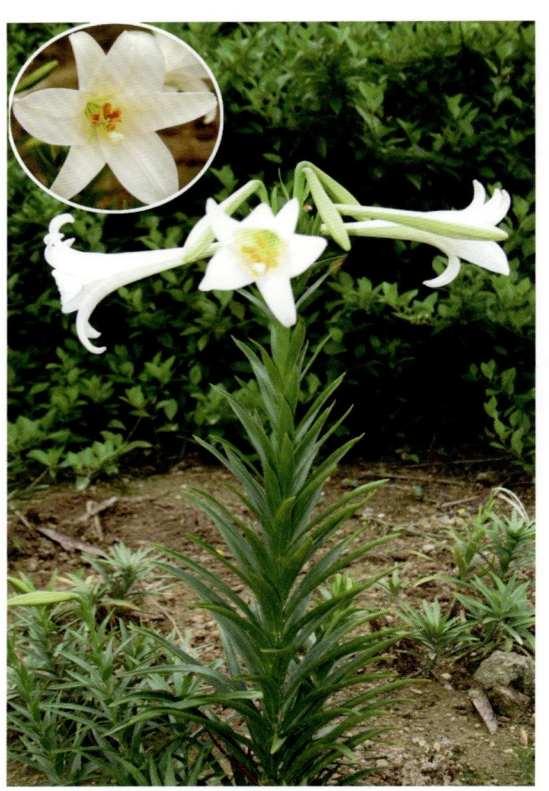

麝香百合 Lilium longiflorum Thunb. var. scabrum Masam.
摄影：王祝年

分布与生境　产于台湾、广东、贵州，有栽培。

药用部位　鳞茎及花。

功效应用　清热解毒，润肺止咳，清心安神，补中益气，健脾和胃，利尿，凉血止血。用于肺虚久咳，咳唾痰血，心悸怔忡，失眠多梦，神思恍惚，烦躁不安，心痛，喉痹，二便不利，浮肿，痈肿疮毒，脚气，腹胀，身痛，心烦尿赤，淋漓涩痛，胎盘不下。

化学成分　新鲜鳞茎含甾体类：(25R,26R)-26-O-甲氧基螺甾-5-烯-3β-醇-3-O-{O-α-L-吡喃鼠李糖基-(1→2)-O-[β-D-吡喃葡萄糖基-(1→4)]-β-D-吡喃葡萄糖苷}{(25R,26R)-26-O-methoxyspirost-5-en-3β-ol-3-O-{O-α-L-rhamnopyranosyl-(1→2)-O-[β-D-glucopyranosyl-(1→4)]-β-D-glucopyranoside}}，(25S)-螺甾-5-烯-3β,27-二醇-3-O-{O-α-L-吡喃鼠李糖基-(1→2)-O-[β-D-吡喃葡萄糖基-(1→4)]-β-D-吡喃葡萄糖苷}{(25S)-spirost-5-en-3β,27-diol-3-O-{O-α-L-rhamnopyranosyl-(1→2)-O-[β-D-glucopyranosyl-(1→4)]-β-D-glucopyranoside}}，(25R)-27-O-[(S)-3-羟基-3-甲基戊二酰基]-螺甾-5-烯-3β,27-二醇-3-O-{O-α-L-吡喃鼠李糖基-(1→2)-O-[β-D-吡喃葡萄糖基-(1→4)]-β-D-吡喃葡萄糖苷}{(25R)-27-O-[(S)-3-hydroxy-3-methylglutaryl]-spirost-5-en-3β,27-diol-3-O-{O-α-L-rhamnopyranosyl-(1→2)-O-[β-D-glucopyranosyl-(1→4)]-β-D-glucopyranoside}}，(25S)-螺甾-5-烯-3β-醇-3-O-{O-α-L-吡喃鼠李糖基-(1→2)-O-[α-L-吡喃阿拉伯糖基-(1→3)]-β-D-吡喃葡萄糖苷}{(25S)-spirost-5-en-3β-ol-3-O-{O-α-L-rhamnopyranosyl-(1→2)-O-[α-L-arabinopyranosyl-(1→3)]-β-D-glucopyranoside}}，(25S)-螺甾-5-烯-3β,27-二醇-3-O-{O-α-L-吡喃鼠李糖基-(1→2)-O-[α-L-吡喃阿拉伯糖基-(1→3)]-β-D-吡喃葡萄糖苷}{(25S)-spirost-5-en-3β,27-diol-3-O-{O-α-L-rhamnopyranosyl-(1→2)-O-[α-L-arabinopyranosyl-(1→3)]-β-D-glucopyranoside}}，(25R)-27-O-[(S)-3-羟基-3-甲基戊二酰基]-螺甾-5-烯-3β,27-二醇-3-O-{O-α-L-吡喃鼠李糖基-(1→2)-O-[α-L-吡喃阿拉伯糖基-(1→3)]-β-D-吡喃葡萄糖苷}{(25R)-27-O-[(S)-3-hydroxy-3-methylglutaryl]-spirost-5-en-3β,27-diol-3-O-{O-α-L-rhamnopyranosyl-(1→2)-O-[α-L-arabinopyranosyl-(1→3)]-β-D-glucopyranoside}}，22-O-甲基-26-O-β-D-吡喃葡萄糖基-(25R)-呋甾-5-烯-3β,22ζ,26-三醇-3-O-{O-α-L-吡喃鼠李糖基-(1→2)-

O-[β-D-吡喃葡萄糖基-(1→4)]-β-D-吡喃葡萄糖苷}{22-O-methyl-26-O-β-D-glucopyranosyl-(25R)-furost-5-en-3β,22ζ,26-triol-3-O-{O-α-L-rhamnopyranosyl-(1→2)-O-[β-D-gulcopyranosyl-(1→4)]-β-D-glucopyranoside}}，22-O-甲基-26-O-β-D-吡喃葡萄糖基-(25R)-呋甾-5-烯-3β,22ζ,26-三羟基-3-O-{O-α-L-吡喃鼠李糖基-(1→2)-O-[α-L-吡喃阿拉伯糖基-(1→3)]-β-D-吡喃葡萄糖苷}{22-O-methyl-26-O-β-D-glucopyranosyl-(25R)-furost-5-en-3β,22ζ,26-triol-3-O-{O-α-L-rhamnopyranosyl-(1→2)-O-[α-L-arabinopyranosyl-(1→3)]-β-D-glucopyranoside}}，22-O-甲基-26-O-β-D-吡喃葡萄糖基-(25R)-呋甾-5-烯-3β,22ζ,26-三醇-3-O-{O-α-L-吡喃鼠李糖基-(1→2)-O-[β-D-吡喃木糖基-(1→3)]-β-D-吡喃葡萄糖苷}{22-O-methyl-26-O-β-D-glucopyranosyl-(25R)-furost-5-en-3β,22ζ,26-triol-3-O-{O-α-L-rhamnopyranosyl-(1→2)-O-[β-D-xylopyranosyl-(1→3)]-β-D-glucopyranoside}}[1]；酚类：2,3-二羟基-1,2-丙烷二羧酸-反式-对香豆酸酯(2,3-dihydroxy-1,2-propanedicarboxylic acid-$trans$-p-coumaroyl ester)，2,3-二羟基-1,2-丙烷二羧酸-顺式-对香豆酸酯(2,3-dihydroxy-1,2-propanedicarboxylic acid-cis-p-coumaroyl ester)，2,3-二羟基-1,2-丙烷二羧酸阿魏酸酯(2,3-dihydroxy-1,2-propanedicarboxylic acid-feruloyl ester)，解乌头酸曲霉酸(itaconic acid)[2]，3,6'-二阿魏酰蔗糖(3,6'-diferuloylsucrose)，4-乙酰基-3,6'-二阿魏酰蔗糖(4-acetyl-3,6'-diferuloylsucrose)，3-阿魏酰基-4-乙酰基-6'-(13'-O-β-D-吡喃葡萄糖基)阿魏酰蔗糖[3-feruloyl-4-acetyl-6'-(13'-O-β-D-glucopyranosyl)feruloylsucrose][3]。

全草含糖苷类：百合苷A (lilioside A)[4]。

化学成分参考文献

[1] Mimaki Y, et al. *Phytochemistry*, 1994, 37(1): 227-232.

[2] Tai CS, et al. *Phytochemistry*, 1981, 20(11): 2565-2568.

[3] Shoyama Y, et al. *Phytochemistry*, 1987, 26(11): 2965-2968.

[4] Kaneda M *Phytochemistry*, 1990, 29(11): 3559-3564.

4. 宜昌百合（中国植物志）

Lilium leucanthum (Baker) Baker in J. Roy. Hort. Soc. 26: 337. 1901.——*L. brownii* F. E. Brown ex Miellez var. *leucanthum* Baker（英 **Whiteflower Lily**）

鳞茎近球形，高 3.5-4 cm，直径约 3 cm；鳞片披针形，长约 3.5 cm，宽约 1 cm，干时褐黄色或紫色。茎高 60-150 cm，有小乳头状突起。叶散生，披针形，长 8-17 cm，宽 6-10 mm。花单生或 2-4 朵；苞片长圆状披针形，长 5-6 cm，宽 1.2-1.6 cm；花梗长可达 6 cm，紫色；花喇叭形，有微香，白色，里面淡黄色，背脊及近脊处淡绿黄色，长 12-15 cm，外轮花被片披针形，宽 1.6-2.8 cm，内轮花被片匙形，宽 2.6-3.8 cm，先端钝圆，蜜腺无乳头状突起；花丝长 10-12 cm，下部密被毛，花药椭圆形，长约 1 cm；子房圆柱形，长 2.6-4.5 cm，宽 4-5 mm；花柱长可达 10 cm，基部有毛；柱头膨大，3 裂。花果期 6-7 月。

分布与生境 产于湖北、四川。生于海拔 400-2500 m 的山沟、河边草丛中。

药用部位 鳞茎。

功效应用 清热解毒，润肺止咳，宁心安神。用于肺结核，肺痈，阴虚久咳，痰中带血，虚烦惊悸，失眠多梦，精神恍惚，毒疮，中耳炎。

化学成分 花含黄酮类：山柰酚-3-双葡萄糖苷(kaempferol-3-diglucoside)，山柰酚-3-单葡萄糖苷-7-

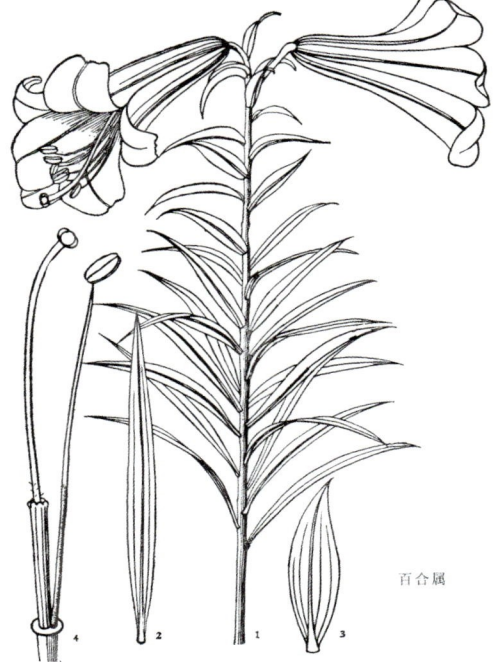

宜昌百合 Lilium leucanthum (Baker) Baker
刘春荣 绘

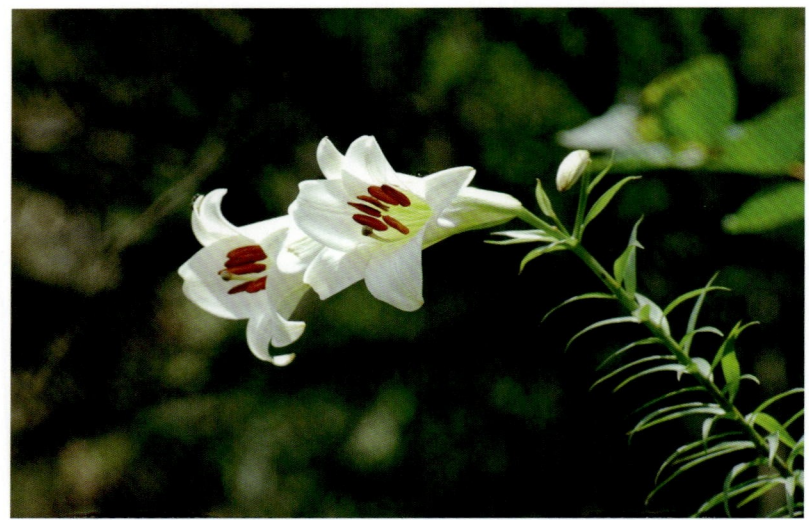

宜昌百合 Lilium leucanthum (Baker) Baker
摄影：何海

单鼠李糖苷(kaempferol-3-monoglucoside-7-monorhamnoside)，山奈酚-7-单葡萄糖苷(kaempferol-7-monorhamnoside)[1]。

化学成分参考文献

[1] Asen S, et al. *Proceedings of the American Society for Horticultural Science*, 1962, 81: 530-534.

5. 淡黄花百合（中国植物志）

Lilium sulphureum Baker ex Hook. f., Fl. Brit. India 6: 351. 1892.（英 **Yellowish flower Lily**）

鳞茎球形，高 3-5 cm，直径约 5.5 cm；鳞片卵状披针形或披针形，长 2.5-5 cm，宽 0.5-1.6 cm。茎高 80-120 cm，有小乳头状突起。叶散生，披针形，长 7-13 cm，宽 1.3-1.8 (-3.2) cm，上部叶腋间具褐色珠芽。苞片卵状披针形或椭圆形；花梗长 4.5-6.5 cm；花通常 2 朵，喇叭形，白色，有香味；花被片长 17-19 cm，外轮花被片长圆状倒披针形，宽 1.8-2.2 cm，内轮花被片匙形，宽 3.2-4 cm，蜜腺两边无乳头状突起；花丝长 13-15 cm，无毛或少有稀疏的毛；花药长圆形，长约 2 cm；子房圆柱形，紫色；花柱长 11-12 cm，柱头膨大。花期 6-7 月。

分布与生境 产于广西、四川、贵州、云南。生于海拔 100-1900 m 的山坡阴处林下、草坡和路边。也分布于缅甸。

药用部位 鳞茎。

功效应用 清热解毒，润肺止咳。用于咯血，虚劳咳嗽，无名肿毒。

注评 本种为贵州中药材质量标准（1988）收载"百合"的基源植物之一，药用其干燥肉质鳞叶。其干燥成熟果实作"百合马兜铃"药用。本种为国家Ⅱ级重点保护植物。

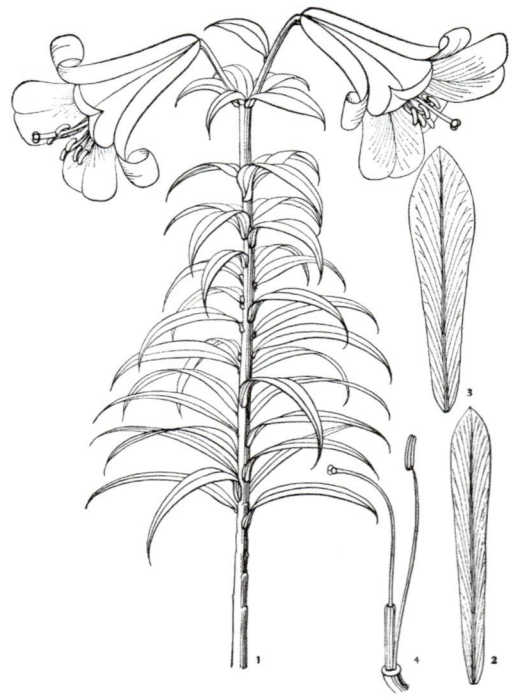

淡黄花百合 Lilium sulphureum Baker ex Hook. f.
刘春荣 绘

6. 尖被百合（中国高等植物图鉴）

Lilium lophophorum (Bureau et Franch.) Franch. in J. Bot. (Morot) 12: 221. 1898. ——*Fritillaria lophophora* Bureau et Franch.（英 **Sharpperianth Lily**）

鳞茎近卵形，高 4–4.5 cm，直径 1.5–3.5 cm；鳞片松散，披针形，长 3.5–4 cm，宽 6–7 mm，白色，鳞茎上方的茎无根。茎高 10–45 cm，无毛。叶形变化很大，由聚生至散生，披针形或长圆状披针形，长 5–12 cm，宽 0.3–2 cm，先端钝、急尖或渐尖。苞片叶状披针形；花梗长 9–15 cm；花通常 1 朵，少有 2–3 朵，下垂；花黄色、淡黄色或淡黄绿色，具极稀疏的紫红色斑点或无斑点；花被片披针形或狭卵状披针形，长 4.5–5.7 cm，宽 0.9–1.6 cm，先端长渐尖，内轮花被片蜜腺两边具流苏状突起；雄蕊长 1.5–2 cm，花丝钻状，无毛，花药长圆形；子房圆柱形；花柱长约 1 cm，柱头膨大。蒴果长圆形。花期 6–7 月，果期 8–9 月。

分布与生境 产于四川、云南和西藏。生于海拔 2500–4500 m 的林下、山坡灌丛和高山草地。

药用部位 鳞茎。

功效应用 强壮，镇咳，养阴补虚，清心安神，清热润肺，清火。用于肺热咳嗽，虚劳咳嗽。

药理作用 抑菌作用：尖被百合提取物对革兰阳性细菌（金黄色葡萄球菌、蜡状芽孢杆菌、枯草芽孢杆菌）的抑菌作用高于对革兰阴性细菌（大肠埃希菌、产气杆菌、沙门菌）的抑菌作用，存在明显的剂量 – 效应关系。随着提取物提取后放置时间的增加，抑菌活性呈明显降低趋势[1-2]。

消除亚硝酸根离子 (NO^{2-}) 作用：含 NO^{2-} 的化合物是致癌性最强的化合物之一，尖被百合消除 NO^{2-} 作用强，可达 65%–98%，并且显示明显的浓度依赖关系[3-5]。

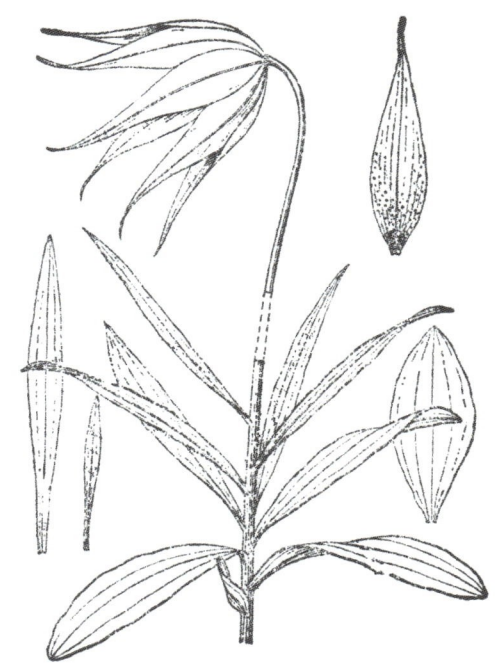

尖被百合 Lilium lophophorum (Bureau et Franch.) Franch.
引自《中国高等植物图鉴》

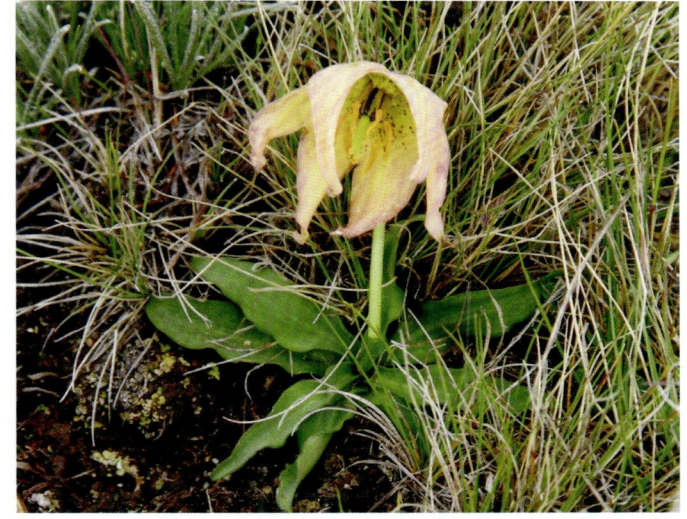

尖被百合 Lilium lophophorum (Bureau et Franch.) Franch.
摄影：张英涛

药理作用及毒性参考文献

[1] 靳磊. 秦巴山区 4 种野生百合鳞茎提取物的抑菌性研究 [学位论文]. 北京：中国国家图书馆，2008.

[2] 黄小燕. 贵州师范大学学报（自然科学版），2000, 18(2): 19-20.

[3] Mimki Y, et al. *Phytochemistry*, 1994, 37(1): 227-232.

[4] Inoue T, et al. *Phytochemistry*, 1995, 40(2): 521-525.

[5] Nakamura O et al. *Phytochemistry*, 1994, 36(2): 463-467.

7. 小百合（中国高等植物图鉴）

Lilium nanum Klotzsch et Garcke in Bot. Ergebn. Reise Waldemar 53. 1862.（英 **Dwarf Lily**）

7a. 小百合（模式变种）

Lilium nanum Klotzsch et Garcke var. **nanum**（英 **Dwarf Lily**）

鳞茎长圆形，高 2-3.5 cm，直径 1.5-2.3 cm，鳞片披针形，长 2-2.5 cm，宽 5-8 mm，白色，鳞茎上方的茎无根。茎高 10-30 cm，无毛。叶散生，线形，6-11 枚，长 4-8.5 cm，宽 2-4 mm。花单生，钟形，下垂；花被片淡紫色或紫红色，内有深紫色斑点，外轮花被片椭圆形，长 2.5-2.7 cm，宽 1-1.2 cm，内轮花被片较外轮稍宽，蜜腺两边有流苏状突起；花丝钻形，长 1-1.2 cm，无毛；花药椭圆形，长约 6 mm；子房圆柱形，长约 1 cm；花柱长 4-6 mm，柱头膨大。蒴果长圆形，黄色，棱带紫色。花期 6 月，果期 9 月。

分布与生境 产于四川、云南、西藏。生于海拔 3500-4500 m 的山坡草地、灌木林下或林缘。也分布于不丹、缅甸、尼泊尔、印度。

药用部位 鳞茎。

功效应用 清热解毒，润肺止咳，宁心安神。用于肺结核，肺痈，阴虚久咳，痰中带血，虚烦惊悸，失眠多梦，精神恍惚，毒疮，中耳炎。

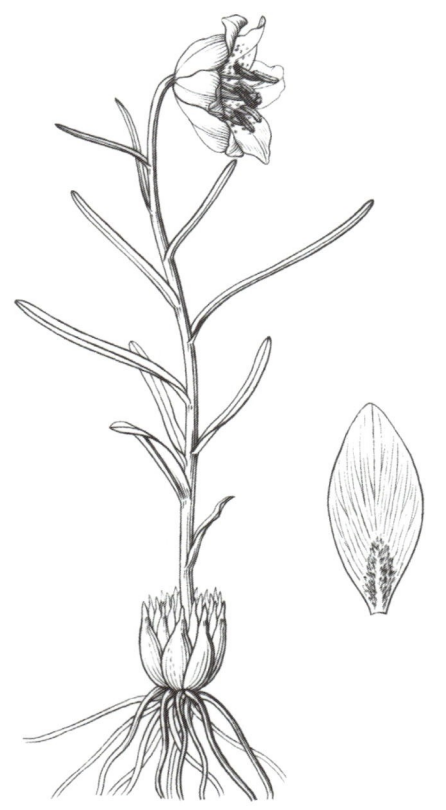

小百合 Lilium nanum Klotzsch et Garcke var. nanum
引自《中国高等植物图鉴》

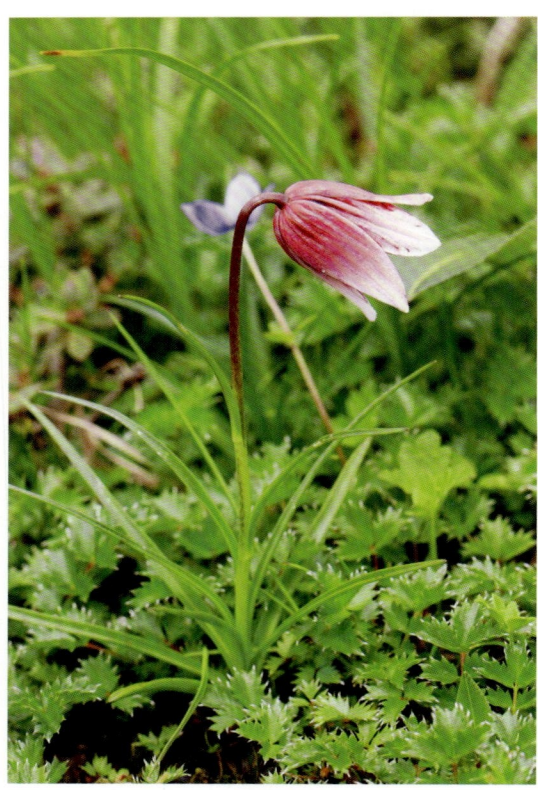

小百合 Lilium nanum Klotzsch et Garcke var. nanum
摄影：陈彬

7b. 黄花小百合（变种）（中国植物志）

Lilium nanum Klotzsch et Garcke var. **flavidum** (Rendle) Sealy in Bot. Mag. 169: t. 218. 1952.——*Fritillaria flavida* Rendle（英 **Dwarf Yellow flower Lily**）

本变种与小百合不同在于花黄色。

分布与生境 产于云南、西藏。生于海拔 3800–4300 m 的林缘或高山草地。也分布于缅甸、印度。

药用部位 鳞茎。

功效应用 清热解毒，润肺止咳，宁心安神。用于肺结核，肺痈，阴虚久咳，痰中带血，虚烦惊悸，失眠多梦，精神恍惚，毒疮，中耳炎。

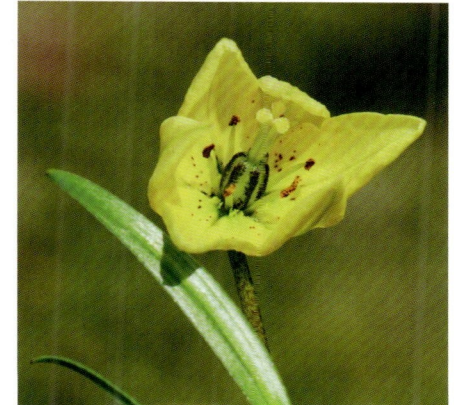

黄花小百合 Lilium nanum Klotzsch et Garcke var. flavidum (Rendle) Sealy
摄影：朱鑫鑫

8. 渥丹（中国植物志） 山丹（日华子本草、食疗本草），有斑百合（吉林），红百合（日华子本草），山百合（山东中草药手册），红花百合（随息居钦食谱），山丹花（本草纲目）

Lilium concolor Salisb. in Parad. Lond. 1: t. 47. 1806.（英 **Morningstar Lily**）

8a. 渥丹（模式变种）

Lilium concolor Salisb. var. **concolor**（英 **Morningstar Lily**）

鳞茎卵球形，高 2–3.5 cm，直径 2–3.5 cm；鳞片卵形或卵状披针形，长 2–2.5 (–3.5) cm，宽 1–1.5 (–3) cm，白色，鳞茎上方有根。茎高 30–50 cm，少数近基部带紫色，有小乳头状突起。叶散生，线形，

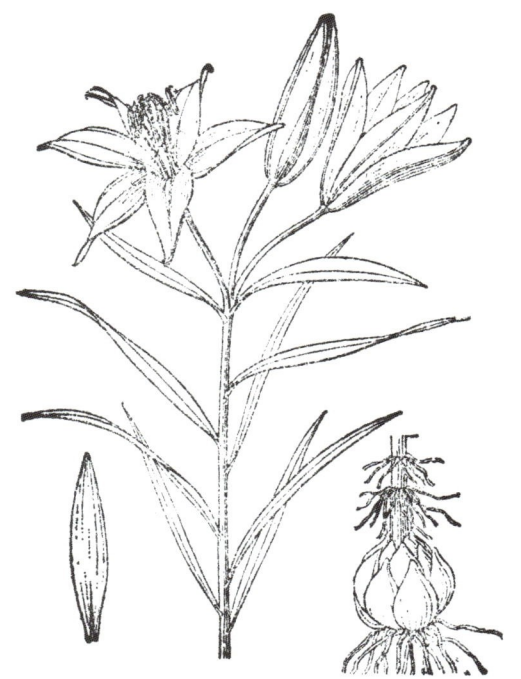

渥丹 Lilium concolor Salisb. var. concolor
引自《中国高等植物图鉴》

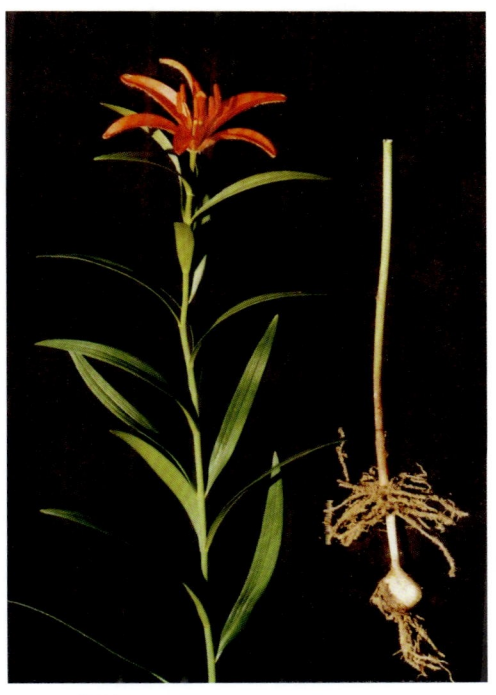

渥丹 Lilium concolor Salisb. var. concolor
摄影：徐克学

具 3.5-7 cm，宽 3-6 mm，边缘有小乳头状突起。花 1-5 朵排成近伞形或总状花序；花梗长 1.2-4.5 cm；花直立，星状开展，深红色，无斑点，有光泽；花被片长圆状披针形，长 2.2-4 cm，宽 4-7 mm，蜜腺两边具乳头状突起；花丝长 1.8-2 cm，无毛，花药长圆形，长约 7 mm；子房圆柱形，长 1-1.2 cm，宽 2.5-3 mm；花柱稍短于子房，柱头稍膨大。蒴果长圆形，长 3-3.5 cm，宽 2-2.2 cm。花期 6-7 月，果期 8-9 月。

分布与生境 产于吉林、河北、山西、河南、山东、陕西。生于海拔 300-2200 m 的山坡草地、灌木林下、路旁。

药用部位 鳞茎、花。

功效应用 鳞茎：除烦热，润肺，止咳，安神。用于虚痨咳嗽，吐血，心悸，失眠，浮肿。花：活血。外用于疔疮恶肿。

注评 本种为中国药典（1963 年版）收载"百合"的基源植物之一，药用其干燥肉质鳞叶。蒙古族也药用，治疗阴虚久咳、痰中带血、虚烦惊悸。

8b. 有斑百合（变种）（中国高等植物图鉴）

Lilium concolor Salisb. var. **buschianum** (Lodd.) Baker in J. Linn. Soc., Bot. 14: 236. 1874.——*L. buschianum* Lodd., *L. pulchellum* Fisch.（英 **Spotted Morning, Star Lily**）

本变种与原变种的主要区别是花被片有紫色斑点，花梗也有斑点或不明显，其他特征同渥丹。花期 6-7 月，果期 8-9 月。

分布与生境 产于东北、华北。生于草甸、湿草地、山坡、灌丛及疏林下。

药用部位 鳞茎。

功效应用 润肺化痰，止咳，滋养，强壮，宁心安神，补中除烦。

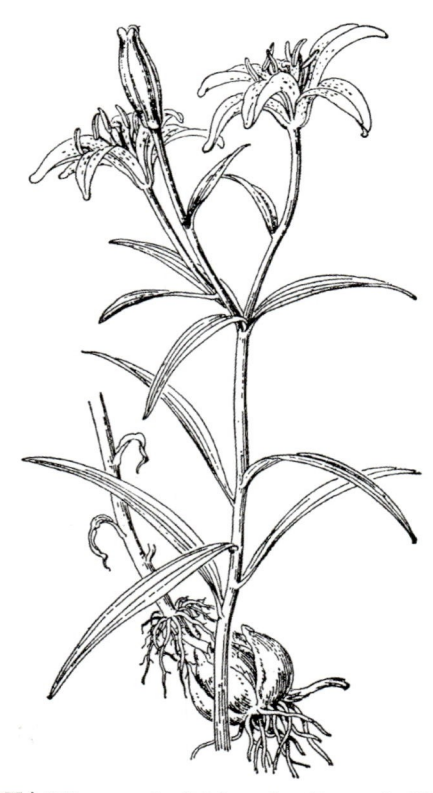

有斑百合 Lilium concolor Salisb. var. buschianum (Lodd.) Baker
张桂芝 绘

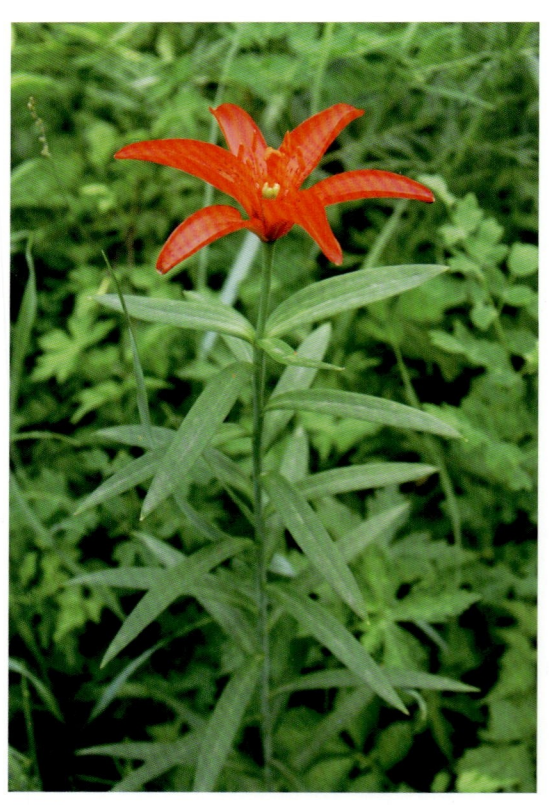

有斑百合 Lilium concolor Salisb. var. buschianum (Lodd.) Baker
摄影：张英涛

9. 毛百合（中国植物志） 卷莲、百合（长白山植物药志）

Lilium dauricum Ker Gawl. in Bot. Mag. 30: t. 1210. 1809.（英 **Dahurian Lily, Candlestich Lily**）

　　鳞茎卵状球形，高约 1.5 cm，直径约 2 cm；鳞片宽披针形，长 1–1.4 cm，宽 5–6 mm，白色，有节或有的无节。茎高 50–70 cm。叶散生，在茎顶端有 4–5 枚叶轮生，基部有一簇白绵毛。花梗长 (1–)2.5–8.5 cm，有白色绵毛；花 1–6 朵顶生，橙红色或红色，有紫红色斑点，外轮花被片倒披针形，先端渐尖，基部渐狭，长 7–9 cm，宽 1.5–2.3 cm，外被白色绵毛，内轮花被片稍窄，蜜腺两边有深紫色的乳头状突起；花丝长 5–5.5 cm，无毛，花药长约 1 cm；子房圆柱形，长约 1.8 cm，宽 2–3 mm；花柱长为子房的 2 倍以上，柱头膨大，3 裂。蒴果长圆形，长 4–5.5 cm，宽 3 cm。花期 6–7 月，果期 8–9 月。

分布与生境　　产于东北、内蒙古、河北，生于海拔 400–1500 m 的灌丛中、疏林下、路边及湿润草甸。也分布于俄罗斯（远东、东西伯利亚）、朝鲜、蒙古、日本。

药用部位　　鳞茎。

功效应用　　养阴润肺，止咳，清心安神。用于阴虚久咳、痰中带血，虚烦惊悸，失眠多梦，精神恍惚。

化学成分　　鳞茎含甾体类：(25R,26R)-26-甲氧螺甾-5-烯-3β-醇-3-O-α-L-吡喃鼠李糖基-(1→2)-O-[α-L-吡喃阿拉伯糖基-(1→3)]-β-D-吡喃葡萄糖苷{(25R,26R)-26-methoxyspirost-5-en-3β-ol-3-O-α-L-rhamnopyranosyl-(1→2)-O-[α-L-arabinopyranosyl-(1→3)]-β-D-glucopyranoside}，(25R,26R)-26-甲氧基螺甾-5-烯-3β-醇-3-O-α-L-吡喃鼠李糖基-(1→2)-O-[β-D-吡喃葡萄糖基-(1→4)]-β-D-吡喃葡萄糖苷{(25R,26R)-26-methoxyspirost-5-en-3β-ol-3-O-α-L-rhamnopyranosyl-(1→2)-O-[β-D-glucopyranosyl-(1→4)]-β-D-glucopyranoside}，薯蓣皂苷元-3-O-α-L-吡喃鼠李糖基-(1→2)-O-[α-L-吡喃阿拉伯糖基-(1→3)]-β-D-吡喃葡萄糖苷{diosgenin-3-O-α-L-rhamnopyranosyl-(1→2)-O-[α-L-arabinopyranosyl-(1→3)]-β-D-glucopyranoside}，(25R)-3β,17α-二羟基-5α-螺甾-6-酮-3-O-α-L-吡喃鼠李糖基-(1→2)-β-D-吡喃葡萄糖苷{(25R)-3β,17α-dihydroxy-5α-spirostan-6-one-3-O-α-L-rhamnopyranosyl-(1→2)-β-D-glucopyranoside}，(25R)-3β,17α-二羟基-5α-螺甾-6-酮-3-O-α-L-吡喃鼠李糖基-(1→2)-O-[α-L-吡喃阿拉伯糖基-(1→3)]-α-L-吡喃葡萄糖苷{(25R)-3β,17α-dihydroxy-5α-spirostan-6-one-3-

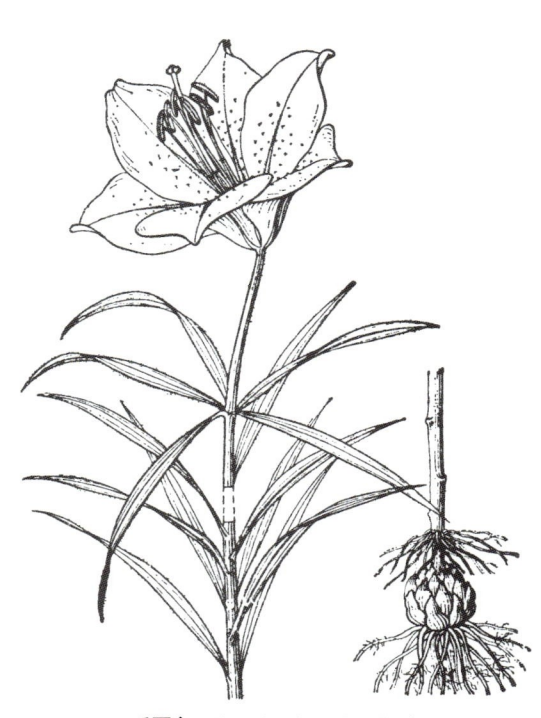

毛百合 Lilium dauricum Ker Gawl.
引自《中国高等植物图鉴》

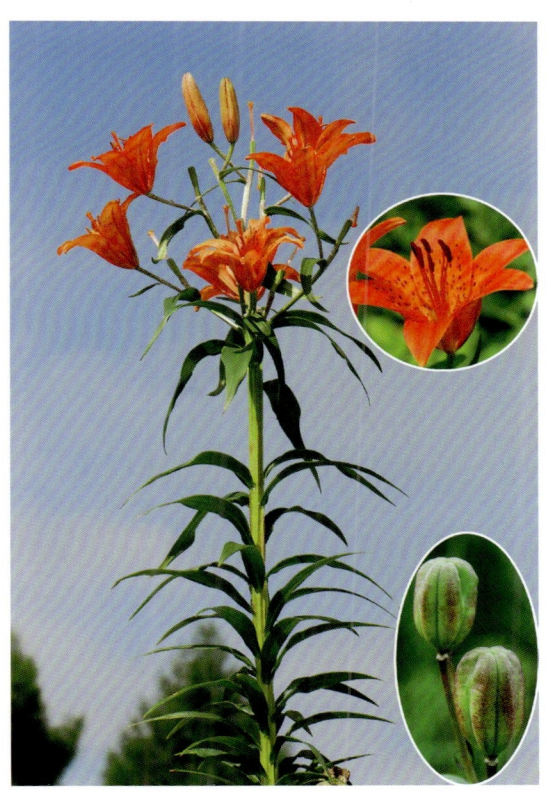

毛百合 Lilium dauricum Ker Gawl.
摄影：周繇

O-α-L-rhamnopyranosyl-(1→2)-O-[α-L-arabinopyranosyl-(1→3)]-α-L-glucopyranoside}，细叶远志醇-3-O-α-L-吡喃鼠李糖基-(1→2)-β-D-吡喃葡萄糖苷{tenuifoliol-3-O-α-L-rhamnopyranosyl-(1→2)-β-D-glucopyranoside}[1]；酚类：岷江百合苷(regaloside) A、H，3,6'-O-二-O-阿魏酰蔗糖(3,6'-O-di-O-feruloylsucrose)，3-O-阿魏酰蔗糖(3-O-feruloylsucrose)[1]。

注评 本种为四川中药材标准（1992）收载"米百合"、黑龙江中药材标准（2001）收载"北百合"的基源植物之一，药用其干燥肉质鳞叶。

化学成分参考文献

[1] Mimaki Y, et al. *Phytochemistry*, 1992, 31(5): 1753-1758.

10. 滇百合（中国植物志）

Lilium bakerianum Collett et Hemsl. in J. Linn. Soc., Bot. 28: 138. t. 22. 1890.（英 **Baker Lily**）

10a. 滇百合（模式变种）

Lilium bakerianum Collett et Hemsl. var. **bakerianum**（英 **Baker Lily**）

鳞茎宽卵形至近球形，高 2.5–3 cm，直径约 2.5 cm；鳞片卵形或卵状披针形，长 2–2.2 cm，宽 7–10 mm，白色。茎高 60–90 cm，有小乳头状突起。叶散生于茎的中上部，线形或线状披针形，长 4–7.5 cm，宽 4–7 mm，边缘及下面沿中脉有乳头状突起。花 1–3 朵，钟形，直立或倾斜，白色，内有紫红色斑点，外轮花被片披针形，长 6.5–8.3 cm，宽 1.4–1.8 cm，内轮花被片较宽，倒披针形或倒披针状匙形，长 6.5–8 cm，宽 1.1–2.3 cm，蜜腺两边无乳头状突起；花丝钻状，长约 3 cm，无毛，花药长 1.6 cm，橙黄色；子房圆柱形，长 1.7–2 cm；花柱长 2.2–2.6 cm，柱头近球形，3 裂。蒴果长圆形。花期 7 月。

分布与生境 产于四川西部、云南西北部。生于海拔 1500–3800 m 的林缘、草地。也分布于缅甸。

药用部位 鳞茎。

功效应用 润肺止咳，宁心安神，清热平火，强壮补虚。用于肺痨咳嗽，痰中带血，虚烦惊悸，神志恍惚。

注评 本种为国家Ⅱ级重点保护植物。

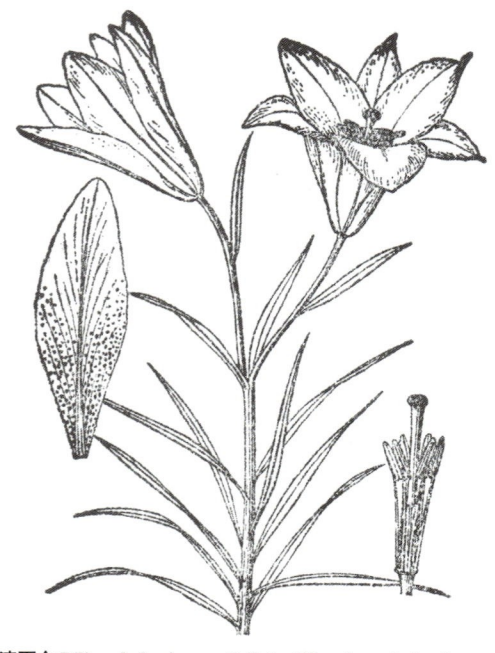

滇百合 Lilium bakerianum Collett et Hemsl. var. **bakerianum**
引自《中国高等植物图鉴》

10b. 金黄色滇百合（变种）（中国植物志）

Lilium bakerianum Collett et Hemsl. var. **aureum** Grove et Cotton in Lily Year Book 8: 127. 1939.（英 **Goldenflower Lily**）

本变种与滇百合的区别在于花为淡黄色，内具紫色斑点。

分布与生境 产于四川西南部、云南西北部。生于海拔 2000–2500 m 的林下草坡或灌丛边缘。

药用部位 鳞茎。

功效应用 润肺止咳，宁心安神，清热平火，强壮补虚。用于肺痨咳嗽，痰中带血，虚烦惊悸，神志恍惚。

百合科 LILIACEAE

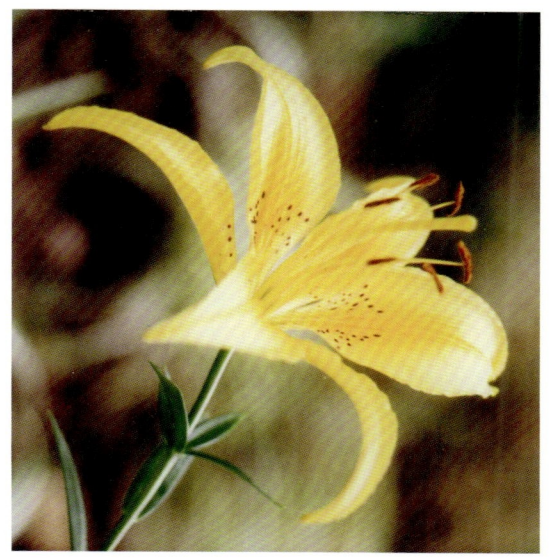

金黄色滇百合 Lilium bakerianum Collett et Hemsl. var. aureum Grove et Cotton
摄影：徐克学

10c. 黄绿花滇百合（变种）（中国植物志）绿百合（植物名实图考）

Lilium bakerianum Collett et Hemsl. var. **delavayi** (Franch.) E. H. Wilson，Lilies East. Asia 43. 1925.——*Lilium delavayi* Franch.（英 **Delaway Lily**）

本变种与滇百合不同在于花黄绿色或橄榄绿至淡绿色，内具红紫色或鲜红色斑点。

分布与生境 产于四川、贵州、云南。生于海拔 2500-3800 m 的山坡林中或草坡。

药用部位 鳞茎。

功效应用 润肺止咳，宁心安神，清热平火，强壮补虚。用于肺痨咳嗽，痰中带血，虚烦惊悸，神志恍惚。

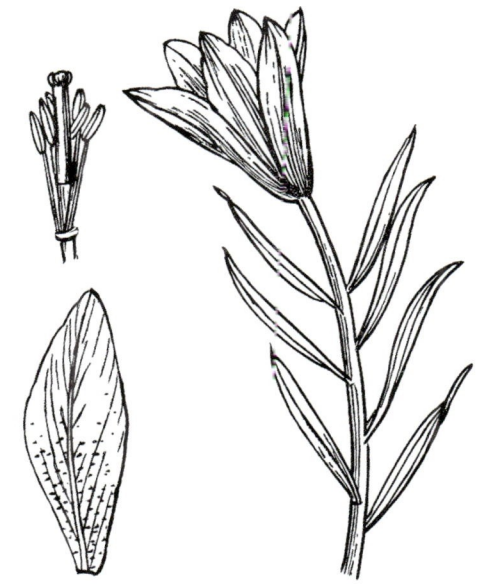

黄绿花滇百合 Lilium bakerianum Collett et Hemsl. var. **delavayi** (Franch.) E. H. Wilson
吴兴亮 绘

10d. 紫红花滇百合（变种）（中国植物志）

Lilium bakerianum Collett et Hemsl. var. **rubrum** Stearn in Gard. Chron. ser. 3. 124: 4. 1948.（英 **Reddishflower Lily**）

本变种与滇百合的区别在于花红色或粉红色，有紫红色或红色斑点。

分布与生境 产于云南。生于海拔 1500-2000 m 的杂木林缘、山坡草地和溪边。

药用部位 鳞茎。

功效应用 润肺止咳，宁心安神，清热平火，强壮补虚。用于肺痨咳嗽，痰中带血，虚烦惊悸，神志恍惚。

10e. 无斑滇百合（变种）（中国植物志）

Lilium bakerianum Collett et Hemsl. var. **yunnanense** (Franch.) Sealy ex Woodcock et Stearn, Lilies World 151. 1950.——*L. yunnanense* Franch.（英 **Spotlessflower Baker Lily**）

本变种与滇百合的区别在于花白色或淡玫瑰色，无斑点；叶缘有小乳头状突起，两面有白色柔毛。

分布与生境 产于四川西南部、云南西北部。生于海拔 2000-2800 m 的松林下或草地上。

药用部位 鳞茎。

功效应用 润肺止咳，宁心安神，清热平火，强壮补虚。用于肺痨咳嗽，痰中带血，虚烦惊悸，神志恍惚。

11. 蒜头百合（中国植物志）

Lilium sempervivoideum H. Lév. in Bull. Acad. Int. Géogr. Bot. 25: 38. 1915.（英 **Garlic Lily**）

鳞茎近球形，高 2.5-3 cm，直径 2.5-3 cm；鳞片披针形，长 2.5-3 cm，宽 0.5-1 cm。茎高 20-30 cm，有小乳头状突起。叶 16-30 枚散生于茎中部，线形，长 2.5-5.5 cm，宽 2-4 mm，1 脉，全缘。花单生，钟形，白色，基部具微小的紫红色斑点，外轮花被片披针形，长 3.5-4 cm，宽 5-10 mm，内轮花被片较宽，狭椭圆状披针形，宽 1.2-1.5 cm，蜜腺两边无乳头状突起；花丝长 1.2-1.5 cm，无毛，花药长圆形，长 5.5-6.5 mm；子房紫黑色，长约 8 mm；花柱长 1.5 cm，柱头膨大，3 裂。花期 6 月。

分布与生境 产于四川、云南。生于海拔 2400-2600 m 的山坡草地。

药用部位 鳞茎。

功效应用 清热解毒，润肺止咳，宁心安神。用于肺结核，肺痈，阴虚久咳，痰中带血，虚烦惊悸，失眠多梦，精神恍惚，毒疮，中耳炎。

注评 本种为国家Ⅱ级重点保护植物。

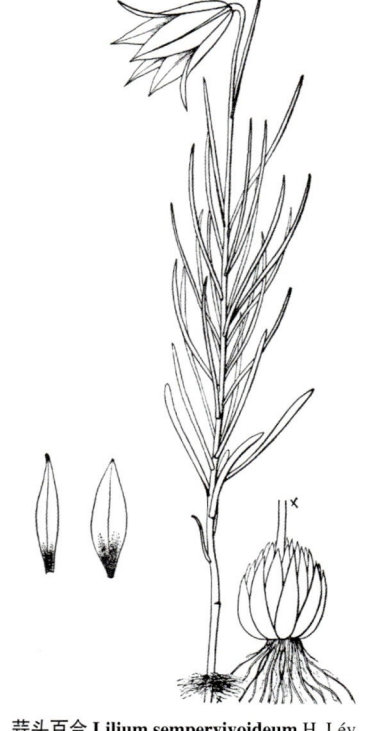

蒜头百合 Lilium sempervivoideum H. Lév.
刘春荣 绘

12. 卓巴百合（中国植物志）

Lilium wardii Stapf ex Stern in J. Roy. Hort. Soc. 57: 291. 1932.（英 **Ward Lily**）

鳞茎近球形，高 2-3 cm，直径 2.5-4 cm；鳞片卵形，长 1.5-2 cm，宽 7-9 mm。茎高 60-100 cm，紫褐色，有小乳头状突起。叶散生，狭披针形，长 3-5.5 cm，宽 6-7 mm，上面具明显的 3 条下陷脉，两面均无毛，边缘有小乳头状突起。总状花序有花 2-10 朵，少有花单生；苞片叶状，卵形至披针形，长 2.5-4.5 cm，宽 5-16 mm；花下垂，花被片反卷，淡紫红色或粉红色，有深紫色斑点，长圆形或披针形，长 5.5-6 cm，宽 8-10 mm，蜜腺两边无流苏状突起；花丝橙黄色；子房圆柱形，长约 1 cm；花柱长为子房的 3 倍以上，柱头近球形，3 裂。花期 7 月。

百合科 LILIACEAE

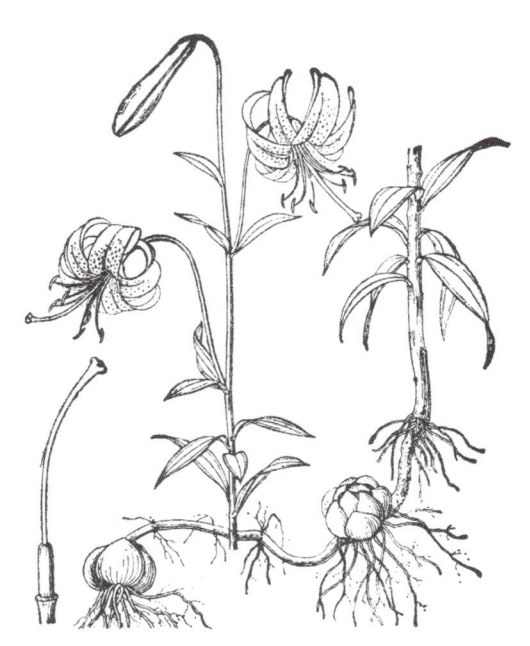

卓巴百合 Lilium wardii Stapf ex Stern
引自《中国高等植物图鉴》

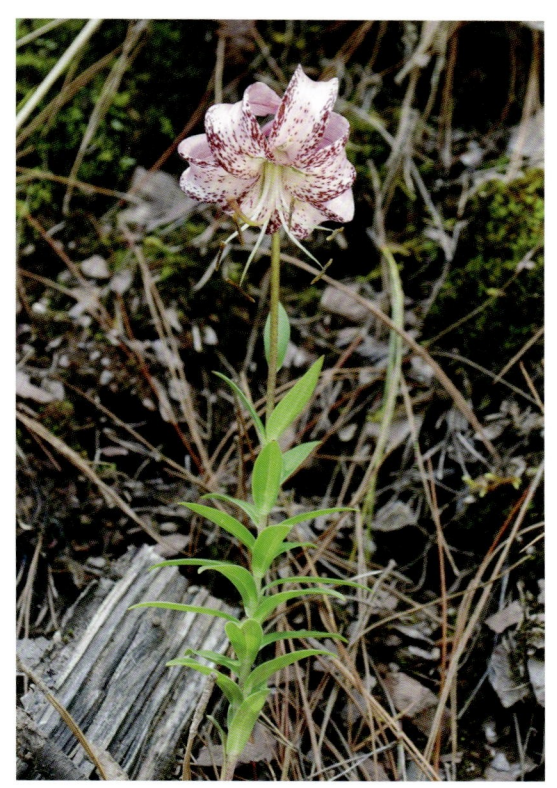

卓巴百合 Lilium wardii Stapf ex Stern
摄影：刘冰

分布与生境　产于四川、贵州、西藏，生于海拔 2000-3400 m 的山坡草地或山坡灌丛下。
药用部位　鳞茎。
功效应用　养阴润肺，清心安神。用于阴虚久咳，痰中带血，虚烦惊悸，失眠多梦、精神恍惚。
注评　本种藏族药用肉质鳞叶，治疗肺病咳嗽和滋补身体。本种为国家Ⅱ级重点保护植物。

13. 大理百合（中国植物志）

Lilium taliense Franch. in J. Bot. (Morot) 6: 319. 1892.（英 **Tali Lily**）

　　鳞茎卵形，高约 3 cm，直径 2.5 cm；鳞片披针形，长 2-2.5 cm，宽 5-8 mm，白色。茎高 70-150 cm，有的有紫色斑点，具小乳头状突起。叶散生，线形或线状披针形，长 8-10 cm，宽 6-8 mm。总状花序具花 2-5 朵，少有达 13 朵；苞片叶状，长 3-5 cm，宽 4-8 mm；花下垂；花被片反卷，长圆形或长圆状披针形，长 4.5-5 cm，宽约 1 cm；蜜腺两边无流苏状突起；花丝钻状，长约 3 cm，无毛；花药长 8-10 mm；子房圆柱形，长 1.4-1.6 cm；花柱与子房等长或稍长，柱头头状，3 裂。蒴果长圆形，长约 3.5 cm，褐色。花期 7-8 月，果期 9 月。

分布与生境　产于四川、云南。生于海拔 2600-3600 m 的林中或山坡草地。
药用部位　鳞茎。
功效应用　清热解毒，润肺止咳，生津。用于咯血，虚劳咳嗽，无名肿毒。
注评　本种为国家Ⅱ级重点保护植物。

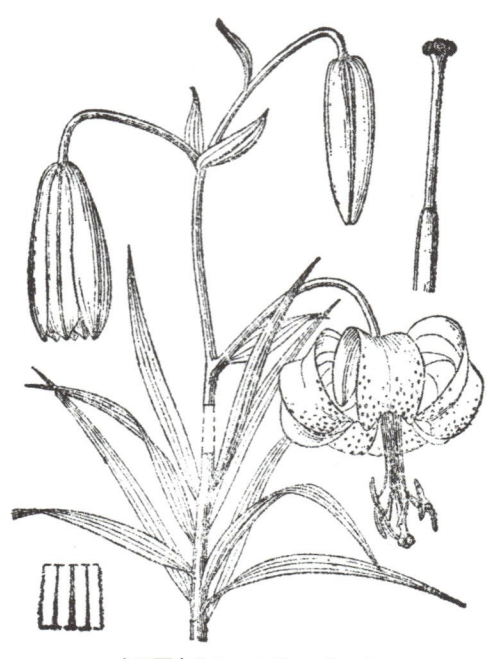

大理百合 **Lilium taliense** Franch.
引自《中国高等植物图鉴》

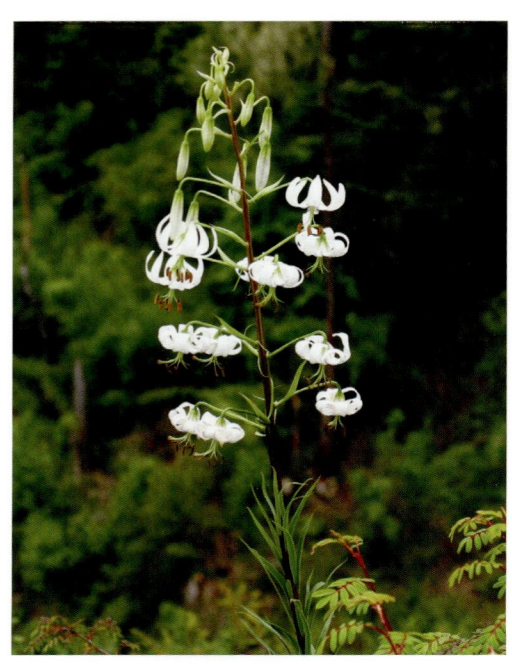

大理百合 **Lilium taliense** Franch.
摄影：张英涛

14. 药百合（变种）（中国植物志）

Lilium speciosum Thunb. var. **gloriosoides** Baker in Gard. Chron. n. s. 14: 198. 1880.（英 **Fairy Lily**）

鳞茎近扁球形，高约 2 cm，直径约 5 cm；鳞片宽披针形，长约 1 cm，宽约 1.2 cm，白色。茎高 60–120 cm，无毛。叶散生，宽披针形，长 2.5–10 cm，宽 2.5–4 cm，有短柄。花 1–5 朵，排列成总状花序或近伞形花序；苞片叶状，卵形；花梗长达 11 cm；花下垂，花被片长 6–7.5 cm，反卷，边缘波状，白色，下部 1/2–1/3 有紫红色斑块和斑点，蜜腺两边有红色的流苏状突起和乳头状突起；花丝长 5.5–6 cm，绿色，无毛，花药长 1.5–1.8 cm，绛红色；子房圆柱形，长约 1.5 cm；花柱长为子房的 2 倍，柱头膨大，稍 3 裂。蒴果近球形，宽约 3 cm，淡褐色，成熟时果梗膨大。花期 7–8 月，果期 10 月。

分布与生境　产于湖北、广西、安徽、江西、浙江、台湾。生于海拔 600–900 m 的阴湿林下、山坡草丛中。

药用部位　鳞茎。

功效应用　养阴润肺，止咳，清心安神。用于阴虚久咳，痰中带血，虚烦惊悸，失眠多梦，精神恍惚。用于肺结核咳血，神经衰弱，心烦不安。外用于疔疮，多发性脓疡。

化学成分　新鲜鳞茎含酚苷类：岷江百合苷A (regaloside A)，3,6'-O-二阿魏酰蔗糖(3,6'-O-diferuloylsucrose)，6'-阿魏酰蔗糖(6'-O-feruloylsucrose)[1]；甾体类：野百合苷▲(brownioside)，去酰野百合苷▲(deacylbrownioside)，(25R,26R)-26-甲氧基螺甾-5-烯-3β-醇-3-O-α-L-吡喃鼠李糖基-(1→2)-β-D-吡喃葡萄糖苷[(25R,26R)-26-methoxyspirost-5-en-3β-ol-3-O-α-L-rhamnopyranosyl-(1→2)-β-D-glucopyranoside][1]，(25R,26R)-26-甲氧基螺甾-5-烯-3β-O-[O-α-L-吡喃鼠李糖基-(1→2)-β-D-吡喃葡萄糖苷]{(25R,26R)-26-methoxyspirost-5-en-3β-ol-3-O-[O-α-L-rhamnopyranosyl-(1→2)-β-D-glucopyranoside]}，(25R,26R)-26-甲氧基螺甾-5-烯-3β-醇-3-O-{O-α-L-吡喃鼠李糖基-(1→2)-O-[β-D-吡喃葡萄糖基-(1→4)]-β-D-吡喃葡萄糖苷}{(25R,26R)-26-methoxyspirost-5-en-3β-ol-3-O-{O-α-L-rhamnopyranosyl-(1→2)-O-[β-D-glucopyranosyl-(1→4)]-β-D-glucopyranoside}}，(25R)-27-O-[(S)-3-羟基-3-甲基戊二酰基]-螺甾-5-烯-3β,27-二醇-3-O-[O-β-L-吡喃鼠李糖基-(1→2)-β-D-吡喃葡萄糖苷]{(25R)-27-O-[(S)-3-hydroxy-3-methylglutaryl]-spirost-5-en3β,27-diol-3-O-[O-β-L-rhamnopyranosyl-(1→2)-β-D-glucopyranoside]}，(25R)-27-{O-[(S)-3-羟基-3-甲基戊二酰基]-s螺甾-5-烯-3β,27-二醇-3-O-{O-α-L-吡喃鼠李糖基-(1→2)-O-[β-D-吡喃葡萄糖基-(1→4)]-

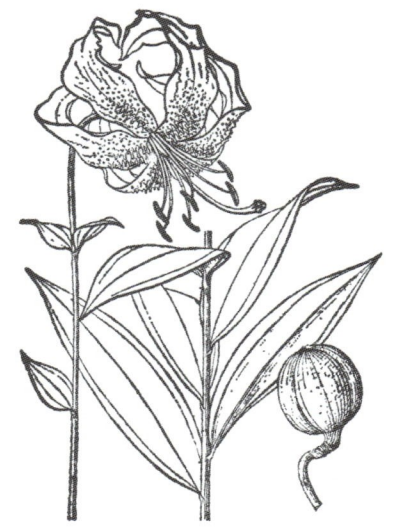

药百合 Lilium speciosum Thunb. var. gloriosoides Baker
引自《中国高等植物图鉴》

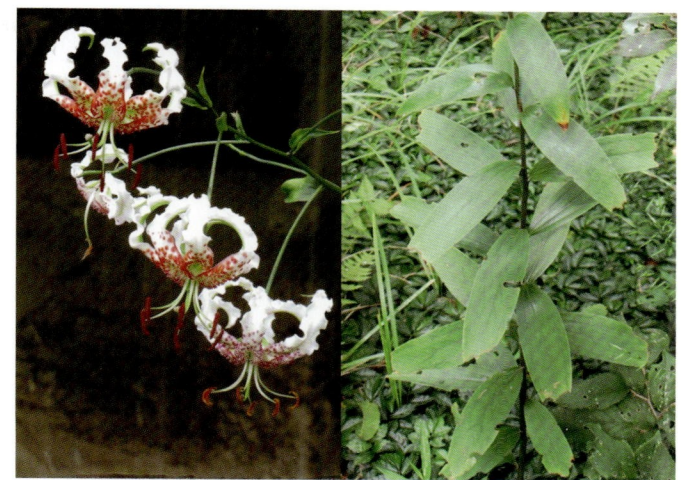

药百合 Lilium speciosum Thunb. var. gloriosoides Baker
摄影：梁同军

β-D-吡喃葡萄糖苷$\}\{(25R)$-27-$\{O$-[(S)-3-hydroxy-3-methylglutaryl]-spirost-5-en-3β,27-diol-3-O-$\{O$-α-L-rhamnopyranosyl-$(1\rightarrow 2)$-O-[β-D-glucopyranosyl-$(1\rightarrow 4)$]-β-D-glucopyranoside$\}\}$，$(25R,26R)$-26-甲氧基螺甾-5-烯-3β-醇-3-O-$\{O$-α-L-吡喃鼠李糖基-$(1\rightarrow 2)$-O-[6-O-乙酰基-β-D-吡喃葡萄糖基-$(1\rightarrow 4)$]-β-D-吡喃葡萄糖苷$\}\{(25R,26R)$-26-methoxyspirost-5-en-3β-ol-3-O-$\{O$-α-L-rhamnopyranosyl-$(1\rightarrow 2)$-O-[6-O-acetyl-β-D-glucopyranosyl-$(1\rightarrow 4)$]-β-D-glucopyranoside$\}\}$[2]。

化学成分参考文献

[1] Mimaki Y, et al. *Phytochemistry*, 1991, 30(3): 937-940.

[2] Nakamura O, et al. *Phytochemistry*, 1994, 36(2): 463-467.

15. 南川百合（中国植物志）

Lilium rosthornii Diels in Bot. Jahrb. Syst. 29: 1901.（英 **Rosthorn Lily**）

鳞茎白色，近球状，高 3-35 cm，直径约 3 cm。茎高 40-100 cm，无毛。叶散生，两型，中、下部的为线状披针形，长 8-15 cm，宽 8-10 mm，先端渐尖，基部渐狭成短柄；上部的为卵形，长 3-4.5 cm，宽 10-12 mm，先端急尖，基部渐狭。总状花序花多达 9 朵，少有单生；苞片宽卵形，长 3-3.5 cm，宽 1.5-2 cm；花梗长 7-8 cm；花被片反卷，黄色或黄红色，有紫红色斑点，长 6-6.5 cm，宽 9-11 mm，蜜腺两边具多数流苏状突起；花丝长 6-6.5 cm，无毛，花药长 1.2-1.4 cm；子房圆柱形，长 1.5-2 cm；花柱长 4-4.5 cm，柱头稍膨大。蒴果长圆形，长 5.5-6.5 cm，棕绿色。花期 7-8 月，果期 9 月。

分布与生境 产于湖北、四川、贵州。生于海拔 300-900 m 的林下、山沟或溪边。

药用部位 鳞茎。

功效应用 清热解毒，润肺止咳，宁心安神。用于肺结核，肺痈，阴虚久咳，痰中带血，虚烦惊悸，失眠多梦，精神恍惚，毒疮，中耳炎。

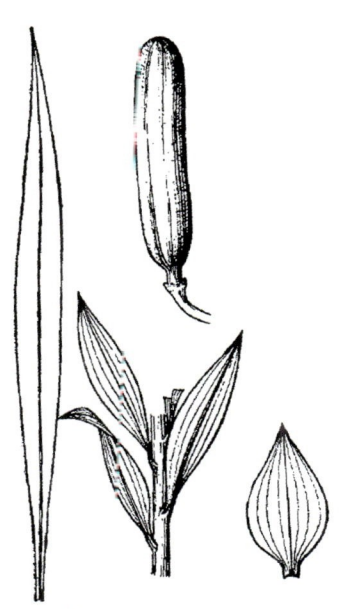

南川百合 **Lilium rosthornii** Diels
张泰利 绘

16. 宝兴百合（中国植物志）

Lilium duchartrei Franch. in Nouv. Arch. Mus. Hist. Nat. ser. 2, 10: 90. 1887.（英 **Duchartre Lily**）

鳞茎卵圆形，高 1.5–3 cm，宽 1.5–4 cm；鳞片卵形至宽披针形，长 1–2 cm，宽 0.5–1.8 cm，白色。茎高 50–85 cm，有淡紫色条纹。叶散生，披针形至长圆状披针形，长 4.5–5 cm，宽约 1 cm，背面及边缘具乳头状突起，具 3–5 脉，叶腋间具 1 簇白毛。花单生或数朵排成伞形花序；花梗长 10–22 cm；花下垂，有香味，白色，具红紫色斑点；花被片反卷，长 4.5–6 cm，宽 1.2–1.4 cm，蜜腺两边有乳头状突起；花丝长约 3.5 cm，无毛，花药窄长圆形，长约 1 cm。黄色；子房圆柱形，花柱长 3–4 cm。蒴果椭圆形，长 2.5–3 cm，宽约 2.2 cm。花期 7 月，果期 9 月。

分布与生境　产于湖北、陕西、甘肃、四川。生于海拔 1500–3800 m 的林缘、草坡、灌木丛中。

药用部位　鳞茎。

功效应用　润肺止咳，清热安神。用于肺结核，久咳吐血，慢性支气管炎，恍惚不寐。

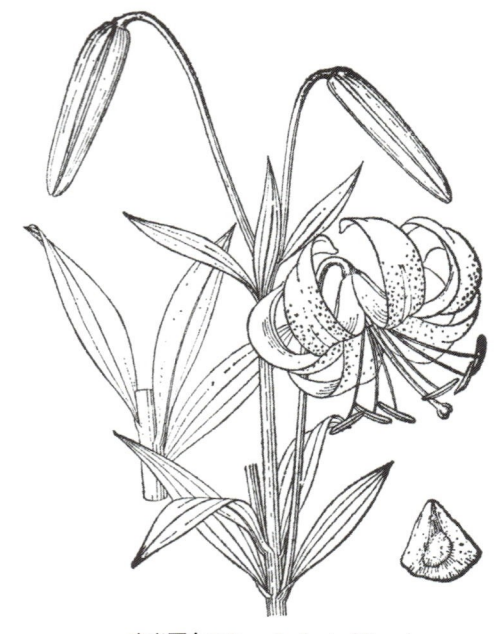

宝兴百合 Lilium duchartrei Franch.
引自《中国高等植物图鉴》

17. 山丹（中国植物志）　细叶百合（通称），卷莲花、灯伞花（中药大辞典），百合（甘肃），山丹（中药志）

Lilium pumilum Redouté, Liliac. 7: t. 378. 1812.——*L. tenuifolium* Fisch. ex Hook.（英 **Low Lily**, **Coraly Lily**）

鳞茎卵形或圆锥形，高 2.5–4.5 cm，直径 2–3 cm；鳞片长圆形或长卵形，长 2–3.5 cm，宽 1–1.5 cm，白色。茎高 15–60 cm，有小乳头状突起，有的带紫色条纹。叶散生于茎中部，线形，长 3.5–9 cm，宽 1.5–3 mm，中脉下面突出，边缘有小乳头状突起。花单生或数朵排成总状花序，鲜红色，通常无斑点，有时有少数斑点，下垂；花被片反卷，长 4–4.5 cm，宽 0.8–1.1 cm，蜜腺两边有乳头状突起；花丝长 1.2–2.5 cm，无毛，花药长椭圆形，长约 1 cm；花柱稍长于子房或长 1 倍多，长 1.2–1.6 cm，柱头膨大，直径 5 mm，3 裂。蒴果长圆形，长约 2 cm，宽 1.2–1.8 cm。花期 7–8 月，果期 9–10 月。

分布与生境　产于东北、华北、河南、山东、陕西、甘肃、宁夏、青海。生于海拔 400–2600 m 的山坡草地或林缘。也分布于朝鲜、俄罗斯（西伯利亚中部和东部）、蒙古。

药用部位　鳞茎。

功效应用　养阴润肺，清心安神。用于阴虚久咳，痰中带血，虚烦惊悸，失眠多梦，精神恍惚。

化学成分　鳞茎含甾体类：薯蓣皂苷(dioscin)，山丹甾苷A (pumilum A)，25(R)-3β,17α-二羟基-5α-螺甾-6-酮-3-O-α-D-吡喃鼠李糖基-(1→2)-β-D-吡喃葡萄糖苷[25(R)-3β,17α-dihydroxy-5α-spirostan-6-one-3-O-α-D-rhamnopyranosyl-(1→2)-β-D-glucopyranoside]，(25R)-3β-羟基-5α-螺甾-6-酮-3-O-α-L-吡喃鼠李糖基-(1→2)-β-D-吡喃葡萄糖苷[(25R)-3β-hydroxyl-5α-spirostan-6-one-3-O-α-L-rhamnopyranosyl-(1→2)-β-D-glucopyranoside]，菝葜素A (smilaxin A)，羊齿天门冬皂苷E (aspafilioside E)[1]；木脂素类：苏式-1-(4'-羟基-2'-甲氧基苯基)-2-(2",4"-二羟基苯基)-1,3-并二醇-4'-O-β-D-吡喃葡萄糖苷[threo-1-(4'-hydroxy-2'-methoxyphenyl)-2-(2",4"-dihydroxyphenyl)-1,3-propanediol-4'-O-β-D-glucopyranoside][1]。

花含类胡萝卜素类：β,β-胡萝卜素(β,β-carotene)，(3S,5R,3'S,5'R)-辣椒玉红素[(3S,5R,3'S,5'R)-capsorubin]，(3R,3'S,5'R)-辣椒红[(3R,3'S,5'R)-capsanthin][1]；脂肪烃类：正二十九烷(n-nonacosane)，正二十七烷(n-heptacosane)，正二十五烷(n-pentacosane)，正二十三烷(n-tricosane)[2]。

百合科 LILIACEAE

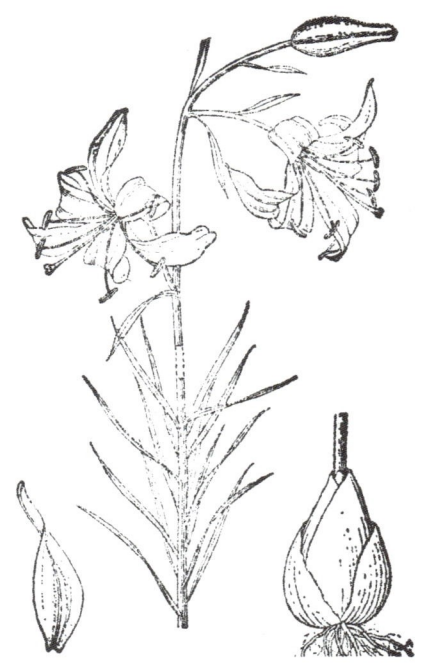

山丹 Lilium pumilum Redouté
引自《中国高等植物图鉴》

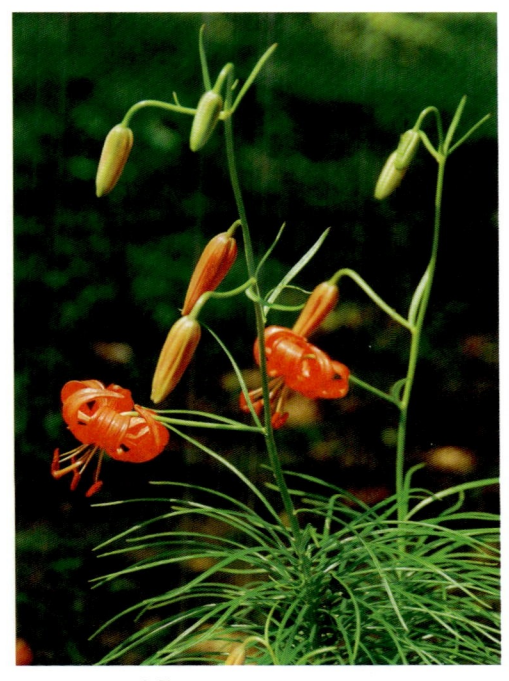

山丹 Lilium pumilum Redouté
摄影：周繇

药理作用　抗氧化和抗自由基作用：山丹中的黄酮类化合物具有抗氧化和抗自由基作用[1]。

其他作用：$(25R)$-3β-羟基-5α-螺甾-6-酮-3-O-α-L-吡喃鼠李糖基-(1→2)-β-D-吡喃葡萄糖苷和菝葜素 A 对 Na^+/K^+ ATP 酶活性有抑制作用，其 IC_{50} 分别为 73 μmol/L 和 9.1 μmol/L[2]。

注评　本种为中国药典（1977、1990、1995、2000、2005、2010 年版）收载"百合"的基源植物之一，药用其干燥肉质鳞叶。蒙古族也药用，治疗毒热、创伤、筋骨损伤、月经过多。

化学成分参考文献

[1] Zhou ZL, et al. *Molecules*, 2012, 17: 10494-10502.

[2] Partali V, et al. *Pharmazie*, 1987, 42(3): 208.

药理作用及毒性参考文献

[1] 薛长晖，等 . 理化检验（化学分册），2008, 44(9): 909-910.

[2] Zhou ZL, et al. *Molecules*, 2012, 17: 10494-10502.

18. 乳头百合（中国植物志）

Lilium papilliferum Franch. in J. Bot. (Morot) 6: 316. 1892.（英 **Papillate Lily, Likiang Lily**）

鳞茎卵圆形，高约 3 cm，直径约 2.5 cm；鳞片卵形或披针状卵形，白色。茎高约 60 cm。带紫色，密生小乳头状突起。叶多数，散生，着生于中上部，线形，长 5.5-7 cm，宽 2.5-4 cm。总状花序有花 5 朵；花梗长 4.5-5 cm；花芳香，紫红色，下垂；花被片长圆形，先端急尖，基部稍狭，长 3.5-3.8 cm，宽 1-1.3 cm，蜜腺两边有乳头状突起和鸡冠状突起；花丝长约 2 cm，无毛，花药淡褐色；子房圆柱形，长约 1 cm，宽约 4 mm，花柱长 1.3 cm。蒴果长圆形，长 2-2.5 cm，宽 1.5-2 cm。花期 7 月，果期 8 月。

分布与生境　产于陕西（秦岭以南）、四川（西部）、云南（西

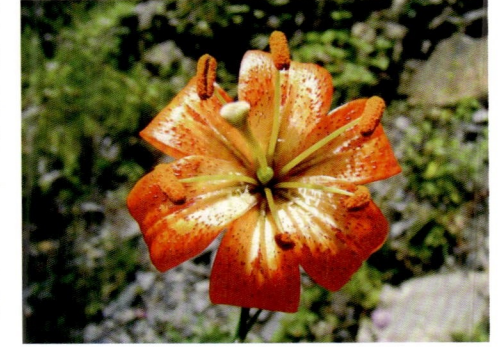

乳头百合 Lilium papilliferum Franch.
摄影：何海

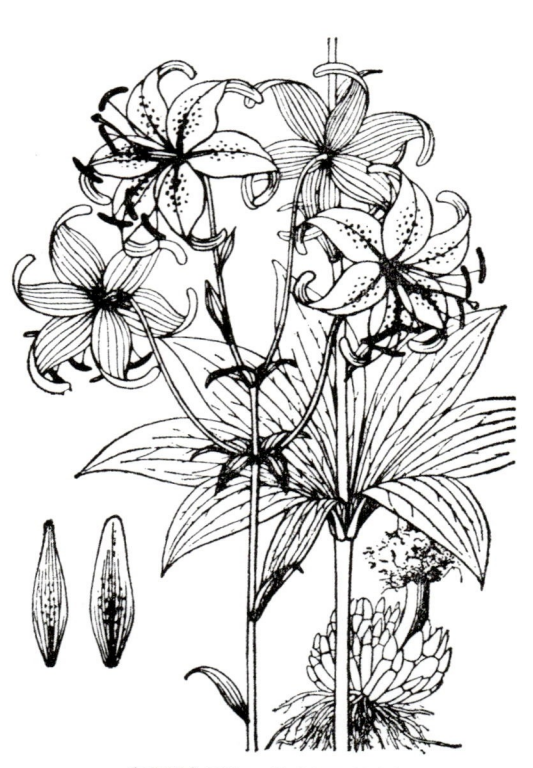

东北百合 Lilium distichum Nakai
刘春荣 绘

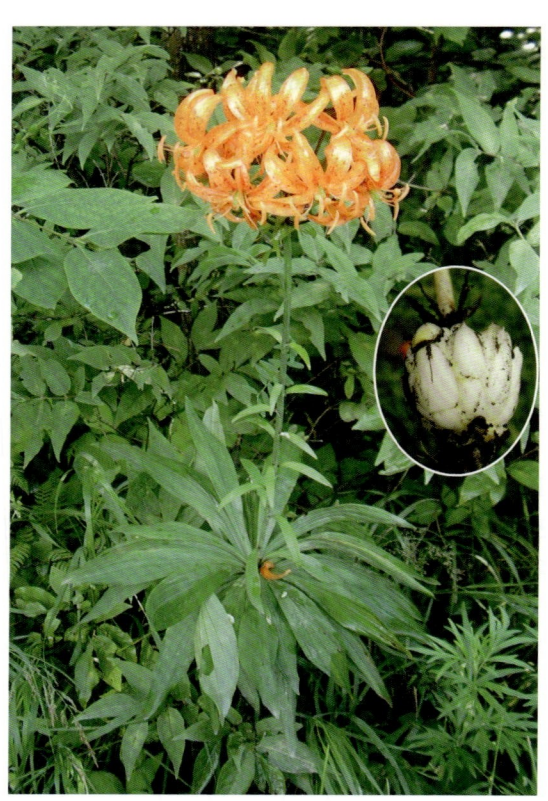

东北百合 Lilium distichum Nakai
摄影：于俊林

形，3 裂。蒴果倒卵形，长约 2 cm，宽约 1.5 cm。花期 7-8 月，果期 9 月。

分布与生境 产于辽宁和吉林。生于海拔 200-1800 m 的山坡林下、林缘、路边和溪旁。

药用部位 鳞茎。

功效应用 养阴润肺，清心安神。用于阴虚久咳，痰中带血，虚烦惊悸，失眠多梦，精神恍惚。

注评 本种为四川中药材标准（1992）收载"米百合"、黑龙江中药材标准（2001）收载"北百合"的基源植物之一，药用其干燥肉质鳞叶。

21. 大百合属 Cardiocrinum (Endl.) Lindl.

基生叶的叶柄基部膨大形成鳞茎，但在花序长出后随即凋萎；小鳞茎数个，卵形，具纤维质的鳞茎皮，无鳞片。茎高大，无毛。叶基生或茎生，后者散生，卵状心形，向上渐小，叶脉网状，具叶柄。花序总状，有 3-16 朵花；狭喇叭形，白色，具紫色条纹；花被片 6，离生，多少靠合；雄蕊 6，花药背着，丁字状；子房圆柱形，花柱长，柱头头状，3 裂。蒴果长圆形。种子扁平，红棕色，周围有窄翅。

本属有 3 种；分布于我国、不丹、缅甸、尼泊尔、日本、印度。我国有 2 种，1 种 1 变种可药用。

分种检索表

1. 总状花序通常具较多花；植株粗壮，高 1-2 米，茎上部明显具叶；苞片脱落·· 1. 云南大百合 C. giganteum var. yunnanense
1. 总状花序具 3-5 朵花；植株略小，高 0.8-1 米，茎上部通常无叶；苞片宿存·· 2. 荞麦叶大百合 C. cathayanum

20. 垂花百合（中国植物志） 松叶百合（中药大辞典）

Lilium cernuum Kom. in Trudy Imp. S. Pétersb. Bot. Sada 20: 461. 1901.（英 **Nodding Lily**）

鳞茎长圆形或卵圆形，高约 4 cm，直径约 4 cm；鳞片披针形或卵形，白色。茎高约 6.5 cm，无毛。叶细线形，长 8–12 cm，宽 2–4 mm，边缘稍反卷并有乳头状突起，中脉明显。总状花序有花 1–6 朵；苞片叶状，线形，长约 2 cm，顶端不加厚；花梗长 6–18 cm，直立，先端弯曲；花有香味，下垂；花被片披针形，反卷，长 3.5–4.5 cm，宽 8–10 mm，先端钝，淡紫红色，下部有深紫色斑点，蜜腺两边密生乳头状突起；花丝长约 2 cm，无毛，花药长约 1.4 cm，黑紫色；子房圆柱形，长 8–10 mm，宽约 2 mm；花柱长 1.5–1.7 cm，长约为子房的 1 倍多。花期 7 月。

分布与生境 产于辽宁、吉林。生于草丛或灌木林中。也分布于朝鲜、俄罗斯。

药用部位 鳞茎。

功效应用 养阴润肺，清心安神。用于阴虚咳嗽，痰中带血，虚烦惊悸，失眠多梦，精神恍惚。

注评 本种为国家 II 级重点保护植物。

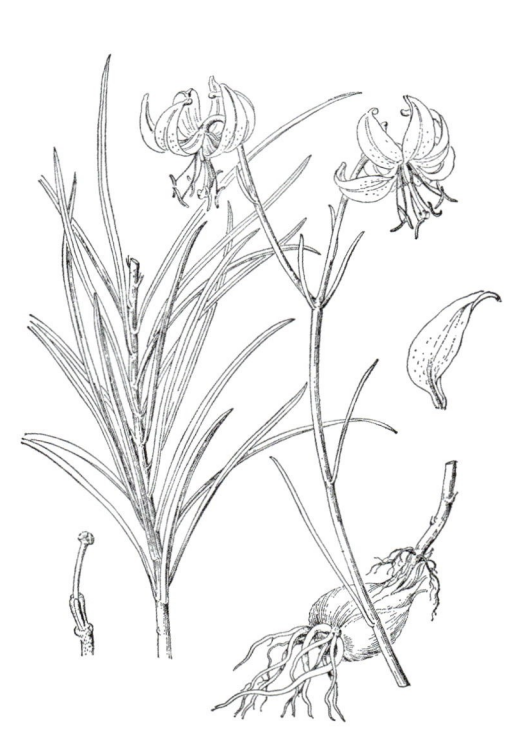

垂花百合 Lilium cernuum Kom.
张桂芝 绘

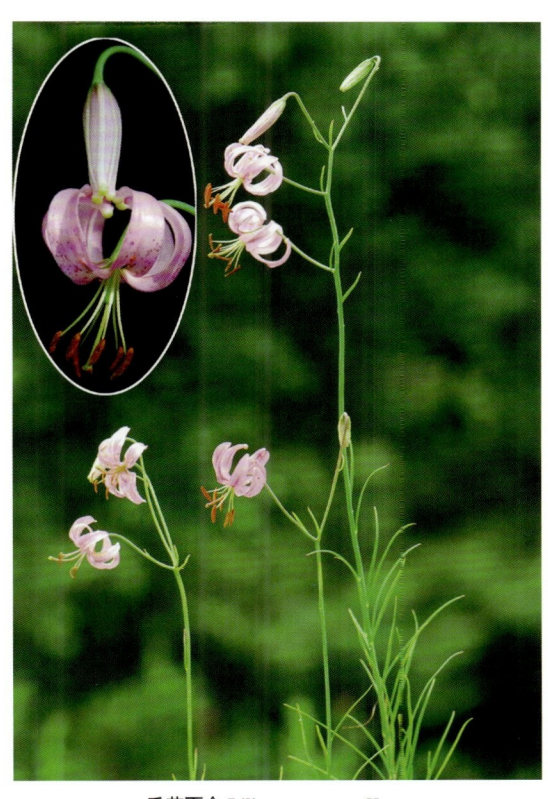

垂花百合 Lilium cernuum Kom.
摄影：周繇

21. 绿花百合（中国植物志）

Lilium fargesii Franch. in J. Bot. (Morot) 6: 317. 1892.（英 **Farges Lily**）

鳞茎卵形，高约 2 cm，直径约 1.5 cm；鳞片披针形，长 1.5–2 cm，宽约 6 mm，白色。茎高 20–70 cm，具小乳头状突起。叶散生，线形，生于叶上部，长 10–14 cm，宽 2.5–5 mm，边缘反卷。花单生或数朵排成总状花序；苞片叶状，长 2.3–2.5 cm；花梗长 4–5.5 cm；花下垂，绿白色，有稠密的紫褐色斑点；花被片披针形，长 3–3.5 cm，宽 7–10 mm，反卷，蜜腺两边有鸡冠状突起；花丝长 2–2.2 cm，无毛，花药长圆形，长 7–9 mm，宽约 2 mm，橙黄色；子房圆柱形，长 1–1.5 cm；花柱长 1.2–1.5 cm，柱头稍膨大，3 裂。蒴果长圆形，长约 2 cm。花期 7–8 月，果期 9–10 月。

分布与生境 产于陕西、湖北、四川、云南。生于海拔 1400–2300 m 的山坡林下。

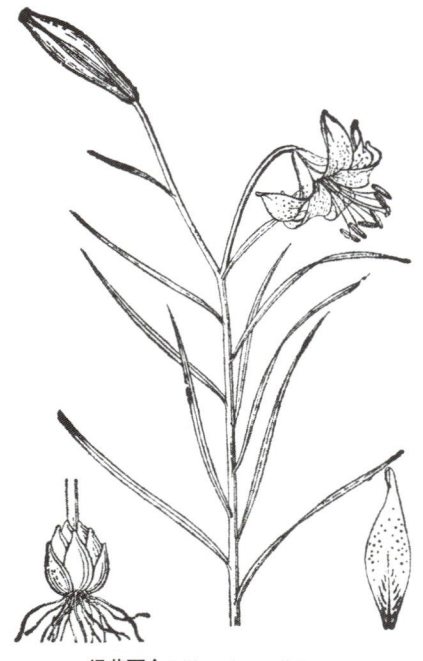

绿花百合 Lilium fargesii Franch.
引自《中国高等植物图鉴》

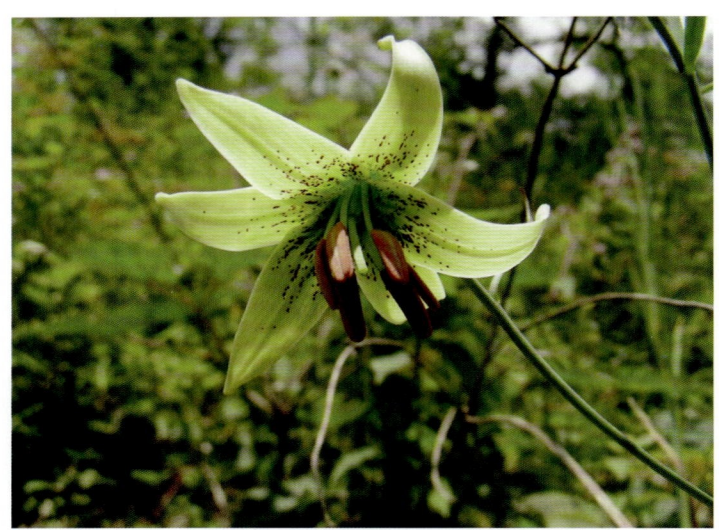

绿花百合 Lilium fargesii Franch.
摄影：杨庆华

药用部位　鳞茎。

功效应用　清肺，止咳，清心安神。用于阴虚久咳，痰中带血，虚烦惊悸，失眠多梦，精神恍惚。

注评　本种为国家Ⅱ级重点保护植物。

22. 卷丹（中国植物志）　药百合（陕西、湖北、湖南），卷丹百合（江西），家百合、水百合（湖北），山百合（山东）

Lilium lancifolium Thunb. in Trans. Linn. Soc. London 2: 333. 17. 1794.——*L. tigrinum* Ker Gawl.（英 **Lanceleaf Lily**）

鳞茎宽球形，高约 3.5 cm，直径 4-8 cm；鳞片宽卵形，长 2.5-3 cm，宽 1.4-2.5 cm，白色。茎高 0.8-1.5 mm，带紫色条纹，具白色绵毛。叶散生，长圆状披针形或披针形，长 6.5-9 cm，宽 1-1.8 cm，两面近无毛，先端有白毛，边缘有乳头状突起，上部叶腋有珠芽。花 3-6 朵或更多；苞片叶状，卵状披针形，长 1.5-2 cm，宽 2-5 mm，先端钝，有绵毛；花梗长 6.5-9 cm，紫色，有白色绵毛；花下垂，花被片披针形，反卷，橙红色，有紫黑色斑点；外轮花被片长 6-10 cm，宽 1-2 cm；内轮花被片比外轮稍宽，蜜腺两边有乳头状突起和流苏状突起；花丝长 5-7 cm，淡红色，无毛，花药长圆形，长约 2 cm；子房圆柱形，长 1.5-2 cm，宽 2-3 mm；花柱长 4.5-6.5 cm，柱头稍膨大，3 裂。蒴果狭长圆形，长 3-4 cm。花期 7-8 月，果期 9-10 月。

分布与生境　产于吉林、河北、山西、河南、湖北、湖南、广西、山东、安徽、江苏、浙江、江西、陕西、甘肃、青海、四川、西藏。生于海拔 400-2300 m 的山坡灌木林下、草地、路边或水旁。也分布于朝鲜、日本。

药用部位　鳞茎。

功效应用　清热润肺止咳，宁心安神。用于肺热咳嗽，养阴润肺，清心安神，阴虚久咳，痰中带血，虚烦惊悸，失眠多梦，精神恍惚。

化学成分　茎叶含糖苷类：百合苷C (lilioside C)[1]。

鳞茎含甾体类：(25R,26R)-26-甲氧基螺甾-5-烯-3β-O-α-L-吡喃鼠李糖基-(1→2)-[β-D-吡喃葡萄糖

百合科 LILIACEAE

基-(1→6)]-β-D-吡喃葡萄糖苷，(25R)-螺甾-5-烯-3β-O-α-L-吡喃鼠李糖基-(1→2)-[β-D-吡喃葡萄糖基-(1→6)]-β-D-吡喃葡萄糖苷，(25R,26R)-17α-羟基-26-甲氧基螺甾-5-烯-3β-O-α-L-吡喃鼠李糖基-(1→2)-[β-D-吡喃葡萄糖基-(1→6)]-β-D-吡喃葡萄糖苷，胡萝卜苷[2]；挥发油类：山达海松二烯(sandaracopimaradiene)，1-羧甲基-4-(1,5-二甲基-3-氧代己基)-1-环己烯[1-carboxmethoxy-4-(1,5-dimethyl-3-oxohexyl)-1-cyclohexene]，己二酸2-乙基己基酯(2-ethylhexyl dipate)，2-苯基-4,4-二甲基癸烷(2-phenyl-4,4-dimethyldecane)，2-苯基十四烷(2-phenyltetradecane)，3-苯基十四烷(3-phenyltetradecane)[3]；糖苷类：岷江百合苷(regaloside) A、C[2]；生物碱类：小檗碱[2]。

叶含甾体类：卷丹皂苷A (lililancifoloside A)，沿阶草苷D' (ophiopogonin D')[4-5]，γ-谷甾醇[6]；其他类：3-烯丙基-6-甲氧基苯酚(3-allyl-6-methoxyphenol)，(Z,Z)-9,12-十八二烯酸[(Z,Z)-9,12-octadecadienoic acid][6]。

药理作用　抑菌作用：卷丹的水、乙醇和乙酸乙酯提取物对多种革兰阳性菌，阴性菌和黄霉菌均具有抑制作用。其乙酸乙酯提取物对金黄色葡萄球菌、藤黄微球菌抑制效果较强，抑菌圈直径均大于10 mm；水浸提物对藤黄微球菌抑制效果较强，抑菌圈直径大于10 mm；乙醇浸提物对金黄色葡萄球菌、大肠埃希菌和铜绿假单胞菌的抑制效果较强，抑菌圈直径均大于10 mm[1]。

抗疲劳作用：将卷丹水提液给小鼠灌胃后，能明显延长小鼠游泳时间，并且能显著延长小白鼠耐常压缺氧时间[2-3]。

其他作用：卷丹能显著抑制2,4-二硝基氯苯所致小白鼠迟发型超敏反应[3-4]。对强的松龙所致的肾上腺皮质功能衰竭起显著的保护作用[3-4]。

注评　本种为中国药典（1977、1990、1995、2000、2005、2010年版）收载"百合"的基源植物之一，药用其干燥肉质鳞叶。同属植物百合 L. brownii F. E. Brown ex Miellez var. viridulum Baker 与山丹 L. pumilum Redouté 亦同等药用。蒙古族、藏族也药用，蒙古族治毒热、创伤、筋骨损伤和月经过多；藏族治疗月经不调和淋病。

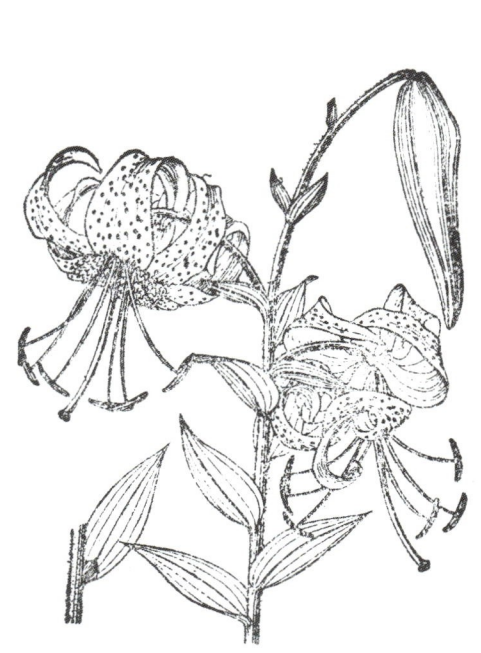

卷丹 Lilium lancifolium Thunb.
引自《中国高等植物图鉴》

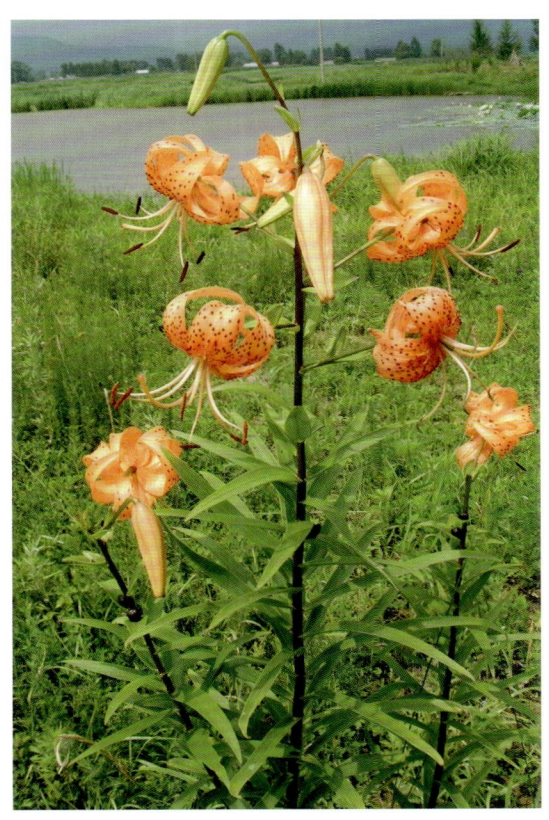

卷丹 Lilium lancifolium Thunb.
摄影：于俊林

化学成分参考文献

[1] Kaneda M, et al. *Phytochemistry*, 1982, 21(4): 891-893.

[2] 胡文彦，等 . 中国中药杂志，2007, 32(16): 1656-1659.

[3] Kameoka H, et al. *Dev Food Sci*, 1988, 18: 469-481.

[4] 杨秀伟，等 . 药学学报，2002, 37(11): 863-866.

[5] 杨秀伟，等 . 波谱学杂志，2002, 19(3): 301-308.

[6] 张志杰，等 . 南京中医药大学学报，2006, 22(2): 91-93.

药理作用及毒性参考文献

[1] 周英，等 . 食品科学，2008, 29(2): 94-96.

[2] 李红娟 . 卷丹百合营养成分、活性物质及栽培特征的研究 [学位论文]. 北京：中国国家图书馆，2007.

[3] 李卫民，等 . 中药材，1990, 13(6): 31-35.

[4] 车景超，等 . 时珍国医国药，2008, 19(6): 1500-1502.

23. 青岛百合（中国植物志） 崂山百合、山百合（山东）

Lilium tsingtauense Gilg in Bot. Jahrb. Syst. 34 (Beibl. 75): 24. 1904.（英 **Tsingtao Lily**）

鳞茎球形，高 2.5–4 cm，直径 2.5–4 cm；鳞片披针形，长 2–2.5 cm，宽 6–8 mm，白色。茎高 40–85 cm。叶轮生，1–2 轮，每轮具叶 5–14 枚，长圆状倒披针形，倒披针形至椭圆形，长 10–15 cm，宽 2–4 cm，先端急尖，基部宽楔形，具短柄，除轮生叶外还有少数散生叶，披针形，长 7–9.5 cm，宽 1.6–2 cm。花单生或 2–7 朵排成总状花序；苞片叶状，披针形，长 4.5–5.5 cm，宽 0.8–1.5 cm；花梗长 2–8.5 cm；花橙黄色或橙红色，有紫红色斑点；花丝长约 3 cm，无毛，花药橙黄色；子房圆柱形，长 8–12 mm，宽 3–4 mm；花柱长为子房的 2 倍，柱头膨大，常 3 裂。花期 6 月，果期 8 月。

分布与生境　产于山东、安徽。生于海拔 100–400 m 的山坡阳处杂木林中或草丛中。也分布于朝鲜。

药用部位　鳞茎。

功效应用　养阴润肺，清心安神。用于阴虚久咳，痰中带血，虚烦惊悸，失眠多梦，精神恍惚。

注评　本种为国家 II 级重点保护植物。

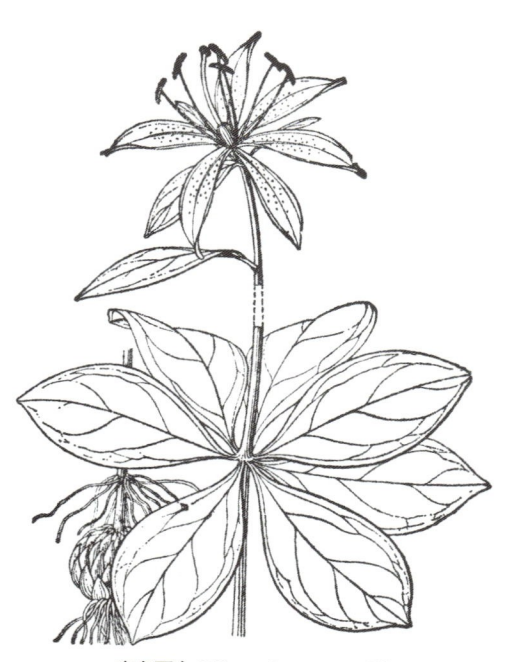

青岛百合 Lilium tsingtauense Gilg
引自《中国高等植物图鉴》

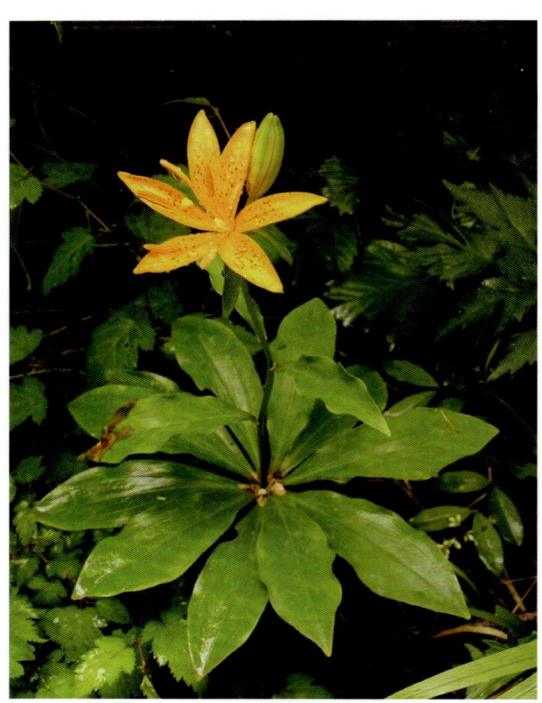

青岛百合 Lilium tsingtauense Gilg
摄影：刘冰

24. 新疆百合（变种）（中国植物志） 帽子花（全国中草药汇编），野百合、百合（新疆）

Lilium martagon L. var. **pilosiusculum** Freyn in Oesterr. Bot. Z. 40: 224. 1890.（英 **Pilose Matagon Lily**）

鳞茎近球形，高 3–5 cm，直径约 5 cm；鳞片长圆形，长 2–2.5 cm，宽 8–10 mm，先端急尖。茎高 45–90 cm，有紫色条纹，无毛。叶轮生，少数散生，披针形，长 6.5–11 cm，宽 1–2 cm。花 2–7 朵排列成总状花序；苞片叶状，披针形，长 2–4 cm，宽 5–6 mm，先端渐尖，边缘、下面及基部腋间均具白毛；花梗先端弯曲，长 4.5–6 cm；花下垂，紫红色，有斑点，外面被长而卷的白毛；花被片长椭圆形，长 3.2–3.8 mm，宽 8–9 mm，蜜腺两边具乳头状突起；花丝长 2.2–2.4 cm；花药长椭圆形，长约 9 mm；子房圆柱形，长 8–9 mm，宽 2–3 mm，花柱长约 1.5 cm，柱头膨大。蒴果倒卵状长圆形，长 2–2.8 cm，宽 1.5–2 cm，淡褐色。花期 6 月，果期 8 月。

分布与生境 产于新疆北部。生于海拔 200–2500 m 的山坡阴处或林下灌木丛中。也分布于俄罗斯、蒙古。

药用部位 鳞茎。

功效应用 清热解毒，润肺止咳，宁心安神。用于肺结核，肺痈，阴虚久咳，痰中带血，虚烦惊悸，失眠多梦，精神恍惚，毒疮，中耳炎。

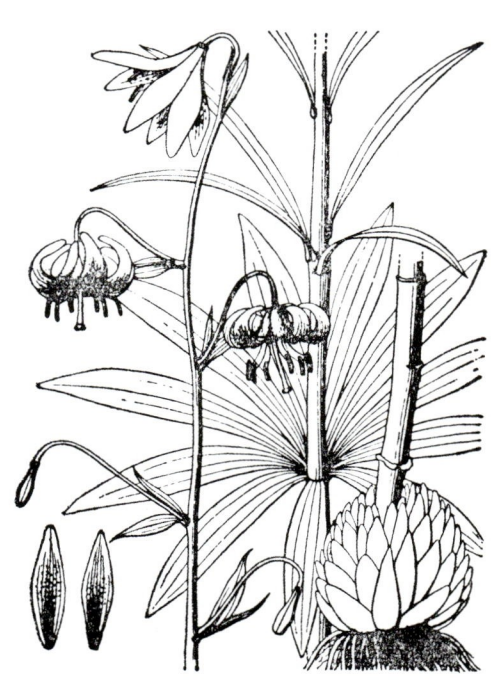

新疆百合 Lilium martagon L. var. pilosiusculum Freyn
刘春荣 绘

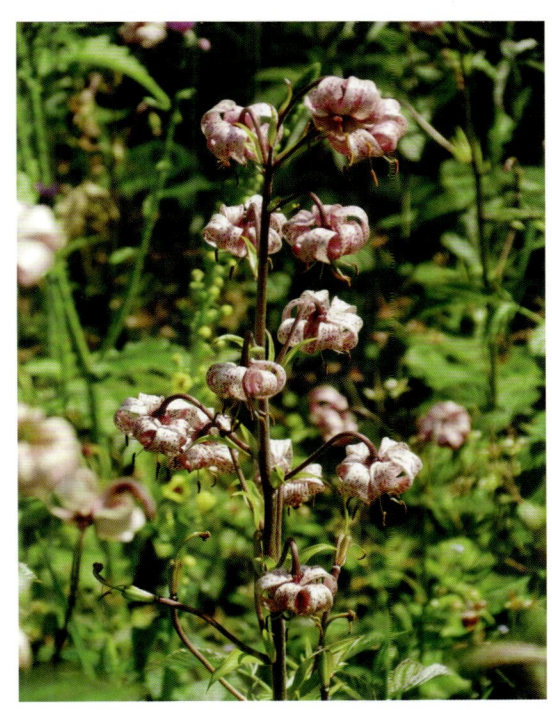

新疆百合 Lilium martagon L. var. pilosiusculum Freyn
摄影：张金龙

25. 东北百合（中国植物志）

Lilium distichum Nakai in Kamibayashi, Chosen Yuri Dazukai t. 7. 1915.（英 **Kochang Lily**）

鳞茎卵圆形，高 2.5–3 cm，直径 3.5–4 cm；鳞片披针形，长 1.5–2 cm，宽 4–6 mm，白色，有节。茎高 60–120 cm，有小乳头状突起。叶 1 轮，7–9 (–20) 枚生于茎中部，还有少数散生叶，倒卵状披针形至长圆状披针形，长 8–15 cm，宽 2–4 cm，先端急尖或渐尖，下部渐狭，无毛。花 2–12 朵，排成总状序；苞片叶状，长 2–2.5 cm，宽 3–6 mm；花梗长 6–8 cm；花淡橙红色，具紫红色斑点；花被片稍反卷，长 3.5–4.5 cm，宽 6–13 mm，蜜腺两边无乳头状突起；雄蕊比花被片短，花丝长 2–2.5 cm，无毛，花药线形，长达 1 cm；子房圆柱形，长 8–9 mm，宽 2–3 mm；花柱长约为子房的两倍，柱头球

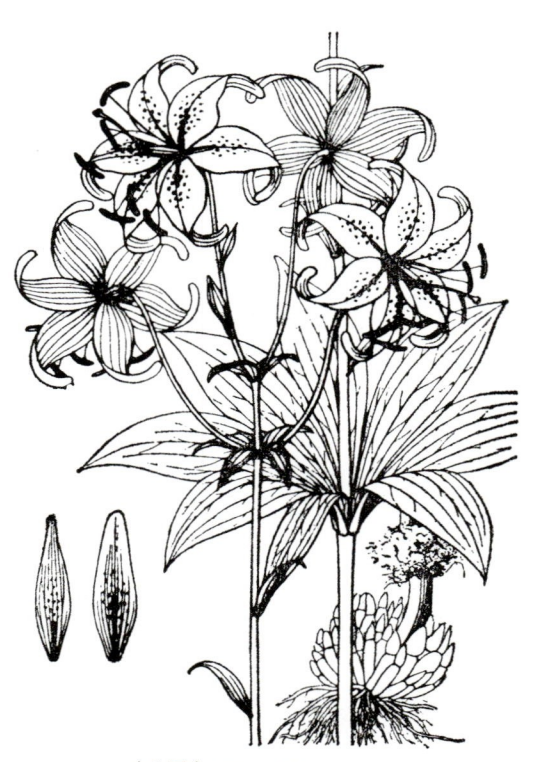

东北百合 *Lilium distichum* Nakai
刘春荣 绘

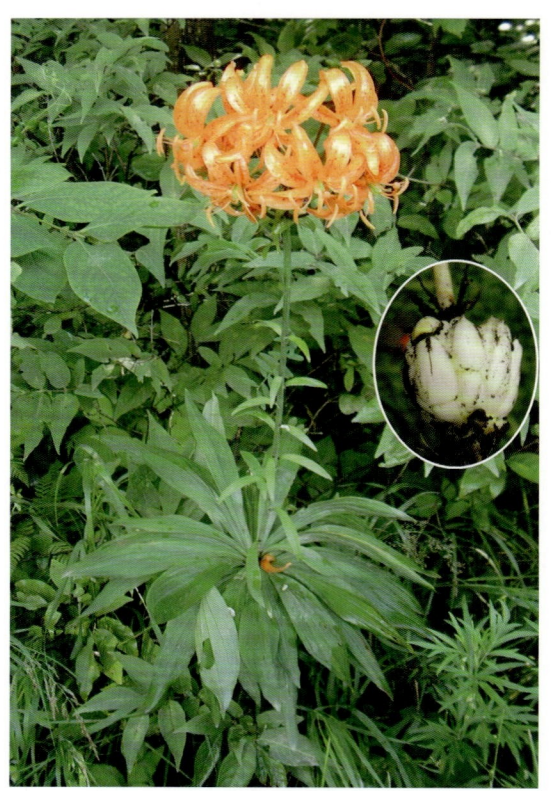

东北百合 *Lilium distichum* Nakai
摄影：于俊林

形，3 裂。蒴果倒卵形，长约 2 cm，宽约 1.5 cm。花期 7-8 月，果期 9 月。

分布与生境　产于辽宁和吉林。生于海拔 200-1800 m 的山坡林下、林缘、路边和溪旁。
药用部位　鳞茎。
功效应用　养阴润肺，清心安神。用于阴虚久咳，痰中带血，虚烦惊悸，失眠多梦，精神恍惚。
注评　本种为四川中药材标准（1992）收载"米百合"、黑龙江中药材标准（2001）收载"北百合"的基源植物之一，药用其干燥肉质鳞叶。

21. 大百合属 Cardiocrinum (Endl.) Lindl.

基生叶的叶柄基部膨大形成鳞茎，但在花序长出后随即凋萎；小鳞茎数个，卵形，具纤维质的鳞茎皮，无鳞片。茎高大，无毛。叶基生或茎生，后者散生，卵状心形，向上渐小，叶脉网状，具叶柄。花序总状，有 3-16 朵花；狭喇叭形，白色，具紫色条纹；花被片 6，离生，多少靠合；雄蕊 6，花药背着，丁字状；子房圆柱形，花柱长，柱头头状，3 裂。蒴果长圆形。种子扁平，红棕色，周围有窄翅。

本属有 3 种；分布于我国、不丹、缅甸、尼泊尔、日本、印度。我国有 2 种，1 种 1 变种可药用。

分种检索表

1. 总状花序通常具较多花；植株粗壮，高 1-2 米，茎上部明显具叶；苞片脱落···
·· 1. 云南大百合 C. giganteum var. yunnanense
1. 总状花序具 3-5 朵花；植株略小，高 0.8-1 米，茎上部通常无叶；苞片宿存··
·· 2. 荞麦叶大百合 C. cathayanum

百合科 LILIACEAE

1. 云南大百合（Flora of China） 号筒花、海百合（湖北），水草蒙（广西），荞麦叶（贵州），山波罗根、山芋头（云南中草药）

Cardiocrinum giganteum (Wall.) Makino var. **yunnanense** (Leichtlin ex Elwes) Stearn in Gard. Chron., ser. 3, 124: 4. 1948.——*Lilium giganteum* Wall. var. *yunnanense* Leichtlin ex Elwes（英 **Yunnan Cardiocrinum**）

小鳞茎卵形，深绿色。茎直立，中空，高 1-2 m，直径 2-3 cm，无毛。基生叶卵状心形或近宽长圆状心形，茎生叶卵状心形，长 10-20 cm，宽 12-15 cm；叶柄长 15-20 cm，向上渐短。总状花序通常具 (5-)10-16 朵花；苞片脱落；花喇叭形，白色，里面具紫红色条纹，花被片线状倒披针形，长 12-15 cm，宽 1.5-2 cm；雄蕊长 6.5-7.5 cm；花丝向下扩大；花药椭圆形，长约 8 mm，宽约 2 mm；子房圆柱形，长 2.5-3 cm，宽 4-5 mm；花柱长 5-6 cm，柱头膨大，微 3 裂。蒴果近球形，长 3.5-4 cm，宽 3.5-4 cm，顶端具 1 小尖突，基部具粗短果柄，红褐色。种子扁钝三棱形，红棕色，长 4-5 mm，宽 2-3 mm，周围具淡红棕色半透明的膜质翅。花期 6-7 月，果期 7-10 月。

分布与生境 产于河南、湖北、湖南、广西、广东、陕西、甘肃、四川、贵州、云南、西藏。生于海拔 1200-3600 m 的林下草丛中。也分布于缅甸。

药用部位 鳞茎或全草。

功效应用 活血解毒，消肿止痛。用于乳痈，肠痈，跌打损伤，腰腿痛，肺结核，小儿高烧等症。

化学成分 果实含二萜类：异海松-7(8),15-二烯-3β-醇[isopimara-7(8),15-dien-3β-ol][1]。

注评 本种藏族、苗族、白族、彝族药用；主要用鳞茎治炎咳嗽，傈僳族还用种子治肺炎咳嗽、气喘和中耳炎。

化学成分参考文献

[1] 刘润民，等．云南植物研究，1984, 6(2): 219-222.

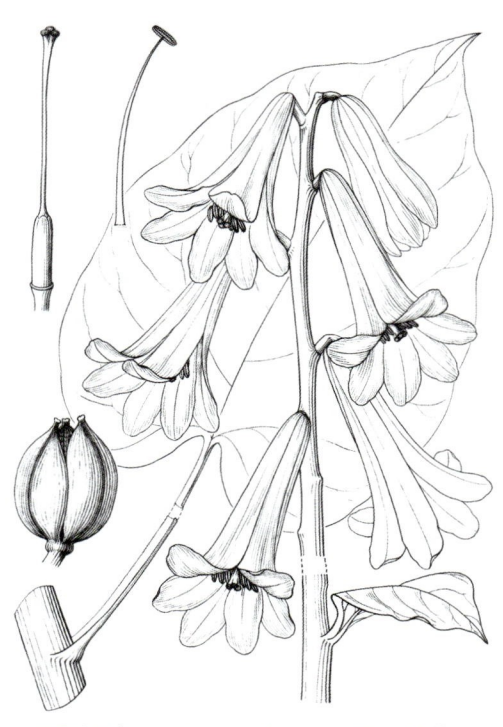

云南大百合 Cardiocrinum giganteum (Wall.) Makino var. **yunnanense** (Leichtlin ex Elwes) Stearn
张泰利 绘

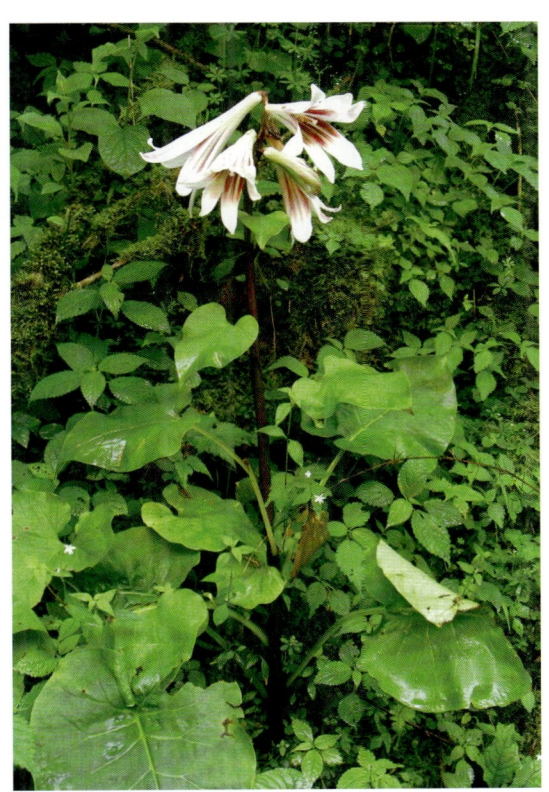

云南大百合 Cardiocrinum giganteum (Wall.) Makino var. **yunnanense** (Leichtlin ex Elwes) Stearn
摄影：张英涛

2. 荞麦叶大百合（中国植物志） 百合莲（江西），号筒花、大百合（湖北），水百合（贵州民间草药），荞麦叶贝母、喇叭（中药大辞典），广儿铃（中药鉴别手册）

Cardiocrinum cathayanum (E. H. Wilson) Stearn in Gard. Chron. ser. 3. 124. 4, 1948.——*Lilium cathayanum* E. H. Wilson（英 **Chinese Cardiocrinum, Cathay Lily**）

小鳞茎卵形。茎高 50-150 cm，直径 1-2 cm。叶基生或茎生，茎生叶散生，最下面几枚聚集，卵状心形或卵形，纸质，具网状脉，长 10-22 cm，宽 6-16 cm；叶柄长 6-20 cm，基部扩大。总状花序有 3-5 朵花；花梗短而粗，每花具 1 枚苞片；苞片长圆形，长 4-5.5 cm，宽 1.5-1.8 cm；花狭喇叭形，乳白色或淡绿色内具紫色条纹；花被片宽线状倒披针形，长 13-15 cm，宽 1.5-2 cm，外轮先端急尖，内轮先端稍钝；花丝长 8-10 cm；花药长 8-9 mm；花柱长 6-6.5 cm，柱头膨大，微 3 裂。蒴果近球形，长 4-5 cm，宽 3-3.5 cm，红棕色。种子扁平，红棕色，周围有膜质翅。花期 7-8 月，果期 8-9 月。

分布与生境 产于湖北、湖南、安徽、江苏、浙江、江西。生于海拔 600-1100 m 的山坡林下阴湿处。

药用部位 鳞茎及根。

功效应用 凉血消肿，润肺止咳，解毒消肿，健脾消积。用于感冒，肺结核，鼻渊，中耳炎等症。

注评 本种为贵州中药材质量标准（1988）收载"百合马兜铃"的基源植物之一，药用其干燥成熟果实。

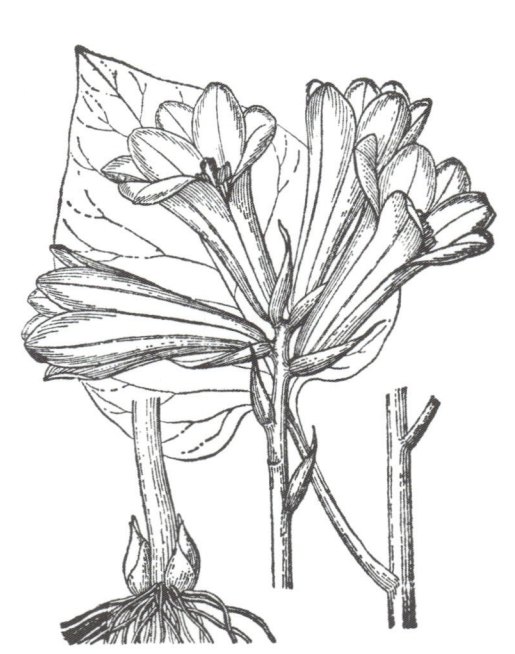

荞麦叶大百合 Cardiocrinum cathayanum (E. H. Wilson) Stearn
引自《中国高等植物图鉴》

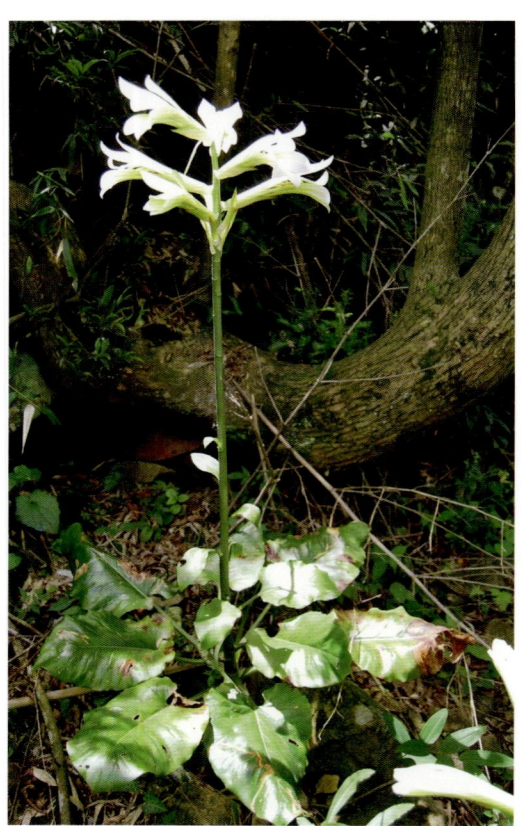

荞麦叶大百合 Cardiocrinum cathayanum (E. H. Wilson) Stearn
摄影：叶喜阳

22. 豹子花属 Nomocharis Franch.

鳞茎卵形或卵圆形，具多枚鳞片。茎高 25-100 cm，无毛或有乳头状突起。叶散生或轮生，披针形至卵状披针形。花单生或数朵排成总状花序，张开，粉红色、红色、白色或淡黄色；花被片 6，离生，外轮一般较狭，有细点或斑点，全缘，内轮较宽大，有斑块或斑点，全缘或边缘为流苏状或具不整齐的锯齿，内面基部具紫红色的肉质的垫状隆起；雄蕊 6，花丝下部呈肉质的圆筒状的膨大或不膨大，上面丝状；花药椭圆形，背着，丁字状；子房圆柱形，花柱向上膨大，柱头头状，3 浅裂。蒴果长圆状卵形，褐色。

7 种，分布于我国、缅甸和印度。我国有 6 种，其中 2 种为特有，药用植物 1 种。

1. 开瓣豹子花（中国植物志）

Nomocharis aperta (Franch.) E. H. Wilson, Lilies East. Asia 13. 1925.——*Lilium apertum* Franch., *Nomocharis forrestii* Balf. f.（英 **Exposedpetal Nomocharis**）

鳞茎卵形，直径 1-2 cm；鳞片卵状披针形。茎高 25-50 cm。叶散生，宽披针形至线状披针形，长 3-3.5 cm，宽 0.8-1.2 cm。花 1-2 (-6) 朵，张开，红色、粉红色，基部具几个至几十个紫红色或褐红色的斑点，全缘，外花被片椭圆形、卵形或披针形，长 2.2-4.5 cm，宽 1.2-1.5 cm，内花被片宽椭圆形或宽卵形，长 2.2-4.4 cm，宽 1.3-2.2 cm；里面基部有两个紫红色的垫状隆起；花丝长 5-10 mm，近钻状，向上渐细；子房长 5-9 mm；花柱长 6.5-12 mm。蒴果绿褐色，长圆状卵形，长 1-2.5 cm，宽 1.2-2 cm。花期 6-7 月，果期 8-10 月。

分布与生境 产于四川西南部、云南西北部、西藏。生于海拔 3000-3900 m 的山坡林下、竹林灌丛、高山草地。也分布于缅甸北部。

药用部位 鳞茎。

功效应用 滋阴降火，润肺止咳，清心安神。用于肺结核，咳嗽。

注评 本种为国家 II 级重点保护植物。

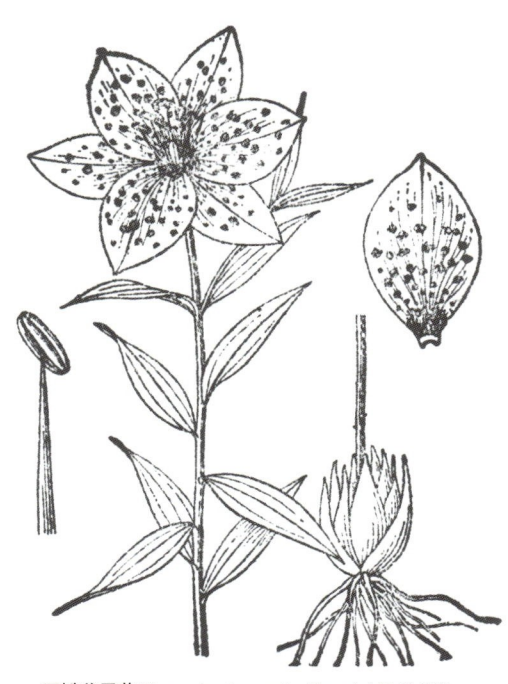

开瓣豹子花 Nomocharis aperta (Franch.) E. H. Wilson
引自《中国高等植物图鉴》

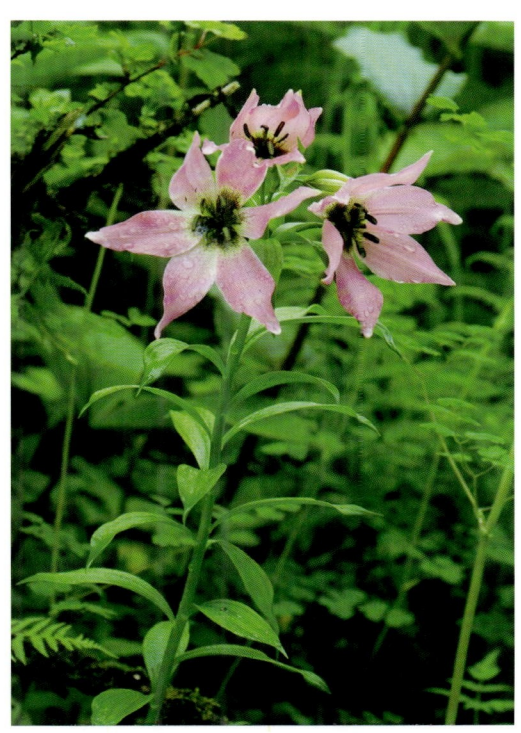

开瓣豹子花 Nomocharis aperta (Franch.) E. H. Wilson
摄影：陈又生

23. 假百合属 Notholirion Wall. ex Boiss.

多年生草本。须根多数，上生几个到几十个肉质小鳞茎，成熟后外壳稍硬。鳞茎狭卵圆形或圆筒状，外具黑棕色膜质鳞茎皮；茎直立。叶基生或茎生，条形至条状披针形，无柄。苞片线形；花两性，钟状至漏斗状；花被片6，离生，淡紫色至红色；雄蕊6，花丝丝状，花药背着，丁字状；子房3室，柱头3裂。蒴果。种子多数，扁平，具窄翅。

有5种，分布于西亚、喜马拉雅山地区至中国西南。我国有3种，2种药用。

分种检索表

1. 植株高 60-150 cm；总状花序具 10-24 朵花；茎生叶宽 10-25 mm·················· 1. **假百合 N. bulbuliferum**
1. 植株高 18-35 cm；总状花序具 2-4 (-6) 朵花；茎生叶宽 4-8 (-17) mm········ 2. **大叶假百合 N. macrophyllum**

本属植物假百合有抗炎镇痛作用，并具有促进胃肠运动作用。主要活性成分为酚酸类。该类植物的抗血小板聚集及抗血栓作用为近年研究的热点。

1. 假百合（中国植物志） 太白米（全国中草药汇编）

Notholirion bulbuliferum (Lingelsh. ex H. Limpr.) Stearn, Kew Bull. 5: 421. 1950. ——*Paradisea bulbuliferum* Lingelsh. ex H. Limpr.（英 **Hyacinth Falselily**）

小鳞茎多数，淡棕色，卵球形，直径 3-5 mm；茎高 60-150 cm，近无毛。基生叶数枚，带状，长 10-25 cm，宽 1.5-2 cm；茎生叶线状披针形，长 10-18 cm，宽 1-2 cm。总状花序具 10-24 花；苞片叶状，线形，长 2-7.5 cm，宽 3-4 mm；花梗稍弯曲，长 5-7 mm；花被片通常平展，淡紫色或蓝紫

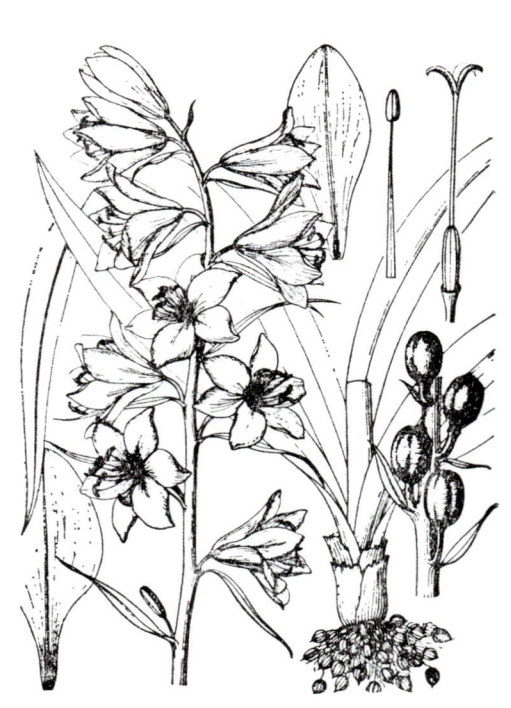

假百合 **Notholirion bulbuliferum** (Lingelsh. ex H. Limpr.) Stearn
张泰利　绘

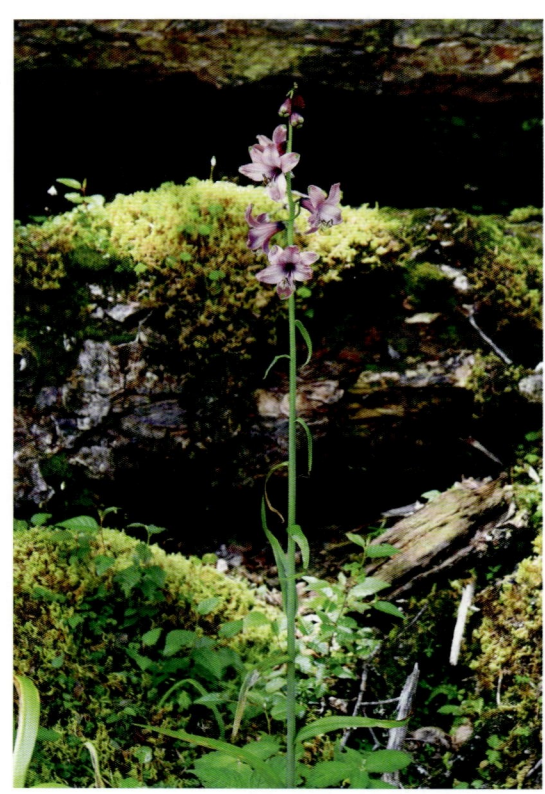

假百合 **Notholirion bulbuliferum** (Lingelsh. ex H. Limpr.) Stearn
摄影：张英涛

色，先端绿色，倒卵形或倒披针形，长 2.5–3.6 cm，宽 0.8–1.2 cm；雄蕊稍短于花被片；子房淡紫色，长 1–1.5 cm，花柱长 1.5–2 cm。蒴果长圆形至倒卵球状长圆形，长 1.6–2 cm，宽 1.5 cm，具钝棱。花果期 8 月。

分布与生境 分布于陕西、甘肃、四川、云南、西藏。生于海拔 3000–4500 m 的灌丛和高山草坡。不丹、尼泊尔和印度也有分布。

药用部位 鳞茎。

功效应用 宽胸理气，镇痛，调经，健胃，止吐，止咳。用于脘腹胀痛，胸闷，风寒咳嗽，呕吐等症。

化学成分 鳞茎含甾体生物碱类：茄啶(solanidine)，茄啶-3-O-α-L-吡喃鼠李糖基-(1→2)-[β-D-吡喃葡萄糖基-(1→4)]-β-D-吡喃葡萄糖苷{solanidine-3-O-α-L-rhamnopyranosyl-(1→2)-[β-D-glucopyranosyl-(1→4)]-β-D-glucopyranoside}[1]，茄啶-3-O-β-D-吡喃葡萄糖苷(solanidine-3-O-β-D-glucopyranoside)，茄啶-3-O-α-L-吡喃鼠李糖基-(1→2)-β-D-吡喃葡萄糖苷(solanidine-3-O-α-L-rhamnopyranosyl-β-D-glucopyranoside)，茄啶-3-O-α-L-吡喃鼠李糖基-(1→2)-[β-D-吡喃葡萄糖基-(1→4)]-β-D-吡喃葡萄糖苷{solanidine-3-O-α-L-rhamnopyranosyl-[β-D-glucopyranosyl-(1→4)]-β-D-glucopyranoside}[2]；酚酸类：对香豆酸甲酯(methyl p-coumarate)，对甲氧基桂皮酸(p-methoxycinnamic acid)，对香豆酸(p-coumaric acid)，阿魏酸(ferulic acid)，咖啡酸乙酯(ethyl caffeate)，1-O-咖啡酰甘油酯(1-O-caffeoyl glycerol)[3]；甾体类：β-谷甾醇，胡萝卜苷[3]；其他类：正二十八酸[3]。

药理作用 抗炎镇痛作用：从假百合鳞茎中分离鉴定出的 6 个酚酸类成分，分别为对香豆酸甲酯、对甲氧基肉桂酸、对香豆酸、阿魏酸、咖啡酸乙酯、咖啡酰甘油酯。这些成分具有解热镇痛、抗炎等方面活性[1]。

抑制血小板聚集和抗血栓作用：假百合鳞茎中分离的酚酸类成分具有活血化瘀、抑制血小板聚集的作用[1]。体外血栓形成实验证明，假百合水、正丁醇提取部位能够使血栓长度减少，湿重减轻。血小板聚集试验表明，假百合不同组分抑制血小板聚集的浓度有差异，正丁醇浓度最低。大鼠血液流变试验表明，假百合正丁醇组分对全血黏度和血浆黏度有降低作用。提示假百合正丁醇提取部位为假百合药效的物质基础，有抗血栓形成、抑制血小板聚集，改善血流变作用[2]。

促进胃肠运动作用：假百合有促进胃肠运动作用[2]。

化学成分参考文献

[1] 邱芳龙，等.云南植物研究，1982, 4(4): 41-49-23.

[2] 吴卫中，等.中草药，2000, 31(3): 167-169.

[3] 屠鹏飞，等.药学学报，1999, 34(1): 39-42.

药理作用及毒性参考文献

[1] 屠鹏飞，等.药学学报，1999, 34 (1): 39-41.

[2] 王斌.太白米不同有效部位对血凝及心肌缺血的影响[学位论文].西安：陕西中医学院，2006.

2. 大叶假百合（中国植物志）

Notholirion macrophyllum (D. Don) Boiss., Fl. Orient. 5: 190. 1882.——*Fritillaria macrophylla* D. Don（英 **Largeleaf Falselily**）

茎高 18–35 cm，无毛。基生叶带状，长 30–40 cm，宽 2 cm；茎生叶 5–10 枚，线形，长 6.5–15 cm，宽 0.4–0.8 (–1.7) cm。总状花序具 2–4 (–6) 花；苞片狭线形，长 1.2–1.5 cm，先端弯曲；花梗稍弯曲，长 0.6–1.5 cm；花漏斗状；花被片淡紫红色或紫色，倒披针状长圆形，长 2.5–5 cm，宽 0.6–1.5 cm，基部窄，先端钝圆或圆形；雄蕊稍短于花被片，花丝长 2–3.5 cm，花药长约 5 mm；子房长圆形，长 7–8 mm，宽 4 mm，花柱长 1.5–3.2 cm。花期 8 月。

分布与生境 分布于四川、云南和西藏。生于海拔 2800–3400 m 栎林下的石堆、草坡和草甸。不丹、尼布尔和印度也有分布。

药用部位 全草。

功效应用 祛瘀消肿，接筋止痛，止血消炎。用于跌打损伤，劳伤，骨折，外伤出血泻水涤饮，解毒杀虫等症。

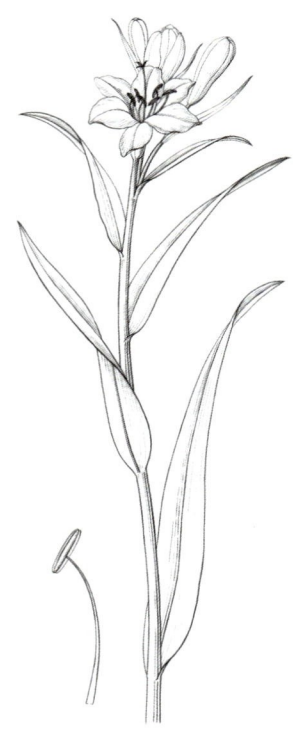

大叶假百合 Notholirion macrophyllum (D. Don) Boiss.
张泰利 绘

24. 绵枣儿属 Barnardia Lindl. (*Scilla* L.)

多年生草本。鳞茎具膜质鳞茎皮。叶基生，无柄，线形到近卵形。花葶直立，不分枝；总状花序常具多花，苞片小，膜质；花梗有节，有时不明显。蒴果，具少数黑色种子。种子有油体。

有2种，一种分布在非洲西北部和欧洲西南部，另一种分布在中国、日本、朝鲜和俄罗斯，可药用。

本属药用植物球茎部主要含黄酮类及三萜类成分。其中黄酮类成分以高异黄酮类为主，如绵枣儿酮(scillavone) A (**1**)、B (**2**)，5,7,3'-trihydroxy-4'-methoxyspiro{2*H*-1-benzopyran-7'-bicyclo[4,2,0]octa[1,3,5]-trien}-4-one(**3**)，3,9-二氢秋凤梨百合素▲(3,9-dihydroeucomnalin，**4**)，3-(3,4-二羟苄基)-5,7-二羟基-6-甲氧基色原烷-4-酮 [3-(3,4-dihydroxybenzyl)-5,7-dihydroxy-6-methoxychroman-4-one，**5**]。三萜类成分包括具有螺环结构的降三萜，如3-去氢-15-去氧凤梨百合甾醇▲(3-dehydro-15-deoxoeucosterol，**6**)、15-去氧凤梨百合甾醇▲(15-deoxoeucosterol，**7**)、30-羟基-15-去氧凤梨百合甾醇▲(30-hydroxy-15-deoxoeucosterol，**8**)；C-3连有寡糖链的凤梨百合甾醇型三萜及降三萜，如绵枣儿糖苷(scillascilloside) D-1、E-1(**9**)、E-2、E-3、E-4、E-5、G-1、绵枣儿苷 L-1(scillanoside L-1)，而绵枣儿糖苷 L-2(scillascilloside L-2)、绵枣儿皂苷(scillasaponin) A (**10**)、B、C (**11**)，还含有γ-内酯环结构。绵枣儿皂苷(scillasaponin) A (**10**)、B、C (**11**) 对 cAMP 磷酸二酯酶活性具有抑制作用；绵枣儿糖苷(scillascilloside) E-1(**9**)、E-2、E-3、G-1 及绵枣儿苷 (scillanoside) L-1、绵枣儿糖苷 (scillascilloside) L-2 对 HT1080、B16 (F-10)、3LL、MCF7、PC-3、HT29、LOX-IMVI 及 A549 等 8 种肿瘤细胞系细胞增殖均显示了一定的细胞毒活性，其中 **9** 的活性最显著 (ED_{50} 为 1.53–3.06 nmol/L)，且体内实验结果显示，**9** 可延长肉瘤180荷瘤小鼠的寿命，3 mg/kg 剂量下的 T/C 值为 239%。

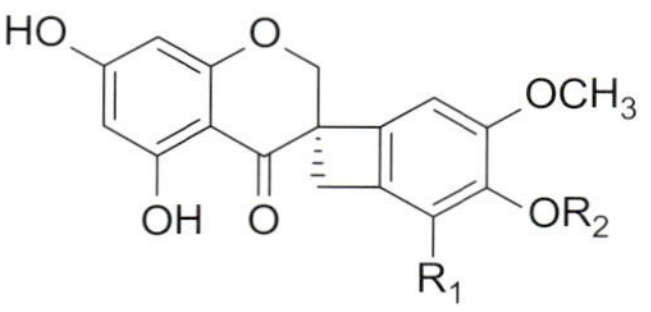

百合科 LILIACEAE

1: R₁=OH; R₂=CH₃
2: R₁=R₂=H

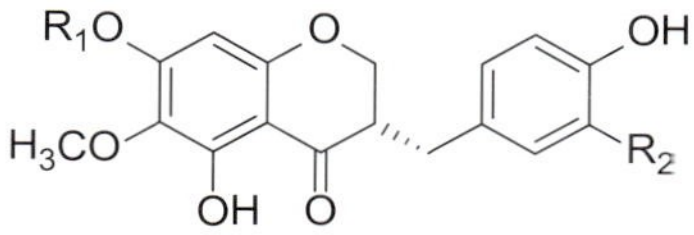

3: R₁=CH₃; R₂=OH
4: R₁=H; R₂=H
5: R₁=H; R₂=OH

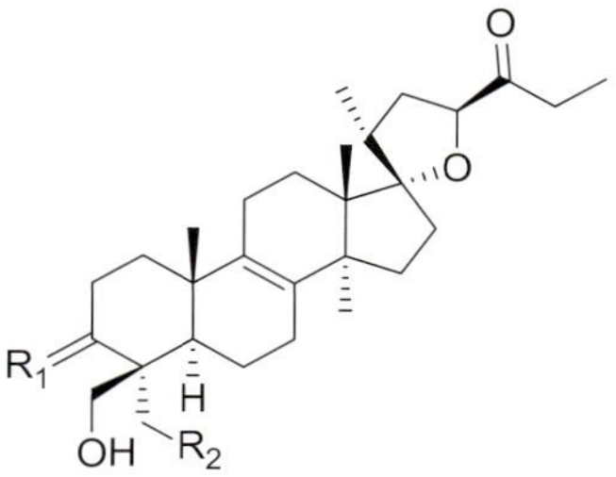

6: R₁=O; R₂=H
7: R₁=β-OH, α-H; R₂=H
8: R₁=β-OH, α-H; R₂=OH
9: R₁=β-OX, α-H; R₂=H

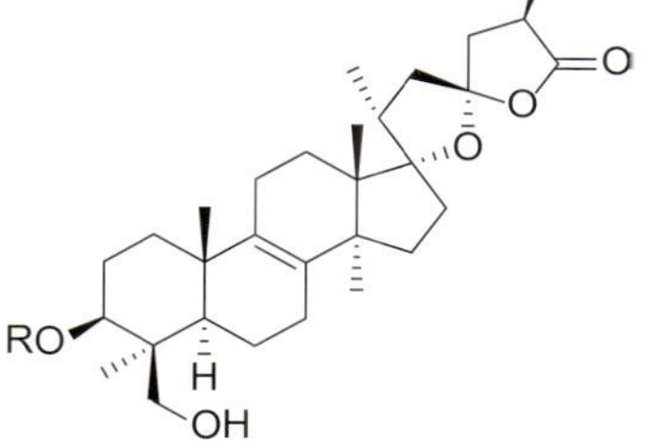

10: R=Y
11: R=Z

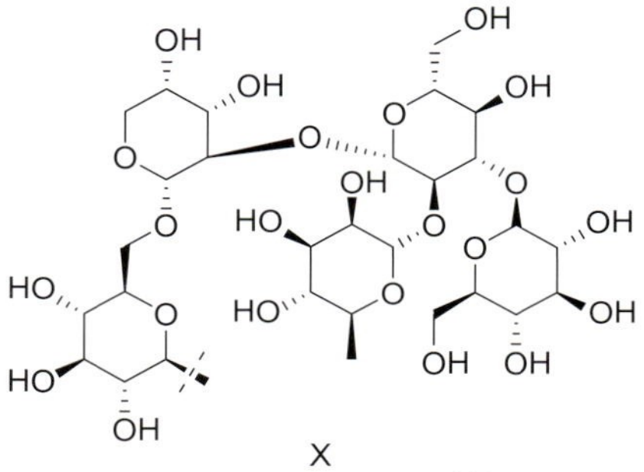

X

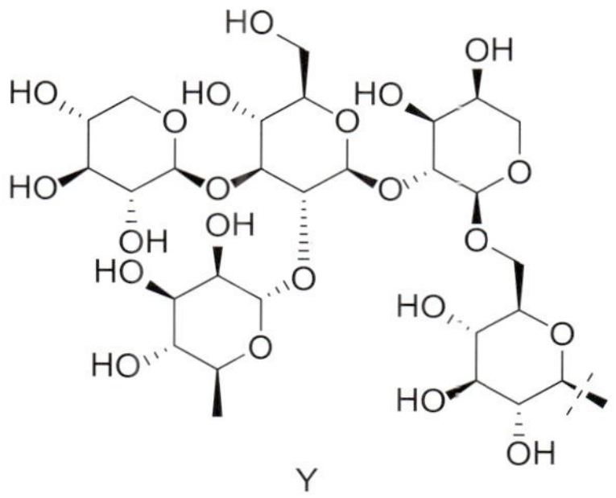

Y

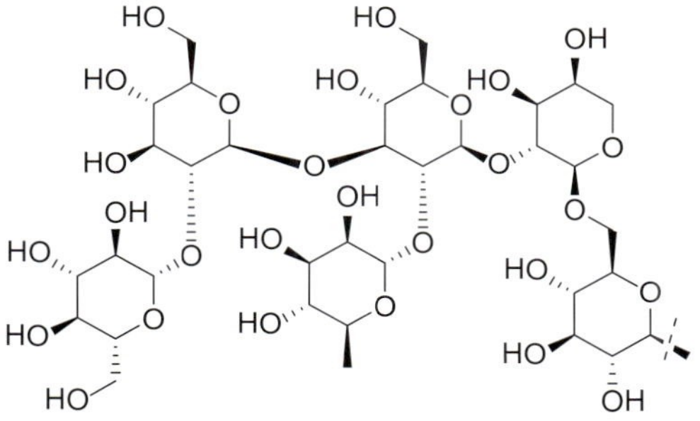

Z

1. 绵枣儿（救荒本草） 地兰（广东），地枣（山东、甘肃），老鸦蒜（甘肃、浙江）

Barnardia japonica (Thunb.) Schult. et Schult. f. in Roem. et Schult., Syst. Veg. 7: 555. 1829.——*Ornithogalum japonicum* Thunb., *Scilla scilloides* (Lindl.) Druce（英 **Common Squill**）

鳞茎卵球形至球形，长 2-5 cm，宽 1-3 cm，鳞茎皮黑棕色。4 或 5 枚叶，长 (10-) 15-40 cm，宽 2-9 mm，柔软，光滑。花葶长于叶；总状花序长 (2-) 7-20 cm，密生多花；苞片狭披针形；花梗长 5-12 mm；花被片玫瑰紫色、粉色或白色，倒卵形、椭圆形或狭椭圆形，长 2.5-4 cm，宽 1.2 mm，基部稍合生而成盘状；雄蕊长 2-3.5 mm，花丝近披针形，被乳突状微柔毛或无毛；子房长 1.5-2 mm，具乳突状微柔毛，每室具 1 或 2 枚胚珠，花柱长 1-1.3 mm。蒴果近倒卵球形，长 3-6 mm，宽 2-4 mm。种子 1-3 枚，长 2.5-5 mm。花果期 7-11 月。

分布与生境 分布于东北、华北、河南、湖北、江苏、江西、台湾、广东、广西、四川、云南。生于

2600 m以下的林缘、山丘、开阔的山坡和草地。琉球群岛、日本、朝鲜和俄罗斯东部也有分布。

药用部位 鳞茎或全草。

功效应用 活血解毒，消肿止痛，强心利尿。用于乳痈，肠痈，跌打损伤，腰腿痛，心脏病水肿，牙痛等症。外用痈疽，乳腺炎，毒蛇咬伤。小毒。

化学成分 鳞茎含黄酮类：2-羟基-7-O-甲基绵枣儿素(2-hydroxy-7-O-methylscillascillin)，绵枣儿素(scillascillin)[1]，绵枣儿酮(scillavone) A、B，3,9-二氢秋凤梨百合素▲(3,9-dihydroeucomnalin)，3-(3,4-二羟苄基)-5,7-二羟基-6-甲氧基色原烷-4-酮[3-(3,4-dihydroxybenzyl)-5,7-dihydroxy-6-methoxychroman-4-one]，3-(4-羟基亚苄基)-5,7-二羟基色原烷-4-酮[3-(4-hydroxybenzylidene)-5,7-dihydroxychroman-4-one]，3-(3,4-二羟基亚苄基)-5,7-二羟基-6-甲氧基色原烷-4-酮[3-(3,4-dihydroxybenzylidene)-5,7-dihydroxy-6-methoxychroman-4-one]，2-羟基绵枣儿素(2-hydroxyscillascillin)，1,6-二羟基-3-甲氧基-8-甲基叫酮(1,6-dihydroxy-3-methoxy-8-methylxanthone)[2]；三萜及其苷类：绵枣儿糖苷(scillascilloside) D-1、E-1、E-2、E-3、E-4、E-5、G-1[3]，绵枣儿苷(scillanoside) L-1、L-2[4]，绵枣儿皂苷(scillasaponin) A、B、C[5]，3-去氢-15-去氧凤梨百合甾醇▲(3-dehydro-15-deoxoeucosterol)，15-去氧凤梨百合甾醇▲(15-deoxoeucosterol)，30-羟基-15-去氧凤梨百合甾醇▲(30-hydroxy-15-deoxoeucosterol)[2]；芪类：绵枣儿芪A (scillabene A)[2]；木脂素类：松脂酚(pinoresinol)[2]。

药理作用 抗炎作用：绵枣儿根的乙醇提取液具有抑制透明质酸酶的作用，提示其体外具有抗炎作用[1]。

强心作用：绵枣儿鳞茎及叶的乙醇提取液对离体和在体蟾蜍心脏有类似洋地黄的强心作用。叶的提取液作用较鳞茎强。

抗菌作用：绵枣儿根的乙醇提取液具有抗菌作用[1]。

抗肿瘤作用：从绵枣儿中分离出绵枣儿苷 L-1 和 L-2，绵枣儿糖苷 E-1、E-2、E-3、G-1 等化合物，对 8 种肿瘤细胞系 [HT1080、B16(F-10)、3LL、MCF7、PC-3、HT29、LOX-IMVI、A549] 均有抗肿瘤活性，其中绵枣儿苷 E-1 效果最好，绵枣儿苷 L-2 对 MCF7 和 HT29 无活性，HT1080 和 PC-3 对上述化合物较敏感。体内试验结果显示，绵枣儿糖苷 E-1 可延长荷肉瘤小鼠的寿命[2]。

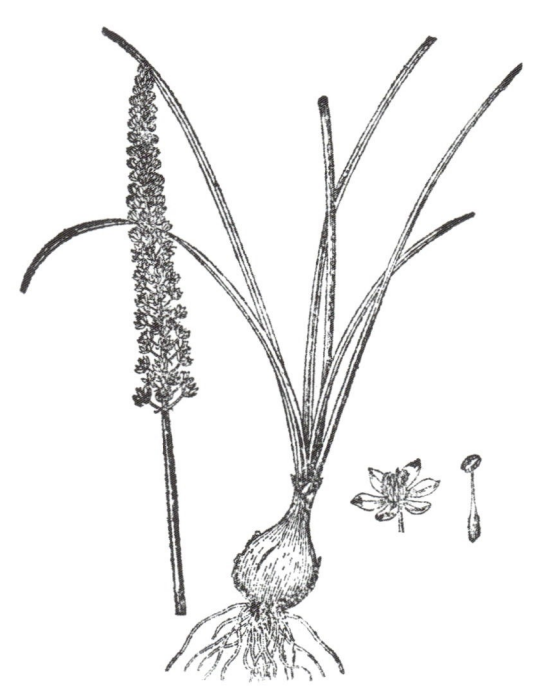

绵枣儿 **Barnardia japonica** (Thunb.) Schult. et Schult. f.
引自《中国高等植物图鉴》

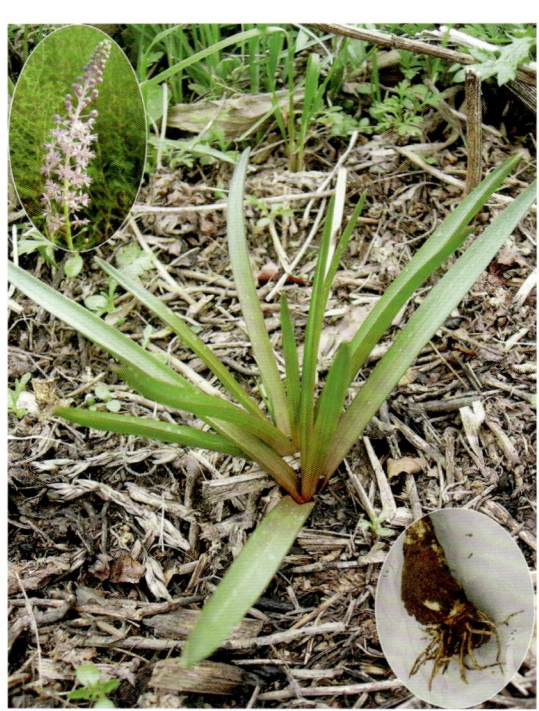

绵枣儿 **Barnardia japonica** (Thunb.) Schult. et Schult. f.
摄影：于俊林

抗氧化作用：绵枣儿根的乙醇提取液具有抗氧化作用，且其抗氧化强度至少是丁基羟基茴香醚 (BHA) 的 3 倍[1]。

其他作用：绵枣儿的乙醇提取液对犬有利尿作用，并能对抗垂体后叶激素的抗利尿作用，还有兴奋子宫作用[2]。

毒性及不良反应 因本植物含有强心苷，可能导致心脏毒性[3]。

化学成分参考文献

[1] Kouno I, et al. *Tetrahedron Lett*, 1973, 46: 4569-4572.

[2] Nishida Y, et al. *Chem Pharm Bull*, 2008, 56(7): 1022-1025.

[3] Sholichin M, et al. *Chem Pharm Bull*, 1985, 33(4): 1756-1759.

[4] Lee SM, et al. *Chem Pharm Bull*, 2002, 50(9): 1245-1249.

[5] Mimaki Y, et al. *Chem Lett*, 1992(9): 1863-1866.

药理作用及毒性参考文献

[1] Yeo EJ, et al. *Food Sci Biotech*, 2006, 15(4): 639-642.

[2] Lee SM, et al. *Chem Pharm Bull*, 2002, 50(9): 1245-1249.

[3] 马兴民，等. 陕西新医药，1973, 5: 48-49.

25. 葱属 Allium L.

绝大多数的种具特殊的葱蒜气味；地下部分的肥厚叶鞘形成鳞茎，鳞茎形态多样，从圆柱状至球状。叶形多样，从扁平线形至卵圆形，从实心到空心的圆柱状。花葶从鳞茎的基部长出，中生或侧生；伞形花序生于花葶的顶端，开放前为一闭合的总苞所包，开放时总苞单侧开裂或 2 至数裂；早落或宿存；小花梗基部有或无小苞片；花两性，极少退化为单性；花被片 6，2 轮，分离或基部靠合成管状；雄蕊 6，2 轮，花丝全缘或基部扩大而每侧具齿，通常基部合生并贴生于花被片；子房 3 室，每室 1 至多数胚珠，沿腹缝线的部位具蜜腺，蜜腺形状多样；花柱单一，柱头全缘或 3 裂。蒴果室背开裂。种子黑色。

约 660 种，分布于北温带，主要产于亚洲，有些种类产于非洲和美国的中部和南部。我国有 138 种，41 种 2 变种可药用。

分种检索表

1. 叶常 2 枚，对生，少为 1 或 3 枚，线形或卵圆形，基部渐狭成叶柄；子房基部收狭成短柄，每室 1 胚珠。
   2. 叶 1 枚，卵状宽椭圆形，长 16.5–22.5 cm，宽 11–16 cm，基部心形；叶柄与叶片近等长 ·· 3. **玉簪叶韭 A. funckiifolium**
   2. 叶 2–3 枚，明显较小。
      3. 外轮花被片比内轮的狭；叶倒披针状椭圆形至椭圆形，基部楔形，沿叶柄下延 ··· 1. **茖葱 A. victorialis**
      3. 外轮花被片比内轮的宽。
         4. 叶披针状长圆形至卵状长圆形，基部圆形至心形；叶柄明显 ·················· 2. **卵叶韭 A. ovalifolium**
         4. 叶线形、线状披针形、椭圆状披针形或椭圆状倒披针形，向基部渐狭，叶柄不明显 ··· 4. **太白韭 A. prattii**
1. 叶数枚，带形、线形、半圆柱状、管状，实心或中空，基部不收狭成叶柄；子房每室 2 至数胚珠。
   5. 根粗壮，有时近块根状；叶线形，具明显的中脉；花葶常具 2 或 3 条纵棱；子房每室 1 或 2 胚珠。
      6. 子房每室 1 胚珠；花葶比叶长，高 20–60 cm；叶宽 5–10 mm；花白色 ················· 5. **宽叶韭 A. hookeri**
      6. 子房每室 2 胚珠。

7. 花白色；花被片披针形，先端渐尖或不规则的 2 裂 ·· 6. **粗根韭 A. fasciculatum**
7. 花红色；紫红色至黑紫色；花被片长圆形、狭长圆状椭圆形，先端钝或凹缺。
  8. 花星状开展；花被片在花后反折，内外轮相似 ······································· 7. **多星韭 A. wallichii**
  8. 花钟状开展；花被片在花后不反折，内轮比外轮稍长而窄 ···················· 8. **大花韭 A. macranthum**
5. 根纤细；叶无明显的中脉；花葶不具纵棱；子房每室 2 胚珠至数枚胚珠。
 9. 鳞茎圆柱状、圆锥状或卵状圆柱形，稀卵状，常数枚聚生；根状茎明显。
  10. 鳞茎外皮呈纤维状、网状、近网状或松散的纤维状。
   11. 花紫蓝色或蓝色。
    12. 叶狭线形，扁平，比花葶短，宽 2–5 mm；花丝短于花被片 1/2–2/3 ·· 16. **高山韭 A. sikkimense**
    12. 叶半圆柱形，上面具沟槽，宽 1.5–2.5 mm；花丝长于花被片 1/3 ············ 17. **天蓝韭 A. cyaneum**
   11. 花白色、淡红色、紫红色、紫色、黑紫色或黄色。
    13. 花丝比花被片长 1/4 以上。
     14. 叶半圆柱状至圆柱状，具 4–5 纵棱，粗 0.5–1.5 mm ·················· 9. **青甘韭 A. przewalskianum**
     14. 叶线形，扁平，宽 2–6 mm ·· 19. **多叶韭 A. plurifoliatum**
    13. 花丝比花被片短，等长或稍长，但最长不超过花被片的 1/4。
     15. 花葶的 1/3–1/2 被叶鞘。
      16. 叶线形，宽 2–3 mm ·· 10. **辉韭 A. strictum**
      16. 叶半圆柱形，宽 0.3–1 mm ·· 13. **碱韭 A. polyrhizum**
     15. 花葶基部被叶鞘。
      17. 鳞茎外皮呈网状或近网状；花白色至淡红色。
       18. 叶线形，扁平，实心；花白色，常见绿色中脉 ·················· 11. **韭菜 A. tuberosum**
       18. 叶三棱状线形，背面具纵棱，中空；花白色，稀淡红色，常具淡红色中脉 ··· 12. **野韭 A. ramosum**
      17. 鳞茎外皮呈纤维状，或仅基部具网状；花黑紫色、紫色、紫红色或淡红色。
       19. 内轮花丝基部扩大；小花梗等长 ·································· 14. **蒙古韭 A. mongolicum**
       19. 内轮花丝基部不扩大；小花梗不等长 ···································· 20. **滇韭 A. mairei**
  10. 鳞茎外皮革质、薄革质、纸质、膜质，不分裂或片裂、条裂或仅顶端呈纤维状。
   20. 花白色、淡红色、紫红色或淡紫色或黄色至亮黄色。
    21. 花白色、淡红色、紫红色或淡紫色。
     22. 植株较矮小；小花梗近等长，长 0.5–1.5 cm；花被片长 2.8–4.2 mm ·· 21. **细叶韭 A. tenuissimum**
     22. 植株高大；小花梗不等长；长 1.5–3.5 cm；花被片长 3.9–5 mm ······ 22. **矮韭 A. anisopodium**
    21. 花淡黄色、亮黄色或红色至淡紫红色。
     23. 叶半圆柱形，斜展，宽 1–1.5 mm；花红色至淡紫红色 ·················· 15. **砂韭 A. bidentatum**
     23. 叶宽线形，扁平，略呈镰刀状弯曲，宽 3–10 mm；花亮草黄色 ·· 25. **折被韭 A. chrysocephalum**
   20. 花淡红色、红色、淡紫色至紫色。
    24. 鳞茎外皮红褐色，干膜质至近革质，有光泽；叶半圆柱状，中空，宽 2–3 mm，平滑 ·· 24. **长柱韭 A. longistylum**
    24. 鳞茎外皮灰黑色至黑色或黄褐色或黑褐色；叶线形或宽线形，扁平。
     25. 鳞茎外皮灰黑色至黑色；叶狭线形至宽线形，肥厚，实心，基部近半圆柱形，上部扁平，有时略呈镰刀状弯曲，宽 2–10 mm；内轮花丝基部扩大成披针状三角形，两侧无齿，外

　　　　　轮锥形··23. 山韭 A. senescens
　　　25. 鳞茎外皮黄褐色或黑褐色；叶宽线形至线状披针形，宽 5–15 mm；内轮花丝基部扩大，两
　　　　　侧各具 1 齿，外轮锥形···18. 天蒜 A. paepalanthoides
9. 鳞茎球状、卵球状、卵状，若圆柱状至卵圆柱状，则叶粗壮，为中空的圆柱状，常单生；根状茎不
　明显。
　26. 叶为中空、平滑的圆柱状，通常粗壮。
　　　27. 鳞茎扁球状、球状、卵球状至长圆状球形，稀为基部增粗的圆柱状；小花梗基部具小苞片；内
　　　　　轮花丝基部每侧各具 1 齿···31. 洋葱 A. cepa
　　　27. 鳞茎圆柱状至卵状圆柱形；小花梗基部无小苞片；花丝基部不具齿。
　　　　　28. 花丝比花被片短，1/3–3/4 合生成管状；花黄色，后变红色或紫色·······························
　　　　　　　··26. 蓝苞葱 A. atrosanguineum
　　　　　28. 花丝比花被片短或比花被片长，仅基部合生；花白色、淡红色或黄色、白色带黄色，但不变
　　　　　　　红色。
　　　　　　　29. 花红色至淡红色；小花梗不等长；花葶和叶鞘光滑···27. 北葱 A. schoenoprasum
　　　　　　　29. 花黄色、淡黄色、白色带黄色或白色。
　　　　　　　　　30. 花葶和叶较细，中下部粗不超过 5 mm；花黄色至淡黄色··········28. 野葱 A. chrysanthum
　　　　　　　　　30. 花葶和叶粗壮，中下部粗超过 5 mm；花白色或带黄色。
　　　　　　　　　　　31. 鳞茎卵状圆柱形，粗壮，外皮红褐色，薄革质；花白色带黄色；小花梗比花被片长
　　　　　　　　　　　　 1.5–2 倍··29. 阿尔泰葱 A. altaicum
　　　　　　　　　　　31. 鳞茎圆柱状，外皮常为白色，稀淡红褐色，膜质；花白色；小花梗比花被片长 2–3 倍
　　　　　　　　　　　　 ··30. 葱 A. fistulosum
　26. 叶线形、三棱状线形、棱柱状或半圆柱状，稀为中空的圆柱状，但不粗壮。
　　　32. 子房每室具 4 至多数胚珠。
　　　　　33. 花被片离生；叶宽线形至线状披针形，宽 5–20 mm；花丝与花被片近等长·······················
　　　　　　　··40. 郁金叶蒜 A. tulipifolium
　　　　　33. 花被片互相靠合成管状；叶圆柱状或近半圆柱状，中空，宽 1–3 mm；花丝短于花被片 1/2···
　　　　　　　··41. 长硬韭 A. neriniflorum
　　　32. 子房每室 2 胚珠。
　　　　　34. 内轮花丝基部扩大，每侧各具 1 齿，齿端长丝状，超过中间的着药花丝；伞形花序密具珠
　　　　　　　芽，间有数花···39. 蒜 A. sativum
　　　　　34. 内轮花丝全缘或基部每侧各具 1 齿或齿片，齿或齿片比中间的着药花丝短。
　　　　　　　35. 花蓝色，干后变蓝紫色；叶线形，背面具纵棱，干后常扭转；花丝基部无齿，略比花被片
　　　　　　　　　长···37. 棱叶韭 A. caeruleum
　　　　　　　35. 花紫红色。
　　　　　　　　　36. 花丝比花被片短，为其长的 1/3–1/2·································38. 类北葱 A. schoenoprasoides
　　　　　　　　　36. 花丝比花被片长，或稍短于花被片，但最短不下于花丝长的 2/3。
　　　　　　　　　　　37. 鳞茎卵状。
　　　　　　　　　　　　　38. 内轮花丝基部每侧各具 1 齿；叶中空，具 3–5 纵棱，粗 1–3 mm········
　　　　　　　　　　　　　　　···32. 薤头 A. chinense
　　　　　　　　　　　　　38. 内轮花丝基部无齿；叶三棱状线形，背面具 1 纵棱，宽 1.5–5 mm
　　　　　　　　　　　　　　　···33. 球序韭 A. thunbergii
　　　　　　　　　　　37. 鳞茎卵球状。
　　　　　　　　　　　　　39. 小花梗与花被片近等长或比其略长；子房基部无凹陷的蜜穴··················

·· 34. 头花韭 **A. glomeratum**

39. 小花梗比花被片长 2–5 倍；子房基部具凹陷的蜜穴。

40. 伞形花序全为花；小花梗基部无小苞片，或具很少的小苞片；内轮花丝基部扩大，通常每侧各具 1 齿 ·· 35. 小山蒜 **A. pallasii**

40. 伞形花序全为花或间具珠芽，或全为珠芽；小花梗基部具小苞片；内轮花丝基部无齿 ·· 36. 薤白 **A. macrostemon**

本属药用植物主要含硫醚、甾体类及黄酮类成分。挥发性硫醚成分是本属植物特殊气味的来源。研究认为，本属部分植物中所含的蒜氨酸 (alliin, **1**) 在蒜酶 (allinase) 作用下分解产生含硫的大蒜素 (allicin, **2**)，而空气中的氧气对蒜氨酸的分解起重要作用，认为微量氧气能激活蒜酶诱发反应产生各种硫醚；而且硫醚具有多种生物活性，如从藠头球茎中分离得到的 **1**、甲基烯丙基三硫醚 (methylallyltrisulfide, **3**) 具有抗血小板凝聚的作用；从韭菜种子中分离得到的甲烷硫代亚磺酸 -*S*- 甲酯 (*S*-methyl methanthiosulfinate, **4**)，2- 丙烯 -1- 硫代亚磺酸 -*S*- 甲酯 (*S*-methyl 2-propen-1-thiosulfinate, **5**) 对人类肿瘤具有较强的抑制作用，同时还具有抗菌活性。

甾体类成分是本属植物中的另一大类活性成分，包括对酶的影响、抗血小板凝聚、心血管的保护作用、抗菌作用。另外，还具有明显的抗肿瘤、细胞毒活性。

对酶的影响，如从藠头 (A. chinense) 球茎中分离得到的一系列拉肖皂苷元 (laxogenin) 及 (25*R*,*S*)-5α- 螺甾 -3β- 醇 [(25*R*,*S*)-5α-spirostan-3β-ol] 甾体类物质具有抑制 cAMP 磷酸二酯酶、Na^+/K^+-ATP 酶等作用，其中拉肖皂苷元 -3-*O*-{*O*-(2-*O*- 乙酰基 -α-L- 吡喃阿拉伯糖基)-(1→6)-β-D- 吡喃葡萄糖苷 } {laxogenin-3-*O*-{*O*-(2-*O*-acetyl-α-L-arabinopyranosyl)-(1→6)-β-D-glucopyranoside} 对 cAMP 磷酸二酯酶作用最为显著 (IC_{50}=33 μmol/L)，(25*R*,*S*)-5α- 螺甾 -3β- 醇 -3-*O*-{*O*-β-D- 吡喃葡萄糖基 -(1→2)-*O*-[β-D- 吡喃葡萄糖基 -(1→3)]-*O*-β-D- 吡喃葡萄糖基 -(l→4)-β-D- 吡喃半乳糖苷 }{(25*R*,*S*)-5α-spirostan-3β-ol-3-*O*-{*O*-β-D-glucopyranosyl-(1→2)-*O*-[β-D-glucopyranosyl-(1→3)]-*O*-β-D-glucopyranosyl-(l→4)-β-D-galactopyranoside}} 对 Na^+/K^+ ATP 酶具有抑制作用 (IC_{50}=40 μmol/L)。

抗血小板凝聚，如从薤白 (A. macrostemon) 球茎中分离得到的薤白苷 (macrostemonoside) E、F，具有显著的抑制 ADP 诱导人体血小板凝聚的作用 (IC_{50} 分别为 0.417 mmol/L、0.020 mmol/L)。

心血管保护作用，如从薤白 (A. macrostemon) 球茎中分离得到的薤白苷 A (macrostemonoside A) 小鼠体内实验发现具有治疗高血糖、高血脂、内脏脂肪积聚的作用 (给药剂量为 4 mg/kg/d)，作用机制可能与增加胰岛素敏感性及内脂因子表达有关，有趣的是薤白苷 A (macrostemonoside A) 是甾体激素类骨架结构，但该化合物并没有明显的可的松样副作用，却具有心血管保护作用。薤白苷 (macrostemonoside) M (**6**)、N (**7**) 及 (25*R*)-26-*O*-β-D- 吡喃葡萄糖基 -22- 羟基 - 呋甾 -3β,26β- 二醇 -3-*O*-β-D- 吡喃葡萄糖基 -(1→2)-β-D- 吡喃半乳糖苷 [(25*R*)-26-*O*-β-D-glucopyranosyl-22-hydroxy-furost-3β,26β-diol-3-*O*-β-D-glucopyranosyl-(1→2)-β-D-galactopyranoside] 通过增加 KCl 外流使心肌细胞内 Ca^{2+} 浓度增加，增加心肌的收缩能力，而薤白苷 B (macrostemonoside B) 能通过抑制 KCl 外流，保持细胞内 Ca^{2+} 浓度，具有治疗心力衰竭的作用。

抗菌作用，如从蒜 (A. sativum) 球茎中分离得到的 26-*O*-β- 吡喃葡萄糖基 -22- 羟基 -25(*R*)-5α- 呋甾 -3β,6β,26- 三醇 -3-*O*-β- 吡喃葡萄糖基 -(1→2)-[β- 吡喃葡萄糖基 -(1→3)]-β- 吡喃葡萄糖基 -(1→4)-β- 吡喃半乳糖苷 {26-*O*-β-glucopyranosyl-22-hydroxy-25(*R*)5α-furost-3β,6β,26-triol-3-*O*-β-glucopyranosyl-(1→2)-[β-glucopyranosyl-(1→3)]-β-glucopyranosyl-(1→4)-β-galactopyranoside}，通过酶水解后得到具有抗白念珠菌 (*Candida albicans*) 真菌活性的紫蒜苷 B (eruboside B) (MIC=25 μg/ml)。从茖葱 (A. victorialis) 中分离得到的芰脱皂苷元 -3-*O*- 石蒜四糖 (gitogenin-3-*O*-lycotetroside) 具有细胞毒活性 (IC_{50}=6.51 μg/ml)，而且对人体肠道细菌具有抑制作用。

抗肿瘤、细胞毒活性，如从藠头 (A. chinense) 球茎中分离得到的拉肖皂苷元 (laxogenin, **8**) 及从山

韭 (A. senescens) 新鲜球茎中分离得到的剑麻皂苷元 -3-O-{O-α-L- 吡喃鼠李糖基 -(1→2)-O-β-D- 吡喃木糖基 -(1→2)-O-[β-D- 吡喃木糖基 -(1→3)]-β-D- 吡喃葡萄糖基 -(1→4)-β-D- 吡喃半乳糖苷 }{tigogenin-3-O-{O-α-L-rhamnopyranosyl-(1→2)-O-β-D-xylopyranosyl-(1→2)-O-[β-D-xylopyranosyl-(1→3)]-β-D-glucopyranosyl-(1→4)-β-D-galactopyranoside}} 对佛波酯 (TPA) 刺激 ^{32}P 并入 HeLa 细胞磷脂中起抑制作用，前者在二期致肺癌实验中具有抗肿瘤促进活性，后者在浓度为 5 μg/ml 时，对 HeLa 细胞的抑制率为 64.7%。从薤白 (A. macrostemon) 球茎中分离得到一系列薤白苷 (macrostemonoside) 及其他皂苷类成分，其中薤白苷 C (macrostemonoside C)、(25R)-26-O-β-D- 吡喃葡萄糖基 -22- 羟基 - 呋甾 -3β,26β- 二醇 -3-O-β-D- 吡喃葡萄糖基 -(1→2)-β-D- 吡喃半乳糖苷 [(25R)-26-O-β-D-glucopyranosyl-22-hydroxy-furost-3β,26β-diol-3-O-β-D-glucopyranosyl-(1→2)-β-D-galactopyranoside]、(25R)-26- 氧 -β-D- 吡喃葡萄糖基 -22- 羟基 -5β- 呋甾 -3β,26- 二醇 -3- 氧 -β-D- 吡喃葡萄糖基 -(1→2)-β-D- 吡喃半乳糖苷在 25 μg/ml 的浓度下，可明显抑制 SF268 和 NCI-H460 肿瘤细胞的生长；薤白苷 (macrostemonoside) O、P、Q、R 对实体瘤 HepG2、MCF-7、NCI-H460、SF-268 及耐药性肿瘤 R-HepG2 细胞都表现出细胞毒活性；26-O-β-D- 吡喃葡萄糖基 -5α- 呋甾 -25(27)- 烯 -3β,12β,22,26- 四醇 -3-O-β-D- 吡喃葡萄糖基 -(1→2)-[β-D- 吡喃葡萄糖基 -(1→3)]-β-D- 吡喃葡萄糖基 -(1→4)-β-D- 吡喃半乳糖苷 {26-O-β-D-glucopyranosyl-5α-furost-25(27)-en-3β,12β,22,26-tetraol-3-O-β-D-glucopyranosyl-(1→2)-[β-D-glucopyranosyl-(1→3)]-β-D-glucopyranosyl-(1→4)-β-D-galactopyranoside} 对 SF-268 表现出细胞毒活性，而 26-O-β-D- 吡喃葡萄糖基 -5β- 呋甾 -20(22)-25(27)- 二烯 -3β,12β,26- 三醇 -3-O-β-D- 吡喃葡萄糖基 -(1→2)-β-D- 吡喃半乳糖苷 [26-O-β-D-glucopyranosyl-5β-furost-20(22)-25(27)-dien-3β,12β,26-triol-3-O-β-D-glucopyranosyl-(1→2)-β-D-galactopyranoside] 对 NCI-H460 和 SF-268 均表现出细胞毒活性。从韭菜 (A. tuberosum) 种子中分离得到韭菜苷 M (tuberoside M) 对 HL-60 细胞的生长具有抑制作用 (IC$_{50}$=6.81 μg/ml)。

本属药用植物中黄酮类成分具有抗菌活性，如从洋葱 (A. cepa) 表皮分离得到的 2-(3,4- 二羟苯基)-4,6- 二羟基 -2- 甲氧基香豆素 -3- 酮 [2-(3,4-dihydroxyphenyl)-4,6-dihydroxy-2-methoxybenzofuran-3-one, 9] 能选择性地抑制幽门螺杆菌，而 3-(槲皮素 -8- 基)-2,3- 环氧黄烷酮 [3-(quercetin-8-yl)-2,3-

epoxyflavanone,10] 对幽门螺杆菌及抗甲氧西林金黄葡萄球菌 (MRSA) 有抑制作用，还能增强 β- 内酰胺酶药物对 MRSA 的敏感性。

本属植物中蒜有神经保护、抗动脉粥样硬化、抗血小板聚集、抗糖尿病、保护肾脏、调节免疫、抗病原微生物、抗细胞增殖、抗氧化和降低重金属毒性等作用，葱有抗心肌缺血、抗血小板聚集、抗真菌和抗肿瘤等作用，洋葱有抗抑郁、抗炎、降血脂、保护肾脏、抗氧化和抗菌等作用，韭菜有调节免疫、抗结核、抗胃溃疡和抗氧化等作用，薤白有抗动脉粥样硬化、降血糖、降血脂和抗肿瘤等作用，茖葱有正性肌力、抗氧化和抗肿瘤作用，藠头有抗菌和抗肿瘤作用，天蒜（含有强心苷）可能有心脏毒性，北葱有抗氧化作用，火葱有保护肾脏作用，蒙古韭有抑菌作用，山韭和球序韭有抑制酶活性作用。

1. 茖葱（本草纲目引千金方） 山葱（唐本草），隔葱、鹿耳葱（救荒本草），各山葱（尔雅），天韭（全国中草药汇编）

Allium victorialis L., Sp. Pl. 1: 295. 1753.——*A. victorialis* L. var. *platyphyllum* (Hultén) Makino, *A. victorialis* L. subsp. *platyphyllum* Hultén（英 **Longroot Onion**）

鳞茎单生或 2-3 枚聚生，圆柱状，外皮灰褐色或黑褐色，分裂成网状纤维。叶 2-3 枚，倒披针状椭圆形至椭圆形，长 8-12 cm，宽 3-9.5 cm，基部楔形，沿叶柄稍下延；叶柄长为叶片的 1/5-1/2。花葶高 25-80 cm，1/4-1/2 被叶鞘；总苞 2 裂，宿存；伞形花序球形，花多而密；小花梗近等长，比花被片长 2-4 倍，果期伸长，基部无小苞片；花白色或带绿色，极少带红色；内轮花被片椭圆状卵形，长 5-6 mm，宽 2-3 mm，先端钝，常具小齿；外轮的狭而短，舟状，长 4-5 mm，宽 1.5-2 mm，先端钝圆，花丝比花被片长 1/4 至 1 倍，基部合生并贴生于花被片，内轮的狭长三角形，基部宽 1-1.5 mm，外轮的锥形，基部比内轮的窄；子房具 3 圆棱，基部收狭为短柄，柄长 1 mm，每室具 1 胚珠。花果期 6-8 月。

分布与生境 产于东北、华北、华中、山东、安徽、浙江、陕西、甘肃、宁夏、四川。生于海拔 600-

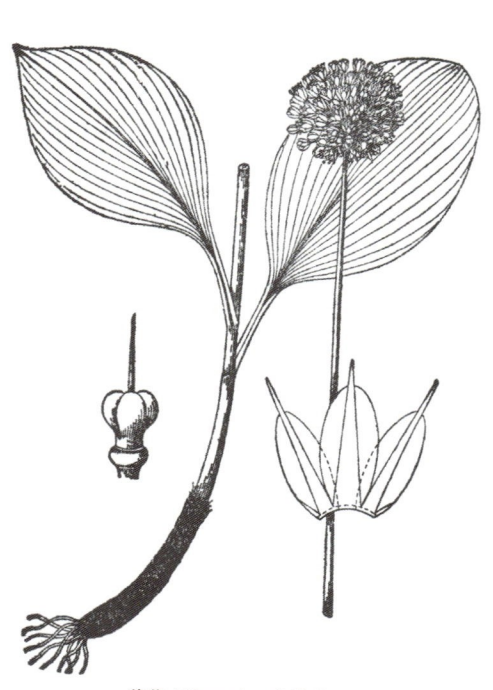

茖葱 Allium victorialis L.
引自《中国高等植物图鉴》

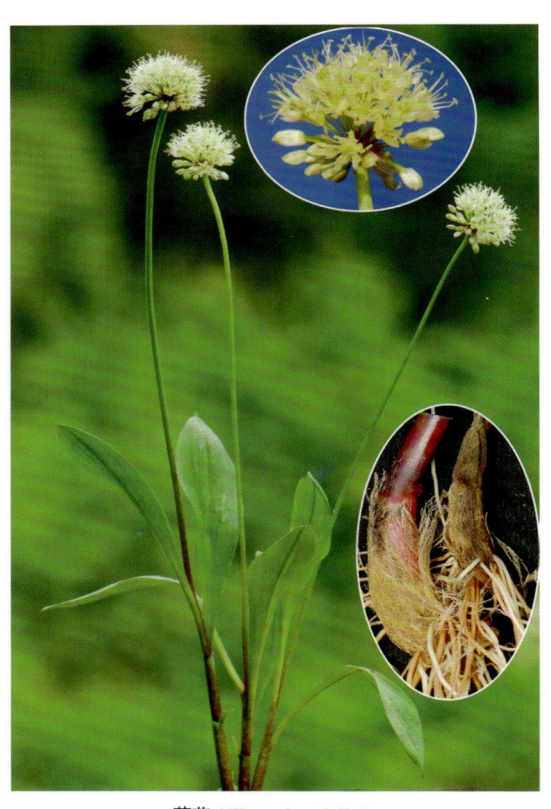

茖葱 Allium victorialis L.
摄影：周繇

2500 m 的阴湿山坡、林下、草地或沟边。也分布于朝鲜、俄罗斯、哈萨克斯坦、蒙古、日本、印度、北美西北部。

药用部位 鳞茎或全草。

功效应用 散瘀止血，镇痛，增加血流，减少血黏度。用于瘀血，衄血，跌打损伤，高血压，动脉硬化，胃病等症。

化学成分 鳞茎含黄酮类：黄芪苷(astragalin)，茖葱素▲(allivicin)[1]；甾体类：20-O-β-D-吡喃葡萄糖基-22ζ-甲氧基-(25R,S)-5α-呋甾-2α,3β,6β,26-四醇-3-O-β-D-吡喃葡萄糖基-(1→2)-O-[β-D-吡喃木糖基-(1→3)]-O-β-D-吡喃葡萄糖基-(1→4)-β-D-吡喃半乳糖苷{20-O-β-D-glucopyranosyl-22ζ-methoxy-(25R,S)-5α-furostan-2α,3β,6β,26-tetraol-3-O-β-D-glucopyranosyl-(1→2)-O-[β-D-xylopyranosyl-(1→3)]-O-β-D-glucopyranosyl-(1→4)-β-D-galactopyranoside}[1]。

茎叶含挥发油：3,4-二氢-乙烯基-1,2-二噻英(3,4-dihydro-vinyl-1,2-dithiin)，2-乙烯基-4H-1,3-二噻英(2-vinyl-4H-1,3-dithiin)[2]。

鲜叶含挥发油：2-戊酮(2-pentanone)，二甲基二硫醚(dimethyl disulfide)，甲基烯丙基三硫醚(methyl allyl trisulfide)，甲基烯丙基硫醚(methyl allylsulfide)，二烯丙基二硫醚(diallyldisulfide)[3]。

全草含挥发油：甲基烯丙基三硫醚(allyl methyl trisulfide)，3,4-二氢-3-乙烯基-1,2-二噻英(3,4-dihydro-3-vinyl-1,2-dithiin)，2-乙烯基-4H-l,3-二噻英(2-vinyl-4H-l,3-dithiin)[4]；甾体类：芰脱皂苷元-3-O-石蒜四糖(gitogenin-3-O-lycotetroside)[5]；黄酮类：山柰酚-3,4'-二-O-β-D-葡萄糖苷(kaempferol-3,4'-di-O-β-D-glucoside)[5]。

药理作用 促进心肌细胞收缩作用：茖葱挥发性提取物对培养心肌细胞心率和振幅有增强作用[1]。从具有生物活性的挥发性提取物中分离得到的二甲基二硫醚、甲基烯丙基三硫醚、甲基烯丙基硫醚和二烯丙基二硫醚对培养心肌细胞的心率和振幅均有明显的增强作用，并对 Ca^{2+}-ATP 酶有明显的抑制作用，说明含硫化合物引起的正性肌力作用可能与它的抑制酶活性作用有关[2]。

抗肿瘤作用：茖葱的提取物及组分对两种口腔肿瘤细胞系有明显的细胞毒作用，其中 4 个组分可有效逆转 L5178 小鼠 T 细胞淋巴瘤的多药耐药性[3]。

抗氧化和促氧化作用：茖葱的 4 个组分可增加自由基和清除氧自由基，提示它们具有促氧化和抗氧化作用[3]。

注评 本种蒙古族药用，叶治跌打损伤、瘀血肿痛、衄血、咳嗽痰多、高血压病。

化学成分参考文献

[1] Lim SC, et al. *Han'guk Wonye Hakhoechi*, 1996, 37(5): 675-679.

[2] Nishimura H, et al. *J Agric Food Chem*, 1988, 36(3): 563-566.

[3] 赵怀清，等. 药学学报, 2000, 35(1): 4-6.

[4] Nishimura H, et al., *Vinyldithiins in Garlic and Japanese Domestic Allium*, in *Food Phytochemicals for Cancer Prevention I*. 1993, American Chemical Society. 128-143.

[5] Lee KT, et al. *Arch Pharm Res*, 2001, 24(1): 44-50.

药理作用及毒性参考文献

[1] 赵怀清，等. 沈阳药科大学学报, 1999, 16(4): 274-277.

[2] 赵怀清，等. 药学学报, 2000, 35(1): 4-6.

[3] Shirataki Y, et al. *Anticancer Res*, 2001, 21(5): 3331-3339.

2. 卵叶韭（中国植物志） 天蒜、天韭（湖北），鹿耳韭（中国植物志），卵叶山葱（云南种子植物名录），卵叶茖葱（新华本草纲要）

Allium ovalifolium Hand.-Mazz. in Anz. Akad. Wiss. Wien. Math.-Nat. Kl. 60: 101. 1924.（英 **Ovateleaf Onion**）

鳞茎单一或 2-3 枚聚生，圆柱状，外皮分裂成网状纤维，灰褐色至黑褐色。叶 2 枚，近对生，披针状长圆形至卵状长圆形，长 8-15 cm，宽 3-7 cm，先端渐尖或近短尾尖，基部圆形或心形；叶柄明显，长约 1 cm。花葶高 30-60 cm，下部被叶鞘；总苞 2 裂，宿存；伞形花序球状，花多而密；小花梗近等长，为花被片长的 1.5-4 倍，果期伸长，基部无小苞片；花白色，稀淡红色；花被片长 3.5-6 mm，内轮披针状长圆形至狭长圆形，长 4-6 mm，宽 1-1.6 mm，先端钝或凹陷或具不规则的小齿，外轮较宽而短，狭卵形、卵状长圆形，长 3.5-5 mm，宽 1.4-2 mm，先端与内轮相似；花丝等长，比花被片长 1/4-1/2，基部合生并贴生于花被片，内轮的狭三角形，基部宽 0.8-1.1 mm，外轮锥形；子房具 3 圆棱，基部的柄长约 0.5 mm。每室 1 胚珠。花果期 7-9 月。

分布与生境 产于湖北、陕西、甘肃、青海、四川、贵州、云南。生于海拔 1500-4000 m 的林下、阴湿山坡、湿地、沟边或林缘。

药用部位 全草。

功效应用 清热解毒，消肿散瘀，祛风，止血，化痰。用于痈肿疮毒，咽喉痛，急、慢性气管炎等症。

化学成分 叶含黄酮[1]。

化学成分参考文献

[1] 谭仲明，等. 四川大学学报（自然科学版），1994, 31(1): 119-122.

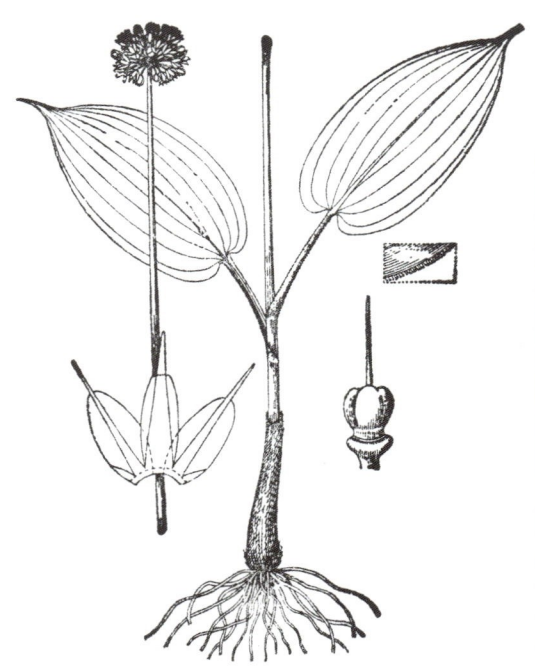

卵叶韭 Allium ovalifolium Hand.-Mazz.
引自《中国高等植物图鉴》

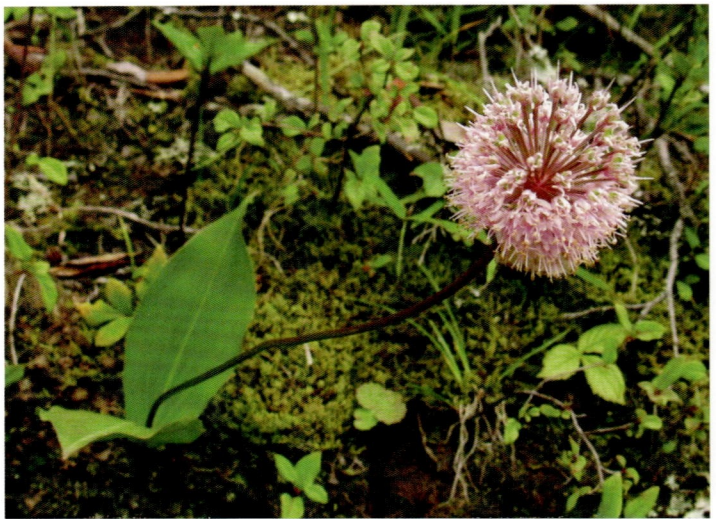

卵叶韭 Allium ovalifolium Hand.-Mazz.
摄影：张伟

百合科 LILIACEAE

3. 玉簪叶韭（中国植物志） 岩蒜（湖北），天韭（陕西中草药），天蒜、鹿耳韭（中药大辞典），玉簪叶茖葱（新华本草纲要）

Allium funckiifolium Hand.-Mazz. in Anz. Akad. Wiss. Wien. Math.-Nat. Kl. 57: 175. 1920.（英 **Plantainlily-leaved Onion**）

鳞茎单生，近圆柱状；外皮灰褐色，分裂成网状纤维。叶1枚，卵状宽椭圆形，长16.5–22.8 cm，宽11–16 cm，基部心形至深心形，先端急缩成短尖头，边缘微波状；叶柄半圆柱状，与叶片近等长。花葶圆柱状，高40–66 cm，下被叶鞘；总苞2裂，宿存；伞形花序球状，花多而密；小花梗近等长，长1–2 cm，果期伸长，基部无小苞片；花白色；花被片椭圆形至狭椭圆形，近相等，长3–4.5 mm，宽1.2–1.5 mm，外轮呈舟状；花丝长为花被片的1.5–2倍，基部宽约1 mm，外轮的锥形，基部比内轮的狭；子房基部具长约1 mm短柄，每室1胚珠。花期7月。

分布与生境 产于湖北、陕西、四川。生于海拔1800–2300 m的林下、阴湿山沟、溪边。

药用部位 全草（鹿耳韭）。

功效应用 散瘀止痛，止血，解毒，镇痛祛风。用于外伤肿痛，鼻衄，漆疮等症。

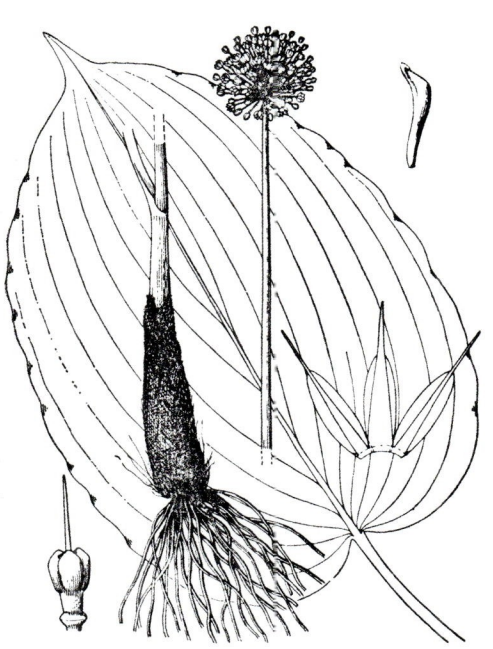

玉簪叶韭 Allium funckiifolium Hand.-Mazz.
王金凤 绘

4. 太白韭（中国高等植物图鉴） 野葱（陕西、湖北、贵州），日葱（藏名），太白山葱（云南种子植物名录）

Allium prattii C. H. Wright in J. Linn. Soc., Bot. 36: 124. 1903.（英 **Pratt Onion**）

鳞茎单生或2–3枚聚生，圆柱状；外皮黑褐色，分裂成网状纤维。叶2枚，近对生，线形、线状披针形、椭圆状披针形或椭圆状倒披针形，短于花葶，宽0.5–4 mm，基部渐狭成不明显的柄。花葶高10–60 cm，下部被叶鞘；总苞1–2裂，宿存；伞形花序半球形，花多而密；小花梗近等长，比花被片长2–4倍，果期更长，基部无小苞片；花紫红色至淡红色，稀白色；内轮花被片披针状长圆形至狭长圆形，长4–7 mm，宽1–1.5 mm，先端钝或凹缺或具不规则小齿，外轮的宽而短，狭卵形、长圆状卵形或长圆形，长3.2–5.5 mm；宽1.4–2 mm，先端与内轮相似；花丝比花被片稍长或长得多，基部合生并与花被片贴生，内轮的狭卵状三角形，基部宽0.8–1.5 mm，外轮的锥形；子房具3圆棱，基部具长约0.5 mm的短柄。每室1胚珠。花果期6–9月。

分布与生境 产于河南、安徽、陕西、青海、甘肃、四川、云南、西藏。生于海拔2000–4900 m的阴湿山坡、沟边、灌丛或林下。也分布于不丹、尼泊尔、印度。

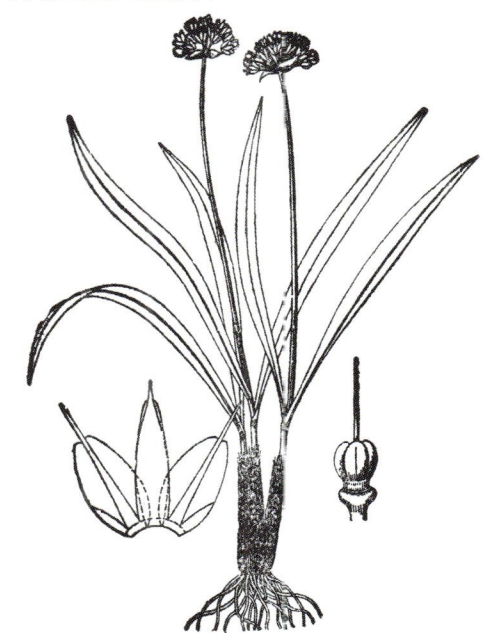

太白韭 Allium prattii C. H. Wright
引自《中国高等植物图鉴》

药用部位 鳞茎、全草。

功效应用 发汗解表，通阳健胃，消肿，接骨。用于伤风感冒，头痛发烧，脘腹冷痛，消化不良，跌打骨折等症。

化学成分 叶含黄酮[1]。

注评 本种藏族药用，全草治胃病、食欲不振、消化不良、寒性腹泻、心悸失眠、感冒。

化学成分参考文献

[1] 谭仲明，等. 四川大学学报（自然科学版），1994, 31(1): 119-122.

5. 宽叶韭（中国高等植物图鉴） 大叶韭菜（江西），大叶韭（中国植物志），丽江野葱（云南种子植物名录）

Allium hookeri Thwaites, Enum. Pl. Zeyl. 339. 1864.（英 **Hooker Onion**）

鳞茎圆柱状，具粗壮的根，外皮白色膜质。叶线形或宽线形，宽 5-10 mm。花葶侧生，高 20-60 cm，下部被叶鞘；苞片 2 裂，常早落；伞形花序球状，花多而密；小花梗纤细，近等长，长为花被片的 2-3 倍，基部无小苞片；花白色，星状开展，花被片披针形至线形，长 4-7.5 cm，宽 1-1.2 mm；先端渐尖或 2 裂；花丝等长，比花被片短或等长，最基部合生并贴生于花被片；子房倒卵形，花柱长于子房，柱头点状。花果期 8-9 月。

分布与生境 产于四川、云南、西藏。生于海拔 1400-4200 m 的林下或林缘、湿润山坡或草甸。也分布于不丹、缅甸、斯里兰卡、印度。

药用部位 全草。

功效应用 理气宽中，通阳散结，祛瘀，消肿止痛，活血通络。

化学成分 叶含黄酮[1]。

化学成分参考文献

[1] 谭仲明，等. 四川大学学报（自然科学版），1994, 31(1): 119-122.

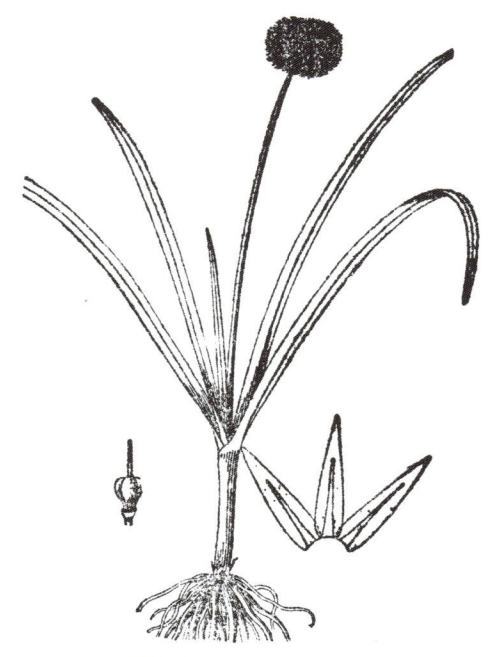

宽叶韭 Allium hookeri Thwaites
引自《中国高等植物图鉴》

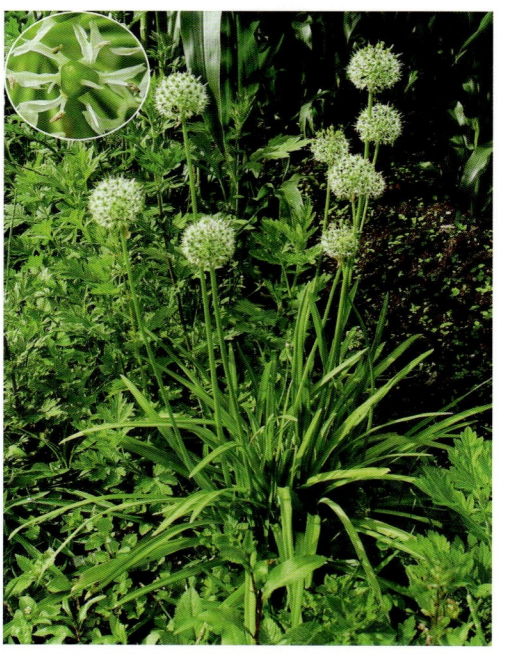

宽叶韭 Allium hookeri Thwaites
摄影：张英涛

6. 粗根韭（中国植物志）

Allium fasciculatum Rendle in J. Bot. 44: 42. 1906.（英 **Stoutroot Onion**）

根粗壮；鳞茎单生，圆柱状，外皮淡棕色，分裂成平行的纤维。叶 3-5 枚，线形，长 7-23 cm，宽 2-4.5 mm。花葶高 5-15 cm，下部 1/4-2/5 被叶鞘；总苞单侧开裂或 2 裂，具短喙；伞形花序球状，花多而密；小花梗近等长，并与花被片等长或长于其 1.5-2 倍，基部无小苞片；花白色；花被片披针形，长 4.5-6 mm，宽 1.4-2.2 mm，基部常呈圆形扩大，先端渐尖或 2 裂；花丝等长，比花被片约短 1 mm，锥形，基部合生并贴生于花被片；子房扁球形，花柱与子房等长。每室 2 胚珠。花果期 7-9 月。

分布与生境 产于青海、四川、西藏。生于海拔 2200-5400 m 的山坡、草地或河滩沙地。也分布于不丹、尼泊尔、印度。

药用部位 全草。

功效应用 促食欲，助消化，驱虫，开郁豁闷。用于胃病，寒热病等症。

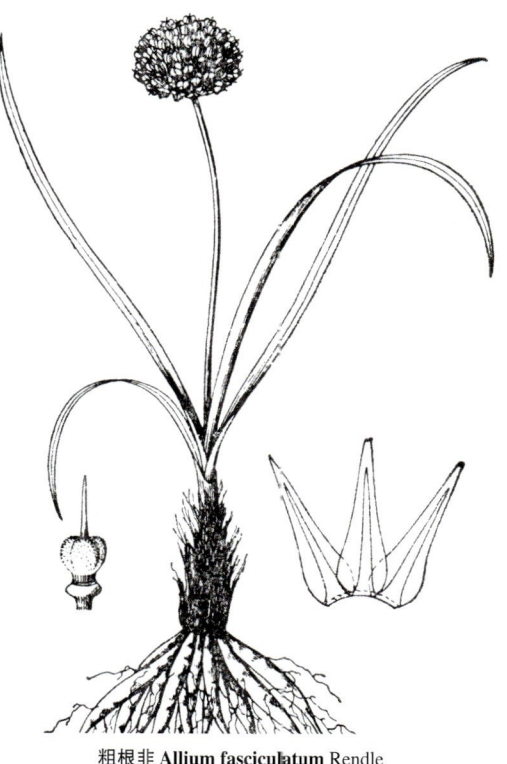

粗根韭 Allium fasciculatum Rendle
王金凤 绘

7. 多星韭（中国植物志） 长生草、野麦冬（滇南草本），山韭菜（云南中草药），黑花野韭、野韭菜（全国中草药汇编），苍山野韭（云南种子植物）

Allium wallichii Kunth, Enum Pl. 4: 443. 1843.——*A. bulleyanum* Diels var. *tchongchanense* (H. Lév.) Airy Shaw（英 **Wallich Onion**）

鳞茎圆柱状，根稍粗；鳞茎外皮黄褐色，片状分裂或呈纤维状。叶线形至宽线形，短于或等长于花葶，宽 5-20 cm。花葶三棱状柱形，具 3 条纵棱，有时棱为狭翅状，高 20-50 cm，下部被叶鞘；总苞单侧开裂或 2 裂，早落；伞形花序扇状至半球状，花多；小花梗近等长，比花被片长 2-4 倍，基部无小苞片；花红色、紫红色、紫色至黑紫色，星状开展；花被片长圆形至狭长圆状披针形，花后反折，先端钝或凹缺，长 5-9 mm，宽 1.5-2 mm；花丝等长，锥形，稍短于或等长于花被片，基部合生并贴生于花被片；子房倒卵状球形，具 3 圆棱；花柱比子房长。花果期 7-9 月。

分布与生境 产于湖南、广西、贵州、四川、云南、西藏。生于海拔 2300-4800 m 的湿润草坡、林缘、灌丛下或沟边。也分布于不丹、缅甸、尼泊尔、印度。

药用部位 鲜茎、全草。

功效应用 止血，散瘀，镇痛，止痒。用于衄血、瘀血、跌打损伤、刀枪伤，荨麻疹，牛皮癣和漆疮等症。

化学成分 鳞茎含甾体类：薯蓣皂苷元(diosgenin)，替告皂苷元(tigogenin)[1]；挥发油：1,2-双(甲基硫代)乙烯[1,2-bis(methylthio)ethene]，2,4-二甲基噻吩(2,4-dimethylthiophene)，二甲基二硫醚(dimethyldisulfide)，二甲基三硫醚(dimethyltrisulfide)[2]。

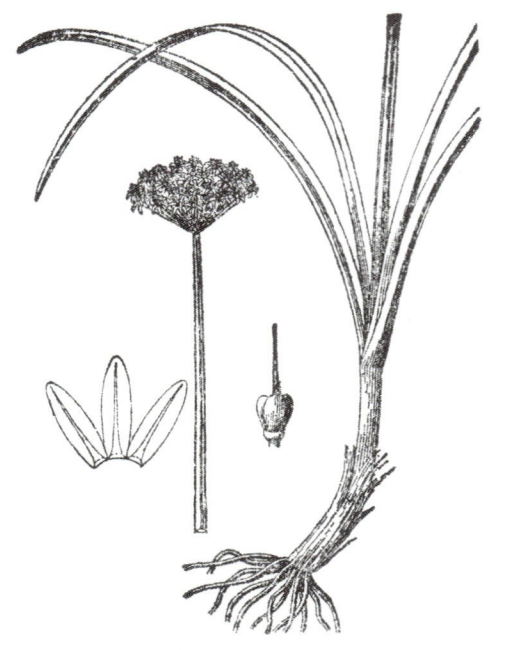

多星韭 **Allium wallichii** Kunth
引自《中国高等植物图鉴》

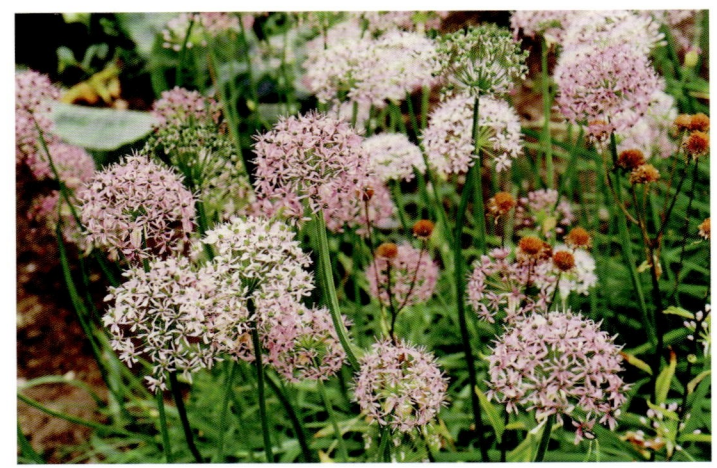

多星韭 **Allium wallichii** Kunth
摄影：陈又生

化学成分参考文献

[1] Kamal R, et al. *Pharmazie*, 1984, 39(10): 707-708.

[2] Kattel A, et al. *Dev Food Sci*, 1995, 37A: 919-928.

8. 大花韭（中国植物志）

Allium macranthum Baker in J. Bot. 12: 293. 1874.（英 **Largeflower Onion**）

鳞茎圆柱状，根粗；鳞茎外皮白色膜质。叶线形，与花葶等长，宽 4–10 mm。花葶具 2–3 纵棱或窄翅，高 20–50 cm，中部粗 2–3.5 mm，下部被叶鞘；总苞 2–3 裂，早落；伞形花序少花；小花梗近等长，长于花被片 2–5 倍，基部无小苞片；花钟状开展，红紫色至紫色；花被片长 8–12 mm，先端平截或凹陷，外轮宽长圆形，舟状，内轮卵状长圆形，比外轮稍长而狭；花丝等长，锥形，最基部合生并贴生于花被片；子房倒卵状球形；花柱伸出花被。花果期 8–10 月。

分布与生境 产于陕西、甘肃、四川、云南、西藏。生于海拔 2200–4200 m 的草坡、河滩、湿地或草甸上。也分布于不丹、印度。

药用部位 全草。

功效应用 活血通络，补肾壮阳，通便。用于腰酸脚软，下肢浮肿，小便清长，阳痿早泄，畏寒肢冷。

注评 本种彝族药用，全草治蛔虫腹痛、百日咳、感冒、跌打损伤、刀枪伤、痔疮、尿塞。

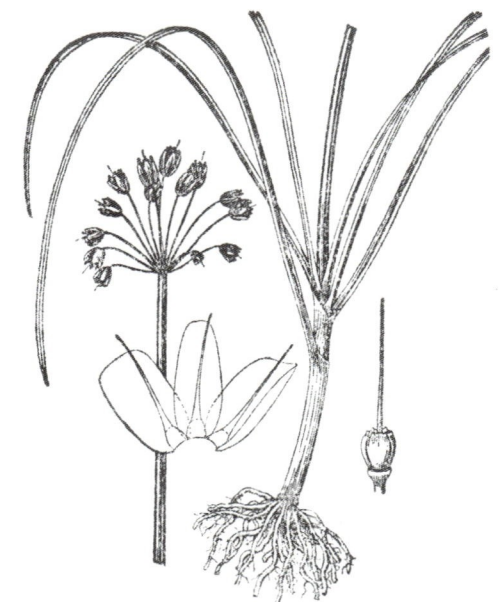

大花韭 **Allium macranthum** Baker
引自《中国高等植物图鉴》

百合科 LILIACEAE

9. 青甘韭（中国植物志） 青甘野韭（中国植物志）

Allium przewalskianum Regel in Trudy Imp. S.-Pétersb. Bot. Sada. 3(2): 164. 1875.（英 **Przewalsk Onion**）

鳞茎数枚聚生，基部被以共同的红色网状外皮。叶半圆柱状至圆柱状，短于花葶，粗 0.5–1.5 mm。花葶高 10–40 cm，下部被叶鞘；总苞单侧开裂，具喙，宿存；伞形花序球状或半球状；花多而密；小花梗近等长，比花被片长 2–3 倍，基部无小苞片；花淡红色至深紫红色，花被片长 4–6.5 mm，宽 1.5–2.7 mm，内轮长圆形，外轮卵形，稍短；花丝等长，为花被长的 1.5–2 倍，基部合生并贴生于花被片，内轮花丝基部扩大呈长圆形，长为花丝的 1/3–1/2，每侧各具 1 齿，有时两齿弯曲，互相交接，外轮锥形；子房球形；花柱与花丝等长。花果期 6–9 月。

分布与生境 产于内蒙古、陕西、宁夏、甘肃、青海、新疆、四川、云南、西藏。生于海拔 2000–4800 m 的干旱山坡、石缝、灌丛下或草坡。也分布于巴基斯坦、尼泊尔、印度。

药用部位 全草。

功效应用 杀菌，利尿，降压。活血化瘀。用于寒性胃病，消化不良，胃肠寄生虫病。

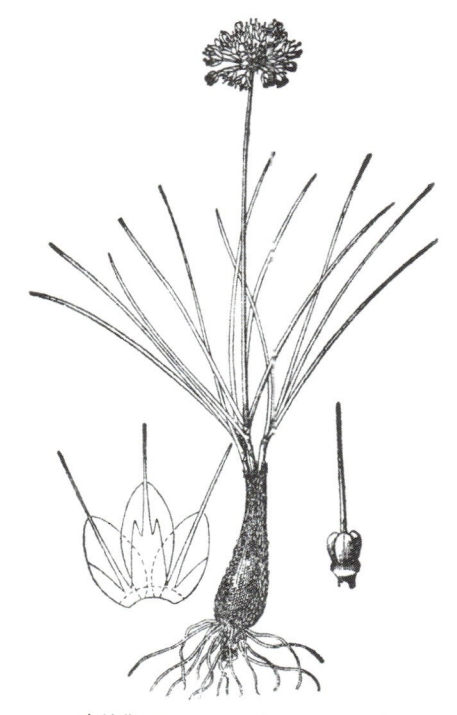

青甘韭 Allium przewalskianum Regel
引自《中国高等植物图鉴》

10. 辉韭（中国植物志） 宋畦（藏名），辉葱（高原中草药治疗手册）

Allium strictum Schrad., Hort. Gott. 7. t. 1. 1809.（英 **Streakleaf Garlic**）

鳞茎单生或 2 枚聚生，近圆柱状，长 3–8 cm，粗 0.5–1.5 cm；外皮黄褐色，分裂成网状纤维。叶线形，横切面为新月形，中空，短于花葶，宽 2–5 mm。花葶圆柱状，高 30–77 cm，中部粗 1.5–3 mm，1/3–1/2 被疏离的光滑叶鞘；总苞 2 裂，宿存；伞形花序球状或半球状，花多而密；小花梗近等长，长于花被片 1.5–2 (–3) 倍，基部具小苞片；花淡紫色至淡紫红色；花被片长 4–5 mm，宽 1.8–2.3 mm，内轮长圆形至椭圆形，外轮长圆状卵形，稍短；花丝等长，并等于或稍长于花被片，基部合生并贴生于花被片，内轮基部扩大，扩大部分常高短于宽，每侧各具 1 齿，或齿的上部又具 2–4 枚不规则的小齿，稀具长齿或无齿，外轮锥形；子房倒卵状球形；腹缝线基部具凹陷的蜜穴；花柱稍伸出花被外；柱头近头状。花果期 7–9 月。

分布与生境 产于内蒙古、甘肃、新疆。生于海拔 400–1500 m 的石坡、峭壁。也分布于俄罗斯、哈萨克斯坦、吉尔吉斯斯坦、蒙古、欧洲。

药用部位 全草。

功效应用 发汗解表，温中去寒，壮阳止浊，收敛止泻。

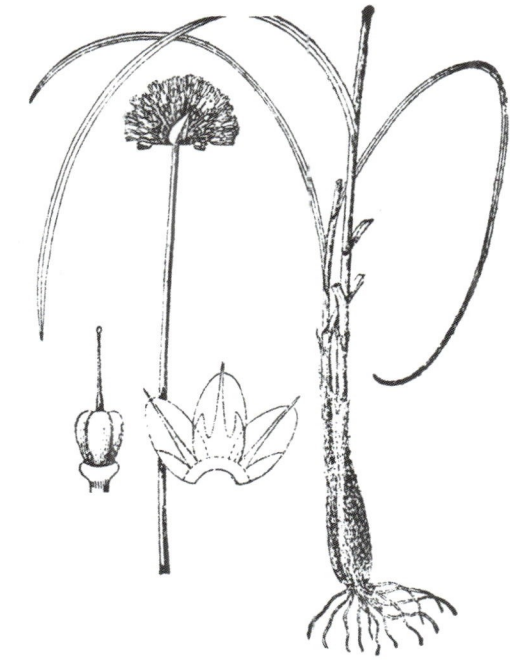

辉韭 Allium strictum Schrad.
引自《中国高等植物图鉴》

用于外感风寒，恶寒发热，头身疼痛，无汗，咳嗽咳痰，劳伤过度，腰膝痿弱，痢疾，腹泻，里急外重，便频等症。

化学成分　叶含中性脂质及亚油酸；花序含中性脂质及棕榈酸[1]。

注评　本种藏族药用，种子治积食腹胀、消化不良、风寒湿痹、痈疮疔毒、皮肤炭疽。

化学成分参考文献

[1] Shirshova TI, et al. *Rastitel'nye Resursy*, 2010, 46(2): 105-109.

11. 韭菜（滇南本草）　韭（名医别录），韭子（本草经集注），韭菜子（滇南本草），韭黄（本草纲目），起阳草（侯宁极"药谱"）

Allium tuberosum Rottler ex Spreng., Syst. Veg. 2: 38. 1825.（英 **Tuber Onion, Chinese Chives**）

　　具倾斜的横生根状茎。鳞茎簇生；鳞茎外皮暗黄色至黄褐色，分裂成网状纤维。叶线形，扁平，实心，短于花葶，宽 1.5-8 mm。花葶高 25-60 cm，下部被叶鞘；总苞单侧开裂成 2-3 裂，宿存；伞形花序半球状或近球状，花多而稀疏；小花梗近等长，比花被片长 2-4 倍，基部具小苞片，且数枚小花梗的基部又为 1 枚苞片所包围；花白色；花被片常具绿色或黄绿色的中脉，内轮的长圆状倒卵形，先端具短尖或钝圆，长 4-7 mm，宽 2.1-3.5 mm，外轮的常较窄，长圆状卵形至长圆状披针形，先端具短尖头，长 4-7 mm，宽 1.8-3 mm；花丝等长，为花被片长的 2/3-4/5 倍，基部合生并贴生于花被片，合生部分高 0.5-1 mm，分离部分狭三角形，内轮稍宽；子房倒圆锥状球形，具 3 圆棱。花果期 7-9 月。

分布与生境　原产于亚洲东南部。全国广泛栽培，亦有野生。

药用部位　根、鳞茎（韭根）或种子。

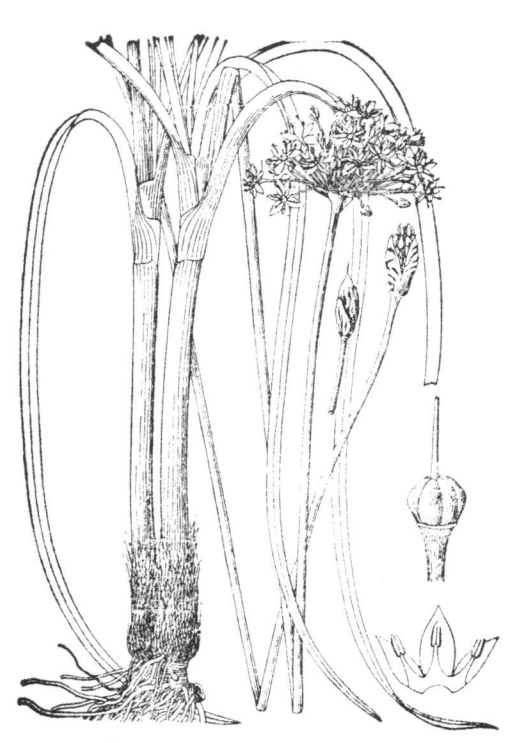

韭菜 Allium tuberosum Rottler ex Spreng.
引自《中国高等植物图鉴》

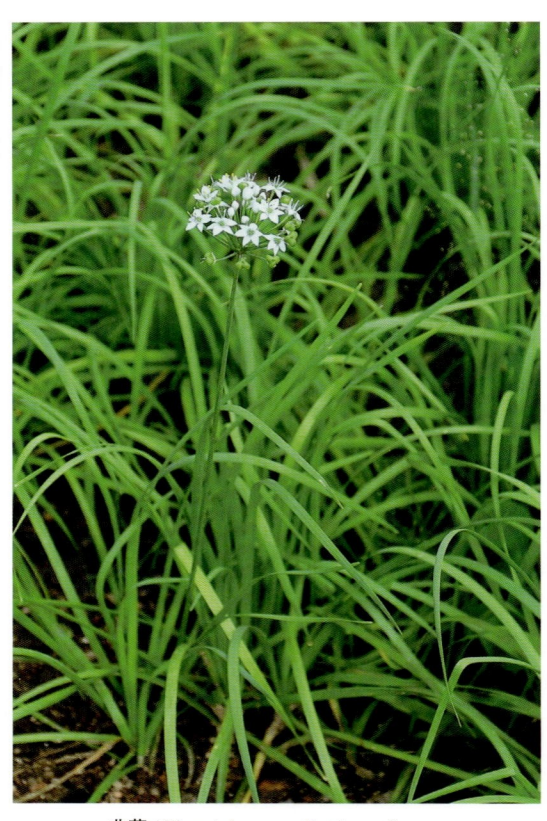

韭菜 Allium tuberosum Rottler ex Spreng.
摄影：王祝年

功效应用 根，鳞茎：温中，行气，散瘀，解毒。用于胸痹、食积腹胀、带下病、衄血、吐血、尿血，痢疾，痔疮，痈疮肿毒，漆疮，跌打损伤。种子（韭菜子）：温补肝肾，暖腰膝，壮阳固精。用于阳痿梦遗，小便频数，遗尿，腰膝酸软冷痛，泄泻，带下病。

化学成分 根状茎含挥发油：2-甲基-2-戊烯醛，二甲基三硫醚，甲基丙基三硫醚，甲基丙烯基三硫醚[1]。

叶含黄酮类：山奈酚-3-O-β-槐糖基-7-O-β-D-(2-O-阿魏酰基)-葡萄糖苷[kaempferol-3-O-β-sophorosyl-7-O-β-D-(2-O-feruloyl)-glucoside]，山奈酚-3,4'-二-O-β-D-(2-O-阿魏酰基)葡萄糖苷[kaempferol-3,4'-di-O-β-D-(2-O-feruloyl)-glucoside]，山奈酚-3-O-β-D-(2-O-阿魏酰基)-葡萄糖基-7,4'-二-O-β-D-葡萄糖苷[kaempferol-3-O-β-D-(2-O-feruloyl)-glucosyl-7,4'-di-O-β-D-glucoside]，山奈酚-3,4'-二-O-β-D-葡萄糖苷(kaempferol-3,4'-di-O-β-D-glucoside)，槲皮素-3,4'-二-O-β-D-葡萄糖苷[quercetin-3,4'-di-O-β-D-glucoside]，山奈酚-3-O-β-槐糖苷(kaemferol-3-O-β-sophoroside)[2]；脂肪酸类：亚油酸，油酸，棕榈酸[3]；挥发油：甲基-1-丙烯基二硫醚(methyl 1-propenyl disulfide)，二甲基三硫醚(dimethyltrisulfide)，甲基-2-丙烯基二硫醚(methyl 2-propenyl disulfide)[4]，甲基丙基三硫醚(methylpropyltrisulfide)，二甲基二硫醚(dimethyldisulfide)[5]，2-甲基-2-戊烯醛[1]。

花含挥发油类：甲基丙基三硫醚，十三酮-2[1]。

种子含甾体类：韭菜苷(tuberoside) A、B、C[6]、D、E[7]、F、G、H、I[8]、J、K、L[9]、M[10]、N、O、P、Q、R、S、T、U[11]，(25S)-螺甾-3β,5β,6α-三醇-3-O-α-L-鼠李糖基-(1→4)-β-D-吡喃葡萄糖苷[(25S)-spirostan-3β,5β,6α-triol-3-O-α-L-rhamnopyranosyl-(1→4)-β-D-glucopyranoside]，(25S)-5β-螺甾-3β,6α-二醇-3-O-α-L-吡喃鼠李糖基-(1→4)-β-D-吡喃葡萄糖苷[(25S)-5β-spirostan-3β,6α-diol-3-O-α-L-rhamnopyranosyl-(1→4)-β-D-glucopyranoside]，(25S)-螺甾-5-烯-2α,3β-二醇-3-O-α-L-吡喃鼠李糖基-(1→4)-[α-L-吡喃鼠李糖基-(1→2)]-β-D-吡喃葡萄糖苷{(25S)-spirost-5-en-2α,3β-diol-3-O-α-L-rhamnopyranosyl-(1→4)-[α-L-rhamnopyranosyl-(1→2)]-β-D-glucopyranoside}[12]，烟草苷C，1-O-α-L-鼠李糖(22S)-胆甾-5-烯-1β,3β,16β,22-四羟基-16-O-β-D-葡萄糖苷[13]，(2α,3β,5α,25S)-2,3,27-三羟基螺甾-3-O-α-L-吡喃鼠李糖基-(1→2)-O-[α-L-吡喃鼠李糖基-(1→4)]-β-D-吡喃葡萄糖苷{(2α,3β,5α,25S)-2,3,27-trihydroxyspirostan-3-O-α-L-rhamnopyranoyl-(1→2)-O-[α-L-rhamnopyranoyl-(1→4)]-β-D-glucopyranoside}，芰脱皂苷元-3-O-α-L-吡喃鼠李糖基-(1→2)-β-D-吡喃半乳糖苷[gitogenin-3-O-α-L-rhamnopyranosyl-(1→2)-β-D-galactopyranoside][14]，26-O-β-D-吡喃葡萄糖基-(25R)-3β,22ζ,26-三羟基-5α-呋甾-3-O-β-卡茄三糖苷▲[26-O-β-D-glucopyranosyl-(25R)-3β,22ζ,26-trihydroxyl-5α-furostan-3-O-β-chacotrioside]，26-O-β-D-吡喃葡萄糖基-(25S)-3β,5β,6α,22ζ,26-五羟基-5β-呋甾-3-O-α-L-吡喃鼠李糖基-(1→4)-β-D-吡喃葡萄糖苷[26-O-β-D-glucopyranosyl-(25S)-3β,5β,6α,22ζ,26-pentahydroxyl-5β-furostan-3-O-α-L-rhamnopyranosyl-(1→4)-β-D-glucopyranoside]，3-O-α-L-吡喃鼠李糖基-(1→4)-β-D-吡喃葡萄糖基-3β,5β,6α,16β-四羟基孕甾-16-[5-O-β-D-吡喃葡萄糖基-4(S)-甲基-5-羟基戊酸]酯{3-O-α-L-rhamnopyranosyl-(1→4)-β-D-glucopyranosyl-3β,5β,6α,16β-tetrahydroxypregnan-16-[5-O-β-D-glucopyranoyl-4(S)-methyl-5-hydroxypentanoic acid] ester}[15]，(24S,25S)-5β-螺甾-2β,3β,24-三醇-3-O-α-L-吡喃鼠李糖基-(1→2)-O-[α-L-吡喃鼠李糖基-(1→4)]-β-D-吡喃葡萄糖苷{(24S,25S)-5β-spirostan-2β,3β,24-triol-3-O-α-L-rhamnopyranoyl-(1→2)-O-[α-L-rhamnopyranosyl-(1→4)]-β-D-glucopyranoside}[16]，甾体类：胡萝卜苷[13]；鞘氨基醇类：韭菜神经酰胺(tuber-ceramide)[17]；脑苷脂类：大豆脑苷I(soya-cerebroside I)[17]；生物碱类：韭子碱(tuberosine) A[18]、B[19]，N-反式阿魏酰基-3-甲基多巴胺(N-trans-feruloyl-3-methyldopamine)，3-甲酰吲哚(3-formylindole)，N-反式香豆酰酪胺(N-trans-coumaroyltyramine)，3-吡啶羧酸(3-pyridinecarboxylic acid)[18]；木脂素类：丁香树脂酚(syringaresinol)[19]；挥发油：甲硫醇亚磺酸S-甲酯(S-methyl methanthiosulfinate)，2-丙烯-1-硫酸S-甲酯(S-methyl 2-propen-1-thiosulfinate)[20]，己醛(hexanal)，10-十九烯-2-酮(10-nonadecanen-2-one)，2-戊基呋喃(2-pentyl furan)[21]；酚/酚酸类：3-甲氧基-4-羟基苯甲酸(3-methoxy-4-hydroxybenzoic acid)，对羟基苯甲酸(p-hydroxybenzoic acid)，3,5-二甲氧基-4-羟基苯甲酸(3,5-dimethoxy-4-hydroxybenzoic acid)[19]；其他类：S-烯丙基半胱氨酸(S-allylcysteine)，甘露醇(mannitol)[14]，7-羟基-2,5-二甲基黄酮(7-hydroxy-2,5-dimethylflavone)，斑鸠菊酸(vernolic acid)[19]，亚油酸(linoleic acid)，

棕榈酸(palmitic acid)[22]，腺嘌呤核苷，2-羟基嘌呤核苷[23]。

药理作用　调节免疫作用：韭菜籽正丁醇和乙酸乙酯提取物具有显著的小鼠脾脏免疫细胞增殖功能。由韭菜籽正丁醇提取物中分离出的腺嘌呤核苷，2-羟基嘌呤核苷等单体也有这种增殖效应。除了韭菜籽石油醚提取物外，韭菜籽正丁醇、乙酸乙酯和水提取物都能显著提高小鼠脾淋巴细胞分泌 IL-2 的能力[1]。

抗菌作用：韭菜的乙醇提取物具有抗结核分枝杆菌作用，最低抑菌浓度和最低杀菌浓度均大于 128 mg/L[2]。

抗胃溃疡作用：韭菜根液对利血平诱发的胃溃疡有防治作用，这种作用与其抑制胃酸分泌和增加胃黏液分泌有关[3]。

抗疲劳、促进性功能作用：韭菜籽提取物能够提高去势大鼠阴茎对外部刺激的兴奋性，增强模型动物的耐寒、耐疲劳能力，自主活动次数增加[4]。韭菜籽正丁醇组对爬背和插入频率参数有显著增加的效应，而降低爬背插入潜伏期参数[1]。

抗氧化作用：韭菜总黄酮的提取物有清除羟自由基作用[5]。

其他作用：用韭菜煎水洗浴对新生儿硬肿症有良好的疗效[6]。

注评　本种为历版中国药典、新疆维吾尔自治区药品标准（1980）、贵州省中药材质量标准（1988）收载"韭菜子"的基源植物，药用其干燥成熟种子。维吾尔族、彝族和傣族也药用，维吾尔族用其新鲜叶治慢性肺炎及大便不通，种子治肝阻滞及陈旧血痢；彝族用全草、根或种子治癞痢头、胃痛、牙痛等；傣族用鲜根治眼疾。同属植物葱 A. fistulosum L. 的种子常与本品混淆，应注意区别。

化学成分参考文献

[1] 王鸿梅，等. 天津医科大学学报，2002, 8(2): 191-192.

[2] Yoshida T, et al. *Chem Pharm Bull*, 1987, 35(1): 97-107.

[3] 张玲，等. 时珍国药研究，1995(4): 19.

[4] 卫煜英，等. 分析化学，1996, 24(2): 192-194.

[5] Pino JA, et al. *J Agric Food Chem*, 2001, 49(3): 1328-1330.

[6] Sang S, et al. *Phytochemistry*, 1999, 52(8): 1611-1615.

[7] Sang S, et al. *J Nat Prod*, 1999, 62(7): 1028-1029.

[8] Sang S, et al. *J Agric Food Chem*, 2001, 49(3): 1475-1478.

[9] Sang S, et al. *J Agric Food Chem*, 2001, 49(10): 4780-4783.

[10] Sang SM, et al. *J Asian Nat Prod Res*, 2002, 4(1): 69-72.

[11] Sang S, et al. *Food Chem*, 2003, 83(4): 499-506.

[12] Ikeda T, et al. *Chem Pharm Bull*, 2000, 48(3): 362-365.

[13] 桑圣民，等. 中国中药杂志，2000, 25(5): 286-288.

[14] Zou ZM, et al. *Phytochemistry*, 2001, 57(8): 1219-1222.

[15] Ikeda T, et al. *Chem Pharm Bull*, 2004, 52(1): 142-145.

[16] Hu G, et al. *Food Chem*, 2009, 113(4): 1066-1068.

[17] Zou ZM, et al. *J Asian Nat Prod Res*, 1999, 2(1): 55-61.

[18] 桑圣民，等. 中草药，2000, 31(4): 6-7.

[19] 桑圣民，等. 天然产物研究与开发，2000, 12(2): 1-3.

[20] Park KW, et al. *J Agric Food Chem*, 2007, 55(19): 7957-7961.

[21] 胡国华，等. 食品科学，2009, 30(6): 232-234.

[22] Hu G, et al. *Bioresource Technol*, 2005, 96(14): 1630-1632.

[23] 胡国华. 韭子化学成分及其生物活性研究[学位论文]. 上海：华东理工大学，2006.

药理作用及毒性参考文献

[1] 胡国华. 韭子化学成分及其生物活性研究[学位论文]. 上海：华东理工大学，2006.

[2] 宗玉英，等. 中国中药杂志，2008, 33(24): 2973-2980.

[3] 黄碧兰，等. 中国中西医结合杂志，1997, 17: 138-139.

[4] 王成永，等. 中国中药杂志，2005, 30(13): 1017-1018.

[5] 黄锁义，等. 时珍国医国药，2007, 18(11): 2786-2787.

[6] 龙筱梅. 中医杂志，1996, 37(4): 229-230.

12. 野韭（中国植物志） 山韭（千金方、尔雅）

Allium ramosum L., Sp. Pl. 1: 296. 1753.（英 **Branchy Onion**）

具横生、粗壮根状茎，稍倾斜。鳞茎圆柱状，外皮暗黄色至黄褐色，分裂成网状纤维。叶三棱状线形，中空，短于花序，宽 1.5-8 mm。花葶圆柱状，高 25-60 cm，下部被叶鞘；总苞单侧开裂至 2 裂；伞形花序半球状或近球状，多花；小花梗等长，比花被片长 2-4 倍，基部具小苞片，常在数枚的基部又为 1 枚苞片所包围；花白色，稀淡红色；花被片具红色中脉，内轮长圆状倒卵形，先端具短尖或钝圆，长 5.5-9 mm，宽 1.8-3.1 mm，内轮与外轮等长并较窄，长圆状卵形至长圆状披针形，先端具短尖；花丝等长，为花被片长的 1/2-3/4，基部合生并贴生于花被片，合生部分高 0.5-1 mm，分离部分狭三角形，内轮稍宽；子房倒圆锥状球形，具 3 圆棱。花果期 6-9 月。

分布与生境　产于东北、华北、山东、陕西、宁夏、甘肃、青海、新疆。生于海拔 500-2100 m 的山坡、草坡或草地上。也分布于俄罗斯、哈萨克斯坦、蒙古。

药用部位　鳞茎。

功效应用　通阳散结，下气。用于胸闷刺痛，泻痢后重等症。

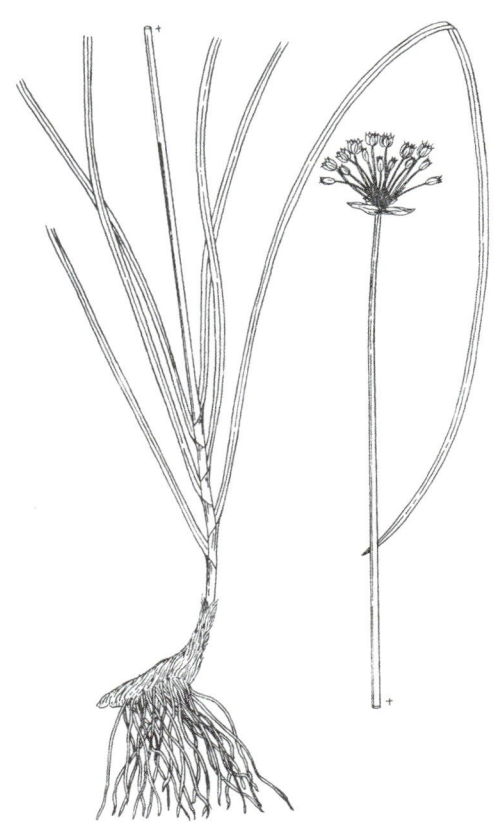

野韭 Allium ramosum L.
引自《山东植物志》

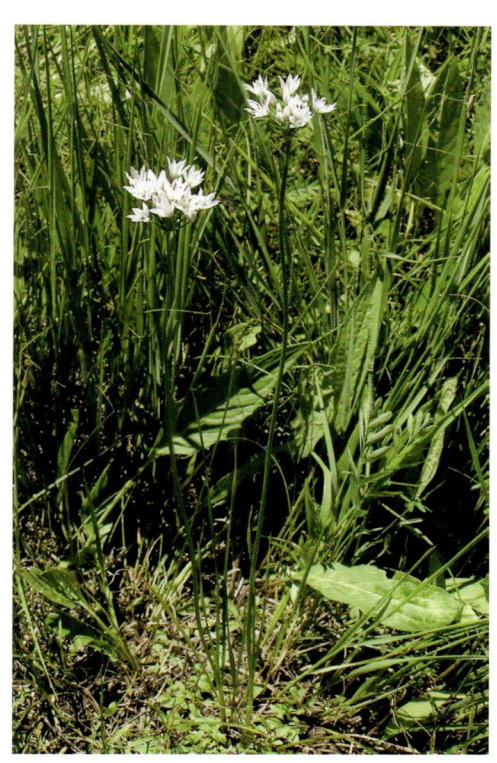

野韭 Allium ramosum L.
摄影：刘冰

13. 碱韭（中国植物志） 紫花韭（中国植物志）

Allium polyrhizum Turcz. ex Regel in Trady Imp. S.-Pétersb. Bot. Sada 3(2): 162. 1875.（英 **Manyroot Onion**）

鳞茎紧密簇生，外皮分裂成网状纤维。叶半圆柱状，短于花葶，粗 0.3–1 mm。花葶高 7–35 cm，下部被叶鞘；总苞 2–3 裂，宿存；伞形花序半球形，花多而密；小花梗近等长，与花被片等长或长 1 倍，基部具小苞片；花紫红色或淡紫红色，稀白色；花被片长 3–7 mm，宽 1.3–3 mm，外轮狭卵形至卵形，内轮长圆形至长圆状披针形；花丝等长，稍长于花被片，基部 1/6–1/2 合生成筒状，合生部分的 1/3–1/2 与花被片贴生，内轮分离部分基部扩大，每侧各具 1 锐齿，外轮锥形；子房卵形。花果期 6–8 月。

分布与生境 产于东北、华北、陕西、甘肃、青海、宁夏、新疆。生于海拔 1000–3700 m 的阳坡或草地上。也分布于俄罗斯、哈萨克斯坦、蒙古。

药用部位 全草及种子。

功效应用 解毒消肿，化瘀，健胃。用于积食腹胀，消化不良，风寒湿痹，痈疖疔毒，皮肤炭疽等症。

注评 本种藏族亦同等药用。

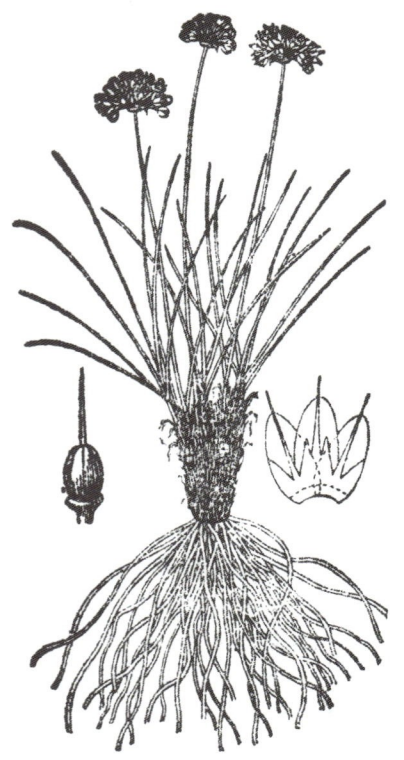

碱韭 Allium polyrhizum Turcz. ex Regel
引自《中国高等植物图鉴》

14. 蒙古韭（中国植物志）

Allium mongolicum Turcz. ex Regel in Trudy Imp. S.-Pétersb. Bot. Sada 3(2): 160. 1875.（英 **Mongolian Onion**）

鳞茎密丛生，外皮褐黄色，分裂成纤维状。叶半圆柱状至圆柱状，短于花葶，粗 0.5–1.5 mm。花葶高 10–30 cm，下部被叶鞘；总苞单侧开裂，宿存；伞形花序半球状至球状，花多而密；小花梗近等长，基部无小苞片；花淡红色、淡紫色至紫红色；花被片卵状长圆形，长 6–9 mm，宽 3–5 mm，先端钝圆，内轮长于外轮；花丝近等长，为花被片长的 1/2–2/3，基部合生并贴于花被片，内轮基部的 1/2 扩大成卵形，外轮锥形；子房倒卵状球形。花果期 7–9 月。

分布与生境 产于辽宁、内蒙古、陕西、宁夏、甘肃、青海、新疆。生于海拔 800–2800 m 的荒漠、砂地或干山坡。也分布于俄罗斯、哈萨克斯坦、蒙古。

药用部位 全草。

功效应用 开胃，消食，杀虫。用于消化不良，不思饮食，秃疮，青腿病。

化学成分 鳞茎含挥发油类：桂皮酸乙酯，二乙基二缩醛，草酸二丁酯[1]。

药理作用 抗菌作用：蒙古韭水提物、醇提物对 5 种供试菌有一定的抑制作用，其抑菌效果大小顺序为：酵母菌＞青霉＞黑曲霉＞金黄色葡萄球菌＞大肠埃希菌，但其醇提取物比水提物的抑菌能力强；蒙古韭醇提物对不同菌种的抑抑作用差别较大。其中对金黄色葡萄球菌的 MIC 值为 62.5 g/L，对大肠埃希菌的 MIC 值为 125 g/L[1]。

化学成分参考文献

[1] 刘世巍，等. 华西药学杂志，2007, 22(3): 313-314.

百合科 LILIACEAE

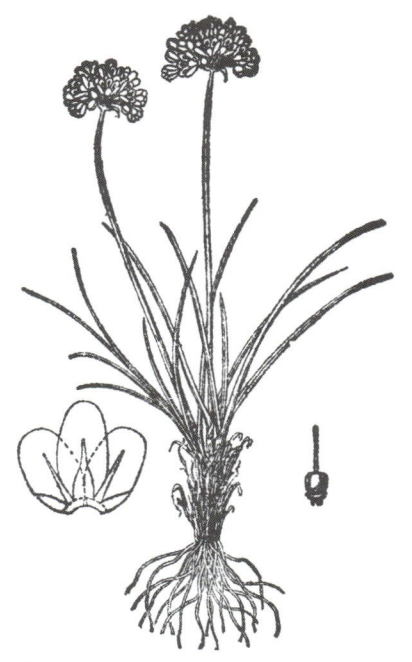

蒙古韭 Allium mongolicum Turcz. ex Regel
引自《中国高等植物图鉴》

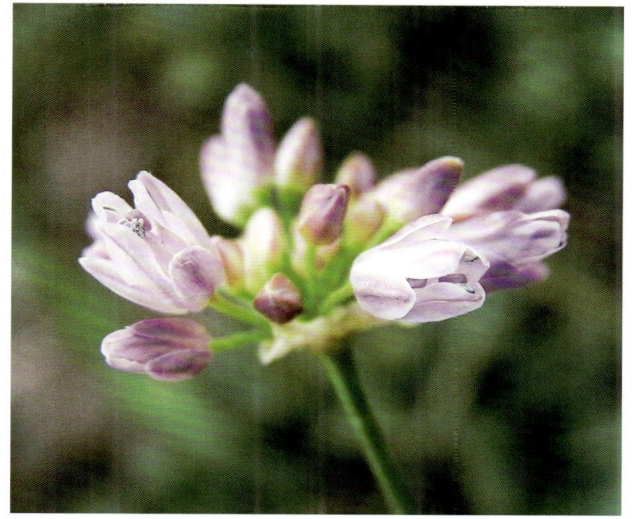

蒙古韭 Allium mongolicum Turcz. ex Regel
摄影：刘冰

药理作用及毒性参考文献

[1] 李亚蕾，等．安徽农业科学，2008, 36(33): 14596-14597.

15. 砂韭（中国植物志）

Allium bidentatum Fisch. ex Prokh. et Ikonn.-Gal., Mater. Comm. Étude Republ. Mongol. Tannou-Touva 2: 83. 1929.（英 **Bidentate Onion**）

鳞茎密丛生，粗 3–6 mm；外皮褐色，条状破裂。叶半圆柱状，短于花葶，宽 1–1.5 mm。花葶高 10–30 cm，下部被叶鞘；总苞 2 裂，宿存；伞形花序半球状，花多而密；小花梗近等长，基部无小苞片；花红色至淡紫红色；外轮花被片长圆状卵形至卵形，长 4–5.5 mm，宽 1.5–2.8 mm，内轮花被片狭长圆形至椭圆状长圆形，先端近平截，常具不规则小齿，长 5–6.5 mm，宽 1.5–3 mm；花丝等长，稍短于花被片，基部合生并贴生于花被片，内轮的 4/5 扩大成卵状长圆形，每侧各具 1 钝齿，外轮锥形；子房卵球形。花果期 7–9 月。

分布与生境 产于东北、华北及新疆。生于海拔 600–2000 m 的阳坡和草原上。也分布于俄罗斯、哈萨克斯坦、蒙古。

药用部位 鳞茎。

功效应用 发汗，散寒。

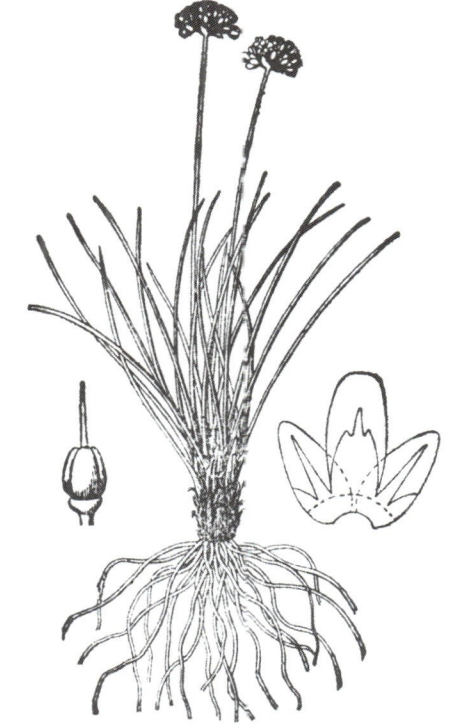

砂韭 Allium bidentatum Fisch. ex Prokh. et Ikonn.-Gal.
引自《中国高等植物图鉴》

16. 高山韭（中国植物志）

Allium sikkimense Baker in J. Bot. 12: 292. 1874.（英 **Sikkim Onion**）

鳞茎数枚聚生，圆柱状，粗 3-5 mm，外皮暗褐色，分裂成网状纤维。叶狭线形，扁平，短于花葶，宽 2-5 mm。花葶高 15-40 cm，下部被叶鞘；总苞单侧开裂，早落；伞形花序半球状，花多而密；小花梗近等长，基部无小苞片；花钟状，天蓝色；花被片卵形或卵状长圆形，长 6-10 mm，宽 3-4.5 mm，内轮的边缘常具不规则小齿；花丝等长，为花被片长的 1/2-2/3，基部合生并贴生于花被片，基部扩大，有时每侧各具 1 齿；子房近球形。花果期 7-9 月。

分布与生境 产于陕西、甘肃、青海、宁夏、四川、云南、西藏。生于海拔 2000-5000 m 的山坡、草地、林缘或灌丛下。也分布于不丹、尼泊尔、印度。

药用部位 全草。

功效应用 补中焦，调补脾胃，除寒，发表，解毒。用于寒性泄泻，消化不良，风寒感冒。

注评 本种藏族药用，全草治胃寒、积食不化、寒性泄泻、心悸失眠、胸闷气短、胃肠寄生虫病。

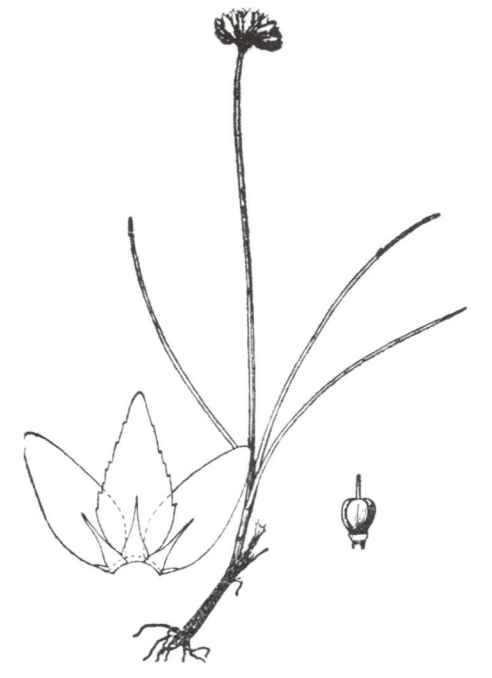

高山韭 Allium sikkimense Baker
引自《中国高等植物图鉴》

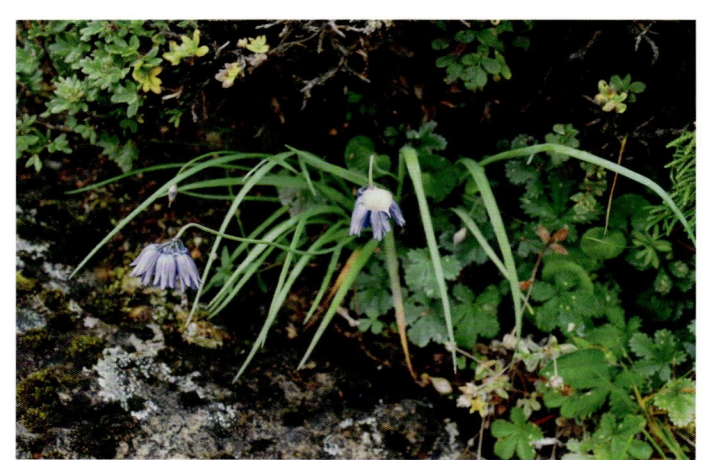

高山韭 Allium sikkimense Baker
摄影：刘冰

17. 天蓝韭（中国植物志） 野葱（青海、陕西），兰花葱（陕西），天扁韭、岩韭（湖北），白娘葱（中国高等植物图鉴）

Allium cyaneum Regel in Trudy Imp. S.-Pétersb. Bot. Sada 3(2): 174. 1875.（英 **Blue Onion**）

鳞茎数枚聚生，圆柱状，细长，粗 2-4 mm，外皮暗褐色，分裂成不明显的网状。叶半圆柱形，宽 1.5-2.5 mm。花葶圆柱状，高 10-30 cm，下部被叶鞘；总苞单侧开裂或 2 裂，伞形花序近扫帚状，有时半球形，花稀疏；小花梗与花被片等长或长为其 2 倍，基部无小苞片；花天蓝色；花被片卵形或长圆状卵形，长 4-6.5 mm，宽 2-3 mm，内轮基部扩大，无齿或每侧各具 1 齿，外轮锥形；花柱伸出花被外；子房近球状。花果期 8-10 月。

分布与生境 产于湖北西部、陕西、甘肃、青海、宁夏、四川、西藏。生于海拔 1500-5000 m 的山坡、草地、林缘或林下。也分布于朝鲜。

药用部位 全草。

百合科 LILIACEAE

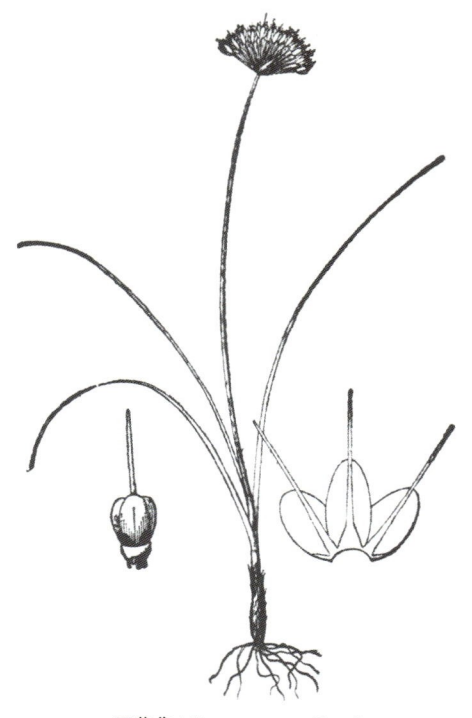

天蓝韭 Allium cyaneum Regel
引自《中国高等植物图鉴》

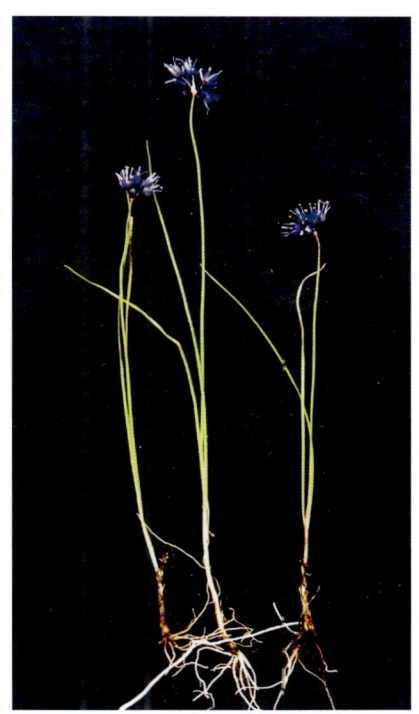

天蓝韭 Allium cyaneum Regel
摄影：徐克学

功效应用 祛风散寒，发汗，通阳，健胃。用于风寒腹痛，肢冷脉微，跌打损伤等症。

18. 天蒜（中国植物志）

Allium paepalanthoides Airy Shaw in Notes Roy. Bot. Gard. Edinburgh 16: 142. 1931.（英 **Longbeak Onion**）

鳞茎单生，狭卵状圆柱形，粗 0.5-1.5 cm，外皮黄褐色或黑褐色，分裂成纤维状。叶宽线形至线状披针形，宽 0.5-1.5 mm。花葶高 30-50 cm，中部以下被叶鞘；总苞单侧开裂，具长喙；伞形花序具多花，松散；小花梗近等长，基部无小苞片；花白色；花被片常具绿色中脉，长 3-5 mm，宽 1.5-2.5 mm，内轮卵状长圆形，先端平截或钝圆，外轮卵形，舟状；花丝等长，长为花被片长的 1.5-2 倍，内轮基部扩大，扩大部分每侧各具 1 齿，齿片高 1.5-2.5 mm，顶端具数枚不规则的小齿，外轮锥形；子房倒卵状。花果期 8-9 月。

分布与生境 产于内蒙古、山西、河南、陕西、四川。生于海拔 1400-2000 m 的阴湿山坡、沟边或林下。

药用部位 鳞茎、全草。

功效应用 发表散寒，通阳，散瘀，止痛，催吐。用于跌打损伤，骨折，风湿痹痛，癫痫等症。有毒。

毒性及不良反应 因本植物含有强心苷，可能导致心脏毒性[1]。

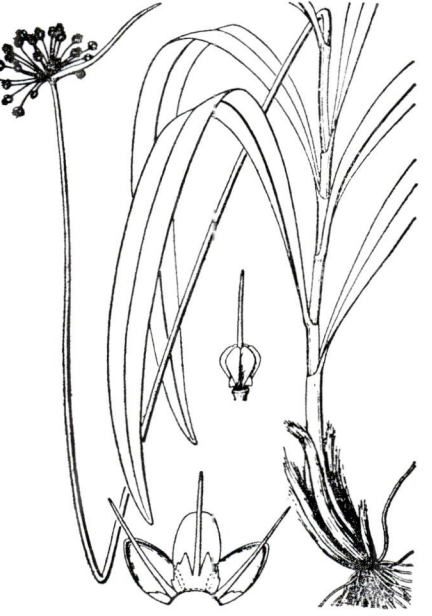

天蒜 Allium paepalanthoides Airy Shaw
吴彰华 绘

药理作用及毒性参考文献

[1] 马兴民，等. 陕西新医药，1973, 5: 48-49.

19. 多叶韭（中国植物志）

Allium plurifoliatum Rendle in J. Bot. 44: 43, t. 476, f. 5, 7. 1906.（英 **Manyleaf Onion**）

鳞茎数枚簇生，圆柱状，粗 0.3-1 cm，外皮黑褐色，分裂成近网状纤维。叶线形，扁平，与花序等长，宽 2-6 mm。花葶高 15-40 cm，中部以下被叶鞘；总苞单侧开裂，具短喙；伞形花序松散；小花梗近等长，长为花被片的 2-4 倍，基部无小苞片；花淡红色、淡紫色至紫色；花被片长 3.5-5 mm，宽 1.5-2.4 mm，内轮卵状长圆形，先端平截或钝圆，外轮卵形，舟状，短于内轮；花丝等长，长于花被片 2-4 倍，仅基部合生并贴生于花被片，内轮基部扩大，扩大部分每侧各具 1 枚高 2-3 mm 的齿片，齿片顶端常具不规则的小齿；子房倒卵状，花柱伸出花被外。花果期 8-10 月。

分布与生境 产于湖北、安徽、陕西、甘肃、四川。生于海拔 1600-3300 m 的山坡、草地或林下。

药用部位 全草、种子。

功效应用 全草：发表散寒。种子：补肝肾，壮阳固精。

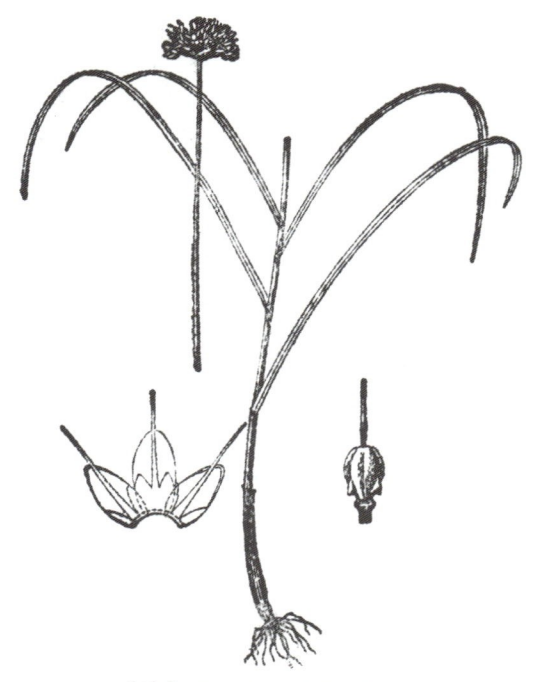

多叶韭 Allium plurifoliatum Rendle
引自《中国高等植物图鉴》

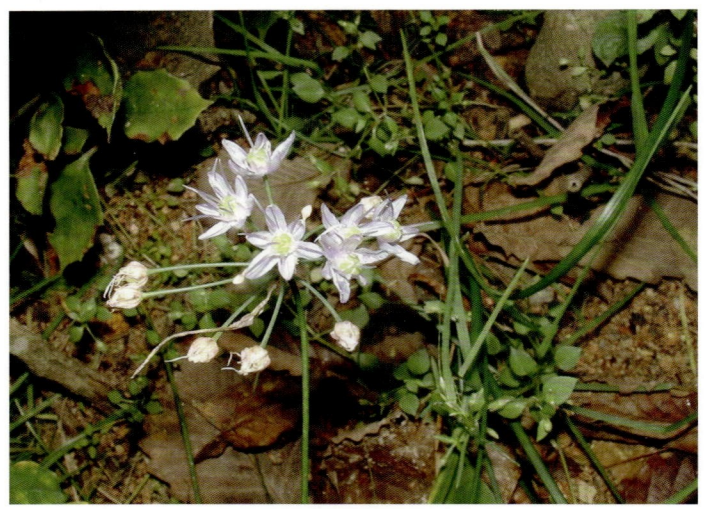

多叶韭 Allium plurifoliatum Rendle
摄影：陈彬

20. 滇韭（中国植物志）

Allium mairei H. Lév. in Repert. Spec. Nov. Regni Veg. 7: 339. 1909.（英 **Maire Onion**）

鳞茎常簇生，外皮黄褐色，分裂成纤维状。叶近圆柱状，半圆柱状，短于或近等长于花葶，宽 1-1.5 mm。花葶高 10-30 cm，下部被带紫色的叶鞘；总苞单侧开裂，宿存；伞形花序由两个小的伞形花序组成，基部各具 1 苞片，有时仅其中一个小伞形花序发育，则基部无苞片；小花梗随花的发育而伸长，基部无小苞片；花喇叭状，淡红色至紫红色；花被片等长，线形，狭长圆形、倒披针状狭长圆形，长 6-12 mm，外轮稍宽；花丝等长，为花被片长的 1/2-2/3，基部约 1 mm 合生并贴生于花被片，分离部分锥形；子房顶端收狭。花果期 8-10 月。

分布与生境 产于四川、云南、西藏。生于海拔 1200-4200 m 的山坡、石缝、草地或林下。

药用部位 鳞茎、叶、籽。

功效应用 鳞茎：温中通阳，理气宽胸。用于胸痛，胸闷，心绞痛，胁肋刺痛，咳嗽痰喘，胃脘痛胀，

百合科 LILIACEAE

痢疾等症。叶：祛风除疹。用于风疹瘙痒。籽：温肾壮阳。用于肾虚阳痿。

化学成分　鳞茎含挥发油类：十六酸，9,12-十八碳二烯酸，硫醚类[1]。

注评　本种哈尼族药用，叶、种子用于肾虚阳痿、风疹瘙痒。

化学成分参考文献

[1] 陈小兰，等. 精细化工，2005, 22(5): 373-377.

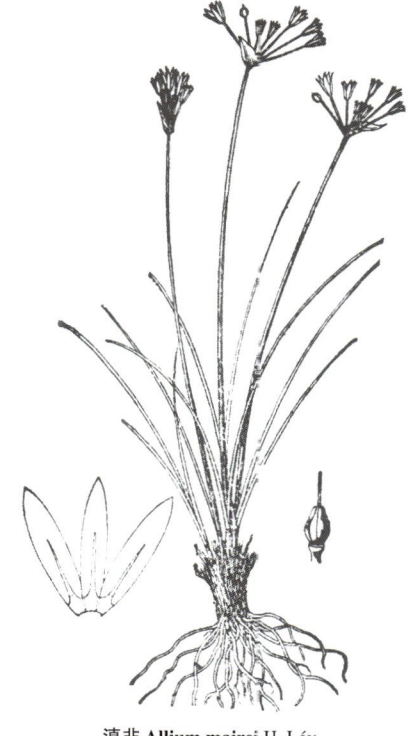

滇韭 Allium mairei H. Lév.
引自《中国高等植物图鉴》

21. 细叶韭（中国植物志）

Allium tenuissimum L., Sp. Pl. 1: 301. 1753.（英 **Thinleaf Onion**）

鳞茎数枚聚生，近圆柱状，外皮紫褐色，顶端常不规则的分裂，内皮带红色。叶半圆柱状至近圆柱状，光滑。花葶光滑，高 10-35 cm，下部被叶鞘；总苞单侧开裂，宿存；伞形花序半球状或近扫帚状，松散；小花梗近等长，长 0.5-1.5 cm，光滑，基部无小苞片；花白色或淡红色、稀紫红色；外轮花被片卵状长圆形至阔卵状长圆形，先端钝圆，长 2.8-4 mm，宽 1.5-2.5 mm，内轮倒卵状长圆形，先端平截或钝圆状平截，稍长，长 3-4.2 mm，宽 1.8-2.7 mm；花丝长为花被片的 2/3；子房卵球状。花果期 7-9 月。

分布与生境　产于东北、华北、河南、山东、江苏、浙江、陕西、甘肃、宁夏、新疆、四川。生于海拔 2000 m 以下的山坡、草地或沙丘上。也分布于俄罗斯、哈萨克斯坦、蒙古。

药用部位　鳞茎。

功效应用　抗菌消炎。

化学成分　全草含挥发油：亚油酸及其乙酯，十六酸及其酯类，硫醚类[1]。

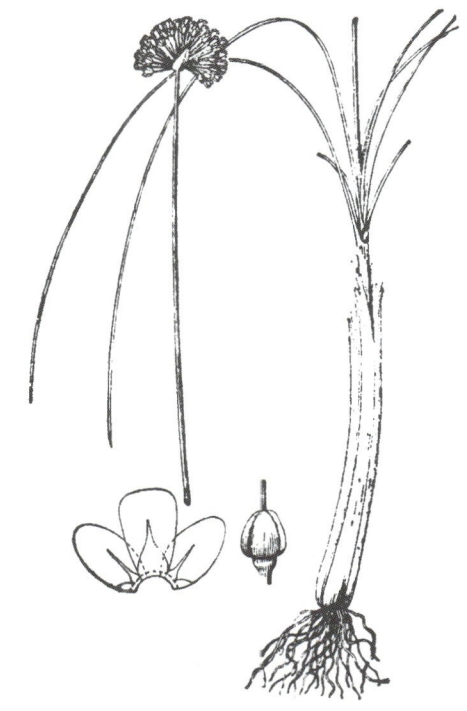

细叶韭 Allium tenuissimum L.
引自《中国高等植物图鉴》

化学成分参考文献

[1] 穆启运，等. 西北植物学报，2001, 21(6): 1204-1208.

22. 矮韭（中国植物志）

Allium anisopodium Ledeb. in Fl. Ross. 4: 183. 1852.（英 **Dwarf Onion**）

22a. 矮韭（模式变种）

Allium anisopodium Ledeb. var. **anisopodium**（英 **Dwarf Onion**）

叶半圆柱状，光滑，与花葶近等长，宽 1-2 mm。花葶光滑，高 30-50 cm，粗 1-2.5 mm，下部被叶鞘；总苞单侧开裂，宿存；伞形花序近扫帚状，松散；小花梗不等长，长 1.5-3.5 cm，光滑，基部无小苞片；花淡紫色至紫红色；外轮花被片卵状长圆形，先端钝圆，长 3.9-4.9 mm，宽 2-2.9 mm，内轮倒卵状长圆形，先端平截，长 4-5 mm，宽 2.2-3.2 mm；花丝约为花被片长的 2/3，基部合生并贴生于花被片，外轮锥形，内轮下部扩大成卵圆形，扩大部分为花被片长的 2/3，稀每侧各具小齿；子房卵球状。花果期 7-9 月。

分布与生境　产于东北、华北、山东、陕西、甘肃、新疆。生于海拔 1300 m 以下的山坡、草地或沙丘。也分布于俄罗斯、哈萨克斯坦、蒙古。

药用部位　鳞茎。

功效应用　抗菌消炎。

化学成分　地上部分和鳞茎含生物碱类：葱吲哚碱(alline)[1]。

化学成分参考文献

[1] Samikov K, et al. *Khim Prir Soedin*, 1986, (3): 383.

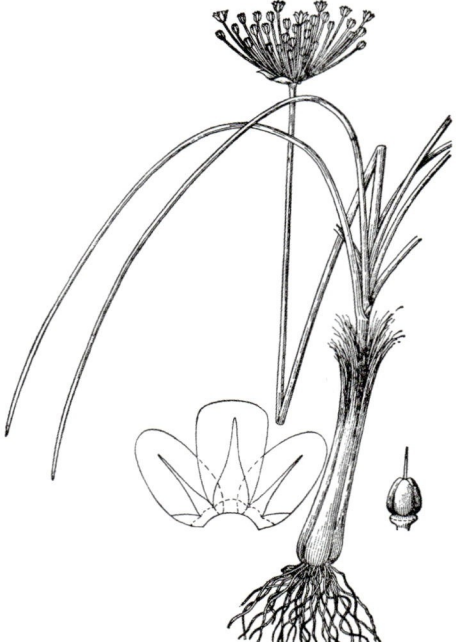

矮韭 Allium anisopodium Ledeb. var. **anisopodium**
王金凤　绘

22b. 糙葶韭（变种）（中国植物志）

Allium anisopodium Ledeb. var. **zimmermannianum** (Gilg) F. T. Wang et T. Tang in Contr. Inst. Bot. Natl. Acad. Peiping 2(8): 260. 1934.——*A. zimmermannianum* Gilg（英 **Scabrousscarpe Onion**）

本变种与原变种的主要区别：叶、花葶和小花梗沿纵棱均具明显的细齿。花果期 6-9 月。

分布与生境　产于东北、内蒙古、山西、山东、陕西。生于海拔 2200 m 以下的山坡、草地或沙地。

药用部位　鳞茎。

功效应用　抗菌消炎。

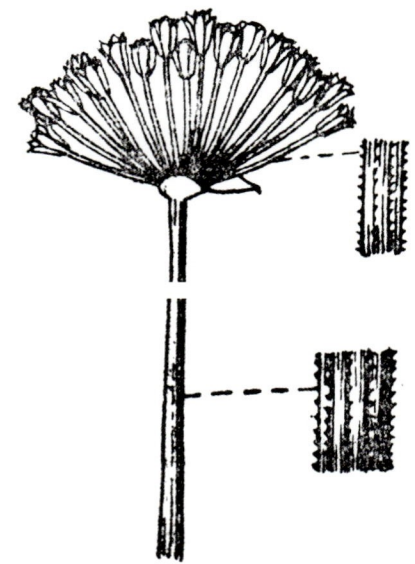

糙葶韭 Allium anisopodium Ledeb. var. **zimmermannianum** (Gilg) F. T. Wang et T. Tang
王金凤　绘

23. 山韭（中国植物志）

Allium senescens L., Sp. Pl. 1: 299. 1753.（英 **Aging Onion**）

具粗壮的横生根状茎。鳞茎单生或数枚聚生，近圆锥状，粗 0.5–2 cm；外皮黑色。叶线形，肥厚，基部半圆柱状，上部扁平，宽 2–10 mm。花葶圆柱状，常具 2 纵棱，有时纵棱变成窄翅使花葶成为三棱柱状，高 10–60 cm，粗 1–5 mm，下部被叶鞘；总苞 2 裂，宿存；伞形花序半球状，花多而密；小花梗近等长，基部具小苞片；花紫红色至淡紫色；花被片长 3.2–6 mm，宽 1.6–2.5 mm，内轮长圆状卵形，先端钝圆并常具不规则小齿，外轮卵形；花丝等长，仅基部合生并贴生于花被片，内轮扩大成披针状狭三角形；外轮锥形；子房倒卵状球形。花果期 7–9 月。

分布与生境　产于东北、内蒙古、新疆。生于海拔 500–800 m 的林下、草原、草甸、砂砾地。也分布于俄罗斯、朝鲜、蒙古。

药用部位　全草、鳞茎、种子。

功效应用　全草：健脾开胃，补肾缩尿，润肠，清热去烦。用于老人脾胃气弱，饮食不多，肾虚不固，小便频数等症。鳞茎：抗菌消炎。种子：兴奋强壮，补肾益阳。用于梦遗，阳痿，腹泻及疝痛等症。

化学成分　新鲜鳞茎含甾体类：薯蓣皂苷元-3-*O*-{*O*-α-L-吡喃鼠李糖基-(1→2)-*O*-[*O*-α-L-吡喃鼠李糖基-(1→4)-α-L-吡喃鼠李糖基-(1→4)]-β-D-吡喃葡萄糖苷}{diosgenin-3-*O*-{*O*-α-L-rhamnopyranosyl-(1→2)-*O*-[*O*-α-L-rhamnopyranosyl-(1→4)-α-L-rhamnopyranosyl-(1→4)]-β-D-glucopyanoside}}，薯蓣皂苷元-3-*O*-{*O*-α-L-吡喃鼠李糖基-(1→2)-*O*-[β-D-吡喃葡萄糖基-(1→3)]-β-D-吡喃葡萄糖苷}{diosgenin-3-*O*-{*O*-α-L-rhamnopyranosyl-(1→2)-*O*-[β-D-glucopyranosyl-(1→3)]-β-D-glucopyranoside}}[1]。

药理作用　壮阳作用：山韭中得到的一个甾体皂苷，能抑制 cAMP 磷酸二酯酶活性，其效应与罂粟碱相当[1]。

毒性及不良反应　山韭中甾体皂苷，经豚鼠试验发现有毒性[2]。

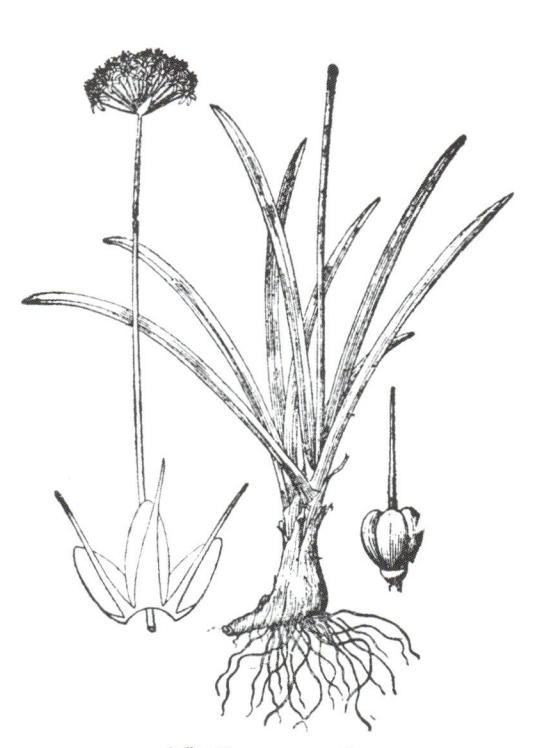

山韭 Allium senescens L.
引自《中国高等植物图鉴》

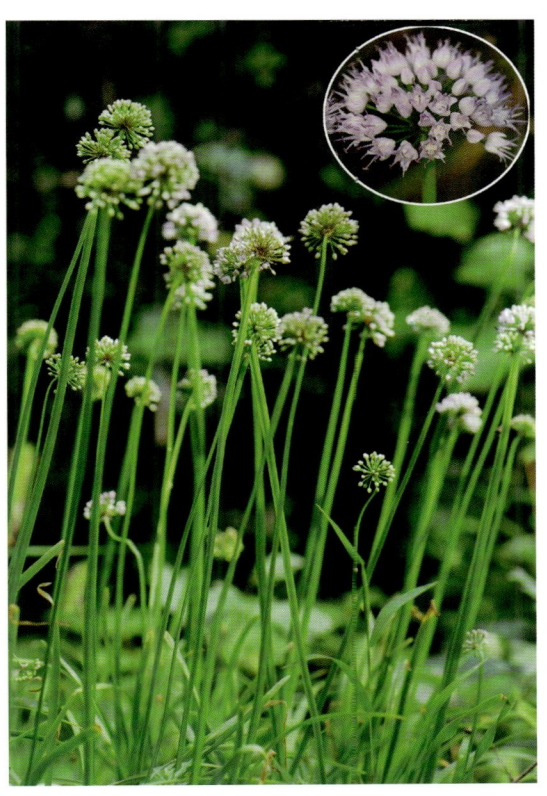

山韭 Allium senescens L.
摄影：周繇

化学成分参考文献

[1] Inoue T, et al. *Phytochemistry*, 1995, 40(2): 521-525.

药理作用及毒性参考文献

[1] Inoue T, et al. *Phytochemistry*, 1995, 40 (2): 521-525.　　　[2] Inoue T, et al. *Chem Pharm Bull*, 1995, 43 (7): 1162-1166.

24. 长柱韭（中国植物志）

Allium longistylum Baker in J. Bot. 12: 294. 1874.（英 **Longstyle Onino**）

鳞茎圆柱状，粗 4-8 mm；外皮红褐色。叶半圆柱状，中空，宽 2-3 mm。花葶高 30-50 cm，中部以下被叶鞘；总苞 2 裂；伞形花序球状，花多而密；小花梗近等长，基部具小苞片；花红色至紫红色；花被片长 4-5 mm，宽 1.8-2.5 mm，外轮长圆形，钝头，内轮卵形，钝头，花丝等长，约为花被片长的 1 倍，锥形，最基部合生并贴生于花被片；子房倒卵形。花果期 8-9 月。

分布与生境　产于内蒙古、河北、山西。生于海拔 1500-3000 m 的山坡草地、平原。

药用部位　鳞茎。

功效应用　抗菌消炎。

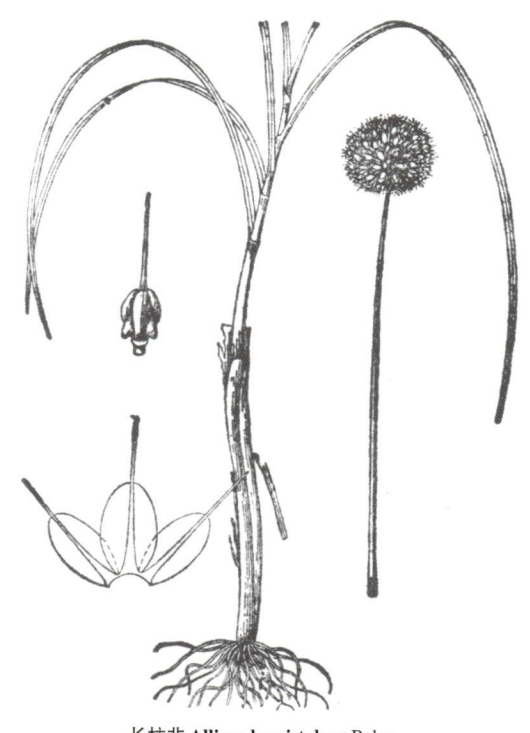

长柱韭 *Allium longistylum* Baker
引自《中国高等植物图鉴》

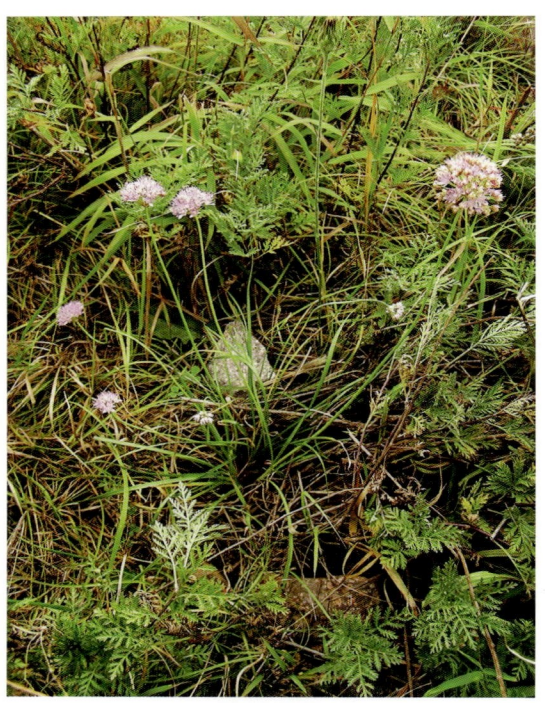

长柱韭 *Allium longistylum* Baker
摄影：刘冰

25. 折被韭（中国植物志）

Allium chrysocephalum Regel in Trudy Imp. S.-Pétersb. Bot. Sada. 10: 335. 1887.（英 **Chrysocephalous Onion**）

鳞茎圆柱状，粗 0.5-1 cm，外皮棕色。叶宽线形，扁平，稍呈镰状弯曲，宽 3-10 mm。花葶圆柱状，中空，高 5-27 cm，下部被叶鞘；总苞 2-3 裂，宿存；伞形花序球状或半球状，花多而密；小花梗近等长；基部无小苞片；花亮草黄色；外轮花被片长圆状卵形，舟状，长 5.5-6.5 mm，宽 2.2-3 mm，钝头，内轮长圆状披针形，长 7-8 mm，宽 2-2.7 mm，先端向外反折；花丝长 4.5-6 mm，约为内轮花被片长的 2/3，基部约 1 mm 合生并贴生于花被片，分离部分锥形；子房卵状至卵球状。花果期 7-9 月。

分布与生境 产于甘肃、青海、四川。生于海拔3400-4800 m的潮湿山坡、草甸。

药用部位 鳞茎、叶。

功效应用 鳞茎：理气宽胸。用于胸痛、胸闷、心绞痛，胁肋刺痛，咳嗽痰喘，慢性胃脘痛胀，痢疾。叶：解毒发表，通阳理气。用于疥疮及喘急等症。

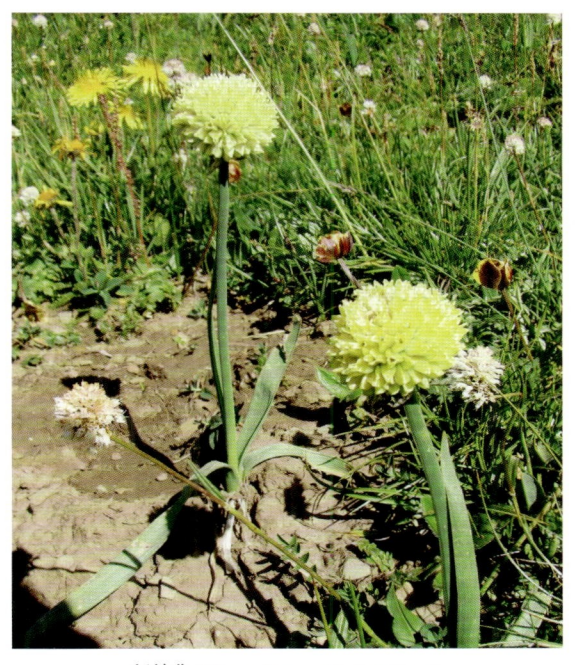

折被韭 Allium chrysocephalum Regel
摄影：高云东

26. 蓝苞葱（中国植物志）

Allium atrosanguineum Schrenk in Bull. Sci. Acad. Imp. Sci S.-Pétersb. 10: 355. 1842.（英 **Bluespath Onion**）

鳞茎圆柱状，粗约1 cm，外皮灰褐色。叶管状，中空，粗2-4 mm，下部被叶鞘。总苞蓝色，2裂；伞形花序球状，花多而密；小花梗不等长，基部无小苞片；花大，有光泽，黄色，后变红色或紫色；花被片长圆状倒卵形或长圆形，长8.5-16 mm，宽3-4 mm，内轮短；花丝比花被片短，长5.5-8 mm，1/3-3/4合生成管状，合生部分的1/2-2/3贴生于花被片，内轮花丝分离部分比外轮宽，呈三角形，外轮锥形；子房倒卵形。花果期6-9月。

分布与生境 产于青海、甘肃、新疆、四川、云南、西藏。生于海拔3400-5000 m的草地、草甸、高山沼泽、溪边、潮湿处。也分布于阿富汗、巴基斯坦、俄罗斯、哈萨克斯坦、吉尔吉斯斯坦、蒙古、塔吉克斯坦、乌兹别克斯坦、印度。

药用部位 全草。

功效应用 促食欲，助消化，驱虫，开郁豁闷。用于胃病，寒热病等症。

注评 本种藏族药用，全草治疗妇科病和虫病。

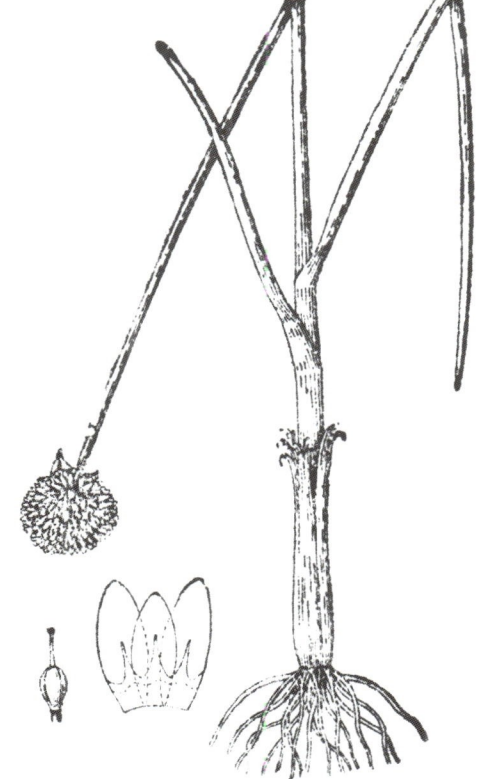

蓝苞葱 Allium atrosanguineum Schrenk
引自《中国高等植物图鉴》

27. 北葱（中国植物志）

Allium schoenoprasum L., Sp. Pl. 1: 301. 1753.（英 **Chive Onion**）

鳞茎常数枚聚生，卵状圆柱形，粗 0.5-1 cm；外皮灰褐色或带黄色，条裂，有时顶端纤维状。叶 1-2 枚，光滑，管状，中空，粗 2-6 mm。花葶圆柱状；中空，光滑，高 10-40 cm，粗 2-4 mm，1/3-1/2 被光滑叶鞘。总苞紫红色，2 裂，宿存；伞形花序球状，花多而密，小花梗常不等长，基部无小苞片；花紫红色至淡红色，具光泽；花被片等长，披针形，长圆状披针形或长圆形，先端短尖或渐尖，长 7-11 mm，宽 3-4 mm；花丝为花被片长的 1/3-1/2 (-2/3)，下部 1-1.5 mm 合生并贴生于花被片，内轮花丝基部狭三角形扩大，比外轮的基部宽 1.5 倍；子房近球状，腹缝线基部具小蜜穴；花柱不伸出花被片。花果期 7-9 月。

分布与生境 产于新疆。生于海拔 2000-3000 m 的草甸、潮湿山坡草地、河谷、溪边。也分布于亚洲西南部、巴基斯坦、朝鲜、俄罗斯、哈萨克斯坦、蒙古、日本、印度、欧洲、北美。

药用部位 全草、鳞茎、根。

功效应用 散寒解表，通气发汗，祛痰利尿。用于风寒感冒，外用于敷湿寒，红肿，痛风，疮疡等症。

化学成分 球茎含挥发油：甲基戊基二硫醚(methylpentyldisulfide)，戊基羟基二硫醚(pentylhydrodisulfide)[1]。

花含黄酮苷类：6″-O-[山柰酚-3-O-(β-D-吡喃葡萄糖基-(2→1)-β-D-吡喃葡萄糖苷)-7-O-(2-O-丙二酰酯基-β-D-吡喃葡萄糖醛酸)]-矢车菊素-3-O-β-吡喃葡萄糖苷{6″-O-{kaempferol-3-O-[β-D-glucopyranosyl-(2→1)-β-D-glucopyranoside]-7-O-β-D-(glucopyranosiduronic acid-2-O-malonate)}-cyanidin-3-O-β-glucopyranoside}，6″-O-{山柰酚-3-O-[β-D-吡喃葡萄糖基-(2→1)-β-D-吡喃葡萄糖苷]-7-O-(β-吡喃葡萄糖醛酸-2-O-丙二酰酯)}-矢车菊素-3-O-β-(3-乙酰氧基吡喃葡萄糖苷){6″-O-{kaempferol-3-O-[β-D-glucopyranosyl-(2→1)-β-D-glucopyranoside]-7-O-(β-glucopyranosiduronic acid-2-O-malonate)}-cyanidin-3-O-β-(3-O-acetylglucopyranoside)}，6-O-{山柰酚-3-O-[β-D-吡喃葡萄糖基-(2→1)-β-D-吡喃葡萄糖苷]-

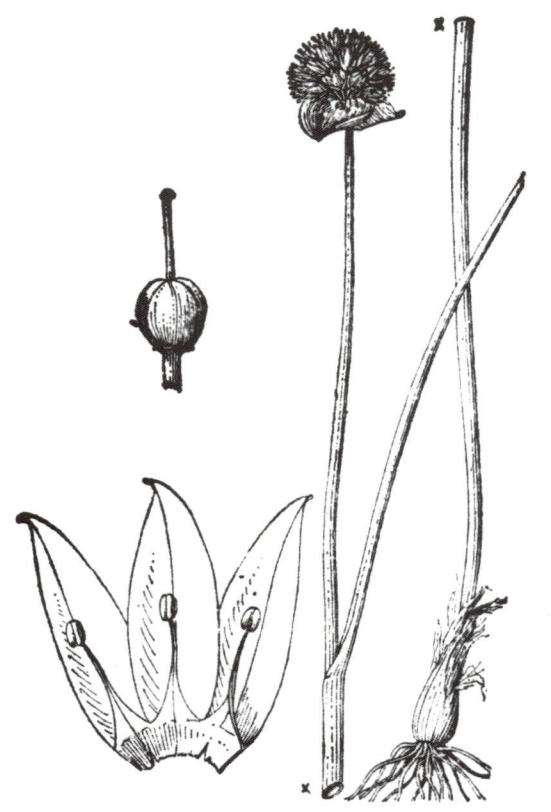

北葱 Allium schoenoprasum L.
引自《中国高等植物图鉴》

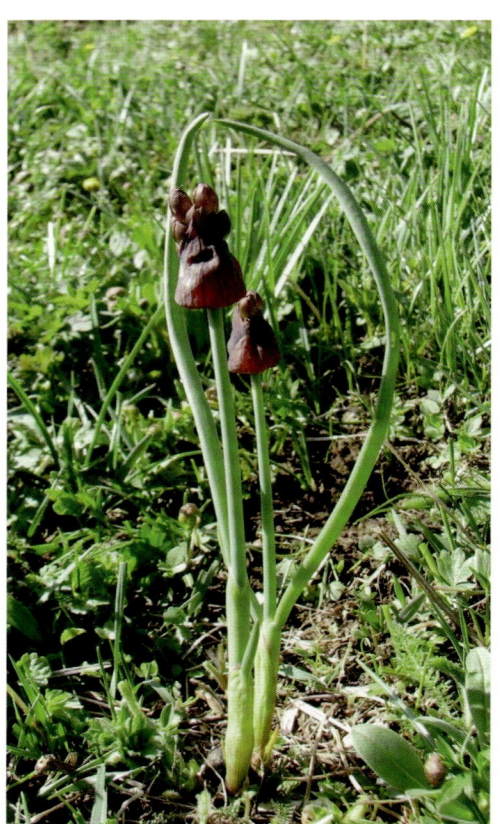

北葱 Allium schoenoprasum L.
摄影：戴攀峰

百合科 LILIACEAE

7-*O*-[(β-D-吡喃葡萄糖醛酸甲酯)-2-*O*-丙二酰酯]}-矢车菊素-3-*O*-β-吡喃葡萄糖苷{6-*O*-{kaempferol-3-*O*-[β-D-glucopyranosyl-(2→1)-β-D-glucopyranoside]-7-*O*-[(methyl-*O*-β-D-glucopyranosiduronate)-2-*O*-malonate]}-cyanidin-3-*O*-β-glucopyranoside}，6''-*O*-{山奈酚-3-*O*-[β-D-吡喃葡萄糖基-(2→1)-β-D-吡喃葡萄糖苷]-7-*O*-[(β-D-吡喃葡萄糖醛酸甲酯)-2-*O*-丙二酰酯]}-矢车菊素-3-*O*-β-(3-乙酰氧基吡喃葡萄糖苷){6''-*O*-{kaempferol-3-*O*-[β-D-glucopyranosyl-(2→1)-β-D-glucopyranoside]-7-*O*-[(methyl-*O*-β-D-glucopyranosiduronate)-2-*O*-malonate]}-cyanidin-3-*O*-β-(3-*O*-acetylglucopyranoside)}，矢车菊素-3-吡喃葡萄糖苷(cyanidin-3-glucopyranoside)，矢车菊素-3-乙酰葡萄糖苷(cyanidin-3-acetylglucoside)，矢车菊素-3-(6-丙二酰葡萄糖苷)[cyanidin-3-(6-malonylglucoside)]，矢车菊素-3-(3,6-二丙二酰葡萄糖苷)[cyanidin-3-(3,6-dimalonylglucoside)][2]。

全草含甾类类：(20*S*,25*S*)-螺甾-5-烯-3β,12β,21-三醇-3-*O*-α-L-吡喃鼠李糖基-(1→2)-β-D-吡喃葡萄糖苷[(20*S*,25*S*)-spirost-5-en-3β,12β,21-triol-3-*O*-α-L-rhamnopyranosyl-(1→2)-β-D-glucopyranoside]，(20*S*,25*S*)-螺甾-5-烯-3β,11α,21-三醇-3-*O*-α-L-吡喃鼠李糖基-(1→2)-β-D-吡喃葡萄糖苷[(20*S*,25*S*)-spirost-5-en-3β,11α,21-triol-3-*O*-α-L-rhamnopyranosyl-(1→2)-β-D-glucopyranoside]，拉肖皂苷元-3-*O*-α-L-吡喃鼠李糖基-(1→2)-[β-D-吡喃葡萄糖基-(1→4)]-β-D-吡喃葡萄糖苷{laxogenin-3-*O*-α-L-rhamnopyranosyl-(1→2)-[β-D-glucopyranosyl-(1→4)]-β-D-glucopyranoside}，(25*R*)-5α-螺甾烷-3β,11α-二醇-3-*O*-β-D-吡喃葡萄糖基-(1→3)-[β-D-吡喃葡萄糖基-(1→4)]-β-D-吡喃半乳糖苷{(25*R*)-5α-spirostan-3β,11α-diol-3-*O*-β-D-glucopyranosyl-(1→3)-[β-D-glucopyranosyl-(1→4)]-β-D-galactopyranoside}，拉肖皂苷元-3-*O*-α-L-吡喃鼠李糖基-(1→2)-β-D-吡喃葡萄糖苷[laxogenin-3-*O*-α-L-rhamnopyranosyl-(1→2)-β-D-glucopyranoside]，薯蓣皂苷元-3-*O*-α-L-吡喃鼠李糖基-(1→2)-*O*-β-D-吡喃葡萄糖苷[diosgenin-3-*O*-α-L-rhamnopyranosyl-(1→2)-*O*-β-D-glucopyranoside]，三角叶薯蓣皂苷宁(deltonin)，三角叶薯蓣皂苷(deltoside)[3]。

药理作用 抗氧化作用：北葱的根状茎和叶子的提取物均可增强抗氧化酶的活性，如超氧化物歧化酶、过氧化氢酶、过氧化物酶和谷胱甘肽过氧化物酶等的活性，尤其是叶子提取物的抗氧化活性为强[1]。

注评 本种为湖南省中药材标准（1993）收载"葱白"的基源植物之一，药用其干燥鳞茎。本种与分布于黑龙江、吉林和内蒙古的同属植物硬皮葱 A. ledebourianum Roemer et Schultes. 在外型上极为相似，部分地区把硬皮葱混淆为本品使用。但硬皮葱的小花梗比花被片长1.5–3倍，花丝等长于或略短于花被片等特征易将其与本种区分开。

化学成分参考文献

[1] Hiromu K, et al. *Phytochemistry*, 1983, 22(1):294-295.

[2] Fossen T, et al. *Phytochemistry*, 2000, 54(3):317-323.

[3] Timité G, et al. *Phytochemistry*, 2013, 88:61-66.

药理作用及毒性参考文献

[1] Stajner D, et al. *Phytother Res*. 2004, 18(7): 522-524.

28. 野葱（中国植物志）

Allium chrysanthum Regel in Trudy Imp. S.-Pétersb. Bot. Sada 3(2): 91. 1875.（英 **Yellowflower Onion**）

鳞茎圆柱状，粗0.5–1 cm，外皮红褐色，褐色，条裂。叶圆柱状，中空，粗1.5–4 mm。花葶圆柱状，中空，高20–50 cm，中部粗1.5–3.5 mm，下部被叶鞘。总苞2裂；伞形花序球状，花多而密；小花梗近等长，基部无小苞片；花黄色至淡黄色；花被片卵状长圆形，钝头，长5–6.5 mm，宽2–3 mm；花丝比花被片长1/4–1倍，锥形，无齿，等长，基部合生并贴生于花被片；子房倒卵球形。花果期7–9月。

分布与生境 产于陕西、甘肃、青海、湖北、四川、云南、西藏。生于海拔2000–4500 m的山坡或草地上。

药用部位 鳞茎、全草。

功效应用 鳞茎：作薤白入药（青海）。全草：发汗，通阳，健胃。用于胸闷胸痛，胃脘痛，外感风寒。

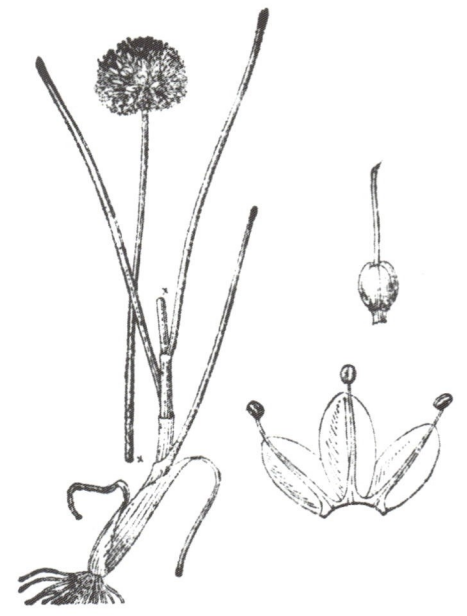

野葱 Allium chrysanthum Regel
引自《中国高等植物图鉴》

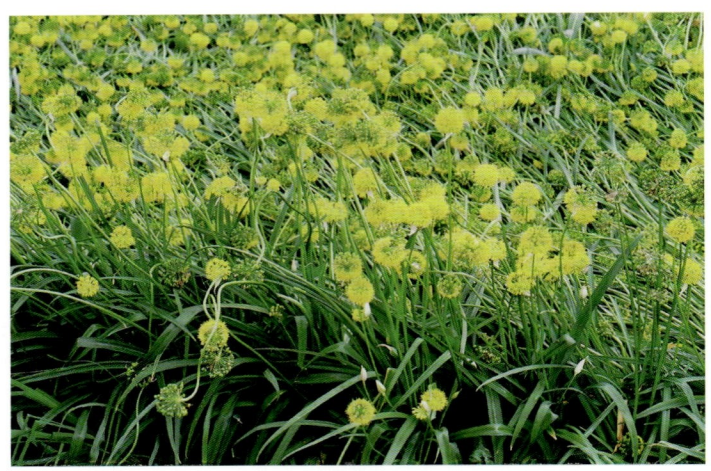

野葱 Allium chrysanthum Regel
摄影：陈又生

化学成分　鳞茎及叶含挥发油：丙烯基丙基三硫醚(propenylpropyltrisulfide)[1]。

叶含挥发油类：二丙基二硫醚(dipropyldisulphide)，2-十五烷酮(2-pentadecanone)，2,3-二氢-2-正己基-5-甲基呋喃-3-酮(2,3-dihydro-2-*n*-hexyl-5-methylfuran-3-one)，甲基戊基二硫醚(methylpentyldisulphide)[2]。

化学成分参考文献

[1] 刘艳，等. 中国调味品，2008, 6: 68-70.

[2] Hashimoto S, et al. *J Sci Food Agr*, 1984, 35(3): 353-356.

29. 阿尔泰葱（中国植物志）

Allium altaicum Pall., Reise. Russ. Reich. 2: 737. 1773.（英 **Altai Onion**）

鳞茎卵状圆柱形，粗壮，粗 2-4 cm，外皮红褐色。叶圆筒状，中空，高 40-100 cm，粗 1-3 cm，1/4-1/2 被叶鞘。总苞 2 裂；伞形花序球状，花多而密；小花梗粗壮，基部无小苞片；花白色带黄色；花被片长 6-9 mm，外轮卵形，内轮卵状长圆形，等长；花丝等长，为花被片长的 1.5-2 倍，锥形，基部合生并贴生于花被片；子房倒卵形。花果期 8-9 月。

分布与生境　产于黑龙江、内蒙古、新疆，生于乱石山坡或草地。也分布于俄罗斯、哈萨克斯坦、蒙古。

药用部位　鳞茎。

功效应用　用于坏血病，消化不良等症。

化学成分　叶含黄酮类：槲皮素(quercetin)，山柰酚(kaempferol)，杨梅素(myricetin)[1]；苯丙素类：绿原酸(chlorogenic acid)[2]。

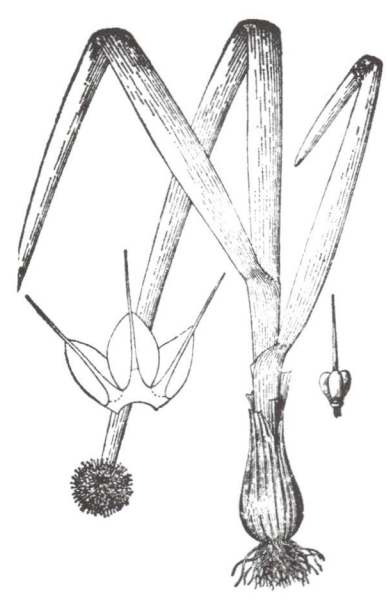

阿尔泰葱 Allium altaicum Pall.
引自《中国高等植物图鉴》

化学成分参考文献

[1] Horbowicz M, et al. *Acta Horticulturae*, 2000, 517(Proceedings of the XXV International Horticultural Congress, 1998, Pt. 7): 375-380.

[2] Runkova LV, et al. *Fiziologiya i Eiokhimiya Kul'turnykh Rastenii*, 1970, 2(5): 544-547.

30. 葱（神农本草经） 四季葱（湖北），香葱（湖南），葱茎白（本草纲目）

Allium fistulosum L., Sp. Pl. 1: 301. 1753.（英 **Fistular Onion**, **Welsh Onin**）

鳞茎单生，圆柱状，稀为基部膨大的卵状圆柱形，粗 1–2 (–4.5) cm，外皮白色，稀淡红褐色，膜质至薄革质，不破裂。叶圆筒状，中空，向顶渐狭，约与花葶等长，粗在 0.5 cm 以上。花葶圆柱状，中空，高 30–50 (–100) cm，中部以下膨大，向顶渐狭，约在 1/3 以下被叶鞘；总苞膜质，2 裂；伞形花序球状，花多而疏散；小花梗纤细，与花被片等长或长 2–3 倍，基部无小苞片；花白色；花被片长 6–8.5 mm，卵形，先端渐尖，具反折的尖头，外轮稍短；花丝长为花被片的 1.5–2 倍，锥形，基部合生并贴生于花被片；子房倒卵状，腹缝线基部具不明显的蜜穴；花柱细长，伸出花被外。花果期 4–7 月。

分布与生境 全国各地广泛栽培，国外也有栽培。

药用部位 鳞茎（葱白）、种子（葱子）。

功效应用 鳞茎：理气，散结，止痛，解毒消肿。用于风寒感冒，头痛鼻塞，身热无汗，中风，面目浮肿，疮痈肿痛，跌打损伤等症。种子：温肾，明目。用于阳痿，目眩等症。

化学成分 鳞茎含挥发油类：1-甲乙基丙基二硫醚，二丙基二硫醚，二丙基三硫醚，二丙基三硫醚[1]。

种子含酚酸类：对羟基苯甲酸(*p*-hydroxybenzoic acid)，香草酸(vanillic acid)[2]；脂肪酸类：(*E*)-8,11,12-三羟基-9-十八碳烯酸甘油单酯[glycerol mono-(*E*)-8,11,12-trihydroxy-9-octadecenoate]，天师酸(tianshic acid)[2]；甾体类：胡萝卜苷[2]；生物碱类：4-(2-甲酰基-5-羟甲基吡咯-1-基)丁酸[4-(2-formyl-5-

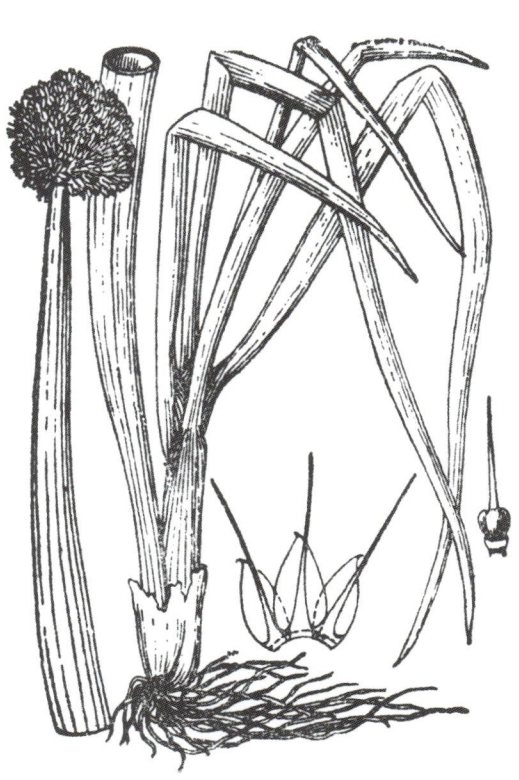

葱 Allium fistulosum L.
引自《中国高等植物图鉴》

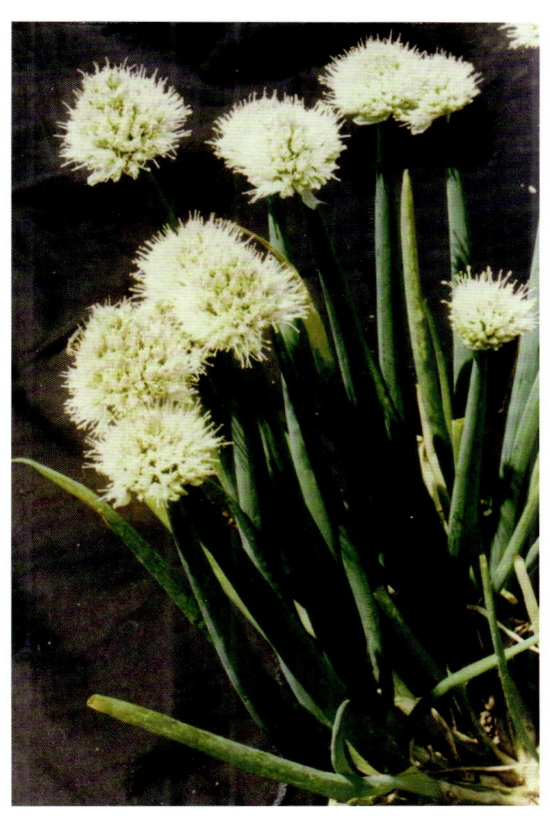

葱 Allium fistulosum L.
摄影：徐克学

hydroxymethylpyrrol-1-yl)butyric acid][2]。

地下部分含甾体类：管葱皂苷▲(fistuloside) A、B、C，薯蓣皂苷(dioscin)，重楼皂苷Ⅱ(paris saponin Ⅱ; saponin P-d)[3]。

药理作用 抗心肌缺血作用：葱子提取物能减轻犬心肌梗死时的心肌缺血程度，减小梗死范围，减轻缺血心肌细胞的损伤；抑制大鼠心肌缺血/再灌注心肌损伤时乳酸脱氢酶（LDH）和肌酸激酶（CK）的溢出，降低血清 LDH 和 CK 活性，缩小心肌梗死范围，各剂量组对麻醉犬心率、血压、收缩压、舒张压、平均动脉压、左心室收缩压、左心室平均压、左心室舒张压、左心室收缩压最大变化速率、左心室舒张末期压等血流动力学指标有稳定作用；增加麻醉犬冠状动脉流量，降低心肌氧摄取率，降低心肌氧耗量；对心输出量、总外周阻力均无明显影响，提示葱子提取物具有防治心肌缺血的活性[1]。葱叶提取物可以通过内皮源 NO 依赖性及内皮非依赖方式舒张血管。煮过的葱提取物却可以促进内皮释放血管收缩因子，如血栓素 A_2[2]。

抗血小板聚集作用：葱粗提物对雄性大鼠有抗凝血作用，与空白组相比，葱粗提物组能显著降低静止期收缩压，延长出血时间，减少血小板黏附，减少二磷酸腺苷(ADP)诱发的血小板聚集及促凝血素的释放，升高环磷酸腺苷浓度，增加血浆中 6-酮基-前列腺素 Fα，稳定前列腺素代谢物水平[3]。同时，葱提取物可以抑制人体外血小板黏附及 ADP-诱导的血小板聚集、抑制血小板内 Ca^{2+} 升高及血栓素的产生，提高血小板内 cAMP 水平，而葱水提取物则剂量依赖性的诱导血小板聚集、提高 ADP-诱导的人血小板内 Ca^{2+} 升高及血栓素的产生，对血小板内 cAMP 水平无显著影响[4]。

抗真菌作用：大葱乙醇提取物在 10 mg/ml 浓度作用 30 天期间可以完全抑制黄曲霉毒素的产生，当上述菌丝在酵母-蔗糖培养基培养 2 周后，再加入大葱乙醇提取物 5 mg/ml，可以抑制大部分菌丝的产生[5]。

抗肿瘤作用：葱油提取物（12.5–100 μg/ml）可以浓度依赖性地抑制 MGC80-3 胃癌细胞的增殖，并诱导其凋亡[6]。临床研究证实，食用葱可以降低胃癌和食道癌的发病率[7]。

注评 本种为卫生部标准·中药材第一册（1992 年版）收载"葱子"的基源植物，药用其干燥成熟种子；其干燥鳞茎为湖北（2009）、湖南（1993）省中药材标准所收载的"葱白"，全草为湖南省中药材标准（2009）收载的"鲜葱"。蒙古族、傣族、佤族、彝族、土家族和基诺族也药用，蒙古族主要用种子治消化不良、肾虚阳痿等，傣族用全草治乳房胀痛、乳汁不通、鼻衄、湿疹疥癣、皮肤瘙痒，佤族用全草治疗伤风感冒、头痛、跌打骨伤，彝族用其鳞茎治肝胆湿热、疮疡肿毒、鼻血不止、梅毒淋病，土家族、基诺族用其鳞茎或全草治疗风寒感冒、鼻塞身痛等。

化学成分参考文献

[1] 何洪巨，等. 分析测试学报，2004, 23(S1): 98-100,103.

[2] Sang S, et al. *J Agric Food Chem*, 2002, 50(22): 6318-6321.

[3] Do JC, et al. *J Nat Prod*, 1992, 55(2): 168-173.

药理作用及毒性参考文献

[1] 来威. 葱子的生物活性剂生药鉴定[学位论文]. 上海：第二军医大学附属长征医院，2006.

[2] Chen JH, et al. *J Cardiovasc Pharmacol*, 1999, 33(4): 515-520.

[3] Chen JH, et al. *J Nutr,* 2000, 130(1): 34-37.

[4] Chen JH, et al. *Life Sci,* 2000, 66(17): 1571-1579.

[5] Fan JJ, et al. *J Food Protection,* 1999, 62(4): 414-417.

[6] 罗海滨. 大葱油诱导胃癌细胞凋亡作用机制的初步研究[学位论文]. 石家庄：河北医科大学第二医院，2002.

[7] Gao CM, et al. *Jpn J Cancer Res*. 1999, 90(6): 614-621.

31. 洋葱（通称） 大头葱（湖北），洋葱头（全国中草药汇编），玉葱（植物学大辞典）

Allium cepa L., Sp. Pl. 1: 300. 1753.（英 Common Onion, Garden Onion）

31a. 洋葱（模式变种）（英 Common Onion, Garden Onion）

Allium cepa L. var. **cepa**

鳞茎近球状至扁球状，外皮紫红色、褐红色、淡褐红色至淡黄色，纸质至薄革质，内皮肥厚，肉质，均不破裂。叶圆筒状，中空，中部以下最粗，向上渐狭，短于花葶，粗 5 mm 以上。花葶高达 1 m，粗壮，圆筒状，中空，中部以下膨大，向上渐狭，下部被叶鞘；总苞 2–3 裂；伞形花序球状，花多而密；小花梗长约 2.5 cm。花粉白色；花被片长圆状卵形，长 4–5 mm，宽约 2 mm，具绿色中脉；花丝等长，稍长于花被片，约在基部 1/5 处合生，合生部分下部约 1/2 贴生于花被片，内轮花丝基部极为扩大，扩大部分每侧各具 1 齿，外轮锥形；子房近球状，腹缝线基部具有帘的凹陷蜜穴；花柱长约 4 mm。花果期 5–7 月。

分布与生境 原产于亚洲西部，国内外均广泛栽培。

药用部位 鳞茎。

功效应用 散寒，健胃理气，解毒，杀虫，降血脂。新鲜的捣成泥剂。用于便秘，创伤，溃疡，食少腹胀，妇女滴虫阴道炎及高脂血症等。

化学成分 鳞茎含黄酮类：山柰酚-3-*O*-槐糖苷-7-*O*-葡萄糖醛酸苷(kaempferol-3-*O*-sophoroside-7-*O*-glucuronide)，槲皮素-3-*O*-槐糖苷-7-*O*-葡萄糖醛酸苷(quercetin-3-*O*-sophoroside-7-*O*-glucuronide)[1]，矢车菊素-3,4'-二-*O*-β-吡喃葡萄糖苷(cyaniding-3,4'-di-*O*-β-glucopyranoside)，矢车菊素-4'-*O*-β-葡萄糖苷(cyaniding-4'-*O*-β-glucoside)，芍药素-3-*O*-(6"-*O*-丙二酰基-β-吡喃葡萄糖苷)-5-*O*-β-吡喃葡萄糖苷[peonidin-3-*O*-(6"-*O*-malonyl-β-glucopyranoside)-5-*O*-β-glucopyranoside]，芍药素-3-*O*-(6"-*O*-丙二酰基-β-吡喃葡萄糖苷)[peonidin-3-*O*-(6"-*O*-malonyl-β-glucopyranoside)][2]，3-根皮酚基-2,3-环氧黄烷酮(3-phloroglucinoyl-2,3-epoxyflavanone)，3-[3-(1-甲基乙醛酸-2,4,6-三羟苄基)-2,3-环氧黄烷酮{3-[3-(1-methylglyoxylate-2,4,6-trihydroxyphenyl)-2,3-epoxyflavanone}，3-(槲皮素-8-基)-2,3-环氧黄烷酮[3-(quercetin-8-yl)-2,3-epoxyflavanone]，2,5,7,3',4'-五羟基-3,4-黄烷二酮(2,5,7,3',4'-pentahydroxy-3,4-flavandione)，槲皮素(quercetin)，槲皮素-4'-*O*-β-吡喃葡萄糖苷(quercetin-4'-*O*-β-glucopyranoside)，4'-甲基槲皮素-3-*O*-β-吡喃

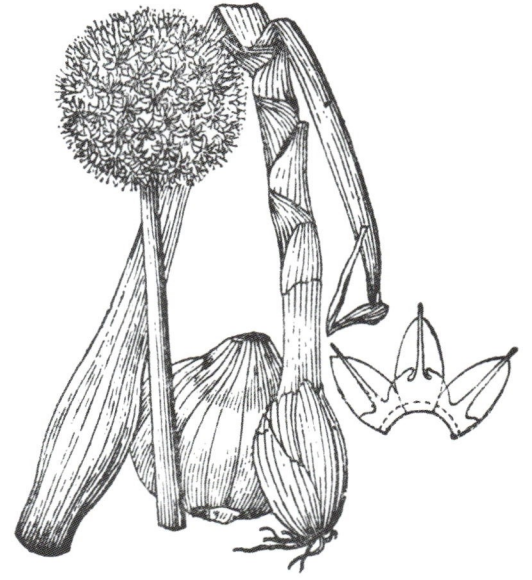

洋葱 Allium cepa L. var. cepa
引自《中国高等植物图鉴》

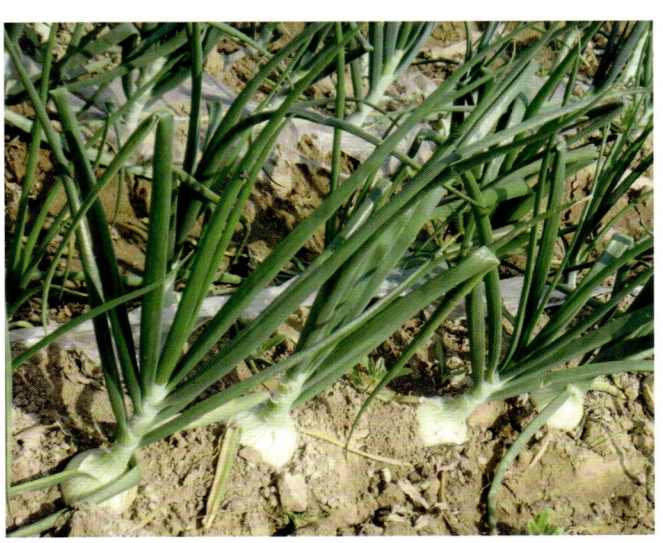

洋葱 Allium cepa L. var. cepa
摄影：徐晔春

葡萄糖苷(4'-methylquercetin-3-O-β-glucopyranoside)，4'-O-甲基槲皮素(4'-O-methylquercetin)[3]；木脂素类：丁香树脂酚(syringaresinol)[3]；甾体类：胡萝卜苷[3]；挥发油类：蒜氨酸(alliin)[4]，3,4-二甲基-2,5-二氧代-2,5-二羟基噻吩(3,4-dimethyl-2,5-dioxo-2,5-dihydrothiophene)[5]，5-羟甲基-2-糠醛[6]；有机酸类：谷氨酸，柠檬酸(citric acid)，苹果酸(malic acid)[7]；酚/酚酸类：2-(3,4-二羟苯基)-4,6-二羟基-2-甲氧基香豆素-3-酮[2-(3,4-dihydroxyphenyl)-4,6-dihydroxy-2-methoxybenzofuran-3-one]，半月苔素-4-O-β-D-葡萄糖苷(lunularin-4-O-β-D-glucoside)，三羟基苯基乙醛酸酯(trihydroxyphenylglyoxylate)，2,4,6-三羟基苯基乙醛酸甲酯(methyl 2,4,6-trihydroxyphenylglyoxylate)，4,2',3'-三羟基联苯(4,2',3'-trihydroxybibenzyl)，3,4-二羟基苯甲酸根皮酚酯(phloroglucinoyl-3,4-dihydroxybenzoate)，3,4-二羟基苯甲酸(3,4-dihydroxybenzoic acid)，没食子酸(gallic acid)，3,4-二羟基苯甲酸甲酯(methyl-3,4-dihydroxybenzoate)，对羟基苯甲酸(p-hydroxybenzoic acid)，根皮酚(phloroglucinol)[3]，香草乙酮(acetovanillone)，4-羟基桂皮酸(4-hydroxyl cinnamic acid)，阿魏酸甲酯(ferulic acid methyl ester)[8]；肽类：γ-L-谷氨酰基-反式-S-1-丙烯-L-半胱氨酸亚砜(γ-L-glutamyl-trans-S-1-propenyl-L-cysteine sulfoxide)[9]；其他类：5-羟基-3-甲基-4-丙基硫基-5H-呋喃-2-酮(5-hydroxy-3-methyl-4-propylsulfanyl-5H-furan-2-one)，5-羟甲基-2-糠醛(5-hydroxymethyl-2-furaldehyde)[8]，5-辛基环戊-1,3-二酮(5-octylcyclopenta-1,3-dione)，5-已基环戊-1,3-二酮(5-hexylcyclopenta-1,3-dione)[10]。

叶含黄酮类：槲皮素(quercetin)，槲皮素-3,7,4'-O-β-三吡喃葡萄糖苷(quercetin-3,7,4'-O-β-triglucopyranoside)，槲皮素-4'-O-β-吡喃葡萄糖苷(quercetin-4'-O-β-glucopyranoside)，槲皮素-3,4'-O-β-二吡喃葡萄糖苷(quercetin-3,4'-O-β-diglucopyranoside)，花旗松素-4'-O-β-吡喃葡萄糖苷(taxifolin-4'-O-β-glucopyranoiside)[11]。

种子含甾体类：洋葱苷(ceparoside) A、B[12]，6'-棕榈酸β-谷甾醇-3β-吡喃葡萄糖苷酯(β-sitosterol-3β-glucopyranoside-6'-palmitate)，β-谷甾醇，胡萝卜苷[13]；其他类：天师酸，N-反式-阿魏酰酪胺(N-trans-feruloyl tyramine)[13]。

药理作用 抗抑郁作用：每天给予 50 mg/kg 的洋葱粉剂对抑郁大鼠具有抗抑郁作用[1]。

抗炎作用：将洋葱蒸馏后，用二氯甲烷抽提，得到挥发性成分；从挥发后的水溶性成分中获得水溶性样品Ⅰ，蒸馏瓶滤出的部分为水溶性样品Ⅱ，残余部分的甲醇提取物为甲醇样品。挥发性成分在 100 mg/ml 浓度水平可以抑制 99% 的环己巴比妥氧化活性达 40 天，在丙二醛气相色谱分析和丙二酰硫脲实验中呈现中度抗氧化作用，在脂氧化酶抑制剂筛选试验中具有抗炎作用。而水溶性样品Ⅰ具有抗炎作用，水溶性样品Ⅱ具有抗氧化和抗炎作用，甲醇样品没有上述作用[2]。

降血脂作用：洋葱水提物和醇提物均能降低高脂血症小鼠的胆固醇、三酰甘油，尤其以醇提物效果更好，表明其降血脂的主要成分可能为醇溶性化合物[3-4]。高脂饮食的猪饲以洋葱后，其血浆中的总胆固醇、高密度脂蛋白、高密度脂蛋白与低密度脂蛋白的比值和严格控制饮食的猪相比无明显的差别，说明食用洋葱对高脂饮食的猪具有一定的作用，洋葱多糖可以预防高血脂症[5]。

抗菌作用：洋葱提取物对龋齿和牙周炎的主要致病菌变形链球菌及以下菌株 S.mutans JC-2，S，sobrinus OMZ176，P. gingivalis ATCC 33277 和 P. intermedia ATCC 25611，均有明显的抗菌作用[6]。洋葱汁对革兰阳性菌、革兰阴性菌、霉菌、酵母菌都具有一定的抑制作用，其中对霉菌抑制能力最强，对革兰阴性菌抑制作用最弱[7]。浓度为 3.2%（v/v）的洋葱水提物就可以抑制红色发癣菌和须疮癣菌的生长，并呈现剂量依赖性，且对须疮癣菌的抑制活性高于红色发癣菌[8]。不同提取工艺所得洋葱脂溶性部位均有体外抗真菌活性，其中，鲜洋葱脂溶性部位具有较强的抑制真菌活性[9]。

保护肾脏作用：洋葱提取物可以通过减少脂质过氧化物产生，提高抗氧化酶活性，从而对镉引起的肾毒性具有保护作用[10]。

抗氧化作用：通过不同抗氧化实验发现洋葱头的醇提物和水提物均有抗氧化作用[11]，洋葱 (5 g/kg) 和槲皮素 (5 mg/kg) 可以提高腹腔注射氧嗪酸钾诱导的高尿酸症小鼠模型体内的抗氧化活性[12]。

其他作用：洋葱提取物中的 γ-L-谷氨酰-反式-S-1-丙烯-L-半胱氨酸（GPCS），有抑制骨吸收作用[13]。局限性斑秃患者每天服用洋葱汁2次，连续服用2个月，其头发再生率为86.9%，提示洋葱可用于局限性斑秃的治疗[14]。

毒性及不良反应 以高剂量的洋葱提取物饲喂动物出现背毛逆立，精神沉郁，食欲废绝的严重中毒症状[15]。

注评 本种藏族药用，全草治疗胃寒，消化不良、黄水病和脚气病。维吾尔族用其鳞茎治疗阳痿，食欲不振、中风、污水中毒、尿道结石、白内障、耳鸣、耳聋、耳疮、疥疮；还用于治疗白癜风、疣、黑痣、脓疮、肛门瘙痒、炎肿、抽筋、肛裂、痔疮、痢疾性腹痛等；种子用于壮阳，增食欲和开窍。

化学成分参考文献

[1] Urushibara S, et al. *Tetrahedron Lett*, 1992, 33(9): 1213-1216.
[2] Fossen T, et al. *Phytochemistry*, 2003, 62(8): 1217-1220.
[3] Ramos FA, et al. *J Agric Food Chem*, 2006, 54(10): 3551-3557.
[4] Liakopoulou KM, et al. *Phytochemistry*, 1985, 24(3): 600-601.
[5] Albrand M, et al. *J Agric Food Chem*, 2002, 28(5): 1037-1038.
[6] 李杰红，等.邵阳学院学报：自然科学版，2006, 3(3): 66-68.
[7] Rodríguez Galdón B, et al. *J Agr Food Chem*, 2008, 56(15): 6512-6519.
[8] Xiao H, et al. *Phytochemistry*, 2007, 68(7): 1059-1067.
[9] Wetli HA, et al. *J Agric Food Chem*, 2005, 53(9): 3408-3414.
[10] Tverskoy L, et al. *Phytochemistry*, 1991, 30(3): 799-800.
[11] Fossen T, et al. *Phytochemistry*, 1998, 47(2): 281-285.
[12] Yuan L, et al. *Chin Chem Lett*, 2008, 19(4): 461-464.
[13] 袁玲，等.中药材，2008, 31(2): 222-223.

药理作用及毒性参考文献

[1] Sakakibara H, et al. *Biosci Biotech Biochem*, 2008, 72(1): 94-100.
[2] Takahashi M, et al. *J Agric Food Chem*, 2008, 56(22): 10462-10467.
[3] 徐祝封，等.辽宁中医药大学学报，2008, 10(4): 152-153.
[4] 饶进军，等.第一军医大学分校学报，2004, 27(2): 103.
[5] Gabler NK, et al. *Plant Foods Hum Nutr*, 2006, 61(4): 179-185.
[6] Kim JH. *J Nihon Univ Sch Den*, 1997, 39(3): 136-141.
[7] 江成英，等.食品研究与开发，2008, 29(8): 80-82.
[8] Ghahfarokhi MS, et al. *Fitoterapia* 2004, 75(7-8): 645-655.
[9] 桂蜀华，等.广州中医药大学学报，2005, 22(5): 379-382.
[10] Suru SM. *Biometals*, 2008, 21(6): 623-633.
[11] Tătărîngă G, et al. *Rev Med Chir Soc Med Nat Iasi*, 2008, 112(2): 522-524.
[12] Haidari F, et al. *Saudi Med J*. 2008, 29(11): 1573-1579.
[13] Wetli HA, et al. *J Agric Food Chem*, 2005, 53(9): 3408-3414.
[14] Sharquie KE, et al. *J Dermatol*, 2002, 29(6): 343-346.
[15] 徐祝封，等.辽宁中医药大学学报，2008, 10(4): 153.

31b. 火葱（Flora of China）（变种）分蘖葱头

Allium cepa L. var. **aggregatum** G. Don in Mem. Wern. Nat. Hist. Soc. 6: 27. 1827.（英 **Multiplier Onion, Potato Onion**）

本变种与原变种的主要区别：鳞茎聚生，狭卵形或长圆状卵形。花葶不发育。

Allium ascalonicum L. 通常被应用于该变种，但这一名称的模式属于西亚的 *Allium hierochuntinum* Boiss.，因此不能应用于该变种。

分布与生境 产于华中、华南、安徽、江西、浙江、福建等省区，广泛栽培作蔬菜。

药用部位 鳞茎。

功效应用 有降压，利尿，抗癌作用。

化学成分 鳞茎含黄酮类：槲皮素(quercetin)[1,2]，槲皮素-3,4'-O-β-D-二吡喃葡萄糖苷(quercetin-3,4'-O-β-D-diglucopyranoside)[1,2,3]，槲皮素绣线菊苷(quercetin-spiraeoside)[2]，槲皮素-4'-O-β-D-吡喃葡萄

糖苷(quercetin-4'-O-β-D-glucopyranoside)[1,3]，异鼠李素(isorhamnetin)，槲皮素-7-O-β-D-吡喃葡萄糖苷(quercetin-7-O-β-D-glucopyranoside)，异鼠李素-3,4'-二葡萄糖苷(isorhamnetin-3,4'-diglucoside)[3]，分蘖葱头苷A(alliumoside A)，山奈酚[4]，槲皮素-3-O-β-D-吡喃葡萄糖苷(quercetin-3-O-β-D-glucopyranoside)，槲皮素-7,4'-O-β-D-二吡喃葡萄糖苷(quercetin-7,4'-O-β-D-diglucopyranoside)[2,5]，槲皮素-3,7,4'-O-β-D-三吡喃葡萄糖苷(quercetin-3,7,4'-O-β-D-triglucopyranoside)，异鼠李素-4'-O-β-D-吡喃葡萄糖苷(isorhamnetin-4'-O-β-D-glucopyranoside)[5]；甾体类：(25S)-假叶树皂苷元▲-1-O-α-L-吡喃鼠李糖基-(1→2)-α-L-吡喃阿拉伯糖苷，(25R)-假叶树皂苷元▲-1-O-α-L-吡喃鼠李糖基-(1→2)-α-L-吡喃阿拉伯糖苷，(25R)-假叶树皂苷元▲-1-O-α-L-吡喃鼠李糖基-(1→2)-β-D-吡喃半乳糖苷，(25S)-假叶树皂苷元▲-1-O-α-L-吡喃鼠李糖基-(1→2)-β-D-吡喃半乳糖苷[6]，火葱皂苷(ascalonicoside) A_1、A_2、$B^{[3]}$、C、D，原薯蓣皂苷Pb，银柴胡素(dichotomin)，滇重楼皂苷▲I(parisaponin I)[7]。

药理作用 抗炎作用：火葱能明显干扰血小板的花生四烯酸代谢，抑制环氧化酶代谢途径，抑制血栓烷 $B_2(TXB_2)$ 及羟十七碳三烯酸 (HHT) 的合成，与此同时脂质氧化酶途径的代谢产物羟甘碳四烯酸 (HETE) 合成增强[1]。

化学成分参考文献

[1] 刘银燕，等．中草药，2000, 31(5): 15-16.

[2] Bezanger BL, et al. *C R Hebd Seances Acad Sci, Ser D*, 1967, 265(25): 2118-2119.

[3] Fattorusso E, et al. *J Agric Food Chem*, 2002, 50(20): 5686-5690.

[4] 杨晓虹，等．药学学报，2000, 35(10): 752-755.

[5] Bonaccorsi P, et al. *J Agric Food Chem*, 2005, 53(7): 2733-2740.

[6] 周小平，等．中国药物化学杂志，2004, 14(2): 44-47.

[7] Kang LP, et al. *Magn Reson Chem*, 2007, 45(9): 725-733.

药理作用及毒性参考文献

[1] 谷月卿，等．药学学报，1988, 23(1): 8-11.

32. 薤头（本草纲目、通称） 薤（中国药典），薤白（本草图经），薤白头（药材学），薤、荞头（中国植物志）

Allium chinense G. Don in Mem. Wern. Nat. Hist. Soc. 6: 83. 1827.（英 **Chinese Onion**）

鳞茎数枚聚生，卵形，粗 1–1.5 (–2) cm，外皮白色或带红色，膜质，不分裂。叶 2–5 枚，圆筒状，中空，具 3–5 棱，与花葶近等长，粗 1–3 mm。花葶侧生，圆柱状，高 20–40 cm，下部被叶鞘。总苞 2 裂，短于花序；伞形花序近半球状，较松散；小花梗近等长，长于花被片 1–4 倍，基部具小苞片；花淡紫色至暗紫色；花被片宽椭圆形至近圆形，顶端钝圆，长 4–6 mm，宽 3–4 mm，内轮稍长；花丝等长，长约为花被片的 1.5 倍，仅基部合生并贴生于花被片，内轮基部扩大，扩大部分每侧各具 1 齿，外轮锥形无齿；子房倒卵球状，腹缝线基部具有帘的凹陷蜜穴；花柱伸出花被外。花果期 10–11 月。

分布与生境 原产于我国。在长江流域和以南各省区广泛栽培，也有野生。也分布于越南、老挝、柬埔寨、日本和美国。

药用部位 鳞茎（薤白）、全草。

功效应用 鳞茎：解毒消肿，温中通阳，行气散结。用

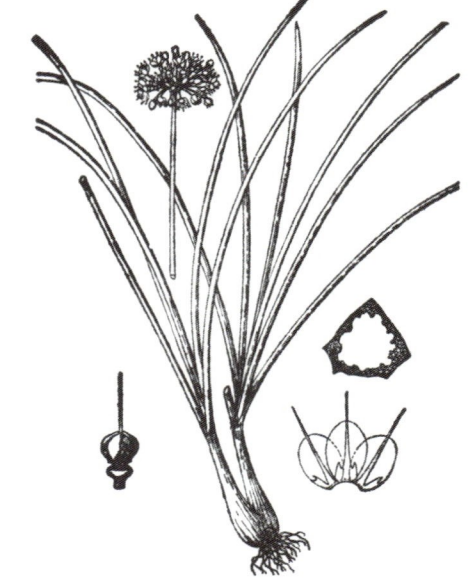

薤头 Allium chinense G. Don.
引自《中国高等植物图鉴》

于胸腹胀满，刺痛，肋间神经痛，心绞痛，动脉硬化症，消渴，肠无力症，慢性胃炎，痢疾，泄泻等症。外用于毒蛇咬伤，溃疡，滴虫病，阴道炎。全草：用于跌打损伤，疮疖等症。叶（薤叶）：用于疥疮（外用）及喘急。

化学成分 鳞茎含甾体类：薤头皂苷(chinenoside) Ⅰ[1]、Ⅱ、Ⅲ[2]、Ⅳ、Ⅴ[3]、Ⅵ[4]，拉肖皂苷元-3-O-{O-α-L-吡喃阿拉伯糖基-(1→6)-β-D-吡喃葡萄糖苷}{laxogenin-3-O-{O-α-L-arabinopyranosyl-(1→6)-β-D-glucopyranoside}}，拉肖皂苷元-3-O-{O-(2-O-乙酰基-α-L-吡喃阿拉伯糖基)-(1→6)-β-D-吡喃葡萄糖苷}{laxogenin-3-O-{O-(2-O-acetyl-α-L-arabinopyranosyl)-(1→6)-β-D-glucopyranoside}}，拉肖皂苷元-3-O-{O-β-D-吡喃木糖基-(1→4)-O-[α-L-吡喃阿拉伯糖基-(1→6)]-β-D-吡喃葡萄糖苷}{laxogenin-3-O-{O-β-D-xylopyranosyl-(1→4)-O-[α-L-arabinopyranosyl-(1→6)]-β-D-glucopyranoside}}，(25R,S)-5α-螺甾-3β-醇-3-O-{O-β-D-吡喃葡萄糖基-(1→2)-O-[β-D-吡喃葡萄糖基-(1→3)]-O-β-D-吡喃葡萄糖基-(1→4)-β-D-吡喃半乳糖苷}{(25R,S)-5α-spirostan-3β-ol-3-O-{O-β-D-glucopyranosyl-(1→2)-O-[β-D-glucopyranosyl-(1→3)]-O-β-D-glucopyranosyl-(1→4)-β-D-galactopyranoside}}，(25R,S)-5α-螺甾-2α,3β-二醇-3-O-{O-β-D-吡喃葡萄糖基-(1→2)-O-[β-D-吡喃葡萄糖基-(1→3)]-O-β-D-吡喃葡萄糖基-(1→4)-β-D-吡喃半乳糖苷}{(25R,S)-5α-spirostan-2α,3β-diol-3-O-{O-β-D-glucopyranosyl-(1→2)-O-[β-D-glucopyranosyl-(1→3)]-O-β-D-glucopyranosyl-(1→4)-β-D-galactopyranoside}}，(25R,S)-5α-螺甾-2α,3β-二醇-3-O-{O-β-D-吡喃葡萄糖基-(1→2)-O-β-D-吡喃葡萄糖基-(1→4)-β-D-吡喃半乳糖苷}{(25R,S)-5α-spirostan-2α,3β-diol-3-O-{O-β-D-glucopyranosyl-(1→2)-O-β-D-glucopyranosyl-(1→4)-β-D-galactopyranoside}}[5]，替告皂苷元(tigogenin)，拉肖皂苷元(laxogenin)，拉肖皂苷元-3-O-α-L-吡喃阿拉伯糖基-(1→6)-β-D-吡喃葡萄糖苷[laxogenin-3-O-α-L-arabinopyranosyl-(1→6)-β-D-glucopyranoside]，拉肖皂苷元-3-O-β-D-吡喃木糖基-(1→4)-[α-L-吡喃阿拉伯糖基(1→6)]-β-D-吡喃葡萄糖苷{laxogenin-3-O-β-D-xylopyranosyl-(1→4)-[α-L-arabinopyranosyl(1→6)]-β-D-glucopyranoside}[2]，(25R,S)-5α-螺甾-3β-ol-3-O-{β-D-吡喃葡萄糖基-(1→2)-[β-D-吡喃葡萄糖基-(1→3)]-(6-乙酰基-β-D-吡喃葡萄糖基)-(1→4)-β-D-吡喃半乳糖苷}{(25R,S)-5α-spirostan-3β-ol-3-O-{β-D-glucopyranosyl-(1→2)-[β-D-glucopyranosyl-(1→3)]-(6-acetyl-β-D-glucopyranosyl)-(1→4)-β-D-galactopyranoside}}[6]，新薤白苷D (neomacrostemonoside D)[7]，胡萝卜苷[10]；挥发油：二甲基三硫醚(dimethyl trisulfide)，甲基烯丙基三硫醚(allyl methyl trisulfide)，二甲基二硫醚(dimethyldisulfide)，甲基丙基三硫醚(methylpropyltrisulfide)，甲基丙基二硫醚(methylpropyldisulfide)[8]，二丙基二硫醚(dipropyldisulphide)，2,3-二羟基-2-己基-5-甲基呋喃-3-酮(2,3-dihydro-2-hexyl-5-methylfuran-3-one)[9]；黄酮类：异甘草素(isoliquiritigenin)，异甘草素-4-O-葡萄糖苷(isoliquiritigenin-4-O-glucoside)[10]；其他类：2,3,4,9-四氢-1H-吡啶并-[3,4-b]吲哚-3-羧酸{2,3,4,9-tetrahydro-1H-pyrido-[3,4-b]indole-3-carboxylic acid}[2]。

药理作用 抗菌作用：薤头上清液对痢疾志贺菌等细菌具有抗菌活性，对白念珠菌等真菌也有抗菌效果，可能是通过破坏白念珠菌细胞壁β-(1-3)-D葡聚糖的糖苷键而改变了细胞壁结构实现的[1]。

抗肿瘤作用：薤头中的皂苷成分异甘草素和拉肖皂苷元具有抗肿瘤活性[2]。薤头洗脱液的有效成分对肝癌HepG2细胞和宫颈癌HeLa细胞都有强烈的抑制活性，且其对HepG2细胞的抑制效果要好于HeLa细胞；薤头上清液抑制肿瘤细胞的作用远不如薤头洗脱液，其抑制肿瘤细胞的活性可能和一些巯基酶有关[3]。同时，薤头提取物与氟尿嘧啶(5-FU)联合应用可明显提高5-FU抗肿瘤及降低其毒副作用[4]。

注评 本种和同属植物薤白（小根蒜）Allium macrostemon Bunge 为中国药典（2000、2005、2010年版）收载"薤白"的基源植物之一，药用其干燥鳞茎。此外，部分产地将同属植物长梗韭 A. neriniflorum (Herb.) G. Don 和棱叶韭 A. caeruleum Pall. 鳞茎也作薤白药用。

化学成分参考文献

[1] Matsuura H, et al. *Chem Pharm Bull*, 1989, 37(5): 1390-1391.

[2] Peng JP, et al. *Phytochemistry*, 1996, 41(1): 283-285.

[3] Peng J, et al. *Planta Med*, 1996, 62(5): 465-468.

[4] Jiang Y, et al. *Chin Chem Lett*, 1997, 8(11): 965-966.

[5] Kuroda M, et al. *Phytochemistry*, 1995, 40(4): 1071-

1076.

[6] 姜勇，等. 药学学报，1998, 33(5): 355-361.

[7] Jiang Y, et al., *Steroidal saponins from the bulbs of Allium chinense*, in *Studies in Plant Science*, Yang CR, et al., Editors. 1999, Elsevier. p. 212-219.

[8] Pino JA, et al. *J Agric Food Chem*, 2001, 49(3): 1328-1330.

[9] Kameoka H, et al. *Phytochemistry*, 1984, 23(1): 155-158.

[10] Baba M, et al. *Biol Pharm Bull*, 2000, 23(5): 660-662.

药理作用及毒性参考文献

[1] 孟松，等. 食品科学. 2005, 26(6): 119-123.

[2] Baba M, et al. *Biol Pharm Bull*, 2000, 23(5): 660-662.

[3] 孙运军，等. 食品科学. 2004, 25(11): 295-299.

[4] 孙运军，等. 食品科学. 2007, 28(12): 462-465.

33. 球序韭　山韭、日本韭

Allium thunbergii G. Don in Mem. Wern. Soc. 6: 84. 1827.（英 **Thunberg Onion**）

鳞茎常单生，卵形，粗 0.7-2 cm，外皮黑褐色。叶三棱状线形，中空或基部中空，背面具 1 纵棱，宽 2-5 mm。花葶圆柱状，中空，高 30-70 cm，1/4-1/2 被叶鞘；总苞单侧开裂或 2 裂，宿存；伞形花序球状，花多而密；小花近等长，基部具小苞片；花红色至紫色；花被片椭圆形至卵状椭圆形，长 4-6 mm，宽 2-3.5 mm，外轮舟状，较短；花丝等长，约为花被片的 1.5 倍，锥形，仅基部合生并贴生于花被片；子房倒卵状球形。花果期 8-10 月。

分布与生境　产于东北、华北、陕西、河南、湖北、山东、江苏、台湾。生于海拔 1300 m 以下的山坡、草地或林缘。也分布于朝鲜、日本。

药用部位　全草、鳞茎。

功效应用　全草：健脾开胃，补肾缩尿，润肠，清热去烦。用于老人脾胃气弱，饮食不多，肾虚不固，小便频数等症。鳞茎：理气，散结，止痛。

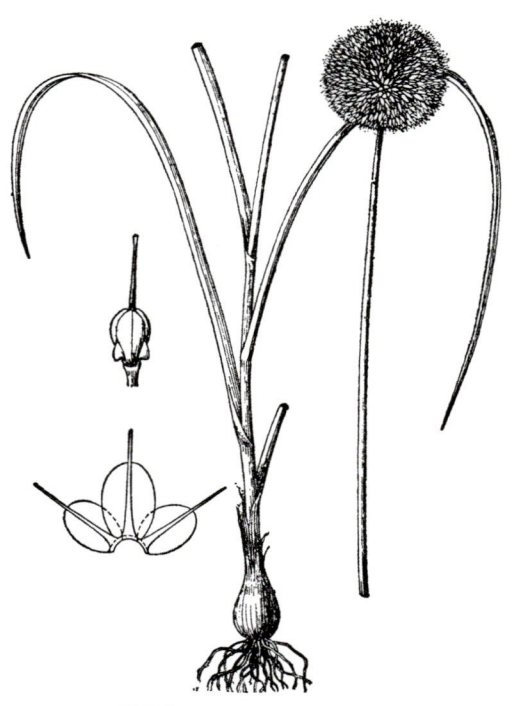

球序韭 Allium thunbergii G. Don
王金凤　绘

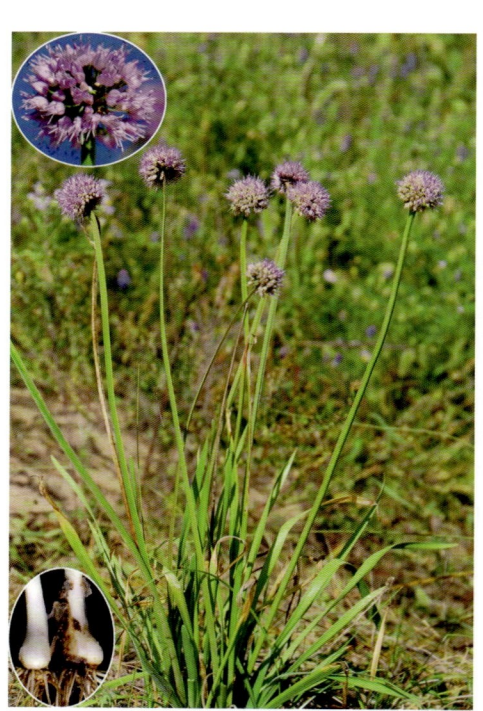

球序韭 Allium thunbergii G. Don
摄影：周繇

34. 头花韭（中国植物志）

Allium glomeratum Prokh. in Izv. Glavn. Bot. Sada SSSR. 29: 560. 1930.（英 **Glomerate Onion**）

鳞茎卵球状，粗 0.8-1.5 cm；外皮灰黄色。叶 2-3 枚，狭线形，具沟，宽 0.5-1.5 mm，叶片和叶鞘沿纵脉具细糙齿。花葶高 6-30 cm，下部被叶鞘；总苞 2 裂；伞形花序半球状，花多而密；小花梗近等长、等长或稍长于花被片，基部具小苞片；花淡紫色；花被片卵状披针形，长 4-5 mm，宽 1.5-2 mm；内轮稍狭；花丝等长，基部合生并贴生于花被片，基部呈狭长三角形扩大，向上渐为锥形；子房球形。花果期 7-8 月。

分布与生境 产于新疆。生于海拔 1500-3000 m 的山坡或谷地。也分布于吉尔吉斯斯坦。

药用部位 全草。

功效应用 理气，散结，止痛。全草：散瘀镇痛，祛风，止血。用于跌打损伤，瘀血肿痛，衄血，膝疮等症。

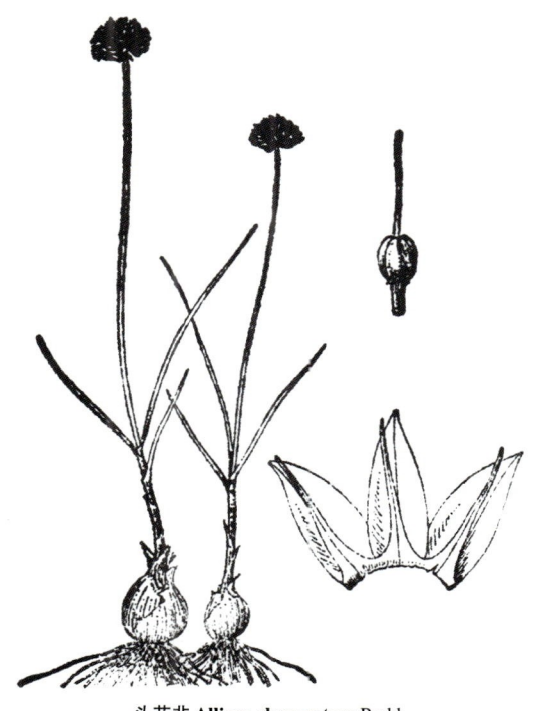

头花韭 Allium glomeratum Prokh.
引自《中国高等植物图鉴》

35. 小山蒜（中国植物志）

Allium pallasii Murray in Nov. Comment. Soc. Regiae Sci. Gott. 6: 32. t. 3. 1775.（英 **Pallas Onion**）

鳞茎卵球形，粗 0.7-1.5 cm，外皮褐色。叶 3-5 枚，半圆柱状，上面具沟槽，短于花葶，宽 0.5-1.5 mm。花葶圆柱状，高 15-30 cm，1/4-1/2 披叶鞘；总苞 2 裂；伞形花序球状或半球状，花多而密；小花梗近等长，基部无小苞片；花淡红色至淡紫色，有光泽；花被片长圆状披针形，长 3-4 mm，宽 0.8-1.8 mm；花丝等长，基部合生并贴生于花被片，内轮基部扩大，在扩大部分高约 1 mm 处每侧各具 1 齿，外轮锥形；子房近球形。花果期 5-7 月。

分布与生境 产于新疆。生于海拔 600-2300 m 的平原或山坡。也分布于俄罗斯、哈萨克斯坦、蒙古。

药用部位 全草。

功效应用 活血散瘀，止血止痛。用于跌打损伤，瘀血肿痛，衄血等症。

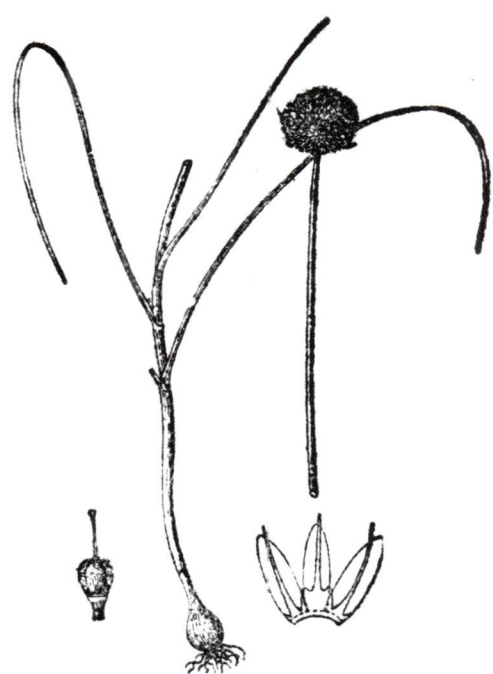

小山蒜 Allium pallasii Murray
引自《中国高等植物图鉴》

36. 薤白（中国植物志） 子根蒜（东北），小根菜（辽宁），薤白（华北），野蒜（陕西、宁夏、新疆），小根蒜、密花小根蒜、团葱（中国植物志）

Allium macrostemon Bunge, Enum. Pl. China Bor. 65. 1833.——*A. grayi* Regel, *A. uratense* Franch., *A. macrostemon* Bunge var. *uratense* (Franch.) Airy Shaw（英 **Longstamon Onion**）

鳞茎近球状，粗 0.7–1.5 cm，基部常具小鳞茎，易脱落；鳞茎外皮带黑色，纸质或膜质。叶 3–5 枚，半圆柱状或三棱状半圆形，中空，上面具沟槽，短于花葶。花葶高 30–70 cm，1/4–1/3 被叶鞘；总苞 2 裂，短于花序；伞形花序半球状至球状，花多而密，或间具珠芽或有时全为珠芽；小花梗近等长，长为花被片的 3–5 倍，基部具小苞片；珠芽暗紫色，基部亦具小苞片；花淡紫色或淡红色；花被片长圆形至长圆状披针形，长 4–5.5 mm，宽 1.2–2 mm，内轮较长；花丝等长，稍长于花被片，基部合生并贴生于花被片，分离的基部扩大成狭三角形，向上狭成锥形，内轮的基部约为外轮基部宽的 1.5 倍；子房近球形，腹缝线基部具有帘的凹陷蜜穴；花柱伸出花被片。花果期 5–7 月。

分布与生境 除海南、青海、新疆外，全国各省区均产。生于海拔 1600 m 以下的山坡、丘陵山谷或草地，但在云南和西藏海拔 3000 m 的山坡也有分布。也分布于朝鲜、俄罗斯（远东地区）、蒙古、日本。

药用部位 鳞茎（薤白）。

功效应用 温中通阳，理气宽胸，散结导滞。用于胸痛、胸闷、心绞痛、胁助刺痛、咳嗽、痰饮咳喘、慢性支气管炎、慢性胃炎、痢疾、泻痢后重等症。

化学成分 鳞茎含甾体类：薤白苷(macrostemonoside) A[1]、B[2]、C[3]、D[1]、E、F[4]、G、H、I[5]、J、K、L[6]、M、N[2]、O、P、Q、R[7]、S[8]，(22S)-胆甾-5-烯-1-β,3β,16β,22-羟基-1-O-α-L-吡喃鼠李糖基-16-O-β-D-吡喃葡萄糖苷，(25R)-26-O-β-D-吡喃葡萄糖基-22-羟基呋甾-5(6)烯-3β,26-二醇-3-O-β-D-吡喃葡萄糖基-(1→2)-[-β-D-吡喃葡萄糖基-(1→3)]-β-D-吡喃葡萄糖基-(1→4)-β-D-吡喃半乳糖苷，(25R)-26-O-β-D-吡喃葡萄糖基-22-羟基-5-β-呋甾-3β,26-二醇-3-O-β-D-吡喃葡萄糖基-(1→2)-β-D-吡喃半乳糖苷[3]，26-O-β-D-吡喃葡萄糖基-5α-呋甾-25(27)-烯-3β,12β,22,26-四醇-3-O-β-D-吡喃葡萄糖基-(1→2)-[β-D-吡喃葡萄糖基-(1→3)]-β-D-吡喃葡萄糖基-(1→4)-β-D-吡喃半乳糖苷{26-O-β-D-glucopyranosyl-5α-furost-25(27)-en-

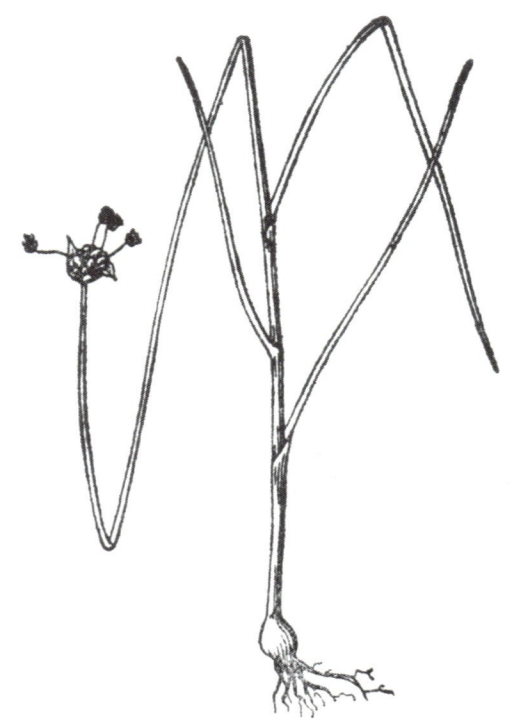

薤白 *Allium macrostemon* Bunge
引自《中国高等植物图鉴》

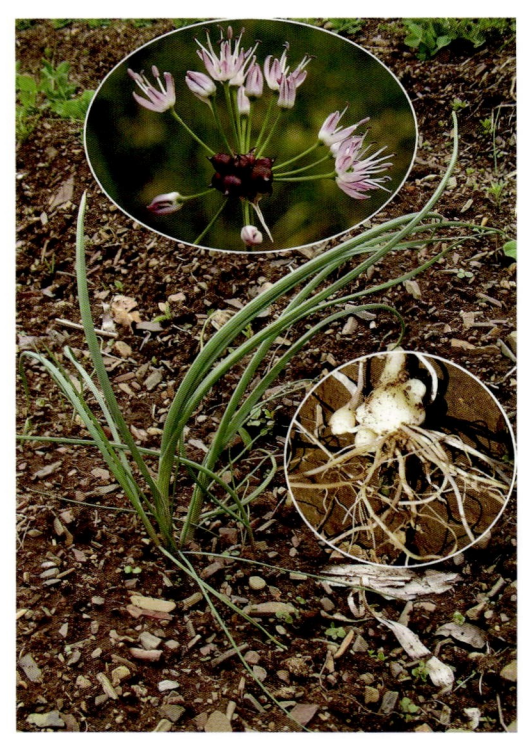

薤白 *Allium macrostemon* Bunge
摄影：于俊林 刘冰

3β,12β,22,26-tetraol-3-O-β-D-glucopyranosyl-(1→2)[β-D-glucopyranosyl-(1→3)]-β-D-glucopyranosyl-(1→4)-β-D-galactopyranoside}，26-O-β-D-吡喃葡萄糖基-5β-呋甾-20(22)-25(27)-二烯-3β,12β,26 三醇-3-O-β-D-吡喃葡萄糖基-(1→2)-β-D-吡喃半乳糖苷{26-O-β-D-glucopyranosyl-5β-furost-20(22)-25(27)-dien-3β,12β,26-triol-3-O-β-D-glucopyranosyl-(1→2)-β-D-galactopyranoside}[9]，(25R)-26-O-β-D-吡喃葡萄糖基-22-羟基-呋甾-3β,26β-二醇-3-O-β-D-吡喃葡萄糖基-(1→2)-β-D-吡喃半乳糖苷{(25R)-26-O-β-D-glucopyranosyl-22-hydroxy-furost-3β,26β-diol-3-O-β-D-glucopyranosyl-(1→2)-β-D-galactopyranoside}，(25S)-26-O-β-D-吡喃葡萄糖基-22-羟基-呋甾-3β,26β-二醇-3-O-β-D-吡喃葡萄糖基-(1→2)-β-D-吡喃半乳糖苷{(25S)-26-O-β-D-glucopyranosyl-22-hydroxy-furost-3β,26β-diol-3-O-β-D-glucopyranosyl-(1→2)-β-D-galactopyranoside}[2]，(25R)-5β-螺甾-3β,12β-二醇-3-O-β-D-吡喃葡萄糖基-(1→2)-β-D-吡喃半乳糖苷[(25R)-5β-spirostane-3β,12β-diol-3-O-β-D-glucopyranosyl-(1→2)-β-D-galactopyranoside][8]；挥发油类：二甲基三硫，甲基丙基三硫，甲基丙基二硫，丙基异丙基二硫[10]。

药理作用 抗动脉粥样硬化作用：高血压和冠心病患者，口服薤白制剂，可以阻止或者延缓早期颈动脉和股动脉粥样硬化进展，能使粥样硬化斑块缩小，动脉壁的厚度也明显缩小[1]。

降血糖和降血脂作用：薤白中的薤白苷 A 可降低高脂饮食的小鼠的血糖、肝糖原、血清总胆固醇和内脏脂肪蓄积。其降血糖作用可能与其潜在的增加胰岛素敏感性和内脂素表达有关；其减少脂肪蓄积作用可能与其能够增强内脏脂肪细胞总动员有关；其对过氧化物酶体增生物活性受体的上调作用，可能也源于其能够增强内脏脂肪细胞脂肪酶的活性[2]。

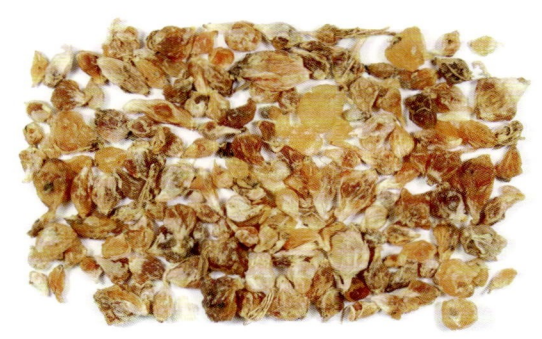

薤白 Allii macrostemonis Bulbus
摄影：钟国跃

细胞毒活性：从薤白鳞茎中心分离出两种甾体皂苷，发现皂苷 1 对细胞株 SF-268 有细胞毒活性，而皂苷 2 对细胞株 NCI-H$_{460}$ 和 SF-268 均有细胞毒活性[3]。从其鳞茎分离出来的四种呋喃甾醇薤白苷 O、P、Q 和 R，发现他们对肿瘤细胞系 HepG2、MCF-7、NCI-H$_{460}$ 和 SF-268 及耐药肿瘤株 R-HepG2 均有不同程度的细胞毒活性[4]。

抗血小板聚集作用：从其鳞茎分离出来的呋喃甾醇苷薤白苷 E、F 和 G 可以抑制体外 ADP 诱导的人血小板聚集，其 IC$_{50}$ 分别为 0.417 mM、0.020 mM 和 0.871 mM[5-6]。

体内过程 其水提物能降低小鼠细胞色素 P$_{450}$ 的含量，对肝药酶有抑制作用[7]。

注评 本种为中国药典（2000、2005、2010 年版）收载"薤白"的基源植物之一，药用其干燥鳞茎；同属植物薤头 A. chinense G. Don 同等药用。此外，部分产地将同属植物长梗韭 A. neriniflorum (Herb.) G. Don 和棱叶韭 A. caeruleum Pall. 的鳞茎也作"薤白"药用。本种藏族、蒙古族、朝鲜族、苗族也药用，藏族用鳞茎治食积腹胀、风寒湿痹、痈疖疔毒、皮肤炭疽，蒙古族用鳞茎治胃寒、宿食、虫积，朝鲜族用种子治霍乱、除邪痹毒、温中和胃，苗族用鳞茎治胸闷胸痛、痰饮咳喘。

化学成分参考文献

[1] 彭军鹏，等. 药学学报，1992, 27(12): 918-922.

[2] Chen HF, et al. *J Asian Nat Prod Res*, 2005, 8(1-2): 21-28.

[3] 陈海峰，等. 中国药物化学杂志，2005, 15(3): 142-147.

[4] Peng J, et al. *Chin Chem Lett*, 1993, 4(2): 141-144.

[5] Peng J, et al. *Planta Med*, 1995, 61(1): 58-61.

[6] 彭军鹏，等. 药学学报，1994, 29(7): 526-531.

[7] Chen H, et al. *Pharmazie*, 2007, 62(7): 544-548.

[8] 程书彪，等. 中草药，2013, 44(9): 1078-1081.

[9] Chen HF, et al. *Molecules*, 2009, 14(6): 2246-2253.

[10] 吴雁，等. 沈阳药学院学报，1993, 10(1): 45-46,62.

药理作用及毒性参考文献

[1] 陈丽萍，等. 心脏杂志，2001, 13(2): 101-103.

[2] Xie WD, et al. *Eur J Pharmacol*, 2008, 599(1): 159-165.

[3] Chen HF, et al. *Molecules,* 2009, 14(6): 2246-2253.

[4] Chen H, et al. *Pharmazie*, 2007, 62(7): 544-548.

[5] 彭军鹏，等. 药学学报，1993, 28(7): 526-531.

[6] Peng J, et al. *Planta Med*, 1995, 61(1): 58-61.

[7] 韦锦斌，等. 蛇志，2006, 18(3): 187-189.

37. 棱叶韭（中国植物志）

Allium caeruleum Pall., Reise Russ. Reich. 2: 737. 1773.（英 **Skeyblue Onion**）

鳞茎近球形，粗 1-2 cm，基部常具暗紫色的小鳞茎；鳞茎外皮暗灰色，内皮白色，膜质。叶 3-5 枚，线形，背面具纵棱，平时常扭转，短于花葶，宽 2-5 mm。花葶高 25-85 cm，约 1/3 被叶鞘；总苞 2 裂；伞形花序球状或半球状，花多而密，有时具珠芽；小花梗近等长，比花被片长 2-6 倍，基部具小苞片；花天蓝色，干后变蓝紫色；花被片长圆形至长圆状披针形，长 3-5 mm，宽 0.8-1.8 mm，内轮较狭；花丝等长，稍长于花被片，基部合生并贴生于花被片，分离部分扩大呈三角形或卵状三角形，内轮基部约为外轮宽的 1.5-2 倍；子房近球形，腹缝线基部具有帘的蜜穴；花柱稍伸出花被外。花果期 6-8 月。

分布与生境 产于新疆，生于海拔 1100-2300 m 的干旱山坡或草地上。也分布于俄罗斯、哈萨克斯坦、吉尔吉斯斯坦、塔吉克斯坦、乌兹别克斯坦。

药用部位 鳞茎。

功效应用 理气，宽胸，通阳，散结。用于胸痹心痛彻背，胸闷胸痛，脘痞不舒，干呕，咳嗽，痢疾，泻痢后重，疮疖等症。

化学成分 鳞茎含多糖类：水溶性多糖、果胶、半纤维素、果糖、葡萄糖、蔗糖和寡糖。水溶性多糖完全酸水解产物包括鼠李糖、木糖、阿拉伯糖、葡萄糖和半乳糖，同时也含有半乳糖醛酸、甘油酯、赤藻糖酯等；半乳聚糖仅由半乳糖醛酸组成。水溶性多糖的乙醇沉淀物主要为多糖和果胶，为分支结构。

注评 本种为历版中国药典收载"薤白"的基源植物之一，药用其干燥鲜茎；商品情况参见薤头 A. chinense G. Don。本种藏族、蒙古族、朝鲜族、苗族也药用，藏族用鲜茎治食积腹胀、风寒湿痹、痛疖疗毒、皮肤炭疽，蒙古族用鲜茎治胃寒、宿食、虫积，朝鲜族用种子治霍乱、除邪癖毒、温中和胃，苗族用鲜茎治胸闷胸痛、痰饮咳喘。

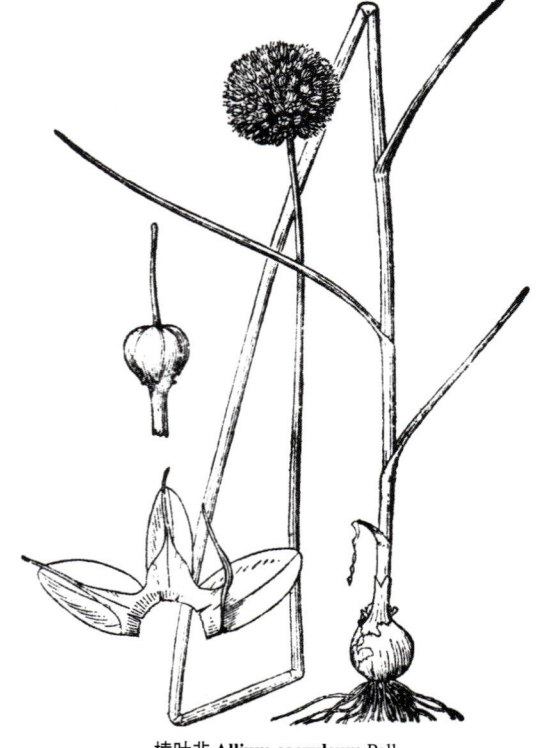

棱叶韭 Allium caeruleum Pall.
引自《中国高等植物图鉴》

化学成分参考文献

[1] Khodzhaeva MA, et al. *Khim Prir Soedin*, 1985, (1): 17-21.

38. 类北葱（中国植物志） 类比韭（新疆）

Allium schoenoprasoides Regel in Trudy Imp. S.-Pétersb. Bot. Sada. 5: 630. 1878.（英 **Chive-like Onion**）

鳞茎近球状，粗 0.8-1.5 cm，外皮紫黑色。叶 2-3 枚，半圆柱状，宽 1-3 mm。总苞早落。花葶高 10-25 cm，1/3-1/2 被叶鞘；伞形花序球状，花多而密；小花梗等长，基部无小苞片；花紫红色，有光泽；花被片长圆状披针形，长 4.5-8 mm，宽 2-3 mm；花丝等长，长为花被片的 1/3-1/2，基部约 1 mm 合生并贴生于花被片，内轮花丝分离部分的 2/3-3/4 扩大成卵状长圆形，有时每侧各具 1 齿，外轮锥形；子房卵状球形。花果期 7-8 月。

分布与生境　产于新疆，生于海拔 2700-3000 m 的山坡或草甸。也分布于哈萨克斯坦、吉尔吉斯斯坦、塔吉克斯坦。

药用部位　鳞茎。

功效应用　健胃，止咳，杀菌，驱虫。用于预防流行性感冒，流行性脑脊髓膜炎，肺痨，顿咳，食欲不振，消化不良，痢疾，阿米巴痢疾，泄泻，蛲虫病等症。也外用于滴虫性阴道炎，急性阑尾炎等。

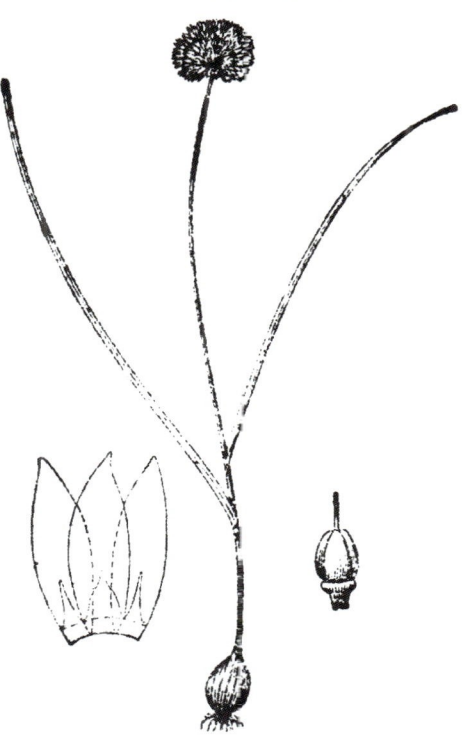

类北葱 Allium schoenoprasoides Regel
引自《中国高等植物图鉴》

39. 蒜（中国植物志） 大蒜（神农本草经集注），葫（名医别录），青蒜（滇南本草），蒜、蒜头（全国中草药汇编）

Allium sativum L., Sp. Pl. 1: 296. 1753.（英 **Crown's Treacle, Garlic, Poor-man's Treacle**）

鳞茎球状至扁球状，通常由多数肉质、瓣状的小鳞茎紧密地排列而成，外面被数层白色至带紫色的膜质外皮。叶宽线形至线状披针形，扁平，先端长渐尖，短于花葶，宽可达 2.5 cm。花葶圆柱状实心，高可达 60 cm，中部以下被叶鞘；总苞具长 7-20 cm 的长喙，早落；伞形花序密具珠芽，间有数花；小花梗纤细；小苞片大，卵形，膜质，具短尖；花常为淡红色；花被片披针形至卵状披针形，长 3-4 mm，内轮较短；花丝短于花被片，基部合生并贴生于花被片，内轮基部扩大，每侧各具 1 齿，齿端呈长丝状，长超过花被片，外轮锥形；子房球状；花柱不伸出花被外。花期 7 月。

分布与生境　原产于亚洲西部或欧洲。世界上已有悠久的栽培历史，我国南北普遍栽培。

药用部位　鳞茎（大蒜）。

功效应用　行滞气，暖脾胃，消症积，解毒，杀虫。用于饮食积滞，脘腹冷痛，水肿胀满，泄泻，痢疾，疟疾，阿米巴痢疾，百日咳，痈疽肿毒，斑秃癣疮，钩虫病，蛲虫病，蛇虫咬伤等症。

化学成分　根含甾体类：大蒜苷▲(sativoside) $C^{[1]}$、R_1、R_2，原去半乳糖替告皂苷(protodesgalactotigonin)，去半乳糖替告皂苷(desgalactotigonin)，F-芰脱皂苷(F-gitonin)[2]，原异紫蒜苷B (protoiseruboside B)，紫蒜苷B (eruboside B)，异紫蒜苷B (isoeruboside B)[1]。

鳞茎含甾体类：大蒜苷▲B_1 (sativoside B_1)[2]；脑苷脂类：脑苷(cerebroside) AS-1-1、AS-1-2、AS-1-3、AS-1-4、AS-1-5[3]；挥发油：双-2-烯丙基三硫醚(bis-2-propenyltrisulfide)，双-2-烯丙基四硫醚(bis-2-propenyltetrasulfide)，双-2-烯丙基五硫醚(bis-2-propenyl pentasulfide)，双-2-烯丙基硫代磺酸酯(bis-2-propenylthiosulfonate)，反式-硫酸烯丙基酯-3-烯丙基硫基-烯丙基酯(*trans*-sulfuric

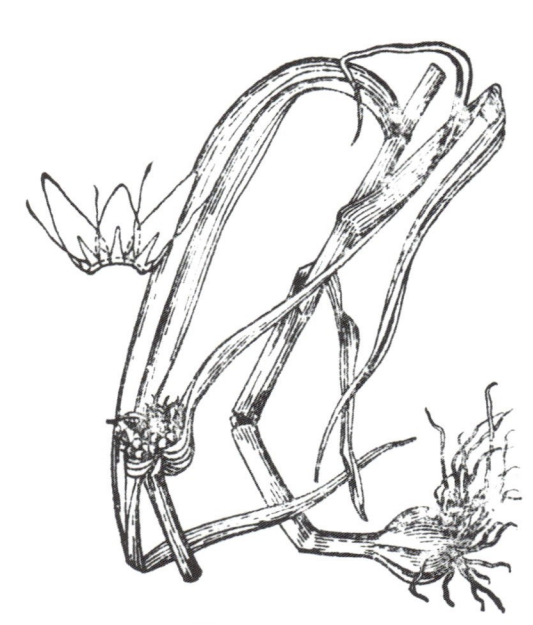

蒜 Allium sativum L.
引自《中国高等植物图鉴》

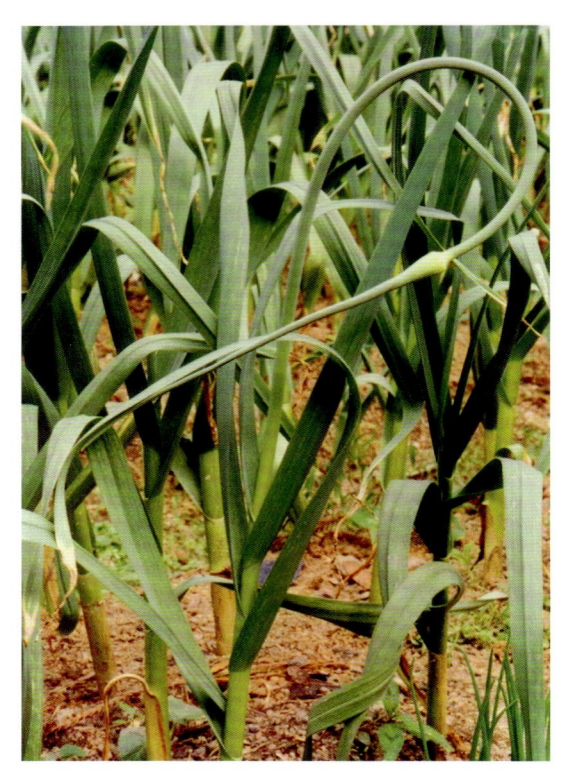

蒜 Allium sativum L.
摄影：徐克学

acid allyl ester 3-allylsulfanyl-allyl ester)[4]，大蒜素(allicin)[5]，挥发油：主要为9,12-十八二烯酸乙酯(9,12-octadecadienoyl ethyl ester)，棕榈酸乙酯(hexadecanoyl ethyl ester)，3-乙烯基-1,2-二硫环己-5-烯(3-vinyl-1,2-dithiocyclohex-5-ene)，二-2-丙烯基三硫化物(di-2-propenyl trisulfide)，3-异丙基-4-甲基癸-1-烯-4-醇(3-isopropyl-4-methyl-dec-1-en-4-ol)，3-乙烯基-1,2-二硫环己-4-烯(3-vinyl-1,2-dithiocyclohex-4-ene)，二烯丙基二硫化物(diallyl disulphide)等[6]。

叶含黄酮类：矢车菊素-3",6"-二丙二酰葡萄糖苷(cyaniding-3",6"-dimalonylglucoside)，矢车菊素-3"-丙二酰葡萄糖苷(cyaniding-3"-malonylglucoside)，矢车菊素-3-(6"-丙二酰葡萄糖苷)[cyanidin-3-(6"-malonylglucoside)]，矢车菊素-3-葡萄糖苷(cyanidin-3-glucoside)[7]；氨基酸糖苷类：(-)-N-(1'-脱氧-1'-β-D-吡喃果糖基)-S-烯丙基-L-半胱氨酸亚砜[(-)-N-(1'-deoxy-1'-β-D-fructopyranosyl)-S-allyl-L-cysteine sulfoxide][8]；氨基酸类：蒜氨酸(alliin)，(+)-S-甲基-L-半胱氨酸亚砜[(+)-S-methyl-L-cysteine sulfoxide]，(+)-S-反式-1-丙烯基)-L-半胱氨酸亚砜[(+)-S-($trans$-1-propenyl)-L-cysteine sulfoxide][8]。

药理作用 保护神经细胞作用：大蒜硫化物DATS可使神经胶质细胞微管连接蛋白酶(GDNIPNI)基因表达水平增加8倍[1]。

调节免疫作用：饮用水中加入大蒜后，可以减少植物凝集素(PHA)活化的脾淋巴细胞上清液的γ干扰素(IFN-γ)含量，增加白细胞介素(IL)-4含量，并减轻脾脏重量。提示大蒜可以提高Th2比例，提高体液免疫反应[2]。大蒜素对大鼠佐剂性关节炎模型和小鼠胶原诱导性关节炎模型具有一定的治疗作用，可能与大蒜素调节免疫，抑制NF-κB调控的下游炎症分子COX-2、iNOS、TNF-α、IL-6的表达发挥抗炎作用有关[3]。干蒜内的蛋白成分具有调节免疫作用[4]。

抗动脉粥样硬化作用：临床和试验研究表明食用大蒜可以降低血清中的胆固醇，应用大蒜及大蒜的提取物可以降低培养细胞胆固醇的合成[5]，在甾醇4-甲基氧化酶的介导下含有二烯丙基二硫化合物可能是大蒜抑制胆固醇合成的成分。大蒜素有抑制血管平滑肌细胞活化和增殖的作用，从而抑制动脉损伤后再狭窄的形成[6]。

抗血小板聚集作用：大蒜中大蒜素及其丙烯酸盐是抗血小板聚集的标志性分子，在中等程度烹制前搅碎大蒜可以减少其体外抗血小板活性的丧失和抗血栓形成活性的部分丧失[7]。

抗病原微生物作用：大蒜的主要硫化物二烯丙基一硫化物，二烯丙基二硫化物和二烯丙基三硫化物对铜绿假单胞菌和肺炎克雷伯菌均有明显的抑制作用，可杀灭发癣菌属和小芽孢癣菌属的各种霉菌。大蒜汁抗杀阿米巴原虫和阴道滴虫效果极佳。大蒜提取物对巨细胞病毒有抑制作用，而且其抗病毒作用随其浓度提高而相应增强[8]。Groppo 等观察大蒜溶液对患者唾液及血液细菌培养的影响，发现它对变异链球菌具较强的抗菌作用[9]。体外实验证实大蒜提取物对幽门螺杆菌也具有明显的杀灭作用[10]。

抗肿瘤细胞增殖作用：从大蒜中分离提纯的锰超氧岐化酶成分可以抑制猪内皮细胞和小鼠黑色素瘤细胞的增殖，此作用与细胞外信号调节激酶磷酸化水平相关[11]。大蒜中的寡糖在体外对人恶性淋巴瘤细胞 U937 和结肠癌细胞 WiDr 表现出细胞毒作用，在体内可以抑制小鼠结肠癌的增殖，也可以刺激人外周血单核细胞 IFN-γ 的产生，提示大蒜可以激活体内免疫途径并抑制体内肿瘤增生[12]。

保护肾脏作用：给链尿佐菌素诱导的糖尿病肾病模型大鼠灌胃给予新鲜蒜匀浆，可以减轻糖尿病表现，并降低尿白蛋白和 N- 乙酰 -β-D- 氨基葡萄糖苷酶的含量，提高肾还原型谷胱甘肽 (GSH) 含量，降低肾尿氮化物的排泄，提示大蒜对糖尿病肾病大鼠的保护作用可能与抑制氧化应激及提高肾 NO 生物活性有关[13]。大蒜提取物还对镉引起的肾毒性发挥保护作用[14]。

抗糖尿病作用：灌胃给予大蒜提取物，可以明显降低链尿佐菌素诱导的糖尿病大鼠血糖、血中胆固醇、三酰甘油、尿素、尿素氮、肌酐、天冬氨酸转氨酶、丙氨酸转氨酶的浓度，且其降血糖作用要优于格列本脲，提示大蒜可以作为一种很好的降血糖备选药[15]。

抗氧化作用：大蒜的粗提物含有锰超氧岐化酶，铜和锌超氧岐化酶，可以降低肿瘤细胞系内的过氧化物含量[16-17]。

降低重金属毒性作用：大蒜提取物在体内外均可以降低砷引起的毒性损伤，这与其抗氧化活性、螯合性能和（或）对三价砷的氧化能力有关[18]。还可以降低铅和镉在动物体内组织的分布[19]。

体内过程 大蒜所含成分可对肝代谢酶的活性及酶表达有调节作用，其主要硫化物二烯丙基一硫化物，二烯丙基二硫和二烯丙基三硫化物三种含硫化合物可增加细胞色素 P_{450} 同工酶的活性[20]。

毒性及不良反应 大蒜的毒性较低，局部有刺激作用，高浓度大蒜汁可引起红细胞溶解[21]。

注评 本种为中国药典（1977、2010 年版）、卫生部药品标准·蒙药分册（1998 年版）、河南省（1993）、北京市（1998）、山东省（2002）中药材标准收载"大蒜"的基源植物之一，药用其干燥鳞茎。蒙古族主要用其治疗风寒感冒；古时维吾尔医将同属植物薤白（小根蒜）A. macrostemon Bunge 和石蒜科植物石蒜 Lycoris radiata (L'Hér.) Herb. 的鳞茎也作为"大蒜"使用。

化学成分参考文献

[1] 彭军鹏，等. 药学学报，1996, 31(8): 607-612.

[2] Matsuura H, et al. *Chem Pharm Bull*, 1989, 37(10): 2741-2743.

[3] Inagaki M, et al. *Chem Pharm Bull*, 1998, 46(7): 1153-1156.

[4] Hu Q, et al. *J Agric Food Chem*, 2002, 50(5): 1059-1062.

[5] Cavallito CJ, et al. *J Am Chem Soc*, 1944, 66(11): 1950-1951.

[6] 田莉，等. 天然产物研究与开发，2005, 17 (5): 533-538.

[7] Fossen T, et al. *Food Chem*, 1997, 58(3): 215-217.

[8] Mütsch EM, et al. *J Nat Prod*, 1993, 56(6): 864-869.

药理作用及毒性参考文献

[1] Li.Y, Lu.Y Y. *World Gastroenterd,* 2002, 8(2): 213-216.
[2] 周道根，等. 江西中医学院学报，2006, 8(8): 21-23.
[3] Elango EM, et al. *J Appl Genet,* 2004, 45(4): 469-471.
[4] Chandrashekar PM, et al. *J Ethnopharmacol,* 2009,124(3): 384-390.
[5] Lin M C, et al. *J Nuzr,* 2002, 132(6): 1165-1168.
[6] 李自成，等. 中国中药杂志，1998, 23(2): 109-111.
[7] Cavagnaro PF, et al. *J Agric Food Chem,* 2007, 55(4): 1280-1288.
[8] 邓启辉，等. 湖南医学院学报，1988,13(4): 333-335.
[9] Groppo F C, et al. *Int Dent J,* 2002, 52(6): 433-437.
[10] Sovova M，et al. *Ceska Slow Farm,* 2002, 51(1): 11-16.
[11] Sfaxi IH, et al. *Biotechnol Prog,* 2009, 25(1): 257-264.
[12] Tsukamoto S, et al. *J UOEH,* 2008, 30(2): 147-157.
[13] Mariee AD, et al. *Biotechnol Appl Biochem,* 2009, 52(3): 227-232.
[14] Suru SM. *Biometals,* 2008, 21(6): 623-633.
[15] Eidi A, et al. *Phytomedicine,*2006, 13(9-10): 624-629.
[16] Park JH, et al. *Plant Foods Hum Nutr,* 2009, 64(4): 244-249.
[17] Hadji I, et al. *Appl Biochem Biotechnol,* 2007, 143(2): 129-141.
[18] Chowdhury R, et al. *Food Chem Toxicol,* 2008, 46(2): 740-751.
[19] Massadeh AM, et al. *Biol Trace Elem Res,* 2007, 120(1-3): 227-234.
[20] Wu CC, et al. *J Agric Food Chem,* 2002, 50(2): 378-383.
[21] 罗丹，等. 医药导报，2004, 23(6): 379-381.

40. 郁金叶蒜（Flora of China） 脱苞韭（新疆）

Allium tulipifolium Ledeb., Fl. Altaic 2: 9. 1830.（英 **Tulipleaf Garlic**）

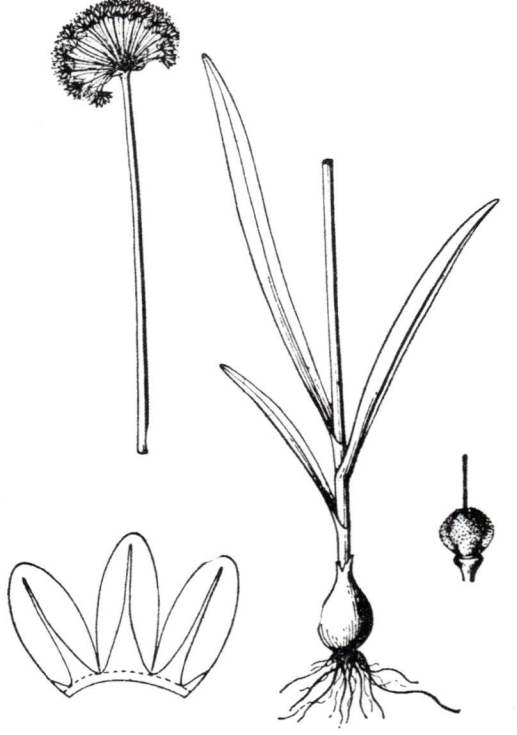

郁金叶蒜 Allium tulipifolium Ledeb.
引自《中国植物志》

鳞茎卵球形，直径 1.5–2 cm；鳞茎外皮灰色，很快脱落，内层乳白色，近纸质，全缘。叶 2–3 枚，具白霜，宽线形，极短于花葶，宽 1–1.5 (–2) cm，边缘暗绿色或淡红色，具乳头状突起，顶端渐狭。花葶高 20–30 (–40) cm，圆柱形，基部被叶鞘；总苞 2–3 裂，宿存，顶端渐尖，伞形花序半球形，多花；小花梗长为花被片的 3 倍，基部无小苞片；花被星芒状开展，花后反折并扭卷，白色；花被片绿色或紫红色，具细的中脉，狭椭圆形，长 4.5–5 mm，宽 1.5–2 mm，先端急尖；花丝与花被片近等长，基部合生并贴生于花被片，基部扩大，内轮宽为外轮的 2 倍；子房卵圆形，基部无蜜腺凹，每室胚珠 4–6 颗。花期 5 月。

分布与生境 产于新疆西北部。生于海拔 600–1200 m 的灌丛、山坡、草原。也分布于俄罗斯、哈萨克斯坦。

药用部位 全草。

功效应用 发散风寒，通阳，健胃。用于风寒外感，阴寒腹痛，肢冷脉微，跌打损伤。

41. 长梗韭（中国高等植物图鉴）

Allium neriniflorum (Herb.) G. Don in Loudon, Encycl. Pl. ed. 1855. 1342. 1855.（英 **Longpedicel Onion**）

植株无葱蒜气味。鳞茎单生，卵球状至近球形，宽 1-2 cm；外皮灰褐色，内皮白色。叶圆柱状或近圆柱状，中空，具纵棱，沿棱具细糙齿，宽 1-3 mm。花葶圆柱状，高 20-52 cm，粗 1-2 mm，下部被叶鞘；总苞单侧开裂，宿存；伞形花序疏散；小花梗不等长，长 7-11 cm，基部具小苞片；花红色至紫红色；花被片长 7-10 mm，宽 2-3.2 mm，基部 2-3 mm 互相靠合成管状，分离部分星状开展，卵状长圆形或倒卵状长圆形，先端钝或具短尖头，内轮稍长而宽，有时近等宽，少有内轮稍狭；花丝约为花被片长的 1/2，基部 2-3 mm 合生并贴生于靠合的花被管，分离部分锥形；子房圆锥状球形，每室 (-5) 6 (-8) 胚珠；花柱常与子房近等长，也有短或更长；柱头 3 裂。花果期 7-9 月。

分布与生境　产于黑龙江、吉林、辽宁、内蒙古、河北。生于海拔 2000 m 以下的山坡、湿地、草地或海边沙地。也分布于俄罗斯（远东）、蒙古。

药用部位　鳞茎。

功效应用　通阳散结，行气导滞。蒙古族用于胸胁刺痛，心绞痛，泻痢后重，慢性支气管炎，咳嗽痰多。鲜品用于河豚中毒。

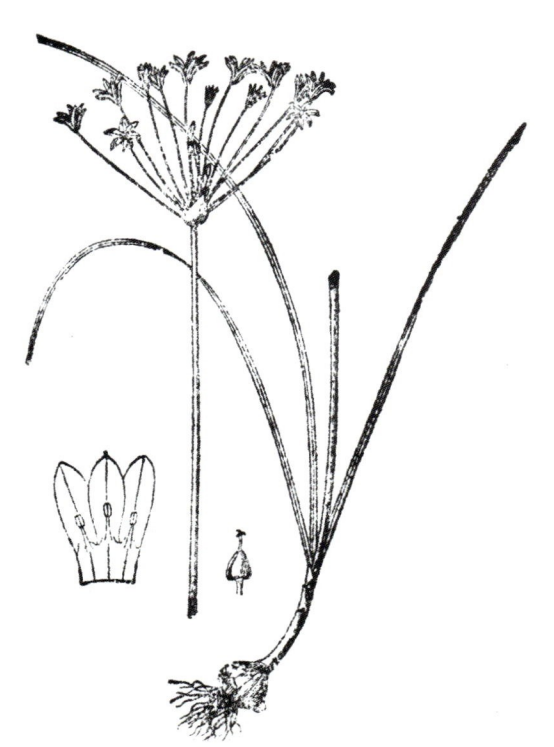

长梗韭 Allium neriniflorum (Herb.) G. Don
引自《中国高等植物图鉴》

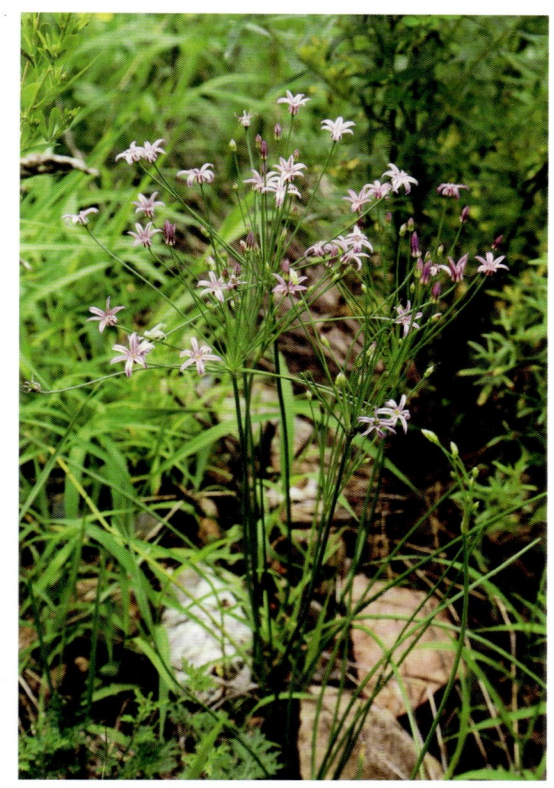

长梗韭 Allium neriniflorum (Herb.) G. Don
摄影：张英涛

26. 白穗花属 Speirantha Baker

多年生草本，基部有膜质或裂成纤维状的鞘。根状茎斜生，较粗。节上生出匍匐茎，细长。叶基生，数枚，微簇生，基部逐渐变狭成叶柄，具多脉。花葶腋生，近直立，短于叶，顶端有总状花序；苞片近膜质，白色或稍带红色。花两性；花梗顶端有节；花丝丝状；花药背着。子房卵圆状球形。浆果。

仅1种，产于中国华东地区，可药用。

1. 白穗花（中国植物志）

Speirantha gardenii (Hook.) Baill., Hist. Pl. 12: 524. 1894.——*Albuca gardenii* Hook.
（英 **Common Speirantha**）

根状茎圆柱形，2–12 cm 或更长，直径 3–15 mm。叶 4–8 枚；叶片狭椭圆形至椭圆状倒披针形，长 7–15 cm，宽 3–5 cm，无毛，先端渐尖，下面渐狭成柄，柄基部扩大成膜质鞘。花葶长 13–20 cm；总状花序长 4–6 cm，宽 2.5–4 cm，具 12–18 花；苞片白色或有时稍带红色，长 3–9 mm，短于花梗；花梗长 0.7–1.7 cm；花被片平展，披针形，长 4–6 mm，宽 1.5–2.4 mm，仅具 1 脉，先端钝；雄蕊长 3–5 mm，花丝丝状，长约 3 mm，花药椭圆形，长约 2 mm；子房长约 2 mm，花柱长约 2 mm。浆果近球形，直径约 5 mm。花期 5–6 月，果期 7 月。

分布与生境 分布于安徽、江苏、浙江、江西。生于海拔 600–900 m 的阔叶林下、沿山谷或溪流的山坡。
药用部位 根状茎。
功效应用 凉血解毒。用于劳伤乏力，感冒头痛。
化学成分 根状茎含甾体类：22-甲氧基-(25R)-5β-呋甾-1β,3β,4β,5β,26-五羟基-26-O-β-D-吡喃葡萄糖苷，22-甲氧基-(25R)-5β-呋甾-1β,2β,3β,4β,5β,26-六羟基-26-O-β-D-吡喃葡萄糖苷[1]。

化学成分参考文献

[1] 陈梦菁，等. 植物学报，1999, 41(11): 1249-1251.

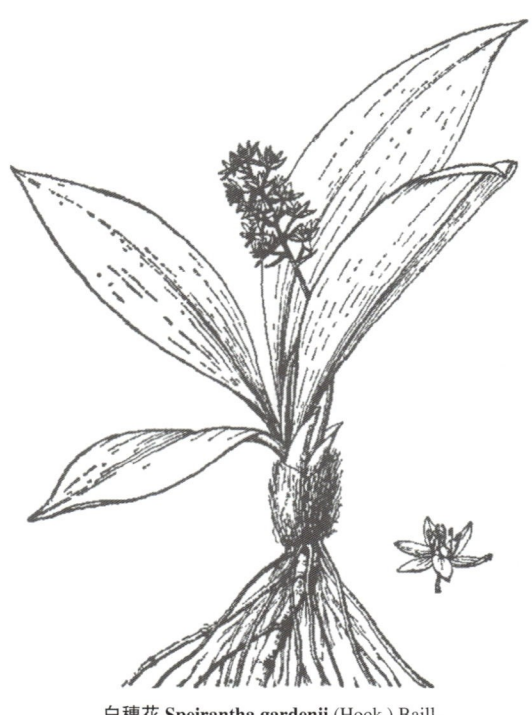

白穗花 Speirantha gardenii (Hook.) Baill.
引自《中国高等植物图鉴》

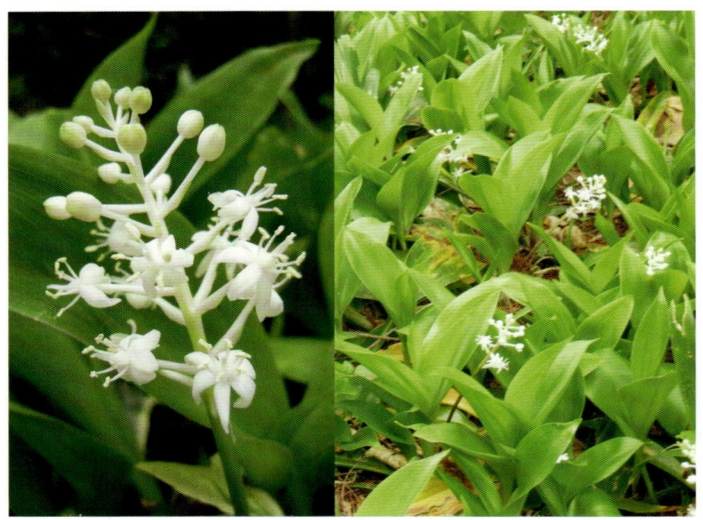

白穗花 Speirantha gardenii (Hook.) Baill.
摄影：梁同军

百合科 LILIACEAE

27. 铃兰属 Convallaria L.

多年生草本。根较细。根状茎粗短,具1或2条细长的匍匐茎。叶常2枚,极少3枚,叶柄膜质鞘套叠成茎状。花葶腋生,花序总状;苞片膜质,早落;花宽钟形,俯垂,偏向一侧;花梗顶端具节。浆果红色,具多数种子。

仅1种,广布于北温带,可药用。

本属药用植物化学成分主要包括甾体类、黄酮及其苷类。甾体类如铃兰苷(convalloside,**1**)、铃兰毒苷(convallatoxin,**2**)、铃兰毒醇苷(convallatoxoloside,**3**)等;黄酮类如异鼠李素-3-半乳鼠李糖苷(isorhamnetin-3-galactorhamnoside,**4**)、山柰酚(kempferol,**5**)、异鼠李素(isorhamnetin,**6**)。从铃兰(C. majalis)中分离得到的 **1** 表现出明显的强心作用;**2** 具有显著的抗血管再生作用,对肿瘤血管生长具有一定的抑制作用。

1. 铃兰(中国植物志) 香水花、芦藜花(东北)

Convallaria majalis L., Sp. Pl. 1: 314. 1753.(英 **Lily-of-the-valley**)

植株高 18-30 cm,无毛。叶片近无毛,椭圆形到卵状披针形,长 7-20 cm,宽 3-8.5 cm,基部合生,先端近急尖至渐尖。叶柄长 8-20 cm,花葶稍外弯,长 15-30 cm;苞片披针形,长 3-6 mm,短于花梗;花梗稍弯曲,长 0.6-1.5 cm,顶端有关节;花白色,长宽各 5-7 mm;裂片卵状三角形,长宽各约 2 mm,仅具 1 脉,先端钝;雄蕊长约 4 mm,花丝向基部扩宽,花药近长形;花柱柱状,长 2.5-3 mm。浆果熟后红色,球形,直径 6-12 mm。花期 5-6 月,果期 7-9 月。

分布与生境 分布于东北、华北、河南、陕西、甘肃、宁夏、山东和浙江。生于海拔 800-2500 m 的林下潮湿处和山谷沟边。北温带广分。

药用部位 根及全草。

功效应用 温阳利水,活血祛风。用于心力衰竭、风湿性心脏病、阵发性心动过速、急性心肌炎、心内膜炎、紫癜、浮肿、劳伤、崩漏、带下病、克山病、跌打损伤等症。

化学成分 根状茎含甾体类:加那利毛地黄苷元▲-3-O-α-L-吡喃鼠李糖基-(1→5)-O-β-D-呋喃木糖苷[canarigenin-3-O-α-L-rhamnopyranosyl-(1→5)-O-β-D-xylofuranoside][1],铃兰苦苷(convallamaroside)[2],1β,2β,3β-三羟基-5β-螺甾-25(27)-烯-5-β-D-吡喃半乳糖苷[1β,2β,3β-trihydroxy-5β-spirost-25(27)-en-5-β-

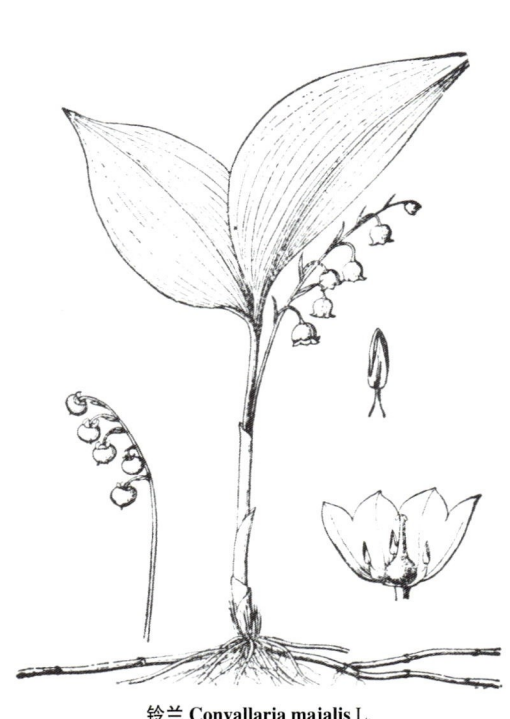

铃兰 Convallaria majalis L.
引自《中国高等植物图鉴》

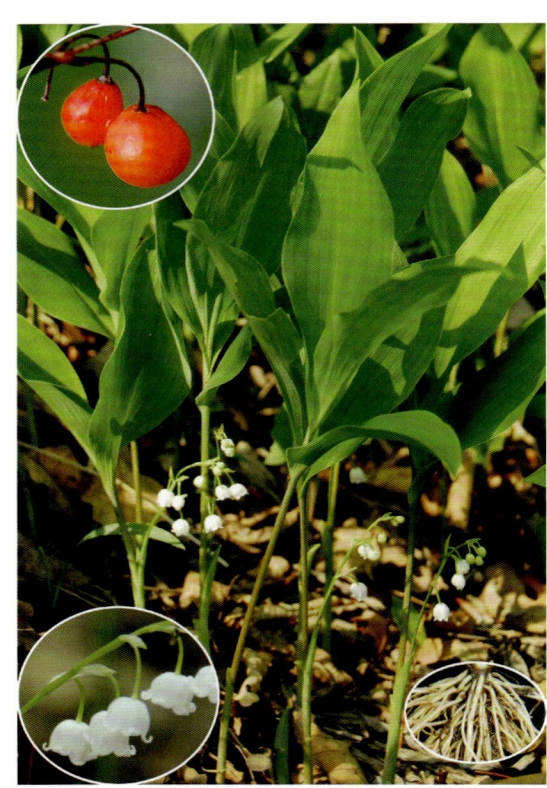

铃兰 Convallaria majalis L.
摄影：周繇

D-galactopyranoside]，(25S)-1β,2β,3β-三羟基-5β-螺甾-5-β-D-吡喃半乳糖苷[(25S)-1β,2β,3β-trihydroxy-5β-spirostan-5-β-D-galactopyranoside],1β,2β,3β,4β-四羟基-5β-螺甾-25(27)-烯-5-β-D-吡喃半乳糖苷[1β,2β,3β,4β-tetrahydroxy-5β-spirost-25(27)-en-5-β-D-galactopyranoside],(25S)-1β,2β,3β,4β-四羟基-5β螺甾-5-β-D-吡喃半乳糖苷[(25S)-1β,2β,3β,4β-tetrahydroxy-5β-spirostan-5-β-D-galactopyranoside],1β,2β,3β,4β-四羟基螺甾-25(27)-烯-5-α-L-吡喃阿拉伯糖苷[1β,2β,3β,4β-tetrahydroxyspirost-25(27)-en-5-α-L-arabinopyranoside],(25S)-1β,2β,3β,4β-四羟基-5β-螺甾-5-α-L-吡喃阿拉伯糖苷[(25S)-1β,2β,3β,4β-tetrahydroxy-5β-spirostan-5-α-L-arabinopyranoside][3]。

花叶含甾体类：洛孔苷▲(lokundjoside)[4]，杠柳鼠李糖苷(periplorhamnoside),杠柳古洛糖苷(periguloside)[5]，杠柳苷元-6-脱氧-β-D-古洛糖苷(periplogenin-6-deoxy-β-D-guloside)[5]，万年青苷A(rhodexin A)，万年青新苷(rhodexoside)[6]，新铃兰毒醇苷(neoconvallatoxoloside)[7]，黑花杠柳苷元▲-3-β-O-β-D-6-脱氧古洛糖苷(nigrescigenin-3-β-O-β-D-gulomethyloside)，黑花杠柳苷元▲-3-β-O-α-L-鼠李糖苷(nigrescigenin-3-β-O-α-L-rhamnoside)[8]，毒毛旋花苷元-3-O-6'-脱氧-β-D-阿洛糖苷-α-L-鼠李糖苷(strophanthidin-3-O-6'-deoxy-β-D-allosido-α-L-rhamnoside)，毒毛旋花苷元-3-O-6'-脱氧-β-D-阿洛糖苷-α-L-阿拉伯糖苷(strophanthidin-3-O-6'-deoxy-β-D-allosido-α-L-arabinoside)，毒毛旋花苷元-3-O-α-L-鼠李糖苷-2'-β-D-葡萄糖苷(strophanthidin-3-O-α-L-rhamnoside-2'-β-D-glucoside)，卡诺醇-3-O-6'-脱氧-β-D-阿洛糖苷-β-D-葡萄糖苷(cannogenol-3-O-6'-deoxy-β-D-allosido-β-D-glucoside)，卡诺醇-3-O-6'-脱氧-β-D-阿洛糖苷-α-L-鼠李糖苷(cannogenol-3-O-6'-deoxy-β-D-allosido-α-L-rhamnoside)，19-羟基沙门苷元-3-O-α-L-鼠李糖苷(19-hydroxysarmentogenin-3-O-α-L-rhamnoside)，沙门苷元-3-O-6'-脱氧-β-D-阿洛糖苷-α-L-鼠李糖苷(sarmentogenin-3-O-6'-deoxy-β-D-allosido-α-L-rhamnoside)，沙门苷元-3-O-6'-脱氧-β-D-古洛糖苷(sarmentogenin-3-O-6'-deoxy-β-D-guloside)[9]，灰毛糖芥醇▲(canesceol)[10]；黄酮类：金丝桃苷(hyperoside; hyperin)，生物槲皮素(bioquercetin)，铃兰黄酮苷(keioside)，刺槐二糖苷▲(biorobin)，异刺槐二糖苷▲(isobiorobin)，异槲皮素(isoquercetin)[11]。

百合科 LILIACEAE

种子含甾体类：铃兰苷(convalloside)[12]，铃兰毒苷(convallatoxin)[13]，去葡萄糖桂竹香毒素(deglucocheirotoxin),毒毛旋花子醇-O-α-L-鼠李糖基-β-D-葡萄糖苷(strophanthidol-O-α-L-rhamnosyl-β-D-glucoside)[14]，毕平多苷元-α-L-鼠李糖苷(bipindogenin-α-L-rhamnoside)[15]，洛孔苷▲[4]，毒毛旋花苷元-6-脱氧-β-D-古洛糖苷(strophanthidin-6-deoxy-β-D-guloside)[16]，去葡萄糖桂竹香毒醇(deglucocheirotoxol)，小花糖芥苷Ⅶ(cheiranthoside Ⅶ; glucoperigulomethyloside)[18]，毕平多苷元-3-O-6'-脱氧-β-D-古洛糖苷(bipindogenin-3-O-6'-deoxy-β-D-guloside)，毕平多苷元-3-O-6'-脱氧-β-D-阿洛糖苷(bipindogenin-3-O-6'-deoxy-β-D-alloside)，毕平多苷元-3-O-α-L-鼠李糖苷-6'-脱氧-β-D-阿洛糖苷(bipindogenin-3-O-α-L-rhamnoside-6'-deoxy-β-D-alloside)，毕平多苷元-3-O-β-D-阿洛糖苷(bipindogenin-3-O-β-D-alloside)，西非羊角拗鼠李糖苷▲(sarhamnoloside)，沙门苷元-3-O-6'-脱氧-β-D-古洛糖苷(sarmentologenin-3-O-6'-deoxy-β-D-guloside)，沙门洛苷元-3-O-6'-脱氧-β-D-阿洛糖苷(sarmentologenin-3-O-6'-deoxy-β-D-alloside)，索朗羊角拗苷▲(tholloside)，西非羊角拗西苷元▲-3-O-6'-脱氧-β-D-阿洛糖苷(sarmentosigenin-3-O-6'-deoxy-β-D-alloside)[19]，毒毛旋花苷元-3-O-6'-脱氧-β-D-阿洛糖苷-α-L-鼠李糖苷(strophanthidin-3-O-6'-deoxy-β-D-alloside-α-L-rhamnoside)，毒毛旋花苷元-3-O-6'-脱氧-β-D-阿洛糖苷-α-L-阿拉伯糖苷(strophanthidin-3-O-6'-deoxy-β-D-alloside-α-L-arabinoside)，毒毛旋花苷元-3-O-α-L-鼠李糖苷-2'-β-D-葡萄糖苷(strophanthidin-3-O-α-L-rhamnoside-2'-β-D-glucoside)[20]；其他类：三酰甘油(triglyceride)[17]。

地上部分含黄酮类：异鼠李素(isorhamnetin)，槲皮素(quercetin),木犀草素(luteolin)，芹菜素(apigenin)，金圣草酚(chrysoeriol)[21]。

全草含甾体类：铃兰洛亭(convallotin)，葡萄铃兰苷(glucoconvalloside)，铃兰毒醇(convallatoxol)，铃兰毒醇苷(convallatoxoloside)，铃兰若毒苷▲(vallarotoxin)，铃兰洛苷▲(majaloside)[22]，葡萄铃兰毒醇苷(glucoconvallatoxoloside)[23]，洛孔苷▲[24]，毕平多古洛甲基糖苷(bipindogulomethyloside)，葡萄糖洛孔苷▲(glucolokundjoside)，葡萄糖毕平多古洛甲基糖苷(glucobipindogulomethyloside)[25]；黄酮类：异鼠李素-3-半乳鼠李糖苷(isorhamnetin-3-galactorhamnoside)，异鼠李素-3-半乳二鼠李糖苷(isorhamnetin-3-galactodirhamnoside)，山奈酚(kempferol)，槲皮素(quercetin)[26]，异鼠李素-3-半乳糖(isorhamnetin-3-galactoside)，槲皮素-3-半乳糖苷(quercetin-3-galactoside)，山奈酚-3-半乳糖苷(kaempferol-3-galactoside)，槲皮素-3-半乳鼠李糖苷(quercetin-3-galactorhamnoside)，山奈酚-3-半乳鼠李糖苷(kaempferol-3-galactorhamnoside)，槲皮素-3-半乳二鼠李糖苷(quercetin-3-galactodirhamnoside)，山奈酚-3-半乳二鼠李糖苷(kaempferol-3-galactodirhamnoside)[27]。

药理作用 抑制血管新生作用：从铃兰中分离的甾体皂苷铃兰苦苷可以抑制肿瘤小鼠体内的新生血管密度[1]。

毒性及不良反应 铃兰毒苷具有心脏毒性作用。中毒表现舐舌，流涎，呕吐，共济失调，呼吸急促，惊厥等[2]。其心脏毒作用可能与其对脑内5-羟色胺神经元系统功能影响有关[3-4]。

注评 本种蒙古族亦同等药用。

化学成分参考文献

[1] Saxena VK, et al. *J Nat Prod*, 2004, 55(1): 39-42.

[2] Nartowska J, et al. *Acta Pol Pharm*, 2004, 61(4): 279-282.

[3] Higano T, et al. *Nat Prod Commun*, 2007, 2(5): 531-536.

[4] Bleier W, et al. *Pharm Acta Helv*, 1967, 42(7): 423-447.

[5] Kubelka W. *Monatsh Chem*, 1967, 98(4): 1262-1273.

[6] Kubelka W, et al. *Pharm Acta Helv*, 1970, 45(8): 513-519.

[7] Bochvarov Y, et al. *Khim Prir Soedin*, 1977(4): 537-541.

[8] Buchvarov Y *Farmatsiya (Sofia)*, 1979, 29(3): 36-40.

[9] Kopp B, et al. *Planta Med*, 1982, 45(4): 195-202.

[10] Buchvarov Y. *Farmatsiya (Sofia)*, 1984, 34(3): 6-14.

[11] Komissarenko NF, et al. *Rastit Resur*, 1992, 28(1): 82-91.

[12] Schmutz J, et al. *Pharm Acta Helv*, 1947, 22: 359-372.

[13] Laufke RAF. *Planta Med*, 1958, 6: 237-240.

[14] Komissarenko NF. *Dokl Akad Nauk SSSR*, 1962, 147: 625-627.

[15] Bleier W, et al. *Pharm Acta Helv*, 1965, 40(10): 554-563.

[16] Kubelka W, et al. *Pharmazie*, 1967, 22(12): 724.

[17] Kukkonen E. *Farm Aikak*, 1969, 78(10): 213-236.

[18] Buchvarov I, et al. 1981, 3(1): 150-154.
[19] Kopp B, et al. *Planta Med*, 1982, 45(2): 87-94.
[20] Kopp B, et al. *Planta Med*, 1982, 45(8): 195-202.
[21] Kartnig T, et al. *Planta Med*, 1978, 33(4): 412-413.
[22] Kubelka W, et al. *Naturwissenschaften*, 1963, 50: 498.
[23] Zurkowska J, et al. *Acta Pol Pharm*, 1963, 20(4): 329-337.
[24] Strzelecka H, et al. *Acta Pol Pharm*, 1974, 31(5): 689-693.
[25] Buchvarov Y. *Farmatsiya (Sofia)*, 1979, 29(2): 30-32.
[26] Malinowski J, et al. *Acta Pol Pharm*, 1976, 33(6): 767-776.
[27] Malinowski J, et al. *Flavonoids Bioflavonoids, Proc. Hung. Bioflavonoid Symp., 5th*，1977: 291-293.

药理作用及毒性参考文献

[1] Nartowska J, et al. *Acta Pol Pharm*. 2004, 61(4): 279-282.
[2] 哈尔滨医科大药理教研组. 哈尔滨医科大学报，1975, Z1: 81-87.
[3] 钱曾年，等. 苏州医学院学报，1982, 1: 17-20.
[4] 王道生，等. 苏州医学院学报，1982, 2: 18-20.

28. 吉祥草属 Reineckea Kunth

多年生草本。茎匍匐地上，似根状茎，常绿，多节，顶端具叶簇。花葶从叶腋抽出，直立，比叶短；穗状花序顶生，花较多；苞片褐色或紫色，膜质；花梗无节；花两性，无柄；花被片粉色，下部合生成短管状，上部六裂，裂片在开花后反折；雄蕊6，着生在花被管的喉部，花丝丝状，下部几贴生于花被筒上。浆果红色，具数颗种子。

仅1种，分布于中国和日本，可药用。

本属药用植物主要含甾体类成分，如凯提皂苷元 (kitigenin，**1**)、(25*R*)-5*β*-螺甾-1*β*,2*β*,3*β*,4*β*,5*β*,6*β*-六醇 [(25*R*)-5*β*-spirostan-1*β*,2*β*,3*β*,4*β*,5*β*,6*β*-hexol，**2**]、(25*R*)-5*β*-螺甾-1*β*,2*β*,3*β*,4*β*,5*β*-五醇-1-*O*-*β*-D-吡喃木糖苷 [(25*R*)-5*β*-spirostan-1*β*,2*β*,3*β*,4*β*,5*β*-pentol-1-*O*-*β*-D-xylopyranoside，**3**]、蜘蛛抱蛋苷 (aspidistrin)。以上化合物对磷酸二酯酶 (PDE) 活性均有抑制活性，其中 **3** 作用最强 (IC$_{50}$=27 μmol/L)。

1. 吉祥草（植物名实图考）

Reineckea carnea (Andrews) Kunth, Abh. Königl. Akad. Wiss. Berlin 1842: 29. 1844.——*Sansevieria carnea* Andrews（英 **Pink Reineckea**）

根状茎圆柱形，直径 2–4 mm，纤细。叶每簇 3–8 枚，线形、狭倒披针形或披针形，长 10–40 cm，宽 0.5–3.5 cm，无毛，先端渐尖。花葶高 5–15 cm，穗状花序长 2–6.5 cm；苞片卵状三角形，长 5–7 mm；花芳香，有时穗状花序上部具雄花；花被片粉色或浅玫瑰色，长 0.8–1.3 cm，管长 4–6 mm，裂片反折，长圆形，长 5–7 mm，稍肉质；花丝离生部分长 3–4 mm，花药近长圆形，长 2–2.5 mm，两端微凹；子房狭卵球形，长约 3 mm；花柱长 7–10 mm。浆果直径 6–10 mm。花果期 7–11 月。

分布与生境 分布于江苏、安徽、浙江、陕西、河南、湖北、湖南、广东、广西、贵州、重庆、四川。生于海拔 100–3200 m 的密林下、阴湿山坡和山谷。日本也有分布。

药用部位 带根全草。

功效应用 清热解毒，清肺止咳，凉血止血，固肾接骨。用于慢性气管炎，咽喉肿痛，肺热咳嗽，肺

百合科 LILIACEAE

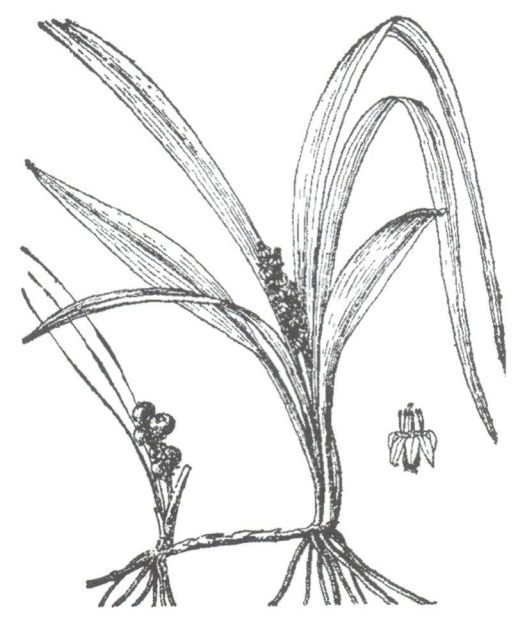

吉祥草 Reineckea carnea (Andrews) Kunth
引自《中国高等植物图鉴》

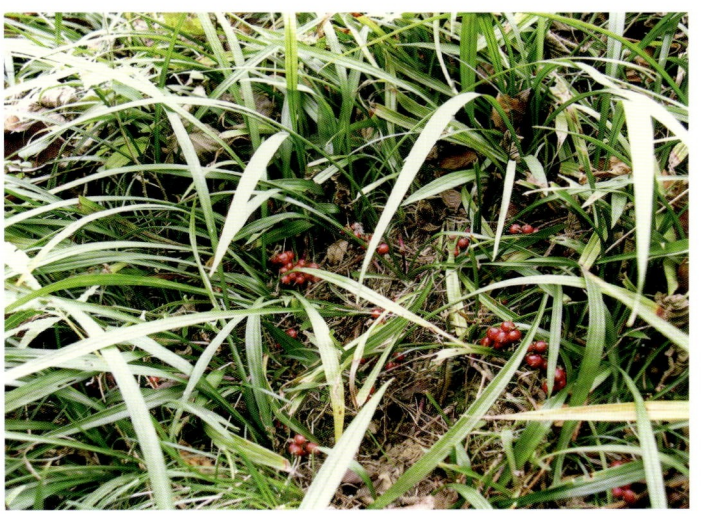

吉祥草 Reineckea carnea (Andrews) Kunth
摄影：何顺志

结核，哮喘，腰痛，遗精，慢性肾盂肾炎，咳血，吐血，衄血，便血，脱肛下血，跌打损伤，骨折，疮毒，赤眼肿痛，疳积等症。

化学成分 地下部分含甾体类：蜘蛛抱蛋苷(aspidistrin)，凯提皂苷元-5-O-β-D-吡喃葡萄糖苷(kitigenin-5-O-β-D-glucopyranoside)，(25R)-5β-螺甾-1β,2β,3β,4β,5β-五醇-1-O-β-D-吡喃木糖苷[(25R)-5β-spirostan-1β,2β,3β,4β,5β-pentol-1-O-β-D-xylopyranoside]，五羟螺皂苷元(pentologenin)，(25R)-5β-螺甾-1β,2β,3β,4β,5β,6β-六醇[(25R)-5β-spirostan-1β,2β,3β,4β,5β,6β-hexol]，1β,3β,5β-三羟基-(25R)-5β-螺甾-4β-基硫酸钠[sodium-1β,3β,5β-trihydroxy-(25R)-5β-spirostan-4β-yl sulfate]，1β,2β,3β,5β-四羟基-(25R)-5β-螺甾-4β-基硫酸酯[1β,2β,3β,5β-tetrahydroxy-(25R)-5β-spirostan-4β-yl sulfate]，22-O-甲基-26-O-β-D-吡喃葡萄糖基-(25R)-呋甾-5-烯-3β,22ζ,26-三醇-3-O-{O-β-D-吡喃葡萄糖基-(l→2)-O-[β-D-吡喃木糖基-(l→3)]-O-β-D-吡喃葡萄糖基-(l→4)-β-D-吡喃半乳糖苷}{22-O-methyl-26-O-β-D-glucopyranosyl-(25R)-furost-5-en-3β,22ζ,26-triol-3-O-{O-β-D-glucopyranosyl-(l→2)-O-[β-D-xylopyranosyl-(l→3)]-O-β-D-glucopyranosyl-(l→4)-β-D-galactopyranoside}}，(22S)-胆甾-5-烯-1β,3β,16β,22-四醇-1-O-α-L-吡喃鼠李糖苷-16-O-β-D-吡喃葡萄糖苷{(22S)-cholest-5-en-1β,3β,16β,22-tetrol-1-O-α-L-rhamnopyranoside-16-O-β-D-glucopyranoside}，22-O-甲基-26-O-β-D-吡喃葡萄糖基-(25R)-5β-呋甾-1β,2β,3β,4β,5β,22ζ,26-七醇-5-O-β-D-吡喃半乳糖苷{22-O-methyl-26-O-β-D-glucopyranosyl-(25R)-5β-furostan-1β,2β,3β,4β,5β,22ζ,26-heptol-5-O-β-D-galactopyranosid}[1]。

全草含甾体类：五羟螺皂苷元(pentologenin)，凯提皂苷元(kitigenin)，凯提皂苷元-5-O-β-D-吡喃葡萄糖苷(kitigenin-5-O-β-D-glucopyranoside)，新蜘蛛抱蛋苷(neoaspidistrin)，万年青皂苷元-1-O-α-L-吡喃鼠李糖-(1→2)-β-D-吡喃木糖苷[rhodeasapogenin-1-O-α-L-rhamnopyranosyl-(1→2)-β-D-xylopyranoside]，(22S)-胆甾-5-烯-1β,3β,16β,22-四醇-1,16-二-(β-D-吡喃葡萄糖苷)[(22S)-cholest-5-en-1β,3β,16β,22-tetrol-1,16-di-(β-D-glucopyranoside)][2]，1α,3β-二羟基-5β-孕甾-16-烯-20-酮-3-O-β-D-吡喃葡萄糖苷(1α,3β-dihydroxy-5β-pregn-16-en-20-one-3-O-β-D-glucopyranoside)，豆甾-5,22-二烯-3-O-β-D-吡喃葡萄糖苷(stigmast-5,22-dien-3-O-β-D-glucopyranoside)，胡萝卜苷[3]；黄酮类：槐黄酮B (sophoraflavone B)[3]，槲皮素-3-O-α-L-吡喃鼠李糖基-(1→6)-β-D-吡喃葡萄糖苷[quercetin-3-O-α-L-rhamnopyranosyl-(1→6)-β-D-glucopyranoside][2]；挥发油类：反式-石竹烯(trans-caryophyllene)，芳樟醇(linalool)，松

油酮(pinocarvone)[4]；木脂素类：丁香树脂酚-β-D-葡萄糖苷(syringaresinol-β-D-glucoside)[3]；苯丙素类：N-对香豆酰酪胺(N-p-coumaroyltyramine)[5]；三萜类：熊果酸(ursolic acid)[5]；脂肪烃类：十六酸(hexadecanoic acid)、1-O-十六酸甘油酯(glycerolmonopalmitate)、亚油酸甲酯(methyl linoleate)、十四酸(tetradecanoic acid)、三十烷(triacontane)[5]。

药理作用　杀灭钉螺作用：吉祥草具有灭钉螺的作用，其甾体化合物组分 RC-1 可能是主要活性物质[1]。

注评　本种为湖北（2009）、湖南（2009）、云南（2005）、贵州（2003）、江西（1996）、上海（1994）、广西（1990）和四川（1979）等药材标准收载"吉祥草"的基源植物，药用其干燥全草；商品药材也称"玉带草"、"观音草"。彝族、侗族、苗族、怒族、水族、傈僳族、普米族、佤族、纳西族、土家族、壮族也药用，主要用于治肺热咳嗽、风湿骨痛等。

化学成分参考文献

[1] Kanmoto T, et al. *Chem Pharm Bull*, 1994, 42(4): 926-931.
[2] 周欣，等. 中国中药杂志，2008, 33(23): 2793-2796.
[3] 徐鑫，等. 中国中药杂志，2008, 33(20): 2347-2350.
[4] 刘海，等. 分析测试学报，2008, 27(5): 560-562, 566.
[5] 刘海，等. 中国药房，2009, 20(12): 914-916.

药理作用及毒性参考文献

[1] 冯玉文，等. 中国血吸虫病防治杂志，2006, 18(3): 178-181.

29. 开口箭属 Tupistra Ker Gawl.

茎很短或有时延长。叶基生，少有茎生，带形、椭圆状卵形或椭圆状披针形。花葶腋生；穗状花序具密集的花；苞片全缘或为流苏状；花钟状或圆筒状，6 裂，花被喉部有时具向内扩展的环状体；雄蕊 6，由于花丝下部与花被筒合生，似着生于花被筒上部或花被裂片的基部；花药卵形，背着，内向纵裂；子房 3 室，柱头 3 裂。浆果具 1–3 颗种子。

本属有 16 种，分布于不丹、尼泊尔、缅甸、印度、越南和我国。16 种我国均产，主要分布于长江以南各省区，药用植物 7 种。

分种检索表

1. 花被喉部具向内扩展的环状体，环状体表面有乳头状突起；花被片边缘为啮蚀状 ……… 7. **碟花开口箭 T. tui**
1. 花被喉部没有向内扩展的环状体。
　2. 花被片和苞片边缘分裂成流苏状 …………………………………………… 4. **齿瓣开口箭 T. fimbriata**
　2. 花被片和苞片边缘不分裂成流苏状。
　　3. 叶带状，无柄，先端长渐尖 …………………………………………………… 6. **剑叶开口箭 T. ensifolia**
　　3. 叶各种形状，向基部渐狭成明显或不明显的柄，先端急尖或渐尖。
　　　4. 花丝扩大部分的边缘有细齿 ……………………………………………… 1. **橙花开口箭 T. aurantiaca**
　　　4. 花丝扩大部分的边缘无细齿。
　　　　5. 茎不延长；叶基生 …………………………………………………………… 5. **开口箭 T. chinensis**
　　　　5. 茎延长；叶着生于延长的茎上。
　　　　　6. 穗状花序顶端具几枚不育的苞片 …………………………………… 2. **弯蕊开口箭 T. wattii**
　　　　　6. 穗状花序顶端不具不育的苞片 ……………………………………… 3. **峨眉开口箭 T. emeiensis**

本属植物以根状茎入药，主要含甾体类成分，如从开口箭 (T. chinensis) 分离得到的 $\Delta^{25(27)}$- 喷托皂苷元 [$\Delta^{25(27)}$-pentrogenin，**1**]、兰莫皂苷元 A(ranmogenin A，**2**)、3-O-β-D- 吡喃葡萄糖基 -(25S)-

百合科 LILIACEAE

22-O-甲基-5β-呋甾-1β,3β,5β,22α,26-五醇-26-O-β-D-吡喃葡萄糖苷 {3-O-β-D-glucopyranosyl-(25S)-22-O-methyl-5β-furost-1β,3β,5β,22α,26-pentaol-26-O-β-D-glucopyranoside，**3**}、(25S)-26-O-(β-D-吡喃葡萄糖基)-呋甾-5-烯-3β,22α,26-三醇-3-O-β-D-吡喃葡萄糖基-(1→2)-β-D-吡喃葡萄糖基-(1→4)-β-D-吡喃葡萄糖苷 {(25S)-26-O-(β-D-glucopyranosyl)-furost-5-en-3β,22α,26-triol-3-O-β-D-glucopyranosyl-(1→2)-β-D-glucopyranosyl-(1→4)-β-D-glucopyranoside，**4**}、(25R)-26-O-(β-D-吡喃葡萄糖基)-呋甾-5-烯-3β,22α,26-三醇-3-O-β-D-吡喃葡萄糖基-(1→2)-β-D-吡喃葡萄糖基-(1→4)-β-D-吡喃葡萄糖苷 {(25R)-26-O-(β-D-glucopyranosyl)-furost-5-en-3β,22α,26-triol-3-O-β-D-glucopyranosyl-(1→2)-β-D-glucopyranosyl-(1→4)-β-D-glucopyranoside，**5**}、(25S)-26-O-(β-D-吡喃葡萄糖基)-呋甾-1β,3β,22α,26-四醇-3-O-β-D-吡喃葡萄糖基-(1→4)-β-D-吡喃葡萄糖基-(1→2)-β-D-吡喃葡萄糖苷 {(25S)-26-O-(β-D-glucopyranosyl)-furost-1β,3β,22α,26-tetrol-3-O-β-D-glucopyranosyl-(1→4)-β-D-glucopyranosyl-(1→2)-β-D-glucopyranoside，**6**}、(25R)-26-O-(β-D-吡喃葡萄糖基)-呋甾-1β,3β,22α,26-四醇-3-O-β-D-吡喃葡萄糖基-(1→4)-β-D-吡喃葡萄糖基-(1→2)-β-D-吡喃葡萄糖苷 {(25R)-26-O-(β-D-glucopyranosyl)-furost-1β,3β,22α,26-tetrol-3-O-β-D-glucopyranosyl-(1→4)-β-D-glucopyranosyl-(1→2)-β-D-glucopyranoside，**7**}、(20S,22R)-螺甾-25(27)-烯-1β,2β,3β,4β,5β,7α-六醇-6-酮 [(20S,22R)-spirost-25(27)-en-1β,2β,3β,4β,5β,7α-hexaol-6-one，**8**]、螺甾-25(27)-烯-1β,2β,3β,4β,5β,6β,7α-七醇 [spirost-25(27)-en-1β,2β,3β,4β,5β,6β,7α-heptol，**9**]、5β-呋甾-Δ$^{25(27)}$-烯-1β,2β,3β,4β,5β,7α,22ζ,26-八醇-6-酮-26-O-β-D-吡

喃葡萄糖苷 [5β-furost-$\Delta^{25(27)}$-en-1β,2β,3β,4β,5β,7α,22ζ,26-octaol-6-one-26-O-β-D-glucopyranoside，**10**]、5β-呋甾-$\Delta^{25(27)}$-烯-1β,2β,3β,4β,5β,6β,7α,22ζ,26-九醇-26-O-β-D-吡喃葡萄糖苷 [5β-furost-$\Delta^{25(27)}$-en-1β,2β,3β,4β,5β,6β,7α,22ζ,26-nonaol-26-O-β-D-glucopyranoside，**11**]。**1** 和 **2** 在浓度为 50 μmol/L 时，对人类胃癌肿瘤细胞系 NUGC 细胞株增殖具有细胞毒活性，而 **1** 在浓度为 50 μmol/L 时对人类鼻咽癌细胞系 HONE-1 细胞株增殖同样具有细胞毒活性；**3** 在浓度 10 μg/ml 时，对 HeLa 及 HL-60 细胞株增殖均表现出显著的细胞毒活性，抑制率分别为 81% 及 78%；**6** 和 **7** 具有抑制环氧合酶 COX-2 活性的作用，能显著抑制磷脂多糖 (LPS) 所致 COX-2 的产生，抑制浓度为 20 μg/ml；**8** 和 **9** 均对荔枝霜疫霉菌表现出抑制作用；**10** 和 **11** 具有抗 NO 生成活性，能显著抑制 LPS 所致 NO 的产生，抑制浓度为 40 μg/ml。

1. 橙花开口箭（中国植物志） 黄花开口箭（全国中草药汇编）

Tupistra aurantiaca Wall. ex Baker in J. Linn. Soc., Bot. 14: 582. t. 20. 1875.——*Campylandra aurantiaca* Baker（英 **Orangeflower Tupistra**）

根状茎垂直生长，圆柱形，直径 1.2-2 cm。叶基生，4-6 枚，近两列套叠，披针形或线形，长 18-60 cm，宽 2-6 cm，近革质，先端急尖，中部以下渐狭成明显或不明显的柄。穗状花序直立，长 2.5-4 cm，具多花；总花梗长 1-2 cm；苞片披针形，边缘有细齿，长 1.5-3 cm，宽 5-8 mm，绿色，除每花有一枚苞片外，另有几枚无花的苞片聚生于花序顶端；花近钟状，长 0.8-1.2 cm；花被筒长 5-7 mm，裂片三角状卵形，长 3-5 mm，宽 2-4 mm，肉质，黄色或橙色，干时褐色；花丝贴生于花被筒上，中部以下两侧扩大，扩大部分不贴生，边缘有细齿，花丝上部稍分离，花药长圆形，直径约 1 mm；子房卵形，直径约 2 mm，花柱长约 1 mm；子房卵形，直径约 2 mm，花柱长约 1 mm，柱头 3 裂。浆果幼时绿色。花期 4-5 月。

分布与生境 产于云南、西藏。生于海拔 1600-3500 m 的密林中、沟边杂木林内或山坡石头上。也分布于尼泊尔、印度。

药用部位 根状茎。

功效应用 滋阴泻水，活血调经。用于劳热咳嗽，风湿痹痛，月经不调，跌打损伤，腰酸腿痛等症。

化学成分 根含甾体类：1β,2β,3β,4β,5β,7α-六羟基螺甾-25(27)-烯-6-酮[1β,2β,3β,4β,5β,7α-hexahydroxyspirost-25(27)-en-6-one][1]，3-表假叶树皂苷元▲(3-epiruscogenin)，3-表新假叶树皂苷元▲

百合科 LILIACEAE

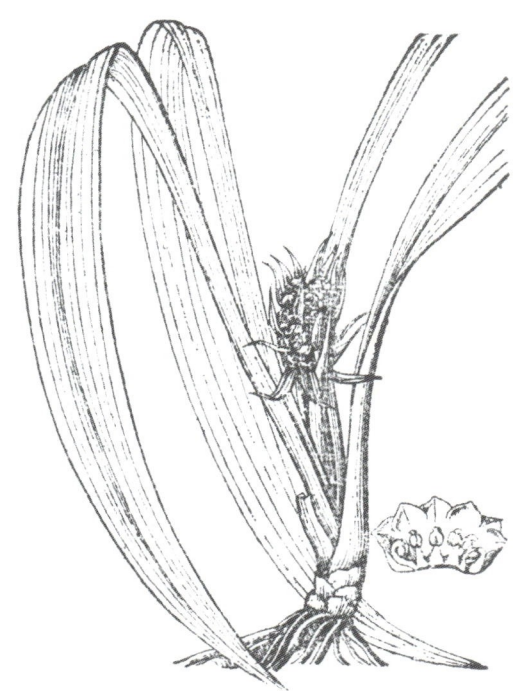

橙花开口箭 Tupistra aurantiaca Wall. ex Baker
引自《中国高等植物图鉴》

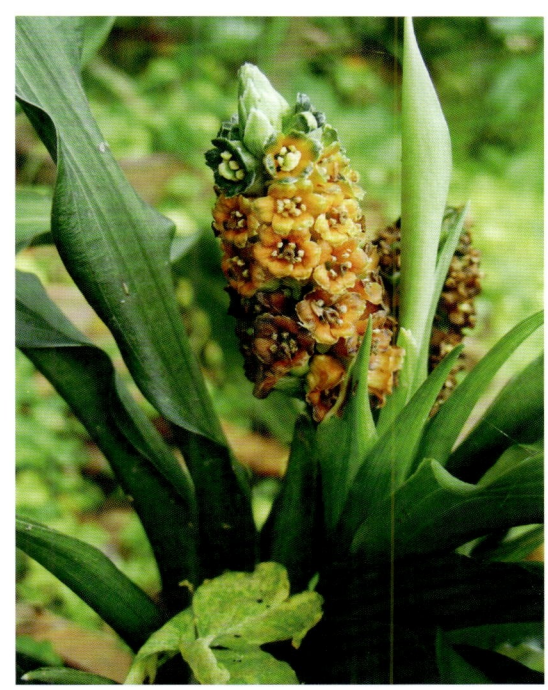

橙花开口箭 Tupistra aurantiaca Wall. ex Baker
摄影：林茂祥

(3-epineoruscogenin)，开口箭苷元▲(tupisgenin)，橙花开口箭皂苷元(aurantigenin)[2]，$\Delta^{25(27)}$-喷托皂苷元[$\Delta^{25(27)}$-pentrogenin]，兰莫皂苷元(ranmogenin) A、B、C[3]、D[4]。

化学成分参考文献

[1] 杨仁洲，等．云南植物研究，1983, 5(2): 229-230.

[2] 杨仁洲，等．云南植物研究，1984, 6(2): 229-233.

[3] 杨仁洲，等．云南植物研究，1987, 9(2): 217-221.

[4] 杨仁洲，等．云南植物研究，1987, 9(2): 223-226.

2. 弯蕊开口箭（中国植物志） 老蛇莲（广西），扁竹兰、见血封口、岩七（云南），柄叶开口箭、白铁打（中药大辞典）

Tupistra wattii (C. B. Clarke) Hook. f., Fl. Brit. India 6: 325. 1892.——*Campylandra wattii* C. B. Clarke
（英 **Watt Tupistra**）

　　根状茎长，下部多少弯曲呈弧形，圆柱形，直径 0.8-1.2 cm，黄褐色。叶 3-10 枚生于延长的茎上，纸质，窄椭圆形、椭圆状披针形至椭圆形，长 6.5-20 cm，宽 3-7 cm，先端渐尖，基部楔形，有明显的柄；叶柄长 3-9 cm，基部扩大，抱茎。穗状花序直立或外弯，长 2.5-6 cm，宽 1-1.5 cm；总花梗长 1.5-2.5 cm，宽 2-3 mm；苞片披针形或线状披针形，长 1.2-1.8 cm，宽 2-4 mm，绿色或黄色，除每花具一苞片外，另有数枚无花苞片聚生于花序顶端；花被筒长 3-5 mm，裂片宽卵形，长 3.5-4 mm，宽 2-4 mm，外轮 3 片较内轮稍宽，肉质，红褐色或黄绿色；花丝下部扩大，贴生于花被筒上，上部分离，长 1.5-2 mm，内弯；花药宽卵形；子房球形；花柱不明显，柱头钝三棱形，顶端 3 裂。浆果球形，红色。花期 2-5 月，果期翌年 1-4 月。

分布与生境　产于广东、广西、四川、贵州、云南。生于海拔 800-2800 m 的密林下荫湿处或溪边、山谷旁。也分布于不丹、印度。

药用部位　根状茎、全草。

功效应用　清热解毒，止血消肿。用于外伤出血，骨折，跌打损伤，胃痛，胃出血，目赤眼雾，感冒，咳嗽痰喘，乳蛾，扁桃体炎，淋巴结炎，咽喉炎，小便淋痛，牙痛等症。

化学成分 根状茎含甾体类：弯蕊苷(wattoside) B、C、D、E[1]。

新鲜根状茎含甾体和皂苷类：弯蕊皂苷元(wattigenin) A[2]、B、C[3]，兰莫皂苷元D (ranmogenin D)[2]、J[6]，万年青苷A (rhodexin A)，弯蕊苷(wattoside) B、D[6]、E、F[4]、G、H、I[5]、K、L、M[6]，凯提皂苷元(kitigenin)，铃兰皂苷元(convallagenin)[3]，铃兰皂苷元B-5β-O-β-D-吡喃葡萄糖苷(convallagenin B-5β-O-β-D-glucopyranoside)[5]，铃兰皂苷元B (convallagenin B)，新五羟螺皂苷元▲(neopentologenin)，螺甾-1β,2β,3β,4β,5β,6β-六醇(spirostane-1β,2β,3β,4β,5β,6β-hexaol)，甲基弯蕊苷(methyl wattoside) B、D、K、L、M[6]。

注评 本种的傣族、土家族药用；傣族用根状茎治疗白喉、咽喉炎、扁桃腺炎、膀胱热淋、胃痛、牙痛、跌打扭伤、腰痛、骨折；土家族用根状茎或全草治疗腹痛和虚热。

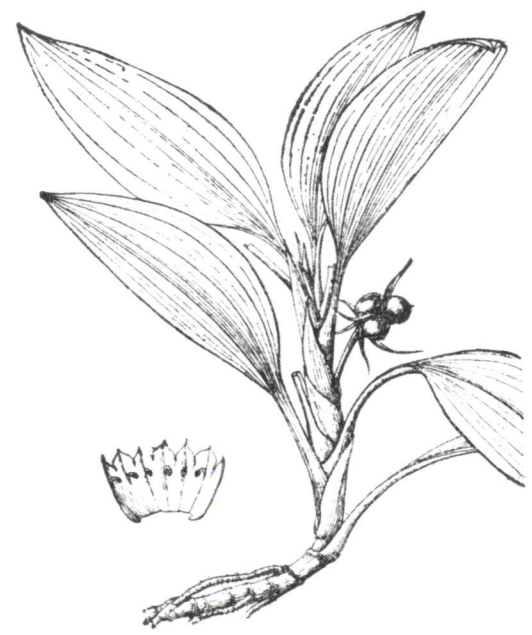

弯蕊开口箭 Tupistra wattii (C. B. Clarke) Hook. f.
引自《中国高等植物图鉴》

化学成分参考文献

[1] 杨帆, 等. 云南植物研究, 2001, 23(3): 373-380.

[2] 王一飞, 等. 云南植物研究, 1995, 17(3): 341-344.

[3] Shen P, et al. *Acta Bot Sin*, 2003, 45(5): 626-629.

[4] 沈平, 等. 中国药物化学杂志, 2002, 12(5): 15-18.

[5] Shen P, et al. *Chem Pharm Bull*, 2003, 51(3): 305-308.

[6] 沈平. 圆果三角叶薯蓣和弯蕊开口箭活性成分的研究. 沈阳药科大学博士论文, 2002.

3. 峨眉开口箭（云南植物研究） 竹节兰（四川）

Tupistra emeiensis Z. Y. Zhu in Acta Bot. Yunnan. 4: 271. 1982.——*Campylandra emeiensis* (Z. Y. Zhu) M. N. Tamura, S. Yun Liang et Turland（英 **Emei Tupistra**）

根状茎细圆柱形，稍弯曲，长24-32 cm，直径2-4 mm，黄褐色。叶5-6枚，椭圆形或卵形，长5-6.5 cm，宽2.5-3.5 cm，先端渐尖，基部楔形；叶柄长2-2.5 cm，基部扩大呈鞘状；鞘叶4-6枚。穗状花序长4-5 cm，具6-9朵花；总花梗长约1 mm；苞片椭圆状卵形或椭圆状披针形，长6-8 mm，宽约2.5 mm。花黄绿色，肉质；花被筒长约3 mm，内面近筒口处具有肉质的薄片，边缘具浅波状齿，花被裂片椭圆状披针形，长3-4 mm，宽约2 mm；雄蕊着生于肉质薄片下，与其互生；花丝极短，长约1 mm，内弯；花药宽卵形；子房倒卵形，花柱极短，柱头3裂。花期6-7月。

分布与生境 产于四川（峨眉山）。生于海拔1800-2500 m的沟边、竹林或灌丛下阴湿处。

药用部位 全草。

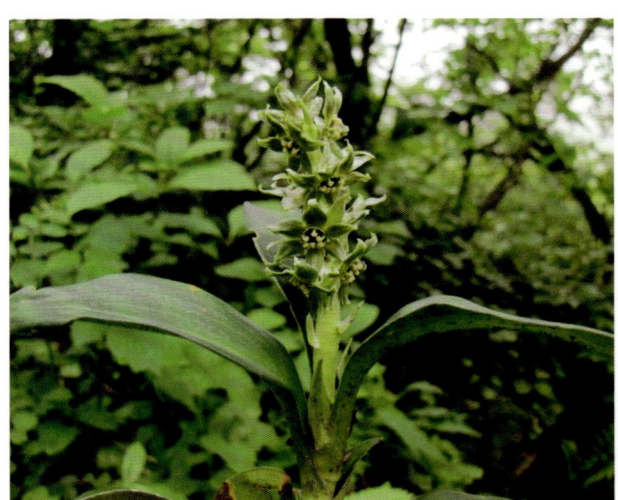

峨眉开口箭 Tupistra emeiensis Z. Y. Zhu
摄影：李策宏

功效应用 祛风除湿，活血化瘀，解毒，祛痰，止咳，止血。用于止咳化痰，平喘，吐血，鼻血，蛇虫咬伤等症。

4. 齿瓣开口箭（中国植物志） 开喉箭（四川），云南铁扁担、竹根七、万年青、流苏开口箭（全国中草药汇编）

Tupistra fimbriata Hand.-Mazz. in Anzeig. Akad. Wiss. Wien Math.-Naturw. Kl. 59: 253. 1922.——*Campylandra fimbriata* (Hand.-Mazz.) M. N. Tamura, S. Yun Liang et Turland（英 **Fimbriate Tupistra**）

根状茎圆柱形，直径 0.6–1.5 cm。叶基生，3–6 枚，近两列套叠，叶片舌状披针形或倒披针形，长 30–65 cm，宽 3.5–6.5 cm，先端渐尖，基部渐狭成明显或不明显的柄，边缘皱波状；鞘叶 2 枚，披针形或长圆形，长 6–15 cm。穗状花序长 2–6 cm，宽 1–1.8 cm；总花梗长 6–15 cm；苞片卵状三角形或卵状披针形，长 6–12 mm，宽 3–5 mm，淡绿色或淡褐色，边缘白色，流苏状；花筒状钟形，长 6–8 mm；花被筒长 3–5 mm，裂片卵形，长 2–3 mm，宽 3–3.5 mm，肉质，绿色，边缘为白膜质，分裂成不整齐的钝齿或近流苏状；花丝贴生于花被筒上部，分离部分明显，花药宽椭圆形，长 1.5 mm；子房卵形，花柱长达 3.5 mm，柱头 3 裂。浆果椭圆形，长约 1 cm，宽 7–8 mm，熟时黄褐色。花期 5 月，果期 11 月。

分布与生境 产于湖北、四川、云南。生于海拔 1200–2700 m 的密林下或灌丛中阴湿处、沟边。也分布于尼泊尔、印度。

药用部位 根状茎、全草。

功效应用 清热解毒，强心利尿，舒筋活血。用于心脏病引起的水肿，跌打损伤，风湿痛，胃痛，外伤出血，毒蛇咬伤等症。

化学成分 根含甾体皂苷类：开口箭素(tupistrin)[1]。

化学成分参考文献

[1] Yeau, Kai-Li; Chou, Yun-Hsien, 等. 药学学报, 1963, 10(12): 745-750.

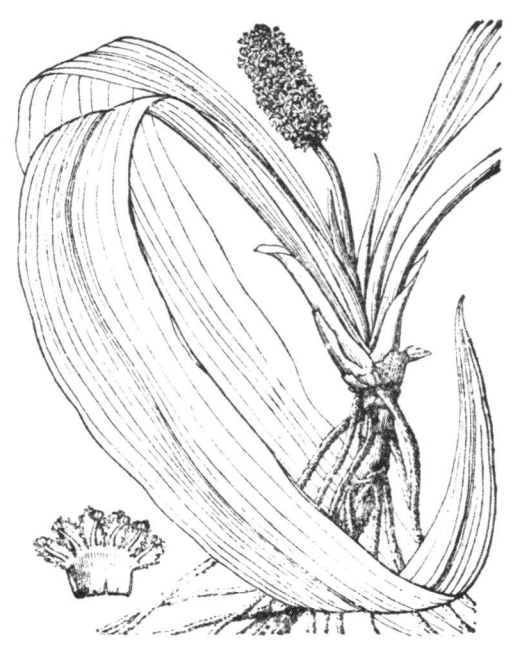

齿瓣开口箭 **Tupistra fimbriata** Hand.-Mazz.
引自《中国高等植物图鉴》

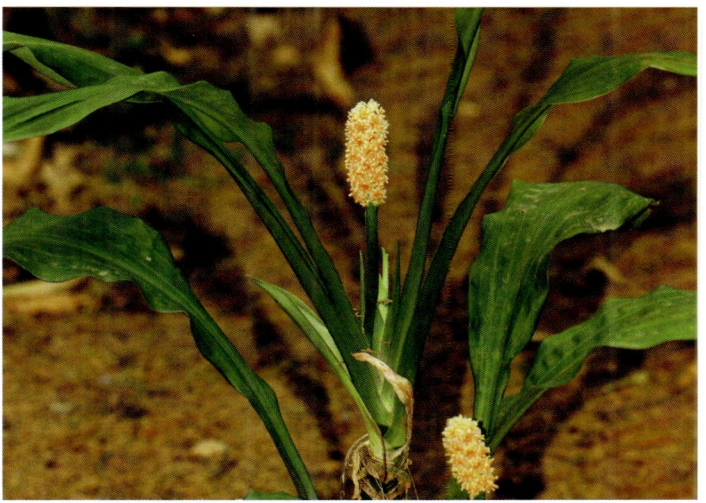

齿瓣开口箭 **Tupistra fimbriata** Hand.-Mazz.
摄影：朱鑫鑫

5. 开口箭（植物名实图考） 竹根七、牛尾七（陕西、江西、云南），开喉箭（湖北、广西、四川），心不干（中药大辞典），斩蛇剑（植物名实图考、江西），老蛇莲（广西）

Tupistra chinensis Baker in Hook. Icon. Pl. 19: Pl. 1867.——*Campylandra chinensis* (Baker) M. N. Tamura, S. Yun Liang et Turland（英 **Chinese Tupistra**）

根状茎长圆柱形，直径 1–1.5 cm。叶基生，4–8 枚，倒披针形、线状披针形至线形，长 15–65 cm，宽 1.5–9.5 cm；鞘叶 2 枚；穗状花序直立，密生多花，长 2.5–9 cm；总花梗长 1–6 cm；苞片绿色，卵状披针形至披针形，花序顶端具几枚无花苞片；花短钟状，长 5–7 mm；花被筒长 2–2.5 mm；裂片卵形，长 3–5 mm，宽 2–4 mm，肉质，黄色或黄绿色；花丝基部扩大，扩大部分有的贴生于花被片，有的加厚，肉质，边缘不贴生于花被片，有的彼此连合，上部分离，内弯；花药卵形；子房近球形，花柱不明显，柱头 3。浆果球形，紫红色。花期 4–6 月，果期 9–11 月。

分布与生境 产于华中、华东、台湾、广东、广西、陕西、四川、云南。生于海拔 1000–3000 m 的林下荫湿处、溪边或路旁。

药用部位 根状茎。

功效应用 滋阴泻水，活血调经。用于劳热咳嗽，风湿痹痛，月经不调，跌打损伤，腰酸腿痛等症。

化学成分 根含甾体类：(25S)-26-O-β-D-吡喃葡萄糖基-呋甾-1β,3β,5β,22α,26-五醇-3-O-β-D-葡萄糖苷[(25S)-26-O-β-D-glucopyranosyl-furost-1β,3β,5β,22α,26-pentaol-3-O-β-D-glucoside]，(25R)-26-O-β-D-吡喃葡萄糖基-呋甾-1β,3β,5β,22α,26-五醇-3-O-β-D-葡萄糖苷[(25R)-26-O-β-D-glucopyranosyl-furost-1β,3β,5β,22α,26-pentaol-3-O-β-D-glucoside]，26-O-β-D-吡喃葡萄糖基-呋甾-1β,3β,5β,22α,26-五醇-25(27)-烯-3-O-β-D-葡萄糖苷[26-O-β-D-glucopyranosyl-furost-1β,3β,5β,22α,26-pentaol-25(27)-en-3-O-β-D-glucoside][1]。

根状茎含甾体类：(25S)-26-O-(β-D-吡喃葡萄糖基)-呋甾-5-烯-3β,22α,26-三醇-3-O-β-D-吡喃葡萄糖基-(1→2)-β-D-吡喃葡萄糖基-(1→4)-β-D-吡喃葡萄糖苷[(25S)-26-O-(β-D-glucopyranosyl)-furost-5-en-3β,22α,26-triol-3-O-β-D-glucopyranosyl-(1→2)-β-D-glucopyranosyl-(1→4)-β-D-glucopyranoside]，(25R)-26-O-

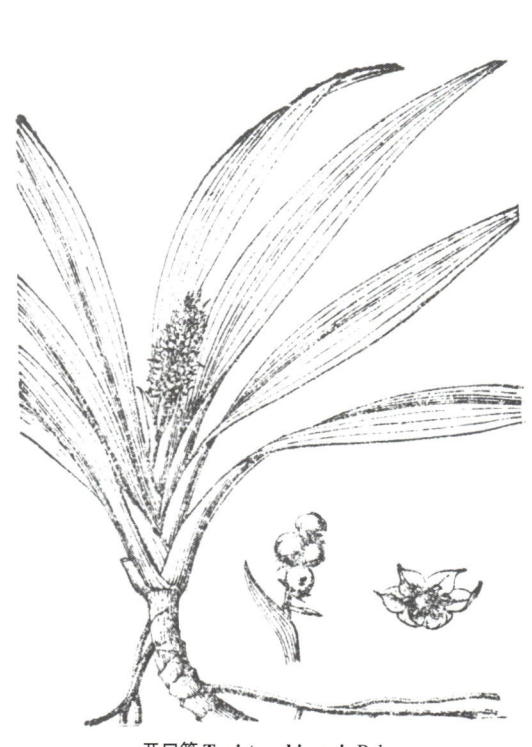

开口箭 **Tupistra chinensis** Baker
引自《中国高等植物图鉴》

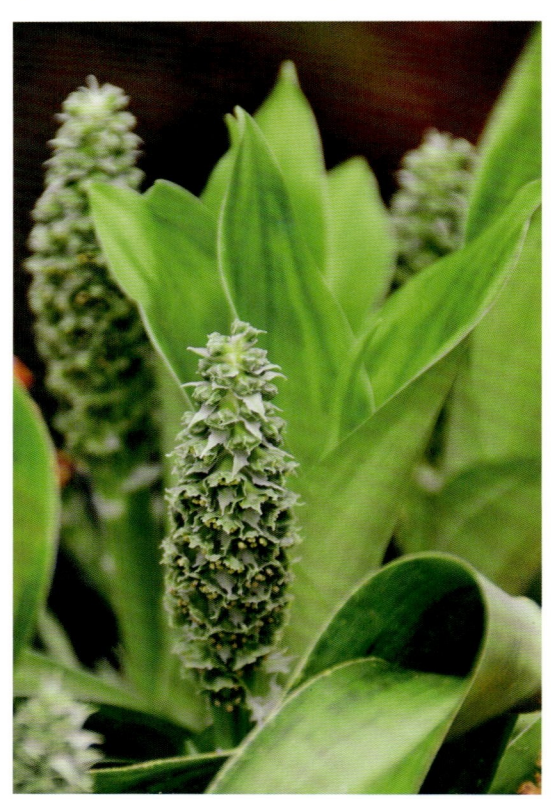

开口箭 **Tupistra chinensis** Baker
摄影：徐晔春

百合科 LILIACEAE

(β-D-吡喃葡萄糖基)-呋甾-5-烯-3β,22α,26-三醇-3-O-β-D-吡喃葡萄糖基-(1→2)-β-D-吡喃葡萄糖基-(1→4)-β-D-吡喃葡萄糖苷[(25R)-26-O-(β-D-glucopyranosyl)-furost-5-en-3β,22α,26-triol-3-O-β-D-glucopyranosyl-(1→2)-β-D-glucopyranosyl-(1→4)-β-D-glucopyranoside][2]，3-O-β-D-吡喃葡萄糖基-(25S)-22-O-甲基-5β-呋甾-1β,3β,5β,22α,26-五醇-26-O-β-D-吡喃葡萄糖苷[3-O-β-D-glucopyranosyl-(25S)-22-O-methyl-5β-furost-1β,3β,5β,22α,26-pentaol-26-O-β-D-glucopyranoside][3]，5β-呋甾-$\Delta^{25(27)}$-烯-1,2β,3β,4β,5β,7α,22ζ,26-八醇-6-酮-26-O-β-D-吡喃葡萄糖苷[5β-furost-$\Delta^{25(27)}$-en-1,2β,3β,4β,5β,7α,22ζ,26-octaol-6-one-26-O-β-D-glucopyranoside]，5β-呋甾-$\Delta^{25(27)}$-烯-1,2β,3β,4β,5β,6β,7α,22ζ,26-九醇-26-O-β-D-吡喃葡萄糖苷[5β-furost-$\Delta^{25(27)}$-en-1,2β,3β,4β,5β,6β,7α,22ζ,26-nonaol-26-O-β-D-glucopyranoside][4]，(25S)-26-O-(β-D-吡喃葡萄糖基)-呋甾-1β,3β,22α,26-四醇-3-O-β-D-吡喃葡萄糖基-(1→4)-β-D-吡喃葡萄糖基-(1→2)-β-D-吡喃葡萄糖苷[(25S)-26-O-(β-D-glucopyranosyl)-furost-1β,3β,22α,26-tetrol-3-O-β-D-glucopyranosyl-(1→4)-β-D-glucopyranosyl-(1→2)-β-D-glucopyranoside]，(25R)-26-O-(β-D-吡喃葡萄糖基)-呋甾-1β,3β,22α,26-四醇-3-O-β-D-吡喃葡萄糖基-(1→4)-β-D-吡喃葡萄糖基-(1→2)-β-D-吡喃葡萄糖苷[(25R)-26-O-(β-D-glucopyranosyl)-furost-1β,3β,22α,26-tetrol-3-O-β-D-glucopyranosyl-(1→4)-β-D-glucopyranosyl-(1→2)-β-D-glucopyranoside][5]，3-O-β-D吡喃葡萄糖基-(1→4)-β-D-吡喃葡萄糖基-(25S)-5β-呋甾-1β,3β,22α,26-四醇-26-O-β-D-吡喃葡萄糖苷[3-O-β-Dglucopyranosyl-(1→4)-β-D-glucopyranosyl-(25S)-5β-furost-1β,3β,22α,26-tetrol-26-O-β-D-glucopyranoside]，3-O-β-D-吡喃葡萄糖基-(1→4)-β-D-吡喃葡萄糖基-(25R)-5β-呋甾-1β,3β,22α,26-四醇-26-O-β-D-吡喃葡萄糖苷[3-O-β-D-glucopyranosyl-(1→4)-β-D-glucopyranosyl-(25R)-5β-furost-1β,3β,22α,26-tetrol-26-O-β-D-glucopyranoside][6]，(20S,22R)-螺甾-25(27)-烯-1β,2β,3β,4β,5β,7α-六醇-6-酮[(20S,22R)-spirost-25(27)-en-1β,2β,3β,4β,5β,7α-hexaol-6-one]，螺甾-25(27)-烯-1β,2β,3β,4β,5β,6β,7α-七醇[spirost-25(27)-en-1β,2β,3β,4β,5β,6β,7α-heptol][7]，(25S)-26-O-β-D-吡喃葡萄糖基-呋甾-1β,3β,22α,26-四醇-3-O-β-D-葡萄糖苷[(25S)-26-O-β-D-glucopyranosyl-furost-1β,3β,22α,26-tetraol-3-O-β-D-glucoside]，(25R)-26-O-β-D-吡喃葡萄糖基-呋甾-1β,3β,22α,26-四醇-3-O-β-D-葡萄糖苷[(25R)-26-O-β-D-glucopyranosyl-furost-1β,3β,22α,26-tetraol-3-O-β-D-glucoside]，(25R)-26-O-β-D-吡喃葡萄糖基-20(22)-烯-呋甾-1β,3β,5β,26-四醇-3-O-β-D-葡萄糖苷[(25R)-26-O-β-D-glucopyranosyl-20(22)-en-furost-1β,3β,5β,26-tetraol-3-O-β-D-glucoside]，(25R)-26-O-β-D-吡喃葡萄糖基-20(22)-烯-呋甾-1β,3β,5β,26-四醇-3-O-β-D-葡萄糖苷[(25R)-26-O-β-D-glucopyranosyl-20(22)-en-furost-1β,3β,5β,26-tetraol-3-O-β-D-glucoside][8]，开口箭赤苷A (tupichinin A)[9]；木脂素类：开口箭木脂素A (tupichilignan A)[9]；黄酮类：开口箭醇▲(tupichinol) D、E、F，鼠李柠檬素(rhamnocitrin)，3,4'-二羟基-7-甲氧基黄酮(3,4'-dihydroxy-7-methoxyflavone)，3,4',7-三羟基黄酮(3,4',7-trihydroxyflavone)，2-(4-羟苯基)-4H-色烯-7-醇[2-(4-hydroxyphenyl)-4H-chromen-7-ol]，3,4',5,7,8-五甲氧基黄酮(3,4',5,7,8-pentamethoxyflavone)[9]；生物碱类：氧代海罂粟碱(oxoglaucine)，氧代紫番荔枝碱(oxopurpureine)[9]；挥发油：1,2-苯二羧酸双(2-甲丙基)酯，(Z,Z)-1,12-十八碳二烯酸[10]。

地下部分含甾体类：(25S)-螺甾-1β,3β,5β-三醇-3-O-β-D-吡喃葡萄糖苷[(25S)-spirostan-1β,3β,5β-triol-3-O-β-D-glucopyranoside]，万年青皂苷元-3-O-β-D-吡喃葡萄糖基-(1→4)-β-D-吡喃葡萄糖苷[rhodeasapogenin-3-O-β-D-glucopyranosyl-(1→4)-β-D-glucopyranoside]，万年青皂苷元-3-O-β-D-吡喃葡萄糖苷(rhodeasapogenin-3-O-β-D-glucopyranoside)[11]，开口箭苷元▲(tupichigenin) A[12]、B、C，兰莫皂苷元A (ranmogenin A)，$\Delta^{25(27)}$-喷托皂苷元[$\Delta^{25(27)}$-pentrogenin][13]，(20S,22R)-螺甾-25(27)-烯-1β,2β,3β,4β,5β,7α-六醇-6-酮[(20S,22R)-spirost-25(27)-en-1β,2β,3β,4β,5β,7α-hexaol-6-one][12]，开口箭苷元▲(tupichigenin) D、E、F，3-表假叶树皂苷元▲(3-epiruscogenin)，3-表新假叶树皂苷元▲(3-epineoruscogenin)，开口箭孕烯醇酮(tupipregnenolone)，β-谷甾醇，豆甾醇[14]；黄酮类：开口箭醇▲(tupichinol) A、B、C[14]；苯丙素类：反式-对羟基香豆酸(trans-p-hydroxycoumaric acid)，顺式-对羟基香豆酸(cis-p-hydroxycoumaric acid)，反式-对香豆酸甲酯(trans-methyl-p-coumarate)[14]；木脂素类：(+)-丁香树脂酚[(+)-syringaresinol][14]；酚／酚酸类：丁香酸，苯甲酸，苯甲酸甲脂，香草醛，香草酸，异香草酸[14]。

药理作用　抗炎镇痛作用：开口箭漱口液治疗咽喉炎、扁桃体炎有效[1]。开口箭水提物能够抑制小鼠耳肿胀，对抗小鼠毛细血管通透性的增加，减低小鼠醋酸扭体次数，提高痛阈而抗炎镇痛[2]。开口箭水溶性浸膏、正丁醇萃取物、石油醚萃取物对角叉菜胶所致小鼠足肿胀及肿胀足中前列腺素 E_2 含量升高均有抑制作用，总皂苷对脂多糖刺激腹腔巨噬细胞产生 NO 有抑制作用。抑制 PGE_2、NO 等炎症介质的释放是其发挥抗炎作用的机制之一[3]。

抗消化性溃疡作用：大理、楚雄、丽江、曲靖、怒江、西双版纳等地区临床上用于治疗胃痛、胃溃疡[4]。开口箭醇提物对三硝基苯磺酸大鼠结肠炎有治疗作用，并能降低血小板聚集率和血小板表面 P- 选择素[5]。

保肝作用：开口箭可以提高乙醇脱氢酶 (ADH)、乙醛脱氢酶、SOD、和 GSH-Px 的活性，加快乙醇在体内的代谢，减少自由基在体内的蓄积，降低脂质过氧化物的含量，发挥保肝护肝醒酒的作用[6]。

抗肿瘤作用：开口箭皂苷体外可以诱导人神经胶质瘤 U251 细胞凋亡，其机制与其促进 Bax 基因表达，抑制 Bcl-2 基因表达，促进 U251 细胞内游离钙浓度，降低细胞内 pH 有关[7]。开口箭皂苷在体内外对 S180 肉瘤细胞均有抑制作用，其作用机制与诱导肿瘤细胞凋亡和干扰细胞周期有关，能够阻止 S180 细胞从 S 期进入 G_2 期，干扰 S180 细胞的有丝分裂[8-9]。开口箭提取物对 HL-60 和 Caski 细胞有生长抑制作用[10]，开口箭提取物、总皂苷、30% 乙醇洗脱部分和 70% 乙醇洗脱部分对人宫颈癌 HeLa 细胞和人鼻咽癌 CNE-1 细胞有抑制作用[11]。

注评 本种为湖北中药材标准（2009）所收载"开口箭"的基源植物之一，药用其干燥根状茎；四川中药材标准（1992）以"茨七"之名收载。侗族、苗族也药用；侗族用全草治腰痛水肿，根状茎治疗急性咽喉炎；苗族用全草及根状茎治疮疖肿毒、毒蛇咬伤、风湿关节痛、跌打损伤、肝硬化腹水、胃痛、咽喉肿痛和扁桃体炎。本品具一定毒性，应慎用；中毒时会出现头痛、眩晕、恶心、呕吐等症状。

化学成分参考文献

[1] Guo Z, et al. *Magn Reson Chem*, 2009, 47(7): 613-616.

[2] Zou K, et al. *Chem Pharm Bull*, 2006, 54(10): 1440-1442.

[3] Zou K, et al. *Chin Chem Lett*, 2006, 17(10): 1335-1338.

[4] Xu LL, et al. *Molecules*, 2007, 12(8): 2029-2037.

[5] Zou K, et al. *Chin Chem Lett*, 2007, 18(10): 1239-1242.

[6] Zou K, et al. *Chin Chem Lett*, 2007, 18(1): 65-68.

[7] 吴光旭，等. 武汉植物学研究，2007(1): 89-92.

[8] Zou K, et al. *Magn Reson Chem*, 2009, 47(1): 87-91.

[9] Pan WB, et al. *Chem Pharm Bull*, 2006, 54(7): 954-958.

[10] 杨春艳，等. 三峡大学学报（自然科学版），2006, 28(4): 360-362.

[11] Wu GX, et al. *Chin Chem Lett*, 2005, 16(7): 911-914.

[12] Pan WB, et al. *J Nat Prod*, 2000, 63(6): 861-863.

[13] Pan WB, et al. *Chem Pharm Bull*, 2000, 48(9): 1350-1353.

[14] Pan WB, et al. *J Nat Prod*, 2003, 66(2): 161-168.

药理作用及毒性参考文献

[1] 瞿士辉. 中国民族民间医药杂志，1999, (3): 140.

[2] 李小莉，等. 湖北中医学院学报，2005, 7(4): 28-29.

[3] 汪鋆植，等. 时珍国医国药，2006, 17(10): 1970-1971.

[4] 赵佳涛，等. 中国民族民间医药，2008, 1: 11-12.

[5] 邱教，等. 中国中西医结合消化杂志，2005, 13(6): 363-365.

[6] 汤子春，等. 时珍国医国药，2007, 18(12): 2958-2960.

[7] 蔡晶，等. 时珍国医国药，2008, 19(3): 693-95.

[8] 朱正光，等. 中药材，2006, 29(3): 277.

[9] 蔡晶，等. 南方医科大学学报，2007, 27(2): 188-191.

[10] 李青，等. 时珍国医国药，2007, 28(7): 1594-1595.

[11] 李青，等. 中国民族民间医药杂志，2007, 3: 164-167.

6. 剑叶开口箭（中国植物志） 小万年青、岩七（云南），竹节七（云南中草药）

Tupistra ensifolia F. T. Wang et T. Tang in Bull. Fan. Mem. Inst. Biol. 7: 86. 1936.——*Campylandra ensifolia* (F. T. Wang et T. Tang) M. N. Tamura, S. Yun Liang et Turland（英 **Swordleaf Tupistra**）

根状茎圆柱形，褐色或绿色。茎长达 10 cm，多节。叶多数，明显成两列，纸质，带形，长 35-50 cm，宽 5-12 mm，先端长渐尖，基部扩大，抱茎，干时边缘稍反卷。穗状花序密生多花，长 4-5.5 cm；总花梗长 4-5 cm；苞片披针形或三角状披针形，长 0.7-1.2 cm，绿色或淡褐色，除每花有一苞片外，另有几枚无花苞片聚生于花序顶端；花筒状钟形，长 5-5.5 mm；花被筒长 2-2.5 mm，裂片卵形，开展，长 2-2.5 mm，宽 1.5-2 mm，肉质，先端急尖，褐色或绿色，边缘白膜质，呈啮蚀状；花丝粗，基部扩大而有皱褶，贴生于花被筒上，上部分离，短于花药，花药卵形；子房卵形，花柱不明显，柱头钝三棱形，顶端 3 裂。浆果直径 5-8 mm，红黑色。花期 6 月，果期 10 月。

分布与生境 产于云南。生于海拔 1100-3200 m 的林下。

药用部位 根状茎。

功效应用 清热解毒，利尿消肿，活血止痛。用于喉炎，扁桃体炎，肾炎水肿，风湿痹痛，骨折肿痛，腰痛，跌打劳伤，疮疖等症。

注评 本种的根状茎傣族、白族药用；傣族治气喘和气满，白族治疗喉炎、扁桃体炎和肾炎水肿。

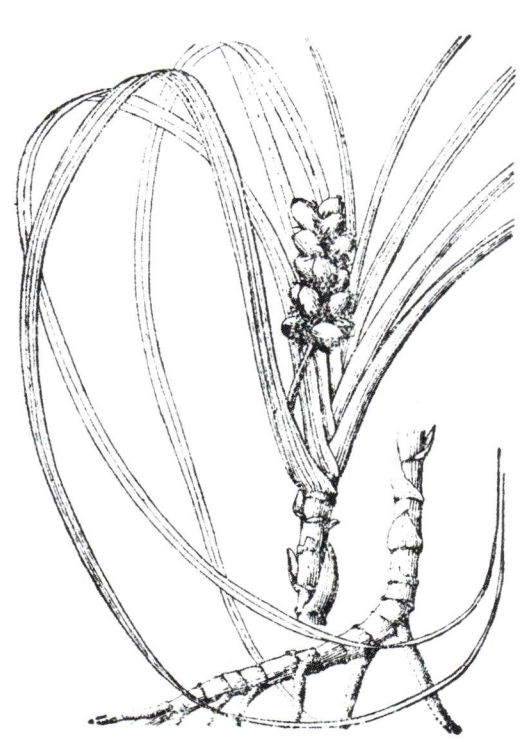

剑叶开口箭 Tupistra ensifolia F. T. Wang et T. Tang
引自《中国高等植物图鉴》

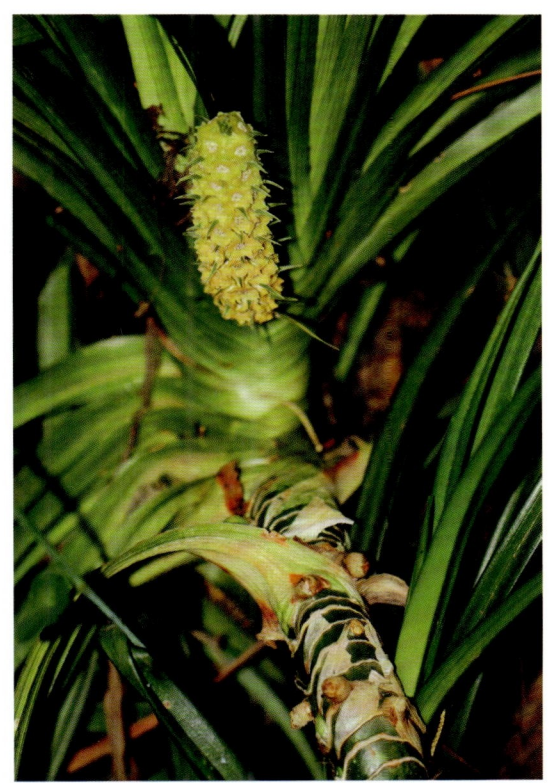

剑叶开口箭 Tupistra ensifolia F. T. Wang et T. Tang
摄影：朱鑫鑫

7. 碟花开口箭

Tupistra tui (F. T. Wang et T. Tang) F. T. Wang et T. Tang, Fl. Reipuble Popularis Sin. 15:14，Pl. 4: 9-10. 1978.——*Rohdea tui* F. T. Wang et T. Tang, *Campylandra tui* (F. T. Wang et T. Tang) M. N. Tamura, S. Yun Liang et Turland（英 **Dishflower Tupistra**）

根状茎长圆柱形，直径 8-13 mm，黄褐色。叶 4-6 枚，近两列，套迭，线状披针形，长 25-40 cm，宽 2-3.5 cm。鞘叶 2-4 枚，披针形，长 3-10 cm。穗状花序密生多花，长 3-4.5 cm，宽 1-1.8 cm；总花梗长 6-15 cm；苞片卵状三角形，短于花；花被长 4.5-5.5 mm，花被筒长 2-3 mm，内有褐色斑点，花被喉部向内扩展成环状体，环状体表面密生乳头状突起；裂片卵状三角形，肉质，黄色，中间有皱纹，边缘白膜质，啮蚀状；雄蕊着生于花被筒上，花丝很短，花药卵形；子房卵形，花柱极短，柱头小。花期 6 月。

分布与生境　产于四川。生于海拔 1000-2500 m 的林下或灌木丛中。

药用部位　全草。

功效应用　祛风除湿，活血化瘀，解毒，祛痰，止咳，止血。用于止咳化痰，平喘，吐血，鼻血，蛇虫咬伤。

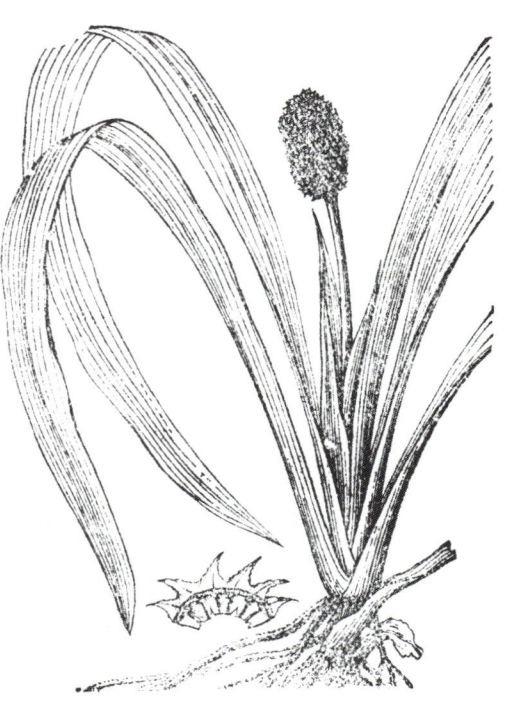

碟花开口箭 Tupistra tui (F. T. Wang et T. Tang) F. T. Wang et T. Tang
引自《中国高等植物图鉴》

30. 万年青属 Rohdea Roth

多年生草本。根状茎粗短，斜生。叶基生，近 2 列套叠，成簇，狭披针形，基部扩张。花葶腋生，穗状花序密生多花；苞片短；花被片球状钟形，裂片短，花时内折；雄蕊 6，花丝大部分贴生于花被筒上，离生部分极短，花药似着生于花被筒上端；花柱极短，柱头 3 裂。浆果红色，具 1 枚种子。

仅 1 种，分布于中国和日本，可药用。

1. 万年青（花镜）

Rohdea japonica (Thunb.) Roth, Nov. Pl. Sp. 197. 1821.——*Orontium japonicum* Thunb.（英 **Omoto Nipponlily**）

根状茎近直立，直径 1.5-2.5 cm。叶 3-8 (-12) 枚，深绿色，披针状长圆形、倒披针形或披针形，两端逐渐变窄，长 15-50 cm，宽 2.5-7 cm，厚纸质，先端锐尖或近渐尖。花葶高 2.5-4 (-10) cm，粗壮；穗状花序近长圆形，长 3-4 cm，宽 1.2-1.7 cm，密生多花；苞片卵状，长 2.5-6 mm，宽 2-4 mm；花被片浅黄色，长 4-5 mm，宽 6 mm，裂片小、厚；花药卵形，长 1.3-1.5 mm。浆果成熟时红色，球形，直径约 8 mm。花期 5-6 月，果期 9-10 月。

分布与生境　分布于山东、江苏、浙江、江西、湖北、湖南、广西、贵州、四川。生于海拔 700-1700 m 的密林下和草坡。日本也有分布。

药用部位　全草、根及根状茎、叶、花。

功效应用　全草、根及根状茎、叶：清热解毒，强心利尿，凉血止血。用于咽喉肿痛，白喉，疮疡肿毒，虫蛇咬伤，心力衰竭，水肿臌胀，咯血，吐血，崩漏等症。近年来发现万年青在治疗腮腺炎，扁

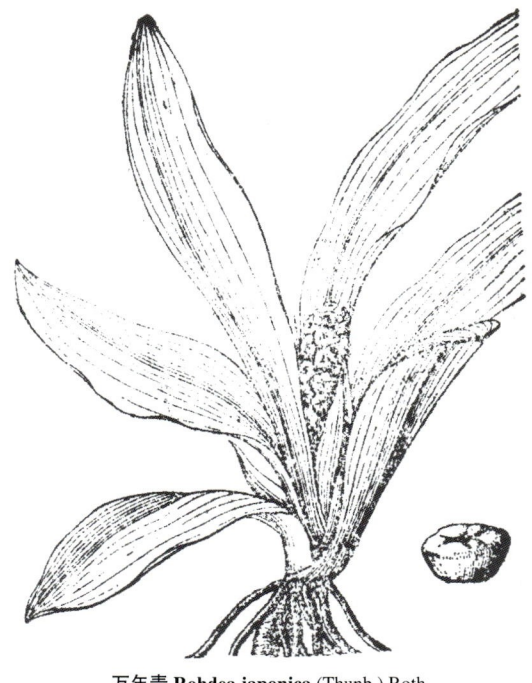

万年青 Rohdea japonica (Thunb.) Roth
引自《中国高等植物图鉴》

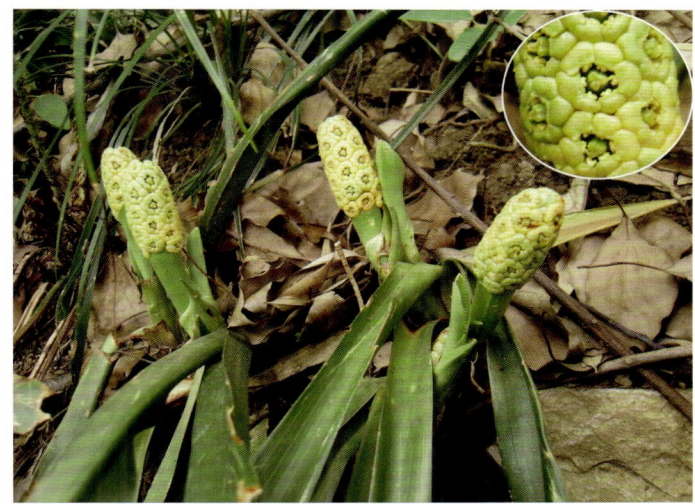

万年青 Rohdea japonica (Thunb.) Roth
摄影：梁同军

桃体炎，痢疾，心脏病，疔疮，丹毒，乳腺炎，跌打损伤，烫伤等方面有较好的疗效。小毒。花：补肾益髓，活血止痛。用于肾虚腰痛，跌打损伤。

化学成分　根和叶含甾体类：万年青苷(rhodexin) A、B[1]、C[2]。

叶含甾体类：洋地黄毒苷元(digitoxigenin)，杠柳苷元(periplogenin)，万年青苷B[3]，万年青新苷(rhodexoside)[4]；香豆素类：东莨菪内酯(scopoletin)，伞形花内酯(umbelliferone)[5]；黄酮类：山奈酚(kaempferol)，槲皮素(quercetin)，黄芪苷(astragalin)，异槲皮素(isoquercetin)[5]。

种子含甾体类：万年青苷A、C[6]。

地上部分含甾体类：万年青苷D (rhodexin D)[7]。

全草含甾体类：万年青皂苷元(rhodeasapogenin)[8]，异万年青甾体皂苷元(isorhodeasapogenin)[9]。

注评　本种为上海（1994）、江苏（1989）药材标准收载"白河车"的基源植物，药用其干燥根状茎，也称"万年青根"或"万年青根状茎"；其干燥果实为上海（1994）药材标准收载的"万年青子"。苗族、白族和土家族也药用；苗族用全株止咳、强心，白族用全草治乳腺炎、细菌性痢疾，土家族用根状茎或全草治脾胃虚弱、咽喉肿痛。

化学成分参考文献

[1] Nawa H. *Proc Jpn Acad*, 1951, 27: 436-440.

[2] Nawa H. *Yakugaku Zasshi*, 1952, 72: 507-508.

[3] Kuchukhidze DK, et al. *Khim Prir Soedin*, 1977(2): 286.

[4] Kuchukhidze DK, et al. *Izv Akad Nauk Gruz SSR, Ser Khim*, 1982, 8(2): 157-159.

[5] Kuchukhidze DK, et al. *Khim Prir Soedin+*, 1973, 9(4): 552.

[6] Nawa H. *Yakugaku Zasshi*, 1952, 72: 888-890.

[7] Mitsuhashi H, et al. *Chem Pharm Bull*, 1971, 19(2): 282-285.

[8] Nawa H. *Proc Jpn Acad*, 1953, 29: 214-217.

[9] Nawa H. *Chem Pharm Bull*, 1953, 6: 255-263.

31. 蜘蛛抱蛋属 Aspidistra Ker Gawl.

多年生草本。根状茎匍匐，具节和鳞片。叶单生或 2-4 枚簇生，具长柄；叶片卵形至带形。花葶通常很短，具 2-8 枚苞片；具 1 (-2) 花，花两性，顶生；花被钟状、坛状或杯状，肉质，上端 (4-) 6-8 (-10) 裂；雄蕊与花被裂片同数并对生，着生于花被筒近基部或中部；花丝短或极不明显；子房 3-4 室，每室具数个胚珠；花柱短，柱头盾状膨大，边缘裂或不裂。浆果球形至卵状椭圆形。

约 62 种，产于亚洲热带或热带地区。我国有 59 种，其中 48 种为特有，1 种引进，药用植物 13 种。

分种检索表

1. 叶单生，各叶着生点有明显的间距。
   - 2. 花被坛状；叶片卵形或卵状椭圆形，叶柄长 6-11 cm；花被裂片卵状披针形，长约 17-25 mm······························ 3. 长瓣蜘蛛抱蛋 A. longipetala
   - 2. 花被钟状或杯状。
     - 3. 花黄色；花葶长 10-22.5 cm ·· 1. 长梗蜘蛛抱蛋 A. longipedunculata
     - 3. 花紫色，紫红色；花葶长 0.5-5 cm。
       - 4. 雄蕊着生于花被筒的中部以上，高于柱头 ······························ 2. 广西蜘蛛抱蛋 A. retusa
       - 4. 雄蕊着生于花被筒的近基部，低于柱头。
         - 5. 叶片基部近圆形或宽楔形；柱头近边缘处有 6 个白色凹窝，边缘 6 裂 ········ 7. 棕杷叶 A. zongbayi
         - 5. 叶片基部楔形；柱头边缘 4-8 裂，边缘无凹窝。
           - 6. 花被裂片近三角形，内侧无乳突，具 4 条特别肥厚、肉质、光滑、紫红色的脊状隆起；柱头裂片边缘向上反卷 ····························· 4. 蜘蛛抱蛋 A. elatior
           - 6. 花被裂片卵状三角形，内面具多数乳突，有 2-4 条稍明显的脊状隆起。
             - 7. 柱头上表面白色，微凸起，具 3-4 条从中心呈放射状的细缝线，边缘波状 6-8 裂 ························· 5. 九龙盘 A. lurida
             - 7. 柱头表面具 4 对从中央辐射排列的脊状隆起，每对脊状隆起之间具 1 深沟，边缘 4 (-5) 裂，裂片先端微凹 ································· 6. 四川蜘蛛抱蛋 A. sichuanensis
1. 叶 2-4 枚簇生。
   - 8. 花被坛状。
     - 9. 花葶通常丛生；叶片卵状披针形至卵形 ······················· 11. 卵叶蜘蛛抱蛋 A. typica
     - 9. 花葶单生；叶片带形或带状披针形。
       - 10. 花被长 20-22 mm；柱头直径 10-12 mm，边缘微 3 裂 ······ 12. 丛生蜘蛛抱蛋 A. caespitosa
       - 10. 花被长 6-8 mm；柱头直径 1.5-2.5 mm，边缘 3 浅裂，每裂片先端再微 2 裂，具 6 个圆齿 ····················· 13. 小花蜘蛛抱蛋 A. minutiflora
   - 8. 花被钟状或近杯状。
     - 11. 叶片卵形至卵状披针形；花被白色；花药长 5-6 mm ········ 8. 长药蜘蛛抱蛋 A. dolichanthera
     - 11. 叶片带形、线状披针形；花被片淡绿色、紫色或紫红色；花药长 1.5-4 mm。
       - 12. 雄蕊着生于花被筒中部，与柱头等高 ······················· 9. 糙果蜘蛛抱蛋 A. muricata
       - 12. 雄蕊着生于花被筒的近基部，低于柱头 ·················· 10. 峨眉蜘蛛抱蛋 A. omeiensis

本属药用植物主要含甾体类，如蜘蛛抱蛋苷 (aspidistrin，**1**)、原蜘蛛抱蛋苷 (protoaspidistrin，**2**)、α-3,5- 去氧替告皂苷元 (α-3,5-deoxytigogenin，**3**)、薯蓣皂苷元 (diosgenin，**4**)、小穗花薯蓣皂苷元 (gentrogenin) 等。其中 **1** 具有抗真菌活性，其对啤酒酵母的最低抑制浓度达到 2.5 mg/ml。

本属植物蜘蛛抱蛋具有凝血、抗肿瘤、抗菌和抗病毒作用，广西蜘蛛抱蛋有杀虫作用。

百合科 LILIACEAE

1. 长梗蜘蛛抱蛋（广西植物）

Aspidistra longipedunculata D. Fang in Guihaia 2(2): 78, f. 2. 1982.（英 **Longpedicel Aspidistra**）

根状茎近圆柱形，直径 4-10 mm。叶单生，叶片窄椭圆形或长圆状披针形，长 17-50 cm，宽 3.5-13.5 cm，基部楔形，先端渐尖；叶柄长 4-4.5 cm。花葶紫褐色，长 10.5-22.5 cm；苞片 6-9 枚。花单生，下垂；花被钟状，黄色，顶端 (6-) 8 (-10) 裂，裂片长圆形，反折，长 8-15 mm，宽 7 (-9) mm，稍肉质，平滑；花被筒长约 7 mm，直径约 10 mm；雄蕊 (6-) 8-10 枚，着生于花被筒中部偏下，位置低于柱头，近无柄，花药近肾形，长约 5 mm；雌蕊长 7-8 mm，柱头稍膨大，直径 1.5 mm，边缘 3 裂。果紫红色，直径 1.7 mm。花期 4-5 月，果熟期翌年 3-4 月。

分布与生境　产于广西（宁明、龙州）。生于海拔 200-300 m 的山谷边常绿阔叶林下阴湿处。

药用部位　全草。

功效应用　活血祛瘀，除湿。用于风湿痹痛等症。

2. 广西蜘蛛抱蛋（植物分类学报）

Aspidistra retusa K. Y. Lang et S. Z. Huang in Acta Phytotax. Sin. 19(3): 379, f. 1: 8-10. 1981.（英 **Kwangsi Aspidistra**）

根状茎近圆柱形，直径约 5 mm。叶单生，叶片长圆形至长圆状披针形，长 20-35 cm，宽 3-6.5 cm，基部楔形，先端渐尖；叶柄长 16-33 cm。花葶长 2.5-4.5 cm，具 5 或 6 枚苞片；花单生，花被钟形，紫色，长 17-20 mm，先端 5-6 裂，裂片三角状卵形，长约 4 mm，宽约 3 mm，稍厚，外弯；雄蕊 5 或 6 枚，着生于花被筒中部以上，位置高出柱头，近无柄；花药卵圆形，长约 1.8 mm；雄蕊高约 4 mm；花柱具明显的关节；柱头稍膨大，直径约1.5 mm，边缘3裂，裂片波状。浆果近球形，直径约1 cm，紫红色。花期3-5月，果期翌年3-4月。

分布与生境 产于广西。生于海拔200-300 m的石灰岩石山、山谷沟边林下。

药用部位 根状茎。

功效应用 止血，镇痛，消炎。用于跌打损伤等症。

药理作用 杀虫作用：广西蜘蛛抱蛋甲醇提取物具有触杀柑橘红蜘蛛和褐飞虱的作用[1-2]。

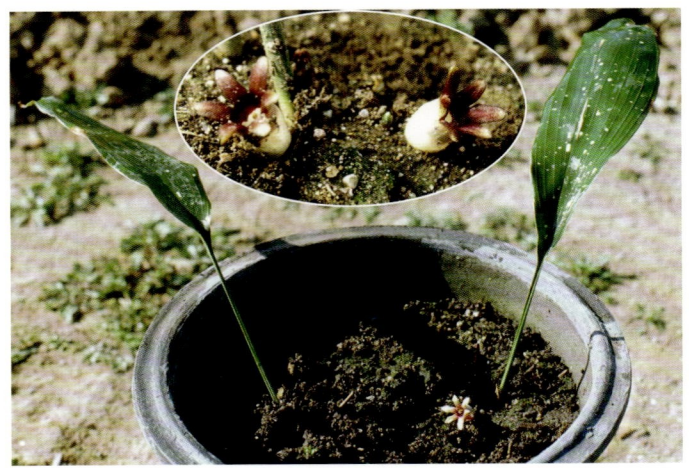

广西蜘蛛抱蛋 Aspidistra retusa K. Y. Lang et S. Z. Huang
摄影：郎楷永

药理作用及毒性参考文献

[1] 陈新华. 扛板归对柑橘红蜘蛛的生物活性研究 [学位论文]. 南宁：广西师范大学生命科学院，2006.

[2] 郑亚成，等. 西南农业大学学报（自然科学版），2005, 27(5): 668-671.

3. 长瓣蜘蛛抱蛋（广西植物）

Aspidistra longipetala S. Z. Huang in Guihaia 6(4): 273, f. 1. 1986.（英 **Longpetal Aspidistra**）

根状茎近圆柱形，直径5-7 mm。叶单生，叶片卵形至卵状椭圆形，长13-17 cm，宽5-6 cm；叶柄长6-7 cm。花单生，具5-6枚苞片；花被近坛状，长2.5-3.5 mm，外侧紫红色，内侧淡黄色，顶端(6-) 8裂，裂片卵状披针形，长17-25 mm，近直立，宽约5 mm，花被筒长约10 mm，宽约18 mm；雄蕊(6-) 8枚，着生于花被筒的基部，近无柄；花药长圆形，长约2 mm；雌蕊长约7 mm，花柱粗短，长约5 mm；柱头盾状膨大，直径12-15 mm，边缘12裂。花期3-4月。

分布与生境 产于广西，生于海拔300-500 m的山谷林下阴处。

药用部位 根状茎。

功效应用 活血止痛，化痰止咳。用于骨折，跌打损伤，咳嗽等症。

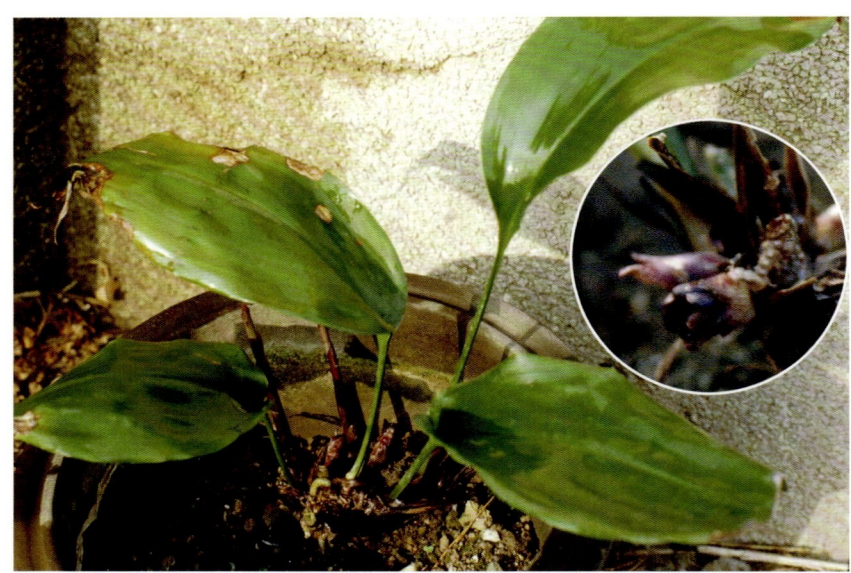

长瓣蜘蛛抱蛋 Aspidistra longipetala S. Z. Huang
摄影：郎楷永

百合科 LILIACEAE

4. 蜘蛛抱蛋（植物名实图考） 竹叶伸筋（恒山民间草药），竹叶盘（贵州民间药物），地蜈蚣（湖南药物志），单枝白叶（福建中草药），飞天蜈蚣、哈萨喇（植物名实图考、江西南部）

Aspidistra elatior Blume in Tijdschr. Nat. Gesch. Phys. 1: 76, t. 4. 1834.（英 **Common Aspidistra**）

根状茎近圆柱形，直径 5–10 mm。叶单生，叶片长圆状披针形、披针形至近椭圆形，长 20–45 cm，宽 6–10 cm，有时具黄白色斑点或条纹；叶柄长 5–35 cm。花葶长 0.5–2 cm，具 3–4 枚苞片；花单生，花被钟状，紫色至暗紫色，少有粉红色，顶端 (6–) 8 裂，花被筒长 1–12 cm，宽 1–1.5 cm；裂片三角形，长 6–8 mm，宽 3.5–4 mm，边缘和内侧的上部淡绿色，内面具 4 条特别肥厚的肉质脊状隆起，中间的 2 条细而长；两侧的 2 条粗而短，中部高达 1.5 mm，紫红色；雄蕊 (6–) 8 枚，着生于花被筒近基部，低于柱头；花丝短，花药椭圆形，长约 2 mm；雌蕊高约 8 mm；柱头盾状，圆形，直径 10–13 mm，紫红色，边缘 4 裂，裂片顶端微凹。花期 4–5 月，果期翌年 5 月。

分布与生境 原产地目前不清楚，中国广泛栽培。

药用部位 根状茎。

功效应用 活血止痛，清热止咳，利尿通淋。用于跌打损伤，风湿痹痛，腰痛，经闭腹痛，头痛，牙痛，肺热咳嗽，砂淋，泄泻，小便不利等症。

化学成分 地下部分含甾体类：蜘蛛抱蛋苷(aspidistrin)[1]，原蜘蛛抱蛋苷(protoaspidistrin)，甲基原蜘蛛抱蛋苷(methyl protoaspidistrin)[2]，新蜘蛛抱蛋苷(neoaspidistrin)[3]，蜘蛛抱蛋苷A (aspidoside A)，开口箭洛苷▲H(tupiloside H)，新五羟螺皂苷元▲-5-O-β-吡喃葡萄糖苷(neopentologenin-5-O-β-D-glucopyranoside)，开口箭苷▲G (tupstroside G)，新五羟螺皂苷元▲(neopentologenin)，蜘蛛抱蛋苷元A(aspidistrogenin A)，(25S)-3β-羟基-螺甾-5-烯-3-O-β-D-吡喃葡萄糖基-(1→2)-[β-D-吡喃木糖基-(1→3)]-β-D-吡喃葡萄糖基-(1→4)-β-D-吡喃半乳糖苷{(25S)-3β-hydroxy-spirost-5-ene-3-O-β-D-glucopyranosyl-(1→2)-[β-D-xylopyranosyl-(1→3)]-β-D-glucopyranosyl-(1→4)-β-D-galactopyranoside}，(25S)-26-O-β-D-吡喃葡萄糖基-呋甾-5-烯-3β,22ζ,26-三醇-3-O-β-D-吡喃葡萄糖基-(1→2)-[β-D-吡喃木糖基-(1→3)]-β-D-吡

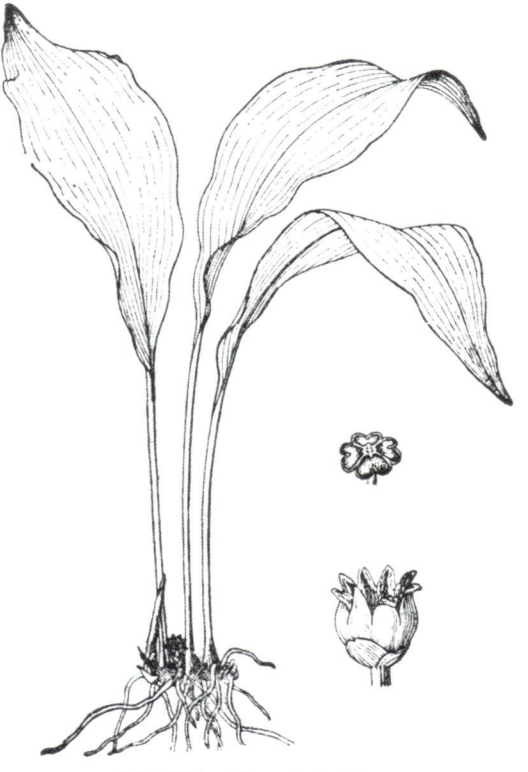

蜘蛛抱蛋 Aspidistra elatior Blume
引自《中国高等植物图鉴》

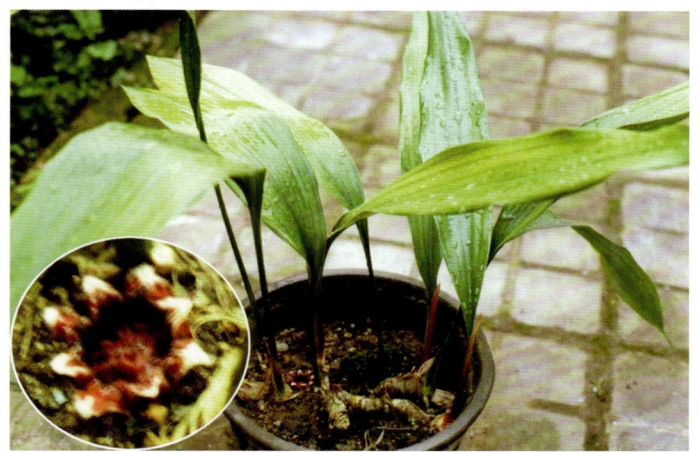

蜘蛛抱蛋 Aspidistra elatior Blume
摄影：郎楷永

喃葡萄糖基-(1→4)-β-D-吡喃半乳糖苷{(25S)-26-O-β-D-glucopyranosyl-furost-5-en-3β,22ζ,26-triol-3-O-β-D-glucopyranosyl-(1→2)-[β-D-xylopyranosyl-(1→3)]-β-D-glucopyranosyl-(1→4)-β-D-galactopyranoside}[4]。

叶含甾体类：新五羟螺皂苷元▲-5-O-β-D-吡喃葡萄糖苷(neopentologenin-5-O-β-D-glucopyranoside)，蜘蛛抱蛋苷(aspidistrin)，26-O-β-D-吡喃葡萄糖基-22-甲氧基-5β-呋甾-1β,3β,4β,5β,26-五醇-5-O-β-D-吡喃葡萄糖苷{26-O-β-D-glucopyranosyl-22-methoxy-5β-furostan-1β,3β,4β,5β,26-pentaol-5-O-β-D-glucopyranoside}，26-O-β-D-吡喃葡萄糖基-22-甲氧基-5β-呋甾-1β,2β,3β,4β,5β,26-六醇-5-O-β-D-吡喃葡萄糖苷{26-O-β-D-glucopyranosyl-22-methoxy-5β-furostan-1β,2β,3β,4β,5β,26-hexaol-5-O-β-D-glucopyranoside}，26-O-β-D-吡喃葡萄糖基-22-甲氧基-5β-呋甾-1β,3β,4β,5β,26-五羟基-2β-基-硫酸镁单羟化物{Mg-26-O-β-D-glucopyranosyl-22-methoxy-5β-furostan-1β,3β,4β,5β,26-pentahydroxy-2β-yl-sulfate monohydroxide}[5]。

药理作用　促凝血作用：蜘蛛抱蛋凝聚素对兔红细胞具有凝集作用，此作用能被甘露糖、甘露聚糖、甲状腺球蛋白和卵清蛋白所抑制[1-2]。

抗菌作用：蜘蛛抱蛋对金黄色葡萄球菌、放线菌、木菌和黑曲霉等具有不同程度的抑制作用[3]。蜘蛛抱蛋甲醇提取物和蜘蛛抱蛋苷具有抑制真菌活性[4-5]。

抗病毒作用：蜘蛛抱蛋凝聚素对水疱性口炎病毒、科萨奇病毒和呼吸道合胞病毒感染 HeLa 细胞均表现出明显的抑制作用，但对呼肠孤病毒、辛德毕斯病毒没有抑制作用[1]。

抗肿瘤作用：蜘蛛抱蛋凝聚素抑制肺癌细胞 (Lu-04)，乳腺癌细胞 (Bre-04) 和肝癌细胞 (HepG2) 的生长，且具有明显的细胞特异性和浓度依赖性[1-2]。

注评　本种为湖南中药材标准（1993，2009）收载"竹节伸筋"的基源植物，药用其干燥根状茎。除文献中记载的常见功效外，《植物名实图考》还记载可治疗热证、腰痛和咳嗽。

化学成分参考文献

[1] Mori Y, et al. *Chem Pharm Bull*, 1973, 21(1): 224-227.

[2] Hirai Y, et al. *Chem Pharm Bull*, 1982, 30(10): 3476-3484.

[3] 陈昌祥，等 . 云南植物研究，1994, 16(4): 397-400.

[4] 杨庆雄，等 . 云南植物研究，2000, 22(1): 109-115.

[5] Konishi T, et al. *Chem Pharm Bull*, 1984, 32(4): 1451-1460.

药理作用及毒性参考文献

[1] 徐小超 . 蜘蛛抱蛋（Aspidistra elatior Bulme）凝集素的分离、纯化及性质 [学位论文]。成都：四川大学生命科学学院，2007.

[2] Xu X, et al. *Acta Biochim Biophys Sin*. 2007, 39(7): 507-519.

[3] 郭阿均 . 10 种室内观叶植物固碳释氧、蒸腾、抑菌特性的研究 [学位论文]. 哈尔滨 . 东北林业大学，2004.

[4] Koketsu M, et al. *J Agric Food Chem*, 1996, 44(1): 301-303.

[5] Takano S, et al. *Tokyo Nogyo Daigaku Nogaku Shuho*, 1988, 33(1): 116-121.

5. 九龙盘（中国植物志）　赶山鞭（江西、湖南、云南），蜈蚣草、龙盘七（湖南、四川、云南），蛇退（云南中草药），棕巴叶（全国中草药汇编），竹叶盘（四川），青蛇莲、接骨丹（四川成都），寸八节、地寮叶（重庆），竹叶根（浙江），千年竹（广东、云南）

Aspidistra lurida Ker Gawl. in Bot. Reg. 8: 628. 1822.（英 **Brownishpurple Aspidistra**）

根状茎圆柱形，直径 4–10 mm。叶单生，叶片长圆状披针形或椭圆状披针形，长 12–25 cm，宽 3.5–6 cm；基部近圆形或阔楔形；叶柄长 15–25 cm。花葶长 1–3 cm，具 3–6 枚苞片，宽卵形，紫色。花被近钟状，长 10–15 mm，上部紫色，6–8 (–9) 裂，裂片卵状三角形，长约 5 mm，基部宽约 4.5 mm，外弯，内侧紫色，具 2–4 条纵向、有多数小乳突的脊状隆起；花被筒长 5–8 mm，直径 10–15 mm，外侧上半部紫色，基部黄白色；雄蕊 6–8 (–9) 枚，着生于花被筒基部；花药宽卵形，近无柄；雌蕊长约 9 mm，子房膨大，花柱短，无关节，柱头盾状，圆形，直径 7–8 mm，上表面白色，微凸起，具

3-4条放射状的细缝线，边缘波状6-8裂，裂片边缘稍向下弯。花期11月。

分布与生境　产于广东、广西（柳州市）。生于海拔250-300 m的石灰岩山坡、山谷常绿阔叶林下或灌丛中。也分布于越南。

药用部位　根状茎。

功效应用　祛风解毒，健胃止痛，接骨生肌。用于小儿消化不良、胃痛、风湿痹痛、肾虚腰痛、跌打损伤、骨折、胃脘疼痛等症。

注评　本种瑶族、土家族、苗族药用，主要用于风湿痛、跌打损伤、腰痛等。

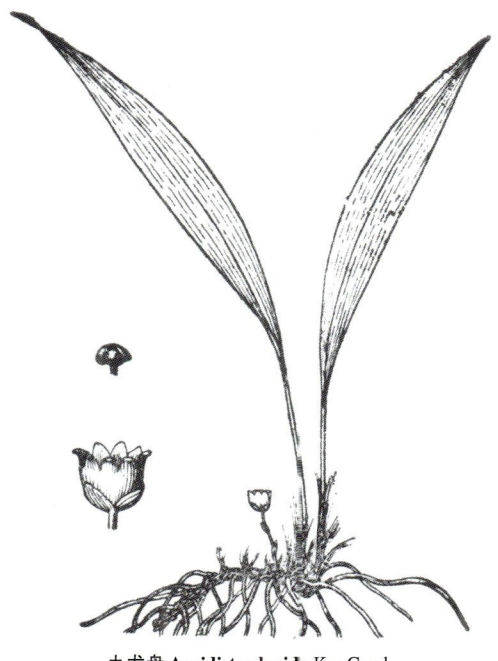

九龙盘 Aspidistra lurida Ker Gawl.
引自《中国高等植物图鉴》

6. 四川蜘蛛抱蛋（云南植物研究）

Aspidistra sichuanensis K. Y. Lang et Z. Y. Zhu in Acta Bot. Yunnan 6(4): 387, f. 1: 5-6. 1984.

（英 **Sichuan Aspidistra**）

根状茎圆柱形，直径6-12 mm。叶单生，披针形至椭圆状披针形，长20-35 cm，宽4-8 mm，基部楔形；叶柄坚挺，长10-35 cm。花葶长1-5 cm，具4-6枚苞片。花单生，花被钟状，长10-15 mm，上部(6-) 8 (-10)裂，裂片三角状披针形，长3-6 mm，宽2-4 mm，紫红色，外弯，内侧具4条纵向，有小乳突的脊状隆起；花被筒长7-9 mm；雄蕊(6-) 8枚，着生于花被筒的基部；花药卵形；雌花长约4 mm；柱头盾状，圆形，直径8-12 mm，明显高于雄蕊，表面具4对从中央向四周呈放射状排列的脊状隆起，边缘(3-) 4 (-5)裂，裂片顶端微凹。浆果具疣状突起。花期1-4月。

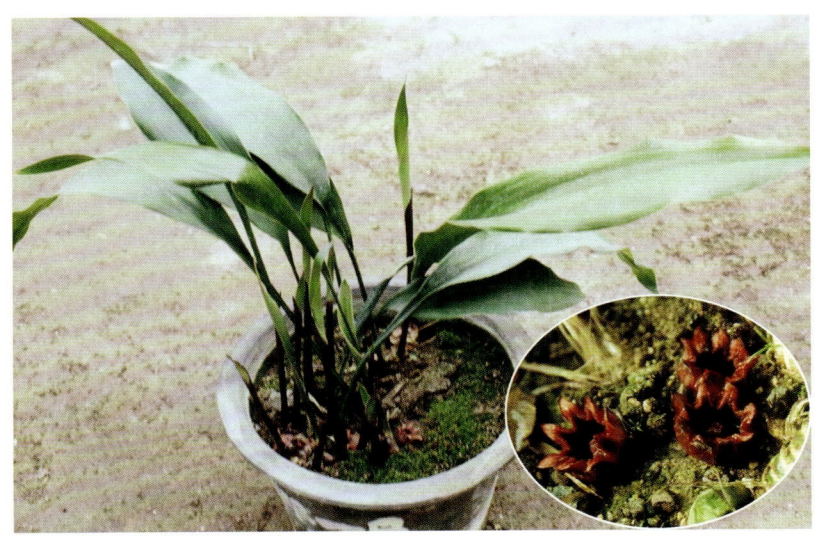

四川蜘蛛抱蛋 Aspidistra sichuanensis K. Y. Lang et Z. Y. Zhu
摄影：郎楷永

分布与生境　产于湖南、广西、四川、贵州、云南。生于海拔500–1100 m的林下、竹林或灌丛中。
药用部位　根状茎。
功效应用　活血通淋，泄热通络。用于风湿痹痛，跌打损伤。
化学成分　根状茎含甾体类：22-甲氧基-5β-呋甾-1β,3β,4β,5β,26-五醇-26-O-β-D-吡喃葡萄糖苷(22-methoxy-5β-furostan-1β,3β,4β,5β,26-pentanol-26-O-β-D-glucopyranoside)，蜘蛛抱蛋苷(aspidistrin)，原蜘蛛抱蛋苷(protoaspidistrin)[1]。

化学成分参考文献

[1] 陈梦菁，等. 天然产物研究与开发，1995, 7(1): 19-22.

7. 棕杷叶（植物分类学报）　棕子叶（四川）

Aspidistra zongbayi K. Y. Lang et Z. Y. Zhu in Acta Phytotax Sin. 20(4): 486, f. 1: 6-10. 1982.
（英 **Zongbaye Aspidistra**）

根状茎圆柱形，直径3–5 mm。叶单生，椭圆形至椭圆状披针形，长14–25 cm，宽3–7 cm，基部近圆形或宽楔形；叶柄长5–25 cm。花葶长2–3 cm；花单生，具1–2枚苞片；花被钟状，紫红色，长9–13 cm，上端6裂，裂片卵状三角形，紫红色，长4–5 mm，宽2–4 mm，外弯，内侧具4条纵向、有多数小乳突的脊状隆起；花被筒长5–7 mm，内侧紫褐色；雄蕊6枚，着生于花被筒近基部；花药卵形；雌花长4–5 mm；柱头盾状，圆盘状，紫色，直径9 mm，位置高于雄蕊，近边缘处有6个白色凹窝，边缘6裂，裂片半圆形。浆果卵球形，直径1–1.3 cm，具瘤状突起。花期1–2月，果期8–12月。
分布与生境　产于四川。生于海拔1000–1250 m的常绿阔叶林下。
药用部位　根状茎。
功效应用　活血祛瘀，接骨止痛，清热解毒。用于疟疾，风湿痹痛，肾虚，腰脚痛，跌打损伤，骨折，蛇咬伤。

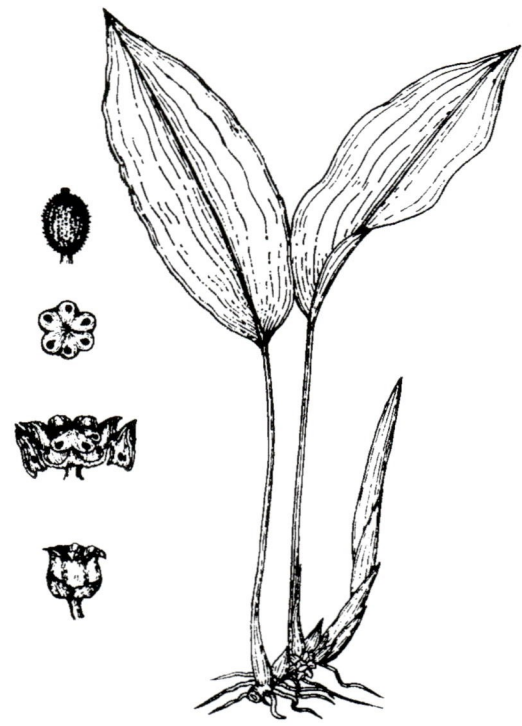

棕杷叶 Aspidistra zongbayi K. Y. Lang et Z. Y. Zhu
宋良科　绘

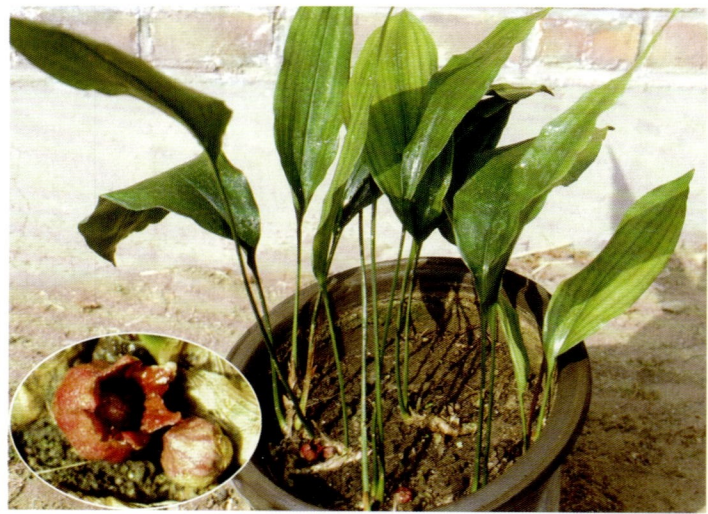

棕杷叶 Aspidistra zongbayi K. Y. Lang et Z. Y. Zhu
摄影：郎楷永

化学成分 根状茎含甾体类：蜘蛛抱蛋苷(aspidistrin)，原蜘蛛抱蛋苷(protoaspidistrin)，α-3,5-去氧替告皂苷元(α-3,5-deoxytigogenin)，薯蓣皂苷元(diosgenin)，小穗花薯蓣皂苷元▲(gentrogenin)[1]，β-谷甾醇[1]。

化学成分参考文献

[1] 陈梦菁，等. 植物学报，1990, 32(4): 297-301.

8. 长药蜘蛛抱蛋（广西植物）

Aspidistra dolichanthera X. X. Chen in Gnihaia 2(2): 77. f. 1. 1982.（英 **Longanther Aspidistra**）

根状茎近圆柱形，直径6-10 mm。叶2-3枚簇生，叶片卵形至卵状披针形，长18-30 cm，宽8-15 cm；叶柄长20-30 cm，坚挺。花葶5-15 cm，具3-6枚苞片。花单生，花被钟状，白色，顶端6或7裂，裂片长圆形，长约12 mm，宽7-8 mm，反卷，花被筒长6-8 mm，宽约8 mm；雄蕊6-7枚，着生于花被筒的基部，花药长圆形，长5-6 mm；柱头稍膨大，直径1.7 mm，位置明显高于雄蕊。浆果心状扁球形，熟时紫红色，直径1.2 cm。花期4月，果期翌年4月。

分布与生境 产于广西（龙州）。生于海拔400-500 m的石炭岩山坡或山谷边的林下，常见于石缝、石槽或石穴腐质土疏松处。

药用部位 根状茎。

功效应用 活血止痛。用于骨折，跌打损伤。

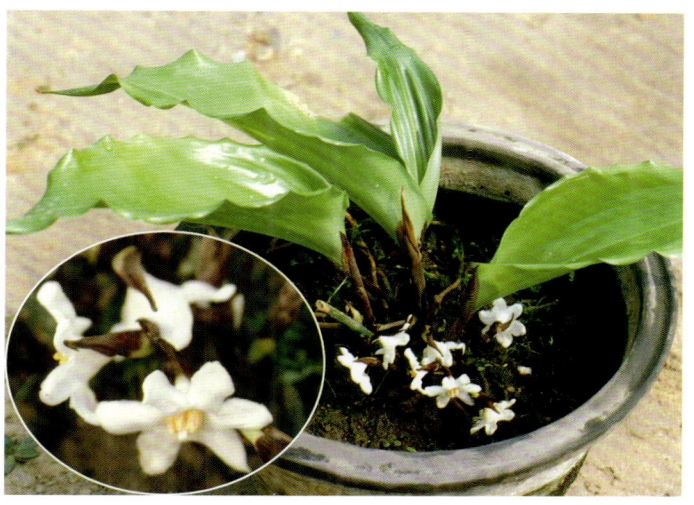

长药蜘蛛抱蛋 Aspidistra dolichanthera X. X. Chen
摄影：郎楷永

9. 糙果蜘蛛抱蛋（植物分类学报）

Aspidistra muricata F. C. How ex K. Y. Lang in Acta Phytotax. Sin. 19(3): 383, f. 1: 1-4. 1981.（英 **Roughfruit Aspidistra**）

根状茎圆柱形，直径约5 mm。叶2-3枚簇生，叶片带形至线状披针形，长30-50 cm，宽1-1.5 cm，叶柄长5-10 mm。花葶长1-1.3 cm，具3-5枚苞片；花单生，花被钟状，淡绿色，顶端6裂，裂片长圆形，长约6 mm，宽约3 mm，反折，花被筒长约10 mm，宽约6.5 mm。雄蕊6枚，着生于花被筒近中部，与柱头等高，花药长圆形，长约3 mm；雌蕊长约6 mm；柱头圆形，直径长约4 mm，边缘6裂。浆果球形，直径1 cm，具瘤状突起。花期9-10月，果期翌年2月。

分布与生境 产于广西。生于海拔500-600 m的山坡、竹林下或山谷林下阴湿处。

药用部位 根状茎。

功效应用 活血止痛，清热，止咳。用于骨折，跌打损伤，咳嗽。

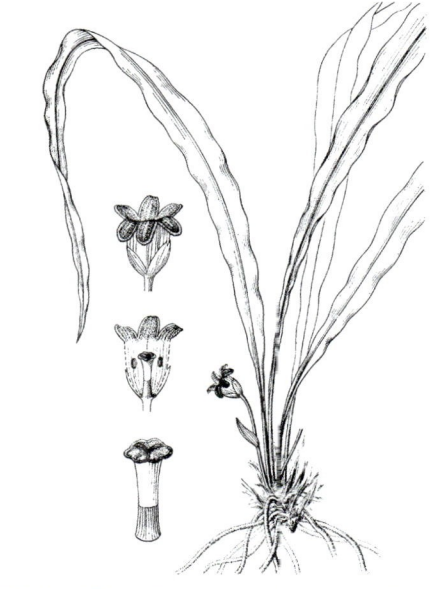

糙果蜘蛛抱蛋 Aspidistra muricata F. C. How ex K. Y. Lang
张泰利 绘

10. 峨眉蜘蛛抱蛋（植物分类学报） 赶山鞭（四川）

Aspidistra omeiensis Z. Y. Zhu et J. L. Zhang in Acta Phytotax. Sin. 19(3): 386, f. 1. 1981.（英 **Emei Adpidistra**）

根状茎直径 1–2 cm。叶 3–5 枚簇生，叶片带形，长 8–100 cm，宽 2–4 cm；叶柄长 5–13 cm。花葶长 3–12 mm，具 3–4 枚苞片。花单生，花被钟状，外侧浅紫色，内侧紫红色，先端 6 (–8) 裂，裂片三角状卵形，长 7–8 mm，宽 4–5 mm，内侧具 4 (–6) 条，从裂片先端一直延伸到花被筒近半的脊状隆起；花被筒长 0.8–1.1 cm，直径 1.2–1.4 cm；雄蕊 6 (–8) 枚，着生于花被筒近基部；花丝长约 1 mm，花药横向椭圆形；雌花长约 6 mm，柱头盾状膨大，圆形，直径 0.9–1.3 cm。花期 3–4 月。

分布与生境 产于广西。生于海拔 600–1100 m 的林下、腐殖土肥厚处。

药用部位 根状茎。

功效应用 活血通淋，泄热通络。用于跌打损伤，砂淋。

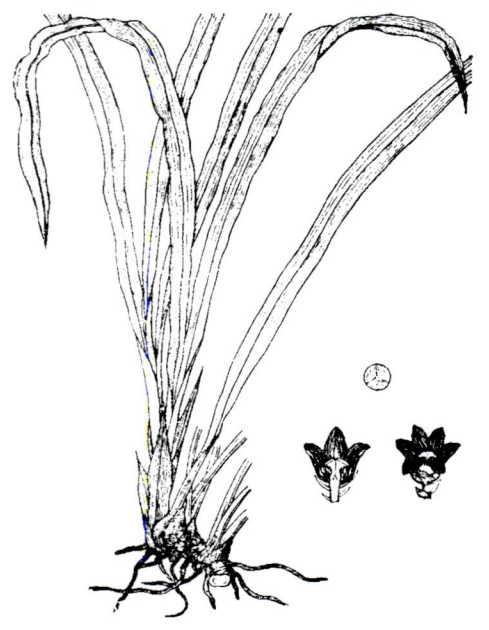

峨眉蜘蛛抱蛋 Aspidistra omeiensis Z. Y. Zhu et J. L. Zhang
宋良科 绘

11. 卵叶蜘蛛抱蛋（中国植物志） 棕包叶（中药大辞典）

Aspidistra typica Baill. in Bull. Soc. Linn. Paris 2: 1129. 1894.（英 **Overleaf Aspidistra**）

根状茎近圆柱形，直径约 7 mm。叶 2–3 枚簇生，叶片卵状披针形至卵形，长 18–32 cm，宽 7–12 cm；叶柄长 12–21 cm，坚挺。花葶通常丛生，平卧或弯曲；具 3–5 苞片，其中 2 枚位于花的基部，卵形，长约 1 cm；花被坛状，直径 8–18 mm，外侧具紫色细点，内侧深紫色，6 浅裂；裂片卵形，先端钝，不外弯；雄蕊 6 枚，着生于花被筒基部，低于柱头；柱头膨大，圆形，直径 9–15 mm，边缘具 6 微裂，裂片先端圆钝。花期 6 月。

分布与生境 产于云南。也分布于越南。

药用部位 根状茎。

功效应用 清热解毒，滋阴，止咳，润肺，生津止渴，活血散瘀，接骨止痛，解蛇毒。用于痢疾，风湿痹痛，肾虚腰腿痛，跌打扭伤，骨折，蛇咬伤。

化学成分 根状茎含甾体类：卵叶蜘蛛抱蛋A (typaspidoside A)，25S-卵叶蜘蛛抱蛋A (25S-typaspidoside A)，知母皂苷H1 (timosaponin H1)[1]。

注评 本种傣族、佤族、彝族、拉祜族用，主要用于腰腿疼痛、跌打损伤等。

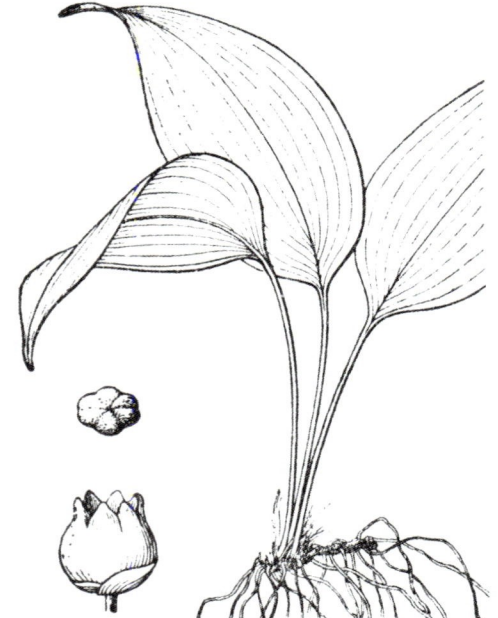

卵叶蜘蛛抱蛋 Aspidistra typica Baill.
引自《中国高等植物图鉴》

化学成分参考文献

[1] Cui JM, et al. *J Asian Nat Prod Res*, 2013, 15(5): 525-531.

百合科 LILIACEAE

12. 丛生蜘蛛抱蛋（中国植物志）

Aspidistra caespitosa C. Pei in Contr. Biol. Lab. Chin. Assoc. Advancem. Sci. Sect. Bot. 12: 101. f. 4. 1939.（英 Clustered Aspidistra）

根状茎直径 6-10 cm。叶 3-4 枚簇生，叶片带形，长 40-80 cm，宽 1-2.5 cm；叶柄长 10-18 cm。花葶长 2-11 cm，平卧或膝曲状弯曲；具 4-5 枚苞片；花被坛状，长 20-22 mm，直径 16-20 mm，外侧具紫色细点，内侧暗紫色，上端 6 浅裂；裂片卵状披针形，长约 10 mm，不外弯，花被筒长 10-12 mm；雄蕊 6 枚，着生于花被筒近基部，低于柱头；花丝很短；柱头盾状膨大，直径 10-12 mm，边缘波状 3 浅裂。浆果卵形，直径约 6 mm，紫色，粗糙。花期 3-4 月，果期翌年 5 月。

分布与生境 产于四川。生于海拔 500-1600 m 的山坡或山谷林下、竹林下。也分布于越南。

药用部位 根状茎。

功效应用 祛风，活血，除湿，通淋，泄热通络，化痰止咳。用于跌打损伤，风湿痹痛，砂淋，咳嗽。

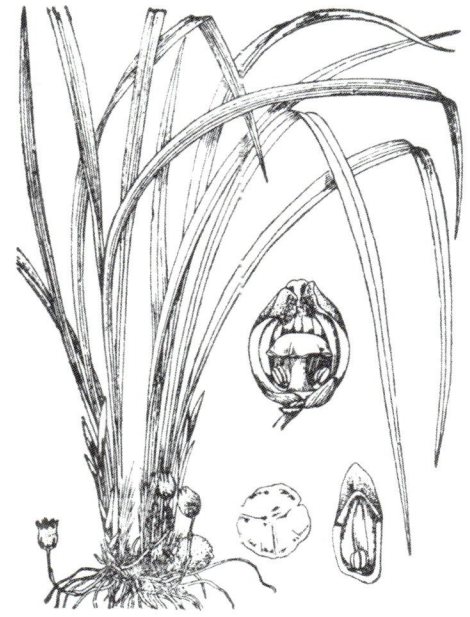

丛生蜘蛛抱蛋 Aspidistra caespitosa C. Pei
引自《中国高等植物图鉴》

13. 小花蜘蛛抱蛋（中国植物志） 毛知母（广西）

Aspidistra minutiflora Stapf in J. Linn. Soc., Bot. 36: 113. 1903.（英 Smallflower Aspidistra）

根状茎近圆柱形，直径 5-6 mm。叶 2-3 枚簇生，叶片带形或带状披针形，长 26-65 cm，宽 1-2.5 cm，基部渐狭成不很明显的柄。花葶长 1-2.5 cm；具 2-4 枚苞片，宽卵形，长 3.5-4.5 mm，宽 3.5-6 mm；花被坛状，长 4.5-5 mm，直径 4-6 mm，淡绿色带紫色斑点，上部 6 裂，裂片三角状卵形，长 1-2 mm，宽 1-1.5 mm；雄蕊 6 枚，着生于花被筒底部，低于柱头；花丝极短，花药近宽卵形，长 1.2-1.5 mm；雌蕊长 2.5-3 mm；花柱粗短，无关节，柱头稍膨大，圆形，直径 1.5-2.5 mm，边缘具 (4-) 6 枚圆齿。浆果圆球形，直径约 5 mm。花期 4-5 月，果期 9-10 月。

分布与生境 产于华南。生于海拔 200-900 m 的石灰岩石山或沟谷阴湿处。也分布于越南。

药用部位 根状茎。

功效应用 活血通淋，泄热通络。用于跌打损伤，砂淋。

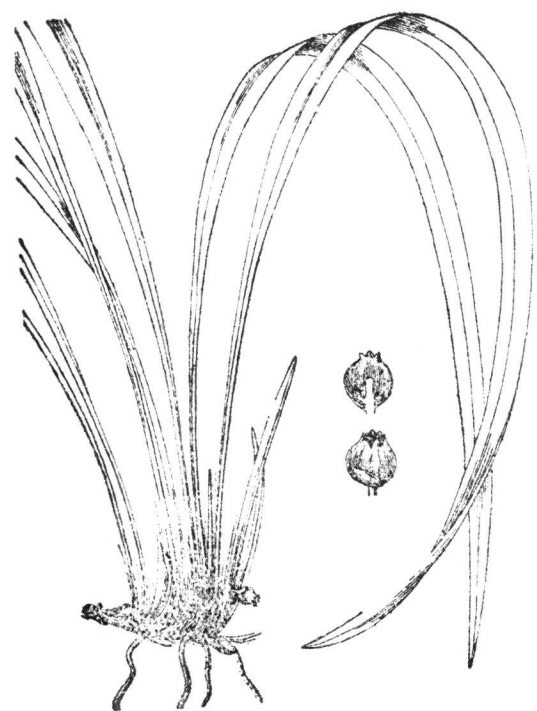

小花蜘蛛抱蛋 Aspidistra minutiflora Stapf
引自《中国高等植物图鉴》

小花蜘蛛抱蛋 Aspidistra minutiflora Stapf
摄影：郎楷永

32. 七筋菇属 Clintonia Raf.

多年生草本。根状茎短。叶基生，全缘。花葶直立；花数朵排成顶生的伞形花序或总状花序，稀1花；花小，花被片6，离生，近相等，斜升至水平；雄蕊6，花丝丝状，花药假基着，半外向；子房卵球形，具（2或）3室，每室具几枚或多枚胚珠，花柱柱状，柱头不明显3裂。浆果。种子2颗或更多，种皮通常为浅棕色。

5种，分布于亚洲东部和北美洲温带至亚北极区。我国有1种，可药用。

本属药用植物根状茎部主要含甾体类成分，如 (25R)- 螺甾 -5- 烯 -3β-O-α-L- 吡喃鼠李糖基 -(1→2)-O-[α-L- 吡喃鼠李糖基 -(1→4)]-β-D- 吡喃葡萄糖苷 {(25R)-spirost-5-en-3β-O-α-L-rhamnopyranosyl-(1→2)-O-[α-L-rhamnopyranosyl-(1→4)]-β-D-glucopyranoside，**1**}，(25R)- 螺甾 -5- 烯 -3β-O-β-D- 吡喃

葡萄糖基-(1→3)-O-[α-L-吡喃鼠李糖基-(1→2)]-β-D-吡喃葡萄糖苷{(25R)-spirost-5-en-3β-O-β-D-glucopyranosyl-(1→3)-O-[α-L-rhamnopyranosyl-(1→2)]-β-D-glucopyranoside，**2**}，(25R)-26-[(β-D-吡喃葡萄糖基)氧基]-22α-甲氧基呋甾-5-烯-3β-O-α-L-吡喃鼠李糖基-(1→2)-O-[α-L-吡喃鼠李糖基-(1→4)]-β-D-吡喃葡萄糖苷{(25R)-26-[(β-D-glucopyranosyl)oxy]-22α-methoxyfurost-5-en-3β-O-α-L-rhamnopyranosyl-(1→2)-O-[α-L-rhamnopyranosyl-(1→4)]-β-D-glucopyranoside，**3**}，七筋菇苷(clintonioside) A、B、C。体外实验发现化合物**1-3**对HL-60白血病细胞增殖具有细胞毒活性，IC_{50}分别为3.2 μg/ml、2.2 μg/ml、2.2 μg/ml。

1. 七筋菇（中国高等植物图鉴） 搜山虎、剪刀七、竹叶七、对口剪（全国中草药汇编）

Clintonia udensis Trautv. et C. A. Mey., Fl. Ochot. Phaenog. 92. 1856.（英 **Common Broadlily**）

根状茎硬，粗约5 mm，表面残存纤维状叶鞘。叶3-5枚，多少具叶柄，倒卵形、椭圆状倒卵形或倒披针形，长8-25 cm，宽3-16 cm，幼时边缘具短柔毛。花葶高10-20 cm，果期达60 cm，无叶，密被白色短柔毛；总状花序具3-12花，苞片早落；花梗密生短柔毛，果期长1-7 cm；花被片白色或有时浅蓝色，长圆形，长7-12 mm，宽3-4 mm，背面具微柔毛；雄蕊长4-6 (-8) mm；雌蕊长6-8 mm，花柱长3-5 mm。浆果蓝黑色，球形或椭圆形，长7-12 mm，宽7-10 mm。种子多数。花期5-6月，果期7-10月。

分布与生境 分布于东北、华北、陕西、甘肃、河南、湖北、四川、云南、西藏。生于海拔1600-4000 m的疏林和高山林下。不丹、印度、日本、朝鲜、缅甸、俄罗斯（远东和西伯利亚）也有分布。

药用部位 全草、根状茎。

功效应用 全草、根状茎：清热解毒，祛风，败毒，散瘀，止痛。用于跌打损伤，劳伤，疮疡肿毒。

化学成分 根状茎含甾体类：(25R)-螺甾-5-烯-3β-O-α-L-吡喃鼠李糖基-(1→2)-O-[α-L-吡喃鼠李糖基-(1→4)]-β-D-吡喃葡萄糖苷{(25R)-spirost-5-en-3β-O-α-L-rhamnopyranosyl-(1→2)-O-[α-L-rhamnopyranosyl-(1→4)]-β-D-glucopyranoside}，(25R)-螺甾-5-烯-3β-O-β-D-吡喃葡萄糖基-(1→3)-O-[α-L-吡喃鼠李糖基-(1→2)]-β-D-吡喃葡萄糖苷{(25R)-spirost-5-en-3β-O-β-D-glucopyranosyl-(1→3)-O-[α-L-rhamnopyranosyl-(1→2)]-β-

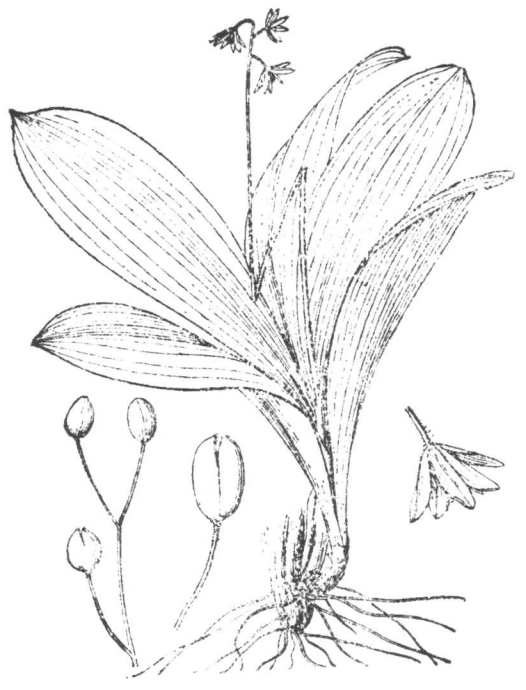

七筋菇 **Clintonia udensis** Trautv. et C. A. Mey.
引自《中国高等植物图鉴》

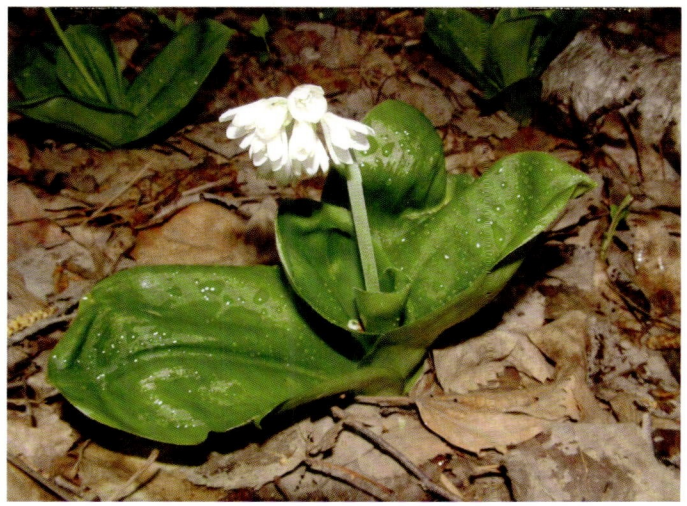

七筋菇 **Clintonia udensis** Trautv. et C. A. Mey.
摄影：于俊林

D-glucopyranoside}，(25R)-螺甾-5-烯-3β-O-β-D-吡喃葡萄糖基-(1→6)-O-[α-L-吡喃鼠李糖基-(1→2)]-β-D-吡喃葡萄糖苷{(25R)-spirost-5-en-3β-O-β-D-glucopyranosyl-(1→6)-O-[α-L-rhamnopyranosyl-(1→2)]-β-D-glucopyranoside}，(25R)-26-[(β-D-吡喃葡萄糖基)氧基]-22α-甲氧基呋甾-5-烯-3β-O-α-L-吡喃鼠李糖基-(1→2)-O-[α-L-吡喃鼠李糖基-(1→4)]-β-D-吡喃葡萄糖苷{(25R)-26-[(β-D-glucopyranosyl)oxy]-22α-methoxyfurost-5-en-3β-O-α-L-rhamnopyranosyl-(1→2)-O-[α-L-rhamnopyranosyl-(1→4)]-β-D-glucopyranoside}，(25R)-26-[(β-D-吡喃葡萄糖基)氧基]-3β-[(O-α-L-吡喃鼠李糖基-(1→2)-O-[α-L-吡喃鼠李糖基-(1→4)]-β-D-吡喃葡萄糖基)氧基]胆甾-5-烯-16,22-二酮{(25R)-26-[(β-D-glucopyranosyl)oxy]-3β-[(O-α-L-rhamnopyranosyl-(1→2)-O-[α-L-rhamnopyranosyl-(1→4)]-β-D-glucopyranosyl)oxy]cholest-5-en-16,22-dione}，(25R)-1α-羟基螺甾-5-烯-3β-O-α-L-吡喃鼠李糖基-(1→2)-O-[α-L-吡喃鼠李糖基-(1→4)]-β-D-吡喃葡萄糖苷{(25R)-1α-hydroxyspirost-5-en-3β-O-α-L-rhamnopyranosyl-(1→2)-O-[α-L-rhamnopyranosyl-(1→4)]-β-D-glucopyranoside}，(25R)-12α-羟基螺甾-5-烯-3β-O-α-L-吡喃鼠李糖基-(1→2)-O-[α-L-吡喃鼠李糖基-(1→4)]-β-D-吡喃葡萄糖苷{(25R)-12α-hydroxyspirost-5-en-3β-O-α-L-rhamnopyranosyl-(1→2)-O-[α-L-rhamnopyranosyl-(1→4)]-β-D-glucopyranoside}，(25R)-12α-羟基螺甾-5-烯-3β-O-β-D-吡喃葡萄糖基-(1→3)-O-[α-L-吡喃鼠李糖基-(1→2)]-β-D-吡喃葡萄糖苷{(25R)-12α-hydroxyspirost-5-en-3β-O-β-D-glucopyranosyl-(1→3)-O-[α-L-rhamnopyranosyl-(1→2)]-β-D-glucopyranoside}，(25R)-26-[(β-D-吡喃葡萄糖基)氧基]-1α-羟基-22α-甲氧基呋甾-5-烯-3β-O-α-L-吡喃鼠李糖基-(1→2)-O-[α-L-吡喃鼠李糖基-(1→4)]-β-D-吡喃葡萄糖苷{(25R)-26-[(β-D-glucopyranosyl)oxy]-1α-hydroxy-22α-methoxyfurost-5-en-3β-O-α-L-rhamnopyranosyl-(1→2)-O-[α-L-rhamnopyranosyl-(1→4)]-β-D-glucopyranoside}，(25R)-26-[(β-D-吡喃葡萄糖基)氧基]-12α-羟基-3β-[(O-α-L-吡喃鼠李糖基-(1→2)-O-[α-L-吡喃鼠李糖基-(1→4)]-β-D-吡喃葡萄糖基)氧基]胆甾-5-烯-16,22-二酮{(25R)-26-[(β-D-glucopyranosyl)oxy]-12α-hydroxy-3β-[(O-α-L-rhamnopyranosyl-(1→2)-O-[α-L-rhamnopyranosyl-(1→4)]-β-D-glucopyranosyl)oxy]cholest-5-en-16,22-dione}[1]，七筋菇苷▲(clintonioside) A、B、C[2]。

注评 本种傈僳族、蒙古族、藏族药用，主要用于跌打损伤、劳伤等。东北山区民间全草煎水洗头治疗秃发症，俄罗斯远东沿海边疆居民用叶煎剂内服用作强壮剂，认为有人参样兴奋中枢神经系统作用。

化学成分参考文献

[1] Matsuo Y, et al. *Biosci Biotechnol Biochem*, 2008, 72(7): 1714-1721.

[2] Mimaki Y, et al. *Helv Chim Acta*, 2008, 91(11): 2097-2106.

33. 鹿药属 Smilacina Desf.

多年生草本，根状茎短，直生或匍匐状。茎单生，直立，下部有膜质鞘，上部具互生叶。叶通常长圆形或椭圆形，具柄或无。圆锥花序或总状花序顶生；花小，两性或雌雄异株，花被片 6，离生或多少合生，较少合生成高脚碟状；雄蕊 6，花丝常有不同程度的贴生，花药基着，内向纵裂；子房 3 室，每室 1–2 胚珠。浆果球形，具 1 至数枚种子。种子淡棕色。

约 30 种，主要分布于亚洲东部和北部以及欧洲北部和北美。我国有 18 种，9 种可药用。

分种检索表

1. 根状茎直径 1–7 mm。
   2. 花多 2–4 枚簇生 ·· **1. 兴安鹿药 S. dahurica**
   2. 花全部单生。
      3. 花被管长 2.5–3 mm；花柱长 2.5–3 mm ······················ **8. 丽江鹿药 S. lichiangensis**
      3. 花被管长 1–2 mm；花柱长 0.5–1 mm ···························· **9. 合瓣鹿药 S. tubifera**
1. 根状茎直径 (0.7–) 1–2 cm。

4. 花序轴无毛 ··· 3. 窄瓣鹿药 S. tatsienense
4. 花序轴被短柔毛。
　5 花被漏斗状 ··· 6. 管花鹿药 S. henryi
　5. 花被通常钟状或辐射状。
　　6. 花柱长为子房的 2–2.5 倍 ··· 4. 长柱鹿药 S. oleracea
　　6. 花柱近等长于子房。
　　　7. 花被管长 1–2 mm，花被片下部合生 ······························· 7. 高大鹿药 S. atropurpurea
　　　7. 花被管不明显，花被片基部离生或至少有 2 mm 合生。
　　　　8. 圆锥花序基部有 1 或 2 个分枝；柱头 3 裂 ······················ 2. 紫花鹿药 S. purpurea
　　　　8. 圆锥花序 3 或更多分枝；柱头近全缘 ··························· 5. 鹿药 S. japonica

　　本属药用植物主要含甾体类成分，如从高大鹿药 (S. atropurpurea) 分离得到的高大鹿药苷 (atropuroside) A (**1**)、B (**2**)、C (**3**)、D (**4**)、E (**5**)、F (**6**)、G (**7**)，薯蓣皂苷 (dioscin, **8**)，鹿药苷 (smilacinoside) A (**9**)、B、C、D，玉簪苷 D (funkioside D, **10**)，蜘蛛抱蛋苷 (aspidistrin, **11**)。**2** 和 **6** 对白念珠菌 (*Candida albicans*)、光滑假丝酵母 (*C. glabrata*)、新型隐球酵母 (*Cryptococcus neoformans*)、烟曲霉 (*Aspergillus fumigatus*) 具有抑制作用，MFCs ≤ 20 µg/ml；**8** 选择性地抑制白念珠菌、光滑假丝酵母生长，MFCs ≤ 5.0 µg/ml；另外，**2**、**6** 和 **8** 对人类癌细胞系 (SK-MEL、KB、BT-549、SK-OV-3、HepG2) 细胞株有细胞毒活性。**9-11** 对 K562 肿瘤细胞表现出明显的细胞毒活性，IC_{50} 分别为 1.09、2.93、0.47 µg/ml。
　　本属植物高大鹿药具有抗真菌和抗肿瘤的作用。

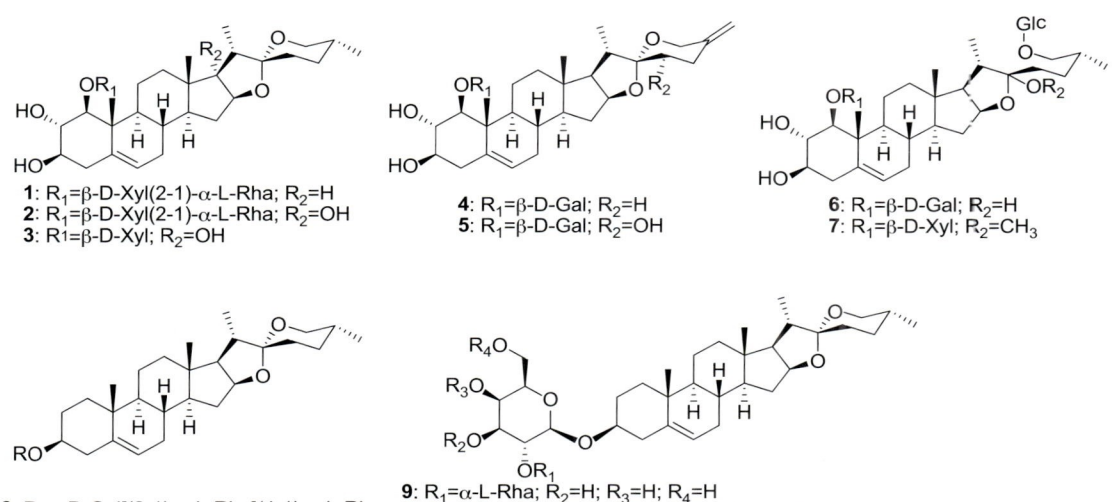

1: R_1=β-D-Xyl(2-1)-α-L-Rha; R_2=H
2: R_1=β-D-Xyl(2-1)-α-L-Rha; R_2=OH
3: R_1=β-D-Xyl; R_2=OH
4: R_1=β-D-Gal; R_2=H
5: R_1=β-D-Gal; R_2=OH
6: R_1=β-D-Gal; R_2=H
7: R_1=β-D-Xyl; R_2=CH$_3$
8: R=β-D-Gal[(2-1)-α-L-Rha](4-1)-α-L-Rha
9: R_1=α-L-Rha; R_2=H; R_3=H; R_4=H
10: R_1=H; R_2=H; R_3=β-D-Glc(1-2)-β-D-Glc; R_4=H
11: R_1=H; R_2=H; R_3=β-D-Glc(1-2)[β-D-Xyl(1-3)]β-D-Glc; R_4=H

1. 兴安鹿药（中国植物志）

Smilacina dahurica Turcz. ex Fisch. et C. A. Mey., Index Sem. (St. Petersburg) 1: 38. 1835.（英 **Dahurian False Solomonseal**）

　　植株高 30–60 cm。根状茎匍匐，直径 1–2.5 mm；茎无毛或上部具短毛。叶 6–12 枚，无柄；叶片长圆状卵形或长圆形，长 6–13 cm，宽 2–4 cm，背面密生短柔毛。总状花序长 3–4 cm，花序轴被短柔毛；花常 2–4 朵簇生，稀单朵；花梗长 3–5 mm，具短柔毛；花白色，花被片基部近合生，倒卵状长圆形或长圆形，长 2–4 mm，宽 1–1.5 mm；花丝长 1.5–3 mm，花药小；花柱长 1 mm，短于子房，柱头微 3 裂。浆果直径 6–7 mm，具 1–2 枚种子。花期 6 月，果期 8 月。

分布与生境　分布于黑龙江和吉林。生于海拔 400–1000 m 的林下。朝鲜和俄罗斯也有分布。

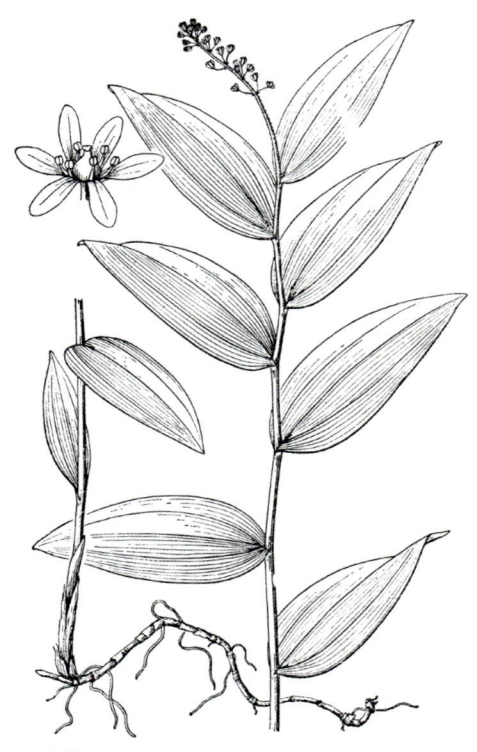

兴安鹿药 Smilacina dahurica Turcz. ex Fisch. et C. A. Mey.
吴彰华 绘

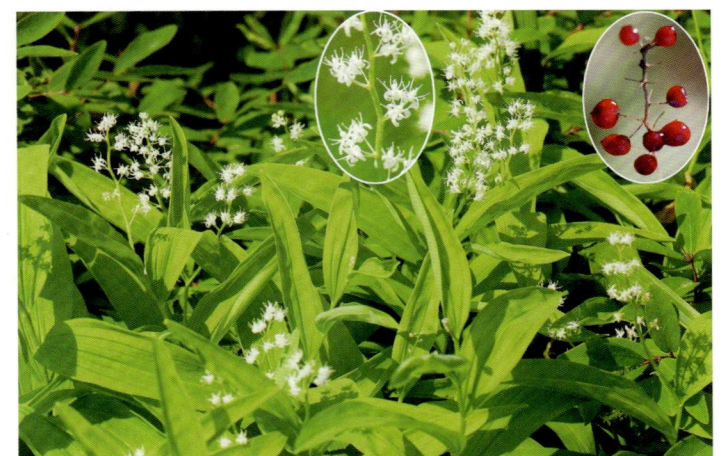

兴安鹿药 Smilacina dahurica Turcz. ex Fisch. et C. A. Mey.
摄影：周繇

药用部位 根及根状茎。

功效应用 补气益肾，祛风除湿，活血调经。用于劳伤，阳痿，偏正头痛，风湿疼痛，月经不调。外用于乳痈，痈疖肿毒，跌打损伤。

注评 本种蒙古族亦同等药用。

2. 紫花鹿药（中国植物志）

Smilacina purpurea Wall., Pl. Asiat. Rar. 2: 38. 1831.（英 **Purpleflower False Solomonseal**）

植株高 25–60 cm。根状茎通常念珠状，直径 1–1.5 mm；茎上部具短柔毛。叶 5–9 枚，近无柄或具短柄；叶片长圆形或卵状长圆形，长 7–13 cm，宽 3–6.5 cm，背面脉上具短柔毛。通常为总状花序，偶有 1 或 2 个分枝，长 1.5–7 cm，花序轴被短柔毛；花单生，花梗长 2–4 mm，具短柔毛；花白色或有时浅紫色，花被片离生，卵状椭圆形或卵形，长 4–5 mm，宽 2–3 mm；花丝长约 1.5 mm，基部膨大，花药小；花柱与子房近等长，柱头 3 裂。浆果直径 6–7 mm，具 1–4 颗种子。花期 6–7 月，果期 9 月。

分布与生境 分布于云南西北部、西藏东部和南部。生于海拔 3200–4000 m 的林下和灌丛中。不丹、印度东北部、尼泊尔也有分布。

药用部位 根及根状茎。

功效应用 补气益肾，祛风除湿，活血调经。用于劳伤，阳痿，偏正头痛，风湿疼痛，月经不调。外用于乳痈，痈疖肿毒，跌打损伤。

注评 本种根及根状茎藏族药用；主要用于跌打损伤、风湿关节痛和阳痿。

百合科 LILIACEAE

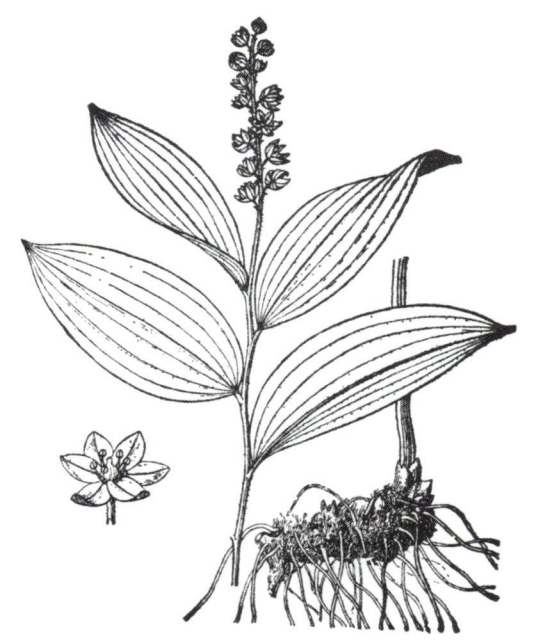

紫花鹿药 Smilacina purpurea Wall.
引自《中国高等植物图鉴》

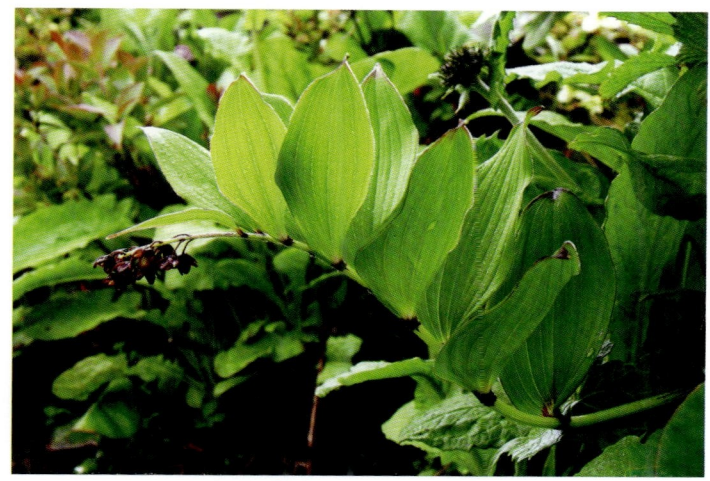

紫花鹿药 Smilacina purpurea Wall.
摄影：张英涛

3. 窄瓣鹿药（中国植物志）

Smilacina tatsienensis (Franch.) H. R. Wehrh., Gartenstauden. 1: 176. 1929.——*Tovaria tatsienensis* Franch., *Smilacina paniculata* (Baker) F. T. Wang et T. Tang（英 **Paniculate False Solomonseal**）

植株高 30–80 cm。根状茎近块茎状或稍念珠状，直径 (2.5–) 7–16 mm；茎无毛。叶 6–8 枚，具短柄；叶片卵形、长圆状披针形或近椭圆形，长 2–7 cm，宽 2–7.5 cm。圆锥花序，有时为总状花序，长 2.5–11 cm，无毛；花单生，花梗长 2–12 (–18) mm；花绿色或有时浅紫色，花被片基部离生，狭披针形，长 2.5–5 cm，宽 0.6–1.2 mm；花丝短，扁平；子房球形，稍长于短花柱，柱头 3 深裂。浆果直径 6–7 mm，具 1–5 枚种子。花期 5–6 月，果期 8–10 月。

分布与生境 分布于甘肃、湖北、湖南、广西、四川、贵州、云南。生于海拔 1500–3500 m 的林下、林缘和草坡。不丹、印度和缅甸也有分布。

药用部位 根及根状茎。

功效应用 补气益肾，祛风除湿，活血调经。用于劳伤，阳痿。偏正头痛，风湿疼痛，月经不调。外用于乳痈，痈疖肿毒，跌打损伤。

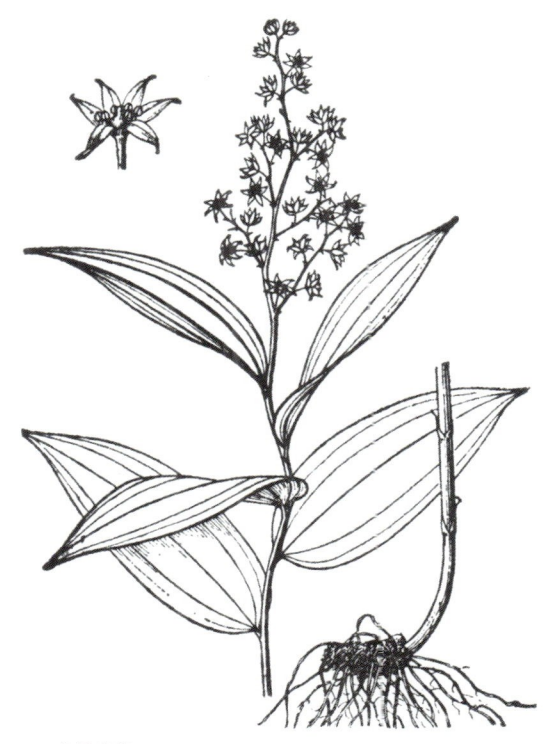

窄瓣鹿药 Smilacina tatsienensis (Franch.) H. R. Wehrh.
引自《中国高等植物图鉴》

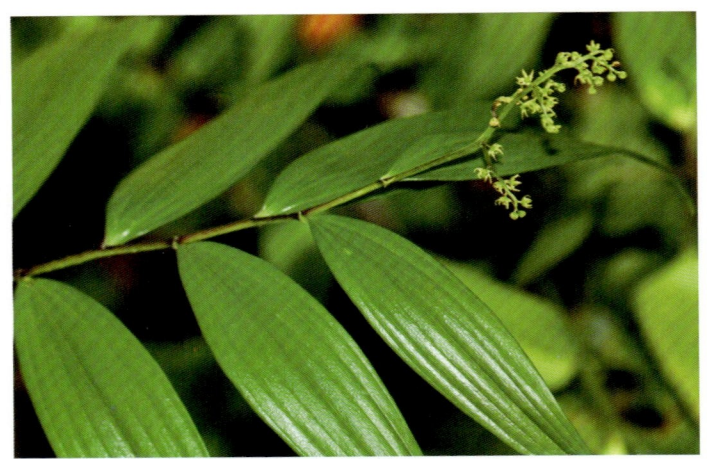

窄瓣鹿药 Smilacina tatsienensis (Franch.) H. R. Wehrh.
摄影：朱鑫鑫

4. 长柱鹿药（中国植物志）

Smilacina oleracea (Baker) Hook. f. et Thomson, Fl. Brit. India 6: 323. 1892.——*Tovaria oleracea* Baker
（英 **Longstyle False Solomonseal**）

植株高 45-80 cm。根状茎块茎状，直径 1-2 mm；茎近"之"字形，上部被短柔毛或近无毛。叶 4-9 枚，叶柄长 3-7 mm；叶片长圆状卵形、长圆状披针形或宽披针形，长 12-21 cm，宽 2-6 cm，背面疏生短柔毛。圆锥花序长 5-10 cm，花序轴被短柔毛；花单生，花梗长 5-10 mm；花白色或深紫红色，花被片近离生，倒卵状长圆形，长 4-6 mm，宽 2-3.5 mm，上部边缘具小锯齿；花丝钻形，长约 1.3 mm，花药长约 1 mm；花柱长 2-2.5 mm，柱头 3 裂。浆果直径 6-7 mm，具 1-3 枚种子。花期 5-7

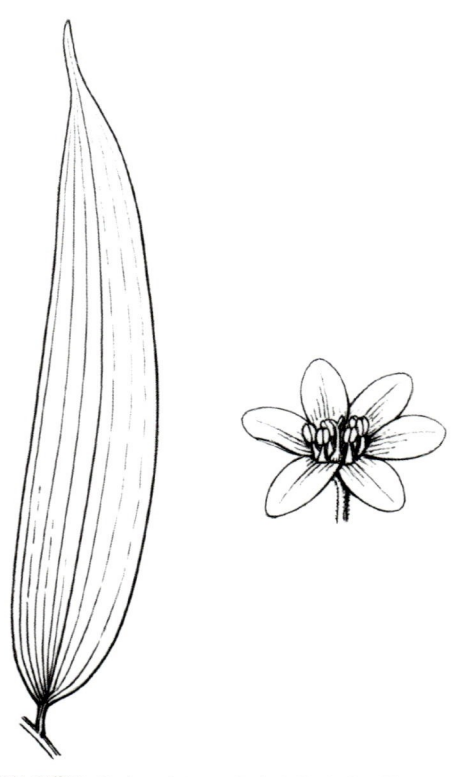

长柱鹿药 Smilacina oleracea (Baker) Hook. f. et Thomson
吴彰华 绘

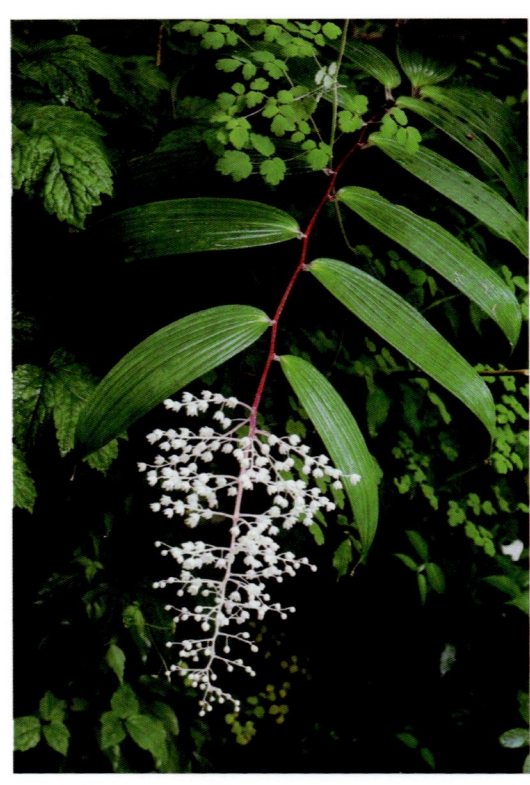

长柱鹿药 Smilacina oleracea (Baker) Hook. f. et Thomson
摄影：陈又生

月，果期8-10月。

分布与生境 分布于四川、贵州、云南西北和西藏东南。生于海拔2100-3300 m的林下。不丹、印度北部、缅甸、尼泊尔也有分布。

药用部位 根及根状茎。

功效应用 补气益肾，祛风除湿，活血调经。用于劳伤，阳痿，偏正头痛，风湿寒痛，月经不调。外用于乳痈，痈疽肿毒，跌打损伤。

5. 鹿药（开宝本草） 盘龙七（贵州），偏头七、螃蟹七、狮子七（陕西），山糜子（辽宁）

Smilacina japonica A. Gray, Jap. Exped. 2: 321. 1856.（英 **Japanese False Solomonseal**）

植株高30-60 cm。根状茎匍匐，近圆柱状或近念珠状，直径7-10 mm；茎上部被糙毛。叶4-9枚，具短叶柄；叶片卵状椭圆形、椭圆形和长圆形，长6-15 cm，宽3-7 cm，两面疏生短柔毛或近无毛。圆锥花序3-5分枝，长3-6 cm，具10-25朵花，花序轴被短柔毛；花单生，花梗长2-6 mm，被短柔毛；花白色，花被片离生或基部稍合生，长圆形或长圆状倒卵形，长约3 mm，宽1.5 mm；花丝丝状，长2-2.5 mm，花药小；花柱长0.5-1 mm，近等长于子房，柱头几不裂。浆果直径5-6 mm，具1或2枚种子。花期5-6月，果期8-9月。

分布与生境 分布于东北、华北、华东、陕西、甘肃、河南、湖北、湖南、广西、贵州、四川。生于海拔900-2000 m的林下、阴湿处和峭壁上。日本、朝鲜和俄罗斯也有分布。

药用部位 根及根状茎。

功效应用 补肾壮阳，活血祛瘀，祛风止痛。用于肾虚阳痿，月经不调，偏正头痛，风湿痹痛，痈肿疮毒，跌打损伤。

化学成分 根状茎含甾体类：鹿药甾苷(japonicoside) A、B、C[1]，26-O-β-D-吡喃葡萄糖基-(25R)-呋甾-5-烯-3β,12,17α,22ξ,26-五醇-12-O-乙酰基-3-O-α-吡喃鼠李糖基-(1→2)-β-D-吡喃葡萄糖苷[26-O-β-D-glucopyranosyl-(25R)-furost-5-en-3β,12,17α,22ξ,26-pentol-12-O-acetyl-3-O-α-rhamnopyranosyl-(1→2)-β-D-glucopyranoside][2]；黄酮类：木犀草素(luteolin)，5,7,3',4'-四羟基-3-甲氧基-8-甲基黄酮(5,7,3',4'-tetrahydroxy-3-methoxy-8-methylflavone)，槲皮素(quercetin)，8-甲基木犀草素(8-methylluteolin)，3'-甲氧基木犀草素(3'-methoxyluteolin)[3]。

注评 本种根及根状茎苗族药用，主要用于跌打损伤、痨伤。

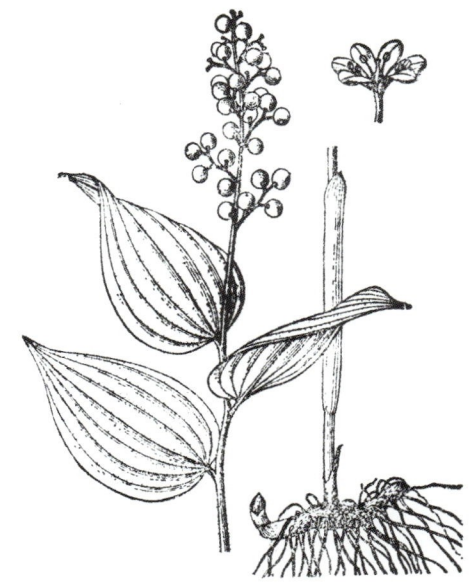

鹿药 **Smilacina japonica** A. Gray
引自《中国高等植物图鉴》

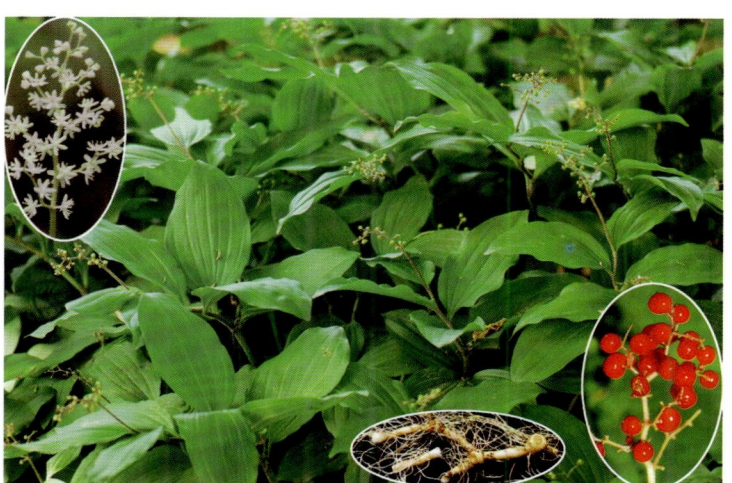

鹿药 **Smilacina japonica** A. Gray
摄影：周繇

化学成分参考文献

[1] Liu X, et al. *Fitoterapia*, 2012, 83(4): 812-816.

[2] 赵淑杰，等. 中国中药杂志，2011, 36(24): 3453-3456.

[3] 赵淑杰，等. 分析化学，2009, 37(9): 1354-1358.

6. 管花鹿药（中国植物志） 窝尔白三七（甘肃）

Smilacina henryi (Baker) H. Hara in J. Jap. Bot. 50(8): 226 .1975.——*Oligobotrya henryi* Baker（英 **Henry False Solomonseal**）

植株高 50–80 cm。根状茎近念珠状，直径 1–2 cm。茎上部被短硬毛或微糙硬毛，稀近无毛。叶 5–8 枚，无柄或具短柄；叶片椭圆形、卵形或长圆形，长 9–22 cm，宽 3.5–11 cm，具短柔毛或近无毛。总状花序或有时为圆锥花序，长 3–7 (–17) cm，花序轴被短柔毛；花单生，花梗长 1.5–5 mm，被短柔毛；花黄绿色至白色，漏斗状，花被片除上部外，合生成长管状，管长 6–10 mm，裂片平展，长 2–3 mm，宽 1.5–2 mm；雄蕊短；花柱长 2–3 mm，稍长于子房，柱头 3 裂。浆果直径 7–9 mm，具 2–4 枚种子。花期 5–6 月，果期 8–10 月。

分布与生境　分布于山西、陕西、甘肃、河南、湖北、湖南、四川、云南、西藏。生于海拔 1300–4000 m 的林下、灌丛和水边湿地。缅甸北部和越南也有分布。

药用部位　根及根状茎。

功效应用　补肾壮阳，活血祛瘀，祛风止痛。用于肾虚阳痿，月经不调，偏正头痛，风湿痹痛，痈肿疮毒，跌打损伤。

化学成分　根状茎含甾体类：管花鹿药苷▲(henryioside) A、B、C、D、E[1]。

茎叶含多种营养成分，干品蛋白质含量高达 44.92%，氨基酸含量为 26.4%，含有多种人体必需的常微量元素，矿质元素含量呈十分典型的高钾低钠特点：钾含量高达 3950 mg/kg，而钠含量仅为 0.14 mg/kg，Fe、Mn、Zn 等元素含量也较高，具有较高的营养价值和良好的营养保健作用[2]。

注评　本种根状茎和根彝族、傈僳族药用，主要治疗阳痿、跌打损伤、风湿关节疼痛、腹胀、急性胃

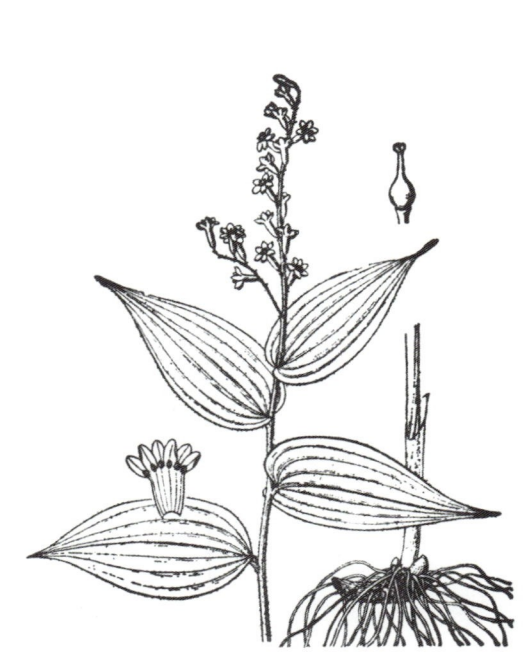

管花鹿药 Smilacina henryi (Baker) H. Hara
引自《中国高等植物图鉴》

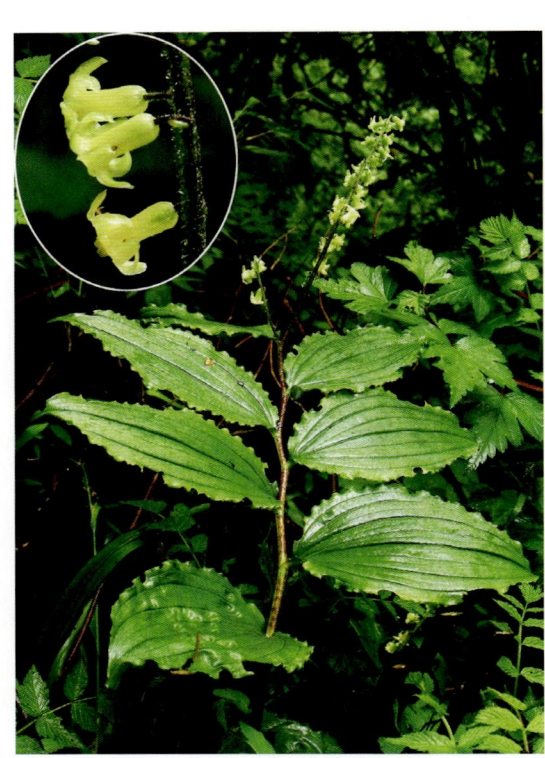

管花鹿药 Smilacina henryi (Baker) H. Hara
摄影：张英涛

炎、黄疸型肝炎。

化学成分参考文献

[1] Zhang X, et al. *Helv Chim Acta*, 2013, 96(3): 478-487.

[2] 张加研, 等. 天然产物研究与开发, 2002, 14(4): 45-47, 23.

7. 高大鹿药（中国植物志）

Smilacina atropurpurea (Franch.) F. T. Wang et T. Tang in Bull. Fan Mem. Inst. Biol. Bot. 7: 288. 1937.——*Tovaria atropurpurea* Franch.（英 **High False Solomonseal**）

植株高 30–60 cm。根状茎匍匐，念珠状，直径 1–1.5 cm；茎近"之"字状，上部被短硬毛。叶 5–9 枚，叶柄长 5–6 mm；叶片长圆形或卵状椭圆形，长 9–11 cm，宽 4.5–5.2 cm，两面疏生短硬毛。圆锥花序长 3–20 cm，花序轴被短柔毛；花梗长 2–3 mm，花白色至紫红色；花被片基部合生成管状，管长 1–2 mm，裂片卵状披针形或长圆形，长 2–4 mm，宽 1.5–2.5 mm；花丝扁平，基部宽，长约 0.5 mm，花药小；花柱长 1–1.5 mm，近等长于子房，柱头 3 裂。浆果直径 5–6 mm，具 1 或 2 枚种子。花期 5–6 月，果期 8–9 月。

分布与生境 分布于四川南部和云南北部。生于海拔 1400–3000 m 的林下湿阴处。

药用部位 根及根状茎。

功效应用 补气益肾，祛风除湿，活血调经。用于劳伤，阳痿，偏正头痛，风湿寒痛，月经不调。外用于乳痈，痈疖肿毒，跌打损伤。

化学成分 根状茎含甾体类：高大鹿药苷(atropuroside) A、B、C、D、E、F、G，薯蓣皂苷(dioscin)[1]。

地上部分含甾体类：鹿药苷▲(smilacinoside) A、B、C、D，玉簪苷D (funkioside D)，蜘蛛抱蛋苷(aspidistrin)，26-*O*-β-D-吡喃葡萄糖基-22-甲氧基-(25*R*)-呋甾-5-烯-3β,26-二醇-3-*O*-β-D-吡喃葡萄糖基-(1→2)-β-D-吡喃葡萄糖基-(1→4)-β-D-吡喃半乳糖苷{26-*O*-β-D-glucopyranosyl-22-methoxyl-(25*R*)-furost-5-en-3β,26-diol-3-*O*-β-D-glucopyranosyl-(1→2)-β-D-glucopyranosyl-(1→4)-β-D-galactopyranoside}[2]。

药理作用 抗真菌作用：高大鹿药 2 个新的甾体皂苷成分高大鹿药苷 B 和 F 均能显著抑制白念珠菌、

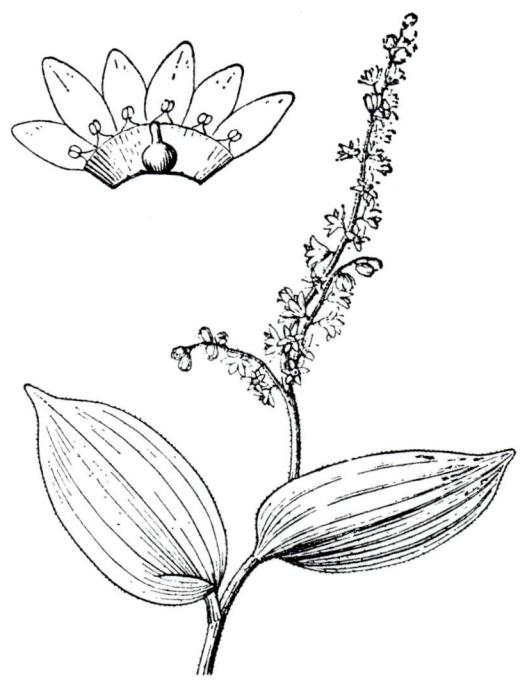

高大鹿药 Smilacina atropurpurea (Franch.) F. T. Wang et T. Tang
吴彰华 绘

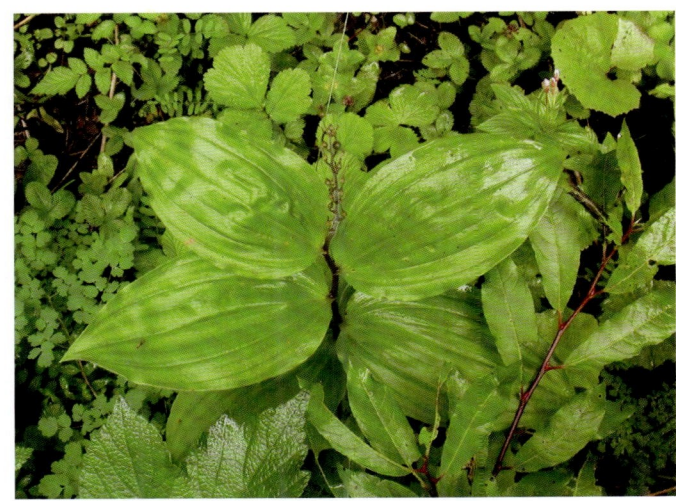

高大鹿药 Smilacina atropurpurea (Franch.) F. T. Wang et T. Tang
摄影：陈彬

光滑念珠菌、新型隐球菌、烟曲菌，且最小抗真菌浓度（MFC）≤ 20 mg/ml，另一成分薯蓣皂苷选择性抑制 C. albicans 和 C. glabrata，其 MFC ≤ 5.0 mg/ml [1]。

其他作用：高大鹿药苷 B 和 F 以及薯蓣皂苷体外对人肿瘤细胞系（SK-MEL、KB、BT-549、SK-OV-3 和 HepG2）和非肿瘤的非洲绿猴肾异倍体细胞均具有中度的细胞毒作用[1]。另 2 种甾体皂苷成分鹿药苷 A 和玉簪苷 D 以及蜘蛛抱蛋苷体外对 K562 人肿瘤细胞也都有明显的细胞毒作用，其 IC_{50} 分别为 1.09 mg/ml、2.93 mg/ml 和 0.47 mg/ml [2]。

化学成分参考文献

[1] Zhang Y, et al. *Steroids*, 2006, 71(8): 712-719.

[2] Yang SL, et al. *Steroids*, 2009, 74(1): 7-12.

药理作用及毒性参考文献

[1] Zhang Y, et al. *Steroids*, 2006, 71(8): 712-719.

[2] Yang SL, et al. *Steroids*, 2009, 74(1): 7-12.

8. 丽江鹿药（中国植物志）

Smilacina lichiangensis (W. W. Sm.) W. W. Sm., Notes Roy. Bot. Gard. Edinburgh 17: 120. 1929.——*Tovaria lichiangensis* W. W. Sm.（英 **Likiang False Solomonseal**）

植株高 7–20 cm。根状茎近圆柱形，直径 1–1.5 mm；茎上部被长硬毛。叶 2–4 枚，叶柄长 3–10 (–14) mm；叶片卵形、宽卵形或长圆状卵形，长 2.5–3.5 cm，宽 1.6–3.3 cm，两面具短硬毛或近无毛，基部钝或近心形。总状花序长 1–2 (–5) cm，具 2–4 朵花，花序轴被乳突状短柔毛；花芳香，白色，花梗长 2–3 mm；花被片下部合生成管状，管长 2.5–3 mm，裂片平展，近长圆形，长 4–5 mm，宽 2.5–3 mm；花丝三角状披针形，长 1.5–2 mm；花柱长 2.5–3 mm，高于子房，柱头 3 裂。浆果直径 5–6 mm，具 1 或 2

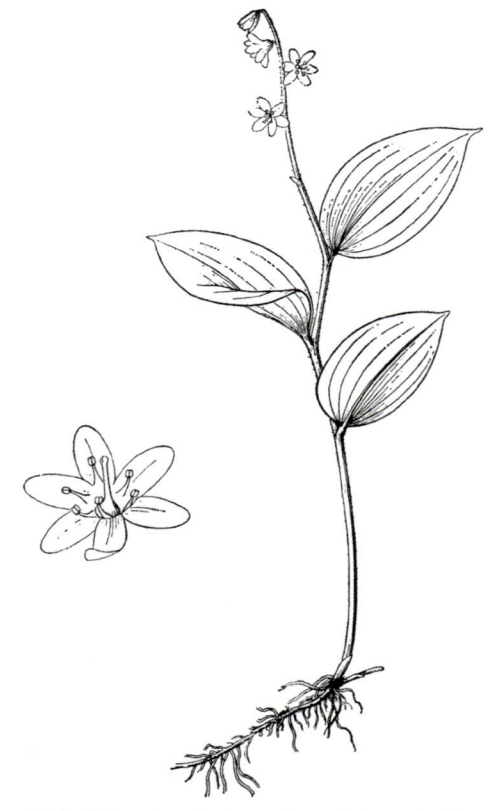

丽江鹿药 Smilacina lichiangensis (W. W. Sm.) W. W. Sm.
吴彰华 绘

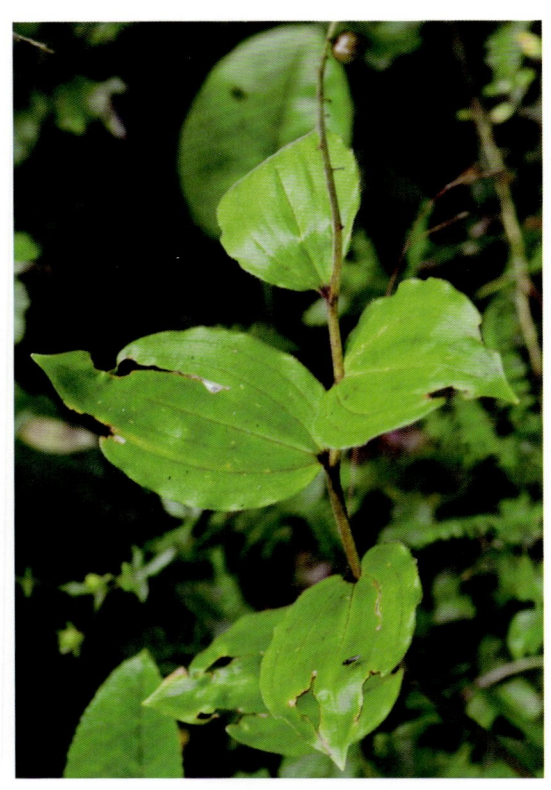

丽江鹿药 Smilacina lichiangensis (W. W. Sm.) W. W. Sm.
摄影：陈又生

枚种子。花期 6–7 月，果期 9–10 月。

分布与生境 分布于甘肃南部、四川和云南西北部。生于海拔 2800–3500 m 的林下和灌丛。
药用部位 根及根状茎。
功效应用 补气益肾，祛风除湿，活血调经。用于劳伤，阳痿，偏正头痛，风湿寒痛，月经不调。外用于乳痈，痈疖肿毒，跌打损伤。

9. 合瓣鹿药（中国植物志）

Smilacina tubifera Batalin, Trudy Imp. S.-Peterburgsk. Bot. Sada. 13: 104. 1893.

（英 Sympetalous False Solomonseal）

植株高 10–30 cm。根状茎近圆柱形，直径 1 (–6) mm；茎上部被短硬毛。叶 2–5 枚，近无柄或具短柄；叶片卵形或长圆状卵形，长 3–3.5 (–9) cm，宽 2.5–4.5 cm，两面疏生短柔毛或近无毛，基部截形或近心形。总状花序长 1–4 (–7) cm，具 2 或 3 (–10) 朵花，花序轴被短柔毛；花梗长 1–2 (–4) mm，花白色或有时浅紫色；花被片下部合生成短管，管长 1–2 mm，裂片长圆形，长 2.5–3 (–5) mm，宽 2–2.5 mm；花丝很短；花柱长 0.5–1 mm，近等长于子房。浆果直径 6–7 mm，具 2–3 颗种子。花期 5–7 月，果期 9 月。

分布与生境 分布于陕西、甘肃、青海、湖北、四川。生于海拔 2500–3000 m 的林下阴湿处。
药用部位 根及根状茎。
功效应用 补气益肾，祛风除湿，活血调经。用于劳伤，阳痿，偏正头痛，风湿寒痛，月经不调。外用于乳痈，痈疖肿毒，跌打损伤。

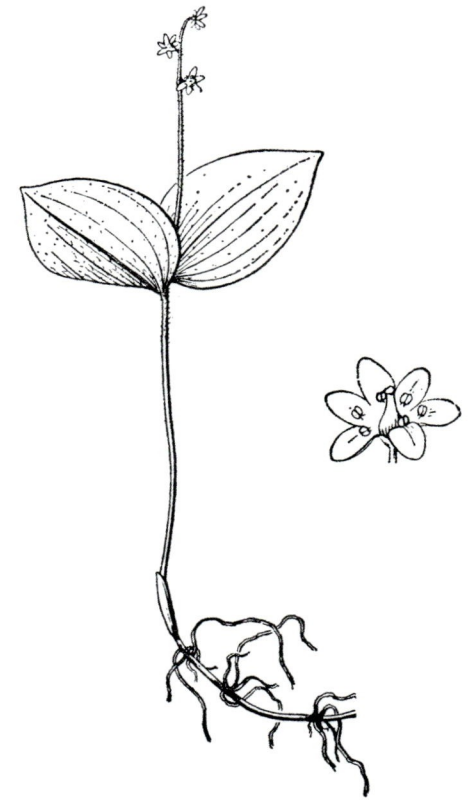

合瓣鹿药 Smilacina tubifera Batalin
吴彰华 绘

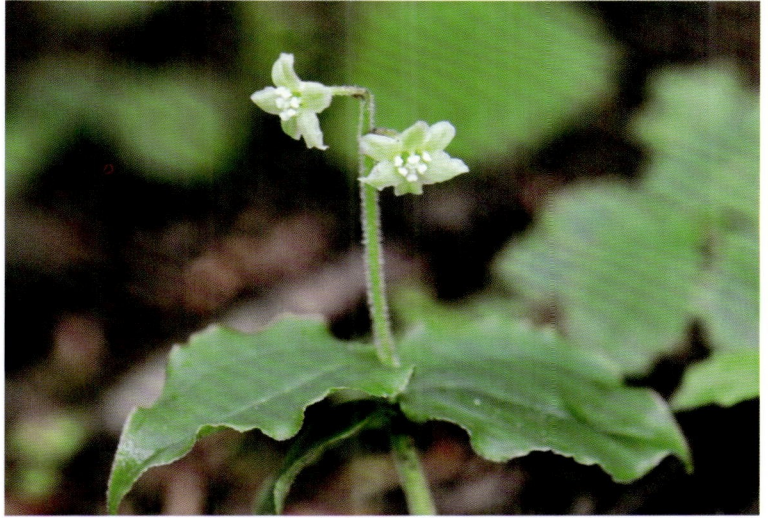

合瓣鹿药 Smilacina tubifera Batalin
摄影：徐晔春

34. 舞鹤草属 Maianthemum F. H. Wigg.

多年生草本,有匍匐根状茎。茎直立,矮小,不分枝。基生叶1枚,早凋萎;茎生叶2 (–3) 枚,心状卵形,互生,有柄或无。总状花序顶生,小苞片宿存;花小,两性;花被片4,2轮,分离;雄蕊4,着生于花被片基部,花药小,背着,内向纵裂;子房2室,每室2胚珠,花柱与子房近等长。浆果球形,熟时红黑色,具1–3颗种子。

约4种,主要分布北半球温带地区。我国有1种,可药用。

1. 舞鹤草(植物学大辞典) 二叶舞鹤草(中药大辞典、全国中草药汇编)

Maianthemum bifolium (L.) F. W. Schmidt, Fl. Boem. Cent. 4: 55.1794. ——*Convallaria bifolia* L., *Smilacina bifolia* (L.) Desf.(英 **Twoleaf Beadruby**)

植株8–20 (–25) cm高。根状茎长可达20 cm或更长,宽1–2 mm;茎上有时星散分布乳突状柔毛。基生叶早凋萎,叶柄长达10 cm;茎生叶常2枚,极少3枚,互生于茎上部,叶柄长1–2 cm,常具乳突状柔毛,叶片三角状卵形,长3–8 (–10) cm,宽1–5 (–9) cm,下面脉上具微柔毛,基部心形,边缘有微小的锯齿状乳突毛或微柔毛。总状花序直立,长3–5 cm,具10–25朵花,花序轴具乳突状突起或柔毛;苞片很小;花单生或成对着生,花梗长约5 mm,较细,顶端有节;花被白色,花被片长圆形,长2–2.5 cm,宽1.5–1.8 mm;雄蕊长1.6–2.1 mm;花柱长约1 mm。浆果成熟时红色,直径3–6 mm。种子具黄色种皮,有颗粒状皱纹。花期5–7月,果期8–9月。

分布与生境 分布于东北、华北、西北及四川。生于海拔500–2700 m的森林、灌丛下、阴湿处和山下溪流边。日本、朝鲜、蒙古和俄罗斯以及欧洲和北美也有分布。

药用部位 全草。

功效应用 凉血止血,清热解毒。用于吐血,尿血,月经过多,外伤出血,疮痈肿毒,癣疥,结膜炎。

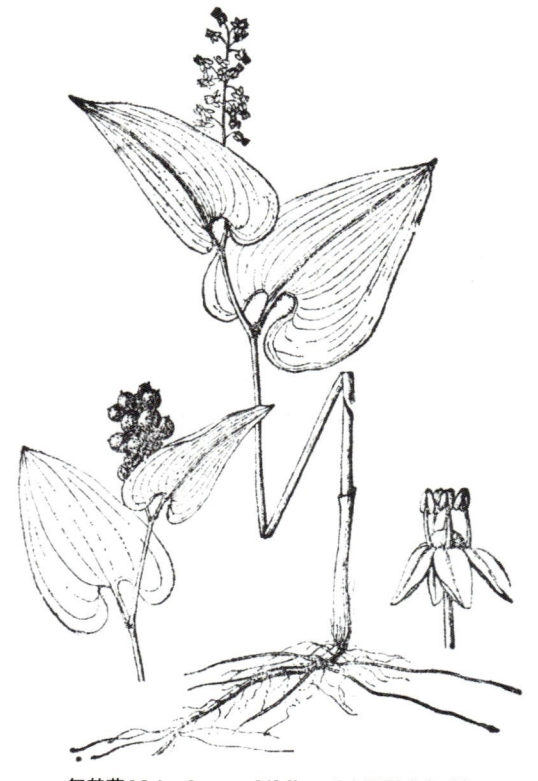

舞鹤草 Maianthemum bifolium (L.) F. W. Schmidt
引自《中国高等植物图鉴》

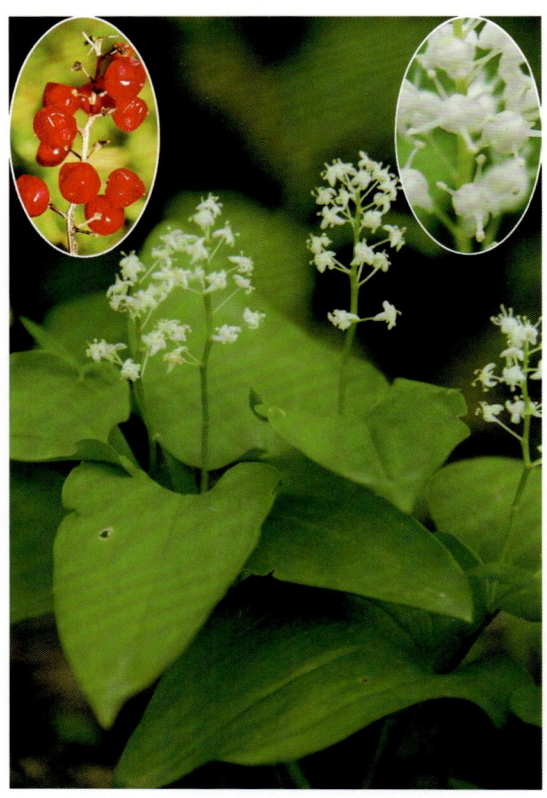

舞鹤草 Maianthemum bifolium (L.) F. W. Schmidt
摄影:周䶮

百合科 LILIACEAE

化学成分 根状茎含甾体类：3-{[2-O-β-吡喃木糖基-3-O-β-吡喃葡萄糖基]-β-吡喃葡萄糖基-(1→4)-β-吡喃葡萄糖基-(1→4)-β-吡喃半乳糖基}氧基-(25R)-螺甾-5-烯-3-β-醇-12-酮{3-{[2-O-β-xylopyranosyl-3-O-β-glucopyranosyl]-β-glucopyranosyl-(1→4)-β-glucopyranosyl-(1→4)-β-galactopyranosyl}oxy-(25R)-spirost-5-en-3-β-ol-12-one}[1]。

注评 本种蒙古族亦同等药用。

化学成分参考文献

[1] Sibiga A *Acta Pol Pharm*, 1990, 47(5-6): 23-26.

35. 万寿竹属 Disporum Salisb.

多年生草本。根肉质。通常具短的根状茎，有时有匍匐茎；茎直立，上部具分枝，下部具鞘。花序有1至数朵花，常生于茎顶和中上部与叶对生的分枝顶端，无苞片；花两性，常下垂，管状、钟状至开张成扁平状；花被片6，离生，基部常囊状或有距。浆果通常近球形，成熟时黑色，有2–3 (–6)颗种子。种子小，种皮具点状皱纹。

有20种，分布于亚洲。我国有14种，7种可药用。

分种检索表

1. 花序全部或至少部分假侧生（生于与叶对生的侧生短枝顶端）。
    2. 花被片具长距，距圆筒状，常向外斜出，长 4–5 (–8) mm ·················· 7. **距花万寿竹 D. calcaratum**
    2. 花被片具短距，距囊状，长 1–3 mm。
        3. 花半开放钟状，长 2.5–3.8 cm，基部狭；雄蕊长 2–2.8 cm；距长约 1 mm ··· 4. **大花万寿竹 D. megalanthum**
        3. 花管形钟状至钟状，长 1.5–2.5 (–2.8) cm；雄蕊长 0.8–2 cm；距长 2–3 mm ······ 6. **万寿竹 D. cantoniense**
1. 花序全部顶生（生于茎和分枝顶端）。
    4. 花被片基部稍囊状，先端长，渐狭 ··· 1. **宝珠草 D. viridescens**
    4. 花被片基部具距，先端圆形至近锐尖。
        5. 雄蕊和雌蕊长于花被片 ··· 2. **长蕊万寿竹 D. longistylum**
        5. 雄蕊和雌蕊短于或等长于花被片。
            6. 花大，长 20–38 mm；花丝比花药长 5–6 倍 ··· 3. **少花万寿竹 D. uniflorum**
            6. 花较小，长 7–13 mm；花丝通常稍短于花药 ····································· 5. **短蕊万寿竹 D. bodinieri**

本属植物少花万寿竹和万寿竹均具有强心的作用。

1. 宝珠草（中国高等植物图鉴） 绿宝珠草（吉林、辽宁）

Disporum viridescens (Maxim.) Nakai, J. Coll. Sci. Imp. Univ. Tokyo. 31: 246. 1911.——*Uvularia viridescens* Maxim.（英 **Virescent Fairybells**）

根状茎短，根密集簇生，通常具长的匍匐茎。茎上部常分枝，高 30–80 cm。叶柄非常短；叶片椭圆形至卵状长圆形，长 5–12 cm，宽 2–5 cm，叶背面脉稍粗糙，横脉不明显，边缘略粗糙。花序顶生，具1或2朵花；花梗长 1.5–2.5 cm；花张开，花被片绿白色，长圆状披针形至披针形，长 (1.2–) 1.5–2 cm，宽 3–4 mm，具7条脉，基部稍囊状，先端长，渐狭；雄蕊长 4.5–7 mm，不伸出花被片，花丝下部稍膨大，长 3–4 mm，花药长 2–3 mm；子房球形，长 2.5–3.5 mm，花柱长 3–4 mm。浆果球形，直径约 1 cm，具2或3枚种子。种子红棕色，直径约 4 mm。花期 5–6 月，果期 7–10 月。

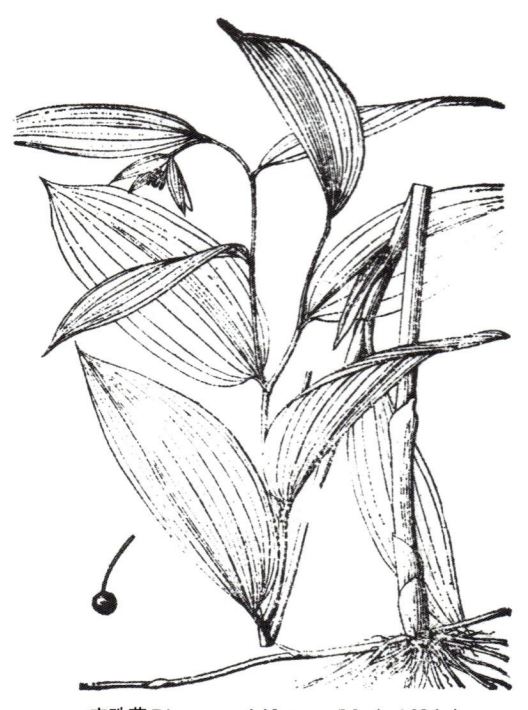

宝珠草 *Disporum viridescens* (Maxim.) Nakai
引自《中国高等植物图鉴》

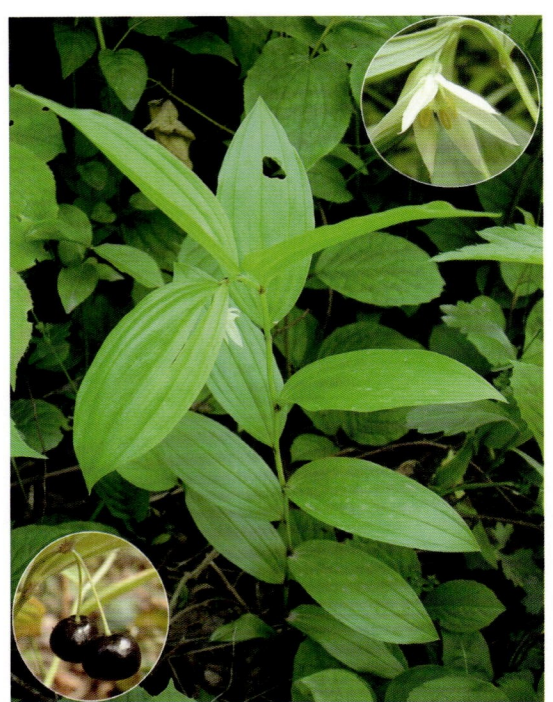

宝珠草 *Disporum viridescens* (Maxim.) Nakai
摄影：于俊林

分布与生境　分布于黑龙江、吉林和辽宁。生于海拔 600 m 以下的林下和草坡。日本、朝鲜，俄罗斯（远东）也有分布。

药用部位　根及根状茎。

功效应用　清肺化痰，健脾和胃。用于燥邪伤肺所致干咳，无痰，咽痒，咽干诸证；食积腹胀诸证。

注评　本种蒙古族药用，根状茎治疗肺痨咳嗽、筋骨疼痛、食欲不振，外用治疗烧烫伤。

2. 长蕊万寿竹（Flora of China）

Disporum longistylum (H. Lév. et Vaniot) H. Hara in J. Jap. Bot. 59: 40. 1984.——*Tovaria longistyla* H. Lév. et Vaniot（英 **Longstamen Fairybells**）

根状茎无匍匐茎，根密集簇生。茎上部通常分枝，高 30-90 cm。叶柄长 3-10 mm；叶片披针形至椭圆形，长 3-15 cm，宽 1-4 (-6) cm，基部近圆形，先端通常长渐尖。伞形花序顶生，具 2-8 朵花；花梗长 0.7-2.4 cm；花被片绿色或黄绿色，少紫色，匙状倒披针形至倒卵形，长 1-1.7 cm，宽 2-4 (-8) mm，基部具囊状距，先端近锐尖，距长 1-1.5 mm；雄蕊长 1.2-1.9 cm，伸出花被片，花丝丝状，长 1-1.6 cm，基部具微小的粗糙柔毛，花药长 2.4-4.5 mm；子房长 2-3 mm，花柱长 0.8-1.7 cm。浆果直径 6-9 mm。花期 4-6 月，果期 9-12 月。

分布与生境　分布于陕西、甘肃、湖北、四川、贵州、云南、西藏。生于海拔 400-1800 m 的林下和岩石上。

药用部位　根及根状茎。

功效应用　清肺化痰，止咳，健脾消食，舒筋活血，止血消肿，接骨。用于肺痨咳嗽，食欲不振，胸腹胀满，筋骨疼痛，腰腿痛，外用于烧烫伤，骨折。

化学成分　根状茎含挥发油：主要为反-11-十六烯酸[(Z)-11-hexadecenoic acid]，2-己基-1-癸醇(2-hexyl-1-decanol)，胆甾醇(cholesterin)，邻苯二甲酸二异辛酯[di(2-ethylhexyl)phthalate]，邻苯二甲酸单异辛酯[mono(2-ethylhexyl)phthalate]，反式-9-十八碳烯酸[(E)-9-octadecenoic acid]，2-烯丙基-1,4-二甲氧基-3-

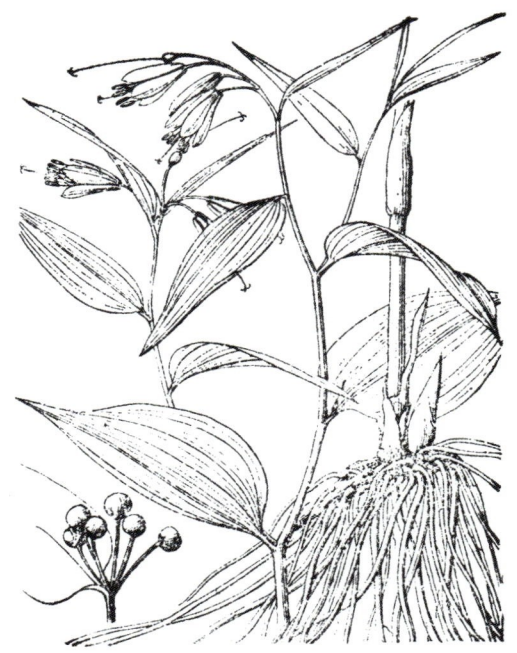

长蕊万寿竹 Disporum longistylum (H. Lév. et Vaniot) H. Hara
引自《中国高等植物图鉴》

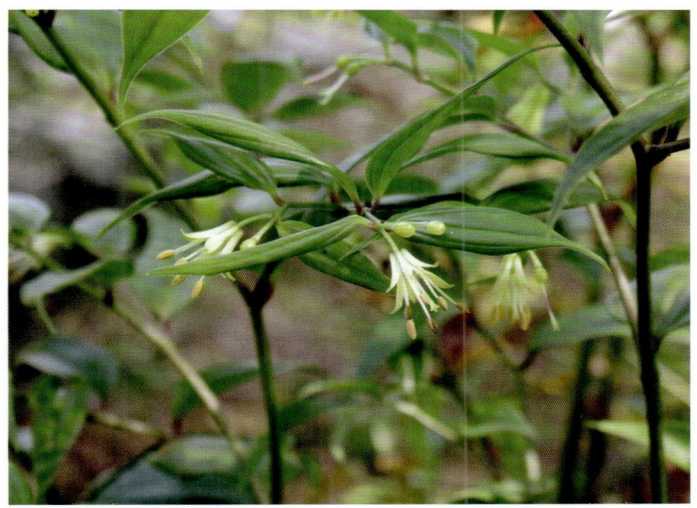

长蕊万寿竹 Disporum longistylum (H. Lév. et Vaniot) H. Hara
摄影：徐晔春

乙烯基氧甲基苯(2-allyl-1,4-dimethoxy-3-vinyloxymethylbenzene)，水杨醛(salicy laldehyde)，(Z,Z)-9,12-十八碳二烯酸[(Z,Z)-9,12-octadecadienoic acid][1]。

注评 本种傈僳族亦同等药用。

化学成分参考文献

[1] 谭志伟，等. 时珍国医国药, 2010, 21(2): 345-347.

3. 少花万寿竹（Flora of China）

Disporum uniflorum Baker ex S. Moore, J. Bot. 13: 230. 1875.（英 **Common Fairybells**）

根状茎稍匍匐，直径 4-7 cm；具匍匐茎；茎不分枝或上部分枝，高 20-80 cm。叶柄长 5-10 mm，叶片宽椭圆形到长圆状卵圆形，长 4-9 cm，宽 1-6.5 cm，无毛，基部近圆形到宽楔形，先端短渐尖至骤尖。花序具 1-3 朵花，着生于分枝顶端；花梗长 3-5 mm，花圆筒状钟形；花被片黄色，匙状倒披针形至倒卵形，长 2-3 cm，宽 5-10 mm，基部具 1-2 mm 的囊状短距；雄蕊几乎不伸出花被片，长 1.8-2.8 cm，花丝长 1.5-2 cm，下部具微小的乳头状突起，花药长 4-8 mm；子房长 4-5 mm，花柱长 1.5-2.3 cm。浆果直径 8-10 mm，蓝黑色。花期 3-6 月，果期 7-11 月。

《中国植物志》中描述的 *Disporum sessile* D. Don 为 *D. uniflorum* Baker ex S. Moore 的错误鉴定，*D. sessile* 分布于日本、朝鲜半岛和俄罗斯（远东地区），我国不产。

分布与生境 分布于辽宁、河北、山东、安徽、江苏、江西、湖北、陕西、四川。生于海拔 100-2500 m 的林下。朝鲜也有分布。

药用部位 根及根状茎。

功效应用 清肺化痰，止咳，健脾消食，舒筋活血，止血消肿，解热消毒，接骨。用于肺痨咳嗽，咯血，肺气肿，肺结核，食欲不振，胸腹胀满，肠风下血，筋骨疼痛，风湿痹痛，腰腿痛，劳伤，白带、遗精、遗尿，外用于烧烫伤，骨折。

化学成分 叶含黄酮类：木犀草素(luteolin)，芹菜素(apigenin)，金圣草酚(chrysoeriol)[1]。

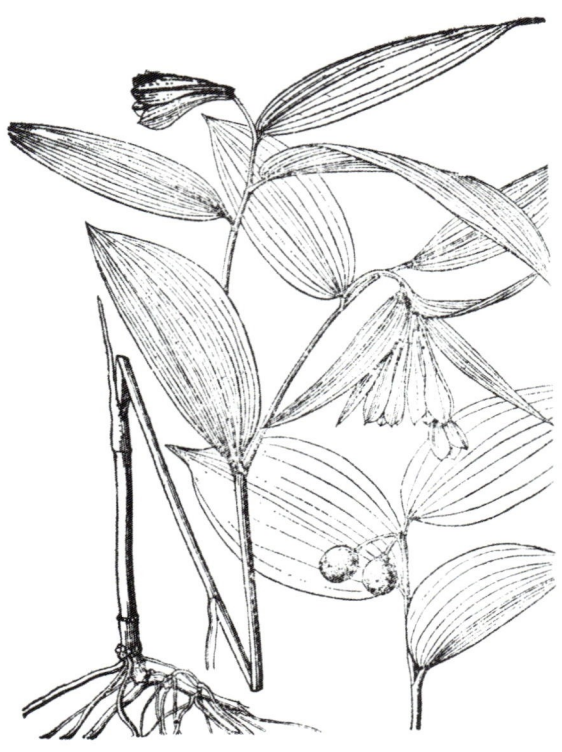

少花万寿竹 Disporum uniflorum Baker ex S. Moore
引自《中国高等植物图鉴》

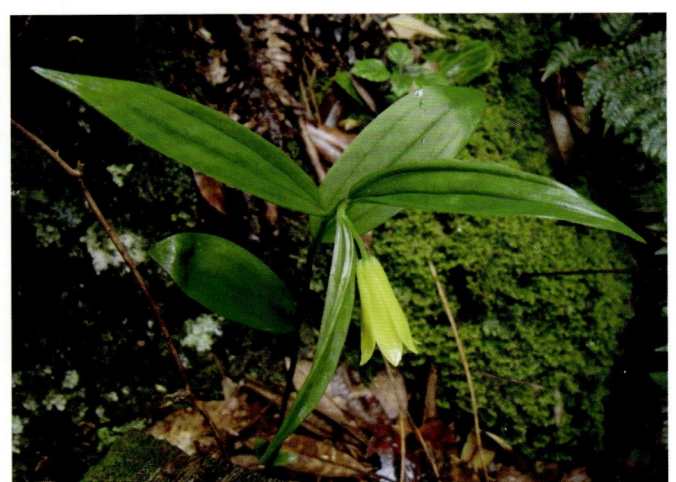

少花万寿竹 Disporum uniflorum Baker ex S. Moore
摄影：陈世品

药理作用 强心作用：少花万寿竹4种不同提取物Ⅰ、Ⅱ、Ⅲ、Ⅳ皮下注射麻醉蛙均有明显的强心作用；提取物Ⅱ、Ⅲ、Ⅳ静脉注射麻醉兔也有用样的效果，提取物Ⅲ、Ⅳ静脉注射不麻醉犬能使其心音增强、心率减慢[1]。

毒性及不良反应 提取物Ⅲ静脉注射可导致犬期前收缩、呕吐和腹泻，还可致食欲减退、反应迟钝、轻度共济失调等[1]。

注评 本种水族药用，根及根状茎治疗咳嗽。

化学成分参考文献

[1] Williams CA, et al. *Phytochemistry*, 1993, 34(1): 197-203.

药理作用及毒性参考文献

[1] 重庆医学院. 新医药学, 1971, (增刊): 37.

4. 大花万寿竹（中国植物志） 山竹花、白龙须（湖北）

Disporum megalanthum F. T. Wang et T. Tang, Fl. Reipubl. Popularis Sin. 15: 250. 1978.（英 **Largeflower Fairybells**）

根肉质，直径2-3 mm。根状茎短；茎上部常略分枝，长30-60 cm。叶柄长2-4 mm；叶片椭圆形至宽披针形，长6-12 cm，宽2-5 (-8) cm，基部近圆形并稍对折，边缘具乳头状突起，先端渐尖。花序顶生和假侧生，具(2-) 4-8朵花，总花梗常明显；花梗长1-2 cm，具棱；花半开，基部窄；花被片白色或奶油色，倒卵状倒披针形，长2.5-3.8 cm，宽5-8 mm，基部短，具囊状距，距长约1 mm；雄蕊长2-2.8 cm，不伸出花被片，花丝长1.4-2.2 cm，花药长4-6 mm；子房长2-3 mm，花柱长1.2-1.8 cm。

百合科 LILIACEAE

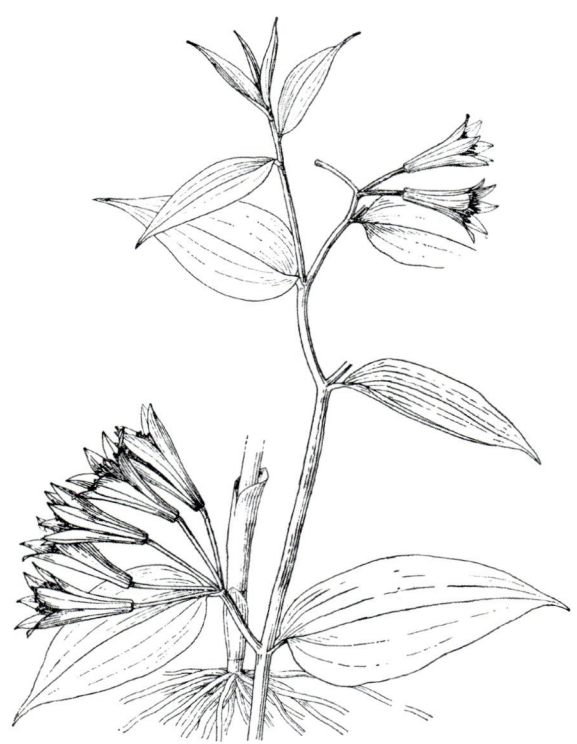

大花万寿竹 Disporum megalanthum F. T. Wang et T. Tang
冯晋庸 绘

浆果直径 0.6-1.5 cm，具 4-6 枚种子。花期 5-7 月，果期 8-10 月。

分布与生境　分布于陕西、甘肃、湖北和四川。生于海拔 1600-2500 m 的林下、林缘和草坡。

药用部位　根及根状茎。

功效应用　祛风胜湿，止痛。用于劳伤，气血虚损。

5. 短蕊万寿竹（Flora of China）　竹叶落得打（湖北）

Disporum bodinieri (H. Lév. et Vaniot) F. T. Wang et T. Tang in Contr. Inst. Bot. Natl. Acad. Peiping. 6: 20. 1949.——*D. brachystemon* F. T. Wang et T. Tang, *Tovaria bodinieri* H. Lév. et Vaniot

（英 **Shortstamen Fairybells**）

根状茎匍匐，较粗。茎上部常具分枝，长 30-70 (-100) cm。叶柄长 5-10 mm；叶片椭圆形至卵状披针形，长 5-15 cm，宽 2-6 cm，边缘和背面脉具突起。伞形花序顶生，具 2-6 朵花；花梗长 1.5-2.5 cm，具小乳突；花漏斗状至宽倒圆锥形；花被片白色或黄绿色，稀紫色，倒卵状披针形至椭圆状披针形，长 1-1.2 cm，宽 3-5 mm，基部具囊状距，距长约 1 mm；雄蕊长 6-11 cm，不伸出或等长于花被片，花丝长 3-5 mm，花药长约 3 mm；子房长 2-3 mm，花柱长 4-7 mm。浆果直径 5-10 mm，具 3-6 枚种子。花期 5-6 月，果期 8-10 月。

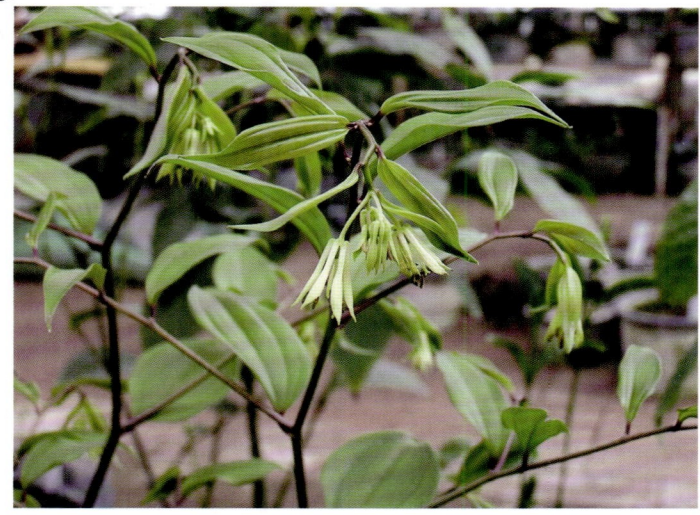

短蕊万寿竹 Disporum bodinieri (H. Lév. et Vaniot) F. T. Wang et T. Tang
摄影：刘冰

分布与生境 分布于湖南、四川、贵州、云南和西藏。生于海拔 1200-3000 m 的林下、灌丛和岩石边。
药用部位 根及根状茎。
功效应用 养阴润肺，止咳，止血，消肿，利尿，驱虫。用于阴虚咳嗽，痰中带血，产后虚弱。

6. 万寿竹（肇庆府志） 山竹花（广西），竹叶参、白毛七（陕西中草药），倒竹散（云南），黑龙须、迎风不动草（云南中药资源名录）

Disporum cantoniense (Lour.) Merr., Philipp. J. Sci. 15: 229. 1919.——*Fritillaria cantoniensis* Lour.（英 **Canton Fairybells**）

根状茎匍匐，粗，无匍匐茎。茎上部常具分枝，长 50-100 (-150) cm。叶柄长 2-4 mm；叶片披针形至狭长圆状披针形，长 5-12 cm，宽 1-5 cm。花序顶生或假侧生，具（2 或）3-10 花，总花梗常明显；花梗长 1-4 cm，常具乳头状突起；花稍张开，花被片紫色，倒披针形，长 1.5-2.5 (-2.8) cm，宽 4-5 mm，基部具囊状距，先端近锐尖，具乳状突起，距长 2-3 mm；雄蕊长 8-15 mm，不伸出花被片，花丝长 8-11 mm，花药长 3-4 mm；子房长约 3 mm，花柱长 7-15 mm。浆果直径 8-10 mm，具 2 或 3 (-5) 枚种子。花期 5-7 月。果期 8-10 月。

分布与生境 分布于陕西、安徽、福建、台湾、湖北、湖南、广东、广西、四川、贵州、云南和西藏。生于海拔 700-3000 m 的林下和灌丛。不丹、印度、老挝、马来西亚、尼泊尔、泰国和越南也有分布。
药用部位 根及根状茎。
功效应用 清热解毒，祛痰止咳，祛风湿，舒筋活血，消炎止痛。用于肺热咳嗽，高热不退，虚劳骨蒸潮热，肺结核，风湿麻痹，关节腰腿疼痛，白浊，痛经，月经过多，痈疽疮疖，跌打损伤，骨折，蛔虫病，绦虫病，烫火伤。

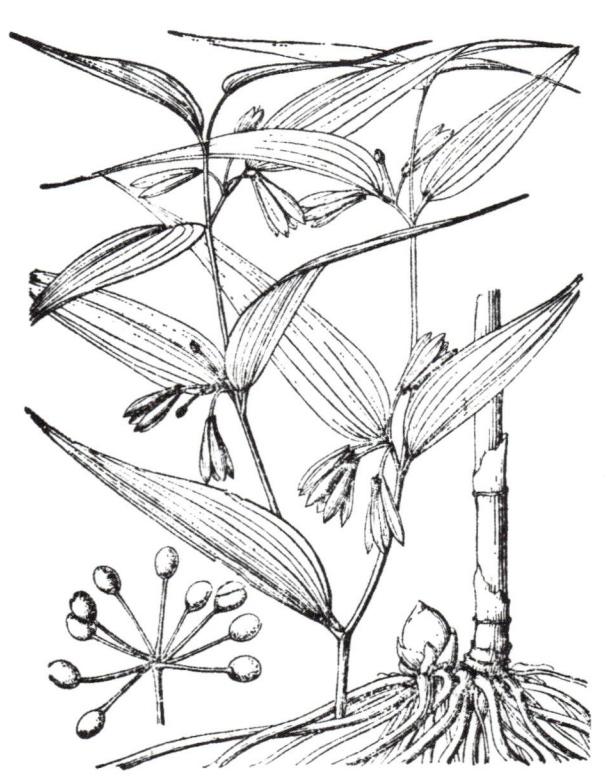

万寿竹 Disporum cantoniense (Lour.) Merr.
引自《中国高等植物图鉴》

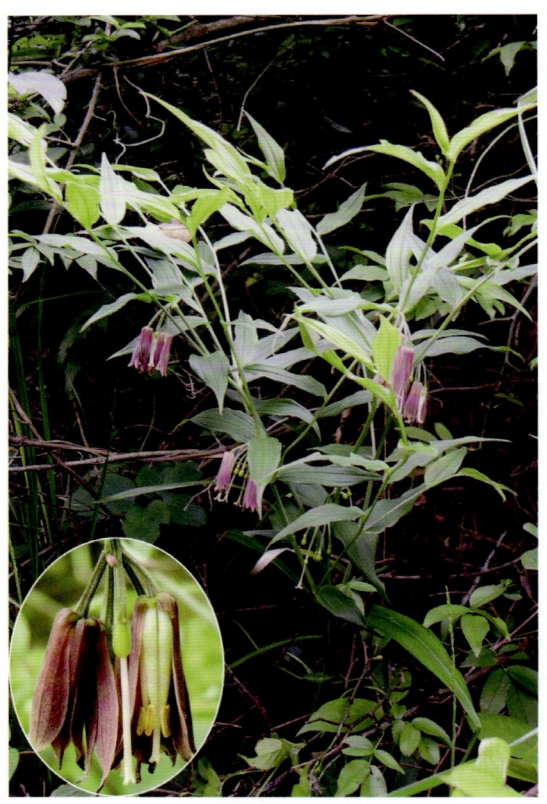

万寿竹 **Disporum cantoniense** (Lour.) Merr.
摄影：何顺志

化学成分 栽培品根含挥发油：3-甲基庚烷(3-methylheptane)、月桂酸甲酯(methyllaurate)、2-乙酰呋喃(2-acetylfuran)、4-甲基-1-辛烯(4-methyl-1-octene)、5-甲基-2-糠醛(5-methyl-2-furaldehyde)、反式-对薄荷烷(*trans-p*-menthane)、水杨醛(salicylaldehyde)、5-甲基-癸烷(5-methyl-decane)、2,3-二甲基癸烷(2,3-dimethyl-decane)、5,6-二甲基癸烷(5,6-dimethyl-decane)、4,5-二甲基癸烷(4,5-dimethyl-decane)、4-乙基-5-甲基壬烷(4-ethyl-5-methyl-nonane)、4-乙基癸烷(4-ethyl-decane)、萘(naphthalene)、十二烷(dodecane)、1-甲基萘(1-methyl-naphthalene)、2-甲基萘(2-methyl-naphthalene)、1,4-二氢-1,4-甲桥萘(1,4-dihydro-1,4-methanonaphthalene)、1-乙基萘(1-ethyl-naphthalene)、1,3-二甲基萘(1,3-dimethyl-naphthalene)、2,3-二甲基萘(2,3-dimethyl-naphthalene)、2,6-二甲基萘(2,6-dimethyl-naphthalene)、十四酸(tetradecanoic acid)、1,4-双(1,1-二甲基乙基)-苯[1,4-bis(1,1-dimethylethyl)-benzene]、2,5-二叔丁基酚(2,5-di-tert-butylphenol)、邻苯二甲酸二异丁酯(isobutylphthalate)、棕榈酸(palmatic acid)、亚油酸(linoleic acid)、9,12-十八碳二烯酸(9,12-octadecadienoic acid)、硬脂酸(stearic acid)、二十四烷(tetracosane)、(Z)-9-十八碳烯酰胺[(Z)-9-octadecenamide]、11-丁基二十二烷(11-butyl-docosane)、癸二酸二辛酯(octoil)；野生品根含挥发油：3-甲基庚烷、月桂酸甲酯、乙缩醛二乙醇(1-diethoxy-ethane)、2,6-二乙氧基壬烷(2,6-diethoxy-nonane)、苯乙醛(phenylacetaldehyde)、4-乙基-癸烷(4-ethyl-decane)、2,3-二甲基癸烷、萘、1-十二烷(1-dodecan)、十二烷、十三烷(tridecane)、3,6-二甲基-十一烷(3,6-dimethyl-undecane)、4,8-二甲基-十一烷(4,8-dimethyl-undecane)、十四烷(tetradecane)、5-甲基-十三烷(5-methyl-tridecane)、6-丙基-十三烷(6-propyl-tridecane)、1-甲基萘、2-甲基萘、2,6,11-三甲基十二烷(2,6,11-trimethyl-dodecane)、丁香酚(eugenol)、十四烷(tetradecane)、1,3-二甲基萘、2,3-二甲基萘、2,6-二甲基萘、二甲基十二烷(2-methyl-dodecane)、7-甲基-十六烷(7-methyl-hexadecane)、十五烷(pentadecane)、2,4-二叔丁基苯酚[2,4-bis(1,1-dimethylethyl)-phenol]、十六烷(hexadecane)、2,6,10-三甲基十五烷(2,6,10-trimethyl-pentadecane)、十七烷(heptadecane)、降植烷(pristine)、二甲基十八烷(2-methyl-octadecane)、10-甲基-二十烷(10-methyl-eicosane)、二十烷(eicosane)、二十一烷(heneicosane)、邻苯二甲酸二丁酯(butylphthalate)、2,5-二叔丁基酚、邻苯二甲酸二异丁酯、棕榈酸、硬脂酸、二十四烷、11-丁基二十二烷、癸二酸二辛酯、9-辛基-十七烷(9-octyl-heptadecane)、三十碳六烯(supraene)[1]。

全草含黄酮类：木犀草素(luteolin)、芹菜素(apigenin)、金圣草酚(chrysoeriol)、小麦黄素(tricin)、芦丁(rutin)、木犀草素-7-*O*-β-D-吡喃葡萄糖苷(luteolin-7-*O*-β-D-glucopyranoside)、金圣草酚-7-*O*-β-D-新橙皮糖苷(chrysoeriol-7-*O*-β-D-neohesperidoside)、木犀草素-4'-*O*-β-D-(4-*O*-β-D-吡喃葡萄糖基)-吡喃葡萄糖苷[luteolin-4'-*O*-β-D-(4-*O*-β-D-glucopyranosyl)-glucopyranoside][2]。

叶含黄酮类：木犀草素、芹菜素、金圣草酚[3]。

药理作用 强心作用：万寿竹制剂对蛙、兔和狗均有明显的强心作用，与西地兰、毒毛花苷比较，其减慢心率的作用更为明显[1]。

注评 本种苗族、彝族、壮族、侗族和傈僳族药用，主要用根状茎治疗手足麻痹、筋骨疼痛、肺热咳嗽、月经过多。

化学成分参考文献

[1] 吴文利, 等. 贵阳医学院学报, 2011, 36(3): 255-258.

[2] Chen L, et al. *Biochem System Ecol*, 2009, 37(5): 609-612.

[3] Williams CA, et al. *Phytochemistry*, 1993, 34(1): 197-203.

药理作用及毒性参考文献

[1] 赵亦成, 等. 淄博本草, 北京：中国中医药出版社, 1995: 523.

7. 距花万寿竹（中国植物志） 狗尾巴参（云南），倒竹散、宝铎草（中药大辞典）

Disporum calcaratum D. Don, Proc. Linn. Soc. London 1: 45. 1839.（英 **Longspurred Fairybells**）

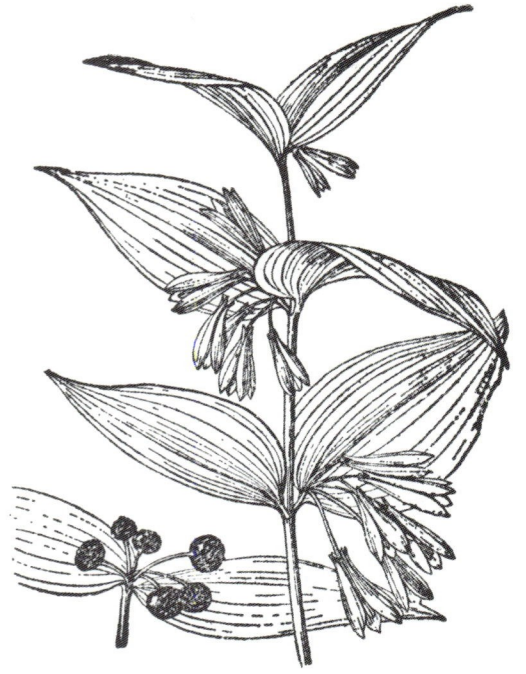

距花万寿竹 Disporum calcaratum D. Don
引自《中国高等植物图鉴》

根状茎匍匐，稍之字形。茎上部通常具分枝，长 30-100 cm。叶柄长 3-5 mm；叶片椭圆形至卵状披针形，长 5-8 cm，宽 2-5 cm。伞形花序假侧生，具 3-10 花，总花梗有时明显；花梗长 1-2 cm，具棱，棱上常密生乳头状突起；花钟形，花被片通常紫色，有时粉色至暗红色，倒披针形，长 1.2-2 cm，宽 3-5 mm，基部具直出或有时向外斜出的长距，距圆筒状，长 4-5 (-8) mm；雄蕊长 1.1-1.8 cm，花丝长 0.7-1.3 cm，花药长 4-5 mm；子房长 2.5-3 mm，花柱长 5-9 mm。浆果直径约 1.1 cm。花期 6-7 月，果期 8-11 月。

分布与生境 分布于云南南部。生于海拔 1200-2400 m 的林下。不丹、印度、马来西亚、尼泊尔、泰国和越南也有分布。

药用部位 根状茎。

功效应用 清热，凉血，养阴润肺，生津益气。用于肺热咳嗽，小儿肺炎，骨蒸劳热，腰膝酸软，盗汗，淋浊白带。

化学成分 叶含黄酮类：木犀草素(luteolin)，芹菜素(apigenin)，金圣草酚(chrysoeriol)[1]。

注评 本种傣族、拉枯族和佤族药用，主要用根状茎治疗肺热咳嗽、肺炎、气管炎。

化学成分参考文献

[1] Williams CA, et al. *Phytochemistry*, 1993, 34(1): 197-203.

36. 扭柄花属 Streptopus Michx.

多年生草本，具横走的根状茎。茎直立，不分枝或中部以上分枝。叶互生，薄纸质，卵形到披针形，无柄，通常抱茎。花通常 1 或 2 朵，腋生，花梗具关节，总花梗部分与茎愈合，稀 2-4 朵成一顶生花序；花被片 6，离生，外轮花被片常比内轮略宽；雄蕊 6，花丝通常基部扁平，花药基着；子房 3 室，每室具（2 或 3）6-8 枚胚珠，花柱柱状或很短。浆果球形。种子数枚。

约 10 种，分布于北半球温带地区。我国有 5 种，3 种药用。

分种检索表

1. 叶缘具睫毛状细齿；总花梗具关节，关节处呈膝状弯曲··· 1. **扭柄花 S. obtusatus**
1. 叶全缘；总花梗不具关节也不呈膝状弯曲。
    2. 花被片长 8-10 mm，宽 3-4 mm；花药长于花丝·· 2. **腋花扭柄花 S. simplex**
    2. 花被片长 6.5-8 mm，宽 1-2 mm；花药短于花丝·· 3. **小花扭柄花 S. parviflorus**

1. 扭柄花（中国植物志） 算盘七、曲柄算盘七（陕西），钝叶算盘七（云南）

Streptopus obtusatus Fassett, Rhodora 37: 102. 1935.（英 **Obtuse Twistedstalk**）

根状茎纤细，直径 1-2 mm。茎不分枝或中上部分枝，高 15-35 cm，无毛。叶卵状披针形或长

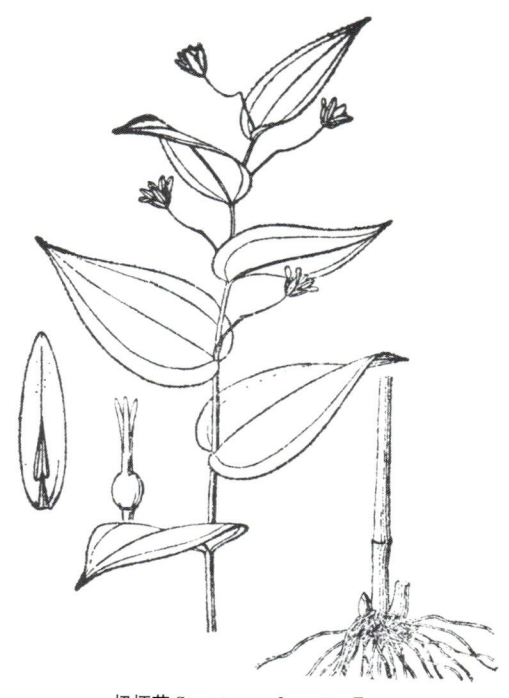
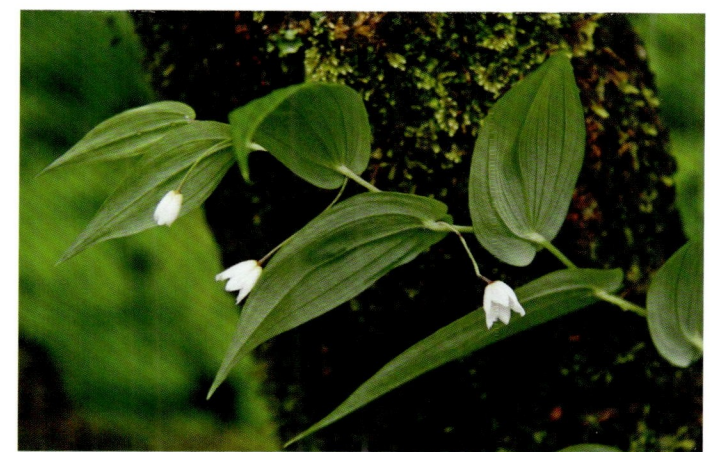

扭柄花 Streptopus obtusatus Fassett
引自《中国高等植物图鉴》

扭柄花 Streptopus obtusatus Fassett
摄影：张英涛

圆状披针形，长 5-8 cm，宽 2.5-4 cm，基部心形，边缘具睫毛状细齿，先端短尖。总花梗腋生，长 2-2.5 cm，近中部具关节，关节处呈膝状弯曲，具一腺体；仅 1 朵花，花下垂；花被片黄色，内面有时具紫色斑点，长圆状披针形至披针形，长 8-9 mm，宽 1-2 mm；雄蕊长 3.5-4.5 mm，花丝短宽，花药长 3-4 mm；子房光滑，花柱长 3-4 mm，柱头深 3 裂。浆果直径 6-8 mm。种子椭圆形。花期 7 月，果期 8-9 月。

分布与生境 分布于陕西、甘肃、湖北西部、四川和云南。生于海拔 2000-3600 m 的针叶林。

药用部位 根及根状茎。

功效应用 补脾和胃，利湿，镇痛。用于脾胃不和，气短乏力，筋骨疼痛。

2. 腋花扭柄花（中国植物志） 竹林消、算盘七（全国中草药汇编），女楂（藏语），鸡爪参、野参须（陕西）

Streptopus simplex D. Don, Prodr. Fl. Nepal. 48. 1825.（英 **Axillaryflower Twisted stalk**）

根状茎直径 1.5-2 mm。茎不分枝或上部分枝，高 20-50 cm，无毛。叶背灰白色，披针形至卵状披针形，长 2.5-8 cm，宽 1.5-3 cm，基部圆形或心形，边缘全缘，先端渐尖。总花梗腋生，长 2.5-4.5 cm，无关节也不呈膝状弯曲，无毛，仅 1 朵花；花下垂，花被片粉红色或白色，具紫色斑点，卵状长圆形，长 8-10 mm，宽 3-4 mm；雄蕊长 3-3.5 mm，花丝扁平，基部宽，长 1-1.5 mm，花药长约 2 mm；花柱较细，长 5-6 mm，柱头 3 裂，裂片外卷，长约 1 mm。浆果直径 5-6 mm。花期 6 月，果期 8-9 月。

分布与生境 分布于云南和西藏南部。生于海拔 1700-4000 m 的林下、竹丛、溪边山坡和高山草地。不丹、缅甸、尼泊尔和印度也有分布。

药用部位 根。

功效应用 清肺止咳，健脾和胃。用于肺热咳嗽，阴虚劳嗽，虚痨损伤，滋补，脾胃不合之少食，欲呕，妇女血亏，筋骨痛。

注评 本种的根傈僳族药用，主要治疗肺热咳嗽、脾胃不和、心慌气短、筋骨疼痛。

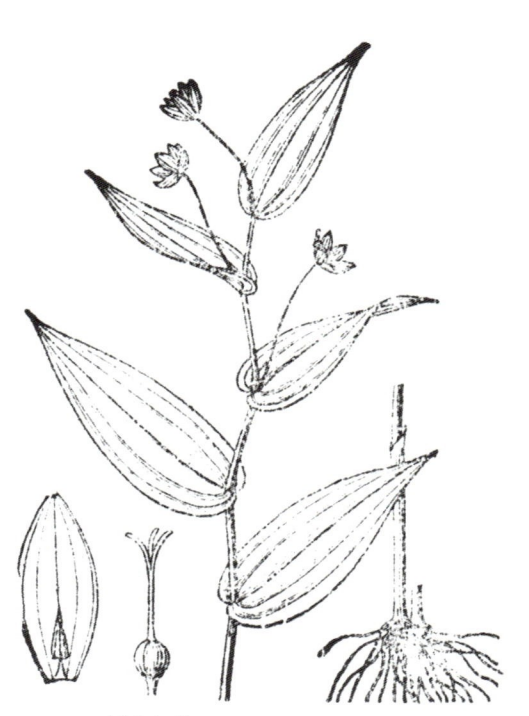

腋花扭柄花 Streptopus simplex D. Don
引自《中国高等植物图鉴》

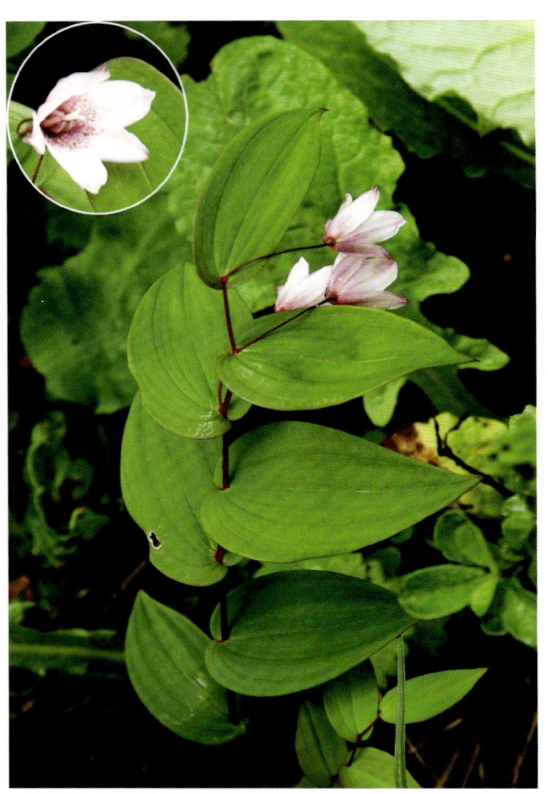

腋花扭柄花 Streptopus simplex D. Don
摄影：张英涛

3. 小花扭柄花（中国植物志） 高山竹林消（四川），小花算盘七（云南）

Streptopus parviflorus Franch. in Nouv. Arch. Mus. Hist. Nat., sér. 2, 10: 89. 1887.（英 **Little Flower Twistedstalk**）

根状茎粗短。茎通常上部分枝，长 20-50 cm，光滑。叶披针形至卵状披针形，长 4-8 cm，宽 1.5-4 cm，薄纸质，基部心形，边缘全缘，先端渐尖。总花梗长 2.5-4 cm，光滑，无关节也不呈膝状弯曲，花 1-2 朵，下垂；花被片白色，披针形，长 6.5-8 mm，宽 1-2 mm；雄蕊长 3-3.5 mm，花丝长 1.8-2.2 mm，花药长约 1 mm；花柱稍长于子房，长约 2.5 mm，柱头 3 裂。浆果直径 5-8 mm。种子多数，长圆形，弯曲。花期 6 月，果期 8-9 月。

分布与生境 分布于四川西南部和云南西北部。生于海拔 2000-3500 m 的林下、灌丛和高山草地。

药用部位 根。

功效应用 清热止咳，利湿，消食健脾。用于肺热咳嗽，脾胃不和，风湿痹痛。

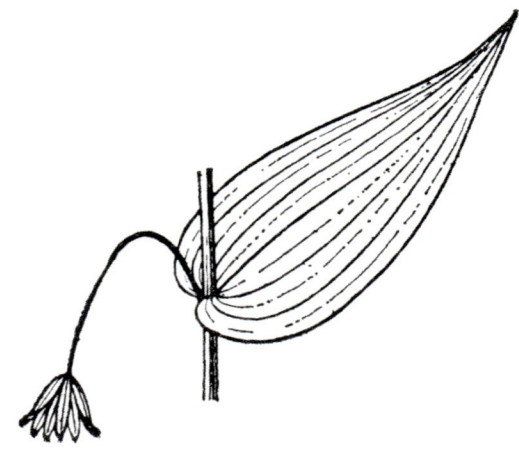

小花扭柄花 Streptopus parviflorus Franch.
张泰利 绘

百合科 LILIACEAE

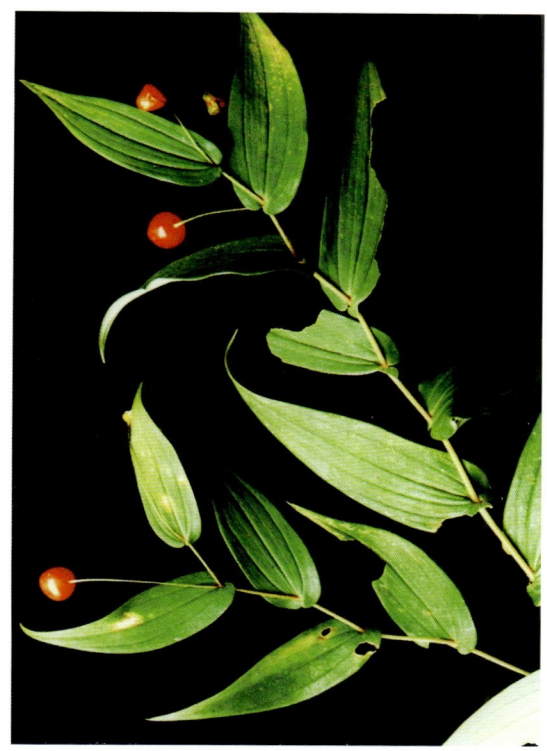

小花扭柄花 **Streptopus parviflorus** Franch.
摄影：徐克学

37. 黄精属 Polygonatum Mill.

具根状茎，稀附生。茎不分枝，基部具膜质鞘，直立或上端向一侧弯曲，或攀援状。叶互生、对生或轮生，无柄或具短柄，有时先端卷曲。花序腋生，通常集生似伞形、伞房或总状花序，或花单生；花多下垂，苞片膜质，有或无，花梗先端具节；花被 6，管状；雄蕊 6，花丝下部贴生于花被管，离生，部分丝状或扁平，花药基部 2 裂；子房 3 室，每室具 2-8 枚胚珠，花柱较细，柱头 3 裂。浆果有数颗或 10 余颗种子。

约 60 种，分布于北半球温带地区，从喜马拉雅山脉到日本种类最多。我国有 39 种，31 种药用。

分种检索表

1. 苞片卵形至披针形，长 1-3.5 cm，草质，常具 7 或更多脉。
  2. 除茎上部和花，植株疏生短柔毛；花序具 3 或 4 苞片 ························· **3. 大苞黄精 P. megaphyllum**
  2. 植株无毛；花序具（1 或）2 苞片。
    3. 苞片生于花梗基部，卵状至宽卵状椭圆形，长 2-3.5 cm，宽 1-3 cm；花丝具小乳头状突起 ··· **1. 二苞黄精 P. involucratum**
    3. 苞片生于花梗近顶端，披针形至长圆状披针形，长 2 cm，宽 3-6 mm；花丝光滑 ··· **2. 长苞黄精 P. desoulavyi**
1. 苞片钻形至线状披针形，较短，稀长达 1.2 cm，膜质、干膜质或近草质具干膜质边缘，具 1-5 脉或无脉，或苞片不存在。
  4. 植株除花外，均具短硬毛 ··· **21. 粗毛黄精 P. hirtellum**
  4. 植株无毛或有时茎上粗糙，具乳头状突起或具微糙硬毛（叶片无毛）。
    5. 叶多对生或轮生。

6. 花被片长 (15–) 18–25 mm。
　　7. 植株高大，常 1–3 m；叶轮生，先端拳卷；花被裂片长 3–5 mm ············ 14. **滇黄精 P. kingianum**
　　7. 植株矮小，不超过 10 cm；叶常紧接在一起或在茎下部互生，先端直；花被裂片长 6–10 mm ······
　　　　··· 15. **独花黄精 P. hookeri**
6. 花被片长 5–12 (–15) mm。
　　8. 子房长 4–7 mm，花药长 3–4 mm。
　　　　9. 叶大部分轮生；果梗在果熟期上举 ··· 20. **格脉黄精 P. tessellatum**
　　　　9. 叶大部分对生；果梗在果熟期反折。
　　　　　　10. 花丝顶端不膨大 ·· 18. **对叶黄精 P. oppositifolium**
　　　　　　10. 花丝顶端膨大成囊状 ·· 19. **棒丝黄精 P. cathcartii**
　　8. 子房长 1.5–3 mm，花药长 1–3 (–3.5) mm。
　　　　11. 叶先端具卷须或弯曲。
　　　　　　12. 花柱长，长为子房的 1.5–2 倍 ··· 29. **黄精 P. sibiricum**
　　　　　　12. 花柱短，近等长于子房。
　　　　　　　　13. 花序具 (1–) 2 朵花；苞片长 1–2 mm，干膜质，无脉，或苞片不存在 ·····················
　　　　　　　　　　·· 30. **卷叶黄精 P. cirrhifolium**
　　　　　　　　13. 花序具 2–6 (–11) 朵花；苞片长 (1–) 2–6 mm，干膜质或中间略带草质，具干膜质边缘，
　　　　　　　　　　仅具 1 脉 ·· 31. **湖北黄精 P. zanlanscianense**
　　　　11. 叶先端直。
　　　　　　14. 叶在开花时下垂 ··· 25. **垂叶黄精 P. curvistylum**
　　　　　　14. 叶平展或上举。
　　　　　　　　15. 叶椭圆形至长圆状披针形，长 2–6 cm；花长 6–8 mm；植株矮小，高 8–30 cm ·········
　　　　　　　　　　·· 26. **细根茎黄精 P. gracile**
　　　　　　　　15. 叶长圆状披针形至线形，长 6–12 cm；花长 8–12 mm；植株高大，高 (20–) 40–110 cm。
　　　　　　　　　　16. 总花梗长 2–4 mm ·· 27. **狭叶黄精 P. stenophyllum**
　　　　　　　　　　16. 花序轴长 10–20 mm。
　　　　　　　　　　　　17. 根状茎通常块状圆柱形，很少念珠状，直径 7–15 mm ·······················
　　　　　　　　　　　　　　·· 23. **轮叶黄精 P. verticillatum**
　　　　　　　　　　　　17. 根状茎圆柱状，直径 3–5 mm ·································· 28. **新疆黄精 P. roseum**
5. 叶互生或大部分互生。
　　18. 花被长 6–9 (–11) mm。
　　　　19. 花被管短，长 1–3 mm，明显短于裂片。
　　　　　　20. 叶宽 2.3–3.6 cm，先端直；几无花序轴；植株小，高 17–45 cm ···· 17. **短筒黄精 P. altelobatum**
　　　　　　20. 叶宽 0.8–1.7 cm，先端强烈卷曲；花序轴长 1–1.5 cm；植株高大，高 80–170 cm ············
　　　　　　　　·· 22. **互卷黄精 P. alternicirrhosum**
　　　　19. 花被管长，长 4.5–6 mm，明显长于裂片。
　　　　　　21. 根状茎近念珠状，直径 10–15 mm；叶先端近渐尖；花被管近坛状；总花梗长 5–12 mm；植
　　　　　　　　株通常附生 ··· 16. **点花黄精 P. punctatum**
　　　　　　21. 根状茎圆柱状，直径 3–5 mm；叶先端略钝至锐尖；花被管近圆筒状；总花梗长 2–6 mm ······
　　　　　　　　··· 24. **康定玉竹 P. prattii**
　　18. 花被长 (13–) 14–30 mm。
　　　　22. 根状茎姜状、念珠状或近念珠状，节膨大，节间短。
　　　　　　23. 花丝顶端有距；花梗基部具苞片，长约 5 mm ···························· 9. **距药黄精 P. franchetii**

23. 花丝顶端通常无距；花梗小，基部苞片长 1–2 mm 或无。
  24. 叶背面被短柔毛；花序轴长 3–8 cm，较细·· 11. **长梗黄精 P. filipes**
  24. 叶背面无毛；花序轴长 1–4 (–6) cm，较粗。
    25. 根状茎直径 5–7 mm；花序 1 或 2 花；叶 5–9 枚·················· 13. **节根黄精 P. nodosum**
    25. 根状茎直径 8–25 mm；花序 (1–) 2–7 (–14) 花；叶 10–23 枚。
      26. 花丝上部加厚，顶端稍扁平或囊状凸起，长 3–4 mm，具乳突至短柔毛··············
          ·· 2. **多花黄精 P. cyrtonema**
      26. 花丝下部加厚，顶端丝状，长 5–10 mm，无毛，有时基部稍具小疣··························
          ·· 10. **阿里黄精 P. arisanense**
22. 根状茎圆柱状，节间长。
  27. 叶具长叶柄，长 5–15 mm；花被管常短，里面具棉毛。
    28. 苞片长 8–12 mm，3–5 脉；叶 5–9 枚，宽 7–9 cm，背面具白霜；根状茎直径 6–10 mm ······
        ·· 4. **毛筒玉竹 P. inflatum**
    28. 苞片无至长 8 mm，无脉或仅 1 脉；叶 4 或 5 枚，宽 1.8–3.5 cm，背面不具白霜；根状茎
        直径 3–4 mm ·· 5. **五叶黄精 P. acuminatifolium**
  27. 叶无柄或具短柄，柄长 5mm；花被管内面无毛。
    29. 叶背面具短硬毛··· 6. **小玉竹 P. humile**
    29. 叶背面无毛。
      30. 花序轴通常长 1–1.5 cm；花序具 1–4 (–8) 朵花·· 7. **玉竹 P. odoratum**
      30. 花序轴长 3–5 cm；花序具 (3–) 5–12 (–17) 朵花·· 8. **热河黄精 P. macropodum**

黄精属药用植物主要含甾体类、黄酮、生物碱、三萜等类型化合物。甾体类，如薯蓣皂苷元 (diosgenin，**1**)、原黄精皂苷元 I (progenin I，**2**)；黄酮类，如异甘草素 (liquiritigenin，**3**)；生物碱类，如黄精碱 A (polygonatine A，**4**)；三萜类，如积雪草苷 (asiaticoside，**5**)。滇黄精 (P. kingianum) 根具有抗 HIV 活性；从点花黄精 (P. punctatum) 分离得到的点花黄精苷 (polypunctoside) A (**6**)、B (**7**)、C (**8**)、D (**9**) 显示出了很强的细胞毒活性；从狭叶黄精分离得到的黄精苷 (polygonatoside) B_3 (**10**)、C_1、C_2 具有抗血吸虫活性；鄂西黄精 (P. cirrhifolium) 的提取液显示了一定的抗微生物活性，从中分离出了薯蓣皂苷元 (diosgenin) 型等甾体皂苷，对细菌的生长显示了很强的抑制活性，还可以通过诱导细胞分

6 $R_1=R_2=R_3=H$
7 $R_1=Ac, R_2=R_3=H$
8 $R_2=Ac, R_1=R_3=H$
9 $R_1=R_2=H, R_3=Ac$

化和凋亡，明显抑制人白血病 HL-60 细胞的增殖；从湖北黄精 (P. zanlanscianense) 分离得到的黄精苷 (polygonatoside) A、B、C、D 对 HeLa 细胞显示了弱的细胞毒活性；对玉竹 (P. odoratum) 的提取浸膏进行诱导乳腺癌细胞株坏死活性筛选，发现其乙酸乙酯部位显示了一定的活性。

本属植物中黄精具有抗心肌缺血、强心、抗动脉粥样硬化、提高骨髓造血功能、调节免疫、抗氧化、抗衰老、抗肿瘤和抗菌作用，玉竹有降血压、降血糖、调节免疫、抗衰老和抗肿瘤作用，点花黄精有降血脂和细胞毒作用，多花黄精有抗肿瘤和抗病毒作用，狭叶黄精有避孕和抗寄生虫作用，轮叶黄精有凝聚红细胞作用，滇黄精、卷叶黄精和湖北黄精有抗菌作用。

1. 二苞黄精（东北植物检索表） 小玉竹（全国中草药汇编）

Polygonatum involucratum (Franch. et Sav.) Maxim. in Mélanges Biol. Bull. Phys.-Math. Acad. Imp. Sci. St.-Pétersbourg 11: 844. 1883.——*Periballanthus involucratus* Franch. et Sav.（英 **Twobract Solomonseal**）

根状茎圆柱形，直径 3-5 mm。茎高 20-50 cm，无毛。叶 4-7 枚，互生；叶柄短或不明显；叶

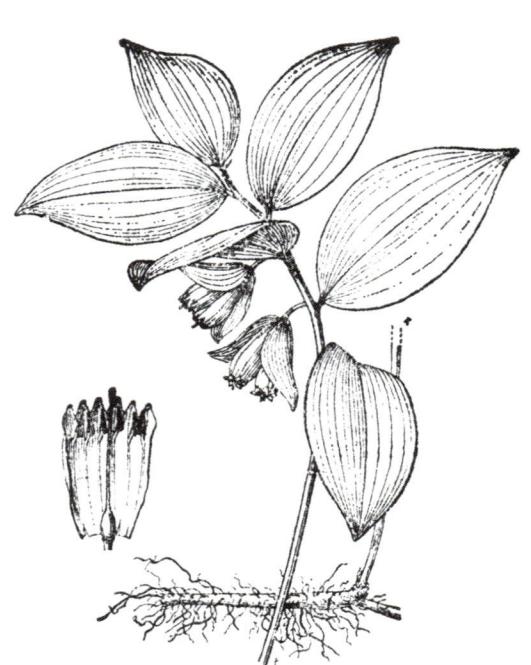

二苞黄精 Polygonatum involucratum (Franch. et Sav.) Maxim.
引自《中国高等植物图鉴》

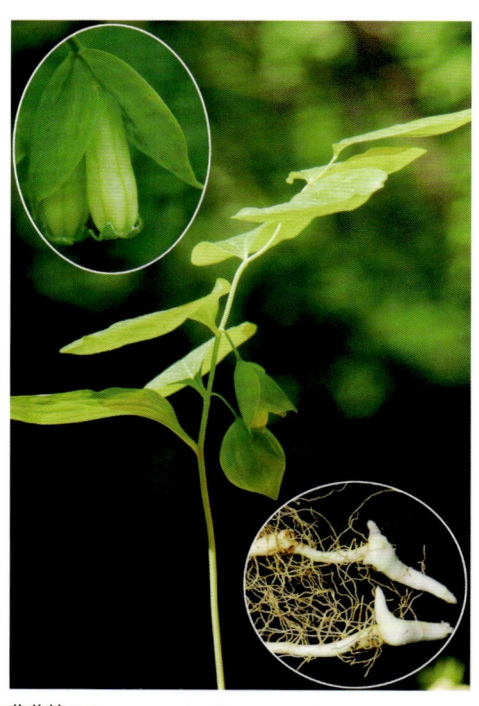

二苞黄精 Polygonatum involucratum (Franch. et Sav.) Maxim.
摄影：周繇

片宽椭圆形至卵圆形，长 5-10 cm，宽 3-6 cm，无毛，基部圆或渐狭，先端锐尖至短渐尖。花序具 2 花，总花梗长 1-2 cm，无毛；苞片 2，生于花梗基部，卵圆形至宽卵圆状椭圆形，长 2-3.5 cm，宽 1-3 cm，叶状，具 7 或更多条脉，宿存；花下垂，花梗长 1-2 mm，无毛；花被圆筒状，长 2.3-2.5 cm，绿白色，筒长 2.3-2.5 cm，裂片长约 3 mm，宽约 2 mm；花丝近扁平，长 2-4 cm，具乳头状突起，花药长 3-5 mm；子房长约 5 mm，花柱长 1.8-2 cm，稍外露。浆果直径约 1 cm，具 7 或 8 枚种子。花期 5-6 月，果期 8-9 月。

分布与生境　分布于东北、华北及河南。生于海拔 700-1400 m 的林下或阴湿山坡。日本、朝鲜和俄罗斯（远东）也有分布。

药用部位　根状茎。

功效应用　平肝熄风，养阴明目，清热凉血，生津止渴，滋补肝肾。用于头痛目疾，咽喉痛，高血压症，癫痫，口渴，口干舌燥，神经衰弱，食欲不振，疔痈。

化学成分　根状茎含甾体类：14-羟基螺甾-5-烯-3-O-β-D-吡喃葡萄糖基-(1→2)-O-[β-D-吡喃木糖基-(1→3)]-O-β-D-吡喃葡萄糖基-(1→4)-β-D-吡喃半乳糖苷{14-hydroxyspirost-5-en-3-O-β-D-glucopyranosyl-(1→2)-O-[β-D-xylopyranosyl-(1→3)]-O-β-D-glucopyranosyl-(1→4)-β-D-galactopyranoside}，螺甾-5-烯-3-O-β-D-吡喃葡萄糖基-(1→2)-O-[β-D-吡喃木糖基-(1→3)]-O-β-D-吡喃葡萄糖基-(1→4)-β-D-吡喃半乳糖苷{spirost-5-en-3-O-β-D-glucopyranosyl-(1→2)-O-[β-D-xylopyranosyl-(1→3)]-O-β-D-glucopyranosyl-(1→4)-β-D-galactopyranoside}[1]。

注评　本种根状茎蒙古族药用，治疗消化不良、阳痿、头晕目眩。

化学成分参考文献

[1] Ahn MJ, et al. *Arch Pharm Res*, 2005, 28(5): 592-597.

2. 长苞黄精（中国植物志）

Polygonatum desoulavyi Kom., Key Pl. Far East. USSR 1: 378. 1931.（英 **Longbract Solomonseal**）

根状茎圆柱形，直径约 3 mm。茎高 20-30 cm。叶互生，叶片椭圆形至卵圆形，长 6-8 cm，具明

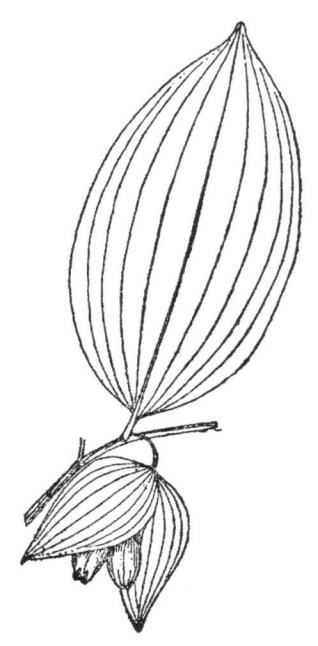

长苞黄精 Polygonatum desoulavyi Kom.
引自《东北植物检索表》

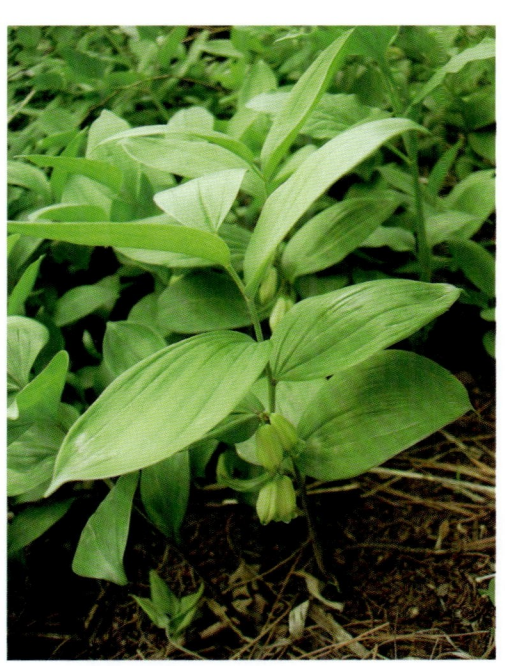

长苞黄精 Polygonatum desoulavyi Kom.
摄影：于俊林

显 3-5 脉，先端锐尖至短渐尖。花序具 (1-) 2 花，总花梗无毛；叶状苞片 (1-) 2，生于近花梗顶端，披针形至长圆状披针形，长达 2 cm，宽 3-6 mm，草质，宿存；花下垂，花梗无毛；花被白色，圆筒状，长约 2.3 cm；花丝近扁平，光滑。

分布与生境 分布于黑龙江。生于海拔约 600 m 的林下。朝鲜和俄罗斯（远东）也有分布。

药用部位 根状茎。

功效应用 养阴润燥，生津止渴。用于肺胃阴伤，燥热咳嗽，咽干口渴，内热消渴。

3. 大苞黄精（中国植物志）

Polygonatum megaphyllum P. Y. Li in Acta Phytotax. Sin. 11: 252. 1966.（英 **Largebract Solomonseal**）

根状茎近念珠状或圆柱形，直径 3-6 mm。茎除基部外疏生短柔毛。叶 5-6 枚，互生；叶片狭卵圆形至卵状椭圆形，长 3.5-8 cm，宽 2.3-4.6 cm，两面具短柔毛，基部圆，先端短渐尖；叶柄很短。花序通常具 2 花，总花梗长 4-6 mm，被短柔毛；苞片 3-4 枚，生于花序轴顶端，卵形至卵状披针形，长 1-2 cm，宽 0.5-1.2 cm，叶状，具 7 或更多条脉，宿存；花下垂，花梗长 1-2 mm；花被圆筒状，长 1.1-1.9 cm，浅绿色，裂片长约 3 mm，宽约 2 mm；花丝两侧稍扁至丝状，长 4-5 mm，基部稍具小疣，顶端光滑，花药长 3-4 mm；子房长 3-4 mm，花柱长 6-11 mm，常稍外露。花期 5-6 月。

分布与生境 分布于河北、山西、陕西、甘肃和四川。生于海拔 1700-2500 m 的林下和草坡。

药用部位 根状茎。

功效应用 平肝息风，养阴明目，清热凉血。用于头痛目疾，咽喉痛，高血压症，癫痫，疔痈。

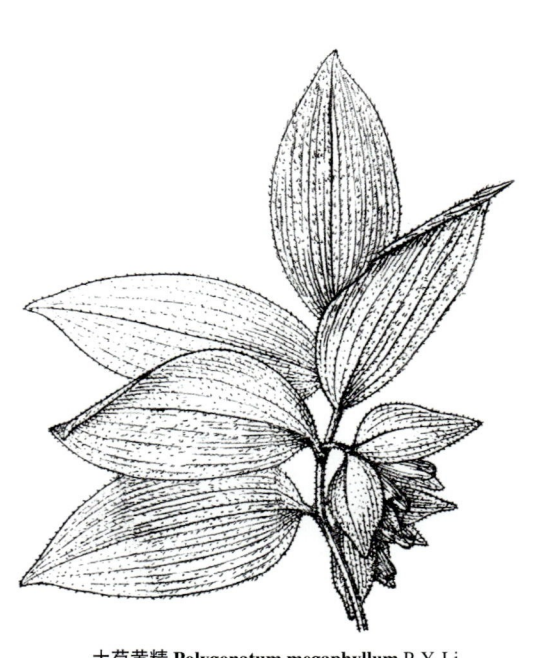

大苞黄精 Polygonatum megaphyllum P. Y. Li
冯晋庸 绘

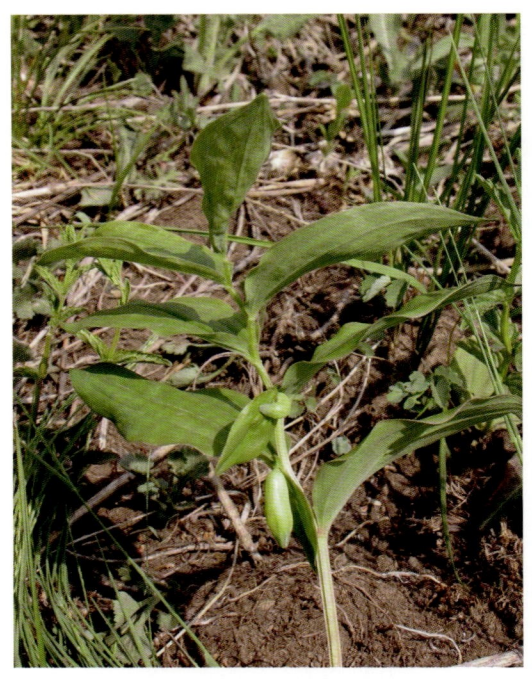

大苞黄精 Polygonatum megaphyllum P. Y. Li
摄影：陈彬

4. 毛筒玉竹（中药志）

Polygonatum inflatum Kom. in Trudy Imp.S.-Peterburgsk. Bot. Sada 18: 442. 1901.（英 **Inflated Solomonseal**）

根状茎圆柱形，直径 6-10 mm。茎高 50-80 cm，无毛。叶 5-9 枚，互生；叶片卵圆形至宽椭圆形，长 8-16 cm，宽 7-9 cm，无毛，背面具白霜，基部圆形，先端钝至短渐尖；叶柄长 0.5-1.5 cm。花序具 2 或 3 花，总花梗长 2-4 cm；苞片 2-3 枚，生于花梗基部，线状披针形，长 8-12 mm，宽 1.5-3 mm，膜质，具

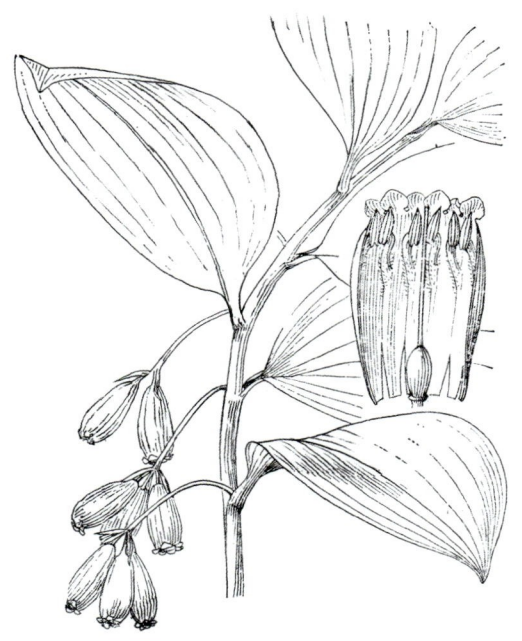

毛筒玉竹 Polygonatum inflatum Kom.
冯晋庸 绘

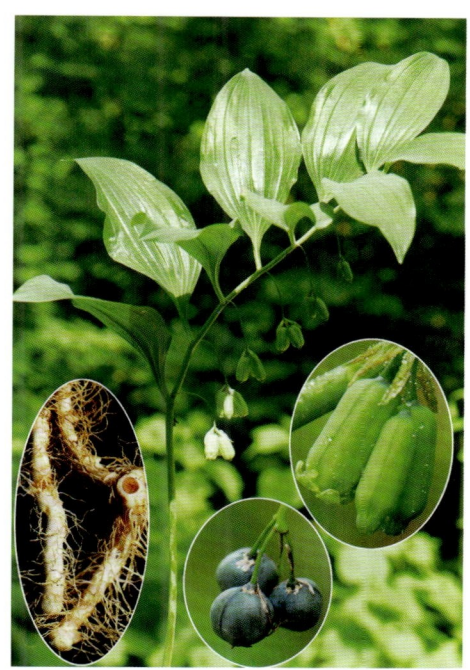

毛筒玉竹 Polygonatum inflatum Kom.
摄影：周繇

3–5 条脉，早落；花下垂，花梗长 4–6 mm；花被钟形圆筒状，近口处稍缢缩，长 1.8–2.3 cm，宽 5–6 mm，浅绿色，裂片长 2–3 mm，宽 3–4 mm；花丝稍两侧扁，长约 4 cm，筒内花丝贴生部分具短绵毛，花药长约 4 mm；子房约 5 mm，花柱长 1.5 cm，稍外露。浆果黑蓝色，直径 1–1.2 cm，具 9–13 枚种子。花期 5–7 月，果期 8–9 月。

分布与生境 分布于黑龙江、吉林和辽宁。生于海拔 1000 m 以下的林下和林缘。日本和朝鲜也有分布。

药用部位 根状茎。

功效应用 养阴润燥，生津止咳。用于肺胃阴伤，燥热咳嗽，咽干口渴，内热消渴，糖尿病，风湿性心脏病。

5. 五叶黄精（东北植物检索表）

Polygonatum acuminatifolium Kom. in Izv. Imp. Bot. Sada Petra Velikago 16: 157. 1916.

（英 **Acuminateleaf Solomonseal**）

根状茎圆柱形，直径 3–4 mm。茎高 20–30 cm，无毛。叶 4–5 枚，互生；叶片宽椭圆形至长圆状椭圆形，长 5–9 cm，宽 1.8–3.5 cm，背面无白霜，基部渐狭，先端短渐尖，顶端钝；叶柄长 0.5–1.5 cm。花序具 (1–) 2 花，总花梗长 1–2 cm，无毛；苞片 (1–) 2，锥形，长 8 mm，膜质，无脉或仅具 1 脉，早落或苞片不存在；花下垂，花梗长 1–6 mm，无毛；花被筒状，绿白色，长 2–2.7 cm，裂片长 4–5 mm；花丝稍两侧扁，长 3.5–4.5 cm，离生部分具乳头状突起或短棉毛，先端有时膨大成囊状，花药长 4–4.5 mm；子房长约 6 mm，花柱长 1.5–2 cm。花期 5–6 月。

分布与生境 分布于河北、吉林。生于海拔 1100–1400 m 的林下。俄罗斯（远东）也有分布。

药用部位 根状茎。

功效应用 养阴润燥，生津止咳，养胃。用于肺胃阴伤，燥热咳嗽，舌干口渴，咽干口燥，干咳少痰，心烦心悸，糖尿病。

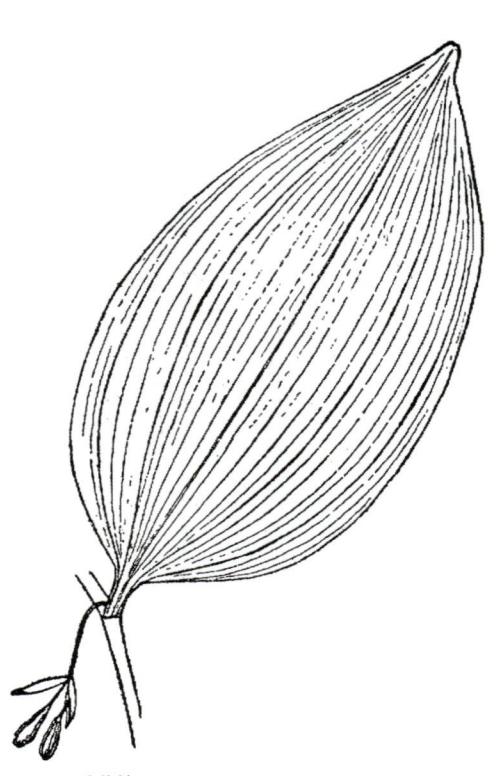

五叶黄精 Polygonatum acuminatifolium Kom.
引自《东北植物检索表》

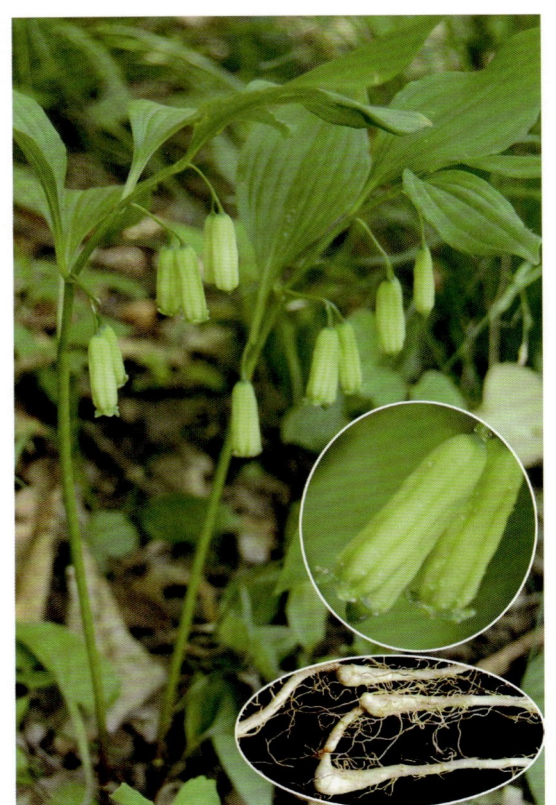

五叶黄精 Polygonatum acuminatifolium Kom.
摄影：周繇

6. 小玉竹（中药志）

Polygonatum humile Fisch. ex Maxim. in Mém. Acad. Imp. Sci. St.-Pétersbourg. Divers Savans 9: 275. 1859.（英 **Small Solomonseal**）

根状茎圆柱形，直径 (2-) 3-5 mm。茎高 (8-) 25-50 cm，无毛。叶 7-9 (-11) 枚，互生，叶柄很短；叶片宽长圆形至卵状椭圆形，长 (4-) 5.5-8.5 cm，宽 1.5-4 cm，背面具短硬毛，基部钝，先端渐尖，顶端钝。花序通常具 1 花，苞片无；花下垂，花梗长 0.8-1.3 cm；花被圆筒状，长 1.5-1.7 cm，白色，先端淡绿色，裂片长约 2 mm；花丝稍扁平，长约 3 mm，密被疣状突起，花药长 3 mm；子房长约 4 mm，花柱长 1.1-1.3 cm。浆果蓝黑色，直径约 1 cm，具 5 或 6 枚种子。花期 5-6 月，果期 8-9 月。

分布与生境 分布于东北、河北和山西。生于海拔 800-2200 m 的林下和草地。日本、朝鲜、蒙古和俄罗斯（远东和西伯利亚）也有分布。

药用部位 根状茎。

功效应用 养阴润燥，生津止咳，止渴除烦。用于热病伤阴之口渴心烦，口干舌燥，糖尿病，心脏病，腰酸遗精，跌打损伤。

百合科 LILIACEAE

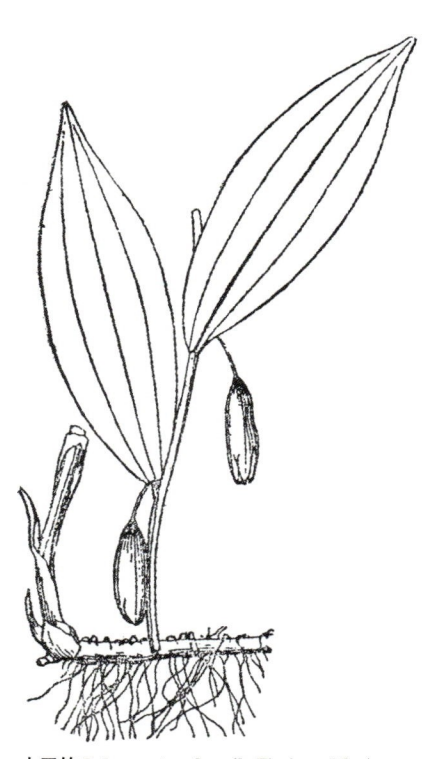

小玉竹 Polygonatum humile Fisch. ex Maxim.
引自《东北植物检索表》

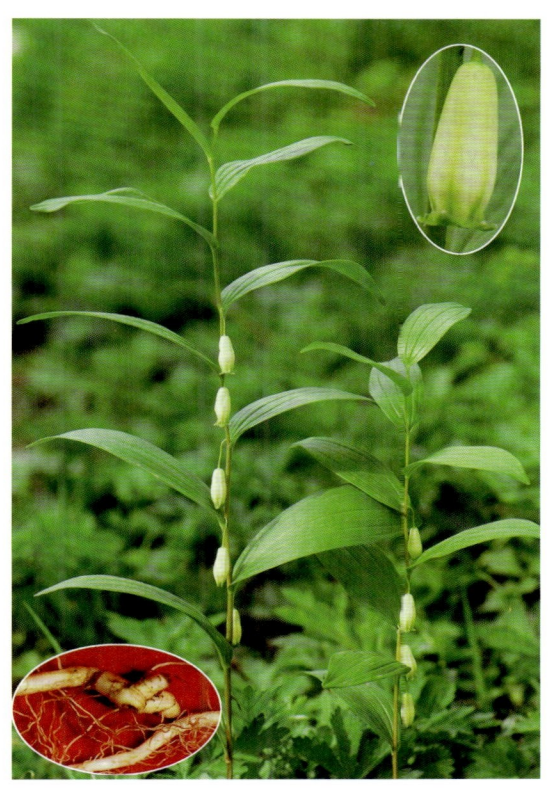

小玉竹 Polygonatum humile Fisch. ex Maxim.
摄影：周繇

7. 玉竹（名医别录） 萎蕤（神农本草经），地管子（河北），尾参（湖北），铃铛菜（辽宁、河北）
Polygonatum odoratum (Mill.) Druce, Ann. Scott. Nat. Hist. 60: 226. 1906.——*Convallaria odorata* Mill.
（英 **Fragramt Solomonseal**）

根状茎圆柱形，直径 5–14 mm。茎高 20–50 (–100) cm，无毛。叶 7–12 枚，互生；叶片背面具白霜，椭圆形至卵状长圆形，长 5–12 (–20) cm，宽 3–6 (–8) cm，常光滑，有时脉上具乳头状突起，先端渐尖，顶端钝，叶柄短。花序具 1–4 (–8) 朵花，总花梗通常长 1–1.5 cm；苞片小或无；花下垂，花梗长 5–10 (–20) cm；花被圆筒状至钟状圆筒状，长 1.3–2 (–2.5) cm，黄绿色至白色，裂片长约 3 mm；花丝丝状，光滑或具疣状突起，花药长约 4 mm；子房长 3–4 mm，花柱长 1–1.4 cm。浆果蓝黑色，直径 7–10 (–12) mm，具 7–9 颗种子。

分布与生境 分布于东北、华北、山东、江苏、安徽、浙江、江西、甘肃、青海、河南、湖北、湖南、广西。生于海拔 500–3000 m 的林下和阴坡。日本、朝鲜、蒙古、俄罗斯及欧洲也有分布。

药用部位 根状茎。

功效应用 养阴润燥，生津止渴。用于肺胃阴伤，燥热咳嗽，咽干口渴，内热消渴，糖尿病，风湿性心脏病。

化学成分 根状茎含甾体类：$(25R,S)$-螺甾-5-烯-3β-O-β-D-吡喃葡萄糖基-$(1\rightarrow2)$-[β-D-吡喃木糖基-$(1\rightarrow3)$]-β-D-吡喃葡萄糖基-$(1\rightarrow4)$-β-吡喃半乳糖苷{$(25R,S)$-spirost-5-en-3β-O-β-D-glucopyranosyl-$(1\rightarrow2)$-[β-D-xylopyranosyl-$(1\rightarrow3)$]-β-D-glucopyranosyl-$(1\rightarrow4)$-β-galactopyranoside}，$25(R)$-螺甾-5-烯-3β,14α-二醇-3-O-β-D-吡喃葡萄糖基-$(1\rightarrow2)$-[β-D-吡喃木糖基-$(1\rightarrow3)$]-β-D-吡喃葡萄糖基-$(1\rightarrow4)$-β-D-吡喃半乳糖苷{$25(R)$-spirost-5-en-3β,14α-diol-3-O-β-D-glucopyranosyl-$(1\rightarrow2)$-[β-D-xylopyranosyl-$(1\rightarrow3)$]-β-D-glucopyranosyl-$(1\rightarrow4)$-β-D-galactopyranoside}，$25(R,S)$-螺甾-5-烯-3β,14α-二醇-3-O-β-D-吡喃葡萄糖基-$(1\rightarrow2)$-[β-D-吡喃木糖基-$(1\rightarrow3)$]-β-D-吡喃葡萄糖基-$(1\rightarrow4)$-β-吡喃半乳糖苷{$25(R,S)$-spirost-

8. 热河黄精（中药志） 小叶珠（河北）

Polygonatum macropodium Turcz. in Bull. Soc. Imp. Naturalistes Moscou 5: 205. 1832.（英 **Macropodous Solomonseal**）

根状茎圆柱形，直径 1–2 cm。茎高 30–100 cm，无毛。叶互生，叶柄很短；叶片卵形至卵状椭圆形，少卵状长圆形，长 4–8 (–10) cm，宽 2–5 cm，无毛，先端锐尖至渐尖。花序近伞房状，具 (3–) 5–12 (–17) 花，总花梗长 3–5 cm；苞片无或很小，生于花梗下部；花下垂，花梗长 0.5–1.5 cm；花被圆筒状钟形，长 1.5–2 cm，白色或浅红色，裂片长 4–5 mm；花丝长约 5 mm，具狭 3 翅，有鳞屑状突起，花药长约 4 mm；子房长 3–4 mm，花柱长 1–1.3 cm。浆果深蓝色，直径 7–11 mm，有 7 或 8 枚种子。花期 5–6 月，果期 9 月。

分布与生境　分布于辽宁、河北、山东和山西。生于海拔 400–1500 m 的林下和阴坡。

药用部位　根状茎。

功效应用　养阴润肺，补脾益气，滋肾填精。用于阴虚劳嗽，肺痨咯血，肾虚精亏，头晕，腰膝酸软，内热烦渴，脾胃虚弱。

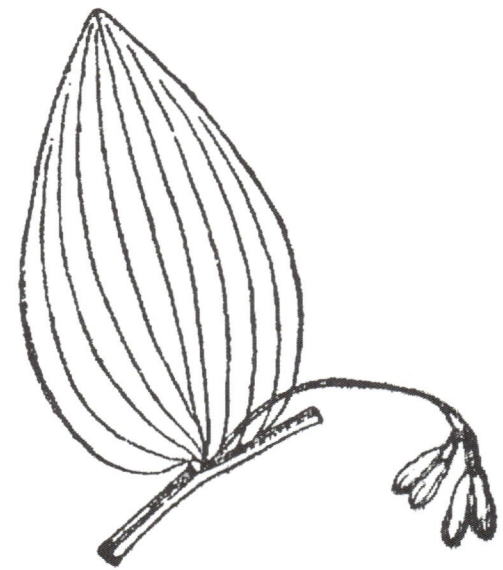

热河黄精 **Polygonatum macropodium** Turcz.
引自《东北植物检索表》

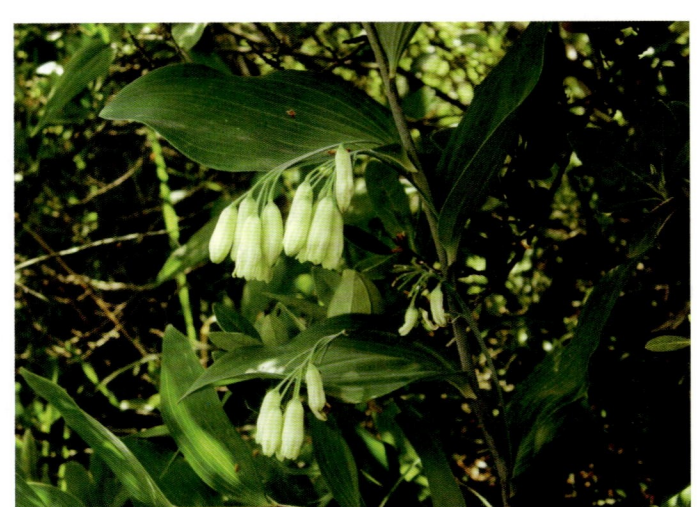

热河黄精 **Polygonatum macropodium** Turcz.
摄影：刘冰

9. 距药黄精（中国植物志）

Polygonatum franchetii Hua, J. Bot. (Morot) 6: 392. 1892.（英 **Franchet Solomonseal**）

根状茎念珠状，直径 7–10 mm。茎高 40–80 cm，无毛。叶互生，叶柄很短；叶片长圆状披针形或偶有狭长圆形，长 6–12 cm，宽 1.5–3.5 cm，无毛，先端渐尖。花序具 2 (–3) 花，总花梗长 2–6 cm；苞片 2 (–3) 枚，生于花梗基部，包着花芽，近等长于成熟的花梗，膜质，早落；花下垂，花梗长约 5 mm；花被圆筒状钟形，长约 2 cm，浅绿色，裂片长约 2 mm；花丝稍弯，扁平，长约 3 mm，具乳突，先端具向后的距，长约 1.5 mm，花药长 2.5–3 mm；子房长约 5 mm，花柱长约 1.5 cm。浆果紫色，直径 7–8 mm，有 4–6 枚种子。花期 5–6 月，

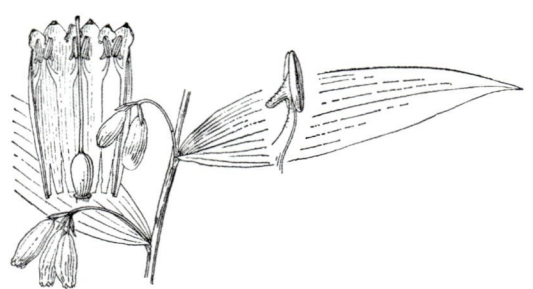

距药黄精 **Polygonatum franchetii** Hua
冯晋庸　绘

5-en-3β,14α-diol-3-O-β-D-glucopyranosyl-(1→2)-[β-D-xylopyranosyl-(1→3)]-β-D-glucopyranosyl-(1→4)-β-galactopyranoside}，25(R,S)-螺甾-5-烯-3β-醇-3-O-β-D-吡喃葡萄糖基-(1→2)-[β-D-吡喃葡萄糖基-(1→3)]-β-D-吡喃葡萄糖基(1→4)-β-吡喃半乳糖苷{25(R,S)-spirost-5-en-3β-O-β-D-glucopyranosyl-(1→2)-[β-D-glucopyranosyl-(1→3)]-β-D-glucopyranosyl-(1→4)-β-galactopyranoside}[1]，(25R,S)-螺甾-5-烯-3β,14α-二醇[(25R,S)-spirost-5-en-3β,14α-diol]，3-O-β-石蒜四糖基-22-甲氧基-(25R,S)-呋甾-5-烯-3β,14α,26-三羟基-26-O-β-D-吡喃葡萄糖苷[3-O-β-lycotetraosyl-22-methoxy-(25R,S)-furost-5-en-3β,14α,26-triol-26-O-β-D-glucopyranoside]，亚莫皂苷元-3-O-β-石蒜四糖苷(yamogenin-3-O-β-lycotetraoside)，3-O-β-D-吡喃葡萄糖基-(1→2)-[β-D-吡喃葡萄糖基-1(→3)]-β-D-吡喃葡萄糖基-(1→4)-β-D-吡喃半乳糖基-22-甲氧基-(25R,S)-呋甾-5-烯-3β,14α,26-三醇-26-O-β-D-吡喃葡萄糖苷{3-O-β-D-glucopyranosyl-(1→2)-[β-D-glucopyranosyl-1(→3)]-β-D-glucopyranosyl-(1→4)-β-D-galactopyranosyl-22-methoxy-(25R,S)-furost-5-en-3β,14α,26-triol-26-O-β-D-glucopyranoside}[2]，22-羟基-25(R,S)-呋甾-5-烯-12-酮-3β,22,26-三羟基-26-O-β-D-吡喃葡萄糖苷[22-hydroxy-25(R,S)-furost-5-en-12-one-3β,22,26-triol-26-O-β-D-glucopyranoside][3]，3-O-β-D-吡喃葡萄糖基-(1→2)-[β-D-吡喃木糖基-(1→3)]-β-D-吡喃葡萄糖基-(1→4)-吡喃半乳糖基-25(S)-螺甾-5(6)-烯-3β-醇{3-O-β-D-glucopyranosyl-(1→2)-[β-D-xylopyranosyl-(1→3)]-β-D-glucopyranosyl-(1→4)-galactopyranosyl-25(S)-spirost-5(6)-en-3β-ol}，3-O-β-D-吡喃葡萄糖基-(1→2)-[β-D-吡喃木糖基-(1→3)]-β-D-吡喃葡萄糖基-(1→4)-吡喃半乳糖基-25(S)-螺甾-5(6),14(15)-二烯-3β-醇{3-O-β-D-glucopyranosyl-(1→2)-[β-D-xylopyranosyl-(1→3)]-β-D-glucopyranosyl-(1→4)-galactopyranosyl-25(S)-spirost-5(6),14(15)-dien-3β-ol}，3-O-β-D-吡喃葡萄糖基-(1→2)-[β-D-吡喃木糖基-(1→3)]-β-D-吡喃葡萄糖基-(1→4)-吡喃半乳糖基-25(S)-螺甾-5(6)-烯-3β,14α-二醇{3-O-β-D-glucopyranosyl-(1→2)-[β-D-xylopyranosyl-(1→3)]-β-D-glucopyranosyl-(1→4)-galactopyranosyl-25(S)-spirost-5(6)-en-3β,14α-diol}[4]，β-谷甾醇，胡萝卜苷[1]；黄酮类：2,3-二氢-3-[(15-羟苯基)甲基]-5,7-二羟基-6-甲基-8-甲氧基黄酮{2,3-dihydro-3-[(15-hydroxyphenyl)

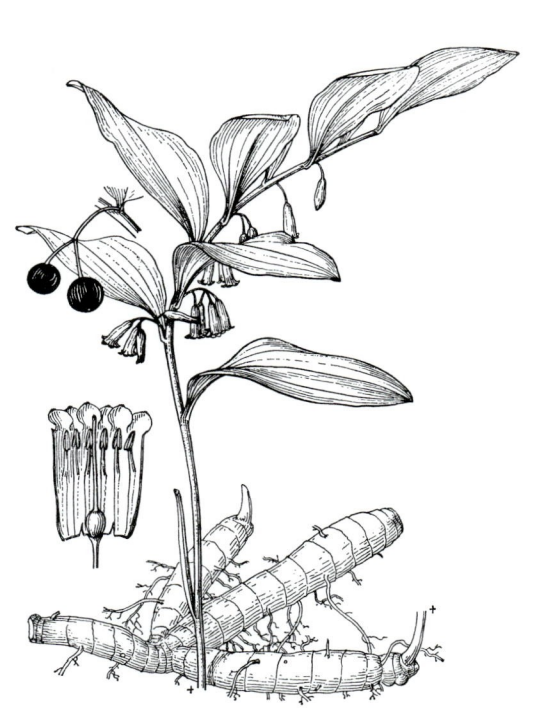

玉竹 **Polygonatum odoratum** (Mill.) Druce
冯晋庸 绘

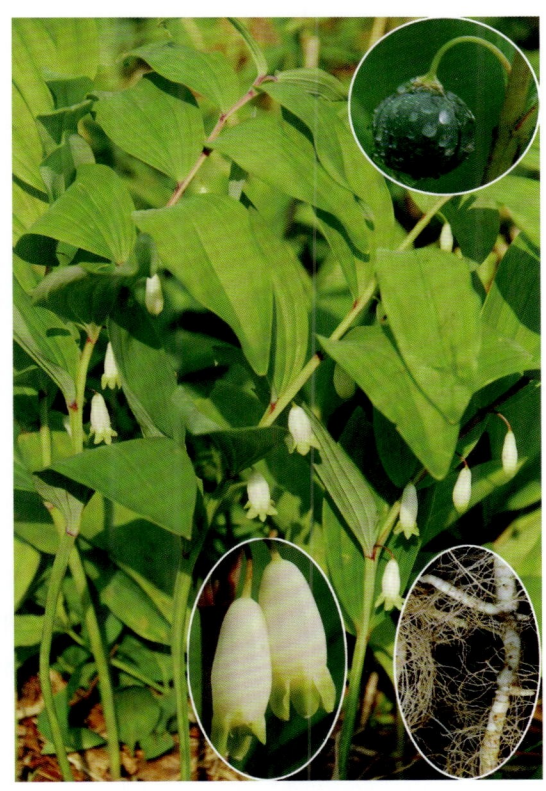

玉竹 **Polygonatum odoratum** (Mill.) Druce
摄影：周繇

百合科 LILIACEAE

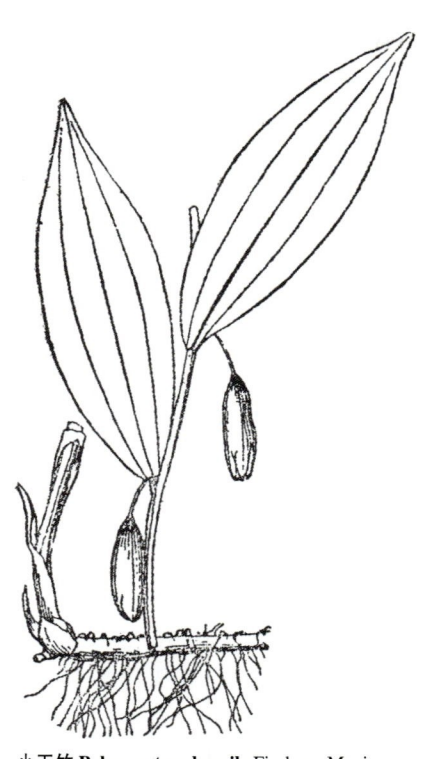

小玉竹 **Polygonatum humile** Fisch. ex Maxim.
引自《东北植物检索表》

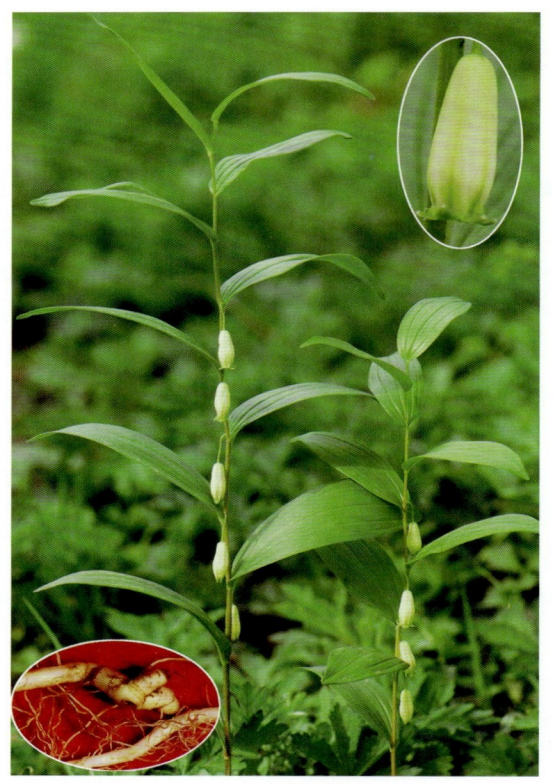

小玉竹 **Polygonatum humile** Fisch. ex Maxim.
摄影：周繇

7. 玉竹（名医别录） 萎蕤（神农本草经），地管子（河北），尾参（湖北），铃铛菜（辽宁、河北）

Polygonatum odoratum (Mill.) Druce, Ann. Scott. Nat. Hist. 60: 226. 1906.——*Convallaria odorata* Mill.（英 **Fragramt Solomonseal**）

　　根状茎圆柱形，直径 5–14 mm。茎高 20–50 (–100) cm，无毛。叶 7–12 枚，互生；叶片背面具白霜，椭圆形至卵状长圆形，长 5–12 (–20) cm，宽 3–6 (–8) cm，常光滑，有时脉上具乳头状突起，先端渐尖，顶端钝，叶柄短。花序具 1–4 (–8) 朵花，总花梗通常长 1–1.5 cm；苞片小或无；花下垂，花梗长 5–10 (–20) cm；花被圆筒状至钟状圆筒状，长 1.3–2 (–2.5) cm，黄绿色至白色，裂片长约 3 mm；花丝丝状，光滑或具疣状突起，花药长约 4 mm；子房长 3–4 mm，花柱长 1–1.4 cm。浆果蓝黑色，直径 7–10 (–12) mm，具 7–9 颗种子。

分布与生境　分布于东北、华北、山东、江苏、安徽、浙江、江西、甘肃、青海、河南、湖北、湖南、广西。生于海拔 500–3000 m 的林下和阴坡。日本、朝鲜、蒙古、俄罗斯及欧洲也有分布。

药用部位　根状茎。

功效应用　养阴润燥，生津止渴。用于肺胃阴伤，燥热咳嗽，咽干口渴，内热消渴，糖尿病，风湿性心脏病。

化学成分　根状茎含甾体类：$(25R,S)$-螺甾-5-烯-3β-O-β-D-吡喃葡萄糖基-$(1\rightarrow 2)$-[β-D-吡喃木糖基-$(1\rightarrow 3)$]-β-D-吡喃葡萄糖基-$(1\rightarrow 4)$-β-吡喃半乳糖苷{$(25R,S)$-spirost-5-en-3β-O-β-D-glucopyranosyl-$(1\rightarrow 2)$-[β-D-xylopyranosyl-$(1\rightarrow 3)$]-β-D-glucopyranosyl-$(1\rightarrow 4)$-β-galactopyranoside}，$25(R)$-螺甾-5-烯-$3\beta,14\alpha$-二醇-3-O-β-D-吡喃葡萄糖基-$(1\rightarrow 2)$-[β-D-吡喃木糖基-$(1\rightarrow 3)$]-β-D-吡喃葡萄糖基-$(1\rightarrow 4)$-β-D-吡喃半乳糖苷{$25(R)$-spirost-5-en-$3\beta,14\alpha$-diol-3-O-β-D-glucopyranosyl-$(1\rightarrow 2)$-[β-D-xylopyranosyl-$(1\rightarrow 3)$]-β-D-glucopyranosyl-$(1\rightarrow 4)$-β-D-galactopyranoside}，$25(R,S)$-螺甾-5-烯-$3\beta,14\alpha$-二醇-3-O-β-D-吡喃葡萄糖基-$(1\rightarrow 2)$-[β-D-吡喃木糖基-$(1\rightarrow 3)$]-β-D-吡喃葡萄糖基-$(1\rightarrow 4)$-β-吡喃半乳糖苷{$25(R,S)$-spirost-

百合科 LILIACEAE

果期 9–10 月。

分布与生境 分布于陕西、湖北、湖南和四川。生于海拔 1100–1900 m 的林下。

药用部位 根状茎。

功效应用 补气养阴，健脾，润肺，益肾。用于脾胃虚弱，肾虚，体倦乏力，口干食少，肺虚燥咳，精血不足，内热消渴。

10. 阿里黄精（中国植物志）

Polygonatum arisanense Hayata, Icon. Pl. Formos. 9: 140. 1920.（英 **Arisan Solomonseal**）

根状茎念珠状，直径 0.8–2.5 cm。茎高 1–2 m，无毛。叶 12–23 枚，互生，叶柄长 2–5 mm；叶片背面多少具白霜，披针形至狭长圆形，长 8–20 cm，宽 2–4.5 cm，无毛，基部钝，先端渐尖。花序具 2–4 朵花，多少伞形，总花梗长 1–2 cm；苞片无；花下垂，花梗长 0.5–1.5 cm；花被钟状圆筒形，长 2–2.8 cm，黄白色，裂片长 5–6 mm，宽 3.5–5 mm；花丝长 5–10 mm，基部增厚，偶尔扁平，光滑至稍有疣状突起，顶端丝状，光滑，花药长 2–5 mm；子房长 4–5.5 mm，花柱长 1–1.5 cm。浆果直径约 8 mm，种子数枚。花期 5 月。

分布与生境 分布于台湾。生于海拔 600–2100 m 的林下。

药用部位 根状茎。

功效应用 补气养阴，健脾润肺，益肾，补血。用于脾胃虚弱，体倦乏力，精血不足，内热消渴，糖尿病，疥癣。

11. 长梗黄精（中药志）

Polygonatum filipes Merr. ex C. Jeffrey et McEwan, Kew Bull. 34: 445. 1980.（英 **Longstalk Solomonseal**）

根状茎念珠状，有时节间稍长，直径 1–1.5 cm。茎高 30–70 cm，无毛。叶互生，叶柄长 2–4 mm；叶片长圆状披针形至椭圆形，长 6–12 cm，宽 3–7 cm，背面脉基部具短柔毛。花序具 2–7 朵花，总花梗较细，长 3–8 cm；苞片早落或无；花多少下垂，花梗长 0.5–1.5 cm；花被圆筒状，长 1.5–2 cm，黄绿色，裂片长约 4 mm；花丝长约 4 mm，具短棉毛，花药长 2.5–3 mm；子房长约 4 mm，花柱长 1–1.4 cm。浆果直径约 8 mm，具 2–5 枚种子。花期 4–5 月，果期 9–10 月。

分布与生境 分布于江苏、安徽、浙江、福建、江西、湖南、广东、广西。生于海拔 200–600 m 的林下、灌丛和草坡。

药用部位 根状茎。

功效应用 养阴润肺，补脾益气，滋肾填精。用于阴虚劳嗽，肺燥咳嗽；脾虚乏力，食少口干，消渴；肾亏腰膝酸软，阳痿遗精，耳鸣目暗，须发早白，体虚羸瘦，风癞癣疾。

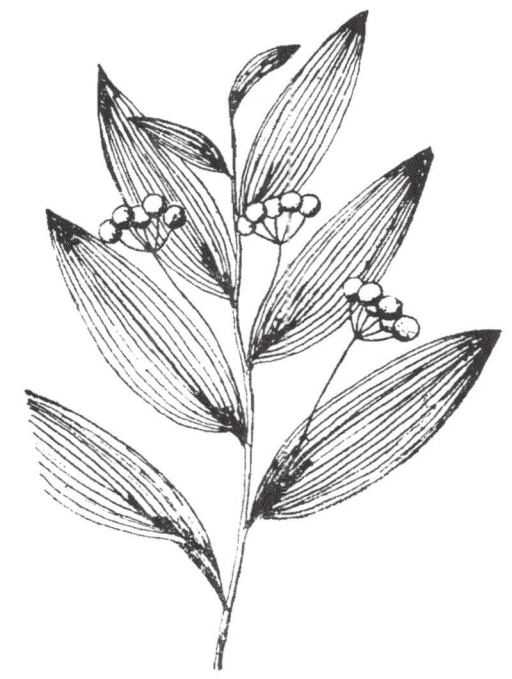

长梗黄精 **Polygonatum filipes** Merr. ex C. Jeffrey et McEwan
引自《安徽植物志》

化学成分 新鲜根状茎含挥发油：1,2-二戊基环丙烯(1,2-dipentylcyclopropene)，十四烷(tetradecane)，[S-(Z,E)]-1,5-二甲基-8-(1-甲基乙烯基)-1,5-环癸二烯{[S-(Z,E)]-1,5-dimethyl-8-(1-methyletheny)-1,5-cyclodecadiene}，石竹烯(caryophyllene)，顺式-橙花叔醇(cis-nerolidol)，反式-橙花叔醇(trans-nerolidol)，戊二酸二丁酯(dibutyl pentanedioic acid ester)，氧化石竹烯(caryophyllene oxide)，己二酸二异丁酯[bis(2-methylpropyl)-

hexanedioic acid ester], 邻苯二甲酸二丁酯(dibutyl phthalate), 邻苯二甲酸二丁酯(dibutyl phthalate), 1,2-邻苯二基酸二异辛酯(diisooctyl-1,2-benzenedicarboxylic acid ester), 1,2-邻苯二甲酸二异辛酯(diisooctyl-1,2-benzenedicarboxylic acid ester), 十五烷(pentadecane), 十六烷(hexadecane), 十八烷(octadecane), 十九烷(nonadecane), 二十烷(eicosane), 二十七烷(heptacosane)[1]。

化学成分参考文献

[1] 叶红翠, 等. 广西植物, 2009, 29(3): 417-419.

12. 多花黄精（中药志） 黄精（植物名实图考附图），长叶黄精（中药志），白芨黄精、山捣臼（浙江），姜形黄精（通称），南黄精（江西、广东、广西），囊丝黄精（中国中药资源志要）

Polygonatum cyrtonema Hua, J. Bot. (Morot) 6: 393. 1892.（英 **Manyflower Solomonseal**）

　　根状茎通常念珠状或不规则念珠状，稀圆柱形，直径 1–2 cm。茎高 50–100 cm，无毛。叶 10–15 枚，互生，叶柄短；叶片椭圆形至长圆状椭圆形，偶有镰刀形，长 10–18 cm，宽 2–7 cm，先端通常渐尖。花序伞形，具 (1–) 2–7 (–14) 花，总花梗长 1–4 (–6) cm；苞片无或小，生于花梗下部；花下垂，花梗长 0.5–1.5 (–3) cm，无毛；花被钟形圆筒状，长 1.8–2.5 cm，黄绿色，裂片长约 3 mm；花丝稍扁平，长 3–4 mm，具乳头状突起或短棉毛，顶端稍膨大或囊状凸起，花药长 3.5–4 mm；子房长 3–6 mm，花柱长 1.2–1.5 cm。浆果黑色，直径约 1 cm，具 3–9 枚种子。花期 5–6 月，果期 8–10 月。

分布与生境　分布于江苏、安徽、浙江、福建、江西、河南、湖北、湖南、广东、广西、贵州、四川。生于海拔 500–2100 m 的林下、灌丛和阴坡。

药用部位　根状茎。

功效应用　养阴润肺，补脾益气，滋肾填精，补血。用于阴虚劳嗽，肺燥咳嗽；脾虚乏力，食少口干，消渴；肾亏腰膝酸软，阳痿遗精，耳鸣目暗，须发早白，体虚羸瘦，风癞癣疾。

化学成分　根状茎含黄酮类：(3R)-2',5,7-三羟基-8-甲基-4'-甲氧基高异黄烷酮[(3R)-2',5,7-trihydroxy-8-

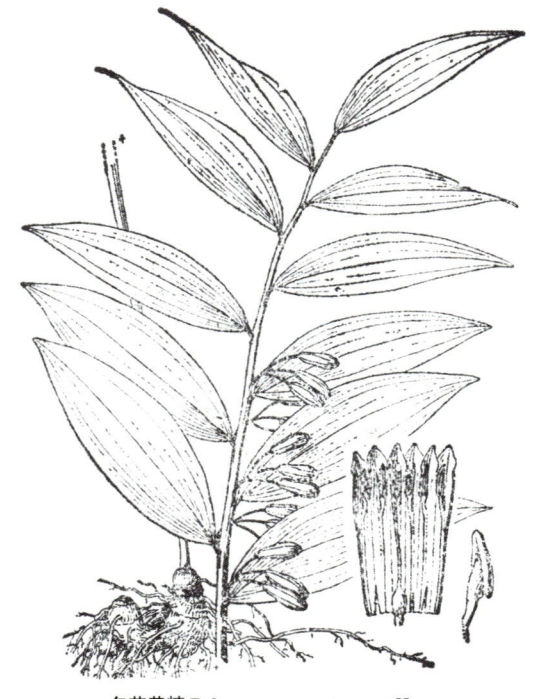

多花黄精 Polygonatum cyrtonema Hua
引自《中国高等植物图鉴》

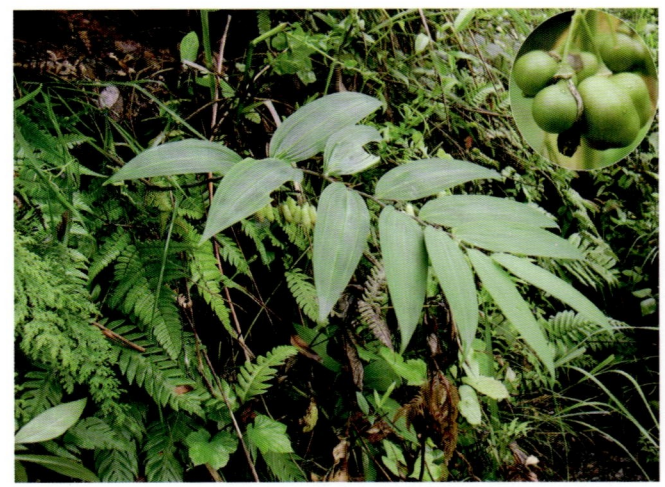

多花黄精 Polygonatum cyrtonema Hua
摄影：何顺志

methyl-4'-methoxyhomoisoflavanone][1]；多糖：PD[2]；甾体皂苷类：黄精皂苷（sibiricoside）[3]；凝集素：多花黄精凝集素（PCL）[4]。

药理作用 抗病毒作用：多花黄精根中提取的甘露糖/唾液酸结合凝集素，具有抗人类免疫缺陷病毒（HIV）Ⅰ/Ⅱ病毒活性，其抑制 HIV 对正常细胞感染活性高出其他单子叶甘露糖结合凝集素的 10–100 倍，而对 MT-4 和 CEM 细胞没有毒性[1]。多花黄精甘露糖/唾液酸结合凝聚素还有抗逆转录病毒的作用[2]。多花黄精甘露糖/唾液酸结合凝集素Ⅱ基因重组产物（rPCL Ⅱ）能有效降低单纯疱疹病毒 1 型（HSV-1）对非洲绿猴肾细胞（Vero 细胞）的感染，表明 rPCL Ⅱ是一种有效的抗病毒蛋白[3]。多花黄精的另一提取物多糖体外抑制 HSV-1 和 HSV-2，其滴眼液能明显减轻兔单纯疱疹性角膜炎[4]。

抗肿瘤作用：多花黄精凝集素能诱导人黑色素瘤细胞 A375 的凋亡和自体吞噬，对正常黑色素细胞的毒性却很小；其诱导细胞凋亡的机制与调节 Bcl-xL 和 Bcl-2 蛋白水平、诱导线粒体去极化、释放细胞色素 C 以及活化半胱天冬酶等有关，其诱导细胞自体吞噬作用与调节 ROS-p38-p53 通路有关[5-6]。多花黄精凝集素还剂量依赖地诱导 HeLa 细胞凋亡[7]。多花黄精甘露醇结合凝聚素具有显著抑制 MCF-7 细胞增殖活性和诱导其凋亡的作用，其机制与调节半胱天冬酶活性有关[8]。

其他作用：rPCL Ⅱ具有凝集兔血细胞的作用和促 T 淋巴细胞有丝分裂活性[8]。

注评 本种为历版中国药典、新疆药品标准（1980）收载"黄精"的基源植物之一，药用其干燥根状茎；中国药典（1963 年版）收载其来源为 Polygonatum multiflorum L.，系当时鉴定有误。侗族用其根状茎治疗葡萄胎，壮族、蒙古族、藏族、瑶族、土家族用其根状茎治疗体虚、咳嗽等。

化学成分参考文献

[1] Gan LS, et al. *Nat Prod Commun*, 2013, 8(5): 597-598.
[2] Liu F, et al. *Antiviral Research*, 2004, 63(3): 183-189.
[3] 陶涛，等. 食品工业科技，2012, 33(9): 271-275.
[4] Liu B, et al. *Cancer Letters*, 2009, 275(1): 54-60.

药理作用及毒性参考文献

[1] An J, et al. *Acta Biochim Biophys Sin (Shanghai)*, 2006, 38(2): 70-78.
[2] Ding JJ, et al. *Protein Pept Lett*, 2008, 15(4): 411-414.
[3] 安洁. 囊丝黄精（Polygonatum cyrtonema Hua.）凝聚素Ⅱ基因在大肠埃希菌中克隆表达、重组蛋白纯化及性质研究 [学位论文]. 成都：四川大学，2006.
[4] Liu F, et al. *Antiviral Res*, 2004, 63(3): 183-189.
[5] Liu B, et al. *Cancer Lett*, 2009, 275(1): 54-60.
[6] Liu B, et al. *Autophagy*, 2009, 5(2): 253-255.
[7] Liu B, et al. *BMB Reports*, 2008, 41(5): 369-375.
[8] Liu B, et al. *Phytomedicine*, 2009, 16(6-7): 601-608.

13. 节根黄精（中国植物志）

Polygonatum nodosum Hua, J. Bot. (Morot) 6: 394. 1892.（英 **Nodose Solomonseal**）

根状茎近念珠状，直径 5–7 mm。茎高 15–40 cm，无毛。叶 5–9 枚，互生，叶柄短；叶片卵状椭圆形或椭圆形，长 5–7 cm，宽 2–4 cm，无毛，先端短渐尖。花序具 1 或 2 花，总花梗和花梗长 1–2 cm；苞片无；花被黄绿色，圆筒状，近口处稍缢缩，长 2–3 cm，裂片长约 3 mm；花丝稍弯曲，扁平，长 2–4 mm，离生部分具乳头状突起或短棉毛，花药长约 5 mm；子房长 4–5 mm，花柱长 1.7–2 cm。浆果直径约 7 mm，具 4–7 颗种子。花期 5–6 月，果期 9–10 月。

分布与生境 分布于甘肃、湖北、广西、四川、云南。生于海拔 1600–2000 m 的林下、灌丛、沟谷的阴湿底或岩石上。

药用部位 根状茎、全草。

功效应用 根状茎：活血祛瘀，止痛，杀虫。用于跌打损伤，扭伤，青肿，疥癣。全草：补血，补虚。用于气血不足，身体虚弱，四肢乏力。

14. 滇黄精（植物名实图考） 大黄精（通称），节节高、仙人饭（云南），德保黄精（广西）

Polygonatum kingianum Collett et Hemsl. in J. Linn. Soc., Bot. 28: 138. 1890.——*P. uncinatum* Diels

（英 **King Solomonseal**）

根状茎近圆柱形或近念珠状，直径 1–3 cm。茎高 1–3 m，无毛，先端近攀援。叶 3–10 枚轮生，无柄，线形至披针形，长 6–20 (–25) cm，宽 0.3–3 cm，草质或革质，先端卷曲。花序具 (1–) 2–4 (–6) 朵花，总花梗长 1–2 cm，下垂；苞片通常生于花梗下部，小，膜质；花梗长 0.5–1.5 cm；花被筒长 1.8–2.5 cm，花被粉色或白色，裂片长 3–5 mm；花丝丝状或扁平，长 1.7–5 mm，无毛或稍具乳头状突起，花药长 4–6 mm；子房长 4–6 mm，花柱长 (0.8–) 1–1.4 cm。浆果红色，直径 1–1.5 cm，具 7–12 枚种子。花期 4–5 月，果期 9–10 月。

分布与生境 分布于广西、贵州、四川、云南。生于海拔 700–3600 m 的林下、灌丛、阴湿的草坡和岩石边。缅甸、泰国和越南也有分布。

药用部位 根状茎。

功效应用 养阴润肺，补脾益气，滋肾填精，强筋骨。用于阴虚劳嗽，肺燥咳嗽，脾虚乏力，食少口干，消渴，肾亏腰膝酸软，阳痿遗精，耳鸣目暗，须发早白，体虚羸瘦，风癞癣疾。

化学成分 根状茎含甾体类：滇黄精苷(kingianoside) A、B、C、D[1]、H、I[2]、J、K，康定玉竹苷D_1 (pratioside D_1)，(25*S*)-滇黄精苷C [(25*S*)-kingianoside C]，薯蓣皂苷(dioscin)，纤细薯蓣皂苷(gracillin)，皂苷Pa (saponin Pa)，皂苷Pb (saponin Pb)，皂苷Tb (saponin Tb)[3]，黄精苷C_1 (polygonatoside C_1)，麦冬皂苷C' (ophiopogonin C')[2]，(25*R*)-滇黄精苷G [(25*R*)-kingianoside G]，(25*R,S*)-康定玉竹苷D_1 [(25*R,S*)-pratioside D1]，(25*R,S*)-滇黄精苷A [(25*R,S*)-kingianoside A][4]，26-*O*-β-D-吡喃葡萄糖基-25(*S*)-呋甾-5-烯-3β,22,26-三醇-12-酮-3-*O*-β-D-吡喃葡萄糖基-(1→4)-β-D-吡喃岩藻糖苷[26-*O*-β-D-glucopyranosyl-25(*S*)-furost-5-en-3β,22,26-triol-12-one-3-*O*-β-D-glucopyranosyl-(1→4)-β-D-fucopyranoside]，26-*O*-β-D-吡喃葡萄糖基-25(*R*)-呋甾-5-烯-3β,22,26-三醇-12-酮-3-*O*-β-D-吡喃葡萄糖基-(1→4)-β-D-吡喃岩藻糖

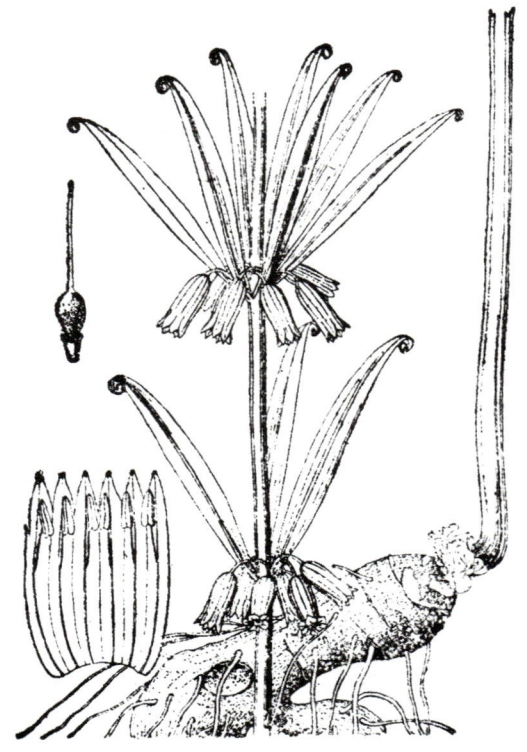

滇黄精 **Polygonatum kingianum** Collett et Hemsl.
引自《中国高等植物图鉴》

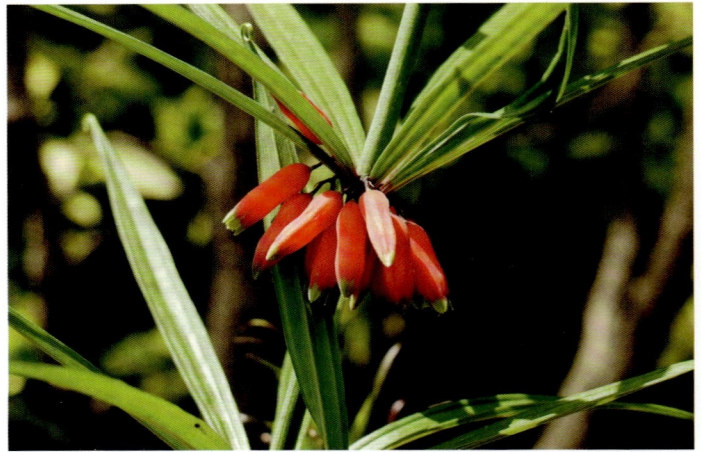

滇黄精 **Polygonatum kingianum** Collett et Hemsl.
摄影：徐晔春

苷[26-*O*-β-D-glucopyranosyl-25(*R*)-furost-5-en-3β,22,26-triol-12-one-3-*O*-β-D-glucopyranosyl-(1→4)-β-D-fucopyranoside][5]，胡萝卜苷[2]，β-谷甾醇[6]；黄酮类：竹根七素▲(disporopsin)[4]，2',7-二羟基-3',4'-二甲氧基异黄酮(2',7-dihydroxy-3',4'-dimethoxyisoflavone)，异甘草素(isoliquiritigenin)，新甘草素(neoliquiritin)，新异甘草素(neoisoliquiritin)[6]，甘草素(liquiritigenin)，4',7-二羟基-3'-甲氧基异黄酮(4',7-dihydroxy-3'-methoxyisoflavone)，(6a*R*,11a*R*)-10-羟基-3,9-二甲氧基紫檀素[(6a*R*,11a*R*)-10-hydroxy-3,9-dimethoxypterocarpan][7]，异尖叶军刀豆酚▲(isomucronulatol)[8]；三萜类：人参皂苷(ginsenoside) Rb₁[3]、Rc[2]；生物碱：3-乙氧甲基-5,6,7,8-四氢-8-吲嗪酮(3-ethoxymethyl-5,6,7,8-tetrahydro-8-indolizinone)，滇黄精酮(kinganone)[8]；其他类：正丁基-β-D-呋喃果糖苷(*n*-butyl-β-D-fructofuranoside)[6]，5-羟甲基-2-糠醛(5-hydroxymethyl-2-furaldehyde)，水杨酸(salicylic acid)，正丁基-β-D-吡喃果糖苷(*n*-butyl-β-D-fructopyranoside)，正丁基-β-D-呋喃果糖苷(*n*-butyl-β-D-fructofuranoside)，正丁基-α-D-呋喃果糖(*n*-butyl-α-D-fructofuranoside)[7]，多糖及多糖硫酸酯[9]。

药理作用　抗病毒作用：滇黄精提取物多糖及多糖硫酸酯具有较强的抗病毒活性[1]。滇黄精中4个新的皂苷化合物滇黄精苷A-D具有抗人类免疫缺陷病毒(HIV)活性[2]。

注评　本种为历版中国药典收载"黄精"的基源植物之一，药用其干燥根状茎；同属植物黄精 P. sibiricum Redouté 与多花黄精 P. cyrtonema Hua 亦同等药用。蒙古族、白族、壮族、佤族用其治疗体虚干咳等。

化学成分参考文献

[1] Li X, et al. *Phytochemistry*, 1992, 31(10): 3559-3563.

[2] Yu HS, et al. *Chem Pharm Bull*, 2009, 57(9): 1011-1014.

[3] Yu HS, et al. *Helv Chim Acta*, 2010, 93(6): 1086-1092.

[4] Yu HS, et al. *Chem Pharm Bull*, 2009, 57(1): 1-4.

[5] Zhang J, et al. *Bopuxue Zazhi*, 2006, 23(1): 31-40.

[6] 李晓，等. 中草药，2008, 39(6): 825-828.

[7] 王易芬，等. 中国中药杂志，2003, 28(6): 524-527.

[8] Wang YF, et al. *Planta Med*, 2003, 69(11): 1066-1068.

[9] 晏为力，等. 天然产物研究与开发，2000, 12(5): 60-65.

药理作用及毒性参考文献

[1] 晏为力，等. 天然产物研究与开发，2000, 12(5): 60-65.

[2] Li XC, et al. *Phytochemistry*, 1992, 31(10): 3559-3563.

15. 独花黄精（中国植物志）

Polygonatum hookeri Baker, J. Linn. Soc., Bot. 14:558. 1875.（英 **Hooker Solomonseal**）

根状茎圆柱形，直径 3–7 mm，节稍膨大，节间长 2–3.5 cm。茎直立，不超过 10 cm，无毛。叶数枚至10余枚，通常紧接在一起，下部叶互生，上部叶对生或3叶轮生，无柄，线形至长圆形，长 2–4.5 cm，宽 3–8 mm，无毛。花序单生于基部叶腋，具 1 (–2) 朵花；苞片小，膜质，早落；花直立，花梗长 4–7 mm；花被紫色或粉色，花被筒长 1.5–2 (–2.5) cm，筒宽 3–4 mm，裂片长 6–10 mm；花丝极短，长约 0.5 mm，花药长约 2 mm；子房长 2–3 mm，花柱长 1.5–2 mm。浆果红色，直径 7–8 mm，具 5–7 枚种子。花期 5–6 月，果期 9–10 月。

分布与生境　分布于甘肃、青海、四川、云南、西藏。生于海拔 3200–4300 m 的林下和草坡。印度北部也有分布。

药用部位　根状茎。

功效应用　补虚，镇静，安神。用于体虚乏力，头晕目眩，多眠多梦，头痛，高血压。

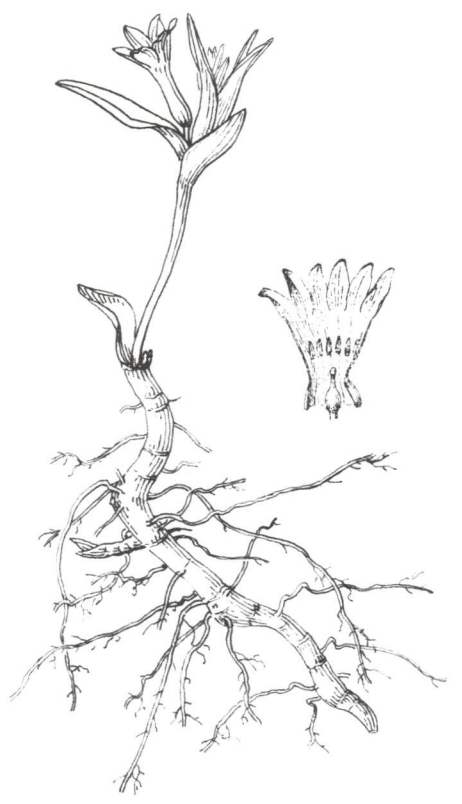

独花黄精 Polygonatum hookeri Baker
引自《中国高等植物图鉴》

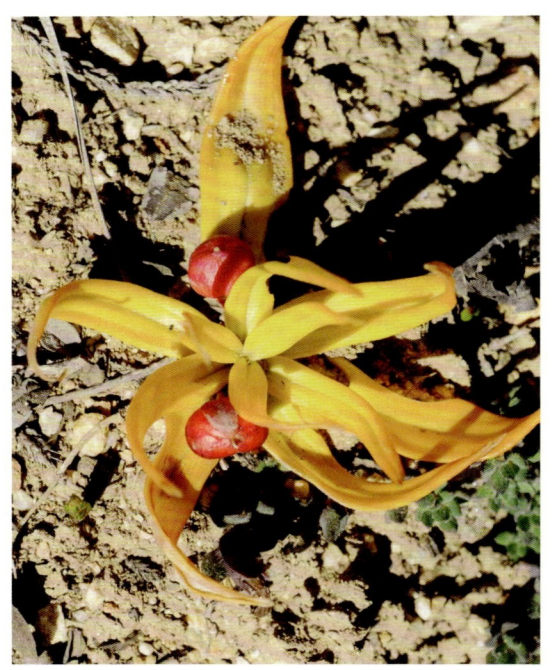

独花黄精 Polygonatum hookeri Baker
摄影：陈又生

16. 点花黄精（中国植物志） 滇钩吻（植物名实图考），树吊（四川中药志），斑茎黄精（海南植物志）

Polygonatum punctatum Royle ex Kunth, Enum. Pl. 5: 142. 1850.（英 **Variegated Solomonseal**）

根状茎近念珠状，直径 1–1.5 cm，密生肉质根。茎高 (10–) 30–70 cm，通常具淡蓝色斑点，有时上部具乳头状突起。叶互生或偶有近对生，叶柄短；叶片多少有光泽，卵形至披针形，稀近镰刀状，长 6–14 cm，宽 1.5–5 cm，常具明显横脉，先端近渐尖。总状花序具 2–6 (–8) 花，总花梗长 5–12 mm，苞片早落或无；花下垂至直立，花梗长 2–10 mm；花被白色，有时具绿色和淡蓝色斑点，近坛状，长 7–9 (–11) mm，裂片长 1.5–2 mm；花丝丝状，长 0.5–1 mm，光滑至瘤状，花药长 1.5–2 mm；子房长 2–2.5 (–4) mm，花柱长 1.5–2.5 mm，柱头稍膨大。浆果红色，直径 7 mm，具 8–10 枚种子。花期 4–6 月，果期 9–11 月。

分布与生境 分布于广西、海南、四川、贵州、云南、西藏。生于海拔 1100–2700 m 的林下石上或树上。不丹、印度北部、缅甸、尼泊尔、泰国和越南也有分布。

药用部位 根状茎。

功效应用 清热解毒，补脾润肺，益气养阴，消肿止血。用于体虚乏力，肺燥干咳，糖尿病。外用于外伤出血，足癣，痈疽肿毒，疔疮，疥癣。

化学成分 根状茎含甾体类：点花黄精苷(polypunctoside) A、B、C、D，薯蓣皂苷(dioscin)，原薯蓣皂苷(protodioscin)，皂苷Pa (saponin Pa)，薯蓣次苷A (prosapogenin A)，(3β,22ξ,25R)-3-(2-O-α-L-吡喃鼠李糖基)-O-β-D-吡喃葡萄糖基}-22-羟基呋甾-5-烯-26-β-D-吡喃葡萄糖苷[(3β,22ξ,25R)-3-(2-O-α-L-rhamnopyranosyl-O-β-D-glucopyranosyl)-22-hydroxyfurost-5-en-26-β-D-glucopyranoside][1]。

药理作用 降血脂作用：点花黄精中两种甾体皂苷薯蓣皂苷和原薯蓣皂苷能降低大鼠和小鼠血清总胆

百合科 LILIACEAE

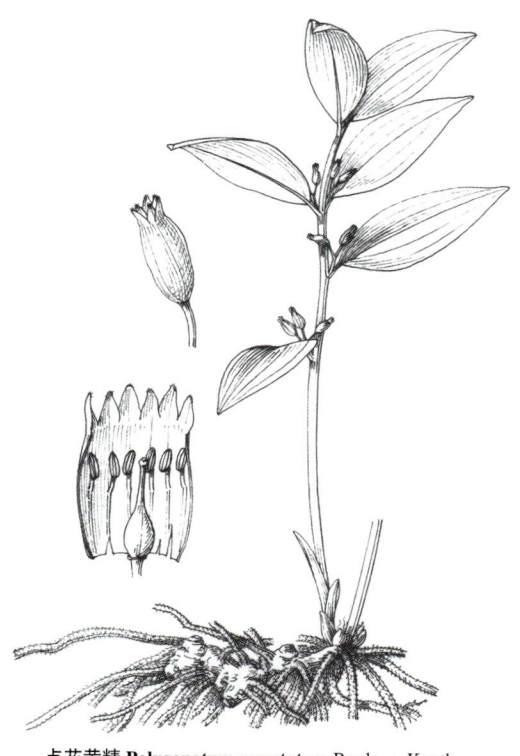

点花黄精 Polygonatum punctatum Royle ex Kunth
引自《中国高等植物图鉴》

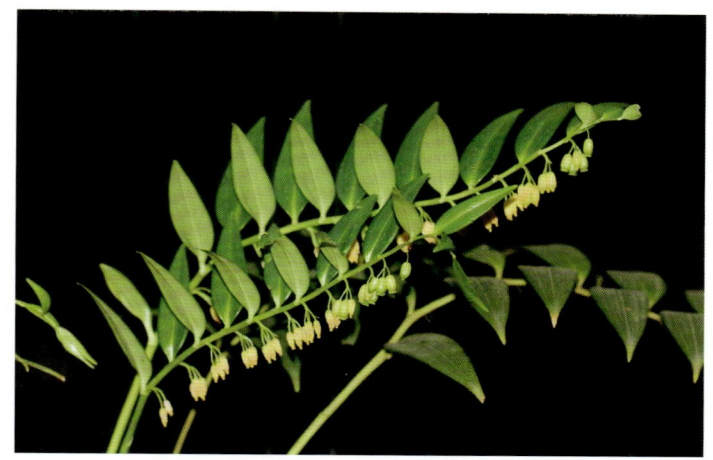

点花黄精 Polygonatum punctatum Royle ex Kunth
摄影：朱鑫鑫

固醇，升高血清高密度脂蛋白胆固醇的水平，具有较好的降血脂作用[1]。

其他作用：点花黄精的四个甾体皂苷成分点花黄精苷 A、B、C、D 对 HeLa 细胞具有明显的细胞毒性作用[2]。

化学成分参考文献

[1] Yang QX, et al. *Chem Biodiversers*, 2006, 3(12): 1349-1355.

药理作用及毒性参考文献

[1] 刘锡葵，等. 中国药学会学术年会论文集（下册）. 2000: 996-998.

[2] Yang QX, et al. *Chem Biodiverser*, 2006, 3(12): 1349-1355.

17. 短筒黄精（中国植物志）

Polygonatum altelobatum Hayata, Icon. Pl. Formosan. 5: 229. 1915.（英 **Shorttube Solomonseal**）

　　根状茎不规则圆柱形，直径 1–2 cm。茎高 17–45 cm，无毛。叶互生，柄长约 5 mm；叶片宽长圆状披针形，有时稍镰刀形，长 6–13 cm，宽 2.3–3.6 cm，具多脉，无毛，基部锐尖. 先端渐尖。花序具 1 或 2 花，总花梗退化；苞片早落或无；花近下垂，梗长 0.7–2 cm；花被钟形圆筒状，长 6–8 mm，管长 1–2 mm；花被片白色，裂片长圆形或长圆状披针形，长 5–6 mm；花丝很短，长 0.3–1 mm，花药卵状长圆形，长 1–2 mm；子房长 2–3 mm，花柱长 1–1.5 mm。浆果黑棕色，直径 7–10 mm。种子约 16 枚。花期 4–6 月，果期 10 月。

分布与生境　　分布于台湾。生于海拔 600–1900 m 的林下。

药用部位　　根状茎。

功效应用　　用于眼病，台湾民间用作补血滋养药。

化学成分　　根状茎含甾体类：26-O-β-D-吡喃葡萄糖基-22-O-甲基-25(S)-呋甾-5-烯-3β,26-二醇-3-O-β-石

蒜四糖[26-*O*-β-D-glucopyranosyl-22-*O*-methyl-25(*S*)-furost-5-en-3β,26-diol-3-*O*-β-lycotetraoside][1]；黄酮类：4',5,7-三羟基高异黄烷酮(4',5,7-trihydroxyhomoisoflavanone)，4',5,7-三羟基-6,8-二甲基高异黄烷酮(4',5,7-trihydroxy-6,8-dimethylhomoisoflavanone)[1]；醌类：黄精醌(polygonaquinone) A、B[1]；生物碱类：黄精佛林(polygonapholine)[2]。

化学成分参考文献

[1] Huang PL, et al. *Phytochemistry*, 1997, 44(7): 1369-1373.　　[2] Lin CN, et al. *Tetrahedron*, 1997, 53(6): 2025-2028.

18. 对叶黄精（中国植物志）

Polygonatum oppositifolium (Wall.) Royle, Ill. Bot. Himal. Mts. 1: 380. 1839. ——*Convallaria verticillata* L.（英 **Oppositeleaf Solomonseal**）

根状茎多少具分枝，不规则圆柱形，直径 1–1.5 cm。茎高 40–60 cm，无毛。叶多数，对生，叶柄短，长约 5 mm；叶片通常有光泽，卵状长圆形至卵状披针形，长 6–11 cm，宽 1.5–3.5 cm，近革质，具明显横脉，先端渐尖。花序具 3–5 花，总花梗下垂，长 5–8 mm，苞片小，膜质，早落；花梗长 5–12 mm；花被白色或浅黄绿色，有时具淡蓝色点，圆筒状，近口处稍缢缩，长 1.1–1.3 cm，裂片长约 2.5 mm；花丝丝状，长 3.5–4 mm，宽 0.25 mm，偶具乳突，有时下部光滑，花药长约 4 mm；子房长约 5 mm，花柱长约 6 mm。花期 5 月。

分布与生境　分布于西藏南部。生于海拔 1800–2200 m 的林下岩石上。不丹、印度东北部、尼泊尔也有分布。

药用部位　根状茎。

功效应用　补益体力，干脓。用于黄水病、培根病与赤巴病并发症。

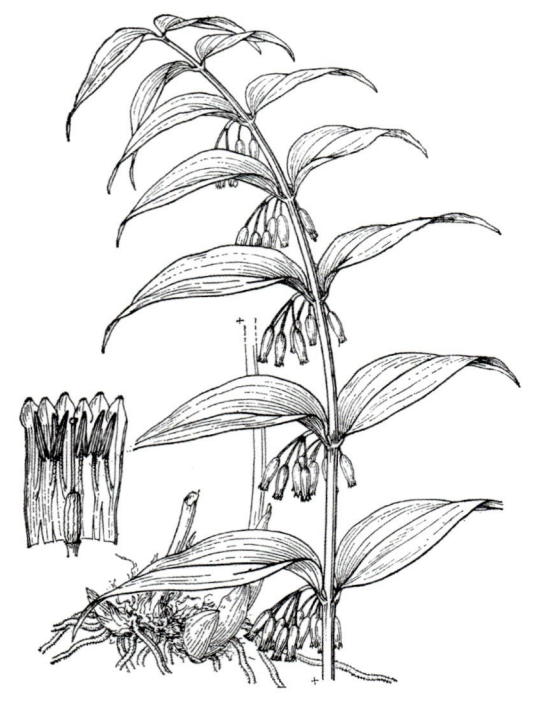

对叶黄精 Polygonatum oppositifolium (Wall.) Royle
冯晋庸　绘

19. 棒丝黄精（中国植物志）

Polygonatum cathcartii Baker, J. Linn. Soc., Bot. 14:559. 1875.（英 **Cathcart Solomonseal**）

根状茎不规则念珠状，直径约 1.5 cm。茎高 0.6–2 m，无毛。叶对生，偶有叶互生或 3 叶轮生，叶柄短或不明显；叶片披针形至长圆状披针形，长 7–15 cm，宽 1.5–4 cm，先端渐尖，背面灰白色。花序具 (1–) 2 或 3 花，总花梗下垂，长 1.5–3 cm；苞片小，膜质，早落；花梗长 5–10 mm；花被圆筒状或近坛状，长 1.1–1.5 cm，浅黄色或白色，裂片长 2–3 mm；花丝长 2–3 mm，先端膨大或成囊状，花药长 3–4 mm；子房长 5–7 mm，花柱长约 4 mm。浆果橘红色，直径约 7 mm，具 2–4 颗种子，成熟时果梗反折。花期 6–7 月，果期 9–10 月。

分布与生境　分布于四川、云南。生于海拔 2400–2900 m 的林下。不丹、尼泊尔和印度也有分布。

药用部位　根状茎。

功效应用　养阴润肺，生津止咳，补脾益气，滋肾填精。用于阴虚劳嗽，肺燥咳嗽；肾亏腰膝酸软，阳痿遗精，耳鸣目暗，须发早白，体虚羸瘦，风癞癣疾；脾胃虚弱，倦怠无力，食欲不振，心悸气短，脉象虚软。

20. 格脉黄精（中国植物志）

Polygonatum tessellatum F. T. Wang et T. Tang in Bull. Fan Mem. Inst. Biol. 7: 85. 1936.（英 **Tessellateleaf Solomonseal**）

根状茎念珠状，直径约 1.5 cm。茎高 50–80 cm，无毛。叶通常 3–5 轮生，偶有对生，无柄，叶片长圆状披针形至披针形，长 7–12 cm，宽 1.5–2.5 cm，革质，具 3 条明显的纵脉并具横脉，先端渐尖。花序具 1–3 花，总花梗很短，苞片早落或无；花梗长 1.5–3.5 cm；花被浅黄色，花被筒长 1–1.2 cm，裂片长约 2.5 mm；花丝稍扁平，长约 3 mm，具乳突，花药长 3–3.5 mm；子房长约 4 mm，花柱近等长于子房。浆果红色，直径约 8 mm，具 9–12 枚种子，成熟时果梗上举。花期 5 月，果期 9–11 月。

分布与生境 分布于广西、云南西部。生于海拔 1600–2200 m 的林下岩石和树上。缅甸、泰国也有分布。

药用部位 根状茎。

功效应用 舒筋络，祛风湿，补虚。用于虚弱头晕，风湿关节痛，跌打损伤。

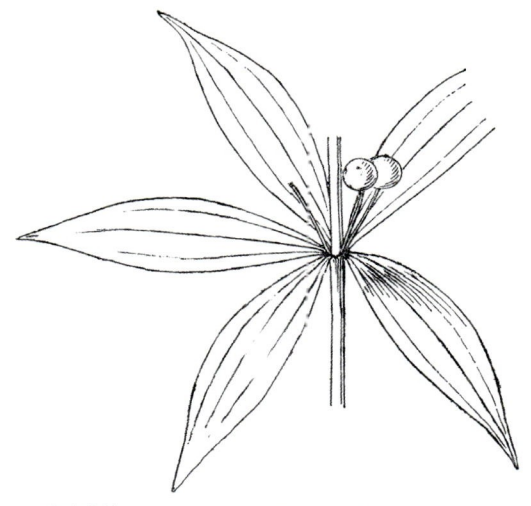

格脉黄精 Polygonatum tessellatum F. T. Wang et T. Tang
冯晋庸 绘

21. 粗毛黄精（植物分类学报）

Polygonatum hirtellum Hand.-Mazz., Symb. Sin. 7: 1209. 1936.（英 **Hirsute Solomonseal**）

根状茎念珠状，直径 1–2 cm，结节卵状球形。茎高 30–100 cm，具短硬毛。叶互生或 3 叶轮生，有时对生，无柄；叶片长圆状披针形至披针形，长 3–10 cm，宽 0.7–1.5 cm，背面脉具短硬毛，边缘稍波状，顶端稍弯曲至强烈卷曲。花序具 (1–) 2 或 3 花，总花梗长 (1–) 4–10 mm，具短硬毛；苞片披针形，很小，膜质，早落或无；花下垂，花梗长 2–4 mm，具短硬毛；花被白色，筒状坛形，长 7–8 mm，裂片长 1.5–2 mm；花丝很短，长约 0.5 mm，花药长约 1.5 mm；子房长约 2 mm，花柱长约 1 mm。花期 6 月。

分布与生境 分布于陕西南部、甘肃和四川。生于海拔 1000–2900 m 的林下或阳面山坡。

药用部位 根状茎。

功效应用 补脾润肺，益气养阴之功效。用于体虚乏力，心悸气短，肺燥干咳，体癣，腹癣。

22. 互卷黄精（中国植物志）

Polygonatum alternicirrhosum Hand.-Mazz., Symb. Sin. 7: 1209. 1936.（英 **Alternateleaf Solomonseal**）

根状茎念珠状，粗。茎直立，上部常呈"之"字形弯曲，长 0.8–1.7 m，无毛。叶互生，叶柄长 3–5 mm；叶片长圆状披针形至披针形，长 5–10 cm，宽 0.8–1.7 cm，无毛，叶边缘微皱波状，先端卷曲。花序总状，具 1–5 花，总花梗长 1–1.5 cm，纤细，上举或顶端下弯；苞片小，干膜质；花梗长 3–8 mm；花被白色，花被筒长 7–8 mm，裂片长 4–5 mm；花丝短，长不超过 1 mm，无毛，花药长约 1.2 mm；子房长约 2.5 mm，花柱长约 1.5 mm。花期 5–7 月。

分布与生境 分布于四川西南部。生于海拔 1700–1800 m 石灰岩地区的岩石上。

药用部位 根状茎。

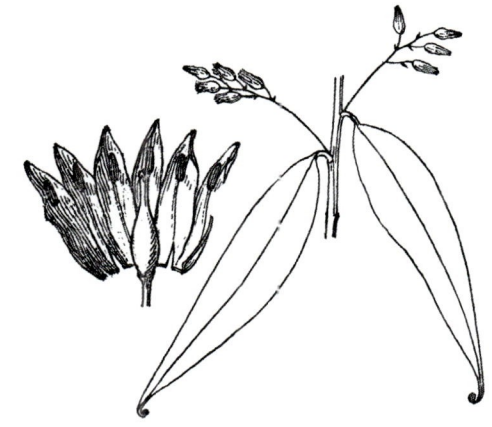

互卷黄精 Polygonatum alternicirrhosum Hand.-Mazz.
冯晋庸 绘

功效应用 养阴润肺，补气健脾。用于脾胃虚弱，体倦乏力，口干食少，内热消渴，足癣，体癣。

23. 轮叶黄精（中国植物志） 红果黄精（中药志），羊角参、臭儿参（陕西、甘肃），地吊（四川），玉竹参（云南）

Polygonatum verticillatum (L.) All., Fl. Pedem. 1: 131. 1785.——*Convallaria verticillata* L.（英 **Whorledleaf Solomonseal**）

根状茎通常具短的分枝，常为不规则圆柱形，稀念珠状，直径0.7~1.5 cm。茎高 (20-) 40~80 cm，无毛。常3叶轮生，近茎基部偶有互生，有时顶端对生，近无柄；叶片长圆状披针形至线形，长6~10 cm，宽0.5~3 cm，先端锐尖至渐尖，无卷曲。花序具1或2 (-4) 花，总花梗长1~2 cm；苞片小或无；花下垂，花梗长3~10 mm；花被淡紫色或白色、淡黄色，花被筒长0.8~1.2 cm，裂片长2~3 mm；花丝长0.5~1 (-2) mm，具小乳头状突起，花药长约2.5 mm；子房长约3 mm，花柱长2.5~3 mm。浆果红色，直径6~9 mm，具6~12枚种子。花期5~6月，果期8~10月。

分布与生境 分布于内蒙古、山西、陕西、甘肃、青海、四川、云南、西藏。生于海拔2100~4000 m的林下、草坡。阿富汗、不丹、尼泊尔、巴基斯坦、印度、俄罗斯及欧洲也有分布。

药用部位 根状茎。

功效应用 平肝熄风，养阴明目，清热凉血，解毒消痈，生津止渴，滋补肝肾。用于头痛目疾、咽喉痛、高血压，癫痫、口渴、口干舌燥、神经衰弱、食欲不振、疔痈。

化学成分 根状茎含甾体类：薯蓣皂苷元(diosgenin)[1]，薯蓣皂苷(dioscin)[2]。

药理作用 轮叶黄精中二种外源凝聚素对唾液酸有影响、对单糖没有影响，能够凝聚大量的兔和大鼠的红细胞，对小鼠和马红细胞的凝聚作用较小，对人、牛、羊和青蛙的红细胞则没有凝聚作用[1]。

注评 本种的根状茎藏族药用，治疗浮肿、寒湿引起的腰腿痛，高原缺氧、紫外辐射过强导致的皮肤病、水土不服引起的过敏性疾病、饮食不当造成的消化不良和各种热症等。

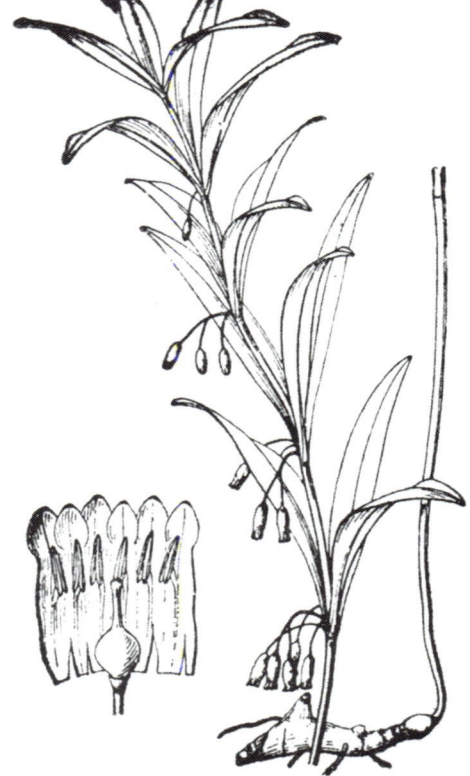

轮叶黄精 **Polygonatum verticillatum** (L.) All.
引自《中国高等植物图鉴》

化学成分参考文献

[1] Yesilada E *Gazi Univ Eczacilik Fak Derg*, 1987, 4(1): 11-17.

[2] Janeczko Z, et al. *Herba Pol*, 1982, 28(3-4): 115-122.

药理作用及毒性参考文献

[1] Antoniuk VO. *Ukr Biokhim Zh*, 1993, 65(1): 41-48.

24. 康定玉竹（中国植物志）

Polygonatum prattii Baker, Hooker's Icon. Pl. 23: t. 2217. 1892.（英 **Pratt Solomonseal**）

根状茎圆柱形，直径3~5 mm。茎高8~30 cm，无毛。叶4~15枚，互生，有时茎下部也有对生，茎上部大多对生，茎顶端常3叶轮生，叶柄很短；叶片椭圆形至长圆形，长2~6 cm，宽1~2 cm，先端稍钝或锐尖。花序具2 (-3) 花，总花梗长2~6 mm；苞片很小，早落；花下垂，花梗长 (2-) 5~6 mm；花被白色或淡紫色，花被筒长 6-8 mm，筒内面光滑或具乳头状突起，裂片长 1.5-2.5 mm；花丝很短，具小乳头状突起，花药长约 1.5 mm；子房长约 1.5 mm，花柱长约 1.5 mm。浆果紫红色至棕色，直径 5-7 mm，具 1-2 枚种子。花期 5-6 月，果期 8-10 月。

分布与生境 分布于四川西部和云南西北部。生于海拔 2500-3300 m 的林下、草坡。

药用部位 根状茎。

功效应用 养阴润燥，生津止渴。用于肺胃阴伤，燥热咳嗽，咽干口渴，内热消渴，糖尿病，风湿性心脏病。

化学成分 根状茎含甾体类：康定玉竹苷(pratioside) A、B、C、D_1、E_1、$F_1^{[1]}$。

注评 本种为四川中药材标准（1984、1987）收载"玉竹"和贵州中药材质量标准（1988、2003）收载"小玉竹"的基源植物，药用其干燥根状茎。

化学成分参考文献

[1] Li X, et al. *Phytochemistry*, 1993, 33(2): 465-470.

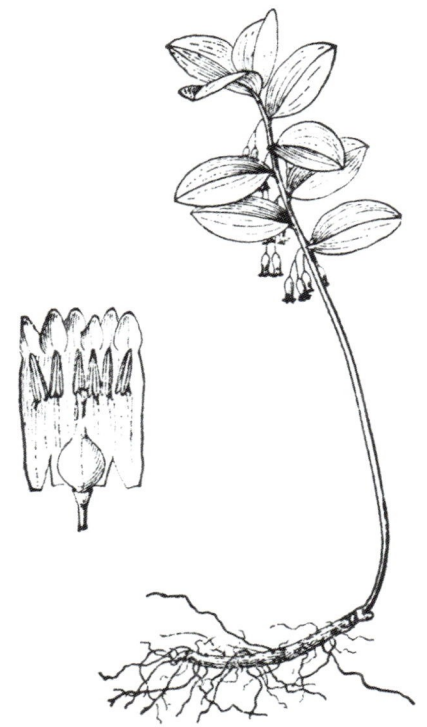

康定玉竹 Polygonatum prattii Baker
引自《中国高等植物图鉴》

25. 垂叶黄精（中国植物志） 弯花柱黄精（中药大辞典）

Polygonatum curvistylum Hua, J. Bot. (Morot) 6: 424. 1892.（英 **Curvedstyle Solomonseal**）

根状茎近圆柱形，常有短分枝，或短枝很短而成近念珠状，直径 5-10 mm。茎高 15-35 cm，无毛。叶多数，常 3-6 叶轮生，偶互生或对生，无柄；叶片线状披针形至线形，长 3-7 cm，宽 1-5 mm，先端渐尖，花期前上举，花期后近下垂。花序具 1-2 花，总花梗长 7-9 mm；苞片早落或无；花下垂，花梗长 2-4 mm；花被淡紫色，花被筒长 6-8 mm，裂片长 1.5-2 mm；花丝很短，长约 0.7 mm，稍粗糙，花药长约 1.5 mm；子房长约 2 mm，花柱近等长于子房。浆果红色，直径 6-8 mm，具 3-7 枚种子。花期 5-7 月，果期 9-10 月。

分布与生境 分布于四川西部和云南西北部。生于海拔 2700-3900 m 的林下和草地。

药用部位 根状茎。

功效应用 补中益气，润心肺，强筋骨。用于虚损寒热，肺痨咳嗽，筋骨软弱，风湿疼痛，风籁癣疾。

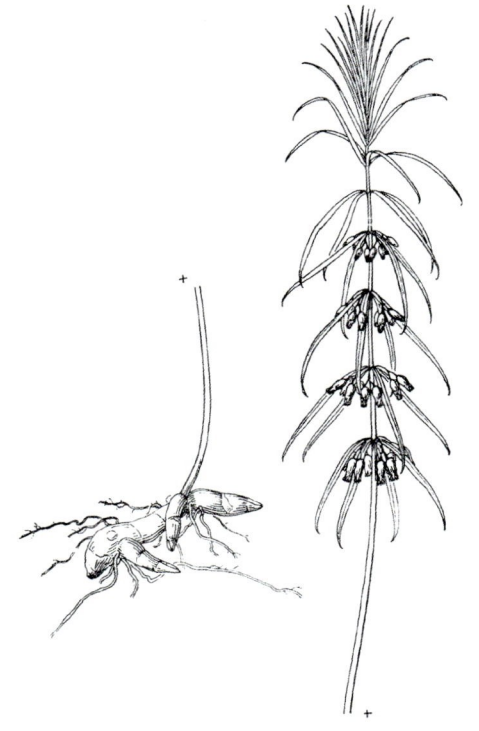

垂叶黄精 Polygonatum curvistylum Hua
冯晋庸 绘

26. 细根茎黄精（中国植物志）

Polygonatum gracile P. Y. Li in Acta Phytotax. Sin. 11: 252. 1966.（英 **Slenderhizome Solomonseal**）

根状茎圆柱形，直径 2-3 mm。茎高 10-30 cm，较细，无毛。具 3-6 枚叶，2（1 或 3）轮，稀对生，叶柄很短；叶片长圆形至长圆状披针形，长 3-6 cm，宽 0.8-2 cm，无毛，先端渐尖。花序常具 2 花，总花梗较细，长 1-2 cm；苞片膜质，长 2-3 mm；花梗长 1-2 mm；花被淡黄色，花被筒长 6-8 mm，裂片长约 1.5 mm；花丝很短，长约 0.5 mm，花药长约 1.5 mm；子房长约 1.5 mm，花柱稍短于子房。浆果直径 5-7 mm，具 2-4 颗种子。花期 6 月，果期 8 月。

分布与生境 分布于山西、陕西、甘肃。生于海拔 2100-2400 m 的林下和草坡。

药用部位 根状茎。

功效应用 平肝息风，养阴明目，清热凉血。用于头痛目疾，咽喉痛，高血压症，癫痫，疖痈。

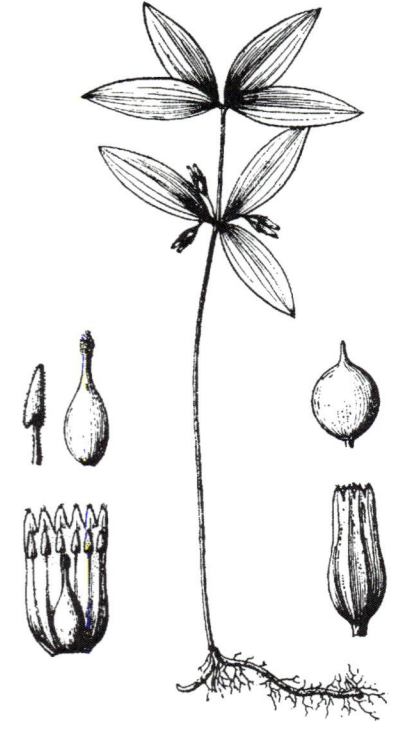

细根茎黄精 Polygonatum gracile P. Y. Li
引自《秦岭植物志》

27. 狭叶黄精（中国植物志）

Polygonatum stenophyllum Maxim. in Mém. Acad. Imp. Sci. St.-Pétersbourg Divers Savans 9: 274. 1859.（英 **Narrowleaf Solomonseal**）

根状茎圆柱形，直径 4-6 mm，结节稍膨大。茎高 60-110 cm，无毛。叶多数，4-6 叶轮生，无柄；叶片背面稍粗糙，线状披针形，长 6-10 cm，宽 3-8 mm，无毛，先端渐尖。花序具 2 花，总花梗反折，长 2-4 mm；苞片白色，长 2-3 mm，膜质；花梗长 2-3 mm；花被白色，花被筒近口处稍缢缩，长 0.8-1.2 cm，裂片长 2-3 mm；花丝丝状，长约 1 mm，花药长约 2 mm；子房长约 2.5 mm，花柱长约 3.5 mm。花期 6 月。

分布与生境 分布于黑龙江、吉林和辽宁。生于林下、灌木丛中。朝鲜和俄罗斯（远东）也有分布。

药用部位 根状茎。

功效应用 平肝熄风，养阴明目，清热凉血，解毒消痈，生津止渴，滋补肝肾。用于头痛目疾，咽喉痛，高血压，癫痫，口渴，口干舌燥，神经衰弱，食欲不振，疖痈。

化学成分 根状茎含甾体类：原黄精皂苷元(progenin) Ⅰ、Ⅱ、Ⅲ [1]，黄精苷(polygonatoside) B3 [2]、C1、C2 [3]，薯蓣皂苷元(diosgenin) [4]，葳岩仙皂苷C (cauloside C) [5]，β-谷甾醇 [4]。

药理作用 抗寄生虫作用：狭叶黄精中的黄精苷 C1、C2 和 B3 体外 0.1 mmol/L 浓度对家禽同盘吸虫和饭岛杯殖吸虫具有显著的杀虫作用，其机制与抑制延胡索酸还原酶和线粒体 Mg^{2+} 依赖性 ATP 酶有关 [1]。

避孕作用：黄精苷 C1 和 C2 的混合物按 0.1 mg/kg 和 1 mg/kg 皮下给药对大鼠有显著的避孕作用，其机制与其子宫靶向性和抑制促性腺激素的作用有关，还与抑制排卵过程和刺激子宫收缩有关 [2]。

百合科 LILIACEAE

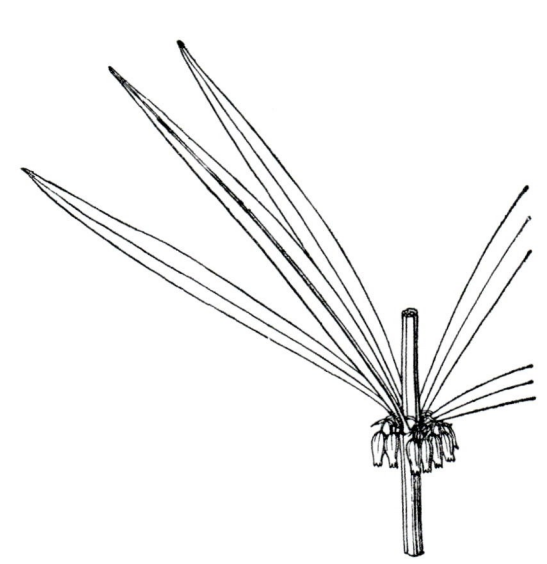

狭叶黄精 Polygonatum stenophyllum Maxim.
刘春荣 绘

狭叶黄精 Polygonatum stenophyllum Maxim.
摄影：周繇

化学成分参考文献

[1] Strigina LI, et al. *Khim Prir Soedin*, 1977(5): 711-712.

[2] Strigina LI *Khim Prir Soedin*, 1983(5): 654.

[3] Strigina LI, et al. *Khim Prir Soedin*, 1977(1): 121-122.

[4] Glebko LI, et al. *Khim Prir Soedin*, 1985(6): 842.

[5] Mats MN, et al. *Rastit Resur*, 1989, 25(4): 583-588.

药理作用及毒性参考文献

[1] Vykhrestyuk NP, et al. *Rastitel'nye Resursy*, 1992, 28(1): 103-110.

[2] Mats MN, et al. *Rastitel'nye Resursy*, 1989, 25(4): 583-588.

28. 新疆黄精（中国植物志） 紫花黄精（全国中草药汇编）

Polygonatum roseum (Ledeb.) Kunth, Enum. Pl. 5: 144. 1850.——*Convallaria rosea* Ledeb.（英 **Sinkiang Solomonseal**）

根状茎圆柱形，直径 3-5 mm。茎高 40-80 cm，无毛。常 3-4 叶轮生，有时茎下部的叶互生或对生，无柄；叶片披针形至线状披针形，长 7-12 cm，宽 1-1.6 cm，先端锐尖。花序具 1 或 2 花，总花梗长 1-1.5 cm，苞片很小；花梗长 1-4 mm；花被淡紫色，圆筒状，长 1-1.2 cm，裂片长 1.5-2 mm；花丝很短，不超过 1 mm，无毛，花药长 1.5-1.8 mm；子房长约 2 mm，花柱长约 2 mm。浆果直径 7-11 mm，具 2-7 枚种子。花期 5 月，果期 10 月。

分布与生境 分布于新疆。生于海拔 1400-1900 m 的阴坡。哈萨克斯坦、吉尔吉斯斯坦、塔吉克斯坦和俄罗斯也有分布。

药用部位 根状茎。

功效应用 滋补肝肾，补脾润肺，生津，平肝熄风，养阴明目，清热凉血，解毒消痈。用于头晕目疾，高血压，癫

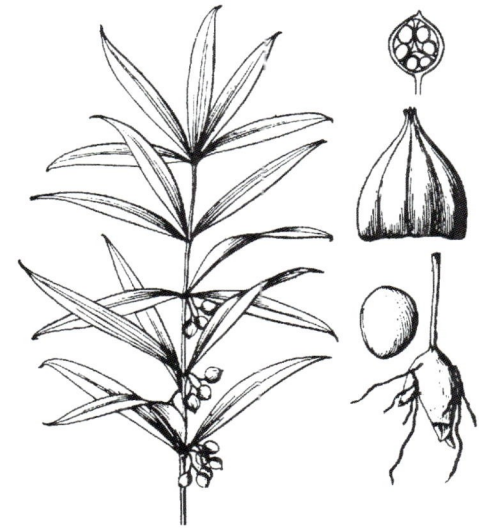

新疆黄精 Polygonatum roseum (Ledeb.) Kunth
引自《秦岭植物志》

痫，咽喉痛，肺痨，糖尿病，疔痈。

化学成分　根状茎含多糖类：半纤维素A-2 (hemicellulose A-2)[1]。

化学成分参考文献

[1] Arifkhodzhaev AO, et al. *Khim Prir Soedin*, 1980(2): 246-247.

29. 黄精（证类本草）　鸡头黄精（中药志），黄鸡菜（东北），笔管菜（辽宁），爪子参（陕西），老虎姜（宁夏），鸡爪参（甘肃），鸡头参（陕西、甘肃），鸡头七、乌鸦七（陕西）

Polygonatum sibiricum Redouté, Liliac. 6: t. 315. 1811.（英 **Siberian Solomonseal**）

　　根状茎常具短的分枝，近圆柱形或块状圆柱形，直径1-2 cm。茎直立或有时近攀援，高50-90(-140) cm，无毛。叶轮生，每轮4-6枚，无柄；叶背面粗糙，线状披针形，长8-15 cm，宽4-16 mm，无毛，先端拳卷或弯曲成钩。花序通常有2-4朵花，近伞形，总花梗长1-2 cm；苞片生于花梗基部，钻形至线状披针形，长3-5 mm，膜质，仅1脉，宿存；花下垂，花梗长(2.5-) 4-10 mm；花被乳白色至浅黄色，圆筒状，中部稍缢缩，长0.9-1.2 cm，裂片长约4 mm；花丝长0.5-11 mm，花药长2-3 mm；子房长约3 mm，花柱长5-7 mm。浆果黑色，直径7-10 mm，具4-7枚种子。花期5-6月，果期8-9月。

分布与生境　分布于东北、华北、陕西、甘肃、宁夏、河南、山东、安徽和浙江。生于海拔800-2800 m的林下、灌丛和阴坡。朝鲜、蒙古和俄罗斯（西伯利亚）也有分布。

药用部位　根状茎。

功效应用　补气养阴，健脾，润肺，益肾。用于脾胃气虚，体倦乏力，胃阴不足，口干食少，肺虚燥咳，劳嗽咳血，精血不足，腰膝酸软，须发早白，内热消渴。

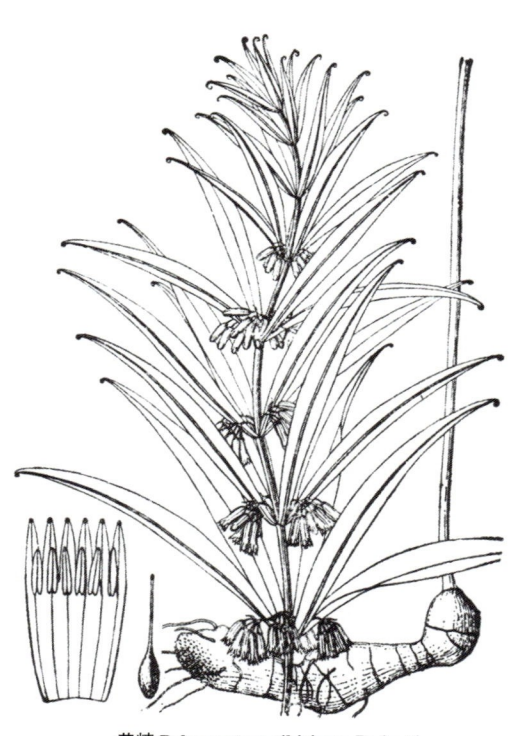

黄精 **Polygonatum sibiricum** Redouté
引自《中国高等植物图鉴》

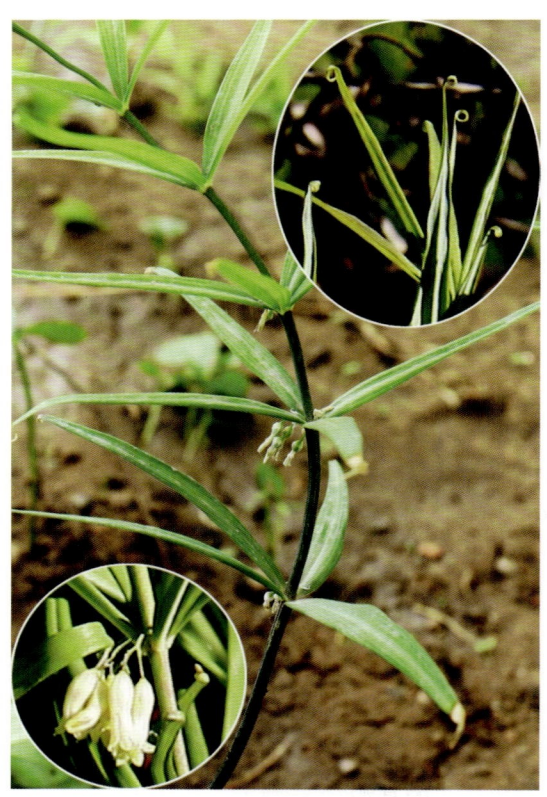

黄精 **Polygonatum sibiricum** Redouté
摄影：张英涛

化学成分 根状茎含甾体类：新巴拉次薯蓣皂苷元▲A (neoprazerigenin A)，黄精皂苷(sibiricoside) A、B[1]，新黄精皂苷(neosibiricoside) A、B、C、D、PO-2、PO-3[2]，黄精诺苷(polygonoside) A、B[3]；生物碱类：3-乙氧甲基-5,6,7,8-四氢-8-吲嗪酮(3-ethoxymethyl-5,6,7,8-tetrahydro-8-indolizinone)[4]，黄精碱(polygonatine) A、B[5]；木脂素类：(+)-丁香树脂酚[(+)-syringaresinol]，(+)-丁香树脂酚-O-β-D-吡喃葡萄糖苷[(+)-syringaresinol-O-β-D-glucopyranoside]，鹅掌楸苷(liriodendrin)，(+)-松脂酚-O-β-D-吡喃葡萄糖基-(1→6)-β-D-吡喃葡萄糖苷[(+)-pinoresinol-O-β-D-glucopyranosyl-(1→6)-β-D-glucopyranoside][6]；黄酮类：6,8-二甲基-4',5,7-三羟基高异黄酮(6,8-dimethyl-4',5,7-trihydroxyhomoisoflavone)[6]；三萜类：积雪草苷，3β-羟基-(3→1)-葡萄糖基-(4→1)-葡萄糖基-(4→1)-葡萄糖基-齐墩果烷，羟基积雪草苷，3β-羟基-(3→1)-葡萄糖基-(2→1)-葡萄糖基-齐墩果酸，3β-羟基-(3→1)-葡萄糖基-(4→1)-葡萄糖基-(28→1)-阿拉伯糖基-(2→1)-阿拉伯糖基-齐墩果酸，3β,30β-二羟基-(3→1)-葡萄糖基-(2→1)-葡萄糖基-齐墩果烷[7]；其他类：3-O-β-石蒜四糖(3-O-β-lycotetraoside)[1]，黄精神经鞘苷A、B、C，丁基-β-D-吡喃果糖苷(butyl-β-D-fructopyranoside)[6]，多聚糖(polysaccharide) A、B、C，寡聚糖(oligosaccharide) A、B、C[8]，PSW-1a，PSW-1b-2[9]。

药理作用 调节免疫作用：黄精多糖直接作用于红细胞，增强红细胞膜 C_{3b} 受体活性，使红细胞免疫黏附功能增强，并且在一定浓度范围内存在量效关系。黄精多糖通过与该受体结合，引起红细胞膜变构，C_{3b} 受体集簇分布，活性增强[1]。黄精小分子多糖能显著提高正常小鼠腹腔巨噬细胞的吞噬指数以及促进溶血素和溶血空斑的形成[2]。黄精多糖对正常人外周血淋巴细胞有中度激发作用，对免疫功能低下患者的淋巴细胞有高度激发作用，但剂量超过 20 mg/kg 时，作用反而降低。口服黄精多糖对 ^{60}Co 照射小鼠有保护作用，使脾重增加，肝、脾及心的 DNA 含量增加[3]。

抗心肌缺血和强心作用：黄精能显著增加小鼠心肌、肝、脾细胞对 ^3H-TdR 的掺入率，对心肌血管、尤其是心肌微血管具有扩张作用[4]。黄精醇制剂可增加犬冠状动脉流量，黄精水浸膏溶液可增加离体兔心冠状动脉流量[5]。黄精溶液给兔静脉注射有对抗神经垂体素所致急性心肌缺血，抑制垂体后叶素所引起的 T 波增高，促进 T 波异常变化提前恢复的作用[6]。黄精醇制剂可使离体蟾蜍心脏收缩力增强，但对心率无明显影响，黄精液则使离体兔心心率加快[7]。

抗动脉粥样硬化作用：黄精多糖能够降低实验性动脉粥样硬化家兔的血清 IL-6 和 C 反应蛋白水平，阻止血管内皮炎症反应的发生发展，具有抗动脉粥样硬化的作用[8]。

提高骨髓造血功能作用：黄精可提高环磷酰胺处理小鼠的骨髓造血功能，使其白细胞和红细胞数值上升，骨髓嗜多染红细胞微核率下降，提高小鼠腹腔巨噬细胞的功能[9-11]。给小鼠灌胃黄精粗多糖可明显对抗环磷酰胺所致小鼠外周血白细胞减少，能使小鼠的脾重量增加，提示黄精多糖的升白细胞作用可能是通过促进脾间质细胞的增生，发挥代偿性髓外造血功能所致[12]。

抗病菌作用：黄精的醇提液对西瓜枯萎病菌和大葱紫斑病菌的抑制率均大于 50%，对芹菜斑枯病菌有抑制作用[13]。

抗肿瘤作用：黄精多糖显著抑制 H22 实体瘤、S180 腹水瘤的生长和对荷瘤小鼠具有调节免疫作用[14]。黄精口服液灌胃，能促进正常小鼠及 S180 荷瘤小鼠、NMNG 诱癌大鼠脾组织产生 IL-2，增强正常小鼠及 S180 荷瘤小鼠杀伤细胞及细胞毒 T 淋巴细胞的活性；使 NMNG 诱导的大鼠消化肿瘤发生率降低[15]。

抗氧化和抗衰老作用：黄精水提液可使果蝇的平均寿命延长[16]。黄精多糖能抑制大鼠肝匀浆自发的和诱导的脂质过氧化物的生成，并且对化学体系产生的羟基自由基和超氧阴离子具有清除作用[17]。黄精多糖可以升高衰老小鼠脑及性腺中降低的组织端粒酶活性，从而具有独特的抗衰老作用[18]。黄精多糖对老龄大鼠 ANAE 活性淋巴细胞百分率、红细胞、晶体核、晶体皮质超氧化物歧化酶活性、肝和肾脂褐质含量、心脏过氧化脂质 (LPO) 含量、脑中 B 型单胺氧化酶 (MAO-B) 活性均有明显改善作用[20]。

注评 本种为历版中国药典、藏药标准（1979）、内蒙古蒙药材标准（1986）、新疆药品标准（1980）收载"黄精"的基源植物之一，药用其干燥根状茎。土家族用其根状茎治疗久病体虚、积食不化、咳嗽咯血。

化学成分参考文献

[1] Son KH, et al. *J Nat Prod*, 1990, 53(2): 333-339.
[2] Ahn MJ, et al. *J Nat Prod*, 2006, 69(3): 360-364.
[3] Xu DP, et al. *J Asian Nat Prod Res*, 2009, 11(1): 1-6.
[4] 孙隆儒，等. 中国药物化学, 1997, 7(2): 129.
[5] Sun L-R, et al. *J Asian Nat Prod Res*, 2005, 7(2): 127-130.
[6] 孙隆儒，等. 中草药, 2001, 32(7): 586-588.
[7] 徐德平，等. 中草药, 2006, 37(10): 1470-1472.
[8] 杨明河，等. 药学通报, 1980, 15(7): 44.
[9] Liu L, et al. *Carbohydrate Polymers*, 2007, 70(3): 304-309.

药理作用及毒性参考文献

[1] 王红玲，等. 中国当代儿科杂志, 2002, 4(3): 233-235.
[2] 杨云，等. 中国组织工程研究与临床康复, 2009, 4(13): 18.
[3] 谈恒山，等. 中草药, 1989, 20(11): 36.
[4] 凌树森，等. 江苏医药, 1982, (5): 5.
[5] 肖培根. 新编中药志. 北京：化学工业出版社, 2002, 902-910.
[6] 丁安荣. 中成药, 1990, 12(9): 28.
[7] 四军大冠心病药理研究小组. 四川中草药通讯, 1974, (2): 24.
[8] 张萍，等. 医学临床研究, 2006, 23(7): 1100-1101.
[9] 曲绍春，等. 吉林中医药, 199, 2: 41-42.
[10] 薄芯，等. 中医研究, 1977, 10(3): 20-22.
[11] 朱槿波，等. 中国中医药科技, 1994, 1(6): 31-33.
[12] 李岩，等. 吉林中医药, 1996, (2): 38.
[13] 陈利军，等. 安徽农业科学, 2006, 34(21): 5562, 5571.
[14] 张峰，等. 中国实用医药, 2007, 2(21): 95-96.
[15] 朱槿波，等. 中国中医药科技, 1994, 1(6): 31-33.
[16] 朱红艳，等. 中草药, 1999, 30(10): 795.
[17] 夏晓凯，等. 湖南中医杂, 2006, 22(4): 90-96.
[18] 李友元，等. 医学临床, 2005, 22(7): 894-895.
[19] 赵红霞，等. 应用与环境生物学报, 1996, 2(4): 356-360.

30. 卷叶黄精（中药志） 白药子（宁夏、甘肃），老虎姜（陕西），鄂西黄精（中国中药资源志要）

Polygonatum cirrhifolium (Wall.) Royle, Ill. Bot. Himal. Mts. 1: 380. 1839.——*Convallaria cirrhifolia* Wall.（英 **Tendrilleaf Solomonseal**）

根状茎念珠状或块状圆柱形，直径 1-2 cm。茎直立或攀援，高 30-90 cm，无毛。叶通常 3-6 枚轮生，茎下部稀互生，无柄；叶片狭线形至线状披针形，少长圆状披针形，长 4-9 (-12) cm，宽 2-8 (-15) mm，花期先端通常卷曲。花序常具 2 花，总花梗长 3-10 mm；苞片无或长 1-2 mm，干膜质，无脉；花下垂，花梗长 3-8 mm；花被白色、绿色或淡紫色，近筒状，中部稍紧缩，长 8-11 mm，裂片长约 2 mm；花丝长 0.6-0.8 mm，宽 0.15 mm，具小乳头状突起，花药长 2-2.5 mm；子房长约 2.5 mm，花柱长 2 mm。浆果红色或紫红色，直径 8-9 mm，具 4-9 枚种子。花期 5-7 月，果期 9-10 月。

分布与生境 分布于陕西、甘肃、宁夏、青海、广西、四川、云南、西藏。生于海拔 2000-4000 m 的林下和草坡。不丹、印度、尼泊尔也有分布。

药用部位 根状茎。

功效应用 生津润肺，补脾益气，滋肾填精，祛痰止血，消肿解毒。用于阴虚劳嗽，肺燥咳嗽，盗汗，脾虚乏力，食少口干，消渴，肾亏腰膝酸软，阳痿遗精，耳鸣目暗，须发早白，吐血，产后体虚，崩漏带下，风癞癣疾。

化学成分 根状茎含甾体类：(25R)-螺甾-5-烯-3β-醇-3-

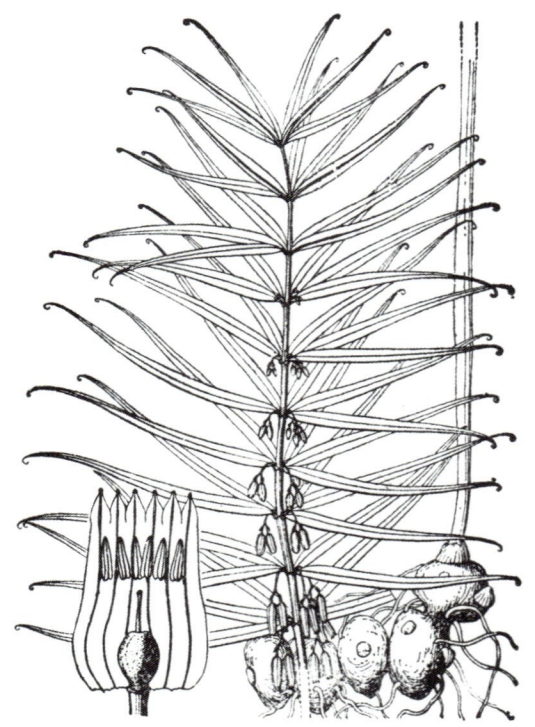

卷叶黄精 Polygonatum cirrhifolium (Wall.) Royle
引自《中国高等植物图鉴》

百合科 LILIACEAE

O-α-L-吡喃鼠李糖基-(1→2)-[α-L-吡喃鼠李糖基-(1→4)]-β-D-吡喃葡萄糖苷{(25R)-spirost-5-en-3β-ol-3-O-α-L-rhamnopyranosyl-(1→2)-[α-L-rhamnopyranosyl-(1→4)]-β-D-glucopyranoside}，(25R)-螺甾-5-烯-3β-醇-3-O-α-L-吡喃鼠李糖基-(1→4)-β-D-吡喃葡萄糖苷{(25R)-spirost-5-en-3β-ol-3-O-α-L-rhamnopyranosyl-(1→4)-β-D-glucopyranoside}[1-2]，胡萝卜苷，β-谷甾醇[2]；其他类：(Z)-6-十九烯酸[(Z)-6-nonadecenoic acid]，(Z)-6-十八烯酸[(Z)-6-octadecenoic acid][2]。

药理作用 抗菌作用：卷叶黄精含有的 2 种甾体皂苷 (25R)- 螺甾 -5- 烯 -3β- 醇 -3-O-α-L- 吡喃鼠李糖基 -(1→2)-[α-L- 吡喃鼠李糖基 -(1→4)]-β-D- 吡喃葡萄糖苷和 (25R)- 螺甾 -5- 烯 -3β- 醇 -3-O-α-L- 吡喃鼠李糖基 -(1→4)-β-D- 吡喃葡萄糖苷均能显著抑制致病性真菌的生长，其作用比对细菌的抑制作用强，另一成分 III 则对细菌的抑制作用较真菌的作用强[1]。不同提取物能不同程度的抑制 7 种真菌，不同的提取物抑制的真菌不同[2]。正丁醇和醋酸乙酯提取物能分别抑制 4 种和 3 种真菌，水提物只能抑制 1 种真菌，而石油醚提取物没有抗真菌活性。正丁醇提取物对苹果树腐烂病菌，大斑病突脐蠕孢长蠕孢类病菌和大丽花轮枝孢表现很强的抗菌活性。醋酸乙酯提取物具有明显抑制苹果树腐烂病菌和致病霉的活性。提取物抗真菌活性有浓度依赖性[2]。三种新的成分 (25R)- 螺甾 -5- 烯 -3β- 醇 -3-O-α-L- 吡喃鼠李糖基 -(1→2)-[α-L- 吡喃鼠李糖基 -(1→4)]-β-D- 吡喃葡萄糖苷、(25R)- 螺甾 -5- 烯 -3β- 醇 -3-O-α-L- 吡喃鼠李糖基 -(1→4)-β-D- 吡喃葡萄糖苷和胡萝卜苷具有显著的抑制长蠕孢类病菌和贝伦格葡萄座腔菌生长的作用，β- 谷甾醇、(Z)-6- 十九烯酸、(Z)-6- 十八烯酸和一个未鉴定的无机化合物具有一定的抗大丽轮枝菌作用[3]。

注评 本种为甘肃中药材质量标准（1992、2008）收载"鸡头黄精"，贵州（1965）和云南（1974、1996）药品标准收载"黄精"的基源植物，药用其干燥根状茎。基诺族也药用，根状茎主要用于治咽喉肿痛、咳嗽、产后体亏、精髓内亏。

化学成分参考文献

[1] 王冬梅，等. 林业科学，2007, 43(8): 91-95.

[2] 王冬梅，等. 四川大学学报（自然科学版），2007, 44(4): 918-921.

药理作用及毒性参考文献

[1] 王冬梅，等. 林业科学，2007, 43(8): 91-95.

[2] 王冬梅，等. 西北植物学报，2006, 26(7): 1473-1477.

[3] 王冬梅，等. 四川大学学报（自然科学版），2007, 44(4): 918-921.

31. 湖北黄精（中药志） 虎其尾、野山姜（湖北）

Polygonatum zanlanscianense Pamp. in Nuovo Giorn. Bot. Ital., n. s., 22: 267. 1915.（英 **Hupeh Solomonseal**）

根状茎念珠状或姜状，直径 1–2.5 cm。茎直立或上部稍攀援状，高超过 1 m，无毛。叶通常 3–6 枚轮生，柄很短或不明显；叶片椭圆形至长圆状披针形，少线形，长 (5–) 8–15 cm，宽 (0.4–) 1.3–2.8 (–3.5) cm，无毛，先端拳卷至弯曲。花序具 2–6 (–11) 花，近伞形，总花梗长 0.5–2 (–4) mm；苞片生于花梗基部，长 (1–) 2–6 mm，干膜质或近草质而具干膜质边缘，仅 1 脉，宿存；花梗长 (2–) 4–7 (–10) mm；花被白色、黄绿色或淡紫色，花被筒中部稍缢缩，长 6–9 mm，裂片长约 1.5 mm；花丝长 0.7–1 mm，花药长 2–2.5 mm；子房长约 2.5 mm，花柱长 1.5–2 mm。浆果紫红色或黑色，直径 6–7 mm，具 2–4 枚种子。花期 6–7 月，果期 8–10 月。

分布与生境 分布于陕西、甘肃、江苏、江西、河南、

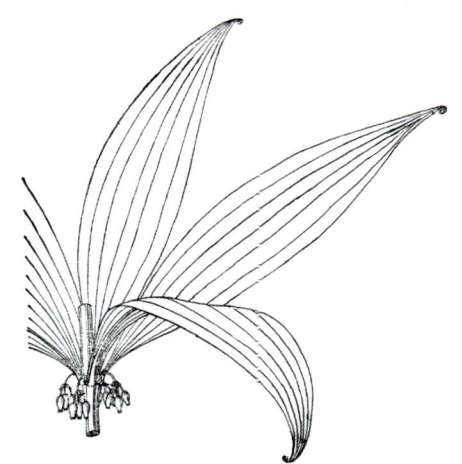

湖北黄精 **Polygonatum zanlanscianense** Pamp.
刘春荣 绘

湖南、广西、四川、贵州。生于海拔 800–2700 m 的林下和阴湿山坡。

药用部位　根状茎。

功效应用　补血养阴，健脾，润肺，杀虫。用于脾胃虚弱，肺虚咳嗽，内热消渴。

化学成分　根状茎含甾体类：乙基原薯蓣皂苷(ethyl protodioscin)，薯蓣皂苷(dioscin)[1]，黄精苷(polygonatoside) A、B、C、D，纤细薯蓣皂苷(gracillin)，滇重楼皂苷▲Pb (parisaponin Pb)，异芒兰皂苷元▲-3-O-α-L-吡喃鼠李糖基-(1→2)-[α-L-吡喃鼠李糖基-(1→4)]-β-D-吡喃葡萄糖苷{isonarthogenin-3-O-α-L-rhamnopyranosyl-(1→2)-[α-L-rhamnopyranosyl-(1→4)]-β-D-glucopyranoside}，异芒兰皂苷元▲-3-O-β-D-吡喃葡萄糖基-(1→2)-β-D-吡喃葡萄糖基-(1→4)-β-D-吡喃半乳糖苷[isonarthogenin-3-O-β-D-glucopyranosyl-(1→2)-β-D-glucopyranosyl-(1→4)-β-D-galactopyranoside][2]；大柱香波龙烷类：(6R,9R)-9-羟基-4-大柱香波龙烯-3-酮-9-O-β-D-吡喃葡萄糖基-(1→6)-β-D-吡喃葡萄糖苷[(6R,9R)-9-hydroxy-4-megastigmen-3-one-9-O-β-D-glucopyranosyl-(1→6)-β-D-glucopyranoside][2]。

药理作用　抗真菌作用：湖北黄精的甲醇提取物 PZ001 对须疮癣菌、白念珠菌、小红胞藻(Rhodomonas minuta) 和酿酒酵母等具有显著的抗菌作用[1]。

抗肿瘤作用：从湖北黄精的根状茎中分离的薯蓣皂苷和甲基原薯蓣皂苷体外对肿瘤细胞具有显著的抑制作用[2-4]。薯蓣皂苷具有显著抑制人白血病 HL-60 细胞、人宫颈癌 HeLa 细胞、人乳腺癌 MDA-MB-435 细胞及人肺癌 H14 细胞增殖的作用，并具有良好的剂量依赖关系[3]。薯蓣皂苷可以诱导 HL-60 和 HeLa 细胞的分化和凋亡[2,4,5]。薯蓣皂苷可以下调存活蛋白 Bcl-2 的表达，增强 Caspase-9 的酶活性，降低 Caspase-8 酶活性，说明薯蓣皂苷通过线粒体途径诱导了 HeLa 细胞的凋亡[4]。湖北黄精中的甾体皂苷成分黄精苷 A-D 和纤细薯蓣皂苷、滇重楼皂苷 Pb、异芒兰皂苷元▲-3-O-α-L- 吡喃鼠李糖基 -(1→2)-[α-L- 吡喃鼠李糖基 -(1→4)]-β-D- 吡喃葡萄糖苷、异芒兰皂苷元▲-3-O-β-D- 吡喃葡萄糖基 -(1→2)-β-D- 吡喃葡萄糖基 -(1→4)-β-D- 吡喃半乳糖苷及大柱香波龙烷类的 (6R,9R)-9- 羟基 -4- 大柱香波龙烯 -3- 酮 -9-O-β-D- 吡喃葡萄糖基 -(1→6)-β-D- 吡喃葡萄糖苷均对 HeLa 细胞有细胞毒性作用[6]。

注评　本种为甘肃药材标准（1992、2009）收载"甘肃白药子"和宁夏药材标准（1993）收载"老虎姜"的基源植物，药用其干燥根状茎。

化学成分参考文献

[1] Wang Z, et al. *Biol Pharm Bull*, 2001, 24(2): 159-162.

[2] Jin JM, et al. *J Nat Prod*, 2004, 67(12): 1992-1995.

药理作用及毒性参考文献

[1] Sashida Y, et al. *Jpn. Kokai Tokkyo Koho*, 2001: 4.

[2] Wang Z, et al. *Biol Pharm Bull*, 2001, 24(2): 159-162.

[3] Wang Z, et al. *Tsinghua Sci Tech*, 2001, 6(3): 239-242.

[4] Cai J, et al. *Biol Pharm Bull*, 2002, 25(2): 193-196.

[5] Wang Y, et al. *Proteomics*, 2006, 6(8): 2422-2432.

[6] Jin JM, et al. *J Nat Prod*, 2004, 67(12): 1992-1995.

38. 竹根七属 Disporopsis Hance

多年生草本。根状茎肉质，圆柱状或念珠状，横走。茎常弧曲，少直立，不分枝，无毛。叶互生，稀近对生，具短柄，无毛。花序腋生，花单生或 2 到数朵簇生，俯垂；花两性，花梗顶端具节；花被钟状，花被片 6，覆瓦状，近肉质，下部合生成筒，近口部具一肉质或膜质副花冠，先端浅裂或深裂；花丝极短，生于副花冠裂片间。浆果，具几枚种子。

共有 6 种，分布于中国、老挝、菲律宾、泰国和越南。我国 6 种皆有分布，4 种药用。

百合科 LILIACEAE

分种检索表

1. 花 5-10 朵簇生，副花冠裂片不高出花药，肉质；浆果白色；植株高 60-100 cm；花被长 0.8-1 cm ·· **1. 长叶竹根七 D. longifolia**
1. 花单生或 2-3 朵簇生，副花冠裂片高出花药，膜质；浆果淡紫色；植株高 6-50(-90) cm；花被长 (0.8-) 1-2.2 cm。
   2. 根状茎念珠状；花被长 1.5-2.2 cm ··· **4. 竹根七 D. fuscopicta**
   2. 根状茎圆柱状；花被长 (0.8-) 1-1.5 (-2) cm。
      3. 副花冠裂片与花被裂片互生；叶片基部通常稍心形至截形；花被背面黄绿色，多少具淡蓝色斑点 ·· **2. 散斑竹根七 D. aspersa**
      3. 副花冠裂片通常与花被裂片对生，很少互生；叶基部圆形至钝形；花被背面白色 ·· **3. 深裂竹根七 D. pernyi**

本属植物散斑竹根七具有抗肿瘤作用。

1. 长叶竹根七（中国植物志） 长叶假万寿竹（中国高等植物图鉴），黄精（广西），三子果（云南）
Disporopsis longifolia Craib, Bull. Misc. Inform. Kew 1912: 410. 1912.（英 **Longleaf False Fairybells**）

    根状茎念珠状，直径 1-2 cm。茎高 (30-) 60-100 (-110) cm。叶片披针形至椭圆形，长 10-20 (-30) cm，宽 2.5-6 (-10) cm，基部楔状圆形至楔状钝形，先端狭渐尖；叶柄长 5-8 mm。花 5-10 朵簇生；花梗长 1.2-1.5 cm；花被长 8-10 mm，管长 3-5 mm，近口处稍缢缩，花被片白色，狭椭圆形，长 4-7 mm，宽 1.6-4.5 mm；副花冠裂片与花被裂片对生，长 1.5-2 mm，宽 0.8 mm，肉质，先端凹缺；花药背部以极短的花丝着生于副花冠裂片先端凹缺处，长圆形，长 2.5-3 mm，基部微缺至心形；子房卵圆形，长约 3 mm，花柱长 1-2 mm，基部有缢痕。浆果熟时白色，卵球形，直径 1.2-1.5 cm，具 2-5 颗种子。花期 5-6 月，果期 10-12 月。

分布与生境 分布于广西、四川南部和云南东南部。生于海拔 100-1800 m 的林下、林缘和灌丛。老挝、泰国和越南也有分布。

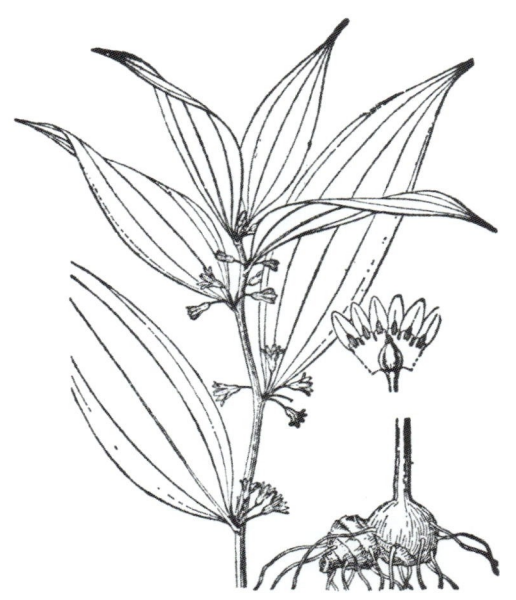

长叶竹根七 Disporopsis longifolia Craib
引自《中国高等植物图鉴》

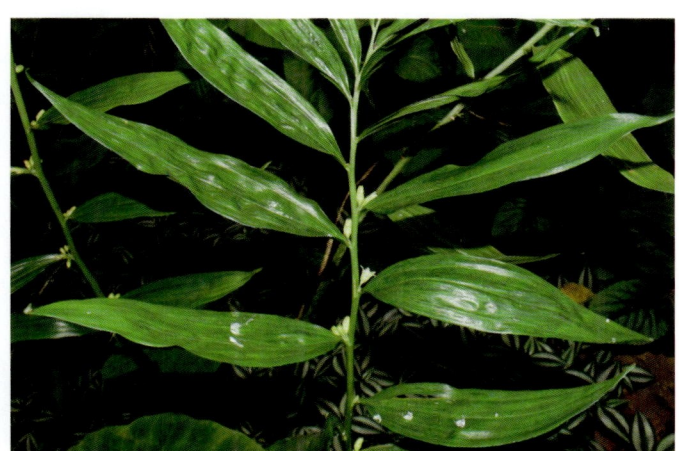

长叶竹根七 Disporopsis longifolia Craib
摄影：刘冰

药用部位 根状茎。

功效应用 解毒消肿，补中益气，养阴润肺，活血。用于病后虚弱，消化不良，阴虚肺燥，咳嗽痰黏，咽干口渴，跌打损伤。

注评 本种苗族、瑶族壮族药用，主要用根状茎治产后虚弱；苗族还治疗尿路感染，瑶族、壮族还外用治疗跌打损伤、烧伤。

2. 散斑竹根七（中国植物志） 黄鳝七（湖北），玉竹（广西），小玉竹（云南），散斑假万寿竹（中国高等植物图鉴）

Disporopsis aspersa (Hua) Engl. ex K. Krause in Engl. et Prantl, Nat. Pflanzenfam., ed. 2, 5a: 370. 1930.——*Aulisconema aspersa* Hua（英 **Asper False Fairybells**）

根状茎圆柱状，直径 3–11 mm。茎高 10–40 (–90) cm。叶片卵状披针形至卵状椭圆形，长 3–9 cm，宽 1–5 cm，叶片基部常稍心形至截形，先端渐尖至狭渐尖；叶柄长 5–12 mm。花单生或双生，花梗长 1–1.4 cm；花被长 (8–) 10–14 mm，管长 3–5 mm，无缢缩，花被片黄绿色，多少具暗蓝色斑点，近长圆形，长 7–10 mm，宽 3–4 mm；副花冠裂片与花被裂片互生，披针形，长 3–4 mm，膜质，先端 2 裂；花药着生在副花冠裂片凹缺处，长约 1 m；子房卵球形，长 2–3 mm，花柱近等长于子房。浆果熟时蓝紫色，近球形，直径约 8 mm，具 2–4 枚种子。花期 5–6 月，果期 9–10 月。

分布与生境 分布于湖北、湖南、广西、四川和云南。生于海拔 700–2900 m 的林下、沿山谷和溪流的荫蔽处。

药用部位 根状茎。

功效应用 补中益气，养阴润肺，生津止咳，化瘀止痛，凉血，解毒。用于肺胃阴伤，口咽干燥，燥热咳嗽，风湿疼痛，跌打损伤，食欲不振，体虚气弱，面黄肌瘦。

化学成分 根含高异黄酮类：竹根七素▲(disporopsin)，3-(4'-羟基苄基)-5,7-二羟基-6-甲基-色原烷-4-酮[3-(4'-hydroxy-benzyl)-5,7-dihydroxy-6-methyl-chroman-4-one]，3-(4'-羟基苄基)-5,7-二羟基-6,8-二甲基-色烷-4-酮[3-(4'-hydroxy-benzyl)-5,7-dihydroxy-6,8-dimethyl-chroman-4-one]，3-(4'-4'-羟基苄基)-5,7-二羟基-6-甲基-8-甲氧基-色原烷-4-酮[3-(4'-hydroxy-benzyl)-5,7-dihydroxy-6-methyl-8-methoxy-chroman-4-one][1]；含氮化

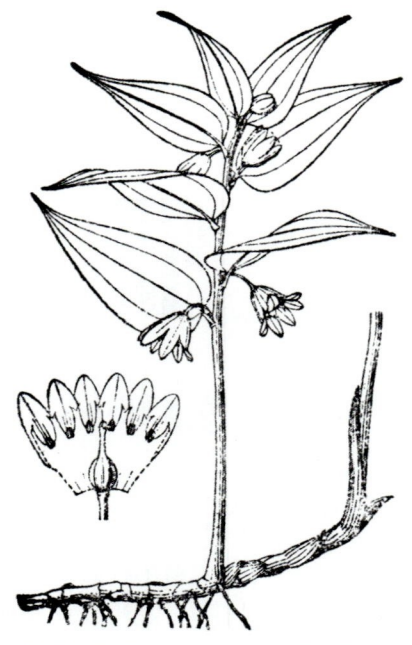

散斑竹根七 Disporopsis aspersa (Hua) Engl.
引自《中国高等植物图鉴》

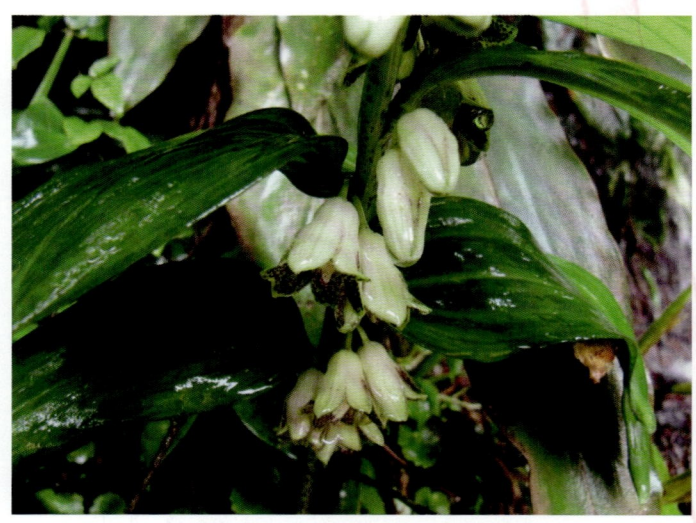

散斑竹根七 Disporopsis aspersa (Hua) Engl.
摄影：陈世品

合物：N-反式-阿魏酰酪胺(N-trans-feruloyltyramine)，腺嘌呤(adenine)[1]；甾体类：β-谷甾醇，胡萝卜苷；糠醛：5-羟甲基-2-糠醛[5-hydroxymethyl-2-furaldehyde][1]。

药理作用　抗肿瘤作用：从散斑竹根七中分离得到的4个高异黄烷酮进行了细胞毒性活性研究，这些高异黄烷酮具有很强的抑制癌细胞增殖活性，且活性随着C-6或C-8位甲基化或烷基化导致化合物极性的降低而活性增强[1]。

注评　本种为四川中草药标准（1980）收载"肖玉竹"的基源植物之一，药用其干燥根状茎。

化学成分参考文献

[1] Nguyen AT, et al. *Phytochemistry*, 2006, 67(19): 2159-2163.

药理作用及毒性参考文献

[1] Nguyen AT, et al. *Phytochemistry*, 2006, 67(19): 2159-2163.

3. 深裂竹根七（中国植物志）　竹根假万寿竹、十样错（全国中草药汇编），剑叶假万寿竹（中药大辞典）

Disporopsis pernyi (Hua) Diels, Bot. Jahrb. Syst. 29: 239. 1900.——*Aulisconema pernyi* Hua（英 **Perny False Fairybells**）

根状茎圆柱形，直径4-10 mm。茎高20-40 (-80) cm，具紫色斑点。叶片披针形至椭圆形，长5-14 cm，宽1.2-6 cm，基部圆形至钝形，先端渐尖至狭渐尖；叶柄长0.5-1.5 cm。花常单生，偶2或3朵簇生，花梗长(0.2-) 1-2 cm；花被片白色，内面偶有深红色，长(0.9-) 1.2-1.5 (-2) cm，管长3-6 (-9) mm，无缢缩，裂片近长圆形，长(2-) 8-10 (-12) mm，宽3-5 mm；副花冠裂片与花被裂片常对生，少有互生，披针形至线状披针形，长3-4 (-5) mm，膜质，先端深2裂成小裂片；花药通常着生于副花冠小裂片的凹缺处，很少着生于副花冠裂片凹缺处，近长圆状披针形，长1.5-3 mm；子房近球

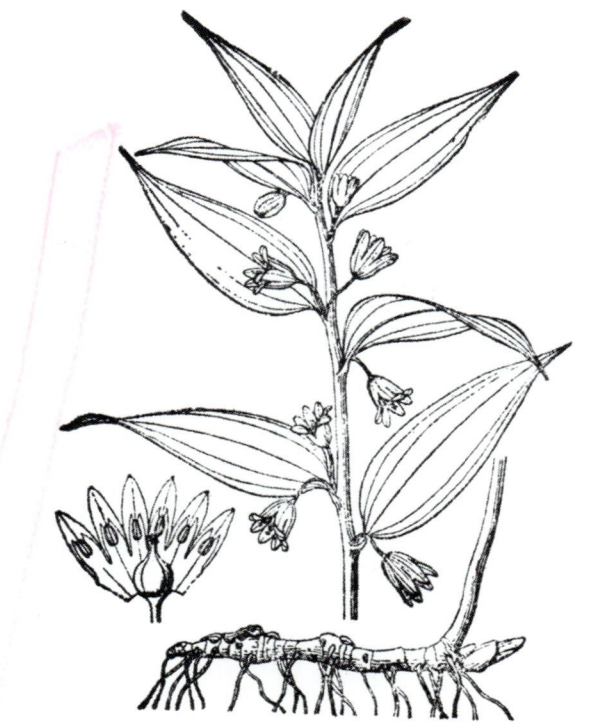

深裂竹根七 Disporopsis pernyi (Hua) Diels
引自《中国高等植物图鉴》

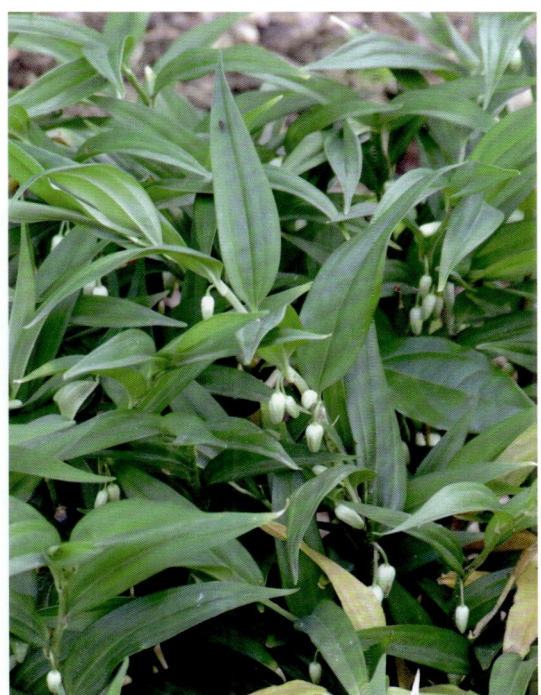

深裂竹根七 Disporopsis pernyi (Hua) Diels
摄影：徐晔春

形，长 3–5 mm，花柱长 (1.5–) 2.5–3.5 (–5) mm。浆果熟时黑紫色或棕紫色，近球形，稀微扁平，直径 4–10 mm，具 1–3 枚种子。花期 4–5 月，果期 11–12 月。

分布与生境 分布于浙江、台湾、江西、湖南、广东、广西、贵州、四川、云南。生于海拔 300–2500 m 的林下岩石旁、沿山谷和溪流的荫蔽处。

药用部位 根状茎。

功效应用 清热解毒，祛风除湿，养阴润肺，生津止咳，活血舒筋。用于虚咳多汗，产后虚弱，月经不调，风湿骨痛，腰痛，感冒，扁桃体炎，眼结膜炎，劳伤，夜间多尿，遗尿，急性肝炎，肝肿大。外用治跌打损伤，肿痛。

化学成分 新鲜根状茎含甾体类：竹根七皂苷▲(disporoside) A、B、C、D，(3β,25R)-3-[(β-D-吡喃木糖基-(1→3)-β-D-吡喃葡萄糖基-(1→4)-β-D-吡喃半乳糖基)氧基]-5α-螺甾-12-酮{(3β,25R)-3-[(β-D-xylopyranosyl-(1→3)-β-D-glucopyranosyl-(1→4)-β-D-galactopyranosyl)oxy]-5α-spirostan-12-one}，菝葜皂苷元-3-O-β-D-吡喃葡萄糖基-(1→2)-β-D-吡喃葡萄糖苷[smilagenin-3-O-β-D-glucopyranosyl-(1→2)-β-D-glucopyranoside]，龙舌兰苷B(agavoside B)[1]。

注评 本种为四川中草药标准（1980）收载"肖玉竹"的基源植物之一，药用其干燥根状茎。水族、傈僳族、土家族和瑶族也药用，主要治疗虚咳、干咳。

化学成分参考文献

[1] Yang QX, et al. *Helv Chim Acta*, 2004, 87(5): 1248-1253.

4. 竹根七（中国植物志） 石边七（江西），盘龙七、血蜈蚣（湖北），假万寿竹（中国高等植物图鉴）

Disporopsis fuscopicta Hance, J. Bot. 21: 278. 1883.（英 **Common False Fairybells**）

根状茎念珠状，直径 (0.4–) 1–1.5 cm。茎高 25–50 (–80) cm。叶片卵形或椭圆形至长圆状披针形，长 4–11 (–15) cm，宽 1.6–5 cm，基部钝至近楔形，稀稍心形，先端渐尖；叶柄长 0.5–1.5 cm。花单生或双生，花梗长 7–14 (–25) mm；花被白色，内面浅紫色，长 (1.3–) 1.5–2.2 cm，管长 4–9 mm，裂片

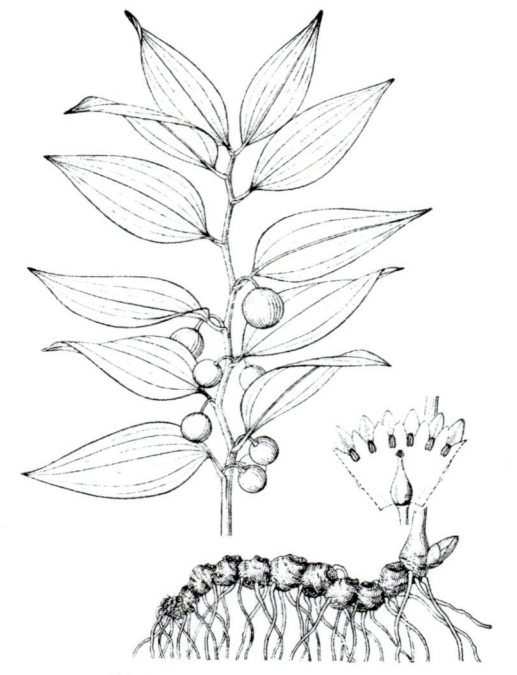

竹根七 *Disporopsis fuscopicta* Hance
张泰利 绘

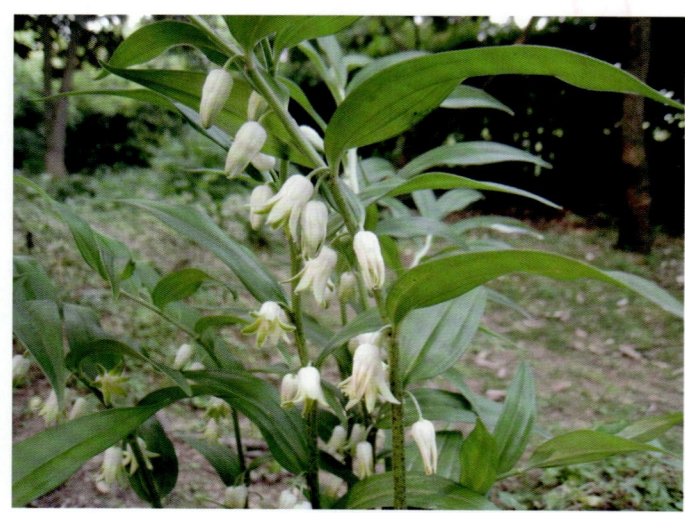

竹根七 *Disporopsis fuscopicta* Hance
摄影：南程慧

近长圆形，长 0.8–1.3 cm，宽 4–4.5 mm；副花冠裂片与花被裂片互生，卵状披针形，长 (4–) 5 mm，膜质，先端通常具 2 或 3 个细牙齿或 2 裂；花药着生于副花冠裂片凹缺处，长 (1–) 2–2.5 mm；子房卵圆形，长 4–4.5 mm，花柱稍短于或等于子房。浆果熟时紫色，近球形，直径 0.7–1.4 cm，具 2–8 颗种子。花期 4–5 月，果期 11 月。

分布与生境　分布于福建、江西、湖南、广东、广西、贵州、四川、云南。生于海拔 500–1400 (–2500) m 的林下、山谷中。菲律宾也有分布。

药用部位　根状茎及全草。

功效应用　养阴生津，补脾益肺，祛痰止咳，清热，止血消肿，活血祛瘀。用于脾胃虚弱，肺虚燥咳，产后虚劳，妇女干痨，跌打损伤，刀伤出血。

注评　本种苗族、水族和瑶族药用；苗族以根状茎用于生津止渴、补益劳损；水族用根状茎治疗肺阴不足、咳嗽；瑶族外用根状茎治跌打骨折。

39. 重楼属 Paris L.

根状茎粗壮或细长匍匐。茎直立。叶 4–10 余枚，在茎顶排成一轮，叶片绿色或具紫色斑块，具柄或无柄。花单生于叶轮中央，花梗似茎的延续；花被片离生，2 轮，外轮花被片绿色，稀为白色，内轮花被片狭线形或丝状，通常黄绿色，极少不存在；雄蕊与花被片同数，药隔突出顶端或不明显；子房近球形，1 室具侧膜胎座，在顶部具盘状增厚的花柱基或 (3–) 4 室，中轴胎座，顶端不具花柱基；花柱分枝。蒴果或浆果状蒴果，具棱或平滑，具多数种子。

约 24 种，分布于欧亚大陆的热带和温带地区。我国有 22 种，其中 12 种为特有，14 种 7 变种可药用。

分种检索表

1. 根状茎细长、匍匐，直径 2–5 mm，近等粗，节间长；子房近球形，无棱，顶端不具盘状花柱基，花柱分枝细长；浆果状蒴果不开裂。
  2. 叶通常 6–8 枚；外轮花被片卵状披针形、长圆状披针形，宽 (6–) 10–30 mm ·········· 12. **北重楼 P. verticillata**
  2. 叶通常 4 枚；外轮花被片狭披针形，宽 3–8 mm。
    3. 叶长圆状披针形或卵状椭圆形；外轮花被宽 3–4 mm，反折 ·········· 13. **巴山重楼 P. bashanensis**
    3. 叶宽倒卵形至卵形；外轮花被片宽 5–8 mm，平展 ·········· 14. **四叶重楼 P. quadrifolia**
1. 根状茎粗，直径 8–30 mm，不等粗，密生环节；子房具棱，顶端有一盘状花柱基；花柱的分枝粗短；蒴果开裂。
  4. 种子亮黑色；雄蕊的药隔突出部分长 8–27 mm ·········· 9. **黑籽重楼 P. thibetica**
  4. 外种皮红色，多汁。
    5. 子房 4 室以上，中轴胎座；种子一侧具海绵状假种皮。
      6. 子房和花柱基红色；叶长圆形、倒卵状长圆形，基部圆形或浅心形 ·········· 10. **长柱重楼 P. forrestii**
      6. 子房绿色，花柱基橙黄色；叶倒披针状椭圆形，基部楔形 ·········· 11. **平伐重楼 P. vaniotii**
    5. 子房 1 室，具 4 个以上的侧膜胎座；种子的外种皮肉质多汁。
      7. 茎高 30–100 cm 以上。
        8. 药隔突出部分为横椭圆形或近球形，肉质 ·········· 8. **球药隔重楼 P. fargesii**
        8. 药隔突出部分不为横的椭圆形或近球形。
          9. 叶倒卵状长圆形 ·········· 1. **海南重楼 P. dunniana**
          9. 叶卵形，基部心形 ·········· 2. **凌云重楼 P. cronquistii**
      7. 茎高 30 cm 以下。

10. 叶无异色斑块。
　　11. 植物无毛 ·· 3. 七叶一枝花 **P. polyphylla**
　　11. 植物被毛。
　　　　12. 叶倒披针形、倒卵形至倒卵状披针形；药隔突出部分不明显 ············· 4. 毛重楼 **P. mairei**
　　　　12. 叶椭圆状披针形；药隔突出部分长 13–15 mm ····················· 5. 文县重楼 **P. wenxianensis**
10. 叶深绿色，具异色斑块。
　　13. 叶倒卵形、倒卵状长圆形、菱形，上面深绿色，背面深紫色，沿脉淡绿色；内轮花被片长于
　　　　外轮 ··· 6. 禄劝花叶重楼 **P. luquanensis**
　　13. 叶狭椭圆形、狭披针形，上面深绿色，沿脉具白色斑块，背面紫褐色；内轮花被片短于外轮
　　　　·· 7. 花叶重楼 **P. murmorata**

　　本属药用植物主要含有甾体类化合物。从宽瓣重楼 (P. polyphylla var. latiflora) 中分离的甾体皂苷偏诺皂苷元 -3-O-α-L- 吡喃鼠李糖基 -(1→2)-[α-L- 呋喃阿拉伯糖基 -(1→4)]-β-D- 吡喃葡萄糖苷 {pennogenin-3-O-α-L-rhamnopyranosyl-(1→2)-[α-L-arabinofuranosyl-(1→4)]-β-D-glucopyranoside，**1**}、重楼皂苷Ⅶ (paris saponin Ⅶ，**2**)、重楼皂苷Ⅰ (paris saponin Ⅰ，**3**)、重楼皂苷Ⅱ (paris saponin Ⅱ，**4**) 能显著抑制由甲醇和消炎痛所致小鼠急性胃黏膜病变；并发现其乙酸乙酯和正丁醇提取部位在各个质量浓度范围对肿瘤细胞均具有较强的抑制作用，其中一个苯丙素苷类化合物 2- 阿魏酰基 -O-α-D- 吡喃葡萄糖基 -(1'→2)-3,6-O- 阿魏酰基 -β-D- 呋喃果糖苷 [2-feruloyl-O-α-D-glucopyranoyl-(1'→2)-3,6-O-feruloyl-β-D-fructofuranoside，**5**]，显示出对肿瘤呈剂量依赖性抑制作用。对七叶一枝花 (P. polyphylla) 中分离得到的甾体类进行了抗肿瘤活性筛选，发现镰叶芹二醇▲ (falcarindiol，**6**) 显示出很好的活性；并发现从中分离得到的偏诺皂苷元 -3-O-{O-α-L- 吡喃鼠李糖基 -(1→2)-O-[O-β- 吡喃木糖基 -(1→5)-α-L- 呋喃阿拉伯糖基 -(1→4)]-β-D- 吡喃葡萄糖苷 {pennogenin-3-O-{O-α-L-rhamnopyranosyl-(1→2)-O-[O-β-xylopyranosyl-(1→5)-α-L-arabinofuranosyl-(1→4)]-β-D-glucopyranoside} 对芽枝霉菌属和念珠菌属具有一定的抑制作用。对本属甾体类化合物进行构效关系研究发现与 C-3 相连的糖链对其高活性至关重要。

百合科 LILIACEAE

本属植物七叶一枝花具有镇静、镇痛、抗炎、降血压、抑制精子活性、抗肿瘤和抗菌作用，华重楼有止血和抗肿瘤作用，宽瓣重楼有镇静、镇痛、止血、止咳平喘保肺、抗氧化和抗肿瘤作用。

1. 海南重楼（海南植物志） 七叶一枝花（海南）

Paris dunniana H. Lév. in Repert. Sp. Nov. Regni Veg. 9: 78. 1910.——*Paris hainanensis* Merr.（英 **Hainan Paris**）

根状茎粗，长 8–19 cm。茎高达 164 cm，直径约 2.2 cm。叶 5–8 枚，倒卵状长圆形，先端急尖成长 1–2 cm 的尖头，基部圆形，长 23–30 cm，宽 7.5–14 cm；叶柄长 5–8 cm。花梗长 60–138 cm；外轮花被片绿色，长圆状披针形，长 6.5–10 cm，宽 1.5–2.4 cm；花药长 12–20 mm，药隔突出部分锐尖，长 0.5–4 mm；子房卵形，具棱，长约 8 mm，直径约 5 mm，侧膜胎座；花柱基和花柱都不明显，柱头 6–8。蒴果近球形，开裂。种子橙黄色，肉质增厚，多汁。花期 3–4 月，果期 10–11 月。

分布与生境 产于海南、贵州（贵定平伐）。生于海拔 1100 m 以下的林下。

药用部位 根状茎。

功效应用 清热解毒，散瘀消肿，祛痰平喘。用于咳嗽痰喘，胃脘痛。外用于毒蛇咬伤，疮疡肿毒，跌打损伤，外伤出血，骨折。

化学成分 根状茎含甾体类：薯蓣皂苷元(diosgenin)，偏诺皂苷元(pennogenin)[1]，蜕皮甾酮(ecdysterone; β-ecdysone; 20-hydroxyecdysone)，重楼皂苷(paris saponin) I、II、V、VI、VII，纤细薯蓣皂苷(gracillin)，偏诺皂苷元-3-O-α-L-吡喃鼠李糖基-(1→2)-[α-L-呋喃阿拉伯糖基-(1→4)]-β-D-吡喃葡萄糖苷{pennogenin-3-O-α-L-rhamnopyranosyl-(1→2)-[α-L-arabinofuranosyl-(1→4)]-β-D-glycopyranoside}，偏诺皂苷元-3-O-α-L-呋喃阿拉伯糖基-(1→4)-β-D-吡喃葡萄糖苷[pennogenin-3-O-α-L-arabinofuranosyl-(1→4)-β-D-glycopyranoside]，薯蓣皂苷元-3-O-α-L-呋喃阿拉伯糖基-(1→4)-β-D-吡喃葡萄糖苷[diosgenin-3-O-α-L-arabinofuranosyl-(1→4)-β-D-glucopyranoside][3]。

注评 本种为国家 II 级重点保护植物。

化学成分参考文献

[1] 王强，等. 药物分析杂志, 1991, 11(2): 90-93.

[2] 王强，等. 中国药科大学学报, 1990, 21(4): 229-231.

[3] Liu H, et al. *Planta Med*, 2006, 72(9): 835-841.

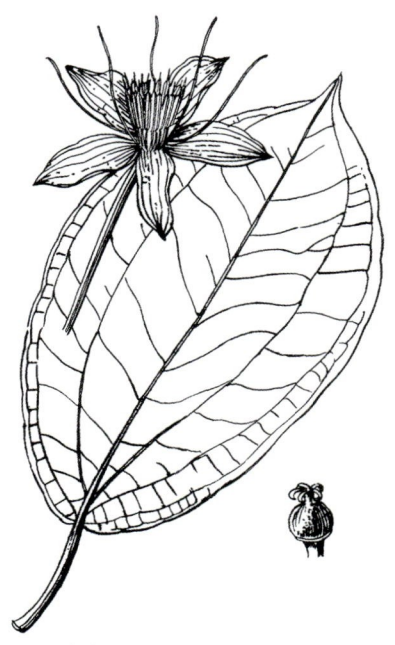

海南重楼 **Paris dunniana** H. Lév.
吴兴亮 绘

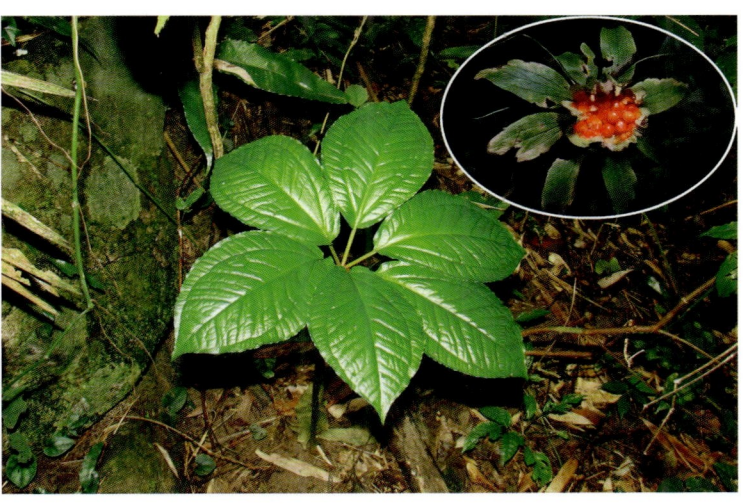

海南重楼 **Paris dunniana** H. Lév.
摄影：王祝年

2. 凌云重楼（云南植物研究） 多蕊重楼（植物研究）

Paris cronquistii (Takht.) H. Li in Acta Bot. Yunnan 6: 357. 1984. ——*Daiswa cronquistii* Takht.（英 **Cronquist Paris**）

根状茎长 2-8.5 cm，直径 2-3 cm；茎高 20-100 cm。叶 (4-) 6-7 枚，卵形，基部心形，稀圆形，先端骤狭，具尾尖，长 11-17 cm，宽 5.5-11 cm，绿色，上面具紫色斑块，背面紫色或绿色具紫斑；叶柄长 2.5-7.6 cm，紫色。花梗长 12-60 cm，绿色或紫色；外轮花被片绿色，披针形、卵状披针形，长 3.5-11 cm，宽 1.3-2 cm；内轮花被片绿色，丝状，有时稍宽，长 (2.2-) 3.2-8 cm，斜伸，短于外轮；花丝淡绿色，长 3-10 mm；花药长 10-15 cm，药隔突出部分长 1-6 mm，锐尖；子房绿色或淡紫色，具 5-6 棱，1 室，侧膜胎座 5-6，胚珠多数；花柱基红色、紫色或苍白色，六角盘状，花柱长 2-3 mm 或不明显；柱头 5-6，黄红色、紫色，外卷。蒴果绿色变红色，开裂。种子近球形，红色多汁。花期 4-6 月，果期 10-11 月。

分布与生境 产于广西西南部、四川中部至南部、贵州南部（安龙）、云南东南部。生于海拔 180-2100 m 的山谷林下、山地常绿阔叶林或苔藓林下。

药用部位 根状茎。

功效应用 清热解毒，消肿止痛，凉肝定惊。用于咽喉肿痛，痈疖肿毒，毒蛇咬伤，跌打损伤，惊风抽搐。

化学成分 根状茎含甾体类：蜕皮甾酮(ecdysterone; β-ecdysone; 20-hydroxyecdysone)，重楼皂苷(paris saponin) Ⅰ、Ⅱ、Ⅴ、Ⅵ、Ⅶ，纤细薯蓣皂苷(gracillin)，偏诺皂苷元-3-O-α-L-吡喃鼠李糖基-(1→2)-[β-D-吡喃葡萄糖基-(1→3)]-β-D-吡喃葡萄糖苷{pennogenin 3-O-α-L-rhamnopyranosyl-(1→2)-[β-D-glucopyranosyl-(1→3)]-β-D-glucopyranoside}，偏诺皂苷元-3-O-α-L-吡喃鼠李糖基-(1→2)-[α-L-呋喃阿拉伯糖基-(1→4)]-β-D-吡喃葡萄糖苷{pennogenin-3-O-α-L-rhamnopyranosyl-(1→2)-[α-L-arabinofuranosyl-(1→4)]-β-D-glycopyranoside}，偏诺皂苷元-3-O-α-L-呋喃阿拉伯糖基-(1→4)-β-D-吡喃葡萄糖苷[pennogenin-3-O-α-L-arabinofuranosyl-(1→4)-β-D-glycopyranoside]，薯蓣皂苷元-3-O-α-L-呋喃阿拉伯糖基-(1→4)-β-D-吡喃葡萄糖苷[diosgenin-3-O-α-L-arabinofuranosyl-(1→4)-β-D-glucopyranoside][1]。

注评 本种为国家Ⅱ级重点保护植物。

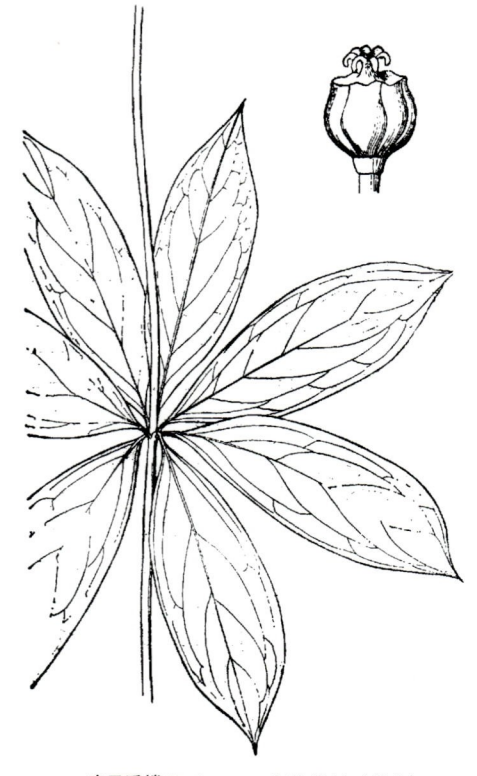

凌云重楼 **Paris cronquistii** (Takht.) H. Li
欧兵 绘

化学成分参考文献

[1] Liu H, et al. *Planta Med*, 2006, 72(9): 835-841.

3. 七叶一枝花（中国植物志） 灯台七（湖南），九道箍（四川、贵州），独角莲（滇南本草），独叶一枝花（浙江民间常用草药），蚤休（植物名实图考），重楼（唐本草），天鹅蛋（西藏波密）

Paris polyphylla Sm. in Cycl. 26: 2. 1813.（英 **Manyleaf Paris**）

3a. 七叶一枝花（模式变种）

Paris polyphylla Sm. var. **polyphylla**（英 **Manyleaf Paris**）

根状茎粗壮，直径 1-3 cm。茎高 25-100 cm，无毛。叶 5-11 枚，长圆形、倒卵状长圆形或倒卵

百合科 LILIACEAE

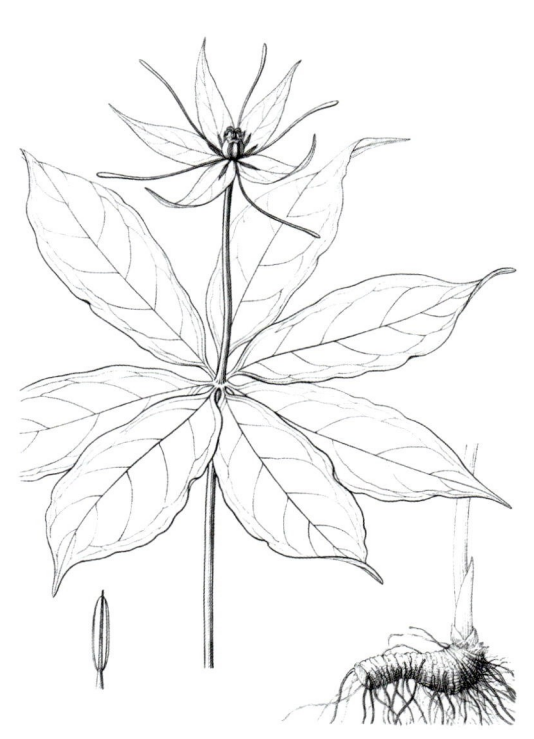

七叶一枝花 Paris polyphylla Sm. var. polyphylla
张泰利　绘

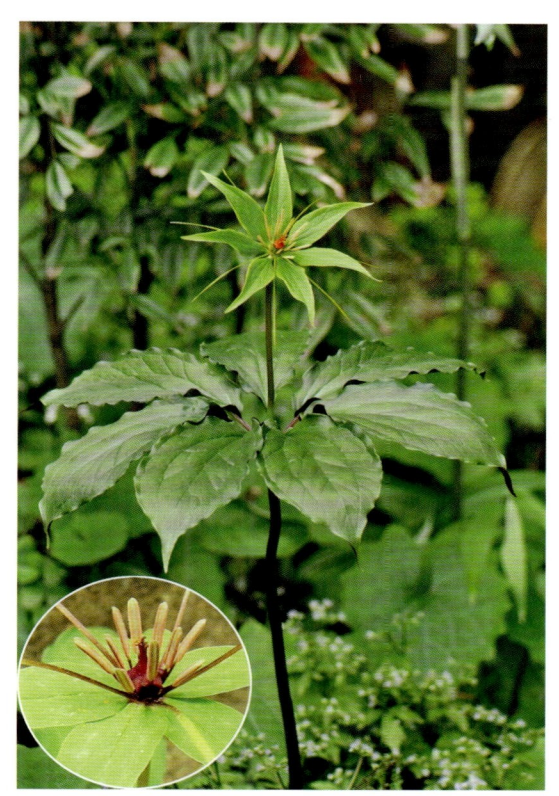

七叶一枝花 Paris polyphylla Sm. var. polyphylla
摄影：梁同军

状披针形，长 7-17 cm，宽 2.5-6 cm，先端短尖或渐尖，基部圆形或宽楔形；叶柄明显，长 1-3.3 cm，带紫红色。花梗长 1.8-16 cm；外轮花被片绿色，狭卵状披针形，长 3-8 cm；内轮花被片线形，长于外轮；雄蕊 8-12 枚，花药短，长 5-10 mm，与花丝等长或稍长，药隔突出部分长 0.5-2 mm；子房紫色，球形，具棱，顶端具一盘状花柱基，花柱粗短，具 (4-) 5 分枝。蒴果紫色，近球形，直径 4 cm，3-6 瓣开裂。种子多数，具鲜红色多浆汁的外种皮。花期 4-7 月，果期 8-11 月。

分布与生境　产于湖北、湖南、广东、广西、台湾、甘肃、四川、贵州、云南、西藏南部。生于海拔 100-3400 m 的林下、灌木或草坡。也分布于不丹、尼泊尔、越南、印度。

药用部位　根状茎。

功效应用　清热解毒，消炎，活血散瘀，消肿止痛，平喘止咳，熄风定惊。用于咽喉肿痛，小儿惊风，抽搐，毒蛇咬伤，疔疮肿毒，痈疖，痄腮。

化学成分　根状茎含甾体类：薯蓣次苷B (prosapogenin B; progenin II; prosapogenin B of dioscin)[1]，延龄草苷(trillin)[2]，薯蓣皂苷(dioscin)[3]，七叶一枝花素(pariphyllin) A、B[4]，重楼素(polyphyllin) A、B、C、D、E、F、G、H、P[5]，重楼甾酮(paristerone)[6]，纤细薯蓣皂苷(gracillin)，偏诺皂苷元二葡萄糖苷(pennogenin diglycoside)[7]，镰叶芹二醇▲(falcarindiol)[8]，(25R)-螺甾-5-烯-3β,7β-二醇-3-O-α-L-呋喃阿拉伯糖基-(1→4)-[α-L-吡喃鼠李糖基-(1→2)]-β-D-吡喃葡萄糖苷{(25R)-spirost-5-en-3β,7β-diol-3-O-α-L-arabinofuranosyl-(1→4)-[α-L-rhamnopyranosyl-(1→2)]-β-D-glucopyranoside}，(25R)-螺甾-5-烯-3β,7α-二醇-3-O-α-L-呋喃阿拉伯糖基-(1→4)-[α-L-吡喃鼠李糖基-(1→2)]-β-D-吡喃葡萄糖苷{(25R)-spirost-5-en-3β,7α-diol-3-O-α-L-arabinofuranosyl-(1→4)-[α-L-rhamnopyranosyl-(1→2)]-β-D-glucopyranoside}，(3β,25R)-滇重楼甾苷F [(3β,25R)-parisyunnanoside F][9]，偏诺皂苷元 3-O-{O-α-L-吡喃鼠李糖基-(1→2)-O-[O-β-吡喃木糖基-(1→5)-α-L-呋喃阿拉伯糖基-(1→4)]-β-D-吡喃葡萄糖苷}{pennogenin3-O-{O-α-L-rhamnopyranosyl-(1→2)-O-[O-β-xylopyranosyl-(1→5)-α-L-arabinofuranosyl-(1→4)]-β-D-glucopyranoside}[10]，孕甾-5,16-二烯-3β-醇-20-酮-3-

O-β-马铃薯三糖苷(pregn-5,16-dien-3β-ol-20-one-3-O-β-chacotrioside)[3]。蜕皮甾酮(ecdysterone; β-ecdysone; 20-hydroxyecdysone)，重楼皂苷(paris saponin) Ⅱ、Ⅴ、Ⅵ、Ⅶ，偏诺皂苷元-3-O-α-L-吡喃鼠李糖基-(1→2)-[β-D-吡喃葡萄糖基-(1→3)]-β-D-吡喃葡萄糖苷{pennogenin 3-O-α-L-rhamnopyranosyl-(1→2)-[β-D-glucopyranosyl-(1→3)]-β-D-glucopyranoside}，偏诺皂苷元-3-O-α-L-吡喃鼠李糖基-(1→2)-[α-L-呋喃阿拉伯糖基-(1→4)]-β-D-吡喃葡萄糖苷{pennogenin-3-O-α-L-rhamnopyranosyl-(1→2)-[α-L-arabinofuranosyl-(1→4)]-β-D-glycopyranoside}，偏诺皂苷元-3-O-α-L-呋喃阿拉伯糖基-(1→4)-β-D-吡喃葡萄糖苷[pennogenin-3-O-α-L-arabinofuranosyl-(1→4)-β-D-glycopyranoside]，薯蓣皂苷元-3-O-α-L-呋喃阿拉伯糖基-(1→4)-β-D-吡喃葡萄糖苷[diosgenin-3-O-α-L-arabinofuranosyl-(1→4)-β-D-glucopyranoside][11]。

药理作用 镇静、镇痛作用：云南重楼等6个种和变种的甲醇提取液均具有显著的镇静、镇痛作用，其中七叶一枝花、滇重楼的镇痛作用强于其他种[1]。

抗炎作用：七叶一枝花软膏对醋酸所致小鼠腹腔毛细血管通透性增加有明显的抑制作用，可显著对抗巴豆油混合剂引起的小鼠耳廓炎症，明显降低角叉菜胶所致的小鼠足肿胀以及炎症组织中前列腺素 PGE_2 的含量，提示七叶一枝花软膏抗炎作用机制与其抑制 PG 合成有关[2]。

降血压作用：七叶一枝花水提物可以部分拮抗内皮素引起的小白鼠卒死作用，降低死亡率，延长存活时间，并显著抑制内皮素引起的大鼠血压升高效应。七叶一枝花对内皮素引起的离体大鼠主动脉环收缩有内皮依赖的舒张作用[3]。

抗菌作用：七叶一枝花常用6个种和变种对宋内痢疾杆菌、黏质沙雷杆菌、大肠埃希菌、金黄色葡萄球菌有一定的抑制作用[4]。

抗肿瘤作用：七叶一枝花对 RNA 瘤癌病毒逆转录酶具有一定的抑制作用，且其甲醇提取物的抑制作用强于水提取物[5]。七叶一枝花体外对肝癌细胞有明显抑制作用[6]。

抑制精子活性作用：七叶一枝花对大鼠和人精子具有明显抑制作用[3]。家兔阴道给药抑制受精试验显示七叶一枝花抑制精子作用明显[3]。

毒性及不良反应 主要毒性成分为皂苷和酚类。重楼所含皂苷可能对心脏的传导系统有不良影响[7]。

注评 本种的干燥根状茎为"重楼"商品药材来源之一。中国药典收载"重楼"的基源植物为宽瓣重楼（云南重楼）P. polyphylla Sm. var. yunnanensis (Franch.) Hand.-Mazz. 和华重楼（七叶一枝花）P. polyphylla Sm. var. chinensis (Franch.) H. Hara，不包括本种。苗族、蒙古族、瑶族、佤族、侗族、傣族也药用，主要用根状茎治无名肿痛、毒蛇咬伤、扁桃体炎、乳腺炎、肾炎、胃炎、脱肛等。

注评 本种为国家Ⅱ级重点保护植物。

化学成分参考文献

[1] Seshadri TR, et al. *Indian J Chem*, 1972, 10(4): 377-378.

[2] Singh A, et al. *Indian J Chem*, 1966, 4(10): 460-461.

[3] Nohara T, et al. *Chem Pharm Bull*, 1973, 21(6): 1240-1247.

[4] Khanna I, et al. *Indian J Chem*, 1975, 13(8): 781-784.

[5] Singh SB, et al. *Planta Med*, 1980, 40(3): 301-303.

[6] Singh SB, et al. *Tetrahedron*, 1982, 38(14): 2189-2194.

[7] 康利平，等．中国药物化学杂志，2005, 15(1): 25-30.

[8] Wang Y, et al. *Asian J Tradit Med*, 2006, 1(1): 7-10.

[9] Zhao Y, et al. *Magn Reson Chem*, 2007, 45(9): 739-744.

[10] Deng D, et al. *Planta Med*, 2008, 74(11): 1397-1402.

[11] Liu H, et al. Planta Med, 2006, 72(9): 835-841.

药理作用及毒性参考文献

[1] 王强，等．中国中药杂志，1990, 15(2): 45-47.

[2] 徐叔云，等．人民卫生出版社, 2002: 714.

[3] 曹霖，等．中草药, 1987, 18(10): 19-21.

[4] 王强，等．中国药科大学学报，1989, 20(4): 251-253.

[5] 王强，等．中国药科大学学报，1987, 18(3): 195-198.

[6] 韦金育，等．广西中医学学报，2003, 6(4): 3-7.

[7] 蓝远明，等．广西医学，1990, 12(2): 128.

3b. 华重楼（变种）（中国植物志） 七叶一枝花（中国药典），独脚莲（广东、广西），铁灯台（陕西、江西、湖南、广东、广西），蛇药子（福建）

Paris polyphylla Sm. var. **chinensis** (Franch.) H. Hara in J. Fac. Sci. Univ. Tokyo, Sect. 3, 10: 176. 1969.——*P. chinensis* Franch.（英 **Chinese Paris**）

本变种与原变种的主要区别：茎高 40-130 cm。叶 5-10 (-11) 枚。内轮花被片短于外轮；花丝长 5-6 mm；花药长 1-1.2 cm，药隔突出部分长 0.5-1.5 (-2) mm。花期 5-7 月，果期 8-10 月。

分布与生境 产于湖北、湖南、广东、广西、安徽、江苏、江西、浙江、福建、台湾及西南，生于海拔 1100-3000 m 的山谷林下阴处、竹林、灌丛或沟边草丛中。也分布于老挝、缅甸、泰国、越南。

药用部位 根状茎。

功效应用 清热解毒，消肿止痛，凉肝定惊。用于疔疮痈肿，咽喉肿痛，蛇虫咬伤，跌扑伤痛，惊风抽搐。

化学成分 根状茎含甾体类：七叶一枝花皂苷E (parispolyside E)[1]，薯蓣次苷B (prosapogenin B; progenin Ⅱ; prosapogenin B of dioscin)[2]，重楼皂苷(paris saponin) Ⅰ、Ⅱ、Ⅴ、Ⅵ、Ⅶ，纤细薯蓣皂苷(gracillin)[3]，薯蓣皂苷元-3-*O*-α-L-呋喃阿拉伯糖基-(1→3)-[α-L-吡喃鼠李糖基-(1→2)]-β-D-吡喃葡萄糖苷{diosgenin-3-*O*-α-L-arabinofuranosyl-(1→3)-[α-L-rhamnopyranosyl-(1→2)]-β-D-glucopyranoside}，薯蓣皂苷元-3-*O*-α-L-呋喃阿拉伯糖基-(1→2)-[α-L-呋喃阿拉伯糖基-(1→3)]-β-D-吡喃葡萄糖苷{diosgenin-3-*O*-α-L-arabinofuranosyl-(1→2)-[α-L-arabinofuranosyl-(1→3)]-β-D-glucopyranoside}[4]，3β,21-二羟基孕甾-5-烯-20S-(22,16)-内酯-1-*O*-α-L-吡喃鼠李糖基-(1→2)-[α-D-吡喃木糖基-(1→3)]-β-D-吡喃葡萄糖苷{3β,21-dihydroxypregnane-5-en-20S-(22,16)-lactone-1-*O*-α-L-rhamnopyranosyl-(1→2)-[α-D-xylopyranosyl-(1→3)]-β-D-glucopyranoside}[5]，蜕皮甾酮(ecdysterone; β-ecdyson; 20-hydroxyecdysone)，延龄草苷(trillin)，偏诺皂苷元-3-*O*-α-L-呋喃阿拉伯糖基-(1→4)-β-D-吡喃葡萄糖苷[pennogenin-3-*O*-α-L-

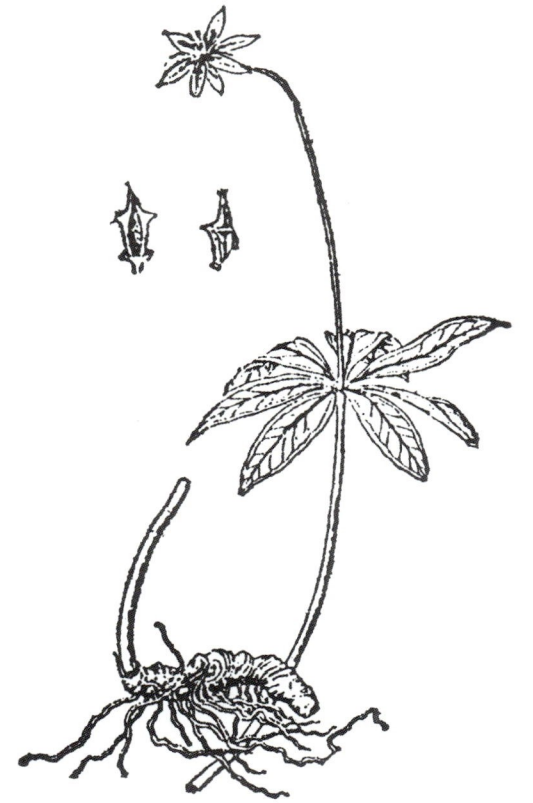

华重楼 Paris polyphylla Sm. var. chinensis (Franch.) H. Hara
引自《浙江植物志》

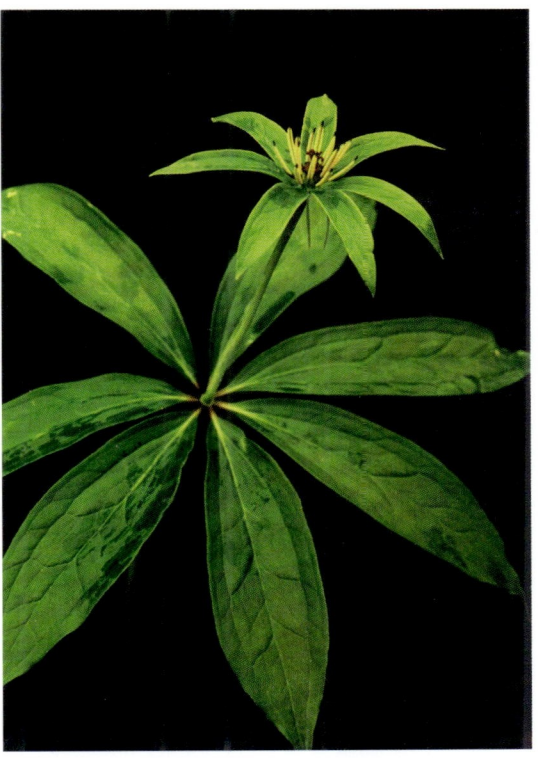

华重楼 Paris polyphylla Sm. var. chinensis (Franch.) H. Hara
摄影：徐克学

arabinofuranosyl-(1→4)-β-D-glycopyranoside]，薯蓣皂苷元-3-O-α-L-呋喃阿拉伯糖基-(1→4)-β-D-吡喃葡萄糖苷[diosgenin-3-O-α-L-arabinofuranosyl-(1→4)-β-D-glucopyranoside][6]。

药理作用 止血作用：小鼠灌服华重楼去脂后的甲醇提取物，可使其血凝时间明显缩短，提示重楼有止血作用[1]。

抗肿瘤作用：华重楼皂苷在体外对肿瘤细胞的 ^{3}H-TdR、^{3}H-RR、^{3}H-Leucine 的掺入均有剂量和时间依赖性的显著抑制作用，且以抑制 DNA 合成为主，提示其有一定的细胞毒作用[2]。口服和腹腔注射华重楼总皂苷均能明显抑制 H22 瘤细胞的生长，腹腔注射能干扰 ^{3}H-TdR、^{3}H-UR 掺入 H22 瘤细胞形成 DNA、RNA，同时还能干扰荷瘤小鼠脾组织 DNA、RNA 的生物合成；体外实验也表明华重楼总皂苷能抑制 H22 瘤细胞 DNA、RNA 的生物合成[3]。

毒性及不良反应 鼻腔吸入华重楼粉末可引起脸面浮肿、皮肤瘙痒、麻木、流鼻涕、鼻腔黏膜充血等过敏反应[4]。

注评 本种为中国药典（1977、1985、1990、1995、2000、2005、2010 年版）收载"重楼"的基源植物之一，药用其干燥根状茎；中国药典（1977、1985 年版）和云南省药品标准（1974）以其异名 *P. chinensis* Franch. 收载。蒙古族用根状茎治疗瘟热、流脑、炎症、咳嗽、毒虫药伤等。

化学成分参考文献

[1] 黄芸，等. 中国天然药物，2005, 3(3): 138-140.

[2] Seshadri TR, et al. *Indian J Chem*, 1972, 10(4): 377-378.

[3] Mimaki Y, et al. *Nat Prod Lett*, 1999, 14(5): 357-364.

[4] 徐学民，等. 中草药，1988, 19(6): 138-140.

[5] Huang Y, et al. *Chem Nat Compd*, 2007, 43: 672-677.

[6] Liu H, et al. Planta Med, 2006, 72(9): 835-841.

药理作用及毒性参考文献

[1] 罗刚，等. 中药药理与临床，1988, 4(2): 37-40.

[2] 石小枫，等. 中药药理与临床，1988, 4(4): 30-31.

[3] 石小枫，等. 中药材，1992, 15(2): 33-36.

[4] 欧阳录明，等. 中国中医药信息杂志，2000, 7(3): 26-27.

3c. 狭叶重楼（变种）（中国植物志） 狭叶蚤休（中国药用植物志），高山七叶一枝花（台湾植物志），白重楼、小重楼、小叶子重楼、金线重楼、铁灯台、大重楼、铜灯台、一盏灯、海螺七、九道箍、三重天、金洒壶（四川），虫蒌（云南），独角莲、烂屁股（贵州），七叶一枝花、三合消（湖北），半截烂、六子合花（湖南），七星鱼、刀药、三层楼（甘肃），灯台七（陕西）

Paris polyphylla Sm. var. **stenophylla** Franch. in Nour. Arch. Mus. Hist. Nat. sér. 2, 10: 97. 1887.（英 **Narrowleaf Paris**）

本变种与原变种主要区别茎高 35–115 cm。叶 (6–) 8–14 (–22) 枚，宽 1.5–2.5 cm。外轮花被片绿色，狭披针形或卵状披针形，长 3–8 cm，宽 1–1.5 mm，内轮花被片宽 1–2 mm，远比外轮长；花丝长 4–6 mm，花药长 5–6 mm，药隔突出部分长约 0.5 mm；子房近球形，暗紫色，花柱明显，长 3–5 mm，具 4–5 分枝。花期 6–8 月，果期 9–10 月。

分布与生境 产于山西、湖北、湖南、广西、安徽、江苏、浙江、江西、福建、台湾、陕西、甘肃西南。生于海拔 3500 m 以下的林下、竹林、石岩地或草丛阴湿处。也分布于不丹、缅甸、尼泊尔、印度。

药用部位 根状茎。

功效应用 清热解毒，消炎，活血散瘀，消肿止痛，平喘止咳，熄风定惊，止血生肌，接骨。用于咽喉肿痛，小儿惊风，抽搐，疔疮肿毒，瘰疬，流行性腮腺炎。

化学成分 根状茎含甾体类：重楼皂苷(paris saponin) Ⅰ[1-2]、Ⅱ[2]、Ⅴ、Ⅵ、Ⅶ[1-2]，蜕皮甾酮(ecdysterone; β-ecdysone; 20-hydroxyecdysone)，纤细薯蓣皂苷(gracillin)，偏诺皂苷元-3-O-α-L-呋喃阿拉伯糖基-(1→4)-β-D-吡喃葡萄糖苷[pennogenin-3-O-α-L-arabinofuranosyl-(1→4)-β-D-glycopyranoside][2]，偏诺皂苷元-3-O-α-L-吡喃鼠李糖基-(1→2)-[α-L-呋喃阿拉伯糖基-(1→4)]-β-D-吡喃葡萄糖苷{pennogenin-3-O-α-L-

百合科 LILIACEAE

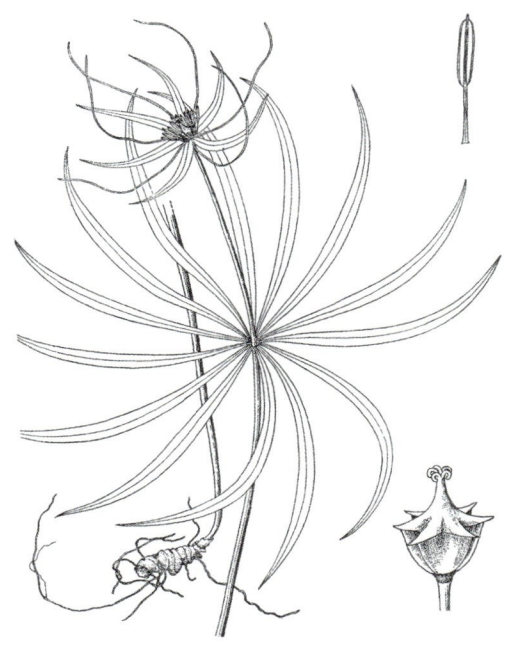

狭叶重楼 **Paris polyphylla** Sm. var. **stenophylla** Franch.
引自《中药志》

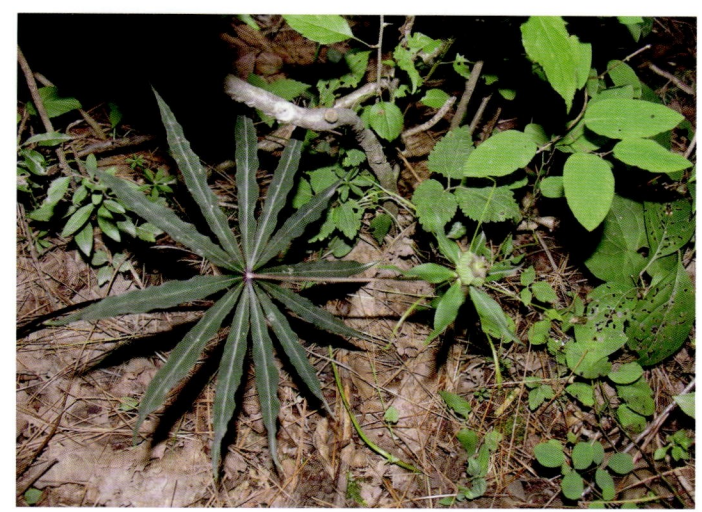

狭叶重楼 **Paris polyphylla** Sm. var. **stenophylla** Franch.
摄影：王庆

rhamnopyranosyl-$(1\rightarrow 2)$-[α-L-arabinofuranosyl-$(1\rightarrow 4)$]-β-D-glucopyranoside}[1-2]。

注评　本种为浙江中药材标准（2000）所收载"重楼"、甘肃中药材质量标准（1995、2009）收载"灯台七"的基源植物，药用其干燥根状茎。彝族用其治疗疮、癣、痈、肿等各种皮肤病，以及毒蛇咬伤、风湿、疟疾、外伤瘀肿等。

化学成分参考文献

[1] 尹鸿翔，等 . 四川大学学报（医学版），2008, 39(3): 485-488.

[2] Liu H, et al. Planta Med, 2006, 72(9): 835-841.

3d. 宽瓣重楼（变种）（中国植物志）　云南重楼（中国药典），滇重楼、七叶一枝花、草河车（通称）、阔叶重楼（中药大辞典），重楼一枝箭（植物名实图考），独角莲（滇南本草），两把伞（云南）、山重楼、九道箍（四川），一把伞（贵州），牙赶庄（西双版纳傣族语），麻波波（四川彝族语）

Paris polyphylla Sm. var. **yunnanensis** (Franch.) Hand.-Mazz., Symb. Sin. 7: 1216. 1936.——*P. yunnanensis* Franch.（英 **Yunnan Paris**）

本变种与原变种主要区别植株高 30-100 cm。叶 (6-) 8-10 (-12) 枚，厚纸质，披针形、卵状长圆形或倒卵状披针形；叶柄长 0.5-2 cm。外轮花被片披针形或狭披针形，长 3-4.5 cm，内轮花被片 6-8 (-12) 枚，线形，中部以上宽 3-6 mm，长为外轮的 1/2 或近等长；雄蕊 (8-) 10-12 枚，花丝长 4-7 mm，花药长 7-15 mm，药隔突出部分长 1-2 (-3) mm；子房球形，花柱粗短，上端具 5-6 (-10) 分枝。花期 6-7 月，果期 9-10 月。

分布与生境　产于西南。生于海拔 1400-3100 m 的林下、竹林、灌丛或草坡中。也分布于缅甸北部、印度。

药用部位　根状茎。

功效应用　同七叶一枝花。

化学成分　根状茎含甾体类：滇重楼皂苷▲I (parisaponin I)，偏诺皂苷元-3-O-α-L-吡喃鼠李糖基-$(1\rightarrow 2)$-

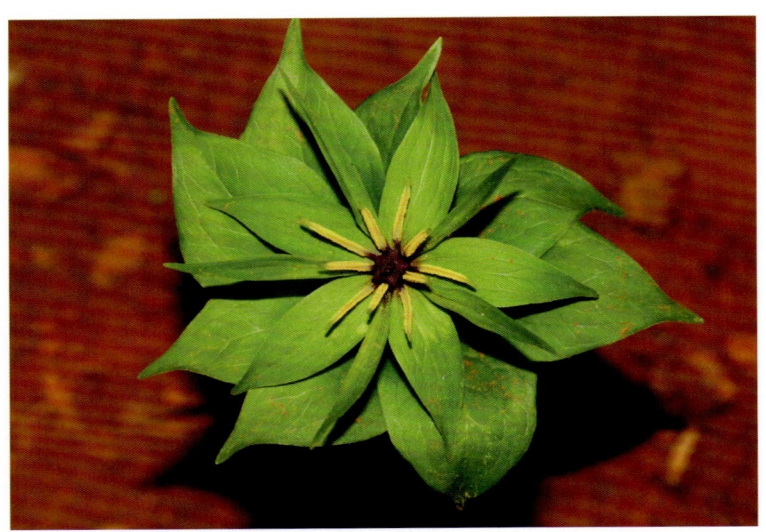

宽瓣重楼 **Paris polyphylla** Sm. var. **yunnanensis** (Franch.) Hand.-Mazz.
摄影：朱鑫鑫

[α-L-呋喃阿拉伯糖基-(1→4)]-β-D-吡喃葡萄糖苷{pennogenin-3-O-α-L-rhamnopyranosyl-(1→2)-[α-L-arabinofuranosyl-(1→4)]-β-D-glucopyranoside}，重楼皂苷(paris saponin) Ⅰ、Ⅱ、Ⅴ、Ⅵ、Ⅶ[1-3]，蜕皮甾酮(ecdysterone; β-ecdysone; 20-hydroxyecdysone)[2]，27-羟基偏诺皂苷元(27-hydroxypennogenin)，23β,27-二羟基偏诺皂苷元(23β,27-dihydroxypennogenin)[4]，25S-纽阿替皂苷元-3-O-α-L-吡喃鼠李糖基-(1→2)[α-L-吡喃鼠李糖基-(1→4)]-β-D-吡喃葡萄糖苷{25S-isonuatigenin-3-O-α-L-rhamnopyranosyl-(1→2)[α-L-rhamnopyranosyl-(1→4)-β-D-glucopyransoide}，26-O-β-D-吡喃葡萄糖基-纽阿替皂苷元-3-O-α-L-吡喃鼠李糖基-(1→2)[α-L-吡喃鼠李糖基-(1→4)]-β-D-吡喃葡萄糖苷{26-O-β-D-glucopyranosyl-nuatigenin-3-O-α-L-rhamnopyransoyl-(1→2)[α-L-rhamnopyranosyl-(1→4)]-β-D-glucopyranoside}[5]，滇重楼苷(polyphylloside) Ⅲ、Ⅳ[6]，偏诺皂苷元-3-O-{O-α-L-吡喃鼠李糖基-(1→4)-O-α-L-吡喃鼠李糖基-(1→4)-β-D-吡喃葡萄糖苷}{pennogenin-3-O-{O-α-L-rhamnopyranosyl-(1→4)-O-α-L-rhamnopyranosyl-(1→4)-β-D-glucopyranoside}}[7]，薯蓣皂苷元-3-O-α-L-吡喃鼠李糖基-(1→4)-[α-L-吡喃鼠李糖基-(1→2)]-β-D-吡喃葡萄糖苷{diosgenin-3-O-α-L-rhamnopyranosyl-(1→4)-[α-L-rhamnopyranosyl-(1→2)]-β-D-glucopyranoside}，偏诺皂苷元-3-O-α-L-呋喃阿拉伯糖基-(1→4)-[α-L-吡喃鼠李糖基-(1→2)]-β-D-吡喃葡萄糖苷{pennogenin-3-O-α-L-arabinofuranosyl-(1→4)-[α-L-rhamnopyranosyl-(1→2)]-β-D-glucopyranoside}[8]，七叶一枝花皂苷(parispolyside) F、G[9]，薯蓣皂苷元-3-O-β-L-呋喃阿拉伯糖基-(1→4)-β-D-葡萄糖苷[diosgenin-3-O-β-L-arabinofuranosyl-(1→4)-β-D-glucoside]，偏诺皂苷元-3-O-α-L-呋喃阿拉伯糖基-(1→4)-β-D-葡萄糖苷[pennogenin-3-O-α-L-arabinofuranosyl-(1→4)-β-D-glucoside]，异鼠李素-3-O-β-D-葡萄糖苷(isorhamnetin-3-O-β-D-glucoside)，乙基-α-D-呋喃果糖苷(ethyl-α-D-fructofuranoside)[10]，七叶一枝花皂苷A (parispolyside A)，原薯蓣皂苷(protodioscin)[11]，薯蓣皂苷元-α-L-吡喃鼠李糖基-(1→2)-β-D-葡萄糖苷[diosgenin-α-L-rhamnopyranosyl-(1→2)-β-D-glucopyranoside]，延龄草苷(trillin)，偏诺皂苷元-3-O-α-吡喃阿拉伯糖基-(1→4)-β-D-吡喃葡萄糖苷[pennogenin-3-O-α-arabinopyranosyl-(1→4)-β-D-glucopyranoside]，薯蓣皂苷元-α-L-吡喃鼠李糖基-(1→4)-β-D-吡喃葡萄糖苷[diosgenin-α-L-rhamnopyranosyl-(1→4)-β-D-glucopyranoside][12]，2-阿魏酰基-O-α-D-吡喃葡萄糖基-(1'→2)-3,6-O-阿魏酰基-β-D-呋喃果糖苷[2-feruloyl-O-α-D-glucopyranoyl-(1'→2)-3,6-O-feruloyl-β-D-fructofuranoside][13]，(25R)-3β,5α,6β-三羟基-7(8)-烯-螺甾醇-3-O-β-D-吡喃葡萄糖基-(1→3)-[α-L-吡喃鼠李糖基-(1→2)]-β-D-吡喃葡萄糖苷{(25R)-3β,5α,6β-trihydroxy-7(8)-en-spirostanol-3-O-β-D-glucopyranosyl-(1→3)-[α-L-rhamnopyranosyl-(1→2)]-β-D-glucopyranoside}[14]，薯蓣皂苷元-3-O-α-L-呋喃阿拉伯糖基-(1→4)-β-D-葡萄糖苷(diosgenin-3-O-α-L-arabinofuranosyl-(1→4)-β-D-glucoside)，纤细薯蓣皂苷(gracillin)[15]，26-O-β-D-吡喃葡萄糖基-(25R)-5-烯-呋甾-3β,17α,22α,26-四醇-3-O-α-L-呋喃阿拉伯糖基-(1→4)-[α-L-吡喃鼠李糖基-(1→2)]-

β-D-吡喃葡萄糖苷{26-O-β-D-glucopyranosyl-(25R)-5-en-furost-3β,17α,22α,26-tetrol-3-O-α-L-arabinofuranosyl-(1→4)-[α-L-rhamnopyranosyl-(1→2)]-β-D-glucopyranoside}，26-O-β-D-吡喃葡萄糖基-(25R)-5,20(22)-二烯-呋甾-3β,26-二醇-3-O-α-L-呋喃阿拉伯糖基-(1→4)-[α-L-吡喃鼠李糖基-(1→2)]-β-D-吡喃葡萄糖苷{26-O-β-D-glucopyranosyl-(25R)-5,20(22)-dien-furost-3β,26-diol-3-O-α-L-arabinofuranosyl-(1→4)-[α-L-rhamnopyranosyl-(1→2)]-β-D-glucopyranoside}，(25R)-螺甾-5-烯-3β,12α-二醇-3-O-α-L-吡喃鼠李糖基-(1→4)-α-L-吡喃鼠李糖基-(1→4)-[α-L-吡喃鼠李糖基-(1→2)]-β-D-吡喃葡萄糖苷{(25R)-spirost-5-en-3β,12α-diol-3-O-α-L-rhamnopyranosyl-(1→4)-α-L-rhamnopyranosyl-(1→4)-[α-L-rhamnopyranosyl-(1→2)]-β-D-glucopyranoside}[16]，豆甾醇-3-O-β-D-吡喃葡萄糖苷[8]；黄酮类：山奈酚-2-O-β-D-吡喃葡萄糖基-(1→6)-β-D-吡喃葡萄糖苷[kaempferol-2-O-β-D-glucopyranosyl-(1→6)-β-D-glucopyranoside]，7-O-α-L-吡喃鼠李糖基-山奈酚-3-O-β-D-吡喃葡萄糖基-(1→6)-β-D-吡喃葡萄糖苷[7-O-α-L-rhamnopyransoyl-kaempferol-3-O-β-D-glucopyranosyl-(1→6)-β-D-glucopyranoside][5]；脑苷类：1-O-(β-D-吡喃葡萄糖基)-(2S,3S)-2-[(2'R)-2'-羟基十六酰氨基]-4(E),8(E)-十八二烯-1,3-二醇{1-O-(β-D-glucopyranosyl)-(2S,3S)-2-[(2'R)-2'-hydroxyhexadecanoylamino]-4(E),8(E)-octadecadien-1,3-diol}[8]。

药理作用 镇静作用：宽瓣重楼药材分为胶质和粉质两种类型，胶质重楼和粉质重楼均有镇静作用，且胶质重楼的作用时间长于粉质重楼[1]。

镇痛作用：胶质重楼和粉质重楼对醋酸引起的小鼠疼痛均有抑制作用，且胶质重楼的作用强于粉质重楼。胶质重楼和粉质重楼对热刺激引起的小鼠疼痛均有抑制作用，但起效时间较慢[1]。

止血作用：胶质重楼和粉质重楼均有缩短小鼠血凝时间的作用，且胶质重楼的作用优于粉质重楼[1]。

止咳作用：胶质重楼和粉质重楼对氨水引起的小鼠咳嗽和枸橼酸引起的豚鼠咳嗽均有抑制作用[1]。

平喘作用：胶质重楼和粉质重楼对组胺引起豚鼠哮喘有明显的抑制作用[1]。

抗肿瘤作用：宽瓣重楼总皂苷口服和腹腔注射均能明显抑制 H22 瘤细胞的生长，腹腔注射能干扰 ^{3}H-TdR、^{3}H-UR 掺入 H22 瘤细胞形成 DNA、RNA，同时还能干扰荷瘤小鼠脾组织 DNA、RNA 的生物合成；体外实验也表明重楼总皂苷能抑制 H22 瘤细胞 DNA、RNA 的生物合成[2]。宽瓣重楼根状茎中分离6个化合物：薯蓣皂苷元 -3-O-α-L- 呋喃阿拉伯糖基 -(1→4)-β-D- 吡喃葡萄糖苷 (1)、偏诺皂苷元 -3-O-α-L- 呋喃阿拉伯糖基 -(1→4)-β-D- 吡喃葡萄糖苷 (2)、异鼠李素 -3-O-β-D- 葡萄糖苷 (3)、乙基 -α-D- 呋喃果糖苷 (4)、偏诺皂苷元 -3-O-α-L- 吡喃鼠李糖基 -(1→2)-[α-L- 吡喃鼠李糖基 -(1→4)]-β-D- 吡喃葡萄糖苷 (5)、偏诺皂苷元 -3-O-α-L- 吡喃鼠李糖基 -(1→4)-α-L- 吡喃鼠李糖基 -(1→4)-[α-L- 吡喃鼠李糖基 -(1→2)]-β-D- 吡喃葡萄糖苷 (6)，化合物 1-3、5 和 6 对小鼠肺腺癌细胞 LA795 都显示出一定的抑制作用，其中化合物 5 和 6 最显著[3]。

宽瓣重楼药材提取物虽然对 HeLa 细胞增殖的抑制作用不敏感，但仍存在一定的杀伤，推测这可能是通过诱导癌细胞凋亡而发挥作用的，其机制与其抑制 ATP 或 Ionomycin 所造成的钙通道的变化、从而提高细胞内游离钙的浓度有关[4]。

抗氧化作用：宽瓣重楼药材总皂苷提取物能有效清除 ·OH、氧自由基，对 $FeSO_4$ 诱导的脂质过氧化及 DNA 的 ·OH 氧化损伤有显著抑制作用[5]。

注评 本种为为中国药典（1977、1985、1990、1995、2000、2005、2010 年版）和云南药品标准（1974）收载"重楼"的基源植物之一，又称"云南重楼"，药用其干燥根状茎；同属植物华重楼（七叶一枝花）P. polyphylla Sm. var. chinensis (Franch.) Hara 亦同等药用。中国药典（1977、1985 年版）和云南（1974）药品标准收载其异名 P. yunnanensis Franch.。白族、傣族、彝族、瑶族也药用，主要用于治痈疽、瘰疬、疔疮、毒蛇腰伤、跌打损伤等。

化学成分参考文献

[1] Matsuda H, et al. *Bioorg Med Chem Lett*, 2003, 13(6): 1101-1106.

[2] 陈昌祥，等. 云南植物研究，1981, 3(1): 89-93.

[3] 陈昌祥，等. 云南植物研究，1983, 5(1): 91-97.

[4] 陈昌祥，等. 云南植物研究，1992, 14(1): 111-113.

[5] 陈昌祥，等. 云南植物研究，1995, 17(4): 473-478.

[6] 陈昌祥，等．云南植物研究，1995, 17(2): 215-220.

[7] Zhou L, et al. *Plant Science*, 2003, 165(3): 571-575.

[8] 王羽，等．中草药，2007, 38(1): 17-20.

[9] Wang Y, et al. *Chin Chem Lett*, 2007, 18(5): 548-550.

[10] 王羽，等．中国中药杂志，2007, 32(14): 1425-1428.

[11] 徐暾海，等．高等学校化学学报，2007, 28(12): 2303-2306.

[12] 张兰天，等．中草药，2007, 38(3): 422-424.

[13] Yan L, et al. *Fitoterapia*, 2008, 79(4): 306-307.

[14] 刘奕训，等．波谱学杂志，2009, 26(3): 316-326.

[15] Liu H, et al. *Planta Med*, 2006, 72(9): 835-841.

[16] Zhao Y, et al. *Planta Med*, 2009, 75(4): 356-363.

药理作用及毒性参考文献

[1] 马云淑，等．中医药研究，1999, 2: 26-29.

[2] 石小枫，等．中药材，1992, 15(2): 33-36.

[3] 王羽，等．中国中药杂志，2007, 32(14): 1425-1428.

[4] 高冬，等．福建中医学院学报，2003, 13(4): 26-28.

[5] 高云涛，等．中成药，2007, 29(2): 195-198.

3e. 长药隔重楼（变种）（植物研究）

Paris polyphylla Sm. var. **pseudothibetica** H. Li in Bull. Bot. Res. Harbin 6(1): 126, f. 5: 1-8. 1986.——*P. polyphylla* Sm. f. *macrosepala* H. Li（英 **Elongate Connective Paris**）

本变种与华重楼 P. polyphylla var. chinensis 接近，但内轮花被片较长，与外轮近等长或稍长，长 3.5–7 cm；花丝长 4–6 mm，花药长于花丝，药隔突出部分明显，长 3–10 (–15) mm。初看很像黑籽重楼 P. thibetica Franch.，但本变种的种子近球形，有红色多汁的外种皮（非黑色）。花期 6–7 月，果期 8–9 月。

分布与生境 产于湖北西部、四川东部和南部、贵州、云南东北部。生于海拔 1000–2700 m 的林下、竹林、灌丛和草坡中。

药用部位 根状茎。

功效应用 清热解毒，平喘止咳，熄风定惊，消炎止痛，活血散瘀。用于痈肿疮毒、咽肿喉痹、乳痈、蛇虫咬伤、跌打伤痛、小儿惊风、抽搐。

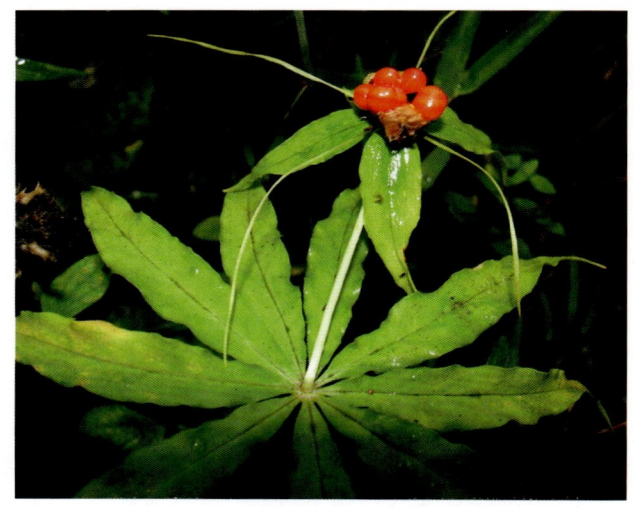

长药隔重楼 Paris polyphylla Sm. var. pseudothibetica H. Li
摄影：毛岭峰

化学成分 根状茎含甾体类：豆甾醇-3-O-β-D-吡喃葡萄糖苷(stigmasterol-3-O-β-D-glucopyranoside)，蜕皮甾酮(ecdysterone; β-ecdysone; 20-hydroxyecdysone)[1]，长药隔重楼苷▲(parispseudoside) A、B、C，滇重楼甾苷F (parisyunnanoside F)，重楼甾苷Ⅶ(chonglouoside Ⅶ)，七叶一枝花皂苷E (parispolyside E)[2]，薯蓣皂苷元(diosgenin)，重楼皂苷(paris saponin) Ⅰ[3]、Ⅱ、Ⅴ[4]、Ⅵ[1,5]、Ⅶ[1,3-5]，纤细薯蓣皂苷(gracillin)[4-5]，偏诺皂苷元-3-O-α-L-呋喃阿拉伯糖基-(1→4)-β-D-吡喃葡萄糖苷[pennogenin-3-O-α-L-arabinofuranosyl-(1→4)-β-D-glucopyranoside][3-4]，偏诺皂苷元-3-O-α-L-吡喃葡萄糖苷(pennogenin-3-O-α-L-glucopyranoside)，偏诺皂苷元-3-O-α-L-呋喃阿拉伯糖基-(1→4)-[α-L-吡喃鼠李糖基-(1→2)]-β-D-吡喃葡萄糖苷{pennogenin-3-O-α-L-arabinofuranosyl-(1→4)[α-L-rhamnopyranosyl-(1→2)]-β-D-glucopyranoside}[3-5]，偏诺皂苷元-3-O-α-L-吡喃鼠李糖基-(1→4)-[α-L-吡喃鼠李糖基-(1→2)]-β-D-吡喃葡萄糖苷{pennogenin-3-O-α-L-rhamnopyranosyl-(1→4)-[α-L-rhamnopyranosyl-(1→2)]-β-D-glucopyranoside}，偏诺皂苷元-3-O-[β-D-吡喃木糖基-(1→5)-α-L-呋喃阿拉伯糖基-(1→4)]-[α-L-吡喃鼠李糖基-(1→2)]-β-D-吡喃葡萄糖苷{pennogenin-3-O-[β-D-xylopyranosyl-(1→5)-α-L-arabinofuranosyl-(1→4)]-[α-L-rhamnopyranosyl-(1→2)]-β-D-glucopyranoside}[5]；黄酮类：山奈酚(kaempferol)[3]；β-谷甾醇，豆甾醇(stigmasterol)，胡萝卜苷[3]；糖类：蔗糖[3]。

百合科 LILIACEAE

化学成分参考文献

[1] 肖草茂，等 . 华西药学杂志，2009, 24(1): 7-9.

[2] Xiao CM, et al. *Helv Chim Acta*, 2009, 92(12): 2587-2595.

[3] 赵志勇，等 . 中草药，2011, 42(10): 1917-1920.

[4] Liu H, et al. Planta Med, 2006, 72(9): 835-841.

[5] 刘显波，等 . 华西药学杂志，2010, 25(5): 508-511.

3f. 宽叶重楼（变种）

Paris polyphylla Sm. var. **latifolia** F. T. Wang et C. Yu Chang in Wang et Tang, Fl. Reipubl. Popularis Sin. 15: 250. 1978.（英 **Broadleaf Paris**）

本变种与原变种主要区别植株高 50–55 cm。叶 8–13 枚。内轮花被片稍长；花丝约 6 mm，花药 6.5–11 mm；子房和蒴果具瘤状突起。

分布与生境 产于山西、陕西、河南、安徽、湖北、江西。生于海拔 300–2300 m 的林下和溪边。

药用部位 根状茎。

功效应用 清热解毒，消炎，活血散瘀，消肿止痛，平喘止咳，熄风定惊。用于咽喉肿痛，小儿惊风，抽搐，毒蛇咬伤，疔疮肿毒，痈疖，痄腮。

注评 本种为甘肃中药材标准（2009 年版）收载"灯台七"的基源植物之一，药用其干燥根状茎；也称"蚤休"。同属植物狭叶重楼 P. polyphylla Sm. var. stenophylla Franch. 也同等药用。

4. 毛重楼（中国植物志） 毛脉蚤休（中药大辞典），重楼、百草药（云南），墁勃勃（四川彝族语），九道箍、独角莲、猴胳臂莲（四川）

Paris mairei H. Lév. in Repert. Spec. Nov. Regni Veg. 11: 302. 1912.——*P. polyphylla* Sm. var. *pubescens* Hand.-Mazz., *P. pubescens* (Hand.-Mazz.) F. T. Wang et T. Tang（英 **Maire Paris**）

根状茎直径 1–1.5 cm，棕褐色。茎高 11–66 cm，紫色或绿色，粗糙或密被短毛。叶 (5–) 6–12 枚，倒披针形、倒卵形至倒卵状披针形，长 4–14 cm，宽 1.5–4.5 cm，绿色，背面淡绿色，背面全部或脉上或叶缘有密或疏的糠秕状短毛；叶柄长 0–4 mm。花梗长 2.5–18.5 cm，光滑或被短毛；外轮花被片绿色，披针形或卵状披针形，长 1.7–8 cm，宽 0.7–2 cm，无毛或被毛；内轮花被片丝状，线形，黄绿色，比外轮长；花丝淡紫或淡黄色，长 2–6 mm，花药黄色，长 3–9.5 mm，锐尖；子房绿色或变紫色，具紫色的棱，无毛或被毛，1 室，侧膜胎座 (4–) 5–8 (–9)，花柱基紫色，角盘状，花柱紫色，长 1–4 mm，柱头 5–8。蒴果紫色，近球

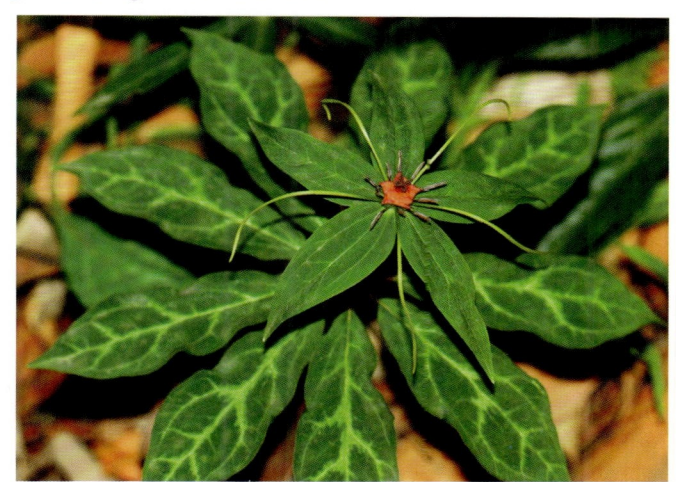

毛重楼 Paris mairei H. Lév.
摄影：朱鑫鑫

形，有棱，开裂。种子近球形，外种皮红色多汁。花期 4–5 月，果期 9–10 月开裂。

分布与生境 产于西南。生于海拔 1800–3500 m 的林下、灌丛中。

药用部位 根状茎。

功效应用 清热解毒，消炎，活血散瘀，消肿止痛，平喘止咳，熄风定惊。用于咽喉肿痛，小儿惊风，抽搐，毒蛇咬伤，疔疮肿毒，痈疖，痄腮。

化学成分 根状茎含甾体类：毛重楼甾苷A (maireioside A)，粉背薯蓣苷▲G (hypoglaucin G)，滇重楼皂苷▲I (parisaponin I)，薯蓣皂苷元-3-O-α-L-吡喃鼠李糖基-(1→4)-[α-L-吡喃鼠李糖基-(1→2)]-β-D-吡喃葡萄糖苷{diosgenin-3-O-α-L-rhamnopyranosyl-(1→4)-[α-L-rhamnopyranosyl-(1→2)]-β-D-glucopyranoside}[1]，

蜕皮甾酮(ecdysterone; β-ecdysone; 20-hydroxyecdysone)，重楼皂苷(paris saponin)Ⅰ、Ⅱ、Ⅴ、Ⅵ、Ⅶ，纤细薯蓣皂苷(gracillin)，偏诺皂苷元-3-O-α-L-吡喃鼠李糖基-(1→2)-[α-L-呋喃阿拉伯糖基-(1→4)]-β-D-吡喃葡萄糖苷{pennogenin-3-O-α-L-rhamnopyranosyl-(1→2)-[α-L-arabinofuranosyl-(1→4)]-β-D-glycopyranoside}，偏诺皂苷元-3-O-α-L-呋喃阿拉伯糖基-(1→4)-β-D-吡喃葡萄糖苷[pennogenin-3-O-α-L-arabinofuranosyl-(1→4)-β-D-glycopyranoside][2]。

注评 本种为国家Ⅱ级重点保护植物。

化学成分参考文献

[1] Liu XX, et al. *Chin Chem Lett*, 2009, 20(7): 820-822.

[2] Liu H, et al. Planta Med, 2006, 72(9): 835-841.

5. 文县重楼（西北植物学报）

Paris wenxianensis Z. X. Peng et R. N. Zhao in Acta Bot. Bor.-Occid. Sin. 6: 133. 1986.（英 **Wenxian Paris**）

根状茎长4-6 cm，直径1.2-2 cm。茎高60-100 cm，密被毛。叶10-13枚，椭圆状披针形，长14-19 cm，宽2.5-5.5 cm，背面的脉上及叶缘密被毛。花梗长14-25 cm，被毛；外轮花被片绿色，披针形，长5.5-9.5 cm，宽1.2-2 mm，背面脉上被毛；内轮花被片黄绿色，线形，明显短于外轮，宽1-2 mm；花丝长7-8 mm，花药长1.1-1.4 cm，药隔突出部分长1.3-1.5 mm；子房黄绿色或淡紫色，近球形，花柱短，柱头6。蒴果紫绿色。花期4-6月，果期8月。

分布与生境 产于甘肃（文县）。生于海拔1900-2400 m的林下。

药用部位 根状茎。

功效应用 清热解毒，消肿止痛，平喘止咳。用于咽喉肿痛，跌打损伤，疔疮肿毒，咳嗽痰喘。

注评 本种为国家Ⅱ级重点保护植物。

6. 禄劝花叶重楼（云南植物研究）

Paris luquanensis H. Li in Acta Bot. Yunnan. 4: 353. 1982.（英 **Luqnan Paris**）

矮小草本。茎高6-23 cm，淡绿色，紫色；根状茎暗褐色，长1.5-5 cm，直径0.7-1.5 cm。叶4-6

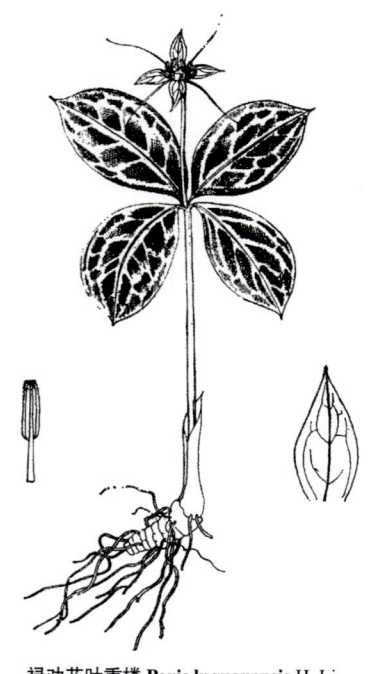

禄劝花叶重楼 Paris luquanensis H. Li
欧兵 绘

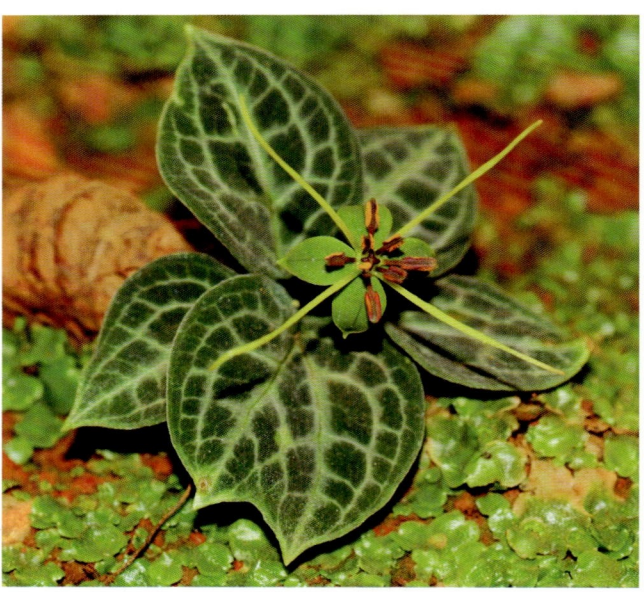

禄劝花叶重楼 Paris luquanensis H. Li
摄影：朱鑫鑫

枚，倒卵形、倒卵状长圆形、菱形，长 3.2-9.5 cm，先端急尖；基部楔形，上面深绿色，背面深紫色，两面沿脉为淡绿色；叶柄不明显。花梗长 2.6-9 cm，淡绿色或紫色；外轮花被片长圆状披针形，淡绿色，长 0.3-2 cm，宽 4-8 mm；内轮花被片丝状，黄色，比外轮长，长 2-5 cm；花丝淡黄色，长 2.5-6 mm，药隔不伸出；子房青紫色或绿色，倒卵形，明显具 4-6 棱，1 室，花柱基青紫色，长 2-3 mm，柱头短小，直立，长不及 1 mm。蒴果深紫色或绿色。种子近球形，直径约 4 mm，具完全的、多汁红色外种皮。花期 3-6 月，果期 10 月。

分布与生境　产于四川南部、云南（禄劝、屏边）。生于海拔 2100-2800 m 的林下或灌丛中。

药用部位　根状茎。

功效应用　清热解毒，消炎止血，消肿止痛，凉肝定惊。用于外伤出血，毒蛇咬伤，痈疽疮疡，瘀血肿痛，无名肿毒，血崩，月经过多。

化学成分　根状茎含甾体类：重楼皂苷Ⅷ(paris saponin Ⅷ)、偏诺皂苷元-3-O-α-L-呋喃阿拉伯糖基 (1→4)-[α-L-吡喃鼠李糖基-(1→2)]-β-D-吡喃葡萄糖苷{pennogenin 3-O-α-L-arabinofuranosyl (1→4)-[α-L-rhamnopyranosyl-(1→2)]-β-D-glucopyranoside}，胡萝卜苷，蜕皮甾酮[1]。

注评　本种为国家Ⅱ级重点保护植物。

化学成分参考文献

[1] 陈昌祥，等．云南植物研究，1983, 5(2): 219-223.

7. 花叶重楼（中国植物志）

Paris marmorata Stearn in Bull. Brit. Mus (Nat. Hist.) Bot. 2(3): 79. 1956.——*P. polyphylla* Sm. subsp. *marmorata* (Stearn) H. Hara, *P. violacea* Lévl（英 **Variegatedleaf Paris**）

根状茎粗短，长 0.5-3.5 cm，直径 0.3-1 cm。茎高 4-21 cm。叶 4-6 枚，狭椭圆形或狭披针形，长 4.4-8.5 cm，宽 1.1-2.2 cm，上面深绿色，沿脉具有白色斑，背面紫褐色，近无柄。花梗长 1-2.5 cm，紫色；外轮花被片绿色，披针形、狭卵状披针形，长 2-3.2 cm，宽 0.5-0.8 cm，内轮花被片狭线形，丝状，淡绿色，上部紫色，短于外轮，长 1.5-2.1 cm；花丝长 2-3 mm，花药长 2-2.5 mm；子房绿色，近球形，花柱圆锥形，上端 3 裂。蒴果深紫色。花期 3-4 月，果期 9 月。

分布与生境　产于西南。生于海拔 2400-3200 m 的林下。也分布于不丹、尼泊尔、印度北部。

药用部位　根状茎。

功效应用　清热解毒，平喘止咳，熄风定惊，消肿止痛，活血祛瘀，消炎止血，接骨生肌。用于毒蛇咬伤，腮腺炎，乳腺炎，痈疽，无名肿毒，胃炎，胃痛，支气管哮喘，风湿筋骨痛，外伤出血。

注评　本种为国家Ⅱ级重点保护植物。

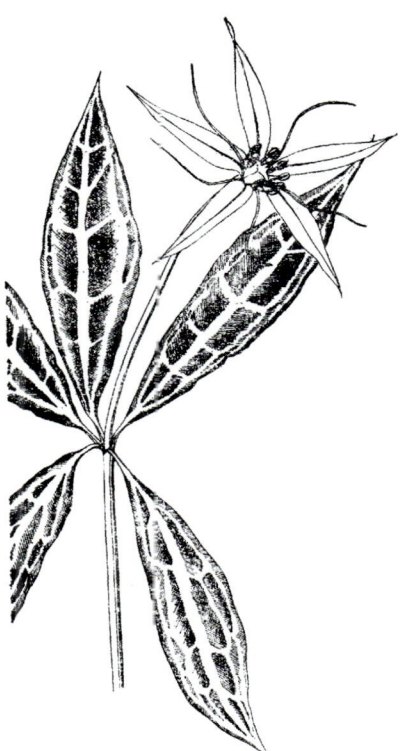

花叶重楼 **Paris marmorata** Stearn
欧兵　绘

8. 球药隔重楼（中国植物志） 重楼、五叶重楼、九重楼、一枝花、半膀（四川），红铁灯台（广西），白菜果（贵州），独角莲（湖南、广西、贵州），三台消（湖北），法氏五孙（鄂西草药名录）

Paris fargesii Franch. in J. Bot. (Morot) 12: 190. 1898.（英 Farges Paris）

8a. 球药隔重楼（模式变种）

Paris fargesii Franch. var. **fargesii**（英 Farges Paris）

根状茎粗壮，直径 1–2 cm。茎高 50–100 cm。叶 4–6 枚，宽卵圆形或卵状长圆形，长 9–20 cm，宽 4.5–14 cm，先端短尖，基部略呈心形；叶柄长 2–4 cm。花梗长 20–40 cm；外轮花被片通常 5 枚，少有 3–4 枚，卵状披针形，先端具长尾尖，基部变狭成短柄；内轮花被片长 1–4.5 cm；雄蕊 8 枚，花丝长 1–2 mm，花药短线形，稍长于花丝，药隔突出部分有球形或马蹄形，长约 1 mm，呈紫褐色。花期 3–5 月，果期 11 月。

分布与生境 产于湖北、湖南、广东、江西和西南。生于海拔 500–2100 m 的林下或阴湿处。也分布于越南。

药用部位 根状茎。

功效应用 清热解毒，消肿止痛，平喘止咳，活血散瘀，凉肝定惊。用于肿伤中毒，淋巴结结核，毒蛇咬伤。

化学成分 根状茎含甾体类：蜕皮甾酮(ecdysterone; β-ecdysone; 20-hydroxyecdysone)[1-2]，重楼皂苷(paris saponin) Ⅰ、Ⅱ、Ⅴ、Ⅵ、Ⅶ，纤细薯蓣皂苷(gracillin)，延龄草苷(trillin)，偏诺皂苷元-3-O-α-L-吡喃鼠李糖基-(1→2)-[α-L-呋喃阿拉伯糖基-(1→4)]-β-D-吡喃葡萄糖苷{pennogenin-3-O-α-L-rhamnopyranosyl-(1→2)-[α-L-arabinofuranosyl-(1→4)]-β-D-glycopyranoside}，偏诺皂苷元-3-O-α-L-呋喃阿拉伯糖基-(1→4)-β-D-吡喃葡萄糖苷[pennogenin-3-O-α-L-arabinofuranosyl-(1→4)-β-D-glycopyranoside][2]。

注评 本种为国家Ⅱ级重点保护植物。

化学成分参考文献

[1] 王强，等．中国药科大学学报，1990, 21(4): 229-231.

[2] Liu H, et al. *Planta Med*, 2006, 72(9): 835-841.

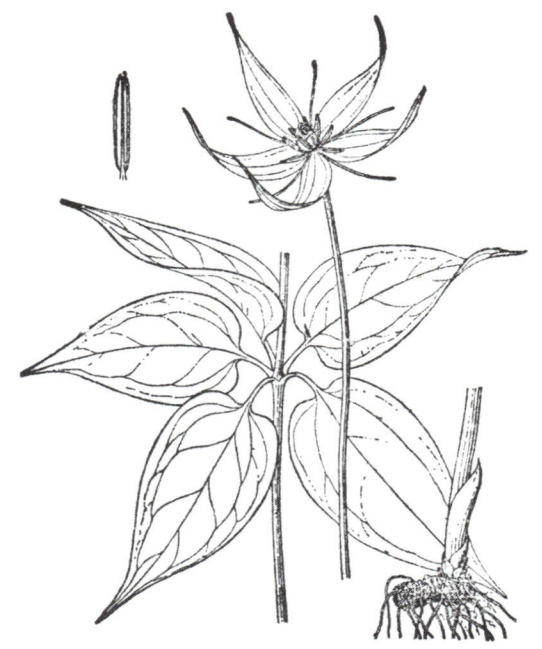

球药隔重楼 **Paris fargesii** Franch. var. **fargesii**
引自《中国高等植物图鉴》

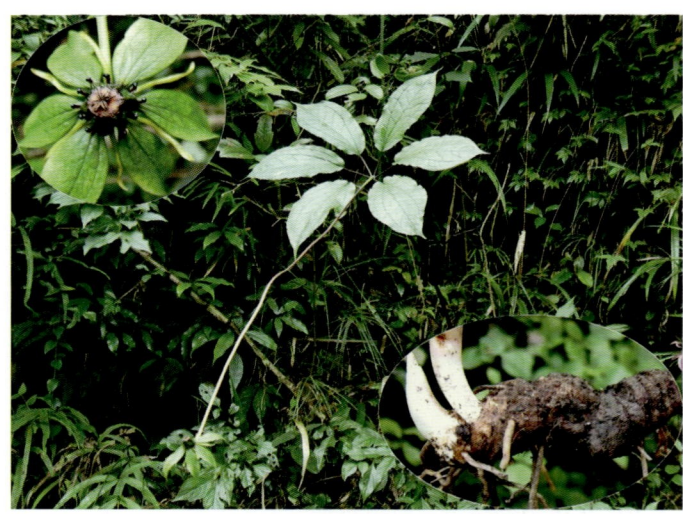

球药隔重楼 **Paris fargesii** Franch. var. **fargesii**
摄影：何顺志

8b. 具柄重楼（变种）（中国植物志）

Paris fargesii Franch. var. **petiolata** (Baker ex C. H. Wright) F. T. Wang et T. Tang, Fl. Reipubl. Popularis Sin. 15: 91. 1978.——*P. petiolata* Baker ex C. H. Wright（英 **Petiolate Paris**）

本变种与模式变种的区别在于叶为宽卵形，基部近圆形，极少为心形；内轮花被片长 4.5-5.5 cm；雄蕊 12 枚，长 1.2 cm，药隔突出部分为小尖头，长约 1-2 mm。花期 6 月。

分布与生境 产于广西、江西、四川、贵州。生于海拔 1200-2000 m 的林下阴处。

药用部位 根状茎。

功效应用 清热解毒，消肿止痛，凉肝定惊。用于毒蛇虫咬伤，外伤出血，痈疮肿毒，跌打损伤，癌症，风湿性关节炎，扁桃体炎，流行性腮腺炎，大头瘟。

注评 本种为国家 II 级重点保护植物。

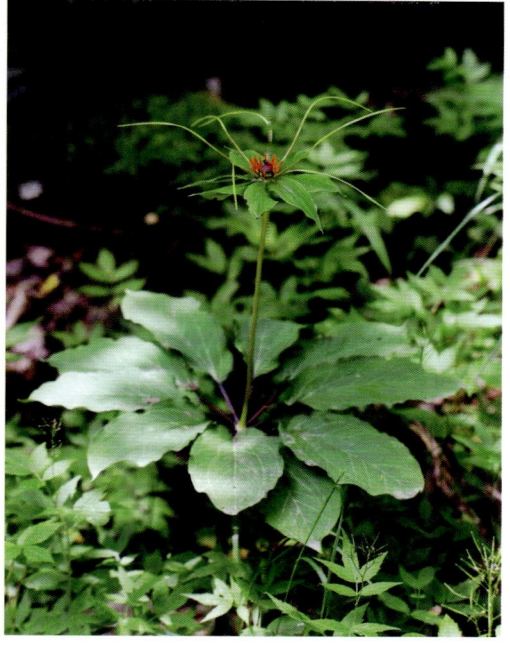

具柄重楼 Paris fargesii Franch. var. petiolata (Baker ex C. H. Wright) Wang et Tang
摄影：矢仁斌

9. 黑籽重楼（重楼属植物） 长药隔重楼（中国植物志）

Paris thibetica Franch. in Nouv. Arch. Mus. Hist. Nat. ser. 2，10: 184. 1888.——*P. polyphylla* Sm. var. *thibetica* (Franch.) H. Hara（英 **Tibet Paris**）

9a. 黑籽重楼（模式变种）

Paris thibetica Franch. var. **thibetica**（英 **Tibet Paris**）

根状茎黄褐色，长达 12 cm，直径 0.5-1.5 cm。茎高 20-47 cm，绿色，有时带紫色。叶 (7-) 8-12 枚，线形、线状长圆形或披针形，长 6.5-15 cm，宽 1-1.6 cm；叶柄不明显。花梗长 3.5-11 cm；外轮花被片绿色，线状披针形，比外轮短，长 3.5-8 cm，宽 1-1.8 cm；内轮花被片丝状，比外轮短，长 3-5.8 cm；花丝淡绿色，长 5-10 mm，花药长 8-15 mm，药隔突出部分长 8-27 mm；子房长圆锥形，绿色，花柱基紫色，柱头绿色。蒴果近球形。种子卵形，亮黑色。花期 4-5 月，果期 6 月。

分布与生境 产于甘肃南部、四川西部、云南西北部至西部、西藏南部。生于海拔 1500-3100 m 的林下、灌丛阴湿处。也分布于不丹、印度。

药用部位 根状茎。

功效应用 清热解毒，消炎，活血化瘀，消肿止痛，平喘止咳，熄风定惊。用于咽喉肿痛，小儿惊风，抽搐，毒蛇咬伤，疔疮肿毒，痈疖，流行性腮腺炎。

化学成分 根状茎含甾体类：蜕皮甾酮(ecdysterone; β-ecdysone; 20-hydroxyecdysone)，重楼皂苷(paris saponin) I、II、V、VI、VII，延龄草苷(trillin)，纤细薯蓣皂苷(gracillin)，偏诺皂苷元-3-O-α-L-吡喃鼠李糖基-(1→2)-[β-D-吡喃葡萄糖基-(1→3)]-β-D-吡喃葡萄糖苷{pennogenin 3-O-α-L-rhamnopyranosyl-(1→2)-[β-D-glucopyranosyl-(1→3)]-β-D-glucopyranoside}，偏诺皂苷元-3-O-α-L-吡喃鼠李糖基-(1→2)-[α-L-呋喃阿拉伯糖基-(1→4)]-β-D-吡喃葡萄糖苷{pennogenin-3-O-α-L-rhamnopyranosyl-(1→2)-[α-L-

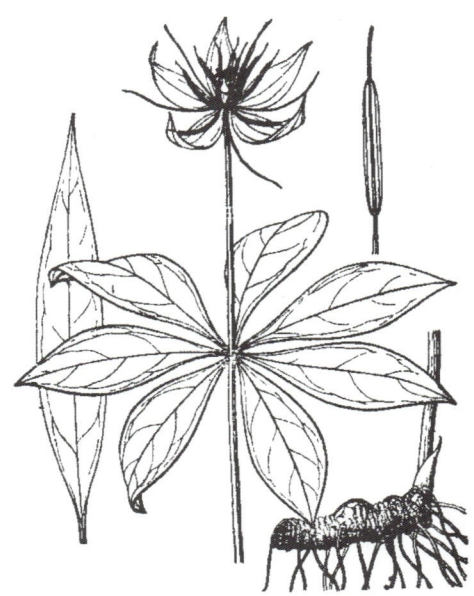

黑籽重楼 Paris thibetica Franch. var. thibetica
引自《中国高等植物图鉴》

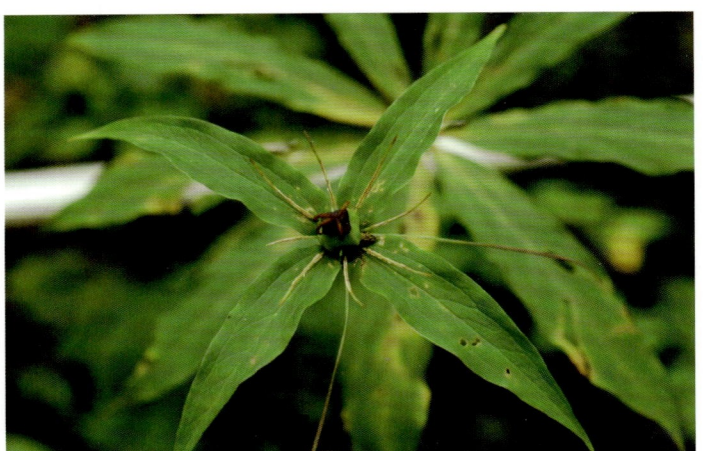

黑籽重楼 Paris thibetica Franch. var. thibetica
摄影：何海

arabinofuranosyl-(1→4)]-β-D-glycopyranoside}，偏诺皂苷元-3-O-α-L-呋喃阿拉伯糖基-(1→4)-β-D-吡喃葡萄糖苷[pennogenin-3-O-α-L-arabinofuranosyl-(1→4)-β-D-glycopyranoside]，薯蓣皂苷元-3-O-α-L-呋喃阿拉伯糖基-(1→4)-β-D-吡喃葡萄糖苷[diosgenin-3-O-α-L-arabinofuranosyl-(1→4)-β-D-glucopyranoside][1]。

注评　本种为国家Ⅱ级重点保护植物。

化学成分参考文献

[1] Liu H, et al. *Planta Med*, 2006, 72(9): 835-841.

9b. 无瓣黑籽重楼（变种）（重楼属植物）　缺瓣重楼（中国植物志）

Paris thibetica Franch. var. **apetala** Hand.-Mazz. in Anz. Akad. Wiss. Wien. Math.-Naturwiss Kl. 62: 149. 1925.——*P. polyphylla* Sm. var. *apetala* (Hand.-Mazz.) F. T. Wang et T. Tang（英 **Apetalous Paris**）

本变种与模式变种的区别在于花无内轮花被片。

分布与生境　产于四川西南部、云南西北部、西藏南部。生于海拔 1400-3800 m 的林下、林缘。也分布于不丹、缅甸、印度。
药用部位　根状茎。
功效应用　清热解毒，消炎，活血散瘀，消肿止痛，平喘止咳，熄风定惊。用于咽喉肿痛，小儿惊风，抽搐，毒蛇咬伤，疔疮肿毒，痈疖，痄腮。

10. 长柱重楼（云南植物研究）

Paris forrestii (Takht.) H. Li in Acta Bot. Yunnan. 6(4): 359. 1984.——*Daiswa forrestii* Takht.（英 **Forrest Paris**）

根状茎圆柱形，棕褐色，长 1.5-4.5 cm，直径 0.8-2.2 cm。茎高 15-65 cm。叶 4-7 枚，卵状长圆形、长圆形或倒卵状长圆形，长 6.5-17 cm，宽 2.5-6 cm，先端具尾尖，基部圆形或浅心形；叶柄长 1.5-5 cm。花梗长 2.5-15 (-20) cm；外轮花被片卵形、长圆形、卵状披针形，长 1.5-5 cm，宽 0.6-2 cm，内轮花被片黄绿色，丝状，长 2.5-7.5 cm，直径约 1 mm；花丝长 3-7 mm，花药长 5-9 mm；子房红色，具不明显的 4-6 棱，中轴胎座，花柱基红色，明显增厚为圆锥形，花柱红色，长约 3 mm，柱头 4-7，线形，长 4-13 mm，常外卷。蒴果紫色，近球形，不开裂，长 2-4 cm，直径 2.5-3.5 cm，花柱基厚

2-2.5 mm。种子卵圆形，白色或黄红色。花期 5 月，果期 10-11 月。

分布与生境 产于云南西北部和西部、西藏东南部。生于海拔 1900-3500 m 的林下。也分布于缅甸北部。

药用部位 根状茎。

功效应用 清热解毒，消肿止痛，凉肝定惊。用于痈疽疮疡，无名肿毒，毒蛇咬伤，咽喉肿痛，腮腺炎，扁桃体炎，大头瘟。

注评 本种为国家Ⅱ级重点保护植物。

11. 平伐重楼（重楼属植物）

Paris vaniotii H. Lév. in Mem. Pontif. Acad. Romana Nuovi Lincei 24: 355. 1906.（英 **Vaniot Paris**）

根状茎棕色，长 3-5 cm，直径约 1.2 cm。茎高 30-50 cm。叶 5 或 6 枚，倒披针形或椭圆形，长 7.5-14 cm，宽 2.5-5 cm，先端长渐尖，基部楔形；叶柄长约 1 cm。花梗长 10-15 cm；外轮花被片 5-6 枚，披针形或卵状披针形，绿色，长 2.5-3.5 cm，宽 7-12 mm，基部逐渐狭窄成短爪，内轮花被片黄绿色，丝状，长 3.5-5 cm，宽 1-2 mm；雄蕊 10 枚，花丝长 3.5-4.5 mm，花药长 5.5-9 mm，药隔突出部分长 0.5-1.5 mm；子房绿色，具 5-6 条明显的纵棱，花柱基橙黄色，花柱粗壮，柱头 5-6，橙黄色，稍外卷，中轴胎座，5-6 室，胚珠卵球形。蒴果绿色，卵形，具 5 棱，不开裂。种子长圆形，长 1-5 mm。花期 4-6 月，果期 9-10 月。

分布与生境 产于湖南、贵州、云南。生于阴湿山坡林下。也分布于缅甸。

药用部位 根状茎。

功效应用 同七叶一枝花。

注评 本种为国家Ⅱ级重点保护植物。

12. 北重楼（东北植物检索表） 七叶一枝花（北京、天津、安徽），露水一颗珠（湖北），轮叶王孙（全国中草药汇编），灯台草（北京），上天梯、三七（陕西），重楼（安徽）

Paris verticillata M. Bieb., Fl. Taur.-Caucas. 3: 287. 1819.（英 **Verticillate Paris**）

根状茎细长，直径 3-5 mm。茎高 25-60 cm。叶 (5-) 6-8 枚，倒卵状披针形，倒披针形、狭长圆形，长 (4-) 7-15 cm，宽 1.5-3.5 cm，先端渐尖，基部楔形；具短柄或近无柄。花梗长 4.5-12 cm；外

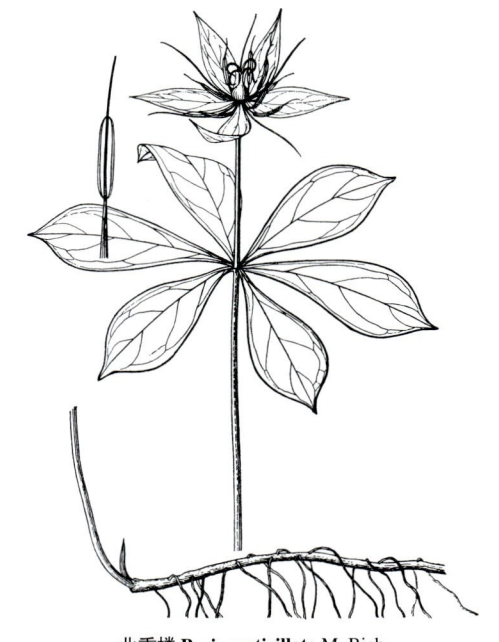

北重楼 Paris verticillata M. Bieb.
张泰利 绘

北重楼 Paris verticillata M. Bieb.
摄影：周繇

轮花被片绿色，极少带紫色，叶状，通常 4 (–5) 枚，卵状披针形、长圆状披针形或倒披针形，长 2.5–5 cm，宽 (0.6–) 1–3 cm，先端渐尖，基部圆形或宽楔形，内轮花被片黄绿色，线形，长 1–2 cm；花丝长 3–8 mm，基部稍扁，花药长约 1 mm，药隔突出部分长 5–8 (–10) mm；子房近球形，中轴胎座，紫褐色，顶端无盘状花柱基，花柱具 4–5 分枝，并向外反卷。蒴果浆果状，不开裂，直径约 1 cm。花期 5–6 月，果期 7–9 月。

分布与生境 产于东北、华北、安徽、浙江、陕西、甘肃、四川西北部。生于海拔 1100–3600 m 的山坡林下、草丛，阴湿地或沟边。也分布于朝鲜、俄罗斯（西伯利亚）、蒙古、日本。

药用部位 根状茎。

功效应用 清热解毒，散瘀消肿。用于高热抽搐，咽喉肿痛，痈疖肿毒，毒蛇咬伤，祛风湿。

化学成分 根状茎含苯丙素类：迷迭香酸(rosmarinic acid)，咖啡酸甲酯(methyl caffeate)，咖啡酸(caffeic acid)，球桉木脂素▲A (globoidnan A)[1]；酚/酚酸类：3,4-二羟基苯甲酸甲酯(methyl 3,4-dihydroxybenzoate)，葡萄柳苷(salireposide)，柞木辛▲(xylosmacin)，毛果素(trichocarpin)[1]。

全株含甾体类：植物甾醇-(6'-棕榈酰)-β-D-吡喃葡萄糖苷[phytosteryl-(6'-palmitoyl)-β-D-glucopyranoside]，植物甾醇-β-D-吡喃葡萄糖苷(phytosteryl-β-D-glucopyranoside)，筋骨草甾酮 A (ajugasterone A)，偏诺皂苷元四葡萄糖苷(pennogenin tetraglycoside)[2]，蜕皮甾酮(ecdysterone; β-ecdysone; 20-hydroxyecdysone)[2-3]，重楼皂苷Ⅰ(paris saponin Ⅰ)，偏诺皂苷元-3-O-α-L-呋喃阿拉伯糖基-(1→4)-β-D-吡喃葡萄糖苷{pennogenin-3-O-α-L-arabinofuranosyl-(1→4)-β-D-glucopyranoside}，偏诺皂苷元-3-O-α-L-呋喃阿拉伯糖基-(1→4)-[α-L-吡喃鼠李糖基-(1→2)]-β-D-吡喃葡萄糖苷{pennogenin-3-O-α-L-arabinofuranosyl-(1→4)-[α-L-rhamnopyranosyl-(1→2)]-β-D-glucopyranoside}，重楼皂苷Ⅶ(paris saponin Ⅶ)，β-谷甾醇，豆甾醇(stigmasterol)，胡萝卜苷[3]；黄酮类：山奈酚-3-O-α-L-吡喃鼠李糖基-(1→2)-β-D-吡喃葡萄糖苷[kaempferol-3-O-α-L-rhamnopyranosyl-(1→2)-β-D-glucopyranoside]，7-O-β-D-吡喃葡萄糖基-山奈酚-3-O-β-L-吡喃鼠李糖基-(1→2)-β-D-吡喃葡萄糖基[7-O-β-D-glucopyranosyl-kaempferol-3-O-β-L-rhamnopyranosyl-(1→2)-β-D-glucopyranoside][2]；内酯类：4-羟甲基-γ-丁内酯(4-hydroxymethyl-γ-butyrolactone)[3]。

注评 本种蒙古族亦同等药用。本种为国家Ⅱ级重点保护植物。

化学成分参考文献

[1] Lee KH, et al. *Molecules*, 2008, 13(1): 41-45.

[2] Nakano K, et al. *Chem Pharm Bull*, 1981, 29(5): 1445-1451.

[3] 黄贤校，等. 中国中药杂志，2009，34(14): 1812-1815.

13. 巴山重楼（中国植物志） 露水珠、独龙钻山（湖北），四叶一棵珠、脚踏一条龙（湖北），蜂子七、金扁担、七星剑、铁扁担（四川）

Paris bashanensis F. T. Wang et T. Tang, Fl. Reipubl. Popularis Sin. 15: 88, t. 30: 4. 1978.（英 **Pashan Paris**）

根状茎细长，直径 2–4 mm。茎高 11–45 cm。叶 4 枚，稀 5 枚，长圆状披针形或卵状椭圆形，长 4–9 cm，宽 2–3.5 cm，先端渐尖，基部楔形；具短柄或近无柄。花梗长 2–7 cm；外轮花被片 4，狭披针形，长 1.5–3 cm，宽 3–4 mm，反折，内轮花被片线形，与外轮同数且等长；雄蕊通常 8 枚，花丝短，长 3–4 mm，花药长 1–1.2 cm，药隔突出部分长 6–10 mm；子房球形，中轴胎座，花柱具 4–5 分枝。浆果状蒴果不开裂，紫色，具多数种子。花期 4–6 月。

分布与生境 产于湖北、四川东部。生于海拔 1400–2300 m 的林下阴处。

药用部位 根状茎。

功效应用 清热解毒，消肿镇痛，凉肝定惊。用于头痛，高血压，痢疾，毒蛇咬伤。

化学成分 根状茎含甾体类：羽叶牡荆甾酮(pinnatasterone)，偏诺皂苷元-3-O-α-L-吡喃鼠李糖基-(1→2)-[α-L-呋喃阿拉伯糖基-(1→4)]-β-D-吡喃葡萄糖苷[pennogenin-3-O-α-L-rhamnopyranosyl-(1→2)-[α-L-arabinofuranosyl-(1→4)]-β-D-glycopyranoside]，偏诺皂苷元-3-O-α-L-吡喃鼠李糖基-(1→4)-α-L-吡喃鼠李糖基-(1→4)-[α-L-吡喃鼠李糖基-(1→2)]-β-D-吡喃葡萄糖苷[pennogenin-3-O-α-L-rhamnopyranosyl-(1→4)-α-L-arabinofuranosyl-(1→4)-[α-L-arabinofuranosyl-(1→2)]-β-D-glycopyranoside][1]，蜕皮甾酮(ecdysterone; β-ecdysone; 20-hydroxyecdysone)[1-2]，纤细薯蓣皂苷(gracillin)，延龄草苷(trillin)，偏诺皂苷元-3-O-α-L-呋喃阿拉伯糖基-(1→4)-β-D-吡喃葡萄糖苷[pennogenin-3-O-α-L-arabinofuranosyl-(1→4)-β-D-glycopyranoside]，薯蓣皂苷元-3-O-α-L-呋喃阿拉伯糖基-(1→4)-β-D-吡喃葡萄糖苷[diosgenin-3-O-α-L-arabinofuranosyl-(1→4)-β-D-glucopyranoside][3]，薯蓣皂苷元(diosgenin)，偏诺皂苷元-3-O-α-L-吡喃鼠李糖基-(1→2)-[α-L-吡喃鼠李糖基-(1→4)]-β-D-吡喃葡萄糖苷[pennogenin-3-O-α-L-rhamnopyranosyl-(1→2)-[α-L-rhamnopyranosyl-(1→4)]-β-D-glucopyranoside]，重楼皂苷(paris saponin) I、II、H、V、VI、VII，豆甾醇-3-O-β-D-吡喃葡萄糖苷(stigmasterol-3-O-β-D-glucopyranoside)，谷甾醇，胡萝卜苷[2]。

注评 本种为国家 II 级重点保护植物。

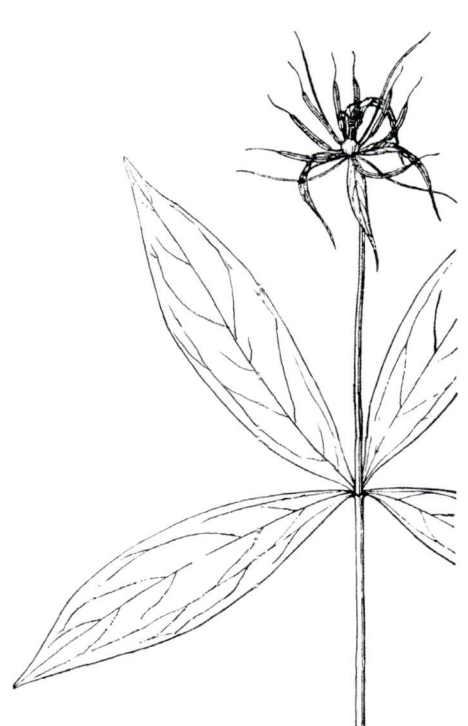

巴山重楼 Paris bashanensis F. T. Wang et T. Tang
张泰利 绘

化学成分参考文献

[1] 张志港，等. 中药材，2011, 34(3): 389-392.

[2] Wang Y, et al. *Latin American Journal of Pharmacy*, 2013, 32(2): 232-238.

[3] Liu H, et al. *Planta Med*, 2006, 72(9): 835-841.

14. 四叶重楼（中国植物志） 轮叶王孙

Paris quadrifolia L., Sp. Pl. 1: 367. 1753.（英 **Fourleaf Paris**）

根状茎细长，匍匐状，直径达 5 mm。茎高 25–40 cm。叶 4 枚，稀 5–6 枚，卵形或宽倒卵形，长 5–10 cm，宽 3.5–5 cm，先端短尖，近无柄。内外轮花被片与叶同数，外轮花被片卵状披针形，绿色，反折，长 2–2.5 cm，宽 5–8 mm，先端渐尖或锐尖，内轮花被片线形，黄绿色，与外轮近等长；雄蕊 8 枚，花丝与花药近等长，长约 3–6 mm，药隔突出部分钻形，长 5–6 mm；子房圆球形，紫红色，直径达 8 mm，4 室，中轴胎座，胚珠多数，花柱具 4 分枝，分枝细长。浆果状蒴果不开裂，具多数种子。花期 5–6 月，果期 8 月。

分布与生境 产于新疆北部。生于林下、灌丛、潮湿处。也分布于俄罗斯（西伯利亚），蒙古及欧洲。

药用部位 根状茎。

功效应用 清热解毒，平喘止咳，消炎止痛，活血祛瘀，熄风定惊。用于咽喉肿痛，小儿惊风，抽搐，毒蛇咬伤，疔疮肿毒，痈疖，流行性腮腺炎。

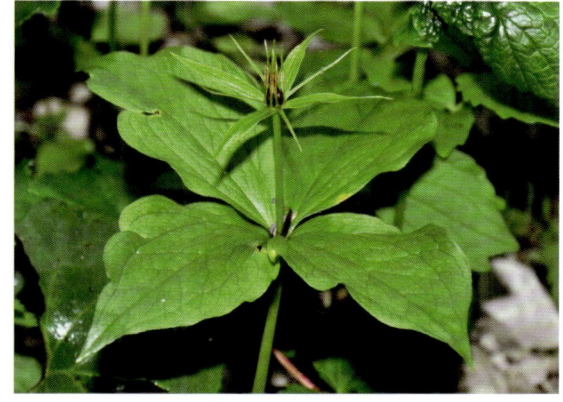

四叶重楼 Paris quadrifolia L.
摄影：赵云鹏

化学成分　根状茎含甾体类：水龙骨素B (polypodine B)，蜕皮甾酮(ecdysterone; β-ecdysone; 20-hydroxyecdysone)[1]，偏诺皂苷元四葡萄糖苷(pennogenin tetraglycoside)[2]，(23S,24S)-螺甾-5,25(27)-二烯-1β,3β,21,23,24-五醇-1-O-β-D-呋喃芹糖基-(1→3)-α-L-吡喃鼠李糖基-(1→2)-[β-D-吡喃木糖基-(1→3)]-β-D-吡喃葡萄糖苷-21-O-β-D-呋喃芹糖苷-24-O-β-D-吡喃呋糖苷{(23S,24S)-spirosta-5,25(27)-diene-1β,3β,21,23,24-pentol-1-O-β-D-apiofuranosyl-(1→3)-α-L-rhamnopyranosyl-(1→2)-[β-D-xylopyranosyl-(1→3)]-β-D-glucopyranoside-21-O-β-D-apiofuranoside-24-O-β-D-fucopyranoside}，26-O-β-D-吡喃葡萄糖基-(25R)-5-烯-呋甾-3β,17α,22α,26-四醇-3-O-α-L-吡喃鼠李糖基-(1→4)-α-L-吡喃鼠李糖基-(1→4)-[α-L-吡喃鼠李糖基-(1→2)]-β-D-吡喃葡萄糖苷{26-O-β-D-glucopyranosyl-(25R)-5-en-furost-3β,17α,22α,26-tetraol-3-O-α-L-rhamnopyranosyl-(1→4)-α-L-rhamnopyranosyl-(1→4)-[α-L-rhamnopyranosyl-(1→2)]-β-D-glucopyranoside}，重楼皂苷Ⅶ(paris saponin Ⅶ)，5-羟基蜕皮甾酮(5-hydroxyecdysone)[3]；黄酮类：7-O-β-D-吡喃葡萄糖基-山奈酚-3-O-β-D-吡喃葡萄糖基-(1→2)-β-D-半乳糖苷[7-O-β-D-glucopyranosyl-kaempferol-3-O-β-D-glucopyranosyl-(1→2)-β-D-galactopyranoside]，山奈酚-3-O-β-D-吡喃葡萄糖基-(1→2)-β-D-半乳糖苷[kaempferol-3-O-β-D-glucopyranosyl-(1→2)-β-D-galactopyranoside][3]。

全草含甾体类：偏诺皂苷元(pennogenin)，偏诺皂苷元-3-O-α-L-吡喃鼠李糖基-(1→2)-[α-L-吡喃鼠李糖基-(1→4)]-β-D-吡喃葡萄糖苷{pennogenin-3-O-α-L-rhamnopyranosyl-(1→2)-[α-L-rhamnopyranosyl-(1→4)]-β-D-glucopyranoside}，偏诺皂苷元-3-O-α-L-吡喃鼠李糖基-(1→4)-α-L-吡喃鼠李糖基-(1→4)-[α-L-吡喃鼠李糖基-(1→2)]-β-D-吡喃葡萄糖苷，22-羟基呋喃甾醇-3,26-O-双葡萄糖苷(22-hydroxyfurostanol-3,26-O-bisglycoside)，1-去氢延龄草烯苷元▲(1-dehydrotrillenogenin)，蜕皮甾酮[4]；黄酮类：山奈酚-3-O-β-D-吡喃葡萄糖基-(1→4)-β-D-吡喃葡萄糖苷[kaempferol-3-O-β-D-glucopyranosyl-(1→4)-β-D-glucopyranoside][4]。

注评　本种为国家Ⅱ级重点保护植物。

化学成分参考文献

[1] Novosel'skaya IL, et al. *Khim Prir Soedin*, 1981(3): 402-403.

[2] Gomita Y, et al. *Yakugaku Zasshi*, 1982, 102(5): 495-498.

[3] Jenett-Siems K, et al. *Zeitschrift fuer Naturforschung, C: J Biosci*, 2012, 67(11/12): 565-570.

[4] Nohara T, et al. *Chem Pharm Bull*, 1982, 30(5): 1851-1856.

40. 延龄草属 Trillium L.

根状茎粗短。茎直立，不分枝，基部有褐色的膜质鞘。叶3枚，轮生于茎的顶端，菱形至卵形，无柄或有短柄。花单生于叶轮中央；花梗似为茎的延续；花被片6，离生，2轮；外轮3片，绿色，椭圆状披针形、卵状披针形或线状披针形，宿存；内轮3片，花瓣状，白色或紫红色，椭圆形至线状披针形；雄蕊6，花药基着，花丝较短；子房圆锥形、圆锥状卵形或卵圆形，黑紫色；花柱3分枝。浆果绿色。

约46种，分布于我国、不丹、朝鲜、俄罗斯、缅甸、尼泊尔、日本、印度、北美。我国有4种，分布于东北、西北和西南，3种可药用。

分种检索表

1. 茎单生；叶具短柄；内轮花被片线状披针形或线形·· **3. 西藏延龄草 T. govanianum**
1. 茎丛生；叶无柄；内轮花被片椭圆形或倒卵形。
    2. 花药长 7–8 mm，长于花丝·· **1. 吉林延龄草 T. kamtschaticum**
    2. 花药长 3–4 mm，短于花丝或与花丝等长··· **2. 延龄草 T. tschonoskii**

百合科 LILIACEAE

本属药用植物地下部分主要含甾体类成分，包括偏诺皂苷、克里托皂苷、延龄草林、薯蓣皂苷类型。如从吉林延龄草 (T. kamtschaticum) 地下部分分离得到的偏诺皂苷类型化合物白花延龄草甾苷 (trikamsteroside) A (**1**)、B (**2**)；克里托皂苷类型化合物延龄草皂苷元-3-O-β-D-吡喃葡萄糖苷 (kryptogenin-3-O-β-D-glucopyranoside，**3**)，26-O-β-D-吡喃葡萄糖基-17(20)-去氢延龄草皂苷元-3-O-α-L-吡喃鼠李糖基-(1→2)-β-D-吡喃葡萄糖苷 {26-O-β-D-glucopyranosyl-17(20)-dehydrokryptogenin-3-O-α-L-rhamnopyranosyl-(1→2)-β-D-glucopyranoside}；从延龄草 (T. tschonoskii) 地下部分分离得到的延龄草皂苷类型化合物 7β-羟基延龄草烯苷元▲-1-O-β-D-呋喃芹菜糖基-(1→3)-α-L-吡喃鼠李糖基-(1→2)-[β-D-吡喃木糖基-(1→3)]-α-L-吡喃阿拉伯糖苷 {7β-hydroxytrillenogenin-1-O-β-D-apiofuranosyl-(1→3)-α-Lrhamnopyranosyl-(1→2)-[β-D-xylopyranosyl-(1→3)]-α-L-arabinopyranoside，**4**}，延龄草烯苷▲ A (trillenoside A，**5**)；从新鲜根状茎分离得到的薯蓣皂苷类型化合物 1-O-{β-D-呋喃芹菜糖基-(1→3)-α-L-吡喃鼠李糖基-(1→2)-[β-D-吡喃木糖基-(1→3)]-α-L-吡喃阿拉伯糖基} 表延龄草烯苷元▲-24-O-α-L-吡喃鼠李糖苷 {1-O-{β-D-apiofuranosyl-(1→3)-α-L-rhamnopyranosyl-(1→2)-[β-D-xylopyranosyl-(1→3)]-α-L-arabinopyranosyl}epitrillenogenin-24-O-α-L-rhamnopyranosice}。**4** 和 **5** 具有抗环氧合酶 COX-2 的活性，能显著性地抑制由磷脂多糖 (LPS) 刺激所产生的 COX-2。

1. 吉林延龄草（中国植物志） 白花延龄草（中国药用植物志）

Trillium kamtschaticum Pall. ex Pursh, Fl. Amer. Sepr. 1 245. 1814.（英 **Kamchatka Trillium**）

茎丛生，高 35–50 cm。叶菱状扁圆形或卵圆形，长 10–17 cm，宽 7–17 cm，无柄。花梗长 1.5–4 cm；花直径 3–5 cm，外轮花被片绿色，宽披针形至长圆状披针形，长 3–3.5 cm，宽 0.7–1.2 cm，内轮花被片白色，椭圆形或倒卵形，长 3–3.8 cm，宽 1–1.6 cm；雄蕊短于花被片，花丝长 3–4 mm，花药长 7–8 mm，顶端有稍突出的药隔；子房圆锥形。浆果卵圆形，直径 1.8–2.8 cm。花期 6 月，果期 8 月。

分布与生境 产于吉林。生于海拔 500–1400 m 的林下、林缘和潮湿处。也分布于朝鲜、俄罗斯（西伯利亚）、日本、北美。

药用部位 根状茎。

功效应用 祛风，舒肝活血，止血。用于高血压，头晕头痛，跌打骨折，腰腿酸痛，外伤出血等症。

化学成分 根状茎含甾体类：薯蓣皂苷元(diosgenin)，偏诺皂苷元(pennogenin)，延龄草皂苷元

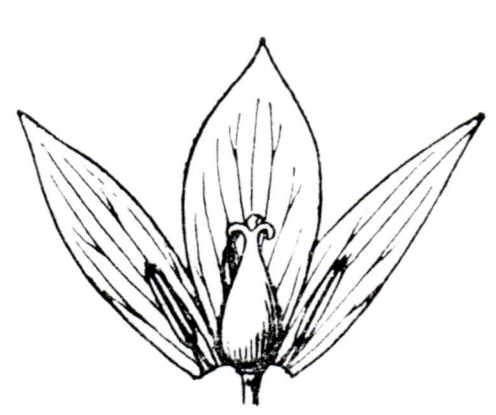

吉林延龄草 Trillium kamtschaticum Pall. ex Pursh
王金凤 绘

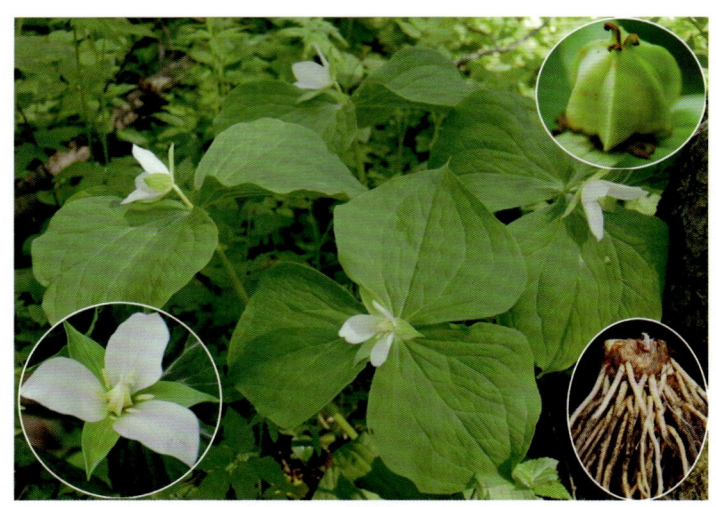

吉林延龄草 Trillium kamtschaticum Pall. ex Pursh
摄影：周繇

(cryptogenin)，延龄草螺苷元(bethogenin)[1]，薯蓣次苷A (prosapogenin A)，重楼皂苷(paris saponin)Ⅵ、Ⅶ，偏诺皂苷元-3-O-β-马铃薯三糖苷(pennogenin-3-O-β-chacotrioside)，延龄草皂苷元-3-O-β-D-吡喃葡萄糖苷(kryptogenin-3-O-β-D-glucopyranoside)，26-O-β-D-吡喃葡萄糖基-17(20)-去氢延龄草皂苷元-3-O-α-L-吡喃鼠李糖基-(1→2)-β-D-吡喃葡萄糖苷{26-O-β-D-glucopyranosyl-17(20)-dehydrokryptogenin-3-O-α-L-rhamnopyranosyl-(1→2)-β-D-glucopyranoside}[2]，延龄草烯苷▲(trillenoside) A[3]、B、表延龄草烯苷▲C-PA (epitrillenoside C-PA)、去氧延龄草烯苷▲A (deoxytrillenoside A)、24β-羟基偏诺皂苷元(24β-hydroxypennogenin)[4]。

叶含黄酮类：槲皮素-3-O-α-吡喃阿拉伯糖基-(1→6)-β-吡喃半乳糖苷[quercetin-3-O-α-arabinopyranosyl-(1→6)-β-galactopyranoside]，山柰酚-3-O-α-吡喃阿拉伯糖基-(1→6)-β-吡喃半乳糖苷[kaempferol-3-O-α-arabinopyranosyl-(1→6)-β-galactopyranoside]，槲皮素-3-O-[2'''-O-乙酰基-α-吡喃阿拉伯糖基]-(1→6)-β-吡喃半乳糖苷{quercetin-3-O-[2'''-O-acetyl-α-arabinopyranosyl]-(1→6)-β-galactopyranoside}，山柰酚-3-O-[2'''-O-乙酰基-α-吡喃阿拉伯糖基]-(1→6)-β-吡喃半乳糖苷{kaempferol-3-O-[2'''-O-acetyl-α-arabinopyranosyl]-(1→6)-β-galactopyranoside}，槲皮素-3-O-β-葡萄糖苷(quercetin-3-O-β-glucoside)，异鼠李素-3-O-α-吡喃阿拉伯糖基-(1→6)-β-吡喃半乳糖苷[isorhamnetin-3-O-α-arabinopyranosyl-(1→6)-β-galactopyranoside]，异鼠李素-3-O-[2'''-O-乙酰基-α-吡喃阿拉伯糖苷]-(1→6)-β-吡喃半乳糖苷{isorhamnetin-3-O-[2'''-O-acetyl-α-arabinopyranosyl]-(1→6)-β-galactopyranoside}[5]。

地下部分含甾体类：延龄草烯苷元▲(trillenogenin)，延龄草烯苷▲(trillenoside) A、B、C，去氧延龄草烯苷▲(deoxytrillenoside) A、B，安吉茄苷▲(anguivioside)，3-O-α-L-吡喃鼠李糖基-(1→2)-O-β-D-吡喃葡萄糖基-呋甾-5-烯-3β,17α,22,26-四醇-26-O-β-D-吡喃葡萄糖苷{3-O-α-L-rhamnopyranosyl-(1→2)-O-β-D-glucopyranosyl-furost-5-en-3β,17α,22,26-tetraol-26-O-β-D-glucopyranoside}，3-O-α-L-吡喃鼠李糖基-(1→2)-[O-α-L-吡喃鼠李糖基-(1→4)]-O-β-D-吡喃葡萄糖基-呋甾-5-烯-3β,17α,22,26-四醇-26-O-β-D-吡喃葡萄糖苷{3-O-α-L-rhamnopyranosyl-(1→2)-[O-α-L-rhamnopyranosyl-(1→4)]-O-β-D-glcopyranosyl-furost-5-en-3β,17α,22,26-tetraol-26-O-β-D-glucopyranoside}，3-O-α-L-吡喃鼠李糖基-(1→4)-O-α-L-吡喃鼠李糖基-(1→4)-[O-α-L-吡喃鼠李糖基-(1→2)]-O-β-D-吡喃葡萄糖基-呋甾-5-烯-3β,17α,22,26-四醇-26-O-β-D-吡喃葡萄糖苷{3-O-α-L-rhamnopyranosyl-(1→4)-O-α-L-rhamnopyranosyl-(1→4)-[O-α-L-rhamnopyranosyl-(1→2)]-O-β-D-glucopyranosyl-furost-5-en-3β,17α,22,26-tetraol-26-O-β-D-glucopyranoside}，3-O-α-L-吡喃鼠李糖基-(1→2)-O-β-D-吡喃葡萄糖基-延龄草皂苷元-26-O-β-D-吡喃葡萄糖苷{3-O-α-L-rhamnopyranosyl-(1→2)-O-β-D-glucopyranosyl-kryptogenin-26-O-β-D-glucopyranoside}[6]，白花延龄草甾苷▲(trikamsteroside) A、B[7]、C、D、E[8]，(25S)-27-羟基偏诺皂苷元-3-O-α-L-吡喃鼠李糖基-(1→2)-O-β-D-吡喃葡萄糖苷[(25S)-27-

hydroxypennogenin-3-O-α-L-rhamnopyranosyl-(1→2)-O-β-D-glucopyranoside]，(25R)-27-羟基偏诺皂苷元-3-O-α-L-吡喃鼠李糖基-(1→2)-O-β-D-吡喃葡萄糖苷[(25R)-27-hydroxypennogenin-3-O-α-L-rhamnopyranosyl-(1→2)-O-β-D-glucopyranoside]，偏诺皂苷元-3-O-α-L-吡喃鼠李糖基-(1→2)-O-β-D-吡喃葡萄糖苷[pennogenin-3-O-α-L-rhamnopyranosyl-(1→2)-O-β-D-glucopyranoside]，偏诺皂苷元-3-O-β-D-吡喃葡萄糖基-(1→6)-[O-α-L-吡喃鼠李糖基-(1→2)]-O-β-D-吡喃葡萄糖苷{pennogenin-3-O-β-D-glucopyranosyl-(1→6)-[O-α-L-rhamnopyranosyl-(1→2)]-O-β-D-glucopyranoside}，偏诺皂苷元-3-O-β-D-吡喃葡萄糖苷{pennogenin-3-O-β-D-glucopyranoside}，偏诺皂苷元-3-O-α-L-吡喃鼠李糖基-(1→2)-[O-α-L-吡喃鼠李糖基-(1→4)]-O-β-D-吡喃葡萄糖苷{pennogenin-3-O-α-L-rhamnopyranosyl-(1→2)-[O-α-L-rhamnopyranosyl-(1→4)]-O-β-D-glucopyranoside}，偏诺皂苷元-3-O-α-L-吡喃鼠李糖基-(1→4)-O-α-L-吡喃鼠李糖基-(1→4)-[O-α-L-吡喃鼠李糖基-(1→2)]-O-β-D-吡喃葡萄糖苷{pennogenin-3-O-α-L-rhamnopyranosyl-(1→4)-O-α-L-rhamnopyranosyl-(1→4)-[O-α-L-rhamnopyranosyl-(1→2)]-O-β-D-glucopyranoside}，26-O-β-D-吡喃葡萄糖基-(22Ψ,25R)-呋甾-5-烯-3β,17α,22,26-四醇-3-O-α-L-吡喃鼠李糖基-(1→2)-O-β-D-吡喃葡萄糖苷{26-O-β-D-glucopyranosyl-(22Ψ,25R)-furost-5-en-3β,17α,22,26-tetraol-3-O-α-L-rhamnopyranosyl-(1→2)-O-β-D-glucopyranoside}，26-O-β-D-吡喃葡萄糖基-(22Ψ,25R)-呋甾-5-烯-3β,17α,22,26-四醇-3-O-α-L-吡喃鼠李糖基-(1→2)-[O-α-L-吡喃鼠李糖基-(1→4)]-O-β-D-吡喃葡萄糖苷{26-O-β-D-glucopyranosyl-(22Ψ,25R)-furost-5-en-3β,17α,22,26-tetraol-3-O-α-L-rhamnopyranosyl-(1→2)-[O-α-L-rhamnopyranosyl-(1→4)]-O-β-D-glucopyranoside}，26-O-β-D-吡喃葡萄糖基-17(20)-去氢延龄草皂苷元-3-O-α-L-吡喃鼠李糖基-(1→2)-O-β-D-吡喃葡萄糖苷{26-O-β-D-glucopyranosyl-17(20)-dehydrokryptogenin-3-O-α-L-rhamnopyranosyl-(1→2)-O-β-D-glucopyranoside}，26-O-β-D-吡喃葡萄糖基-17(20)-去氢延龄草皂苷元-3-O-α-L-吡喃鼠李糖基-(1→2)-[O-α-L-吡喃鼠李糖基-(1→4)]-O-β-D-吡喃葡萄糖苷{26-O-β-D-glucopyranosyl-17(20)-dehydrokryptogenin-3-O-α-L-rhamnopyranosyl-(1→2)-[O-α-L-rhamnopyranosyl-(1→4)]-O-β-D-glucopyranoside}，蜕皮甾酮(ecdysterone; β-ecdysone; 20-hydroxyecdysone)，水龙骨素B (polypodine B)[7]；倍半萜糖苷类：白花延龄草倍半萜A (trikamsesquiside A)，7,11-二甲基-3-亚甲基-1,6-十二碳二烯-10,11-二醇-10-O-β-D-吡喃葡萄糖基-(1→4)-O-β-D-吡喃葡萄糖苷[7,11-dimethyl-3-methylene-1,6-dodecadien-10,11-diol-10-O-β-D-glucopyranosyl-(1→4)-O-β-D-glucopyranoside][7]；黄酮类：黄芪苷(astragalin)[7]；苯丙素类：阿魏酸甲酯(methyl ferulorate)，3-O-阿魏酰蔗糖(3-O-feruloylsucrose)，岷江百合苷A (regaloside A)，胡麻花皂苷▲A (helonioside A)[7]。

化学成分参考文献

[1] Nohara T, et al. *Chem Pharm Bull*, 1974, 22(8): 1772-1780.

[2] Nohara T, et al. *Chem Pharm Bull*, 1975, 23(4): 872-885.

[3] Nohara T, et al. *Chem Pharm Bull*, 1980, 28(5): 1437-1448.

[4] Nakano K, et al. *Yakugaku Zasshi*, 1982, 102(11): 1031-1035.

[5] Yoshitama K, et al. *J Plant Res*, 1997, 110(1100): 443-448.

[6] Ono M, et al. *Chem Pharm Bull*, 2003, 51(11): 1328-1331.

[7] Ono M, et al. *Chem Pharm Bull*, 2007, 55(4): 551-556.

[8] Ono M, et al. *Chem Pharm Bull*, 2007, 55(7): 1093-1096.

2. 延龄草（中国药用植物志） 白花延龄草（陕西草药），狮儿七、芋儿七（陕西），佛毛七、头上一颗珠（四川），头顶一颗珠（湖北），黄花三七、华延龄草（浙江），人河（纳西语）

Trillium tschonoskii Maxim. in Bull. Acad. Imp. Sci. S.-Pétersb. 29: 218. 1884.（英 Tschonosk Trillium）

茎丛生，高15–50 cm。叶菱状圆形或菱形，长6–15 cm，宽5–15 cm，无柄。花梗长1–4 cm；外轮花被片卵状披针形，绿色，长1.5–2 cm，宽5–9 mm；内轮花被片白色，少有淡紫色，卵状披针形，长1.5–2.2 cm，宽4–6 (–10) mm；花药长3–4 mm，短于花丝或与花丝近等长，顶端有稍突出的药隔；子房圆锥状卵形，长7–9 mm，宽5–7 mm，花柱长4–5 mm。浆果圆球形，直径1.5–1.8 cm，黑紫色。花期4–6月，果期7–8月。

分布与生境 产于湖北、安徽、浙江、福建、台湾、陕西、甘肃、四川、云南、西藏。生于海拔

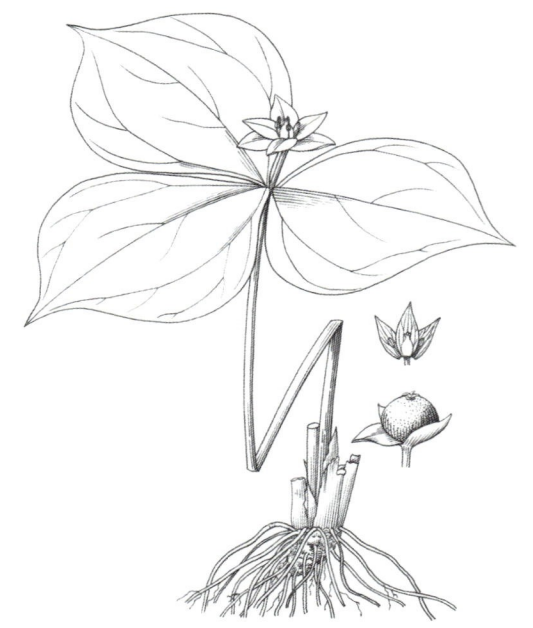

延龄草 **Trillium tschonoskii** Maxim.
引自《中国植物志》

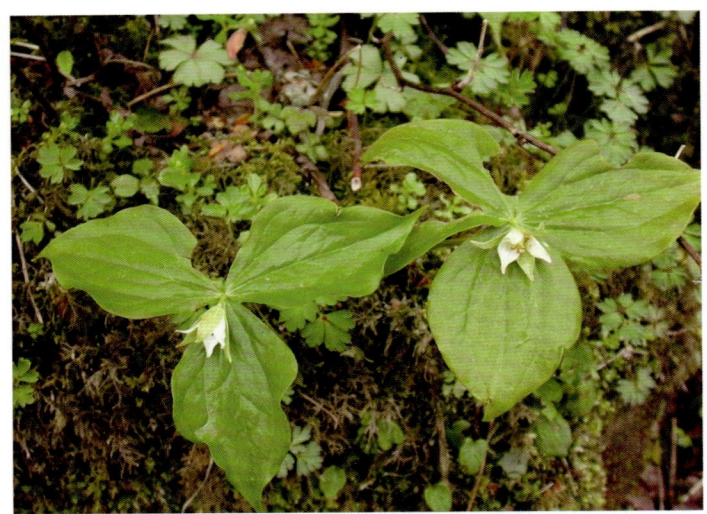

延龄草 **Trillium tschonoskii** Maxim.
摄影：陈彬

1600-3200 m 的林下、山谷阴湿处、山坡或路旁岩石下。也分布于不丹、朝鲜、缅甸、日本、印度。

药用部位　根状茎。

功效应用　祛风，舒肝活血，止血，解毒。用于高血压，头晕头痛，跌打骨折，腰腿酸痛，神经衰弱，月经不调，崩漏疔疮，外伤出血等症。

化学成分　根状茎含甾体类：薯蓣皂苷(dioscin)，甲基原薯蓣皂苷(methyl protodioscin)[1]。

新鲜根状茎含甾体类：1-O-{β-D-呋喃芹菜糖基-(1→3)-α-L-吡喃鼠李糖基-(1→2)-[β-D-吡喃木糖基-(l→3)]-α-L-吡喃阿拉伯糖基}表延龄草烯苷元▲-24-O-α-L-吡喃鼠李糖苷{1-O-{β-D-apiofuranosyl-(1→3)-α-L-rhamnopyranosyl-(1→2)-[β-D-xylopyranosyl-(l→3)]-α-L-arabinopyranosyl}epitrillenogenin-24-O-α-L-rhamnopyranoside}[2]。

叶含黄酮类：山奈酚-3-O-阿拉伯半乳糖苷(kaempferol-3-O-arabinosylgalactoside)，乙酰化槲皮素-3-O-阿拉伯半乳糖苷(acetylated quercetin 3-O-arabinosylgalactoside)，槲皮素-3-O-阿拉伯半乳糖苷(quercetin 3-O-arabinosylgalactoside)[3]。

地上部分含甾体类：1-O-[2,3,4-三-O-乙酰基-α-L-吡喃鼠李糖基-(1→2)-4-O-乙酰基-α-L-吡喃阿拉伯糖基]-21-O-乙酰基-表延龄草烯苷元▲{1-O-[2,3,4-tri-O-acetyl-α-L-rhamnopyranosyl-(1→2)-4-O-acetyl-α-L-arabinopyranosyl]-21-O-acetyl-epitrillenogenin}[4]；黄酮类：山奈酚-3-O-[2'''-O-乙酰基-α-L-吡喃阿拉伯糖基-(1→6)-β-D-吡喃半乳糖苷]{kaempferol-3-O-[2'''-O-acetyl-α-L-arabinopyranosyl-(1→6)-β-D-galactopyranoside]}[5]；倍半萜类：7,11-二甲基-3-亚甲基-1,6-十二碳二烯-10,11-二醇-10-O-β-D-吡喃葡萄糖基-(1→4)-O-β-D-吡喃葡萄糖苷[7,11-dimethyl-3-methylene-1,6-dodecadien-10,11-diol-10-O-β-D-glucopyranosyl-(1→4)-O-β-D-glucopyranoside][5]。

地下部分含甾体类：1-O-[2",3",4"-三-O-乙酰基-α-L-吡喃鼠李糖基-(1→2)-α-L-吡喃阿拉伯糖基]表延龄草烯苷元▲-24-O-乙酸酯{1-O-[2",3",4"-tri-O-acetyl-α-L-rhamnopyranosyl-(1→2)-α-L-arabinopyranosyl]epitrillenogenin-24-O-acetate}，1-O-[2",3",4"-三-O-乙酰基-α-L-吡喃鼠李糖基-(1→2)-α-L-吡喃阿拉伯糖基]表延龄草烯苷元▲{1-O-[2",3",4"-tri-O-acetyl-α-L-rhamno-pyranosyl-(1→2)-α-L-arabinopyranosyl]epitrillenogenin}，1-O-[2",4"-di-O-乙酰基-α-L-吡喃鼠李糖基-(1→2)-α-L-吡喃阿拉伯糖基]表延龄草烯苷元▲-24-O-乙酸酯{1-O-[2",4"-di-O-acetyl-α-L-rhamnopyranosyl-(1→2)-α-L-arabinopyranosyl]epitrillenogenin-24-*O*-acetate}[6]，延龄草烯苷▲A (trillenoside A)，7*β*-羟基延龄草烯苷元-1-*O*-*β*-D-呋喃芹菜糖基-(1→3)-*α*-L-吡喃鼠李糖基-(1→2)-[*β*-D-吡喃木糖基-(1→3)]-*α*-L-吡喃阿拉伯糖苷{7*β*-hydroxytrillenogenin-1-*O*-*β*-D-apiofuranosyl-(1→3)-*α*-L-rhamnopyranosyl-(1→2)-[*β*-D-xylopyranosyl-(1→3)]-*α*-L-arabinopyranoside}[7]。

药理作用 抗衰老作用：延龄草注射液可以上调氟哌啶醇致痴呆大鼠抗氧化酶表达作用，维持学习记忆功能，并显著提高实验大鼠血、肝、海马、脑皮质 SOD、GSH-Px 的表达，提示延龄草具有促进学习记忆和提高抗氧化酶表达作用[1]。

其他作用：从延龄草分离出的延龄草烯苷▲A 和 7*β*- 羟基延龄草烯苷元 -1-*O*-*β*-D- 呋喃芹菜糖基 -(1→3)-*α*-L- 吡喃鼠李糖基 -(1→2)-[*β*-D- 吡喃木糖基 -(1→3)]-*α*-L- 吡喃阿拉伯糖苷能抑制脂多糖刺激所产生的环氧化酶（COX-2）[2]。

注评 本种为湖北中药材质量标准（2009）收载"头顶一棵珠"的基源植物，药用其干燥根及根状茎。本种属渐危种和国家三级重点保护植物。彝族药用根及根状茎治疗疮癣痈肿、毒蛇咬伤、腮腺炎、疟疾、风湿、胃病等。

化学成分参考文献

[1] Nohara T, et al. *Chem Pharm Bull*, 1975, 23(5): 1158-1160.

[2] Nakano K, et al. *J Chem Soc, Chem Commun*, 1982(14): 789-790.

[3] Yoshitama K, et al. *Bot Mag, Tokyo*, 1992, 105(1080): 555-563.

[4] Ono M, et al. *Phytochemistry*, 1986, 25(2): 544-545.

[5] Nakano K, et al. *Phytochemistry*, 1983, 22(5): 1249-1251.

[6] Nakano K, et al. *Phytochemistry*, 1983, 22(4): 1047-1048.

[7] Wang J, et al. *Chem Pharm Bull*, 2007, 55(4): 679-681.

药理作用及毒性参考文献

[1] 黄丽亚．浙江中医杂志．2006, 41(7): 430-431.

[2] Wang J, et al. *Chem Pharm Bull (Tokyo)*, 2007, 55(4): 679-681.

3. 西藏延龄草（中国植物志） 延龄草（西藏常用中草药）

Trillium govanianum Wall. ex Royle，Ill. Bot. Himal. Mts. 348, t. 93, f. 1. 1830.（英 **Tibet Trillium**）

根状茎稍长，圆柱形，直径 0.8–1 cm。茎单生，高 12–20 cm。叶卵形或卵状心形，长 4–6 cm，宽 2.2–4 cm，具短柄。花梗长 2–3 mm；花较小，直径 2–2.5 cm，花被片线形或线状披针形，外轮绿色，长 1–1.2 cm，宽 1.5–2 mm，内轮紫红色，长 1.1–1.5 cm，宽约 1 mm；雄蕊短于花被片，花丝长约 2 mm，花药长约 1.5 mm；子房卵圆形，紫红色，长 5–6 mm，宽 4–5 mm。果期 5–6 月。

分布与生境 产于西藏。生于海拔 3200 m 的林下。也分布于不丹、尼泊尔、印度。

药用部位 根及根状茎。

功效应用 镇静止痛，止血，解毒，收敛，祛痰，子宫兴奋。用于眩晕头痛，高血压，神经衰弱，跌打损伤，内出血，腰腿疼痛，月经不调，崩漏等症。外用于疔疮。

化学成分 根含甾体类：薯蓣皂苷(dioscin)，延龄草林▲(trillarin)[1]。

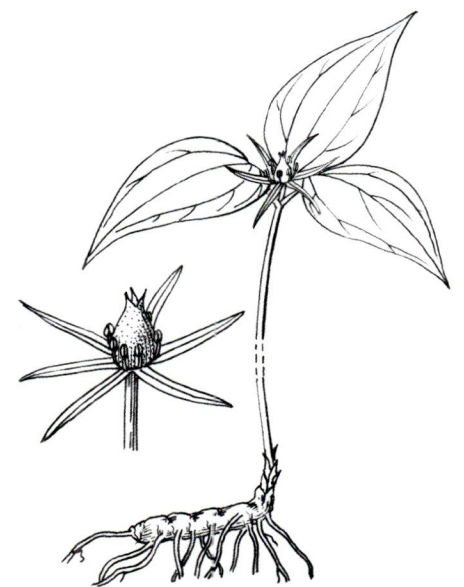

西藏延龄草 Trillium govanianum Wall. ex Royle
王金凤 绘

化学成分参考文献

[1] Paul V, et al. *Indian J Chem*, 1963, 2:101-102.

41. 天门冬属 Asparagus L.

多年生草本或半灌木，直立或攀援。根肉质或呈纺锤状。小枝近叶状（叶状枝），扁平、锐三棱形或近圆柱形，常多枚成簇，在茎、分枝和叶状枝上有时有透明的乳突状细齿（软骨质齿）。叶退化成鳞片状，基部多少延伸成距或刺。花小，每 1-4 朵腋生或多朵排成总状花序或伞形花序，两性或单性，有时杂性，雄花具退化雌蕊，雌花具 6 枚退化雄蕊；花梗一般有关节；花被钟形、宽圆筒形或近球形；花被片离生，少有基部合生；雄蕊着生于花被片基部，花丝全部离生或部分贴生于花被片，花药长圆形、卵形或圆形，基部 2 裂，背着或近背着；花柱明显，柱头 3，子房 3 室，每室 2 至多个胚珠。浆果球形，基部有宿存的花被片，有 1 至几颗种子。

在 160-300 种之间，广泛分布于非洲、亚洲和欧洲的温带和热带地区。我国有 31 种，包括一些外来的栽培种，广布于全国各地，18 种可药用。

分种检索表

1. 花两性；叶状枝刚毛状，每 10-13 枚成簇 ··· 1. 文竹 A. setaceus
1. 花单性，雌雄异株。
  2. 叶状枝扁平，明显具中脉，有时由于中脉龙骨状而使叶状枝多少呈三棱形。
    3. 花梗长 10-20 cm ·· 2. 羊齿天门冬 A. filicinus
    3. 花梗长 1-6 mm。
      4. 植株攀援或披散；茎上具硬刺。
        5. 叶状枝每 3 枚成簇；分枝上的刺较短或不明显；花丝不贴生于花被片 ··· 5. 天门冬 A. cochinchinensis
        5. 叶状枝每 6-14 枚成簇；分枝上的刺长于花梗；花丝中部以下贴生于花被片 ··· 6. 多刺天门冬 A. myriacanthus
      4. 植株直立，有时上部攀援状；茎上无硬刺。
        6. 植株上部多少攀援；分枝具棱并疏生软骨质齿；叶状枝每 3-7 枚成簇 ··· 7. 滇南天门冬 A. subscandens
        6. 植株直立，分枝有时具极狭的翅，无软骨质齿；叶状枝每 3-4 枚成簇。
          7. 叶状枝扁平，宽 1-3 mm；雄蕊 6 枚不等长，花丝中部以下贴生于花被片；根下部呈纺锤状膨大 ······················· 3. 短梗天门冬 A. lycopodineus
          7. 叶状枝基部近锐三棱形，宽 0.7-1 mm；雄蕊 6 枚等长，花丝不贴生于花被片；根细长，不膨大 ······················· 4. 龙须菜 A. schoberioides
  2. 叶状枝近圆柱形或稍压扁，常有几条槽或棱，但绝不具中脉，也无背腹之分。
    8. 茎上具长于 3 mm 的硬刺。
      9. 小枝和叶状枝多少具软骨质齿。
        10. 攀援植物；根肉质，圆柱状，粗 7-15 cm；花梗长 3-6 mm ······ 12. 攀援天门冬 A. brachyphyllus
        10. 直立或近直立植物；根较细，粗 2-4 mm，或下部呈纺锤状膨大；花梗极短或长 6-15 mm。
          11. 矮小半灌木；花梗极短，长约 1 mm；根下部呈纺锤状膨大 ········ 18. 甘肃天门冬 A. kansuensis
          11. 较高大草本；花梗长 7-15 mm；根细长，不膨大 ············ 14. 曲枝天门冬 A. trichophyllus
      9. 植株不具软骨质齿。
        12. 花被长 6-9 mm；分枝除基部可偶见 1-2 刺外全部无刺；直立或近直立植物 ··· 15. 南玉带 A. oligoclonos
        12. 花被长 2-4 mm；分枝全部有刺；攀援或近直立植物。
          13. 茎上具不明显的条纹，有纵向剥离的白色薄膜；花被近钟形，长 3-4 mm，紫红色；花丝下部 1/4 贴生于花被片；近直立植物 ··· 13. **西藏天门冬 A. tibeticus**
13. 茎上不具条纹，无纵向剥离的白色薄膜；花被球形，长 2–2.5 mm，绿白色；花丝不贴生于花被片；攀援植物 ··· 17. **山文竹 A. aciculatis**
8. 茎与分枝无刺，有时有距状短刺，但不为长于 3 mm 的硬刺。
14. 茎（基部或下部除外）与分枝密生软骨质齿，但向分枝末端齿更少以至消失；花较小，雄花被长约 2 mm；根在下部呈纺锤状膨大 ·························· 8. **密齿天门冬 A. meioclados**
14. 茎与分枝不具软骨质齿或稍具软骨质齿；花较大，雄花花被长 3 mm 以上；根细长，不呈纺锤状膨大。
15. 花梗长达 1 cm 以上；叶状枝通常较纤细而柔弱 ······························· 16. **石刁柏 A. officinalis**
15. 花梗短于 1 cm。
16. 根较粗，直径 4–5 mm；叶状枝平展和下倾，与分枝交成直角和钝角，有时兼有斜立的 ·· 11. **折枝天门冬 A. angulofractus**
16. 根细长，直径 1.5–2 mm。
17. 植株半灌木状，坚挺；茎上部迴折状，中部通常具纵向剥离的白色薄膜；叶状枝稍刚硬；有时多少非刺状，一般平展或下倾；与分枝交成直角或钝角 ······ 10. **戈壁天门冬 A. gobicus**
17. 植株较高而稍柔软；茎不具上述薄膜；叶状枝稍弧曲，决不为刺状，通常斜立或近斜立，少有平展 ·· 9. **兴安天门冬 A. dauricus**

本属药用植物主要含甾体类、木脂素、黄酮、三萜等类型化合物。甾体类，如天门冬素 A (asparagusin A，**1**)、天门冬皂苷▲A (aspacochioside A，**2**) 等；木脂素如戈壁天门冬素 (gobicusin，**3**) 等；黄酮如金丝桃苷 (hyperoside; hyperin，**4**)、大波斯菊苷 (cosmosiin，**5**) 等；三萜如委陵菜酸 (tormentic acid，**6**)。从羊齿天门冬 (A. filicinus) 中分离出的 **1** 及羊齿天冬洛苷▲C (filiasparoside C，**7**) 显示了一定的细胞毒活性，其中 **7** 对 A549 和 MCF-7 细胞株的 IC$_{50}$ 分别达到了 2.3 mg/ml 和 3.0 mg/ml。从天门冬 (A. cochinchinensis) 中分离出的多糖天门冬多糖 (asparagus polysaccharide) A、B、C、D 同样具有抗肿瘤活性；此外还分离出了两个含有炔基的新奇酚类化合物 3″- 甲氧基天门冬烯炔二酚▲ (3″-methoxyasparenydiol，**8**) 和天门冬烯炔二酚▲ (asparenydiol，**9**)。从南玉带 (A. oligoclonos) 中分离两个甾体类成分 3-O-[β-D- 吡喃葡萄糖基 -(1→2)-β-D- 吡喃葡萄糖基]-(25S)- 螺甾 -3β- 醇 {3-O-[β-D-glucopyranosyl-(1→2)-β-D-glucopyranosyl]-(25S)-spirostan-3β-ol，**10**} 及 3-O-{β-D- 吡喃葡萄糖基 -(1→2)-[β-D- 吡喃木糖基 -(1→4)]-

β-D-吡喃葡萄糖基}-(25S)-螺甾-3β-醇 {3-O-{β-D-glucopyranosyl-(1→2)-[β-D-xylopyranosyl-(1→4)]-β-D-glucopyranosyl}-(25S)-spirostan-3β-ol，**11**} 对10余种细菌均显示出一定的抗菌活性。

本属植物中天门冬具有增加脑血流、抗肝纤维化、抗真菌和抗肿瘤作用，羊齿天门冬和南玉带有抗肿瘤作用。主要活性成分为甾体皂苷类。

1. 文竹（中国植物志） 蓬莱竹（福建民间草药），小百部（全国中草药汇编）

Asparagus setaceus (Kunth) Jessop in Bothalia 9: 51. 1966.——*Asparagopsis setacea* Kunth
（英 Setose Asparagus, Asparagus Fern）

攀援植物，高可达几米。根稍肉质，细长。茎的分枝极多，分枝近平滑。叶状枝每10–13枚成簇，刚毛状，稍具三棱，长4–5 mm；鳞片状叶基部稍具刺状距或距不明显。花两性，通常每1–3 (–4) 朵腋生，白色，有短梗；花被片长约7 mm。浆果直径约6–7 mm，熟时紫黑色，有1–3颗种子。花期6月。

分布与生境 原产于非洲南部，我国各地常栽培。

药用部位 块根、全草。

功效应用 块根：润肺止咳。用于肺痨咳嗽，咳嗽痰喘，阿米巴痢疾等症。全草：凉血解毒，利尿通淋。用于郁热咳血，小便淋沥等症。

化学成分 根含氨基酸类：天冬氨酸(Asp)，苏氨酸(Thr)，丝氨酸(Ser)，谷氨酸(Glu)，甘氨酸(Gly)，丙氨酸(Ala)，缬氨酸(Val)，甲硫氨酸(Met)，异亮氨酸(Ile)，亮氨酸(Leu)，酪氨酸(Tyr)，苯丙氨酸(Phe)，赖氨酸(Lys)，组氨酸(His)，精氨酸(Arg)，脯氨酸(Pro)，半胱氨酸(Cys)[1]；矿物质及微量元素：Ca、

百合科 LILIACEAE

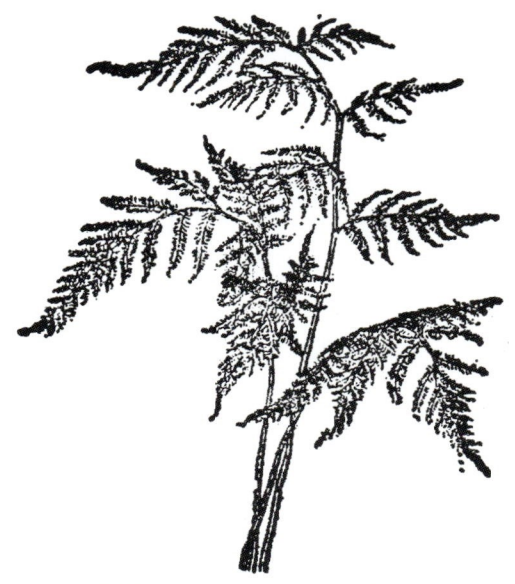

文竹 Asparagus setaceus (Kunth) Jessop
引自《北京植物志》

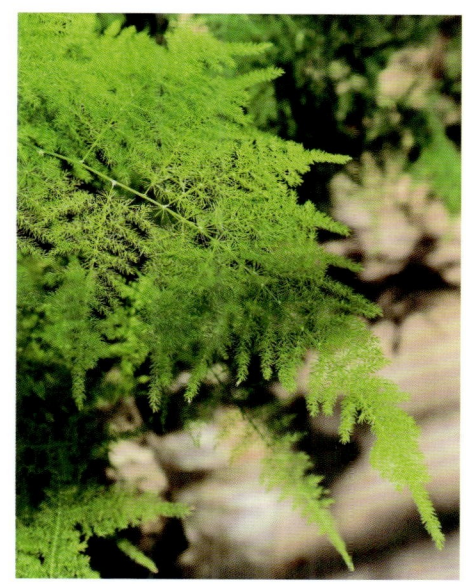

文竹 Asparagus setaceus (Kunth) Jessop
摄影：张英涛

Mn、Fe、Co、Ni、Cu、Zn、Sr、Pb[1]。

化学成分参考文献

[1] 温晶媛, 等. 植物资源与环境, 1992, 1(3): 55-57.

2. 羊齿天门冬（中国植物志） 土百部（中药材手册、甘肃、四川），小天冬、滇百部、月牙一枝蒿、百部（滇南本草），千锤打（四川中药志），小百部（云南）

Asparagus filicinus Buch.-Ham. ex D. Don, Prodr. Fl. Nepal. 49. 1825.（英 **Fernlike Asparagus**）

直立草本，高 50-70 cm。根成簇，从基部开始或距基部几厘米处成纺锤状膨大，膨大部分长短不一，长 2-4 cm，宽 5-10 mm。茎近平滑，分枝通常有棱，有时稍具软骨齿。叶状枝每 5-8 枚成簇，扁平，镰刀状，长 3-15 mm，宽 0.8-2 mm，有中脉，有时由于中脉龙骨状而使叶状枝多少呈三棱形；鳞片状叶基部无刺。花每 1-2 朵腋生，淡绿色，有时稍带紫色；花梗纤细，长 12-20 mm，关节位于近中部；雄花花被长约 2.5 mm，花丝不贴生于花被片，花药卵形，长约 0.8 mm；雌花和雄花近等大或稍小。浆果直径 5-6 mm，有 2-3 颗种子。花期 5-7 月，果期 8-9 月。

分布与生境 产于山西、陕西、甘肃、河南、湖北、湖南、浙江、四川、贵州、云南。生于海拔 1200-3000 m 的林下、灌丛或山谷阴湿处。也分布于不丹、缅甸、泰国、印度。

药用部位 块根。

功效应用 清热润肺，养阴润燥，止咳，杀虫，止痛消肿。用于肺痨久咳，骨蒸潮热，顿咳，小儿疳积，牙痛，跌打损伤等症。外用于疥癣。

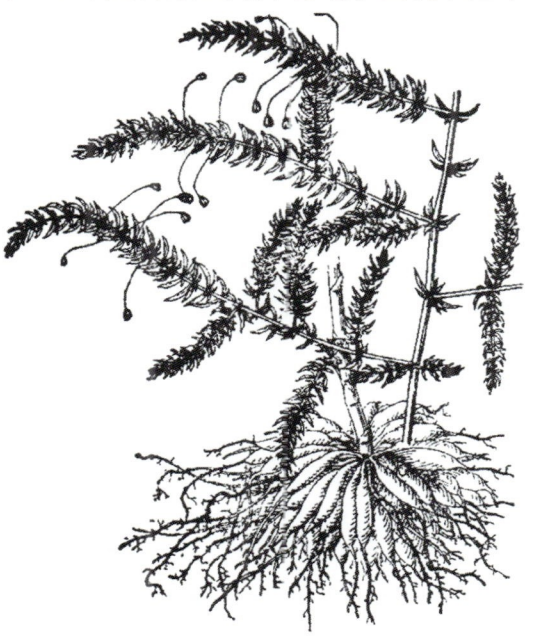

羊齿天门冬 Asparagus filicinus Buch.-Ham. ex D. Don
引自《中国高等植物图鉴》

化学成分 块根含甾体类：羊齿天冬苷(aspafilioside) A、B、C[1]、D[2]、E、F[3]，羊齿苷▲(filicinoside) A、B[4]，天门冬素A (asparagusin A)[5]，石刁柏苦素-Ⅱ(officinalisnin-Ⅱ)，羊齿天冬洛苷▲(filiasparoside) A、B、C、D[7]，蜕皮甾酮(ecdysterone; β-ecdysone; 20-hydroxyecdysone)，25-羟基海南陆均松甾酮(25-hydroxydacryhainansterone)，旌节花甾酮B (stachysterone B)，5-去氧番薯甾酮▲(5-deoxykaladasterone)，月光花甾酮▲-β-谷甾醇(calonysterone-β-sitosterol)，胡萝卜苷[8]；木脂素类：(+)-4'-O-甲基尼亚酚[(+)-4'-O-methylnyasol]，(+)-尼亚酚[(+)-nyasol][6]，丁香树脂酚-4'-O-β-D-吡喃葡萄糖苷(syringaresinol-4'-O-β-D-glucopyranoside)[8]；三萜类：委陵菜酸(tormentic acid)[6]；其他类：1-O-阿魏酰甘油(1-O-feruloyl glycerol)[8]。

药理作用 抗肿瘤作用：从羊齿天门冬根部分离的7个甾体皂苷可不同程度地抑制肺腺癌A549和乳腺癌MCF-7肿瘤细胞的生长[1]。

注评 本种傣族、彝族和藏族药用；彝族、傣族用其块根治支气管炎、咳嗽、肺炎，彝族还治疗无名肿痛、腹痛、跌打损伤；藏族以其块根用于滋补。

化学成分参考文献

[1] 丁怡, 等. 药学学报, 1990, 25(7): 509-514.

[2] Li YF, et al. *Chin Chem Lett*, 2003, 14(4): 379-382.

[3] Zhou LB, et al. *Steroids*, 2008, 73(1): 83-87.

[4] Sharma SC, et al. *Phytochemistry*, 1994, 36(2): 469-471.

[5] Cong XD, et al. *Chin Chem Lett*, 2000, 11(9): 793-794.

[6] Li YF, et al. *J Asian Nat Prod Res*, 2005, 7(1): 43-47.

[7] Zhou LB, et al. *J Nat Prod*, 2007, 70(8): 1263-1267.

[8] 吴佳俊, 等. 中国药科大学学报, 2006, 37(6): 487-490.

药理作用及毒性参考文献

[1] 周丽波. 小百部的抗肿瘤活性成分及其体内外分析 [学位论文]. 上海：复旦大学药学院, 2007.

3. 短梗天门冬（中药志） 山百部（湖南、云南），乌小天门冬、土百部（四川），石松状天门冬（云南），山漏芦、铁扫把（全国中草药汇编）

Asparagus lycopodineus (Baker) F. T. Wang et T. Tang, in Bull. Fan Mem. Inst. Biol. 7: 291. 1937. ——*A. filicinus* Buch.-Ham. var. *lycopodineus* Baker（英 **Shortpedicel Asparagus**）

直立草本，高45-100 cm。根通常在距基部1-4 cm处成纺锤状膨大，膨大部分长1.5-3.5 cm，粗5-8 mm，较少不膨大。茎平滑或稍有条纹，上部有时具翅，分枝全部有翅。叶状枝通常每3枚成簇，扁平，镰刀状，长(2-) 5-12 mm，宽1-3 mm，有中脉；鳞片状叶基部近无距。花每1-4朵腋生，白色，花梗很短，长1-1.5 mm；雄花花被长3-4 mm，雄蕊6枚不等长，花丝下部贴生于花被片；雌花较小，花被长约2 mm。浆果直径5-6 mm，通常有2颗种子。花期5-6月，果期8-9月。

分布与生境 产于陕西、甘肃、湖北、湖南、广西、贵州、四川、云南。生于海拔450-2600 m的林下或灌丛中。也分布于不丹、缅甸和印度。

药用部位 块根。

功效应用 润肺，止咳，化痰，平喘。用于咳嗽痰多，气逆等症。

短梗天门冬 Asparagus lycopodineus (Baker) F. T. Wang et T. Tang
刘春荣 绘

注评 本种傈僳族、哈尼族、彝族药用；傈僳族、哈尼族主要用其块根治咳嗽、肺痨，傈僳族还治糖尿病，哈尼族还用于杀虫，彝族用块根治跌打损伤和风湿。

4. 龙须菜（中国植物志） 雉隐天冬（东北植物检索表），玉带天门冬（长白山植物药志）

Asparagus schoberioides Kunth, Enum. Pl. 5: 70. 1850.（英 **Schoberia-like Asparagus**）

直立草本，高可达 1 m。根细长，粗约 2-3 mm。茎上部和分枝具纵棱，分枝有时具极狭的翅。叶状枝通常每 3-4 枚成簇，细线形，镰刀状，基部锐三棱形，上部扁平，长 1-4 cm，宽 0.7-1 mm；鳞片状叶近披针形，基部无刺。花每 2-4 朵腋生，黄绿色，花梗很短，长 0.5-1 mm；雄花花被长 2-2.5 mm，雄蕊 6 枚等长，花丝不贴生于花被片；雌花和雄花近等大。浆果直径约 6 mm，熟时红色，通常有 1-2 颗种子。花期 5-6 月，果期 8-9 月。

分布与生境 产于东北、河北、山西、河南、山东、陕西、甘肃。生于海拔 400-2300 m 的林下或草坡。也分布于朝鲜、蒙古、日本。

药用部位 根及根状茎、全草。

功效应用 根及根状茎：润肺降气，下痰止咳。用于肺实喘满，咳嗽多痰，胃脘疼痛。全草：止血利尿。用于尿血，小便不利，淋漓涩痛。

化学成分 地上部分嫩茎含氨基酸类：天冬氨酸(Asp)，苏氨酸(Thr)，丝氨酸(Ser)，谷氨酸(Glu)，甘氨酸(Gly)，丙氨酸(Ala)，缬氨酸(Val)，甲硫氨酸(Met)，异亮氨酸(Ile)，亮氨酸(Leu)，酪氨酸(Tyr)，苯丙氨酸(Phe)，赖氨酸(Lys)，组氨酸(His)，精氨酸(Arg)，脯氨酸(Pro)[1]；矿物质及微量元素：Ca、Mn、Fe、Co、Ni、Cu、Zn、Sr、Pb[1]。

注评 本种蒙古族药用，地上部分治疗小便不利、淋沥涩痛、尿血、支气管炎、咳血。

化学成分参考文献

[1] 温晶媛，等. 植物资源与环境，1992, 1(3): 55-57.

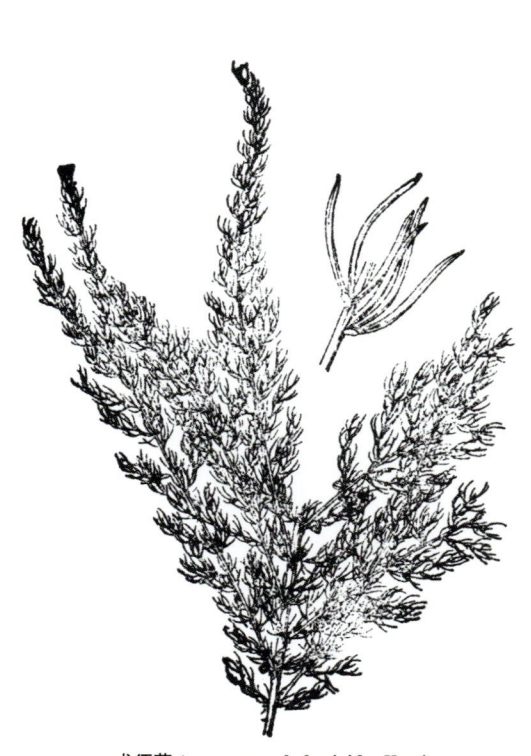

龙须菜 Asparagus schoberioides Kunth
引自《中国高等植物图鉴》

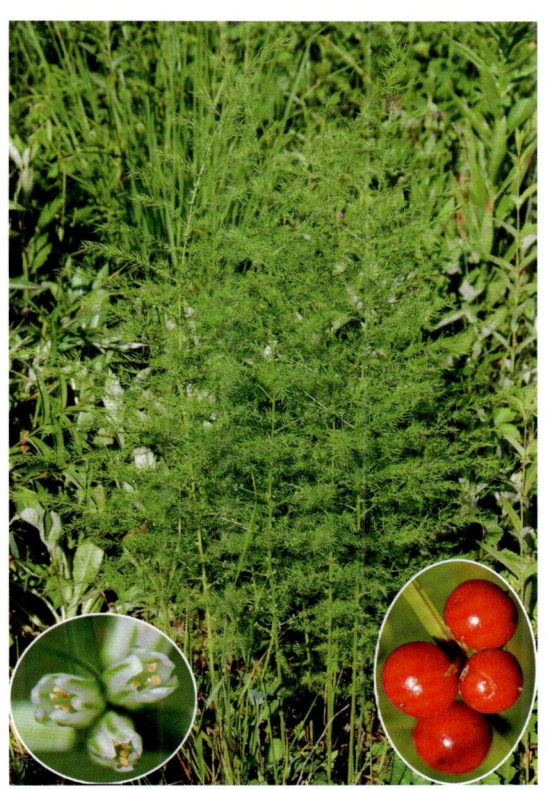

龙须菜 Asparagus schoberioides Kunth
摄影：周繇

5. 天门冬（神农本草经） 天冬（中国药典），小叶青（江西、福建），老虎尾巴（湖北），三百棒（湖南），丝冬（海南），天棘（本草纲目），乳著（福建）

Asparagus cochinchinensis (Lour.) Merr. in Philip. J. Sci. 15: 230. 1919.——*Melanthium cochinchinense* Lour.（英 **Cochinchinse Asparagus**, **Chinese Asparagus**）

攀援植物。根在中部或近末端成纺锤状膨大，膨大部分长 3–5 cm，粗 1–2 cm。茎平滑，常弯曲或扭曲，长可达 1–2 m，分枝具棱或狭翅。叶状枝通常每 3 枚成簇，扁平或由于中脉龙骨状而略呈锐三棱形，稍镰刀状，长 0.5–8 cm，宽 1–2 mm；茎上的鳞片状叶基部延伸为长 2.5–3.5 mm 的硬刺，在分枝上刺较短或不明显。花通常每 2 朵腋生，淡绿色，花梗长 2–6 mm，关节一般位于中部，有时位置有变化；雄花花被长 2.5–3 mm，花丝不贴生于花被片；雌花大小和雄花相似。浆果直径 6–7 mm，熟时红色，有 1 颗种子。花期 5–6 月，果期 8–10 月。

分布与生境 产于河北、山西、华中、华南、华东、台湾、西南。生于海拔 1800 m 以下的山坡、路旁、疏林下、山谷或荒地上。

药用部位 块根。

功效应用 养阴生津，润肺清心。用于肺燥干咳，虚劳咳嗽，津伤口渴，心烦失眠，内热消渴，肠燥便秘，白喉等症。鲜块根：用于早期乳癌和乳腺小叶增生等症。

化学成分 块根含甾体类：天门冬皂苷▲(aspacochioside) A、B[1]、C[2]，3-*O*-[α-L-吡喃鼠李糖基-(1→4)-β-D-吡喃葡萄糖基]-26-*O*-(β-D-吡喃葡萄糖基)-(25*S*)-5β-螺甾-3β-醇{3-*O*-[α-L-rhamnopyranosyl-(1→4)-β-D-glucopyranosyl]-26-*O*-[β-D-glucopyranosyl]-(25*S*)-5β-spirostan-3β-ol}[3]，天门冬柯苷▲(asparacoside)，天门冬柯素▲(asparacosin) A、B[4]，甲基原薯蓣皂苷(methylprotodioscin)，伪原薯蓣皂苷(pseudoprotodioscin)，3-*O*-[α-L-吡喃鼠李糖基-(1→4)-β-D-吡喃葡萄糖基]-26-*O*-(β-D-吡喃葡萄糖基)-(25*R*)-呋甾-5,20-二烯-3β,26-二醇{3-*O*-[α-L-rhamnopyranosyl-(1→4)-β-D-glucpyranosyl]-26-*O*-(β-D-

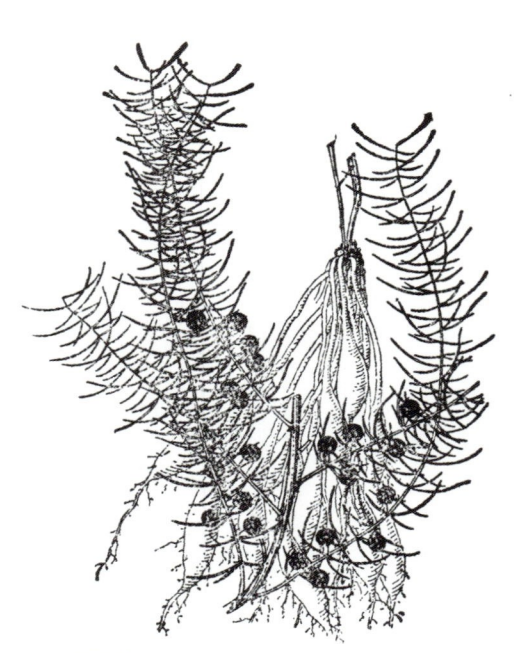

天门冬 Asparagus cochinchinensis (Lour.) Merr.
引自《中国高等植物图鉴》

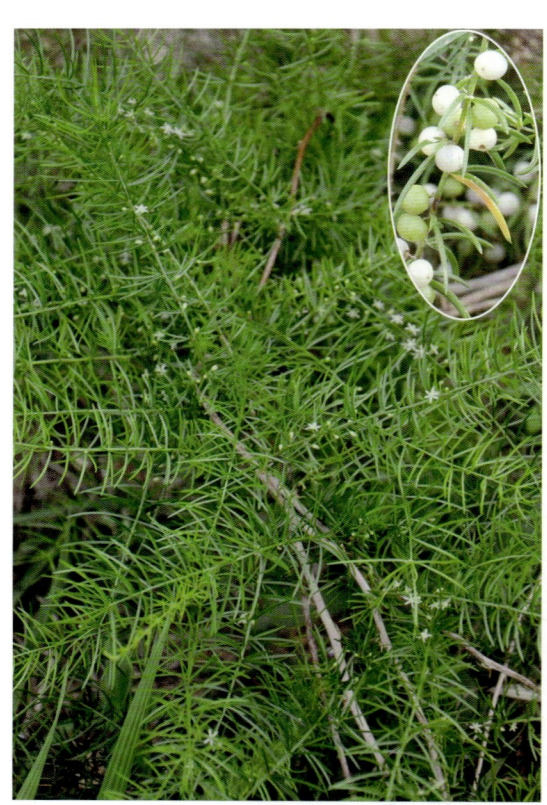

天门冬 Asparagus cochinchinensis (Lour.) Merr.
摄影：王祝年

glucopyranosyl)-(25*R*)-furost-5,20-dien-3β,26-diol}[5]，26-*O*-β-D-吡喃葡萄糖基-22-甲氧基呋甾-3β,26-二醇-3-*O*-β-D-吡喃木糖基-(1→4)-β-D-吡喃葡萄糖苷{26-*O*-β-D-glucopyranosyl-22-methoxyfurostan-3β,26-diol-3-*O*-β-D-xylopyranosyl-(1→4)-β-D-glucopyranoside}，26-*O*-β-D-吡喃葡萄糖基-22-甲氧基呋甾-3β,26-二醇-3-*O*-α-L-吡喃鼠李糖基-(1→6)-β-D-吡喃葡萄糖苷{26-*O*-β-D-glucopyranosyl-22-methoxyfurostan-3β,26-diol-3-*O*-α-L-rhamnopyranosyl-(1→6)-β-D-glucopyranoside}，26-*O*-β-D-吡喃葡萄糖基-22-甲氧基呋甾-3β,26-二醇-3-*O*-β-D-吡喃木糖基-(1→4)-[α-L-吡喃鼠李糖基-(1→6)]-β-D-吡喃葡萄糖苷{26-*O*-β-D-glucopyranosyl-22-methoxyfurostan-3β,26-diol-3-*O*-β-D-xylopyranosyl-(1→4)-[α-L-rhamnopyranosyl-(1→6)]-β-D-glucopyranoside}，26-*O*-β-D-吡喃葡萄糖基-22-甲氧基呋甾-3β,26-二醇-3-*O*-[β-D-吡喃葡萄糖基-(1→2)][β-D-吡喃木糖基-(1→4)][α-L-吡喃鼠李糖基-(1→6)]-β-D-吡喃葡萄糖苷{26-*O*-β-D-glucopyranosyl-22-methoxyfurostan-3β,26-diol-3-*O*-[β-D-glucopyranosyl-(1→2)][β-D-xylopyranosyl-(1→4)][α-L-rhamnopyranosyl-(1→6)]-β-D-glucopyranoside}[6]，延龄草苷(trillin)，菝葜皂苷元(smilagenin)，26-*O*-β-D-吡喃葡萄糖基-呋甾-3β,22,26-三醇-3-*O*-β-D-吡喃葡萄糖基-(1→2)-*O*-β-D-吡喃葡萄糖苷[26-*O*-β-D-glucopyranosyl-furost-3β,22,26-triol-3-*O*-β-D-glucopyranosyl-(1→2)-*O*-β-D-glucopyranoside]，26-*O*-β-D-吡喃葡萄糖基-呋甾-5,20-烯-3β,2α,26-三醇-3-*O*-[α-L-吡喃鼠李糖基-(1→2)]-[α-L-吡喃鼠李糖基-(1→4)]-β-D-吡喃葡萄糖苷{26-*O*-β-D-glucopyranosyl-furost-5,20-en-3β,2α,26-triol-3-*O*-[α-L-rhamnopyranosyl-(1→2)]-[α-L-rhamnopyranosyl-(1→4)]-β-D-glucopyranoside}，26-*O*-β-D-吡喃葡萄糖基-呋甾-3β,26-二醇-22-甲氧基-3-*O*-α-L-吡喃鼠李糖基-(1→4)-*O*-β-D-吡喃葡萄糖苷{26-*O*-β-D-glucopyranosyl-furost-3β,26-diol-22-methoxy-3-*O*-α-L-rhamnopyranosyl-(1→4)-*O*-β-D-glucopyranoside}[7]，天门冬诺苷▲(aspacochinoside) N、O、P[8]；木脂素：(+)-尼亚酚[(+)-nyasol][9]，3'-羟基-4'-甲氧基-4'-去羟基尼亚酚(3'-hydroxy-4'-methoxy-4'-dehydroxynyasol)，3''-甲氧基尼亚酚(3''-methoxynyasol)，1,3-双-二-对羟苯基-4-戊烯-1-酮(1,3-bis-di-*p*-hydroxyphenyl-4-penten-1-one)，3''-甲氧基天门冬烯炔二酚▲(3''-methoxyasparenydiol)，天门冬烯炔二酚▲(asparenydiol)[4]；其他类：天门冬多糖(asparagus polysaccharide) A、B、C、D[10]，新蔗果三糖(neokestose)[11]，反式-松柏醇(*trans*-coniferyl alcohol)[4,12]。

药理作用 增加脑血流作用：天门冬总呋甾皂苷注射液静脉滴注可增加麻醉犬脑血流量，降低其脑血管阻力[1]。

　　调节免疫作用：从天门冬中提取的天门冬多糖体外具有促进小鼠和猪脾淋巴细胞增殖的作用[2-3]。

　　降血糖作用：天门冬提取物能够降低四氧嘧啶所致大鼠血糖的升高，并且能够促进胰岛细胞恢复，升高外周血胰岛素水平[4-5]。

　　抗炎作用：天门冬提取物能够抑制12-*O*-十四烷酰佛波醇-13-乙酸酯(TPA)所致的小鼠耳肿胀，抑制乙酸所致小鼠皮下血管扩张[6]。从天门冬中分离的天门冬诺苷▲O、P等3个成分对LPS诱导的小鼠BV-2小胶质细胞NO生成具有显著抑制活性[7]。

　　抗乙醇损伤作用：天门冬提取物体外能够抑制乙醇所诱导的HepG2肝细胞及其脑星形胶质细胞的肿瘤坏死因子(TNF-α)的分泌及其细胞凋亡[8]。

　　抗肝纤维化作用：天门冬总呋甾皂苷可抑制肝星状细胞HSC-T6和成纤维细胞NIH-3T3的增殖，机制可能是阻滞细胞分裂和DNA合成，并抑制其分泌TGFβ$_1$[1]。

　　抗真菌作用：天门冬中的螺甾皂苷具有较强的抑制白念珠菌生长活性[1]。

　　抗肿瘤作用：天门冬提取物对小鼠体内HepG2细胞生长具有抑制作用，诱导瘤组织的坏死，碳粒廓清指数显著提高，免疫器官的重量有所增加，小鼠血清溶血素值增高，提示天门冬提取物对HepG2细胞增殖抑制作用的机制可能与保护免疫器官、增强免疫系统功能有关[9]。天门冬总多糖对小鼠肉瘤S180的抑制效果显著[10]。体外实验表明天门冬对急性淋巴细胞白血病、慢性粒细胞白血病及急性单核细胞白血病患者白细胞脱氢酶有一定的抑制作用[11]。

　　抗衰老作用：天门冬醇提取物可以对抗D-半乳糖所致小鼠衰老，能够明显降低衰老小鼠脑，肝，睾丸和红细胞的过氧化物含量，增强过氧化物酶及其ATP酶活性[12-15]。

注评　本种为1963年后历版中国药典所收载"天冬"的基源植物，药用其干燥块根；中国药典（1963年版）以"天门冬"为药材名和原植物名，1977年版始以"天冬"之名收载。藏族、侗族也药用，藏族以块根用于滋补；侗族用其根及全草治菌痢。本种为国家Ⅲ级重点保护野生药材物种。此外，西藏等地还习用同属植物多刺天门冬 A. myriacanthus F. T. Wang et S. C. Chen 的块根。

化学成分参考文献

[1] Yang YC, et al. *Chin Chem Lett*, 2002, 13(12): 1185-1188.
[2] Yang YC, et al. *Chin Chem Lett*, 2003, 14(7): 717-719.
[3] Shi JG, et al. *J Asian Nat Prod Res*, 2004, 6(2): 99-105.
[4] Zhang HJ, et al. *J Nat Prod*, 2004, 67(2): 194-200.
[5] Liang Z, et al. *Planta Med*, 1988, 54(4): 344-346.
[6] Konishi T, et al. *Chem Pharm Bull*, 1979, 27(12): 3086-3094.
[7] 沈阳，等 . 第二军医大学学报，2007, 28(11): 1241-1244.
[8] Kim, H, et al. *Inter J Immunopharmacol*, 1998, 20(4-5): 153-162.
[9] Tsui WY, et al. *Phytochemistry*, 1996, 43(6): 1413-1415.
[10] 杜旭华，等 . 沈阳药科大学学报，1990, 7(3): 197-201.
[11] Tomoda M, et al. *Chem Pharm Bull*, 1974, 22(10): 2306-2310.
[12] Zhang HJ, et al. *J Nat Prod*, 2004, 67(2): 194-200.

药理作用及毒性参考文献

[1] 徐从立 . 中药天冬活性成分研究 [学位论文]. 上海：第二军医大学药学院, 2004.
[2] 康乐，等 . 动物营养与饮料科学，2010, 37(10): 15-18.
[3] 潘贵珍，等 . 饮料工业，2012, 33(19): 35-37.
[4] 俞发荣，等 . 中国临床康复，2006, 10(27): 57-59.
[5] 俞发荣，等 . 卫生职业教育，2007, 25(2): 118-119.
[6] Lee, DY, et al. *J Ethnopharmacol*, 2009, 121(18): 28-34.
[7] Kim, H, et al. *Inter J Immunopharmacol*, 1998, 20(4-5): 153-162.
[8] Koo, HN, et al. *J Ethnopharmacol*, 2000, 73(1-2): 137-143.
[9] 俞发荣，等 . 甘肃科技 . 2006, 2(10): 195-196.
[10] 杜旭华，等 . 沈阳药学院学报 . 1990, 7(3): 197-201.
[11] 王庆端，等 . 中国医药报 . 2003, 65: 1-14.
[12] 曲凤玉，等 . 中草药，1999, 30(10): 763-764.
[13] 曲凤玉，等 . 中医药学报，1999, (2): 68-70.
[14] 王旭，等 . 中国野生植物资源，2004, 23(2): 43-44.
[15] Xiong D et al. *Am J Chin Med* 2011, 39(4): 719-726.

6. 多刺天门冬（中药志）　松叶武竹（澳门），天冬（西藏），泊兴（藏名）

Asparagus myriacanthus F. T. Wang et S. C. Chen in Acta Phytotax. Sin. 16(1): 92. 1978.（英 **Manythorny Asparagus, Pine-needle Asparagus**）

　　半灌木，披散，有时稍攀援，多刺，高达1–2 m。根较细长，粗约3 mm。茎上部明显具密的纵凸纹，分枝具纵棱。叶状枝每(3–) 6–14枚成簇，锐三棱形，长0.6–2 cm，宽0.5–1 mm，在花期通常较幼嫩；鳞片状叶基部具长的硬刺，刺近伸直，在茎上的长4.5–8 mm，在分枝上的长于花梗，长2.5–5 mm。雄花每2–4朵腋生，黄绿色，花梗长1.5–2.5 mm，与花被近等长，关节位于上部，花丝中部以下贴生于花被片。浆果直径5–6 mm，有2–3颗种子。花期5月，果期7–9月。

分布与生境　产于云南、西藏。生于海拔2100–3100 m的山坡、河岸多沙荒地或灌丛下。
药用部位　块根。
功效应用　养阴清热，润燥生津，止咳。用于支气管炎，扁桃体炎，肺结核，咳嗽，口干舌燥，津枯便秘，糖尿病等症。
注评　本种藏族药用，块根治体虚、淋病、瘙痒及渗出性皮肤病。

百合科 LILIACEAE

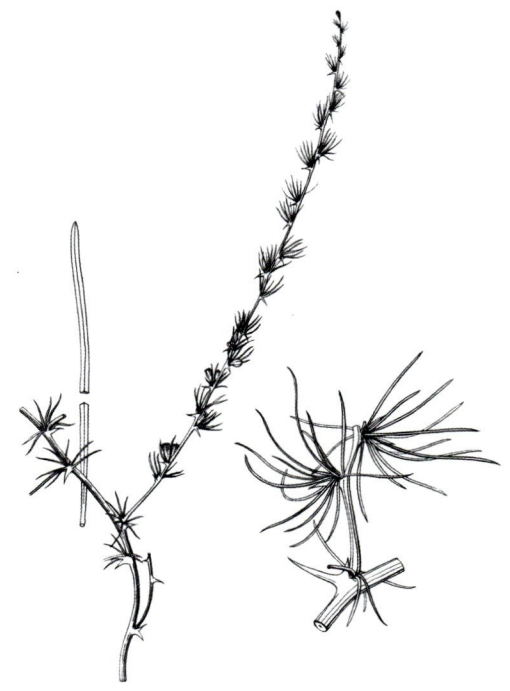

多刺天门冬 Asparagus myriacanthus F. T. Wang et S. C. Chen
刘春荣 绘

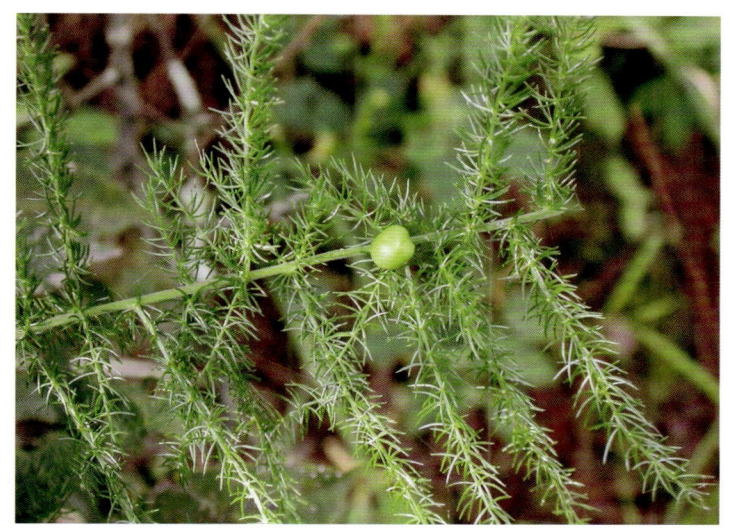

多刺天门冬 Asparagus myriacanthus F. T. Wang et S. C. Chen
摄影：陈彬

7. 滇南天门冬（中药志） 天门冬、土天冬、小茎叶天冬（云南）

Asparagus subscandens F. T. Wang et S. C. Chen in Acta Phytotax. Sin. 16(1): 92. 1978.（英 **South Yunnan Asparagus**）

草本，下部直立，上部多少攀援，高约 1 m，无刺。根在距基部约 8 cm 处成纺锤状膨大，膨大部分长约 5 cm，宽约 1.2 cm。茎平滑，仅在幼时具棱，分枝有纵棱，棱上多少具软骨质齿。叶状枝通常每 3-7 枚成簇，扁平或由于中脉龙骨状而略呈锐三棱形，镰刀状，长 3-6 mm，宽 0.5-0.7 mm；鳞片状叶基部延伸为刺状短距，无硬刺。花每 1-2 朵腋生，绿黄色，花梗长 1.5-2 mm，关节位于近中部；雄花花被长 3-4 mm，雄蕊中 3 枚较长，花丝中部以下贴生于花被片；雌花大小和雄花相似。浆果直径约 5 mm。花期 7-8 月，果期 9-11 月。

分布与生境 产于云南。生于海拔 800-1700 m 的林下或灌丛中。

药用部位 块根。

功效应用 云南当地民间作百部药用，也与天门冬混用。

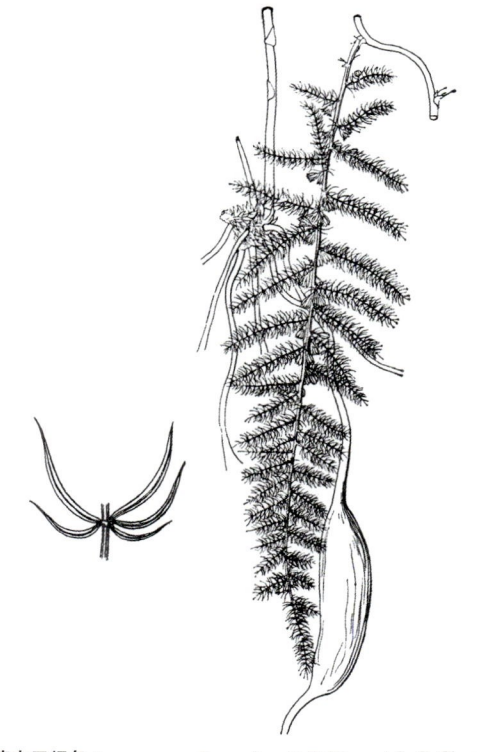

滇南天门冬 Asparagus subscandens F. T. Wang et S. C. Chen
刘春荣 绘

8. 密齿天门冬（中国植物志） 小天冬、天冬（全国中草药汇编），小茎叶天门冬（中药大辞典），天门冬、地龙榜、天冬草（滇南本草）

Asparagus meioclados H. Lév. in Repert. Spec. Nov. Regni Veg. 8: 59. 1909.（英 **Densetooth Asparagus**）

直立草本，高可达 1 m。根在距基部 4–8 cm 处成纺锤状膨大，膨大部分长 1–2 cm，宽约 8 mm。茎除基部外，具棱并密生软骨质齿，分枝也如此，但在末端或嫩枝上，软骨质齿渐趋减少以至消失。叶状枝通常每 5–10 枚成簇，近扁的圆柱形，略有几条棱，长 3–5 (–8) mm，粗 0.3–0.4 mm，一般不具软骨质齿；鳞片状叶基部稍延伸为近刺状的距，无明显的硬刺。雄花花被片长约 2 mm，每 1–3 朵腋生，绿黄色，花梗长约 2 mm，长于花被或近等长，关节位于下部，花丝中部以下贴生于花被片。浆果直径 5–6 mm，熟时红色。通常有 1–2 颗种子。花期 5–7 月，果期 10 月。

分布与生境　产于四川、贵州、云南。生于海拔 1300–3500 m 的林下、山谷、溪边和山坡上。

药用部位　块根。

功效应用　滋阴，润肺降火，止咳，镇痛，杀虫。用于肺痨久咳，潮热咯血，咳嗽痰喘，水肿，疝气，乳汁不足，疥癣等症。

化学成分　块根含甾体类：天门冬苷(asparoside) A、B[1]。

注评　本种为四川省中药材标准（1987）收载"天冬"的基源植物，药用其干燥块根；药材也称"小天冬"。彝族也药用，主要治疗心悸咳嗽、胸痛腹痛、无名肿毒、跌打损伤等。

化学成分参考文献

[1] Feng J, et al. *J Asian Nat Prod Res*, 2002, 4(3): 221-226.

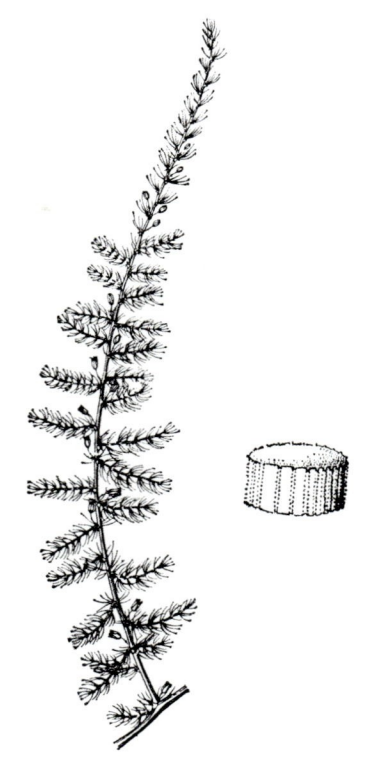

密齿天门冬 Asparagus meioclados H. Lév.
刘春荣　绘

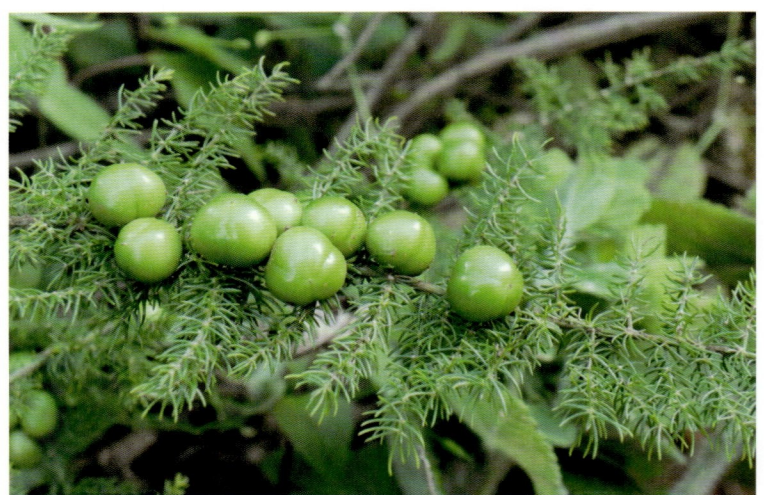

密齿天门冬 Asparagus meioclados H. Lév.
摄影：郝云庆

百合科 LILIACEAE

9. 兴安天门冬（中国植物志）

Asparagus dauricus Link, Enum. Hort. Berol. Alt. 1: 340. 1821.（英 **Dahurian Asparagus**）

直立草本，较高而稍柔软。根细长，直径约 2 mm。叶状枝每 1-6 枚成簇，通常全部斜立，和分枝交成锐角，很少兼有平展或下倾的，稍扁的圆柱形，长 1-4 cm，粗约 0.6 mm，伸直或稍弧曲；鳞片状叶基部无刺。花每 2 朵腋生，黄绿色；雄花花梗长 3-5 mm，和花被近等长，关节位于近中部，花丝大部分贴生于花被片，离生部分很短，只有花药一半长；雌花极小，花被长约 1.5 mm，短于花梗，花梗关节位于上部。浆果直径 6-7 mm，有 2-4 (-6) 枚种子。花期 5-6 月，果期 7-9 月。

分布与生境　产于东北、华北、山东、江苏、陕西。生于海拔 2200 m 以下的沙丘或干燥山坡上。也分布于朝鲜、俄罗斯（远东地区、西伯利亚）、蒙古。

药用部位　根、全草。

功效应用　根：利尿。全草：舒筋活血。用于月经不调。

化学成分　嫩茎含氨基酸类：天冬氨酸(Asp)，苏氨酸(Thr)，丝氨酸(Ser)，谷氨酸(Glu)，甘氨酸(Gly)，丙氨酸(Ala)，缬氨酸(Val)，甲硫氨酸(Met)，异亮氨酸(Ile)，亮氨酸(Leu)，苯丙氨酸(Phe)，赖氨酸(Lys)，组氨酸(His)，精氨酸(Arg)，脯氨酸(Pro)，半胱氨酸(Cys)[1]；矿物质及微量元素：Ca、Mn、Fe、Co、Ni、Cu、Zn、Sr、Pb[1]。

化学成分参考文献

[1] 温晶媛, 等. 植物资源与环境, 1992, 1(3): 55-57.

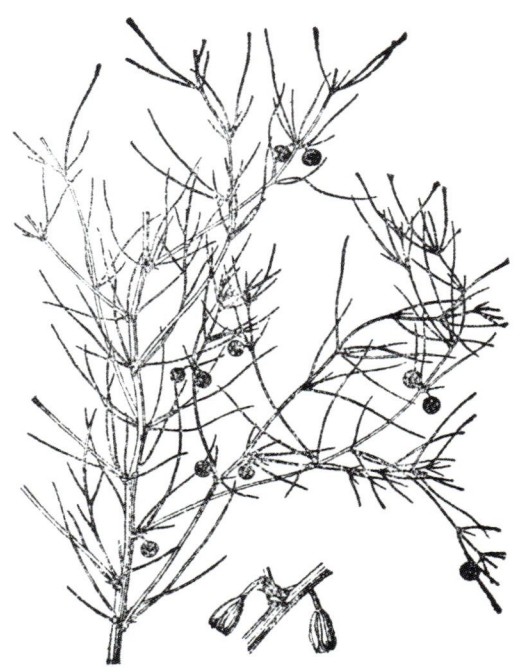

兴安天门冬 Asparagus dauricus Link
引自《中国高等植物图鉴》

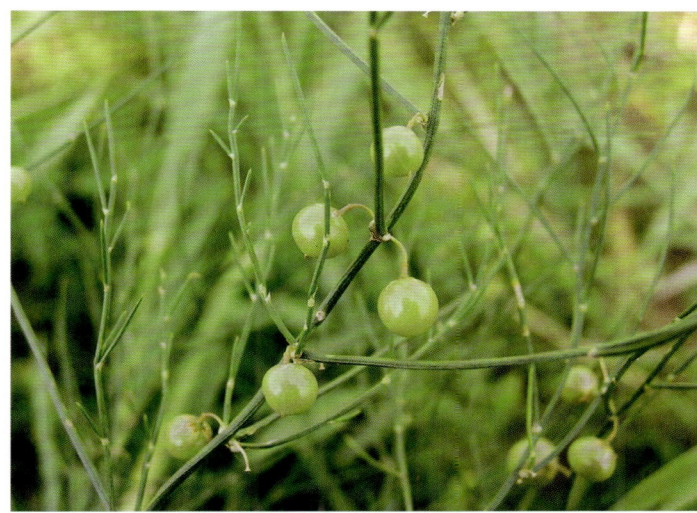

兴安天门冬 Asparagus dauricus Link
摄影：刘冰

10. 戈壁天门冬（中国植物志） 鸡麻抓、寄马桩（宁夏），寄子桩（河南），赫勒尼 - 努德（蒙名）
Asparagus gobicus Ivan. ex Grubov in Bot. Mater. Gerb. Bot. Inst. Kom. Acad. Nauk. SSSR 17: 9. 1955.
（英 Desertliving Asparagus）

半灌木，坚挺，近直立，高15–45 cm。根细长，粗1.5–2 mm。茎上部通常廻折状，中部具纵向剥离的白色膜质，分枝常强烈廻折状，略具纵凸纹，疏生软骨质齿。叶状枝稍刚硬，每3–8枚成簇，通常下倾或平展和分枝交成钝角，近圆柱形，略有几条不明显的钝棱，长0.5–2.5 cm，粗0.8–1 mm；鳞片状叶基部具短距，无硬刺。花每1–2朵腋生，花梗长2–4 mm，关节位于中部或上部；雄花花被长5–7 mm，花丝中部以下贴生于花被片；雌花略小于雄花。浆果直径5–7 mm，熟时红色，有3–5颗种子。花期5月，果期6–9月。

分布与生境 产于内蒙古、陕西、宁夏、甘肃和青海。生于海拔1600–2600 m的沙地或多沙荒原上。也分布于蒙古。

药用部位 全株、块根。

功效应用 全株：祛风，杀虫，止痒。用于神经性皮炎，牛皮癣，疮疖痈肿，痄腮。块根：润肺止咳。用于肺燥咳嗽，顿咳痰黏。

化学成分 根含木脂素：3'-甲氧基尼亚素(3'-methoxynyasin)，异贝壳杉树脂醇▲(isoagatharesinol)，戈壁天门冬素(gobicusin) A、B[1]；甾体类：3-O-[β-D-吡喃果糖基-(1→4)-β-D-吡喃葡萄糖基-(1→2)-β-D-吡喃葡萄糖基]-(25S)-5β-螺甾-3β-醇{3-O-[β-D-xylopyranosyl-(1→4)-β-D-glucopyranosyl-(1→2)-β-D-glucopyranosyl]-(25S)-5β-spirostan-3β-ol}[1]；其他类：1-甲氧基-2-羟基-4-[5-(4-甲氧苯氧基)-3-戊烯-1-炔基]-苯酚{1-methoxy-2-hydroxy-4-[5-(4-methoxyphenoxy)-3-penten-1-ynyl]-phenol}[2]。

注评 本种蒙古族药用，块根治风湿痹痛、关节肿胀，外用治神经性皮炎、牛皮癣、瘟疹、皮肤瘙痒。

化学成分参考文献

[1] Yang CX, et al. *Planta Med*, 2004, 70(5): 446-451.

[2] Yang CX, et al. *Chin Chem Lett*, 2005, 16(3): 365-366.

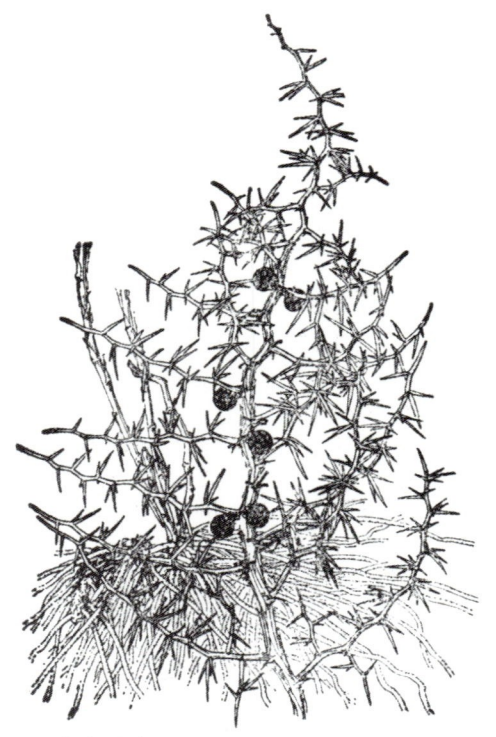

戈壁天门冬 **Asparagus gobicus** Ivan. ex Grubov
引自《中国高等植物图鉴》

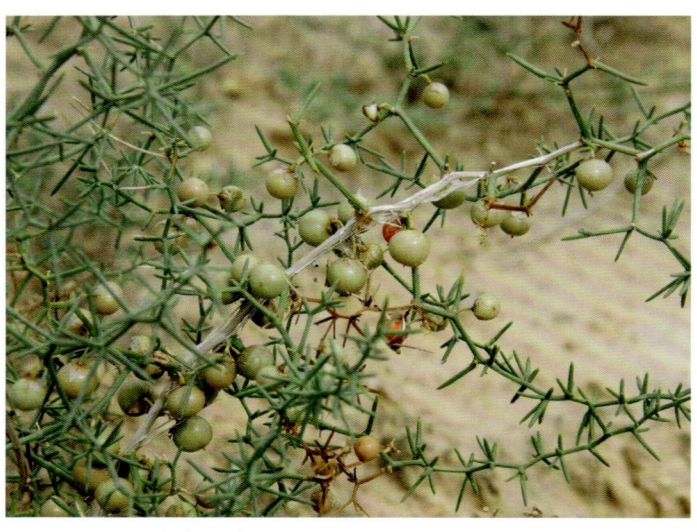

戈壁天门冬 **Asparagus gobicus** Ivan. ex Grubov
摄影：朱仁斌

百合科 LILIACEAE

11. 折枝天门冬（中国植物志） 荒漠天门冬（新疆）

Asparagus angulofractus Iljin in Kom., Fl. URSS 4: 746. 1935.（英 **Bentshoot Asparagus**）

直立草本，高 30-80 cm。根较粗，直径 4-5 mm。茎和分枝平滑，稍廻折状。叶状枝每 1-5 枚成簇，通常平展或下倾，和分枝交成直角或钝角，较少有斜立的，近扁的圆柱形，伸直或稍弧曲，通常长 1-2.5 cm，粗 1-1.5 mm；鳞片状叶基部无刺。花通常每 2 朵腋生，淡黄色；雄花花梗长 4-6 mm，与花被等长，关节位于中部或上部，花丝中部以下贴生于花被片；雌花花被长 3-4 mm，花梗常比雄花稍长，关节位于上部或紧靠花被基部。花期 5-7 月。

分布与生境 产于新疆。生于海拔 1300-2000 m 的沙质土上。也分布于哈萨克斯坦。

药用部位 块根。

功效应用 润肺止咳。用于肺燥咳嗽，咳嗽痰黏。

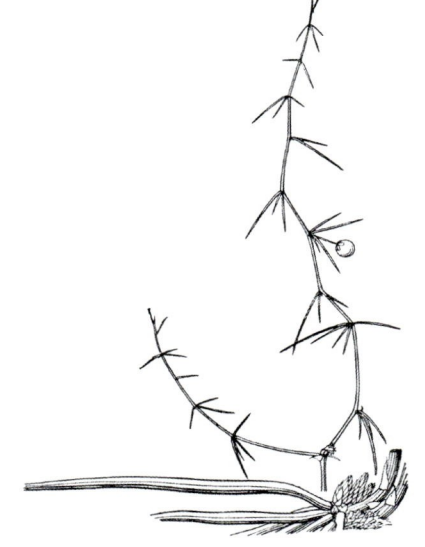

折枝天门冬 *Asparagus angulofractus* Iljin
刘春荣 绘

12. 攀援天门冬（中国植物志） 短叶天门冬（内蒙古），寄马桩（宁夏、青海），短叶石刁柏（青海），滨海天冬（东北植物检索表）

Asparagus brachyphyllus Turcz. in Bull. Soc. Imp. Nat. Mosc. 13: 78. 1840.（英 **Climbing Asparagus**）

攀援植物。块根肉质，近圆柱状，粗 7-15 mm。茎近平滑，长 20-100 cm，分枝具纵凸纹，通常有软骨质齿。叶状枝每 4-10 枚成簇，近扁的圆柱形，略有几条棱，伸直或弧曲。长 4-12 (-20) mm，粗约 0.5 mm，有软骨质齿，较少齿不明显；鳞片状叶基部有长 1-2 mm 的刺状短距，有时距不明显。

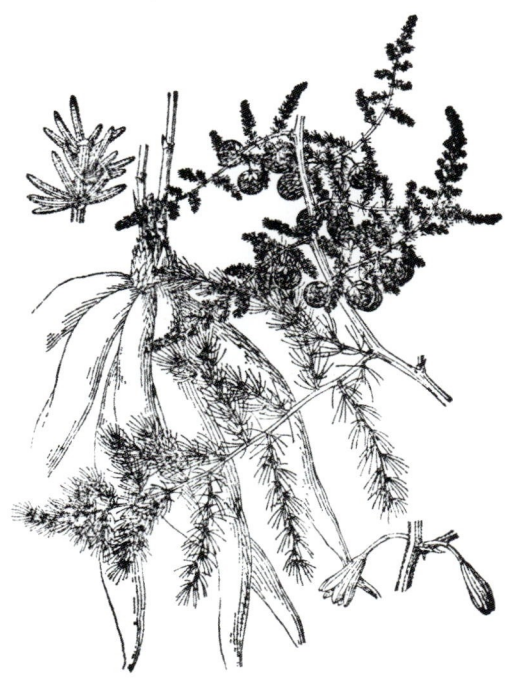

攀援天门冬 *Asparagus brachyphyllus* Turcz.
引自《中国高等植物图鉴》

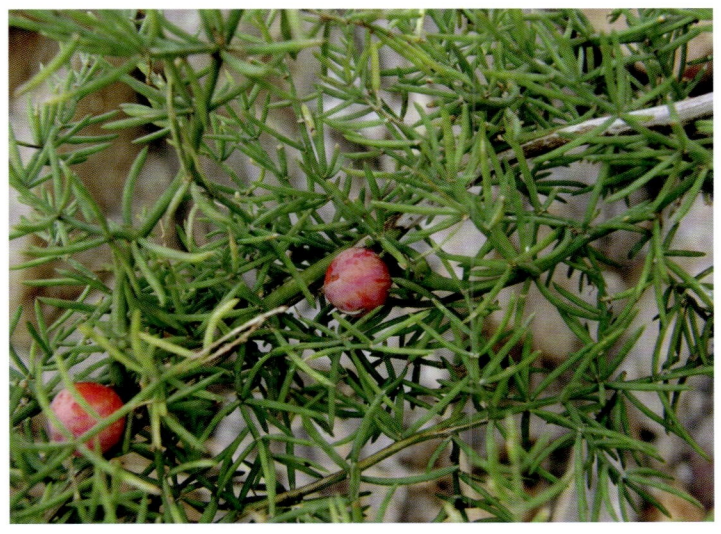

攀援天门冬 *Asparagus brachyphyllus* Turcz.
摄影：刘冰

花每2-4朵腋生，淡紫褐色，花梗长3-6 mm，关节位于中部；雄花花被长7 mm，花丝中部以下贴生于花被片；雌花较小，花被长约3 mm。浆果直径6-7 mm，熟时红色，通常有4-5颗种子。花期5-6月，果期8月。

分布与生境 产于吉林、辽宁、河北、山西、陕西和宁夏（贺兰山以东）。生于海拔800-2000 m的山坡、田边和灌丛中。

药用部位 块根。

功效应用 祛风除湿，清热解毒，润肺止咳，滋补，抗衰老。鲜块根：外用于排浓，生肌，敛疮拔毒，风湿性腰背关节炎等症。

注评 本种藏族药用，块根治疗风湿性腰背关节痛、局部性浮肿、瘙痒性皮肤病。

13. 西藏天门冬（中国植物志）

Asparagus tibeticus F. T. Wang et S. C. Chen in Acta Phytotax. Sin. 16(1): 93. 1978.（英 **Tibet Asparagus**）

半灌木，近直立，多刺，高30-60 cm。茎具不明显的条纹，干后淡黄色，常有纵向剥离的白色薄膜，分枝稍具条纹。叶状枝每4-7枚成簇，近扁的圆柱形，略有几条棱，长5-10 mm，粗约0.4-0.6 mm，稍弧曲，在花期通常较幼嫩；鳞片状叶基部具稍弯曲的硬刺，茎上的刺长4-6 mm，分枝上的长3.5-4 mm。雄花每2-4朵腋生，花被近钟形，长3-4 mm，紫红色，花梗长3-4 mm，关节位于下位，花丝下部约1/4贴生于花被片。浆果直径6-7 mm。花期5-6月，果期7-8月。

分布与生境 产于西藏。生于海拔3800-4000 m的路旁、村边或河滩上。

药用部位 块根。

功效应用 养阴润燥，消肿生津。用于肺燥咳嗽，顿咳痰黏，热病津伤，肠燥便秘。

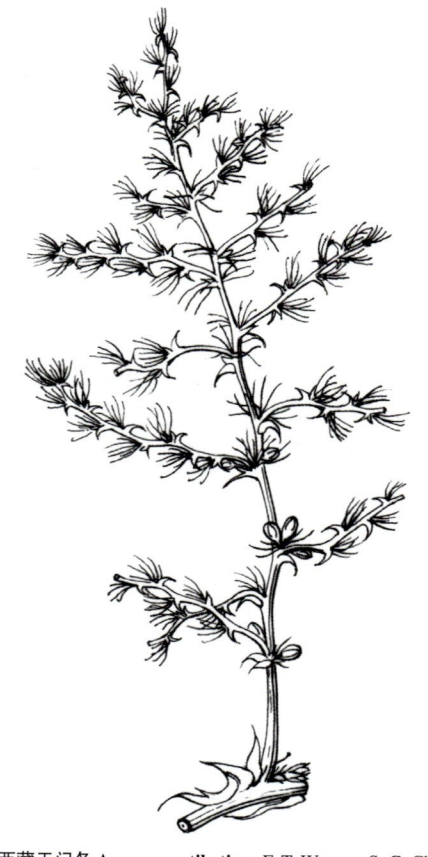

西藏天门冬 Asparagus tibeticus F. T. Wang et S. C. Chen
刘春荣　绘

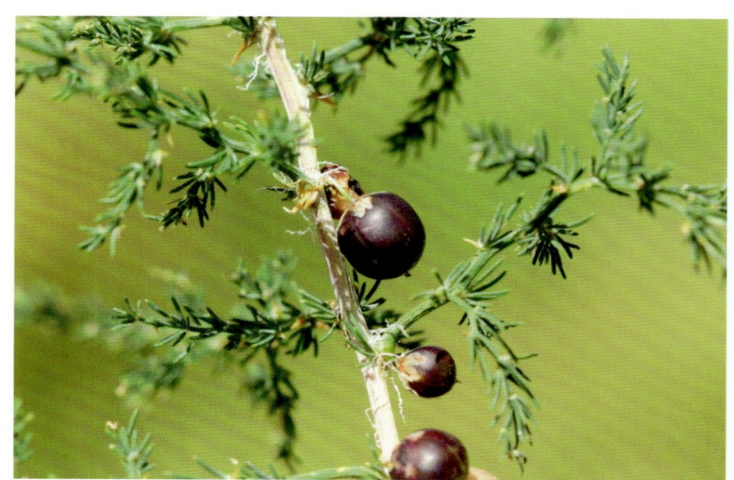

西藏天门冬 Asparagus tibeticus F. T. Wang et S. C. Chen
摄影：朱鑫鑫

百合科 LILIACEAE

14. 曲枝天门冬（中国植物志） 毛叶天冬、霸天王、抓地龙、糙叶天冬（全国中草药汇编）

Asparagus trichophyllus Bunge, Emum. Pl. China Bor. 65. 1833.（英 **Hairyleaf Asparagus**）

近直立草本，高 60–100 cm。根较细，粗 2–3 mm。茎平滑，中部至上部强烈廻折状，有时上部疏生软骨质齿；分枝先下弯而后上升，靠近基部这一段形成强烈弧曲，有时近半圆形，上部廻折状，小枝多少具软骨质齿。叶状枝每 5–8 枚成簇，刚毛状，稍具 4–5 棱，稍弧曲，长 7–18 mm，粗 0.2–0.4 mm，通常稍伏贴于小枝上，有时稍具软骨质齿；茎上的鳞片叶状枝基部有长 1–3 mm 的刺状距，极少成为硬刺，分枝上的距不明显。花每 2 朵腋生，绿黄色而稍带紫色，花梗长 12–16 mm，关节位于近中部；雄花花被长 6–8 mm，花丝中部以下贴生于花被片；雌花较小，花被长 2.5–3.5 mm。浆果直径 6–7 mm，熟时红色，有 3–5 颗种子。花期 5 月，果期 7 月。

分布与生境 产于辽宁、华北。生于海拔 2100 m 以下的山地、路旁、田边或荒地上。

药用部位 根。

功效应用 祛风除湿。用于风湿腰腿痛，局部性浮肿等症。外用于瘙痒，渗出性皮肤病，疮疖红肿等症。

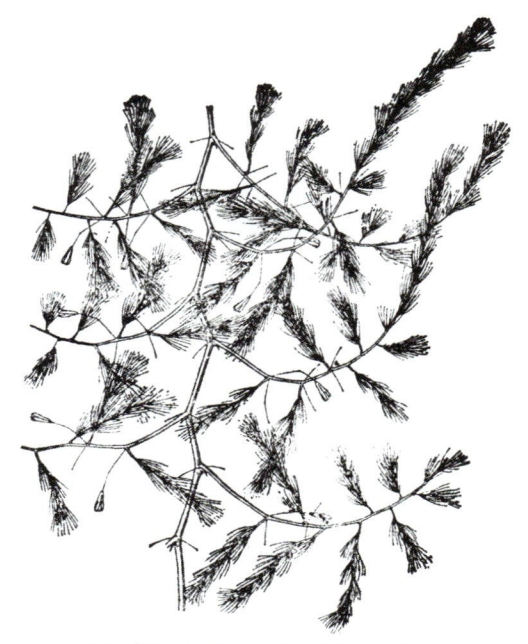

曲枝天门冬 Asparagus trichophyllus Bunge
引自《中国高等植物图鉴》

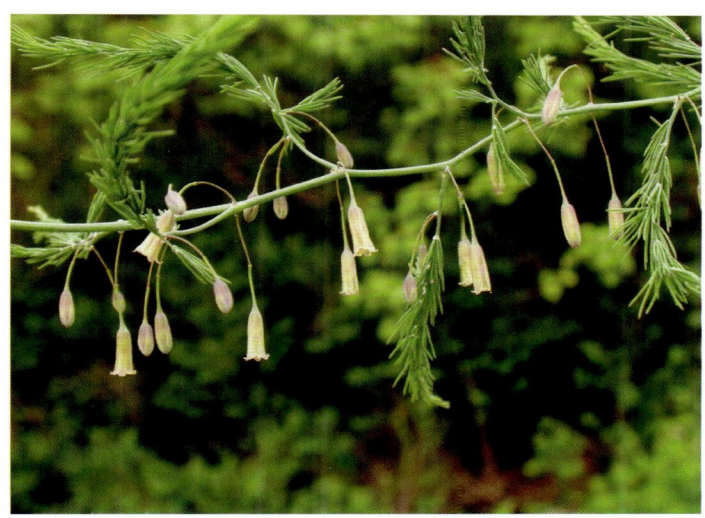

曲枝天门冬 Asparagus trichophyllus Bunge
摄影：林秦文

15. 南玉带（中国植物志） 南立带（内蒙古）

Asparagus oligoclonos Maxim. in Mém. Acad. Imp. Sci. St.-Pétersb. Divers Sav. 9: 286. 1859.（英 **Fewtwig Asparagus**）

直立草本，高 40–80 cm。茎坚挺，上部不俯垂，分枝稍坚挺。叶状枝较刚硬，每 5–12 枚成簇，近扁的圆柱形，略有钝棱，伸直或稍弧曲，长 1–3 cm，粗 0.4–0.6 mm；鳞片状叶基部通常距不明显或有短距，极少具短刺。花每 1–2 朵腋生，黄绿色，花梗长 1.5–2 cm，关节位于近中部或上部；雄花花被长 7–9 mm，花丝全长的 3/4 贴生于花被片；雌花较小，花被长约 3 mm。浆果直径 8–10 mm。花期 5 月，果期 6 月。

分布与生境 产于东北、内蒙古、河北、河南、山东。生于海拔 500 m 以下的草原、林下或潮湿处。也分布于俄罗斯（远东地区、西伯利亚）、朝鲜、蒙古、日本。

药用部位 根。

功效应用 清热解毒，止咳平喘，利尿。用于咳嗽，小便不利，淋证。

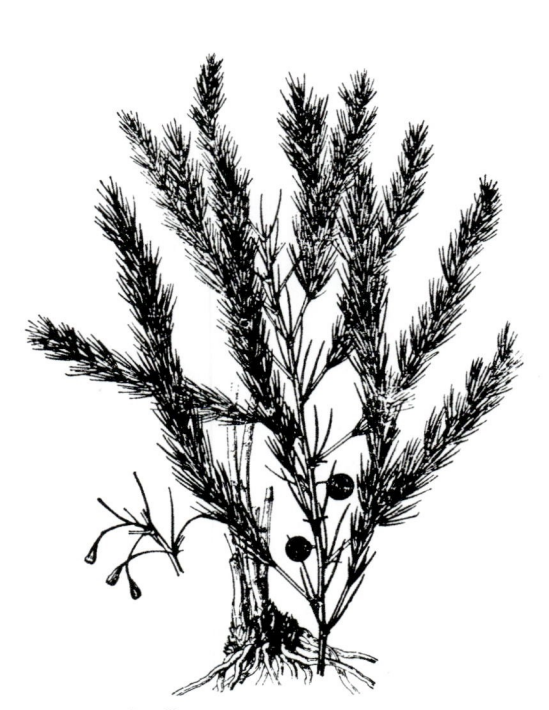

南玉带 Asparagus oligoclonos Maxim.
引自《中国高等植物图鉴》

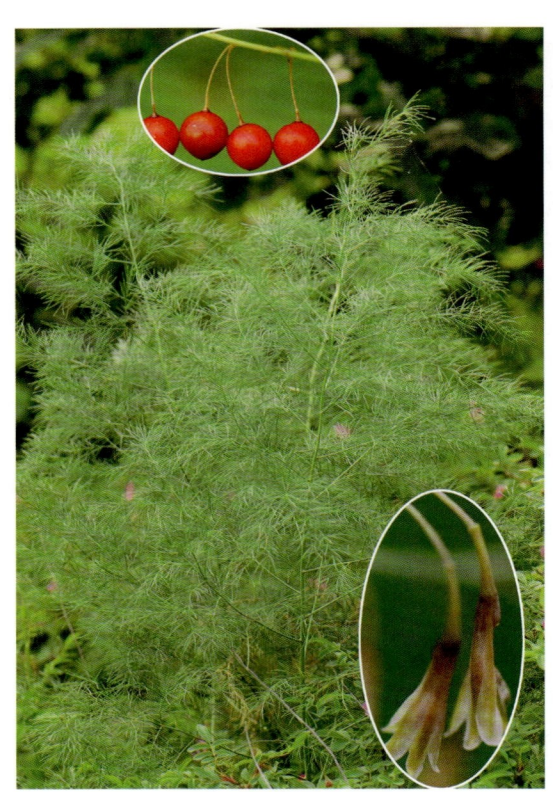

南玉带 Asparagus oligoclonos Maxim.
摄影：周繇

化学成分 根含甾体类：3-O-[β-D-吡喃葡萄糖基-(1→2)-β-D-吡喃葡萄糖基]-(25S)-螺甾-3β-醇{3-O-[β-D-glucopyranosyl-(1→2)-β-D-glucopyranosyl]-(25S)-spirostan-3β-ol}，3-O-{β-D-吡喃葡萄糖基-(1→2)-[β-D-吡喃木糖基-(1→4)]-β-D-吡喃葡萄糖基}-(25S)-螺甾-3β-醇{3-O-{β-D-glucopyranosyl-(1→2)-[β-D-xylopyranosyl-(1→4)]-β-D-glucopyranosyl}-(25S)-spirostan-3β-ol}[1]，(25S)-5β-螺甾-3β-醇-3-O-β-D-吡喃葡萄糖基-(1→2)-β-D-吡喃葡萄糖苷{(25S)-5β-spirostan-3β-ol-3-O-β-D-glucopyranosyl-(1→2)-β-D-glucopyranoside}，南玉带素(aspaoligonin) A、B[2]。

地上部分嫩茎含氨基酸类：天冬氨酸(Asp)，苏氨酸(Thr)，丝氨酸(Ser)，谷氨酸(Glu)，甘氨酸(Gly)，丙氨酸(Ala)，缬氨酸(Val)，甲硫氨酸(Met)，异亮氨酸(Ile)，亮氨酸(Leu)，酪氨酸(Tyr)，苯丙氨酸(Phe)，赖氨酸(Lys)，组氨酸(His)，精氨酸(Arg)，脯氨酸(Pro)[3]；矿物质及微量元素：Ca、Mn、Fe、Co、Ni、Cu、Zn、Sr、Pb[3]。

药理作用 抗肿瘤作用：从南玉带根状茎的甲醇提取物分离出的甾体皂苷对5种肿瘤细胞具有明显的细胞毒活性，IC_{50} 为 2.05–2.84 μg/ml[1]。

化学成分参考文献

[1] Koo HN, et al. *J Ethnopharmacol*, 2000, 73(1-2): 137-143.

[2] Kim GS, et al. *J Nat Prod*, 2005, 68(5): 766-768.

[3] 温晶媛，等. 植物资源与环境，1992, 1(3): 55-57.

药理作用及毒性参考文献

[1] Kim GS, et al. *J Nat Prod*, 2005, 68(5): 766-768.

16. 石刁柏（植物学大辞典） 芦笋、龙须菜（通称），露笋（广州），小百部（广西中药志），山文竹、细叶百部、索罗罗（中药大辞典）

Asparagus officinalis L., Sp. Pl. 1: 313. 1753.（英 **Common Asparagus**, **Garden Asparagus**）

直立草本，高可达 1 m。根粗 2–3 mm。茎平滑，上部在后期常俯垂，分枝较柔弱。叶状枝每 3–6 枚成簇，近扁的圆柱形，略有钝棱，纤细，常稍弧曲，长 5–30 mm，粗 0.3–0.5 mm；鳞片状叶基部有刺状短距或近无距。花每 1–4 朵腋生，绿黄色，花梗长 8–12 mm，关节位于上部或近中部；雄花花被长 5–6 mm，花丝中部以下贴生于花被片；雌花较小，花被长约 3 mm。浆果直径 7–8 mm，熟时红色，有 2–3 颗种子。花期 5–6 月，果期 9–10 月。

分布与生境　产于新疆西北部，其他地区多为栽培。也分布于亚洲中部和西南部、俄罗斯、非洲北部、哈萨克斯坦、蒙古、欧洲。

药用部位　块根、全草、嫩茎。

功效应用　块根：润肺止咳，祛痰杀虫。用于肺痨咳嗽，咳嗽痰喘，疳积，阿米巴痢疾等症；外用皮肤疥癣及寄生虫病。全草：凉血解毒，利尿通淋。用于郁热咳血，小便淋沥。嫩茎（芦笋）：用于心血管病，水肿，膀胱炎，白血病，抗癌。

化学成分　块根含甾体类：亚莫皂苷元 II (yamogenin II)，(25S)-螺甾-5-烯-3β-醇-3-O-α-L-吡喃鼠李糖基-(1→2)-[α-L-吡喃鼠李糖基-(1→4)]-β-D-吡喃葡萄糖苷{(25S)-spirostan-5-en-3β-ol-3-O-α-L-rhamnopyranosyl-(1→2)-[α-L-rhamnopyranosyl-(1→4)]-β-D-glucopyranoside}[1]，洋菝葜皂苷元 (sarsasapogenin; parigenin) M、N[2]、O[3]，(25S)-5β-螺甾-3β,17α-二醇[(25S)-5β-spirostan-3β,17α-diol]，(25S)-5β-螺甾-3β-醇-3-O-β-D-吡喃葡萄糖基-(1→2)-[β-D-吡喃木糖基-(1→4)]-β-D-吡喃葡萄糖苷{(25S)-5β-spirostan-3β-ol-3-O-β-D-glucopyranosyl-(1→2)-[β-D-xylopyranosyl-(1→4)]-β-D-glucopyranoside}，(25S)-5β-螺甾-3β-醇-3-O-β-D-吡喃葡萄糖基-(1→2)-β-D-吡喃葡萄糖苷{(25S)-5β-spirostan-3β-ol-3-O-β-D-

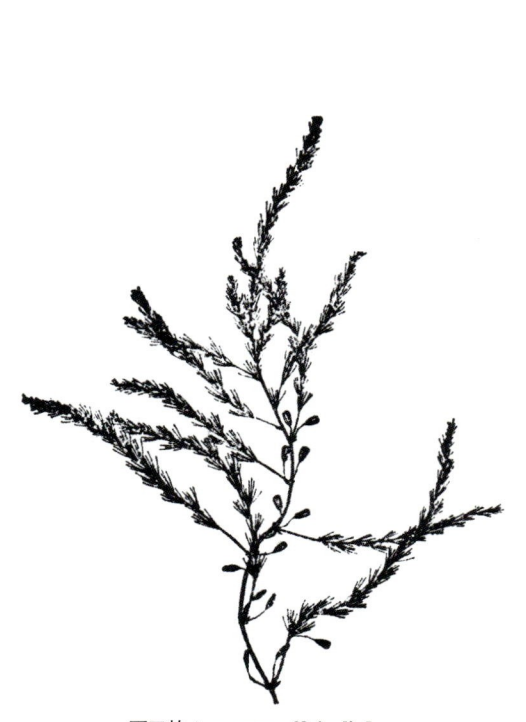

石刁柏 Asparagus officinalis L.
引自《中国高等植物图鉴》

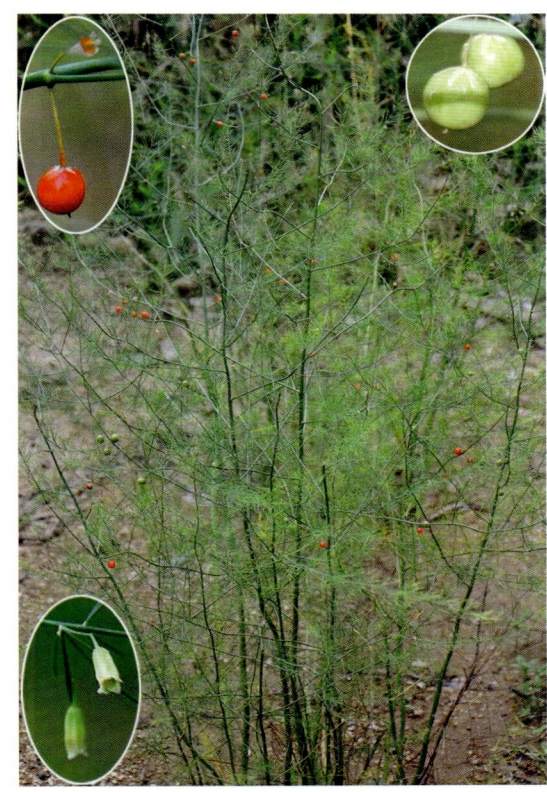

石刁柏 Asparagus officinalis L.
摄影：王祝年

glucopyranosyl-(1→2)-β-D-glucopyranoside}，(25S)-5β-螺甾-3β-醇-3-O-α-L-吡喃鼠李糖基-(1→2)-[α-L-吡喃鼠李糖基-(1→4)]-β-D-吡喃葡萄糖苷{(25S)-5β-spirostan-3β-ol-3-O-α-l-rhamnopyranosyl-(1→2)-[α-L-rhamnopyranosyl-(1→4)]-β-D-glucopyranoside}，(25S)-26-O-β-D-吡喃葡萄糖基-5β-呋甾-20(22)-烯-3β,26-二醇-3-O-β-D-吡喃葡萄糖基-(1→2)-β-D-吡喃葡萄糖苷{(25S)-26-O-β-D-glucopyranosyl-5β-furost-20(22)-en-3β,26-diol-3-O-β-D-glucopyranosyl-(1→2)-β-D-glucopyranoside}，亚莫皂苷元(yamogenin)[2]，芦笋皂苷A (asparagoside A)，(25R)-5β-螺甾-3β-醇-3-O-β-D-吡喃葡萄糖苷[(25R)-5β-spirostan-3β-ol-3-O-β-D-glucopyranoside]，菝葜皂苷元酮(sarsasapogenone)，(25S)-新螺甾-4-烯-3-酮[(25S)-neospirost-4-en-3-one]，(25S)-螺甾-1,4-二烯-3-酮[(25S)-spirost-1,4-dien-3-one][3]，β-谷甾醇，胡萝卜苷[2]；黄酮类：金丝桃苷(hyperoside; hyperin)，异槲皮苷(isoquercitrin)，山奈酚-3-O-L-鼠李糖基-β-D-葡萄糖苷(kaempferol-3-O-L-rhamnopyranosyl-β-D-glucoside)，大波斯菊苷(cosmosiin)[4]；其他类：1^F-β-呋喃果糖基-6^G(1-β-呋喃果糖基)$_3$-蔗糖[1^F-β-fructofuranosyl-6^G(1-β-fructofuranosyl)$_3$-sucrose]，1^F(1-β-呋喃果糖基)$_2$-6^G(1-β-呋喃果糖基)$_2$-蔗糖[1^F(1-β-fructofuranosyl)$_2$-6^G(1-β-fructofuranosyl)$_2$-sucrose][5]。

茎皮含甾体类：亚莫皂苷元-3-O-[α-L-吡喃鼠李糖基-(1→4)-β-D-吡喃葡萄糖苷]{yamogenin-3-O-[α-L-rhamnopyranosyl-(1→4)-β-D-glucopyranoside]}，石刁柏皂苷▲(asparasaponin) Ⅰ、Ⅱ，β-谷甾醇，胡萝卜苷[6]；其他类：二十四酸(tetracosanoic acid)，棕榈酸(palmitic acid)[6]。

地上部分含苯丙素类：1-O-阿魏酰基-3-O-对香豆酰甘油(1-O-feruloyl-3-O-p-coumaroylglycerol)，1,3-O-二-对香豆酰甘油(1,3-O-di-p-coumaroylglycerol)，阿魏酸(ferulic acid)，1,3-O-二阿魏酰甘油(1,3-O-diferuloylglycerol)，2-O-二阿魏酰甘油(2-O-diferuloylglycerol)[7]；木脂素：2-羟基石刁柏素(2-hydroxyasparenyn)，天门冬烯炔▲(asparenyn)，天门冬烯炔酚▲(asparenynol)，(±)-表松脂酚[(±)-epipinoresinol][7]；黄酮类：矢车菊素-3-[3''-(O-β-D-吡喃葡萄糖基)-6''-(O-α-L-吡喃鼠李糖基)-O-β-D-吡喃葡萄糖苷]{cyanidin-3-[3''-(O-β-D-glucopyranosyl)-6''-(O-α-L-rhamnopyranosyl)-O-β-D-glucopyranoside]}，矢车菊素-3-芸香糖苷(cyanidin-3-rutinoside)[8]；其他类：天门冬酸-反式-S-氧化物甲酯(asparagusic acid anti-S-oxide methyl ester)，天门冬酸-顺式-S-氧化物甲酯(asparagusic acid syn-S-oxide methyl ester)，(±)-1-单棕榈甘油酯[(±)-1-monopalmitin]，布卢竹柏醇▲C (blumenol C)，亚油酸(linoleic acid)[7]。

果实含类胡萝卜素类：辣椒红素(capsanthin)，辣椒玉红素(capsorubin)，辣椒红素-5,6-环氧化物(capsanthin-5,6-epoxide)，花药黄素(antheraxanthin)，堇黄质(violaxanthin)，新黄质(neoxanthin)，玉米黄质差向异构体体(mutatoxanthin epimer)，玉米黄素(zeaxanthin)，叶黄素(lutein)，隐黄质(cryptoxanthin)，胡萝卜素(carotene; β-carotene)[9]。

种子含甾体类：甲基原薯蓣皂苷(methyl protodioscin)，原薯蓣皂苷(protodioscin)[10]。

注评 本种为山东中药材标准（1995）收载"芦笋"的基源植物，药用其干燥块根；其干燥嫩茎为浙江中药材标准（2000）收载的"石刁柏"。

化学成分参考文献

[1] Sun ZX, et al. *Fitoterapia*, 2010, 81(3): 210-213.

[2] Huang X, et al. *Steroids*, 2006, 71(2): 171-176.

[3] Huang XF, et al. *J Integr Plant Biol*, 2008, 50(6): 717-722.

[4] Kartnig T, et al. *Planta Med*, 1985(3): 288.

[5] Shiomi N. *Phytochemistry*, 1981, 20(11): 2581-2583.

[6] 孙建华，等. 中草药, 1999, 30(12): 888-890.

[7] Jang, DS, et al. *J Agric Food Chem*, 2004, 52(8): 2218-2222.

[8] Sakaguchi Y, et al. *Phytochemistry*, 2008, 69(8): 1763-1766.

[9] Deli J, et al. *J Agric Food Chem*, 2000, 48(7): 2793-2796.

[10] Shao Y, et al. *Planta Med*, 1997, 63(3): 258-262.

17. 山文竹（中国植物志） 天冬（江西、广西），假人参、千条蜈蚣赶条蛇（江西）

Asparagus acicularis F. T. Wang et S. C. Chen in Acta Phytotax. Sin. 16(1): 93. 1978.（英 **Needlelike Asparagus**）

攀援植物，长可达 1 m 以上。根在基部粗 2-4 mm，向末端渐增粗。茎和分枝不具纵凸纹或棱。叶状枝每 3-7 枚成簇，近针状，伸直，略有几条不明显的棱，长 6-12 mm，粗约 0.3 mm，在花期通常较幼嫩；茎上的鳞片状叶基部有长 4-6 mm 的硬刺，分枝上的长 1-2 mm。雄花每 2 朵腋生，很小，绿白色，花梗长 4-5 mm，关节位于中部，花被球形，花丝不贴生于花被片。浆果直径 5-6 mm，通常有 1 颗种子。花果期 6-11 月。

分布与生境 产于湖北、江西、湖南、广东、广西。生于海拔 80-140 m 的草地、湖边或灌丛中。

药用部位 块根。

功效应用 块根：润肺镇咳，祛痰杀虫。用于肺热咳嗽，淋巴结结核，水肿，小便不利，疳虫，疥癣。

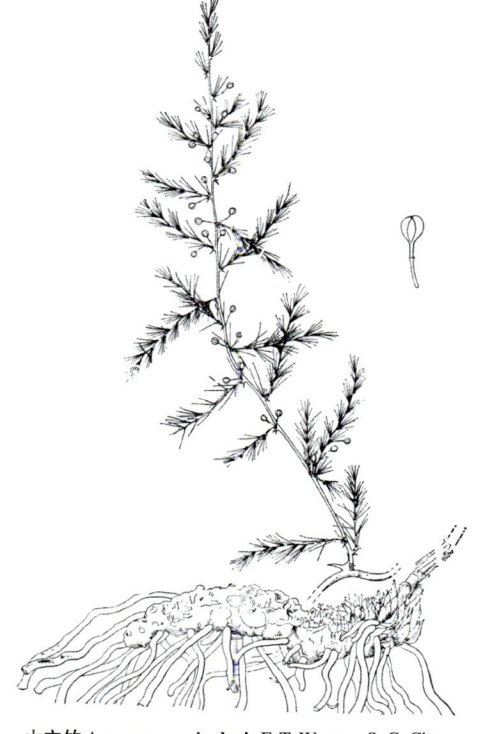

山文竹 Asparagus acicularis F. T. Wang et S. C. Chen
刘春荣 绘

18. 甘肃天门冬（中国植物志）

Asparagus kansuensis F. T. Wang et Tang ex S. C. Chen in Acta Phytotax. Sin. 16(1): 94. 1978.（英 **Kansu Asparagus**）

多刺半灌木，高 17-27 cm。根在近末端成纺锤状膨大，膨大部分直径可达 2-3 cm 或更大。茎的节间较短，具极多分枝，茎和分枝都有棱和软骨质齿。叶状枝每 (3-) 5-10 枚成簇，纤细，近针状，略有几条棱，长 5-6 mm，粗约 0.4 mm；鳞片状叶基部有硬刺，刺平展，垂直于轴，在茎上部和分枝上的最长，长 2-5 mm，伸直。花每 1-2 朵腋生，花梗很短，长约 1 mm；雄花花被长 2-2.5 mm，花丝下部贴生于花被片；雌花大小和雄花相似。花期 6 月。

分布与生境 产于甘肃（文县、舟曲）。生于海拔 900-1600 m 的山坡。

药用部位 块根。

功效应用 滋阴润燥，生津。用于虚痨咳嗽，肺热燥咳，阴虚口渴，吐血咯血，消渴便秘。

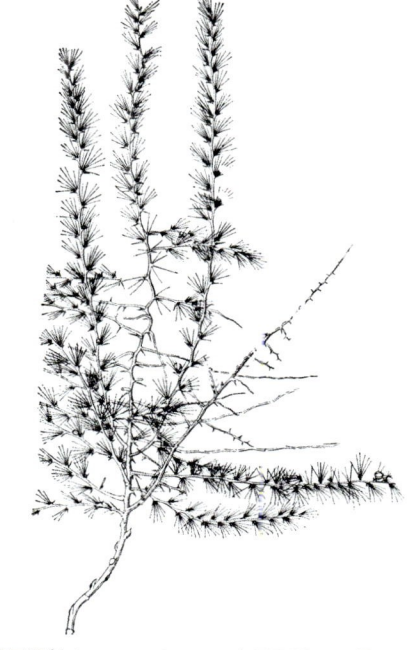

甘肃天门冬 Asparagus kansuensis F. T. Wang et Tang ex S. C. Chen
刘春荣 绘

42. 山麦冬属 Liriope Lour.

根细长，有时近末端呈纺锤状膨大。根状茎很短，有的具地下匍匐茎；茎很短。叶基生，密集成丛，禾叶状，基部常为具膜质边缘的鞘所包裹。花葶从叶丛中抽出，总状花序具多数花；花几朵簇生于苞片腋内；苞片小，干膜质；小苞片很小，位于花梗基部；花梗直立，具关节；花被片6，分离，两轮排列，淡紫色或白色；雄蕊6，着生于花被片基部，花丝稍长，细线形，花药基着；子房上位，3室，花柱三棱柱状，柱头小，略具3齿。果实在发育的早期外果皮即破裂，露出种子。种子浆果状，球形或椭圆形，早期绿色，成熟后呈暗蓝色。

约8种，分布亚洲东部，延伸至菲律宾、越南。我国有6种，主要产于秦岭以南各省区，华北也有，其中5种可药用。

分种检索表

1. 花丝长约为花药的1倍；花通常单生或2朵簇生于苞片腋内··················· 1. **甘肃山麦冬 L. kansuensis**
1. 花丝等长于花药；花通常2-8朵生于苞片腋内，少有单生。
  2. 花药长圆形，长约1 mm，通常短于花丝。
    3. 总状花序长1-3 cm；花通常单生于苞片腋内，少有2-3朵簇生··················· 2. **矮小山麦冬 L. minor**
    3. 总状花序长6-15 cm；花常3-5朵簇生于苞片腋内··················· 3. **禾叶山麦冬 L. graminifolia**
  2. 花药狭长圆形或长圆状披针形，长1.5-2 mm，几等长于花丝。
    4. 具地下走茎；叶宽4-8 mm；花药狭长圆形··················· 4. **山麦冬 L. spicata**
    4. 无地下走茎；叶宽10-35 mm；花药长圆状披针形··················· 5. **阔叶山麦冬 L. muscari**

本属药用植物主要含甾体类成分。

本属植物山麦冬具有抗脑缺血、正性肌力、抗心肌缺血和抗心律失常等作用，阔叶山麦冬有抗衰老、抗心肌缺血再灌注损伤和抗动脉粥样硬化作用，山麦冬有调节免疫作用，禾叶山麦冬有杀虫作用。主要活性成分为皂苷类。该类植物的对心脑血管方面的作用为近年研究的热点。

1. 甘肃山麦冬（中国植物志） 麦葱子（四川）

Liriope kansuensis (Batalin) C. H. Wright in J. Linn. Soc., Bot. 36: 79. 1903.——*Ophiopogon kansuensis* Batalin（英 **Kansu Liriope**）

根多而细。根状茎极短，具地下走茎。叶基生成丛，长15-25 cm，宽1-1.5 mm，具3脉，边缘具疏锯齿且反卷，基部无膜质鞘。花葶长约25 cm；总状花序长约5.5 cm，具十几朵花；花通常单生，少有2朵簇生于苞片腋内；苞片刚毛状，干膜质，最下面的长约2.5 mm；花梗长5-6 mm，关节位于近顶端；花被片长圆状披针形，长约5 mm，先端急尖，淡紫色；花丝细，长约2 mm，花药卵状椭圆形，长约1 mm；子房近球形，花柱细，长约2.8 mm，柱头稍膨大，微3裂。花期6月。

分布与生境 产于甘肃、四川（西北部）。生于溪边、灌丛。
药用部位 块根。
功效应用 养阴润肺，清心除烦，益胃生津。用于肺燥干咳，咳嗽吐血，咯血，肺痿，肺痈，虚痨烦热，口渴，热病津伤，咽干口燥，肠燥便秘，心烦失眠，白喉等症。

百合科 LILIACEAE

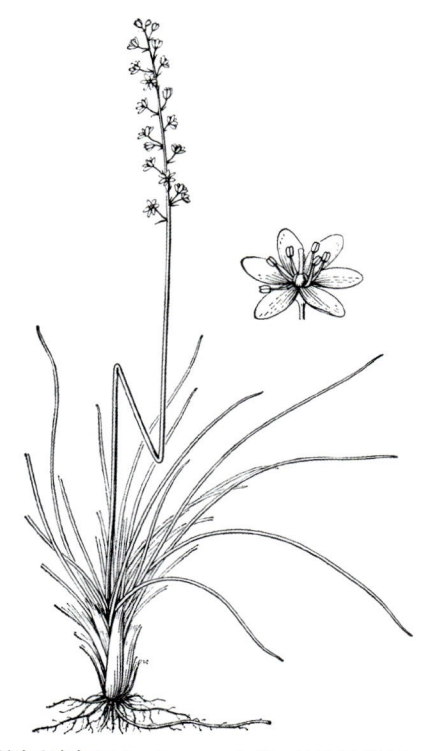

甘肃山麦冬 Liriope kansuensis (Batal.) C. H. Wright
吴彰华 绘

2. 矮小山麦冬（中国植物志） 小麦冬（甘肃）

Liriope minor (Maxim.) Makino in Bot. Mag. (Tokyo) 7: 323. 1893.——*Ophiopogon spicatus* (Thunb.) Ker Gawl. var. *minor* Maxim.（英 **Dwarf Liriope**）

根细，分枝较多，有纺锤形的小块根。根状茎不明显，具细长的地下走茎。叶长 7–20 cm，宽 2–3 (–4) mm，先端急尖，具 5 脉，全缘，基部常为干膜质边缘的鞘所包裹。花葶短于叶，长 6–7 cm；总状花序长 1–3 cm，具 5–10 几朵花，花通常单生于苞片腋内，少数 2–3 朵簇生；苞片卵状披针形，先端具短尖，最下面的长约 4 mm，边缘膜质；花梗长 3–4 mm，关节位于近顶端；花淡紫色，花被片披针状长圆形，先端钝，长 3.5–4 mm；花丝圆柱形，长约 1.5 mm，花药长圆形，长约 1.5 mm；子房球形，直径 4–5 mm，成熟时暗蓝色。花期 6–7 月。

分布与生境 产于辽宁、河南、陕西、甘肃、湖北、广西、江苏、浙江、福建、台湾、四川、贵州，生于海拔 600–2600 m 的阴湿山谷、山坡林下、路旁及溪边和沟边。也分布于日本。

药用部位 块根。

功效应用 养阴生津，润肺，清心。用于外感风寒，干咳无痰，痰少而黏，痰中带血，肺结核咳血，肺虚热咳，咽喉肿痛，心烦不安，热病伤津等症。

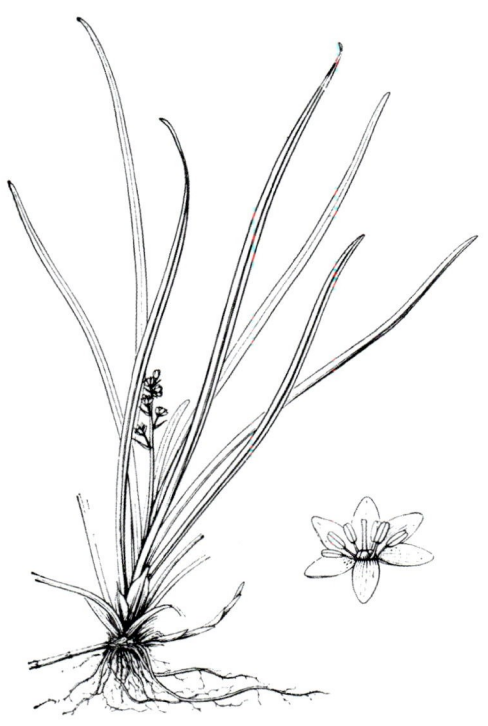

矮小山麦冬 Liriope minor (Maxim.) Makino
吴彰华 绘

3. 禾叶山麦冬（中国植物志） 禾叶麦冬（安徽、浙江），土麦冬（浙江、江西），大麦冬（贵州），禾叶土麦冬（中国高等植物图鉴），麦冬、寸冬、小麦冬（云南）

Liriope graminifolia (L.) Baker in J. Linn. Soc., Bot. 14: 538. 1875.——*Asparagus graminifolius* L.（英 **Grassleaf Liriope**）

根细或稍粗，分枝多，有时有纺锤形小块根。根状茎短或稍长，具地下走茎。叶长 20-50 (-60) cm，宽 2-3 (-4) mm，先端钝或渐尖，具 5 脉，全缘，但先端边缘具细齿，基部常有残存的枯叶，或有时分裂成纤维状。花葶通常稍短于叶，长 20-48 cm，总状花序长 6-15 cm，具多花；花通常 3-5 朵簇生于苞片腋内；苞片卵形，先端具长尖，最下面的长 5-6 mm，干膜质；花梗长约 4 mm，关节位于近顶端；花白色或淡紫色，花被片狭长圆形或长圆形，先端钝圆，长 3.5-4 mm；花丝长 1-1.5 mm，扁而宽，花药长圆形，长约 1 mm；子房球形，花柱长约 2 mm，柱头与花柱等宽。种子卵圆形或近球形，直径 4-5 mm，初期绿色，成熟时蓝黑色。花期 6-8 月，果期 9-11 月。

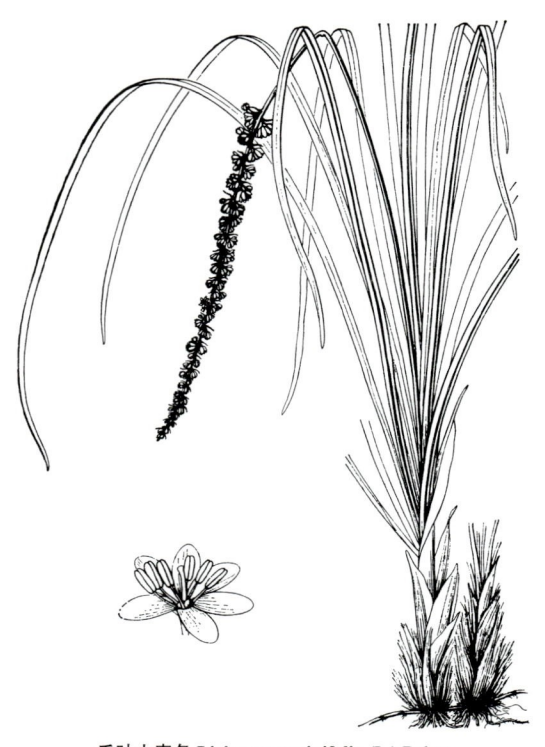

禾叶山麦冬 Liriope graminifolia (L.) Baker
吴彰华 绘

分布与生境 产于河北、山西、河南、湖北、广东、安徽、江苏、浙江、江西、福建、台湾、陕西、甘肃、新疆、四川、贵州、云南，生于海拔 2300 m 以下的山坡、山谷林下、灌丛中或山沟阴处、石缝间及草丛中。

药用部位 块根。

功效应用 养阴润肺，清心除烦，益胃，生津，止咳。用于肺燥干咳，吐血，咯血，肺痿，肺痈，虚劳烦热，消渴，热病津伤，咽干口燥，便秘等症。

化学成分 地下部分含甾体类：禾叶山麦冬甾苷(lirigramoside) A、B，1-O-β-D-吡喃木糖基-3-O-α-L-吡喃鼠李糖基-(25S)-假叶树皂苷元[1-O-β-D-xylopyranosyl-3-O-α-L-rhamnopyranosyl-(25S)-ruscogenin]，3-O-α-L-吡喃鼠李糖基-1-O-硫酸酯-(25S)-假叶树皂苷元[3-O-α-L-rhamnopyranosyl-1-O-sulfo-(25S)-ruscogenin][1]，(25S)-假叶树皂苷元-1-硫酸酯-3-O-α-L-吡喃鼠李糖苷[(25S)-ruscogenin-1-sulfate-3-O-α-L-rhamnopyranoside]，(25S)-假叶树皂苷元-1-O-β-D-吡喃木糖基-3-O-α-L-吡喃鼠李糖苷[(25S)-ruscogenin-1-O-β-D-xylopyranosyl-3-O-α-L-rhamnopyranoside][2]；黄酮类：甲基麦冬黄烷酮B(methylophiopogonanone B)，麦冬黄烷酮B (ophiopogonanone B)[1]，橙皮苷(hesperidin)，4',7-二羟基-5-甲氧基黄烷酮(4',7-dihydroxy-5-methoxyflavanone)[2]。

药理作用 杀灭钉螺作用：禾叶山麦冬可以在室内浸杀钉螺，抑制钉螺上爬，具有明显的灭钉螺作用，总皂苷类提取物浸泡钉螺 24 h，灭螺效果较差，而 28 h 后显示出较强的灭螺效应，由此说明皂苷类成分对钉螺的杀灭作用较为缓慢。其灭螺活性成分为螺甾醇类[1]。

抗肿瘤作用：禾叶山麦冬甾苷 A 和 B、1-O-β-D-吡喃木糖基-3-O-α-L-吡喃鼠李糖基-(25S)-假叶树皂苷元、3-O-α-L-吡喃鼠李糖基-1-O-硫酸酯-(25S)-假叶树皂苷元、甲基麦冬黄烷酮 B、麦冬黄烷酮 B 对肿瘤细胞株 HeLa 和 SMMC-7721 有细胞毒活性，其 IC_{50} 分别为 6.0-40.6 μg/ml[2]；(25S)-假叶树皂苷元 -1- 硫酸酯 -3-O-α-L- 吡喃鼠李糖苷对白血病细胞株 K562 和 HL60 细胞增殖具有细胞毒活性，其 IC_{50} 分别为 18.6 μg/ml 和 16.5 μg/ml[3]。

化学成分参考文献

[1] Wang KW, et al. *Carbohydr Res*, 2011, 346(2): 253-258.

[2] 王奎武，等. 药学学报，2012, 47(5): 619-623.

药理作用及毒性参考文献

[1] 糜留西，等.武汉植物学研究，1997, 15(4): 378-380.

[2] Wang KW, et al. *Carbohydr Res*, 2011, 346(2): 253-258.

[3] 王奎武，等.药学学报，2012, 47(5): 619-623.

4. 山麦冬（中药志） 湖北麦冬（中国药典），麦冬（北京），门冬、山韭菜（江西），节菖蒲（贵州），大叶麦冬（中药大辞典），土麦冬（中国高等植物图鉴），麦门冬（通称）

Liriope spicata (Thunb.) Lour., Fl. Cochinch. 1: 201. 1790.——*Convallaria spicata* Thunb., *Liriope spicata* (Thunb.) Lour. var. *prolifera* Y. T. Ma（英 **Greeping Liriope**，**Lily Turf**）

根稍粗，直径 1–2 mm，有时分枝多，近末端处常膨大成长圆形、椭圆形或纺锤形的肉质小块根。根状茎短，木质，具地下走茎。叶基部常包以褐色的叶鞘，具 5 脉，中脉较明显，边缘具细锯齿。花葶通常长于或几等长于叶，长 25–65 cm；总状花序长 6–15 (–20) cm，具多数花；花通常 (2–) 3–5 朵簇生于苞片腋内；苞片小，披针形，最下面的长 4–5 mm，干膜质；花梗长约 4 mm，关节位于中部以上或近顶端；花淡紫色或淡蓝色；花被片长圆形、长圆状披针形，长 4–5 mm，先端钝圆；花丝长约 2 mm，花药狭长圆形，长约 2 mm；子房球形，花柱长约 2 mm，稍弯，柱头不明显。种子近球形，直径约 2 mm。花期 5–7 月，果期 8–10 月。

分布与生境 产于河北、山西、华中、华南、华东、陕西、甘肃、四川、贵州、云南，生于海拔 1800 m 以下的山坡、山谷林下、路旁或湿地，亦常见栽培做观赏植物。也分布于朝鲜、日本、越南。

药用部位 块根。

功效应用 养阴润肺，清心除烦，益胃生津，止咳。用于肺燥干咳，吐血，咯血，肺痿肺痈，虚痨烦热，消渴，热病津伤，咽干口燥，便秘等症。

化学成分 块根含糖苷类：1-正丁基-β-D-吡喃果糖苷(1-*n*-butyl-β-D-fructopyranoside)[1]；甾体类：山麦冬皂苷(spicatoside) A、B[2]、C[3]、25(*S*)-假叶树皂苷元▲-1-*O*-β-D-吡喃岩藻糖苷-3-*O*-α-L-吡喃鼠李糖苷[25(*S*)-ruscogenin-1-*O*-β-D-fucopyranoside-3-*O*-α-L-rhamnopyranoside]，25(*S*)-假叶树皂苷元▲-1-*O*-α-L-吡喃鼠李糖基-(1→2)-β-D-吡喃木糖苷[25(*S*)-ruscogenin-1-*O*-α-L-rhamnopyranosyl-(1→2)-β-D-xylopyranoside]，

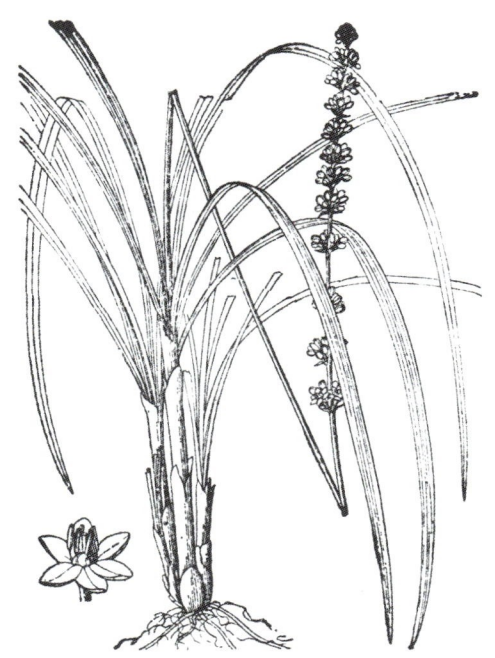

山麦冬 **Liriope spicata** (Thunb.) Lour.
引自《中国高等植物图鉴》

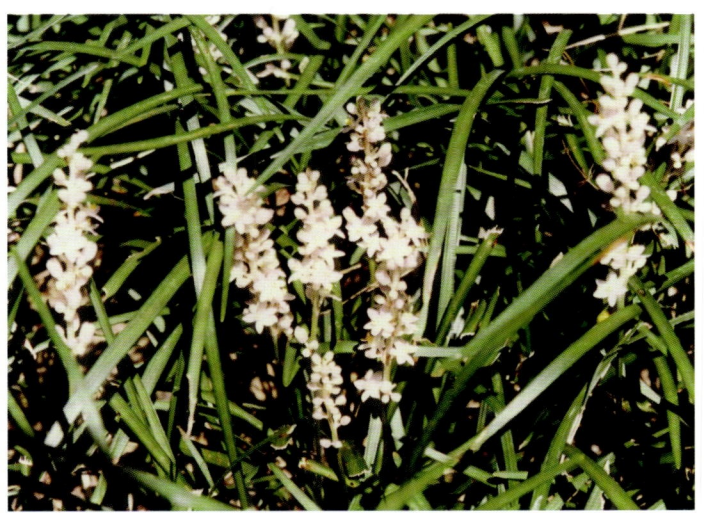

山麦冬 **Liriope spicata** (Thunb.) Lour.
摄影：徐克学

25(S)-假叶树皂苷元▲-1-O-[α-L-吡喃鼠李糖基-(1→2)][β-D-吡喃木糖基-(1→3)]-β-D-吡喃岩藻糖苷{25(S)-ruscogenin-1-O-[α-L-rhamnopyranosyl-(1→2)][β-D-xylopyranosyl-(1→3)]-β-D-fucopyranoside}[4]，麦冬皂苷B (ophiopogonin B)[5]，β-谷甾醇，豆甾醇-β-D-吡喃葡萄糖[4]。

地下部分含甾体类：湖北麦冬苷▲(lirioprolioside) A、B、C、D，麦冬皂苷A (ophiopogonin A)，(25S)-假叶树皂苷元▲-1-O-β-D-吡喃岩藻糖基-3-O-α-L-吡喃鼠李糖苷[(25S)-ruscogenin-1-O-β-D-fucopyranoside-3-O-α-L-rhamnopyranoside]，(25S)-假叶树皂苷元▲-1-O-β-D-吡喃木糖苷-3-O-α-L-吡喃鼠李糖苷[(25S)-ruscogenin-1-O-β-D-xylopyranoside-3-O-α-L-rhamnopyranoside]，(25S)-假叶树皂苷元▲-1-O-α-L-吡喃鼠李糖基-(1→2)-β-D-吡喃木糖苷[(25S)-ruscogenin-1-O-α-L-rhamnopyranosyl(1→2)-β-D-xylopyranoside]，(25S)-假叶树皂苷元▲-1-O-[(2-O-乙酰基)-α-L-吡喃鼠李糖基-(1→2)][β-D-吡喃木糖基-(1→3)]-β-D-吡喃岩藻糖苷{(25S)-ruscogenin-1-O-[(2-O-acetyl)-α-L-rhamnopyranosyl-(1→2)][β-D-xylopyranosyl-(1→3)]-β-D-fucopyranoside}，(25S)-假叶树皂苷元▲-1-O-[(3-O-乙酰基)-α-L-吡喃鼠李糖基-(1→2)][β-D-吡喃木糖基-(1→3)]-β-D-吡喃岩藻糖苷{(25S)-ruscogenin-1-O-[(3-O-acetyl)-α-L-rhamnopyranosyl-(1→2)][β-D-xylopyranosyl-(1→3)]-β-D-fucopyranoside}，亚莫皂苷元-3-O-[α-L-吡喃鼠李糖基-(1→2)][β-D-吡喃木糖基-(1→3)]-β-D-吡喃葡萄糖苷{yamogenin-3-O-[α-L-rhamnopyranosyl-(1→2)][β-D-xylopyranosyl-(1→3)]-β-D-glucopyranoside}[6]，(25S)-假叶树皂苷元▲-1-O-[α-L-吡喃鼠李糖基-(1→2)][β-D-吡喃木糖基-(1→3)]-β-D-吡喃岩藻糖苷{(25S)-ruscogenin-1-O-[α-L-rhamnopyranosyl-(1→2)][β-D-xylopyranosyl-(1→3)]-β-D-fucopyranoside}[7]，胡萝卜苷[6]。

药理作用　抗脑缺血作用：山麦冬总皂苷可显著减少大鼠脑梗死范围，改善行为学障碍，降低nNOS阳性细胞表达率；可使小鼠凝血时间及出血时间显著延长。山麦冬总皂苷对大脑中动脉血栓所致局灶性脑缺血损伤具有保护作用，并具有显著的抗凝血作用[1]。

正性肌力作用：给麻醉猫静脉注射山麦冬水溶性提取物，其心室内压变化速率增加，左室开始收缩至射血时间缩短，提示山麦冬具有正性肌力作用，并能改善心脏泵血功能[2]。离体及在体心脏实验证明山麦冬注射液均有正性肌力作用[3]。

抗心肌缺血作用：腹腔注射山麦冬水溶性提取物能对抗垂体后叶素诱发的大鼠心肌缺血改变。腹腔注射山麦冬总氨基酸对垂体后叶素诱发的大鼠心肌缺血改变也有预防作用，还可以明显降低心肌梗死大鼠血清游离脂肪酸水平，提示其可以改善心肌脂肪酸代谢[4]。山麦冬总皂苷对实验性心肌缺血也有保护作用，其作用机制可能与防止细胞脂质过氧化与改善脂肪酸代谢有关[5]。

抗心律失常作用：腹腔注射山麦冬注射液可明显减少垂体后叶素引起的大鼠心电图T波变化和降低心律失常发生率，而腹腔注射山麦冬注射液不但能明显降低心律失常发生率，而且对T波变化均有明显的对抗作用，两种剂量山麦冬注射液降低心律失常率与生理盐水组相比有显著差异，说明山麦冬注射液有明显的抗心律失常活性[3]。

耐缺氧作用：山麦冬注射液5.0 g/kg、12.5 g/kg、25.0 g/kg腹腔注射，可明显延长缺氧小鼠的存活时间[3]。山麦冬水煎液也可以延长小鼠的存活时间，具有耐缺氧作用[6]。

注评　本种为中国药典（1995、2000、2005、2010年版）收载"山麦冬"的基源植物之一，药用其干燥块根；商品药材又称"湖北麦冬"。同属植物阔叶山麦冬 L. muscari (Decne.) L. H. Baily 亦同等药用。水族、苗族、土家族也药用本种，主要用块根治疗肺热咳嗽。

化学成分参考文献

[1] Zhu Y, et al. *Planta Med*, 1991, 57(2): 198.

[2] Lee DY, et al. *Arch Pharm Res*, 1989, 12(4): 295-299.

[3] Do JC, et al. *J Nat Products*, 1995, 58(5): 778-781.

[4] 刘伟，等. 药学学报，1989, 24(10): 749-754.

[5] Do JC, et al. *Saengyak Hakhoechi*, 1991, 22(2): 73-77.

[6] Yu B, et al. *Chem Pharm Bull*, 1990, 38(7): 1931-1935.

[7] Yu BY, et al. *Phytochemistry*, 1996, 43(1): 201-206.

药理作用及毒性参考文献

[1] 邓卅, 等. 中国药房. 2007, 18(30): 2332-2334.
[2] 高广猷, 等. 中国中药杂志. 1989, 9(40): 552-554.
[3] 桂苡, 等. 中草药. 1984, 15(3): 21-23.
[4] 高广猷, 等. 中国药理学通报. 1993, 9(4): 281-284.
[5] 宋晓亮, 等. 中国药理学通报. 1996, 12(4): 329-332.
[6] 余伯阳, 等. 中草药. 1991, 14(4): 37-39.

5. 阔叶山麦冬（中国植物志） 短葶山麦冬（中国药典），大叶麦冬（湖南、贵州），麦棕子（四川），大麦冬（中药志），阔叶土麦冬（中国高等植物图鉴），阔叶麦冬（通称）

Liriope muscari (Decne.) L. H. Bailey, Gentes Herb. 2: 35. 1929.——*Ophiopogon muscari* Decne., *Ophiopogon spicatus* (Thunb.) Ker Gawl. var. *communis* Maxim., *Liriope muscari* (Decne.) L. H. Bailey var. *communis* (Maxim.) P. S. Hsu et L. C. Li, *Liriope platyphylla* F. T. Wang et T. Tang（英 **Lax Liriope**）

根分枝多而细长，有时局部膨大成肉质、纺锤形的小块根，长达 3.5 cm，宽 7-8 mm。根状茎短，木质。叶密集成丛，革质，长 25-65 cm，宽 1-3.5 cm，基部渐狭，具 9-11 条脉，有明显的横脉。花葶长于叶，长 45-100 cm；总状花序长 25-40 cm，具多花；花 4-8 朵簇生于苞片腋内；苞片小，刚毛状，长 3-4 mm，有时不明显；小苞片卵形，干膜质；花梗长 4-5 mm，关节位于中部或中部偏上；花紫色或红紫色，花被片长圆状披针形或近长圆形，长约 3.5 mm，先端钝；花丝长约 1.5 mm，花药近长圆状披针形，长 1.5-2 mm；子房球形，花柱长约 2 mm，柱头 3 齿裂。种子球形，直径 6-7 mm，初期绿色，成熟时黑紫色。花期 7-8 月，果期 9-10 月。

分布与生境 产于华中、华东、广东、广西、四川、贵州，生于海拔 100-1400（-2000）m 的山地、山谷的疏密林下或潮湿处，南方常有栽培。也分布于日本。

药用部位 块根。

功效应用 养阴生津，润肺清心。用于肺燥干咳，阴虚痨嗽，津伤口渴，内热消渴，心烦失眠，肠燥便秘。

化学成分 块根含甾体类：假叶树皂苷元▲-3-O-α-L-吡喃鼠李糖苷(ruscogenin-3-O-α-L-rhamnopyranoside)，25(S)-假叶树皂苷元▲-1-O-β-D-吡喃岩藻糖苷-3-O-α-L-吡喃鼠李糖苷[25(S)-

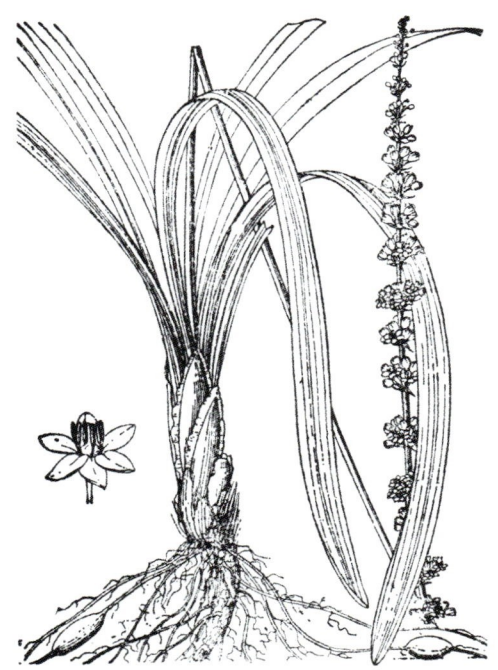

阔叶山麦冬 Liriope muscari (Decne.) L. H. Bailey
引自《中国高等植物图鉴》

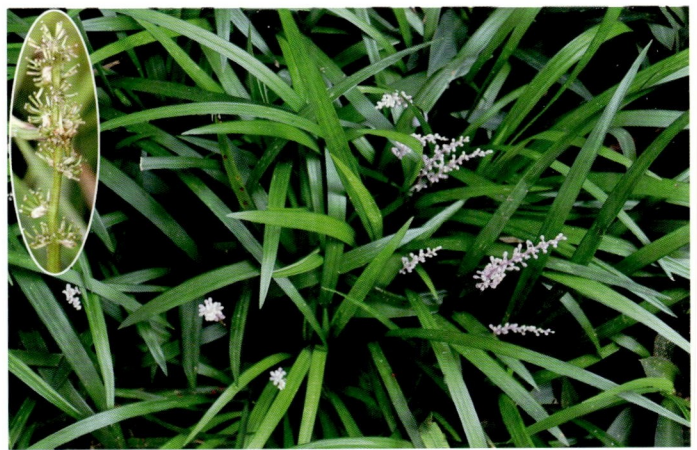

阔叶山麦冬 Liriope muscari (Decne.) L. H. Bailey
摄影：王祝年

ruscogenin-1-*O*-β-D-fucopyranoside-3-*O*-α-L-rhamnopyranoside]，25(*S*)-假叶树皂苷元▲-1-*O*-α-L-吡喃鼠李糖基-(1→2)-β-D-吡喃岩藻糖苷[25(*S*)-ruscogenin-1-*O*-α-L-rhamnopyranosyl-(1→2)-β-D-fucopyranoside]，假叶树皂苷元▲-3-*O*-β-D-吡喃葡萄糖基-(1→3)-α-L-吡喃鼠李糖苷[ruscogenin-3-*O*-β-D-glucopyranosyl-(1→3)-α-L-rhamnopyranoside]，薯蓣皂苷元-3-*O*-[α-L-吡喃鼠李糖基-(1→2)][β-D-吡喃木糖基-(1→3)]-β-D-吡喃葡萄糖苷{diosgenin-3-*O*-[α-L-rhamnopyranosyl-(1→2)][β-D-xylopyranosyl-(1→3)]-β-D-glucopyranoside}，亚莫皂苷元-3-*O*-[α-L-吡喃鼠李糖基-(1→2)][β-D-吡喃木糖基-(1→3)]-β-D-吡喃葡萄糖苷{yamogenin-3-*O*-[α-L-rhamnopyranosyl-(1→2)][β-D-xylopyranosyl-(1→3)]-β-D-glucopyranoside}，薯蓣皂苷(dioscin)，亚莫皂苷元-3-*O*-β-马铃薯三糖(yamogenin-3-*O*-β-chacotrioside)，假叶树皂苷元▲-1-硫酸酯-3-*O*-α-L-鼠李糖苷(ruscogenin-1-sulfate-3-*O*-α-L-rhamnopyranoside)，甲基原薯蓣皂苷(methyl protodioscin)[1]，山麦冬皂苷(spicatoside) A、B[2]，薯蓣皂苷元(diosgenin)，β-谷甾醇[3]；三萜类：羽扇豆烯酮(lupenone)，羽扇豆醇(lupeol)，熊果酸(ursolic acid)[3]。

药理作用 抗心肌缺血再灌注损伤作用：阔叶山麦冬总皂苷可以抑制 H_2O_2 引起的心肌细胞乳酸脱氢酶 (LDH) 升高和心肌细胞丙二醛 (MDA) 升高，升高超氧化物歧化酶 (SOD) 活性，同时减轻心肌细胞超微结构的改变，提示其对心肌缺血再灌注损伤的保护作用[1]。

抗动脉粥样硬化作用：阔叶山麦冬总皂苷可促进正常血管内皮细胞的增殖，可能与其增加前列环素的生成和减少内皮素基础释放量有关[1]。

抗衰老作用：从阔叶山麦冬块根部分离得到的总皂苷，可改善 D-半乳糖衰老小鼠学习记忆障碍，降低血清中丙二醛含量，降低脑组织的单胺氧化酶活性和脂褐质水平，提高血清超氧化物歧化酶水平，升高肝谷胱甘肽氧化酶含量，从而改善机体物质代谢紊乱及延缓机体衰老[1-2]。

注评 本种为中国药典（1995、2000、2005、2010 年版）收载"山麦冬"的基源植物之一，药用其干燥块根，商品药材又称"湖北麦冬"。

化学成分参考文献

[1] Watanabe Y, et al. *Chem Pharm Bull*, 1983, 31(6): 1980-1990.

[2] Baek NI, et al. *Han'guk Nonghwa Hakhoechi*, 1998, 41(5): 390-394.

[3] 姜涛，等. 中药材，2007, 30(9): 1079-1081.

药理作用及毒性参考文献

[1] 江涛. 阔叶山麦冬的活性物质基础研究 [学位论文]. 上海：第二军医大学药学院，2008.

[2] 姜涛，等. 中西医结合学报. 2007, 5(6): 670-674.

43. 沿阶草属 Ophiopogon Ker Gawl.

根分枝多，近末端有时膨大成小块根。根状茎通常短，多为木质，有的具细长的地下匍匐茎；茎不分枝，匍匐或直立，常为叶鞘所包裹，有的每年延长，上部生新叶，下部叶脱落后直立或平卧地面，并生根，形如根状茎。叶基生成丛或散生于茎上，禾叶状，无明显叶柄，或呈长圆形、披针形，有明显叶柄，上面绿色，背面粉绿色或具粉白色条纹。总状花序生于花葶顶端或茎的先端；花单生或 2~7 朵簇生于苞片腋内；小苞片很小；花梗常下弯，具关节，花被片 6，雄蕊 6，着生于花被片基部，通常分离，少数花药连合成圆锥形，花丝很短，有时不明显，花药基着；子房半下位，3 室，每室 2 胚珠，花柱三棱柱状或细圆锥状，或基部粗，向上渐细，柱头微 3 裂。果实在发育早期外果皮即破裂而露出种子。种子浆果状，球形或椭圆形，早期绿色，成熟时暗蓝色。

约 65 种，分布于亚洲的暖温带、亚热带和热带地区。我国有 47 种，其中 38 种特有，21 种 1 变种可药用。

分种检索表

1. 花序圆锥状 ··· 21. 锥序沿阶草 O. paniculatus
1. 花序总状。
   2. 叶长圆形至倒披针形，有明显的叶柄。
      3. 花梗关节位于近顶端，花丝明显，长约 2 mm；花序通常只具单花，较少具 2–3（–4）朵；花大，花被片长约 12 mm ·· 4. 棒叶沿阶草 O. clavatus
      3. 花梗关节位于中部或中部以下；花丝短或稍明显，长不超过 1 mm；花序具 3–10 朵或更多的花；花较小，花被片长 4–8 mm。
         4. 具几条细长的地下走茎；叶先端浑圆或钝；花药长约 1.5 mm ············ 5. 钝叶沿阶草 O. amblyphyllus
         4. 不具细长的走茎；叶先端渐尖，急尖；花药长 2–8 mm。
            5. 叶簇以一定距离分布于匍匐的长茎上。
               6. 叶长圆形或狭长圆形，宽 10–16 mm；花被片三角状披针形，白色 ·· 1. 异药沿阶草 O. heterandrus
               6. 叶倒披针形，宽 4–8 mm；花被片卵形，长约 5 mm，蓝色 ············ 2. 林生沿阶草 O. sylvicola
            5. 叶不规则的散生于长茎上，或茎很短而叶簇近基生。
               7. 植物具粗壮、木质化的根，中空，直径约 5 mm ············ 8. 宽叶沿阶草 O. platyphyllus
               7. 植物根较细，不为木质化，直径 1–1.5 mm。
                  8. 植物无明显的茎，具粗短的根状茎 ············ 6. 多花沿阶草 O. tonkinensis
                  8. 植物有明显的茎。
                     9. 叶宽 18–35 mm，先端多少尾状 ············ 3. 褐鞘沿阶草 O. dracaenoides
                     9. 叶宽 2.5–8 mm，先端不为尾状 ············ 7. 长茎沿阶草 O. chingii
   2. 叶禾叶状或剑形，基部渐狭成不明显的柄或无柄。
      10. 植物的茎明显，至少在叶簇下方有长 2–3 cm 以上的茎。后者近圆柱形，常斜卧地面或多少埋于腐殖质中，有较密的叶和残存的叶鞘，生根，形如根状茎。
         11. 叶多数聚生成簇，各叶簇以一定距离分布于茎上，茎较长，在各叶簇之间明显可见茎的外露部分 ·· 9. 簇叶沿阶草 O. tsaii
         11. 叶散生于茎上或近簇生，后者在叶簇下方可见貌似根状茎的茎。
            12. 植物有横走的、细长的走茎；花开放时花柱长为花药的一倍，至少有 1/3 伸出花被外 ·· 14. 短药沿阶草 O. angustifoliatus
            12. 植物不具上述走茎，若有走茎则为茎基部的延长；花柱长不及花药一倍，不伸出或稍伸出。
               13. 植物有坚硬的、木质化的根。
                  14. 花丝连合成短圆锥状；花梗长 6–9 mm ············ 13. 连药沿阶草 O. bockianus
                  14. 花丝分离；花梗长 10–14 mm。
                     15. 叶宽 12–27 mm；花 3–4 朵或更多簇生于苞片腋内；花柱稍粗，上端常向下弯 ·· 10. 大叶沿阶草 O. latifolius
                     15. 叶宽 7–13 mm；花 1–2 朵生于苞片腋内；花柱细长，上端伸直 ·· 12. 狭叶沿阶草 O. stenophyllus
               13. 植物具细而较柔软的根。
                  16. 花被片长 8–9 mm，紫色或紫红色；花药狭披针形，长 6.5–7 mm，连合成长圆锥形 ·· 15. 四川沿阶草 O. szechuanensis
                  16. 花被片长 4–5 mm；白色或蓝色；花药卵形，长约 2 mm，分离 ·· 11. 西南沿阶草 O. mairei

10. 植物的茎极短，不明显，即在基生叶丛之外看不到茎或貌似根状茎的茎，有时有根状茎，但绝非近圆柱形或近于直生的。
    17. 植物具横生的、细长的地下走茎。
        18. 花柱细长，圆柱形，基部不宽阔；花被片在花盛开时多少展开；花葶通常稍短于叶或近等长 ··· 19. **沿阶草 O. bodinieri**
        18. 花柱一般粗短，基部宽阔，略呈长圆锥形；花被片几不展开；花葶极短于叶，极少例外 ··· 20. **麦冬 O. japonicus**
    17. 植物不具横生的、细长的地下走茎。
        19. 叶较狭窄，宽 1–1.5 mm；花梗比花被片长约一倍；花柱基部宽阔，宽达 1.2 mm ··· 18. **阴生沿阶草 O. umbraticola**
        19. 叶较宽，宽 3–15 mm；花梗与花被片近等长，决不比花被片长一倍；花柱基部一般不宽阔。
            20. 花大，花被片长 9–10 mm；花药长 7–8 mm，约为花被片长度的 2/3 或近等长；花梗长 7–15 mm；叶宽 10–15 mm，背面有白色纵条纹；花每 2–4 朵簇生于苞片腋内；花丝长约 1 mm；花药分离 ··· 16. **厚叶沿阶草 O. corifolius**
            20. 花小，花被片长 4–7 mm；花药长 3–4 mm，约为花被片的 1/2；花梗长 4–6 mm ···················· 17. **间型沿阶草 O. intermedius**

    本属药用植物主要含甾体类及黄酮类成分。甾体类化合物的主要类型包括假叶树皂苷型、薯蓣皂苷型、偏诺皂苷型、麦冬皂苷型，麦冬苷型甾体皂苷，如沿阶草皂苷元-3-*O*-β-D-吡喃葡萄糖苷 (ophiogenin-3-*O*-β-D-glucopyranoside，**1**)，麦冬皂苷 (ophiopojaponin) A (**2**)、B (**3**)、C (**4**)，麦冬呋甾皂苷 B (ophiofurospiside B，**5**)，麦冬呋甾苷 A (ophiopogoside A)，麦冬皂苷 (ophiopogonin) B、D (**6**)、E；黄酮类成分则以高异黄酮为主，研究表明沿阶草属和山麦冬属化学成分的主要区别在于是否含有高异黄酮类成分，而高异黄酮类化合物在植物中的分布除了在豆科云实亚科植物金凤花 (Caesalpinia pulcherrima) 及鹰叶刺 (Caesalpinia bonducella) 这两种植物以外，存在于百合科的绵枣儿属及沿阶草属植物中，因此高异黄酮类成分可作为本属药用植物的特征性成分，如 6-醛基异麦冬黄酮 (6-aldehydoisoophiopogonone) A (**7**)、B (**8**)，甲基麦冬黄酮 (methylophiopogonone) A (**9**)、B (**10**)，麦冬黄烷酮 (ophiopogonanone) A (**11**)、C (**12**)、D (**13**)、E (**14**)、F (**15**)，甲基麦冬黄烷酮 (methylophiopogonanone) A (**16**)、B (**17**)，麦冬黄酮 (ophiopogonone) A (**18**)、C (**19**)，去甲基异麦冬黄酮 B(desmethylisoophiopogonone B)。从麦冬 (*O. japonicus*) 块根中分离得到的 **6**，25(*R*)-假叶树皂苷元▲[25(*R*)-ruscogenin，**20**]、25(*S*)-假叶树皂苷元▲[25(*S*)-ruscogenin，**21**] 三个活性成分抑制小鼠及大鼠由下腔静脉结扎引起的血栓形成，且呈剂量相关性；抑制佛波醇酯诱导 HL-60 与 ECV304 黏附，还显著性抑制酵母多糖诱导的腹膜腔白细胞迁移，为传统中药麦冬用于血栓及炎症治疗提供了证据。

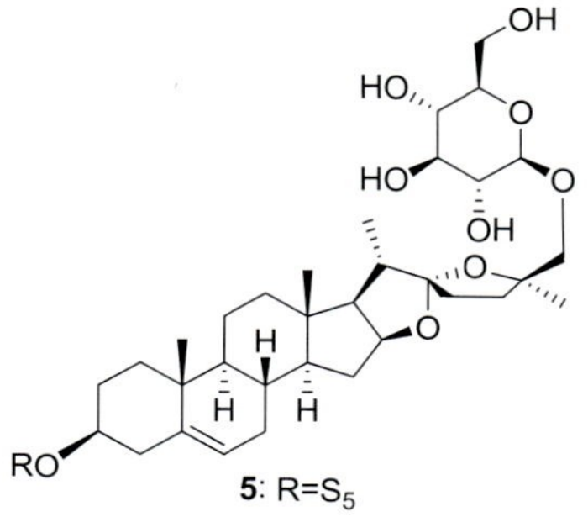

百合科 LILIACEAE

5: R=S$_5$ 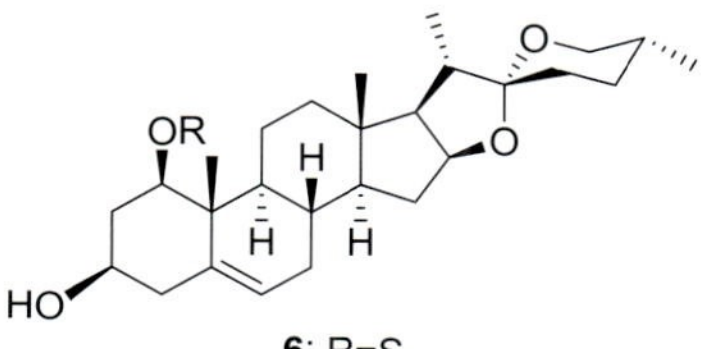
6: R=S$_6$
20: R=H 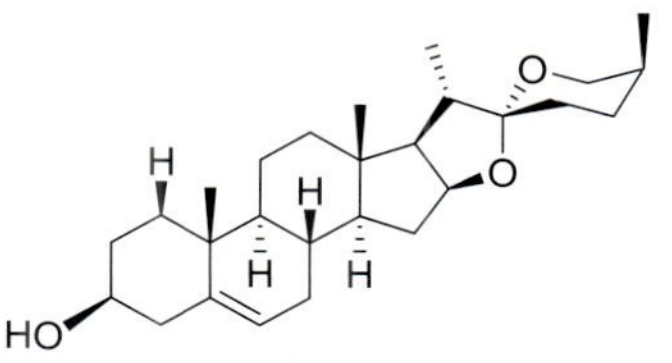
21

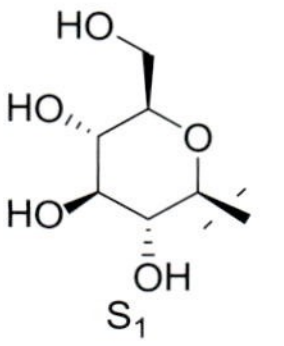

S$_1$ 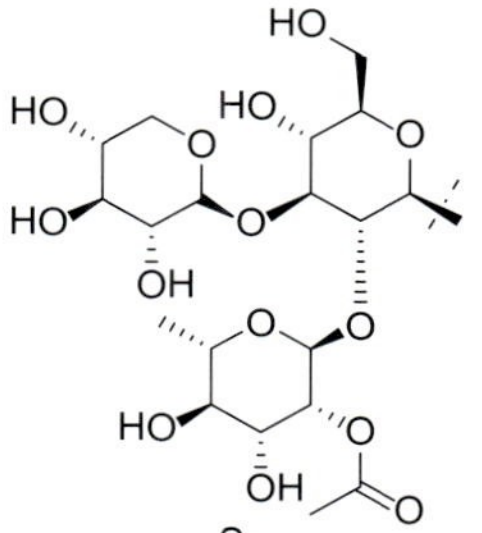
S$_2$ 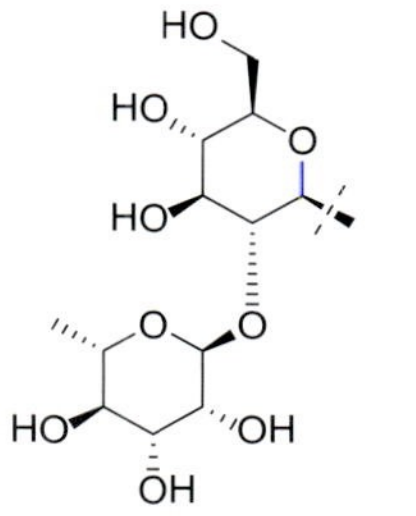
S$_3$ 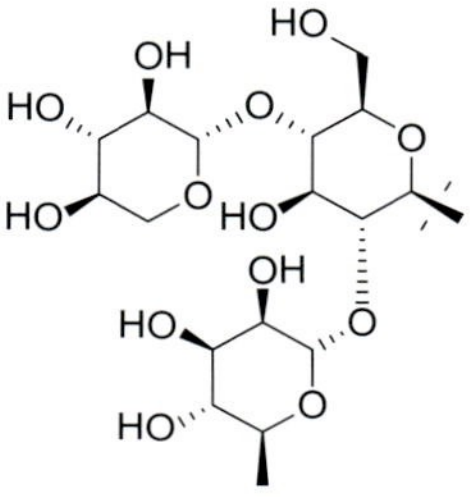
S$_4$ 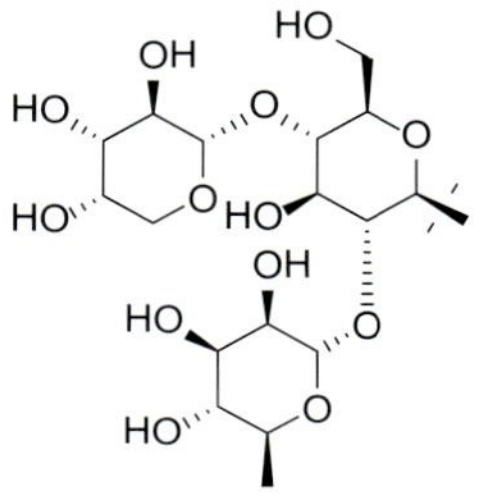
S$_5$ 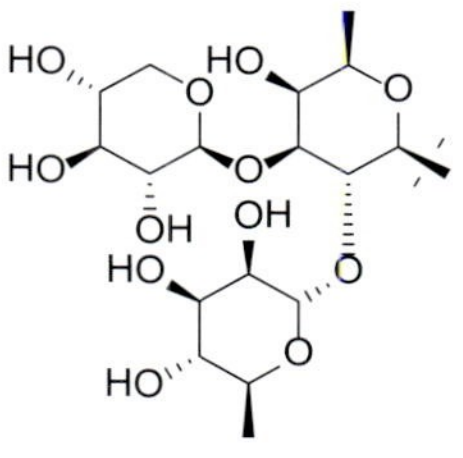
S$_6$

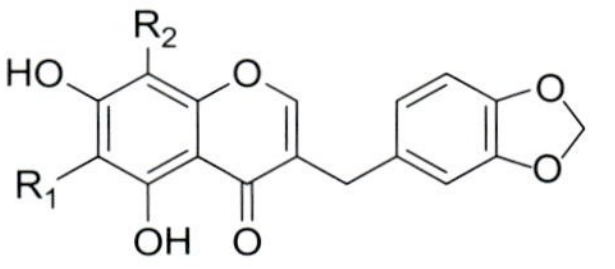

7: R$_1$=CHO; R$_2$=CH$_3$
9: R$_1$=CH$_3$; R$_2$=CH$_3$
18: R$_1$=CH$_3$; R$_2$=H
19: R$_1$=CH$_3$; R$_2$=CHO

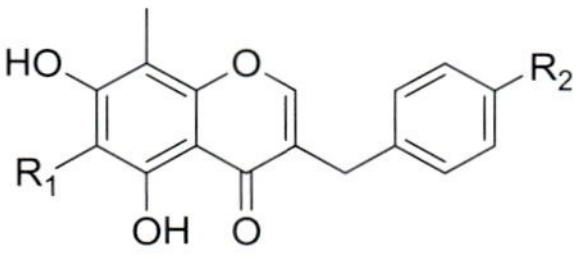

8: R$_1$=CHO; R$_2$=OCH$_3$
10: R$_1$=CH$_3$; R$_2$=OCH$_3$

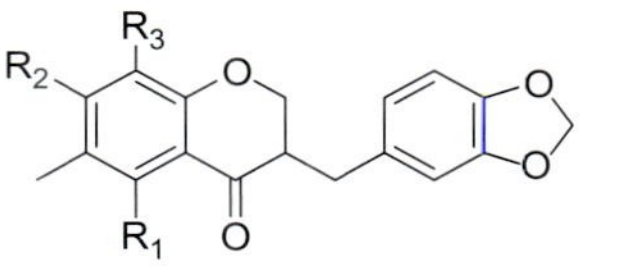

11: R$_1$=OH; R$_2$=OH; R$_3$=H
12: R$_1$=CHO; R$_2$=CH$_3$; R$_3$=OH
13: R$_1$=OCH$_3$; R$_2$=OCH$_3$; R$_3$=CHO

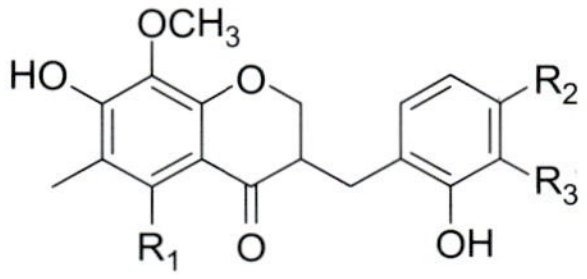

14: R$_1$=OH; R$_2$=OCH$_3$; R$_3$=H
15: R$_1$=OCH$_3$; R$_2$=H; R$_3$=OCH$_3$

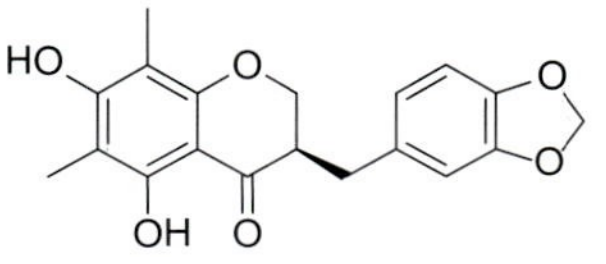

16

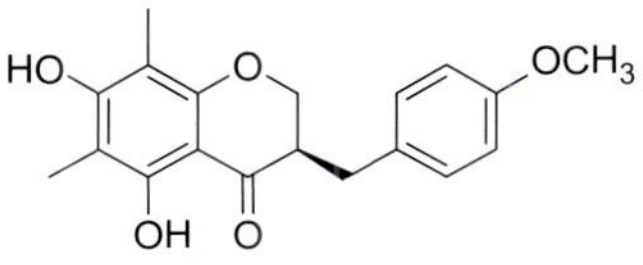

17

　　本属植物麦冬具有抗炎、镇静、改善心功能、抗心肌缺血、抗心律失常、保护血管内皮细胞、抗血栓、调节胃肠功能、降血糖、调节免疫、抗衰老、抗氧化、耐缺氧和抗菌作用，主要活性成分为甾体皂苷类、多糖类、高异黄酮类等。目前对甾体皂苷类成分药效作用的研究为近年研究的热点。

1. 异药沿阶草（中国植物志） 舒筋草（湖北）

Ophiopogon heterandrus F. T. Wang et L. K. Dai in Fl. Reipubl. Popularis Sin. 15: 251, t. 43: 1-2. 1978.
（英 **Diversianther Lilyturf**）

　　茎细，直径 2-3 mm，匍匐，节上生灰白色膜质的鞘，每隔几节生叶。叶 2-4 枚簇生，长圆形至狭长圆形，长 4.5-6.5 cm，宽 1-1.6 cm，先端急尖，基部渐狭，上面绿色，背面灰绿色；叶柄长 5-8 cm。总状花序生于茎先端叶簇中，具 3-4 朵花；花单生于苞片腋内；苞片披针形；花梗长 6-8 mm，关节位于中部以下或近中部；花被片三角状披针形，长 7-8 mm，白色，开花时向外卷；花丝极短，花药披针形，连合成圆锥形；花柱细长。花期 7 月。

分布与生境　产于湖北西南部、湖南、广西、四川东南部、贵州西部，生于海拔 1200-1700 m 的林下。

药用部位　块根。

功效应用　舒筋活络，止痛，消肿。用于风湿痹痛，跌打损伤。

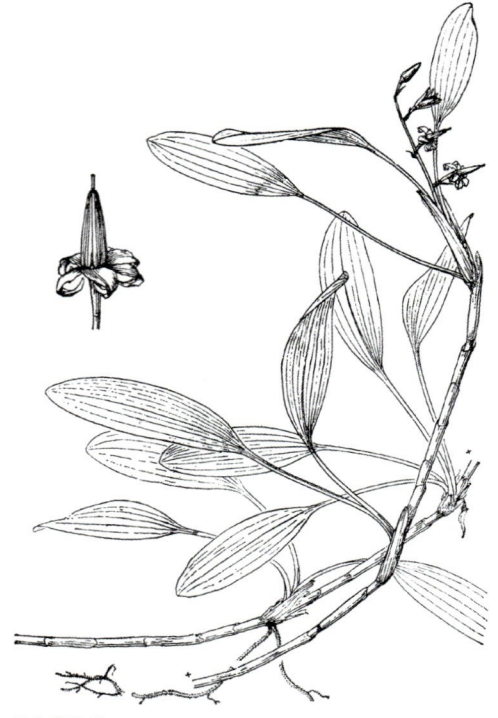

异药沿阶草 Ophiopogon heterandrus F. T. Wang et L. K. Dai
冯晋庸　绘

2. 林生沿阶草（中国植物志）

Ophiopogon sylvicola F. T. Wang et T. Tang in Bull. Fan. Mem. Inst. Biol. 7: 281. 1937.（英 **Wooded Lilyturf**）

茎细长，匍匐，直径 3-4 mm，每隔一定距离具叶簇。叶倒披针形或线状倒披针形，长 5-20 (-30) cm，宽 4-8 mm，先端急尖或渐尖，基部渐狭成柄，上面绿色，背面粉绿色；叶柄长 1.5-5 (-10) cm。总状花序生于茎上端的叶束中，具 4-10 朵花；花单生于苞片腋内；苞片披针形；花梗长

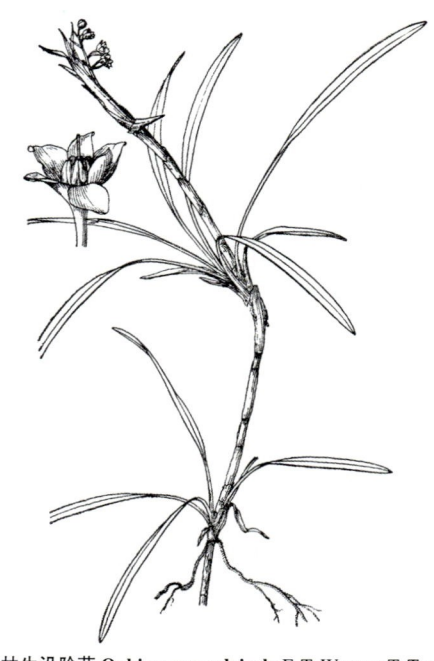

林生沿阶草 Ophiopogon sylvicola F. T. Wang et T. Tang
冯晋庸　绘

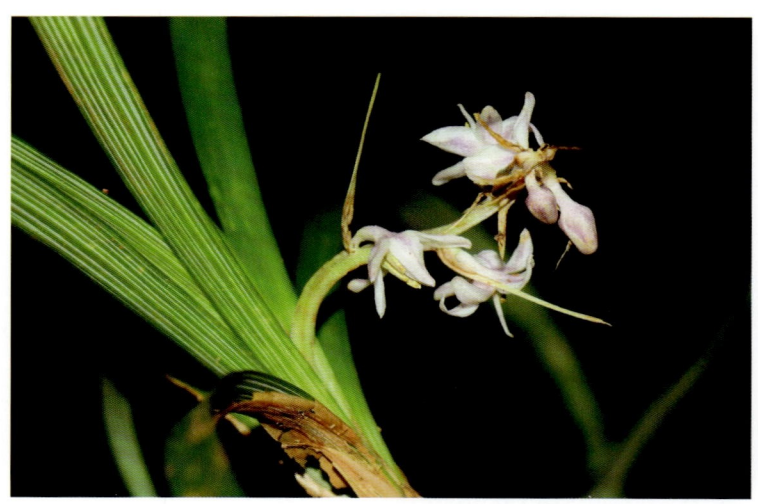

林生沿阶草 Ophiopogon sylvicola F. T. Wang et T. Tang
摄影：朱鑫鑫

4-6 mm，关节位于中部以下；花被片卵形，长约 5 mm，蓝色；花丝稍明显，花药三角状卵形，长约 2 mm；花柱细长，基部稍宽，几与花被片等长。花期 6-7 月，果期 8-9 月。

分布与生境　产于贵州、四川南部。生于海拔 700-1800 m 的阔叶林下或灌木林、溪边、阴湿处。
药用部位　块根。
功效应用　清热润肺，养阴生津，清心除烦。用于肺燥干咳，阴虚痨嗽，津伤口渴，心烦失眠。

3. 褐鞘沿阶草（中国植物志）　少年青（广西），大叶沿阶草、八宝镇心丹（云南思茅中草药选），止咳竹（广西药用植物名录），竹叶青（广西）

Ophiopogon dracaenoides (Baker) Hook. f., Fl. Brit. India 6: 268. 1892.——*Flueggea dracaenoides* Baker（英 **Brownsheath Lilyturf**）

　　根多而细，有时近基部的几个叶簇下生出粗而木质的支柱根。茎稍粗而长，直径 3-5 mm，节上包以灰褐色膜质的鞘，通常每隔几节生叶。叶 4-7 枚簇生，长圆形或长圆状倒披针形，长 5.5-14 cm，宽 1.8-3.5 cm，先端短尾状骤尖，基部两侧不对称，渐狭成叶柄，上面绿色，背面浅绿色；叶柄长 2-7 cm。总状花序生于茎先端的叶束中，长 8-12 cm，具十几朵至二十几朵花；花 2-3 朵簇生于苞片腋内，近顶端常单生；苞片卵状披针形，最下面的长 8-12 mm；花梗长 4-6 mm，关节位于中部；花被片披针形或卵状披针形，长 4-6 mm；花丝很短，花药卵状披针形，长 2.5 mm；花柱细，等长或稍长于花被片。种子宽椭圆形，长约 1.2 cm。花期 8 月，果期 9-10 月。

分布与生境　产于广西西部、贵州、云南东南部。生于海拔 200-1800 m 林下阴湿处。也分布于老挝、泰国、印度、越南。
药用部位　块根、全草。
功效应用　块根：定心安神，止咳化痰。用于心悸，心慌，风湿性心脏病，肺痨，慢性支气管炎，咳嗽痰喘等。全草：祛风解表，除湿止痛。用于感冒发热，风湿痹痛。外用于跌打损伤。
注评　本种的块根傣族、拉祜族、壮族、瑶族药用；傣族治疲乏无力、食欲不振、瘙痒湿疹，拉祜族治风湿性心脏病、肺结核、慢性支气管炎，壮族、瑶族治疗胃痛、咳嗽哮喘。

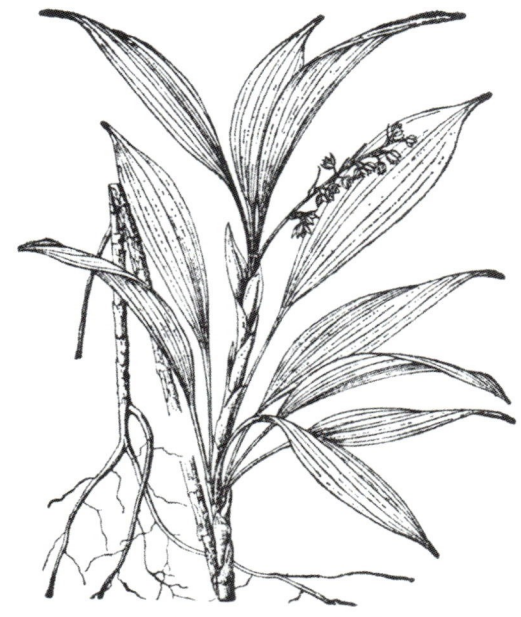

褐鞘沿阶草 *Ophiopogon dracaenoides* (Baker) Hook. f.
引自《中国高等植物图鉴》

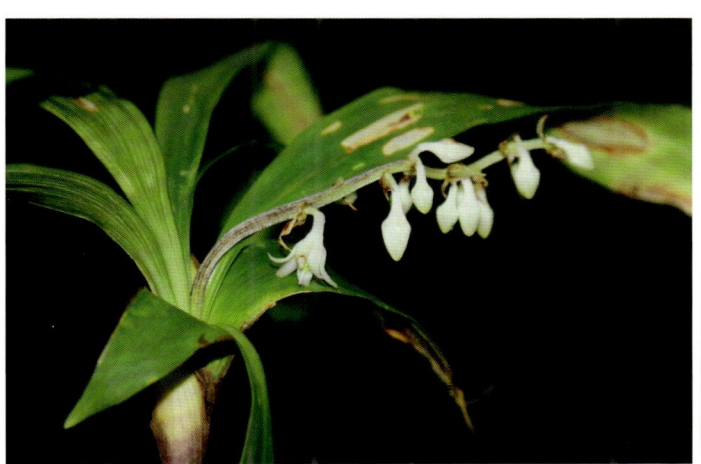

褐鞘沿阶草 *Ophiopogon dracaenoides* (Baker) Hook. f.
摄影：朱鑫鑫

4. 棒叶沿阶草（中国植物志）

Ophiopogon clavatus C. H. Wright ex Oliv. in Hooker's Icon Pl. 24: t. 2382. 1895.（英 **Clavateleaf Lilyturf**）

植株由地下细长的走茎相连接。茎短。叶基生成丛，狭长圆状倒披针形，长 5–12 cm，宽 5–13 mm，基部渐狭成叶柄，上面绿色，背面粉绿色；叶柄长 2.5–10 cm。花葶长 7–11 cm，总状花序具 1–3 (–4) 花；苞片卵形，边缘膜质；花梗长 5–8 mm，关节位于近顶端；花被片长圆形，内轮 3 片稍宽，长约 12 mm，白色稍带淡紫色，开花时花被片不向外张开；花丝明显，长约 2 mm，花药狭披针形；花柱细长，长约 1 cm。种子椭圆形，绿色，熟时呈深蓝色。花期 5–6 月。

分布与生境 产于湖北西南部、湖南、广东北部、广西东北部、贵州东南部、四川东南部。生于海拔 1000–1600 m 的山坡、山谷的疏林下或水边。

药用部位 块根。

功效应用 清热润肺，生津止咳。用于肺燥干咳，阴虚痨嗽，津伤口渴，肠燥便秘。

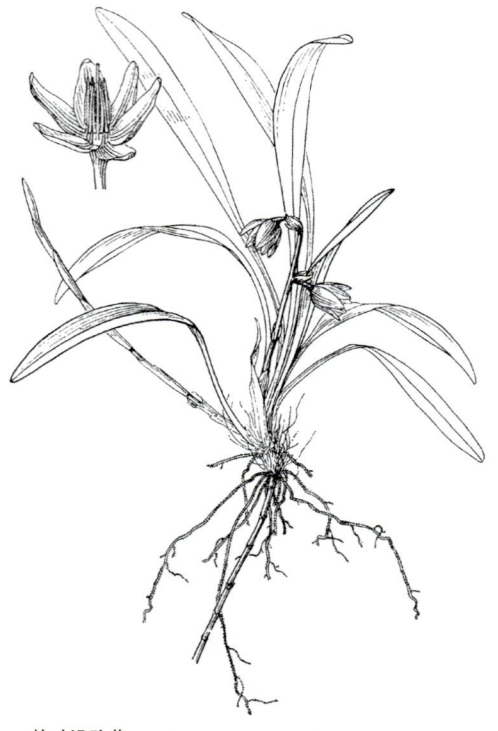

棒叶沿阶草 Ophiopogon clavatus C. H. Wright ex Oliv.
冯晋庸 绘

5. 钝叶沿阶草（中国植物志）

Ophiopogon amblyphyllus F. T. Wang et L. K. Dai in Fl. Reipubl. Popularis Sin. 15: 251, t. 45: 5-7. 1978.（英 **Obtuseleaf Lilyturf**）

根多而细。茎中等长，密生多叶，每年延长后，下部斜卧地面，形如根状茎，由此发出多条地下走茎。叶倒披针状长圆形或近倒披针形，长 6–8 cm，宽 8–24 mm，先端近浑圆或钝，基部渐狭成柄，上面绿色，背面灰白绿色；叶柄长 3–6 cm。花葶较短，总状花序长 4–9 cm，具几朵至十几朵花；花单生，少有 2 朵簇生于苞片腋内；苞片披针形；花梗长 3–4 mm，关节位于中部或中部稍偏下；花被片卵形，长约 4 mm，紫色；花丝很短，花药卵形；花柱圆柱形。种子椭圆形。花期 7 月。

分布与生境 产于四川西南部、云南东北部。生于海拔 1600–2200 m 的疏林下阴处、山坡阴处。

药用部位 全草。

功效应用 清热解毒，理气止痛。用于喉炎，肠痈。

百合科 LILIACEAE

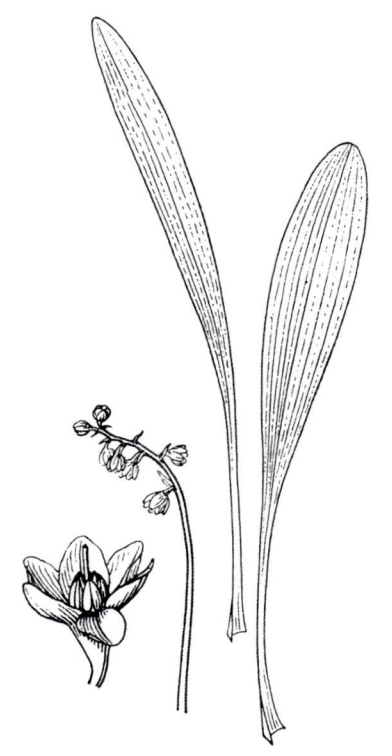

钝叶沿阶草 Ophiopogon amblyphyllus F. T. Wang et L. K. Dai
冯晋庸 绘

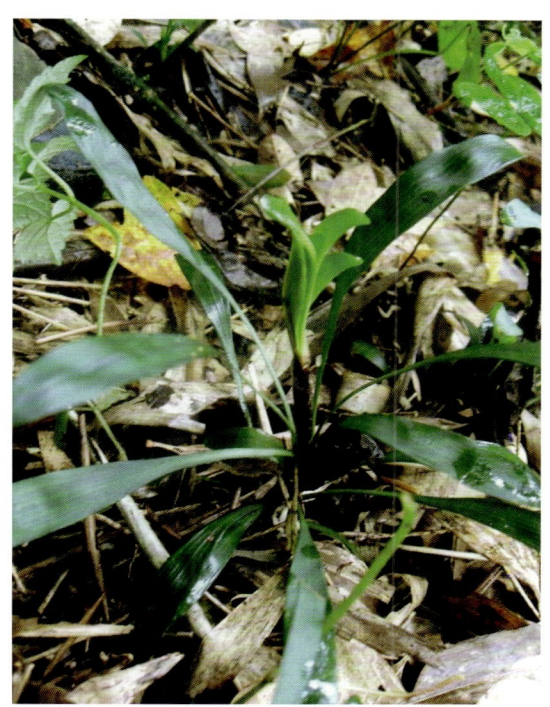

钝叶沿阶草 Ophiopogon amblyphyllus F. T. Wang et L. K. Dai
摄影：姜炎彬

6. 多花沿阶草（中国植物志） 大叶麦冬、竹叶茶、糯米草、假麦冬（全国中草药汇编）

Ophiopogon tonkinensis L. Rodr. in Bull. Soc. Bot. France 75: 998. 1928.（英 **Tonkin Lilyturf**）

具粗短的根状茎。茎短。叶基生成丛，厚革质，倒披针状长圆形，长 12-25 cm，宽 2.5-3.5 cm，先端骤缩成短尖，基部渐狭成柄，上面绿色，背面淡绿色；叶柄长 10-20 cm。花葶长 15-24 cm，总状花序长 9-12 cm，具十几朵至三十几朵花，通常 2-4 朵成簇着生；苞片卵形、卵状披针形或披针形；花梗长 3-5 mm，关节位于中部；花被片卵形或长圆形，长约 4 mm，淡紫色；花丝长约 1 mm，花药披针形，长约 3 mm；花柱细，长约 3.3 mm。种子椭圆形或近球形，长约 9 mm。花期 9 月，果期 10-11 月。

分布与生境 产于广西西部、云南东南部。生于海拔 1000-1600 m 的密林下或空旷的山坡上。也分布于越南。

药用部位 块根、全草。

功效应用 块根：润肺生津，止咳化痰。用于顿咳，百日咳，支气管炎，肺痨咳嗽，咯血，咳嗽痰喘，淋证，尿道炎。全草：祛风湿止痛。用于关节痛。

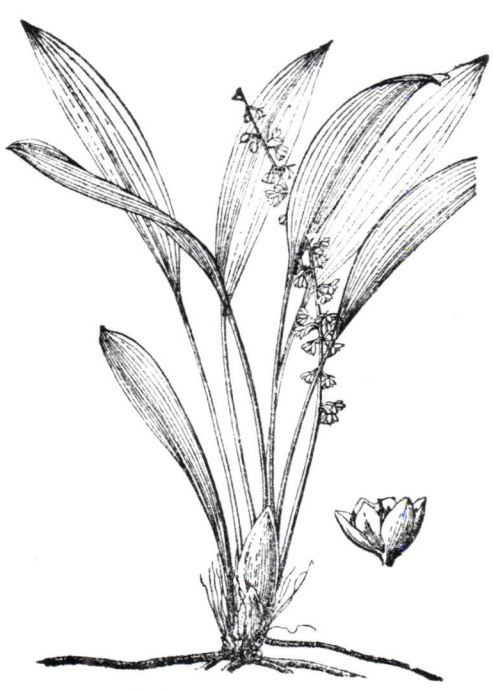

多花沿阶草 Ophiopogon tonkinensis L. Rodr.
引自《中国高等植物图鉴》

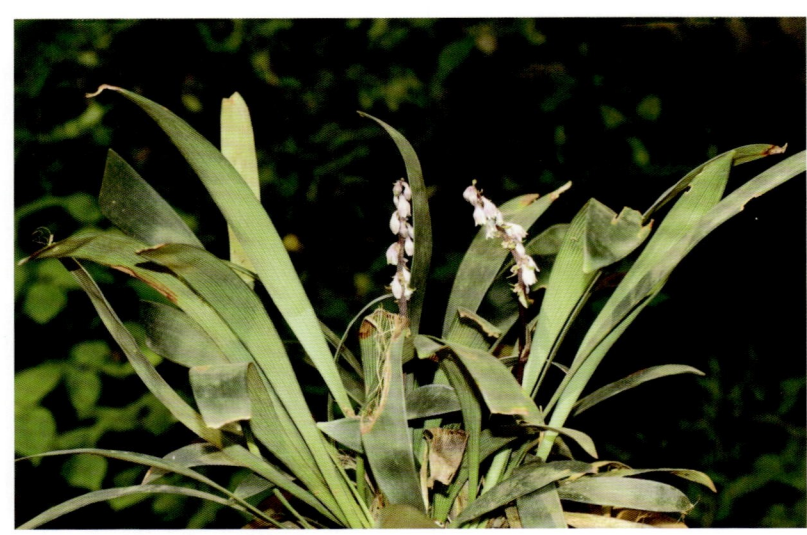

多花沿阶草 Ophiopogon tonkinensis L. Rodr.
摄影：朱鑫鑫

7. 长茎沿阶草（中国植物志） 韭叶柴胡、山韭菜（广西），野麦冬、铁丝草（四川）

Ophiopogon chingii F. T. Wang et T. Tang in Bull. Fan Mem Inst. Biol. 7: 282. 1937.（英 **Ching Lilyturf**）

根木质化而稍坚硬。茎长，直径 2-5 mm，常平卧地面并生根，有时具分枝。叶散生于茎上，剑形，长 7-20 cm，宽 2.5-8 (-20) mm，具白色膜质的鞘，鞘上常具横皱纹，上面深绿色，背面粉绿色，基部收狭成柄。总状花序生于叶腋或茎先端的叶束中，长 5-15 cm，下部常为鞘所包裹，具 5-10 朵花；花单生或 2-4 朵簇生于苞片腋内；苞片卵形或披针形，薄膜质，白色，透明；花梗长 6-9 mm，关节位于中部以下；花被片长圆形或卵状长圆形，长约 5 mm，白色或淡紫色；花丝长约 1 mm，花药

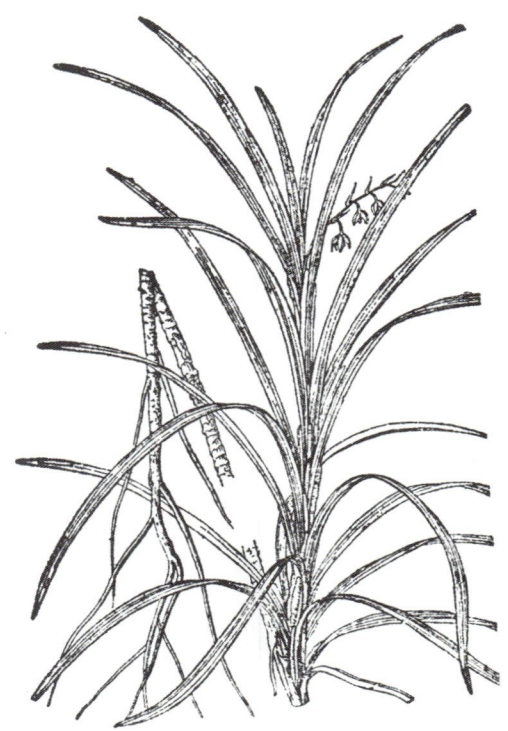

长茎沿阶草 Ophiopogon chingii F. T. Wang et T. Tang
引自《中国高等植物图鉴》

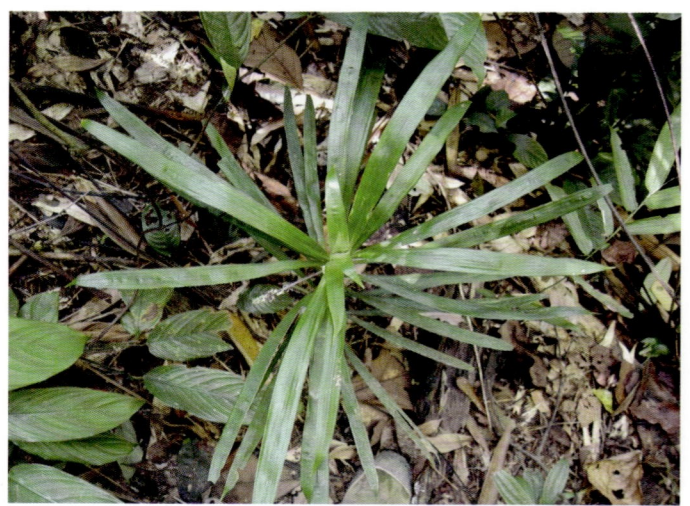

长茎沿阶草 Ophiopogon chingii F. T. Wang et T. Tang
摄影：陈彬

卵形，长约 2 mm；花柱长约 4 mm。种子卵形。花期 5-6 月。

分布与生境　产于华南、四川东南部、云南南部。生于海拔 700-2100 m 的山坡灌丛下、林下或岩石缝中。

药用部位　块根、全草。

功效应用　块根：清热润肺，养阴生津。用于肺结核。外用于脓疱疮。全草：清热解毒。外用于脓疮。

8. 宽叶沿阶草（中国植物志）

Ophiopogon platyphyllus Merr. et Chun in Sunyatsenia 2: 211. 1935.（英 **Broadleaf Lilyturf**）

根粗壮，直径约 5 mm，木质化，中空。茎短，逐年延长后具残留叶鞘，并生出新根，形似根状茎。叶丛生，线状披针形，革质，长 (24-) 40-55 cm，宽 18-22 cm，先端急尖或钝，基部具膜质的鞘，老时脱落，上面绿色，背面粉绿色，基部收狭成不明显的柄，其基部有时有棕红色斑污。花葶较粗壮，长 12-16 cm，总状花序长约 6 cm，具 20 余朵花，常 2-4 朵成簇着生于苞片腋内；苞片卵形，先端长渐尖；花梗长 7-9 mm，关节位于中部以下；花被片披针形或狭披针形，长约 7 mm，内轮 3 片稍宽于外轮 3 片，白色；花丝很短，不明显，花药线状披针形，长约 6 mm，淡黄绿色；花柱长约 6 mm。种子长圆形，长约 11 mm，宽约 5 mm。花期 5-6 月。

分布与生境　产于华南。生于海拔 600-1800 m 的林下、溪边和路边。

药用部位　根状茎。

功效应用　补虚，止痛。用于体内精气不足，精神萎靡，面色苍白，身倦无力，五心烦热，形体消瘦，心悸气短，自汗盗汗，大便溏泄，小便频数或不禁，舌质淡肿或光绛，脉虚细无力，各种疼痛。

注评　本种瑶族药用其块根或全草，治咳嗽、肺结核、产后恶露不净、发热口渴。

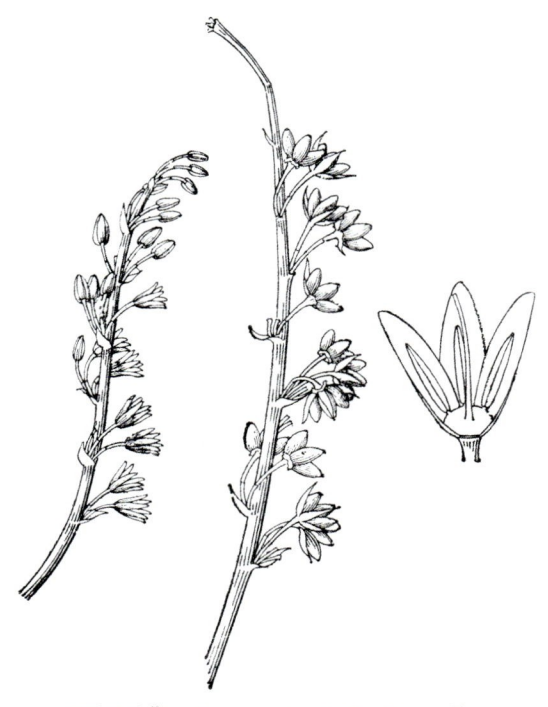

宽叶沿阶草 Ophiopogon platyphyllus Merr. et Chun
王金凤　绘

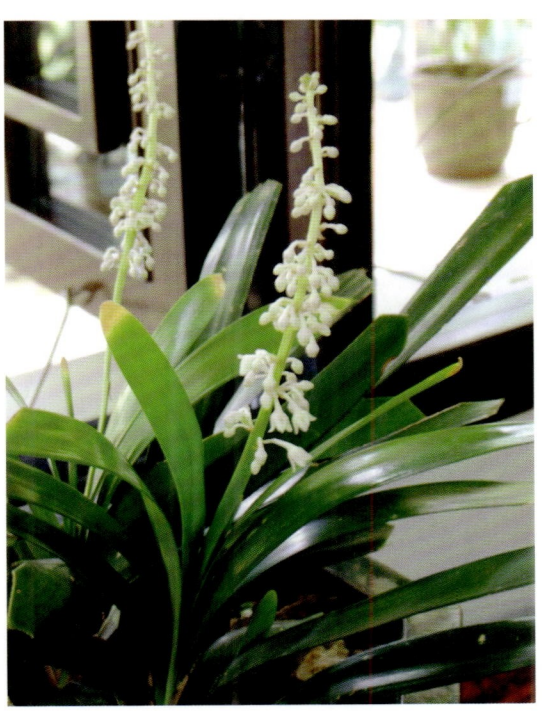

宽叶沿阶草 Ophiopogon platyphyllus Merr. et Chun
摄影：徐晔春

9. 簇叶沿阶草（中国植物志）

Ophiopogon tsaii F. T. Wang et T. Tang in Bull. Fan Mem. Inst. Biol. 7: 282. 1937.（英 **Clustered Lilyturf**）

茎长，下部平卧地面，上部向上斜升，直径约 4 mm，每隔几节生叶。叶 8–12 枚簇生，禾叶状，长 14–35 cm，宽 4–6 mm，先端长渐尖，无明显叶柄。总状花序从茎先端的叶丛中抽出，长 13–19 cm，具 10 几朵至 20 几朵花，1–4 朵簇生于苞片腋内；苞片钻形；花梗长 2–3 mm；花被片长圆形或近椭圆形，长约 2.5 mm，内外轮宽度相似，淡紫色；花丝稍明显，花药卵形，长约 2 mm；花柱长约 3 mm。种子椭圆形或球形，长 8–10 mm。花期 7 月，果期 8–9 月。

分布与生境 产于云南东南部。生于海拔 800–1800 m 的高山林下。

药用部位 全草。

功效应用 养阴柔肝，润肺止咳。用于百日咳，肺炎，肺结核，小儿疳积，产后腹痛，气管炎。

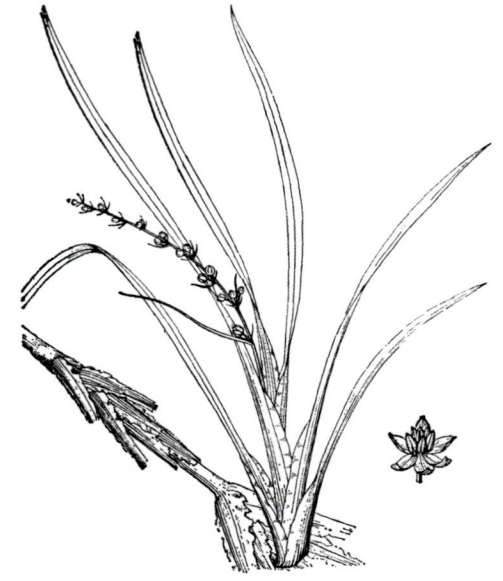

簇叶沿阶草 Ophiopogon tsaii F. T. Wang et T. Tang
张泰利 绘

10. 大叶沿阶草（中国植物志）

Ophiopogon latifolius L. Rodrigues in Bull. Soc. Bot. France 75: 998. 1928.（英 **Largeleaf Lilyturf**）

根粗壮，直径 6–7 mm，木质化，坚硬。茎较短或中等长，逐年延长，具残留叶鞘，形似根状茎。叶丛生，禾叶状，革质，长 55–105 cm，宽 (8–) 12–27 mm，先端长渐尖，上面绿色，背面淡绿色。花葶长 40–45 cm；总状花序长 10–20 cm，具多花，3–4 朵或更多簇生于苞片腋内；苞片披针形或钻形，边缘膜质；花梗长约 1 cm，关节位于中部以上；花被片外轮 3 片披针形，内轮 3 片卵形，长 5–6 mm，淡蓝色；花丝短，花药卵形，长约 3 mm；花柱长于花药，上端常向下弯。种子近球形。花期 8 月。

分布与生境 产于广西、云南东南部。生于海拔 100–1200 m 的林下或山谷潮湿处。也分布于越南。

药用部位 块根。

功效应用 滋阴补气，润肺止咳。用于乏力，食欲不振，湿疹，瘙痒，疥疮。

注评 本种傣族亦同等药用。

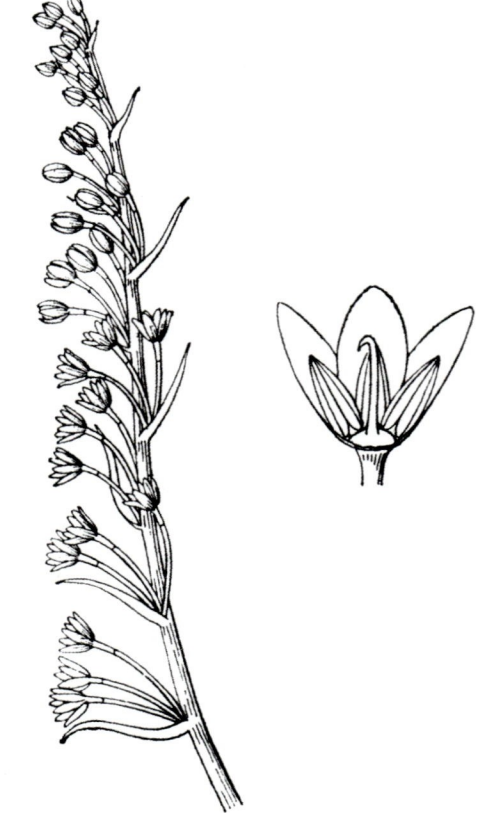

大叶沿阶草 Ophiopogon latifolius L. Rodrigues
王金凤 绘

11. 西南沿阶草（中国植物志） 麦冬（湖北），野麦冬（四川）
Ophiopogon mairei H. Lév. in Repert. Spec. Nov. Regni Veg. 9: 78. 1910.（英 **Maire Lilyturf**）

根稍粗，柔软，近末端常有膨大成纺锤形的小块根。茎较短或中等长，延长的老茎上具残留的叶鞘并生根，形似根状茎。叶丛生，禾叶状，长 20-40 cm，宽 7-14 mm，基部具膜质的鞘，其上具横皱纹，上面绿色，背面粉绿色，基部柄不明显。花葶长 10-15 cm；总状花序长 5-7 cm，密生多花，1-2 朵着生于苞片腋内；苞片钻形；花梗长 4-5 mm 或更短，关节位于中部或中部偏上；花被片卵形，长 4-5 mm，白色或蓝色；花丝明显，花药卵形，长约 2 mm；花柱长约 2.5 mm。种子椭圆形或卵圆形，蓝灰色。花期 5 月中旬至 7 月上旬。

分布与生境 产于湖北西南部、四川东南部、贵州、云南东北部。生于海拔 800-2100 m 的林下阴湿处。

药用部位 块根。

功效应用 清热润肺，养阴生津，清心除烦。用于肺燥干咳，阴虚痨嗽，津伤口渴，心烦失眠。

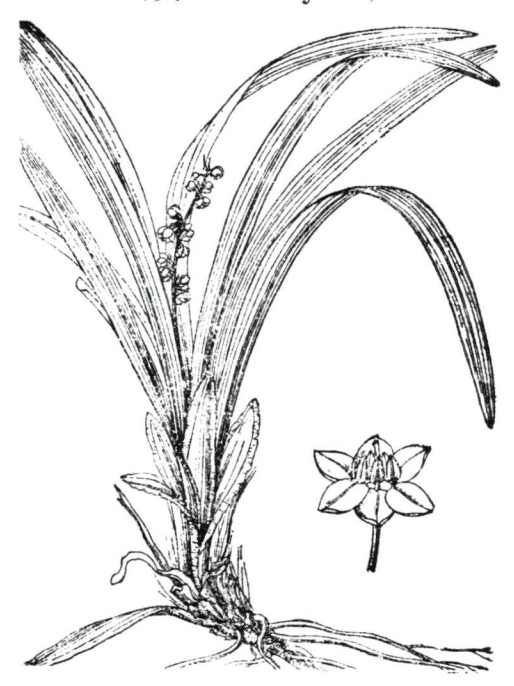

西南沿阶草 Ophiopogon mairei H. Lév.
引自《中国高等植物图鉴》

12. 狭叶沿阶草（中国植物志）
Ophiopogon stenophyllus (Merr.) L. Rodr. in Bull. Mus. Hist. Nat. Paris, sér. 2. 6: 95. 1934.——*Peliosanthes stenophylla* Merr.（英 **Narrowleaf Lilyturf**）

根粗，木质，坚硬。茎较短或中等长，逐年延长的老茎上具残留叶鞘并生根，形似根状茎。叶丛生，禾叶状，草质，长 25-60 cm，宽 (4-) 7-13 mm，先端渐尖，基部具灰白色膜质鞘，上面深绿色，背面淡绿色，叶柄不明显。花葶长 10-32 cm；总状花序长 4-14 cm，具 10-40 朵花，花 1-2 朵生于苞片腋内；苞片披针形；花梗长 10-14 mm，关节位于中部或中部以下；花被片卵形或披针形，长约 6 mm，内轮 3 片较外轮稍宽，白色或淡紫色；花丝明显，长约 1 mm，花药卵形，长约 3 mm；花柱长约 5 mm。种子椭圆形。花期 7 月，果期 10-11 月。

分布与生境 产于江西南部、华南、云南东南部。生于海拔 900-2300 m 的山坡密林下潮湿处。

药用部位 块根、全草。

功效应用 滋阴补气，和中健胃，清热润肺，养阴生津，清心除烦。用于肺燥咳嗽，阴虚足痿。

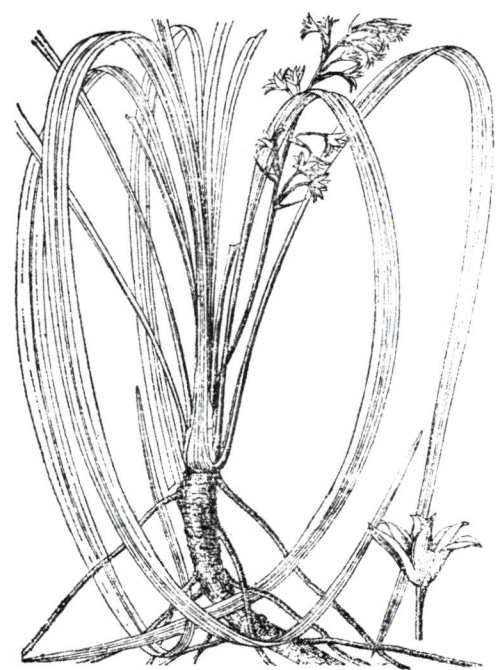

狭叶沿阶草 Ophiopogon stenophyllus (Merr.) L. Rodr.
引自《中国高等植物图鉴》

13. 连药沿阶草（中国植物志） 野麦冬（四川），南川沿阶草（广西药用植物名录）

Ophiopogon bockianus Diels in Bot. Jahrb. Syst. 29: 254. 1900.（英 **Bock Lilyturf**）

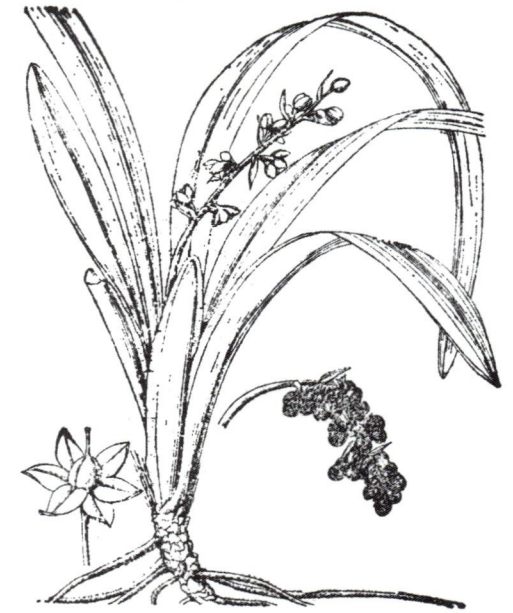

连药沿阶草 Ophiopogon bockianus Diels
引自《中国高等植物图鉴》

根稍粗，直径 1–3 mm，末端有时膨大成纺锤形小块根。茎较短，直径约 1 cm，逐年延长的老茎上具残留的叶鞘并生根，形似根状茎。叶丛生，稍呈剑形，长 20–30 (–80) cm，宽 (7–) 14–22 mm，先端急尖，基部具膜质的鞘，上面深绿色，背面粉绿色，基部收狭成不明显的柄。花葶长 18–28 cm；总状花序长 5–14 cm，具 10 余朵至多花，每 2 朵着生于苞片腋内；苞片披针形；花梗长 6–9 mm，关节位于中部以下；花被片卵形，长 6–7 mm，先端常向外卷，淡紫色；花丝很短，几不明显，花药卵形，长 2.5–3 mm，连合成短圆锥形；花柱长约 5 mm。种子椭圆形或近球形，长约 1 cm，宽约 8 mm。花期 6–7 月，果期 8 月。

分布与生境　产于湖北、湖南、广西、四川、贵州东北部、云南。生于海拔 900–2100 m 的山坡林下或山谷溪边岩缝中、竹林内。

药用部位　块根、全草。

功效应用　块根：清热，润肺养阴，生津止咳。全草：祛风解毒。用于治疗外感风热、温病、疮痈疖肿。

14. 短药沿阶草（中国植物志）

Ophiopogon angustifoliatus (F. T. Wang et T. Tang) S. C. Chen in Acta Phytotax. Sin. 26: 141. 1988.——*O. bockianus* Diels var. *angustifoliatus* F. T. Wang et T. Tang（英 **Narrowleaf Lilyturf**）

具地下走茎。叶较狭，宽 3–7 mm。总状花序具几朵至十几朵花；花常单生于苞片腋内，与连药沿阶草一样。花期 7–8 月，果期 9–10 月。

分布与生境　产于湖北西部、湖南西北部、广西北部、四川中部至东部、贵州西部、云南西北部。生于海拔 800–3200 m 的山坡密林中、山谷潮湿处、溪边或路旁。

药用部位　块根、全草。

功效应用　同连药沿阶草。

15. 四川沿阶草（中国植物志）

Ophiopogon szechuanensis F. T. Wang et T. Tang, Fl. Reipubl. Popularis Sin. 15: 252. 1978.（英 **Szechuan Lilyturf**）

根较细而软，有时近末端膨大成纺锤形的小块根。茎较短或中等长，延长后平卧地面，具残留的叶鞘并生新根，形似根状茎。叶丛生，禾叶状，长 25–60 cm，宽 5–11 mm，基部具膜质鞘，上面绿色，背面粉绿色，叶柄不明显。花葶长 13–26 cm；总状花序长 4–11 cm，具几朵至十几朵花，花单生于苞片腋内；苞片披针形；花梗长 7–9 mm，关节位于中部以下；花被片卵状披针形，长 8–9 mm，先端渐尖，常稍向外卷，紫色或紫红色；花丝很短，不明显，花药狭披针形，先端长渐尖，长 6.5–7 mm，连合成长圆锥形；花柱长约 7 mm。花期 6–7 月。

分布与生境　产于四川南部、云南西南。生于海拔 1000–2000 m 的山坡疏林下阴湿处或水旁。

药用部位　块根。

功效应用　养阴润肺，清心除烦，益胃生津。用于肺燥干咳，咳嗽吐血，咯血，肺痿，肺痈，虚痨烦热，口渴，热病津伤，咽干口燥，肠燥便秘，心烦失眠，白喉。

百合科 LILIACEAE

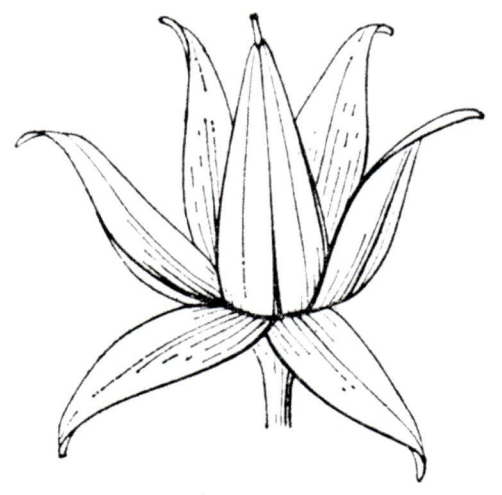
四川沿阶草 Ophiopogon szechuanensis F. T. Wang et T. Tang
吴彰华 绘

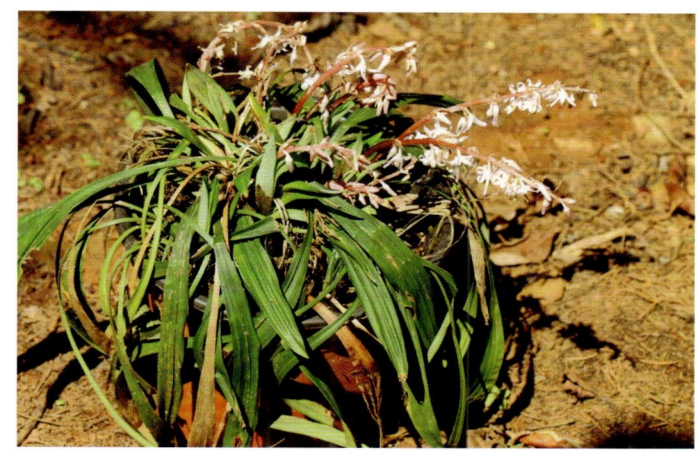
四川沿阶草 Ophiopogon szechuanensis F. T. Wang et T. Tang
摄影：朱鑫鑫

16. 厚叶沿阶草（中国植物志）

Ophiopogon corifolius F. T. Wang et L. K. Dai in Fl. Reipubl. Popularis Sin. 15: 253. 1978.（英 **Thickleaf Lilyturf**）

根细长，质软，密生白色根毛。茎很短。叶基生成丛，禾叶状，坚硬，革质，长 38-60 cm，宽 1-1.5 cm，基部具膜质鞘，上面绿色，背面粉绿色，具白色纵条纹，叶柄不明显。花葶长约 24 cm，总状花序长约 12 cm，具多花，2-4 朵簇生于苞片腋内；苞片近卵形，紫褐色；花梗长 10-12 mm，关节

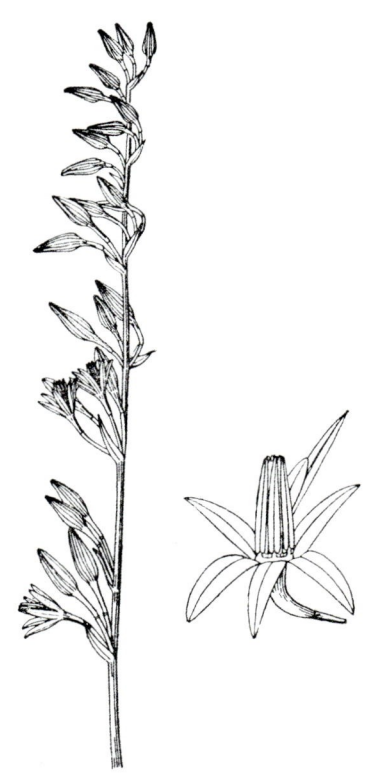
厚叶沿阶草 Ophiopogon corifolius F. T. Wang et L. K. Dai
王金凤 绘

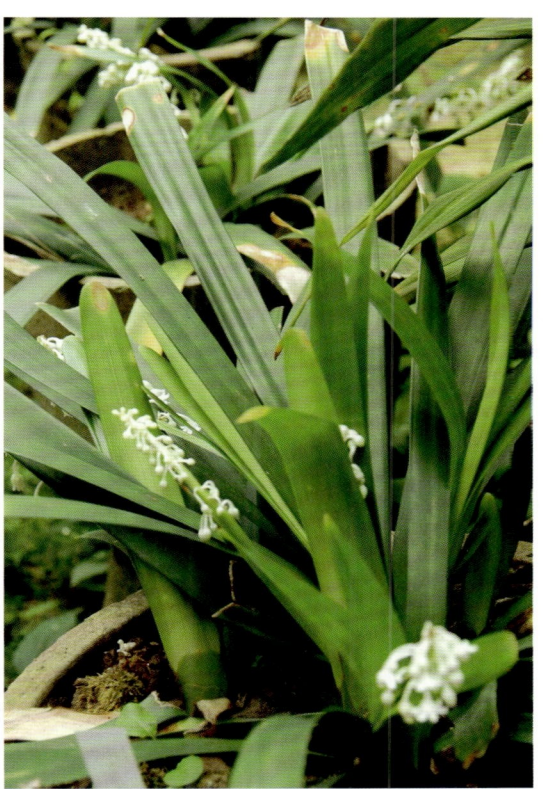
厚叶沿阶草 Ophiopogon corifolius F. T. Wang et L. K. Dai
摄影：徐晔春

位于中部以上；花被片外轮 3 片线形，内轮 3 片披针形，长约 9 mm，紫色；花丝明显，长约 1 mm，花药线形，分离，长约 8 mm；花柱长约 9 mm。种子椭圆形。花期 4-5 月，果期 7-8 月。

分布与生境　产于广西、贵州西南部。生于海拔 1200-1400 m 的山坡密林下。

药用部位　块根。

功效应用　活血通络，祛风除湿。用于风湿痹痛，瘫痪，小儿麻痹后遗症，肥大性脊椎炎。

17. 间型沿阶草（中国植物志）　野麦冬（四川），紫花沿阶草（云南种子植物名录），长葶沿阶草（海南植物志），蜈蚣七（中药大辞典），杂煮（藏语）

Ophiopogon intermedius D. Don, Prodr. Fl. Nepal. 48. 1825.（英 **Intermediate Lilyturf**）

植株常丛生，有粗短、块状的根状茎。根分枝，常在近末端处膨大成椭圆形或纺锤形的小块根。茎很短。叶基生成丛，禾叶状，长 15-55 (-70) cm，宽 2-8 mm，基部具残存的褐色鞘撕裂的纤维。花葶长 20-50 cm；总状花序长 2.5-7 cm，具 15-20 余朵花；花常单生或 2-3 朵簇生于苞片腋内；苞片钻形或披针形；花梗长 4-6 mm，关节位于中部；花被片长圆形，先端钝圆，长 4-7 mm，白色或淡紫色；花丝极短，花药线状披针形，长 3-4 mm；花柱长约 3.5 mm。种子椭圆形。花期 5-8 月，果期 8-10 月。

分布与生境　产于华中、华南、安徽、台湾、陕西（秦岭以南）及西南。生于海拔 200-3020 m 的山谷、林下阴湿处或水沟边以及草坡。也分布于不丹、缅甸、尼泊尔、斯里兰卡、泰国、越南、印度。

药用部位　块根。

功效应用　清热润肺，养阴生津，止咳。用于肺燥干咳，吐血，咳血，咽干口燥，热病伤津，心烦，咽干口燥，津枯便秘。

化学成分　根状茎含甾体类：薯蓣皂苷(dioscin)，薯蓣皂苷元(diosgenin)，假叶树皂苷元▲(ruscogenin)[1]，

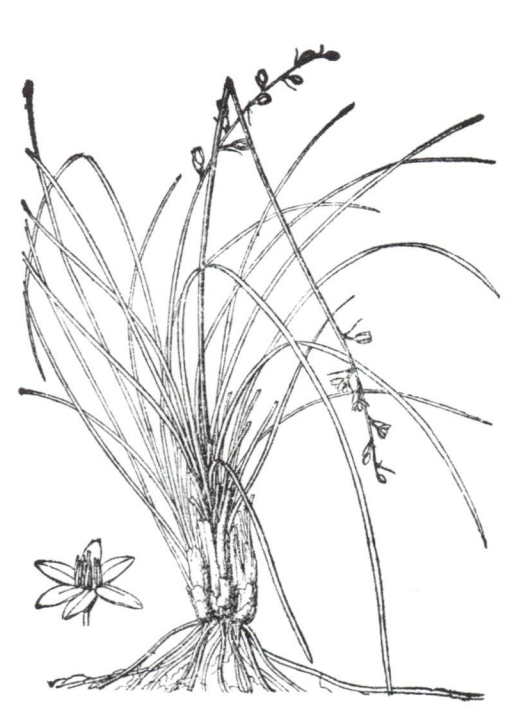

间型沿阶草 Ophiopogon intermedius D. Don
引自《中国高等植物图鉴》

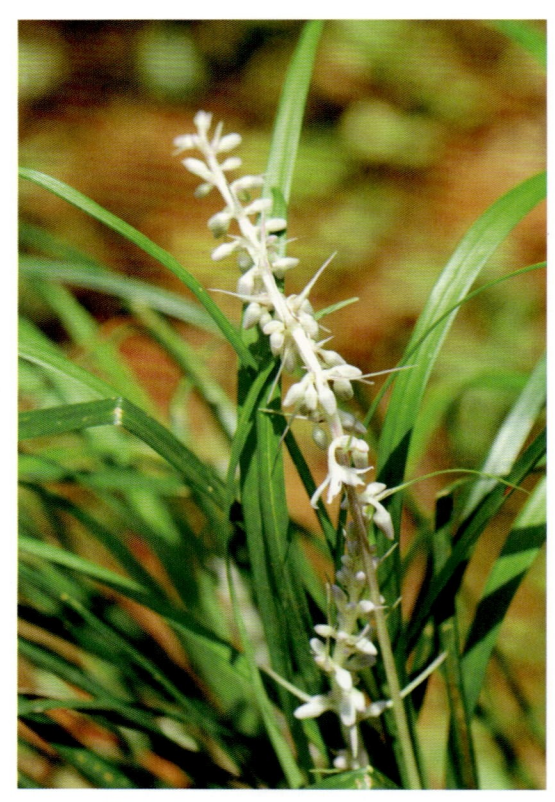

间型沿阶草 Ophiopogon intermedius D. Don
摄影：朱鑫鑫

假叶树皂苷元▲1-*O*-[*α*-L-吡喃阿拉伯糖基-(1→2)]-*β*-D-吡喃葡萄糖苷{ruscogenin-1-*O*-[*α*-L-arabinopyranosyl-(1→2)]-*β*-D-glucopyranoside}[2]，*β*-谷甾醇，胡萝卜苷[1]；脂肪烃类：正二十八烷(*n*-octacosanol)[1]。

注评　本种的块根彝族、傈僳族、苗族、藏族药用；彝族、傈僳族治肺热燥咳，热病伤阴，虚痨咳血，口干咽燥，津枯便秘，四肢骨折；苗族治骨折，跌打损伤；藏族治气管炎和高山不适应症。

化学成分参考文献

[1] Rawat MSM, et al. *Pharmazie*, 1988, 43(2): 143.

[2] Rawat MSM, et al. *Phytochemistry*, 1988, 27(10): 3326-3327.

18. 阴生沿阶草（中国植物志）

Ophiopogon umbraticola Hance in J. Bot. 6: 115. 1868.（英 **Shady Lilyturf**）

植株丛生，常有粗短的根状茎。根多分枝。茎很短。叶基生成丛，禾叶状，长 25–35 (–50) cm，宽 1–1.5 mm。花葶长约 30 cm；总状花序长 8–16 cm，具多花，1–3 朵簇生于苞片腋内；苞片近钻形；花梗细，长约 1 cm，关节位于中部或中偏下；花被片披针形或长圆形，先端钝圆，长约 4 mm，内轮 3 片较外轮 3 片稍宽，淡蓝色；花丝明显，长不及 1 mm，花药狭披针形，长约 2 mm；花柱粗短，基部宽阔，粗达 1.2 mm，向上渐狭。花期 8 月。

分布与生境　产于广东北部、江西、重庆（金佛山）、贵州（梵净山）。生于海拔 700–1000 m 的林下、溪边、山谷阴湿处。

药用部位　块根。

功效应用　清热润肺，养阴生津，清心除烦。用于肺燥干咳，阴虚痨嗽，津伤口渴，心烦失眠。

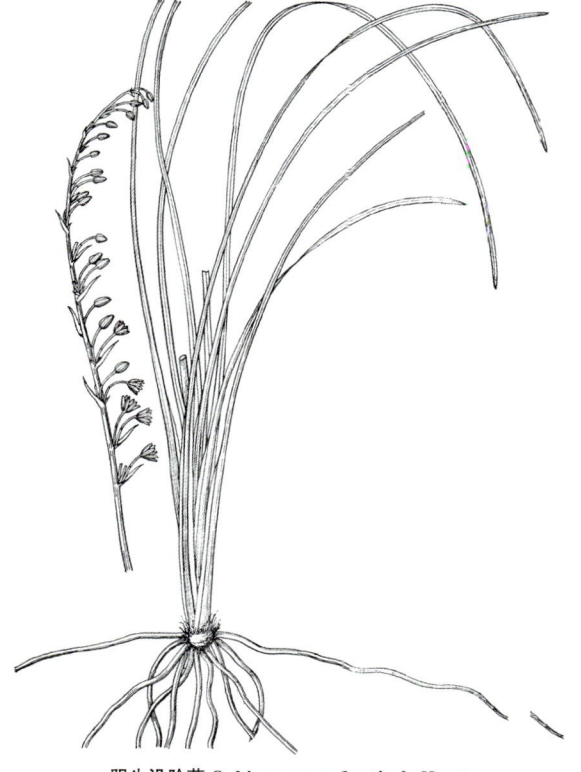

阴生沿阶草 Ophiopogon umbraticola Hance
王金凤　绘

19. 沿阶草（中国植物志）　韭叶麦冬（湖北），野麦冬（广西、四川）

Ophiopogon bodinieri H. Lév. in Mem. Pontif. Accad. Romana Nuovi Lincei 23: 343. 1905.（英 **Bock Lilyturf**）

19a. 沿阶草（模式变种）

Ophiopogon bodinieri H. Lév. var. **bodinieri**（英 **Bock Lilyturf**）

根纤细，近末端处有时具膨大成纺锤形的小块根。地下走茎长，直径 1–2 mm，节上具膜质鞘；茎很短。叶基生成丛，禾叶状，长 20–40 cm，宽 2–4 mm。花葶较叶稍短或几等长，总状花序长 1–7 cm，具几朵至十几朵花；花常单生或 2 朵簇生于苞片腋内；苞片线形或披针形，少数呈针形，稍带黄色，半透明；花梗长 5–8 mm，关节位于中部；花被片卵状披针形、披针形或近长圆形，长 4–6 mm，内轮 3 片宽于外轮 3 片，白色或稍带紫色；花丝很短，长不及 1 mm，花药狭披针形，长约 2.5 mm，常呈绿黄

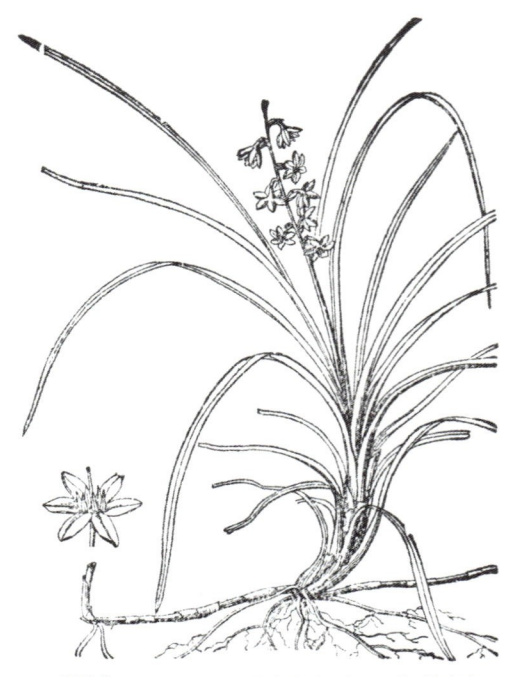

沿阶草 Ophiopogon bodinieri H. Lév. var. bodinieri
引自《中国高等植物图鉴》

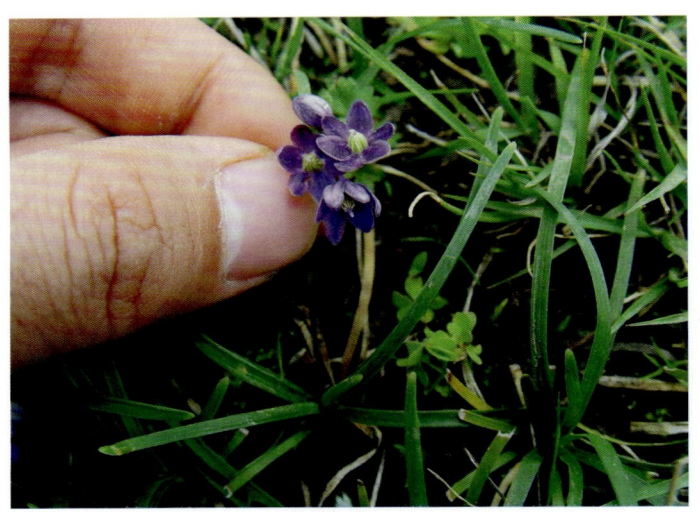

沿阶草 Ophiopogon bodinieri H. Lév. var. bodinieri
摄影：张英涛

色；花柱细，长 4-5 mm。种子近球形或椭圆形，直径 5-6 mm。花期 6-8 月，果期 8-10 月。

分布与生境 产于河南、湖北、台湾、陕西（秦岭以南）、甘肃南部、西南。生于海拔 500-3600 m 的山坡、山谷潮湿处、沟边、灌丛或林下。

药用部位 块根。

功效应用 养阴，生津，润肺，止咳，清心。用于肺燥咳嗽，阴虚痨嗽，津伤口渴，心烦失眠，肠燥便秘。

注评 本种苗族、彝族药用，块根治疗全身酸痛、胸胁胀满、烦热身重。

19b. 矮小沿阶草（变种）（中国植物志）

Ophiopogon bodinieri H. Lév. var. **pygmaeus** F. T. Wang et L. K. Dai in Fl. Reipubl. Popularis Sin. 15: 253. 1978.（英 **Little Bodineler Lilyturf**）

本变种与原变种的主要区别植株矮小。叶长 5-10 cm，宽 1-2.5 mm。花葶长 5-8 cm；花被黄色，稍带红色。

分布与生境 产于云南西北部，生于海拔 1800-2800 m 的山坡或林下阴湿处。

药用部位 块根。

功效应用 养阴润肺，清心除烦，益胃生津。用于肺燥干咳，咳嗽吐血，咯血，肺痿，肺痈，虚痨烦热，口渴，热病津伤，咽干口燥，肠燥便秘，心烦失眠，白喉。

百合科 LILIACEAE

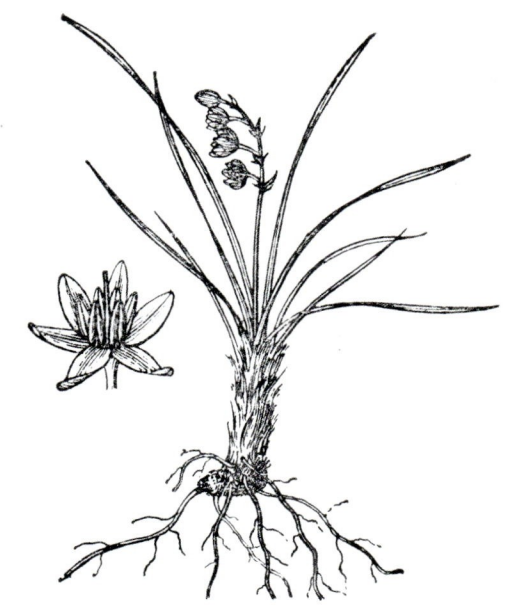

矮小沿阶草 Ophiopogon bodinieri H. Lév. var. pygmaeus F. T. Wang et L. K. Dai
张泰利 绘

20. 麦冬（神农本草经） 小叶麦冬、韭叶麦冬（江西、四川），地麦冬（湖北、四川），麦门冬（神农本草经），沿阶草（江西通志），抗麦冬、寸麦冬（四川）

Ophiopogon japonicus (L. f.) Ker Gawl. in Bot. Mag. 27: t. 1063. 1807.——*Convallaria japonica* L. f.（英 **Dwarf Lilyturf**）

根较粗，中间或近末端常膨大成椭圆形或纺锤形的小块根；小块根长 1-1.5 cm，宽 5-10 mm，淡黄褐色。地下走茎细长，直径 1-2 mm，节上具膜质鞘；茎很短。叶基生成丛，禾叶状，长 10-50 cm，宽 1.5-3.5 mm。花葶长 6-15 (-27) cm，通常比叶短得多，总状花序长 2-5 cm，具几朵至十几朵花；花

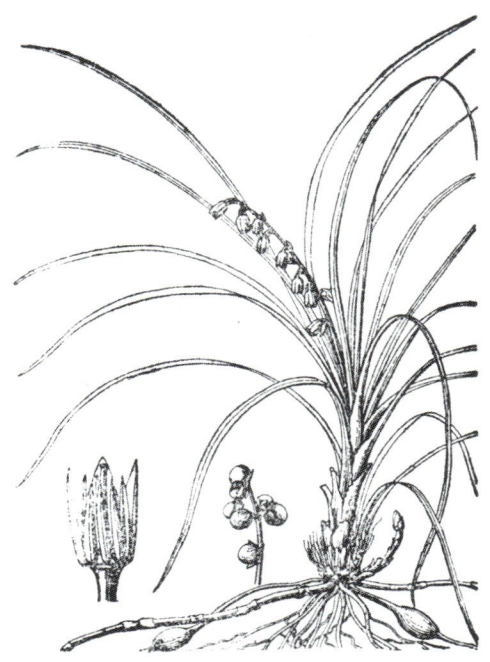

麦冬 Ophiopogon japonicus (L. f.) Ker Gawl.
引自《中国高等植物图鉴》

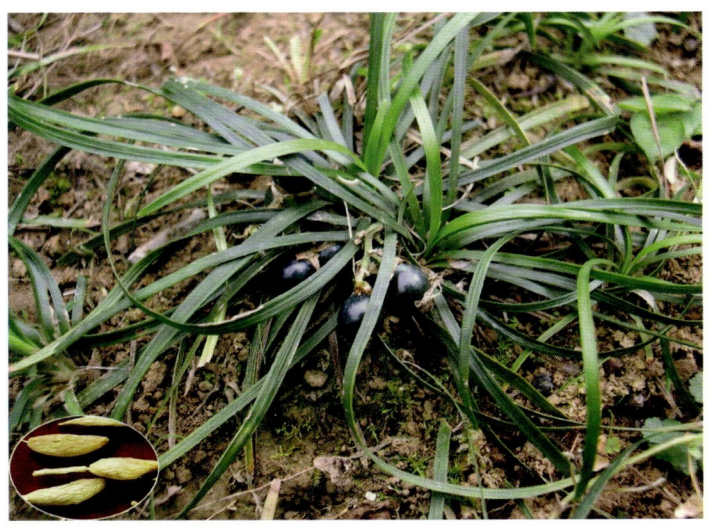

麦冬 Ophiopogon japonicus (L. f.) Ker Gawl.
摄影：何顺志

单生或成对着生于苞片腋内；苞片披针形；花梗长 3-4 mm，关节位于中部以下或近中部；花被片稍下垂而不展开，披针形，长约 5 mm，白色或淡紫色；花药三角状披针形，长 2.5-3 mm；花柱长约 4 mm，较粗，宽约 1 mm，基部宽阔，向上渐狭。种子球形，直径 7-8 mm。花期 5-8 月，果期 8-9 月。

分布与生境　产于河北、华中、广东、广西、华东、台湾、陕西南部、四川、贵州、云南。生于海拔 200-2800 m 的山坡阴湿处、林下或溪边及草丛中，也有栽培。也分布于朝鲜、日本。

药用部位　块根。

功效应用　养阴生津，润肺清心。用于肺燥干咳，阴虚痨嗽，喉痹咽痛，津伤口渴，内热消渴，心烦失眠，肠燥便秘。

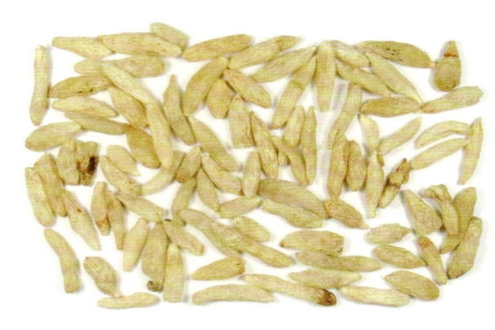

麦冬 Ophiopogonis Radix
摄影：钟国跃

21. 锥序沿阶草（广西植物）

Ophiopogon paniculatus Z. Y. Zhu in Guihaia 14: 206. 1994.（英 **Panicled Lilyturf**）

根纤细而木质，先端具细小的小块根。具地下走茎，直径约 1.5 mm；茎短而粗，被黑灰色叶鞘残存的纤维。叶基生成丛，禾叶状，长 12-33 cm，宽 2-7 mm，基部渐狭成不明显的柄。花葶长 15-20 cm，圆锥花序长 3-5 cm，分枝长 5-7 mm，每分枝具 2-4 花；苞片和小苞片披针形或卵状披针形；花单生，少有 2 花生于苞片腋内；花梗长 4-7 mm，关节位于顶端；花被片白色，长圆形或长圆状披针形，长 5-6 mm，宽 1.5-2 mm，先端钝；花丝不明显，花药披针形，长 3.8-4.5 mm，先端渐尖；花柱细，长 4-5 mm，稍弯曲。花期 6-7 月。

分布与生境　产于四川（峨眉山），生于海拔 1000 m。

药用部位　全草。

功效应用　舒筋活络，止痛，消肿。

44. 球子草属 Peliosanthes Andrews

茎匍匐状。叶 2-5 枚，基生或簇生于茎上，椭圆形、披针形或线状披针形，具褶扇状主脉 5-7 条，横脉明显。花葶长 10-35 cm，总状花序短于叶；花单生或 2-5 朵簇生于苞片腋内；花梗短于或长于苞片，顶端具关节；花被片下部合生成筒，上部离生，裂片 6；雄蕊 6，花丝短，合生成内弯的环（副花冠），贴生于花被筒喉部；子房下位或半下位，花柱短，柱头 3 裂。果实在未成熟前外果皮即破裂而露出种子。种子椭圆形或近圆形，具肉质外种皮，蓝绿色或绿色，貌似浆果。

约 16 种，分布于亚洲热带和亚热带地区。我国有 6 种，产于南部，其中 5 种特有，4 种可药用。

分种检索表

1. 花 2-3 朵簇生；子房下位··4. **簇花球子草 P. teta**
1. 花单生；子房半下位。
   2. 茎匍匐状，长 5.5-18.5 cm···1. **葡匐球子草 P. sinica**
   2. 茎直立，长 1-3 cm。
      3. 苞片长于花···2. **长苞球子草 P. ophiopogonoides**
      3. 苞片短于花···3. **大盖球子草 P. macrostegia**

百合科 LILIACEAE

1. 匍匐球子草（中国植物志） 老鼠竹（广西）

Peliosanthes sinica F. T. Wang et T. Tang, Fl. Reipubl. Popularis Sin. 15: 253. 1978.（英 **Chinese Peliosanthes**）

茎匍匐状，长达 5.5–18.5 cm。叶 3–4 枚，长圆状椭圆形或椭圆形，长 11–17 cm，宽 3–6 cm，叶柄长 (2–) 7–20 cm。总状花序长 1.5–5 cm，花单生，总花梗长 3.5 cm；苞片披针形；花梗长 3 mm；花紫色，直径 6–7 mm；花被片近基部合生，筒长 1 mm，部分与子房合生，裂片卵形，长 3–4 mm；花药长约 0.5 mm，花丝合生成厚的肉质环（副花冠），宽约 1 mm；花柱粗短，柱头 3 裂。种子椭圆形，长 0.7–1.5 cm。果期 10 月。

分布与生境 产于广西南部、云南南部，生于海拔 400–2100 m 的林下或林下石缝中。

药用部位 全草。

功效应用 疏风，清热。用于风湿痹痛。

化学成分 全草含甾体类：球子草苷(peliosanthoside) A、B、C[1]。

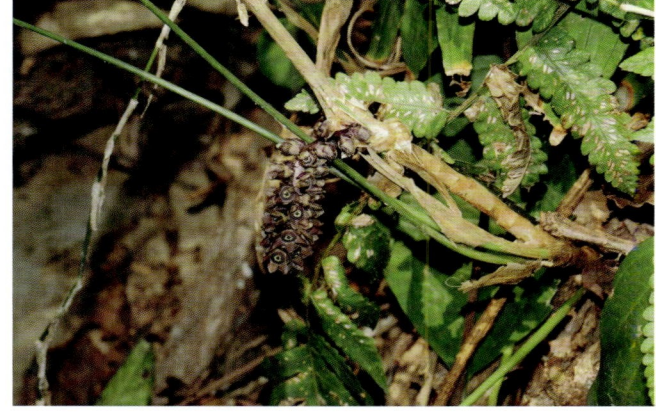

匍匐球子草 Peliosanthes sinica F. T. Wang et T. Tang
摄影：刘军

化学成分参考文献

[1] Li XC, et al. *Chem Pharm Bull*, 1995, 43(4): 631-635.

2. 长苞球子草（中国植物志） 毛标七（广西）

Peliosanthes ophiopogonoides F. T. Wang et T. Tang, Fl. Reipubl. Popularis Sin. 15: 253. 1978.（英 **Longbract Peliosanthes**）

茎长 2–3 cm。叶 2–3 枚，线状披针形，长 17–30 cm，宽 2–3 mm，先端尾状；叶柄长 15–30 cm。花葶长 15–30 cm；总状花序长 8–15 cm；花单生；苞片披针形，长 7–15 mm，长于花；花梗长 2–3 mm；花直径 6–8 mm，花被筒长 3–4 mm，基部与子房合生，裂片卵状三角形，长约 3 mm，宽约 2.5 mm；花药长约 1 mm，花丝合生的肉质环（副花冠），宽约 1 mm；花柱长约 1 mm，柱头不明显 3 裂。种子长椭圆形。花期 10 月，果期翌年 6 月。

分布与生境 产于广西、云南东南部（屏边）。生于海拔 1300–1800 m 的密林下。

药用部位 根。

功效应用 活血止痛。用于月经不调。

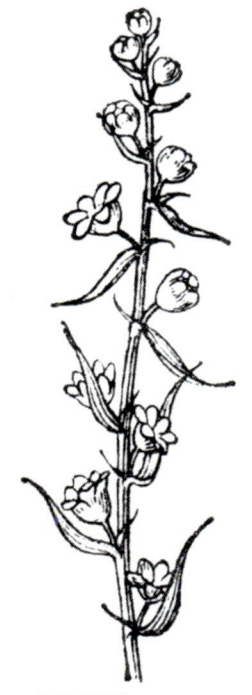

长苞球子草 Peliosanthes ophiopogonoides F. T. Wang et T. Tang
张泰利 绘

3. 大盖球子草（中国植物志） 蓼叶伸筋、扁担七（湖北），大叶球子草（海南植物志），蜘蛛草、入地蜈蚣（全国中草药汇编）

Peliosanthes macrostegia Hance in J. Bot. 23: 328. 1885.（英 **Smallflower Peliosanthes**）

茎短，长约 1 cm。叶 2-5 枚，披针状狭椭圆形，长 15-25 cm，宽 5-6 cm；叶柄长 20-30 cm。花葶长 15-35 cm；总状花序长 9-25 cm，花单生；苞片披针形或卵状披针形，长 0.6-1.5 cm，膜质；小苞片 1 枚，长 3-5 mm；花梗长 5-6 mm；花紫色，直径达 5.5-12 mm，花被筒短，长约 2 mm，部分与子房合生，裂片三角状卵形，为花被全长的 2/3；花药长 0.5-1 mm，花丝合生的肉质环顶端波状（副花冠）；子房每室有 3-4 胚珠，花柱粗短，柱头 3 裂。种子近圆形，长约 1 cm，种皮肉质，蓝绿色。花期 4-6 月，果期 7-9 月。

分布与生境 产于湖北、湖南、华南、四川东北部、贵州、云南东南部和西部。生于海拔 400-1800 m 的密林下、灌木丛中和竹林下。

药用部位 根及根状茎。

功效应用 祛痰止咳，舒肝止痛。用于咳嗽痰稠，胸痛，肋痛，跌打损伤，小儿疳积。

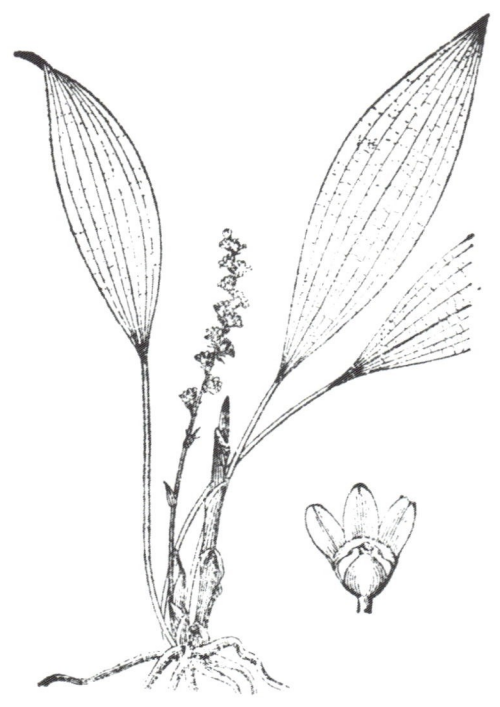

大盖球子草 Peliosanthes macrostegia Hance
引自《中国高等植物图鉴》

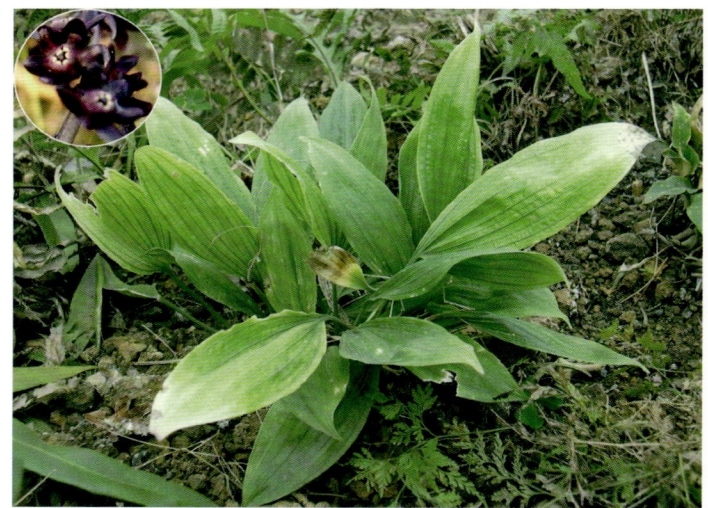

大盖球子草 Peliosanthes macrostegia Hance
摄影：何顺志

4. 簇花球子草（中国植物志） 山百足、过界蜈蚣、过岭蜈蚣、上山蜈蚣（全国中草药汇编），小球子草（中国中药资源志要）

Peliosanthes teta Andrews in Bot. Repos. 10: t. 605. 1810.（英 **Clustered Peliosanthes**）

植株高 20-50 cm。茎短。叶 4-8 枚，披针形、线状披针形至椭圆形，长 12-23 cm，宽 2-4 cm；叶柄长 13-30 cm。花葶长 13-35 cm；总状花序长 5-15 cm，花 2-5 朵簇生；苞片披针形，长 3-7 mm；花梗长 3-8 mm；花紫色，直径 6-8 mm，花被筒长 2-3 mm，大部分与子房合生，裂片长圆形或卵形；花药长约 0.5 mm，花丝合生的肉质环（副花冠）宽约 0.5 mm，紫色；花柱粗短，柱头不明显 3 裂。种子近圆形。花期 1 月。

分布与生境 产于海南、广西南部、云南南部。生于海拔约 600 m 的林下。

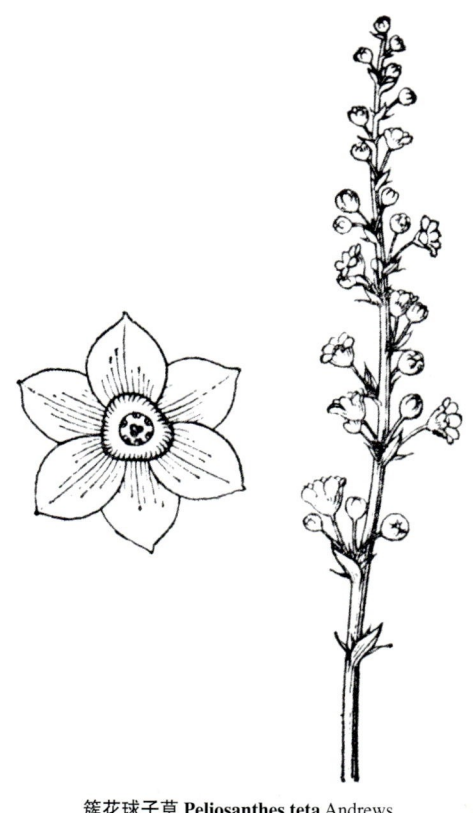

簇花球子草 Peliosanthes teta Andrews
张泰利 绘

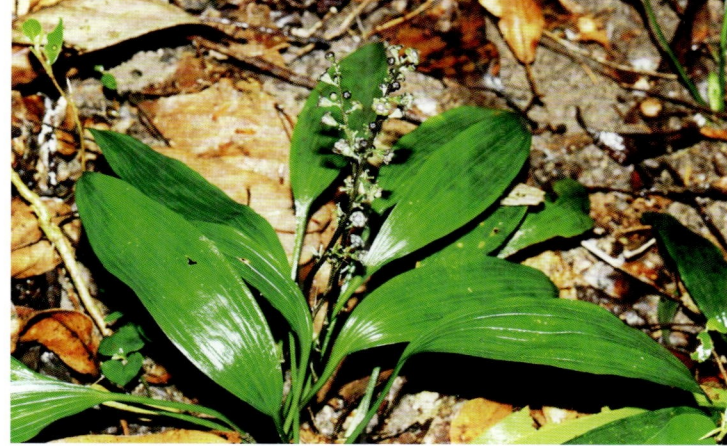

簇花球子草 Peliosanthes teta Andr.
摄影：郑希龙

药用部位 根及根状茎。

功效应用 祛痰止咳，舒肝止痛。用于痰稠，胸痛，肋痛，跌打损伤，小儿疳积。根：用于咳嗽。

45. 粉条儿菜属 Aletris L.

根状茎短，根纤维状或肉质。叶基生，披针形或线形。花葶直立，苞片叶状；花序为总状，稀头状。花两性，较小，花梗短或极短，花被有毛或无毛，钟形或坛状，下部与子房合生，约从中部向上6裂；雄蕊6，着生于花被裂片的基部或花被筒上，花丝短，花药基着，卵形或球形；子房由于部分与花被管合生而半下位，花柱短或长，柱头3裂。蒴果卵形、倒卵形或圆锥形，包藏于宿存的花被内。

约有21种，分布于亚洲和北美洲。我国有15种，分布于西南部，9种1变种可药用。

分种检索表

1. 花被有毛。
   2. 植株纤细；蒴果球形；花被裂片披针形，花梗长 0.5-3.5 mm ·················· 9. 短柄粉条儿菜 A. scopulorum
   2. 植株粗壮；蒴果倒卵形，长圆状倒卵形或卵形；花被裂片线状披针形；花梗极短。
      3. 花被裂至全长的 1/3-1/2；蒴果倒卵形至长圆状倒卵形，有棱角 ·················· 7. 粉条儿菜 A. spicata
      3. 花被裂至 1/2 或更深；蒴果卵形，无棱角 ·················· 8. 狭瓣粉条儿菜 A. stenoloba
1. 花被无毛。
   4. 花被裂至中部，裂片短于或等长于花被筒。
      5. 花序具黏性物质；花被裂片有 1 条绿色中脉 ·················· 1. 无毛粉条儿菜 A. glabra
      5. 花序不具黏性物质；花被裂片无绿色中脉。

6. 植株纤细；花葶直径 0.5–1 mm；叶簇莲座状；蒴果球状卵形；苞片短于花 ··· **2. 高山粉条儿菜 A. alpestris**

6. 植株粗壮；花葶直径 1.5–2 mm；叶簇不为莲座状；蒴果圆锥形；苞片等长或长于花 ································ **3. 少花粉条儿菜 A. pauciflora**

4. 花被裂至中部以下，裂片长于花被筒。

7. 花近无梗或花序下部的花梗长不超过 4 mm ·················· **4. 疏花粉条儿菜 A. laxiflora**

7. 花序下部的花梗长 4–13 mm。

8. 基部的叶鞘不分裂为纤维状；叶短而宽，长 5–13 cm，宽 5–10 mm ································· **5. 灰鞘粉条儿菜 A. cinerascens**

8. 基部的叶鞘分裂为纤维状；叶狭而长，长 2–40 cm，宽 2–7 mm ············· **6. 星花粉条儿菜 A. gracilis**

本属植物无毛粉条儿菜具有食疗保健作用，还有一定的抗菌和调节免疫作用，可能与其含有的不饱和脂肪酸有关。

1. 无毛粉条儿菜（中国植物志） 蛆芽草（陕西），光叶肺筋草（全国中草药汇编），小肺筋草（陕西、甘肃）

Aletris glabra Bureau et Franch. in J. Bot. (Morot) 5: 265. 1891.（英 **Glabrous Aletris**）

植株具细长的纤维根。叶簇生，硬纸质，线形或线状披针形，常对折，有时下弯，长 5–25 cm，宽 0.5–1.7 cm，先端渐尖。花葶高 30–60 cm，无毛，中下部有几枚叶状苞片，长 1.5–5.5 cm；总状花序长 7–25 cm，有黏性物质；花多，稍密生，下部的较稀疏；苞片 2 枚，线形或窄披针形，其中 1 枚位于花梗基部，比花长，另 1 枚位于花梗上部，较小；花梗长 1–3 mm；花被坛状，无毛，黄绿色，长 4–7 mm，上端约 1/3 处分裂，裂片长椭圆形，长 3–4 mm，膜质，有 1 条明显的绿色中脉；雄蕊着生于花被裂片的基部，花丝短，花药卵形或近圆形，长约 0.4 mm。蒴果卵形，长 3–5 mm，无毛。花期 5–6 月，果期 9–10 月。

分布与生境 产于湖北、江西、福建、台湾、陕西、甘肃、西南。生于 2000–4000 m 的林下、灌木丛中或草坡上。也分布于不丹、印度。

药用部位 根、全草。

功效应用 润肺止咳，调经，杀虫。用于咳嗽咳血，月经不调，风火牙痛，流行性腮腺炎，小儿蛔虫。

化学成分 地下部分含脂肪酸类：主要为棕榈酸和亚油酸[1]。

全草含酚类：1,7-二(3,4-二羟基苯基)-4,6-庚二烯-3-酮[1,7-bis(3,4-dihydroxyphenyl)-4,6-heptadien-3-one]，1,7-二(3,4-二羟基苯基)-1,4,6-庚三烯-3-酮[1,7-bis(3,4-dihydroxyphenyl)-1,4,6-heptatrien-3-one][2]。

药理作用 抗菌和调节免疫作用：无毛粉条儿菜地下部分脂肪酸的主要组成为棕榈酸 (25.3%) 和亚油酸 (37.3%)。上述脂肪酸成分，特别是不饱和脂肪酸不仅具有食疗保健作用，还有一定的抗菌和免疫调节等功能[1]。

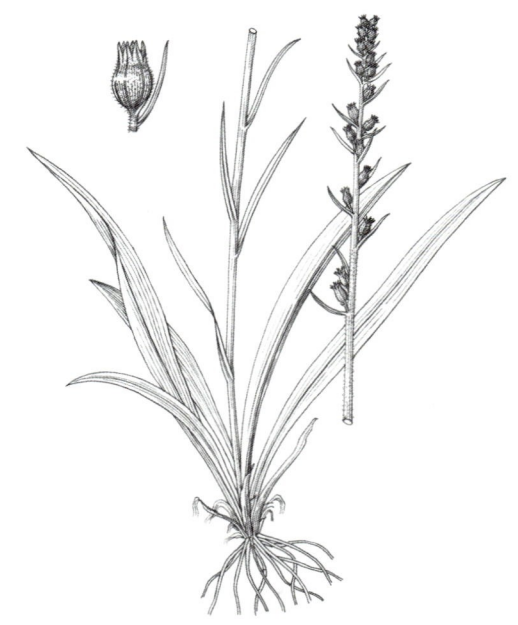

无毛粉条儿菜 **Aletris glabra** Bureau et Franch.
引自《中国高等植物图鉴》

化学成分参考文献

[1] 官艳丽, 等. 中国有机质谱学第十三届全国学术大会论文集, 2005.

[2] Tokuda M, et al. *Jpn. Kokai Tokkyo Koho*, 1997, 5 pp. JP 09157206 A 19970617, CAN 127: 33971; AN 1997: 416957.

药理作用及毒性参考文献

[1] 官艳丽, 等. 分析测试学报, 2005, 24(增刊): 99-100.

2. 高山粉条儿菜（中国植物志） 一支箭（贵州），高山肺筋草（秦岭植物志）

Aletris alpestris Diels in Bot. Jahrb. Syst. 36(Heft. 5. No. 82) 20. 1905.（英 **Alpine Aletris**）

叶莲座状簇生，线状披针形，长 2.5-8 cm，宽 2-4 mm。花葶高 7-20 cm；总状花序长 1-4 cm，有花 4-10 朵；苞片 2 枚，披针形或卵状披针形，短于花；花梗长 2-4 mm；花被近钟形，无毛，白色，长 4-4.5 mm，分裂至中部，裂片披针形，长约 2 mm，宽约 1 mm；雄蕊着生于裂片基部，花丝长约 0.5 mm，花药球形，长约 0.2 mm；子房卵形，花柱短。蒴果球状卵形，无毛。花期 6 月，果期 8 月。

分布与生境 产于陕西、四川、贵州、云南。生于海拔 800-3900 m 的岩石上或林下石壁上。

药用部位 全草。

功效应用 清热，润肺，止咳。

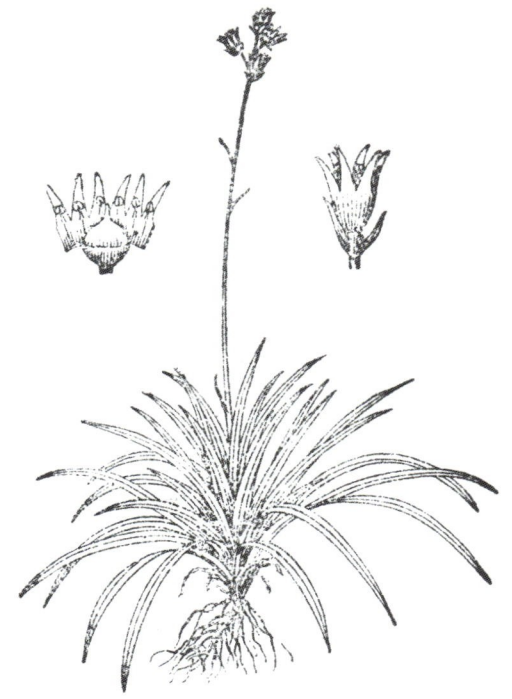

高山粉条儿菜 Aletris alpestris Diels
引自《中国高等植物图鉴》

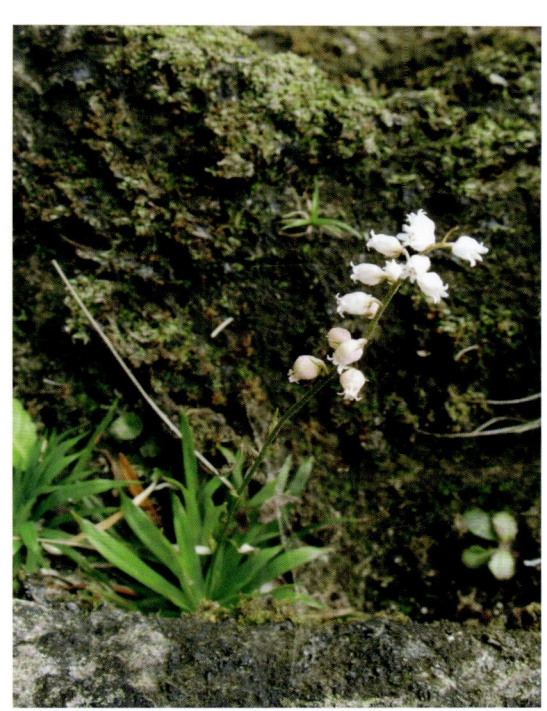

高山粉条儿菜 Aletris alpestris Diels
摄影：李策宏

3. 少花粉条儿菜（中国植物志）

Aletris pauciflora (Klotzsch) Franch. in J. Bot. (Morot) 10: 202. 1896.——*Stachyopogon pauciflora* Klotzsch（英 **Fewflower Aletris**）

3a. 少花粉条儿菜（模式变种）

Aletris pauciflora (Klotzsch) Franch. var. **pauciflora**（英 **Fewflower Aletris**）

植株较粗壮，具肉质纤维根。叶簇生，披针形或线形，长 5-25 cm，宽 2-8 mm，先端渐尖，无毛。花葶高 8-20 cm，直径 1.5-2 mm，密生柔毛；总状花序具较稀疏的花；苞片 2 枚，线形或线状披针形，位于花梗的上端，长 8-18 mm，其中 1 枚超过花的 1-2 倍；花被近钟形，暗红色、浅黄色或白色，长 5-7 mm，上端的 1/4 处分裂，裂片卵形，长约 2 mm，宽约 1.2 mm，膜质；雄蕊着生于花被筒上，花丝短，长约 0.5 mm，花药椭圆形，长约 0.5 mm；子房卵形，向上逐渐狭窄，无明显的花柱。蒴果圆锥形，长 4-5 mm，无毛。花果期 6-9 月。

分布与生境　产于四川、云南、西藏。生于海拔 2300-4900 m 的林下、竹丛中、沼池或岩石上。也分布于不丹、尼泊尔、印度。

药用部位　全草。

功效应用　补虚敛汗，止血。用于体虚出汗，吐血，下血。

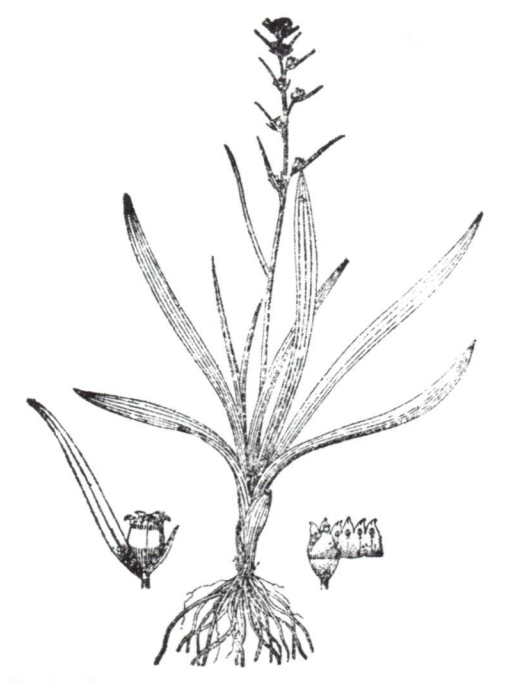

少花粉条儿菜 Aletris pauciflora (Klotzsch) Franch. var. pauciflora
引自《中国高等植物图鉴》

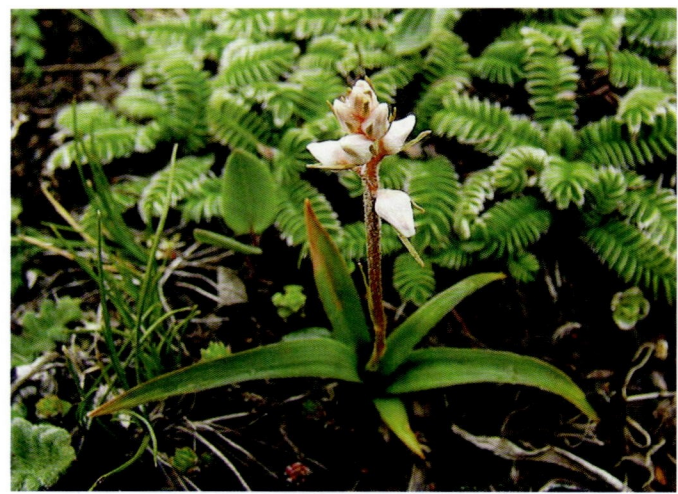

少花粉条儿菜 Aletris pauciflora (Klotzsch) Franch. var. pauciflora
摄影：何海

3b. 穗花粉条儿菜（变种）（中国植物志）　百味参（云南），龙须草（滇南本草）

Aletris pauciflora (Klotzsch) Franch. var. **khasiana** (Hook. f.) F. T. Wang et T. Tang, Fl. Reipubl. Popular. Sin. 15: 172. 1978.——*A. khasiana* Hook. f.（英 **Khas Aletris**）

本变种与少花粉条儿菜的主要区别在于花序有较密的花，苞片与花等长或稍长于花。花期 6 月，果期 9 月。

分布与生境　产于四川、云南、西藏（聂拉木）。生于海拔 2300-4900 m 的竹林中、沼池、岩石上或

百合科 LILIACEAE

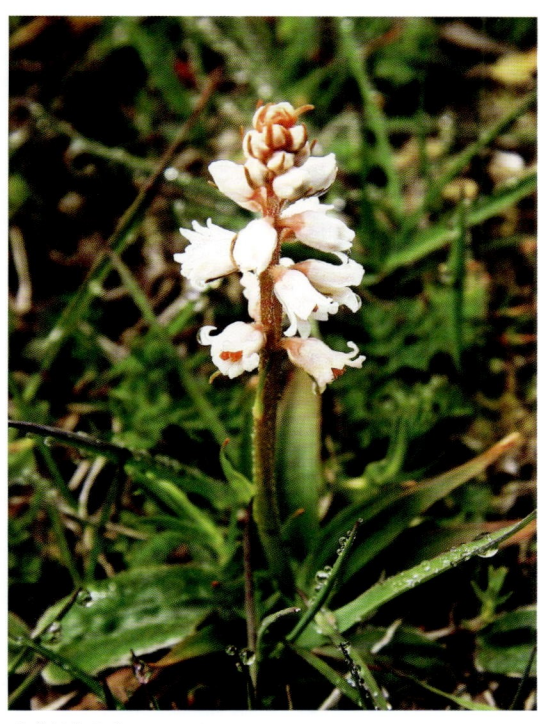

穗花粉条儿菜 Aletris pauciflora (Klotzsch) Franch. var. khasiana (Hook. f.) F. T. Wang et T. Tang
摄影：张英涛

林下。也分布于印度。

药用部位 全草。

功效应用 补虚敛汗，调经止痛，止血。用于体虚出汗，神经衰弱，吐血，下血，肺结核，咯血，月经不调，外伤疼痛。

4. 疏花粉条儿菜（中国植物志）

Aletris laxiflora Bureau et Franch. in J. Bot. (Morot) 5: 155. 1891.（英 **Laxflower Aletris**）

叶簇生，线形，长 5-25 (-35) cm，宽 2-5 mm。花葶高 10-70 cm，上部密生短毛；总状花序长 2-30 cm，疏生花 4-60 朵；苞片 2 枚，窄披针形，长 3-10 mm；花梗较短；花被白色至粉红色，长 4-7.5 mm，分裂至中部以下，裂片窄披针形，长 2-6 mm，宽 0.8-1.5 mm；雄蕊着生于花被下部，花丝长 1-3 mm，花药卵形；子房卵形，花柱长 1.5-4 mm，柱头膨大。蒴果球形。花期 3-8 月，果期 4-8 月。

分布与生境 产于四川、贵州、西藏。生于海拔 1800-2900 m 的林下或岩石上。

药用部位 全草。

功效应用 清热润肺，止咳。用于肺热咳嗽。

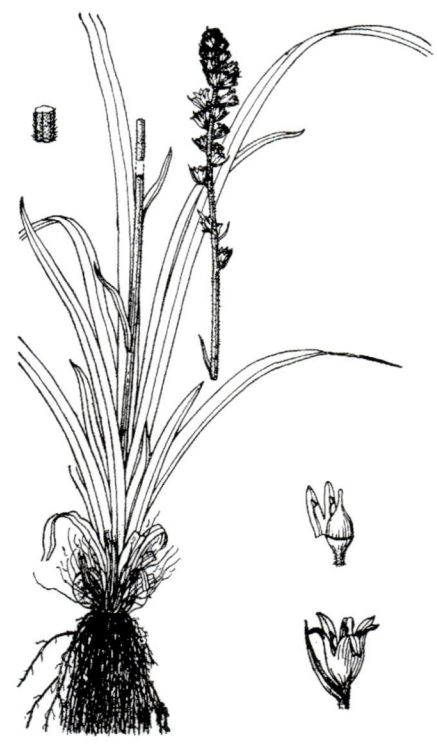

疏花粉条儿菜 Aletris laxiflora Bureau et Franch.
陈笺 绘

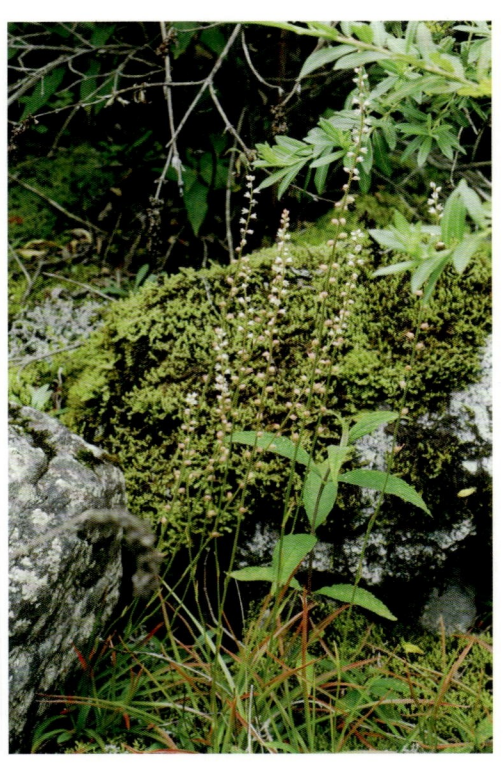

疏花粉条儿菜 Aletris laxiflora Bureau et Franch.
摄影：何海

5. 灰鞘粉条儿菜（中国植物志）

Aletris cinerascens F. T. Wang et T. Tang, Fl. Reipubl. Popularis Sin. 15: 254. 1978.（英 **Cinerary sheath Aletris**）

叶簇生，纸质，披针形，长 5-13 cm，宽 5-10 mm，基部叶鞘不分裂，浅灰色。花葶高 8-35 cm，无毛；总状花序长 2.5-19 cm，具花 10-23 朵；苞片 2 枚，披针形，位于花梗基部，短于花；花梗长 5-7 mm；花被淡黄色，长约 6 mm，分裂到中部以下，裂片窄长圆形，长 4.5-5 mm，宽 1.2-1.5 mm，反卷；雄蕊着生于花被裂片的基部，花丝下部贴生于花被裂片上，花药椭圆形；子房长卵形，花柱长 2-2.5 mm。蒴果卵状圆锥形。花期 6 月，果期 11 月。

分布与生境 产于广西、云南。生于 2700-3100 m 的山顶草地、林下或干燥山坡。

药用部位 全草。

功效应用 清热，润肺，止咳。用于肺热咳嗽。

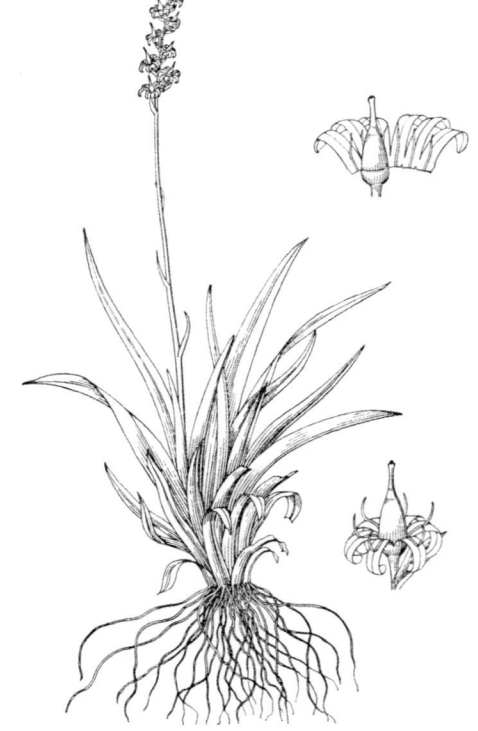

灰鞘粉条儿菜 Aletris cinerascens F. T. Wang et T. Tang
王金凤 绘

6. 星花粉条儿菜（中国植物志）

Aletris gracilis Rendle in J. Bot. 44: 41. 1906.——*A. stelliflora* Hand.-Mazz.（英 **Starryflower Aletris**）

叶簇生，线形，长 20-40 cm，宽 2-7 mm，基部的叶鞘分裂成纤维状，褐棕色。花葶高 7-40 cm，总状花序 2-15 cm，疏生花 5-40 朵；苞片 2 枚，窄披针形，位于花梗基部，短于花；花梗长 1-10 mm；花被淡黄色，长 4.5-5 mm，分裂到中部以下，裂片窄长圆形，长 2-3 mm，宽 0.8-1.4 mm，反卷；雄蕊着生于花被裂片的基部，花丝下部贴生于裂片上，花药椭圆形；子房卵形，花柱长 0.5-2 mm。蒴果卵形。花期 7-9 月，果期 10 月。

分布与生境 产于云南、西藏。生于海拔 500-3900 m 的高山沼泽地、高山草地、竹林下或灌丛边。

药用部位 全草。

功效应用 清热，润肺，止咳。

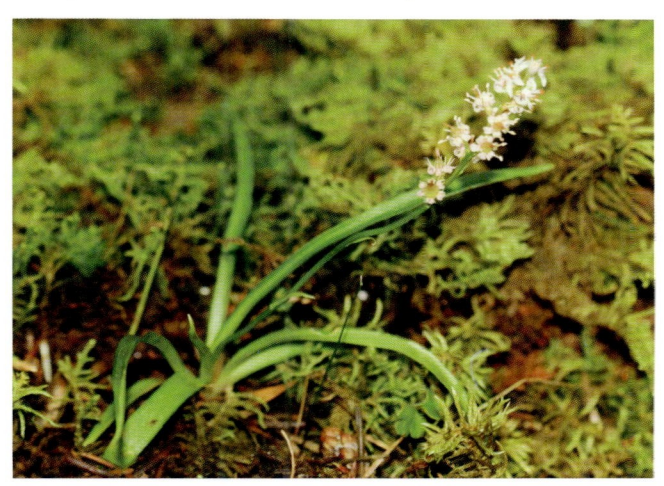

星花粉条儿菜 Aletris gracilis Rendle
摄影：朱鑫鑫

7. 粉条儿菜（救荒本草） 金线吊白米（浙江、湖南、广西），蛆芽草（陕西、浙江、广西），野韭菜（浙江），肺筋草（植物名实图考），细米荠（江西），谷穗草（福建），百味参（云南），肺痨草（四川中草药）

Aletris spicata (Thunb.) Franch. in J. Bot. (Morot) 10: 199. 1896.——*Hypoxis spicata* Thunb.（英 **Spike Aletris**）

植株具多数须根，根毛局部膨大，膨大部分长 3-6 mm，宽 0.5-0.7 mm，白色。叶簇生，线形，长 5-30 cm，宽 2-4 mm。花葶高 15-20 cm，密生柔毛；总状花序长 5-35 mm，疏生花 10-80 朵；苞片 2 枚，窄线形，位于花梗基部，长 4-8 mm，短于花；花梗极短，有毛；花被黄绿色，上端粉红色，外面有柔毛，长 4-7 mm，分裂部分占 1/3-1/2，裂片线状披针形，长 3-3.5 mm，宽 0.8-1.2 mm；雄蕊着生于花被裂片的基部，花丝短，花药椭圆形；子房卵形，花柱长 1.5 mm。蒴果倒卵形或长圆状倒卵形，有棱角，长 3-5 mm，宽 2-3 mm，密生柔毛。花期 3-8 月，果期 5-8 月。

分布与生境 产于河北、山西、华中、广东、广西、安徽、江西、江苏、浙江、福建、台湾、陕西、甘肃、四川、贵州、云南。生于海拔 100-2900 m 的林下、灌丛下、草地、溪边和路旁。也分布于菲律宾、马来西亚、日本。

药用部位 根、全草。

功效应用 润肺止咳，养心安神，消积，驱蛔。用于支气管炎，咳嗽痰喘，顿咳，咳嗽吐血，气喘，神经官能症，肺痈，乳痈，肠风便血，妇人乳少，经闭，小儿疳积，蛔虫病，疟腮。

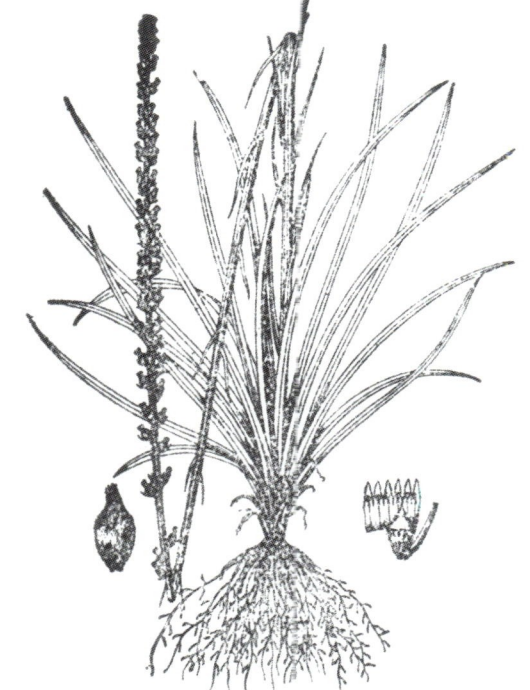

粉条儿菜 Aletris spicata (Thunb.) Franch.
引自《中国高等植物图鉴》

化学成分 全草含甾体类：薯蓣皂苷元(diosgenin)，异芒兰皂苷元▲(isonarthogenin)，延龄草螺苷元(bethogenin)，豆甾醇，β-谷甾醇[1]；三萜类：24-甲基-9,19-环羊毛甾-24-烯-3-醇(24-methyl-9,19-cyclolanost-24-en-3-ol)，24-甲基-9,19-环羊毛甾-25-烯-3-醇(24-methyl-9,19-cyclolanost-25-en-3-ol)，环新木姜子醇▲(cycloneolitsol)[2]；木脂素类：美商陆酚A (americanol A)，异美商陆酚A (isoamericanol A)，9'-甲基美商陆酚A (9'-methylamericanol A)[2]；其他类：1-(4'-羟基苯基)-7-(3"-甲氧基-4"-羟基苯基)-4-烯-3-庚酮[1-(4'-hydroxyphenyl)-7-(3"-methoxy-4"-hydroxyphenyl)-heptene-4-en-3-one]，甲基-9,12,13-三羟基十八烷-10E,15Z-二烯酸酯(methyl-9,12,13-trihydroxyoctadeca-10E,15Z-dienoate)，5-羟甲基-2-糠醛(5-hydroxymethyl-2-furaldehyde)[2]。

注评 本种为中国药典（1977年版）所收载"粉条儿菜"的基源植物，药用其干燥全草。苗族用其全草治疗咳嗽、吐血、骨髓炎、肺痈、经闭、小儿疳积、蛔虫、跌打损伤；土家族用全草治疗食积、鹅口疮、慢性咳嗽。

化学成分参考文献

[1] Akahori A, et al. *Chem Pharm Bull*, 1971, 19(11): 2409-2411.

[2] 黄兰，等. 中草药，2013, 44(7): 812-815.

8. 狭瓣粉条儿菜（中国植物志） 驱蛆草、一窝蛆、肺筋草（湖北）、狭叶粉条儿菜（云南种子植物名录）

Aletris stenoloba Franch. in J. Bot. (Morot) 10: 203. 1896.（英 **Narrowlobed Aletris**）

叶簇生，线形，长5-35 cm，宽3-5 mm。花葶高25-80 cm；总状花序长5-35 cm，疏生花10-60朵；苞片2枚，披针形，位于花梗的上端，短于花；花梗极短；花被白色或淡黄色，长4-7 mm，有毛，裂片线状披针形，长2.5-4 mm，宽0.5-1 mm；雄蕊着生于花被裂片的基部，花丝贴生于裂片上，花药球形，短于花丝；子房卵形。蒴果卵形，无棱角，有毛。花果期5-7月。

分布与生境 产于湖北、广东、广西、陕西、甘肃、四川、贵州、云南。生于海拔300-3300 m的林下、山坡草地、溪边、路边、潮湿的石壁上。

药用部位 全草。

功效应用 清热，养心安神，润肺，止咳，化痰，发汗，发乳，消积，驱虫。外敷用于骨髓炎。

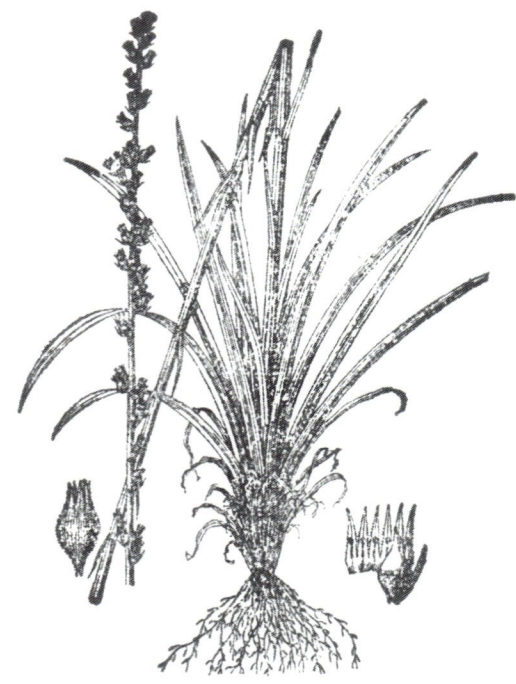

狭瓣粉条儿菜 **Aletris stenoloba** Franch.
引自《中国高等植物图鉴》

9. 短柄粉条儿菜（中国植物志） 铁卵子（浙江）

Aletris scopulorum Dunn in J. Linn. Soc., Bot. 38: 370. 1908.（英 **Cliff Aletris**）

植株具球茎。叶似莲座状簇生，线形，长 3–15 cm，宽 2–4.5 mm。花葶高 10–35 cm，纤细，有毛；总状花序长 2.5–12.5 cm，疏生花 4–17 mm；苞片 2 枚，线状披针形，位于花梗中部，短于花；花梗长 0.5–3.5 mm，有毛；花被白色，长 3–5 mm，有毛，裂片直立，长 1.5–2.5 mm，宽 0.3–0.7 mm；雄蕊着生于花被裂片基部，花丝长 0.8 mm，花药长圆形；子房近球形，花柱短。蒴果近球形，有毛。花期 3 月，果期 4 月。

分布与生境　产于湖南、广东、江西、浙江、福建。生于海拔 400 m 以下的草坡、路边灌丛、山坡潮湿地和荒地。

药用部位　根。

功效应用　消肿解毒。

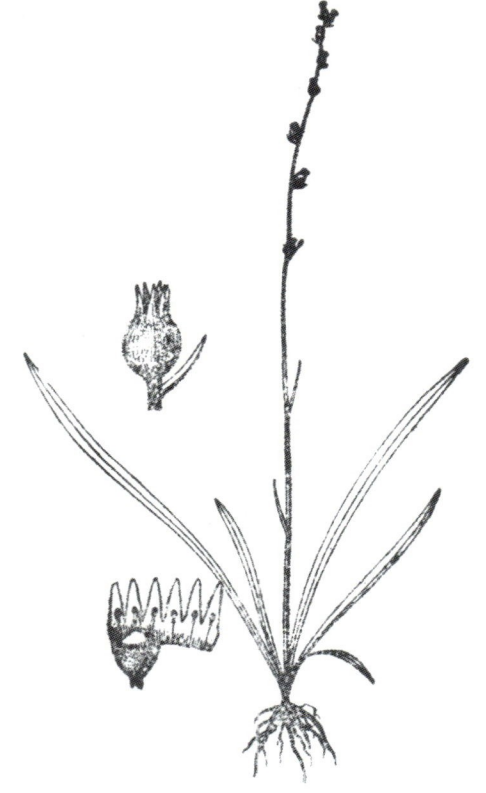

短柄粉条儿菜 Aletris scopulorum Dunn
引自《中国高等植物图鉴》

46. 菝葜属 Smilax L.

攀援木质藤本或小灌木，少有近直立或草本，常具粗而短的根状茎。枝圆柱形或有时四棱形，常有刺，有时有疣状突起或刚毛。叶互生，卵形至披针形，具 3–7 条主脉和网状细脉，叶柄两侧边缘常具或长或短的翅状鞘，具卷须或无，其上具一脱落点，由于脱落点位置不同，叶片脱落时或带着一段叶柄或几乎不带叶柄。花单性异株，常排成单个腋生的伞形花序，少有若干个伞形花序又排成圆锥花序或穗状花序，腋生花序的基部有时有一枚和叶柄相对的鳞片；花被片 6，离生，有时靠合；雄花具 6 枚雄蕊，极少 3 枚，花药基着；雌花具 (1–) 3–6 枚丝状或线状的退化雄蕊，极少无，子房 3 室，花柱较短，柱头 3 裂。浆果球形。

约 300 种，广布于全球热带、亚热带和温带地区。我国有 79 种，其中 39 种为特有，36 种 4 变种可药用。

分种检索表

1. 伞形花序单生于叶腋，花序着生点上不再具一枚与叶柄相对的鳞片；总花梗上不具关节。
  2. 叶脱落点位于叶柄中部至上部，而非顶端，因而在叶片脱落时带着一段叶柄，但托柄菝葜例外。
    3. 茎常一年生，草质，中空而有少量髓，干后凹瘪，无刺。
      4. 叶下面苍白色，常有粉尘状微柔毛（脉上无毛），较少无；总花梗常较粗壮；在花期花序托上几无小苞片 ·· 1. 白背牛尾菜 **S. nipponica**

4. 叶下面绿色，无毛或具乳突状微柔毛（脉上毛更多）；总花梗较纤细；在花期花序托上可见多数小苞片 ··· 2. 牛尾菜 S. riparia
3. 茎多年生，木质，实心，无髓，干后不凹瘪，通常多少具刺。
　　5. 叶柄具翅状鞘，鞘近半圆形或卵形，宽 3–5 mm（一侧），叶片基部心形 ······ 12. 托柄菝葜 S. discotis
　　5. 叶柄无鞘或仅占全长的一部分有鞘，鞘一般较狭；叶片基部圆形或楔形，极少浅心形。
　　　　6. 叶下面多少具棕色或白色短柔毛 ··· 8. 柔毛菝葜 S. chingii
　　　　6. 叶下面无毛。
　　　　　　7. 茎和分枝具疣状突起 ·· 9. 粗糙菝葜 S. lebrunii
　　　　　　7. 茎和分枝不具疣状突起。
　　　　　　　　8. 叶下面绿色。
　　　　　　　　　　9. 花序生于叶已完全长成的小枝上；植物如有刺，则多数刺成针状，基部不骤然变粗，常稍带黑色。
　　　　　　　　　　　　10. 总花梗长于叶柄或近等长；雌花具 6 枚退化雄蕊 ···················· 3. 华东菝葜 S. sieboldii
　　　　　　　　　　　　10. 总花梗短于叶柄；雌花具 3 枚退化雄蕊 ···································· 4. 短梗菝葜 S. scobinicaulis
　　　　　　　　　　9. 花序生于叶尚幼嫩或刚抽出的小枝上；植物如有刺，则刺基部骤然变粗。
　　　　　　　　　　　　11. 叶草质，干后膜质或薄纸质；果实成熟时紫黑色 ······· 11. 武当菝葜 S. outanscianensis
　　　　　　　　　　　　11. 叶坚纸质或革质；果实成熟时红色。
　　　　　　　　　　　　　　12. 叶干后灰绿黄色或暗灰色；仅一部分叶柄具卷须；花序托常延长，不为球形 ·········
　　　　　　　　　　　　　　　　··· 7. 长托菝葜 S. ferox
　　　　　　　　　　　　　　12. 叶干后通常红褐色或古铜色；叶柄全部具卷须；花序托膨大成球形。
　　　　　　　　　　　　　　　　13. 叶柄上的鞘耳状，宽 2–4 mm（一侧），明显比叶柄宽；卷须纤细而短；雌花具 3 枚退化雄蕊 ·· 6. 小果菝葜 S. davidiana
　　　　　　　　　　　　　　　　13. 叶柄上的鞘较狭，宽 0.5–1 mm（一侧），与叶柄近等宽；卷须较粗而长；雌花具 6 枚退化雄蕊 ·· 5. 菝葜 S. china
　　　　　　　　8. 叶下面苍白色。
　　　　　　　　　　14. 果实成熟时黑色；雌花具 3 枚退化雄蕊 ··································· 13. 黑果菝葜 S. glaucochina
　　　　　　　　　　14. 果实成熟时红色；雌花具 6 枚退化雄蕊 ··································· 10. 红果菝葜 S. polycolea
2. 叶脱落点常位于叶柄近顶端处（即叶片基部），因而叶片脱落时完全或几乎不带一段叶柄，但弯梗菝葜例外。
　　15. 叶和花序干后近黑色 ··· 14. 黑叶菝葜 S. nigrescens
　　15. 叶和花序干后为其他颜色，不为黑色。
　　　　16. 叶很小，长不及 2 cm，宽不及 1 cm，下面苍白色；直立小灌木 ················· 17. 矮菝葜 S. nana
　　　　16. 叶较大，通常长超过 2 cm，宽于 1 cm，至少老叶如此。
　　　　　　17. 叶柄长约 1 mm，无卷须 ··· 25. 劲直菝葜 S. munita
　　　　　　17. 叶柄长 5 mm，有卷须。
　　　　　　　　18. 叶柄基部（或中部以下）两侧边缘的鞘向前延伸为一对离生的披针形耳。
　　　　　　　　　　19. 总花梗很短，长 1–5 mm ··· 20. 粉背菝葜 S. hypoglauca
　　　　　　　　　　19. 总花梗较长，长 4–15 mm ·· 19. 筐条菝葜 S. corbularia
　　　　　　　　18. 叶柄基部（或中部以下）两侧边缘无鞘或具狭鞘，有时鞘向两侧延伸，而形成半圆形或弧形的耳，但决不为披针形的耳。
　　　　　　　　　　20. 直立或披散灌木，极少攀援状；叶柄决无卷须。
　　　　　　　　　　　　21. 叶下面无毛，也无乳突或粉尘状粗糙。
　　　　　　　　　　　　　　22. 常绿灌木，多少攀援；叶下面极明显苍白色；果梗下弯 ······ 21. 弯梗菝葜 S. aberrans

22. 落叶灌木；叶下面稍苍白色；果梗伸直 ·· **15. 鞘柄菝葜 S. stans**

21. 叶下面的主脉和支脉的下半部或近基部，以及叶柄的上半部都具乳突状毛 ··················
·· **16. 糙柄菝葜 S. trachypoda**

20. 攀援藤本或灌木；叶柄一般具卷须。

23. 总花梗短于叶柄或近等长；花序托膨大，连同多数宿存的小苞片多少呈莲座状，直径 2–3 mm。

24. 花明显六棱状球形，直径约 3 mm；外花被片扁圆形，兜状，背面中央具纵槽；叶柄和总花梗都较粗壮，宽 2–3 mm ·· **24. 土茯苓 S. glabra**

24. 花其他形状，决不为六棱形，直径 1–1.5 mm；花被片不为兜状，无槽；叶柄和总花梗都较纤细，宽 1–1.5 mm。

25. 植物具刺；花淡绿色 ·· **23. 小叶菝葜 S. microphylla**

25. 植物无刺；花黄色 ·· **22. 无刺菝葜 S. mairei**

23. 总花梗明显长于叶柄；花序托不膨大或稍膨大，至少不为上述形状。

26. 叶下面苍白色；叶柄具鞘部分占叶柄全长的 2/3–3/4；雄蕊长约为花被片的 1/3，花丝合生成短柱 ·· **18. 防己叶菝葜 S. menispermoidea**

26. 叶下面绿色；叶柄大多数具鞘部分占全长的 1/2；雄蕊常为花被片的 2/3，花丝分离 ··
·· **26. 尖叶菝葜 S. arisanensis**

1. 伞形花序通常 2 至多个在轴上排成圆锥花序或穗状花序，较少单个腋生，但后者在总花梗下必定具一关节；腋生点的上方有一枚与叶柄相对的鳞片，贝壳状或其他形状，花序从鳞片和叶柄中间抽出。

27. 叶柄基部具扩大成耳状的鞘，鞘作穿茎状抱茎，至少在老叶如此；伞形花序 2 至多个排成圆锥花序；雄蕊比花被片长；雌花不具退化雄蕊。

28. 圆锥花序具 2–7 个伞形花序；伞形花序单个着生于花序轴上；雄花内花被片丝状，上下等宽；雄蕊下部的 1/4 合生成柱；花药长约为花丝的 1/4–1/5 ···························· **35. 抱茎菝葜 S. ocreata**

28. 圆锥花序具 10–30 个伞形花序；伞形花序每 2–3 个簇生或轮生于花序轴上；雄花内花被片披针形，基部比上部宽得多；雄蕊离生；花药长约为花丝的 1/3–1/2 ········ **36. 穿鞘菝葜 S. perfoliata**

27. 叶基部无鞘或具鞘，但决不成穿茎状抱茎；雄蕊与花被片等长或较短；雌花具退化雄蕊。

29. 枝条四棱形，棱上具狭翅 ·· **34. 四翅菝葜 S. gagnepainii**

29. 枝条常近圆柱形。

30. 枝条具疣状突起。

31. 叶柄的鞘边缘具缘毛或流苏 ·· **29. 缘毛菝葜 S. kwangsiensis**

31. 叶柄的鞘边缘不具缘毛或流苏。

32. 伞形花序单个腋生；枝条常具 2 棱；雌花具 6 枚退化雄蕊；浆果球形 ···············
·· **28. 密疣菝葜 S. chapaensis**

32. 伞形花序 2–5 个排成圆锥花序；枝条无棱；雌花具 3 枚退化雄蕊；浆果梨形 ········
·· **31. 疣枝菝葜 S. aspericaulis**

30. 枝条不具疣状突起。

33. 雄蕊极短，长不及 1 mm，为花被片长的 1/3–1/5；叶柄较短，长 5–10 mm，叶片基部宽楔形 ··
·· **32. 银叶菝葜 S. cocculoides**

33. 雄蕊较长，长 3–6 mm，达到花被片长度的一半以上；叶柄长于 10 mm；叶片基部截形、圆形至浅心形，极少为宽楔形。

34. 叶厚革质，圆形至椭圆形，长绝不超过宽的一倍；主脉 3 条在叶面凹陷；叶柄无鞘；伞形花序 2–4 个排成圆锥花序 ·· **33. 马钱叶菝葜 S. lunglingensis**

34. 叶革质或纸质，各种形状；有时中脉稍凹陷，其余主、支脉浮凸，叶柄具狭鞘。

35. 伞形花序单个腋生；雌花具 6 枚退化雄蕊·································· 27. **马甲菝葜 S. lanceifolia**
35. 伞形花序通常 3–7 个排成圆锥花序；雌花具 3 枚退化雄蕊············ 30. **圆锥菝葜 S. bracteata**

本属药用植物根状茎具有活血化瘀，强筋健骨，消肿毒，祛风湿，补气活血，清热利湿等功效。甾体类是本属植物中一类重要活性成分，如从菝葜 (S. china) 块茎分离得到的菝葜皂苷 (smilaxchinoside) A (**1**)、B (**2**)、C (**3**)、D (**4**)，(25*R*)-26-*O*-β-D- 吡喃葡萄糖基 -3β,20α,26- 三羟基呋甾 -5,22- 二烯 -3-*O*-α-L- 吡喃鼠李糖基 -(1→2)-[α-L- 吡喃鼠李糖基 -(1→4)]-*O*-β-D- 吡喃葡萄糖苷 {(25*R*)-26-*O*-β-D-glucopyranosyl-3β,20α,26-trihydroxyfurost-5,22-dien-3-*O*-α-L-rhamnopyranosyl-(1→2)-[α-L-rhamnopyranosyl-(1→4)]-*O*-β-D-glucopyranoside}(**5**)，甲基原薯蓣皂苷 (methyl protodioscin)，薯蓣皂苷 (dioscin)，薯蓣次苷 B (prosapogenin B; progenin II; prosapogenin B of dioscin)，(25*R*)- 螺甾 -5- 烯 -3-*O*-α-L- 吡喃鼠李糖基 -(1→2)-[α-L- 吡喃鼠李糖基 -(1→4)-α-L- 吡喃鼠李糖基 -(1→4)]-*O*-β-D- 吡喃葡萄糖苷 {(25*R*)-spirostan-5-en-3-*O*-α-L-rhamnopyranosyl-(1→2)-[α-L-rhamnopyranosyl-(1→4)-α-L-rhamnopyranosyl-(1→4)]-*O*-β-D-glucopyranoside} 对 COX-2 有显著的抑制作用，且 **5** 对肿瘤坏死因子 (TNF-α) 有抑制作用；另外，从其根状茎和根分离得到的异芒兰皂苷元▲-3-*O*-α-L- 吡喃鼠李糖基 -(1→2)-[α-L- 吡喃鼠李糖基 -(1→4)]-β-D- 吡喃葡萄糖苷 {isonarthogenin-3-*O*-α-L-rhamnopyranosyl-(1→2)-[α-L-rhamnopyranosyl-(1→4)]-β-D-glucopyranoside} 对 cAMP 磷酸二酯酶活性具有抑制作用。菝葜 (S. china) 还具有消炎抗炎作用，通过体外对脂氧酶抑制作用及体内足肿胀实验，证明其中的化学成分华东菝葜皂苷元 (sieboldogenin，**6**) 具有抗炎作用。从牛尾菜 (S. riparia) 根状茎和根分离得到的新替告皂苷元 -3-*O*-α-L- 吡喃鼠李糖基 -(1→6)-β-D- 吡喃葡萄糖苷 [neotigogenin-3-*O*-α-L-rhamnopyranosyl-(1→6)-β-D-glucopyranoside]，新替告皂苷元 -3-*O*-D- 吡喃葡萄糖基 -(1→4)-*O*-[*O*-α-L- 吡喃鼠李糖基 -(1→6)-β-D- 吡喃葡萄糖苷 [neotigogenin-3-*O*-D-glucopyranosyl-(1→4)-*O*-[*O*-α-L-rhamnopyranosyl-(1→6)-β-D-glucopyranoside] 对 cAMP 磷酸二酯酶活性具有抑制作用；从短梗菝葜 (S. scobinicaulis) 根状茎分离得到的拉克索皂苷元 -3-*O*-[α-L- 吡喃阿拉伯糖基 -(1→6)]-β-D- 吡喃葡萄糖苷，拉克索皂苷元 -3-*O*-[β-D- 吡喃葡萄糖基 -(1→4)]-[α-L- 吡喃阿拉伯糖基 -(1→6)]-β-D- 吡喃葡萄糖苷，(25D)- 螺甾 -5- 烯 -3β,17α,27- 三羟基 -3-*O*-β-D- 吡喃葡萄糖基 -(1→4)-*O*-[α-L- 吡喃阿拉伯糖基 -(1→6)]-β-D- 吡喃葡萄糖苷，(25D)- 螺甾 -3β,17α,27- 三羟基 -3-*O*-β-D- 吡喃葡萄糖基 -(1→4)-*O*-[α-L- 吡喃阿拉伯糖基 -(1→6)]-β-D- 吡喃葡萄糖苷，3β,27- 二羟基 -(25S)-5α- 螺甾 -6- 酮 3-*O*-[β-D- 吡喃葡萄糖基 -(1→4)-*O*-[α-L- 吡喃阿拉伯糖基 -(1→6)]-β-D- 吡喃葡萄糖苷对蜡样芽孢杆菌、变形杆菌、枯草杆菌、巨大芽孢杆菌、大肠埃希菌、金黄色葡萄球菌和木霉、青霉、黑曲霉、黄曲霉有抑制活性；从穗菝葜 (S. aspera) 根分离得到的库里天门冬素▲G(curillin G，**7**) 对真菌白念珠菌 (*Candida albicans*)、光滑假丝酵母 (*C. glabrata*)、热带念珠菌 (*C. tropicalis*) 有抑制作用，MIC 分别为 25 mg/ml、25 mg/ml、50 mg/ml。

另外苯丙醇糖苷类、黄酮类及活性蛋白质成分对肿瘤细胞、HIV 病毒具有生物学活性，如从菝葜 (S. china) 茎中分离得到一系列苯丙醇糖苷类菝葜拉苷 (smilaside) A (**8**)、B (**9**)、C (**10**)、D (**11**)、E (**12**)、F (**13**)，其中 **11-13** 对 KB、HeLa、DLD-1、MCF-7、A-549、Med 肿瘤细胞增殖表现出细胞毒活性 (ED_{50}=2.7-5.0 μg/ml)；黄酮类化合物山柰酚 -7-*O*-β-D- 葡萄糖苷 (kaempferol-7-*O*-β-D-glucoside，**14**) 能诱导 A375、HL60、HeLa 肿瘤细胞凋亡；从土茯苓 (S. glabra) 新鲜根状茎分离得到具有免疫刺激、抗增殖活性及 HIV-1 逆转录酶抑制作用的蛋白质菝葜素 (smilaxin)。

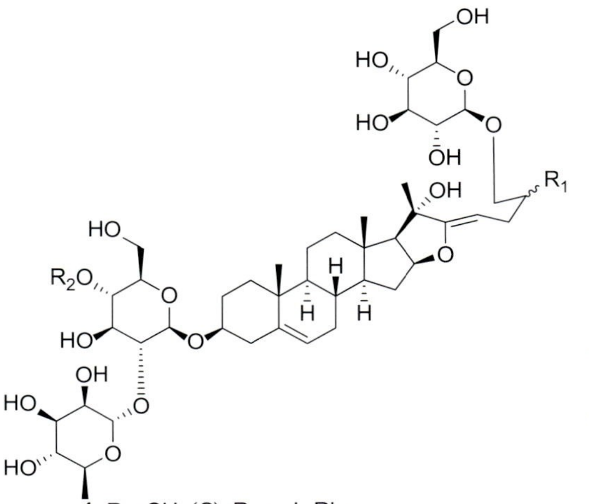

百合科 LILIACEAE

1: R₁=CH₃(S); R₂=α-L-Rha
2: R₁=CH₃(R); R₂=α-L-Rha(4-1)-α-L-Rha
3: R₁=CH₃(R); R₂=H
5: R₁=CH₃(R); R₂=α-L-Rha

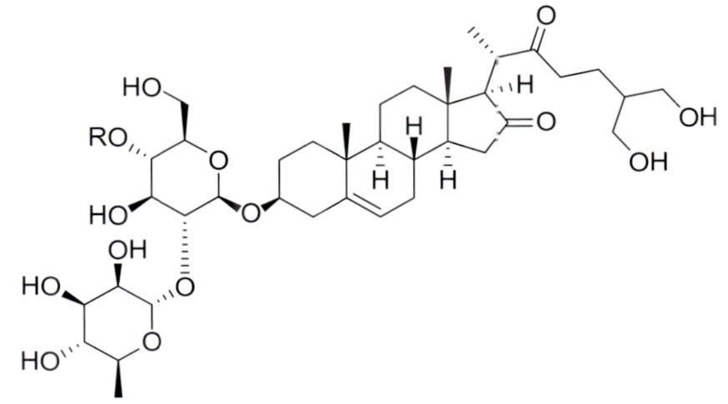

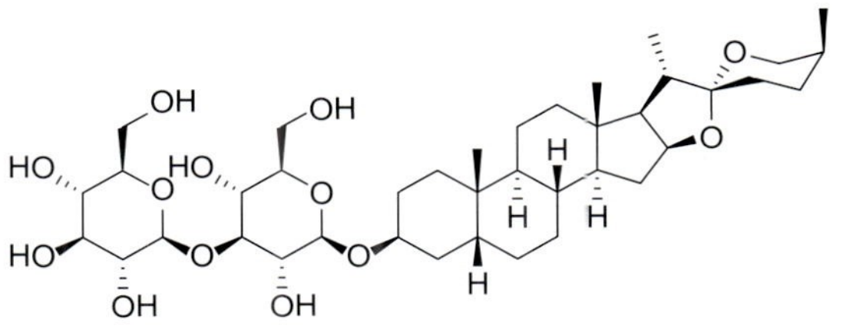

4: R=α-L-Rha

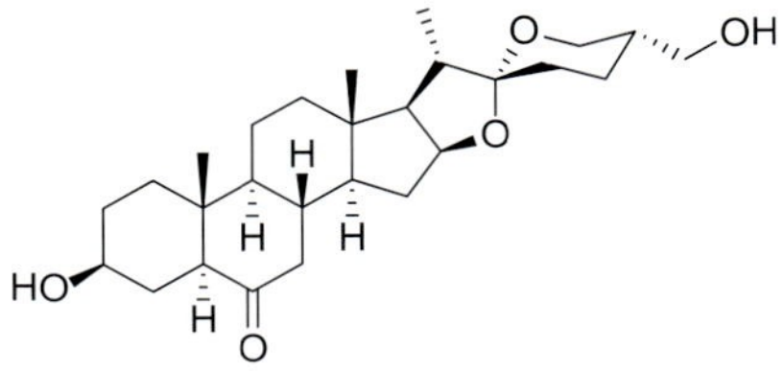

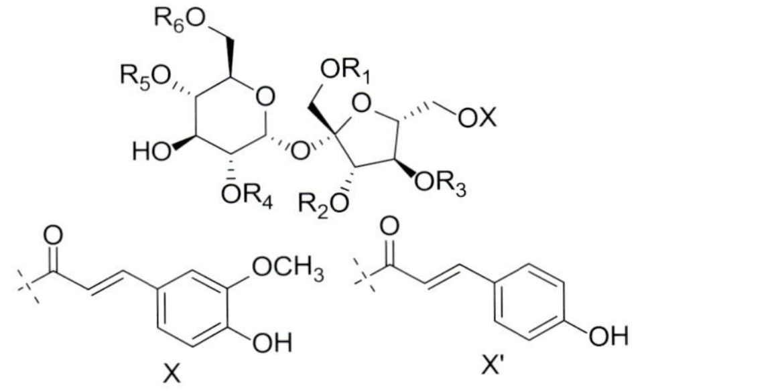

8: R₁=H; R₂=X; R₃=H; R₄=H; R₅=COCH₃; R₆=COCH₃
9: R₁=H; R₂=X; R₃=H; R₄=COCH₃; R₅=H; R₆=H
10: R₁=X′; R₂=X; R₃=H; R₄=H; R₅=H; R₆=H
11: R₁=X′; R₂=X; R₃=COCH₃; R₄=H; R₅=H; R₆=H
12: R₁=X′; R₂=X; R₃=H; R₄=H; R₅=H; R₆=COCH₃
13: R₁=X′; R₂=X′; R₃=H; R₄=COCH₃; R₅=H; R₆=COCH₃

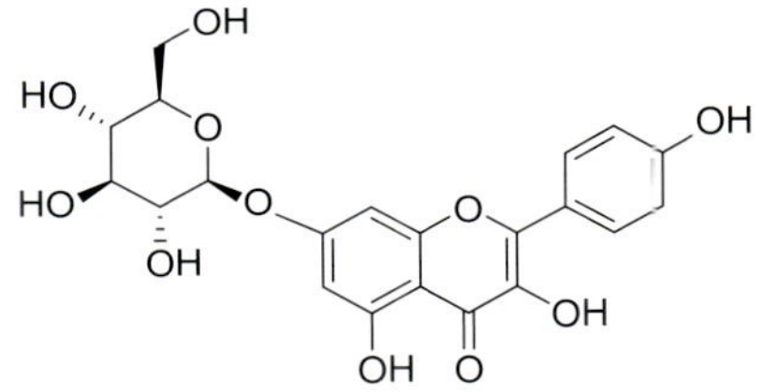

　　本属植物中土茯苓有阻滞 β 受体、抗动脉粥样硬化、抗心肌缺血、抗血栓、保肝、改善肾功能、抑菌、抗病毒、抗肿瘤和抗着床作用，菝葜有抗炎、抑菌、抗肿瘤和抗氧化作用，牛尾菜有抗肿瘤作用，短梗菝葜有抑菌作用，粉菝葜有溶血作用，防己叶菝葜有抗氧化作用，西南菝葜有抗炎和抗氧化作用。主要活性成分为菝葜皂苷类。黄酮类成分也具有一定的药理活性。

1. 白背牛尾菜（中国植物志） 过江蕨、老龙须（江西），百部伸筋、伸筋草、水球花、大叶伸筋（湖南），黄精草、兰绣球（湖北），白须公（广西），大伸筋（中国植物志），长叶牛尾菜（中药大辞典），牛尾伸筋、牛尾蕨（湖南药物志），马尾伸筋（江西中药）

Smilax nipponica Miq. in Versl. Med. Afd. Natuurk. Kon Akad. Wetensch., ser. 2, 2: 87. 1868.（英 **Nippon Greenbrier**）

　　一年生草本，直立或稍攀援，具根状茎。茎不分枝，长8–100 cm，中空，有少量髓，干后凹瘪，无刺。叶卵形至长圆形，长4–20 cm，宽2–14 cm，下面苍白色且通常具粉尘状微柔毛；叶柄长1.5–4.5 cm，脱落点位于上部，如有卷须则位于基部至近中部。伞形花序具20–30朵花；总花梗长3–9 cm，稍扁；花绿黄色或白色；雄花：盛开时花被片反折，花被片长约4 mm，内外轮相似，雄蕊的花丝明显长于花药；雌花：与雄花大小相似，具6枚退化雄蕊。浆果球形，直径6–7 mm，熟时蓝黑色，有白色粉霜。花期4–5月，果期8–9月。

分布与生境　产于辽宁、河南、湖南、广东北部、山东、安徽、江西、浙江、福建、台湾、四川、贵州。生于海拔200–1400 m的林下、水边和山坡草丛中。也分布于朝鲜、日本。

药用部位　根及根状茎、叶。

功效应用　根及根状茎：舒筋活血，通络止痛。用于腰腿筋骨痛。叶：解毒消肿。用于癌肿，消渴，关节痛，慢性结肠炎，带下病，痢疾。

化学成分　地下部分含甾体类：新替告皂苷元-3-O-β-D-吡喃葡萄糖苷(neotigogenin-3-O-β-D-glucopyranoside)，白背牛尾菜皂苷A (smilanippin A)，β-谷甾醇，胡萝卜苷[1]。

注评　本种的根土家族药用，主要治疗风湿性关节炎、筋骨疼痛、瘫痪。

化学成分参考文献

[1] Cho KY, et al. *Yakhak Hoechi*, 1995, 39(2): 141-147.

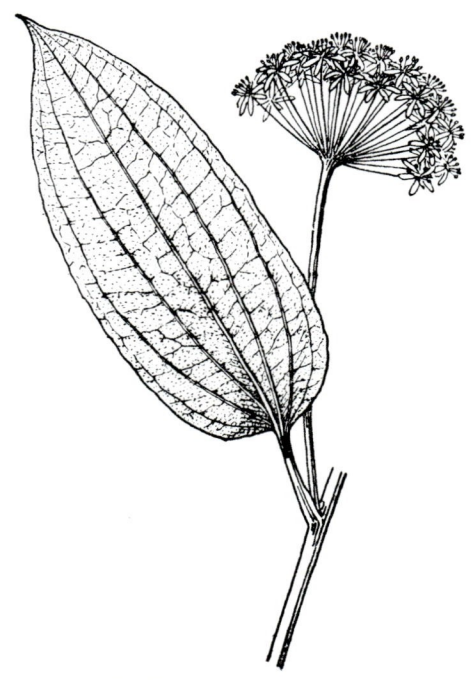

白背牛尾菜 Smilax nipponica Miq.
冯晋庸 绘

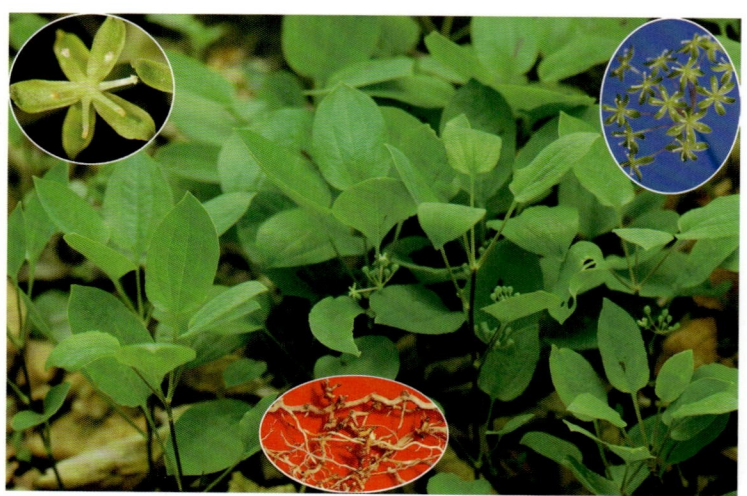

白背牛尾菜 Smilax nipponica Miq.
摄影：周繇

百合科 LILIACEAE

2. 牛尾菜（救荒本草、植物名实图考） 草菝葜（秦岭植物志），背梁骨（陕西），尖叶牛尾菜、龙骨伸筋（湖北恩施），摇边竹、山竹花（湖南），鲤鱼须（江西），春根藤（广东），白须公（广西）

Smilax riparia A. DC., Monogr. Phan. 1: 55. 1878.（英 **Riparian Greenbrier**）

2a. 牛尾菜（模式变种）

Smilax riparia A. DC. var. **riparia**（英 **Riparian Greenbrier**）

一年生或多年生（南方）攀援草质藤本。茎有分枝，长 1–2 m，草质，中空，有少量髓，干后凹瘪。叶通常卵形或椭圆形，长 7–15 cm，宽 2.5–11 cm，下面绿色，无毛；叶柄长 7–20 cm，通常在中部以下有卷须。伞形花序具 5–20 (–30) 朵花；总花梗较纤细，长 3–5 (–10) cm，稍扁；小苞片长 1–2 mm，在花期一般不落；雄花：花被片黄绿色，长 4–5 mm，宽 0.6–1 mm，雄蕊长 4–5 mm；雌花：花被片小于雄花。浆果蓝黑色，球形，直径 7–9 mm。花期 6–7 月，果期 10 月。

分布与生境 产于东北、华北、华中、广东、广西、华东、陕西、甘肃、四川、贵州、云南。生于海拔 2100 m 以下的林下灌丛、山沟或山坡草丛中。也分布于朝鲜、菲律宾。

药用部位 根及根状茎。

功效应用 补气活血，舒筋通络，祛痰止咳，消暑，润肺，消炎，镇痛。用于气虚浮肿，筋骨疼痛，跌打损伤，腰肌劳损，偏瘫，头晕头痛，咳嗽吐血，淋巴结炎，支气管炎，肺结核，骨结核，带下病。

化学成分 根状茎和根含甾体类：新替告皂苷元-3-*O*-α-L-吡喃鼠李糖基-(1→6)-β-D-吡喃葡萄糖苷[neotigogenin-3-*O*-α-L-rhamnopyranosyl-(1→6)-β-D-glucopyranoside]，新替告皂苷元-3-*O*-D-吡喃葡萄糖基-(1→4)-*O*-[*O*-α-L-吡喃鼠李糖基-(1→6)-β-D-吡喃葡萄糖苷{neotigogenin-3-*O*-D-glucopyranosyl-(1→4)-*O*-[*O*-α-L-rhamnopyranosyl-(1→6)-β-D-glucopyranoside}[1]，牛尾菜苷▲(riparoside) A、B[2]；黄酮类：鼠李素(rhamnetin)，木犀草素(luteolin)，槲皮素(quercetin)，木犀草苷(luteoloside)[2]；糖苷类：阿魏酸蔗糖酯(sucrosyl ferulic acid ester)，7-*O*-甲基-10-氧化麝香草酚-龙胆二糖苷(7-*O*-methyl-10-oxythymol-gentiobioside)[2]。

叶含黄酮类：芹菜素-7-*O*-α-L-鼠李糖基-(1→2)-β-D-吡喃葡萄糖苷[apigenin-7-*O*-α-L-rhamnopyranosyl-(1→2)-β-D-glucopyranoside]，芹菜素-7-*O*-α-L-鼠李糖基-(1→6)-β-D-吡喃葡萄糖苷[apigenin-7-*O*-α-L-

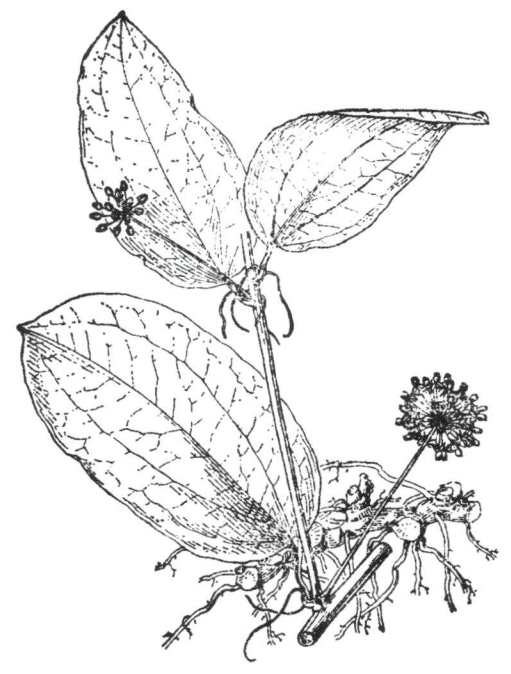

牛尾菜 Smilax riparia A. DC. var. riparia
引自《中国高等植物图鉴》

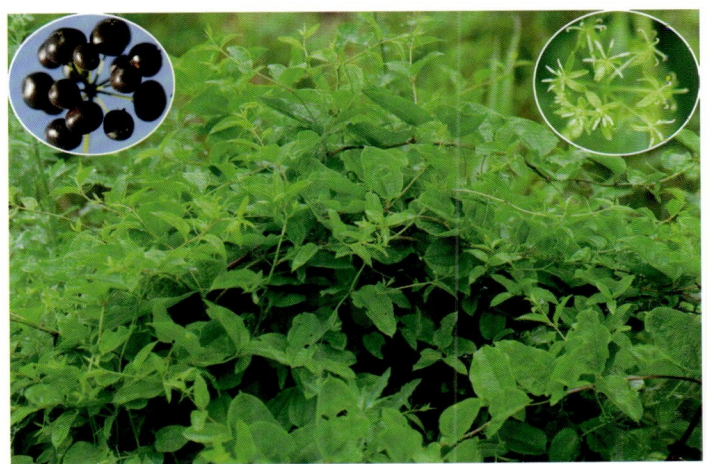

牛尾菜 Smilax riparia A. DC. var. riparia
摄影：周繇

rhamnopyranosyl-(1→6)-β-D-glucopyranoside]，儿茶素-(4α→6)-表儿茶素[catechin-(4α→6)-epicatechin][3]。

药理作用 抗肿瘤作用：牛尾菜中菝葜皂苷元对S180，HepA，U14小鼠移植肿瘤和L929，HeLa，MCF等肿瘤细胞株具有明显抑制作用[1-2]。

注评 本种为广西（1990、1996）、江西（1996）药材标准和广西壮药标准（2008）收载"牛尾菜"的基源植物，药用其干燥根及根状茎；湖南中药材标准（1993，2009）以"大伸筋"之名收载。蒙古族、土家族、苗族、瑶族也药用，主要治疗风湿痹痛。

化学成分参考文献

[1] Sashida Y, et al. *Phytochemistry*, 1992, 31(7): 2439-2443.

[2] Li J, et al. *Chem Pharm Bull*, 2006, 54(10): 1451-1454.

[3] Cho ES, et al. *Yakhak Hoechi*, 2003, 47(5): 300-306.

药理作用及毒性参考文献

[1] 阎磊，等. 中药材, 2006, 29(11): 1136-1138.

[2] 王丽娟，等. 中国中药杂志，2002, 27(10): 777-779.

2b. 尖叶牛尾菜（变种）（中国植物志）

Smilax riparia A. DC. var. **acuminata** (C. H. Wright) F. T. Wang et T. Tang, Fl. Reipubl. Popularis Sin. 15: 192. 1978.（英 **Sharp Riparian Greebrier**）

本变种与模式变种的主要区别是叶下面绿色，特别是脉上具乳头状微柔毛，通常叶的先端长渐尖或近尾状。雌花具6枚钻形退化雄蕊。

分布与生境 产于河南（西部）、湖北（西部）、四川（东南至东部）、陕西（秦岭以南）。生于海拔900–2100 m的林下、山谷或山坡草丛中。

药用部位 根状茎。

功效应用 祛风湿，舒筋通络。用于风湿关节痛，筋骨疼痛，腰肌劳损，跌打损伤，支气管炎。

注评 本种的根土家族药用，治疗风湿性关节炎、筋骨疼痛、瘫痪。

3. 华东菝葜（中国植物志） 粘鱼须牛尾菜（辽宁），鲢鱼须（湖北），粘鱼须（救荒本草），粘鱼须菝葜（山西中草药），倒钩刺、铁丝威灵仙（中药志），威灵仙（东北、华北）

Smilax sieboldii Miq. in Versl. Med. Afd. Natuurk. Kon Akad. Wetensch., ser. 2, 2: 87. 1868.（英 **Siebold Greenbrier**）

攀援藤本，具粗短的根状茎。茎长1–2 m，小枝常带草质，干后稍凹瘪，一般有刺；刺细长，针状，稍黑色。叶草质，卵形，长3–9 cm，宽2–5 (–8) cm；叶柄长1–2 cm，约一半具狭鞘，有卷须，脱落点位于上部。伞形花序具几朵花；总花梗纤细，长1–2.5 cm；花绿黄色；雄花：花被片长4–5 mm，内3片比外3片稍狭，雄蕊稍短于花被片，花丝比花药长；雌花：小于雄花，具6枚退化雄蕊。浆果直径6–7 mm。花期5–6月，果期10月。

分布与生境 产于辽宁、山东、安徽、江苏、浙江、福建、台湾，生于海拔1800 (–2500) m的林下、灌丛或山坡草丛中。也分布于朝鲜、日本。

药用部位 根及根状茎。

功效应用 清热解毒，祛风除湿，活血散瘀，镇惊息风，抗癌。用于风湿腰腿痛，关节炎，疮疖，肠炎，瘰疬，癌症，小儿惊风。

化学成分 根状茎含甾体类：拉肖皂苷元-3-O-β-D-吡喃葡萄糖基l-(1→4)-O-[α-L-吡喃阿拉伯糖基-(1→6)]-β-D-吡喃葡萄糖苷{laxogenin-3-O-β-D-glucopyranosyl-(1→4)-O-[α-L-arabinopyranosyl-(1→6)]-β-D-glucopyranoside}，拉肖皂苷元-3-O-α-L-吡喃阿拉伯糖基-(1→6)-β-D-吡喃葡萄糖苷{laxogenin-3-O-α-L-arabinopyranosyl-(1→6)-β-D-glucopyranoside}，3β,27-二羟基-(25S)-5α-螺甾-6-酮-3-O-β-D-吡喃葡萄糖

基-(1→4)-O-[α-L-吡喃阿拉伯糖基-(1→6)]-β-D-吡喃葡萄糖苷{3β,27-dihydroxy-(25S)-5α-spirostan-6-one-3-O-β-D-glucopyranosyl-(1→4)-O-[α-L-arabinopyranosyl-(1→6)]-β-D-glucopyranoside}，26-O-β-D-吡喃葡萄糖基-3β,22ζ,26-三羟基-(25R)-5α-呋甾-6-酮-3-O-α-L-吡喃阿拉伯糖基-(1→6)-β-D-吡喃葡萄糖苷{26-O-β-D-glucopyranosyl-3β,22ζ,26-trihydroxy-(25R)-5α-furostan-6-one-3-O-α-L-arabinopyranosyl-(1→6)-β-D-glucopyranoside}，26-O-β-D-吡喃葡萄糖基-3β,22ζ,26-三羟基-(25R)-5α-呋甾-6-酮-3-O-β-D-吡喃葡萄糖基-(1→4)-O-[α-L-吡喃阿拉伯糖基-(1→6)]-β-D-吡喃葡萄糖苷{26-O-β-D-glucopyranosyl-3β,22ζ,26-trihydroxy-(25R)-5α-furstan-6-one-3-O-β-D-glucopyranosyl-(1→4)-O-[α-L-arabinopyranosyl-(1→6)]-β-D-glucopyranoside}，替告皂苷元-3-O-β-D-吡喃葡萄糖基-(1→4)-O-[α-L-吡喃阿拉伯糖基-(1→6)]-β-D-吡喃葡萄糖苷{tigogenin-3-O-β-D-glucopyranosyl-(1→4)-O-[α-L-arabinopyranosyl-(1→6)]-β-D-glucopyranoside}[1]。

地下部分含甾体类：菝葜素(smilaxin) A、B、C，华东菝葜素(sieboldiin) A、B[2]。

注评　本种为内蒙古中药材标准（1988）收载"铁丝威灵仙"的基源植物之一，药用其干燥根及根状茎；山东中药材标准（2002）以"威灵仙（铁灵仙）"之名收载。

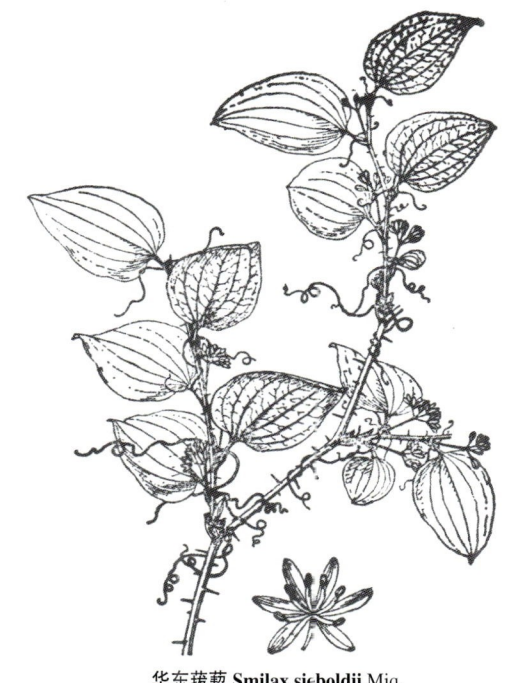

华东菝葜 Smilax sieboldii Miq.
引自《中国高等植物图鉴》

化学成分参考文献

[1] Kubo S, et al. *Phytochemistry*, 1992, 31(7): 2445-2450.

[2] Woo MH, et al. *J Nat Prod*, 2004, 55(8): 1129-1135.

4. 短梗菝葜（中国植物志）　威灵仙（河北、陕西），金刚刺、金刚藤（陕西、四川），红萆薢（湖北），铁丝威灵仙、黑刺菝葜（中药志）

Smilax scobinicaulis C. H. Wright in Bull. Misc. Inform. Kew. 1895. 117. 1895.（英 **Scabrousstem Greenbrier**）

攀援藤本。茎圆筒形，长 1–2 m。茎和枝条通常疏生刺或无刺，较少密生刺，刺针状，长 4–5 mm，稍黑色，茎上的刺有时较粗短。叶卵形或椭圆状卵形，干后有时变为黑褐色，长 4–12.5 cm，宽 2.5–8 cm，基部钝或浅心形；叶柄长 5–15 mm。伞形花序具 3–8 朵花；总花梗很短，一般不到叶柄长度的一半；雄花：花被片黄绿色，长 4–5 mm，宽 1–1.8 mm，雄蕊长 2–3 mm；雌花：花被片稍小于雄花，具 3 枚退化雄蕊。浆果蓝黑色，球形，直径 6–9 mm。花期 5 月，果期 10 月。

分布与生境　产于河北、山西、华中、江西、陕西、甘肃、四川、贵州、云南。生于海拔 600–1200 m 的林下、灌丛或山坡阴处。

药用部位　根及根状茎。

功效应用　清热解毒，祛风除湿，活血散瘀，镇惊息风，抗癌。用于风湿腰腿痛，关节炎，疮疖，肠炎，瘰疬，癌肿，小儿惊风。

化学成分　根状茎含甾体类：26-O-β-D-吡喃葡萄糖基-(25R)-呋甾-5-烯-3β,17α-二羟基-3-O-[α-L-吡喃鼠李糖基(1→2)]-α-L-吡喃鼠李糖苷[1]，拉肖皂苷元-3-O-[α-L-吡喃阿拉伯糖基-(1→6)]-β-D-吡喃葡萄糖苷，拉肖皂苷元-3-O-[β-D-吡喃葡萄糖基-(1→4)]-[α-L-吡喃阿拉伯糖基-(1→6)]-β-D-吡喃葡萄糖苷[2]，(25D)螺甾-5-烯-3β,17α,27-三羟基-3-O-β-D-吡喃葡萄糖基-(1→4)-O-[α-L-吡喃阿拉伯糖基-(1→6)]-β-D-吡喃葡

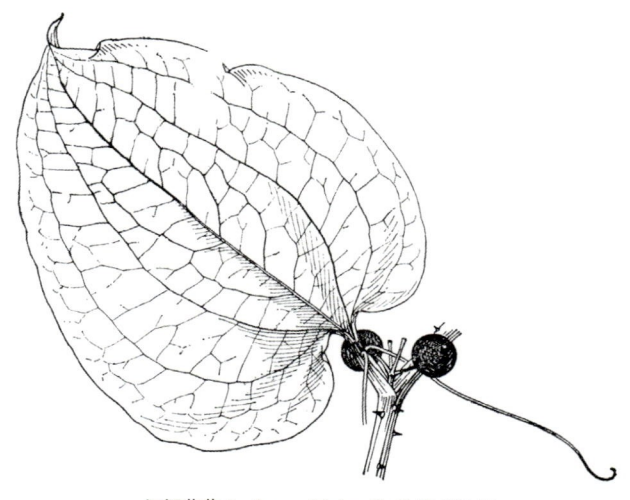

短梗菝葜 Smilax scobinicaulis C. H. Wright
冯晋庸 绘

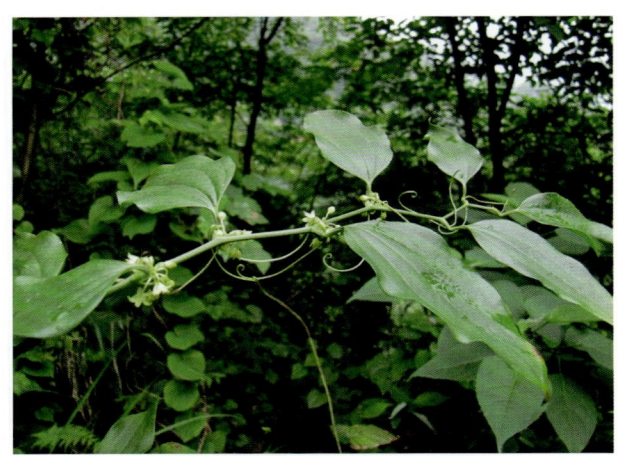

短梗菝葜 Smilax scobinicaulis C. H. Wright
摄影：李策宏

萄糖苷，(25D)-螺甾-3β,17α,27-三羟基-3-O-β-D-吡喃葡萄糖基-(1→4)-O-[α-L-吡喃阿拉伯糖基-(1→6)]-β-D-吡喃葡萄糖苷[3]，3β,27-二羟基-(25S)-5α-螺甾-6-酮 3-O-[β-D-吡喃葡萄糖基-(1→4)-O-[α-L-吡喃阿拉伯糖基-(1→6)]-β-D-吡喃葡萄糖苷[4]，豆甾醇[1]；三萜类：无羁萜[1]；苊类：反式-白藜芦醇[5]；黄酮类：槲皮素-3-O-β-D-葡萄糖苷，木犀草素-7-O-β-D-葡萄糖苷[5]。

药理作用 抑菌作用：短梗菝葜不同部位和同一部位极性不同的萃取物对供试菌抑制活性不同，且普遍对细菌有抑制作用，对真菌几乎不显示抑制作用，其中茎乙酸乙酯提取物对金黄色葡萄球菌、枯草芽孢杆菌、蜡状芽孢杆菌、大肠埃希菌、巨大芽孢杆菌和普通变形杆菌的抑菌作用最强[1]。

注评 本种为内蒙古（1988）、河南（1991）和北京（1998）中药材标准收载"铁丝威灵仙"的基源植物之一，药用其干燥根及根状茎；山西中药材标准（1987）以"铁丝根"之名收载。傈僳族也药用，主要治疗风湿性关节炎、关节不利。

化学成分参考文献

[1] 刘俊彦，等. 西北农林科技大学学报（自然科学版），2002, 30(6): 222-224.

[2] 张存莉，等. 西北农林科技大学学报（自然科学版），2003, 31(4): 163-166.

[3] 张存莉，等. 西北植物学报，2003, 23(11): 1972-1975.

[4] 张存莉，等. 林业科学，2006, 42(9): 69-73.

[5] 张存莉，等. 中国药学杂志，2006, 41(20): 1540-1542.

药理作用及毒性参考文献

[1] 张存莉. 黑刺菝葜和杨梅根化学成分及其抗菌活性研究 [学位论文]. 西安：西北农林科技大学，2008.

5. 菝葜（名医别录） 金刚根（日华子本草），铁菱角（本草纲目），白茯苓（江苏），白眼刺（浙江），狗骨刺（福建），金刚鞭（江西），蓬灯果（广东），金刚头藤（四川），土茯苓（贵州），马甲头（云南），金刚藤（湖北）

Smilax china L., Sp. Pl. 2: 1029. 1753.（英 **Chinaroot Greenbrier**）

攀援藤本；根状茎粗厚，坚硬，为不规则的块状，粗 2-5 cm。茎长 1-3 m，疏生刺。叶圆形、卵形或其他形状，长 3-10 cm，宽 1.5-6 (-10) cm，下面淡绿色，少苍白色，干后通常红褐色或近古铜色；叶柄长 5-15 mm，占全长 1/2-2/3，具宽 0.5-1 mm（一侧）的鞘，具卷须，脱落点位于近卷须处。伞形花序生于尚幼嫩的小枝上，具 10-25 朵花，常呈球形；总花梗长 1-2 cm；花序托稍膨大，近球

百合科 LILIACEAE

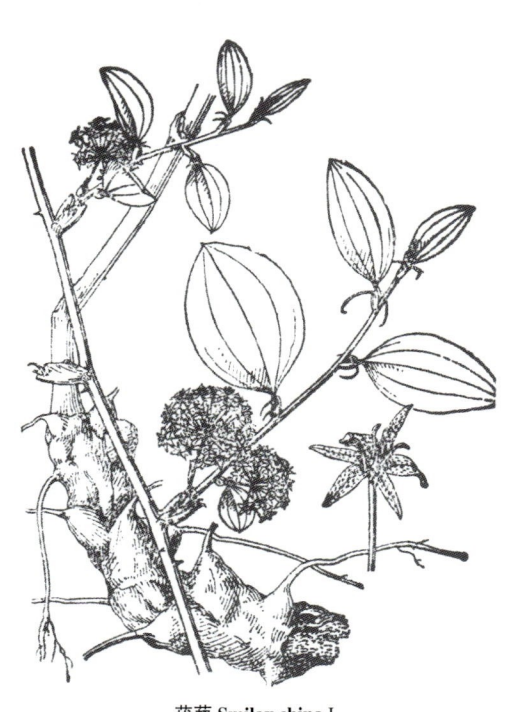

菝葜 Smilax china L.
引自《中国高等植物图鉴》

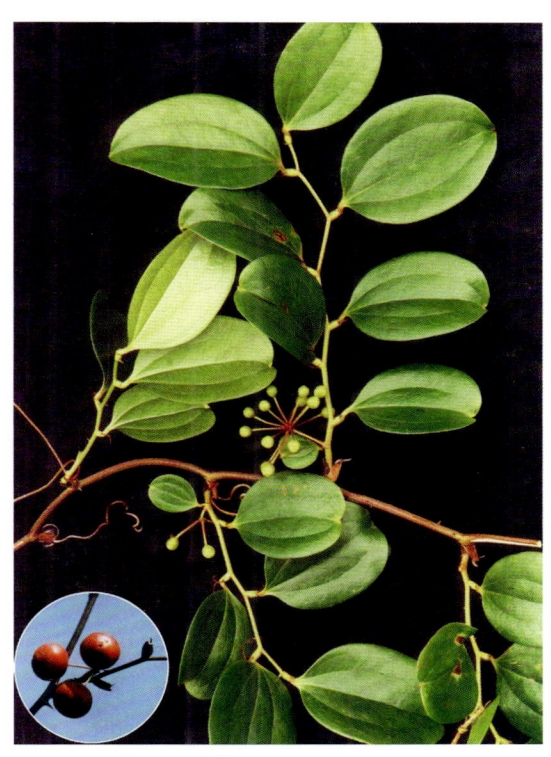

菝葜 Smilax china L.
摄影：徐克学

形，具小苞片；雄花：花被片绿黄色，外花被片长 3.5–4.5 mm，宽 1.5–2 mm，内花被片稍狭，花药比花丝稍宽，常弯曲；雌花：大小与雄花相似，具 6 枚退化雄蕊。浆果红色，有粉霜，直径 6–15 mm。花期 2–5 月，果期 9–11 月。

分布与生境 产于华中、广东、广西、华东、台湾、四川、贵州、云南。生于海拔 2000 m 以下的林下、灌丛中、路旁、河谷或山坡上。也分布于菲律宾、缅甸、泰国、越南。

药用部位 根状茎、叶。

功效应用 根状茎：祛风利湿，解毒消肿。用于关节疼痛，肌肉麻木，泄泻，痢疾，水肿，淋症，疔疮，肿毒，瘰疬，痔疮。叶：外用于痈疖疔疮，烫伤。

化学成分 根状茎含甾体类：伪原薯蓣皂苷(pseudoprotodioscin)，甲基原薯蓣皂苷(methyl protodioscin)，薯蓣皂苷(dioscin)，异芒兰皂苷元▲-3-O-α-L-吡喃鼠李糖基-(1→2)-[α-L-吡喃鼠李糖基-(1→4)]-β-D-吡喃葡萄糖苷{isonarthogenin-3-O-α-L-rhamnopyranosyl-(1→2)-[α-L-rhamnopyranosyl-(1→4)]-β-D-glucopyranoside}[1]，薯蓣次苷 A (prosapogenin A)，甲基原纤细薯蓣皂苷(methyl protogracillin)[2]，纤细薯蓣皂苷(gracillin)[3]，β-谷甾醇[4]，麦角甾醇[5]，胡萝卜苷[6]；黄酮类：二氢槲皮素，儿茶素，儿茶素-(7,8-bc)-4β-(3,4-二羟苯基)-二氢-2(3H)-吡喃酮[catechin-(7,8-bc)-4β-(3,4-dihydroxyphenyl)-dihydro-2(3H)-pyranone]，儿茶素-(5,6-e)-4β-(3,4-二羟苯基)-二氢-2(3H)-吡喃酮[catechin-(5,6-e)-4β-(3,4-dihydroxyphenyl)-dihydro-2(3H)-pyranone]，儿茶素-(5,6-e)-4α-(3,4-二羟苯基)-二氢-2(3H)-吡喃酮[catechin-(5,6-e)-4α-(3,4-dihydroxyphenyl)-dihydro-2(3H)-pyranone][6]，菝葜素[7]，黄杞苷(engeletin)[4]，二氢山柰酚(dihydrokaempferol)，槲皮素-4'-O-β-D-葡萄糖苷(quercetin-4'-O-β-D-glucoside)[8]，5-O-β-D-葡萄糖-二氢山柰酚(dihydrokaempferol-5-O-β-D-glucoside)[9]，山柰酚-7-O-β-D-葡萄糖苷(kaempferol-7-O-β-D-glucoside)[10]，(2R,3R)-3,5,7,3',5'-五羟基黄烷，槲皮素-3'-O-葡萄糖苷，花旗松素-3-O-葡萄苷，高丽槐林素▲(maackolin; maackinine)，桑辛素M (moracin M)[11]；芪类：3,5,4'-三羟基芪(3,5,4'-trihydroxystilbene)，3,5,2',4'-四羟基芪(3,5,2',4'-tetrahydroxystilbene)[8]，白藜芦醇，氧化白藜芦醇[12]；苯丙素类：金鸡纳素 1b (cinchonain 1b)[6]；酚/酚酸类：香草酸[4]，没食子酸(gallic acid)，原儿茶酸

(protocatechuic acid)[5]，云杉鞣酚[11]；脂肪酸类：棕榈酸[6]。

块茎含甾体类：菝葜皂苷(smilaxchinoside) A、B、C、D，(25R)-26-O-β-D-吡喃葡萄糖基-3β,20α,26-三羟基呋甾-5,22-二烯-3-O-α-L-吡喃鼠李糖基-(1→2)-[α-L-吡喃鼠李糖基-(1→4)]-O-β-D-吡喃葡萄糖苷{(25R)-26-O-β-D-glucopyranosyl-3β,20α,26-trihydroxyfurost-5,22-dien-3-O-α-L-rhamnopyranosyl-(1→2)-[α-L-rhamnopyranosyl-(1→4)]-O-β-D-glucopyranoside}，甲基原薯蓣皂苷(methyl protodioscin)，薯蓣皂苷(dioscin)，薯蓣次苷B (prosapogenin B)，原薯蓣皂苷(protodioscin)，伪原薯蓣皂苷(pseudoprotodioscin)，薯蓣皂苷元(diosgenin)[13]，15-羟基伪原薯蓣皂苷(15-hydroxypseudoprotodioscin)，15-甲氧基基伪原薯蓣皂苷(15-methoxypseudoprotodioscin)，伪原薯蓣皂苷(pseudoprotodioscin)，甲基原薯蓣皂苷(methyl protodioscin)，薯蓣皂苷(dioscin)，原薯蓣皂苷(protodioscin)，(25R)-螺甾-5-烯-3-O-α-L-吡喃鼠李糖基-(1→2)-[α-L-吡喃鼠李糖基-(1→4)-α-L-吡喃鼠李糖基-(1→4)]-O-β-D-吡喃葡萄糖苷{(25R)-spirost-5-en-3-O-α-L-rhamnopyranosyl-(1→2)-[α-L-rhamnopyranosyl-(1→4)-α-L-rhamnopyranosyl-(1→ 4)]-O-β-D-glucopyranoside}，异芒兰皂苷元▲- 3-O-α-L-吡喃鼠李糖基-(1→2)-[α-L-吡喃鼠李糖基-(1→4)]-O-β-D-吡喃葡萄糖苷{isonarthogenin-3-O-α-L-rhamnopyranosyl-(1→2)-[α-L-rhamnopyranosyl-(1→4)]-O-β-D-glucopyranoside}[14]，β-谷甾醇，胡萝卜苷[13]；芪类：3,5,4'-三羟基芪(3,5,4'-trihydrox-ystibene)，3,5,2',4'-四羟基芪(3,5,2',4'-tetrahydroxstilbene)[15]；苯丙素类：咖啡酸乙酯(ethyl caffeate)，胡麻花皂苷▲A (helonioside A)[13]，金鸡纳素(cinchonain) 1a、1b、1c[16]；黄酮类：槲皮素-4'-O-β-D-葡萄糖苷(quercetin-4'-O-β-D-glucoside)[15]，儿茶素-(7,8-bc)-4β-(3,4-二羟苯基)-二氢吡喃-2(3H)-酮[catechin-(7,8-bc)-4β-(3,4-dihydroxyphenyl)-dihydropyran-2(3H)-one]，儿茶素-3β-羟基-(1R-3,4-二羟苯基)吡喃酮[catechin-3β-hydroxy-(1R-3,4-dihydroxyphenyl)pyranone]，儿茶素-3β-羟基-(1S-3,4-二羟苯基)吡喃酮[catechin-3β-hydroxy-(1S-3,4-dihydroxyphenyl)pyranone]，(-)-表儿茶素[(-)-epicatechin][16]；其他类：原儿茶酸(protecatechuic acid)[15]，异丝氨酰基-S-甲基半胱胺亚砜(isoseryl-S-methylcysteamine sulfoxide)[17]。

茎含苯丙素类：菝葜拉苷(smilaside) A、B、C、D、E、F，土茯苓苷E (smiglaside E)，胡麻花皂苷▲B (helonioside B)，2',6'-二乙酰基-3,6-二阿魏酰蔗糖(2',6'-diacetyl-3,6-diferuloylsucrose)[18]。

叶含黄酮类：芦丁(rutin)[19]，山奈酚-7-O-α-L-吡喃鼠李糖苷(kaempferol-7-O-α-L-rhamnopyranoside)，山奈酚-3,7-O-α-L-二吡喃鼠李糖苷(kaempferol-3,7-O-α-L-dirhamnopyranoside)[20]。

全草含甾体类：华东菝葜皂苷元(sieboldogenin)[21]。

药理作用　抗炎作用：菝葜对急、慢性炎症均有抗炎作用。菝葜水煎液对角叉菜胶致大鼠足跖浮肿有明显抑制作用，对肉芽肿增重有明显抑制作用[1]。用于治疗妇科炎性反应[2]。

抑菌作用：菝葜对金黄色葡萄球菌、乙型溶血性链球菌、大肠埃希菌和铜绿假单胞菌具有抑菌作用[3]。

抗肿瘤作用：菝葜提取物富含黄酮类的成分具有抑制 HeLa 细胞增殖的作用[4]。

抗氧化作用：菝葜中天然多酚类化合物具有很强的抗氧化活性，均能有效地清除 ABTS 和 DPPH 自由基[5]。

注评　本种为中国药典（2005、2010 年版）、卫生部药品标准·维吾尔药（1998 年版）、江苏（1989）、河南（1993）、上海（1994）、江西（1996）、浙江（2000）、山东（2002）等药材标准收载"菝葜"的基源植物，药用其干燥根状茎；商品药材也称"红土茯苓"、"金刚头"、"金刚刺"。四川中药材标准（1984、1987）曾将本种作"萆薢"的基源植物收载。药材与同属植物托柄菝葜 S. discotis Warb. 和黑果菝葜 S. glaucochina Warb. 的根状茎易相混淆，应予区别。

化学成分参考文献

[1] Sashida Y, et al. *Phytochemistry*, 1992, 31(7): 2439-2443.

[2] Kim SW, et al. *Saengyak Hakhoechi*, 1989, 20(2): 76-82.

[3] Kim SW, et al. *Yakhak Hoechi*, 1989, 33(5): 285-289.

[4] 阮汉利，等．天然产物研究与开发，2002, 14(1): 35-36, 41.
[5] 干国平，等．湖北中医杂志，2007, 29(6): 61.
[6] 赵钟祥，等．中草药，2008, 39(7): 975-977.
[7] 巢琪，等．上海医科大学学报，1989, 16(3): 222-224, 231.
[8] 冯锋，等．中国药科大学学报，2003, 34(2): 119-121.
[9] 阮金兰，等．中药材，2005, 28(1): 24-26.
[10] Li YL, et al. *J Ethnopharmacol*, 2007, 113(1): 115-124.
[11] 熊跃，等．中国现代中药，2008, 10(12): 20-22.
[12] 阮金兰，等．医药导报，2005, 24(8): 670-672.

药理作用及毒性参考文献

[1] 陈东生，等．中国医院药学杂志，2000, 20(9): 544-545.
[2] 干国平，等．中国实用医药，2007, 2 (19): 71-72.
[3] 周璐敏，等．中国药师，2008, 11(4): 402-404.

[13] Shao B, et al. *Phytochemistry*, 2007, 68(5): 623-630.
[14] Huang HL, et al. *Magn Reson Chem*, 2009, 47(9): 741-745.
[15] 干国平，等．时珍国医国药，2007, 18(6): 1404-1405.
[16] Huang HL, et al. *Helv Chim Acta*, 2007, 90(9): 1751-1757.
[17] Kasai T, et al. *Agr Biol Chem Tokyo*, 1982, 46(6): 1613-1615.
[18] Kuo YH, et al. *J Nat Prod*, 2005, 68(10): 1475-1478
[19] Nakaoki T, et al. *Yakugaku Zasshi*, 1960, 80: 1473-1475.
[20] Cha BC, et al. *Saengyak Hakhoechi*, 2007, 38(1): 31-36.
[21] Khan I, et al. *J Ethnopharmacol*, 2009, 121(1): 175-177.

[4] Li YL, et al. *J Ethnopharmacol*, 2007, 113(1): 115-124.
[5] 赵钟祥，等．医药导报，2008, 27(7): 765-767.

6. 小果菝葜（中国植物志）

Smilax davidiana A. DC., Monogr. Phan. 1: 104. 1878.（英 **David Greenbrier**）

攀援藤本，具粗短的根状茎。茎长 1–2 (–4) m，具疏刺。叶椭圆形，长 3–9 (–14) cm，宽 2–4.5 (–12) cm，下面淡绿色，干后红褐色；叶柄长 5–7 mm，占全长的 1/2–2/3 具鞘；鞘耳状；宽 2–4 mm（一侧），明显比叶柄宽，有细卷须，脱落点位于近卷须上方。伞形花序生于叶尚幼嫩的小枝上，具 3–13 朵花，半球形；总花梗长 5–14 mm；花序托膨大，具宿存的小苞片；雄花：绿黄色，外花被片长

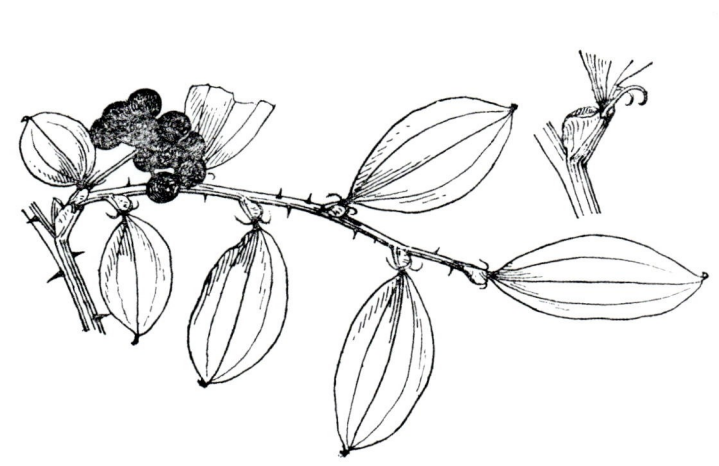

小果菝葜 Smilax davidiana A. DC.
冯晋庸 绘

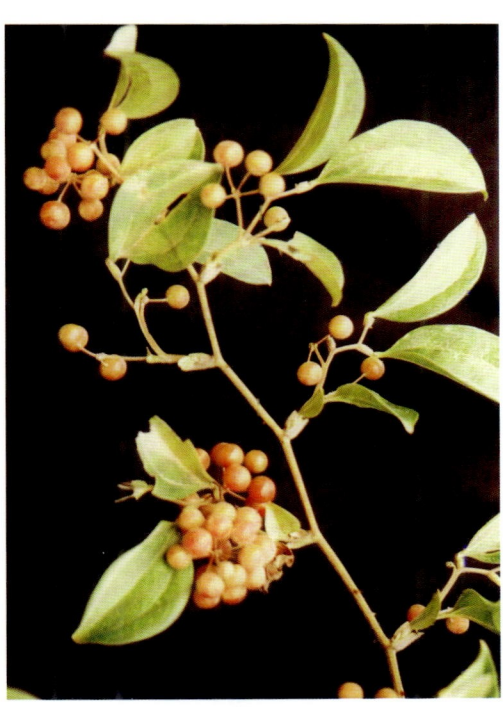

小果菝葜 Smilax davidiana A. DC.
摄影：徐克学

3.5–4 mm，宽约 2 mm，内花被片宽约 1 mm；雌花：小于雄花，具 3 枚退化雄蕊。浆果暗红色，直径 5–7 mm。花期 3–4 月，果期 10–11 月。

分布与生境　产于湖南、江西、浙江、福建、贵州。生于海拔 400–1700 m 的林下、灌丛。也分布于日本。

药用部位　根状茎。

功效应用　清湿热，强筋骨，解毒。用于风湿痹痛，湿热黄疸，肠炎，痢疾，跌打损伤，烫伤，牛皮癣。

化学成分　根状茎含芪类：白藜芦醇(resveratrol)，反式-白藜芦醇-3-*O*-β-D-吡喃葡萄糖苷(*trans*-resveratrol-3-*O*-β-D-glucopyranoside)，顺式-白藜芦醇-3-*O*-β-D-吡喃葡萄糖苷(*cis*-resveratrol-3-*O*-β-D-glucopyranoside)[1]；黄酮类：槲皮素-3-*O*-α-L-吡喃鼠李糖苷(quercetin-3-*O*-α-L-rhamnopyranoside)，3'-甲氧基-槲皮素-3-*O*-α-L-吡喃鼠李糖苷(3'-methoxy-quercetin-3-*O*-α-L-rhamnopyranoside)，儿茶素(catechin)，表儿茶素(epicatechin)[1]；糖苷类：1'-*O*-苄基-α-L-吡喃鼠李糖基-(1→6)-β-D-吡喃葡萄糖苷[1'-*O*-benzyl-α-L-rhamnopyranosyl-(1→6)-β-D-glucopyranoside]，1'-*O*-苯乙基-α-L-吡喃鼠李糖基-(1→6)-β-D-吡喃葡萄糖苷[1'-*O*-phenethyl-α-L-rhamnopyranosyl-(1→6)-β-D-glucopyranoside]，1'-*O*-苯乙基-β-D-呋喃芹菜糖基-(1→2)-β-D-吡喃葡萄糖苷[1'-*O*-phenethyl-β-D-apiofuranosyl-(1→2)-β-D-glucopyranoside]，2,4,6-三羟基苯乙酮-2,4-二-*O*-β-D-吡喃葡萄糖苷，3-甲基-正丁醇-1-*O*-α-L-吡喃鼠李糖基-(1→6)-β-D-吡喃葡萄糖苷[1]。

化学成分参考文献

[1] 张红生，等 . 中草药，2009, 40(1): 11-14.

7. 长托菝葜（中国植物志）　草薢、大菝葜（云南），刺草薢（昆明），美人扇、红草薢（中药大辞典），龙须叶（云南）

Smilax ferox Wall. ex Kunth, Enum. Pl. 5: 251. 1850.（英 **Spiny Greenbrier**）

攀援藤本。茎长可达 5m，疏生刺。叶椭圆形，卵状椭圆形至长圆形，长 3–16 cm，宽 1.5–9 cm，下面常苍白色，厚革质至坚纸质，干后灰绿黄色或暗灰色；叶柄长 5–25 mm，占全长的 1/2–3/4 具鞘，

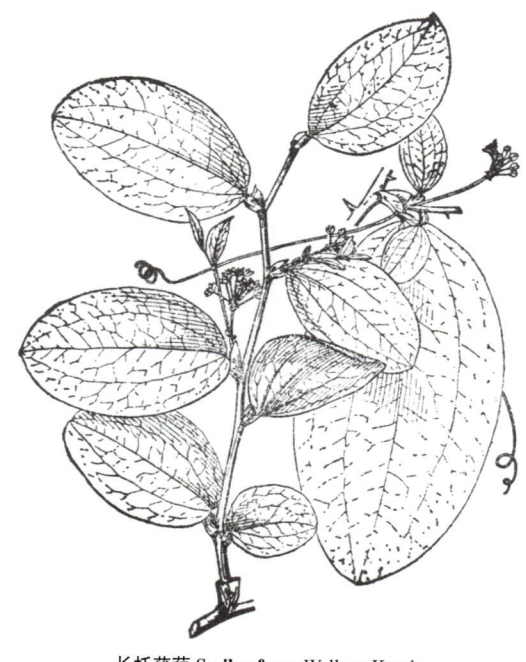

长托菝葜 Smilax ferox Wall. ex Kunth
引自《中国高等植物图鉴》

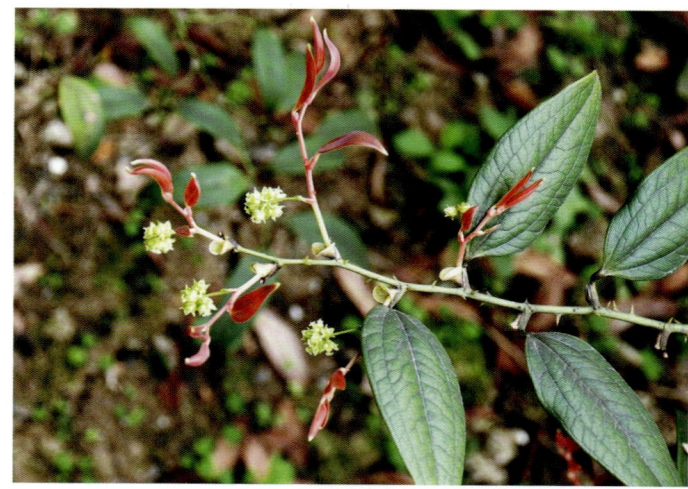

长托菝葜 Smilax ferox Wall. ex Kunth
摄影：张植玮

百合科 LILIACEAE

只有少数叶柄具卷须，脱落点位于鞘上方。伞形花序生于叶尚幼嫩的小枝上，具 4–11 朵花，呈半球形；总花梗长 1–2.5 mm；花序托常延长而使花序多少呈总状，具多数宿存小苞片；雄花：黄绿色或白色，外花被片长 4–8 mm，宽 2–3 mm，内花被片稍狭；雌花：小于雄花，花被片长 3–6 mm，具 6 枚退化雄蕊。浆果红色，直径 8–15 mm。花期 3–4 月，果期 10–11 月。

分布与生境　产于广东、广西、贵州、云南。生于海拔 1000–2900 m 的密林下、灌丛或山坡荫蔽处。也分布于不丹、缅甸、尼泊尔、越南、印度。

药用部位　根及根状茎。

功效应用　祛风利湿，解疮毒。用于风湿筋骨疼痛，淋浊，梅毒，臁疮，皮肤过敏，湿疹。

化学成分　根状茎含芪类：白藜芦醇(resveratrol)[1]；黄酮类：山奈酚(kaempferol)，二氢山奈酚(dihydrokaempferol)，落新妇苷(astilbin)，黄杞苷(engeletin)[1]；甾体类：β-谷甾醇[1]。

注评　本种为四川药材标准（1984、1987）收载"萆薢"的基源植物之一，药用其干燥根状茎；同属植物菝葜 S. china L.、黑果菝葜 S. glaucochina Warb. 和红果菝葜 S. polycolea Warb. 的根状茎也同等药用，这些种的根状茎也常混作"土茯苓"药用。

化学成分参考文献

[1] 杨安金，等. 中国中药杂志，2010, 35(17): 2293-2295.

8. 柔毛菝葜（中国植物志）

Smilax chingii F. T. Wang et T. Tang, Sinensia 5: 426. 1934.（英 **Ching Greenbrier**）

攀援灌木。茎长 1–7 m，常疏生刺。叶卵状椭圆形至长圆状披针形，长 5–18 cm，宽 1.5–7 (–11) cm，下面苍白色且多少具棕色或白色短柔毛；叶柄长 5–20 mm，约占全长的一半，具鞘，少数有卷须，脱落点位于近中部。伞形花序生于叶尚幼嫩的小枝上，具几朵花；总花梗长 5–30 mm；花序托延长，使花序呈总状，具宿存小苞片；雄花：外花被片长约 8 mm，宽 3.5–4 mm，内花被片稍狭；雌花：略小于雄花，具 6 枚退化雄蕊。浆果红色，直径 10–14 mm。花期 3–4 月，果期 11–12 月。

分布与生境　产于湖北、湖南、广东、广西、江西、福建、四川、贵州、云南。生于海拔 700–1600

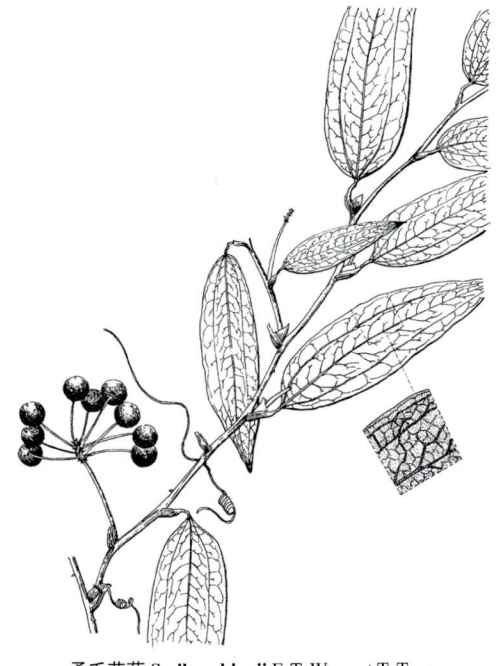

柔毛菝葜 **Smilax chingii** F. T. Wang et T. Tang
屠玉麟　绘

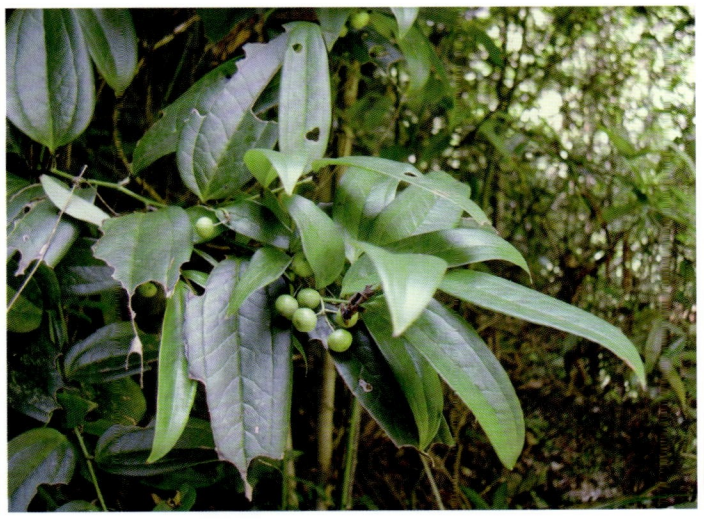

柔毛菝葜 **Smilax chingii** F. T. Wang et T. Tang
摄影：何顺志

(–2800) m 的林下、灌丛、山坡或河谷阴处。

药用部位　根状茎。

功效应用　清热解毒，消肿散结。用于筋骨酸痛，皮肤瘙痒，白癜风，风湿脚气痛，血崩，血尿，梅毒，带下。

化学成分　根状茎含甾体类：以薯蓣皂苷元(diosgenin)为苷元的皂苷[1]；芪类：白藜芦醇(resveratrol)[2]。

化学成分参考文献

[1] 阎磊，等. 中药材，2006, 29(11): 1136-1138.

[2] 王光忠，等. 时珍国医国药，2007, 18(7): 1679-1680.

9. 粗糙菝葜（中国植物志）

Smilax lebrunii H. Lév., Fl. Kouy-Tcheou 257. 1914.（英 **Lebrun Greenbrier**）

攀援藤本。茎长 1–2 m，具疣状突起或短刺状突起，疏生刺或近无刺。叶椭圆形、卵形至披针形，长 4–10 cm，宽 1.5–5.5 cm，下面苍白色或淡绿色；叶柄长 5–15 mm，约占全长的 2/3 具鞘，有时有卷须，脱落点位于上部。伞形花序生于叶尚幼嫩的小枝上，具几朵花；总花梗长 1–2.5 cm；雄花：绿黄色，外花被片长 4.5–5 mm，宽约 2 mm，内花被片宽约 1 mm；雌花：大小与雄花相似，具 6 枚退化雄蕊。浆果红色，直径 1–1.5 cm。花期 3–4 月，果期 10–11 月。

分布与生境　产于湖南、广西、甘肃、四川、贵州、云南。生于海拔 800–2900 m 的林下、灌丛中或山坡、路旁阴处。

药用部位　根状茎。

功效应用　消肿止痛，祛风除湿。用于跌打损伤，风湿痹痛。

化学成分　根含甾体类：(25R)-5α-螺甾-3β-醇-6-酮-3-O-[α-L-吡喃阿拉伯糖基-(1→4)]-β-D-吡喃葡萄糖苷{(25R)-5α-spirostan-3β-ol-6-one-3-O-[α-L-arabinopyranosyl-(1→4)]-β-D-glucopyranoside}，(25R)-螺甾-5-烯-3β,27-二醇-3-O-[α-L-吡喃阿拉伯糖基-(1→6)]-β-D-吡喃葡萄糖苷{(25R)-spirost-5-en-3β,27-diol-3-O-[α-L-arabinopyranosyl-(1→6)]-β-D-glucopyranoside}，(25S)-螺甾-5-烯-3β,17α,27-三醇-3-O-[α-L-吡喃阿拉伯糖基-(1→6)]-β-D-吡喃葡萄糖苷{(25S)-spirost-5-en-3β,17α,27-triol-3-O-[α-L-arabinopyranosyl-(1→6)]-β-D-glucopyranoside}[1]。

根状茎含甾体类：(25S)-螺甾-5-烯-3β,17α,27-三醇-3-O-[β-D-吡喃葡萄糖基-(1→4)][α-L-吡喃阿拉伯糖基-(1→6)]-β-D-吡喃葡萄糖苷{(25S)-spirost-5-en-3β,17α,27-triol-3-O-[β-D-glucopyranosyl-(1→4)]

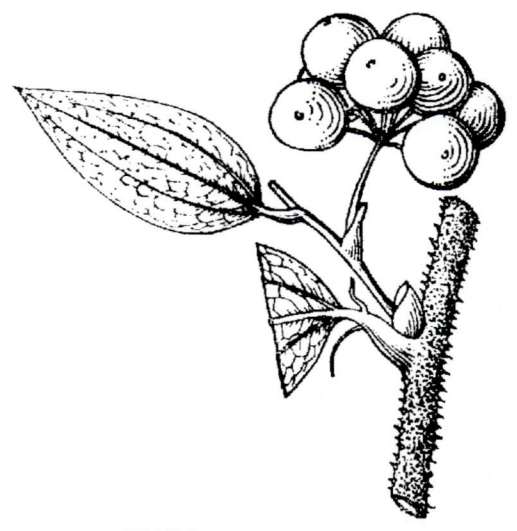

粗糙菝葜 Smilax lebrunii H. Lév.
吕发强　绘

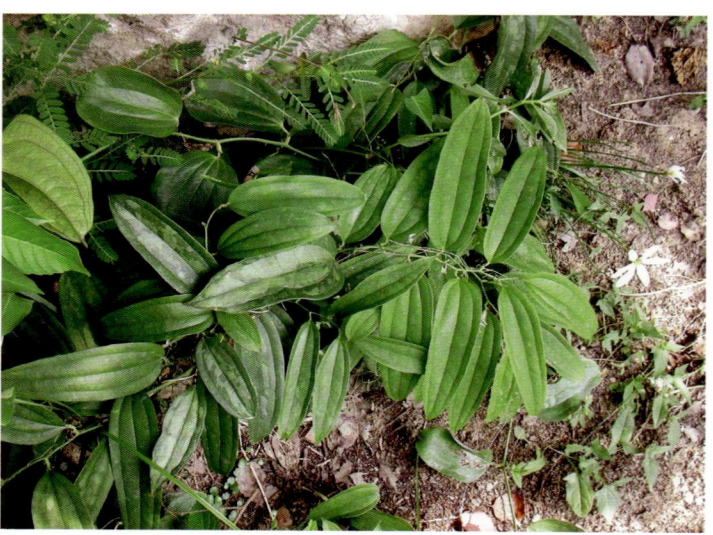

粗糙菝葜 Smilax lebrunii H. Lév.
摄影：王庆

[α-L-arabinopyranosyl-(1→6)]-β-D-glucopyranoside}[2]，(25*R*)-螺甾-3β-醇-6-酮-3-*O*-[α-L-吡喃阿拉伯糖基-(1→6)]-β-D-吡喃葡萄糖苷{(25*R*)-spirostan-3β-cl-6-one-3-*O*-[α-L-arabinopyranosyl-(1→6)]-β-D-glucopyranoside}，(25*R*)-螺甾-3β-醇-6-酮-3-*O*-[β-D-吡喃葡萄糖基-(1→4)][α-L-吡喃阿拉伯糖基(1→6)]-β-吡喃葡萄糖苷{(25*R*)-spirostan-3β-ol-6-one-3-*O*-[β-D-glucopyranosyl-(1→4)][α-L-arabinopyranosyl(1→6)]-β-glucopyranoside}[3]，(25*R*)-螺甾-3β-醇-6-酮-3-*O*-[α-L-吡喃阿拉伯糖基-(1→4)]-β-D-吡喃葡萄糖苷{(25*R*)-spirostan-3β-ol-6-one-3-*O*-[α-L-arabinopyranosyl-(1→4)]-β-D-glucopyranoside}，(25*S*)-螺甾-5-烯-3β,17α,27-三醇-3-*O*-[α-L-吡喃阿拉伯糖基-(1→6)]-β-D-吡喃葡萄糖苷{(25*S*)-spirost-5-en-3β,17α,27-triol-3-*O*-[α-L-arabinopyranosyl-(1→6)]-β-D-glucopyranoside}[4]，拉肖皂苷元-3-*O*-[α-L-吡喃阿拉伯糖基-(1→6)]-β-D-吡喃葡萄糖苷{laxogenin-3-*O*-[α-L-arabinopyranosyl-(1→6)]-β-D-glucopyranoside}，(25*S*)-螺甾-5-烯-3β,27-二醇-3-*O*-[α-L-吡喃阿拉伯糖基-(1→6)]-β-D-吡喃葡萄糖苷[5]，孕甾-5,16-二烯-3β-醇-20-酮-3-*O*-双[α-L-吡喃阿拉伯糖基-(1→2)(1→4)]-β-D-吡喃葡萄糖苷{pregn-5,16-dien-3β-ol-20-one-3-*O*-bi[α-L-arabinopyranosyl-(1→2)(1→4)]-β-D-glucopyranoside}[6]。

化学成分参考文献

[1] Ju Y, et al. *Phytochemistry*, 1993, 33(5): 1193-1195.
[2] Ju Y, et al. *Chin Chem Lett*, 1991, 2(11): 853-854.
[3] Jia Z, et al. *Phytochemistry*, 1992, 31(9): 3173-3175.
[4] Jia Z, et al. *Chinese Chem Lett*, 1992, 3(6): 431-432.
[5] 贾忠建，等. 高等学校化学学报，1992, 13(1): 68-69.
[6] Ju Y, et al. *Phytochemistry*, 1994, 37(5): 1433-1436.

10. 红果菝葜（中国植物志） 土茯苓（湖北）

Smilax polycolea Warb. in Diels, Bot. Jahrb. Syst. 29: 257. 1900.（英 **Redfruit Greenbrier**）

攀援藤本，落叶。茎长可达 6–7 m，疏生刺或近无刺。叶椭圆形、长圆形至卵形，长 4–7 (–12) cm，宽 2.5–4 (–6) cm，下面苍白色，草质，干后膜质或薄纸质；叶柄长 5–10 (–20) mm，在基部至中部具宽 1–2 mm 的鞘，部分有卷须，脱落点位于近中部。伞形花序生于叶尚幼嫩的小枝上，具 3–13 朵花；总花梗长 5–30 mm；花序托稍膨大，有时延长，具几枚宿存小苞片；雄花：黄绿色，外花被片长 3.5–4.5 mm，宽约 2 mm，内花被片宽约 1.2 mm；雌花：大小与雄花相似，有 6 枚退化雄蕊。浆果熟时红色，有粉霜，直径 7–8 mm。花期 4–5 月，果期 9–10 月。

分布与生境 产于湖北、广西、四川、贵州。生于海拔 900–2200 m 的林下、灌丛中或山坡阴处。

药用部位 根状茎。

功效应用 解毒，消肿，利湿。用于关节炎。

注评 本种为四川药材标准（1984、1987）收载"草薢"的基源植物之一，药用其干燥根状茎；参见长托菝葜 S. ferox Wall. ex Kunth。

红果菝葜 Smilax polycolea Warb.
冯晋庸 绘

11. 武当菝葜（中国植物志）

Smilax outanscianensis Pamp. in Nuovo Giorn. Bot. Ital. r. s. 18: 109. 1911.（英 **Wutang Greenbrier**）

攀援藤本。茎长 2–3 m，疏生刺或近无刺。叶椭圆形、卵形至长圆形，长 4–10 cm，宽 2–4.5 cm，下面淡绿色，草质，干后膜质或薄纸质；叶柄长 5–10 mm，中部以下具宽 1–2 mm 的鞘（一侧），少数叶柄具卷须，脱落点位于近中部。伞形花序生于叶尚幼嫩的小枝上，具几朵花；总花梗长 5–12 mm；花序托有时延长，具多数宿存小苞片；雄花绿黄色，外花被片长约 7 mm，宽约 2.7 mm，内花被片宽约为外花被片的一半；雌花小于雄花，具 3-6 枚退化雄蕊。浆果熟时紫黑色，直径 7-10 mm。花期 5 月，果期 9-10 月。

分布与生境　产于湖北、江西、四川。生于海拔 1100-2100 m 的林下、灌丛中或河谷阴处。

药用部位　根状茎。

功效应用　祛风除湿。用于腰痛，关节疼痛，肢体麻木。

12. 托柄菝葜　土萆薢（陕西），金刚刺（湖北），土茯苓（贵州、四川），长柄菝葜（四川），金刚豆藤（贵州），短柄菝葜（贵州草药）

Smilax discotis Warb. in Diels, Bot. Jahrb. Syst. 29: 256. 1900.（英 **Broadsheath Greenbrier**）

灌木，多少攀援。茎长 0.5-3 m，疏生刺或近无刺。叶近椭圆形，长 4-10 (-20) cm，宽 2-5 (-10) cm，基部心形，下面苍白色；叶柄长 3-5 (-15) mm，脱落点位于近顶端，有时有卷须；鞘与叶柄等长或稍长，宽 3-5 mm（一侧），近半圆形或卵形，呈贝壳状。伞形花序生于叶稍幼嫩的小枝上，常具几朵花；总花梗长 1-4 cm；花序托稍膨大，有时延长，具小苞片；花绿黄色；雄花：外花被片长约 4 mm，宽约 1.8 mm，内花被片宽约 1 mm；雌花：略小于雄花，具 3 枚退化雄蕊。浆果熟时黑色，具粉霜，直径 6-8 mm。花期 4-5 月，果期 10 月。

分布与生境　产于华中、安徽、江西、福建、陕西、甘肃、四川、贵州、云南。生于海拔 600-2100 m 的林下、灌丛或山坡阴处。

药用部位　根状茎。

功效应用　清热利湿，活血，止血。用于风湿痛，血崩，尿血。

化学成分　根状茎含芪类：白藜芦醇(resveratrol)[1]。

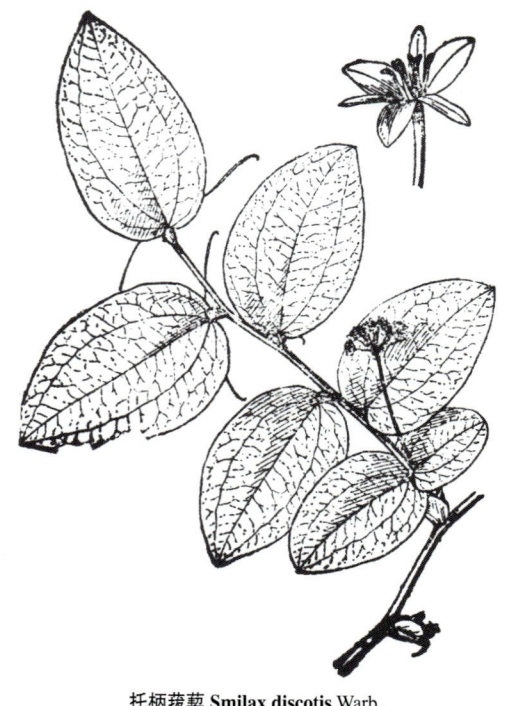

托柄菝葜 Smilax discotis Warb.
引自《中国高等植物图鉴》

化学成分参考文献

[1] 王光忠, 等. 时珍国医国药, 2007, 18(7): 1679-1680.

13. 黑果菝葜（中国植物志）　鲇鱼须、龙须菜（救荒本草），金刚藤（简易草药），金刚藤头、铁菱角（陕西、四川），鲢鱼须（湖北），后娘藤（江苏）

Smilax glaucochina Warb. in Diels, Bot. Jahrb. Syst. 29: 255. 1900.（英 **Blackfruit Greenbrier**）

攀援藤本，具粗短的根状茎。茎长 0.5-4 m，常疏生刺。叶椭圆形，长 5-8 (-20) cm，宽 2.5-5 cm，下面苍白色；叶柄长 7-15 (-25) mm，约占全长的一半具鞘，有卷须，脱落点位于上部 2-3 mm 处。伞形花序常生于叶稍幼嫩的小枝上，具 5-18 朵花；总花梗长 1-3 cm；花序托稍膨大，具小苞片；花绿黄色；雄花：花被片长 5-6 mm，宽 2.5-3 mm，内花被片宽 1-1.5 mm；雌花：大小与雄花相似，具 3 枚退化雄蕊。浆果熟时黑色，具粉霜，直径 7-8 mm。花期 3-5 月，果期 10-11 月。

分布与生境　产于山西、陕西、甘肃、华中、广东、广西、安徽、江苏、江西、浙江、台湾、四川、贵州。生于海拔 1600 m 以下的林下、灌丛中或山坡上。

药用部位　根状茎、嫩叶。

功效应用　根状茎：清热解毒，除湿，利尿通淋。用于崩漏，带下病，血淋，瘰疬，跌打损伤。嫩

百合科 LILIACEAE

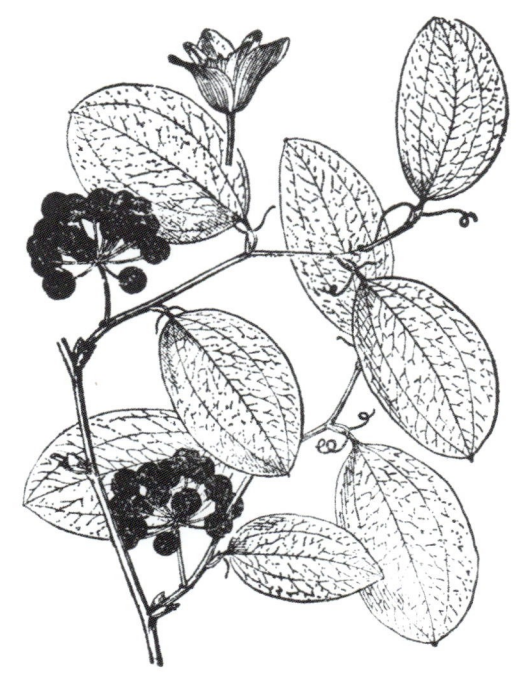

黑果菝葜 Smilax glaucochina Warb.
引自《中国高等植物图鉴》

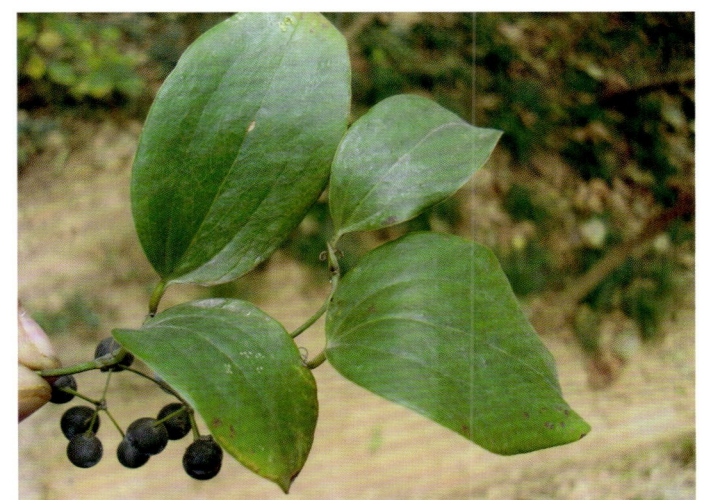

黑果菝葜 Smilax glaucochina Warb.
摄影：南程慧

叶：用于臁疮。

化学成分 根状茎含甾体类：以薯蓣皂苷元(diosgenin)为苷元的皂苷[1]；黄酮类：落新妇苷(astilbin)[2]。

药理作用 溶血作用：粉菝葜根状茎的甲醇提取液中分离出粉菝葜皂苷类成分具有明显溶血作用。其对红细胞的作用主要表现在破坏细胞膜而使细胞质外渗，导致红细胞解体[1]。

注评 本种为四川药材标准（1984、1987）收载"萆薢"的基源植物之一，药用其干燥根状茎。彝族、傈僳族也药用，主要用于治疗风湿性关节炎、泌尿系统感染、肾炎水肿、慢性胃炎、月经不调。

化学成分参考文献

[1] 阎磊，等. 中药材, 2006, 29(11): 1136-1138.

[2] 周艳林，等. 中国中药杂志, 2008, 33(8): 959-961.

药理作用及毒性参考文献

[1] 陈彦，等. 生物学杂志, 1997, 14(75): 26-28.

14. 黑叶菝葜（中国植物志） 铁丝灵仙（全国中草药汇编）

Smilax nigrescens F. T. Wang et C. L. Tang ex P. Y. Li in Acta Phytotax. Sin. 11: 253. 1966.（英 **Blackleaf Greenbrier**）

攀援藤本。茎长达 2 m，疏生刺或近无刺。叶卵状披针形或卵形，长 3.5–9.5 cm，先端渐尖，基部近圆形至浅心形，下面常苍白色，少淡绿色，干后近黑色；叶柄长 6–12 mm，占全长的 1/2–2/3 具狭鞘，有卷须，脱落点位于近顶端。伞形花序具 4–14 朵花；总花梗长 8–15 (–25) mm；花序托稍膨大，具卵形宿存小苞片；花绿黄色；雄花：内外花被片相似，长约 2.5 mm，宽约 1 mm；雌花：大小与雄花相似，具 6 枚退化雄蕊。浆果熟时蓝黑色，直径 6–8 mm。花期 4–6 月，果期 9–10 月。

分布与生境 产于湖北、湖南、陕西（秦岭以南）、甘肃（东南部）、四川、贵州、云南。生于海拔 900–2500 m 的林下、灌丛中或山坡阴处。

药用部位 根及根状茎。

功效应用 清热解毒，祛风除湿，活血散瘀，镇惊息风，抗癌。用于风湿腰腿痛，关节炎，疮疖，肠炎，瘰疬，癌肿，小儿惊风。

化学成分 根含甾体类：26-O-β-D-吡喃葡萄糖基-(25R)-呋甾-5,20(22)-二烯-3β,26-二羟基-3-O-[α-L-吡喃鼠李糖基-(1→2)]-β-D-吡喃葡萄糖苷{26-O-β-D-glucopyranosyl-(25R)-furost-5,20(22)-dien-3β,26-dihydroxy-3-O-[α-L-rhamnopyranosyl-(1→2)]-β-D-glucopyranoside}，26-O-β-吡喃葡萄糖基-22-甲氧基-(25R)-呋甾-5-烯-3,26-二羟基-3-[α-L-吡喃鼠李糖基-(1→2)]-β-D-葡萄吡喃糖苷{26-O-β-D-glucopyranosyl-22-methoxy-(25R)-furost-5-en-3,26-dihydroxy-3-O-[α-L-rhamnopyranosyl-(1→2)]-β-D-glucopyranoside}，原薯蓣皂苷(protodioscin)，甲基原薯蓣皂苷(methylprotodioscin)[1]，薯蓣皂苷元-3-O-[α-L-吡喃鼠李糖基-(1→4)]-β-D-吡喃葡萄糖苷{diosgenin-3-O-[α-L-rhamnopyranosyl-(1→4)]-β-D-glucopyranoside}，薯蓣皂苷元-3-O-[α-L-吡喃鼠李糖基-(1→2)]-β-D-吡喃葡萄糖苷{diosgenin-3-O-[α-L-rhamnopyranosyl-(1→2)]-β-D-glucopyranoside}，薯蓣皂苷(dioscin)，孕甾-5,16-二烯-3β-醇-20-酮-3-O-[α-L-吡喃鼠李糖基-(1→2)][α-L-吡喃鼠李糖基-(1→4)]-β-D-吡喃葡萄糖苷{pregn-5,16-dien-3β-ol-20-one-3-O-[α-L-rhamnopyranosyl-(1→2)][α-L-rhamnopyranosyl-(1→4)]-β-D-glucopyranoside}，胡萝卜苷[2]；酚苷类：熊果苷[2]。

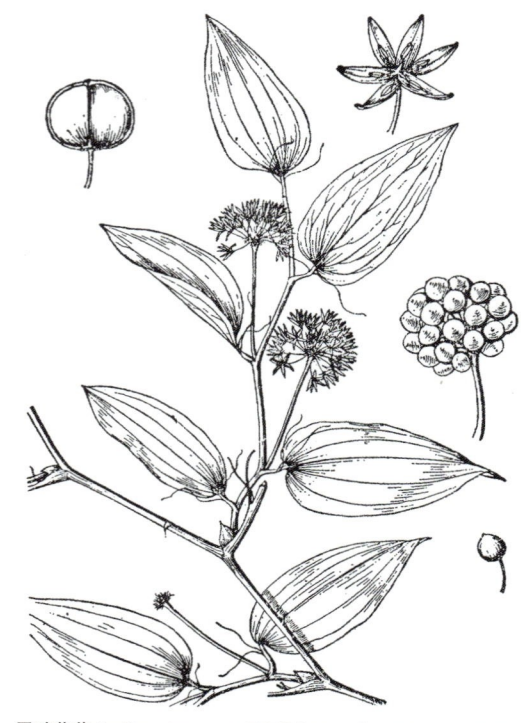

黑叶菝葜 Smilax nigrescens F. T. Wang et C. L. Tang ex P. Y. Li
引自《秦岭植物志》

注评 本种为甘肃中药材标准（1991、2008）收载"铁丝威灵仙"的基源植物之一，药用其干燥根；属"威灵仙"的地方习用品。

化学成分参考文献

[1] 巨勇，等. 高等学校化学学报，1991, 12(11): 1488-1489.

[2] 巨勇，等. 兰州大学学报，1994, 30(1): 64-67.

15. 鞘柄菝葜（中国植物志） 鞘菝葜（甘肃中草药手册）

Smilax stans Maxim. in Bull. Acad. Imp. Sci. Saint-Pétersb. 17: 170. 1872.（英 **Sheathstipe Greebrier**）

落叶灌木或半灌木，直立或披散，高 0.3–3 m。茎无刺。叶卵形、卵状披针形或近圆形，长 1.5–4 (–6) cm，宽 1.2–3.5 (–5) cm，下面苍白色或有时有粉尘状物；叶柄长 5–12 mm，向基部渐宽成鞘状，背面有多条纵槽，无卷须，脱落点位于近顶端。花序具 1–3 朵或更多的花；总花梗纤细，比叶柄长 3–5 倍；花序托不膨大；花绿黄色，有时淡红色；雄花：外花被片长 2.5–3 mm，宽约 1 mm，内花被片稍狭；雌花：略小于雄花，具 6 枚退化雄蕊，退化雄蕊有时具不育花药。浆果熟时黑色，具粉霜，直径 6–10 mm。花期 5–6 月，果期 10 月。

分布与生境 产于河北、山西、华中、广东、广西、安徽、江苏、江西、浙江、台湾、陕西、甘肃、四川、贵州、云南。生于海拔 400–3200 m 的林下、灌丛中或山坡阴处。也分布于日本。

药用部位 根与根状茎。

功效应用 祛风除湿，活血顺气，止痛。用于风湿疼痛，跌打损伤，外伤出血，鱼刺鲠喉。

化学成分 根含甾体类：薯蓣皂苷元(diosgenin)，薯蓣皂苷(dioscin)，甲基原薯蓣皂苷(methylprotodioscin)，伪原薯蓣皂苷(pseudoprotodioscin)，胡萝卜苷[1]，β-谷甾醇[2]；三萜类：无羁萜(friedelin)[1]；芪类：3,5,4'-三羟基芪(3,5,4'-trihydroxystilbene)，3,5,3',4'-四羟基芪(3,5,3',4'-tetrahydroxylst

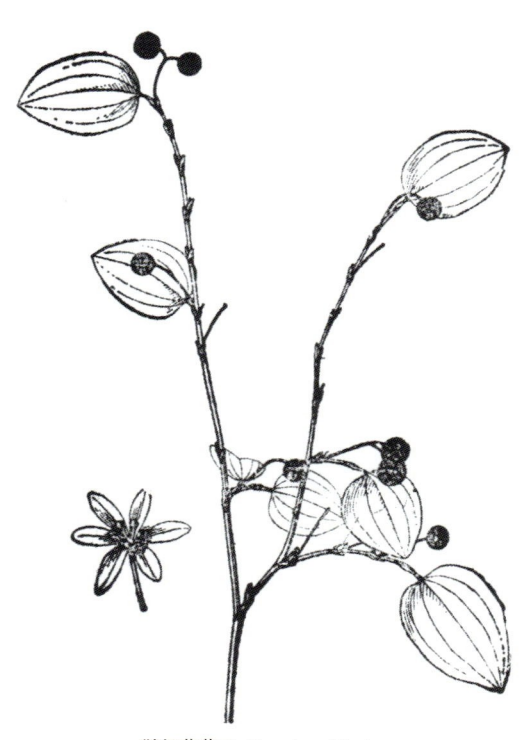

鞘柄菝葜 Smilax stans Maxim.
引自《中国高等植物图鉴》

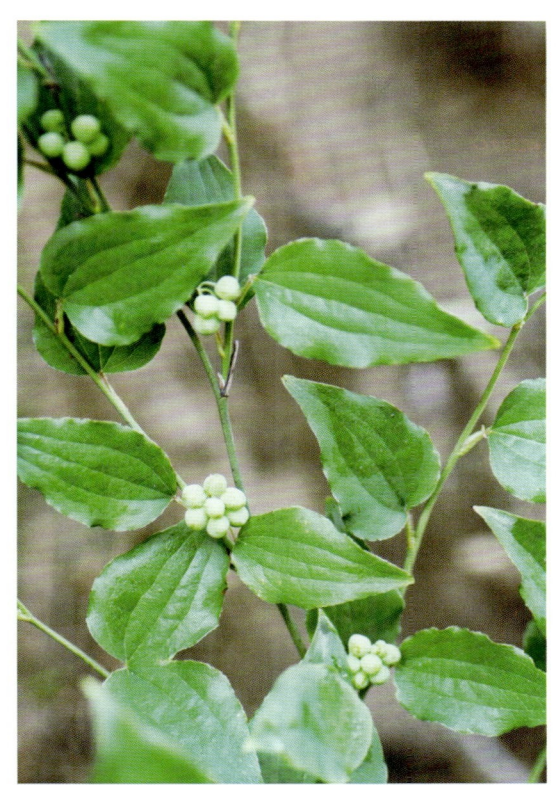

鞘柄菝葜 Smilax stans Maxim.
摄影：李智选

ilbene)[1]；糖苷类：正丁基-O-β-D-吡喃果糖苷(n-butanol-O-β-D-fructopyranoside)[1]。

注评　本种为河南（1991）和北京（1998）中药材标准收载"铁丝威灵仙"的基源植物之一，药用其干燥根或根状茎；山西中药材标准（1987）以"铁丝根"之名收载。

化学成分参考文献

[1] 孙学军，等．中草药，1995, 26(8): 395-396, 399, 447.　　[2] 孙学军，等．新乡医学院学报，1994, 11(3): 283-286.

16. 糙柄菝葜（中国植物志）　铁榔头、土茯苓、毛柄菝葜（湖北地区）

Smilax trachypoda J. B. Norton in Sarg., Pl. Wils. 3: 3. 1916.（英 **Roughstalk Greenbrier**）

　　落叶灌木，直立，无刺。茎和分枝圆柱形。叶卵形或宽卵形，长 2-4 cm，宽 1-3 cm，下面的主脉和支脉的下半部或近基部，以及叶柄的上半部都具有乳突状毛；叶柄长 5-10 mm，约占全长的 2/3 具狭鞘，无卷须，脱落点位于近顶端。伞形花序具几朵花，花与鞘柄菝葜相似。浆果熟时黑色，球形，直径 5-7 mm。花期 5-6 月，果期 10 月。

分布与生境　产于河南、湖北、陕西（秦岭以南）、甘肃、四川。生于海拔 1300-3100 m 的林下、灌丛中或山坡阴处。

药用部位　根状茎。

功效应用　散结消瘰，消肿。用于瘰疬，筋骨挛痛。

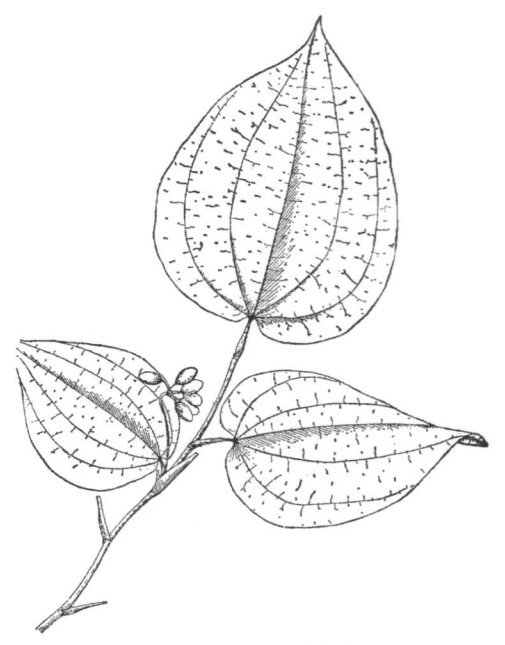

糙柄菝葜 Smilax trachypoda J. B. Norton
引自《秦岭植物志》

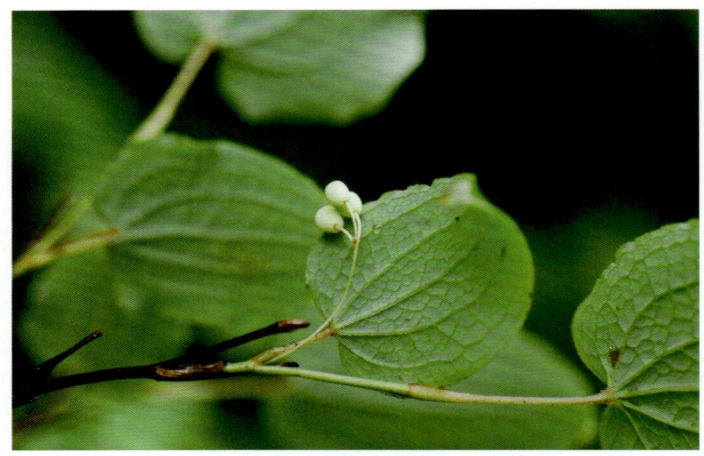

糙柄菝葜 Smilax trachypoda J. B. Norton
摄影：何海

17. 矮菝葜（中国植物志） 刺瓜米草（贵阳），刺梭罗（铜仁）

Smilax nana F. T. Wang in Bull. Fan Mem. Inst. Biol. 5: 116. 1934.（英 **Dwarf Greenbrier**）

具细长的根状茎。落叶小灌木，直立，高 20–50 cm，茎和枝条平滑，无刺。叶长圆状椭圆形，长 5–18 mm，宽 3–8 mm，先端微凸，基部钝，下面苍白色；叶柄长 1–2 mm，占全长的 2/3–4/5 具狭鞘，无卷须，脱落点位于近顶端。雄花序未见；雌花序具 1–2 朵花，总花梗长 5–7 mm，花序托不膨大，具卵形小苞片。

本种很罕见，是本属中最小的类型。

分布与生境 产于云南（漾濞）。生于海拔 2400–2700 m 的混交林下。

药用部位 根。

功效应用 清热，利尿，驱风。用于类风湿关节炎，血尿。

18. 防己叶菝葜（中国植物志） 土茯苓（甘肃、宁夏、四川），白菝葜（湖北），川东草薢（四川中药志），精草薢（云南）

Smilax menispermoidea A. DC., Monogr. Phan. 1: 108. 1878.（英 **Bluebead Greenbrier**）

攀援藤本。茎长 0.5–3 m，无刺。叶卵形或宽卵形，长 2–6 (–10) cm，宽 2–5 (–7) cm，基部浅心形至近圆形，下面苍白色；叶柄长 5–12 mm，占全长的 2/3–3/4 具狭鞘，常有卷须，脱落点位于顶端。伞形花序具 5–15 朵花；总花梗纤细，比叶柄长 2–4 倍；花序托稍膨大，有宿存小苞片；花紫红色；雄花：外花被片长约 2.5 mm，宽约 1.1 mm，内花被片稍狭，雄蕊长 0.6–1 mm，花丝合生成短柱；雌花：稍小或近等大于雄花，具 6 枚退化雄花，通常其中 1–3 枚具不育花药。浆果熟时紫黑色，直径 7–10 mm。花期 5–6 月，果期 10–11 月。

分布与生境 产于湖北、陕西、甘肃、四川、贵州、云南。生于海拔 2600–3700 m 的林下、灌丛中和山坡阴处。也分布于不丹、缅甸、印度。

药用部位 根及根状茎。

功效应用 祛风除湿，消肿止痛，清热解毒，利关节。用于梅毒，淋浊，筋骨挛痛，脚气，疔疮，痈肿，瘰疬。

化学成分 根含甾体类：(25S)-螺甾-5-烯-3β,17α,27-三醇-3-O-[α-L-鼠李糖基-(1→4)]-β-D-吡喃葡萄糖苷{(25S)-spirost-5-en-3β,17α,27-triol-3-O-[α-L-rhamnopyranosyl-(1→4)]-β-D-glucopyranoside}[1]。

根状茎含甾体类：薯蓣皂苷(dioscin)，甲基原薯蓣皂苷(methylprotodioscin)，伪原薯蓣皂苷(pseudoprotodioscin)[2]，薯蓣皂苷元-3-O-乙酰化物，薯蓣皂苷元，(25D)-螺甾-5-烯-3β,17α,27-三醇-3-O-[β-L-吡喃鼠李糖基-(1→2)][α-L-吡喃鼠李糖基-(1→4)]-α-D-吡喃葡萄糖苷{(25D)-spirost-5-en-3β,17α,27-triol-3-O-[β-L-rhamnopyranosyl-(1→2)][α-L-rhamnopyranosyl-(1→4)]-α-D-glucopyranoside}[3]，(25S)螺甾-5-烯-3β,17α-27-三醇-3-O-[α-L-吡喃鼠李糖基-(1→2)][α-L-吡喃鼠李糖基-(1→4)]-β-D-吡喃葡萄糖苷{(25S)spirost-5-en-3β,17α-27-triol-3-O-[α-L-rhamnopyranosyl-(1→2)][α-L-rhamnopyranosyl-(1→4)]-β-D-glucopyranoside}，胡萝卜苷，β-谷甾醇[4]；芪类：3,5,4'-三羟基芪，3,5,3',4'-四羟基芪[4]。

根状茎和根含甾体类：(25S)-螺甾-5-烯-3β,17α,27-三醇-3-O-β-D-吡喃半乳糖苷[(25S)-spirost-5-en-3β,17α,27-triol-3-O-β-D-galactopyranoside]，(25S)-螺甾-5-烯-3β,17α,27-三羟基-3-O-[α-L-吡喃阿拉伯糖基-(1→4)]-β-D-葡萄糖苷[(25S)-spirost-5-en-3β,17α,27-triol-3-O-[α-L-arabinopyranosyl-(1→4)]-β-D-glucopyranoside]，薯蓣皂苷元-3-O-[α-L-吡喃阿拉伯糖基-(1→2)]-β-D-吡喃葡萄糖苷{diosgenin-3-O-[α-L-arabinopyranosyl-(1→2)]-β-D-glucopyranoside}，薯蓣皂苷元-3-O-[α-L-吡喃阿拉伯糖基-(1→4)]-β-D-吡喃葡萄糖苷{diosgenin-3-O-[α-L-arabinopyranosyl-(1→4)]-β-D-glucopyranoside}，(25S)-螺甾-5-烯-3β,17α,27-三醇-3-O-[β-D-吡喃葡萄糖苷-(1→4)][α-L-吡喃阿拉伯糖基-(1→6)]-β-D-吡喃葡萄糖苷{(25S)-spirost-5-en-3β,17α,27-triol-3-O-[β-D-glucopyranoside-(1→4)][α-L-arabinopyranosyl-(1→6)]-β-D-glucopyranoside}，孕甾-5,16-二烯-3β-醇-20-酮-3-O-双[α-L-吡喃阿拉伯糖基-(1→2)(1→4)]-β-D-吡喃葡萄糖苷{pregn-5,16-dien-3β-ol-20-one-3-O-bi[α-L-arabinopyranosyl-(1→2)(1→4)]-β-D-glucopyranoside}[5]。

药理作用 抗氧化作用：防己叶菝葜的根脂溶性部分分离得到的化合物具有清除超氧阴离子和抗脂质过氧化作用。

注评 本种的根状茎藏族药用，主要治疗气管炎、类风湿关节炎、筋骨拘挛、梅毒、痈疖肿毒、恶疮溃烂。

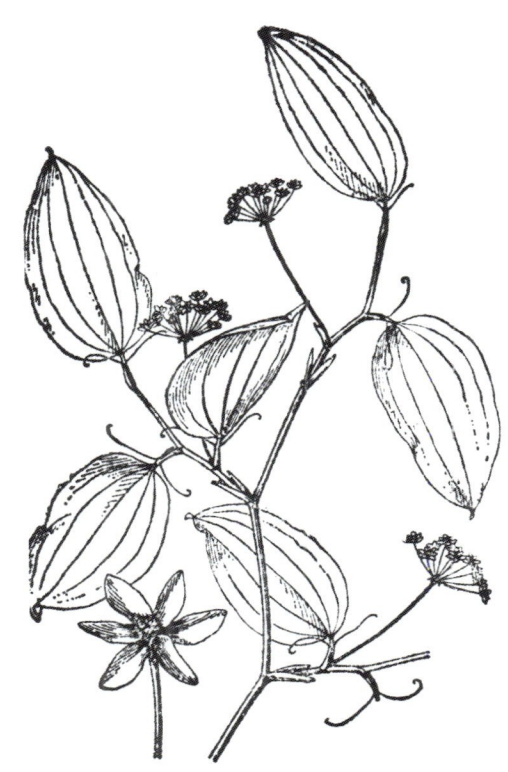

防己叶菝葜 Smilax menispermoidea A. DC.
引自《中国高等植物图鉴》

化学成分参考文献

[1] Ju Y, et al. *Chin Chem Lett*, 1993, 4(2): 137-138.

[2] Ju Y, et al. *Phytochemistry*, 1992, 31(4): 1349-1351.

[3] 巨勇，等. 高等学校化学学报，1990(12): 1386-1387.

[4] 巨勇，等. 中国中药杂志，1993(10): 611-613,639.

[5] Ju Y, et al. *Phytochemistry*, 1994, 37(5): 1433-1436.

药理作用及毒性参考文献

[1] 巨勇，等. 中国中药杂志，1993, 18(10): 611-614.

19. 筐条菝葜（中国植物志）

Smilax corbularia Kunth, Enum. Pl. 5: 262. 1850.（英 **Longerpeduncle Greenbrier**）

攀援藤本。茎长 3-9 m，枝有时四棱，无刺。叶卵形、卵状长圆形、卵形至狭椭圆形，长 5-14 cm，宽 2-4.5 (-7) cm，下面苍白色；叶柄长 8-14 mm，脱落点位于近顶端，有卷须，鞘占叶柄全长的一半，并向前延伸成一对耳，耳披针形，长 2-4 (-6) mm。伞形花序腋生；具 10-20 朵花；总花梗长 4-15 mm，稍扁；花序托膨大，具多数宿存小苞片；花黄绿色，不展开；雄花：外花被片舟状，长 2.5-3 mm，宽约 2 mm，内花被片稍短，宽约 1 mm，花丝很短；雌花：大小与雄花相似，具 3 枚退化雄蕊。浆果熟时暗红色，直径 6-7 mm。花期 5-7 月，果期 12 月。

分布与生境 产于华南、云南。生于海拔 1600 m 以下的林下、灌丛中。也分布于马来西亚、缅甸、越南、印度尼西亚。

药用部位 根状茎。

功效应用 祛风除湿，解毒消肿。用于筋骨挛痛，淋浊，疔疮，痈肿。

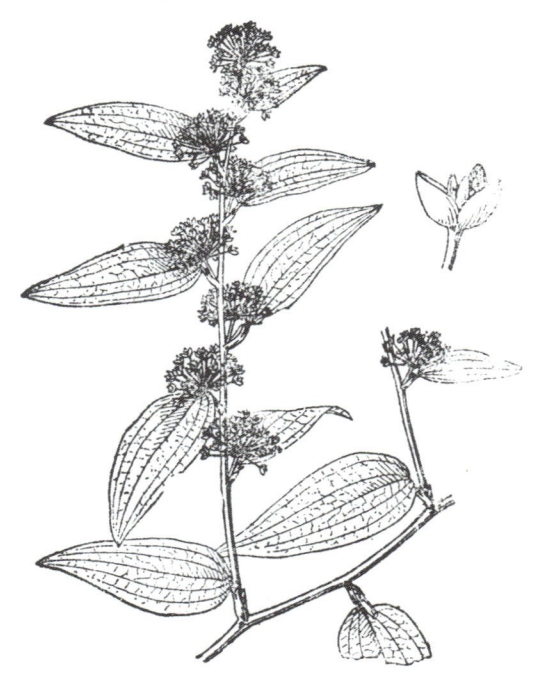

筐条菝葜 Smilax corbularia Kunth
引自《中国高等植物图鉴》

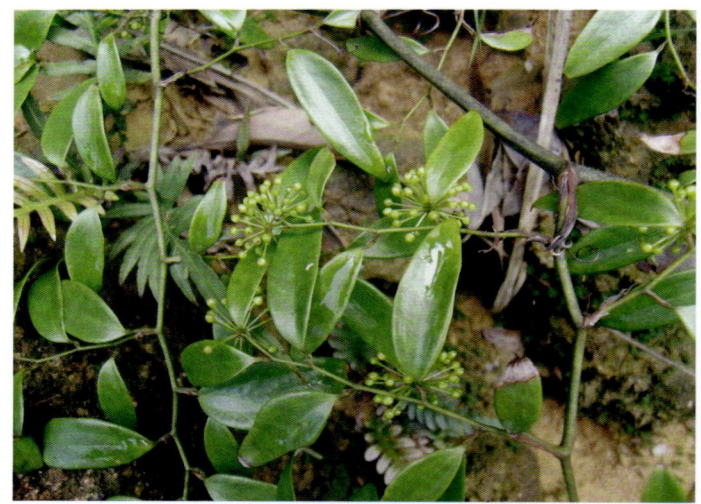

筐条菝葜 Smilax corbularia Kunth
摄影：杨丽华

20. 粉背菝葜（中国植物志） 大通筋、牛尾结（福建），克贺山（云南傣族语）

Smilax hypoglauca Benth., Fl. Hongk. 369. 1861.（英 **Hypoglaucous Greenbrier**）

攀援藤本，无刺。茎长 2-3 (-4) m。叶狭椭圆形至卵状长圆形，长 5-12 cm，宽 2-5 cm，下面苍白色；叶柄长 7-13 mm，占全长的 1/2 具狭鞘；鞘为披针形，耳状，具较长的卷须，脱落点近顶端。伞形花序具 10-20 朵花；总花梗很短，长 1-5 mm；花序托膨大，具很多小苞片；花绿色，不展开；雄花：外花被片长约 2.8 mm，宽 1.8 mm，内花被片长约 2.2 mm，宽约 1 mm，变厚，花丝合生成一短柱状；雌花：花被片长 2.2-2.5 mm，具 3 枚退化雄蕊。浆果球形，直径 8-10 mm。花期 7-8 月，果期 12 月。

分布与生境 产于广东、江西、福建、贵州。生于海拔 1300 m 以下的林下或灌丛边缘。

药用部位 根状茎。

功效应用 消炎解毒，祛风湿，止痛。用于跌打损伤，风湿痹痛，腰膝疼痛，肢节曲伸不利，麻木不仁，热淋，胃脘痛，泻痢，恶疮，疔毒，肿毒。

百合科 LILIACEAE

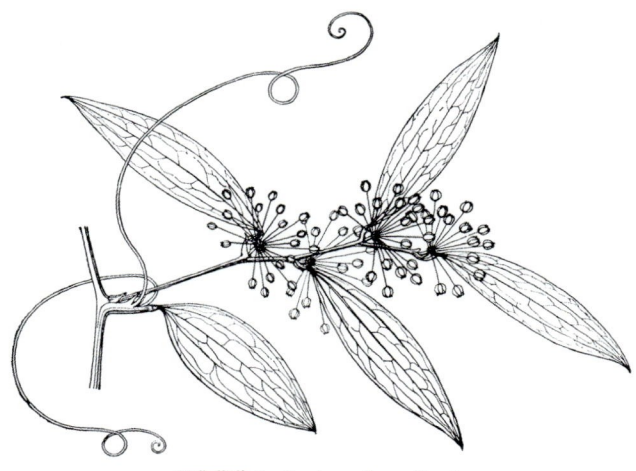

粉背菝葜 Smilax hypoglauca Benth.
刘春荣 绘

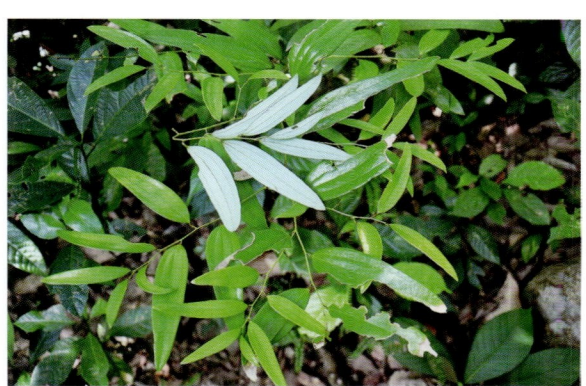

粉背菝葜 Smilax hypoglauca Benth.
摄影：王祝年

21. 弯梗菝葜（中国植物志）

Smilax aberrans Gagnep. in Bull. Soc. Bot. France 81: 71. 1934.（英 Bowedstalk Greenbrier）

攀援灌木或半灌木。茎长 0.5–2 m，无刺。叶椭圆形或卵状椭圆形，长 7–12 cm，宽 2.5–6.5 cm，下面苍白色，具乳突状短柔毛，网脉上尤多，极少呈粉尘状粗糙；叶柄长 1–1.5 cm，上部具乳突，基部较宽，具半圆形的膜质鞘，无卷须，脱落点位于上部。伞形花序生于刚从叶腋抽出的幼枝上，具 5–20 朵花；总花梗长 3–5 cm；雄花：花被片绿黄色或淡紫色，长 2–2.5 cm，宽约 1 mm，雄蕊很短；雌花：花被片灰白色，长 1.5–2 mm，宽约 0.8 mm，具 6 枚退化雄蕊。浆果球形，直径 8–11 mm，果梗下弯。花期 3–4 月，果期 12 月。

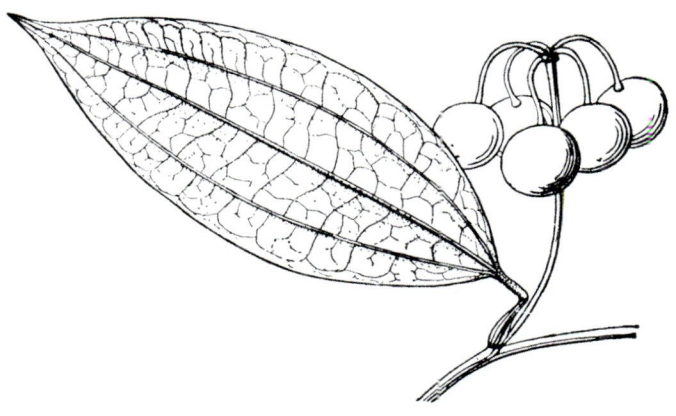

弯梗菝葜 Smilax aberrans Gagnep.
刘春荣 绘

分布与生境 产于广东、广西、四川、贵州、云南。生于海拔 1600 m 以下的林下、灌丛中或山谷、溪旁阴湿处。也分布于越南。

药用部位 根状茎。

功效应用 清热利湿。用于风湿痹痛。

22. 无刺菝葜（中国植物志） 滇红萆薢（植物名实图考），萆薢、打不死、白萆薢、羊奶头、长柱菝葜（云南）

Smilax mairei H. Lév. in Bull. Acad. Int. Geogr. Bot. 25: 39. 1915.（英 Maire Greenbrier）

灌木，近直立，无刺。茎具分枝，平滑，无刺。叶卵形，长 1–3.3 cm，宽 0.6–1.5 cm，基部圆形；叶柄长 4–6 mm，占全长的 3/4 具狭鞘，无卷须，脱落点位于近顶端。雄伞形花序具 7–10 朵花；总花梗长 3–4 mm；花梗长 2–5 mm。雄花花被片黄色，卵形，长约 1 mm，宽约 0.6 mm，雄蕊长为花被片的 1/2，花丝分离；雌花和果实未见。花期 6 月。

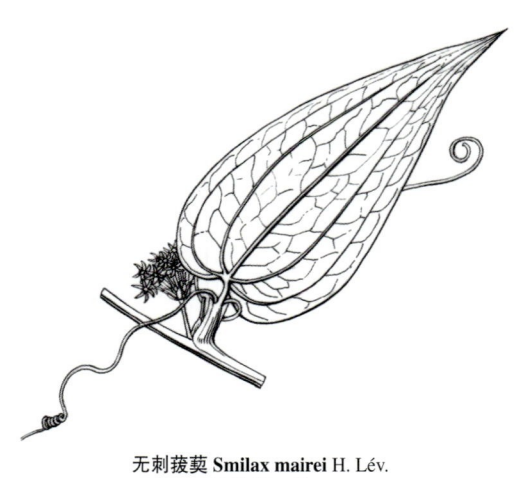

无刺菝葜 Smilax mairei H. Lév.
刘春荣 绘

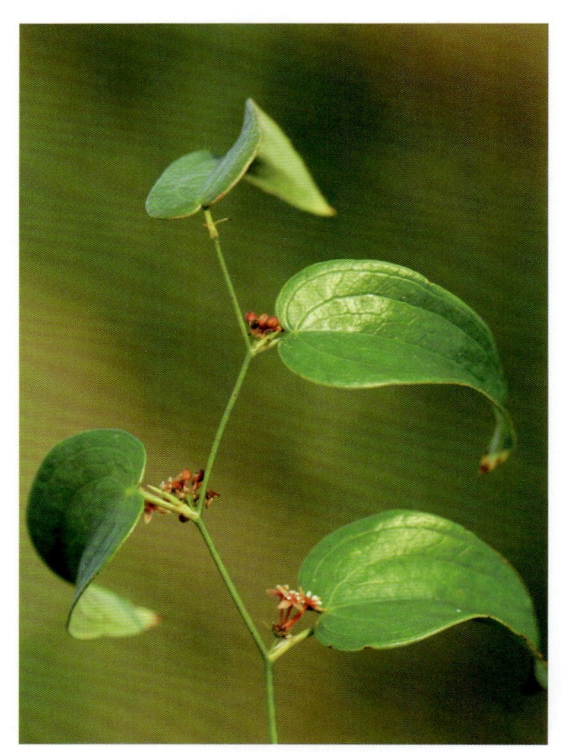

无刺菝葜 Smilax mairei H. Lév.
摄影：朱鑫鑫

分布与生境 产于云南、西藏。生于海拔 2400 m 的石头坡。

药用部位 根及根状茎。

功效应用 祛风湿，通淋，利水，消炎，清热解毒，利关节。用于风湿性关节炎，腰膝痹痛，小便淋浊，梅毒，恶疮，慢性胃炎，月经不调，疮疖。

注评 本种彝族、傈僳族亦同等药用。

23. 小叶菝葜（中国植物志） 乌鱼刺、地茯苓藤（四川）

Smilax microphylla C. H. Wright in Bull. Misc. Inform Kew 1895. 117. 1895.（英 **Littleleaf Greenbrier**）

攀援藤本。茎长 1-5 m，木质，枝具刺。叶卵状披针形至线状披针形，长 3-9 cm，宽 1-4 cm，下面苍白色；叶柄长 0.5-2 cm，占全长的 1/2-2/3 具狭鞘，有卷须，脱落点位于顶端。伞形花序具 2-15 朵花；总花梗明显短于叶柄，稍扁或近圆形，宽 0.5 mm，稍粗糙；花序托膨大，具许多宿存苞片；雄花：花被片淡绿色，长 1.6-2 mm，宽 0.7 mm，雄蕊很短；雌花：花被片比雄花小，具 3 枚退化雄蕊。浆果熟时蓝黑色，球形，直径 5-7 mm。花期 7-8 月，果期 10-11 月。

分布与生境 产于湖北、湖南、陕西（秦岭以南）、甘肃（南部）、四川、贵州、云南。生于海拔 500-1600 m 的林下、灌丛中和山坡阴处。

药用部位 根状茎。

功效应用 清热解毒，祛湿消肿。用于崩漏，带下病，疮疖，跌打损伤，瘰疬。

化学成分 根状茎含芪类：白藜芦醇(resveratrol)[1]。

注评 本种傈僳族亦同等药用。

化学成分参考文献

[1] 王光忠, 等. 时珍国医国药, 2007, 18(7): 1679-1680.

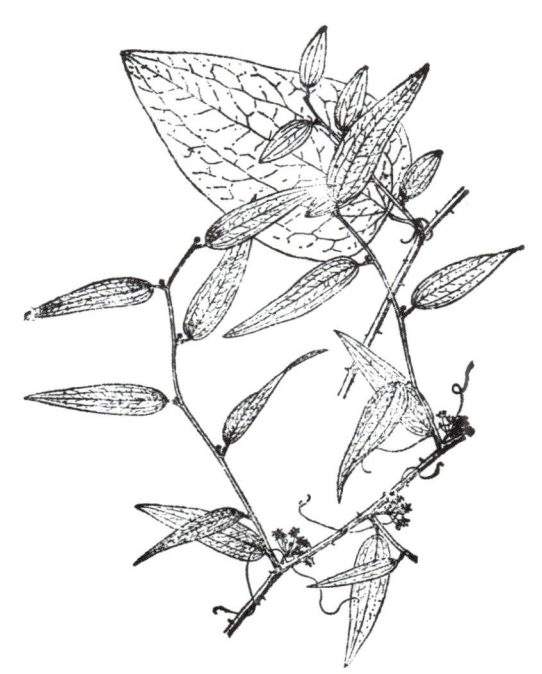

小叶菝葜 Smilax microphylla C. H. Wright
引自《中国高等植物图鉴》

24. 土茯苓（滇南本草） 光叶菝葜（中国药典），禹余粮、白余粮（名医别录），草禹余粮（本草拾遗），地粟、过岗龙（本草纲目），刺猪苓（本草图经），仙遗粮（滇南本草），池胡苓、九牛之力（广西），山遗根、狗朗头（广东），山硬硬、羊舌藤（浙江），山归米（湖南），毛尾薯（福建），红土苓（四川），红萆薢（云南）

Smilax glabra Roxb., Fl. Ind. ed. 2，3: 792. 1832.（英 **Glabrous Greenbrier**）

攀援藤本。根状茎粗，块状，粗 2–5 cm。茎长 1–4 m，光滑，无刺。叶狭椭圆状披针形至狭卵状披针形，长 6–12 (–15) cm，宽 1–4 (–7) cm，下面通常绿色，有时苍白色；叶柄长 5–15 (–20) mm，占全长的 3/5–1/4 具狭鞘，有卷须，脱落点位于近顶端。伞形花序具 10–30 (–60) 朵花；总花梗长 1–5 (–8) mm，明显短于叶柄；在总花梗与叶柄之间有一芽；花序托膨大，连同多数宿存的小苞片多少呈莲座状；花绿白色，六棱状球形，直径约 3 mm；雄花：外花被片近扁圆形，宽约 2 mm，兜状，背面中央具纵槽，内花被片近圆形，宽约 1 mm，边缘具不规则的齿，雄蕊靠合，与内花被片近等长，花丝极短；雌花：外形与雄花相似，但内花被片边缘无齿，具 3 枚退化雄蕊。浆果熟时紫黑色，具粉霜，直径 7–10 mm。花期 7–11 月，果期 11 月至翌年 4 月。

分布与生境 产于长江流域以南各省区，直到台湾、海南岛、云南和甘肃（南部）。生于海拔 300–1800 m 的林中、灌丛下、河岸或山谷中，也见于林缘。也分布于缅甸、泰国、越南、印度。

药用部位 根状茎。

功效应用 除湿，解毒，通利关节。用于湿热淋浊，带下病，痈肿，脚气，疔疮，瘰疬，疥癣，梅毒及汞中毒所致的肢体拘挛，筋骨疼痛。

化学成分 根含黄酮类：光叶菝葜苷(smiglanin)[1]，7,6'-二羟基-3'-甲氧基异黄酮(7,6'-dihydroxy-3'-methoxyisoflavone)[2]，花旗松素，落新妇苷(astilbin)[3]。

根状茎含黄酮类：落新妇苷，黄杞苷(engeletin)[4]，花旗松素，光叶菝葜苷[5]，表儿茶精[6]，异黄杞苷，异落新妇苷(isoastilbin)[7]，柚皮素[8]，槲皮素，土茯苓苷[9]，新落新妇苷，新异落新妇苷，(2R,3R)-花旗松素-3'-O-β-D-吡喃葡萄糖苷[10]，槲皮素-4'-O-β-D-吡喃葡萄糖苷(quercetin-4'-O-β-D-pyranglucoside)[11]；苯丙素类：阿魏酸(ferulic acid)，O-(3)-咖啡酰莽草酸[O-(3)-caffeoylshikimic acid][4]，土茯苓苷(smiglaside)

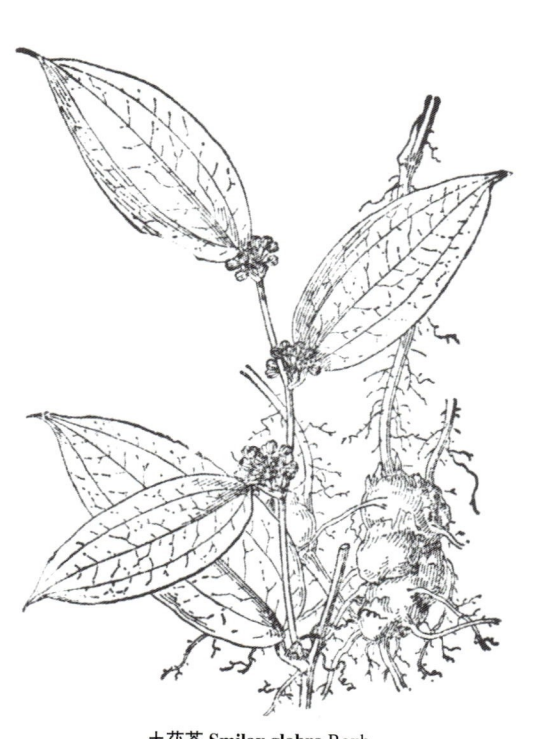

土茯苓 Smilax glabra Roxb.
引自《中国高等植物图鉴》

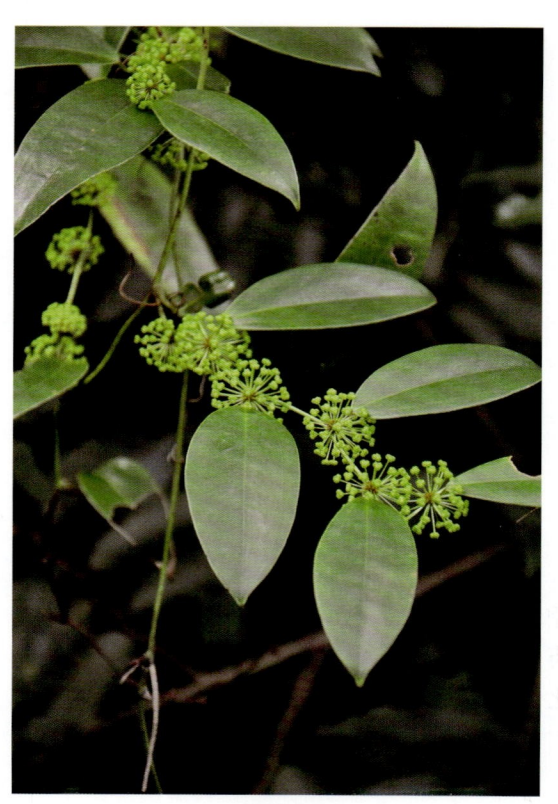

土茯苓 Smilax glabra Roxb.
摄影：王祝年

A、B、C、D、E[12]；芪类：3,5,4'-三羟基芪[6]，白藜芦醇(resveratrol)[8]，白藜芦醇-3-O-β-D-吡喃葡萄糖苷[13]；甾体类：β-谷甾醇[4]，豆甾醇，谷甾醇，豆甾醇-3-O-β-D-吡喃葡萄糖苷，胡萝卜苷[9]，β-谷甾醇棕榈酸酯(β-sitosterol palmitate)[11]；木脂素类：(+)-丁香树脂酚-4-O-β-D-吡喃葡萄糖基-(1→6)-β-D-吡喃葡萄糖苷[(+)-syringaresinol-4-O-β-D-glucopyranosyl-(1→6)-β-D-glucopyranoside][14]；酚/酚酸类：丁香酸[5]，2,4,6-三羟基苯乙酮-2,4-二-O-β-D-吡喃葡萄糖苷，3,4,5-三甲氧基苯基-1-O-β-D-吡喃葡萄糖苷，3,4,5-三甲氧基苯基-1-O-[β-D-呋喃芹糖基-(1→6)]-β-D-吡喃葡萄糖苷，3,4-二羟基苯乙醇-3-O-β-D-吡喃葡萄糖苷，8,8'-双二氢丁香苷元葡萄糖苷(8,8'-bisdihydrosyringeninglucoside)[13]；糖苷类：正丁基-β-D-吡喃果糖苷，正丁基-α-D-呋喃果糖苷，正丁基-β-D-呋喃果糖苷[15]，1-棕榈酰基-3-O-β-D-半乳糖基甘油酯(1-O-hexadecanoyl-3-O-β-D-galactopyranosylglycerol)[11]；挥发油类：正十六酸甲酯，十八碳二烯酸酯，戊二酸丁二酯[16]；蛋白质：菝葜素(smilaxin)[17]；其他类：莽草酸(shikimic acid)[4]，2-甲基丁二酸[5]，琥珀酸，棕榈酸[9]，尼克酰胺，5-羟甲基-2-糠醛[15]。

叶含黄酮类：槲皮素(quercetin)，山柰酚(kaempferol)[4]。

药理作用 抗动脉粥样硬化作用：土茯苓提取物能够使已经形成的动脉粥样硬化减轻或消退。在不影响血清胆固醇水平的情况下，显著降低实验性鹌鹑动脉粥样硬化斑块的发生率[1]。

抗血栓作用：土茯苓注射液对大鼠下腔静脉血栓形成和体外血栓形成均有显著的抑制作用，并具有保护内皮细胞的作用[2]。

保肝作用：土茯苓煎剂分别以40g生药/kg、80g生药/kg灌胃，均能明显降低四氯化碳中毒小鼠血清丙氨酸转氨酶活性，对小鼠的实验性肝损伤有保护作用[3]。土茯苓的黄酮类提取物对小鼠免疫性肝损伤具有保护作用[4]。

抑菌作用：用K-B纸片扩散法100%土茯苓浸出液滤纸片对金黄色葡萄球菌、白色葡萄球菌、铜绿假单胞菌、大肠埃希菌、伤寒杆菌、甲型溶血性链球菌、乙型溶血性链球菌均有明显抑制作用[5]。

抗病毒作用：从土茯苓中分离出的糖蛋白对呼吸道合胞病毒及单纯疱疹病毒有抑制作用，其半数有效剂量分别为 62.5 mg/ml 和 31.3 mg/ml[6]。

抗肿瘤作用：土茯苓提取物可以抑制人肝癌细胞系 HepG2 和 Hep3B 的增殖，其作用机制可能是抑制细胞生长的 S 期或 S/G_2 过渡期，并且诱导细胞凋亡[7]。

抗生育作用：土茯苓醇提物的水部分有显著的抗着床活性[3]。

改善肾功能：从土茯苓提取的黄酮类化合物落新妇苷可以改善实验性糖尿病肾病大鼠的肾功能、降低肾脏指数、增加动物体重并延长动物存活时间[8]。

解毒作用：土茯苓煎剂、稀醇提取物和粗黄酮制剂可缓解棉酚中毒所致的肝脏病理损伤，拮抗小鼠急性和亚急性棉酚中毒。同时土茯苓稀醇提取物在拮抗棉酚毒性的同时不影响棉酚对雄性大鼠的抑精作用[9]。

注评　本种为历版中国药典收载"土茯苓"的基源植物，药用其干燥根状茎。土茯苓的商品来源复杂，菝葜属和肖菝葜属多种植物的根状茎常混作"土茯苓"药用，药材常称"鲜土苓"、"红土苓"、"白土苓"、"白土茯苓"和"红土茯苓"等；如贵州药材标准（1988）收载同属植物菝葜 S. china L. 的干燥根状茎、湖南中药材标准（1993）收载同科植物短柱肖菝葜 Heterosmilax septemnervia F. T. Wang et T. Tang 和肖菝葜 Heterosmilax japonica Kunth 的干燥根状茎作"土茯苓"药用，药材称"红土茯苓"；中华中药典范（1985年版）收载土茯苓 S. glabra Roxb. 以及同属近缘植物的干燥根状茎作"土茯苓"药用；此外暗色菝葜 S. lanceifolia Roxb. var. opaca A. DC.、防己叶菝葜 S. menispermcidea A. DC. 和无刺菝葜 S. mairei H. Lév. 等植物的干燥根状茎也混作"土茯苓"药用。维吾尔族、蒙古族也药用，维吾尔族用于润便、消食、发汗、提神和催眠等，蒙古族治疗血热头痛、咽喉肿痛、经血淋漓、妇女血症和阴道虫病等。

化学成分参考文献

[1] Cao ZZ, et al. *Chin Chem Lett*, 1995, 6(7): 587-588.
[2] Yi Y, et al. *Molecules*, 1998, 3(5): 145-147.
[3] 易以军，等. 药学学报，1998, 33(11): 873-875.
[4] Chien NQ, et al. *Pharmazie*, 1979, 34(12): 841-843.
[5] 易以军，等. 药学学报，1995, 30(9): 718-720.
[6] 张敏，等. 中药材，1995, 18(4): 194-196.
[7] 陈广耀，等. 中国中药杂志，1996, 21(6): 355-357, 383.
[8] 陈广耀，等. 北京中医药大学学报，1996, 19(1): 44.
[9] 李伊庆，等. 中草药，1996, 27(12): 712-714.
[10] 袁久志，等. 中国中药杂志，2004, 29(9): 50-53.
[11] 吴博，等. 沈阳药科大学学报，2010, 27(2): 116-119.
[12] Chen T, et al. *Phytochemistry*, 2000, 53(8): 1051-1055.
[13] 袁久志，等. 中草药，2004, 9(9): 967-969.
[14] Yuan J, et al. *Heterocycles*, 2003, 60(7): 1633-1637.
[15] 袁久志，等. 中国药物化学杂志，2004, 14(5): 291-293, 297.
[16] 曹正中，等. 天然产物研究与开发，1994, 6(2): 33-36.
[17] Chu KT, et al. *Biochem Bioph Res Co*, 2006, 340(1): 118-124.

药理作用及毒性参考文献

[1] 张克锦，等. 中草药，1991, 22(9): 411-412, 418.
[2] 孙晓龙，等. 中国中医药科技，2004, 11(4): 229-231.
[3] 蔡鸣，等. 江苏药学与临床研究，1996, 4(3): 19-22.
[4] Chen T, et al. *Planta Med*, 1999, 65(1): 56-59.
[5] 王志强，等. 时珍国医国药，2006, 17(11): 2203-2204.
[6] Ooi LS, et al. *Am J Chin Med*, 2008, 36(1): 185-195.
[7] Sa F, et al. *Chem Biol Interact*, 2008, 171(1): 1-14.
[8] Li GS, et al. *Planta Med*, 2009, 75(14): 1470-1475.
[9] 王文华，等. 中药通报，1982, 7(1): 32.

25. 劲直菝葜（中国植物志）

Smilax munita S. C. Chen in Acta Phytotax Sin. 34: 436. 1996.——*S. rigida* Wall. ex Kunth（英 **Rigid Greenbrier**）

直立灌木。茎长 50–100 cm，小枝具 2–3 棱，棱上常有很狭的翅状边缘；枝条上具直刺，刺长 5–7 mm。叶心形、宽卵形至卵形，长 1.5–2.5 cm，宽 1.2–2.8 cm，主脉 (3–) 5 条，上面稍凹；叶柄长约 1 mm，无卷须，脱落点位于中部。伞形花序具 2–8 朵花；总花梗长 4–7 mm；雄花：花被片绿色，长 1.2–1.5 mm，宽 0.3–0.5 mm，雄蕊很短；雌花：花被片长约 1.2 mm，有 3 枚退化雄蕊。浆果蓝黑色，直径 7–9 mm。花期 6 月，果期 10–11 月。

分布与生境　产于云南、西藏。生于海拔 2100–2800 m 的林下。也分布于不丹、缅甸、尼泊尔、印度。
药用部位　根状茎。
功效应用　祛风湿，活血通络，消炎镇痛。用于风湿痹痛，筋骨挛痛。

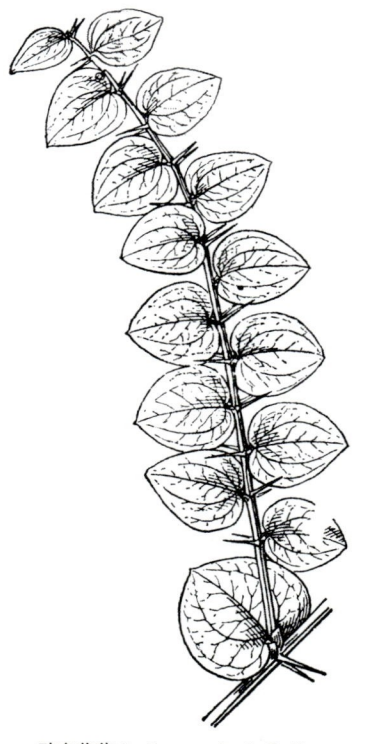

劲直菝葜 Smilax munita S. C. Chen
冯晋庸 绘

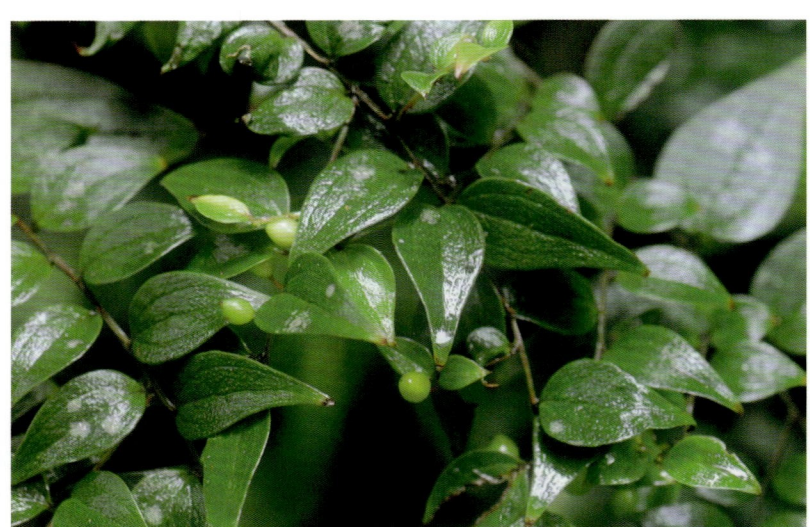

劲直菝葜 Smilax munita S. C. Chen
摄影：陈又生

26. 尖叶菝葜（中国植物志）　千斤坠（云南）

Smilax arisanensis Hayata in J. Coll. Sci. Imp. Univ. Tokyo. 30: 356. 1911.（英 **Arisan Greenbrier**）

攀援藤本，具粗短的根状茎。茎长可达 10 m，无刺或具疏刺。叶长圆形、长圆状披针形或卵状披针形，长 7–12 (–15) cm，宽 1.5–3.5 (–5) cm，干后常古铜色；叶柄长 7–20 mm，常扭曲，约占全长的 1/2 具狭鞘，有卷须，脱落点位于近顶端。伞形花序生于叶腋，总花梗基部常有一枚与叶柄相对的鳞片，或生于披针形苞片的腋内；总花梗纤细，比叶柄长 3–5 倍；花绿白色；雄花：内外花被片相似，长 2.5–3 mm，宽约 1 mm，雄蕊长约为花被片的 2/3；雌花：小于雄花，花被片长约 1.5 mm，内花被片稍狭，具 3 枚退化雄蕊。浆果熟时紫黑色，直径约 8 mm。花期 4–5 月，果期 10–11 月。

分布与生境　产于江西、浙江、福建、台湾、广东、广西、四川、贵州、云南。生于海拔 1500 m 以下的林中、灌丛下或山谷溪边阴蔽处。

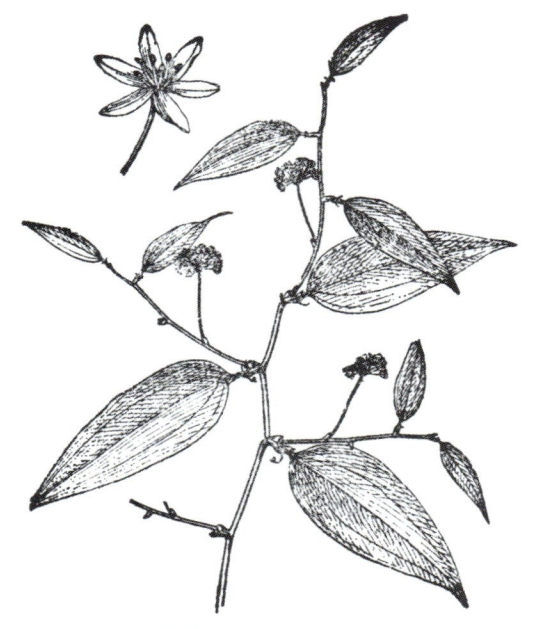
尖叶菝葜 Smilax arisanensis Hayata
引自《中国高等植物图鉴》

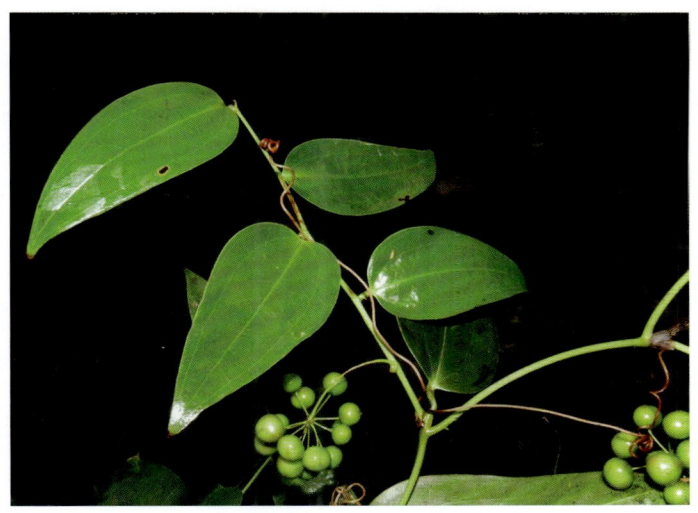
尖叶菝葜 Smilax arisanensis Hayata
摄影：张芬耀

药用部位 根状茎。

功效应用 清热利湿，活血。用于小便淋涩不利，泌尿系统感染。

注评 本种的根状茎常混作"土茯苓"药用。

27. 马甲菝葜（中国植物志）

Smilax lanceifolia Roxb., Fl. Ind. ed. 2, 3: 792. 1832.（英 **Lanceolateleaf Greenbrier**）

27a. 马甲菝葜（模式变种）

Smilax lanceifolia Roxb. var. **lanceifolia**（英 **Lanceolateleaf Greenbrier**）

攀援藤本。茎长 1-2 m，无刺或少有具疏刺。叶卵状长圆形、狭椭圆形至披针形，长 6-17 cm，宽 2-8 cm，干后暗绿色，有时稍变淡黑色，除中脉在上面稍凹陷外，其余主支脉浮凸；叶柄长 1-2 (-2.5) cm，占全长的 1/4-1/5 具狭鞘，有卷须，脱落点位于中部。伞形花序单个生于叶腋，具 20-30 朵花；总花梗短于叶柄，果期可与叶柄等长，近基部有一关节，着生点的上方有一枚鳞片；花序托稍膨大，果期近球形；花黄绿色；雄花：外花被片长 3-4.5 mm，宽约 1 mm，内花被片稍狭，雄蕊与花被片近等长或稍长，花药长圆形；雌花：比雄花小一半，具 6 枚退化雄蕊。浆果熟时黄红色至黑色，球形，直径 6-7 mm。花期 10 月至翌年 3 月，果期 10-11 月。

分布与生境 产于湖北、湖南、华南、江西、浙江、福建、台湾、四川、贵州、云南。生于海拔 100-2800 m 的林下、灌丛中或山坡阴处。也分布于不丹、菲律宾、柬埔寨、老挝、马来西亚、缅甸、泰国、越南、印度、印度尼西亚。

药用部位 根状茎。

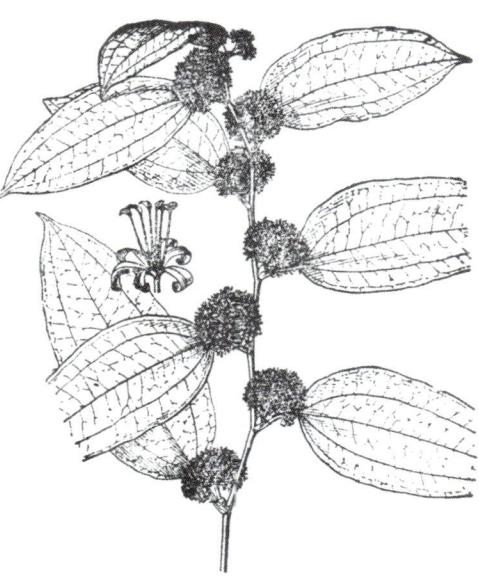
马甲菝葜 Smilax lanceifolia Roxb. var. lanceifolia
引自《中国高等植物图鉴》

功效应用 清热解毒，除湿，利关节。用于梅毒，淋浊，水肿，腹胀，筋骨挛痛，脚气，疔疮，痈肿，瘰疬。

27b. 暗色菝葜（变种）（中国植物志） 白土茯苓（白土），苓、土茯苓、土苓、仙遗粮（四川）

Smilax lanceifolia Roxb. var. **opaca** A. DC., Monogr. Phan. 1: 57. 1878.（英 **Dullcolor Greenbrier**）

本变种与模式变种不同的是，叶草质，卵形或卵状披针形，表面有光泽。总花梗长于叶柄，少有稍短于叶柄；花药长圆形。浆果熟时黑色。花期 9-11 月，果期翌年 11 月。

分布与生境 产于湖南、华南、江西、浙江、福建、台湾、贵州、云南。生于海拔 100-1000 (-2000) m 的林下、灌丛中或山坡阴处。也广泛分布于柬埔寨、老挝至印度尼西亚的亚洲热带地区。

药用部位 根状茎。

功效应用 除湿，解毒，通利关节。用于湿热淋浊，带下病，痈肿，脚气，疔疮，瘰疬，疥癣，梅毒及汞中毒所致的肢体拘挛，筋骨疼痛。

27c. 折枝菝葜（变种）（中国植物志）

Smilax lanceifolia Roxb. var. **elongata** (Warb.) F. T. Wang et T. Tang, Fl. Reipubl. Popularis Sin. 15: 220. 1978.（英 **Bentashoot Greenbrier**）

本变种与模式变种不同的是，叶厚纸质或革质，长披针形或长圆状披针形，小枝廻折状。总花梗比叶柄长；花药近圆形。浆果熟时黑紫色。花期 3-4 月，果期 10-11 月。

分布与生境 产于广东、广西、江西、浙江、四川、重庆、贵州。生于海拔 500-2000 m 的林下或山坡阴处。

药用部位 根状茎。

功效应用 解毒，除湿。用于治疗风湿痹痛。

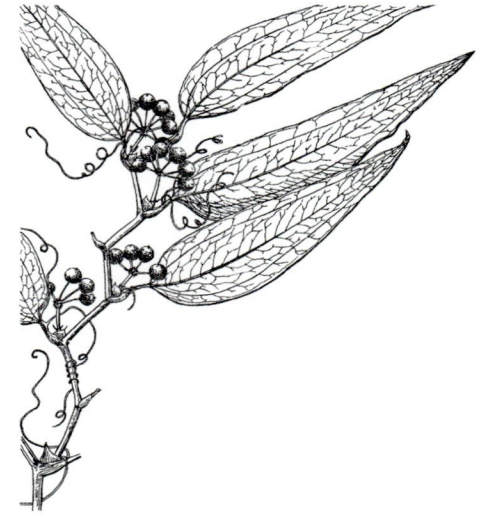

折枝菝葜 Smilax lanceifolia Roxb. var. elongata (Warb.) F. T. Wang et T. Tang
屠玉麟 绘

27d. 凹脉菝葜（变种）（中国植物志）

Smilax lanceifolia Roxb. var. **impressinervia** (F. T. Wang et T. Tang) T. Koyama in Qurat. J. Taiwan. Mus. 13: 26. 1960. ——*S. impressinervia* F. T. Wang et T. Tang（英 **Sunkenvein Greenbrier**）

本变种与模式变种不同的是，叶薄革质，长披针形或长圆状披针形，主脉 3 条，在上面凹陷。总花梗与叶柄近等长，中部常具 1-2 枚苞片。

分布与生境 产于广西、贵州、云南。生于海拔 1000-2000 m 的林下荫蔽处。

药用部位 根状茎。

功效应用 消肿止痛，祛风。用于跌打损伤，风湿痹痛。

28. 密疣菝葜（中国植物志）

Smilax chapaensis Gagnep. in Bull. Soc. Bot. France 81. 72. 1934.（英 **Chapa Greenbrier**）

攀援藤本。茎长 1–3 m，枝条具 2–3 棱，密生疣状突起。叶卵形至披针形，长 8–15 cm，宽 3–6 cm；叶柄长 1–2 (–2.5) cm，约占全长的 1/4 具狭鞘，基部也有疣状突起，有卷须，脱落点位于中部或上部。伞形花序单个腋生，具 20–30 朵花；总花梗长 1–1.5 cm；花序托稍膨大；雄花：花被片长 3–4 mm，宽约 1 mm，雄蕊长 3.5–4 mm；雌花：稍小于雄花，具 6 枚退化雄蕊。浆果球形，直径 6–7 mm。花期 2–3 月，果期 10–11 月。

分布与生境　产于湖北、湖南、广西、四川、贵州、云南。生于海拔 600–1500 m 的林下、灌丛中或山坡荫蔽处。也分布于越南。

药用部位　根状茎。

功效应用　用于跌打损伤，风湿关节痛，肠胃炎，乳糜尿，烫伤。

化学成分　根状茎含甾体类：以薯蓣皂苷元(diosgenin)为苷元的皂苷[1]。

化学成分参考文献

[1] 阎磊，等．中药材，2006, 29(11): 1136-1138.

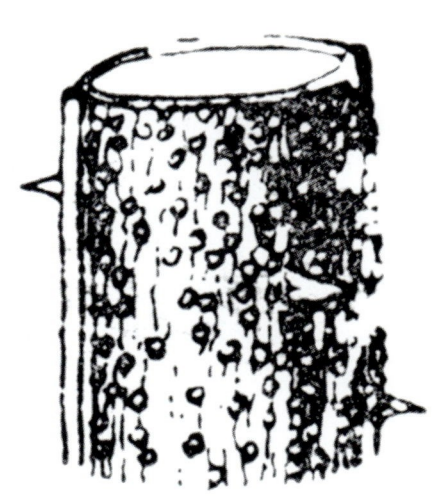

密疣菝葜 Smilax chapaensis Gagnep.
冯晋庸　绘

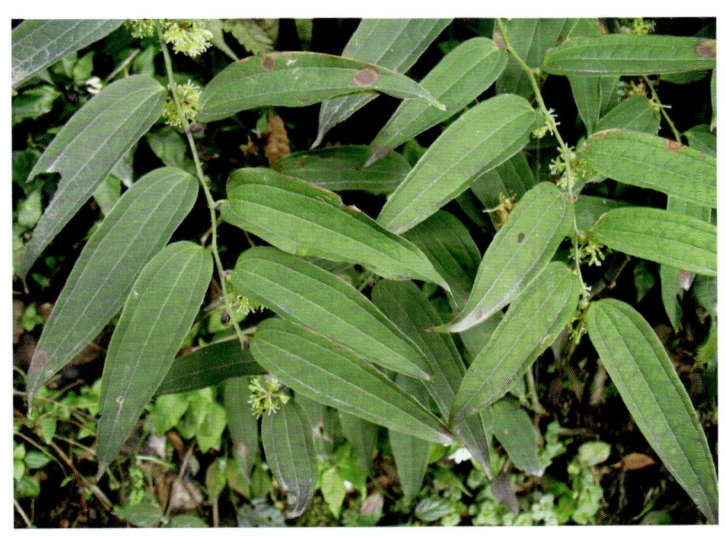

密疣菝葜 Smilax chapaensis Gagnep.
摄影：李策宏

29. 缘毛菝葜（中国植物志）

Smilax kwangsiensis F. T. Wang et T. Tang in Sinensia 5: 425. 1934.（英 **Kwangsi Greenbrier**）

攀援藤本。茎长约 3 m，无刺或疏生刺。叶卵状披针形，长 8–18 cm，宽 3.5–5.5 cm；叶柄长 1.5–2.5 cm，占全长的 1/3–1/4 具狭鞘，无毛或稍具小刚毛，有卷须，脱落点位于近中部或上部；鞘的边缘具缘毛或呈细流苏状。伞形花序单生于叶腋，总花梗在果期明显长于叶柄，近基部有关节，着生点上方有一枚与叶柄相对的鳞片；雄花：花被片黄绿色，外花被片长约 8 mm，宽 1.2 mm，内花被片长约 8 mm，宽约 0.6 mm。浆果球形，直径约 1.2 cm。花期 8 月，果期 10–11 月。

分布与生境　产于广东、广西。生于海拔 300–400 m 的林下。

药用部位　根状茎。

功效应用　用于治疗风湿痹痛。

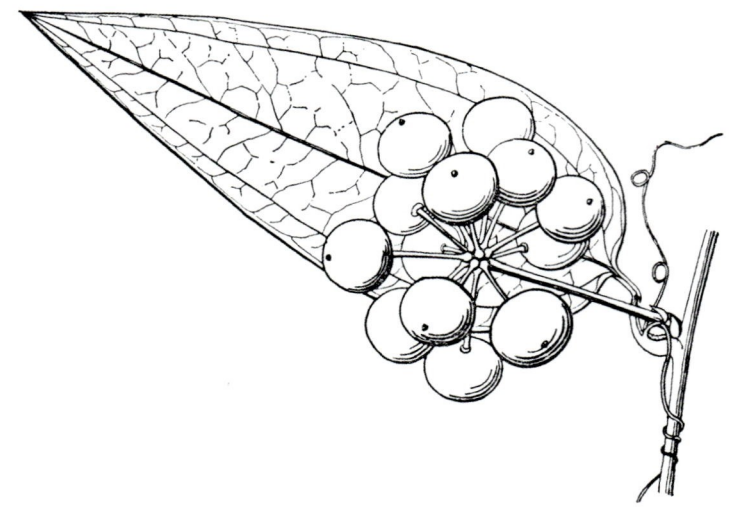

缘毛菝葜 Smilax kwangsiensis F. T. Wang et T. Tang
刘春荣 绘

30. 圆锥菝葜（中国植物志）

Smilax bracteata C. Presl, Reliq. Haenk. 1: 131. 1830.（英 **Conical Greenbrier**）

攀援藤本。茎长可达 10 m，疏生刺或无刺。叶椭圆形或卵形，基部圆形或浅心形，下面淡绿色；叶柄长 1-1.5 cm，占全长的 1/2-2/5 具狭鞘，有卷须，脱落点位于上部。圆锥花序长 3-7 cm，着生点上方有一枚与叶柄相对的鳞片，常具 3-6 (-10) 伞形花序，伞形花序具 12-25 朵花；总花梗基部有一枚卵形小苞片；花序托膨大，近球形；花橄榄绿至暗红色；雄花：花被片长约 5 mm，宽约 0.7-1.3 mm；雌花：小于雄花，具 3 枚退化雄蕊。浆果球形，直径 5-7 mm。花期 11 月至翌年 2 月，果期 6-8 月。

分布与生境 产于华南、福建、台湾、贵州、云南。生于海拔 1800 m 以下的林中、灌丛下或山坡荫蔽处。也分布于菲律宾、柬埔寨、老挝、马来西亚、日本、泰国、越南、印度尼西亚。

药用部位 根状茎。

功效应用 祛风除湿，消肿止痛。用于风湿痹痛，跌打损伤。

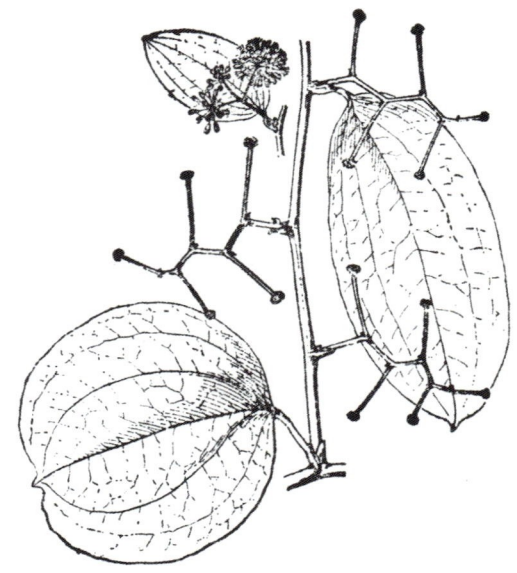

圆锥菝葜 Smilax bracteata C. Presl
引自《中国高等植物图鉴》

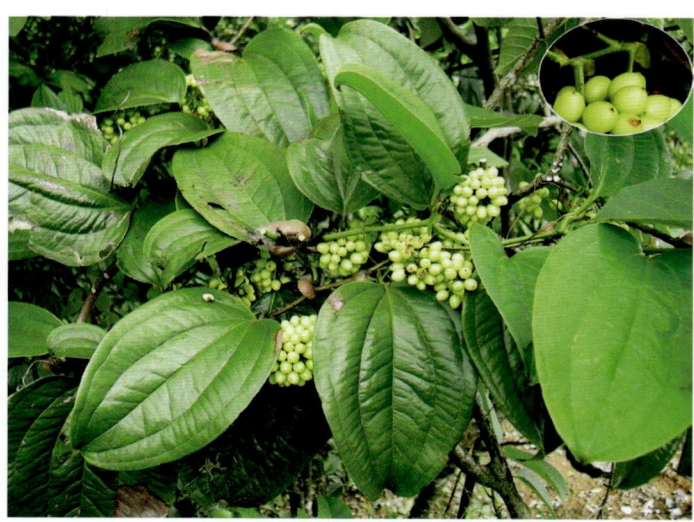

圆锥菝葜 Smilax bracteata C. Presl
摄影：何顺志

化学成分 根状茎含黄酮类：5-O-β-D-吡喃葡萄糖氧基-6-甲氧基-3'-甲氧基-3,7,4'-三羟基黄烷(5-O-β-D-glucopyranosyloxy-6-methyl-3'-methoxy-3,7,4'-trihydroxyflavan)，5-O-β-D-吡喃葡萄糖氧基-6-甲基-4'-甲氧基-3,7,4'-三羟基黄烷(5-O-β-D-glucopyranosyloxy-6-methyl-4'-methoxy-3,7,4'-trihydroxyflavan)，5,7,4'-三羟基黄烷酮(5,7,4'-trihydroxyflavanone)[1]；酚类：3β-(3',5'-二羟基苯基)-2α-(4"-羟苯基)二羟基苯并呋喃-5-醛[3β-(3',5'-dihydroxyphenyl)-2α-(4"-hydroxyphenyl)dihydrobenzofuran-5-carbaldehyde]，3,4-二羟基苯甲酸甲酯(methyl 3,4-dihydroxybenzoate)[1]；苯丙素类：(1-对-O-香豆酰基-6-O-阿魏酰基)-β-D-呋喃果糖基-α-D-吡喃葡萄糖苷[(1-p-O-coumaroyl-6-O-feruroyl)-β-D-fructofuranosyl-α-D-glucopyranoside]，(1-对-O-香豆酰基-3,6-二-O-阿魏酰基)-β-D-呋喃果糖基-α-D-吡喃葡萄糖苷[(1-p-O-coumaroyl-3,6-di-O-feruroyl)-β-D-fructofuranosyl-α-D-glucopyranoside]，(6-O-阿魏酰基)-β-D-呋喃果糖基-(6-O-乙酰基)-α-D-吡喃葡萄糖苷[(6-O-feruroyl)-β-D-fructofuranosyl-(6-O-acetyl)-α-D-glucopyranoside]，咖啡酸甲酯(methyl caffeate)，甲氧基氢醌-4-O-β-D-吡喃葡萄糖苷(methoxyhydroquinone-4-O-β-D-glucopyranoside)[1]。

地上部分含苯丙素类：菝葜拉苷(smilaside) E、G、H、I、J、K、L，胡麻花皂苷▲(helonioside) A、B，(1-对-O-香豆酰基-6-O-阿魏酰基)-β-D-呋喃果糖基-α-D-吡喃葡萄糖苷[(1-p-O-coumaroyl-6-O-feruroyl)-β-D-fructofuranosyl-α-D-glucopyranoside][2]。

化学成分参考文献

[1] Li SY, et al. *J Nat Prod*, 2002, 65(3): 262-266.

[2] Zhang L, et al. *Phytochemistry*, 2008, 69(6): 1398-1404.

31. 疣枝菝葜（中国植物志） 草薢、白草薢（云南）

Smilax aspericaulis Wall. ex A. DC., Monogr. Phan. 1: 195. 1878. （英 **Roushstem Greenbrier**）

攀援藤本。茎木质，密生疣状突起，具疏生刺。叶宽卵状椭圆形，长6–15 cm，宽4–10 cm，基部圆形；叶柄长1–1.5 cm，占全长的2/5–1/2具狭鞘，有卷须，脱落点位于顶端。圆锥花序长3–6 cm，具3–7个伞形花序，伞形花序具多数花，花序托稍膨大；雄花：外花被片长约5 mm，宽1.2 mm，内花被片很窄；雌花：小于雄花，具3枚退化雄蕊。浆果紫黑色，卵球形或近梨形，直径5–6 mm。花期12月至翌年2月，果期7–9月。

分布与生境 产于广西、海南、台湾、贵州、云南。生于海拔1900 m以下的林中、灌丛下或山坡荫蔽处。也分布于菲律宾、缅甸、越南、印度。

药用部位 根。

功效应用 祛风，解热毒。用于感冒，风湿热。

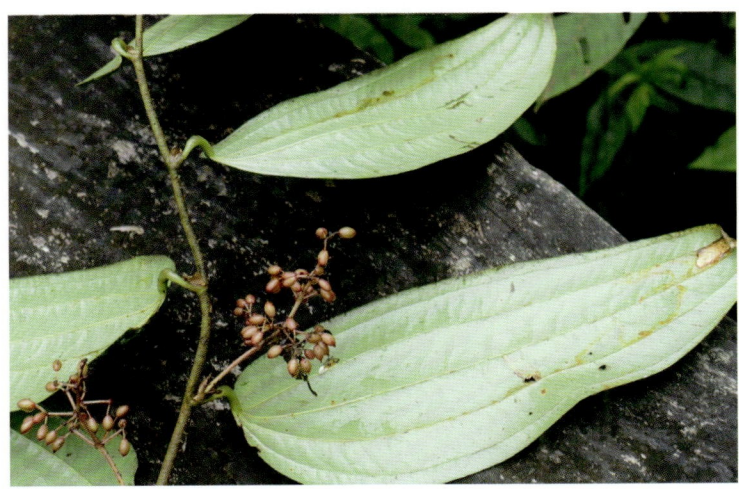

疣枝菝葜 Smilax aspericaulis Wall. ex A. DC.
摄影：陈又生

32. 银叶菝葜（中国植物志） 鲢鱼须（植物名实图考），土茯苓（湖北）

Smilax cocculoides Warb. in Diels, Bot. Jahrb. Syst. 29: 257. 1900.（英 **Silverleaf Greenbrier**）

灌木，多少攀援，具粗短的根状茎。茎长 0.5–2 m，枝常具不明显的钝棱，无刺。叶卵形、椭圆状卵形或近披针形，长 5–12 cm，宽 2.5–4 (–6.5) cm，下面浅绿色，稍有光泽；叶柄长 5–10 mm，常弯曲，基部有狭鞘，有卷须，脱落点位于近中部；鞘向前延伸，呈舌状。伞形花序单生于叶腋，总花梗长 1–2 cm，近基部有关节，着生点上方有一枚与叶柄相对的鳞片；雄花黄绿色，外花被片长 2.5–3.5 mm，宽约 1.5 mm，内花被片较狭，雄蕊长 0.7 mm。雌花未见。浆果黑蓝色，球形，直径约 8 mm。花期 2–4 月，果期 11 月。

分布与生境 产于湖北、湖南、广东、广西、四川、贵州、云南。生于海拔 500–1900 m 的林下或灌丛中。

药用部位 根状茎。

功效应用 祛风湿，活血消肿。用于风湿痹痛，跌打损伤。

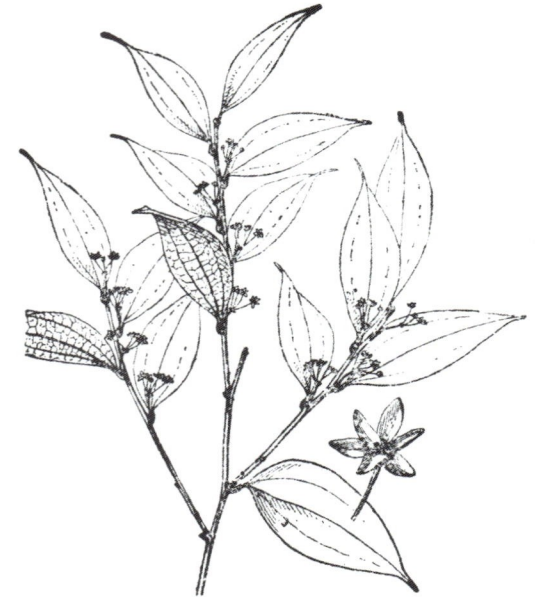

银叶菝葜 Smilax cocculoides Warb.
引自《中国高等植物图鉴》

33. 马钱叶菝葜（中国植物志） 白萆薢、刺萆薢、滑杆白萆薢、花萆薢、金刚藤（云南），萆薢（本草纲目）、龙陵菝葜

Smilax lunglingensis F. T. Wang et T. Tang in Bull. Fan Mem. Inst. Biol. 7: 86. 1936.（英 **Poisonnatleaf Greenbrier**）

攀援藤本。茎长 1–3 m，疏生刺，较少无刺。叶椭圆形、卵状椭圆形至圆形，长 5–11 cm，宽 3–9 cm，主脉 3 条明显，在上面凹陷，下面强烈凸出，厚革质；叶柄长 2–3 cm，无鞘或鞘很狭，在中部具卷须，脱落点位于上部。常 2–4 个伞形花序排成圆锥花序，长不超过 5 cm，较少单个腋生，每个伞形花序具 15–25 朵花，花序着生点上方有一枚与叶柄相对的鳞片；总花梗长 3–10 (–15) mm，基部有披针形的苞片；花序托稍膨大，近球形；雄花：花黄色，外花被片长约 6 mm，宽约 2 mm，内花被片宽约 1 mm，雄蕊与花被片近等长；雌花：小于雄花，具 3 枚退化雄蕊。浆果熟时黑色，直径 5–6 mm。花期 3–4 月，果期 8–10 月。

分布与生境 产于云南。生于海拔 1800–2700 m 的林下、灌丛或河谷、山坡阴湿处。

药用部位 根状茎。

功效应用 祛风除湿，清热利尿，消炎止泻。用于风湿性筋骨疼痛，腰腿疼痛，小便短少，淋浊，乳糜尿，白带，肠炎，痢疾，腹泻，淋巴结炎，膀胱炎，白癜风，肿瘤，喉癌，肺癌，胃癌，结肠癌，膀胱癌，前列腺癌，骨肉瘤。

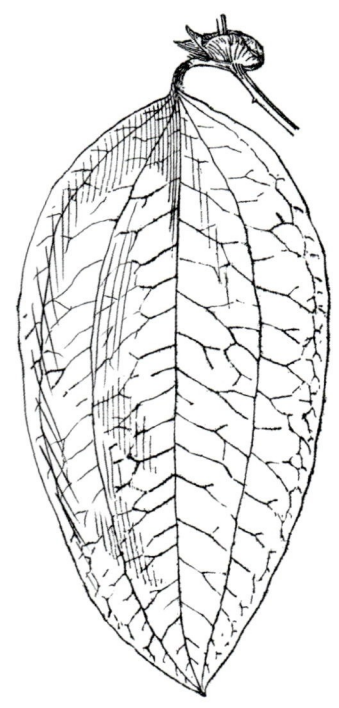

马钱叶菝葜 Smilax lunglingensis F. T. Wang et T. Tang
冯晋庸 绘

百合科 LILIACEAE

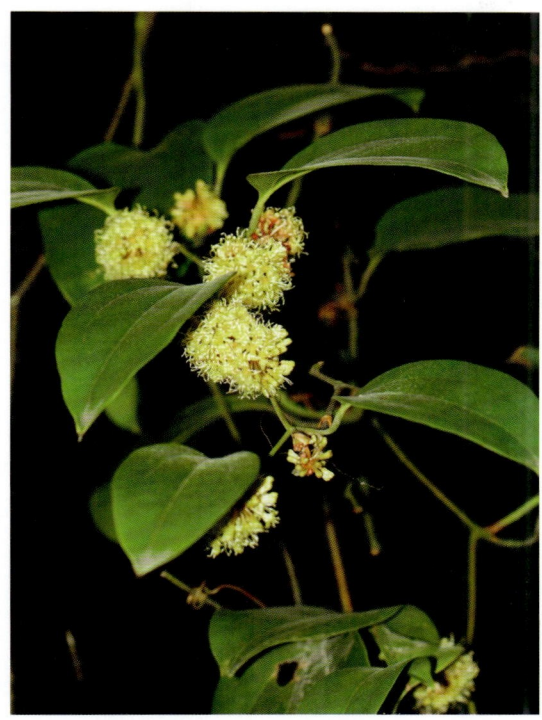

马钱叶菝葜 Smilax lunglingensis F. T. Wang et T. Tang
摄影：朱鑫鑫

34. 四翅菝葜

Smilax gagnepainii T. Koyama in Bull. Natl. Sci. Mus. Tokyo, B. 3(4): 163. 1977. ——*S. tetraptera* Gagnep.
（英 **Fourwing Greenbrier**）

攀援藤本。茎四棱形，棱上具狭翅，无刺或具疏刺。叶卵状披针形或狭椭圆状披针形，长 17–25 cm，宽 4–10 cm，基部圆形或宽楔形；叶柄长 1.5–4 cm，约占全长的 2/3 具鞘，卷须有或无，脱落点位于上部。伞形花序常生于近小枝末端；总花梗下部有关节和苞片；雄花序未见；雌花序具 5–6 花，总花梗长约 1.5 cm。

分布与生境 产于广西（西南部）、云南（东南部）。生于海拔约 700 m 的疏林中。

药用部位 全草。

功效应用 祛风除湿。用于风湿痹痛。

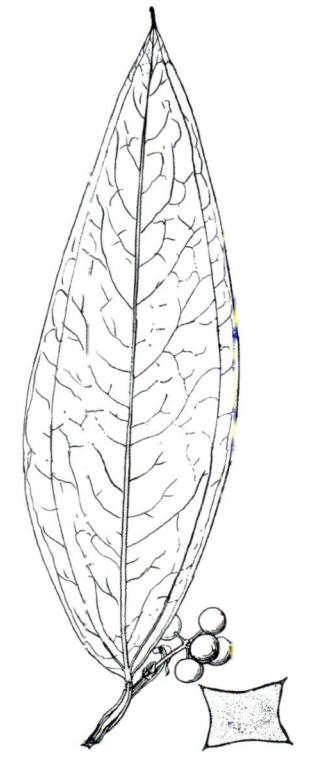

四翅菝葜 Smilax gagnepainii T. Koyama
刘春荣 绘

35. 抱茎菝葜（中国植物志） 红土茯苓（湖北恩施地区）

Smilax ocreata A. DC., Monogr. Phan. 1: 191. 1878.（英 **Ocreate Greenbrier**）

攀援藤本。茎长可达 7 m，常疏生刺。叶卵形或椭圆形，长 9–20 cm，宽 4.5–15 cm，下面淡绿色，革质；叶柄长 2–3.5 cm，基部两侧具耳状的鞘，有卷须，脱落点位于近中部；鞘外折或近直立，长为叶柄的 1/2–1/3，宽 5–20 mm（一侧），作穿茎状抱茎。圆锥花序长 4–10 cm，具 2–4 (–7) 个伞形花序，基部着生点的上方有一枚与叶柄相对的鳞片；伞形花序单个着生，具 10–30 朵花；总花梗长 2–3 cm，基部有一苞片；花序托膨大，近球形；花黄绿色，稍带淡红色；雄花：外花被片线形，长 5–6 mm，宽约 1 mm，内花被片丝状，宽约 0.5 mm，雄蕊长 6–10 mm，花丝下部合生成柱，花药狭卵形，长 1–1.5 mm；雌花：与雄花等大，无退化雄蕊。浆果熟时暗红色，具粉霜，直径约 8 mm。花期 3–6 月，果期 7–10 月。

分布与生境 产于华南、西南。生于海拔 2200 m 以下的林下、灌丛中、山谷或阴湿的坡地。也分布于不丹、缅甸、尼泊尔、越南、印度。

药用部位 全草。

功效应用 疮疡肿毒，清热解毒，祛风湿，强筋骨。用于跌打损伤，风湿痹痛。

注评 本种的嫩茎佤族、基诺族药用，主要治疗神经衰弱。

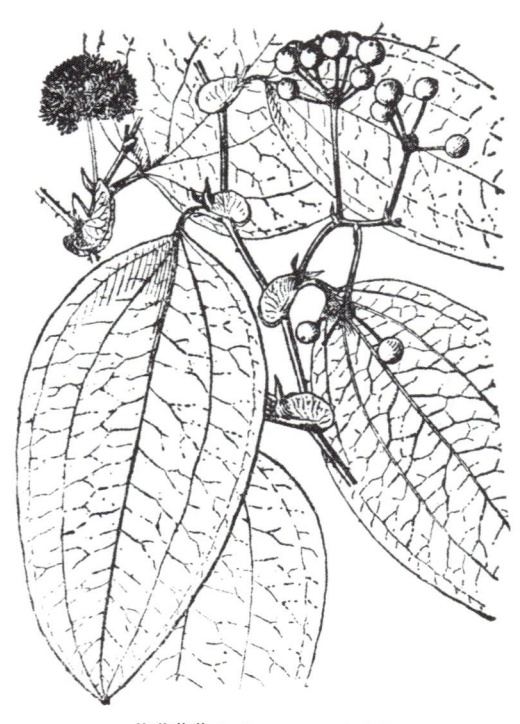

抱茎菝葜 Smilax ocreata A. DC.
引自《中国高等植物图鉴》

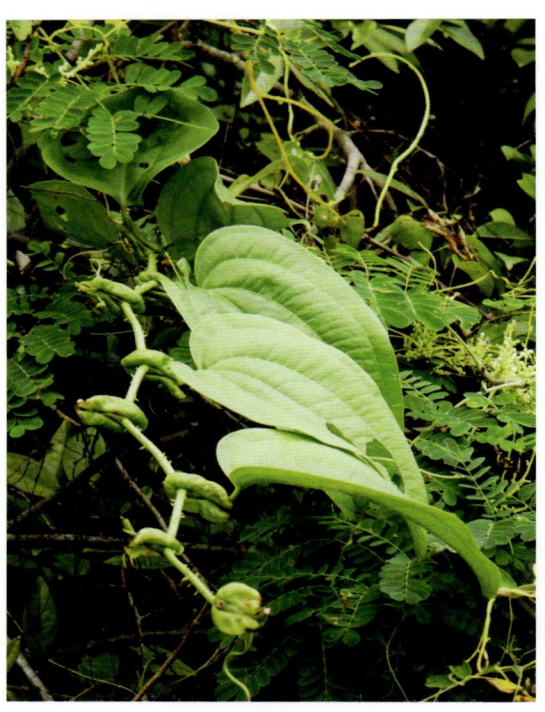

抱茎菝葜 Smilax ocreata A. DC.
摄影：林建勇

36. 穿鞘菝葜（中国植物志） 翅柄菝葜（海南植物志），穿耳菝葜、九牛力（全国中草药汇编），金刚藤、白菝薢（云南），九牛力（广西）

Smilax perfoliata Lour., Fl. Cochinch. 2: 622. 1790.（英 **Perfoliate Greenbrier**）

本种与抱茎菝葜（*S. ocreata* A. DC.）极相似，常被混淆。但本种圆锥花序长 5–17 cm，常具 10–30 个伞形花序，花序轴多少呈廻折状；伞形花序每 2–3 个簇生或近轮生于轴上；雄花内花被片披针形，基部比上部宽，雄蕊完全分离，长约 5 mm，花药线形，长约 2 mm。浆果直径 4–6 mm。花期 4 月，果期 10 月。

分布与生境 产于海南、台湾、云南（南部）。生于海拔1500 m以下的林中或灌丛下。也分布于老挝、缅甸、泰国、越南、印度。

药用部位 根状茎。

功效应用 健脾益胃，强筋壮骨。用于风湿腰痛。

化学成分 根状茎含甾体类：β-谷甾醇，$\varDelta^7$-5α-胆甾烯-3β-醇，胡萝卜苷[1]；黄酮类：柚皮素，芹菜素[1]，芦丁(rutin)，水仙苷(narcissin)[2]；糖苷类：穿鞘菝葜素F (smilglaside F)，1,2,3-三甲氧基-5-羟基苯酚-1-O-β-D-吡喃葡萄糖苷(1,2,3-trimethoxy-5-hydroxyphenol-1-O-β-D-glucopyranoside)[2]；蒽醌类：铁刀木素▲(cassiamin) A、B[2]；茋类：白藜芦醇[1]；有机酸类：正十六碳酸，丁二酸[1]。

注评 本种的根状茎傣族药用，主要治疗胃痛腹胀、气虚耳鸣、乏软无力、下肢寒冷。

化学成分参考文献

[1] 程宇镰，等. 中国中药杂志, 2003, 28(3): 233-235.

[2] Cheng Y, et al. *Acta Bot Sin*, 2004, 46(5): 618-620.

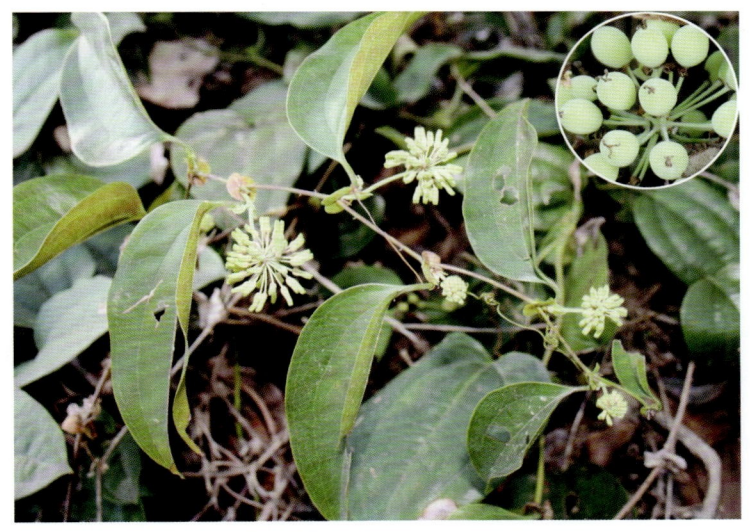

穿鞘菝葜 Smilax perfoliata Lour.
摄影：王祝年

47. 肖菝葜属 Heterosmilax Kunth

攀援藤本。叶柄具或不具卷须，在上部有一脱落点，因而在叶片脱落时总是带着一段短叶柄。伞形花序生于叶腋或鳞片腋内；总花梗多少扁平，在总花梗着生点和叶柄之间多半有一腋生芽；花小，雌雄异株；花被片合生成筒状，筒口一般有(2–) 3 (–6) 小齿；雄花有3–12枚雄蕊，花丝或多或少合生成柱状体，少有完全分离，花药基着，无退化子房；雌花有3–6退化雄蕊，子房3室，每室2胚珠，柱头3裂。浆果球形。

本属12种，分布于亚洲热带和亚热带。我国有9种，5种为特有，其中3种可药用。

分种检索表

1. 雄花具9–13枚雄蕊···1. 短柱肖菝葜 **H. septemnervia**
1. 雄花具(2–) 3 (–4) 雄蕊。
    2. 雄花花丝近基部合生成一柱状体，但顶端分离·································2. 肖菝葜 **H. japonica**
    2. 雄花花丝全部合生成一柱状体···3. 合丝肖菝葜 **H. gaudichaudiana**

1. 短柱肖菝葜（中国植物） 萆薢、圭茯苓、金刚藤（湖北）

Heterosmilax septemnervia F. T. Wang et T. Tang in Sinensia 5: 428. 1934.——*H. yunnanensis* Gagnep.
（英 Shortstyle Hetrosmilax）

攀援藤本，长超过 1 m。叶柄具卷须。叶卵形或圆形，长 6–22 cm，宽 4.5–15 cm。伞形花序具 20–60 朵花；总花梗长 1.5–4 cm；花梗长 1.5–2.5 cm；雄花：花被椭圆形，长 4–8 mm，宽 3–4 mm，顶端具钝齿，雄蕊 8–10，花丝长 3–5 mm，1/3–1/2 合生成柱状体，顶端分离，花药卵形，长约 1.2 mm；雌花：花被筒卵状球形，长 3–5 mm，宽 3–3.5 mm，顶端具钝齿，退化雄蕊 3–6。浆果紫色，近球形，长 5–10 mm，宽 6–8 mm。花期 5–6 月，果期 9–11 月。

分布与生境 产于湖北、湖南、广东、广西、四川、贵州、云南。生于海拔 700–2400 m 山坡密林中，河沟边或路边。也分布于越南。

药用部位 根状茎。

功效应用 清热解毒，祛风利湿，利筋骨，消肿。用于风湿关节痛，头痛，腰痛，痈疖肿毒，湿疹，皮炎。

化学成分 根状茎含三萜类：熊果酸[1]；黄酮类：甘草素[1]，芒果苷(mangiferin)，橙皮苷[2]，大豆素[3]；甾体类：β-谷甾醇，胡萝卜苷[1]，胡萝卜苷-6'-O-棕榈酸酯[3]；酚/酚酸类：对羟基苯甲酸葡萄糖苷，丁香酸葡萄糖苷，3,5-二甲氧基-4-羟基-1-O-葡萄糖苷，3,5-二甲氧基-4-羟基苯甲酸-O-葡萄糖苷[2]，2-O-α-L-吡喃鼠李糖基-5-C-β-D-吡喃葡萄糖基-4,6-二羟基苯基-对羟基苯酮(肖菝葜苷B)[3]；其他类：单棕榈酸甘油酯，二十六酸，5-羟甲基-2-糠醛，佛手内酯[1]，正丁基-O-β-D-吡喃果糖苷[2]。

药理作用 抗肿瘤作用：短柱肖菝葜正丁醇提取物对小鼠 H22 肝癌、小鼠 Lewis 肺癌和小鼠 S180 肉瘤 3 种肿瘤模型均具有较显著的抑制作用；呫酮苷类化合物有较好的抑制人肺癌 A549 细胞和人结肠癌 HCT-8 细胞的作用；酚苷类化合物对人白血病 U-937 细胞有一定的抑制作用[1]。

化学成分参考文献

[1] 秦文杰，等. 中药材，2007, 30(8): 959-961.

[2] 秦文杰，等. 中草药，2007, 426(10): 1466-1468.

[3] 秦文杰，等. 中国药学杂志，2009, 44(14): 1056-1059.

药理作用及毒性参考文献

[1] 秦文杰. 短柱肖菝葜化学成分及质量控制研究 [学位论文]. 北京：北京中医药大学，2005.

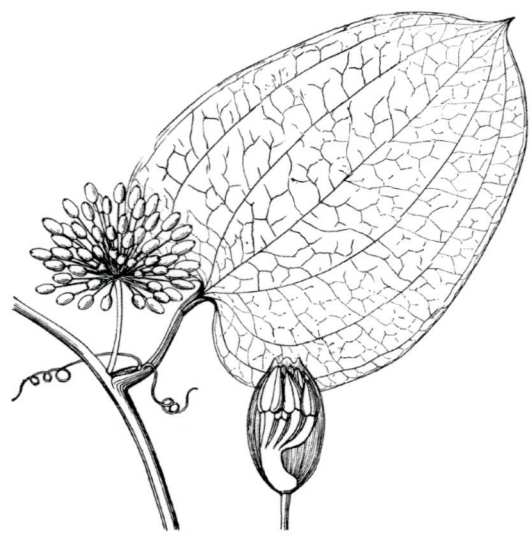

短柱肖菝葜 Heterosmilax septemnervia F. T. Wang et T. Tang
刘春荣 绘

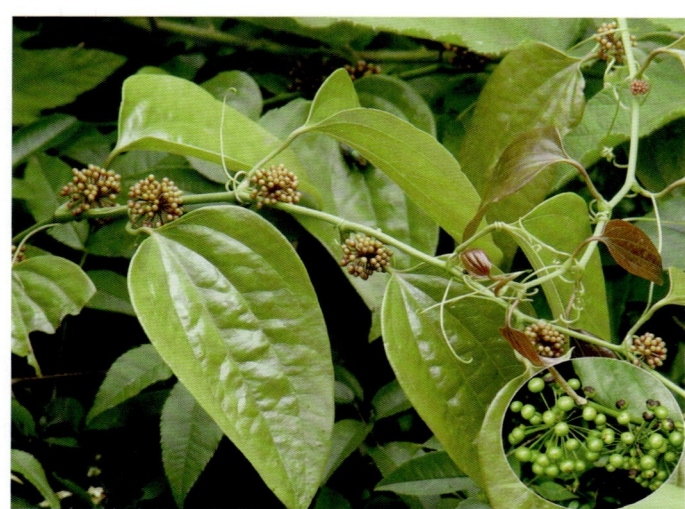

短柱肖菝葜 Heterosmilax septemnervia F. T. Wang et T. Tang
摄影：何顺志

2. 肖菝葜（中国植物志） 土茯苓、白草薢（台湾），土革薜（广东、广西），白土苓、铁架子土茯苓（四川），卵叶土茯苓（全国中草药汇编），千斤力（广西德保）

Heterosmilax japonica Kunth, Enum. Pl. 5: 270. 1850.（英 **Japanese Heterosmilax**）

攀援藤本，无毛，小枝具钝棱。叶卵形、卵状披针形或近心形，长 6–20 cm，宽 2.5–12 cm，先端渐尖或短渐尖，有短尖头，基部近心形，主脉 5–7 条，边缘 2 条到顶端与叶缘汇合；叶柄长 1–3 cm，在下部 1/3–1/4 处有卷须和狭鞘。伞形花序有 20–50 朵花，生于叶腋或生于褐色的苞片内；总花梗扁，长 1–3 cm；花序托球形，直径 2–4 mm；花梗纤细，长 2–7 mm；雄花：花被筒长圆形或狭倒卵形，长 3.5–4.5 mm，顶端有 3 枚钝齿，雄蕊 3 枚，长约为花被的 2/3，花丝约一半合生成柱状体，花药长为花丝的 1/2 强；雌花：花被筒卵形，长 2.5–3 mm，具 3 枚退化雄蕊，子房卵形，柱头 3 裂。浆果球形而稍扁，长 5–10 mm，宽 6–10 mm，熟时黑色。花期 6–8 月，果期 7–11 月。

分布与生境 产于安徽、江苏、江西、浙江、福建、台湾、湖南、广东、陕西（秦岭北坡）、甘肃（南部）、四川、云南。生于海拔 500–1800 m 的山坡密林中或路边杂木林下。也分布于不丹、日本、印度。

药用部位 根状茎。

功效应用 清热解毒，利湿。用于风湿关节痛，痈疖肿毒，湿疹，皮炎，阳痿，汞中毒。

化学成分 根状茎含蒽醌类：大黄酸(rhein)[1]；芪类：3,3',5,5'-四羟基-4'-甲氧基芪(3,3',5,5'-tetrahydroxy-4'-methoxystilbene)[2]；黄酮类：柚皮素[2]；甾体类：β-谷甾醇[1]，胡萝卜苷[2]；其他类：山萮酸，二十八醇，单棕榈酸甘油酯，棕榈酸，α,α'-(双-5-甲酰基-2-呋喃基)二甲基醚[α,α'-(bis-5-formyl-2-furanyl)dimethylether]，对羟基苯甲酸[1]，α-L-正丁基山梨糖苷，甲基氧化偶氮甲醇樱草糖苷[2]。

药理作用 抗炎作用：肖菝葜 70% 乙醇提取物具有抗炎作用，可以抑制 TNF-α 诱导的大鼠巨噬细胞 RAW264.7 细胞 NF-κB 的活化[1]。

抗氧化作用：肖菝葜 70% 乙醇总提取物，各部分萃取物以及从中分离得到的含量较大的单体化合物，在 SOD 抗氧化活性测定中，黄酮类化合物显示出潜在的抗氧化活性[2]。

注评 本种为湖南中药材标准（1993、2009）收载"土茯苓"的基源植物之一，药用其干燥根状茎；属"土茯苓"的地方习用品之一。中国药典（1963、1977、1990、1995、2000、2005、2010 年版）收载的"土茯苓"仅来源于菝葜属植物土茯苓（光叶菝葜）Smilax glabra Roxb.，不包括本种。

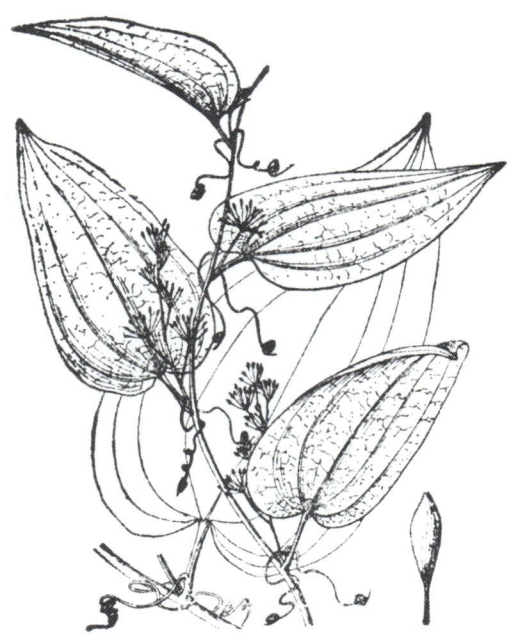

肖菝葜 Heterosmilax japonica Kunth
引自《中国高等植物图鉴》

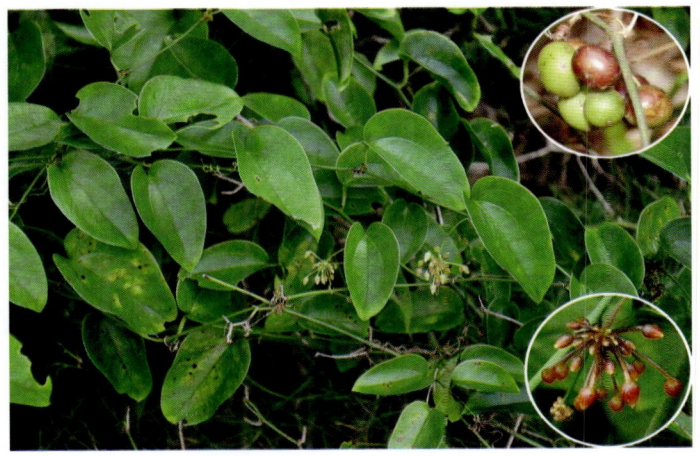

肖菝葜 Heterosmilax japonica Kunth
摄影：王祝年

化学成分参考文献

[1] 于江泳，等. 中国药学杂志，2005, 40(1): 19-21.

[2] 乔蕾，等. 中药材，2007, 30(10): 1242-1244.

药理作用及毒性参考文献

[1] Xu J, et al. *Arch Pharm Res*, 2005, 28(4): 395-399.

[2] 许婧. 西南菝葜化学成分和生物活性研究 [学位论文]. 沈阳：沈阳药科大学，2007.

3. 合丝肖菝葜（中国植物志）

Heterosmilax gaudichaudiana (Kunth) Maxim. in Bull. Acad. Imp. Sci. Saint-Pétersbourg 17: 176. 1872.——*Smilax gaudichaudiana* Kunth, *Heterosmilax japonica* Kunth var. *gaudichaudiana* (Kunth) F. T. Wang et T. Tang（英 Gautichaud Heterosmilax）

攀援藤本。叶片卵形或近心状圆形，长 4–14 cm，宽 2–13 cm；叶柄长 1–3 (–5) cm，1/5–1/3 具窄翅和卷须。伞形花序具 5–50 朵花；总花梗扁，长 2–3.5 (–9) cm；花梗长 0.5–1.5 cm；雄花：花被筒卵状椭圆形或窄卵形，长 4–4.5 mm，宽 2–3 mm，红紫色，顶端齿三角形，雄蕊长 3.3–4 mm，花丝全部合生成柱状体，花药长为花丝的 1/3–1/4；雌花：花被筒卵状椭圆形，长约 3.8 mm，宽约 2.3 mm，柱头长约 3 mm，退化雄蕊 5 或 6。浆果紫黑色，球形。花期 5–6 月，果期 7–12 月。

分布与生境 产于华南、福建、台湾。生于海拔 600–1000 m 的密林下、山坡阴处、山谷、路旁。也分布于越南。

药用部位 根状茎。

功效应用 清热利湿，壮筋骨。用于腹泻，月经不调，腰膝痹痛，小便浑浊，白带。

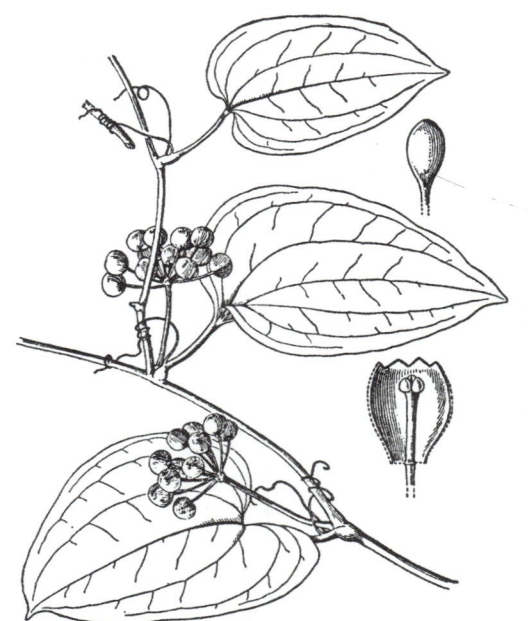

合丝肖菝葜 Heterosmilax gaudichaudiana (Kunth) Maxim.
引自《海南植物志》

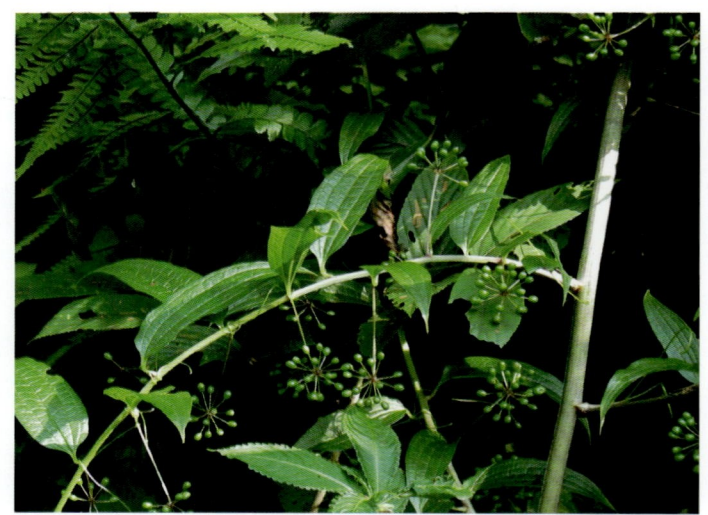

合丝肖菝葜 Heterosmilax gaudichaudiana (Kunth) Maxim.
摄影：张金龙

百部科 STEMONACEAE

多年生草本或半灌木，攀援或直立，无毛，通常具肉质块根，较少具横走根状茎。叶互生、对生或轮生，具柄或无柄。花序腋生或贴生于叶片中脉；花两性，整齐，通常花叶同期，稀先花后叶；花被片 4，2 轮；雄蕊 4，生于花被片基部，短于或近等长于花被片，花丝极短，离生或基部多少合生成环，花药线形，背着或基着，2 室，内向，纵裂，顶端具附属物或无，药隔通常伸长，突出于药室之外，呈钻状线形或线状披针形；子房上位或近半下位，1 室，花柱不明显，柱头小，不裂或 2-3 浅裂；胚珠 2 至多数，直立于室底或悬垂于室顶，珠柄长或短。蒴果卵圆形，稍扁，熟时裂为 2 片。种子卵形或长圆形，具丰富胚乳，种皮厚，具多数纵槽纹，胚细长，坚硬。

全世界共有 3 属，约 30 种，分布于亚洲东部和南部至澳大利亚及北美洲的亚热带地区。我国有 2 属，6 种，分布于秦岭以南各省区，均可药用。

本科药用植物主要含生物碱类成分。

分属检索表

1. 攀援植物或直立半灌木，具成丛的肥大块根；叶多数，通常对生或轮生，如果互生则分布于整个茎上；花药药隔伸长为线形或线状披针形的附属物·· 1. **百部属 Stemona**
1. 直立草本，具横走的根状茎；叶 3-8 枚，互生于茎上部；花药无附属物················· 2. **黄精叶钩吻属 Croomia**

1. 百部属 Stemona Lour.

块根成簇，肉质，纺锤状。茎攀援或直立。叶通常 3-4 (-5) 枚轮生，较少对生或互生，主脉基出，横脉细密而平行。花两性，辐射对称，单朵或数朵排成总状或聚伞状花序；花柄或花序柄常贴生于叶柄和叶片中脉上；花被片 4，近相等，披针形；雄蕊 4，生于花被片基部，花丝短，花药线形，直立，基着，顶端具附属物；花柱不明显，柱头极小，不裂或 2-3 裂；胚珠 2 至多数。果顶端具短喙。种子长圆形或卵形，表面具多数纵纹，一端丛生有膜质附属物。

共约 27 种，从印度东北部向南到澳大利亚，向东至我国和日本。我国有 5 种，均可药用。

分种检索表

1. 直立半灌木，茎不分枝；叶全部轮生；花柄通常出自茎下部鳞片腋内················· 1. **直立百部 S. sessilifolia**
1. 攀援植物，茎通常分枝；叶互生、对生或轮生；花柄或花序柄生于叶腋或贴生于叶柄或叶片中脉上。
   2. 叶全部互生，叶片狭披针形··· 2. **纽花百部 S. parviflora**
   2. 叶对生或轮生（在大百部 S. tuberosa 中有时兼有少数互生叶）。
      3. 叶线形或狭披针形，偶有生于茎下部的为卵形，宽 2-12 (-30) mm，无柄或近无柄 ·······················
         ·· 3. **云南百部 S. mairei**
      3. 叶卵状椭圆形、卵状披针形或宽卵形，宽 1.5-17 cm，有长柄。
         4. 花序柄完全贴生于叶片中脉上··· 4. **百部 S. japonica**
         4. 花序柄腋生，与叶柄分离或偶而贴生于叶柄基部························· 5. **大百部 S. tuberosa**

本属药用植物主要含生物碱类成分，如原百部碱 (protostemonine, **1**)，狭叶百部碱 (maistemonine, **2**)，百部新碱 (stemoninine) A (**3**)、B (**4**)，对叶百部碱 (tuberostemonine) B (**5**)、C (**6**)，百部定碱

(stemonidine，**7**) 等。百部属生物碱具有多环结构，含有一氮杂七元薁环以及内酯、螺内酯环结构，近年来还发现一系列含有吡咯氮杂母核的新型百部属生物碱。百部次碱、异百部次碱、**1**、**2** 和 **7** 具有松弛支气管平滑肌痉挛，降低呼吸中枢神经的兴奋性，抑制咳嗽反射的作用；复方百部制剂具有抗致病性真菌的作用及抗皮肤感染细菌和灭虱的功能；**7** 及百部叶碱 (stemofoline，**8**) 对中国桑蚕幼虫有杀灭作用；6-羟基百部叶碱 (6-hydroxystemofoline) 及 13-二甲氧基-11(S),12(R)-去氢原百部碱 [13-demethoxy-11(S),12(R)-dihydroprotostemonine] 通过对昆虫 N 胆碱受体进行的体外电生理测试及害虫体内的筛选证明有驱虫活性；直立百部胺 (sessilistemonamine) A (**9**)、B (**10**) 对乙酰胆碱酯酶的半数抑制浓度 IC_{50} 分别为 68.8 ± 9.5 μmol/L、17.1 ± 2.5 μmol/L；浓度为 10 μg/ml 的异氧狭叶百部碱 (isooxymaistemonine，**11**) 对 CLA-1 基因有上调作用，使人类高密度脂蛋白 (HDL) 受体高表达。

本属植物百部具有较强的杀虫作用，且有抗菌和抗病毒作用，直立百部有抗动脉粥样硬化、镇咳和抗菌作用。

1. 直立百部（中药志）

Stemona sessilifolia (Miq.) Miq., Prolus. Fl. Jap. 386. 1867.——*Roxburghia sessilifolia* Miq.
（英 **Sessile Stemona**）

半灌木。块根纺锤状，粗约 1 cm。茎直立，高 30–60 cm，不分枝，具细纵棱。叶薄革质，通常 3–4 稀 5 或 2 枚轮生，卵状椭圆形或卵状披针形，长 3.5–6 cm，宽 1.5–4 cm，具短柄或近无柄。花单朵，通常出自茎下部鳞片腋内；鳞片披针形，长约 8 mm；花柄向外平展，长约 1 cm，中上部具关节，花向上斜升或直立；花被片长 1–1.5 cm，宽 2–3 mm，淡绿色；雄蕊紫红色，花丝短，花药长约 3.5 mm，其顶端附属物与花药等长或稍短，药隔伸延物长约为花药 2 倍；子房三角状卵形。蒴果有种子数粒。花期 3–5 月，果期 6–7 月。

分布与生境 产于山东、江苏、安徽、浙江、江西、河南等省。常生于林下，也见于药圃栽培。日本有栽培。

药用部位 块根。

功效应用 温肺化痰，润肺止咳，抗痨，杀虫。用于风寒咳嗽，百日咳，支气管炎，肺结核，虚喘，

百部科 STEMONACEAE

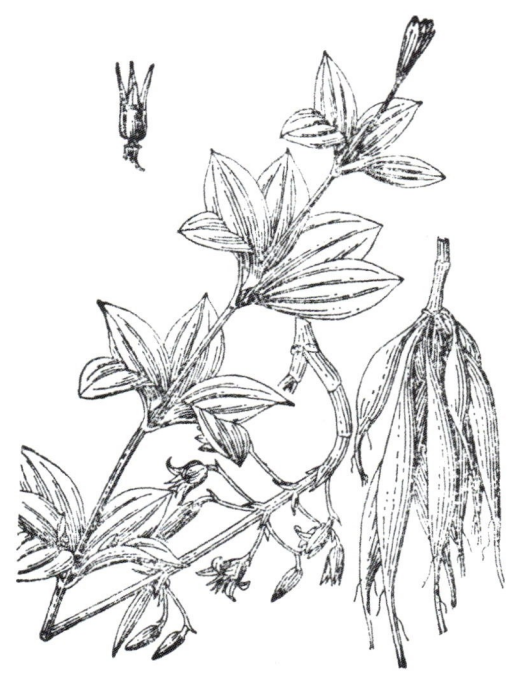

直立百部 Stemona sessilifolia (Miq.) Miq.
引自《中国高等植物图鉴》

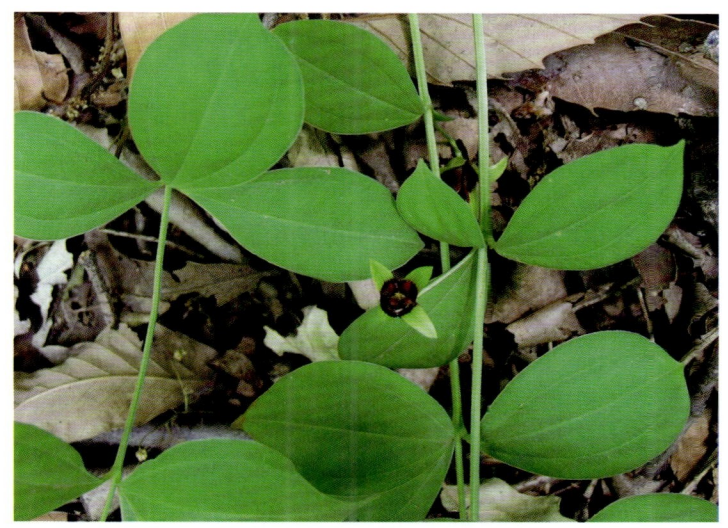

直立百部 Stemona sessilifolia (Miq.) Miq.
摄影：刘冰

蛔虫病，蛲虫病，阿米巴痢疾，疥疮，足癣，瘾疹，湿疹，头虱，体虱等。

化学成分　块根含生物碱类：直立百部酰胺(sessilifoliamide) A、B、C、D[1]、E、F、G、H[2]、I[3]、J[4]，百部宁碱(stenine)，2-氧代百部宁碱(2-oxostenine)，百部酰胺(stemoninoamide)，对叶百部酮(tuberostemonone)，新对叶百部醇(neotuberostemonol)[1]，百部螺碱(stemospironine)，原百部次碱(protostemotinine)[5]，原百部碱(protostemonine)[6]，二氢百部新碱(dihydrostemoninine)，直立百部胺(sessilistemonamine) A、B、C[7]、D[8]，直立百部因碱(stemosessifoine)，异氧代狭叶百部碱(isooxymaistemonine)，异狭叶百部碱(isomaistemonine)，双去氢百部新碱(bisdehydrostemoninine)，异双去氢百部新碱(isobisdehydrostemoninine)，对叶百部碱(tuberostemonine)，双去氢对叶百部碱(bisdehydrotuberostemonine)[9]，百部新碱(stemoninine) A、B，双去氢百部新碱(bisdehydrostemoninine) A[10]，原百部酰胺(protostemonamide)，狭叶百部碱(maistemonine)，蔓生百部碱(stemonamine)[11]；甾体类：β-谷甾醇[5]，豆甾醇[6]，胡萝卜苷[12]；三萜类：羽扇豆-3-酮(lupan-3-one)[12]；酚/酚酸类：百部芪烷▲(stilbostemin) B、D[5]、E、H、I[13]，4'-甲基赤松素(4'-methylpinosylvin)[5]，苯甲酸(benzoic acid)，香草酸(vanillic acid)，7-甲氧基-3-甲基-2,5-二羟基-9,10-二氢菲(7-methoxy-3-methyl-2,5-dihydroxy-9,10-dihydrophenanthrene)[6]，4-甲氧基苯甲酸(4-methoxybenzoic acid)，3,4-二甲氧基苯酚(3,4-dimethoxyphenol)，4-甲基苯甲酸(4-methyl benzoic acid)，4-羟基苯甲酸(4-hydroxybenzoic acid)，4-羟基-3-甲氧基苯甲酸(4-hydroxy-3-methoxybenzoic acid)，4-羟基-3,5-二甲氧基苯甲酸(4-hydroxy-3,5-dimethoxybenzoic acid)，3,3'-双(3,4-二氢-4-羟基-6-甲氧基)-2H-1-苯并吡喃[3,3'-bis(3,4-dihydro-4-hydroxy-6-methoxy)-2H-1-benzopyran]，4-羟基-3-甲氧基苯甲醛(4-hydroxy-3-methoxybenzaldehyde)[12]；木脂素类：芝麻素(sesamin)[5]，(-)-丁香树脂酚-4-O-β-D-吡喃葡萄糖苷[(-)-syringaresinol-4-O-β-D-glucopyranoside][6]；苯丙素类：绿原酸(chlorogenic acid)，5-阿魏酰奎宁酸(5-O-feruloylquinic acid)[12]；甘油酯类：28-羟基-正二十八酸-3'-甘油单酯(28-hydroxyoctacosanic acid-3'-glycerin monoester)，26-羟基-正二十六酸-3'-甘油单酯(26-hydroxyhexacosanic acid-3'-glycerin-monoester)[5]。

茎含生物碱：直立百部碱▲(sessilifoline) A、B，对叶百部碱(tuberstemonine)，直立百部酰胺A(sessilifoliamide A)，百部酰胺(stemoninoamide)[14]。

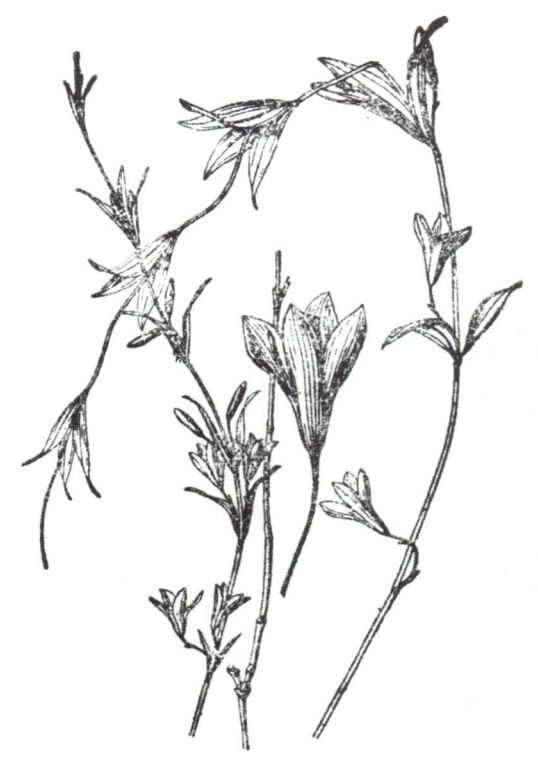

云南百部 Stemona mairei (H. Lév.) K. Krause
引自《中国高等植物图鉴》

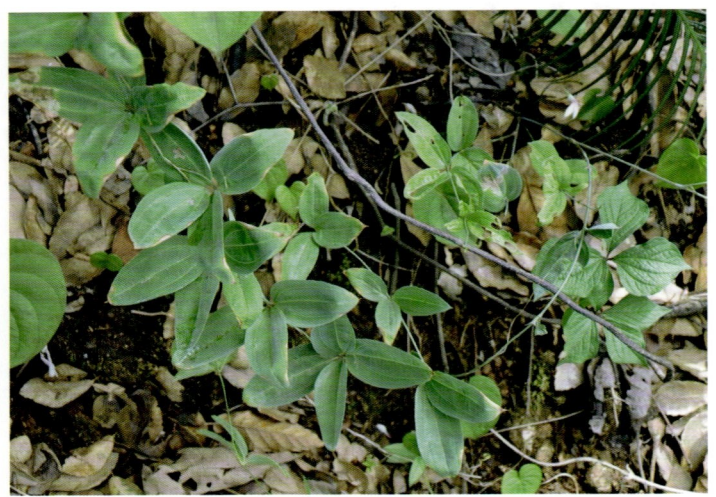

云南百部 Stemona mairei (H. Lév.) K. Krause
摄影：赖阳均

分布与生境　产于云南东北部、北部和西北部。生于海拔达 3200 m 的山坡草地或山地路边。

药用部位　块根。

功效应用　润肺止咳，化痰，抗痨，杀虫。用于肺痨咳嗽，百日咳，支气管炎，蛔虫病，蛲虫病，阿米巴痢疾，湿性肋膜炎，湿疹，头虱，体虱等。

化学成分　块根含生物碱类：狭叶百部碱(maistemonine)，氧代狭叶百部碱(oxymaistemonine)，原百部碱(protostemonine)[1]，云南百部醇▲(maireistemoninol)，新对叶百部酮(neotuberostemonone)，环氧对叶百部酮(epoxytuberostemonone)，新对叶百部尼醇▲(neotuberostemoninol)，新对叶百部碱(neotuberostemonine)，双去氢新对叶百部碱(bisdehydroneotuberostemonine)，双去氢对叶百部碱(bisdehydrotuberostemonine)，2-氧代百部宁碱(2-oxostenine)，滇百部碱(stemotinine)[2]。

化学成分参考文献

[1] Lin W, et al. *Chin Chem Lett*, 1991, 2(5): 369-370.

[2] Cai XH, et al. *Planta Med*, 2007, 73(2): 170-173.

4. 百部（名医别录）　蔓生百部（中药志），婆妇草（浙江），药虱药（河南）

Stemona japonica (Blume) Miq., Prolus. Fl. Jap. 386. 1867.——*Roxburghia japonica* Blume（英 **Japanese Stemona**）

　　块根肉质，成簇，长圆状纺锤形，粗 1-1.5 cm。茎长达 1 m，常有少数分枝，下部直立，上部攀援状。叶 2-4 (-5) 枚轮生，纸质或薄革质，卵形、卵状披针形或卵状长圆形，长 4-9 (-11) cm，宽 1.5-4.5 cm，边缘微波状；主脉通常 5 条，有时多至 9 条，两面隆起，横脉细密而平行；叶柄细，长 1-4 cm。花序柄贴生于叶片中脉上，花单生或数朵排成聚伞状花序，花柄纤细，长 0.5-4 cm；苞片线状披针形，长约 3 mm；花被片淡绿色，披针形，长 1-1.5 cm，宽 2-3 mm，顶端渐尖，基部较宽，具 5-9 脉，开放后反卷；雄蕊紫红色，短于或近等长于花被，花丝短，长约 1 mm，基部多少合生成环，

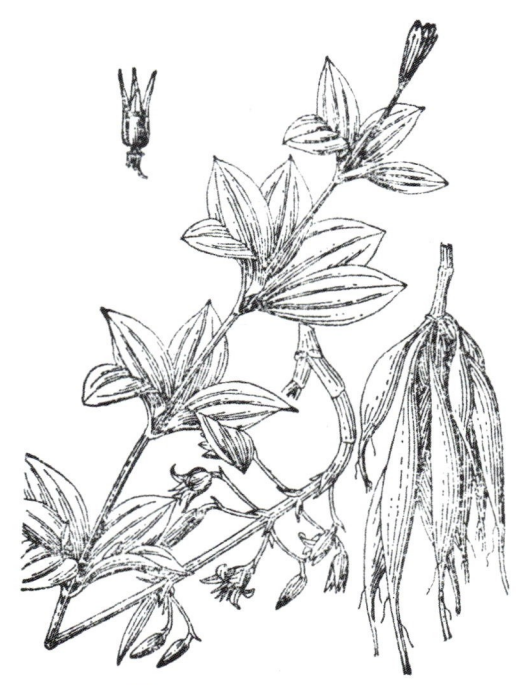

直立百部 Stemona sessilifolia (Miq.) Miq.
引自《中国高等植物图鉴》

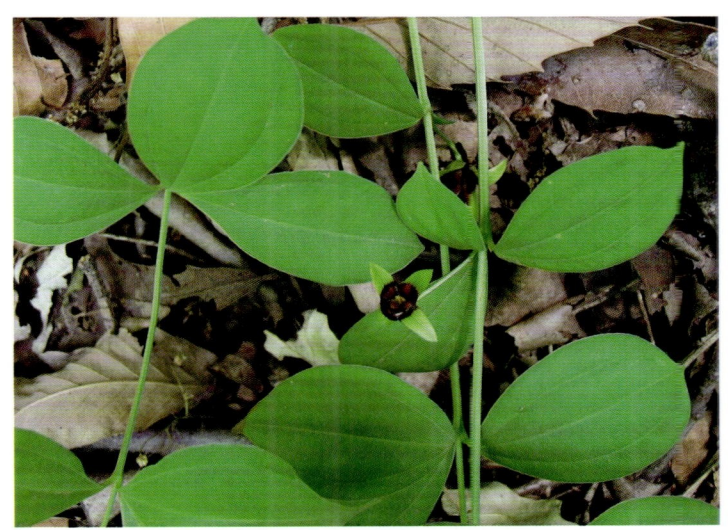

直立百部 Stemona sessilifolia (Miq.) Miq.
摄影：刘冰

蛔虫病，蛲虫病，阿米巴痢疾，疥疮，足癣，瘾疹，湿疹，头虱，体虱等。

化学成分 块根含生物碱类：直立百部酰胺(sessilifoliamide) A、B、C、D[1]、E、F、G、H[2]、I[3]，J[4]，百部宁碱(stenine)，2-氧代百部宁碱(2-oxostenine)，百部酰胺(stemoninoamide)，对叶百部酮(tuberostemonone)，新对叶百部醇(neotuberostemonol)[1]，百部螺碱(stemospironine)，原百部次碱(protostemotinine)[5]，原百部碱(protostemonine)[6]，二氢百部新碱(dihydrostemoninine)，直立百部胺(sessilistemonamine) A、B、C[7]、D[8]，直立百部因碱(stemosessifoine)，异氧代狭叶百部碱(isooxymaistemonine)，异狭叶百部碱(isomaistemonine)，双去氢百部新碱(bisdehydrostemoninine)，异双去氢百部新碱(isobisdehydrostemoninine)，对叶百部碱(tuberostemonine)，双去氢对叶百部碱(bisdehydrotuberostemonine)[9]，百部新碱(stemoninine) A、B，双去氢百部新碱(bisdehydrostemoninine) A[10]，原百部酰胺(protostemonamide)，狭叶百部碱(maistemonine)，蔓生百部碱(stemonamine)[11]；甾体类：β-谷甾醇[5]，豆甾醇[6]，胡萝卜苷[12]；三萜类：羽扇豆-3-酮(lupan-3-one)[12]；酚/酚酸类：百部芪烷▲(stilbostemin) B、D[5]、E、H、I[13]，4'-甲基赤松素(4'-methylpinosylvin)[5]，苯甲酸(benzoic acid)，香草酸(vanillic acid)，7-甲氧基-3-甲基-2,5-二羟基-9,10-二氢菲(7-methoxy-3-methyl-2,5-dihydroxy-9,10-dihydrophenanthrene)[6]，4-甲氧基苯甲酸(4-methoxybenzoic acid)，3,4-二甲氧基苯酚(3,4-dimethoxyphenol)，4-甲基苯甲酸(4-methyl benzoic acid)，4-羟基苯甲酸(4-hydroxybenzoic acid)，4-羟基-3-甲氧基苯甲酸(4-hydroxy-3-methoxybenzoic acid)，4-羟基-3,5-二甲氧基苯甲酸(4-hydroxy-3,5-dimethoxybenzoic acid)，3,3'-双(3,4-二氢-4-羟基-6-甲氧基)-2H-1-苯并吡喃[3,3'-bis(3,4-dihydro-4-hydroxy-6-methoxy)-2H-1-benzopyran]，4-羟基-3-甲氧基苯甲醛(4-hydroxy-3-methoxybenzaldehyde)[12]；木脂素类 芝麻素(sesamin)[5]，(-)-丁香树脂酚-4-O-β-D-吡喃葡萄糖苷[(-)-syringaresinol-4-O-β-D-glucopyranoside][6]；苯丙素类：绿原酸(chlorogenic acid)，5-阿魏酰奎宁酸(5-O-feruloylquinic acid)[12]；甘油酯类：28-羟基-正二十八酸-3'-甘油单酯(28-hydroxyoctacosanic acid-3'-glycerin monoester)，26-羟基-正二十六酸-3'-甘油单酯(26-hydroxyhexacosanic acid-3'-glycerin-monoester)[5]。

茎含生物碱：直立百部碱▲(sessilifoline) A、B，对叶百部碱(tuberstemonine)，直立百部酰胺A(sessilifoliamide A)，百部酰胺(stemoninoamide)[14]。

全草含酚/酚酸类：百部芪烷▲(stilbostemin) M、N、O，6-甲氧基-3,4-二氢-β-生育酚(6-methoxy-3,4-dehydro-β-tocopherol)，3,5-二羟基-2'-甲氧基二苯乙烷(3,5-dihydroxy-2'-methoxybibenzyl)，3,5-二羟基二苯乙烷(3,5-dihydroxybibenzyl)，β-生育酚(β-tocopherol)[15]，3,5-二羟基-4-甲基二苯乙烷(3,5-dihydroxy-4-methylbibenzyl)，3,5-二羟基-2'-甲氧基-4-甲基二苯乙烷(3,5-dihydroxy-2'-methoxy-4-methylbibenzyl)，3,3'-二羟基-5,6'-二甲氧基二苯乙烷(3,3'-dihydroxy-5,6'-dimethoxybibenzyl)，3,5-二羟基-2',5'-二甲氧基二苯乙烷(3,5-dihydroxy-2',5'-dimethoxybibenzyl)[16]。

药理作用 抗动脉粥样硬化作用：直立百部提取的生物碱化合物异氧代狭叶百部碱通过降低 CD_{36} 与 CLA-1 对预防动脉粥样硬化有积极作用[1]。

镇咳作用：直立百部提取的单体化合物原百部碱、百部螺碱、狭叶百部碱和蔓生百部碱对柠檬酸诱导的几内亚猪咳嗽模型具有显著镇咳作用[2]。

抗菌作用：直立百部提取的单体化合物 3,5-二羟基-2'-甲氧基二苯乙烷、3,5-二羟基二苯乙烷和 β-生育酚具有较强的抗金黄色葡萄球菌与表皮葡萄球菌的作用[3]。

注评 本种为历版中国药典、中华中药典范（1985 年版）、新疆药品标准（1980）收载"百部"的基源植物之一，药用其干燥块根。同属植物百部 S. japonica (Blume) Miq. 与大百部 S. tuberosa Lour. 亦同等药用。

化学成分参考文献

[1] Kakuta D, et al. *Tetrahedron*, 2003, 59(39): 7779-7786.
[2] Hitotsuyanagi Y, et al. *Tetrahedron*, 2006, 63(4): 1008-1013.
[3] Hitotsuyanagi Y, et al. *Heterocycles*, 2007, 71(9): 2035-2040.
[4] Hitotsuyanagi Y, et al. *Tetrahedron Lett*, 2008, 49(52): 7376-7379.
[5] 吕丽华，等. 中国药科大学学报，2005, 36(5): 408-410.
[6] 谭国英，等. 中国药科大学学报，2007, 38(6): 499-501.
[7] Wang P, et al. *Chem Biodiversers*, 2007, 4(3): 523-530.
[8] Wang P, et al. *Chin Chem Lett*, 2007, 18(2): 152-154.
[9] Guo A, et al. *Chem Biodiversers*, 2008, 5(4): 598-605.
[10] Wang P, et al. *J Asian Nat Prod Res*, 2008, 10(4): 311-314.
[11] Yang XZ, et al. *Planta Med*, 2009, 75(2): 174-177.
[12] 杨新洲，等. 天然产物研究与开发，2008, 20(1): 56-59.
[13] Yang XZ, et al. *J Asian Nat Prod Res*, 2007, 9(3): 261-266.
[14] Qian J, et al. *Helv Chim Acta*, 2007, 90(2): 326-331.
[15] Zhang T, et al. *J Asian Nat Prod Res*, 2007, 9(5): 479-485.
[16] Yang XZ, et al. *Chem Res Chinese U*, 2007, 23(1): 48-51.

药理作用及毒性参考文献

[1] Guo A, et al. *Chem Biodiversers*, 2008, 5(4): 598-605.
[2] Yang XZ, et al. *Planta Med*, 2009, 75(2): 174-177.
[3] Zhang T, et al. *J Asian Nat Prod Res*, 2007, 9(3): 479-85.

2. 细花百部（中国高等植物图鉴） 小花百部（海南植物志），大百部（新华本草纲要）

Stemona parviflora C. H. Wright in J. Linn. Soc., Bot. 32: 496. 1896.（英 **Littleflower Stemona**）

块根肉质，长纺锤形，长达 9 cm。茎长 40–70 cm，多分枝，攀援状，下部木质化，分枝细而坚韧，具细纵条纹。叶互生，披针形，长 5–9.5 cm，宽 0.6–4.5 cm，顶端长渐尖，边缘微波状，上面亮绿，下面淡绿；主脉 5 条，基出，近平行，在下面隆起，横脉细密而平行；叶柄细，长 1–1.2 cm，有时弯曲。总状花序腋生，总花柄长约 4 mm，具 2–6 朵小花；花柄纤细，长约 5 mm，中部具 1 关节；苞片小，钻状；花紫红色，花被片宽卵状披针形，长约 1 cm，宽 3 mm，顶端急尖，具 7–9 条脉；雄蕊较花被片稍短，花丝细而短，药细小，长 2 mm，药隔延伸物长约为花药的 1 倍；柱头无柄，子房卵形，长约 1.5 mm，宽约 1 mm，具 3 颗直立的胚珠。花期 4–5 月。

分布与生境 产于海南。生于海拔约 600 m 的山地路边、溪边或石隙中。

药用部位 块根。

功效应用 温肺化痰，润肺止咳，抗痨，杀虫。用于风寒咳嗽，百日咳，支气管炎，肺结核，虚喘，蛔虫病，蛲虫病，阿米巴痢疾，疥疮，足癣，瘾疹，湿疹，头虱，体虱等。

百部科 STEMONACEAE

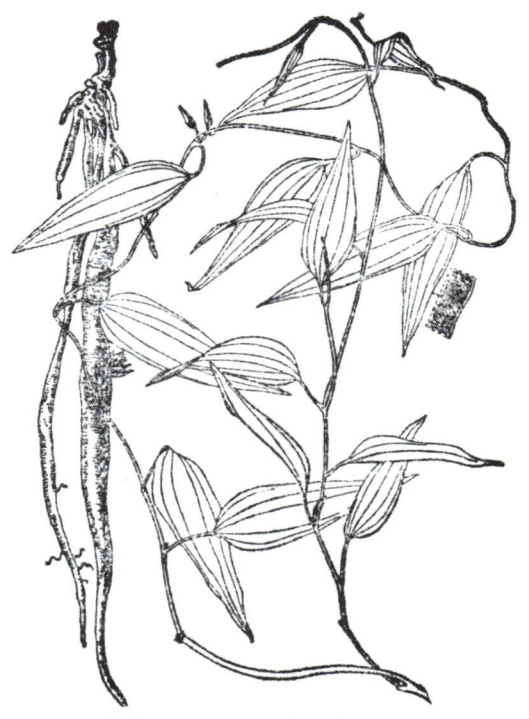

细花百部 Stemona parviflora C. H. Wright
引自《中国高等植物图鉴》

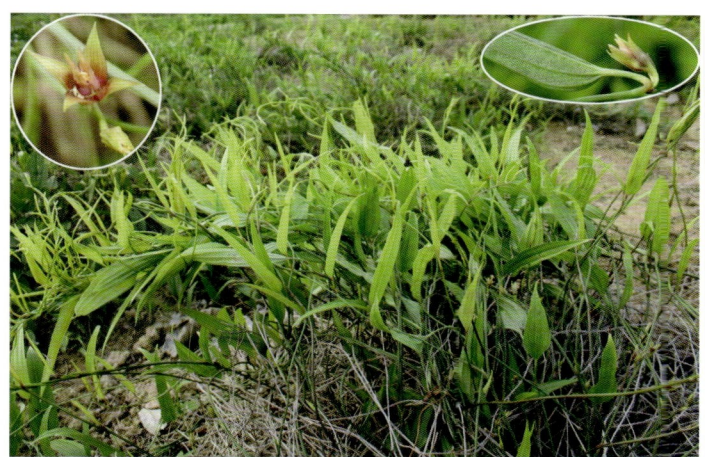

细花百部 Stemona parviflora C. H. Wright
摄影：王祝年

化学成分　块根含生物碱类：细花百部碱(parvistemonine)[1]，细花百部酰胺(parvistemoamide)，细花百部次碱(parvistemoline)，二去氢细花百部碱(didehydroparvistemonine)[2]，氧代百部叶碱(oxystemofoline)，甲氧基百部叶碱(methoxystemofoline)，百部叶碱(stemofoline)[3]，细花百部酰胺(parvistemoamide)[4]；其他类：细花百部素▲(parvistemin) A、B、C、D[5]。

茎叶含生物碱类：细花新百部碱(parvineostemonine)[6]。

化学成分参考文献

[1] 林文翰，等. 化学学报，1990, 48(8): 811-814.
[2] 林文翰，等. 化学学报，1991, 49(9): 927-931.
[3] 林文翰，等. 化学学报，1991, 49(10): 1034-1037.
[4] 林文翰，等. 化学学报，1991, 49(9): 927-931.
[5] Yang X, et al. *Tetrahedron*, 2007, 63(22): 4688-4694.
[6] Ke CQ, et al. *Chin Chem Lett*, 2003, 14(2): 173-175.

3. 云南百部（中国高等植物图鉴）　狭叶百部，线叶百部，丽江百部（云南）

Stemona mairei (H. Lév.) K. Krause in Notizbl. Bot. Gard. Berlin-Dahlem 10: 289. 1928.——*Dianella mairei* H. Lév.（英 **Maire Stemona**）

　　块根肉质，长圆状卵形。茎长 20-70 cm，分枝或不分枝，攀援状，圆柱形，粗约 2.5 mm，粉绿色，具纵条棱。叶对生或 3-4 枚轮生，直立向上，线形或线状披针形，有时部的叶为卵形，长 1.5-7 cm，宽 2-12 mm，生于茎下部的偶而宽达 3 cm，无柄或近无柄；主脉 3-5 条。花单生于叶腋或叶片中脉基部，白色，有时带粉红色；花柄丝状，长 1-2.5 cm；花被狭长圆形，长约 2 cm，外轮宽 5-6 mm，内轮宽 7-8 mm，顶端急尖，通常具 7-9 脉；雄蕊直立，长约 1.2 cm，花丝短，丝状，花药披针形，药室基部离生，顶端延伸为线状附属物，药隔延伸为较长的钻状附属物；子房细小，近球形，柱头无柄，胚珠 6 枚。蒴果卵形。种子卵圆形，长约 5 mm，宽 2.5 mm，表面具纵槽纹，棕黑色，基部丛生泡囊状附属物。花期 4-6 月。

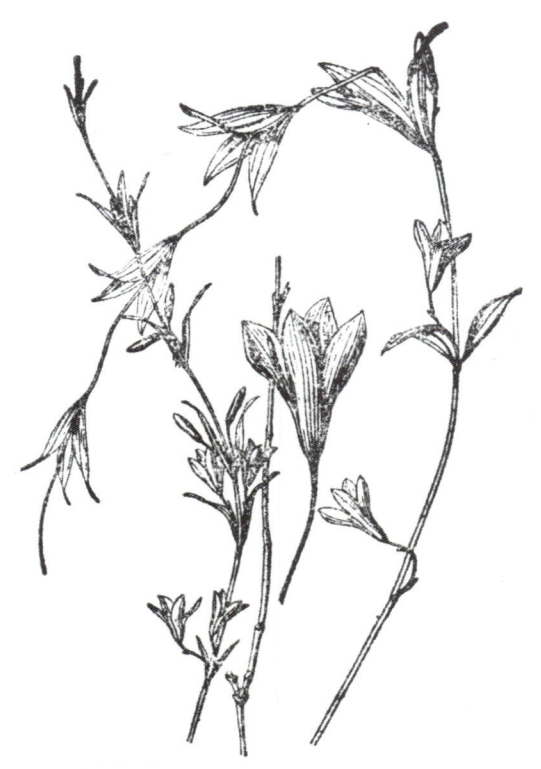

云南百部 Stemona mairei (H. Lév.) K. Krause
引自《中国高等植物图鉴》

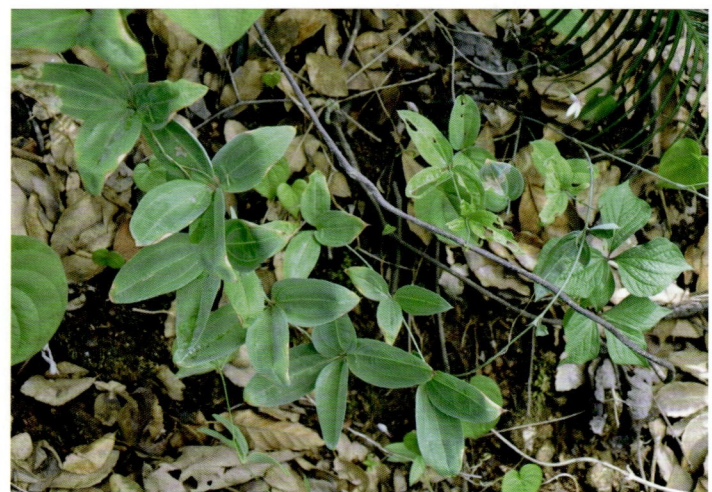

云南百部 Stemona mairei (H. Lév.) K. Krause
摄影：赖阳均

分布与生境　产于云南东北部、北部和西北部。生于海拔达 3200 m 的山坡草地或山地路边。

药用部位　块根。

功效应用　润肺止咳，化痰，抗痨，杀虫。用于肺痨咳嗽，百日咳，支气管炎，蛔虫病，蛲虫病，阿米巴痢疾，湿性肋膜炎，湿疹，头虱，体虱等。

化学成分　块根含生物碱类：狭叶百部碱(maistemonine)，氧代狭叶百部碱(oxymaistemonine)，原百部碱(protostemonine)[1]，云南百部醇▲(maireistemoninol)，新对叶百部酮(neotuberostemonone)，环氧对叶百部酮(epoxytuberostemonone)，新对叶百部尼醇▲(neotuberostemoninol)，新对叶百部碱(neotuberostemonine)，双去氢新对叶百部碱(bisdehydroneotuberostemonine)，双去氢对叶百部碱(bisdehydrotuberostemonine)，2-氧代百部宁碱(2-oxostenine)，滇百部碱(stemotinine)[2]。

化学成分参考文献

[1] Lin W, et al. *Chin Chem Lett*, 1991, 2(5): 369-370.

[2] Cai XH, et al. *Planta Med*, 2007, 73(2): 170-173.

4. 百部（名医别录）　蔓生百部（中药志），婆妇草（浙江），药虱药（河南）

Stemona japonica (Blume) Miq., Prolus. Fl. Jap. 386. 1867.——*Roxburghia japonica* Blume（英 **Japanese Stemona**）

　　块根肉质，成簇，长圆状纺锤形，粗 1-1.5 cm。茎长达 1 m，常有少数分枝，下部直立，上部攀援状。叶 2-4 (-5) 枚轮生，纸质或薄革质，卵形、卵状披针形或卵状长圆形，长 4-9 (-11) cm，宽 1.5-4.5 cm，边缘微波状；主脉通常 5 条，有时多至 9 条，两面隆起，横脉细密而平行；叶柄细，长 1-4 cm。花序柄贴生于叶片中脉上，花单生或数朵排成聚伞状花序，花柄纤细，长 0.5-4 cm；苞片线状披针形，长约 3 mm；花被片淡绿色，披针形，长 1-1.5 cm，宽 2-3 mm，顶端渐尖，基部较宽，具 5-9 脉，开放后反卷；雄蕊紫红色，短于或近等长于花被，花丝短，长约 1 mm，基部多少合生成环，

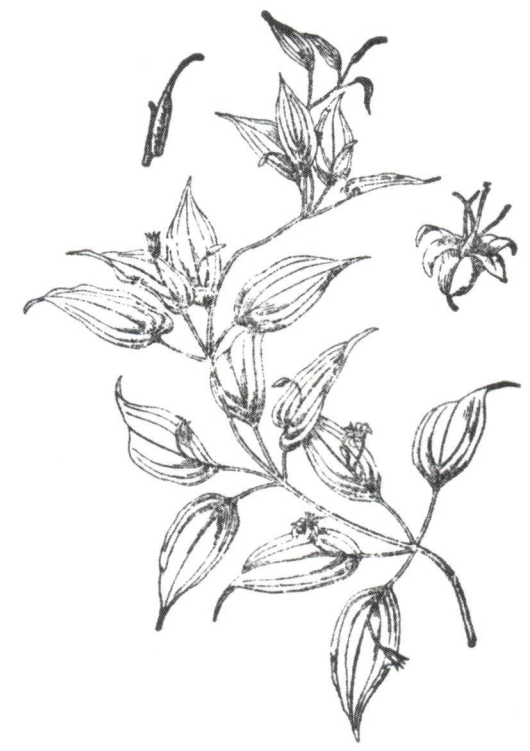

百部 *Stemona japonica* (Blume) Miq.
引自《中国高等植物图鉴》

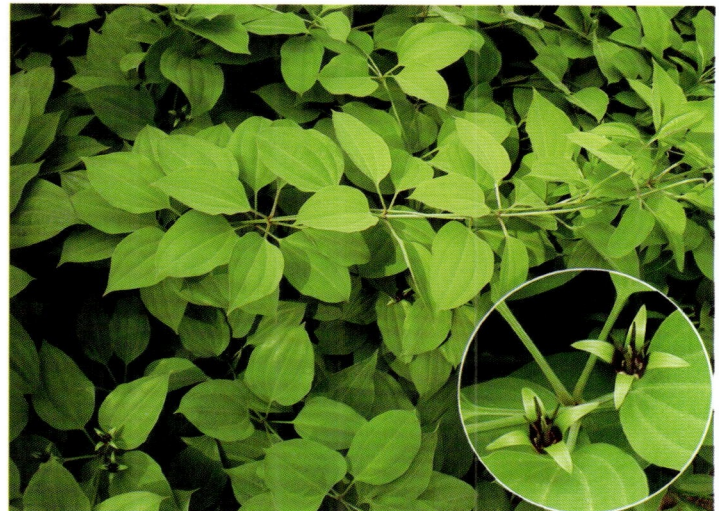

百部 *Stemona japonica* (Blume) Miq.
摄影：张英涛

花药线形，长约 2.5 mm，顶端具箭头状附属物，两侧各具一直立或下垂的丝状体，药隔延伸为钻状或线状附属物。蒴果卵形，扁，红褐色，长 1–1.4 cm，宽 4–8 mm，顶端锐尖，2 片开裂，常具 2 颗种子。种子椭圆形，稍扁平，长约 6 mm，宽 3–4 mm，深紫褐色，表面具纵槽纹，一端簇生多数淡黄色膜质短棒状附属物。花期 5–7 月，果期 7–10 月。

分布与生境　产于江苏、安徽、浙江、江西等省。生于海拔 300–400 m 的山坡草丛、路旁和林下。

药用部位　块根。

功效应用　温肺化痰，润肺止咳，抗痨，杀虫。用于风寒咳嗽，百日咳，支气管炎，肺结核，虚喘，蛔虫病，蛲虫病，阿米巴痢疾，疥疮，足癣，瘾疹，湿疹，头虱，体虱等。

化学成分　块根含生物碱类：百部碱(stemonine)，百部定碱(stemonidine)，二去氢原百部碱(didehydroprotostemonine)，二去氢百部碱(didehydrostmonine)[1]，氧代狭叶百部碱(oxymaistemonine)[2]，对叶百部碱(tuberostemonine) B、C，双去氢对叶百部碱(bisdehydrotuberostemonine) B、C，异狭叶百部碱(isomaistemonine)[3]，双去氢新百部碱(bisdehydroneostemonine)，双去氢原百部碱(bisdehydroprotostemonine)[4]，异原百部碱(isoprotostemonine)，新百部碱(neostemonine)[5]，蔓生百部碱(stemonamine)，异蔓生百部碱(isostemonamine)[6]；蒽醌类：1,8-二羟基-3-甲基蒽醌(1,8-dihydroxy-3-methylanthraquinone)，1,8-二羟基-6-甲氧基-3-甲基蒽醌(1,8-dihydroxy-6-methoxy-3-methylanthraquinone)[2]；甾体类：β-谷甾醇,豆甾醇[2]；酚/酚酸类：苯甲酸(benzoic acid)，4-甲氧基苯甲酸(4-methoxy benzoic acid)[2]，3,5-二羟基-4-甲基二苯乙烷(3,5-dihydroxy-4-methylbibenzyl)，3,5-二羟基-2'-甲氧基-4-甲基二苯乙烷(3,5-dihydroxy-2'-methoxy-4-methylbibenzyl)，百部芪烷▲(stilbostemin) J、K、L[7]、M[8]、P、Q、R，3,5-二羟基-2'-甲氧基二苯乙烷(3,5-dihydroxy-2'-methoxybibenzyl)，3,3'-二羟基-2,5'-二甲氧基二苯乙烷(3,3'-dihydroxy-2,5'-dimethoxybibenzyl)，3,5,2'-三羟基-4-甲基二苯乙烷(3,5,2'-trihydroxy-4-methylbibenzyl)[9]；苯丙素类：绿原酸(chlorogenic acid)[2]，3-O-阿魏酰奎尼酸(3-O-feruloyl quinic acid)，4-O-阿魏酰奎尼酸(4-O-feruloyl quinic acid)，3-O-阿魏酰奎尼酸甲酯(methyl 3-O-feruloyl quinate)，5-O-咖啡酰奎尼酸甲酯(methyl

5-O-caffeyolquinate)，4-O-阿魏酰奎尼酸甲酯(methyl 4-O-feruloyl quinate)，3-O-阿魏酰奎尼酸乙酯(ethyl 3-O-feruloyl quinate)，4-O-阿魏酰奎尼酸乙酯(ethyl 4-O-feruloyl quinate)[10]；木脂素类：蜂斗菜素(japonin) A、B、C、D[10]；其他类：京尼平苷(geniposide)[2]，藏红花素A (crocin A)[2]，二氢菲(dihydrophenanthrene)[10]，百部菲(stemanthrene) F[7]、G[9]。

地上部分含生物碱类：6β-羟基百部叶碱(6β-hydroxystemofoline)，16-羟基百部叶碱(16-hydroxystemofoline)，新百部叶碱(neostemofoline)，原百部二醇(protostemodiol)，13-二甲氧基-11(S),12(R)-二氢原百部碱(13-demethoxy-11(S),12(R)-dihydroprotostemonine)[11]，百部定碱(stemonidine)，百部叶碱(stemofoline)[12]。

药理作用 抗细菌作用：百部提取的二氢芪类化合物百部芪烷L、百部菲F、3,5-二羟基-4-甲基二苯乙烷、3,5-二羟基-2'-甲氧基-4-甲基二苯乙烷具有很强的抗金色葡萄球菌与表皮葡萄球菌的作用[1]。

抗病毒作用：中性红试验表明百部提取的单体化合物3-O-阿魏酰奎宁酸甲酯、5-O-咖啡酰奎宁酸甲酯具有抗H_5N_1病毒的作用[2]。

抗真菌作用：百部提取的单体化合物3,5-二羟基-2'-甲氧基二苯乙烷、3,3'-二羟基-2,5'-二甲氧基二苯乙烷具有显著抗真菌作用[3]。

杀虫作用：百部提取的百部碱能麻痹离体小鼠回肠的蠕动，影响寄生虫的蠕动，从而说明该物质是百部杀虫功效的主要成分之一[4]。

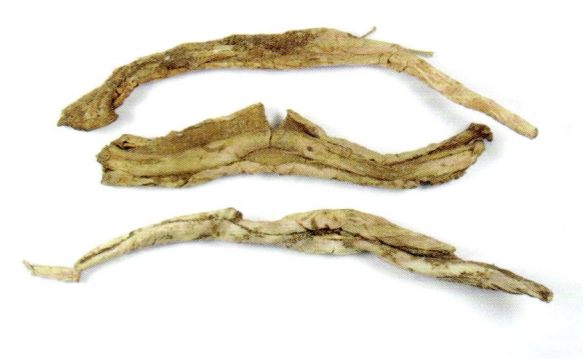

百部 Stemonae Radix
摄影：钟国跃

注评 本种为历版中国药典、中华中药典范（1985年版）、新疆（1980）药品标准收载"百部"的基源植物之一，药用其干燥块根。蒙古族、傣族、畲族治疗肺燥咳嗽、蛲虫病；景颇族、阿昌族、德昂族治急性胃炎、风湿性关节炎。

化学成分参考文献

[1] Zou C, et al. *J Chin Pharm Sci*, 2000, 9(3):113-115.

[2] 杨新洲，等. 天然产物研究与开发，2008, 20(3):399-402.

[3] Zou C, et al. *J Chin Pharm Sci*, 1999, 8(4):185-190.

[4] Ye Y, et al. *Phytochemistry*, 1994, 37(4):1205-1208.

[5] Ye Y, et al. *Chin Chem Lett*, 1992, 3(7):511-514.

[6] Iizuka H, et al. *J Chem Soc, Chem Commun*, 1973(4):125-126.

[7] Yang XZ, et al. *J Asian Nat Prod Res*, 2006, 8(1-2):47-53.

[8] Yang XZ, et al. *Helv Chim Acta*, 2007, 90(2):318-325.

[9] Zhang YZ, et al. *J Asian Nat Prod Res*, 2008, 10(7-8):639-644.

[10] Ge F, et al. *Phytochem Analysis*, 2007, 18(3):213-218.

[11] Tang CP, et al. *J Nat Prod*, 2007, 71(1):112-116.

[12] Sakata K, et al. *Agric Biol Chem Tokyo*, 1978, 42(2):457-463.

药理作用及毒性参考文献

[1] Yang XZ, et al. *J Asian Nat Prod Res*, 2006, 8(1):47-53.

[2] Ge F, et al. *Phytochem Anal*, 2007, 18(3):213-218.

[3] Zhang YZ, et al. *J Asian Nat Prod Res*, 2008, 10(7-8):639-644.

[4] Terada M, et al. *Nippon Yakurigaku Zasshi*, 1982, 79(2):93-103.

百部科 STEMONACEAE

5. 大百部（植物分类学报） 对叶百部（中药志），九重根（四川、云南、贵州），山百部根（湖南），大春根药（广东梅县），百条根（福建），野天门冬根（西南）

Stemona tuberosa Lour., Fl. Cochinch. 2: 404. 1790.（英 **Tuber Stemona**）

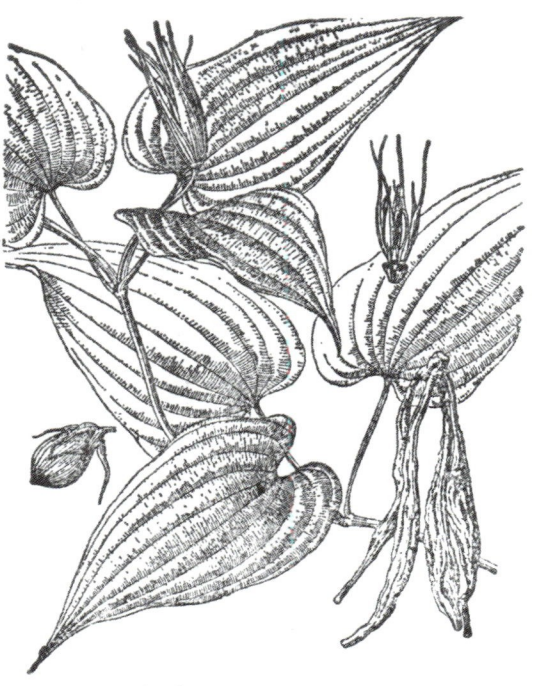

块根通常纺锤状，长达30 cm。茎常具少数分枝，攀援状，下部木质化，分枝表面具纵槽。叶对生或轮生，极少兼有互生，卵状披针形、卵形或宽卵形，长6–24 cm，宽(2–) 5–17 cm，边缘稍波状；叶柄长3–10 cm。花单生或2–3朵排成总状花序，生于叶腋或偶而贴生于叶柄上，花柄或花序柄长2.5–5 (–12) cm；苞片小，披针形，长5–10 mm；花被片黄绿色带紫色脉纹，长3.5–7.5 cm，宽7–10 mm，顶端渐尖，内轮比外轮稍宽，具7–10脉；雄蕊紫红色，短于或几等长于花被，花丝粗短，长约5 mm，花药长1.4 cm，顶端具短钻状附属物，药隔肥厚，延伸为长钻状或披针形附属物；子房小，卵形，花柱近无。蒴果光滑，具多数种子。花期4–7月，果期5–8月。

分布与生境 产于长江流域以南各省区。生于海拔370–2240 m的山坡丛林下、溪边、路旁以及山谷和阴湿岩石中。中南半岛、菲律宾和印度北部也有分布。

药用部位 块根。

功效应用 温肺化痰，润肺止咳，抗痨，杀虫。用于风寒咳嗽，百日咳，支气管炎，肺结核，虚喘，蛔虫病，蛲虫病，阿米巴痢疾，疥疮，足癣，瘾疹，湿疹，头虱，体虱。

大百部 **Stemona tuberosa** Lour.
引自《中国高等植物图鉴》

化学成分 块根含生物碱类：百部烯碱▲(stemoenonine)，9a-O-甲基百部烯碱▲(9a-O-methylstemoenonine)，氧代百部烯碱▲(oxystemoenonine)，1,9a-裂环-百部烯碱▲(1,9a-seco-stemoenonine)，氧代百部新碱(oxystemoninine)，百部酰胺(stemoninoamide)[1,5]，对叶百部烯酮(tuberostemoenone)，对叶百部酮(tuberostemonone)[2]，对叶百部醇(tuberostemol)[3]，N-氧-对叶百部碱(N-oxy-tuberostemonine)，异二去氢对

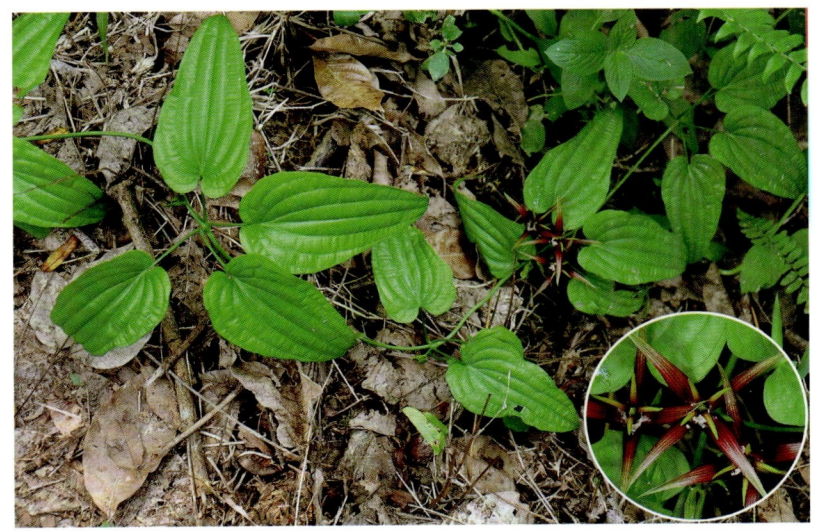

大百部 **Stemona tuberosa** Lour.
摄影：王祝年

叶百部碱(isodidehydrotuberostemonine)，二去氢对叶百部碱(didehydrotuberostemonine)，氧代对叶百部碱(oxotuberostemonine)[4]。对叶百部尼醇▲(tuberostemoninol)[5-6]，对叶百部尼醇▲(tuberostemoninol) A、B，双去氢新对叶百部碱(bisdehydroneotuberostemonine)[6]。

注评 本种为历版中国药典、中华中药典范（1985年版）、根及根状茎"百部"的基源植物之一，药用其干燥块根。傣族、佤族、苗族、蒙古族、仡佬族也药用，主要治疗风寒咳嗽、哮喘、皮肤疥癣、湿疹、蛔虫蛲虫病。

化学成分参考文献

[1] Lin LG, et al. *J Nat Prod*, 2008, 71(6): 1107-1110.

[2] 崔育新，等. 波谱学杂志，1998, 15(6): 515-520.

[3] 林文瀚，等. 科学通报，1998, 43(4): 405-408.

[4] Lin WH, et al. *J Chin Pharm Sci*, 1999, 8(1): 1-7.

[5] Lin WH, et al. *Phytochemistry*, 1994, 36(5): 1333-1335.

[6] Zhong Y, et al. Helvetica Chimica Acta, 2010, 93(1): 133-138.

2. 黄精叶钩吻属 Croomia Torr.

多年生草本，具横走根状茎和肉质根。茎直立，不分枝，上部稍俯垂，基部被膜质鞘。叶数枚互生，膜质，主脉5条，弧形，侧脉不甚明显，网状或近于平行。花小，单朵或2–4朵排成总状花序，腋生；花柄丝状，中部具关节；苞片丝状；花被片4，2轮，大小近相等或最外1枚较大；雄蕊4，生于花被片基部，比花被片短，花丝粗短，花药长圆状拱形，斜向内；子房上位，卵形，扁，1室，具数个室顶悬垂的胚珠，柱头无柄，头状，极小。蒴果卵圆形，稍扁，顶端具钝喙，2片裂开。种子近球形，表面具纵皱纹，一端丛生增厚的流苏状附属物。

全世界共3种，分布于北美洲（美国东南部）、日本和我国。我国仅产1种，可药用。

本属药用植物根部主要含有生物碱类成分。

1. 黄精叶钩吻　金刚大（中国高等植物图鉴）

Croomia japonica Miq., Ann. Mus. Bot. Lugduno-Batavi 2: 138. 1865.（英 **Japanese Croomia**）

根肉质，粗约2 mm。根状茎匍匐，节多而密，节上具短的茎残留物。茎通常单一，直立，不分枝，高14–45 cm，具纵槽，基部具4–5枚膜质鞘。叶通常3–8枚互生于茎上部，叶柄长5–15 mm，紫红色；叶片卵形或卵状长圆形，长5–11 cm，宽3.5–8 cm，顶端急尖或短尖，基部微心形，并稍向叶柄下延，边缘稍粗糙，主脉7–9。花小，单朵或2–4朵排成总状花序；总花柄丝状，下垂，长1.5–2 cm；花柄长8–15 mm；苞片丝状，长约3 mm，具1条偏向一侧的脉；花被片黄绿色，成十字形展开，宽卵形至卵状长圆形，大小近相等或内轮长于外轮，长1.5–3.5 mm或更长，宽2.5–3 mm，边缘反卷，具小乳突，在果时宿存；雄蕊4枚，花丝粗短，具微乳突，花药长圆状拱形；子房具数枚胚珠，柱头小，头状，无柄。蒴果稍扁，2片裂。

分布与生境 产于浙江（天目山、天台山）、安徽（黄山）、江西（上饶）、福建（建宁、太宁）。生于海拔830–1200 m的山谷杂木林下。日本也有分布。

药用部位 根及根状茎。

功效应用 发散风热，解蛇毒。用于咽喉肿痛，咽喉炎，毒蛇咬伤，瘙痒，跌打损伤。

化学成分 根含生物碱：金刚大碱(croomine)，二去氢金刚大碱(didehydrocroomine)[1]，金刚大定(croomionidine)，粉蕊黄杨胺(pachysamine) A[1]；甾体类：β-谷甾醇[1]。

化学成分参考文献

[1] 林文翰，等. 药学学报，1993, 28(3): 202-206.

百部科 STEMONACEAE

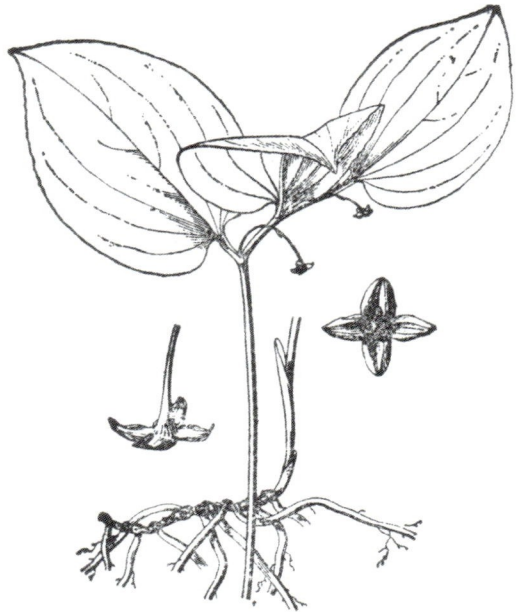

黄精叶钩吻 Croomia japonica Miq.
引自《中国高等植物图鉴》

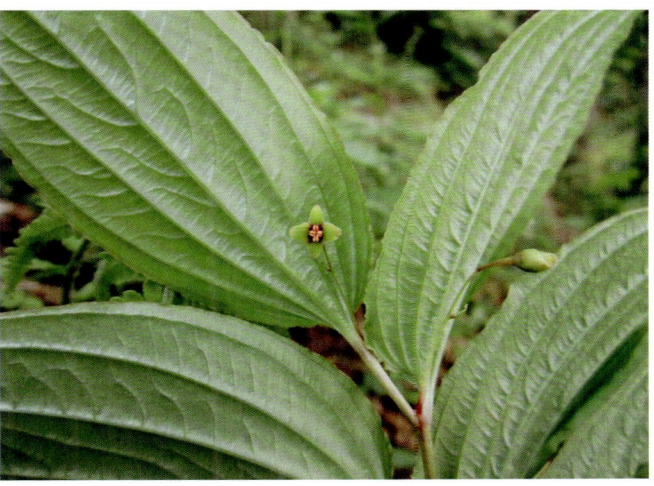

黄精叶钩吻 Croomia japonica Miq.
摄影：南程慧

龙舌兰科 AGAVACEAE

具根状茎；茎短或很发达。叶常聚生于茎的顶部，有时基生或散生茎上，叶片狭长，通常厚或肉质，全缘或有刺。花两性或单性，辐射对称或稍左右对称，排列成总状花序或圆锥花序，花序分枝下方具苞片；花被管短或长，裂片近相等或不等；雄蕊 6，着生于管上或裂片基部，花丝丝状至粗厚，分离，花药线形，背着；子房上位或下位，3 室，每室有胚珠多颗至 1 颗。果为浆果或蒴果。

约 20 属 670 种，多数分布于热带和亚热带地区，我国原产的有 2 属 6 种，产于南方，引入栽培 4 属约 10 种，其中 6 属 12 种 2 变种可药用。

本科药用植物主要含甾体类成分。

分属检索表

1. 具块状的根状茎···6. **晚香玉属 Polianthes**
1. 无块状的根状茎。
   2. 具横走的根状茎；叶片直立，淡绿色而有深绿色横斑纹···4. **虎尾兰属 Sansevieria**
   2. 无横走的根状茎；叶片斜展，无上述斑纹。
      3. 无茎或有极短的茎；叶呈莲座状，大而肥厚，肉质或稍带木质，边缘常有刺，顶端常有硬尖刺··5. **龙舌兰属 Agave**
      3. 茎多少木质化，常能增粗，短或长，上有近环状的叶痕；叶通常聚生于茎的上部或顶端，一般不肥厚肉质，顶端有刺或无刺。
         4. 叶坚挺，顶端明显具刺；花大，花被片离生，长 3–4 cm···1. **丝兰属 Yucca**
         4. 叶顶端一般无刺；花较小，花被片不同程度合生，全长 5–25 mm。
            5. 叶柄长 10–30 cm 或更长；子房每室具多颗胚珠···2. **朱蕉属 Cordyline**
            5. 叶柄长 1–6 cm 或不明显；子房每室具 1–2 颗胚珠···3. **龙血树属 Dracaena**

1. 丝兰属 Yucca L.

茎很短或长而木质化，有时有分枝。叶近簇生于茎或枝的顶端，条状披针形至长条形，常厚实、坚挺而具刺状顶端，边缘有细齿或丝裂。圆锥花序从叶丛抽出；花近钟形，花被片 6，离生；雄蕊 6，短于花被片，花丝粗厚，上部常外弯，花药较小，箭形，丁字状着生；花柱短或不明显，柱头 3 裂，子房近长圆形，3 室。果实为不裂或开裂的蒴果，或为浆果。种子多数，扁平，薄，常具黑色种皮。

本属约 30 种，分布于北美洲至中美洲。我国引种栽培数种，其中 1 种可药用。

本属药用植物主要含甾体类化合物，还包括少量酚类物质。螺甾醇类皂苷丝兰皂苷(yuccaloeside) A、B (**1**)、C (**2**)，呋甾醇类皂苷(25R)-26-O-β-D-吡喃葡萄糖基-22α-甲氧基-5β-呋甾-3β,26-二醇-3-O-[β-D-吡喃葡萄糖基-(1→2)-O-β-D-吡喃半乳糖苷]{(25R)-26-O-β-D-glucopyranosyl-22α-methoxy-5β-furostan-3β,26-diol-3-O-[β-D-glucopyranosyl-(1→2)-O-β-D-galactopyranoside]}(**3**)，(25R)-26-O-β-D-吡喃葡萄糖基-5β-呋甾-3β,22α,26-三醇-3-O-[β-D-吡喃葡萄糖基-(1→2)-O-β-D-吡喃半乳糖苷]{(25R)-26-O-β-D-glucopyranosyl-5β-furostan-3β,22α,26-triol-3-O-[β-D-glucopyranosyl-(1→2)-O-β-D-galactopyranoside]}(**4**)，(25R)-26-O-β-D-吡喃葡萄糖基-5β-呋甾-3β,22α,26-三醇-3-O-[β-D-吡喃葡萄糖基-(1→2)-O-β-D-吡喃葡萄糖苷]{(25R)-26-O-β-D-glucopyranosyl-5β-furostan-3β,22α,26-triol-3-O-[β-D-glucopyranosyl-(1→2)-O-β-D-glucopyranoside]}(**5**)，甾体皂苷元替告皂苷元(tigogenin，**6**)，菝葜皂苷元(smilagenin)，芰脱皂苷元

(gitogenin)，海柯皂苷元(hecogenin)，洛柯皂苷元(rockogenin)；酚类成分凤尾丝兰酚(gloriosaol) A、B (**7**)、C (**8**)、D、E (**9**)。凤尾丝兰的提取物alexin，不仅有促进植物生长的作用，而且在体外实验发现其对人类病原性真菌有广谱抗菌作用，对皮肤病真菌的抑制活性最好，最低抑菌浓度为 15.6 μg/ml；另外，还发现提取物alexin中的两种成分 **1** 和 **2** 的抗菌谱较窄，但对临床中有耐药作用的真菌表现出有抑制作用，两者对皮肤病真菌的最低抑菌浓度在 0.78–12.5 μg/ml；**7** 和 **8** 具有抗氧化活性；**6** 存在于凤尾丝兰根、茎、叶、花中，是甾体激素制备合成中的一个重要中间体，在整个开花期的花朵及花蕾中含量最高，分别含 0.95%–1.1% 和 1.25%–1.55%，所以，在开花期采集原料药制备 **6** 能获得较高收率。

3: $R_1=CH_3$
4: $R_1=H$

7: $R_1=H\ R_2=OH\ R_3=H\ R_4=H$
8: $R_1=OH\ R_2=OCH_3\ R_3=OH\ R_4=H$
9: $R_1=OH\ R_2=H\ R_3=OH\ R_4=OCH_3$

1. 凤尾丝兰　凤尾兰，菠萝花，剑麻，白棕（浙江）

Yucca gloriosa L., Sp. Pl. 1: 319. 1753.（英 **Spanish Dagger**）

多年生，常绿。茎木质化，短，有时分枝，高可达 5 m。叶密集，螺旋状排列茎端，密生成莲座状，质地坚硬，有白粉，剑形，长 40–70 cm，中部宽 4–6 cm，顶端有坚硬的暗红色刺，全缘，老叶边缘有时具稀疏的丝状纤维。圆锥花序高 1 m 以上，花大而下垂，乳白色，常带紫红色。花被片 6。蒴果下垂，椭圆状卵形，不开裂。花期 6–10 月。

分布与生境　原产于北美东部及东南部，我国各地普遍栽植，在华北地区种植需稍加保护方能越冬。

药用部位 根、花、果实。

功效应用 花：化痰止咳，平喘。用于支气管哮喘。根、果实：清热解毒，接骨，止血。用于疮疡，疔疮，肿毒，外伤出血，骨折。

化学成分 根含酚类：凤尾丝兰酚(gloriosaol) A、B[1]、C、D、E[2]，丝兰酚(yuccaol) A、C、D、E[3]。

根状茎含甾体类：(25R)-26-O-β-D-吡喃葡萄糖基-22α-甲氧基-5β-呋甾-3β,26-二醇-3-O-[β-D-吡喃葡萄糖基-(1→2)-O-β-D-吡喃半乳糖苷]{(25R)-26-O-β-D-glucopyranosyl-22α-methoxy-5β-furostan-3β,26-diol-3-O-[β-D-glucopyranosyl-(1→2)-O-β-D-galactopyranoside]}，(25R)-26-O-β-D-吡喃葡萄糖基-5β-呋甾-3β,22α,26-三醇-3-O-[β-D-吡喃葡萄糖基-(1→2)-O-β-D-吡喃半乳糖苷]{(25R)-26-O-β-D-glucopyranosyl-5β-furostan-3β,22α,26-triol-3-O-[β-D-glucopyranosyl-(1→2)-O-β-D-galactopyranoside]}，(25R)-26-O-β-D-吡喃葡萄糖基-5β-呋甾-3β,22α,26-三醇-3-O-[β-D-吡喃葡萄糖基-(1→2)-O-β-D-吡喃葡萄糖苷]{(25R)-26-O-β-D-glucopyranosyl-5β-furostan-3β,22α,26-triol-3-O-[β-D-glucopyranosyl-(1→2)-O-β-D-glucopyranoside]}[4]。

茎含甾体类：3-O-β-D-吡喃葡萄糖基-(1→2)-β-D-吡喃半乳糖基-5β(25R)-螺甾-3β,12β-二醇{3-O-β-D-glucopyranosyl-(1→2)-β-D-galactopyranosyl-5β(25R)-spirostan-3β,12β-diol}，3-O-β-D-吡喃葡萄糖基-(1→2)-[β-D-吡喃葡萄糖基-(1→3)]-β-D-吡喃葡萄糖基-5β(25R)-螺甾-3β,12β-二醇{3-O-β-D-glucopyranosyl-(1→2)-[β-D-glucopyranosyl-(1→3)]-β-D-glucopyranosyl-5β(25R)-spirostan-3β,12β-diol}，3-O-β-D-吡喃葡萄糖基-(1→2)-β-D-吡喃半乳糖基-5β-(25R)-螺甾-2β,3β,12β-三醇{3-O-β-D-glucopyranosyl-(1→2)-β-D-galactopyranosyl-5β-(25R)-spirostan-2β,3β,12β-triol}[5]，美克索皂苷元-3-O-β-D-吡喃葡萄糖基-(1→2)-β-D-吡喃半乳糖苷[mexogenin-3-O-β-D-glucopyranosyl-(1→2)-β-D-galactopyranoside]，凤尾丝兰皂苷元-3-O-β-D-吡喃葡萄糖基-(1→2)-[β-D-吡喃葡萄糖基-(1→3)]-β-D-吡喃葡萄糖苷{gloriogenin-3-O-β-D-glucopyranosyl-(1→2)-[β-D-glucopyranosyl-(1→3)]-β-D-glucopyranoside}，凤尾丝兰皂苷元-3-O-β-D-吡喃葡萄糖基-(1→2)-[β-D-吡喃葡萄糖基-(1→3)]-β-D-吡喃半乳糖苷{gloriogenin-3-O-β-D-glucopyranosyl-(1→2)-[β-D-glucopyranosyl-

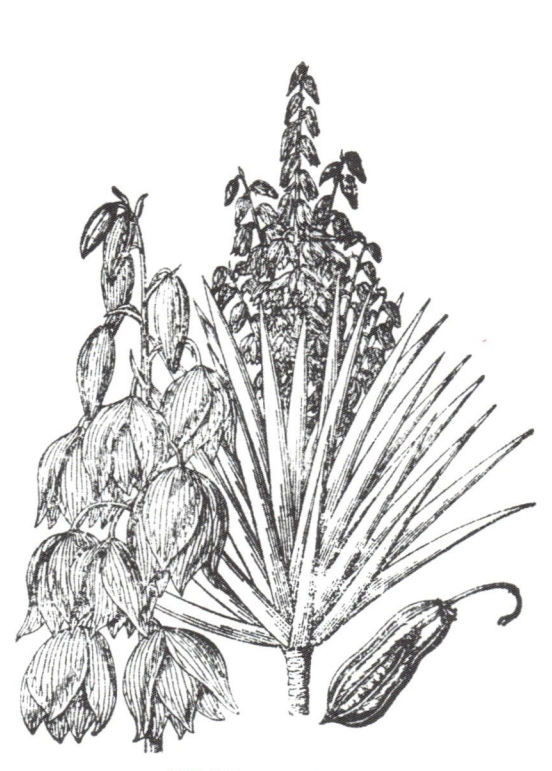

凤尾丝兰 Yucca gloriosa L.
引自《中国高等植物图鉴》

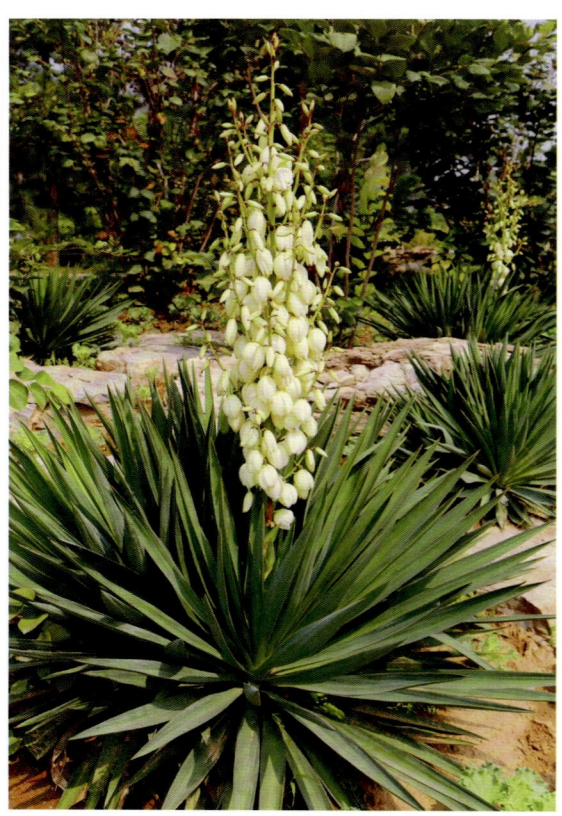

凤尾丝兰 Yucca gloriosa L.
摄影：张英涛

(1→3)]-β-D-galactopyranosid}，曼诺皂苷元-3-O-β-石蒜四糖苷(manogenin-3-O-β-lycotetraoside)，曼诺皂苷元-3-O-α-L-吡喃鼠李糖基-β-石蒜四糖苷(manogenin-3-O-α-L-rhamnopyranosyl-β-lycotetraoside)[6]。

新鲜茎含甾体类：菝葜皂苷元-3-O-β-D-吡喃葡萄糖基-(1→2)-β-D-吡喃葡萄糖苷[smilagenin-3-O-β-D-glucopyranosyl-(1→2)-β-D-glucopyranoside]，萨莫兰皂苷元-3-O-β-D-吡喃葡萄糖基-(1→2)-β-D-半乳糖苷[samogenin-3-O-β-D-glucopyranosyl-(1→2)-β-D-galactopyranoside]，菝葜皂苷元-3-O-β-D-吡喃葡萄糖基-(1→2)-β-D-半乳糖苷[smilagenin-3-O-β-D-glucopyranosyl-(1→2)-β-D-galactopyranoside]，菝葜皂苷元-3-O-β-D-吡喃葡萄糖基-(1→2)-[β-D-吡喃葡萄糖基-(1→3)]-β-D-吡喃葡萄糖苷[smilagenin-3-O-β-D-glucopyranosyl-(1→2)-[β-D-glucopyranosyl-(1→3)]-β-D-glucopyranoside]，菝葜皂苷元-3-O-β-D-吡喃葡萄糖基-(1→2)-[β-D-吡喃葡萄糖基-(1→3)]-β-D-半乳糖苷[smilagenin-3-O-β-D-glucopyranosyl-(1→2)-[β-D-glucopyranosyl-(1→3)]-β-D-galactopyranoside][7]。

茎皮含酚类：丝兰酚(yuccaol) A、C、D、E，凤尾丝兰酚(gloriosaol) A、B、C、D、E[3]。

叶含甾体类：替告皂苷元(tigogenin)，菝葜皂苷元(smilagenin)，芰脱皂苷元(gitogenin)[8]，凤尾丝兰皂苷元(gloriogenin)，海柯皂苷元(hecogenin)，洛柯皂苷元(rockogenin)[9]，曼诺皂苷元(manogenin)[10]，绿莲皂苷元(chlorogenin)[11]，丝兰皂苷元酮(yuccagenone)[12]，鲁维皂苷元(luvigenin)[13]，3-O-α-L-吡喃鼠李糖基-(1→4)-O-β-D-吡喃木糖基-(1→3)-O-[β-D-吡喃葡萄糖基-(1→2)]-O-β-D-吡喃葡萄糖基-(1→4)-O-β-D-吡喃半乳糖基-25R,5α-螺甾-3β-醇{3-O-α-L-rhamnopyranoside-(1→4)-O-β-D-xylopyranosyl-(1→3)-O-[β-D-glucopyranosyl-(1→2)]-O-β-D-glucopyranosyl-(1→4)-O-β-D-galactopyranosyl-25R,5α-spirostan-3β-ol}[14]，丝兰皂苷(yuccaloeside) A、B、C[15]，β-谷甾醇[9]，菜油甾醇，柠檬甾二烯醇(citrostadienol)，豆甾醇[16]，胆甾醇[17]；其他类：十七酸(margarinic acid)，棕榈酸(palmitic acid)，十八酸(stearic acid)，油酸(oleic acid)，亚油酸(linoleic acid)[17]。

花含甾体类：丝兰皂苷(yuccaloeside) B、C[18]，菝葜皂苷元(smilagenin)，替告皂苷元(tigogenin)，芰脱皂苷元(gitogenin)[19]，3-O-[α-L-吡喃鼠李糖基-(1→4)-O-β-D-吡喃鼠李糖基-(1→3)]-[O-β-D-吡喃葡萄糖基-(1→2)]-O-β-D-吡喃葡萄糖基-(1→4)-O-β-D-吡喃半乳糖苷-5α,25R-螺甾-3β-醇{3-O-[α-L-rhamnopyranosyl-(1→4)-O-β-D-glucopyranosyl-(1→3)]-[O-β-D-glucopyranosyl-(1→2)]-O-β-D-glucopyranosyl-(1→4)-O-β-D-galactopyranoside-5α,25R-spirostan-3β-ol}，3-O-[α-L-吡喃鼠李糖基-(1→4)-O-β-D-吡喃葡萄糖基-(1→3)]-[O-β-D-吡喃葡萄糖基-(1→3)-O-β-D-吡喃葡萄糖基-(1→2)]-O-β-D-吡喃葡萄糖基-(1→4)-O-β-D-吡喃半乳糖苷-5α,25R-螺甾-3β-醇{3-O-[α-L-rhamnopyranosyl-(1→4)-O-β-D-glucopyranosyl-(1→3)]-[O-β-D-glucopyranosyl-(1→3)-O-β-D-glucopyranosyl-(1→2)]-O-β-D-glucopyranosyl-(1→4)-O-β-D-galactopyranoside-5α,25R-spirostan-3β-ol}[20]。

新鲜花含甾体类：替告皂苷元-3-O-β-D-吡喃木糖基-β-石蒜四糖苷(tigogenin-3-O-β-D-xylopyranosyl-β-lycotetraoside)，芰脱皂苷元-3-O-β-D-吡喃木糖基-β-石蒜四糖苷(gitogenin-3-O-β-D-xylopyranosyl-β-lycotetraoside)，芰脱皂苷元-3-O-α-L-吡喃木糖基-β-石蒜四糖苷(gitogenin-3-O-α-L-rhamnopyranosyl-β-lycotetraoside)[21]。

药理作用 抗真菌作用：凤尾丝兰中成分替告皂苷元糖苷类、丝兰皂苷 B 和 C 对人类致病真菌、酵母菌、皮肤癣菌和丝状菌等具有一定抑菌作用，琼脂稀释法测定 MIC 在 0.39–6.25 μg/ml 之间，对丝状菌类较敏感，MIC 为 1.56 μg/ml[1]。

化学成分参考文献

[1] Bassarello C, et al. *Tetrahedron*, 2007, 63(1): 148-154.

[2] Bassarello C, et al. *J Agric Food Chem*, 2007, 55(16): 6636-6642.

[3] Montoro P, et al. *J Pharmaceut Biomed*, 2008, 47(4-5): 854-859.

[4] Skhirtladze A, et al. *Biochem Syst Ecol*, 2006, 34(11): 809-814.

[5] Nakano K, et al. *Phytochemistry*, 1991, 30(6): 1993-1995.

[6] Nakano K, et al. *Phytochemistry*, 1991, 30(2): 633-636.

[7] Nakano K, et al. *Phytochemistry*, 1989, 28(4): 1215-1217.

[8] Pkheidze TA, et al. *Khim Prir Soedin*, 1968, 4(6): 355-358.

[9] Gonzalez Gonzalez A, et al. *An Quim*, 1972, 68(3): 309-317.

[10] 吴照华，等. 化学学报，1978, 36(2): 149-153.

[11] Pkheidze TA, et al. *Khim Prir Soedin*, 1981(6): 805.

[12] Pkheidze TA, et al. *Khim Prir Soedin*, 1991(2): 244-246.

[13] Pkheidze TA, et al. *Khim Prir Soedin*, 1991(3): 432.

[14] Kemertelidze EP, et al. *Pharm Chem J*, 2009, 43(1): 45-47.

[15] Favel A, et al. *Phytother Res*, 2005, 19(2): 158-161.

[16] Gvazava LN, et al. *Khim Prir Soedin*, 1988(5): 762-763.

[17] Dalakishvili TM, et al. *Izv Akad Nauk Gruz, Ser Khim*, 1991, 17(4): 311-312.

[18] Benidze MM, et al. *Khim Prir Soedin*, 1991(2): 295-296.

[19] Pkheidze TA, et al. *Rastit Resur*, 1985, 21(4): 452-455.

[20] Kemertelidze E, et al. *Bull Georgian Acad Sci*, 2001, 164(1): 91-93.

[21] Nakano K, et al. *Phytochemistry*, 1988, 27(10): 3235-3239.

药理作用及毒性参考文献

[1] Favel A, et al. *Phytother Res*, 2005, 19(2): 158-161.

2. 朱蕉属 Cordyline Comm. ex R. Br.

乔木状或灌木状植物。茎多少木质，常稍有分枝，上部有环状叶痕。叶常聚生于枝的上部或顶端，有柄或无柄，基部抱茎。圆锥花序生于上部叶腋，大型，多分枝；花梗短或近于无，顶端具关节；花被圆筒状或狭钟状，花被片6，下部合生而形成短筒；雄蕊6，花药背着，内向或侧向开裂；子房3室，每室具4至多数胚珠，花柱丝状，柱头小。浆果具1至数颗种子。

本属约15种，分布于大洋洲、亚洲南部和南美洲。我国有栽培，2种可药用。

分种检索表

1. 叶片长圆形或长圆状披针形，宽 5–10 cm ··· 1. 朱蕉 **C. fruticosa**
1. 叶片披针形，宽不超过 4 cm ·· 2. 剑叶朱蕉 **C. stricta**

本属药用植物叶中主要含甾体类，包括螺甾醇皂苷类 5α-螺甾-25(27)-烯-$1\beta,3\alpha$-二醇-3-*O*-β-D-吡喃葡萄糖苷[5α-spirost-25(27)-en-$1\beta,3\alpha$-diol-3-*O*-β-D-glucopyranoside，**1**]，5α-螺甾-25(27)-烯-$1\beta,3\alpha$-二醇-1-*O*-{*O*-α-L-吡喃鼠李糖基-(1→2)-*O*-[β-D-吡喃木糖基-(1→3)]-β-D-吡喃岩藻糖苷}{5α-spirost-25(27)-en-$1\beta,3\alpha$-diol-1-*O*-{*O*-α-L-rhamnopyranosyl-(1→2)-*O*-[β-D-xylopyranosyl-(1→3)]-β-D-fucopyranoside}，**2**}及呋甾醇皂苷 26-*O*-β-D-吡喃葡萄糖基-5α-呋甾-20(22)-烯-$1\beta,3\alpha,26$-三醇-3-*O*-β-D-吡喃葡萄糖苷[26-*O*-β-D-glucopyranosyl-5α-furost-20(22)-en-$1\beta,3\alpha,26$-triol-3-*O*-β-D-glucopyranoside，**3**]，26-*O*-β-D-吡喃葡萄糖基-22-*O*-甲基呋甾-5,25(27)-二烯-$1\beta,3\alpha,22\zeta,26$-四醇-1-*O*-{*O*-$\alpha$-L-吡喃鼠李糖基-(1→2)-*O*-[$\beta$-D-吡喃木糖基-(1→3)]-$\beta$-D-吡喃岩藻糖苷}{26-*O*-$\beta$-D-glucopyranosyl-22-*O*-methylfurost-5,25(27)-dien-$1\beta,3\alpha,22\zeta,26$-tetrol-1-*O*-{*O*-$\alpha$-L-rhamnopyranosyl(1→2)-*O*-[β-D-xylopyranosyl-(1→3)]-β-D-fucopyranoside}，**4**}。

龙舌兰科 AGAVACEAE

1. 朱蕉　铁树（岭南杂记），红铁树（广西），牙竹麻

Cordyline fruticosa (L.) A. Chev., Cat. Pl. Jard. Bot. Saigon. 66. 1919.——*Convallaria fruticosa* L.（英 **Fruticose Cordyline**）

灌木状，直立，高 1-3 m。茎粗 1-3 cm，有时稍分枝。叶聚生于茎或枝的上端，长圆形至长圆状披针形，长 25-50 cm，宽 5-10 cm，绿色或带紫红色；叶柄有槽，长 10-30 cm，基部变宽，抱茎。圆锥花序长 30-60 cm，侧枝基部有大的苞片，每朵花有 3 枚苞片；花淡红色、青紫色或黄色，长约 1 cm；花梗通常很短，较少长达 3-4 mm；外轮花被片下半部分紧贴内轮而形成花被筒，上半部分盛开时外弯或反折；雄蕊生于花被筒的喉部，稍短于花被；花柱细长。花期 11 月至翌年 3 月。

分布与生境　广东、广西、福建、台湾等省区常见栽培，原产地不详。

药用部位　根、叶、花。

功效应用　根、叶、花：清热，止血，散瘀止痛，止痢。用于痢疾，肺结核，咳血，吐血，便血，衄血，胃痛，肠炎菌痢，尿血，痔疮出血，先兆流产，月经过多，跌打损伤，风湿病。

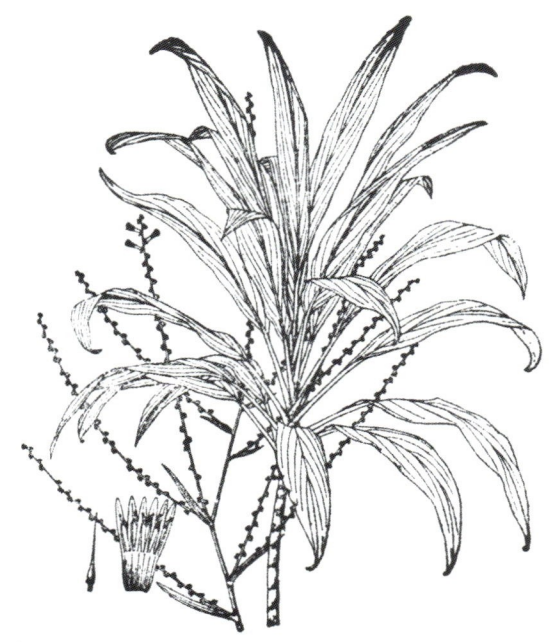

朱蕉 Cordyline fruticosa (L.) A. Chev.
引自《中国高等植物图鉴》

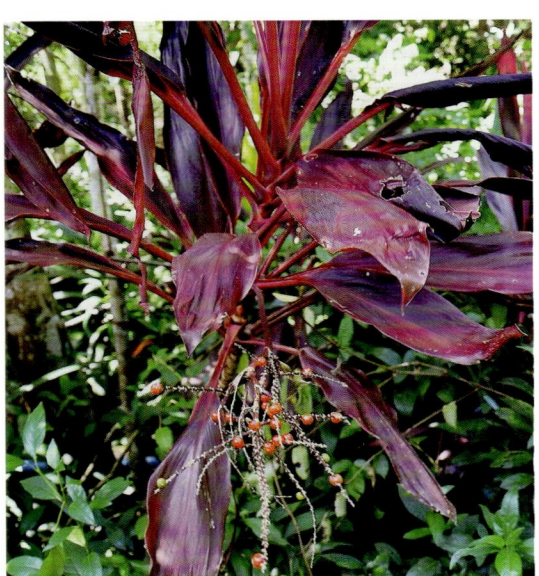

朱蕉 Cordyline fruticosa (L.) A. Chev.
摄影：王祝年

2. 剑叶朱蕉 剑叶铁树，小叶铁树，剑叶万年青，狭叶铁树

Cordyline stricta (Sims) Endl. in Ann. Wiener Mus. Naturgesch. 1: 162. 1836.——*Dracaena stricta* Sims
（英 **Australia Dracaena**）

灌木状，常绿。茎直立，粗壮，少分枝。叶聚生于茎顶，叶片披针形，无柄，长 30–60 cm，宽 1.8–4 cm，或更狭，稍坚挺，光亮，全缘，两边红褐色。圆锥花序顶生或侧生，直立或俯垂；花柄极短，基部有苞片 3 枚；花被管钟形，青紫色，长 6–8 mm，6 裂，裂片狭，内裂片长于外裂片；雄蕊 6；子房 3 室。浆果紫色。花期夏季。

分布与生境 广东、广西均有栽培。

药用部位 根、茎、叶。

功效应用 叶：清热，化瘀止血，止痢。用于跌打损伤，咳嗽咯血，鼻衄，便血，尿血，外伤出血，小儿疳积，哮喘，痢疾。根、茎：清热，止痢。用于痢疾。

化学成分 叶含甾体类：(25S)-5α-螺甾-1β,3α-二醇-3-O-β-D-吡喃葡萄糖苷[(25S)-5α-spirostan-1β,3α-diol-3-O-β-D-glucopyranoside]，5α-螺甾-25(27)-烯-1β,3α-二醇-3-O-β-D-吡喃葡萄糖苷[5α-spirost-25(27)-en-1β,3α-diol-3-O-β-D-glucopyranoside]，(25S)-5α-螺甾-20-烯-1β,3α-二醇 3-O-β-D-吡喃葡萄糖苷[(25S)-5α-spirost-20-en-1β,3α-diol-3-O-β-D-glucopyranoside]，(25R)-5α-螺甾-1β,3α,25-三醇-3-O-β-D-吡喃葡萄糖苷[(25R)-5α-spirostan-1β,3α,25-triol-3-O-β-D-glucopyranoside][1]，26-O-β-D-吡喃葡萄糖苷-22-O-甲基-(25S)-5α-呋甾-3α,22ζ,26-三醇-3-O-β-D-吡喃葡萄糖苷[26-O-β-D-glucopyranosyl-22-O-methyl-(25S)-5α-fustan-3α,22ζ,26-triol-3-O-β-D-glucopyranoside]，26-O-β-D-吡喃葡萄糖苷-22-O-甲基-(25S)-5α-呋甾-1β,3α,22,26-四醇 3-O-β-D-吡喃葡萄糖苷[26-O-β-D-glucopyranosyl-22-O-methyl-(25S)-5α-fustan-1β,3α,22,26-tetrol-3-O-β-D-glucopyranoside]，26-O-β-D-吡喃葡萄糖基-5α-呋甾-20(22)-烯-1β,3α,26-三醇-3-O-β-D-吡喃葡萄糖苷[26-O-β-D-glucopyranosyl-5α-furost-20(22)-en-1β,3α,26-triol-3-O-β-D-glucopyranoside][1]，卡波皂苷元(crabbogenin)，1β-羟基卡波皂苷元(1β-hydroxycrabbogenin)，剑叶朱蕉皂苷元(strictagenin)，泼姆皂苷元(pompeygenin)[2]，1β,3α-二羟基-5α-孕甾-16-烯-20-酮-3-O-β-D-吡喃葡萄糖苷[1β,3α-dihydroxy-5α-pregn-16-en-20-one-3-O-β-D-glucopyranoside][1]。

新鲜叶含甾体类：5α-螺甾-25(27)-烯-1β,3α-二醇-1-O-{O-α-L-吡喃鼠李糖基-(1→2)-O-[β-D-吡喃木糖基-(1→3)]-β-D-吡喃岩藻糖苷}{5α-spirost-25(27)-en-1β,3α-diol-1-O-{O-α-L-rhamnopyranosyl-(1→2)-O-[β-D-xylopyranosyl-(1→3)]-β-D-fucopyranoside}}，(25S)-5α-螺甾-1β,3α-二醇-1-O-{O-α-L-吡喃鼠李糖基-(1→2)-O-[β-D-吡喃木糖基-(1→3)]-β-D-吡喃木糖苷}{(25S)-5α-spirostan-1β,3α-diol-1-O-{O-α-L-rhamnopyranosyl-(1→2)-O-[β-D-xylopyranosyl-(1→3)]-β-D-xylopyranoside}}，5α-螺甾-25(27)-烯-1β,3α-二醇-1-O-{O-α-L-吡喃鼠李糖基-(1→2)-O-[β-D-吡喃木糖基-(1→3)]-β-D-吡喃木糖苷}{5α-spirost-25(27)-en-1β,3α-diol-1-O-{O-α-L-rhamnopyranosyl-(1→2)-O-[β-D-xylopyranosyl-(1→3)]-β-D-xylopyranoside}}[3]，26-O-β-D-吡喃葡糖基-22-O-甲基-5α-呋甾-25(27)-烯-1β,3α,22ζ,26-四醇-1-O-{O-α-L-吡喃鼠李糖基-(1→2)-O-[β-D-吡喃木糖基-(1→3)]-β-D-吡喃岩藻糖苷}{26-O-β-D-glucopyranosyl-22-O-methyl-5α-furost-25(27)-en-1β,3α,22ζ,26-tetrol-1-O-{O-α-L-rhamnopyranosyl-(1→2)-O-[β-D-xylopyranosyl-(1→3)]-β-D-fucopyranoside}}，26-O-β-D-吡喃葡萄糖基-22-O-甲基呋甾-5,25(27)-二烯-1β,3α,22ζ,26-四醇-1-O-{O-α-L-吡喃鼠李糖基-(1→2)-O-[β-D-吡喃木糖基-(1→3)]-β-D-吡喃岩藻糖苷}{26-O-β-D-glucopyranosyl-22-O-methylfurost-5,25(27)-dien-1β,3α,22ζ,26-tetrol-1-O-{O-α-L-rhamnopyranosyl-(1→2)-O-[β-D-xylopyranosyl-(1→3)]-β-D-fucopyranoside}}[3]。

全草含甾体类：朱蕉皂苷元(cordylagenin)[4]。

化学成分参考文献

[1] Mimaki Y, et al. *Phytochemistry*, 1997, 45(6): 1229-1234.

[2] Blunden G, et al. *Tetrahedron*, 1981, 37(16): 2911-2915.

[3] Mimaki Y, et al. *Phytochemistry*, 1998, 47(1): 79-85.

[4] Jewers K, et al. *Tetrahedron Lett*, 1974(16): 1475-1478.

3. 龙血树属 Dracaena L.

乔木状或灌木状植物。茎多少木质，有髓和次生形成层，常具分枝。叶剑形、倒披针形或其他形状，有时较坚硬，常聚生于茎或枝的顶端或最上部，无柄或有柄，基部抱茎，中脉明显或不明显。总状花序、圆锥花序或头状花序生于茎或枝顶端；花被圆筒状、钟状或漏斗状，花被片6，不同程度的合生；花梗有关节；雄蕊6，花丝着生于裂片基部，下部贴生于花被筒，花药背着，常丁字状，内向开裂；子房3室，每室1–2枚胚珠，花柱丝状，柱头头状，3裂。浆果近球形，具1–3颗种子。

本属约40种，分布于亚洲和非洲的热带与亚热带地区。我国有5种，产于南方，4种可药用。

分种检索表

1. 叶簇生于茎或枝顶，互相套叠，叶片剑形或带形，向基部稍变窄，变窄部分的宽度至少达最宽部分的一半以上，无柄；花较短，长1 cm以下；花丝扁平，近条形。
    2. 花序轴具乳突状短柔毛；花丝有红棕色疣点；叶基部和茎、枝顶端常带红棕色（含红色树脂）；生于石灰岩上（云南、广西）···**1. 剑叶龙血树 D. cochinchinensis**
    2. 花序轴无毛或近无毛；花丝无疣点；叶基部和茎、枝顶端不带红色；生于一般土壤上（海南）··**2. 柬埔寨龙血树 D. cambodiana**
1. 叶生于茎或枝上部或近顶端，各叶之间有一定距离；叶片条状倒披针形至狭椭圆形，向基部明显变窄成柄或近柄状，后者宽度不到叶片最宽部分的1/3；花较长，长1.5 cm以上；花丝丝状。
    3. 大灌木或乔木状，高1–5 m；花排成大型圆锥花序，长30–50 cm；花梗长7–8 mm（云南、海南）··**3. 长花龙血树 D. angustifolia**
    3. 小灌木状，高不到1 m；花排成总状花序，长约15 cm；花梗长3–4 mm（云南）··**4. 矮龙血树 D. terniflora**

本属药用植物含黄酮、甾、酚、芪等类成分，其中以黄酮和甾体类化合物为主。黄酮类如 7,4'-二羟基黄烷(7,4'-dihydroxyflavan，**1**)，7-羟基-4'-甲氧基黄烷(7-hydroxy-4'methoxyflavan，**2**)，4'-羟基-2,6-二甲氧基二氢查耳酮(4'-hydroxy-2,6-dimethoxydihydrochalcone，**3**)，4'-羟基-2,4,6-三甲氧基二氢查耳酮(4'-hydroxy-2,4,6-trimethoxydihydrochalcone，**4**)，4,4'-二羟基-2-甲氧基查耳酮(4,4'-dihydroxy-2-methoxychalcone，**5**)，6-羟基-7-甲氧基-3-(4'-羟苄基)色原烷，(2S)-4',7-二羟基-6,8-二甲基黄烷[(2S)-4',7-dihydroxy-6,8-dimethylflavan，**6**]，(2S)-5,7-二羟基-4'-甲氧基-8-甲基黄烷[(2S)-5,7-dihydroxy-4'-methoxy-8-methylflavan，**7**]，龙血素A (loureirin A)，剑叶龙血素(cochinchinenin) B (**8**)、C (**9**)；甾体类：柬埔寨龙血树皂苷▲A (dracagenin A)，$(1\beta,3\beta,14\alpha,20R,22S,25R)$-螺甾-5-烯-1,3,14-三醇$[(1\beta,3\beta,14\alpha,20R,22S,25R)$-spirost-5-en-1,3,14-triol]，长花龙血树皂苷▲(namonin) A (**10**)、B (**11**)，(23S,24S)-螺甾-5,25(27)-二烯-1β,3β,23,24-四醇-1-O-{[2,3,4-三-O-乙酰基-α-L-吡喃鼠李糖基-(1→2)]-[β-D-吡喃木糖基-(1→3)]-α-L-吡喃阿拉伯糖苷}-24-O-β-D-吡喃岩藻糖苷{(23S,24S)-spirost-5,25(27)-dien-1β,3β,23,24-tetrol-1-O-{[2,3,4-tri-O-acetyl-α-L-rhamnopyranosyl-(1→2)]-[β-D-xylopyranosyl-(1→3)]-α-L-arabinopyranoside}-24-O-β-D-fucopyranoside}，**12**；芪类如紫檀芪(pterostilbene，**13**)，白藜芦醇(resveratrol，**14**)，剑叶龙血芪(cochinchinenene) A、B (**15**)、C (**16**)、D (**17**)。本属部分植物的木质部在受外力损伤或遭真菌侵入后分泌的红色树脂被称为"龙血"，内服具有活血化瘀、止痛等作用，外用具有生肌、止血、敛疮的功效，是传统中药"血竭"的来源之一。除此以外，还有抗菌、抗肿瘤以及抗凝血的作用。

在抗菌作用方面，对真菌及细菌生长都有抑制作用，如**1**、**2**、龙血素A (loureirin A)对枝孢嗜果疮霉菌、禾谷镰刀菌龙血树变种、禾谷镰刀菌云南变种和出芽短梗霉均显示一定的活性，可认为这些成分是龙血树的植物体受真菌感染后通过自身调控的应激性反应而产生的植物防卫素，也有可能就是血竭的有效成分之一；柬埔寨龙血树皂苷▲A (dracagenin A)对黑曲霉 (*Aspergillus niger*) 生长的最低抑制浓度为 50 μg/ml；紫檀芪 (pterostilbene，**13**) 对红色毛癣、须癣毛癣菌、白念珠菌生长的最低抑制浓度分别为 6.6 μg/ml、18.6 μg/ml、11.7 μg/ml；白藜芦醇 (resveratrol，**14**) 对红色毛癣生长的最低抑制浓度为 37.6 μg/ml；**8** 和 **9** 能有效抑制幽门螺杆菌生长，最低抑制浓度分别为 29.5 和 29.5 μmol/L；另外，**6** 和 **7** 对金黄色葡萄球菌 (*Staphylococcus aureus*) 及白念珠菌 (*Candida albicans*) 生长也有一定的抑制作用。

在抗肿瘤作用方面，柬埔寨龙血树醇▲ (cambodianol) 对 K562 和 SGC-7901 细胞增殖的半数抑制浓度分别为 1.4 mg/ml 及 2.9 mg/ml；**10**、**11**、**12** 对 HT-1080 纤维肉瘤细胞有抗增殖作用，半数抑制浓度分别为 0.2 μmol/L、0.3 μmol/L 和 0.6 μmol/L，均强于对照组 5-氟尿嘧啶 (5-Fu；IC_{50} 为 15 μmol/L)。

在抗凝血作用方面，**15**，**16**，**17**，剑叶龙血素 (cochinchinenin) B、C 表现出一定的抗凝血酶活性；4'-羟基-2,6-二甲氧基二氢查耳酮和 6-羟基-7-甲氧基-3-(4'-羟苄基) 色原烷对体外 ADP 诱导的血小板聚集也有一定的抑制作用。

1: R=H
2: R=CH$_3$

3: R$_1$=CH$_3$; R$_3$=H
4: R$_1$=H; R$_2$=OH; R$_3$=CH$_3$

5: R$_1$=OH; R$_2$=OCH$_3$; R$_3$=OCH$_3$; R$_4$=H
6: R$_1$=OH; R$_2$=OCH$_3$; R$_3$=OCH$_3$; R$_4$=OH
7: R$_1$=OH; R$_2$=OCH$_3$; R$_3$=OH; R$_4$=H

8: R$_1$=CH$_3$; R$_2$=H
9: R$_1$=H; R$_2$=CH$_3$

10: R$_1$=3-O-Acetyl-β-D-Xyl; R$_2$=Ac; R$_3$=Ac; R$_4$=β-D-Fuc
11: R$_1$=4-O-Acetyl-β-D-Xyl; R$_2$=Ac; R$_3$=Ac; R$_4$=β-D-Fuc
12: R$_1$=β-D-Xyl; R$_2$=Ac; R$_3$=Ac; R$_4$=β-D-Fuc

13: R=CH$_3$
14: R=H

15: R$_1$=H; R$_2$=CH$_3$; R$_3$=CH$_3$
16: R$_1$=CH$_3$; R$_2$=H; R$_3$=H
17: R$_1$=H; R$_2$=H; R$_3$=H

本属植物剑叶龙血树具有抗炎镇痛、止血、抗血小板聚集、改善微循环、降血糖和抗菌作用。

1. 剑叶龙血树　柬埔寨龙血树（植物学报），山铁树（广西），岩棕（云南）

Dracaena cochinchinensis (Lour.) S. C. Chen in Fl. Reipubl. Popularis Sin. 14: 276, pl. 52, f. 1-3. 1980.——*Aletris cochinchinensis* Lour.（英 **Swordleaf Dracaena**）

乔木状，高可达 5–15 m。茎粗大，分枝多，树皮灰白色，光滑，老干皮部灰褐色，片状剥落，幼枝有环状叶痕，在叶基部和茎、枝受伤处常溢出少量红棕色液汁。叶聚生在茎、分枝或小枝顶端，互相套叠，剑形，薄革质，长 50–100 cm，宽 2–5 cm，向基部略变窄而后扩大，抱茎，无柄。圆锥花序长 40 cm 以上，花序轴密生乳突状短柔毛，幼嫩时更甚；花每 2–5 朵簇生，乳白色；花梗长 3–6 mm，近顶端有关节；花被片长 6–8 mm，下部 1/4–1/5 合生；花丝扁平，宽约 0.6 mm，上部有红棕色疣点，花药长约 1.2 mm；花柱细长。浆果直径约 8–12 mm，橘黄色，具 1–3 颗种子。花期 3 月，果期 7–8 月。

分布与生境　产于云南南部和广西南部。生于海拔 950–1700 m 的石灰岩上。也产于越南和柬埔寨。

药用部位　叶、树脂。

功效应用　叶：清热，化瘀止血，止痢。用于跌打损伤，咳嗽咯血，鼻衄，便血，尿血，外伤出血，小儿疳积，哮喘，痢疾。树脂（广西血竭）：活血化瘀。用于Ⅱ型糖尿病并发的高脂血症，冠心病，上消化道出血，外敷治跌打损伤。

化学成分　树皮含黄酮类：7-羟基-4'-甲氧基黄烷(7-hydroxy-4'-methoxyflavan)，4'-羟基-2,6-二甲氧基二氢查耳酮(4'-hydroxy-2,6-dimethoxydihydrochalcone)，4'-羟基-2,4,6-三甲氧基二氢查耳酮(4'-hydroxy-2,4,6-trimethoxydihydrochalcone)，6-羟基-7-甲氧基-3-(4'-羟苄基)色原烷[6-hydroxy-7-methoxy-3-(4'-hydroxybenzyl)chromane][1]；芪类：4'-羟基-3,5-二甲氧基芪(4'-hydroxy-3,5-dimethoxystilbene)[1]；其他类：2,3,5,6-四氯-1,4-二甲氧基苯(2,3,5,6-tetrachloro-1,4-dimethoxybenzene)[1]。

树干汁液含黄酮类：7,4'-二羟基黄烷(7,4'-dihydroxyflavan)，7-羟基-4'-甲氧基黄烷(7-hydroxy-4'methoxyflavan)，7,4'-二羟基黄酮(7,4'-dihydroxyflavone)[2]，4,7-二羧基黄酮[3]，4'-甲氧-3',7'-二羟基黄酮[4]，7-羟基-4'-甲氧基黄烷，7,4'-二羟基-8-甲氧基黄烷[5]，7-羟基黄酮，7-羟基-3'-甲氧基-4'-丁氧基黄酮(7-hydroxy-3'-methoxy-4'-butoxyflavone)，7,4'-二羟基黄酮，5,7,4'-三羟基黄酮，5,7,4'-三羟基-8-甲基黄酮，5,7,4'-三羟基-6-甲基黄酮，7,4'-二羟基-5-甲氧基-8-甲基黄酮[6]，4'-羟基-2,6-二甲氧基二氢查耳酮(4'-hydroxy-2,6-dimethoxydihydrochalcone)，4'-羟基-2,4,6-三甲氧基二氢查耳酮

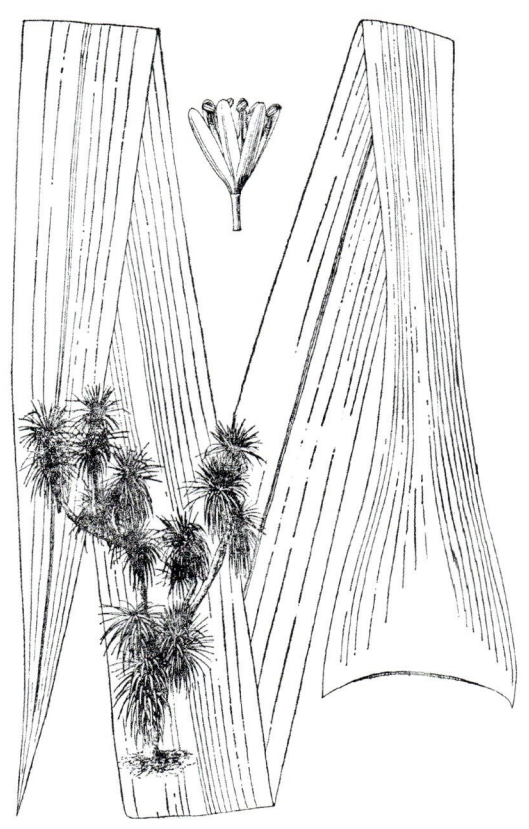

剑叶龙血树 Dracaena cochinchinensis (Lour.) S. C. Chen
刘春荣　绘

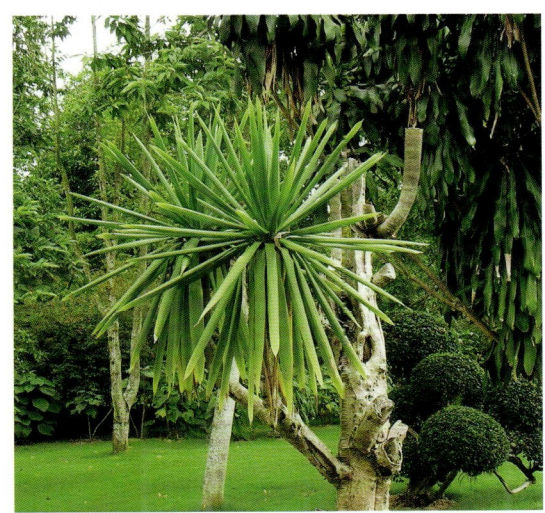

剑叶龙血树 Dracaena cochinchinensis (Lour.) S. C. Chen
摄影：于俊林

(4'-hydroxy-2,4,6-trimethoxydihydrochalcone)，7-羟基-3-(4-羟苄基)色原烷[7-hydroxy-3-(4-hydroxybenzyl)chroman][7]，6,4'-二羟基-7-甲氧基-8-甲基黄烷(6,4'-dihydroxy-7-methoxy-8-methylflavan)，5,4'-二羟基-7-甲氧基-6-甲基黄烷(5,4'-dihydroxy-7-methoxy-6-methylflavan)，7,4'-二羟基-5-甲氧基高异黄烷(7,4'-dihydroxy-5-methoxyhomoisoflavan)，7-羟基-4'-甲氧基黄烷(7-hydroxy-4'-methoxyflavan)，2,4,6-三甲氧基-4'-羟基二氢查耳酮(2,4,6-trimethoxy-4'-hydroxydihydrochalcone)，2,4-二甲氧基-4'-羟基二氢查耳酮(2,4-dimethoxy-4'-hydroxydihydrochalcone)，7,8-亚甲二氧基-4'-羟基高异黄烷(7,8-methylenedioxy-4'-hydroxyhomoisoflavan)，7,4'-二羟基-8-甲基黄烷(7,4'-dihydroxy-8-methylflavan)，2,6-二甲氧基-4,4'-二羟基二氢查耳酮(2,6-dimethoxy-4,4'-dihydroxydihydrochalcone)，7-甲氧基-6,4'-二羟基高异黄烷(7-methoxy-6,4'-dihydroxyhomoisoflavan)，7,4'-二羟基高异黄烷(7,4'-dihydroxyhomoisoflavan)，7,4'-二羟基高异黄酮(7,4'-dihydroxyhomoisoflavone)[8]，4'-羟基-4,2'-二甲氧基二氢查耳酮(4'-hydroxy-4,2'-dimethoxydihydrochalcone)[9]；甾体类：4-甲基-7-烯胆烷醇[4]，26-O-β-D-吡喃葡萄糖苷-呋甾-5,20(22),25(27)-三烯-1β,3β,22β,26-三醇-1-O-[α-L-吡喃鼠李糖基-(1→2)]-α-L-吡喃阿拉伯糖苷{26-O-β-D-glucopyranosyl-furost-5,20(22),25(27)-trien-1β,3β,26-triol-1-O-[α-L-rhamnopyranosyl-(1→2)]-α-L-arabinopyranoside}，26-O-β-D-吡喃葡萄糖基-呋甾-5,25(27)-二烯-1β,3β,22β,26-四醇-1-O-[α-L-吡喃鼠李糖基-(1→2)]-α-L-吡喃阿拉伯糖苷{26-O-β-D-glucopyranosyl-furost-5,25(27)-dien-1β,3β,22β,26-tetraol-1-O-[α-L-rhamnopyranosyl-(1→2)]-α-L-arabinopyranoside}[10]，新假叶树皂苷元▲-1-O-α-L-吡喃鼠李糖基-(1→2)-O-α-L-吡喃阿拉伯糖苷[neoruscogenin-1-O-α-L-rhamnopyranosyl-(1→2)-O-α-L-arabinopyranoside][2]，龙血树苷元(dracaenogenin) A、B，螺甾-5,25(27)-二烯-1,3-二醇-1-O-α-L-吡喃阿拉伯糖苷[spirost-5,25(27)-dien-1,3-diol-1-O-α-L-arabinopyranoside][11]，胡萝卜苷，豆甾-5,22-二烯-3-O-β-D-吡喃葡萄糖苷(stigmast-5,22-dien-3-O-β-D-glucopyranoside)[11]，胆甾-4α-甲基-7-烯-3β-醇，胆甾-4α-甲基-7-烯-3-酮，胆甾-7-烯-3β-醇，胆甾-7-烯-3-酮[12]；芪类：紫檀芪(pterostilbene)，白藜芦醇(resveratrol)[13]；酚苷类：3,4-二羟基烯丙基苯 4-O-[α-L-吡喃鼠李糖基-(1→6)]-β-D-吡喃葡萄糖苷{3,4-dihydroxyallylbenzene-4-O-[α-L-rhamnopyranosyl-(1→6)]-β-D-glucopyranoside}[10]；其他类：对羟基苯甲酸乙酯(ethyl-p-hydroxybenzoate)，龙血素A (loureirin A)[2]，正二十六烷[13]，正二十二醇，十八碳饱和脂肪酸乙酯，二十碳饱和脂肪酸乙酯[3]，正十七烷，阿魏酸二十二酯，阿魏酸二十四酯，阿魏酸二十六酯，阿魏酸二十八酯，邻苯二甲酸二(2-乙基)己酯，邻苯二甲酸丁酯异丁酯[4]，3,4'-二羟基-5-甲氧基对苯乙烯，4'-羟基-3,5-二甲氧基对苯乙烯，3,5,4'-三羟基对苯乙烯[5]，剑叶龙血新木脂素(cochinchin)[7]。

茎干含黄酮类：(2R)-2-(4-羟苯基)-6-[1-(4-羟苯基)-3-(4-羟基-2-甲氧苯基)丙基]-8-甲基色原烷-7-醇{(2R)-2-(4-hydroxyphenyl)-6-[1-(4-hydroxyphenyl)-3-(4-hydroxy-2-methoxyphenyl)propyl]-8-methylchroman-7-ol}，剑叶龙血素(cochinchinenin) B、C，剑叶龙血酮(cochinchinenone)，1-[5-(2-甲氧基-4,4'-二羟基二氢查耳酮基)]-1-(4-羟苯基)-3-(2-甲氧基-4-羟苯基)丙烷{1-[5-(2-methoxy-4,4'-dihydroxydihydrochalconyl)]-1-(4-hydroxyphenyl)-3-(2-methoxy-4-hydroxyphenyl)propane}，(2R)-4'-羟基-7-甲氧基-8-甲基黄烷[(2R)-4'-hydroxy-7-methoxy-8-methylflavan]，(2S)-4',7-二羟基-8-甲基黄烷[(2S)-4',7-dihydroxy-8-methylflavan]，7-羟基-3-(4-羟苄基)-8-甲氧基色原烷[7-hydroxy-3-(4-hydroxybenzyl)-8-methoxychromane]，(2S)-4',5-二羟基-7-甲氧基-8-甲基黄烷[(2S)-4',5-dihydroxy-7-methoxy-8-methylflavan]，4,4',6-三羟基-2-甲氧基二氢查耳酮(4,4',6-trihydroxy-2-methoxydihydrochalcone)，4,4'-二羟基-2'-甲氧基查耳酮(4,4'-dihydroxy-2'-methoxychalcone)，(-)-7-羟基-4'-甲氧基黄烷[(-)-7-hydroxy-4'-methoxyflavan]，4,4'-二羟基-2-甲氧基二氢查耳酮(4,4'-dihydroxy-2-methoxydihydrochalcone)，4'-羟基-2,4-二甲氧基二氢查耳酮(4'-hydroxy-2,4-dimethoxydihydrochalcone)，2,4,4'-三羟基二氢查耳酮(2,4,4'-trihydroxydihydrochalcone)，4,4'-二羟基-2,6-二甲氧基二氢查耳酮(4,4'-dihydroxy-2,6-dimethoxydihydrochalcone)[14]；芪类：剑叶龙血芪(cochinchinenene) A、B、C、D，反式-3,5-二羟基-4'-甲氧基芪(trans-3,5-dihydroxy-4'-methoxystilbene)，反式-3,4',5-三羟基芪(trans-3,4',5-trihydroxystilbene)[14]。

新鲜茎含甾体类：龙血树苷▲(dracaenoside) A、B[15]、C、D[16]、E、F、G、H、I、J、K、L、M、N、O、P、Q、R，25(R,S)-螺甾-5-烯-3-醇-3-O-α-L-吡喃鼠李糖基-(1→2)-[α-L-吡喃鼠李糖基-(1→4)]-β-D-吡喃葡萄糖苷{25(R,S)-spirost-5-en-3-ol-3-O-α-L-rhamnopyranosyl-(1→2)-[α-L-rhamnopyranosyl-(1→4)]-β-D-glucopyranoside}，25(R,S)-螺甾-5-烯-3-醇-3-O-α-L-吡喃鼠李糖基-(1→2)-[β-D-吡喃葡萄糖基-(1→3)]-β-D-吡喃葡萄糖苷{25(R,S)-spirost-5-en-3-ol-3-O-α-L-rhamnopyranosyl-(1→2)-[β-D-glucopyranosyl-(1→3)]-β-D-glucopyranoside}，26-O-β-D-吡喃葡萄糖基-25(R,S)-呋甾-5-烯-3,22ζ,26-三醇-3-O-α-L-吡喃鼠李糖基-(1→2)-[β-D-吡喃葡萄糖基-(1→3)]-β-D-吡喃葡萄糖苷{26-O-β-D-glucopyranosyl-25(R,S)-furost-5-en-3,22ζ,26-triol-3-O-α-L-rhamnopyranosyl-(1→2)-[β-D-glucopyranosyl-(1→3)]-β-D-glucopyranoside}，26-O-β-D-吡喃葡萄糖基-25(R,S)-螺甾-5-烯-3,22ζ,26-三醇-3-O-α-L-吡喃鼠李糖基-(1→2)-[α-L-吡喃鼠李糖基-(1→4)]-β-D-吡喃葡萄糖苷{26-O-β-D-glucopyranosyl-25(R,S)-spirost-5-en-3,22ζ,26-triol-3-O-α-L-rhamnopyranosyl-(1→2)-[α-L-rhamnopyranosyl-(1→4)]-β-D-glucopyranoside}[17]；黄酮类：10,11-二羟基龙血酮C(10,11-dihydroxydracaenone C)，7,4'-二羟基黄酮(7,4'-dihydroxyflavone)，7,4'-二羟基黄烷(7,4'-dihydroxyflavan)，4,4'-二羟基-2-甲氧基查耳酮(4,4'-dihydroxy-2-methoxychalcone)，4,4'-二羟基-2-甲氧基二氢查耳酮(4,4'-dihydroxy-2-methoxydihydrochalcone)，7,4'-二氢高异黄烷酮(7,4'-dihydrohomoisoflavanone)，7,4'-高异黄烷(7,4'-homoisoflavan)[18]；甾体类：冠影掌烯醇▲(lophenol)，β-谷甾醇，豆甾-5,22-二烯-3-醇(stigma-5,22-dien-3-ol)[18]；酚苷类：1-(4'-O-β-D-吡喃葡萄糖苷)苄基-乙烷-2-醇[1-(4'-O-β-D-glucopyranosyl)benzyl-ethan-2-ol]，3,4-二羟基-1-烯丙基苯-4-O-α-L-吡喃鼠李糖基-(1→6)-O-β-D-吡喃葡萄糖苷{3,4-dihydroxy-1-allylbenzene-4-O-α-L-rhamnopyranosyl-(1→6)-O-β-D-glucopyranoside}，1-羟基-3,4,5-三甲氧基苯-1-O-α-L-吡喃芹菜糖基-(1→6)-O-β-D-吡喃葡萄糖苷{1-hydroxy-3,4,5-trimethoxybenzene-1-O-α-L-apiopyranosyl-(1→6)-O-β-D-glucopyranoside}，异直葸苔苷▲(tachioside)[18]。

叶含甾体类：25(R)-螺甾-5-烯-3β-醇，25(R)-螺甾-5-烯-3β,14α-二醇，25(R)-螺甾-14α-羟基-4-烯-3-酮，豆甾醇，胡萝卜苷，7β-羟基胡萝卜苷，25(R)-螺甾-5-烯-3β,14α-二醇-3-O-β-D-吡喃葡萄糖苷，25(R)-螺甾-5-烯-3β,14α-二醇-3-O-α-L-吡喃鼠李糖基-(1→4)-β-D-吡喃葡萄糖苷，纤细薯蓣皂苷[19]；黄酮类：异鼠李素，槲皮素[19]；糖苷类：β-甲基葡萄糖苷[19]。

药理作用 抗炎镇痛作用：剑叶龙血树的树脂是药用血竭的重要来源，外擦能明显抑制巴豆油诱发小鼠耳肿胀、大鼠角叉菜胶性足跖肿胀及醋酸诱发大鼠腹腔毛细血管通透性；灌胃给药能明显减少小鼠扭体次数，抑制在体大鼠子宫平滑肌收缩；血竭还能抑制二甲苯所致的小鼠耳廓炎症、家兔烫伤炎症，对蛋清性关节炎无明显作用[1]。

止血作用：血竭连续灌胃给药10天能明显缩短小鼠凝血时间[2]。能缩短小鼠凝血时间和家兔血浆复钙时间，对家兔凝血酶原时间无明显影响，说明血竭有促进凝血作用，其作用与影响内源性凝血系统的凝血因子有关[3]。

抗血小板聚集作用：家兔体外及体内血小板聚集试验表明，血竭能显著抑制花生四烯酸(AA)、二磷酸腺苷(ADP)和血小板聚集活化因子(PAF)诱导的血小板聚集，对胶原蛋白/肾上腺素诱导的血栓形成有明显的抑制作用[2]。血竭能明显降低"急性血瘀症"家兔的高黏滞状态、全血黏度、血浆黏度和红细胞压积，并使红细胞电泳时间加快[4]。血竭能明显抑制血小板的形成。血竭总黄酮对体外ADP诱导的大鼠血小板聚集及PAF诱导的家兔血小板聚集有一定抑制作用[5]。能显著抑制大鼠实验性深静脉血栓形成；还可明显减少结扎冠状动脉致大鼠急性心肌缺血引起的心肌梗死面积，具有对环氧化酶和血栓素A_2合成酶的抑制作用以及对前列腺素I_2合成酶的促进作用[6]。从血竭提取分离的一种黄酮类化合物具有抗凝血酶作用[7]。

改善微循环作用：血竭治疗复发性口腔溃疡疗效显著，与血竭的抗菌活性，改善病区微循环，使局部组织恢复正常，增加局部血液循环和抗病能力，加速上皮组织生长有关[8]。

降血糖作用：剑叶龙血树提取物具有良好的降血糖作用，其降低α-葡萄糖的IC_{50}为0.152 μg/ml，主要通过抑制肠内碳水化合物的吸收实现的[9]。它是很强的α-糖苷酶抑制剂，其活性比D-糖苷酶抑制剂的代表物阿卡波糖高数百倍[10-11]。

抗菌作用：剑叶龙血树多种提取物具有抑制幽门螺杆菌作用[7]。剑叶龙血树对金黄色葡萄球菌、白色葡萄球菌、柠檬色葡萄球菌、白喉杆菌等常见菌的最低抑菌浓度(MIC)为 3.12 mg/kg，对大肠埃希菌、伤寒杆菌、铜绿假单胞菌、乙型溶血性链球菌、奈瑟球菌和福氏痢疾杆菌的 MIC 值也不超过 50 mg/kg[12]。

注评　本种为部颁药品标准·进口药材（1986）收载"血竭"的基源植物之一，药用其茎渗出的树脂；商品药材又称"龙血竭"或"国产血竭"。中国药典（2000、2005、2010年版）收载的"血竭"来源于棕榈科植物麒麟竭 Daemonorops draco (Willd.) Blume 果实渗出的树脂，不包括本种，其商品药材又称"进口血竭"，商品规格和品牌较多。商品"血竭"中以后者为主，前者少见；二者的来源虽不同，但功用相似。本种为国家Ⅱ级重点保护植物和国家Ⅱ级保护野生药材物种。

化学成分参考文献

[1] 卢文杰，等. 药学学报，1998, 33(10): 755-758.
[2] 王锦亮，等. 云南植物研究，1995, 17(3): 336-340.
[3] 唐人九，等. 中国中药杂志，1995, 20(7): 421-423.
[4] 韦宏，等. 中国中药杂志，1998, 23(10): 616-618.
[5] 何兰，等. 中国中药杂志，2003, 28(12): 1195-1195.
[6] 屠鹏飞，等. 中国天然药物，2003, 1(1): 27-29.
[7] He L, et al. *Chin J Chem*, 2004, 22(8): 867-869.
[8] Zheng QA, et al. *Helv Chim Acta*, 2004, 87(5): 1167-1171.
[9] Yong KL, et al. *Nat Prod Res, Part A*, 2008, 22(18): 1624-1626.
[10] 周志宏，等. 中草药，1999, 30(11): 801-804.
[11] Zheng QA, et al. *Steroids*, 2006, 71(2): 160-164.
[12] 申秀民，等. 中草药，2004, 35(7): 728-730.
[13] 胡迎庆，等. 中草药，2001, 32(2): 104-106.
[14] Zhu Y, et al. *J Nat Prod*, 2007, 70(10): 1570-1577.
[15] Zheng QA, et al. *Chin Chem Lett*, 2003, 14(12): 1261-1264.
[16] Zheng QA, et al. *J Asian Nat Prod Res*, 2003, 5(4): 291-296.
[17] Zheng QA, et al. *Steroids*, 2004, 69(2): 111-119.
[18] Zheng QA, et al. *J Asian Nat Prod Res*, 2006, 8(6): 571-577.
[19] 李成，等. 中草药，2008, 39(10): 1456-1458.

药理作用及毒性参考文献

[1] 曾雪瑜，等. 中国中药杂志，1999, 24(3): 171.
[2] 向金莲，等. 华西药学杂志，2000, 15(6): 430.
[3] 农兴旭. 中国中药杂志，1997, 22(4): 240-242.
[4] 黄树莲，等. 中药材，1994, 17(9): 37.
[5] 马建建，等. 中草药，2003, 33(11): 1009.
[6] 朱亮，等. 江西医学院学报，2002, 42(2): 9.
[7] Zhu Y, et al. *J Nat Prod*, 2007, 70(10): 1570-1577.
[8] 卜向红，等. 华西口腔医学杂志，2000, 18(2): 115.
[9] Gu HJ, et al. *J Enzym Inhib Med Chem*, 2009, 24(1): 136-139.
[10] 傅晓云，等. 广东微量元素科学，2004, 11(9): 13-16.
[11] 张汝学，等. 中药新药与临床药理，2002, 13(1): 23-25.
[12] 陈林芳，等. 云南中医中药杂志，1999, 20(1): 31.

2. 柬埔寨龙血树　小花龙血树（中国中药资源志要），海南龙血树（中国植物志），山海带（海南），山铁树、剑叶木、乌猿蕉（广东）

Dracaena cambodiana Pierre ex Gagnep. in Bull. Soc. Bot. France 81: 286. 1934.（英 **Cambodia Dracaena**）

乔木状，高 3-4 m 以上。茎不分枝或分枝，树皮带灰褐色，幼枝有密环状叶痕。叶聚生于茎、枝顶端，互相套叠，剑形，薄革质，长达 70 cm，宽 1.5-3 cm，向基部略变窄而后扩大，抱茎，无柄。圆锥花序长 30 cm 以上，花序轴无毛或近无毛；花每 3-7 朵簇生，绿白色或淡黄色；花梗长 5-7 mm，关节位于上部 1/3 处；花被片长 6-7 mm，下部 1/4-1/5 合生成短筒；花丝扁平，宽约 0.5 mm，无红棕色疣点，花药长约 1.2 mm；花柱稍短于子房。浆果直径约 1 cm。花期 7 月。

分布与生境　产于海南（崖县、乐东）。生于林中或干燥沙壤土上。也分布于越南、老挝、柬埔寨和泰国。

龙舌兰科 AGAVACEAE

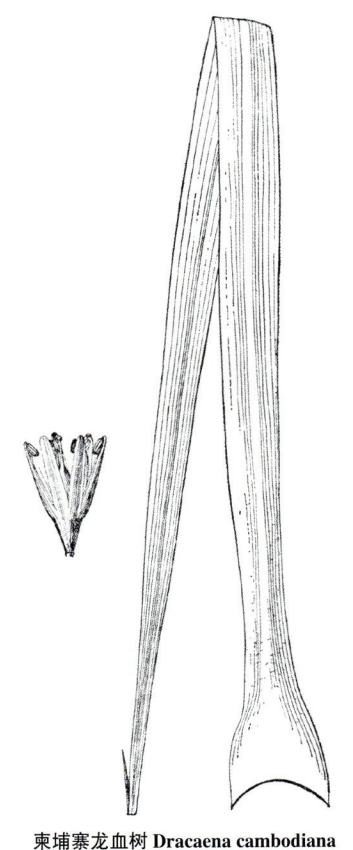

柬埔寨龙血树 Dracaena cambodiana Pierre ex Gagnep.
刘春荣 绘

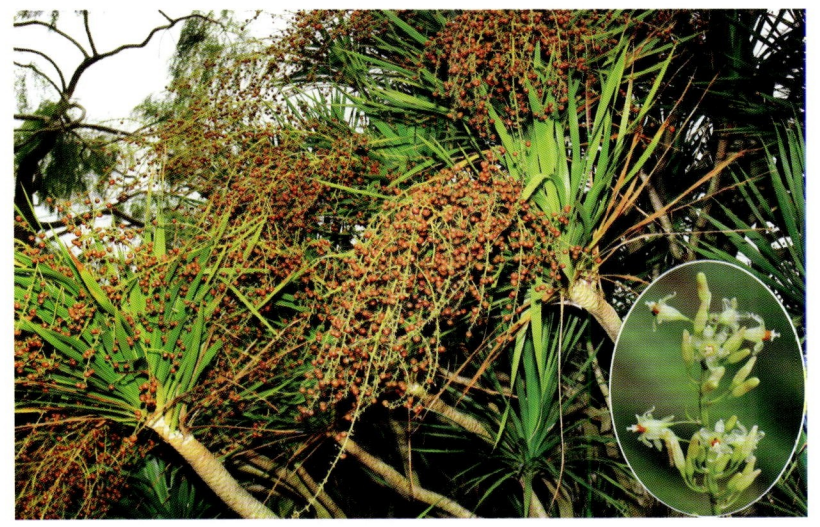

柬埔寨龙血树 Dracaena cambodiana Pierre ex Gagnep.
摄影：陈彬 王祝年

药用部位 叶、树脂。

功效应用 叶：化瘀止血，止咳平喘，止痢。用于咯血，咳血，吐血，衄血，尿血，便血，崩漏，跌打损伤，哮喘，痢疾，小儿疳积。树脂（血竭）：散瘀定痛，止血生肌。用于跌打损伤，骨折，内伤瘀痛，外伤流血不止，瘰疬，臁疮久溃不敛。

化学成分 果实含甾体类：薯蓣皂苷(dioscin)，22-甲基原薯蓣皂苷(22-methyl protodioscin)，纤细薯蓣皂苷(gracillin)，22-甲基原纤细薯蓣皂苷(22-methyl protogracillin)，薯蓣皂苷元(diosgenin)[1]。

茎含黄酮类：(2S)-4',7-二羟基-6,8-二甲基黄烷[(2S)-4',7-dihydroxy-6,8-dimethylflavan]，(2S)-5,7-二羟基-4'-甲氧基-8-甲基黄烷[(2S)-5,7-dihydroxy-4'-methoxy-8-methylflavan]，(2S)-3',7-二羟基-4'-甲氧基-8-甲基黄烷[(2S)-3',7-dihydroxy-4'-methoxy-8-methylflavan]，(2R)-4',7-二羟基-8-甲基黄烷[(2R)-4',7-dihydroxy-8-methylflavan]，(±)-3',7-二羟基-4'-甲氧基黄烷[(±)-3',7-dihydroxy-4'-methoxyflavan]，(±)-4',7-二羟基-3'-甲氧基黄烷[(±)-4',7-dihydroxy-3'-methoxyflavan]，(2S)-4',7-二羟基黄烷[(2S)-4',7-dihydroxyflavan][2]，柬埔寨龙血树醇▲(cambodianol)[3]；甾体类：柬埔寨龙血树皂苷▲A (dracagenin A)，25S-长花龙血树皂苷元▲B (25S-namogenin B)，螺环克纳唑尔A (spiroconazole A)[4]。

根含甾体类：(1β,3β,14α,20R,22S,25R)-螺甾-5-烯-1,3,14-三醇[(1β,3β,14α,20R,22S,25R)-spirost-5-en-1,3,14-triol]，22R-长花龙血树皂苷元▲B (22R-namogenin B)[5]。

注评 本种为云南药品标准（1974、1996）收载"血竭"的基源植物，药用其茎渗出的树脂；商品药材又称"龙血竭"；其干燥叶为云南省中药材标准（2005）所收载"龙血树叶"。"血竭"的商品药材情况参见剑叶龙血树 D. cochinchinensis (Lour.) S. C. Chen 项下。本种为国家Ⅱ级重点保护植物。

化学成分参考文献

[1] 杨崇仁,等. 云南植物研究, 1986, 8(3): 355-358.
[2] Liu J, et al. *Z Naturforsch, B: J Chem Sci*, 2008, 63(12): 1407-1410.
[3] Liu J, et al. *J Asian Nat Prod Res*, 2009, 11(2): 192-195.
[4] Nguyen HD, et al. *Tap Chi Hoa Hoc*, 2008, 46(4): 503-508.
[5] Minh CV, et al. *Nat Prod Commun*, 2009, 4(9): 1197-1200.

3. 长花龙血树 龙血树（中国中药资源志要），马骝蔗树（广东、云南），竹木参、山竹蔗（广西），竹木料（全国中草药汇编）

Dracaena angustifolia Roxb., Fl. Ind. ed. 1832, 2: 155. 1832.（英 **Narrowleaf Dracaena**）

灌木状，高 1–3 m。茎不分枝或稍分枝，有稀疏环状叶痕，皮灰色。叶生于茎上部或近顶端，彼此有一定距离，条状倒披针形，长 20–30 (–45) cm，宽 1.5–3 (–5.5) cm，中脉在中部以下明显，基部渐窄成柄状，有时有明显的柄，柄长 2–6 cm。圆锥花序长 30–50 cm，花序轴无毛；花每 2–3 朵簇生或单生，绿白色；花梗长 7–8 mm，关节位于上部或近顶端；花被圆筒状，长 19–23 mm，花被片下部合生成筒，筒长 7–8 mm，裂片长 11–16 mm；花丝丝状，花药长 2–3 mm；花柱长为子房的 5–8 倍。浆果直径约 8–12 mm，橘黄色，具 1–2 颗种子。花期 3–5 月，果期 6–8 月。

分布与生境 产于台湾、海南、云南（河口）。生于海拔较低的林中或灌丛下干燥的沙土上。东南亚广泛分布。

药用部位 根、叶、树脂。

功效应用 根、叶：润肺止咳，清热凉血，止血。用于咳血，吐血，衄血，二便出血，哮喘，痢疾，小儿疳积，跌打损伤，外伤出血。

化学成分 根及根状茎含甾体类：长花龙血树皂苷▲(namonin) A、B、C、D[1]、E、F[1,2]，长花龙血树

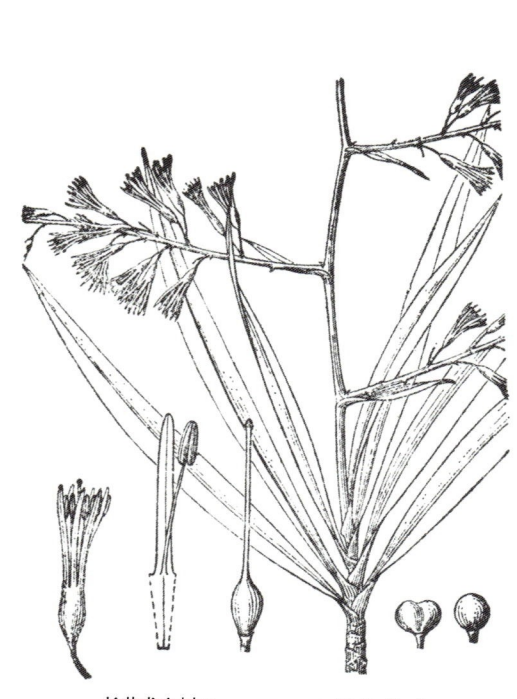

长花龙血树 Dracaena angustifolia Roxb.
引自《中国高等植物图鉴》

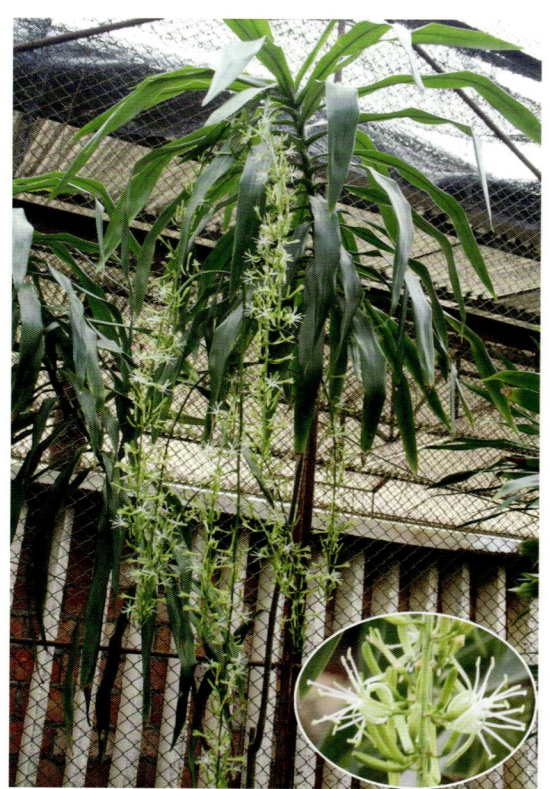

长花龙血树 Dracaena angustifolia Roxb.
摄影：王祝年

皂苷元▲(namogenin) A、B、C[1]，(23S,24S)-螺甾-5,25(27)-二烯-1β,3β,23,24-四醇-1-O-{[2,3,4-三-O-乙酰基-α-L-吡喃鼠李糖基-(1→2)]-[β-D-吡喃木糖基-(1→3)]-α-L-吡喃阿拉伯糖苷}-24-O-β-D-吡喃岩藻糖苷{(23S,24S)-spirost-5,25(27)-dien-1β,3β,23,24-tetrol-1-O-{[2,3,4-tri-O-acetyl-α-L-rhamncpyranosyl-(1→2)]-[β-D-xylopyranosyl-(1→3)]-α-L-arabinopyranoside}-24-O-β-D-fucopyranoside}，(23S,24S)-螺甾-5,25(27)-二烯-1β,3β,23,24-四醇-1-O-[2,3,4-三-O-乙酰基-α-L-吡喃鼠李糖基-(1→2)-α-L-阿拉伯吡喃糖苷]-24-O-β-D-吡喃岩藻糖苷{(23S,24S)-spirost-5,25(27)-dien-1β,3β,23,24-tetrol-1-O-[2,3,4-tri-O-acetyl-α-L-rhamnopyranosyl-(1→2)-α-L-arabinopyranoside]-24-O-β-D-fucopyranoside}，(23S,24S)-螺甾-5,25(27)-二烯-1β,3β,23,24-四醇-1-O-{[2,3,4-三-O-乙酰基-α-L-吡喃鼠李糖基-(1→2)]-[β-D-吡喃木糖基-(1→3)]}-α-L-吡喃阿拉伯糖苷{(23S,24S)-spirost-5,25(27)-dien-1β,3β,23,24-tetrol-1-O-{[2,3,4-tri-O-acetyl-α-L-rhamnopyranosyl-(1→2)]-[β-D-xylopyranosyl-(1→3)]}-α-L-arabinopyranoside}，(23S,24S)-螺甾-5,25(27)-二烯-1β,3β,23,24-四醇-1-O-[α-L-吡喃鼠李糖基-(1→2)]-α-L-吡喃阿拉伯糖苷{(23S,24S)-spirost-5,25(27)-dien-1β,3β,23,24-tetrol-1-O-[α-L-rhamnopyranosyl-(1→2)]-α-L-arabinopyranoside}，螺甾-5,25(27)-二烯-1β,3β-二醇-1-O-α-L-吡喃阿拉伯糖苷[spirost-5,25(27)-dien-1β,3β-diol-1-O-α-L-arabinopyranoside]，螺甾-5,25(27)-二烯-1β,3β-二醇-1-O-[α-L-吡喃鼠李糖基-(1→2)]-α-L-吡喃阿拉伯糖苷[spirost-5,25(27)-dien-1β,3β-diol-1-O-[α-L-rhamnopyranosyl-(1→2)]-α-L-arabinopyranoside][1]，呋甾-5,20(22),25(27)-三烯-1β,3β,26-三醇-1-O-[α-L-吡喃鼠李糖基-(1→2)-α-L-吡喃阿拉伯糖苷-26-O-β-D-葡萄糖苷{furost-5,20(22),25(27)-trien-1β,3β,26-triol-1-O-[α-L-rhamnopyranosyl-(1→2)-α-L-arabinopyranoside]-26-O-β-D-glucopyranoside}[1]，孕甾-5,16-二烯-1β,3β-二醇-1-O-[α-L-吡喃鼠李糖基-(1→2)]-α-L-吡喃阿拉伯糖苷{pregn-5,16-dien-1β,3β-diol-1-O-[α-L-rhamnopyranosyl-(1→2)]-α-L-arabinopyranoside}[1]。

注评 傣医用于治疗尿路感染，淋证，便秘，泄泻，胃病，产后虚弱，刀伤，癫痫，心动过速。《云南药品标准》(1974版)收入其树脂作血竭药用。

化学成分参考文献

[1] Tran QL, et al. *J Nat Prod*, 2001, 64(9): 1127-1132.

[2] Tran LQ, et al. *Tap Chi Hoa Hec*, 2004, 42(3): 371-375.

4. 矮龙血树　竹节兰（云南），大叶剑木（全国中草药汇编），点点领（傣语）

Dracaena terniflora Roxb., Fl. Ind. ed. 1832, 2: 159. 1832.（英 Dwarf Dracaena）

小灌木状，高1m以下，具粗厚的根。茎不分枝或有时稍分枝，有稀疏环状叶痕。叶生于茎上部或顶端，彼此有一定距离，椭圆形或椭圆状披针形，长20–30 cm，宽6–8 cm，中脉稍明显，有柄，柄长3–6 cm。总状花序顶生，长约15 cm；花每1–3朵着生，长约2 cm；花梗长3–4 mm，关节位于上部。浆果直径10–13 mm，具1–3颗种子。花期不详，果期8月。

分布与生境 产于云南南部（景洪）。生于海拔1050 m的密林下。也分布于孟加拉国、印度至马来西亚。

药用部位 全株、根。

功效应用 全株：活血，止血。用于血瘀疼痛，出血。根：祛风除湿，通经活络，补肾壮阳。用于风湿关节痛，腰腿痛，阳痿，膀胱炎，小便淋涩，产后大出血。

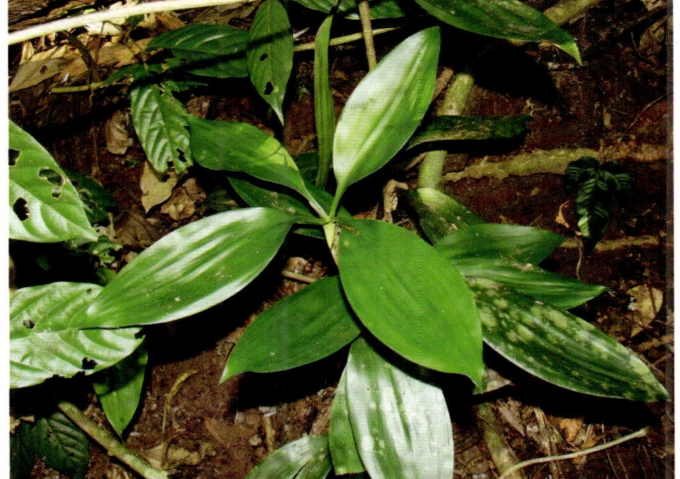

矮龙血树 Dracaena terniflora Roxb.
摄影：张金龙

4. 虎尾兰属 Sansevieria Thunb.

根状茎粗短、横走。叶基生或生于短茎上，厚而坚硬，常稍带肉质，扁平、凹陷或近圆柱状。花葶分枝或不分枝；花单生或几朵簇生，排成总状花序或圆锥花序；花梗有关节；花被下部管状，上部有6枚裂片，裂片常外卷或展开；雄蕊6，着生于花被管喉部，明显伸出，花丝丝状，花药背着，内向开裂；子房3室，每室1枚胚珠，花柱细长，柱头小。浆果较小，具1–3颗种子。

本属约60种，主要产于非洲，少数种类也见于亚洲南部。我国有栽培，1种1变种可药用。

本属药用植物主要含有螺甾醇型皂苷类及孕甾烷糖苷类化合物。

1. 虎尾兰　弓弦麻（海南），花蛇草（云南），老虎尾（陆川本草）

Sansevieria trifasciata Prain, Bengal Pl. 2: 1054. 1903.（英 Mother-in-law's Tongue）

1a. 虎尾兰（模式变种）

Sansevieria trifasciata Prain var. **trifasciata**（英 Mother-in-law's Tongue）

有横走根状茎。叶基生，常1–2枚，也有3–6枚成簇的，直立，硬革质，扁平，长条状披针形，长30–70 (–120) cm，宽3–5 (–8) cm，有白绿色和深绿色相间的横带斑纹，边缘绿色，向下部渐狭成长短不等有槽的柄。花葶高30–80 cm，基部有淡褐色的膜质鞘；花淡绿色或白色，每3–8朵簇生，排成总状花序；花梗长5–8 mm，关节位于中部；花被长1.6–2.8 cm，花被管与裂片长度约相等。浆果直径约7–8 mm。花期11–12月。

分布与生境　原产于中美洲西部，我国各地有栽培。
药用部位　根、叶。
功效应用　叶：清热解毒，去腐生肌。用于感冒咳嗽，支气管炎，跌打损伤，疮疡，痈肿疔毒，毒蛇咬伤。根、叶：外用于瘰疬。
化学成分　叶含甾体类：假叶树皂苷元▲(ruscogenin)，新假叶树皂苷元▲(neoruscogenin)，25S-假叶树皂苷元▲(25S-ruscogenin)，虎尾兰皂苷元(sansevierigenin)[1]，β-谷甾醇[1]；其他类：正丁基-4-醇正丙基邻苯二甲酸酯(n-buty1-4-ol-n-propylphthalate)[2]。

全草含甾体类：(23S)-螺甾-5,25(27)-二烯-1β,3β,23-三醇-1-O-{O-α-L-吡喃鼠李糖基-(1→2)-O-[β-D-吡喃木糖基-(1→3)]-α-L-吡喃阿拉伯糖苷}{(23S)-spirost-5,25(27)-dien-1β,3β,23-triol-1-O-{O-α-L-rhamnopyranosyl-(1→2)-O-[β-D-xylopyranosyl-(1→3)]-α-L-arabinopyranoside}}，(23S,24S)-螺甾-5,25(27)-二烯-1β,3β,23,24-四醇-1-O-{O-α-L-吡喃鼠李糖基-(1→2)-O-[β-D-吡喃木糖基-(1→3)]-α-L-吡喃阿拉伯糖苷}{(23S,24S)-spirost-5,25(27)-dien-1β,3β,23,24-tetrol-1-O-{O-α-L-rhamnopyranosyl-(1→2)-O-[β-D-xylopyranosyl-(1→3)]-α-L-arabinopyranoside}}，(23S)-螺甾-5,25(27)-二烯-1β,3β,23-三醇-1-O-{O-(4-O-乙酰基-α-L-吡喃鼠李糖基)-(1→2)-O-[β-D-吡喃木糖基-(1→3)]-α-L-吡喃阿拉伯糖苷}{(23S)-spirost-5,25(27)-dien-1β,3β,23-triol-1-O-{O-(4-O-acetyl-α-L-rhamnopyranosyl)-(1→2)-O-[β-D-xylopyranosyl-(1→3)]-α-L-arabinopyranoside}}，(23S)-螺甾-5,25(27)-二烯-1β,3β,23-三醇-1-O-{O-(2,3-O-二乙酰基-α-L-吡喃鼠李糖基)-(1→2)-O-[β-D-吡喃木糖基-(1→3)]-α-L-吡喃阿拉伯糖苷}{(23S)-spirost-5,25(27)-dien-1β,3β,23-triol-1-O-{O-(2,3-O-diacetyl-α-L-rhamnopyranosyl)-(1→2)-O-[β-D-xylopyranosyl-(1→3)]-α-

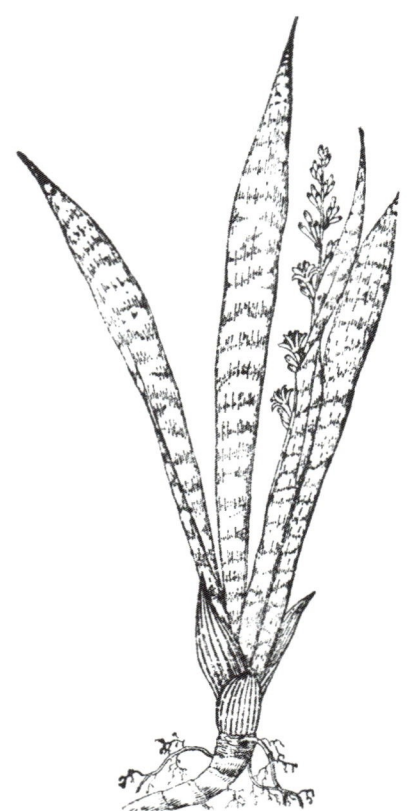

虎尾兰 Sansevieria trifasciata Prain var. trifasciata
引自《中国高等植物图鉴》

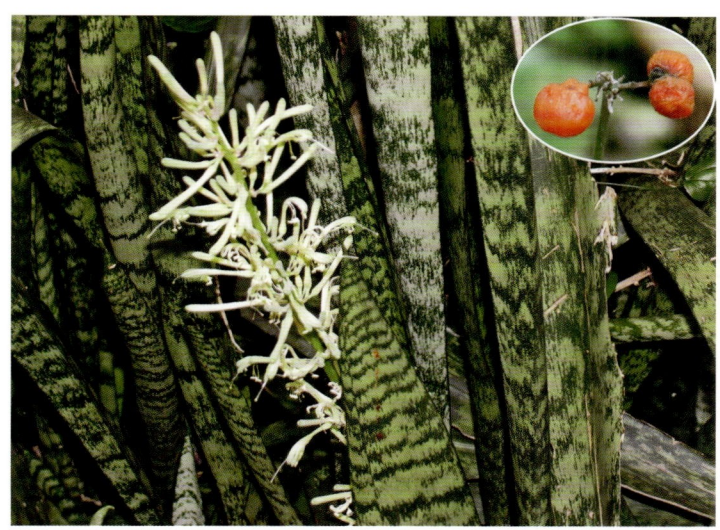

虎尾兰 **Sansevieria trifasciata** Prain var. **trifasciata**
摄影：王祝年

L-arabinopyranoside}}，(23S,24S)-螺甾-5,25(27)-二烯-1β,3β,23,24-四醇-1-O-{O-(2,3,4-O-三乙酰基-α-L-吡喃鼠李糖基)-(1→2)-O-[β-D-吡喃木糖基-(1→3)]-α-L-吡喃阿拉伯糖苷}{(23S,24S)-spirost-5,25(27)-dien-1β,3β,23,24-tetrol-1-O-{O-(2,3,4-O-triacetyl-α-L-rhamnopyranosyl)-(1→2)-O-[β-D-xylopyranosyl-(1→3)]-α-L-arabinopyranoside}}，(23S,24S)-螺甾-5,25(27)-二烯-1β,3β,23,24-四醇-1-O-{O-(4-O-乙酰基-α-L-吡喃鼠李糖基)-(1→2)-O-[β-D-吡喃木糖基-(1→3)]-α-L-吡喃阿拉伯糖苷}-24-O-β-D-吡喃岩藻糖苷{(23S,24S)-spirost-5,25(27)-dien-1β,3β,23,24-tetrol-1-O-{O-(4-O-acetyl-α-L-rhamnopyranosyl)-(1→2)-O-[β-D-xylopyranosyl-(1→3)]-α-L-arabinopyranoside}-24-O-β-D-fucopyranoside}，(23S,24S)-螺甾-5,25(27)-二烯-1β,3β,23,24-四醇-24-O-β-D-吡喃岩藻糖苷-1-O-{O-(2,3,4-O-三乙酰基-α-L-吡喃鼠李糖基)-(1→2)-O-[β-D-吡喃木糖基-(1→3)]-α-L-吡喃阿拉伯糖苷}{(23S,24S)-spirost-5,25(27)-dien-1β,3β,23,24-tetrol-24-O-β-D-fucopyranoside-1-O-{O-(2,3,4-O-triacetyl-α-L-rhamnopyranosyl)-(1→2)-O-[β-D-xylopyranosyl-(1→3)]-α-L-arabinopyranoside}}，(23S,24S)-螺甾-5,25(27)-二烯-1β,3β,23,24-四醇-1-O-{O-(2,3,4-O-三乙酰基-α-L-吡喃鼠李糖基)-(1→2)-O-[β-D-吡喃木糖基-(1→3)]-α-L-吡喃阿拉伯糖苷}-24-O-α-L-吡喃鼠李糖苷{(23S,24S)-spirost-5,25(27)-dien-1β,3β,23,24-tetrol-1-O-{O-(2,3,4-O-triacetyl-α-L-rhamnopyranosyl)-(1→2)-O-[β-D-xylopyranosyl-(1→3)]-α-L-arabinopyranoside}-24-O-α-L-rhamnopyranoside}，(23S,24S)-螺甾-5,25(27)-二烯-1β,3β,23,24-四醇-1-O-{O-(2,3,4-O-三乙酰基-α-L-吡喃鼠李糖基)-(1→2)-O-[β-D-吡喃木糖基-(1→3)]-α-L-阿拉伯吡喃糖基}-24-O-β-D-吡喃葡萄糖苷{(23S,24S)-spirost-5,25(27)-dien-1β,3β,23,24-tetrol-1-O-{O-(2,3,4-O-triacetyl-α-L-rhamnopyranosyl)-(1→2)-O-[β-D-xylopyranosyl-(1→3)]-α-L-arabinopyranoside}-24-O-β-D-glucopyranoside}[3]，阿巴马甾体皂苷元(abamagenin)[4]，1β,3β-二羟基孕甾-5,16-二烯-20-酮-1-O-{O-α-L-吡喃鼠李糖基-(1→2)-O-[β-D-吡喃木糖基-(1→3)]-β-D-吡喃葡萄糖苷}{1β,3β-dihydroxypregn-5,16-dien-20-one-1-O-{O-α-L-rhamnopyranosyl-(1→2)-O-[β-D-xylopyranosyl-(1→3)]-β-D-glucopyranoside}}，1β,3β-二羟基孕甾-5,16-二烯-20-酮-1-O-{O-α-L-吡喃鼠李糖基-(1→2)-O-[β-D-吡喃木糖基-(1→3)]-6-O-乙酰基-β-D-吡喃葡萄糖苷}{1β,3β-dihydroxypregn-5,16-dien-20-one-1-O-{O-α-L-rhamnopyranosyl-(1→2)-O-[β-D-xylopyranosyl-(1→3)]-6-O-acetyl-β-D-glucopyranoside}}，1β,3β-二羟基孕甾-5,16-二烯-20-酮-1-O-{O-α-L-吡喃鼠李糖基-(1→2)-α-L-吡喃阿拉伯糖苷}{1β,3β-dihydroxypregn-5,16-dien-20-one-1-O-{O-α-L-rhamnopyranosyl-(1→2)-L-arabinopyranoside}}，1β,3β-二羟基孕甾-5,16-二烯-20-酮-1-O-{O-α-L-吡喃鼠李糖基-(1→2)-O-[β-D-吡喃木糖基-(1→3)]-α-L-吡喃阿拉伯糖苷}{1β,3β-dihydroxypregn-5,16-dien-20-one-1-O-{O-α-L-rhamnopyranosyl-(1→2)-O-[β-D-xylopyranosyl-(1→3)]-α-L-arabinopyranoside}}[5]；寡糖苷类：1-O-{O-(4-O-乙酰基-α-L-吡喃鼠李糖基)-(1→2)-O-[β-D-吡喃木

糖基-(1→3)]-α-L-吡喃阿拉伯糖苷}{1-O-{O-(4-O-acetyl-α-L-rhamnopyranosyl)-(1→2)-O-[β-D-xylopyranosyl-(1→3)]-α-L-arabinopyranoside}}，1-O-{O-(2,3-O-二乙酰基-α-L-吡喃鼠李糖基)-(1→2)-O-[β-D-吡喃木糖基-(1→3)]-α-L-吡喃阿拉伯糖苷}{1-O-{O-(2,3-O-diacetyl-α-L-rhamnopyranosyl)-(1→2)-O-[β-D-xylopyranosyl-(1→3)]-α-L-arabinopyranoside}}[3]。

化学成分参考文献

[1] González AG, et al. *Tetrahedron*, 1972, 28(5): 1289-1297.

[2] Pare JRJ, et al. *J Nat Prod*, 1981, 44(4): 490-492.

[3] Mimaki Y, et al. *Phytochemistry*, 1996, 43(6): 1325-1331.

[4] Gonzalez Gonzalez A, et al. *An Quim*, 1972, 68(1): 103-105.

[5] Mimaki Y, et al. *Phytochemistry*, 1997, 44(1): 107-111.

1b. 金边虎尾兰（变种）

Sansevieria trifasciata Prain var. **laurentii** (De Wild.) N. E. Br. in Bull. Misc. Inform. Kew 1915: 185. 1915. ——*S. laurentii* De Wild.（英 **Goldenmargin Sansevieria**）

本变种与原变种不同的是，叶有金黄色边缘，易于识别。

分布与生境 我国各地有栽培。

药用部位 叶。

功效应用 清热解毒，去腐生肌。用于感冒，支气管炎，跌打损伤，疮疡，毒蛇咬伤，瘰疬，水火烫伤。

5. 龙舌兰属 Agave L.

多年生植物。无茎或有极短的茎。叶呈莲座状，大而肥厚，肉质或稍带木质，边缘常有刺，顶端常有硬尖刺。花茎粗壮高大，具分枝；花通常排列成大型稠密的顶生穗状花序或圆锥花序，有些种类每年或隔年开花一次，另一些种类只开花结果一次便死亡；花被管短，花被裂片6，狭而相似；雄蕊6，着生于花被管喉部或管内，花丝细长，常伸出于花被外，花药丁字着生；子房下位，3室，每室有胚珠多数，花柱线形，柱头3裂。蒴果长椭圆形，3瓣开裂。种子多数，薄而扁平，黑色。

本属约有300多种，原产于西半球干旱和半干旱的热带地区，尤以墨西哥种类最多。我国引种栽培多种，其中4种1变种可药用。

分种检索表

1. 叶缘无刺或偶而具刺，叶剑形，宽约 10 cm，挺直；花后通常不结实而产生大量珠芽 ·· 1. 剑麻 **A. sisalana**
1. 叶缘具刺。
   2. 较老植株具明显的茎，茎长 25–50 cm；叶较小，长 45–60 cm，宽 6–7.5 cm ························· 4. 狭叶龙舌兰 **A. angustifolia**
   2. 茎短或近于无茎；叶较大，长 1–2 m。
      3. 叶长 1–1.4 m，宽 6–9 cm ·· 2. 马盖麻 **A. cantula**
      3. 叶长 1–2 m，宽 15–20 cm ·· 3. 龙舌兰 **A. americana**

本属药用植物主要含甾体类，还包括少数黄酮类。甾体类如海柯皂苷元 (hecogenin，**1**) 及替告皂苷元 (tigogenin，**2**) 多存在于叶中，且在幼株的叶中主要含 **2**，而在成熟植物的叶中含量较低。自从在剑麻 (A. sisalana) 中发现 **1** 并以其为原料成功合成皮质激素后，引起了人们对该属植物中所含甾体类化合物的重视。在对龙舌兰属植物甾体类皂苷元研究中发现，除 5α- 孕甾 -3β,2Cβ- 二醇 (5α-pregnan-3β,20β-diol) 外，其他皂苷元均为 C_{27} 螺甾烷类化合物，根据 C_{25} 的构型，可将其分为螺甾醇类如海南皂苷元 (hainangenin，**3**)、新替告皂苷元 (neotigogenin，**4**) 和异螺甾醇类如替告皂苷元、绿莲皂苷元 (chlorogenin，**5**)、芰脱皂苷元 (gitogenin，**6**)、洛柯皂苷元 (rockogenin，**7**)、12- 表洛柯皂苷元 (12-epirockogenin，**8**)。它们一般在 C-2、C-3、C-6、C-11、C-12、C-23、C-27 有羟基；C-3 或 C-12 有羰基的化合物，如 **1**、曼诺皂苷元 (manogenin，**9**)、剑麻皂苷元 (sislagenin，**10**) 和新替告皂苷酮 (neotigogenone)；C-5(6) 或 C-9(11) 有双键的化合物，如 9- 去氢海柯皂苷元 (9-dehydrohecogenin)、薯蓣皂苷元 (diosgenin)、亚莫皂苷元 (yamogenin)。在这两类化合物中，以异螺甾醇类化合物为主，而根据 H-5 的构型，又可分为 5α、5β 两种类型。

甾体类大多是 **1** 和 **2** 的糖苷，糖链一般连接在苷元的 C_3-OH，成苷的糖基有葡萄糖、木糖、半乳糖和鼠李糖 4 种，如剑麻东皂苷 (dongnoside) A、B、C、D、E，龙舌兰皂苷 (agavasaponin) E、H。这类化合物具有某些生物学活性，如剑麻皂苷 (sisalanin) B、D 对黄曲霉 (*Aspergillus flavus*)、黑曲霉 (*Aspergillus niger*)、米曲霉 (*Aspergillus oryzae*)、寄生曲霉 (*Aspergillus parasiticus*)、白念珠菌 (*Candida albicans*)、粘红酵母 (*Rhodotorula glutinis*)、酿酒酵母 (*Saccharomyces cerevisiae*) 等真菌生长具有抑制作用；(25R)-5α- 螺甾 -3β,6α- 二醇 -3-*O*-β-D- 吡喃葡萄糖基 -(1→2)-[β-D- 吡喃木糖基 -(1→3)]-β-D- 吡喃葡糖基 -(1→4)-β-D- 吡喃半乳糖苷 {(25R)-5α-spirostan-3β,6α-diol-3-*O*-β-D-glucopyranosyl-(1→2)-[β-D-xylopyranosyl-(1→3)]-β-D-glucopyranosyl-(1→4)-β-D-galactopyranoside，**11**}、龙舌兰诺苷▲ (agamenoside) D (**12**)、E (**13**)、F (**14**) 同样具有抑制真菌生长的作用，其引起稻瘟病菌 (*Pyricularia oryzae*) P-2b 菌丝体形态学畸变的浓度分别为 4.69 μg/mg、4.69 μg/mg、2.34 μg/mg、2.93 μg/mg；海柯皂苷四糖苷 (hecogenin tetraglycoside) 对人类早幼粒细胞白血病细胞 HL-60 增殖具有抑制作用，半数抑制浓度为 4.3 μg/ml。

黄酮类成分如 (±)-3,9- 二羟基凤梨百合素▲ [(±)-3,9-dihydroxyeucomin，**15**]、二羟基鹰叶刺素▲ (dihydroxybonducellin，**16**)、5,7- 二羟基 -3-(4- 羟苄基)-4- 色原烷酮 [5,7-dihydroxy-3-(4-hydroxy-benzyl)-4-chromanone，**17**] 对 PHA 活化所致外周血单核细胞增殖有抑制作用，其半数抑制浓度 IC_{50} 分别为 19.4 μmol/L、73.8 μmol/L、58.8 μmol/L，并且有效地抑制由 PBMC 活化产生的 IL-2 和 IFN-γ，呈现浓度依赖性。

1: R_1=H; R_2=H; R_3=CH$_3$
9: R_1=OH; R_2=H; R_3=CH$_3$
10: R_1=H; R_2=CH$_3$; R_3=H

2: R_1=H; R_2=H; R_3=H; R_4=H
5: R_1=H; R_2=OH; R_3=H; R_4=H
6: R_1=OH; R_2=H; R_3=H; R_4=H
7: R_1=H; R_2=H; R_3=β-OH; R_4=H
8: R_1=H; R_2=H; R_3=OH; R_4=H

3: R_1=H; R_2=OH; R_3=OH
4: R_1=H; R_2=H; R_3=H

11: R=β-D-Gal(4-1)-β-D-Glc[(3-1)-β-D-Xyl](2-1)-β-D-Glc
12: R=β-D-Gal(4-1)-β-D-Glc(2-1)-β-D-Glc(3-1)-α-L-Rha
13: R=β-D-Gal(4-1)[(3-1)-β-D-Xyl]-β-D-Glc(2-1)-β-D-Glc(3-1)-α-L-Rha
14: R=β-D-Gal(4-1)[(3-1)-β-D-Glc]-β-D-Glc(2-1)-β-D-Glc(3-1)-β-D-Xyl

15: R_1=OH; R_2=OCH$_3$; R_3=H
16: R_1=R_3=H; R_2=OCH$_3$
17: R_1=R_2=OH; R_3=H

1. 剑麻（中国种子植物科属辞典） 菠萝麻（种子植物名称）

Agave sisalana Perrine ex Engelm. in Trans. Acad. Sci. St. Louis 3: 305, 316 1875.——*A. rigida* Mill.（英 **Sisal**）

多年生植物。茎极短、粗。叶莲座状，一株通常可产叶 200-250 枚，叶刚直，肉质，剑形，初被白霜，后渐脱落而呈深蓝绿色，通常长 1-1.5 m，最长可达 2 m，中部最宽 10-15 cm，表面凹，背面凸，叶缘无刺或偶而具刺，顶端有 1 硬尖刺，刺红褐色，长 2-3 cm。圆锥花序粗壮，高可达 6 m；花黄绿色，有浓烈的气味，花梗长 5-10 mm；花被管长 1.5-2.5 cm，花被裂片卵状披针形，长 1.2-2 cm，基部宽 6-8 mm；雄蕊 6，着生于花被裂片基部，花丝黄色，长 6-8 cm，花药长 2.5 cm，丁字着生；子房长圆形，长约 3 cm，下位，3 室，胚珠多数，花柱线形，长 6-7 cm，柱头稍膨大，3 裂。蒴果长圆形，长约 6 cm，宽 2-2.5 cm。开花和长出珠芽后植株便死亡。

分布与生境 原产于墨西哥，我国有栽培。

药用部位 叶。

功效应用 凉血止血，消肿解毒，散瘀，排脓，止痛。用于肺痨咯血，衄血，便血，痢疾，风湿，跌打，痈疮肿毒，痔疮。外用于痈疽疮疡。

化学成分 叶含甾体类：海柯皂苷元(hecogenin)[1]，替告皂苷元(tigogenin)[2]，新替告皂苷元(neotigogenin)，剑麻皂苷元(sisalagenin)，凤尾丝兰皂苷元(gloriogenin)，小穗花薯蓣皂苷元(gentrogenin)，$\Delta^{9(11)}$-海柯皂苷元($\Delta^{9(11)}$-hecogenin)，薯蓣皂苷元(diosgenin)，亚莫皂苷元(yamogenin)[3]，新替告皂苷酮(neotigogenone)，洛柯皂苷元(rockogenin)，12-表洛柯皂苷元(12-epirockogenin)，绿莲皂苷元(chlorogenin)，红光皂苷元(hongguanggenin)[4]，巴尔波皂苷元(barbourgenin)[5]，剑麻东皂苷(dongnoside) A、B[6]、C、D、E[7]，剑麻皂苷(sisalanin) A、B、C、D、E、F、G[8]，(25S)-26-(β-D-吡喃葡萄糖基)-22ξ-羟基呋甾-12-酮-3β-O-α-L-吡喃鼠李糖基-(1→4)-β-D-吡喃葡萄糖基-(1→3)-O-[O-β-D-吡喃葡萄糖基-(1→2)]-O-β-D-吡喃葡萄糖基-(1→4)-β-D-吡喃半乳糖苷{(25S)-26-(β-D-glucopyranosyl)-22ξ-hydroxyfurost-12-one-3β-O-α-L-rhamnopyranosyl-(1→4)-β-D-glucopyranosyl-(1→3)-O-[O-β-D-glucopyranosyl-

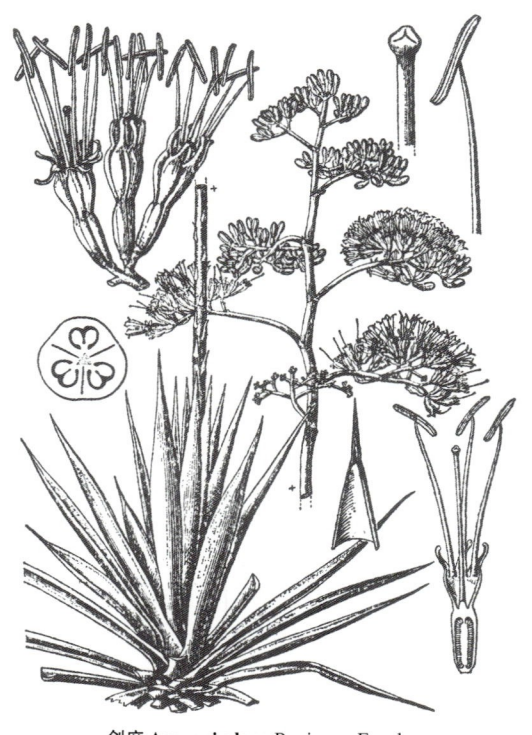

剑麻 Agave sisalana Perrine ex Engelm.
引自《海南植物志》

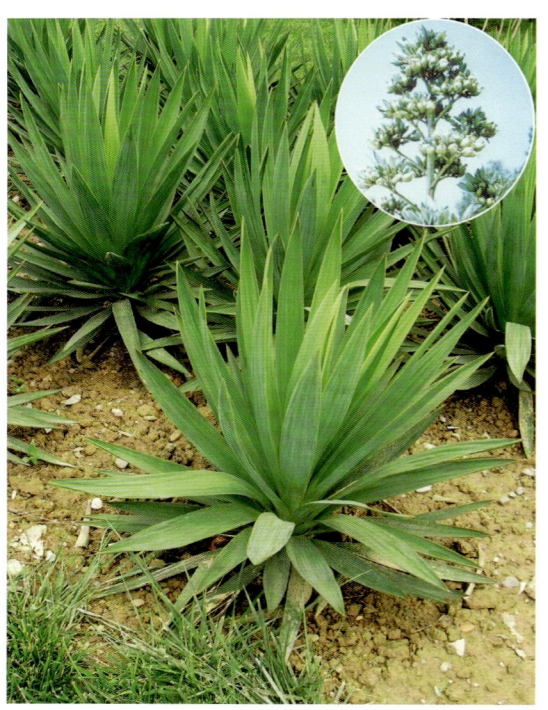

剑麻 Agave sisalana Perrine ex Engelm.
摄影：于俊林

(1→2)]-O-β-D-glucopyranosyl-(1→4)-β-D-galactopyranoside}，(25S)-26-(β-D-吡喃葡萄糖基)-22ξ-羟基呋甾-5-烯-12-酮-3β-O-α-L-吡喃鼠李糖基-(1→4)-β-D-吡喃葡萄糖基-(1→3)-O-[O-β-D-吡喃葡萄糖基-(1→2)]-O-β-D-吡喃葡萄糖基-(1→4)-β-D-吡喃半乳糖苷{(25S)-26-(β-D-glucopyranosyl)-22ξ-hydroxyfurost-5-en-12-one-3β-O-α-L-rhamnopyranosyl-(1→4)-β-D-glucopyranosyl-(1→3)-O-[O-β-D-glucopyranosyl-(1→2)]-O-β-D-glucopyranosyl-(1→4)-β-D-galactopyranoside}[9]；黄酮类：5,7-二羟基黄烷酮(5,7-dihydroxyflavanone)，7-O-甲基凤梨百合醇▲(7-O-methyleucomol)，3'-去氧苏木酮(3'-deoxysappanone)，(±)-3,9-二羟基凤梨百合素▲[(±)-3,9-dihydroxyeucomin]，二羟基鹰叶刺素▲(dihydroxybonducellin)，7-羟基-3-(4-羟基苄基)色原烷[7-hydroxy-3-(4-hydroxybenzyl)chromane]，5,7-二羟基-3-(4'-羟基苄基)-4-色原烷酮[5,7-dihydroxy-3-(4'-hydroxy-benzyl)-4-chromanone]，5,7-二羟基-3-(3-羟基-4-甲氧基苄基)-4-色原烷酮[5,7-dihydroxy-3-(3-hydroxy-4-methoxybenzyl)-4-chromanone][10]，山柰酚-3-芸香糖苷-4'-葡萄糖苷(kaempferol-3-rutinoside-4'-glucoside)，山柰酚-3-(2^G-鼠李糖基芸香糖苷)[kaempferol-3-(2^G-rhamnosylrutinoside)][10]；甾体类：β-谷甾醇，5α-孕甾-3β,20β-二醇(5α-pregnan-3β,20β-diol)[4]。

药理作用　神经肌肉阻滞作用：剑麻提取物可增强鸡腹肌神经－肌肉标本间诱发的收缩，其作用类似于去极化琥珀酰胆碱[1]。

　　镇痛作用：口服替告皂苷元可以减少小鼠腹腔注射醋酸溶液引起的扭体次数[2]。

　　抗炎作用：剑麻皂素口服给药对二甲苯所致的小鼠耳廓肿胀具有抑制作用[2]。

　　降血糖作用：剑麻皂素口服给药可以抑制小鼠腹腔注射葡萄糖后 2 h 内的血糖升高[2]。

　　增强单核巨噬细胞功能作用：剑麻皂素口服给药可以提高正常小鼠血清碳粒廓清能力[2]。

化学成分参考文献

[1] Hassall CH, et al. *Chem Ind*, 1957: 1570.

[2] Morales Mendez A. *Rev Fac Farm, Univ Los Andes*, 1971, 8(12): 51-56.

[3] Blunden G, et al. *Lloydia*, 1974, 37(1): 10-16.

[4] Tsung PC, et al. *Hua Hsueh Hsueh Pao*, 1976, 34(3): 179-196.

[5] Blunden G, et al. *J Nat Prod*, 1986, 49(4): 687-689.

[6] Ding Y, et al. *Chem Pharm Bull*. 1993, 41(3): 557-560.

[7] Ding Y, et al. *Phytochemistry*, 1989, 28(10): 2787-2791.

[8] Ujikawa K, et al. *Cienc Cult*, 1989, 41(12): 1218-1224.

[9] Zou P, et al. *Magn Reson Chem*, 2006, 44(12): 1090-1095.

[10] Chen PY, et al. *Molecules*, 2009, 14(5): 1789-1795.

药理作用及毒性参考文献

[1] 国家中医药管理局《中华本草》编委会. 中华本草，上海：上海科学技术出版社，1999：7244-7245.

[2] 李燕婧，等. 时珍国医国药，2006, 17(10): 1958-1959.

2. 马盖麻（福建土名）　亚洲马盖麻（广西植物名录），菲律宾马盖（产区通称）

Agave cantula Roxb., Fl. Ind. ed. 1832, 2: 167. 1832.（英 **Philipphine Agave**）

　　多年生植物。茎短或近于无茎。叶呈莲座状，肉质，线状披针形或剑形，长 1–1.4 m，宽 6–9 cm，叶缘具黑色钩状刺，刺间距离 2–2.5 (–3) cm，顶端有黑色硬尖刺，刺长 1.7–2 cm。圆锥花序高 4–6 m；花长 6–6.5 cm；花被管阔漏斗状，长 1.2–1.3 cm，宽 1.5–1.7 cm，花被裂片线状披针形，长约 2 cm，宽 6–7 mm；花丝着生于花被管内，花药长 2.5–2.8 cm；子房长 2.8–3 cm。生命周期一般 6–10 年。

分布与生境　据文献记载本种原产墨西哥，我国南方各省常引种栽培，其中以福建省栽培面积较大。

药用部位　根皮。

功效应用　清热解毒。用于发热，丝虫病等。

化学成分　全草含甾体类：海柯皂苷元(hecogenin)[1]。

化学成分参考文献

[1] Chakravarti R, et al. *Bull Calcutta Sch Trop Med*, 1959, 7: 5.

3. 龙舌兰（种子植物名称） 剑兰（山东），洋棕（湖北），番麻（广东、云南）

Agave americana L., Sp. Pl. 1: 323. 1753.（英 **Century-plant, Maguey**）

3a. 龙舌兰（模式变种）（种子植物名称）

Agave americana L. var. **americana**（英 **Century-plant, Maguey**）

多年生植物。叶呈莲座状排列，通常30–40枚，有时50–60枚，大型，肉质，倒披针状线形，长1–2 m，中部宽15–20 cm，基部宽10–12 cm，叶缘具有疏刺，顶端有1硬尖刺，刺暗褐色，长1.5–2.5 cm。圆锥花序大型，长达6–12 m，多分枝；花黄绿色；花被管长约1.2 cm，花被裂片长2.5–3 cm；雄蕊长约为花被的2倍。蒴果长圆形，长约5 cm。开花后花序上生成的珠芽极少。

分布与生境 原产于美洲热带，我国华南及西南各省区常引种栽培，在云南已逸生多年，在红河、怒江、金沙江等干热河谷以至昆明均能正常开花结实。

药用部位 叶。

功效应用 解毒，排脓，杀虫，止血，消炎，抑制霉菌生长。用于崩漏，盆腔炎，真菌性阴道炎，皮肤疥癣。外用于顽固性溃疡，足底脓肿。

化学成分 根含甾体类：β-谷甾醇-3-O-β-D-呋喃阿拉伯糖基-(1→4)-O-L-吡喃鼠李糖基-(1→4)-O-β-D-吡喃葡萄糖苷[β-sitosterol-3-O-β-D-arabinofuronosyl-(1→4)-O-α-L-rhamnopyranosyl-(1→4)-O-β-D-glucopyranoside][1]。

叶含甾体类：海柯皂苷元(hecogenin)[2]，替告皂苷元(tigogenin)，9-去氢海柯皂苷元

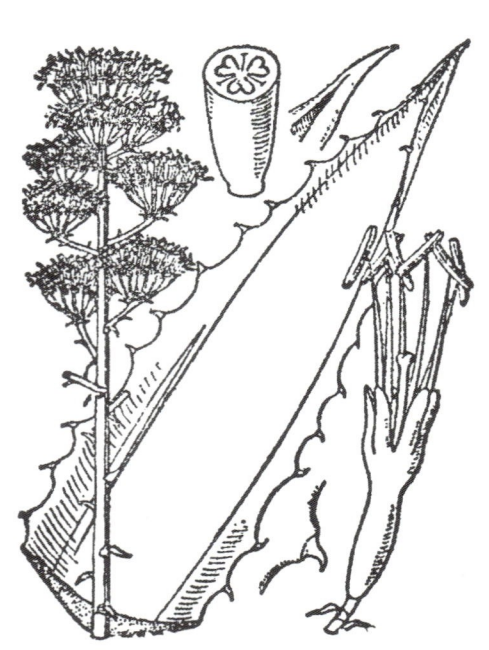

龙舌兰 **Agave americana** L. var. **americana**
引自《北京植物志》

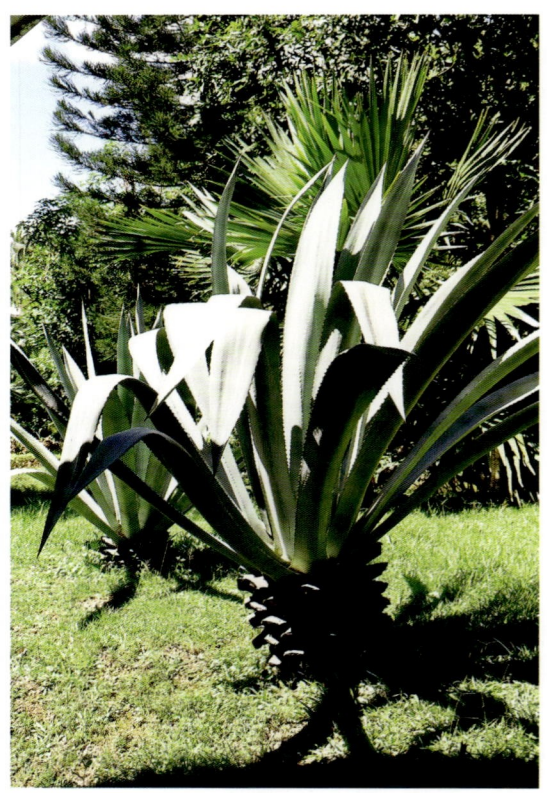

龙舌兰 **Agave americana** L. var. **americana**
摄影：王祝年

(9-dehydrohecogenin)，洛柯皂苷元(rockogenin)，12-表洛柯皂苷元(12-epirockogenin)，菱脱皂苷元(gitogenin)，绿莲皂苷元(chlorogenin)，曼诺皂苷元(mannogenin)[3]，25D-5α-螺甾-3β-醇-12-酮(25D-5α-spirostan-3β-ol-12-one)[4]，龙舌兰皂苷(agavasaponin) E、H[5]，(23S,25R)-5α-螺甾-3β,6α,23-三醇-3-O-α-L-吡喃鼠李糖基-(1→3)-β-D-吡喃葡萄糖基-(1→2)-[β-D-吡喃木糖基-(1→3)]-β-D-吡喃葡萄糖基-(1→4)-β-D-吡喃半乳糖苷{(23S,25R)-5α-spirostan-3β,6α,23-triol-3-O-α-L-rhamnopyranosyl-(1→3)-β-D-glucopyranosyl-(1→2)-[β-D-xylopyranosyl-(1→3)]-β-D-glucopyranosyl-(1→4)-β-D-galactopyranoside}，(25R)-5α-螺甾-3β,6α-二醇-3-O-β-D-吡喃葡萄糖基-(1→2)-[β-D-吡喃木糖基-(1→3)]-β-D-吡喃葡糖基-(1→4)-β-D-吡喃半乳糖苷{(25R)-5α-spirostan-3β,6α-diol-3-O-β-D-glucopyranosyl-(1→2)-[β-D-xylopyranosyl-(1→3)]-β-D-glucopyranosyl-(1→4)-β-D-galactopyranoside}[6]，龙舌兰诺苷▲(agamenoside) H、I、J，龙舌兰皂苷元D(agavegenin D)[7]。

发酵叶含甾体类：龙舌兰皂苷元(agavegenin) A、B[8]，龙舌兰诺苷▲(agamenoside) C[9]、D、E、F，海柯皂苷元-3-O-β-D-吡喃葡萄糖基-(1→2)-β-D-吡喃葡萄糖基-(1→4)-β-D-吡喃半乳糖苷[hecogenin-3-O-β-D-glucopyranosyl-(1→2)-β-D-glucopyranosyl-(1→4)-β-D-galactopyranoside]，海柯皂苷元-3-O-β-D-吡喃葡萄糖基-(1→2)-[β-D-吡喃木糖基-(1→3)]-β-D-吡喃葡萄糖基-(1→4)-β-D-吡喃半乳糖苷{hecogenin-3-O-β-D-glucopyranosyl-(1→2)-[β-D-xylopyranosyl-(1→3)]-β-D-glucopyranosyl-(1→4)-β-D-galactopyranoside}[10]，(25R)-25α-螺甾-3β,6α,23α-三醇 3,6-二-O-β-D-吡喃葡萄糖苷[9]，(20S)-5α-孕甾-3β,20-二醇-20-O-β-D-吡喃葡萄糖苷[(20S)-5α-pregnan-3β,20-diol-20-O-β-D-glucopyranoside][11]，海柯皂苷元(hecogenin)[10]，红光皂苷元[9]。

新鲜花含甾体类：绿莲皂苷元[12]；黄酮类：山奈酚-3-葡萄糖苷(kaempferol-3-glucoside)，山奈酚-3-芸香糖苷(kaempferol-3-rutinoside)[12]。

地上部分含羧酸类：2-羟基-丁二酸-1-甲酯(2-hydroxy-butanedioic acid-1-methyl ester)[13]。

全草含甾体类：(25R)-3β,6α-二羟基-5α-螺甾-12-酮-3,6-二-O-β-D-吡喃葡萄糖苷[(25R)-3β,6α-dihydroxy-5α-spirostan-12-one-3,6-di-O-β-D-glucopyranoside][14]；黄酮类：5,7-二羟基-6,5'-二甲氧基-3',4'-亚甲二氧基黄烷酮(5,7-dihydroxy-6,5'-dimethoxy-3',4'-methylenedioxyflavanone)[15]，5-羟基-7-甲氧基-2-三十三基黄酮(5-hydroxy-7-methoxy-2-tritriacontylflavone)[16]；多糖类：果聚糖(fructans)[17]；脂肪酸、酯、醇类：三十四醇十六酸酯(tetratriacontyl hexadecanoate)，三十四醇(tetratriacontanol)[16]。

化学成分参考文献

[1] Chouhan RPS, et al. *Asian J Chem*, 1992, 4(3): 673-674.

[2] Singh H, et al. *Indian J Chem*, 1964, 2(7): 297-298.

[3] 陈延镛，等. 化学学报，1975(2): 149-161.

[4] Dewidar AM, et al. *Planta Med*, 1971, 19(1): 87-91.

[5] Wilkomirski B, et al. *Phytochemistry*, 1975, 14(12): 2657-2659.

[6] Jin JM, et al. *Chin Chem Lett*, 2002, 13(7): 629-632.

[7] Jin JM, et al. *Chem Pharm Bull*, 2004, 52(6): 654-658.

[8] Jin JM, et al. *Chin Chem Lett*, 2003, 14(5): 491-494.

[9] 金建明，等. 中国中药杂志，2002, 27(6): 431-434.

[10] Jin JM, et al. *J Asian Nat Prod Res*, 2003, 5(2): 95-103.

[11] Jin JM, et al. *Chin Chem Lett*, 2002, 13(12): 1189-1192.

[12] Subramanian SS, et al. *Phytochemistry*, 1970, 9(12): 2582-2582.

[13] Tinto WF, et al. *Fitoterapia*, 2005, 76(6): 594-597.

[14] Yokosuka A, et al. *Planta Med*, 2000, 66(4): 393-396.

[15] Parmar VS, et al. *Phytochemistry*, 1992, 31(7): 2567-2568.

[16] Parmar VS, et al. *Tetrahedron*, 1992, 48(7): 1281-1284.

[17] Ravenscroft N, et al. *J Agric Food Chem*, 2009, 57(10): 3995-4003.

3b. 金边龙舌兰（变种） 一片消（福建），金边菠萝（广西），金边莲（四川、贵州）

Agave americana L. var. **variegata** Hook. in Bot. Mag. 65: t. 3654. 1838.（英 **Golden Margined Century-plant**）

本变种与原变种的主要区别是，叶片边缘金黄色。

分布与生境 我国引种栽培。

药用部位 叶。

功效应用 润肺化痰，止咳，平喘，透疹，活血祛瘀，生肌。用于肺燥咳嗽，阴虚咳嗽，麻疹不透，痈疽疔疮。外用于疮毒。

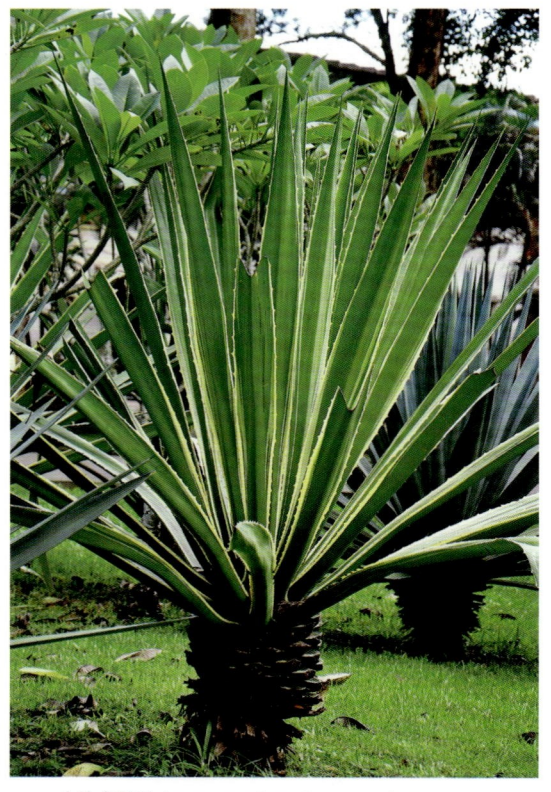

金边龙舌兰 Agave americana L. var. variegata Hook.
摄影：王祝年

4. 狭叶龙舌兰（拉汉种子植物名称）

Agave angustifolia Haw., Syn. Pl. Succ. 72. 1812.（英 **Narrowleaf Agave**）

多年生植物。较老植株具明显的茎，茎高 25-50 cm。叶呈莲座状排列，肉质，剑形，淡绿色，有时杂色，长 45-60 cm，宽 6-7.5 cm，边缘有小刺状锯齿，顶端有尖硬刺，刺暗褐色，长 1.2-1.5 cm。圆锥花序长达 5-7 m，有少数分枝；花长约 5 cm；花被管短，花被裂片 6；雄蕊 6，着生于花被管喉部，花丝线形，伸出于花被裂片外；子房下位，3 室，花柱长，柱头头状。蒴果近球形，3 裂，具柄，顶端具短喙。

分布与生境 原产于美洲，我国南方各省区引种栽培，其他大部分省区为常见的温室盆栽植物。

药用部位 叶、全草。

功效应用 叶：止咳，止血。用于咳嗽。全草：为合成甾体激素药物的原料植物。

化学成分 叶含甾体类：海柯皂苷元(hecogenin)，去氢海柯皂苷元(dehydrohecogenin)，替告皂苷元(tigogenin)[1]。

化学成分参考文献

[1] Madrigal Peralta D, et al. *Revista Latinoamericana de Quimica*, 1992, 23(1): 28-30.

6. 晚香玉属 Polianthes L.

多年生草本，具有块状的根状茎。叶线形，禾草状，基生或散生于花茎上，向上渐小呈苞片状。总状花序或穗状花序；花白色；花被管细长而弯曲，花被裂片短而相似；雄蕊着生于花被管中部，内藏，花丝丝状，很短，花药线形，直立，背着；子房3室，每室具有胚珠多数，花柱细长，柱头3裂。蒴果卵球形，顶端有宿存花被。种子稍扁。

本属约13种，产于南美。我国常引种栽培1种，可药用。

1. 晚香玉（植物名实图考）

Polianthes tuberosa L., Sp. Pl. 1: 453. 1753.（英 **Tuberose**）

多年生草本，高可达1 m。具块状的根状茎；茎直立，不分枝。基生叶6–9枚簇生，线形，长40–60 cm，宽约1 cm，顶端尖，深绿色，在花茎上的叶散生，向上渐小呈苞片状。穗状花序顶生，每苞片内常有2花，苞片绿色；花乳白色，浓香，长3.5–7 cm；花被管长2.5–4.5 cm，基部稍弯曲，花被裂片彼此近似，长圆状披针形，长1.2–2 cm，钝头；雄蕊6，着生于花被管中，内藏；子房下位，3室，花柱细长，柱头3裂。蒴果卵球形，顶端有宿存花被。种子多数，稍扁。花期7–9月。

分布与生境 原产于墨西哥，我国引种栽培供观赏。

药用部位 根、花。

功效应用 根：清热解毒，消肿。外用于痈疮肿毒。花：利尿。用于小便不利。

化学成分 地下部分含甾体类：晚香玉苷▲(polianthoside) B、C、D、E、F、G[1]，龙舌兰诺苷▲F(agamenoside F)[1-2]，龙葵皂苷B (uttroside B)，海柯皂苷元-3-O-β-D-吡喃葡萄糖基-(1→2)-β-D-吡喃葡萄糖基-(1→4)-β-D-吡喃半乳糖苷[hecogenin-3-O-β-D-glucopyranosyl-(1→2)-β-D-glucopyranosyl-(1→4)-β-D-galactopyranoside]，海柯皂苷元-3-O-β-D-吡喃葡萄糖基-(1→2)-[β-D-吡喃木糖基-(1→3)]-β-D-吡喃葡萄糖基-(1→4)-β-D-吡喃半乳糖苷{hecogenin-3-O-β-D-glucopyranosyl-(1→2)-[β-D-xyloyranosyl-(1→3)]-β-

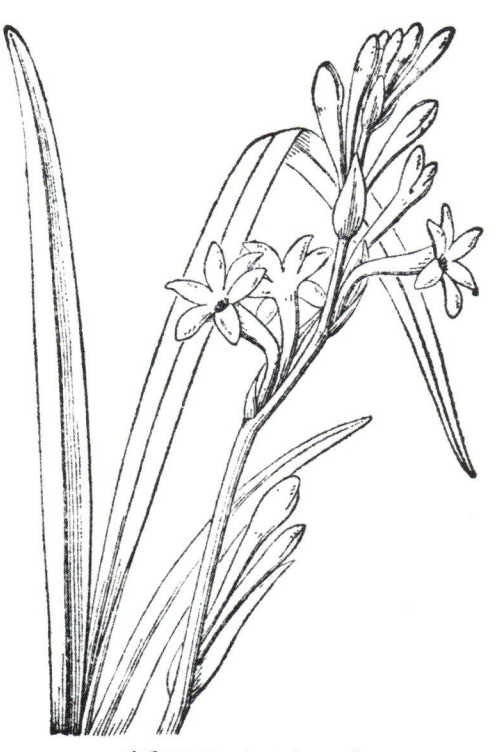

晚香玉 Polianthes tuberosa L.
引自《中国高等植物图鉴》

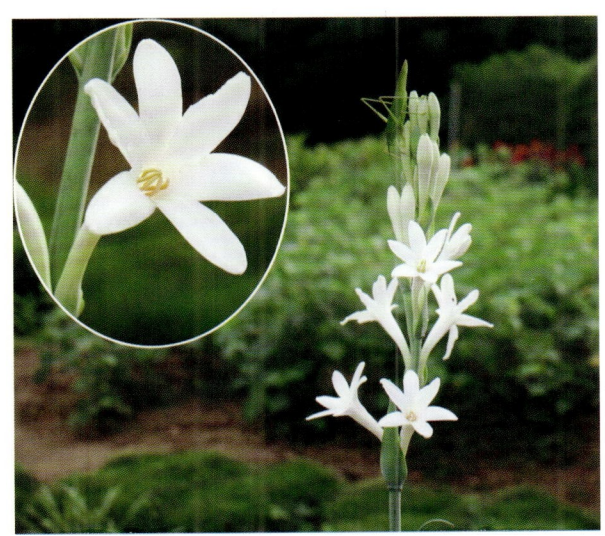

晚香玉 Polianthes tuberosa L.
摄影：王祝年

D-glucopyranosyl-(1→4)-β-D-galactopyranoside}，海柯皂苷元-3-O-β-D-吡喃木糖基-(1→3)-β-D-吡喃葡萄糖基-(1→2)-[β-D-吡喃木糖基-(1→3)]-β-D-吡喃葡萄糖基-(1→4)-β-D-吡喃半乳糖苷{hecogenin-3-O-β-D-xyloyranosyl-(1→3)-β-D-glucopyranosyl-(1→2)-[β-D-xyloyranosyl-(1→3)]-β-D-glucopyranosyl-(1→4)-β-D-galactopyranoside}，剑麻皂苷元-3-O-β-D-吡喃葡萄糖基-(1→2)-[β-D-吡喃木糖基-(1→3)]-β-D-吡喃葡萄糖基-(1→4)-β-D-吡喃半乳糖苷{tigogenin-3-O-β-D-glucopyranosyl-(1→2)-[β-D-xyloyranosyl-(1→3)]-β-D-glucopyranosyl-(1→4)-β-D-galactopyranoside}，剑麻皂苷元-3-O-β-D-吡喃木糖基-(1→3)-β-D-吡喃葡萄糖基-(1→2)-[β-D-吡喃木糖基-(1→3)]-β-D-吡喃葡萄糖基-(1→4)-β-D-吡喃半乳糖苷{tigogenin-3-O-β-D-xyloyranosyl-(1→3)-β-D-glucopyranosyl-(1→2)-[β-D-xyloyranosyl-(1→3)]-β-D-glucopyranosyl-(1→4)-β-D-galactopyranoside}，绿莲皂苷元-3-O-β-D-吡喃木糖基-(1→3)-β-D-吡喃葡萄糖基-(1→2)-[β-D-吡喃木糖基-(1→3)]-β-D-吡喃葡萄糖基-(1→4)-β-D-吡喃半乳糖苷{chlorogenin-3-O-β-D-xylopyranosyl-(1→3)-β-D-glucopyranosyl-(1→2)-[β-D-xyloyranosyl-(1→3)]-β-D-glucopyranosyl-(1→4)-β-D-galactopyranoside}[1]，(3β,5α,25R)-3-[(O-α-L-吡喃阿拉伯糖基-(1→3)-O-β-D-吡喃葡萄糖基-(1→2)-O-[β-D-吡喃葡萄糖基-(1→3)]-O-β-D-吡喃葡萄糖基-(1→4)-β-D-半乳糖氧基]-螺甾-12-酮{(3β,5α,25R)-3-[(O-α-L-arabinopyranosyl-(1→3)-O-β-D-glucopyranosyl-(1→2)-O-[β-D-glucopyranosyl-(1→3)]-O-β-D-glucopyranosyl-(1→4)-β-D-galactopyranosyl)oxy]-spirostan-12-one}，(3β,5α,25R)-3-[(O-α-L-吡喃阿拉伯糖基-(1→3)-O-β-D-吡喃葡萄糖基-(1→2)-O-[β-D-吡喃木糖基-(1→3)]-O-β-D-吡喃葡萄糖基-(1→4)-β-D-半乳糖氧基]-螺甾-12-酮{(3β,5α,25R)-3-[(O-α-L-arabinopyranosyl-(1→3)-O-β-D-glucopyranosyl-(1→2)-O-[β-D-xylopyranosyl-(1→3)]-O-β-D-glucopyranosyl-(1→4)-β-D-galactopyranosyl)oxy]-spirostan-12-one}，(3β,5α,25R)-3-[(O-β-D-吡喃葡萄糖基-(1→3)-O-β-D-吡喃葡萄糖基-(1→2)-O-[β-D-吡喃木糖基-(1→3)]-O-β-D-吡喃葡萄糖基-(1→4)-β-D-半乳糖氧基]-螺甾-12-酮{(3β,5α,25R)-3-[(O-β-D-glucopyranosyl-(1→3)-O-β-D-glucopyranosyl-(1→2)-O-[β-D-xylopyranosyl-(1→3)]-O-β-D-glucopyranosyl-(1→4)-β-D-galactopyranosyl)oxy]-spirostan-12-one}[2]，2β,3β,16β,22β-四羟基胆甾-5-烯-16-O-β-D-呋喃芹糖苷(2β,3β,16β,22β-tetrahydroxycholest-5-en-16-O-β-D-apiofuranoside)[3]，29-羟基豆甾-5-烯-3β-O-β-D-吡喃葡萄糖苷(29-hydroxystigmast-5-en-3β-O-β-D-glucopyranoside)[4]，3,29-二羟基豆甾-5-烯-3β-O-β-D-半乳糖苷(3,29-dihydroxystigmast-5-en-3β-O-β-D-galactopyranoside)[5]；糖苷类：β-D-半乳糖乙苷(ethyl-β-D-galactopyranoside)，α-D-半乳糖乙苷(ethyl-α-D-galactopyranoside)[5]，乙二醇-1',1",2',2"-二呋喃核糖苷(ethyleneglycol-1',1",2',2"-diribofuranoside)[6]；脂肪醇类：正二十三醇(1-tricosanol)[5]。

叶含甾体类：晚香玉甾苷B、C，9,11-去氢海柯皂苷元-3-O-葡萄糖基-木糖基-半乳糖苷(9,11-dehydrohecogenin-3-O-glucose-xylose-galactoside)[7]；黄酮类：山奈酚-3-O-α-葡萄糖苷(kameferol-3-O-α-glucoside)[7]。

地上部分含甾体类：(22S)-1β-(O-β-D-吡喃葡萄糖基)-3β,22-二羟基胆甾-5-烯-16β-D-呋喃芹糖苷[(22S)-1β-(O-β-D-glucopyranosyl)-3β,22-dihydroxycholest-5-en-16β-β-D-apiofuranoside]，(25R)-6α-羟基-5α-螺甾-3β-O-β-D-吡喃木糖基-(1→3)-O-β-D-吡喃葡萄糖基-(1→2)-O-[β-D-吡喃木糖基-(1→3)]-O-β-D-吡喃葡萄糖基-(1→4)-β-D-吡喃半乳糖苷{(25R)-6α-hydroxy-5α-spirostan-3β-O-β-D-xylopyranosyl-(1→3)-O-β-D-glucopyranosyl-(1→2)-O-[β-D-xylopyranosyl-(1→3)]-O-β-D-glucopyranosyl-(1→4)-β-D-galactopyranoside}，(25R)-3β-[{O-β-D-吡喃木糖基-(1→3)-O-β-D-吡喃葡萄糖基-(1→2)-O-[β-D-吡喃木糖基-(1→3)]-O-β-D-吡喃葡萄糖基-(1→4)-β-D-吡喃半乳糖基}氧基]-5α-螺甾-12-酮{(25R)-3β-[{O-β-D-xylopyranosyl-(1→3)-O-β-D-glucopyranosyl-(1→2)-O-[β-D-xylopyranosyl-(1→3)]-O-β-D-glucopyranosyl-(1→4)-β-D-galactopyranosyl}oxy]-5α-spirostan-12-one}，(25R)-3β-[{O-β-D-吡喃木糖基-(1→3)-O-β-D-吡喃葡萄糖基-(1→2)-O-[β-D-吡喃木糖基-(1→3)]-O-β-D-吡喃葡萄糖基-(1→4)-β-D-吡喃半乳糖基}氧基]-5α-螺甾-9-烯-12-酮{(25R)-3β-[{O-β-D-xylopyranosyl-(1→3)-O-β-D-glucopyranosyl-(1→2)-O-[β-D-xylopyranosyl-(1→3)]-O-β-D-glucopyranosyl-(1→4)-β-D-galactopyranosyl}oxy]-5α-spirost-9-en-12-one}，(22S)-1β-[(β-D-吡喃葡萄糖基)氧基]-3β,22-二羟基胆甾-5-烯-16β-α-L-吡喃鼠李糖苷{(22S)-1β-[(β-D-glucopyranosyl)oxy]-3β,22-dihydroxycholest-5-en-16β-α-L-rhamnopyranoside}[8]；γ-内酯类：(E)-5-辛烯-4-内酯[(Z)-5-octen-4-olide]，(E)-5-癸烯-4-内酯[(Z)-5-decen-4-olide]，(E)-6-壬烯-4-内酯[(Z)-6-nonen-4-

olide]，(*E*)-6-十二烯-4-内酯[(*Z*)-6-dodecen-4-olide]，晚香玉内酯[tuberolide]，(*Z*,*Z*)-6,9-十二碳二烯-4-内酯[(*Z*,*Z*)-6,9-dodecadien-4-olide][9]；单萜类：香叶醇(geraniol)[10]；生物碱类：吲哚(indole)，邻氨基苯甲酸甲酯(methyl anthranilate)[10]。

化学成分参考文献

[1] Jin JM, et al. *J Nat Prod*, 2004, 67(1): 5-9.

[2] Mimaki Y, et al. *J Nat Prod*, 2002, 65(10): 1424-1428.

[3] Firdous S, et al. *Nat Prod Lett*, 1999, 14(2): 115-122.

[4] Rashid A, et al. *Pakistan Journal of Scientific and Industrial Research*, 1999, 42(1): 26.

[5] Khan KM, et al. *Nat Prod Lett*, 2002, 16(4): 283-290.

[6] Firdous S, et al. *Fitoterapia*, 1999, 70(2): 203-204.

[7] Rammamurthy J, et al. *International Journal of PharmTech Research*, 2010, 2(2): 1204-1206.

[8] Mimaki Y, et al. *J Nat Prod*, 2000, 63(11): 1519-1523.

[9] Maurer B, et al. *Helv Chim Acta*, 1982, 65(2): 462-476.

[10] Nidiry ESJ, et al. *Phytother Res*, 2005, 19(5): 447-449.

石蒜科 AMARYLLIDACEAE

多年生草本，具根状茎、鳞茎或块茎。叶基生，多条形，全缘。花两性，辐射对称；单生或以伞形花序、总状花序顶生于花茎，下有干膜质佛焰苞状总苞，总苞片1至数枚；花被裂片6，花瓣状，成2轮排列，分离或下部合生成短管，副花冠存在或不存在；雄蕊6，与花被裂片对生，着生于花被管喉部或基生，花丝分离，少数基部扩大并合生，花药基着或背着，通常内向开裂；子房下位，3室，中轴胎座，每室胚珠多数，花柱细长，柱头头状或3裂。蒴果多背裂，或不规则开裂，稀浆果。种子含有胚乳。

本科约65属，850余种，分布于全球热带、亚热带和温带地区，主要在南美安第斯山、热带非洲至南非以及地中海。中国约有10属34种3变种，其中自然分布有3属16种3变种，引种栽培约7属18种，主要分布于长江以南各省区，其中8属22种3变种可药用。

本科药用植物主要含生物碱类成分。

分属检索表

1. 副花冠存在 ··· 8. 水仙属 Narcissus
1. 副花冠不存在。
  2. 花丝完全分离。
    3. 胚珠少数。
      4. 每室有胚珠1–2枚 ·· 1. 网球花属 Haemanthus
      4. 每室有胚珠5–6枚 ··· 2. 君子兰属 Clivia
    3. 胚珠多数。
      5. 花单生于每一花茎顶端 ··· 3. 葱莲属 Zephyranthes
      5. 花数至多朵着生于花茎顶端，花通常大而美丽 ·· 4. 文殊兰属 Crinum
  2. 花丝基部合生成一杯状体或至少花丝间有离生的鳞片。
    6. 花丝基部合生成一杯状体，胚珠少数，每室仅2枚，稀4–6枚 ············· 5. 水鬼蕉属 Hymenocallis
    6. 花丝间有离生的鳞片，胚珠多数或少数。
      7. 胚珠多数；伞形花序；花被漏斗状，水平开展或稍下垂 ·················· 6. 朱顶红属 Hippoaetrum
      7. 胚珠少数，每室仅几枚 ··· 7. 石蒜属 Lycoris

1. 网球花属 Haemanthus L.

多年生草本，有鳞茎。叶少数，阔而钝头。花茎实心，微扁平；花多朵，伞形花序排列呈头状，下有佛焰苞状总苞3至多枚，红色或白色；花梗纤细；花被劲直，花被裂片线形或狭披针形，粉红色、红色或白色，花被管短于花被裂片；雄蕊着生于花被管喉部，长于花被裂片，有时伸出很长；子房下位，球形，3室，每室有胚珠1–2枚，柱头不裂或微3裂。果实浆果状，球形或长圆形，不开裂。种子球形，暗灰褐色。

约50种，原产于非洲。我国引种栽培1种，可供药用。

石蒜科 AMARYLLIDACEAE

1. 网球花　虎耳兰（中华本草）

Haemanthus multiflorus Martyn in Monogr. cum ic. 1795.（英 **Salmon Bloodlily**）

多年生草本。鳞茎球形，直径4–7 cm。叶3–4枚；叶柄短，鞘状；叶片长圆形，长15–30 cm，主脉两侧各有纵脉6–8条，横行细脉排列较密而偏斜。花茎直立，实心，稍扁平，高30–90 cm，先叶抽出，淡绿色或有红斑；伞形花序具多花，排列稠密，直径7–15 cm，下有佛焰苞状总苞1轮，总苞片3–多枚；花红色；花梗纤细；花被管圆筒状，长6–12 mm，花被裂片线形，长约为花被管的2倍；雄蕊着生于花被管喉部，长于花被裂片或有时伸出很长，花丝丝状，红色，花药黄色较小，长圆形，丁字形着生；子房下位，球形，3室或开花期退化为1室，花柱丝状，柱头不裂或微3裂。浆果球形或长圆形，鲜红色。种子球形，暗灰褐色。花期为夏季。

分布与生境　原产于非洲热带，我国引种栽培。

药用部位　鳞茎。

功效应用　清热解毒，消肿止痛。外用于疔疮，疖，痈，无名肿毒。

化学成分　鳞茎含生物碱类：石蒜碱(lycorine)，加兰他敏(galanthamine)，2-*O*-乙酰千花碱(2-*O*-acetylchlidanthine)，朱顶红定(hippadine)，去甲氧基文殊兰胺(demethoxycrinamine)[1]，铁血箭碱▲(sanguinine; *O*-demethylgalanthamine)[2]，山网球花碱▲(montanine)[3]，网球花定(hemanthidine; haemanthidine; pancratine)，千花碱(chlidanthine)，朱顶红碱▲(hippeastrine)[4]。

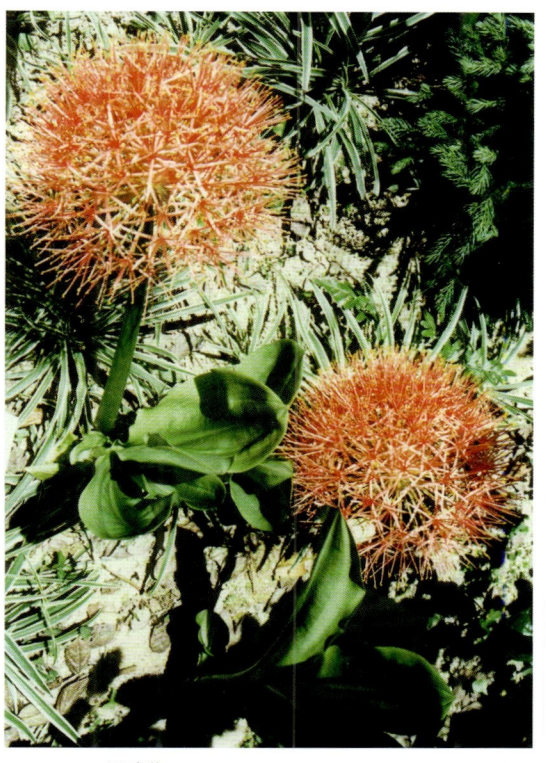

网球花 *Haemanthus multiflorus* Martyn
摄影：徐克学

化学成分参考文献

[1] Abdallah OM, et al. *Phytochemistry*, 1989, 28(11): 3248-3249.

[2] Ali AA, et al. *Bull Pharm Sci, Assiut University*, 1987, 10(1): 157-164.

[3] Fales HM; et al. *J Org Chem*, 1961, 26: 1617-1621.

[4] Boit HG, et al. *Chemische Berichte*, 1958, 91: 1965-1967.

2. 君子兰属 Clivia Lindl.

多年生草本。具肉质根，茎基部宿存的叶基呈鳞茎状。叶多数，带状，排成2列。花茎实心，扁平，肉质；伞形花序有花数朵至多朵；佛焰苞状总苞膜质，总苞片数枚，覆瓦状排列；花被漏斗状，直立向上或稍下垂；花被管短，花被裂片6，外轮裂片较狭，内轮较宽而长；雄蕊着生于花被管喉部，约与花被裂片等长，花丝丝状，花药长圆形，丁字形着生；子房下位，球形，每室具胚珠5–6枚，花柱细长，柱头3裂。浆果红色。种子大，球形，1或数枚。

约3种，主产于非洲南部。我国常见栽培的有2种，皆可药用。

分种检索表

1. 花直立向上，花被宽漏斗形 ·· 1. **君子兰 C. miniata**
1. 花稍下垂，花被狭漏斗形 ·· 2. **垂笑君子兰 C. nobilis**

本属药用植物主要含石蒜科类生物碱成分，且大多具有 3a,4- 二氢内酯 [2] 苯并吡喃 [3,4-g] 吲哚环系结构及环上 3a,5a,11b,11c 位 4 个手性中心，且 5 位有含氧取代基，如君子兰宁 (clivonine，**1**)、垂笑君子兰碱▲(nobilisine，**2**)、君子兰明 (clivimine，**3**)、垂笑君子兰亭▲(nobilisitine) A (**4**)、B (**5**)、君子兰瑟亭 (clivacetine，**6**)、君子兰玛亭▲(cliviamartine，**7**)、朱顶红碱▲(hippeastrine，**8**)；该属药用植物叶中主要含有 **3** 及石蒜碱 (lycorine，**9**)，并发现 **9** 在浓度为 1 μg/ml 时对脊髓灰质炎病毒有抑制作用；从根部分离得到的亚油酸 (linoleic acid) 及 5- 羟甲基 -2- 糠醛 (5-hydroxymethyl-2-furaldehyde) 都会引起子宫平滑肌收缩，并发现 5- 羟甲基 -2- 糠醛是通过胆碱能受体进行调控；另外，**2-5**、**9** 以及 (+)-8- 去甲基滨海全能花定▲[(+)-8-demethylmaritidine] 具有抗菌活性。

本属植物君子兰具有降血压、强心、抗心律失常、耐缺氧、抗肿瘤和抗氧化作用，垂笑君子兰具有镇痛和抑制中枢作用。

1. 君子兰　大花君子兰

Clivia miniata Regel in Garrenflora 13: t. 434. 1864.（英 **Scarlet Kafirlily**）

多年生草本，宿存叶基呈鳞茎状。基生叶带状，长 30–50 cm，宽 3–5 cm。伞形花序有花 10–20 朵，有时更多；花梗长 2.5–5 cm；花直立向上，花被宽漏斗形，鲜红色，内面略带黄色，花被管长约 5 mm，外轮花被裂片先端有微凸头，内轮先端微凹，略长于雄蕊；花柱长，稍伸出于花被外。浆果紫红色，宽卵形。花期为春夏季，有时冬季也可开花。

分布与生境　原产于非洲南部，我国引种栽培。

药用部位　根。

功效应用　止咳平喘、化痰。用于咳嗽痰喘。

化学成分　根含脂肪酸类：亚油酸(linoleic acid)[1]；其他类：5-羟甲基-2-糠醛(5-hydroxymethyl-2-furaldehyde)[1]。

根状茎含生物碱类：君子兰明(clivimine)，君子兰亭(clivatine)[2]。

叶含生物碱类：君子兰明[2]，朱顶红碱▲(hippeastrine)[3]，石蒜碱(lycorine)，君子兰宁(clivonine)，君子兰玛亭▲(cliviamartine)[4]。

石蒜科 AMARYLLIDACEAE

全草含生物碱类：石蒜碱(lycorine)[5]，君子兰玛亭▲[6]，君子兰瑟亭(clivacetine)，君子兰亭，君子兰明，君子兰宁[7]，君子兰西亚碱▲(clivisyaline)[8]，君子兰阿林碱▲(cliviaaline)[9]，君子兰尼定▲(clivonidine)[10]，君子兰哈克碱▲(cliviahaksine)[11]，君子兰西定▲(cliviasindhine)[12]，君子兰碱(clividine)[13]，君子兰辛▲(cliviasine; cliviasin; nobilisitine A)[14]，君子兰阿亭碱▲(miniatine)[15]。

药理作用　抗炎作用：君子兰总生物碱经灌胃给药，对角叉菜胶和蛋清等引起的大鼠足、耳部位肿胀均有抑制作用，并可显著降低由组胺引起的毛细血管通透性[1]。

降血压作用：君子兰有明显的降血压作用，并认为其降血压机制与胆碱受体、组胺 H_1 受体无关，也无直接扩血管作用，对颈动脉升压反应也无影响，可能其作用部位在中枢[2-3]。君子兰水提物能降低外周血管阻力和血压，降低左室压和左室舒张末压[4]。

强心作用：君子兰总苷及其分离的6种强心苷均有明显的强心作用[5]。君子兰水提物能增强兔心搏指数和心脏指数，而不增加心率[4]。君子兰根水提物对大鼠心输出量的影响弱于洋地黄[6]，其强心作用与 β 受体无关[3]。

抗心律失常作用：君子兰水提液 6 g/kg 和 12 g/kg 能明显对抗乌头碱 (20 μg/kg)、$BaCl_2$ (2 mg/kg) 和结扎左冠状动脉前降支诱发的大鼠室性心律失常。并能明显对抗 $CaCl_2$-Ach ($CaCl_2$ 0.6% +Ach 0.0025%) 混合液 (10 ml/kg) 诱发的小鼠心房颤动或扑动，对大鼠心电图的影响试验证明有负性频率作用及负性传导作用[7]。

耐缺氧作用：君子兰水提物能降低心肌耗氧指数。

抗肿瘤作用：君子兰总生物碱对肝癌小鼠实体瘤的生长有抑制作用，抑瘤率为57.5%，抗肿瘤作用明显[8]。

抗氧化作用：君子兰总生物碱具有使肝肾组织抗氧化能力增强、降低氧化损伤的作用，提示其对肝肾组织可能有不同程度的保护作用[9]。

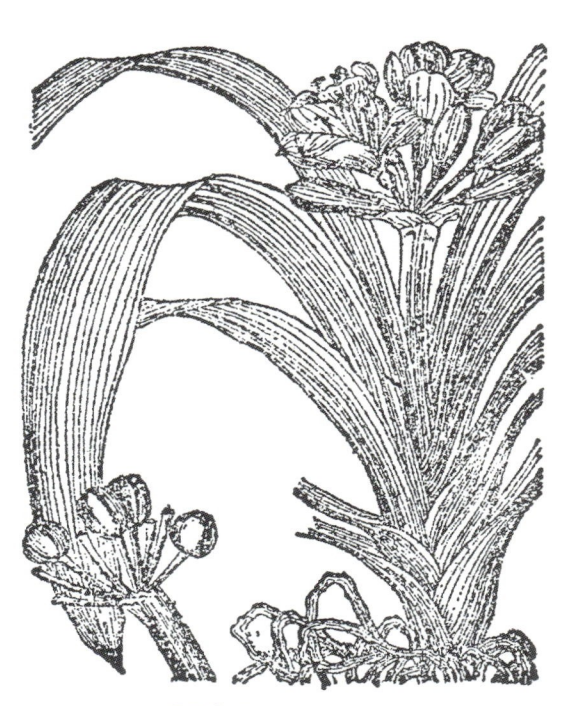

君子兰 Clivia miniata Regel
引自《北京植物志》

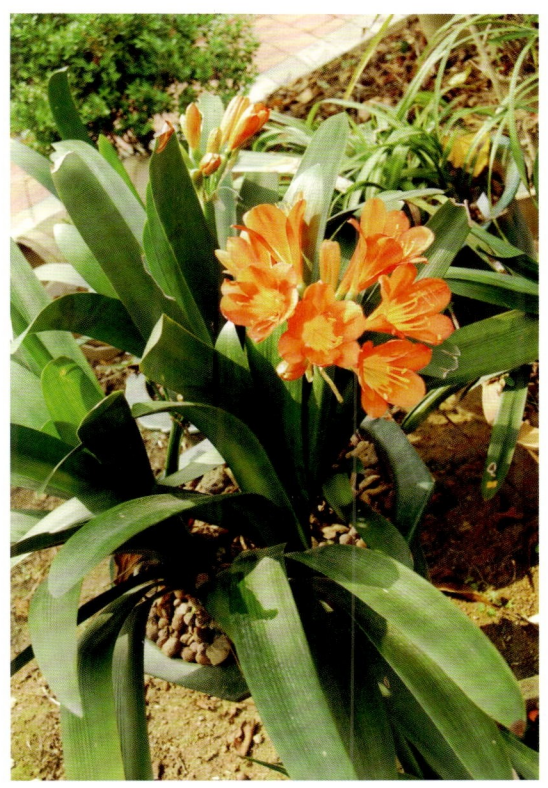

君子兰 Clivia miniata Regel
摄影：李泽贤

抗菌作用：君子兰总生物碱在体外对多种临床致病细菌及真菌具有显著的抑制作用，且对兔及豚鼠皮肤无任何刺激性和过敏性反应[10]。

化学成分参考文献

[1] Sewram V, et al. *Planta Med*, 2001, 67(5): 451-455.

[2] Boit HG, et al. *Naturwissenschaften*, 1961, 48: 603.

[3] Abdusamatov A, et al. *Khim Prir Soedin*, 1975, 11(2): 273.

[4] Ieven M, et al. *J Nat Prod*, 1982, 45(5): 564-573.

[5] Boit HG. *Chem Ber*, 1954, 87: 1704-1707.

[6] Doepke W, et al. *Z Chem*, 1980, 20(10): 374.

[7] Kobayashi S, et al. *Chem Pharm Bull*, 1980, 28(6): 1827-1831.

[8] Doepke W, et al. *Z Chem*, 1981, 21(6): 223-224.

[9] Doepke W, et al. *Z Chem*, 1982, 22(8): 310-311.

[10] Ali AA, et al. *J Nat Prod*, 1983, 46(3): 350-352.

[11] Doepke W, et al. *Z Chem*, 1983, 23(3): 102.

[12] Doepke W, et al. *Z Chem*, 1984, 24(6): 209-210.

[13] Doepke W, et al. *Tetrahedron Lett*, 1970, (37): 3245-3247.

[14] Doepke W, et al. *Pharmazie*, 1970, 25(11): 700.

[15] Mehlis B, et al. *Naturwissenschaften*, 1965, 52(2): 33-34.

药理作用及毒性参考文献

[1] 王学敏，等．长春中医学院学报，1989, (3): 51-52.

[2] 张德云，等．牡丹江医学院学报，1994, 15(1): 6-8.

[3] 张会常，等．中草药，1995, 26(1): 28-30.

[4] 张会常，等．中国林副特产，1997, 27(1): 14-15.

[5] 张会常，等．中国林副特产，1996, 26(4): 26-27.

[6] 许展，等．黑龙江医药科学，1998, 21(1): 97.

[7] 黄彩云，等．医药导报，2003, 3: 154-156.

[8] 高鹏华，等．吉林中医药，1998, 4: 52-53.

[9] 郭鑫，等．中国实用医药，2009, 4(13): 36-37.

[10] 张洁，等．长春中医学院学报，1989, (3): 55-70.

2. 垂笑君子兰　君子兰（上海植物名录）

Clivia nobilis Lindl. in Bot. Reg. 14: t. 1182. 1828.（英 **Greentip Kafirlily**）

多年生草本，宿存叶基呈鳞茎状。基生叶带状，长25-40 cm，宽3-3.5 cm，边缘粗糙。花茎由叶丛中抽出，稍短于叶。伞形花序顶生，多花，开花时花稍下垂；花被狭漏斗状，橘红色，内轮花被裂片色较浅；雄蕊与花被近等长；花柱长，稍伸出花被外。花期夏季。

分布与生境　原产于非洲南部，我国引种栽培。

药用部位　根。

功效应用　化痰止咳，平喘。用于咳嗽，痰喘。

化学成分　全草含生物碱类:君子兰亭(clivatine)，石蒜碱(lycorine)，垂笑君子兰碱▲(nobilisine)[1]，垂笑君子兰亭▲(nobilisitine) A、B[2]，君子兰明(clivimine)，(+)-8-去甲基滨海全能花定▲[(+)-8-demethylmaritidine][3]。

药理作用　镇痛和抑制中枢作用：垂笑君子兰水提液腹腔注射能明显提高小鼠对热刺激及电刺激的痛阈值，减少小鼠自发活动，延长硫喷妥钠的睡眠时间，异戊巴比妥钠的睡眠率增加，同时能使小鼠及家兔的正常体温下降。垂笑君子兰水煎液具有中枢抑制作用及镇痛作用。垂笑君子兰水醇液的作用与水煎液相似，但作用较弱[1]。

化学成分参考文献

[1] Jeffs PW, et al. *J Nat Prod*, 1988, 51(3): 549-554.

[2] Evidente A, et al. *Phytochemistry*, 1999, 51(8): 1151-1155.

[3] Evidente A, et al. *Alexandria J Pharm Sci*, 2005, 19(1): 49-53.

药理作用及毒性参考文献

[1] 吴琴芳，等．大连大学学报，1991, 1(3): 36-40.

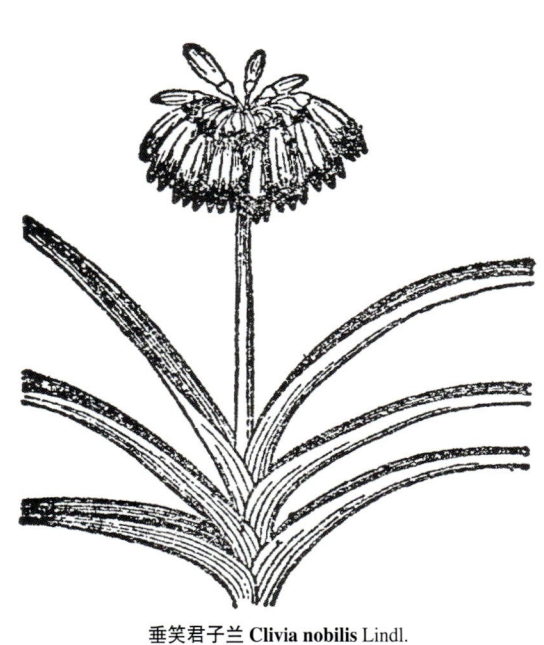

垂笑君子兰 Clivia nobilis Lindl.
引自《北京植物志》

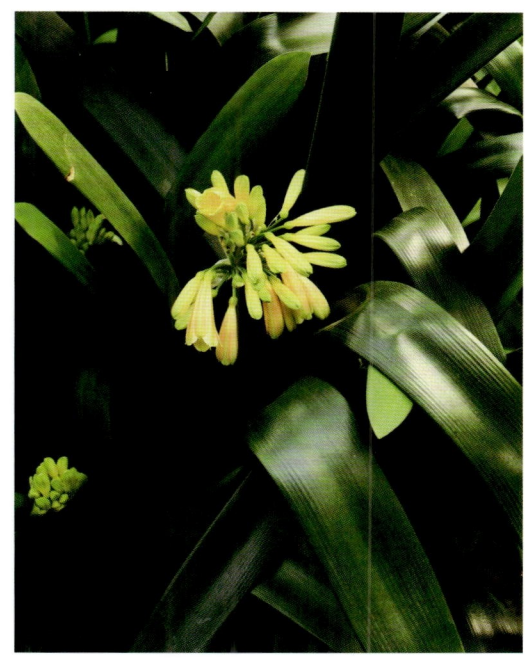

垂笑君子兰 Clivia nobilis Lindl.
摄影：张英涛

3. 葱莲属 Zephyranthes Herb.

多年生矮小禾草状草本，具有皮鳞茎。叶数枚，线形，簇生，常与花同时开放。花茎纤细，中空；花单生于花茎顶端，佛焰苞状总苞片下部管状，顶端2裂；花漏斗状，直立或略下垂；花被管长或极短；花被裂片6，各片近等长；雄蕊6，着生于花被管喉部或管内，3长3短，花药背着；子房每室胚珠多数，柱头3裂或凹陷。蒴果近球形，室背3瓣开裂。种子黑色，多少扁平。

约40种，分布于西半球温暖地区。我国引种栽培2种，均可药用。

分种检索表

1. 花白色，几无花被管；叶狭线形，宽 2–4 mm ·· **1. 葱莲 Z. candida**
1. 花玫瑰红或粉红色，花被管长 1–2.5 cm；叶线形，宽 6–8 mm ························· **2. 韭莲 Z. grandiflora**

本属药用植物主要含生物碱类成分，如从葱莲 (Z. candida) 分离得到的尼润碱 (nerinine，**1**)，葱莲碱 (zephyranthine，**2**)，葱莲酰胺▲ (zephyranamide) A (**3**)、B (**4**)，葱兰酰胺▲ (candidamide) A、B (**5**)。

1. 葱莲 肝风草（新华本草纲要、现代中药学大辞典），葱兰（江苏、安徽、浙江），玉帘、惊风草（福建），白花独蒜、石葱（广西）

Zephyranthes candida (Lindl.) Herb. in Bot. Mag. 53: t. 2607. 1826.——*Amaryllis candida* Lindl.（英 **Autumn Zephyrlily**）

多年生草本。鳞茎卵形，直径约2.5 cm，有明显的颈部，颈长2.5–5 cm。叶狭线形，肥厚，亮绿色，光滑，上表面有槽，长20–30 cm，宽2–4 mm。花茎中空；花单生于花茎顶端，下有带褐红色的佛焰苞状总苞，总苞片先端2裂；花梗长约1 cm，包藏于苞片内；花白色，外面常带淡红色，几无花被管，花被片6，长3–5 cm，近等大，先端钝或具短尖头，宽约1 cm，近喉部常有很小的鳞片；雄蕊6，长约为花被的1/2；子房下位，花柱细长，柱头微3裂。蒴果近球形，直径约1.2 cm，3瓣开裂。种子黑色，扁平。花期夏、秋季。

分布与生境 原产于南美洲，我国南北各地引种栽培。

药用部位 全草。

功效应用 平肝熄风，散热解毒。用于小儿惊风，癫痫。外用于痈疮，红肿。

化学成分 鳞茎含生物碱类：尼润碱(nerinine)，石蒜碱(lycorine)，多花水仙碱(tazettine; sekisanine; sekisanoline)，网球花胺(hemanthamine; haemanthamine)[1]，网球花定(hemanthidine; haemanthidine; pancratine)[2]，葱莲碱(zephyranthine)[3]，反式二氢水仙环素(*trans*-dihydronarciclasine)[4]，葱莲酰胺▲(zephyranamide) A、B[5]、C、D[6]，葱兰酰胺▲(candidamide) A、B，水鬼蕉碱(pancratistatin)[7]；黄酮类：芦丁(rutin)，(2*S*)-3',7-二羟基-4'-甲氧基黄烷[(2*S*)-3',7-dihydroxy-4'-methoxyflavan]，(2*S*)-4'-羟基-7-甲氧基黄烷[(2*S*)-4'-hydroxy-7-methoxyflavan]，(2*S*)-4',7-二羟基黄烷[(2*S*)-4',7-dihydroxyflavan]，7-羟基-3',4'-亚甲二氧基黄烷(7-hydroxy-3',4'-methylenedioxyflavan)[7]；甾体类：β-谷甾醇，胡萝卜苷[7]；其他类：黄葵内酯(ambrettolide)[7]。

花瓣含黄酮苷类：山柰酚-3-*O*-鼠李葡萄糖苷(kaempferol-3-*O*-rhamnoglucoside)[8]。

全草含黄酮类：(2*S*)-3',7-二羟基-4'-甲氧基黄烷[9]；甾体类：β-谷甾醇，$\Delta^{5,22}$-豆甾烯醇(stigmast-5,22-dien-3β-ol)，豆甾醇，胡萝卜苷[9]；其他类：邻苯二甲酸丁酯异丁酯(butyl isobutyl phthalate)，正二十七烷(heptacosane)，黄葵内酯(ambrettolide)[9]。

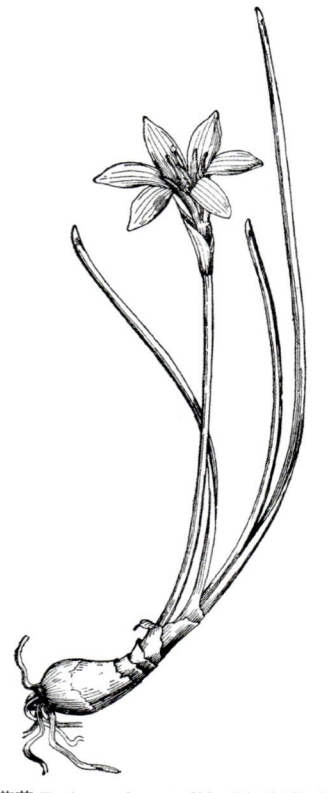

葱莲 Zephyranthes candida (Lindl.) Herb.
陈荣道 绘

化学成分参考文献

[1] Boit HG, et al. *Chem Ber*, 1955, 88: 1590-1594.

[2] Ozeki S *Yakugaku Zasshi*, 1964, 84(12): 1194-1197.

[3] Ozeki S *Chem Pharm Bull*, 1964, 12(2): 253-254.

[4] Pettit GR, et al. *J Nat Prod*, 1990, 53(1): 176-178.

[5] Wu Z, et al. *Chem Nat Compd*, 2009, 45(6): 829-833.

[6] Wu Z, et al. *Chem Nat Compd*, 2010, 46(2): 187-191.

[7] Wu ZP, et al. *Lipids*, 2009, 44(1): 63-70.

[8] Nakayama M, et al. *Zeitschrift fuer Naturforschung, C: Journal of Biosciences*, 1978, 33C(7-8): 587-588.

[9] 吴志平，等. 中药材，2008, 31(10): 1508-1510.

2. 韭莲　赛番红花（中华本草、湖南药物志），独蒜（广西药用植物名录），旱水仙、空心韭菜（贵州草药），风雨花（广州植物志），菖蒲莲、红玉帘（华北习见观赏植物），韭菜莲（北京地区植物志）

Zephyranthes grandiflora Lindl. in Bot. Reg. 11: t. 902. 1825.（英 **Rosepink Zephyrlily**）

　　多年生草本。鳞茎卵球形，直径2-3 cm，表皮膜质，呈褐色，下面着生多数细根。基生叶常数枚簇生；叶片线形，扁平，长15-30 cm，宽6-8 mm。花单生于花茎顶端，玫瑰红色或粉红色；总苞片佛焰苞状，常带淡紫红色，长4-5 cm，下部合生成管；花梗长2-3 cm；花被管长1-2.5 cm，花被裂片6，倒卵形，先端略尖，长3-6 cm；雄蕊6，长为花被的2/3-4/5，花药丁字着生；子房下位，3室，胚珠多数，花柱细长，柱头深3裂。蒴果近球形。种子黑色，近扁平。花期6-9月。

分布与生境　原产于南美洲，我国引种栽培。

药用部位　全草及鳞茎。

功效应用　清热解毒，活血，凉血。用于跌打损伤，肿疡，毒蛇咬伤，吐血，崩漏。

化学成分　鳞茎含生物碱类：水鬼蕉碱(pancratistatin)[1]，韭莲鳞碱(zephgrabetaine)，石蒜碱(lycorine)，雪花莲碱(galanthine)，石蒜胺(lycoramine)，扁担叶碱(hamayne)，网球花胺(hemanthamine; haemanthamine)，弯曲水仙碱(tortuosine)，波斯石蒜明▲(ungeremine)[2]。

化学成分参考文献

[1] Pettit GR, et al. *J Nat Prod*, 1984, 47(6): 1018-1020.

[2] Katoch D, et al. *Nat Prod Commun*, 2013, 8(2): 161-164.

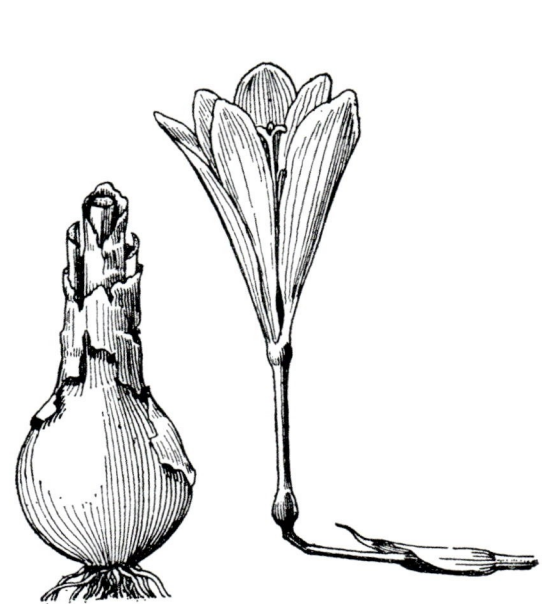

韭莲 Zephyranthes grandiflora Lindl.
陈荣道　绘

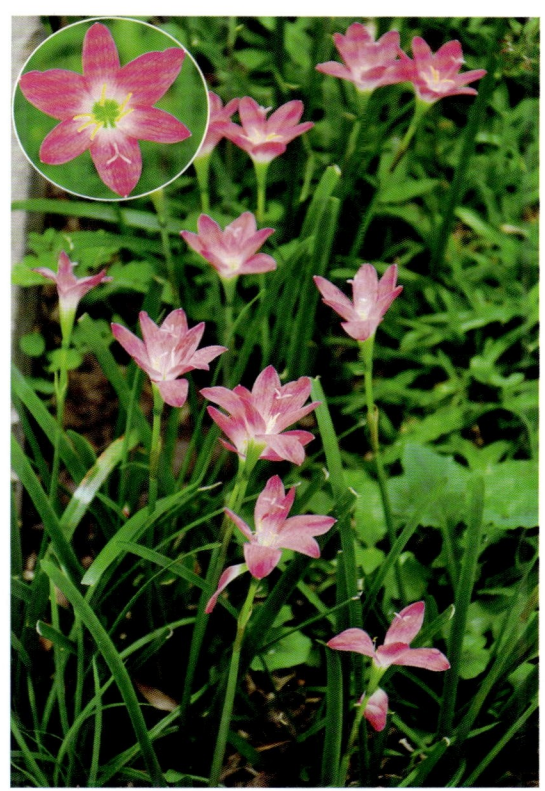

韭莲 Zephyranthes grandiflora Lindl.
摄影：王祝年

4. 文殊兰属 Crinum L.

多年生草本，具鳞茎。叶基生，带形或剑形，通常较宽阔。花茎实心；伞形花序有花数朵至多朵，罕为1朵，下有佛焰苞状总苞片2枚；花有或无花梗；花被辐射对称或稍两侧对称，高脚碟状或漏斗状；花被管长，圆筒状，直立或上弯，花被裂片线形、长圆形或披针形；雄蕊6，着生于花被管喉部，花丝丝状，近直立或叉开，花药线形，丁字着生；子房下位，3室，每室有胚珠数枚至多枚，有时每室仅有胚珠2枚，花柱细长，多少外倾，柱头小，头状。蒴果近球形，不规则开裂。种子大，圆形或有棱角。

共100多种，分布于热带和亚热带地区。我国有1种1变种，分布于华南至西南各省区，均可药用。

分种检索表

1. 花被裂片线形，宽一般不及1 cm，先端渐狭；花被管伸直 ························ 1. **文殊兰 C. asiaticum** var. **sinicum**
1. 花被裂片披针形或长圆状披针形，宽1 cm以上，先端常骤然收狭或短渐尖；花被管常稍弯曲 ·······························
·· 2. **西南文殊兰 C. latifolium**

本属药用植物主要含生物碱类成分，如西南文殊兰 (C. latifolium) 叶中主要含草原文殊兰胺 (pratorimine，**1**) 以及石蒜碱 (lycorine，**2**)，通过体外细胞毒活性测试发现 **1** 对 Meth-A 细胞有活性，ED_{50} 为 4.1 μg/ml。该植物叶中还含有波叶尼润碱 (undulatine，**3**)，文殊兰米定 (crinamidine，**4**)，安贝灵 (ambelline，**5**)，6-羟基非洲箭毒草林碱▲ (6-hydroxybuphanidrine，**6**)，还包括具 $1\beta,2\beta$-环氧环结构的 $1\beta,2\beta$-环氧安贝灵 ($1\beta,2\beta$-epoxyambelline，**7**)，6-羟基文殊兰米定 (6-hydroxycrinamidine，**8**)，以及非洲箭毒草林碱▲ (buphanidrine，**9**)，鲍威文珠兰碱 (powelline，**10**)，6-羟基鲍威文珠兰碱 (6-hydroxypowelline，**11**) 等，这一系列成分具有生源相关性，可通过对文殊兰碱进行氧化或 O-甲基化衍生得到。尽管其生物碱类成分结构多样，但其结构母核不外乎有4种：吡咯并菲啶，如 **1**；$1\beta,2\beta$-环氧-5,10b-桥亚乙基菲啶，如 **3**；5,10b-环氧菲啶，如 **5**；N-(3,4-二氧苄基)-4-O-乙基菲啶，如异紫文殊兰定▲ (isocraugsodine，**12**)。

另外报道当 **5** 与 **7** 在 1:1 的配比时，对脾淋巴细胞有显著的激活作用，从而产生免疫调节作用。体内实验发现石蒜碱苷 (lycoriside) 浓度大于 25 μg/ml 时，能拮抗吐温-80 所致肥大细胞脱粒作用，对白化鼠肥大细胞有保护作用；另外从西南文殊兰 (C. latifolium) 球茎中分离得到的水溶性葡聚糖 A (glucan A) 与磷脂酰石蒜碱 (phosphatidyllycorine) 联合使用给药剂量在 10-20 mg/kg 时，同样有保护白化鼠肥大细胞作用。

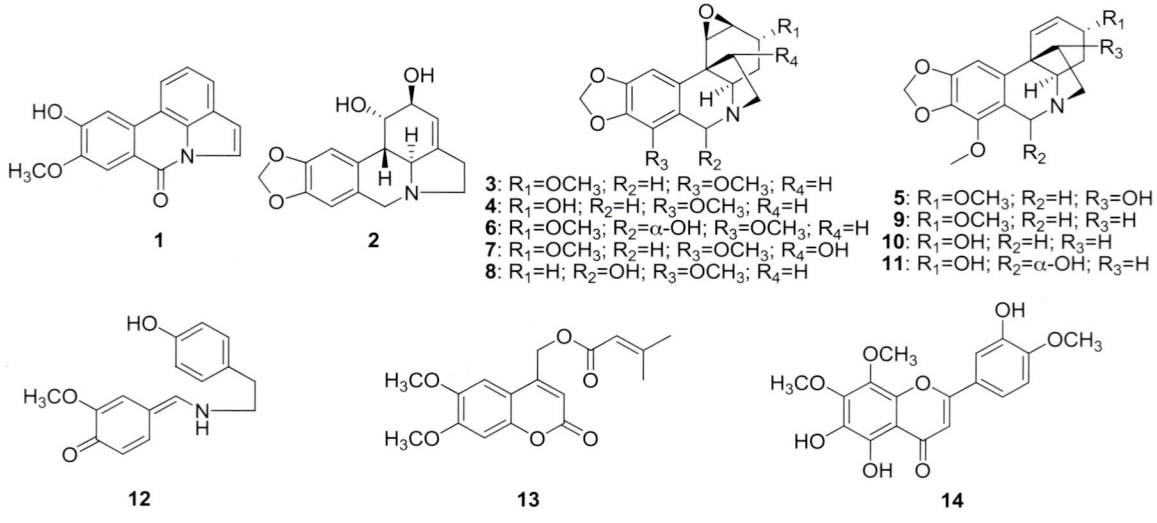

石蒜科 AMARYLLIDACEAE

从本属药用植物中还发现香豆素类及黄酮类成分，如 4- 异戊烯酰氧甲基 -3,4- 二甲基香豆素 (4-senecioyloxymethyl-3,4-dimethoxycoumarin，**13**) 和 5,6,3'- 三羟基 -7,8,4'- 三甲氧基黄酮 (5,6,3'-trihydroxy-7,8,4'-trimethoxyflavone，**14**)。两者在体外显示具有抗人脐静脉上皮细胞 (HUVECs) 管状样形成的作用。

本属植物文殊兰具有抗肿瘤作用，西南文殊兰有抗生育作用。

1. 文殊兰　文兰树、牛黄伞、千层喜、秦琼剑（植物名实图考），扁担叶（分类草药性），白花石蒜（全国中草药汇编），罗裙带（本草纲目拾遗），十八学士、文珠兰（广州植物志），水蕉（广西）

Crinum asiaticum L. var. **sinicum** (Roxb. ex Herb.) Baker, Handb. Amaryll. 75. 1888.——*C. sinicum* Roxb. ex Herb.（英 **Chinese Critum**）

多年生草本，植株粗壮。鳞茎长柱形，直径 10–15 cm。叶 20–30 枚，多列，带状披针形，长可达 1 m，宽 7–15 cm，先端渐尖，具 1 急尖的尖头，基部抱茎，边缘波状。花茎直立，粗壮，几与叶等长；伞形花序顶生，有花 10–24 朵；佛焰苞状总苞片 2，外折，披针形，长 6–10 cm，白色，膜质；小苞片多数，狭线形，长 3–7 cm；花梗长 0.5–2 cm；花被高脚碟状，芳香，花被管纤细，长 7–10 cm，直径 1.5–2 mm，花被裂片 6，白色，线形，向先端渐狭，长 4.5–9 cm，宽 6–9 mm；雄蕊 6，着生于花被管喉部，花丝短于花被裂片，长 4–5 cm，上部淡红色，花药黄色，狭条形，丁字形着生，长 1.5 cm 或者更长；雌蕊 1，子房下位，纺锤形，长不及 2 cm，3 室，柱头 3 浅裂或头状。蒴果近球形，浅黄色，直径 3–5 cm。种子通常 1 枚。花期 5–8 月，果期 11–12 月。

分布与生境　产于福建、台湾、湖南、广东、广西、海南、四川、重庆、贵州和云南等地。常生于海滨地区或河旁沙地。

药用部位　叶及鳞茎、全草、果实。

功效应用　叶及鳞茎、全草：清热解毒，行血散瘀，消肿止痛。用于咽喉痛，胃脘痛，头痛，乳腺炎，痔疮，带状疱疹，跌打损伤，扭挫伤，骨折，乳腺癌，痈，疖，疮疡，无名肿毒，蛇咬伤。果实：外用于扭筋肿痛。

化学成分　鳞茎含生物碱类：文殊兰明碱▲(asiaticumine) A、B，文殊兰奎碱▲(crinumaquine)，(-)-石

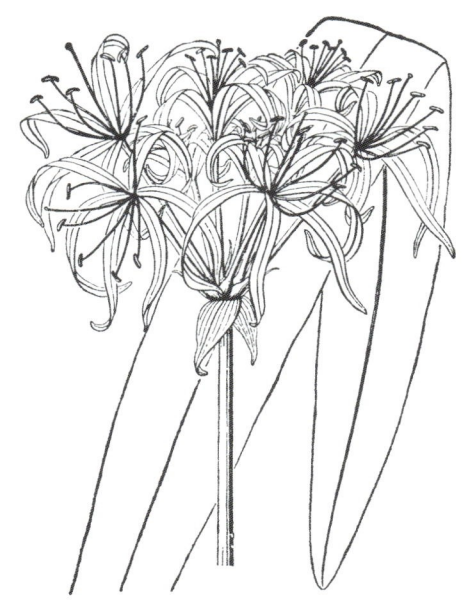

文殊兰 Crinum asiaticum L. var. sinicum (Roxb. ex Herb.) Baker
引自《中国高等植物图鉴》

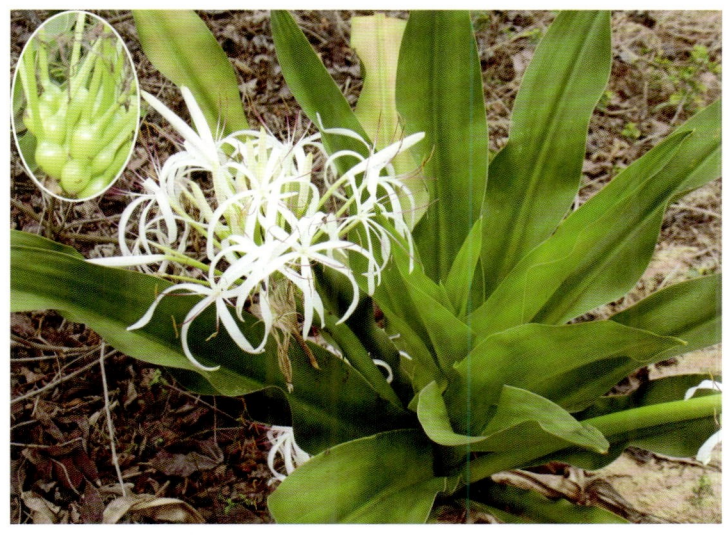

文殊兰 Crinum asiaticum L. var. sinicum (Roxb. ex Herb.) Baker
摄影：王祝年

蒜碱[(-)-lycorine]，朱顶红星碱(hippacine)，朱顶红定(hippadine)，波斯石蒜明▲(ungeremine)，文殊兰胺(crinamine)，11-O-甲基文殊兰胺(11-O-methylcrinamine)，3-O-乙酰扁担叶碱(3-O-acetylhamayne)，表多花水仙碱(epitazettine; criwelline)，N-4-反式-香豆酰酪胺(N-4-trans-coumaroyltyramine)，N-4-反式-咖啡酰酪胺(N-4-trans-caffeoyltyramine)，4-羟基硬脂胺(4-hydroxystyryolamine)，4-氨基苯甲醛(4-aminobenzaldehyde)[1]；黄酮类：(2S)-3',7-二羟基-4'-甲氧基黄烷[(2S)-3',7-dihydroxy-4'-methoxyflavan]，7-羟基黄烷酮(7-hydroxyflavanone)，4',7-二羟基黄酮(4',7-dihydroxyflavone)[1]；苯丙素类：反式-咖啡酸(trans-caffeic acid)，4-香豆酸(4-coumatic acid)[1]；酚类：4-羟基苯甲酸(4-hydroxybenzoic acid)，4-羟基苯甲酸乙酯(ethyl 4-hydroxybenzoate)，2-(3,4-二羟基苯基)-1,3-苯并二氧杂环-5-醛[2-(3,4-dihydroxyphenyl)-1,3-benzodioxole-5-carboxaldehyde][1]。

全草含生物碱类：文殊兰星碱(crinisine)，鲍威文珠兰碱(powelline)，文殊兰碱(crinine)[2]，裂环-异鲍威文珠兰氨酮(seco-isopowellaminone)，文殊兰胺-N-氧化物(crinamine-N-oxide)，降加兰他敏(norgalanthamine)，扁担叶碱(hamayne)，草原文殊兰宁碱(pratorinine)，石蒜碱，朱顶红定，3-O-乙酰扁担叶碱，文殊兰胺[3]。

药理作用 细胞毒作用：从鳞茎分离得到的生物碱类化合物文殊兰明碱▲B、文殊兰奎碱、石蒜碱、朱顶红星碱、波斯石蒜明、11-O-甲基文殊兰胺、3-O-乙酰扁担叶碱、文殊兰胺对人癌 A549、LOVO、HL-60 和 6T-CEM 细胞株增殖具有抑制活性[1]。

化学成分参考文献

[1] Sun Q, et al. *Chem Biodivers*, 2009, 6(10): 1751-1757.

[2] Tang RJ, et al. *Chin Chem Lett*, 1994, 5(10): 855-858.

[3] Kogure N, et al. *Chem Pharm Bull*, 2011, 59(12): 1545-1548.

药理作用及毒性参考文献

[1] Sun Q, et al. *Chem Biodivers*, 2009, 6(10): 1751-1757.

2. 西南文殊兰　西南文珠兰（中国高等植物图鉴）

Crinum latifolium L., Sp. Pl. 1: 291. 1753.（英 **Broadleaf Critum**）

多年生粗壮草本。根状茎鳞茎状。叶带形，长 70 cm 或更长，宽 3.5–6 cm 或更宽。伞形花序有花数朵至十余朵；佛焰苞状总苞片 2 枚，披针形，长约 9 cm；小苞片多数，线形；花梗很短；花被近漏斗状的高脚碟状，白色，有红晕，花被管长约 9 cm，常稍弯曲，花被裂片 6，披针形或长圆状披针形，长约 7.5 cm，宽约 1.5 cm，先端短渐尖；雄蕊 6，花丝短于花被裂片，花药线形，长 1.2–1.8 cm。蒴果。花期 6–8 月。

分布与生境 产于广西、四川、贵州、云南等省。常生于河床、沙地、村边沟旁或山中水边。也分布于越南至印度及马来西亚。

药用部位 叶和鳞茎。

功效应用 行血散瘀，消肿止痛。用于头风，疮疡，跌打损伤，乳腺炎，痔疮，带状疱疹，无名肿毒，扭挫伤，溃疡，性病。

化学成分 鳞茎含生物碱类：石蒜碱(lycorine)[1-2]，3α-1,2-二去氢文殊兰碱-3-醇(3α-1,2-didehydrocrinan-3-ol)[1]，草原文殊兰胺(pratorimine)，草原文殊兰星碱(pratosine)，朱

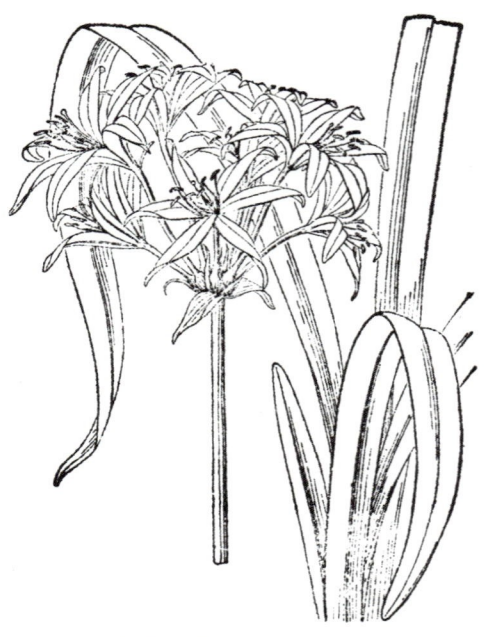

西南文殊兰 *Crinum latifolium* L.
引自《中国高等植物图鉴》

顶红定(hippadine)，草原文殊兰宁碱(pratorinine)，安贝灵(ambelline)[3]，草原文殊兰素(pratorine)[4]，6α-羟基波叶尼润碱(6α-hydroxyundulatine)，6α-羟基非洲箭毒草林碱▲(6α-hydroxybuphanidrine)，紫文殊兰胺▲(angustamine)，文殊兰米定(crinamidine)，文殊兰碱(crinine)[5]，6-羟基文殊兰米定(6-hydroxycrinamidine)[6]，西南文殊兰索灵碱(latisoline)[7]；多类：甲基-α-D-吡喃甘露糖苷(methyl-α-D-mannopyranoside)[8]，水溶性葡聚糖(glucan) A[9-10]、B[9]。

叶含生物碱类：6-羟基文殊兰米定(6-hydroxycrinamidine)[11]，1-O-乙酰石蒜碱(1-O-acetyllycorine)，石蒜碱，6α-羟基波叶尼润碱(6α-hydroxyundulatine)，安贝灵(ambelline)，6α-羟基非洲箭毒草林碱▲(6α-hydroxybuphanidrine)，文殊兰米定(crinamidine)，鲍威文珠兰碱(powelline)[12]，二氢氧代去甲氧基网球花胺(dihydro-oxo-demethoxyhaemanthamine)，紫文殊兰胺▲(angustamine)，氧代阿索水仙碱▲(oxoassoanine)，非洲箭毒草林碱▲(buphanidrine)，波叶尼润碱(undulatine)，6-羟基鲍威文珠兰碱(6-hydroxypowelline)，1β,2β-环氧安贝灵(1β,2β-epoxyambelline)[13]；黄酮类：5,6,3'-三羟基-7,8,4'-三甲氧基黄酮(5,6,3'-trihydroxy-7,8,4'-trimethoxyflavone)，4',7-二羟基-3'-甲氧基黄烷(4',7-dihydroxy-3'-methoxyflavan)，4',7-二羟基黄烷(4',7-dihydroxyflavan)，2',4',7-三羟基二氢查耳酮(2',4',7-trihydroxydihydrochalcone)[14]；香豆素类：4-异戊烯酰氧甲基-3,4-二甲氧基香豆素(4-senecioyloxymethyl-3,4-dimethoxycoumarin)[14]；三萜类：环木菠萝烯醇(cycloartenol)[14]。

种子含生物碱类：石蒜碱[15]，2-表石蒜碱(2-epilyocorine)，2-表全能花西定(2-epipancrassidine)[16]。

全草含生物碱类：1β,2β-环氧安贝灵(1β,2β-epoxyambelline)，安贝灵(ambelline)[17]，1-O-乙酰石蒜碱(1-O-acetyllycorine)，3-O-乙酰扁担叶碱(3-O-acetylhamayne)，文殊兰胺(crinamine)，鲍威文珠兰碱，文殊兰碱(crinine)，扁担叶碱(hamayne)，波叶尼润碱，车瑞灵(cherylline)[18]，西南文殊兰芬碱(latifine)[19]，11-O-乙酰安贝灵(11-O-acetylambelline)[20]，石蒜碱，朱顶红碱▲(hippeastrine)[21]，西南文殊兰索灵碱(latisoline)，西南文殊兰醛碱(crinafolidine)[22]；黄酮类：4',7-二羟基-3'-乙烯氧基黄烷(4',7-dihydroxy-3'-vinyloxyflavan)，4',7-二羟基黄烷(4',7-dihydroxyflavan)[23]。

药理作用 抗生育作用：从西南文殊兰鳞茎分离得到的生物碱类化合物朱顶红定能对鼠睾丸功能产生影响；每天给药1次，1周后用连续交配法观察小鼠的生殖力，损失83.3%，但其对生殖能力的抑制具有可逆性。给药后睾丸重量明显减少，睾丸中DNA的含量明显下降，但蛋白质含量明显增加；前列腺和精囊的重量增加，而对肝、肾、肾上腺等组织的重量无显著影响[1]。

化学成分参考文献

[1] Nguyen TM, et al. *Hoa Hoc Cong Nghiep Hoa Chat*, 1997(3): 13-16.

[2] Rangaswami S, et al. *Curr Sci India*, 1955, 24: 25.

[3] Ghosal S, et al. *Phytochemistry*, 1983, 22(10): 2305-2309.

[4] Tran Van S, et al. *Tap Chi Hoa Hoc*, 1997, 35(1): 64-65, 78.

[5] Phan TS, et al. *Tap Chi Hoa Hoc*, 2001, 39(3): 83-88.

[6] Nguyen CH, et al. *Tap Chi Hoa Hoc*, 2002, 40(4): 1-2.

[7] Ghosal S, et al. *J Chem Res, Synop*, 1983(9): 238-239.

[8] Kaur A, et al. *J Biol Sci (Faisalabad, Pak)*, 2006, 6(1): 9-14.

[9] Tomoda M, et al. *Chem Pharm Bull*, 1985, 33(1): 16-21.

[10] Ghosal S, et al. *Phytother Res*, 1988, 2(2): 76-79.

[11] Vo TBH, et al. *Tap Chi Duoc Hoc*, 1997(11): 9-10.

[12] Phan TS, et al. *Tap Chi Hoa Hoc*, 2001, 39(4): 90-94.

[13] Tram NTN, et al. *Z Naturforsch, C: J Biosci*, 2002, 57(3-4): 239-242.

[14] Nam N-H, et al. *Nat Prod Res*, 2004, 18(6): 485-491.

[15] Rangaswami S, et al. *Indian J Pharm*, 1955, 17: 229-230.

[16] Ghosal S, et al. *Phytochemistry*, 1989, 28(9): 2535-2537.

[17] Ghosal S, et al. *J Chem Res, Synop*, 1984(7): 232-233.

[18] Kobayashi S, et al. *Chem Pharm Bull*, 1984, 32(8): 3015-3022.

[19] Kobayashi S, et al. *J Chem Soc, Chem Commun*, 1984(15): 1043-1044.

[20] Ghosal S, et al. *Pharm Res*, 1935(5): 251-252.

[21] Jeffs PW, et al. *J Org Chem*, 1985, 50(10): 1732-1737.

[22] Ghosal S, et al. *J Chem Res, Synop*, 1986(8): 312-313.

[23] Nguyen HN, et al. *Tap Chi Duoc Hoc*, 2006, 46(1): 7-9.

药理作用及毒性参考文献

[1] Chattopadhyay S, et al. *Planta Med*, 1983, 49(4): 252-254.

5. 水鬼蕉属 Hymenocallis Salisb.

多年生草本。鳞茎球形。叶线形、带形、阔椭圆形或阔倒披针形。花茎实心；伞形花序有花数朵（10朵以下），下有佛焰苞状总苞，总苞片卵状披针形；花被管圆柱形，细弱，上部扩大，花被裂片狭，几相等，扩展，白色；雄蕊着生于花被管喉部，花丝基部合生呈杯状，上部分离，花药丁字着生；子房下位，每室具胚珠2枚，柱头头状。

约50种，分布于美洲温暖地区。我国引种栽培1种，可药用。

本属药用植物主要含生物碱类成分，如从水鬼蕉(H. littoralis)球茎中分离得到的水鬼蕉林碱▲(littoraline，**1**)对HIV-1逆转录酶有抑制作用，半数抑制浓度为142.0 μg/ml；体外实验发现石蒜碱(lycorine，**2**)及网球花胺(hemanthamine; haemanthamine，**3**)对BCA-1、HT-1080、LUC-1、COL-2、KB、KB-V、P-388、A-431、LnCaP、ZR-75-1、U-373等肿瘤细胞系细胞增殖有细胞毒作用。

1. 水鬼蕉　蜘蛛兰（中华本草）

Hymenocallis littoralis (Jacq.) Salisb. in Trans. Hort. Soc. London 1: 338. 1812.——*Pancratium littoralis* Jacq.（英 **American Hymenocallis**）

多年生草本。鳞茎球形。叶10–12枚，无柄；叶片剑形，长45–75 cm，宽2.5–6 cm，先端急尖，基部渐狭，深绿色，多脉。花茎扁平，实心，高30–80 cm；佛焰苞状总苞片长5–8 cm，基部极阔；花茎顶端生花3–8朵；花白色，无柄；花被管圆柱形，纤细，长短不等，长者可达10 cm以上，花被裂片线形，通常短于花被管；雄蕊着生于花被管喉部，花丝基部合生成杯状，钟形或阔漏斗形，长约2.5 cm，有齿，花丝分离部分长3–5 cm，花药丁字着生；子房下位，3室，花柱约与雄蕊等长或更长。蒴果肉质。花期夏末秋初。

分布与生境　原产于美洲热带。我国福建、广东、广西、云南等地引种栽培。

药用部位　叶。

功效应用　舒筋，活血，消肿止痛。用于风湿关节炎，甲沟炎，跌打损伤，扭伤肿痛，痈疽，痔疮。

化学成分　根含生物碱类：三球波斯石蒜定▲(trispheridine)，多花水仙碱(tazettine; sekisanine; sekisanoline)，朱顶红碱▲(hippeastrine)，三球波斯石蒜碱▲(trispherine)，网球花定(hemanthidine; haemanthidine; pancratine)，加兰他敏(galanthamine)，石蒜碱(lycorine)[1]。

鳞茎含生物碱类：水鬼蕉碱(pancratistatin)，水仙环素(narciclasine)，7-去氧水仙环素

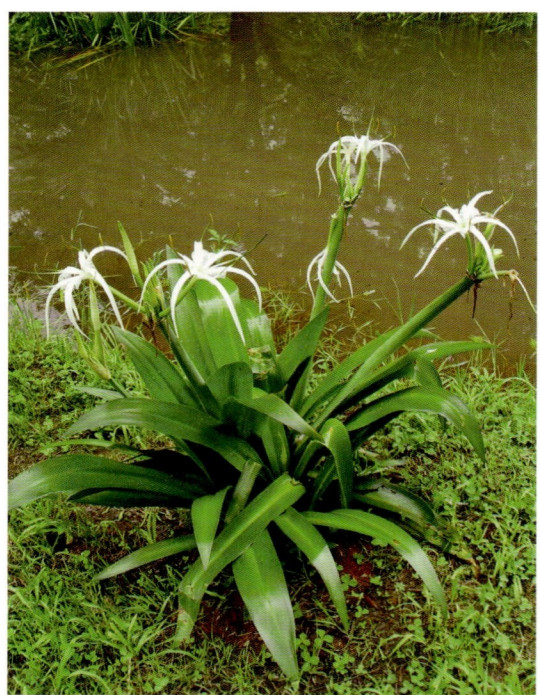

水鬼蕉 Hymenocallis littoralis (Jacq.) Salisb.
摄影：张英涛

(7-deoxynarciclasine)，7-去氧-反式-二氢水仙环素(7-deoxy-*trans*-dihydronarciclasine)[2]，*O*-乙酰二氢文殊兰碱(*O*-acetyldihydrocrinine)，二乙酰石蒜碱(diacetyllycorine)，降雨石蒜碱二乙酸酯(norpluviine diacetate)，鲍登尼润碱▲(bowdensine)，石蒜碱(lycorine)[3]，朱顶红碱▲(hippeastrine)，11-羟基花朱顶红碱▲(11-hydroxyvittatine)，(+)-8-去甲基滨海全能花定▲[(+)-8-demethylmaritidine][4]，水鬼蕉林碱▲(littoraline)，前多花水仙碱(pretazettine)，多花水仙碱(tazettine; sekisanine; sekisanoline)，大花文殊兰碱▲(macronine)，高石蒜碱(homolycorine)，石蒜宁碱(lycorenine)，*O*-甲基石蒜宁碱(*O*-methyllycorenine)，石蒜胺(lycoramine)，网球花胺(hemanthamine; haemanthamine)，花朱顶红碱▲(vittatine)，5,6-二氢二色水仙碱(5,6-dihydrobicolorine)[5]；木脂素：裂环异落叶松脂醇(secoisolariciresinol)[5]。

花含黄酮类：槲皮素-3'-*O*-葡萄糖苷(quercetin-3'-*O*-glucoside)，芦丁(rutin)[4]。

药理作用 抗病毒作用：水鬼蕉存在一种细胞毒异羟喹型生物合成产物 7-去氧-反式-二氢水仙环素，该化合物能够抑制细胞病毒的复制[1]。

抗肿瘤作用：水鬼蕉细胞毒成分包括水鬼蕉碱、水仙环素和 7-去氧水仙环素。体外实验中这些成分能有效抑制多种实体肿瘤细胞系，其中对黑色素瘤细胞系最敏感[1]。

化学成分参考文献

[1] Dabire FM, et al. *Khim Prir Soedin+*, 1982(2): 264-265.
[2] Pettit GR, et al. *J Nat Prod*, 1995, 58(1): 37-43.
[3] Luo X, et al. *Front Sep Sci Technol, Proc Int Conf, 4th*, 2004: 708-711.
[4] Abou-Donia AH, et al. *Chem Biodiversers*, 2008, 5(2): 332-340.
[5] Lin LZ, et al. *Phytochemistry*, 1995, 40(4): 1295-1298.

药理作用及毒性参考文献

[1] Pettit GR, et al. *J Nat Prod*, 1993, 56(10): 1682-1687.

6. 朱顶红属 Hippeastrum Herb.

多年生草本。鳞茎大。叶线形或带形。花茎中空；伞形花序有花 2 至多朵，稀 1 朵，下有佛焰苞状总苞片 2 枚；每花之下具有小苞片 1 枚；花大，漏斗状，平展或稍下垂；花被管短，稀较长，喉部常有小鳞片，花被裂片几相等或内轮较狭，红色、白色或带有白色条纹；雄蕊着生于花被管喉部，稍下弯，花丝丝状，花药线形或线状长圆形，丁字着生；子房 3 室，每室具多数胚珠，花柱较长，下垂，柱头头状或 3 裂。蒴果球形，室背 3 瓣开裂。种子通常扁平。

约 75 种，分布于美洲和亚洲的热带。我国引种栽培 2 种，可供药用。

分种检索表

1. 花序有花 2–4 朵，花被裂片洋红色带绿色 ·· 1. 朱顶红 H. rutilum
1. 花序有花 3–6 朵，花被裂片红色，中心及边缘带白色条纹 ··············· 2. 花朱顶红 H. vittatum

本属药用植物主要含生物碱类成分，从花朱顶红 (H. vittatum) 分离得到水鬼蕉碱 (pancratistatin，**1**) 具有细胞毒性，对 HeLa 细胞的半数抑制浓度为 0.06 μg/ml (阳性对照组阿霉素的半数抑制浓度为 0.066 μg/ml)。具有氮杂七元奠环的山网球花碱▲(montanine, **2**) 有抗焦虑、抗抑郁、抗惊厥作用，还具有抗增殖活性，对 HT29、H460、RXF393、MCF7、OVCAR3 肿瘤细胞的半数抑制浓度分别为 0.71 ± 0.10 μg/ml、0.57 ± 0.57 μg/ml、0.65 ± 0.01 μg/ml、0.74 ± 0.02 μg/ml、0.84 ± 0.11 μg/ml，对雄性及雌性小鼠的半数致死量分别为 64.7 mg/kg 和 67.6 mg/kg；花朱顶红碱▲(vittatine, **3**) 也具有抗增殖作用，但活性较 **2** 弱。

1. 朱顶红　红花莲（海南植物志），华胄兰（华北经济植物志要）

Hippeastrum rutilum (Ker Gawl.) Herb., Appendix 31. 1821.——*Amaryllis rutila* Ker Gawl.（英 **Glowing-flower Hippeastrum**）

多年生草本。鳞茎近球形，有匍匐枝。叶 6–8 枚，花后抽出，带形，长约 30 cm，基部宽约 2.5 cm。花茎中空，高约 40 cm，被白粉；佛焰苞状总苞片披针形，长约 3.5 cm；花 2–4 朵，花梗纤细，长约 3.5 cm；花被管圆筒状，长约 2 cm，花被裂片长圆形，长约 12 cm，宽约 5 cm，洋红色略带绿色，喉部有小鳞片；雄蕊 6，长约 8 cm，花丝红色；子房长约 1.5 cm，花柱长约 10 cm，柱头 3 裂。花期夏季。

分布与生境　原产于巴西，我国引种栽培。

药用部位　鳞茎。

功效应用　活血祛瘀，解毒，消肿。用于痈，疮疡，肿疡。

化学成分　根含生物碱类：石蒜碱(lycorine)[1]。

鳞茎含生物碱类：石蒜碱[2]，高石蒜碱(homolycorine)，加兰他敏(galanthamine)，朱顶红碱▲(hippeastrine)，网球花胺(hemanthamine; haemanthamine)[3]；糖脂类：1-亚麻酰基-3-*O*-β-D-吡喃半乳糖基-*sn*-甘油，1-亚油酰基-3-*O*-β-D-吡喃半乳糖基-*sn*-甘油，1-油酰基-3-*O*-β-D-吡喃半乳糖基-*sn*-甘油[4]；苯丙素类：去氢双松柏醇(dehydrodiconiferylalcohol)，反式-*N*-(4-羟基苯乙基)阿魏酸酰胺[*trans*-*N*-(4-hydroxyphenethyl)ferulamide][5]。

全草含生物碱类：石蒜碱，网球花胺，朱顶红碱▲，高石蒜碱，加兰他敏[6]。

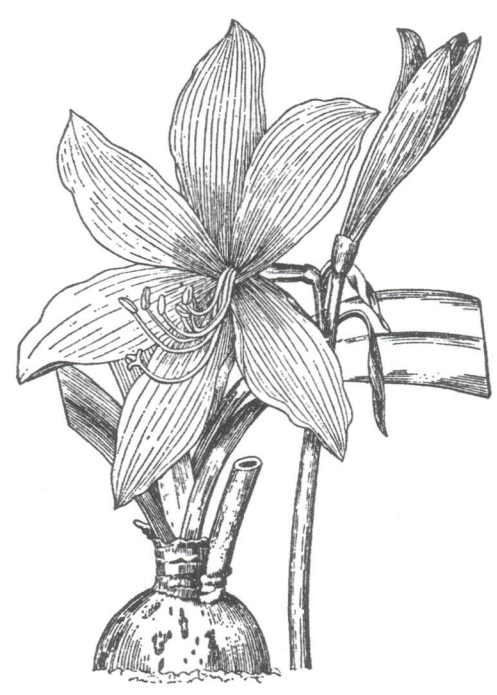

朱顶红 **Hippeastrum rutilum** (Ker Gawl.) Herb.
引自《海南植物志》

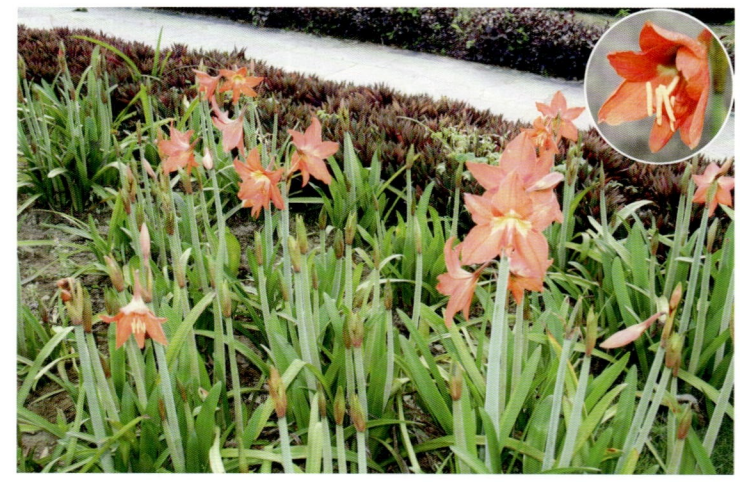

朱顶红 **Hippeastrum rutilum** (Ker Gawl.) Herb.
摄影：王祝年

石蒜科 AMARYLLIDACEAE

化学成分参考文献

[1] Rao RVK, et al. *Curr Sci India*, 1964, 33(14): 432-433.
[2] Rao RVK, et al. *Indian J Pharm*, 1965, 27(2): 40.
[3] Boit HG, et al. *Chem Ber*, 1959, 92: 2582-2584.
[4] 王广树，等. 中国药学杂志，2006(18): 1374-1375.
[5] 王广树，等. 中国药学杂志，2005(7): 498-499.
[6] Boit HG, et al. *Naturwissenschaften*, 1958, 45: 390.

2. 花朱顶红 朱顶红（中华本草、新华本草纲要），朱顶兰（广西药用植物名录、广州植物志），百枝莲（华北经济植物志要）

Hippeastrum vittatum (L'Hér.) Herb., Appendix 31. 1821.——*Amaryllis vittata* L'Hér.（英 **Longitudinally-striped Hippeastrum**）

多年生草本。鳞茎大，球形，直径5-7.5 cm。叶6-8枚，基生，常花后抽出，鲜绿色，带形，长30-40 cm，宽2-6 cm，先端锐尖。花茎直立，中空，高50-70 cm；伞形花序，常有花3-6朵，大形，长12-18 cm；佛焰苞状总苞片2，披针形，长5-7.5 cm；花梗与总苞片近等长；花被漏斗状，红色，中心及边缘有白色条纹；花被管长约3 cm，喉部有小形不显著的鳞片，花被裂片6，倒卵形至长圆形，长9-15 cm，宽2.5-4 cm，先端急尖；雄蕊6，着生于花被管喉部，稍弯曲，短于花被裂片，花丝丝状，花药丁字着生；子房下位，3室，胚珠多数，花柱与花被近等长或稍长，柱头深3裂。蒴果球形，3瓣开裂。种子扁平。花期春、夏季。

分布与生境 原产于秘鲁。我国南北各地引种栽培。

药用部位 鳞茎。

功效应用 活血祛瘀，解毒，消肿。用于痈、疮疡、肿疡，跌打损伤。

花朱顶红 **Hippeastrum vittatum** (L'Hér.) Herb.
引自《北京植物志》

化学成分 鳞茎含生物碱类：山网球花碱▲(montanine)[1]，石蒜碱(lycorine)，花朱顶红碱▲(vittatine)[2]；葡糖鞘脂类：($2S,3R,4E,8Z$)-2-[($2R$-2-羟基十六酰)氨基]-4,8-十八二烯-1,3-二醇 1-O-β-D-吡喃葡萄糖苷，($2S,3R,4E,8E$)-2-[($2R$-2-羟基十六酰)氨基]-4,8-十八二烯-1,3-二醇 1-O-β-D-吡喃葡萄糖苷，($2S,3R,4E,8Z$)-2-[($2R$-2-羟基十八酰)氨基]-4,8-十八二烯-1,3-二醇 1-O-β-D-吡喃葡萄糖苷，($2S,3R,4E,8E$)-2-[($2R$-2-羟基十八酰)氨基]-4,8-十八二烯-1,3-二醇 1-O-β-D-吡喃葡萄糖苷，($2S,3R,4E,8Z$)-2-[($2R$-2-羟基二十酰)氨基]-4,8-十八二烯-1,3-二醇 1-O-β-D-吡喃葡萄糖苷[3]。

花含生物碱类：花朱顶红咔啉▲(vittacarboline)，O-甲基秘鲁水仙碱▲(O-methylismine)，秘鲁水仙碱▲=(ismine)[4]，水鬼蕉碱(pancratistatin)[5]；苯丙素类：咖啡酸(caffeic acid)，二氢咖啡酸甲酯(dihydrocaffeic acid methyl ester)[5]。

全草含生物碱类：石蒜碱，多花水仙碱(tazettine; sekisanine; sekisanoline)[6]，高石蒜碱(homolycorine)，网球花胺(hemanthamine; haemanthamine)，朱顶红碱▲(hippeastrine)，花朱顶红碱▲[7]，朱顶红定(hippadine)，朱顶红精碱(hippagine)，朱顶红芬碱▲(hippafine)[8]，滨海全能花星碱(pancracine)[9]，非洲箭毒草辛碱▲(buphanisine)[10]；黄酮类：4-羟基-7-甲氧基黄烷(4-hydroxy-7-methoxyflavan)[10]；糖类：阿拉伯糖，半乳糖，葡萄糖，半乳糖醛酸[10]；其他类：癸酸(capric capric)，异月桂酸(isolauric acid)，月桂酸(lauric acid)，肉豆蔻酸(myristic acid)，异棕榈酸(isopalmitic acid)，棕榈酸(palmitic acid)，硬脂酸(stearic acid)，油酸(oleic acid)，亚油酸(linoleic acid)[10]。

化学成分参考文献

[1] da Silva AFS, et al. *Pharmacology Biochemistry and Behavior*, 2006, 85(1): 148-154.
[2] Silva AFS, et al. *Phytomedicine*, 2008, 15(10): 882-885.
[3] 王广树, 等. 中草药, 2005(7): 13-19.
[4] Youssef DTA. *J Nat Prod*, 2001, 64(6): 839-841.
[5] Youssef DTA. *Bull Pharm Sci, Assiut Univ*, 2005, 28(1): 143-148.
[6] Boit HG. *Chem Ber*, 1954, 87: 1704-1707.
[7] Boit HG. *Chem Ber*, 1956, 89: 1129-1134.
[8] El Mohgazi AM, et al. *Planta Med*, 1975, 28(4): 336-342.
[9] Ali AA, et al. *Planta Med*, 1984, 50(2): 188-189.
[10] Mesbah MK, et al. *Egypt J Pharm Sci*, 1986, 26(1-4): 173-181.

7. 石蒜属 Lycoris Herb.

多年生草本。地下鳞茎近球形或卵形，鳞茎皮褐色或黑褐色。叶于花前或花后抽出，带状。花茎单一，直立，实心；总苞片 2 枚，膜质；顶生伞形花序有花 4–8 朵；花白色、乳白、乳黄、金黄、粉红至鲜红色；花被漏斗状，上部 6 裂，基部合生成筒状，花被裂片倒披针形或长椭圆形，边缘皱缩或不皱缩；雄蕊 6 枚，着生于喉部，花丝丝状，花丝间有 6 枚极小的齿状鳞片，花药丁字着生；雌蕊 1 枚，花柱细长，柱头极小，头状，子房下位，3 室，每室胚珠少数。蒴果通常具 3 棱，室背开裂。种子近球形，黑色。

约 20 余种，主产于我国和日本，少数产于缅甸和朝鲜。我国约有 15 种 1 变种，主要分布于长江以南，11 种 1 变种可药用。

分种检索表

1. 花非喇叭状，左右对称，花被裂片皱缩和翻卷。
  2. 秋季出叶；雄蕊明显伸出于花被外。
    3. 雄蕊比花被长 1/3–1 倍左右，花鲜红色、白色。
      4. 雄蕊比花被长 1 倍左右；花鲜红色；叶狭带状，宽约 0.5 cm ············· 1. 石蒜 L. radiata
      4. 雄蕊比花被长 1/3 左右；花白色；叶带状，宽 1.2–1.5 cm ············· 2. 江苏石蒜 L. houdyshelii
    3. 雄蕊比花被长 1/6 左右；花黄色或淡玫瑰红色。
      5. 花黄色；叶剑形，长约 60 cm，宽约 2 cm，先端渐尖 ············· 3. 忽地笑 L. aurea
      5. 花淡玫瑰红色；叶带状，长 20 cm，宽约 1 cm，先端椭圆 ············· 4. 玫瑰石蒜 L. rosea
  2. 春季出叶；雄蕊不伸出或略伸出于花被外。
    6. 花黄色。
      7. 花被裂片无红色条纹；叶带状，绿色，长约 35 cm，宽约 2 cm ············· 5. 中国石蒜 L. chinensis
      7. 花被裂片腹面具红色条纹；叶狭带状，深绿色，长 24–29 cm，宽 1–1.2 cm ············· 6. 广西石蒜 L. guangxiensis
    6. 花蕾桃红色，开放时奶黄色，渐变乳白色，花被裂片腹面稍散生粉红色条纹，背面具粉红色中肋 ············· 7. 乳白石蒜 L. albiflora
1. 花喇叭状，辐射对称，花被裂片不皱缩或仅基部微皱缩和先端略反卷。
  8. 花被裂片基部微皱缩。
    9. 秋季出叶，枯萎后春季再出叶；花淡紫红色 ············· 8. 鹿葱 L. squamigera
    9. 春季出叶；花黄色，花被筒长 2.5–3.5 cm；叶片宽约 2 cm ············· 9. 安徽石蒜 L. anhuiensis
  8. 花被裂片不皱缩。
    10. 花较小，淡紫红色，花被裂片顶端带蓝色，花被筒长 1–1.5 cm；叶片宽约 1 cm ············· 10. 换锦花 L. sprengeri

10. 花较大，白色，花被筒长 4–6 cm；叶片宽 1.5–2 cm ·· 11. **长筒石蒜 L. longituba**

本属药用植物主要含生物碱类成分，且主要集中于地下球茎，包括石蒜碱 (lycorine)，石蒜宁碱 (lycorenine，**1**)，高石蒜碱 (homolycorine，**2**)，加兰他敏 (galanthamine，**3**)，表加兰他敏 (epigalanthamine，**4**)，那维定 (narwedine，**5**)，降加兰他敏 (norgalanthamine，**6**)，石蒜胺 (lycoramine，**7**)，多花水仙碱 (tazettine; sekisanine; sekisanoline，**8**)，伪石蒜碱 (pseudolycorine，**9**)，雨石蒜碱 (pluviine，**10**)，降雨石蒜碱 (norpluviine，**11**)，石蒜西定 (lycoricidine，**12**)，石蒜西定醇 (lycoricidinol；narciclasine，**13**)，花朱顶红碱▲ (vittatine，**14**)。(-)-3'-羟基-4'-甲氧基-7-羟基-8-甲基黄烷 [(-)-3'-hydroxy-4'-methoxy-7-hydroxy-8-methylflavan]，去甲基高石蒜碱 (demethylhomolycorine，**15**)，石蒜西定醇 (lycoricidinol 与石蒜西定 (lycoricidine) 具有植物生长抑制作用；另外 **15** 具有荷氏黄粉蝶 (*Eurema hecabe mandarina*) 幼虫的拒食作用；而石蒜西定醇 (lycoricidinol) 与石蒜西定 (lycoricidine) 对艾氏腹水癌 (Ehrlich carcinoma) 有抑制作用；*N*-烯丙基降加兰他敏 (*N*-allylnorgalanthamine，**16**) 对乙酰胆碱酯酶具有一定的抑制作用。

在中枢神经系统方面，**3** 具有抗胆碱酯酶作用，临床上可用于治疗小儿麻痹后遗症、重症肌无力等，肠麻痹，它还可作为抗箭毒类药物和手术麻醉后的催醒药，以及治疗老年性痴呆症的特效药；**3** 和 **7** 明显加强大鼠因电刺激坐骨神经引起的胫前肌收缩。石蒜碱对小鼠及家兔有明显镇静作用，静脉注射或皮下注射，对人工制热家兔有明显解热作用。

在抗肿瘤方面，**3** 对大鼠腹水肝癌及吉田肉瘤有抑制作用，石蒜碱及其盐对大鼠 W-256 肿瘤细胞增殖有明显抑制作用。

在心血管系统方面，**1** 对蟾蜍心脏有抑制作用，石蒜碱则先兴奋后抑制。石蒜碱对麻醉大鼠、猫、犬及兔均有降血压作用，机制为直接扩张外周血管及抑制心脏。

在抗菌、抗病毒方面，石蒜碱被认为具有很强的抗病毒活性及抗菌作用，且发现其作用是抑制而非杀灭病毒的作用。

本属植物石蒜具有抗胆碱酯酶作用，其药理活性成分为加兰他敏。

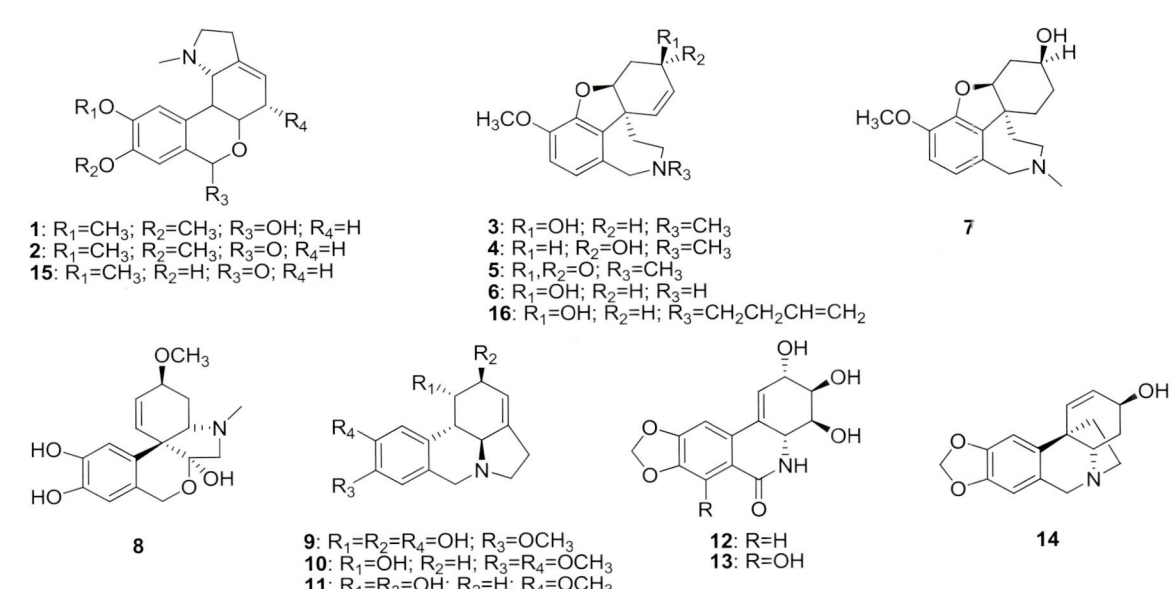

1. 石蒜 水麻（本草图经），酸头草（世医得效方），一枝箭（太平圣惠方），蒜头草、婆婆酸（本草纲目），蟑螂花（本草纲目拾遗、江苏、浙江），螃蟹花（福建药物志），龙爪花（江苏、湖北、陕西），红花石蒜、老鸦蒜（世医得效方、福建、江西、湖北、陕西），独蒜（贵州），九层蒜、鬼蒜、山蒜、野独蒜（福建）

Lycoris radiata (L'Hér.) Herb. in Bot. Mag. 47: 5. pl. 2113. 1819.——*Amaryllis radiata* L'Hér.
（英 **Shorttube Lycoris**）

多年生草本。须根丛生。鳞茎宽椭圆形或近球形，直径 2-4 cm，鳞茎皮紫褐色。叶基生，秋季萌发，越年夏季枯萎；叶片狭带状，长 15-40 cm，宽约 0.5 cm，先端钝，全缘，中脉明显，深绿色，被粉。花茎在出叶前抽出，实心，高 30-60 cm；总苞片 2，披针形，长约 3.5 cm，宽约 0.5 cm，干膜质，棕褐色；伞形花序顶生，有花 4-7 朵；花被管绿色，长 3-7 mm，花被裂片 6，2 轮，通常为鲜红色，有时呈白色或有白边，狭倒披针形，长 2-4.5 cm，宽 3-7 mm，广展而强度反卷，边缘皱波状；雄蕊 6，着生于花被管近喉部，显著伸出于花被外，比花被长 1 倍左右，花丝丝状而弯曲，花药背着；子房下位，3 室，每室有胚珠 2 枚，花柱纤弱，柱头极小。蒴果背裂。花期 8-10 月，果期 10-11 月。

分布与生境 产于山东、河南、安徽、江苏、浙江、江西、福建、湖北、湖南、广东、广西、陕西、四川、重庆、贵州、云南。生于阴湿山坡或林缘、溪沟边、路旁。也分布于日本。

药用部位 鳞茎。

功效应用 解毒，消肿，祛痰，平喘，利尿，催吐，杀虫。用于咽喉肿痛，水肿，小便不利，痈肿疮毒，疔疮，疖，肿疡，淋巴结结核，瘰疬，咳嗽，哮喘，食物中毒，毒蛇咬伤，亦可用于灭蛆。

化学成分 根含生物碱类：石蒜碱(lycorine)，多花水仙碱(tazettine; sekisanine; sekisanoline)[1]。

根及鳞茎含生物碱类：石蒜碱，高石蒜碱(homolycorine)，石蒜宁碱(lycorenine)，乙基红花石蒜碱▲(ethylradiatine)，朱顶红碱▲(hippeastrine)[2]。

鳞茎含生物碱类：石蒜西定醇(lycoricidinol)，石蒜西定(lycoricidine)[3]，多花水仙碱(tazettine; sekisanine; sekisanoline)[4]，*O*-去甲基石蒜胺(*O*-demethyllycoramine)，石蒜碱，石蒜胺(lycoramine)，石蒜宁碱，*O*-去甲基高石蒜碱(*O*-demethylhomolycorine)，朱顶红碱▲(hippeastrine)，高石蒜碱[5]，石蒜拉宁▲(lycoranine) A、B[6]；多糖类：石蒜-*R*-葡甘露聚糖(lycoris-*R*-glucomannan)[7]，二-D-呋喃果糖-1,2':2,3'-二酐(di-D-fructofuranose-1,2':2,3'-dianhydride)[8]。

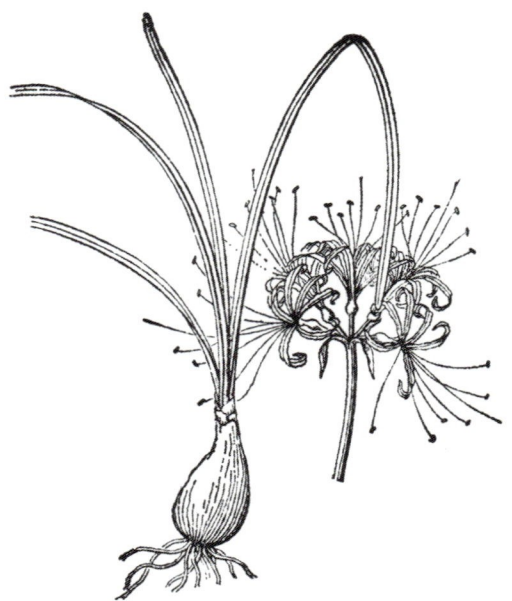

石蒜 Lycoris radiata (L'Hér.) Herb.
引自《中国高等植物图鉴》

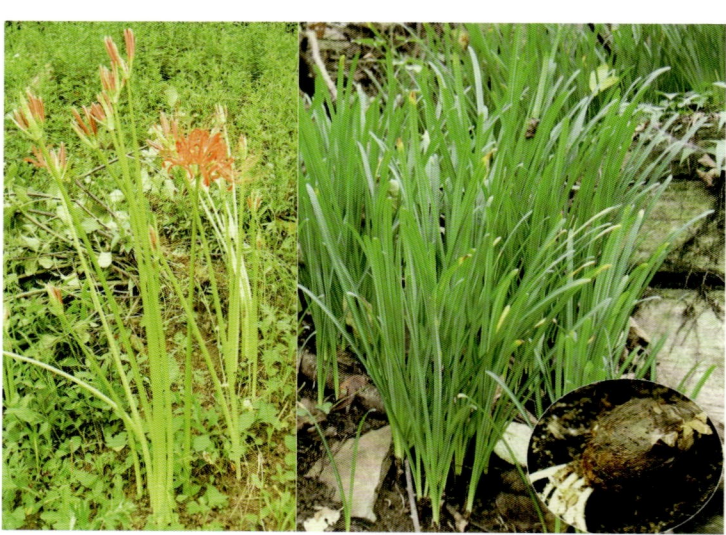

石蒜 Lycoris radiata (L'Hér.) Herb.
摄影：何顺志

花含生物碱类：朱顶红碱▲N-氧化物(hippeastrine N-oxide)，加兰他敏N-氧化物(galanthamine N-oxide)，石蒜胺N-氧化物(lycoramine N-oxide)，加兰他敏(galanthamine)，石蒜胺，朱顶红碱▲(hippeastrine)，氮氧化-O-甲基石蒜宁碱(O-methyllycorenine-N-oxide)，O-甲基石蒜宁碱(O-methyllycorenine)，氮氧化高石蒜碱(homolycorine N-oxide)，高石蒜碱，O-去甲基石蒜胺，花朱顶红碱▲(vittatine)，多花水仙碱(tazettine; sekisanine; sekisanoline)，石蒜碱，网球花定(hemanthidine; haemanthidine; pancratine)，O-去甲基高石蒜碱，棕榈酰磷脂酰胆碱(dipalmitoylphosphatidylcholine)，1-棕榈酰基-2-亚麻酰磷脂酰胆碱(1-palmitoyl-2-linoleoylphosphatidylcholine)[9]；其他类：2-(4-羟苄基)苹果酸[2-(4-hydroxybenzyl)malic acid][10]。

全草含生物碱类：石蒜碱，多花水仙碱(tazettine; sekisanine; sekisanoline)，高石蒜碱[11]，花朱顶红碱▲(vittatine)，网球花胺(hemanthamine; haemanthamine)[12]，O-甲基石蒜宁碱(O-methyllycorenine)，加兰他敏，石蒜胺[13]；黄酮类：(-)-3'-羟基-4'-甲氧基-7-羟基-8-甲基黄烷[(-)-3'-hydroxy-4'-methoxy-7-hydroxy-8-methylflavan][13]。

药理作用 抗癌作用：石蒜总生物碱体外能够抑制 B16F10 黑色素瘤细胞的生长，诱导凋亡，其作用机制与 p38 介导的 AP1 活性有关[1]。

化学成分参考文献

[1] Kondo H, et al. *Yakugaku Zasshi*, 1929, 49: 438-414.
[2] Uyeo S, et al. *Yakugaku Zasshi*, 1965, 85(7): 615-618.
[3] Okamoto T, et al. *Chem Pharm Bull*, 1968, 16(9): 1860-1864.
[4] Kobayashi S, et al. *Chem Pharm Bull*, 1976, 24(7): 1537-1543.
[5] Kobayashi S, et al. *Chem Pharm Bull*, 1980, 28(11): 3433-3436.
[6] Wang L, et al. *Chem Pharm Bull*, 2009, 57(6): 610-611.
[7] Tomoda M, et al. *Chem Pharm Bull*, 1982, 30(11): 3965-3969.
[8] Li HY et al. *Carbohydrate Research*, 1997, 299(4): 301-305.
[9] Kihara M, et al. *Chem Pharm Bull*, 1991, 39(7): 1849-1853.
[10] Koizumi T, et al. *Phytochemistry*, 1976, 15(2): 342-343.
[11] Kondo H, et al. *Yakugaku Zasshi*, 1932, 52: 433-458(in German 451-434).
[12] Uyeo S, et al. *Chem Pharm Bull*, 1966, 14(7): 793-794.
[13] Numata A, et al. *Chem Pharm Bull*, 1983, 31(6): 2146-2149.

药理作用及毒性参考文献

[1] Son M, et al. *Oncology Rep*, 2010, 24(2): 473-478.

2. 江苏石蒜

Lycoris houdyshelii Traub in Pl. Life 13: 45, t. 3. 1957.（英 **Jiangsu Lycoris**）

鳞茎近球形。秋季出叶，叶带状，长约 30 cm，宽约 1.2 cm，先端钝圆，中间淡色带明显。花茎高约 30 cm；总苞片 2 枚，倒披针形，长约 2 cm，宽约 0.8 cm；伞形花序有花 4–7 朵；花白色，花被裂片背面具绿色中肋，倒披针形，长约 4 cm，宽约 0.8 cm，强度反卷和皱缩，花被管长约 0.8 cm；雄蕊明显伸出花被外，花丝乳白色；花柱上端为粉红色。花期 9 月。

分布与生境 产于江苏、浙江。生于阴湿山坡。

药用部位 鳞茎。

功效应用 鳞茎：清热解毒，消肿，润肺化痰，催吐。用于痈肿疮毒，烧烫伤。

3. 忽地笑　铁色箭（本草纲目），岩大蒜、黄龙爪（四川中药志），大一枝箭（滇南本草），黄花石蒜（中国高等植物图鉴），龙爪花、金灯花、螃蟹花（云南），老鸦蒜（甘肃）

Lycoris aurea (L'Hér.) Herb. in Bot. Mag. 47: 5, t. 2113. 1820.——*Amaryllis aurea* L'Hér.（英 **Golden Lycoris**）

多年生草本。鳞茎肥大，卵形，直径约 5 cm，鳞茎皮黑褐色。秋季出叶，叶基生，剑形，质厚，长约 60 cm，最宽处达 2.5 cm，向基部渐狭，宽约 1.7 cm，上面黄绿色，有光泽，中间淡色带明显，下面灰绿色，中脉在上面凹下，在下面凸起，叶脉及叶片基部带紫红色。先花后叶；花茎高 30–60 cm；伞形花序顶生，有花 4–8 朵；总苞片 2 枚，膜质，披针形，长约 3.5 cm，宽约 0.8 cm；花大，黄色或橙色，稍两侧对称；花被裂片 6，倒披针形，长约 6 cm，宽约 1 cm，背面具淡绿色中肋，强度反卷和皱缩，花被筒长 1.2–1.5 cm，具柄；雄蕊 6，比花被长 1/6 左右，与花柱同伸出花被外，花丝黄色；子房下位，3 室，花柱上部玫瑰红色，柱头头状。蒴果具三棱，室背开裂。种子少数，近球形，直径约 0.7 cm，黑色。花期 8–9 月，果期 10 月。

分布与生境　产于江苏、安徽、浙江、江西、福建、台湾、湖北、湖南、广东、广西、四川、云南等省区。生于阴湿山坡、岩石上及石崖下土壤肥沃地方。也分布于日本和缅甸。

药用部位　鳞茎。

功效应用　清热解毒，消肿，润肺化痰，止咳，催吐。用于肺热咳嗽，阴虚发热，咳血，肺结核，痈，肿疡，无名肿毒，痞块，疮疡，疖，癣疥，虫疮作痒，耳下红肿，烧烫伤。为提取加兰他敏的良好原料，此成分为治疗小儿麻痹后遗症的药物。

化学成分　鳞茎含生物碱类：石蒜碱(lycorine)，石蒜西宁(lycosinine) A、B，加兰他敏(galanthamine)，朱顶红碱▲(hippeastrine)，网球花定(hemanthidine; haemanthidine; pancratine)，*N*-去甲基加兰他敏(*N*-demethylgalanthamine)，*O*-去甲基加兰他敏(*O*-demethylgalanthamine)，网球花胺(hemanthamine; haemanthamine)，*O*-去甲基石蒜胺(*O*-demethyllycoramine)，高石蒜碱(homolycorine)，*O*-甲基石蒜宁碱(*O*-methyllycorenine)[1]，3-*O*-乙基水仙花醇(3-*O*-ethyltazettinol)[2]；黄酮类：(2*S*)-4'-羟基-7-甲氧基黄烷，(2*S*)-3',7-二羟基-4'-甲氧基黄烷，(2*S*)-4',7-二羟基黄烷，(2*S*)-4',7-二羟基-8-甲基黄烷，(2*S*)-4',7-二羟基-3'-甲氧基-8-甲基黄烷，(2*S*)-4',5,7-三羟基-8-甲基黄烷酮，2,4'-二羟基-4-甲氧基二氢查尔酮[3]；多糖[4]。

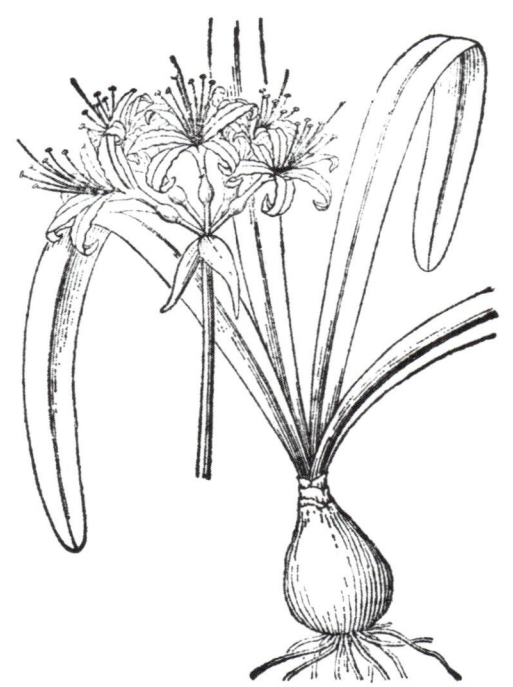

忽地笑 Lycoris aurea (L'Hér.) Herb.
引自《中国高等植物图鉴》

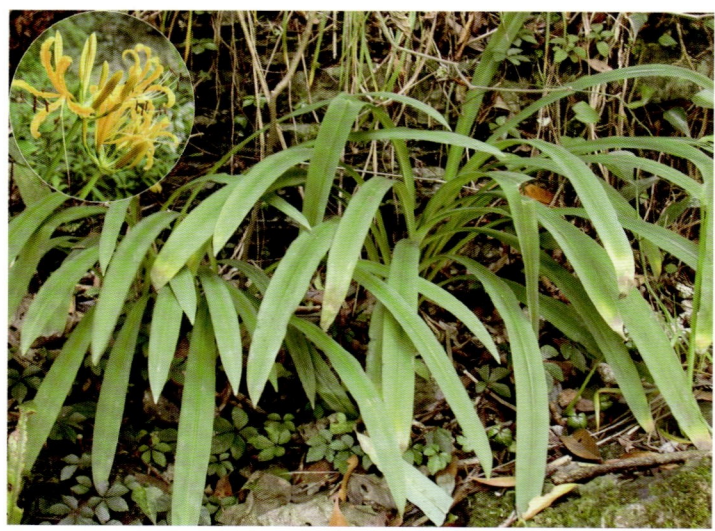

忽地笑 Lycoris aurea (L'Hér.) Herb.
摄影：何顺志

药理作用 抗菌作用：忽地笑多糖对革兰阳性菌具有较强抑制活性，对藤黄微球菌、短小芽胞杆菌和金黄色葡萄球菌抑制活性较强[1]。

抗氧化作用：体外研究显示忽地笑多糖对超氧自由基、羟自由基、脂自由基和过氧化氢的清除作用明显[1]。

化学成分参考文献

[1] Yang Y, et al. *Helv Chim Acta*, 2005, 88(9): 2550-2553.
[2] Pi HF, et al. *Chin Chem Lett*, 2009, 20(11): 1319-1320.
[3] 杨郁，等．天然产物研究与开发，2005, 17(5): 539-541.
[4] 茹巧美，等．中药材，2008, 31(10): 1536-1540.

药理作用及毒性参考文献

[1] 茹巧美，等．中药材，2008, 31(10): 1536-1540.

4. 玫瑰石蒜

Lycoris rosea Traub et Moldenke, Amaryllidaceae: Tribe Amarylleae 178. 1949.（英 **Rose Lycoris**）

鳞茎近球形，直径约 2.5 cm。秋季出叶，叶带状，长约 20 cm，宽约 0.8 cm，顶端圆，淡绿色，中间淡色带明显。花茎高约 30 cm，淡玫瑰红色；总苞片 2 枚，披针形，长约 3.5 cm，宽约 0.5 cm；伞形花序有花 5 朵；花玫瑰红色；花被裂片倒披针形，长约 4 cm，宽约 0.8 cm，中度反卷和皱缩，花被筒长 1 cm；雄蕊伸出于花被外，比花被长 1/6。花期 9 月。

分布与生境 产于江苏、浙江。生于阴湿山坡或石缝中。

药用部位 鳞茎。

功效应用 解毒，消肿。用于疔疮，肿疡，毒蛇咬伤。

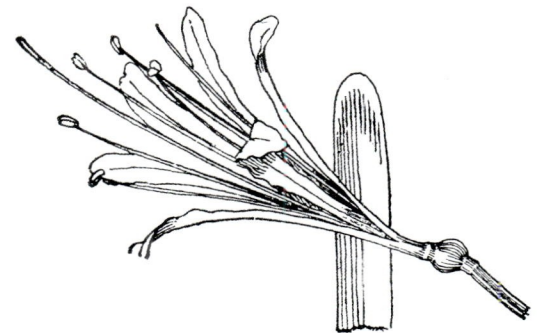

玫瑰石蒜 Lycoris rosea Traub et Moldenke
陈荣道 绘

5. 中国石蒜

Lycoris chinensis Traub in Pl. Life 14: 44. 1958.（英 **Chinese Lycoris**）

多年生草本。鳞茎卵球形。春季出叶，叶带状，长约 35 cm，宽约 2 cm，先端圆，中间淡色带明显。花茎高约 60 cm；总苞片 2 枚，倒披针形，长约 2.5 cm，宽约 0.8 cm；伞形花序有花 5-6 朵；花黄色；花被裂片背面具淡黄色中肋，倒披针形，长约 6 cm，宽约 1 cm，强度反卷和皱缩，花被筒长 1.7-2.5 cm；雄蕊与花被近等长，花丝黄色；花柱上端玫瑰红色。花期 7-8 月，果期 9 月。

分布与生境 产于河南、江苏、浙江等地。生于山坡阴湿处。

药用部位 鳞茎。

功效应用 解毒，消肿，催吐，杀虫。用于疔疮肿疡，肾炎水肿，骨髓炎，扁桃体炎，毒蛇咬伤。

化学成分 鳞茎含生物碱类：水仙环素(narciclasine)，石蒜碱(lycorine)，加兰他敏(galanthamine)，石蒜胺(lycoramine)，表石蒜胺(epilycoramine)，高石蒜碱(homolycorine)，文殊兰碱(crinine)，网球花定

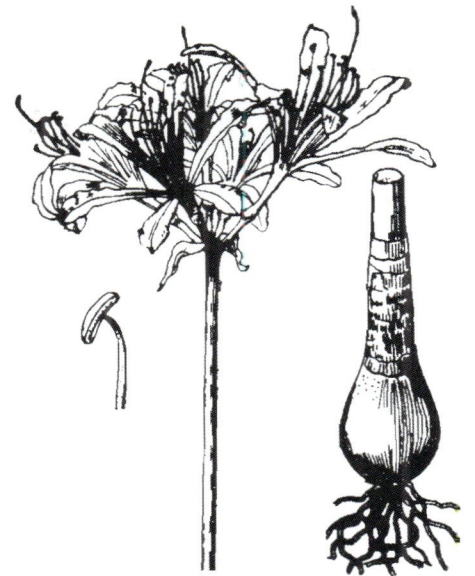

中国石蒜 Lycoris chinensis Traub
引自《安徽植物志》

(hemanthidine; haemanthidine; pancratine)，朱顶红碱▲(hippeastrine)，雨石蒜碱(pluviine)，石蒜宁碱(lycorenine)[1]。

化学成分参考文献

[1] 马广恩，等. 中草药，1987, 18(8): 342-345.

6. 广西石蒜

Lycoris guangxiensis Y. Xu et G. J. Fan in Acta Phytotax. Sin. 20(2): 196. 1982.（英 **Guangxi Lycoris**）

鳞茎卵圆形。早春出叶，叶狭带状，长 24-29 cm，中部最宽处达 1-1.2 cm，先端钝，中间淡色带明显。总苞片 2 枚，披针形或卵状披针形；伞形花序；花被管长 1.5-2 cm；花蕾黄色，具红色条纹；花被裂片腹面具画笔状红色条纹，倒卵状披针形或倒披针形，长约 7 cm，中部最宽处达 1.5 cm，先端急尖，基部具爪，宽约 0.5 cm，边缘微皱缩；雄蕊与花被近等长；雌蕊伸出花被外。花期 7-8 月。

分布与生境 产于广西。生于阴湿山坡和杂木林中。

药用部位 鳞茎。

功效应用 解毒，消肿。用于肿疡，疮疡。

化学成分 鳞茎含生物碱类：N-烯丙基降加兰他敏(N-allylnorgalanthamine)，石蒜碱(lycorine)，那维定(narwedine)，加兰他敏(galanthamine)，石蒜胺(lycoramine)，文殊兰碱(crinine)，降加兰他敏(norgalanthamine)，伪石蒜碱(pseudolycorine)[1]。

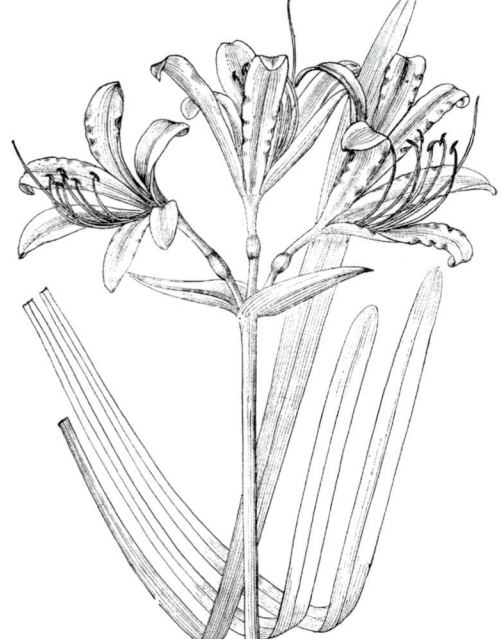

广西石蒜 Lycoris guangxiensis Y. Xu et G. J. Fan
史渭清 绘

化学成分参考文献

[1] Li HY, et al. *Planta Med*, 1987, 53(3): 259-261.

7. 乳白石蒜

Lycoris albiflora Koidz. in Bot. Mag. (Tokyo) 38: 100. 1924.（英 **Whiteflower Lycoris**）

鳞茎卵球形。春季出叶，叶带状，长 35 cm，宽约 1.5 cm，先端钝圆，中间淡色带不明显。总苞片 2 枚，倒披针形；伞形花序；花被筒长约 2 cm；花被裂片倒披针形，长约 6 cm，宽约 1.2 cm，腹面散生少数粉红色条纹，背面具红色中肋，中度反卷和皱缩；雄蕊与花被近等长，花丝上端淡红色；雌蕊略比花被长，柱头玫瑰红色。花期 8-9 月。

分布与生境 产于江苏。生于山坡。也分布于日本。

药用部位 鳞茎。

功效应用 同忽地笑。

化学成分 鳞茎含生物碱类：石蒜碱(lycorine)，高石蒜碱(homolycorine)，加兰他敏(galanthamine)，石蒜宁碱(lycorenine)[1]。

药理作用 抗疟作用：乳白石蒜球根部的甲醇提取物具有抗疟活性[1]。

化学成分参考文献

[1] Boit HG, et al. *Naturwissenschaften*, 1958, 45: 390.

药理作用及毒性参考文献

[1] 早藤幸隆. 国外医学·中医中药分册, 1999, 21(6): 23-24.

8. 鹿葱 夏水仙、老和尚头（江苏）

Lycoris squamigera Maxim. in Bot. Jahrb. Syst. 6: 79. 1885.（英 **Autumn Lycoris**）

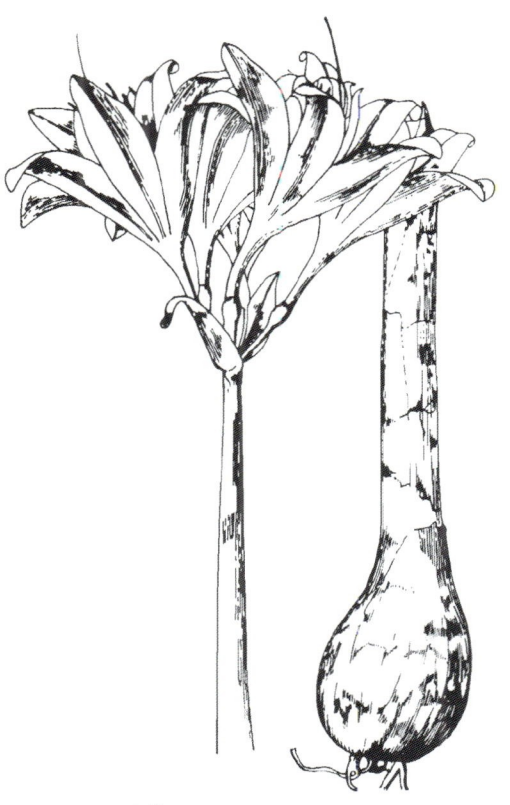

鹿葱 Lycoris squamigera Maxim.
引自《山东植物志》

多年生草本。鳞茎卵形，直径约 5 cm。秋季出叶，长约 8 cm，立即枯萎，到第二年早春再抽叶；叶带状，先端圆钝，绿色，宽约 2 cm。花茎高 50-70 cm；总苞片 2 枚，披针形，长约 6 cm，宽约 1.3 cm；伞形花序有花 4-8 朵，淡紫红色；花被裂片倒披针形，长约 7 cm，宽约 1.8 cm，边缘基部微皱缩，花被筒长约 2 cm；雄蕊与花被裂片近等长；花柱略伸出花被外。花期 8 月。

分布与生境 产于河北、河南、山东、江苏、浙江。生于山沟、溪边的阴湿处。也分布于日本和朝鲜。

药用部位 鳞茎。

功效应用 同石蒜。

化学成分 鳞茎含生物碱类：石蒜碱(lycorine)，伪石蒜碱(pseudolycorine)，石蒜宁碱(lycorenine)，高石蒜碱(homolycorine)，多花水仙碱(tazettine; sekisanine; sekisanoline)，降雨石蒜碱(norpluviine)，加兰他敏(galanthamine)，表加兰他敏(epigalanthamine)，花朱顶红碱▲(vittatine)，雨石蒜碱(pluviine)，石蒜胺(lycoramine)，朱顶红碱▲(hippeastrine)，鹿葱碱(squamigerine)[1]，鹿葱精▲(squamigine)[2]；其他类：石蒜-S-葡甘露聚糖(lycoris-S-glucomannan)[3]。

药理作用 抗胆碱酯酶作用：鹿葱所含成分加兰他敏为可逆性胆碱酯酶抑制剂，加兰他敏作用强于力克拉敏，与新斯的明相似，且易透过血脑屏障。小剂量对大脑皮质及延脑内胆碱酯酶活性有较强抑制作用，大剂量则抑制丘脑内胆碱酯酶的活性[1]。加兰他敏可用于小儿麻痹后遗症、重症肌无力的治疗，可能与它抑制胆碱酯酶和兴奋神经肌肉作用有关[2]。

化学成分参考文献

[1] 洪山海，等. 药学学报, 1964, 11(1): 1-14.

[2] Kitajima M, et al. *Heterocycles*, 2009, 77(2): 1389-1396.

[3] Tomoda M, et al. *Chem Pharm Bull*, 1983, 31(11): 3878-3882.

药理作用及毒性参考文献

[1] 钱信忠. 有毒中草药大辞典，天津：天津科技翻译出版公司，1992: 146.

[2] 阮龙喜. 药学通报, 1988, 23(8): 453.

9. 安徽石蒜

Lycoris anhuiensis Y. Xu et G. J. Fan in Acta Phytotax. Sin. 20(2): 197. 1982.（英 **Anhui Lycoris**）

鳞茎卵形或卵状椭圆形。早春出叶；叶带状，长约 35 cm，宽 1.5-2.5 cm，向先端渐狭，钝头，中间淡色带明显。花茎高约 60 cm；总苞片 2 枚，披针形至狭卵形，长 3-4.5 cm，最宽处约 1.2 cm；伞形花序有花 4-6 朵；花黄色，直径约 7.5 cm；花被裂片倒卵状披针形，长约 6 cm，最宽处达 1.5 cm，较反卷而开展，基部微皱缩，花被筒长 2.5-3.5 cm；雄蕊与花被近等长；雌蕊略伸出花被外。花期 8 月。

分布与生境　产于安徽、江苏。生于山坡石缝中。

药用部位　鳞茎。

功效应用　解疮毒，消痈肿。用于痈肿，疔疮，烧烫伤。

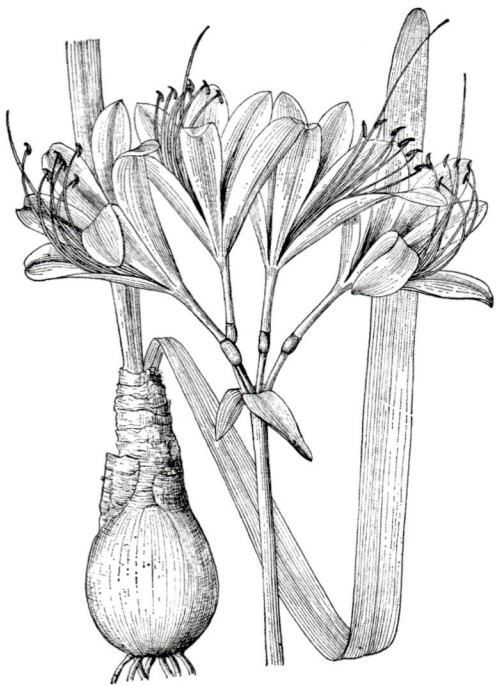

安徽石蒜 Lycoris anhuiensis Y. Xu et G. J. Fan
史渭清　绘

10. 换锦花

Lycoris sprengeri Comes ex Baker in Gard. Chron., ser. 3, 32: 469. 1902.（英 **Sprenger Lycoris**）

多年生草本。鳞茎椭圆形或近球形，直径约 3.5 cm。早春出叶；叶带状，长约 30 cm，宽约 1 cm，先端钝。花茎高可达 60 cm；伞形花序有花 4-8 朵，淡紫红色；总苞片 2，长约 3.5 cm，宽约 1.2 cm；花被管长 1-1.5 cm，玫瑰红或紫色；花被裂片 6，倒披针形，长约 4.5 cm，宽约 1 cm，先端常带蓝色，边缘不皱缩；雄蕊与花被近等长；花柱略伸出于花被外。蒴果具三棱，室背开裂。种子近球形，直径约 0.5 cm，黑色。花期 8-9 月。

分布与生境　产于安徽、江苏、浙江、湖北。生于阴湿山坡或竹林中。

药用部位　鳞茎。

功效应用　祛痰，消肿，杀虫。用于咽喉肿痛，水肿，小便不利，痰热咳嗽，毒蛇咬伤。

石蒜科 AMARYLLIDACEAE

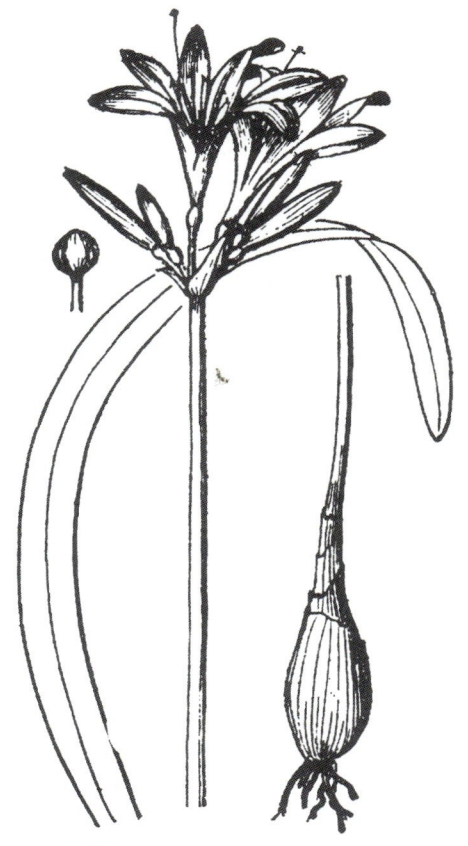

换锦花 Lycoris sprengeri Comes ex Baker
引自《浙江植物志》

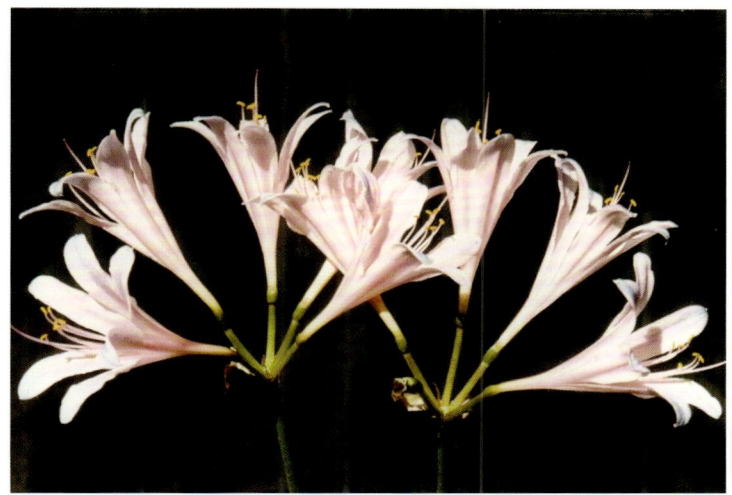

换锦花 Lycoris sprengeri Comes ex Baker
摄影：徐克学

11. 长筒石蒜

Lycoris longituba Y. Xu et G. J. Fan in Acta Phytotax. Sin. 12(3): 299, t. 61. 1974.（英 **Longtube Lycoris**）

11a. 长筒石蒜（模式变种）

Lycoris longituba Y. Xu et G. J. Fan var. **longituba**（英 **Longtube Lycoris**）

鳞茎卵球形，直径约 4 cm。早春出叶，叶披针形，长约 38 cm，一般宽 1.5 cm，中部最宽处达 2.5 cm，先端渐狭，圆头，绿色，中间淡色带明显。花茎高 60-80 cm；总苞片 2 枚，披针形，长约 5 cm，先端渐狭，基部最宽达 1.5 cm；伞形花序有花 5-7 朵；花白色，直径约 5 cm；花被裂片腹面稍有淡红色条纹，长椭圆形，长 6-8 cm，宽约 1.5 cm，先端稍反卷，边缘不皱缩，花被筒长 4-6 cm；雄蕊略短于花被；花柱伸出花被外。花期 7-8 月。

分布与生境　产于江苏。生于山坡。

药用部位　鳞茎。

功效应用　解毒，散结。用于咽喉肿痛，疮疖痈肿，淋巴结结核。为提取加兰他敏的原料，此成分为治疗小儿麻痹后遗症的药物。

化学成分　鳞茎含生物碱类：文殊兰碱(crinine)，水仙环素(narciclasine)，石蒜碱(lycorine)，鹿葱精▲(squamigine)，滨海全能花星碱(pancracine)，11-羟基花朱顶红碱▲(11-hydroxyvittatine)[1]。

化学成分参考文献

[1] 赵友谊, 等. 中药材, 2011, 34(9): 1366-1368.

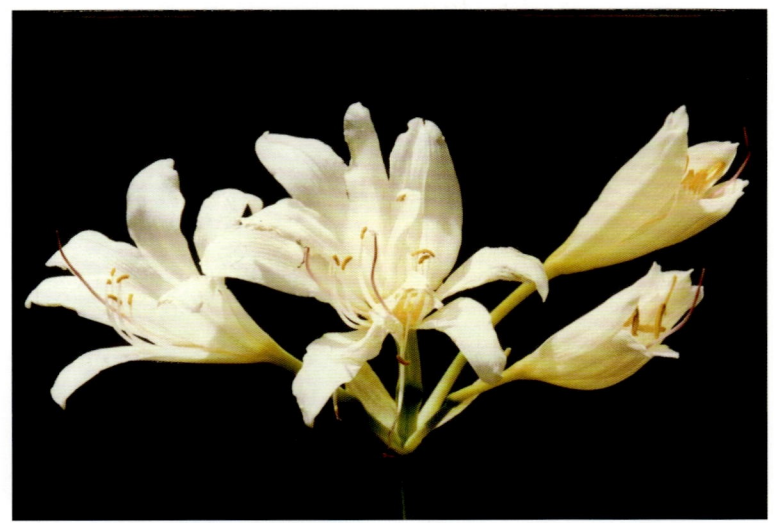

长筒石蒜 Lycoris longituba Y. Xu et G. J. Fan var. longituba
摄影：徐克学

11b. 黄长筒石蒜（变种）

Lycoris longituba Y. Xu et G. J. Fan var. **flava** Y. Xu et X. L. Huang in Acta Phytotax. Sin. 20(2): 198, 1982.（英 **Yellow Longtube Lycoris**）

本变种与模式变种的区别在于花被为黄色。

分布与生境　产于江苏。生于山坡阴湿处。

药用部位　鳞茎。

功效应用　清热解毒，消肿，润肺化痰，催吐。用于痈肿疮毒，虫疮作痒，耳下红肿，烧烫伤。

8. 水仙属 Narcissus L.

多年生草本，具有皮鳞茎。基生叶线形或圆筒形，与花茎同时抽出。花茎实心；伞形花序有花数朵，有时仅1朵；佛焰苞状总苞膜质，下部管状；花直立或下垂；花被高脚碟状；花被管较短，圆筒状或漏斗状，花被裂片6，几相等，直立或反卷；副花冠长管状，似花被，或短缩成浅杯状；雄蕊着生于花被管内，花药基着；子房每室具胚珠多数，花柱丝状，柱头小，3裂。蒴果室背开裂。种子近球形。

约有60种，分布于地中海、中欧及亚洲。我国常见栽培有2种1变种，均可药用。

分种检索表

1. 叶横断面呈半圆形，深绿色；副花冠短小，长不及花被的一半……………………………………**3. 长寿花 N. jonquilla**
1. 叶扁平，粉绿色。
　2. 花被白色，副花冠短小，长不及花被的一半……………………………………**1. 水仙 N. tazetta** var. **chinensis**
　2. 花被淡黄色，副花冠略短于花被或两者近相等……………………………………**2. 假水仙 N. pseudonarcissus**

本属药用植物主要含生物碱类成分。

1. 水仙 雅蒜（长物志），天葱（南阳诗注）

Narcissus tazetta L. var. **chinensis** M. Roem., Fam. Nat. Syn. Monogr. 4: 223. 1847.（英 **Chinese Narcissus**）

多年生草本。鳞茎卵球形。叶基生，宽线形，直立而扁平，长 20–40 cm，宽 8–15 mm，先端钝，全缘，粉绿色。花茎直立，中空，扁平，几与叶等长；伞形花序有花 4–8 朵，花轴平伸或下垂；佛焰苞状总苞膜质；花芳香；花梗长短不一；花被管细，灰绿色，近三棱形，长约 2 cm，花被裂片 6，卵圆形至阔椭圆形，先端具短尖头，扩展而外翻，白色，芳香，副花冠浅杯状，淡黄色，不皱缩，长不及花被的一半；雄蕊 6，着生于花被管内，花药基着；子房下位，3 室，每室有胚珠多数，花柱细长，柱头 3 裂。蒴果室背开裂。花期 11 月至翌年 2 月，果期 4–5 月。

分布与生境　原产于亚洲东部的海滨温暖地区。我国浙江、福建沿海岛屿有野生，现所见均为栽培。

药用部位　鳞茎和花。

功效应用　清热解毒，散结消肿。用于鱼骨鲠喉。外用于痈疖疮毒，肿疡，痄腮，蚊虫叮咬。花：祛风除湿，活血调经。用于月经不调。

化学成分　花含挥发油：主要成分为反式-β-罗勒烯(trans-β-ocimene)，苯甲酰乙酸酯(benzyl acetate)，1,8-桉叶油素(1,8-cineole)，芳樟醇(linalool)[1]。

药理作用　抗肿瘤作用：水仙提取物可抑制人类多发性骨髓瘤细胞系 ARH-77 细胞增殖，IC_{50} 为 4.8 μg/ml；可诱导 ARH-77 细胞凋亡，阻滞细胞周期于 G_2/M 期；能降低核仁组织区银染核仁形成区 (AgNOR) 的数目和促进相关嗜银蛋白 AgNOR 的融合，引起细胞亚微结构改变[1]。

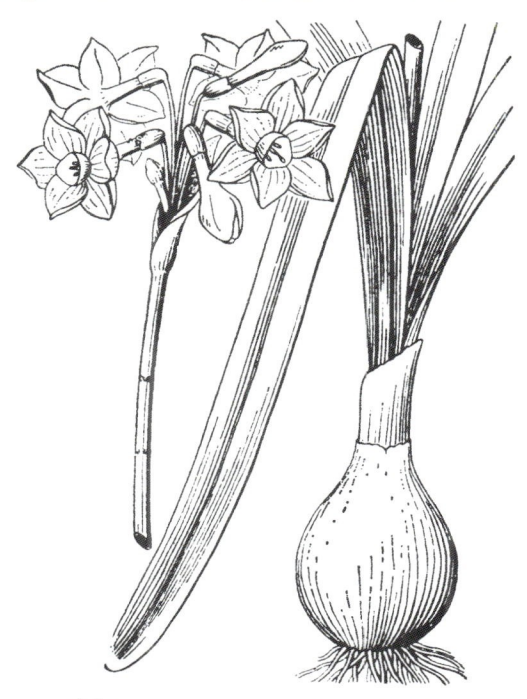

水仙 **Narcissus tazetta** L. var. **chinensis** M. Roem.
引自《中国高等植物图鉴》

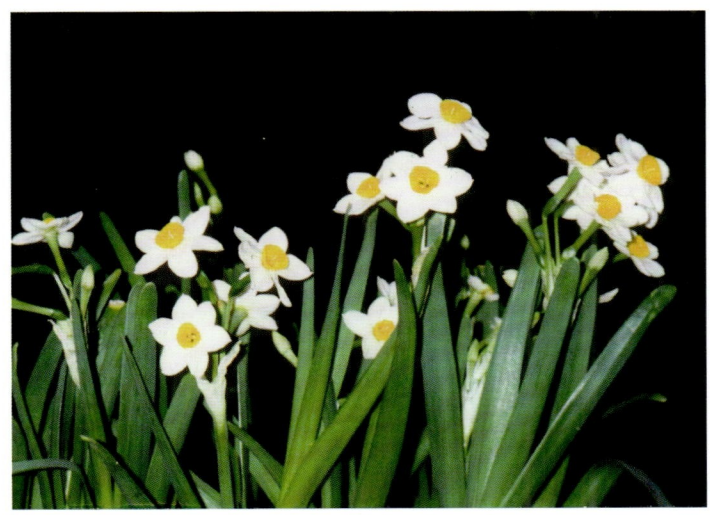

水仙 **Narcissus tazetta** L. var. **chinensis** M. Roem.
摄影：徐克学

化学成分参考文献

[1] Arai T. Koryo, 1994, 184: 105-111.

药理作用及毒性参考文献

[1] 刘静，等. 中草药，2005, 36(12):1824-1827.

2. 长寿花　丁香水仙

Narcissus jonquilla L., Sp. Pl. 1: 290. 1753.（英 **Jonquil**）

鳞茎球形。叶 2–4 枚，狭线形，横断面呈半圆形，长 20–30 cm，宽 3–6 mm，钝头。花茎细长；伞形花序有花 2–6 朵，花平展和稍下垂；佛焰苞状总苞长 3–4 cm；花梗长短不一，有的长达 4 cm 以上；花被管纤细，圆筒状，长 2–2.5 cm，花被裂片倒卵形，长约 10 mm，宽约 7 mm，黄色，芳香；副花冠短小，长不及花被的一半。花期春季。

分布与生境　原产于南欧，我国引种栽培。

药用部位　鳞茎。

功效应用　解毒消肿。用于疔疮肿疡，毒蛇咬伤。

化学成分　鳞茎含生物碱类：加兰他敏(galanthamine)，多花水仙碱(tazettine; sekisanine; sekisanoline)，石蒜碱(lycorine)，朱顶红碱▲(hippeastrine)，香水仙灵(oduline)，网球花胺(hemanthamine; haemanthamine)，高石蒜碱(homolycorine)，石蒜宁碱(lycorenine)[1]。

化学成分参考文献

[1] Boit HG, et al. *Chem Ber*, 1957, 90: 725-728.

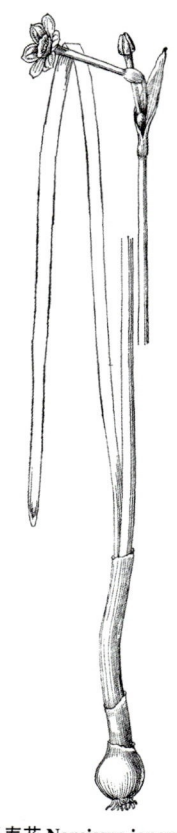

长寿花 **Narcissus jonquilla** L.
陈荣道　绘

3. 假水仙　黄水仙（种子植物名称、中国植物志），洋水仙（华北经济植物志要），喇叭水仙（上海植物名录）

Narcissus pseudonarcissus L., Sp. Pl. 1: 289. 1753.（英 **Common Daffodil**, **Trumper Narcissus**）

鳞茎球形。叶 4–6 枚，直立向上，宽线形，长 25–40 cm，宽 8–15 mm，钝头。花茎高约 30 cm，顶端生花 1 朵；佛焰苞状总苞长 3.5–5 cm；花梗长 12–18 mm；花被管倒圆锥形，长 1.2–1.5 cm，花被裂片长圆形，长 2.5–3.5 cm，淡黄色；副花冠稍短于花被或近等长。花期春季。

分布与生境　原产于欧洲，我国引种栽培。

药用部位　鳞茎。

功效应用　收敛，催吐，镇静。全株有毒。含石蒜西定醇，该成分有抗癌，抗病毒和抗菌作用。用于治疗疯癫与癫痫。

化学成分　鳞茎含生物碱类：*O*-甲基香水仙灵(*O*-methyloduline)，*N*-去甲基吗寿宁(*N*-demethylmasonine)，石蒜宁碱(lycorenine)，香水仙灵(oduline)，朱顶红碱▲(hippeastrine)，大尼润碱▲(masonine)，高石蒜碱(homolycorine)，网球花胺(hemanthamine; haemanthamine)，花朱顶红碱▲(vittatine)，加兰他敏(galanthamine)，*N*-去甲基加兰他敏(*N*-demethylgalanthamine)，石蒜胺(lycoramine)，表-*N*-去甲石蒜胺(epi-*N*-demethyllycoramine)，那维定(narwedine)，*O*-甲基石蒜宁碱(*O*-methyllycorenine)[1]，雨石蒜碱(pluviine)，9-降雨石蒜碱(9-norpluviine)，10-降雨石蒜碱(10-norpluviine)，1-*O*-乙酰基-10-降雨石

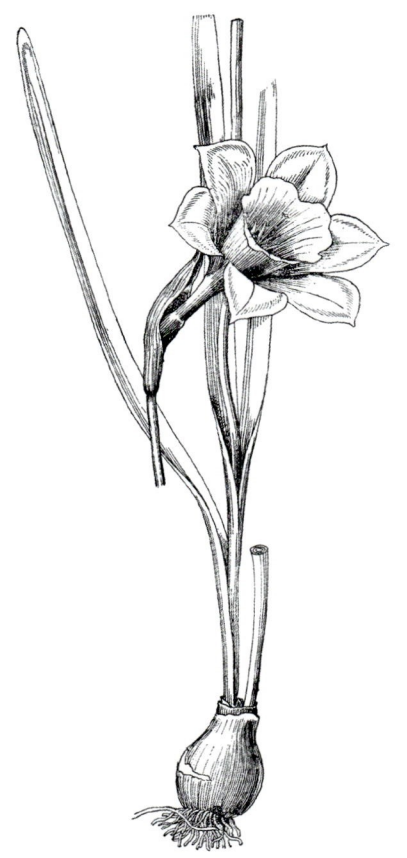

假水仙 Narcissus pseudonarcissus L.
陈荣道　绘

蒜碱(1-*O*-acetyl-10-norpluviine)，1,10-二乙酰基-10-降雨石蒜碱(1,10-diacetyl-10-norpluviine)，*O*-乙酰加兰他敏(*O*-acetylgalanthamine)[2]，(+)-网球花胺[(+)-haemanthamine]，朱顶红碱▲(hippeastrine)，(-)-加兰他敏[(-)-galanthamine]，(+)-高石蒜碱[(+)-homolycorine]，(+)-8-*O*-去甲基高石蒜碱[(+)-8-*O*-demethylhomolycorine]，(-)-水仙定[(-)-narcissidine]，(+)-水仙定[(+)-narcidine][3]。

化学成分参考文献

[1] Kreh M, et al. *Phytochemistry*, 1995, 38(6): 1533-1535.

[2] Kreh M, et al. *Phytochemistry*, 1995, 40(4): 1303-1306.

[3] Tojo E. *J Nat Prod*, 1991, 54(5): 1387-1388.

仙茅科 HYPOXIDACEAE

多年生草本，具根状茎或块茎。叶基生，革质或纸质，通常披针形，有柄或无柄。花茎从叶腋抽出，长或短，直立或俯垂；花两性，通常黄色，单生或排列成总状或穗状花序，有时花序强烈缩短，呈头状或伞房状；花被管存在或无，若存在则在子房顶端延伸而形成近实心的喙；花被裂片6，展开；雄蕊6，着生于花被裂片基部，一般短于花被裂片，花药基部二裂或不裂，近基着或近背着，2室，纵裂，花丝很短，有时与花药近等长；子房下位，通常被毛，先端有喙或无喙，3室，中轴胎座，每室胚珠2至多数，常排成二列，花柱圆柱形，较纤细，柱头3裂。浆果或蒴果。种子小，表面常有纵凸纹，具明显凸出的种脐。

本科2属约20余种，分布于亚洲、非洲、南美洲和大洋洲的热带以至亚热带地区。我国有2属8种，主要分布于华南、西南，6种可药用。

分属检索表

1. 浆果，顶端有喙或无喙 ·· **1. 仙茅属 Curculigo**
1. 蒴果 ·· **2. 小金梅草属 Hypoxis**

1. 仙茅属 Curculigo Gaertn.

多年生草本，通常具块状根状茎。叶基生，数枚，革质或纸质，通常披针形，具折扇状脉，有柄或无柄。花茎从叶腋抽出，长或短，直立或俯垂；花两性，通常黄色，单生或排列成总状或穗状花序，有时花序强烈缩短，呈头状或伞房状；花被管存在或无，若存在则在子房顶端延伸而形成近实心的喙；花被裂片6；雄蕊6，着生于花被裂片基部，一般短于花被裂片，花药基部二裂或不裂，近基着或近背着，2室，纵裂，花丝很短，有时与花药近等长；子房下位，通常被毛，顶端有喙或无喙，3室，中轴胎座，每室胚珠2至多数，常排成2列，花柱圆柱形，较纤细，柱头3裂。浆果。种子小，表面常有纵凸纹，具明显突出的种脐。

约20余种，分布于亚洲、非洲、南美洲和大洋洲的热带以至亚热带地区。我国有7种，主要分布于华南、西南，其中5种可药用。

分种检索表

1. 子房顶端具长喙，喙纤细，长在6 mm以上 ·································· **5. 仙茅 C. orchioides**
1. 子房顶端无喙或具长2–3 mm的短喙。
  2. 叶背面全部为一层厚的白色绒毛所覆盖 ·································· **4. 绒叶仙茅 C. crassifolia**
  2. 叶背面无毛或被疏毛，不具绒毛。
    3. 总状花序不为头状，长6–9 cm；花疏离或稍疏离；子房顶端具短喙 ············ **3. 疏花仙茅 C. gracilis**
    3. 总状花序缩短近头状，长4–5 cm；花排列极紧密；子房顶端无喙。
      4. 花茎甚长，15–30 cm；花丝极短，几不可见；浆果球形，直径4–5 mm ······ **1. 大叶仙茅 C. capitulata**
      4. 花茎很短，仅5 cm；花丝明显可见，长3–3.5 mm；浆果卵状椭圆形，长约1.3 cm，宽约0.9 cm ······ **2. 短葶仙茅 C. breviscapa**

本属药用植物的根状茎为主要的药用部位，并含有较多的皂苷类成分，其中三萜皂苷的母核主要为环阿尔屯烷，如仙茅皂苷 (curculigosaponin) A、B、C、D、E、F、G (**1**)、H、I、J；三萜类成分，如仙茅皂苷元 (curculigenin) A (**2**)、B、C，仙茅萜醇 (curculigol)；还包括酚及酚苷成分，如仙茅素 (curculigin; curculigine) A (**3**)、B、C、D (**4**)，仙茅苷 (curculigoside; orchioside) A (**5**)、B (**6**)、C (**7**)、D、E、I，仙茅参苷▲A (corchioside A)，红门兰醇 -1-O-β-D- 呋喃芹菜糖基 -(1→6)-β-D- 吡喃葡萄糖苷 (orcinol-1-O-β-D-apiofuranosyl-(1→6)-β-D-glucopyranoside, **8**)，其中还具有独特结构的化合物，如绒叶仙茅苷 (crassifoside) E (**9**)、F (**10**)；木脂素糖苷类：(+)-(1R,2S)-1-O- 丁基尼亚小金梅草苷▲[(+)-(1R,2S)-1-O-butylnyasicoside, **11**], (-)-(1S,2S)-1-O- 丁基尼亚小金梅草苷▲[(-)-(1S,2S)-1-O-butylnyasicoside]，尼亚小金梅草苷▲(nyasicoside, **12**)，3''- 去羟基尼亚小金梅草苷▲(3''-dehydroxynyasicoside, **13**)，1-O- 甲基尼亚小金梅草苷▲(1-O-methylnyasicoside, **14**)，3,3',5,5'- 四甲氧基 -7,9':7',9- 二环氧 - 木脂素 -4,4'- 二 -O-β-D- 吡喃葡萄糖苷 (3,3',5,5'-tetramethoxy-7,9':7',9-diepoxy-lignan-4,4'-di-O-β-D-glucopyranoside, **15**)。在小鼠体内实验，**1** 能增加胸腺的质量；在体外实验 **2** 与仙茅萜醇 (curculigol) 具有保肝作用，能对抗硫代乙酰胺引起的肝毒性，而且 **2** 在浓度为 100 μg/ml 时能对抗氨基半乳糖引起的肝毒性；**4-7** 及 **15** 能加快成骨细胞的增殖，提示有抗骨质疏松的作用，其中 **4** 和 **6** 能轻微地增加成骨细胞 ALP 活性，另外 **6**、**7** 和 **15** 能降低骨吸收陷窝的面积，减缓破骨细胞的形成及降低 TRAP 的活性；仙茅参苷▲A (corchioside A) 可促进迟发型超敏反应和细胞介导的免疫反应，增强机体免疫作用；一些木脂素类成分具有较强的抗氧化活性，如绒叶仙茅素 (crassifogenin) C、F 对 DPPH 自由基的清除活性的 IC$_{50}$ 分别为 7.76 μmol/L、17.07 μmol/L；**11** 和 **12** 能对抗由哇巴因 (ouabain) 引起豚鼠的心律失常；**9** 和 **10** 对血管紧张素转化酶有抑制剂作用，IC$_{50}$ 分别为 10 μg/ml 和 8.5 μg/ml。

1. 大叶仙茅　大仙茅，大地棕、猴子背巾、猴子包头、竹灵芝（全国中草药汇编），撑船草、独脚莲（广西药用植物名录），野棕、松兰（广西），假槟榔树（海南），山棕、土七厘丹、棕参（福建）

Curculigo capitulata (Lour.) Kuntze in Revis. Gen. Pl. 703. 1891.——*Leucojum capitulatum* Lour.（英 **Largeleaf Curculigo**）

粗壮草本，高达 1 m 多。根状茎粗厚，块状，具细长的走茎。叶基生，通常 4–7 枚；叶片长圆状披针形或近长圆形，长 40–90 cm，宽 5–14 cm，纸质，全缘，先端长渐尖，具折扇状脉；叶柄长 30–80 cm，上面有槽，侧、背面均密被短柔毛。花茎从叶腋抽出，通常短于叶，长 (10–) 15–30 cm，密被褐色长柔毛；总状花序强烈缩短成头状，球形或近卵形，俯垂，长 2.5–5 cm，具多数花；苞片披针形，长 1.5–2.5 cm，被毛；花黄色，具短梗；花被裂片 6，卵状长圆形，长 6–8 mm，宽 3.5–4 mm，先端钝，外轮的背面被毛，内轮的仅背面中脉或中脉基部被毛；雄蕊 6，长约为花被裂片的 2/3，花丝长不及 1 mm，花药线形；子房长圆形或近球形，被毛，花柱比雄蕊长，纤细，柱头近头状，有极浅的 3 裂。浆果近球形，白色，无喙。种子多数，黑色，表面具不规则的纵凸纹。花期 5–6 月，果期 8–9 月。

分布与生境　产于福建南部、台湾、江西、广东、广西、海南、四川、贵州、云南（南部至西南部）、西藏（墨脱和察隅）。生于海拔 800–2200 m 的林下或阴湿处。也分布于印度、尼泊尔、孟加拉、斯里兰卡、缅甸、越南、老挝和马来西亚。

药用部位　根及根状茎。

功效应用　润肺化痰，止咳平喘，镇静健脾，补肾固精，调经，利尿排石，消炎，祛湿。用于急性肾盂肾炎，水肿，膀胱炎，肾结石，尿路感染，带下病，遗精，白浊，崩漏，风湿痹痛，腰膝酸痛，跌打损伤。

化学成分　根状茎含木脂素类：(+)-(1*R*,2*S*)-1-*O*-丁基尼亚小金梅草苷▲[(+)-(1*R*,2*S*)-1-*O*-butylnyasicoside]，(-)-(1*S*,2*S*)-1-*O*-丁基尼亚小金梅草苷▲[(-)-(1*S*,2*S*)-1-*O*-butylnyasicoside]，尼亚小金梅草苷▲(nyasicoside)，3"-去羟基尼亚小金梅草苷▲(3"-dehydroxynyasicoside)，1-*O*-甲基尼亚小金梅草苷▲(1-*O*-methylnyasicoside)[1]，大叶仙茅环苷(curcapicycloside)，(1*S*,2*R*)-*O*-甲基尼亚小金梅草苷▲[(1*S*,2*R*)-*O*-methylnyasicoside]，仙茅素

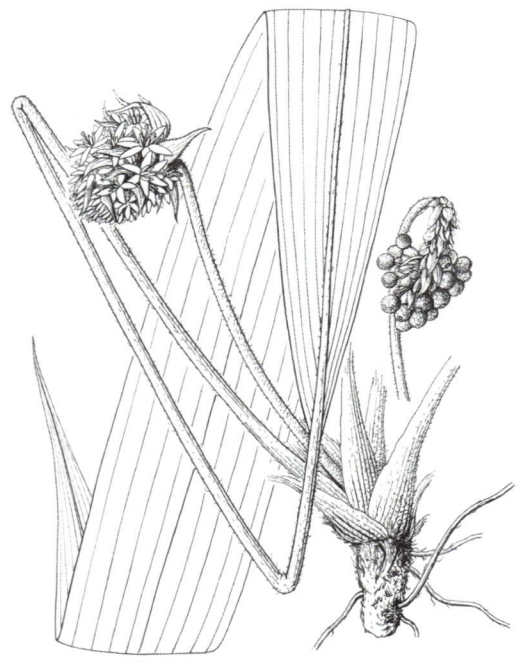

大叶仙茅 **Curculigo capitulata** (Lour.) Kuntze
引自《中国高等植物图鉴》

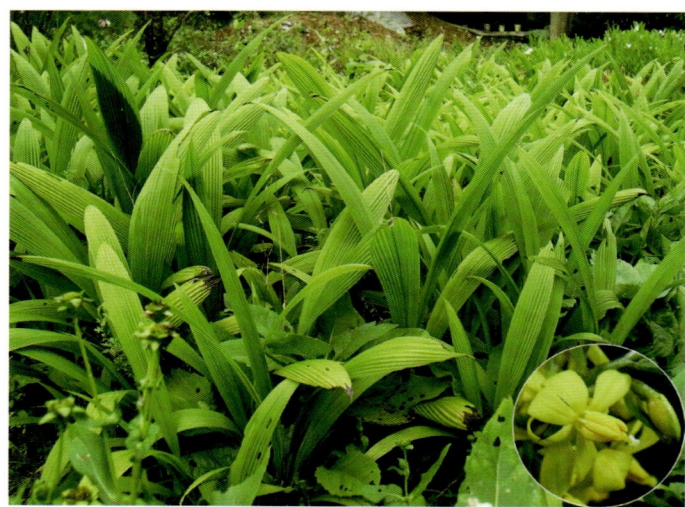

大叶仙茅 **Curculigo capitulata** (Lour.) Kuntze
摄影：何顺志

(curculigin; curculigine)、异仙茅素(isocurculigin; isocurculigine)、1-O-甲基仙茅素(1-O-methylcurculigine)、1-O-甲基异仙茅素(1-O-methylisocurculigine)[2]、4,4'-二甲氧基-3'-羟基-7,9':7',9-二环氧木脂素-3-O-β-D-吡喃葡萄糖苷(4,4'-dimethoxy-3'-hydroxy-7,9':7',9-diepoxylignan-3-O-β-D-glucopyranoside)[3]、仙茅木脂素(curlignan)[4]；三萜类：仙茅皂苷元(curculigenin)、异仙茅皂苷元(isocurculigenin)[5]；倍半萜类：6α,15α-环氧-1β,4β-二羟基桉叶烷(6α,15α-epoxy-1β,4β-dihydroxyeudesmane)[3]、大叶仙茅汀B (capitulatin B)[6]；黄酮类：4',5,7-三羟基黄酮(4',5,7-trihydroxyflavone)[3]；酚/酚酸类：大叶仙茅醛(curcapital)[2]、5-羟基-2-O-β-D-吡喃葡萄糖苷基苄基-2',6'-二甲氧基苯甲酸酯(5-hydroxy-2-O-β-D-glucopyranosylbenzyl-2',6'-dimethoxybenzoate)、3,5-二羟基甲苯(3,5-dihydroxytoluene)、3-(4-羟基-3-甲氧基苯基)-丙烯醛[3-(4-hydroxy-3-methoxyphenyl)propenal]、4-乙氧基-3-羟甲基苯酚(4-ethoxy-3-hydroxymethylphenol)[3]、香草醛(vanillin)、地衣酚-1-O-β-D-葡萄糖苷(orcinol-1-O-β-D-glucoside)、4-羟基苯甲醛(4-hydroxybenzaldehyde)、原儿茶酸乙酯(ethyl protocatechuate)、2,6-二甲氧基苯甲酸(2,6-dimethoxybenzoic acid)、2,4-二氯-5-甲氧基-3-甲基苯酚(2,4-dichloro-5-methoxy-3-methylphenol)、4-乙氧基-3-羟甲基苯酚(4-ethoxy-3-hydroxymethylphenol)[4]、大叶仙茅苷(capituloside)[5]、大叶仙茅苷(curcapitoside)[7]、大叶仙茅汀A (capitulatin A)[8]；甾体类：胡萝卜苷[3]、β-谷甾醇[4]。

药理作用　抗心律失常作用：从大叶仙茅根状茎的丁醇溶解部分中分离到2个新的降木脂素类成分(+)-(1R,2S)-1-O-丁基尼亚小金梅草苷和 (-)-(1S,2S)-1-O-丁基尼亚小金梅草苷对哇巴因所致的豚鼠心率失常有很强的抑制活性[1]。

化学成分参考文献

[1] Chang WL, et al. *J Nat Prod*, 1997, 60(2): 76-80.

[2] Chang WL, et al. *J Nat Prod*, 1999, 62(5): 734-739.

[3] 李宁, 等. 云南植物研究, 2003, 25(6): 711-715.

[4] Chang WL, et al. *Phytochemistry*, 1998, 49(7): 2133-2136.

[5] Li N, et al. *J Asian Nat Prod Res*, 2005, 7(3): 189-195.

[6] Li N, et al. *J Asian Nat Prod Res*, 2005, 7(3): 279-282.

[7] Lee SS, et al. *Tetrahedron Lett*, 1996, 37(25): 4405-4408.

[8] Li N, et al. *J Asian Nat Prod Res*, 2004, 6(1): 7-10.

药理作用及毒性参考文献

[1] 陈笔岫. 中草药, 1997, 28(10): 638.

2. 短葶仙茅　大莎草（广西）

Curculigo breviscapa S. C. Chen in Acta Phytotax. Sin. 11(2): 131-132, t. 22, f. 2-3. 1966.（英 **Shortscapr Curculigo**）

根状茎缩短而稍粗厚。叶通常5–6枚，披针形，长70–75 cm，中部宽10.5 cm，向两端渐狭，先端长渐尖，基部斜楔形，纸质，具折扇状脉，上面绿色，无毛，下面色较浅并在脉上疏被糙伏毛；叶柄长约60 cm，粗3–4 mm，基部稍扩大并具黑色膜质边缘，通常被绒毛，但上部毛较疏或变无毛，老叶柄常变为宿存的褐色纤维。花茎很短，接近地面，长约5 cm，被棕色绒毛；头状花序点垂，近球形，直径3–3.5 cm；苞片长圆状披针形，下面的长约2.5 cm，宽约8 mm，背面及内面上部边缘具绒毛；花黄色，花梗长8–10 mm；花被裂片近长圆形或卵状长圆形，长1–1.2 cm，宽3.5–4 mm，外轮的背面被毛，内轮的仅背面中脉上被毛；雄蕊短于花被裂片，花丝长3–3.5 mm，花药长约5 mm；子房长圆形，长约为花梗的1/2，顶端无喙，花柱圆柱形，略具棱，长1–1.2 cm，柱头近头状，浅3裂。浆果卵状椭圆形，长约1.3 cm，直径约9 mm，被短柔毛。种子黑色，近球形，直径约1.5 mm，具纵凸纹，有明显的种脐。

分布与生境　产于广西西南部。生于海拔550 m以下山谷密林中近水旁。

药用部位　根状茎。

功效应用 利水通淋，祛湿消肿。用于小便不利及淋沥不尽，尿痛，尿黄赤，全身浮肿，水肿，舌苔厚腻。

化学成分 根状茎含木脂素类：短葶仙茅苷(breviscaside) A[1]、B[2]，短葶仙茅素▲(breviscapin) A[3]、B[1]、C[2]，绒叶仙茅素B(crassifogenin B)[3]，绒叶仙茅苷(crassifoside) A[3]、F、H[2]，大叶仙茅醛(curcapital)，大叶仙茅苷(capituloside)，毛仙茅定▲(pilosidine)，大叶仙茅苷(curcapitoside)[2]；酚类：3-羟基-5-甲基苯酚-1-O-[β-D-吡喃葡萄糖基-(1→6)-β-D-吡喃葡萄糖基苷[3-hydroxy-5-methylphenol-1-O-[β-D-glucopyranosyl-(1→6)-β-D-glycopyranoside]，地衣酚葡萄糖苷(orcinol glucoside)，3,4-二羟基苯甲酸(3,4-dihydroxybenzoic acid)[3]。

化学成分参考文献

[1] Li N, et al. *Zeitschrift fuer Naturforschung, B: A J Chem Sci*, 2010, 65(1): 79-82.

[2] Li N, et al. *Fitoterapia*, 2010, 81(6): 528-531.

[3] Zhu CC, et al. *Bull Kor Chem Soc*, 2010, 31(1): 224-226.

3. 疏花仙茅 小棕苞（贵州）

Curculigo gracilis (Kurz) Hook. f., Fl. Brit. India 6: 278. 1892.（英 **Laxflower Curculigo**）

根状茎短。叶披针形或近长圆状披针形，长20–50 cm，中部宽3–5 cm，先端渐尖或近尾状，背面中脉多少被毛；叶柄上面有槽，背、侧面被毛，基部扩大。花茎直立，被锈色绒毛；总状花序；苞片线状披针形；花黄色；花被裂片近长圆形，先端钝，外轮的背面中脉上被伏毛；雄蕊花丝极短；子房顶端具短喙，被锈色绒毛。浆果近瓶状，顶端有短喙，多少被毛。种子表面具纵凸纹。花期5月。

分布与生境 产于广西北部至西部、重庆南部、四川南部、贵州西部。生于海拔约1000 m林下或阴湿山地。也分布于尼泊尔、不丹和越南。

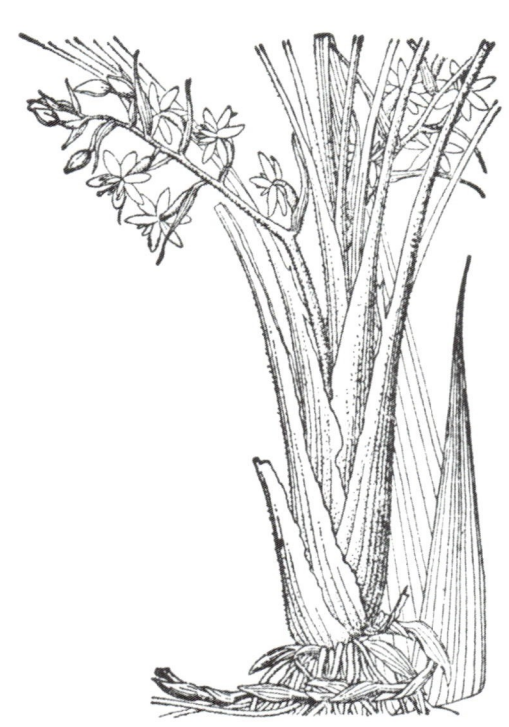

疏花仙茅 **Curculigo gracilis** (Kurz) Hook. f.
引自《中国高等植物图鉴》

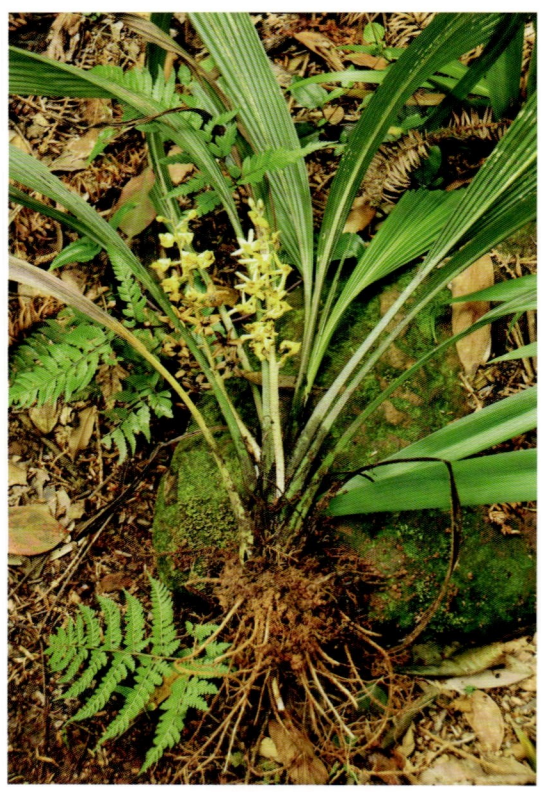

疏花仙茅 **Curculigo gracilis** (Kurz) Hook. f.
摄影：林秦文

药用部位 根状茎。

功效应用 祛风通络，通经，祛痰，催吐。

4. 绒叶仙茅

Curculigo crassifolia (Baker) Hook. f., Fl. Brit. India 6: 279. 1892.——*Molineria crassifolia* Baker（英 **Thickleaf Curculigo**）

根状茎粗短。叶厚革质，长圆状披针形或线状披针形，具强烈折扇状脉，先端久渐尖，上面无毛，背面密被白色厚绒毛；叶柄上面有槽，背、侧面被绒毛，基部扩大。花茎通常直立，仅上部稍外弯，被绒毛；总状花序；苞片披针形；花黄色；花梗短；花被裂片近长圆形，先端钝，背面全部或仅中脉被毛；雄蕊花丝极短；子房被褐色毛。浆果长圆状卵形。种子表面具纵凸纹。花期 5–10 月。

分布与生境 产于云南东南部至西部。生于海拔 1500–2500 m 林下或草地上。也分布于尼泊尔和印度北部及东北部。

药用部位 根状茎、花蕾。

功效应用 润肺化痰，止咳镇静。用于慢性气管炎。

化学成分 根状茎含木脂素类：绒叶仙茅素C (crassifogenin C)[1]，(1*R*,2*R*)-绒叶仙茅素D[(1*R*,2*R*)-crassifogenin D]，(1*S*,2*R*)-绒叶仙茅素D[(1*S*,2*R*)-crassifogenin D][2]，(1*R*,2*R*)-1-*O*-甲基尼亚小金梅草苷▲[(1*R*,2*R*)-1-*O*-methylnyasicoside]，(1*S*,2*R*)-1-*O*-甲基尼亚小金梅草苷▲[(1*S*,2*R*)-1-*O*-methylnyasicoside][2]；酚类：大叶仙茅醛(curcapital)[1]，绒叶仙茅素(crassifogenin) A、B，绒叶仙茅苷(crassifoside) A、B[3]、C、D[4]、E、F[5]、G，异绒叶仙茅苷G (isocrassifoside G)，仙茅苷I (curculigoside I)，3,4-二羟基苯甲酸(3,4-dihydroxybenzoic acid)，5-*O*-甲基大叶仙茅素(5-*O*-methylculculigin)，5-*O*-甲基异大叶仙茅素(5-*O*-methylisoculculigin)，毛仙茅定▲(pilosidine)[6]。

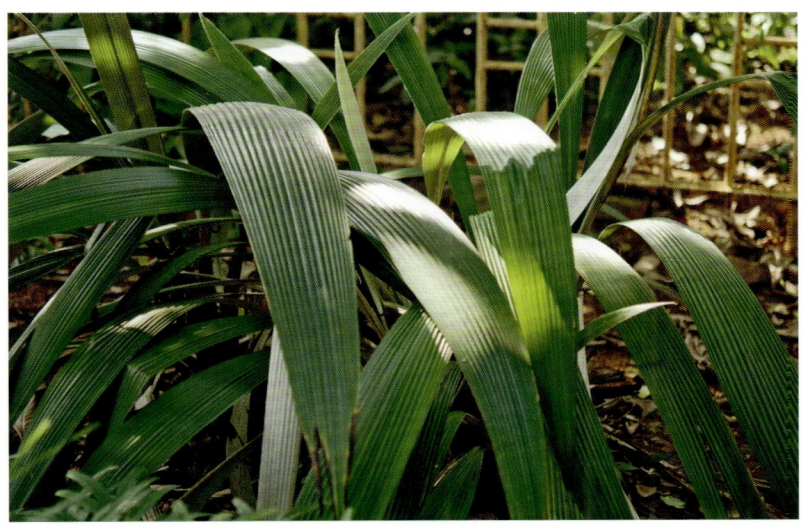

绒叶仙茅 Curculigo crassifolia (Baker) Hook. f.
摄影：郑希龙

化学成分参考文献

[1] Wang KJ, et al. *Arch Pharm Res*, 2008, 31(10): 1313-1316.

[2] Wang Kj, et al. *Molecules*, 2008, 13(8): 1696-1701.

[3] Li N, et al. *Helv Chim Acta*, 2004, 87(4): 845-850.

[4] Li N, et al. *Z Naturforsch, B: Chem Sci*, 2006, 61(5): 611-614.

[5] Li N, et al. *Tetrahedron Lett*, 2005, 46(38): 6445-6447.

[6] Wang KJ, et al. *Arch Pharm Res*, 2007, 30(1): 8-12.

5. 仙茅 婆罗门参（开宝本草、本草纲目），地棕、独茅（四川、贵州），山党参（福建），仙茅参、山棕皮、似虫草、尖刀草（中药志、云南），海南参（海南），独脚仙茅（广东、广西），千年棕、独脚丝茅（江西、湖南）

Curculigo orchioides Gaertn. Fruct. Sem. Pl. 1: 63, t. 16. 1788.（英 **Common Curculigo**）

多年生草本，高 10–40 cm。根状茎肉质，近圆柱状，直径约 1 cm，长可达 30 cm，外皮褐色；须根常丛生，肉质，具环状横纹，长可达 6 cm。叶基生，3–6 枚；叶片线形、线状披针形或披针形，大小变化甚大，长 10–45 (–90) cm，宽 5–25 mm，先端长渐尖，基部渐狭成短柄，柄基部扩大成鞘状，两面散生疏柔毛或无毛，叶脉明显。花茎甚短，长 6–7 cm，大部分隐藏于鞘状叶柄基部之内，被毛；总状花序多少呈伞房状，通常具 4–6 朵花；苞片披针形，长 2.5–5 cm，膜质，具缘毛；花梗长约 2 mm；花被裂片 6，长圆状披针形，长 8–12 mm，宽 2.5–3 mm，内面黄色，外面白色，外轮的背面有时散生长柔毛；雄蕊 6，长约为花被裂片的 1/2，花丝长 1.5–2.5 mm，花药长 2–4 mm；子房下位，先端具长喙，连喙长达 7.5 mm（喙约占 1/3），被疏毛，柱头 3 裂，分裂部分较花柱为长。浆果近纺锤状，稍肉质，长 1.2–1.5 cm，宽约 6 mm，先端有长喙，被长柔毛。种子稍呈球形，亮黑色，表面具纵凸纹，有喙。花果期 4–9 月。

分布与生境 产于浙江、江西、福建、台湾、湖南、广东、广西、四川南部、重庆南部、贵州、云南。生于海拔 1600 m 以下的林中、草地或荒坡上。也分布于东南亚各国至日本。

药用部位 根状茎。

功效应用 补肾阳，强筋骨，祛风湿。用于阳痿精冷，筋骨痿软，腰膝冷痛，阳虚冷泻。

化学成分 根状茎含黄酮类：5,7-二甲氧基二氢杨梅素-3-O-α-L-吡喃木糖基-4-O-β-D-吡喃葡萄糖苷(5,7-dimethoxydihydromyricetin-3-O-α-L-xylopyranosyl-4-O-β-D-glucopyranoside)[1]，2,3,4,7-四甲氧基呫酮(2,3,4,7-tetramethoxyxanthone)[4]；酚/酚酸类：仙茅苷(curculigoside; orchioside) A[2]、B[3,10]、C[4]、D[2,5]、E[5]、I[6]，仙茅素(curculigin; curculigine) A[7]、B、C[3]、D[8]，2,6-二甲氧基苯甲酸(2,6-dimethoxybenzoic acid)，丁香酸(syringic acid)[4]，仙茅参苷▲A (corchioside A)[9]，地衣酚吡喃葡萄糖苷(orcinol glucopyranoside)[7]，3-羟基-5-甲基苯酚-1-O-[β-D-吡喃葡萄糖基-(1→6)-β-D-吡喃葡萄糖苷]{3-hydroxy-5-methyl-phenol-1-O-[β-D-glucopyranosyl-(1→6)-β-D-glucopyranoside}[6]，地衣酚-1-O-β-D-呋喃芹菜糖基-(1→6)-β-D-

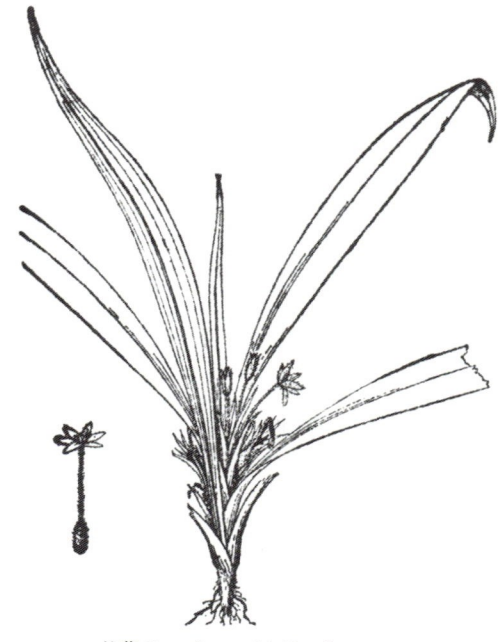

仙茅 **Curculigo orchioides** Gaertn.
引自《中国高等植物图鉴》

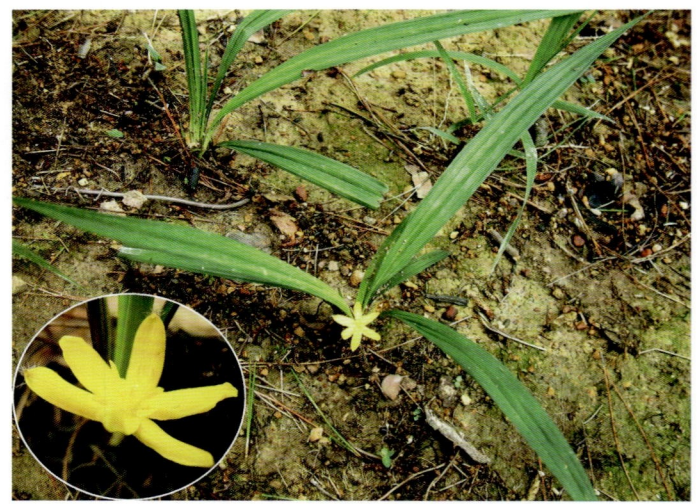

仙茅 **Curculigo orchioides** Gaertn.
摄影：何顺志

吡喃葡萄糖(orcinol-1-O-β-D-apiofuranosyl-(1→6)-β-D-glucopyranoside)[4]，4,4-二氯-5-羟基-3-甲基苯酚-1-O-β-D-吡喃葡萄糖基-(1→6)-β-D-吡喃葡萄糖苷[4,4-dichlorine-5-hydroxy-3-methylphenol-1-O-β-D-glucopyranosyl-(1→6)-β-D-glucopyranoside][11]；三萜类：环木菠萝烯醇(cycloartenol)[9]，仙茅萜醇(curculigol)[12]，仙茅皂苷(curculigosaponin) A、B、C、D、E、F[13]、G、H、I、J[14]，仙茅皂苷元(curculigenin) A[13,15]、B、C[16]，24S,3β,11α,16β,24-四羟基环木菠萝烯醇-3-O-α-L-吡喃鼠李糖基-(1→2)-β-D-吡喃葡萄糖苷[24S,3β,11α,16β,24-tetrahydroxycycloartenol-3-O-α-L-rhamnopyranosyl-(1→2)-β-D-glucopyranoside]，24S,3β,11α,16β,24-四羟基环木菠萝烯醇-3-O-β-D-吡喃葡萄糖基-(1→2)-β-D-吡喃葡萄糖苷[24S,3β,11α,16β,24-tetrahyaroxycycloartenol-3-O-β-D-glucopyranosyl-(1→2)-β-D-glucopyranoside][7]，3β,11α,16β-三羟基环木菠萝-24-酮-3-O-[β-D-吡喃葡萄糖基-(1→3)-β-D-吡喃葡萄糖基-(1→2)-β-D-吡喃葡萄糖基]-16-O-α-L-吡喃阿拉伯糖苷，(24S)-3β,11α,16β,24-四羟基环木菠萝-3-O-[β-D-吡喃葡萄糖基-(1→3)-β-D-吡喃葡萄糖基-(1→2)-β-D-吡喃葡萄糖基]-24-O-β-D-吡喃葡萄糖苷[17]；木脂素类：3,3',5,5'-四甲氧基-7,9':7',9-二环氧木脂素-4,4'-di-O-β-D-吡喃葡萄糖苷(3,3',5,5'-tetramethoxy-7,9':7',9-diepoxylignan-4,4'-di-O-β-D-glucopyranoside)[6]；甾体类：胡萝卜苷[7]，谷甾醇，豆甾醇[9]；烷烃类：三十一醇(hentriacontanol)[9]，21-羟基四十烷-20-酮(21-hydroxytetracontan-20-one)，4-甲基十七酸(4-methylheptadecanoic acid)[18]，27-羟基三十烷-6-酮(27-hydroxytriacontan-6-one)，23-羟基三十烷-2-酮(23-hydroxytriacontan-2-one)[19]，25-羟基-33-甲基三十五烷-6-酮(25-hydroxy-33-methylpentatricontan-6-one)[20]；含氮类：1,3,7-三甲基黄嘌呤(1,3,7-trimethylxanthine)[7]，N-乙酰基-N-羟基-2-氨基甲酸甲酯(N-acetyl-N-hydroxy-2-carbamic acid methyl ester)，3-乙酰基-5-甲酯基-2H-3,4,5,6-四氢-1,2,3,5,6-噁四嗪(3-acetyl-5-carbomethoxy-2H-3,4,5,6-tetrahydro-1,2,3,5,6-oxatetrazine)，N,N,N',N'-四甲基琥珀酰胺(N,N,N',N'-tetramethylsuccinamide)[21]；糖类：蔗糖[9]。

药理作用 调节免疫作用：仙茅多糖体外能刺激小鼠脾淋巴细胞增殖，对小鼠胸腺细胞无作用，但在ConA存在条件下对胸腺细胞增殖有协同作用，体外对尼龙毛柱分离小鼠脾T细胞富含部分有明显刺激增殖作用；体外能对抗由氢化可的松（HC）抑制ConA诱导脾T细胞增殖；体内对HC诱导免疫受抑小鼠胸腺及脾重量降低，胸腺细胞及脾T、B细胞增殖降低有明显对抗作用[1]。

改善肾功能作用：80%乙醇提取正丁醇萃取部位能使去势雄性小鼠精囊腺、前列腺和包皮腺附性器官脏器指数显著增加[2]，仙茅素对上述指标有一定提高作用，仙茅苷则无此作用[3]。仙茅水煎剂与人体精子混匀，37℃孵育30 min，通过精子毛细管穿透试验、精子运动速度和活力指数计算评估精子活动功能，采用精子低渗肿胀试验评价其膜功能，结果提示仙茅能显著改善精子的运动功能、膜功能[4]。

抗氧化作用：仙茅的20%、40%乙醇洗脱物具有抗氧化活性，对羟自由基和超氧阴离子的IC_{50}分别为3.42 mg/ml、4.17 mg/ml和1.56 mg/ml、2.48 mg/ml[5]。其主要成分仙茅苷对羟自由基和超氧阴离子自由基具有明显的清除作用，是一种有效的天然抗氧化剂，其清除率略低于茶多酚[6]。

其他作用：仙茅水提物还能定向诱导骨髓干细胞向神经元细胞分化[7]。

注评 本种为历版中国药典收载"仙茅"的基源植物，药用其干燥根状茎。壮族、苗族也药用，壮族治子宫脱垂、脱肛、胃下垂，苗族治腰膝冷痛、四肢麻痹。

化学成分参考文献

[1] Tiwari RD, et al. *Planta Med*, 1976, 29(3): 291-294.
[2] Valls J, et al. *Fitoterapia*, 2006, 77(6): 416-419.
[3] 徐俊平，等. 药学学报，1992(5): 353-357.
[4] Wu Q, et al. *Chem Pharm Bull*, 2005, 53(8): 1065-1067.
[5] Dall'Acqua S, et al. *Fitoterapia*, 2009, 80(5): 279-282.
[6] 李宁，等. 天然产物研究与开发，2003(3): 208-211.
[7] 陈昌祥，等. 云南植物研究，1999, 21(4): 1-3.
[8] Jiao L, et al. *Phytomedicine*, 2009, 16(9): 874-831.
[9] Garg SN, et al. *Phytochemistry*, 1989, 28(6): 1771-1772.
[10] Gupta M, et al. *Phytochemistry*, 2005, 66(6): 659-663.
[11] 曹大鹏，等. 第二军医大学学报，2009, 30(2): 194-197.
[12] Misra TN, et al. *Phytochemistry*, 1990, 29(3): 929-931.
[13] Xu J, et al. *Chin Chem Lett*, 1991, 2(3): 227-230.

[14] Xu JP, et al. *Planta Med*, 1992, 58(2): 208-210.
[15] Xu J, et al. *Phytochemistry*, 1991, 31(1): 233-236.
[16] Xu J, et al. *Phytochemistry*, 1992, 31(7): 2455-2458.
[17] 李宁, 等. 云南植物研究, 2003(2): 241-244.
[18] Misra TN, et al. *Phytochemistry*, 1984, 23(10): 2369-2371.
[19] Misra TN, et al. *Phytochemistry*, 1984, 23(8): 1643-1645.
[20] Mehta BK, et al. *Indian J Chem*, 1990, 29B(5): 493-494.
[21] Porwal M, et al. *Indian J Chem*, 1988, 27B(9): 856-857.

药理作用及毒性参考文献

[1] 周勇, 等. 上海免疫学杂志, 1996, 16(6): 336-338.
[2] 张梅, 等. 四川中医, 2005, 23(5): 22.
[3] 张梅, 等. 四川中医, 2006, 24(2): 22.
[4] 彭守静, 等. 中国中西医结合杂志, 1997, 17(3): 145-147.
[5] 郜砚彬, 等. 国际中医中药杂志, 2006, 28(4): 213.
[6] 吴琼, 等. 中国现代应用药学, 2007, 24(1): 6-9.
[7] 沈骅睿, 等. 成都中医药大学学报, 2005, 4(28): 8-11.

2. 小金梅草属 Hypoxis L.

多年生草本，具块茎或近球形的根状茎。基生叶 3-20 枚，狭长，无柄。花茎纤细，短于叶；花 1 至数朵，单生或呈顶生的近伞形花序或总状花序；无花被管，花被裂片 6，宿存；雄蕊着生于花被片基部，花丝短，花药近基着；子房下位，3 室，花柱较短，柱头 3 裂。蒴果。

约 100 种，主要分布于热带各地，也见于东南亚和日本。我国只有 1 种，分布于西南至华南及东南各省区，可供药用。

1. 小金梅草　野鸡草（贵州），小仙茅、小金锁梅（云南）

Hypoxis aurea Lour., Fl. Cochinch. 1: 200. 1790.（英 **Star-grass, Goldstargrass**）

多年生矮小草本。须根甚短。根状茎肉质，球形或长圆形，内面白色，外面包有老叶柄的纤维残迹。叶基生，4-12 枚；叶片狭线形，长 7-30 cm，宽 2-6 mm，先端长尖，基部膜质，有黄褐色疏长毛，主脉 3 条，中脉明显。花茎纤细，由叶丛抽出，高 2.5-10 cm 或更高，被白色长柔毛；花序有花 1-2 朵，有淡褐色疏长毛；苞片小，2 枚，刚毛状；无花被管，花被片 6，长圆形，黄色，长 6-8 mm，宿存，有褐色疏长毛，内层的 3 枚，两侧膜质；雄蕊 6，着生于花被片基部，花丝短；子房下位，3 室，长 3-6 mm，有疏长毛，花柱短，柱头 3 裂，直立。蒴果棒状，长 6-12 mm，成熟时 3 瓣开裂。种子多数，近球形，表面具瘤状突起。花期春、夏季。

分布与生境　产于江苏、安徽、浙江、江西、福建、台湾、湖北、湖南、广东、广西、贵州、云南、西藏等省区。多生于山野荒地。也分布于东南亚及日本。

药用部位　全草。

功效应用　温肾，壮阳，补气。用于病后阴虚，疝气痛，阳痿精冷。外用于跌打损伤。

化学成分　根状茎含木脂素类：大叶仙茅醛(curcapital)[1]；酚类：小金梅草酚苷(aureaside) A、B，地衣酚葡萄糖苷(orcinol glucoside)，仙茅苷I (curculigoside I)，*prim-O*-升麻素苷(*prim-O*-glucosylcimifugin)[1]；单萜类：(-)-5-外-羟基龙脑-2-*O*-β-D-吡喃葡萄糖苷[(-)-angelicoidenol-2-*O*-β-D-glucopyranoside]，(-)-5-外-羟基龙脑-2-*O*-β-D-呋喃芹糖基-(1→6)-β-D-吡喃葡萄糖苷[(-)-angelicoidenol-2-*O*-β-D-apiofuranosyl-(1→6)-β-D-glucopyranoside]，(1*R*,2*S*,4*R*)-1,7,7-三甲基双环[2.2.1]庚烷-2-(6-*O*-β-D-呋喃芹糖基-β-D-吡喃葡萄糖苷)[(1*R*,2*S*,4*R*)-1,7,7-trimethylbicyclo[2.2.1]-hept-2-(6-*O*-β-D-apiofuranosyl-β-D-glucopyranoside)][1]。

化学成分参考文献

[1] Cheng ZQ, et al. *Bull Kor Chem Soc*, 2009, 30(10): 2446-2448.

仙茅科 HYPOXIDACEAE

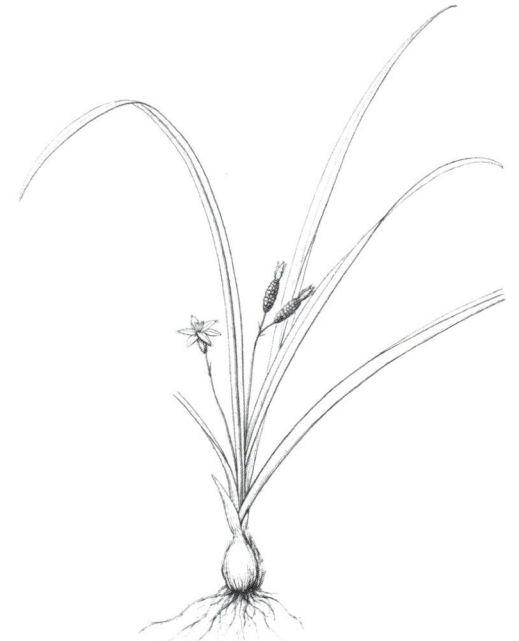

小金梅草 Hypoxis aurea Lour.
引自《中国高等植物图鉴》

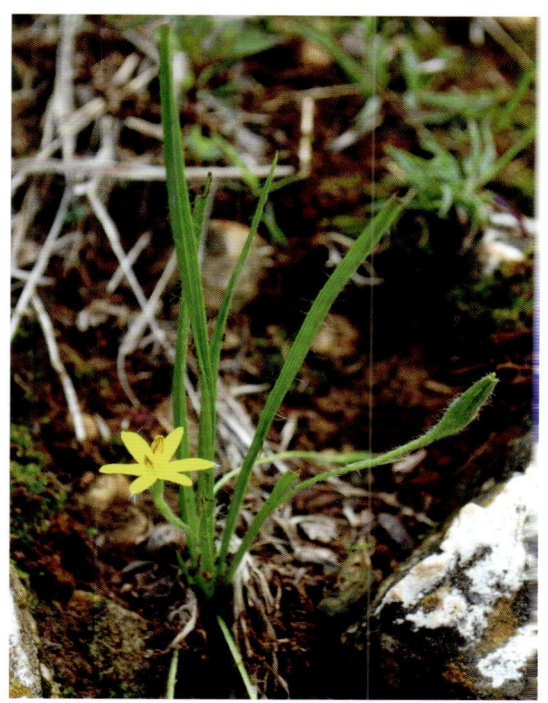

小金梅草 Hypoxis aurea Lour.
摄影：刘冰

蒟蒻薯科 TACCACEAE

多年生草本。具圆柱形或球形的根状茎或块茎。叶基生，具柄，基部有鞘，叶片全缘或各式分裂。伞形花序生长在长的花葶上，具2轮总苞，小苞片20–40枚，较狭而常呈线形，花后脱落；花两性，辐射对称，花被管与子房合生，花被裂片6，近相等或不相等，排成2轮，稍呈花瓣状，黄白色，宿存；雄蕊6，着生在花被裂片上，花丝短，顶端兜状或勺状，花药生于兜内或勺内，2室，内向，纵裂；雌蕊具环形花盘，子房下位，1室或不完全的3室，有3个侧膜胎座，花柱短，柱头3，大而遮盖着花柱，胚珠极多数。果为浆果或3瓣裂的蒴果。种子多数，胚乳丰富。

本科2属，30余种，分布于热带地区。我国有2属6种，分布于西南部至台湾，药用2种。

分属检索表

1. 果为不开裂的浆果；叶片大，全缘或分裂，基部楔形或圆楔形，不下延 ············· 1. **蒟蒻薯属 Tacca**
1. 果为开裂的蒴果；叶片较小，全缘，基部下延至叶柄 ····················· 2. **裂果薯属 Schizacapsa**

1. 蒟蒻薯属 Tacca J. R. Forst. et G. Forst.

多年生草本。具圆柱形或球形的根状茎或块茎。叶全部基生，全缘或羽状分裂至掌状分裂。伞形花序顶生；总苞片2–6 (–12) 枚，小苞片线形或缺；花被钟状，上部6裂，裂片近相等或不相等，宿存或脱落；雄蕊6，花丝短，顶部兜状或勺状；子房下位，1室或不完全的3室，侧膜胎座，花柱短，柱头3瓣裂，常反折而覆盖花柱。浆果。种子多数，肾形、卵形至椭圆形，有条纹。

约11种，主要分布于亚洲热带和大洋洲，少数见于南美洲和非洲。我国约有4种，1种可药用。

本属药用植物根状茎主要含甾体类成分，如(20*S*,22*Z*,25ξ)-26-[(β-D-吡喃葡糖基)氧基]-20-羟基呋甾-5,22-二烯-3β-*O*-β-D-吡喃葡糖基-(1→4)-α-L-吡喃鼠李糖基-(1→3)-*O*-[α-L-吡喃鼠李糖基-(1→2)]-β-D-吡喃葡萄糖苷{(20*S*,22*Z*,25ξ)-26-[(β-D-glucopyranosyl)oxy]-20-hydroxyfurost-5,22-dien-3β-*O*-β-D-glucopyranosyl-(1→4)-α-L-rhamnopyranosyl-(1→3)-*O*-[α-L-rhamnopyranosyl-(1→2)]-β-D-glucopyranoside，**1**}，(22*R*,24*R*,25*S*)-3β-[(*O*-β-D-吡喃葡糖基-(1→4)-*O*-β-D-吡喃葡糖基-(1→2)-*O*-[β-D-吡喃葡糖基-(1→6)]-β-D-吡喃葡糖基)氧基]-22-羟基麦角甾-5-烯-26-羧酸-δ-内酯{(22*R*,24*R*,25*S*)-3β-[(*O*-β-D-glucopyranosyl-(1→4)-*O*-β-D-glucopyranosyl-(1→2)-*O*-[β-D-glucopyranosyl-(1→6)]-β-D-glucopyranosyl)oxy]-22-hydroxyergost-5-en-26-oic acid-δ-lactone，**2**}，(25*S*)-螺甾-5-烯-3β-*O*-α-L-吡喃鼠李糖基-(1→2)-*O*-[*O*-β-D-吡喃葡糖基-(1→4)-α-L-吡喃鼠李糖基-(1→3)]-β-D-吡喃葡萄糖苷{(25*S*)-spirost-5-en-3β-*O*-α-L-rhamnopyranosyl-(1→2)-*O*-[*O*-β-D-glucopyranosyl-(1→4)-α-L-rhamnopyranosyl-(1→3)]-β-D-glucopyranoside，**3**}，(25*S*)-螺甾-5-烯-3β-*O*-α-L-吡喃鼠李糖基-(1→2)-*O*-[α-L-吡喃鼠李糖基-(1→3)]-β-D-吡喃葡萄糖苷{(25*S*)-spirost-5-en-3β-*O*-α-L-rhamnopyranosyl-(1→2)-*O*-[α-L-rhamnopyranosyl-(1→3)]-β-D-glucopyranoside，**4**}。此外，还含有二芳基庚烷类成分，如(3*R*,5*R*)-3,5-二羟基-1-(3,4-二羟基苯基)-7-(4-羟基苯基)庚烷{(3*R*,5*R*)-3,5-dihydroxy-1-(3,4-dihydroxyphenyl)-7-(4-hydroxyphenyl)heptane，**5**}，(3*R*,5*R*)-3,5-二羟基-1,7-双-(3,4-二羟基苯基)庚烷{(3*R*,5*R*)-3,5-dihydroxy-1,7-bis-(3,4-dihydroxyphenyl)heptane，**6**}。**3** 和 **4** 对HL-60人类早诱粒白血病细胞具有细胞毒活性，IC_{50}分别为1.8 μmol/L和2.1 μmol/L；此外，从蒟蒻薯(*Tacca chantrieri*)中分离得到的二芳基庚酸类和二芳基庚酸糖苷类对HL-60、HSC-2及HGF细胞株增殖具有抑制作用，其中 **5** 和 **6** 对HL-60的IC_{50}分别为2.1 μg/L和1.8 μg/ml。

蒟蒻薯科 TACCACEAE

5: R_1=OH; R_2=OH; R_3=H; R_4=OH
6: R_1=OH; R_2=OH; R_3=OH; R_4=OH

1. 箭根薯 老虎须（全国中草药汇编），水狗仔（中药大辞典），老虎花（中国高等植物图鉴），六叶屈头鸡（广西植物名录），碧石雷、黑冬叶、山大黄（云南种子植物名录）

Tacca chantrieri André in Rev. Hort. 73: 541, t. 241. 1901.（英 **Thantrier Tacca**）

多年生草本。根状茎粗壮，近圆柱形，环节明显，须根多数。叶基生；叶片长圆形或长圆状椭圆形，长 20–50 (–60) cm，宽 7–14 (–24) cm，先端渐尖，基部楔形，下延，两侧稍不相等，全缘，上面绿色，下面浅绿色，两面无毛，主脉粗壮向下突出，侧脉羽状平行；柄长 10–30 cm，基部扩展成鞘状抱茎，肉质。花茎从叶丛中抽出，较长；5–7 (–18) 朵花簇生，排列成伞形花序，常下垂；总苞片 4 枚，暗紫色；小苞片线形，长约 10 cm；花被裂片 6，紫褐色，内轮裂片较宽，先端具小尖头，外轮裂片披针形；雄蕊 6，花丝顶部兜状；柱头弯曲成伞形，3 裂，每裂片又 2 浅裂。浆果肉质，椭圆形，具 6 棱，成熟后紫褐色，先端有宿存的花被裂片。种子肾形，有条纹，长约 3 mm。花果期 4–11 月。

分布与生境 产于湖南南部、广东、广西、贵州、云南等地。生于海拔 170–1300 m 的水边、林下、山谷阴湿处。也分布于越南、老挝、柬埔寨、泰国、新加坡、马来西亚。

药用部位 根状茎和叶。

功效应用 清热解毒，消肿止痛，凉血散瘀，截疟。用于消化

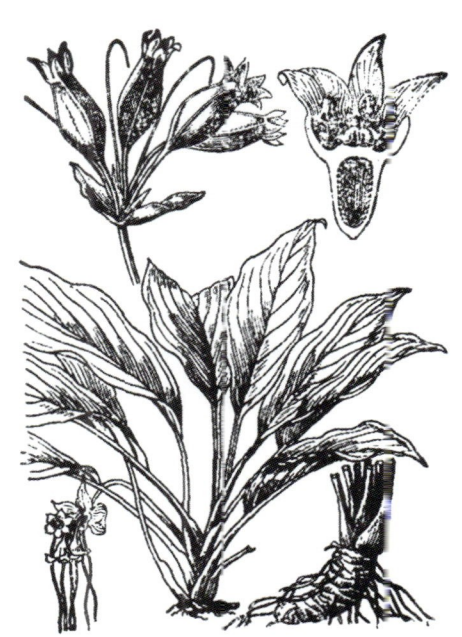

箭根薯 Tacca chantrieri André
引自《中国高等植物图鉴》

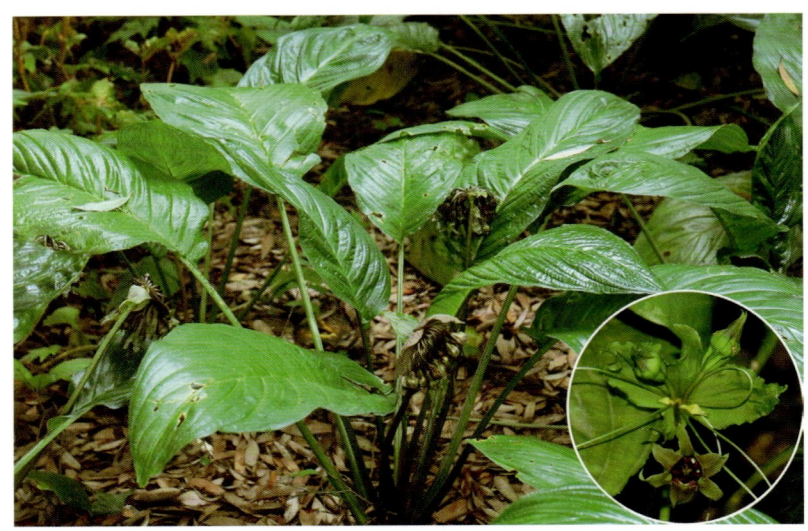

箭根薯 Tacca chantrieri André
摄影：徐克学 王祝年

性溃疡，肠炎，高血压病，肺结核，百日咳，跌打损伤，刀伤出血，咽痛，痈肿，牙痛，胃痛，疟疾，烧烫伤。

化学成分 根状茎含甾体类：(20S,22Z,25$ξ$)-26-[($β$-D-吡喃葡糖基)氧基]-20-羟基呋甾-5,22-二烯-3$β$-O-$β$-D-吡喃葡糖基-(1→4)-$α$-L-吡喃鼠李糖基-(1→3)-O-[$α$-L-吡喃鼠李糖基-(1→2)]-$β$-D-吡喃葡萄糖苷{(20S,22Z,25$ξ$)-26-[($β$-D-glucopyranosyl)oxy]-20-hydroxyfurost-5,22-dien-3$β$-O-$β$-D-glucopyranosyl-(1→4)-$α$-L-rhamnopyranosyl-(1→3)-O-[$α$-L-rhamnopyranosyl-(1→2)]-$β$-D-glucopyranoside}，(20S,22Z,25$ξ$)-26-[($β$-D-吡喃葡糖基)氧基]-20-羟基呋甾-5,22-二烯-3$β$-O-$α$-L-吡喃鼠李糖基-(1→2)-O-[$α$-L-吡喃鼠李糖基-(1→3)]-$β$-D-吡喃葡萄糖苷{(20S,22Z,25$ξ$)-26-[($β$-D-glucopyranosyl)oxy]-20-hydroxyfurost-5,22-dien-3$β$-O-$α$-L-rhamnopyranosyl-(1→2)-O-[$α$-L-rhamnopyranosyl-(1→3)]-$β$-D-glucopyranoside}，(24R,25S)-26-[(O-$β$-D-吡喃葡糖基-(1→4)-O-$β$-D-吡喃葡糖基-(1→2)-O-[$β$-D-吡喃葡糖基-(1→6)]-$β$-D-吡喃葡糖基)氧基]麦角甾-5-烯-3$β$-O-$β$-D-吡喃葡糖基-(1→4)-O-$β$-D-吡喃葡糖基-(1→2)-$β$-D-吡喃葡萄糖苷{(24R,25S)-26-[(O-$β$-D-glucopyranosyl-(1→4)-O-$β$-D-glucopyranosyl-(1→2)-O-[$β$-D-glucopyranosyl-(1→6)]-$β$-D-glucopyranosyl)oxy]ergost-5-en-3$β$-O-$β$-D-glucopyranosyl-(1→4)-O-$β$-D-glucopyranosyl-(1→2)-$β$-D-glucopyranoside}，(22R,24R,25S)-3$β$-[(O-$β$-D-吡喃葡糖基-(1→4)-O-$β$-D-吡喃葡糖基-(1→2)-O-[$β$-D-吡喃葡糖基-(1→6)]-$β$-D-吡喃葡糖基)氧基]-22-羟基麦角甾-5-烯-26-羧酸-$δ$-内酯{(22R,24R,25S)-3$β$-[(O-$β$-D-glucopyranosyl-(1→4)-O-$β$-D-glucopyranosyl-(1→2)-O-[$β$-D-glucopyranosyl-(1→6)]-$β$-D-glucopyranosyl)oxy]-22-hydroxyergost-5-en-26-oic acid-$δ$-lactone}[1]，(25S)-26-[($β$-D-吡喃葡糖基)氧基]呋甾-5,20(22)-二烯-3$β$-O-$α$-L-吡喃鼠李糖基-(1→2)-O-[$α$-L-吡喃鼠李糖基-(1→3)]-$β$-D-吡喃葡萄糖苷{(25S)-26-[($β$-D-glucopyranosyl)oxy]furost-5,20(22)-dien-3$β$-O-$α$-L-rhamnopyranosyl-(1→2)-O-[$α$-L-rhamnopyranosyl-(1→3)]-$β$-D-glucopyranoside}，16$β$-{[(4S)-5-($β$-D-吡喃葡糖基氧基)-4-甲基-1-氧代戊基]氧基}-3$β$-{{O-$α$-L-吡喃鼠李糖基-(1→2)-O-[$α$-L-吡喃鼠李糖基-(1→3)]-$β$-D-吡喃葡糖基}氧基}-孕甾-5-烯-20-酮{16$β$-{[(4S)-5-($β$-D-glucopyranosyloxy)-4-methyl-1-oxopentyl]oxy}-3$β$-{{O-$α$-L-rhamnopyranosyl-(1→2)-O-[$α$-L-rhamnopyranosyl-(1→3)]-$β$-D-glucopyranosyl}oxy}-pregn-5-en-20-one}[2]，箭根薯甾苷▲(taccasteroside) A、B、C[3]，(24R,25S)-26-[(O-$β$-D-吡喃葡糖基-(1→4)-O-$β$-D-吡喃葡糖基-(1→4)-O-$β$-D-吡喃葡糖基-(1→2)-O-[O-$β$-D-吡喃葡糖基-(1→4)-$β$-D-吡喃葡糖基-(1→6)]-$β$-D-吡喃葡糖基)氧基]麦角甾-5-烯-3$β$-$β$-D-吡喃葡萄糖苷{(24R,25S)-26-[(O-$β$-D-glucopyranosyl-(1→4)-O-$β$-D-glucopyranosyl-(1→4)-O-$β$-D-glucopyranosyl-(1→2)-O-[O-$β$-D-glucopyranosyl-(1→4)-$β$-D-glucopyranosyl-(1→6)]-$β$-D-glucopyranosyl)oxy]ergost-5-en-3$β$-$β$-D-glucopyranoside}，(24R,25S)-26-[(O-$β$-D-吡喃葡糖基-(1→4)-O-$β$-D-吡喃葡糖基-(1→2)-O-[O-$β$-D-吡喃葡糖基-(1→4)-$β$-D-吡喃葡糖基-(1→6)]-$β$-D-吡喃葡糖基)氧基]

麦角甾-5-烯-3β-β-D-吡喃葡萄糖苷{(24R,25S)-26-[(O-β-D-glucopyranosyl-(1→4)-O-β-D-glucopyranosyl-(1→2)-O-[O-β-D-glucopyranosyl-(1→4)-β-D-glucopyranosyl-(1→6)]-β-D-glucopyranosyl)oxy]ergost-5-en-3β-β-D-glucopyranoside}，(24R,25S)-3β-羟基麦角甾-5-烯-26-O-β-D-吡喃葡糖基-(1→4)-O-β-D-吡喃葡糖基-(1→2)-O-[O-β-D-吡喃葡糖基-(1→4)-β-D-吡喃葡糖基-(1→6)]-β-D-吡喃葡萄糖苷{(24R,25S)-3β-hydroxyergost-5-en-26-O-β-D-glucopyranosyl-(1→4)-O-β-D-glucopyranosyl-(1→2)-O-[O-β-D-glucopyranosyl-(1→4)-β-D-glucopyranosyl-(1→6)]-β-D-glucopyranoside}，(24R,25S)-26-[(O-β-D-吡喃葡糖基-(1→4)-O-β-D-吡喃葡糖基-(1→2)-O-[β-D-吡喃葡糖基-(1→6)]-β-D-吡喃葡糖基)氧基]麦角甾-5-烯-3β-O-β-D-吡喃葡萄糖苷{(24R,25S)-26-[(O-β-D-glucopyranosyl-(1→4)-O-β-D-glucopyranosyl-(1→2)-O-[β-D-glucopyranosyl-(1→6)]-β-D-glucopyranosyl)oxy]ergost-5-en-3β-O-β-D-glucopyranoside}，(24R,25S)-26-[(O-β-D-吡喃葡糖基-(1→2)-O-[O-β-D-吡喃葡糖基-(1→4)-β-D-吡喃葡糖基-(1→6)]-β-D-吡喃葡糖基)氧基]麦角甾-5-烯-3β-基-β-D-吡喃葡萄糖苷{(24R,25S)-26-[(O-β-D-glucopyranosyl-(1→2)-O-[O-β-D-glucopyranosyl-(1→4)-β-D-glucopyranosyl-(1→6)]-β-D-glucopyranosyl)oxy]ergost-5-en-3β-O-β-D-glucopyranside}，(24R,25S)-26-[(O-β-D-吡喃葡糖基-(1→3)-O-[O-β-D-吡喃葡糖基-(1→4)-β-D-吡喃葡糖基-(1→6)]-β-D-吡喃葡糖基)氧基]麦角甾-5-烯-3β-O-β-D-吡喃葡萄糖苷{(24R,25S)-26-[(O-β-D-glucopyranosyl-(1→3)-O-[O-β-D-glucopyranosyl-(1→4)-β-D-glucopyranosyl-(1→6)]-β-D-glucopyranosyl)oxy]ergost-5-en-3β-β-D-glucopyranoside}，(24R,25S)-26-[(O-β-D-吡喃葡糖基-(1→4)-O-β-D-吡喃葡糖基-(1→2)-β-D-吡喃葡糖基)氧基]麦角甾-5-烯-3β-β-D-吡喃葡萄糖苷{(24R,25S)-26-[(O-β-D-glucopyranosyl-(1→4)-O-β-D-glucopyranosyl-(1→2)-β-D-glucopyranosyl)oxy]ergost-5-en-3β-β-D-glucopyranoside}[4]，(25S)-螺甾-5-烯-3β-O-α-L-吡喃鼠李糖基-(1→2)-O-[O-β-D-吡喃葡糖基-(1→4)-α-L-吡喃鼠李糖基-(1→3)]-β-D-吡喃葡萄糖苷{(25S)-spirost-5-en-3β-O-α-L-rhamnopyranosyl-(1→2)-O-[O-β-D-glucopyranosyl-(1→4)-α-L-rhamnopyranosyl-(1→3)]-β-D-glucopyranoside}，(24S,25R)-24-羟基螺甾-5-烯-3β-O-α-L-吡喃鼠李糖基-(1→2)-O-[O-β-D-吡喃葡糖基-(1→4)-α-L-吡喃鼠李糖基-(1→3)]-β-D-吡喃葡萄糖苷{(24S,25R)-24-hydroxyspirost-5-en-3β-O-α-L-rhamnopyranosyl-(1→2)-O-[O-β-D-glucopyranosyl-(1→4)-α-L-rhamnopyranosyl-(1→3)]-β-D-glucopyranoside}，(25S)-螺甾-5-烯-3β-O-β-D-吡喃葡糖基-(1→4)-O-α-L-吡喃鼠李糖基-(1→3)-β-D-吡喃葡萄糖苷{(25S)-spirost-5-en-3β-O-β-D-glucopyranosyl-(1→4)-O-α-L-rhamnopyranosyl-(1→3)-β-D-glucopyranoside}，(24S,25R)-24-羟基螺甾-5-烯-3β-O-α-L-吡喃鼠李糖基-(1→2)-O-[α-L-吡喃鼠李糖基-(1→3)]-β-D-吡喃葡萄糖苷{(24S,25R)-24-hydroxyspirost-5-en-3β-O-α-L-rhamnopyranosyl-(1→2)-O-[α-L-rhamnopyranosyl-(1→3)]-β-D-glucopyranoside}，(25S)-螺甾-5-烯-3β-O-α-L-吡喃鼠李糖基-(1→2)-O-[α-L-吡喃鼠李糖基-(1→3)]-β-D-吡喃葡萄糖苷{(25S)-spirost-5-en-3β-O-α-L-rhamnopyranosyl-(1→2)-O-[α-L-rhamnopyranosyl-(1→3)]-β-D-glucopyranoside}[5]，(25S)-26-[(β-D-吡喃葡糖基)氧基]-22α-methoxyfurost-5-烯-3β-O-α-L-吡喃鼠李糖基-(1→2)-O-[O-β-D-吡喃葡糖基-(1→4)-α-L-吡喃鼠李糖基-(1→3)]-β-D-吡喃葡萄糖苷{(25S)-26-[(β-D-glucopyranosyl)oxy]-22α-methoxyfurost-5-en-3β-O-α-L-rhamnopyranosyl-(1→2)-O-[O-β-D-glucopyranosyl-(1→4)-α-L-rhamnopyranosyl-(1→3)]-β-D-glucopyranoside}，(25S)-26-[(β-D-吡喃葡糖基)氧基]-22α-甲基呋甾-5-烯-3β-O-α-L-吡喃鼠李糖基-(1→2)-O-[O-β-D-吡喃葡糖基-(1→4)-α-L-吡喃鼠李糖基-(1→3)]-6-O-乙酰基-β-D-吡喃葡萄糖苷{(25S)-26-[(β-D-glucopyranosyl)oxy]-22α-methoxyfurost-5-en-3β-O-α-L-rhamnopyranosyl-(1→2)-O-[O-β-D-glucopyranosyl-(1→4)-α-L-rhamnopyranosyl-(1→3)]-6-O-acetyl-β-D-glucopyranoside}，(25S)-26-[(O-β-D-吡喃葡糖基-(1→6)-β-D-吡喃葡糖基)氧基]-22α-甲基呋甾-5-烯-3β-O-α-L吡喃鼠李糖基-(1→2)-O-[O-β-D-吡喃葡糖基-(1→4)-α-L-吡喃鼠李糖基-(1→3)]-β-D-吡喃葡萄糖苷{(25S)-26-[(O-β-D-glucopyranosyl-(1→6)-β-D-glucopyranosyl)oxy]-22α-methoxyfurost-5-en-3β-O-α-Lrhamnopyranosyl-(1→2)-O-[O-β-D-glucopyranosyl-(1→4)-α-L-rhamnopyranosyl-(1→3)]-β-D-glucopyranoside}，(25S)-26-[(β-D-吡喃葡糖基)氧基]呋甾-5,20(22)-二烯-3β-O-α-L-吡喃鼠李糖基-(1→2)-O-[O-β-D-吡喃葡糖基-(1→4)-α-L-吡喃鼠李糖基-(1→3)]-β-D-吡喃葡萄糖苷{(25S)-26-[(β-D-glucopyranosyl)oxy]furost-5,20(22)-dien-3β-O-α-L-rhamnopyranosyl-(1→2)-O-[O-β-D-glucopyranosyl-(1→4)-α-L-rhamnopyranosyl-

(1→3)]-β-D-glucopyranoside}，(25S)-26-[(β-D-吡喃葡糖基)氧基]-22α-甲氧基呋甾-5,20(22)-二烯-3β-O-α-L-吡喃鼠李糖基-(1→2)-O-[O-β-D-吡喃葡糖基-(1→4)-α-L-吡喃鼠李糖基-(1→3)]-6-O-乙酰基-β-D-吡喃葡萄糖苷{(25S)-26-[(β-D-glucopyranosyl)oxy]-22α-methoxyfurost-5,20(22)-dien-3β-O-α-L-rhamnopyranosyl-(1→2)-O-[O-β-D-glucopyranosyl-(1→4)-α-L-rhamnopyranosyl-(1→3)]-6-O-acetyl-β-D-glucopyranoside}[6]，16β-{[(4S)-5-(β-D-吡喃葡糖氧基)-4-甲基-1-氧代戊基]氧基}-3β-{(O-α-L-吡喃鼠李糖基-(1→2)-O-[O-β-D-吡喃葡糖基-(1→4)-α-L-吡喃鼠李糖基-(1→3)]-β-D-吡喃葡糖基)氧基}孕甾-5-烯-20-酮{16β-{[(4S)-5-(β-D-glucopyranosyloxy)-4-methyl-1-oxopentyl]oxy}-3β-{(O-α-L-rhamnopyranosyl-(1→2)-O-[O-β-D-glucopyranosyl-(1→4)-α-L-rhamnopyranosyl-(1→3)]-β-D-glucopyranosyl)oxy}pregn-5-en-20-one}，3β-{(O-α-L-吡喃鼠李糖基-(1→2)-O-[O-β-D-吡喃葡糖基-(1→4)-α-L-吡喃鼠李糖基-(1→3)]-β-D-吡喃葡糖基)氧基}孕甾-5,16-二烯-20-酮{3β-{(O-α-L-rhamnopyranosyl-(1→2)-O-[O-β-D-glucopyranosyl-(1→4)-α-L-rhamnopyranosyl-(1→3)]-β-D-glucopyranosyl)oxy}pregn-5,16-dien-20-one}[6]；糖苷类：蒟蒻薯内酯(chantriolide) A、B[7]；酚苷类：4-[6-O-(4-羟基-3,5-二甲氧基苯甲酰基)-β-D-吡喃葡糖基氧基]-3-甲氧基苯甲酸{4-[6-O-(4-hydroxy-3,5-dimethoxybenzoyl)-β-D-glucopyranosyloxy]-3-methoxybenzoic acid}[1]；二芳基庚烷类：(3R,5R)-3,5-二羟基-1-(3,4-二羟基苯基)-7-(4-羟基苯基)庚烷[(3R,5R)-3,5-dihydroxy-1-(3,4-dihydroxyphenyl)-7-(4-hydroxyphenyl)heptane]，(3R,5R)-3,5-二羟基-1,7-双-(3,4-二羟基苯基)庚烷[(3R,5R)-3,5-dihydroxy-1,7-bis-(3,4-dihydroxyphenyl)heptane][8]，(3R,5R)-3,5-二羟基-1-(3,4-二羟基苯基)-7-(4-羟基苯基)庚烷-3-O-β-D-吡喃葡萄糖苷[(3R,5R)-3,5-dihydroxy-1-(3,4-dihydroxyphenyl)-7-(4-hydroxyphenyl)heptane-3-O-β-D-glucopyranoside]，(3R,5R)-3,5-二羟基-1-(3,4-二羟基苯基)-7-(4-羟基苯基)庚烷-5-O-β-D-吡喃葡萄糖苷[(3R,5R)-3,5-dihydroxy-1-(3,4-dihydroxyphenyl)-7-(4-hydroxyphenyl)heptane-5-O-β-D-glucopyranoside]，(3R,5R)-3,5-二羟基-1-(4-羟基-3-甲氧基苯基)-7-(4-羟基苯基)庚烷-3-O-β-D-吡喃葡萄糖苷[(3R,5R)-3,5-dihydroxy-1-(4-hydroxy-3-methoxyphenyl)-7-(4-hydroxyphenyl)heptane-3-O-β-D-glucopyranoside]，(3R,5R)-3,5-二羟基-1,7-双(3,4-二羟基苯基)庚烷-3-O-β-D-吡喃葡糖苷[(3R,5R)-3,5-dihydroxy-1,7-bis(3,4-dihydroxyphenyl)heptane-3-O-β-D-glucopyranoside]，(3R,5R)-3,5-二羟基-1-(4-羟基-3-甲氧基苯基)-7-(3,4-二羟基苯基)庚烷-3-O-β-D-吡喃葡萄糖苷[(3R,5R)-3,5-dihydroxy-1-(4-hydroxy-3-methoxyphenyl)-7-(3,4-dihydroxyphenyl)heptane-3-O-β-D-glucopyranoside]，(3R,5R)-3,5-二羟基-1,7-双(4-羟基-3-甲氧基苯基)庚烷-3-O-β-D-吡喃葡萄糖苷[(3R,5R)-3,5-dihydroxy-1,7-bis(4-hydroxy-3-methoxyphenyl)heptane-3-O-β-D-glucopyranoside]，(3R,5R)-3,5-二羟基-1,7-双(4-羟基苯基)庚烷-3-O-β-D-吡喃葡萄糖苷[(3R,5R)-3,5-dihydroxy-1,7-bis(4-hydroxyphenyl)heptane-3-O-β-D-glucopyranoside][8]。

化学成分参考文献

[1] Yokosuka A, et al. *Chem Pharm Bull*, 2007, 55(2): 273-279.
[2] Yokosuka A, et al. *Nat Med*, 2002, 56(5): 208-211.
[3] Yokosuka A, et al. *Chem Pharm Bull*, 2004, 52(11): 1396-1398.
[4] Yokosuka A, et al. *Steroids*, 2005, 70(4): 257-265.
[5] Yokosuka A, et al. *Phytochemistry*, 2002, 61(1): 73-78.
[6] Yokosuka A, et al. *J Nat Prod*, 2002, 65(9): 1293-1298.
[7] Yokosuka A, et al. *J Nat Prod*, 2003, 66(6): 876-878.
[8] Yokosuka A, et al. *J Nat Prod*, 2002, 65(3): 283-289.

2. 裂果薯属 Schizocapsa Hance

多年生草本。根状茎近圆柱形，较短。叶全部基生，全缘；叶脉羽状。伞形花序顶生；总苞片 4 枚，小苞片线形；花被钟状，上部 6 裂，裂片不相等，脱落；雄蕊 6，花丝短，顶部兜状；子房下位，1 室，侧膜胎座 3，花柱短，柱头 3 瓣裂。蒴果，3 瓣开裂。种子多数，为不规则的长圆形、卵形、半月形。

2 种，分布于越南、老挝、泰国等地。我国 2 种均有分布，1 种可药用。

1. 裂果薯 水田七（中华本草、广西），水鸡仔（广西中药志），山大黄（云南），田螺七（湖南），水三七（贵州），屈头鸡、水鸡头、水虾公（广东、广西）

Schizocapsa plantaginea Hance in J. Bot. 19: 292. 1881.（英 **Common Schizocapsa**）

多年生草本。根状茎粗短肥大，常弯曲。叶基生；叶片狭椭圆形或狭椭圆状披针形，长 10-22 cm，宽 3-7 cm，先端渐尖，基部下延成狭翅，全缘；叶脉在上面下凹，于背面突起；叶柄长 7-11 cm，基部有鞘。花茎长 6-13 cm；伞形花序顶生，有花 8-15 朵；总苞片 4，卵形或三角状卵形，外面 2 枚较大，内面 2 两枚较小；小苞片线形，长 5-7 cm；花被钟状，外面淡绿色，内面淡紫色；花被裂片 6，外轮 3 片披针形，内轮 3 片卵圆形，较外轮短而宽，先端具小尖头；雄蕊 6，与花被裂片对生，花丝短而扁宽，顶端兜状，两侧向下突出呈耳状；子房下位，1 室，柱头 3 裂，每裂又 2 浅裂，花瓣状。蒴果近倒卵形，3 瓣裂。种子多数，半月形、长圆形或为不规则长圆形，表面有纵棱。花期 5-6 月。果期 7-8 月。

分布与生境　产于湖南南部、江西南部、广东、广西、贵州、云南。生于海拔 200-600 m 的水边、沟边、山谷、林下、路边、田边潮湿地方。也分布于泰国、越南、老挝。

药用部位　根状茎和叶。

功效应用　根状茎：清热解毒，散瘀消肿，理气止痛，截疟。用于咽喉痛，胃脘痛，风热咳嗽，乳蛾，痄腮，牙疼，肝硬化腹水。外用于跌打损伤，疮疡肿毒，毒蛇咬伤。叶：清热解毒，散瘀止痛，消肿。用于无名肿毒。

化学成分　全草含甾体类：裂果薯皂苷甲{约茂皂苷元-3-O-β-D-吡喃葡萄糖$(1\rightarrow 2)$[α-L-吡喃鼠李糖$(1\rightarrow 3)$][α-L-吡喃鼠李糖$(1\rightarrow 4)$]-β-D-吡喃葡萄糖苷}，裂果薯皂苷乙{约茂皂苷元-3-O-α-L-吡喃鼠李糖$(1\rightarrow 2)$[α-L-吡喃鼠李糖$(1\rightarrow 3)$]-β-D-吡喃葡萄糖苷}，豆甾醇苷[1]。

化学成分参考文献

[1] 邱芳龙，等. 云南植物研究，1985(2): 225-231.

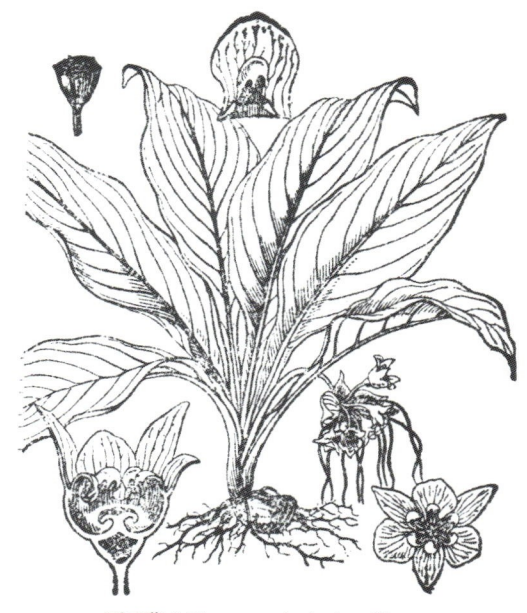

裂果薯 Schizocapsa plantaginea Hance
引自《中国高等植物图鉴》

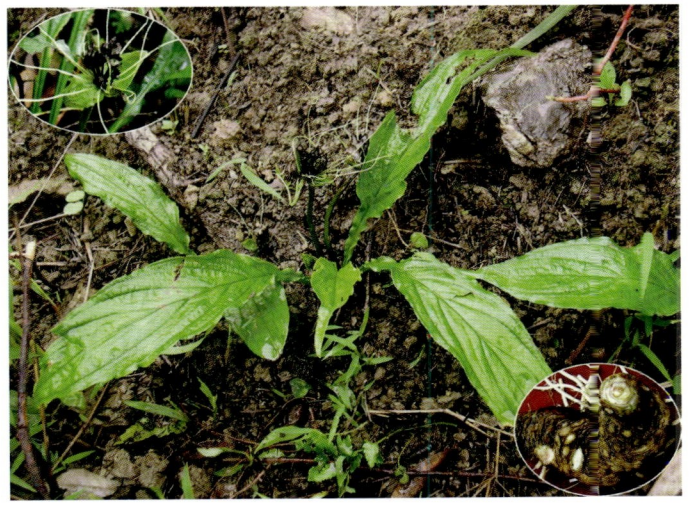

裂果薯 Schizocapsa plantaginea Hance
摄影：何顺志

薯蓣科 DIOSCOREACEAE

缠绕草质或木质藤本，少数为矮小草本。地下根状茎或块茎形状多样。叶互生，有时中部以上对生，单叶或掌状复叶，单叶常为心形或卵形、椭圆形，掌状复叶的小叶常为披针形或卵圆形，基出脉 3-9，侧脉网状；叶柄扭转，有时基部有关节。花单性或两性，雌雄异株，很少同株，单生、簇生或排列成穗状、总状或圆锥花序；雄花花被片（或花被裂片）6，2 轮排列，基部合生或离生，雄蕊 6 枚，有时其中 3 枚退化，花丝着生于花被的基部或花托上，退化子房有或无；雌花花被片和雄花相似，退化雄蕊 3-6 枚或无，子房下位，3 室，每室通常有胚珠 2，少数属多数，胚珠着生于中轴胎座上，花柱 3，分离。果实为蒴果、浆果或翅果，蒴果三棱形，每棱翅状，成熟后顶端开裂。种子有翅或无翅，有胚乳，胚细小。

本科约有 9 属 650 种，广布于全球的热带和温带地区，尤以美洲热带地区种类较多。我国只有薯蓣属，约有 49 种，其中 37 种 8 变种可药用。

本科药用植物富含甾体类成分，为甾体激素合成原料的重要来源。

1. 薯蓣属 Dioscorea L.

缠绕草质藤本。地下有根状茎或块茎，其形状、颜色、入土的深度、化学成分因种类而不同。单叶或掌状复叶，互生，有时中部以上对生，基出脉 3-9，侧脉网状；叶腋内有珠芽（或叫零余子）或无。花单性，雌雄异株，很少同株；雄花有雄蕊 6 枚，有时其中 3 枚退化；雌花有退化雄蕊 3-6 枚或无。蒴果三棱形，每棱翅状，成熟后顶端开裂。种子有膜质翅。

本属约 600 多种，广布于热带及温带地区。我国约有 49 种，主产于西南和东南部，西北和北部较少，其中 37 种 8 变种可药用。

分种检索表

1. 茎右旋；叶通常至少部分对生，单叶，有时基部具扩展的裂片。
 2. 茎具有 4 条翅 ·············· **37. 参薯 D. alata**
 2. 茎无翅。
  3. 蒴果长大于宽，三棱状倒卵形或三棱状长圆倒卵形，顶端凹；叶片近圆形 ·············· **29. 丽叶薯蓣 D. aspersa**
  3. 蒴果宽大于长，三棱状扁圆形或三棱状圆形。
   4. 叶通常对生，卵状披针形至长圆形、倒卵状长圆形，背面粉绿色 ·············· **32. 大青薯 D. benthamii**
   4. 叶在茎下部的互生，中部以上的对生。
    5. 叶片通常革质，长椭圆状卵形至卵圆形，或卵状披针形；块茎卵形、球形、长圆形至葫芦状 ·············· **33. 薯莨 D. cirrhosa**
    5. 叶片纸质。
     6. 叶缘常 3 浅裂至 3 深裂，叶片为卵状三角形至宽卵形或戟形 ·············· **30. 薯蓣 D. polystachya**
     6. 叶缘无明显 3 裂。
      7. 雄的穗状花序通常 2 至数个或单个着生于叶腋；叶片三角状披针形、长椭圆状狭三角形至长卵形，基部心形至箭形或戟形，有时近截形或圆形 ·············· **31. 日本薯蓣 D. japonica**
      7. 雄的穗状花序通常排列成圆锥花序。

薯蓣科 DIOSCOREACEAE

8. 叶表面网脉明显；茎具有 4-8 条棱；茎、叶柄和叶片干时常呈红褐色·· 36. 褐苞薯蓣 D. persimilis
8. 叶表面网脉通常不明显；茎通常无明显的棱；茎、叶柄和叶片干时通常不呈红褐色。
 9. 块茎外皮脱落；叶片通常为卵形，或为长椭圆状卵形至卵状披针形，基部心形至圆形或截形，少数箭形或戟形 ·· 34. 光叶薯蓣 D. glabra
 9. 块茎外皮不脱落；叶片较狭，通常为宽披针形至椭圆状卵形，基出脉 7-9 条；茎基部有刺 ·· 35. 山薯 D. fordii
1. 茎左旋；叶互生，稀基部轮生，有时为掌状复叶或掌状分裂。
 10. 茎和叶具 T 形毛 ·· 17. 甘薯 D. esculenta
 10. 茎和叶不具 T 形毛。
  11. 叶为掌状 3 小叶或多小叶（稀上部为单叶）；地下部分为单个或多个块茎；种子着生于蒴果顶部，种翅向果实基部延伸。
   12. 小叶 3，叶脉明显掌状；雄花具 6 枚雄蕊 ·· 28. 白薯莨 D. hispida
   12. 小叶通常多于 3，羽状脉具 1 主脉；雄花具 3 枚雄蕊和 3 枚退化雄蕊。
    13. 蒴果大，长 3.5-7 cm。
     14. 植株密被灰白色长柔毛；掌状复叶有 3-9 小叶；蒴果表面有毛········ 26. 七叶薯蓣 D. esquirolii
     14. 植株散生白色或棕色毛；掌状复叶有 3-7 小叶；蒴果长 3.5-5 cm ·· 27. 小花刺薯蓣 D. scortechinii var. parviflora
    13. 蒴果小，长 1.2-2 cm。
     15. 珠芽球形，成熟后黑色，表面光滑无毛；叶两面无毛或仅沿叶脉稍有毛·· 22. 黑珠芽薯蓣 D. melanophyma
     15. 珠芽非球形，成熟后不变黑，表面粗糙或有突起；叶两面多少有毛。
      16. 茎有刺；掌状复叶有 3-7 小叶；果实成熟后变黑色·················· 25. 五叶薯蓣 D. pentaphylla
      16. 茎无刺；掌状复叶有 3-5 小叶；果实成熟后不变黑色。
       17. 地下块茎卵圆形，外皮棕褐色；雄花的小苞片外面密生白色柔毛，花被外面有毛·· 23. 毛芋头薯蓣 D. kamoonensis
       17. 地下块茎长圆柱形，外皮黄白色；雄花的苞片、小苞片外面有贴伏白色或银灰色毛，花被外面无毛·· 24. 高山薯蓣 D. celavayi
  11. 通常为单叶，如果为复叶则根状茎水平生长，基部有时为单叶；种子着生于蒴果中部，种翅周生。
   18. 花被裂片狭椭圆形；种子着生于蒴果顶部，种翅向果实基部延生；叶柄基部具 1 对托叶状钝的肉质突起（干后萎缩）·· 21. 黄独 D. bulbifera
   18. 花被裂片通常椭圆形至卵形；种子着生于蒴果基部，种翅向蒴果顶部延伸，或种子着生于蒴果近中部而种翅周生；叶柄基部无托叶状突起而有时节部具小刺。
    19. 叶片全缘；种子着生于蒴果近基部，翅向蒴果顶端延伸；地下为垂直的块茎。
     20. 叶片长大于宽，长心形、三角状心形或三角状卵形·················· 20. 光亮薯蓣 D. nitens
     20. 叶片长等于或小于宽，卵状心形或圆心形。
      21. 叶背面密生柔毛；蒴果有柔毛，边缘全缘·················· 18. 粘山药 D. hemsleyi
      21. 叶背面无毛或有疏柔毛；蒴果光滑无毛·················· 19. 毛胶薯蓣 D. subcalva
    19. 叶片边缘有时波状或深裂；蒴果具平直的翅；种子通常着生于蒴果近中部，种翅周生，稀着生于蒴果基部而种翅向果实顶部延伸（叶片边缘明显齿状至 4 或多裂）；地下部分通常为横走的根状茎。
     22. 种子着生于蒴果中轴的基部，种翅向顶端延伸，比种子长 2 倍。
      23. 雄花无柄，花长不超过 1 mm；叶背面无毛或被疏毛；根状茎栓皮层易于剥离·····················

.... 1. 穿龙薯蓣 D. nipponica
  23. 雄花有柄。
    24. 雄蕊 6 枚，花药全背着；叶片边缘 4-5 裂 .... 2. 蜀葵叶薯蓣 D. althaeoides
    24. 雄蕊 6 枚，3 枚花药广歧式着生，3 枚个字形着生；叶片全缘或微波状 ....
      .... 3. 山萆薢 D. tokoro
22. 种子着生于蒴果中轴的中部，四周有薄膜状翅。
  25. 雄花无柄。
    26. 雄蕊 3 枚发育，3 枚不发育或退化成花丝状。
      27. 叶片干后不变黑，边缘有时有明显的啮蚀状；成熟花药药隔不分叉 ....
      .... 9. 纤细薯蓣 D. gracillima
      27. 叶片干后通常黑色，边缘无啮蚀状；成熟花药药隔分叉 ...... 10. 叉蕊薯蓣 D. collettii
    26. 雄蕊 6 枚均发育。
      28. 花被紫红色；茎表面光滑，不具翅；叶全部互生。
        29. 花大，花被裂片长 1.2-1.5 mm，宽 2.5-3.5 mm；叶片通常三角状卵形；蒴果长宽
        几相等 .... 4. 盾叶薯蓣 D. zingiberensis
        29. 花小，花被裂片长 0.8-1.2 mm，宽 0.6-0.8 mm；叶片卵圆形；蒴果长大于宽 ....
        .... 5. 小花盾叶薯蓣 D. sinoparviflora
      28. 花被橙黄色或淡黄色。
        30. 雄蕊花药 3 枚内向，3 枚外向；叶背面沿叶脉有硬毛 ...... 6. 三角叶薯蓣 D. deltoidea
        30. 雄蕊 6 枚，花药均外向。
          31. 叶薄膜质，全缘至微波状，叶柄基部常无刺 .... 7. 黄山药 D. panthaica
          31. 叶微革质，全缘至 3 全裂，叶片基部常有短刺 .... 8. 异叶薯蓣 D. biformifolia
  25. 雄花有柄。
    32. 花被紫色 .... 16. 马肠薯蓣 D. simulans
    32. 花被橙黄色或淡黄色。
      33. 叶片 7-9 浅裂或深裂，很少全缘；雄花花被橙黄色。
        34. 雄花长 4-5 mm；根状茎质硬而细，直径 1-3.5 cm，干后粉质 ....
        .... 11. 福州薯蓣 D. futschauensis
        34. 雄花长 3 mm 左右；根状茎粗壮而松，直径 2-5 cm，干后呈棉絮状 ....
        .... 12. 绵萆薢 D. spongiosa
      33. 除板砖薯蓣叶片深裂外，其余均全缘，或边缘微波状至深波状；雄花花被淡黄色。
        35. 雄蕊 6 枚，3 枚花药广歧式着生，3 枚花药个字形着生 ...... 13. 细柄薯蓣 D. tenuipes
        35. 雄蕊 6 枚，花药全部广歧式着生；叶片薄膜质。
          36. 叶片全缘至微波状；花长 2 mm；蒴果长 1.2-2 cm，宽 1-1.5 cm ....
          .... 14. 山葛薯 D. chingii
          36. 叶片全缘至深裂；花长 3 mm；蒴果长 1.5-1.8 cm，宽 0.8-1.2 cm ....
          .... 15. 板砖薯蓣 D. banzhuana

    本属药用植物的地下部分大多含有甾体类成分（某些种中含量大于 2%），薯蓣皂苷元 (diosgenin，**1**) 是其中的特征性成分，同时也是工业合成生产甾体抗炎药、雄性激素、雌性激素及避孕药的一个重要起始原料。从本属植物中分离得到的甾体类成分可分三种骨架类型，分别为呋甾烷型、螺甾烷型、孕甾烷型。其中大多数化合物属于呋甾烷型骨架，如甲基原纤细薯蓣皂苷(methyl protogracillin，**2**)、原薯蓣皂苷(protodioscin，**3**)、甲基原薯蓣皂苷(methyl protodioscin，**4**)、伪原薯

蒽皂苷(pseudoprotodioscin，**5**)、甲基原新纤细薯蓣皂苷(methyl protoneogracillin，**6**)、原新薯蓣皂苷(protoneodioscin，**7**)、甲基原新薯蓣皂苷(methyl protoneodioscin，**8**)、黄山药皂苷(dioscoreside A (**9**)，B (**10**)；螺甾烷型骨架，如薯蓣皂苷(dioscin，**11**)、纤细薯蓣皂苷(gracillin，**12**)、原薯蓣皂苷元(progenin) Ⅱ (**13**)、Ⅲ (**14**)、三角叶薯蓣皂苷宁(deltonin，**15**)、圆果薯蓣皂苷(orbiculatoside，**16**)、(25*S*)-螺甾-5-烯-3β,27-二醇-30-[α-L-吡喃鼠李糖基-(1→2)-β-D-吡喃葡萄糖基-(1→3)]-β-D-吡喃葡萄糖苷[(25*S*)-spirost-5-en-3β,27-diol-30-[α-L-rhamnopyranosyl-(1→2)-β-D-glucopyranosyl-(1→3)]-β-D-glucopyranoside，**17**]；孕甾烷型骨架，如21-甲氧基-3β-[(*O*-α-L-吡喃鼠李糖基-(1→2)-*O*-[α-L-吡喃鼠李糖基-(1→4)]-β-D-吡喃葡萄糖氧基]-孕甾-5,16-二烯-20-酮{21-methoxy-3β-[(*O*-α-L-rhamnopyranosyl-(1→2)-*O*-[α-L-rhamnopyranosyl-(1→4)]-β-D-glucopyranosyl)oxy]-pregn-5,16-dien-20-one，**18**}、16α-甲氧基-3β-[(*O*-α-L-吡喃鼠李糖基-(1→2)-*O*-[α-L-吡喃鼠李糖基-(1→4)]-β-D-吡喃葡萄糖氧基]-孕甾-5-烯-20-酮{16α-methoxy-3β-[(*O*-α-L-rhamnopyranosyl-(1→2)-*O*-[α-L-rhamnopyranosyl-(1→4)]-β-D-glucopyranosyl)oxy]pregn-5-en-20-one，**19**}。

在传统中药药用治疗中，粉背薯蓣 (D. collettii var. hypoglauca) 用于肿瘤治疗，黄山药 (D. panthaica) 有保护心脑血管及治疗作用，福州薯蓣 (D. futschauensis) 及穿龙薯蓣 (D. nipponica) 用于抗风湿治疗。此外，本属药用植物中的甾体类成分还具有一定的细胞毒、抗真菌、免疫调节、降血糖、抗骨质疏松等生物活性。从粉背薯蓣中分离得到的 **2~4**、**6~8** 和 **12** 对白血病及实体瘤增殖表现出抑制作用。从黄山药分离得到的 **5**、**9~11** 和 **13~14** 对 A 375-S2、L-929、HeLa 细胞增殖均有细胞毒作用，其中 **11** 作用较强，对上述 3 种细胞的 IC_{50} 分别为 2.2 μg/ml、1.8 μg/ml、2.1 μg/ml。从福州薯蓣分离得到的 **17** 对小鼠 tsFT210 细胞株表现有很强的细胞毒作用 (MIC 为 3.46 μmol/L)。

螺甾烷类的 **11**、**12** 和 **14~17** 对真菌菌株白念珠菌 (*Candida albicans*)、热带念珠菌 (*Canaida tropicalis*)、光滑假丝酵母 (*Candida glabrata*)、稻瘟病菌 (*Pyricularia oryzae*) 有较强的抑制作用

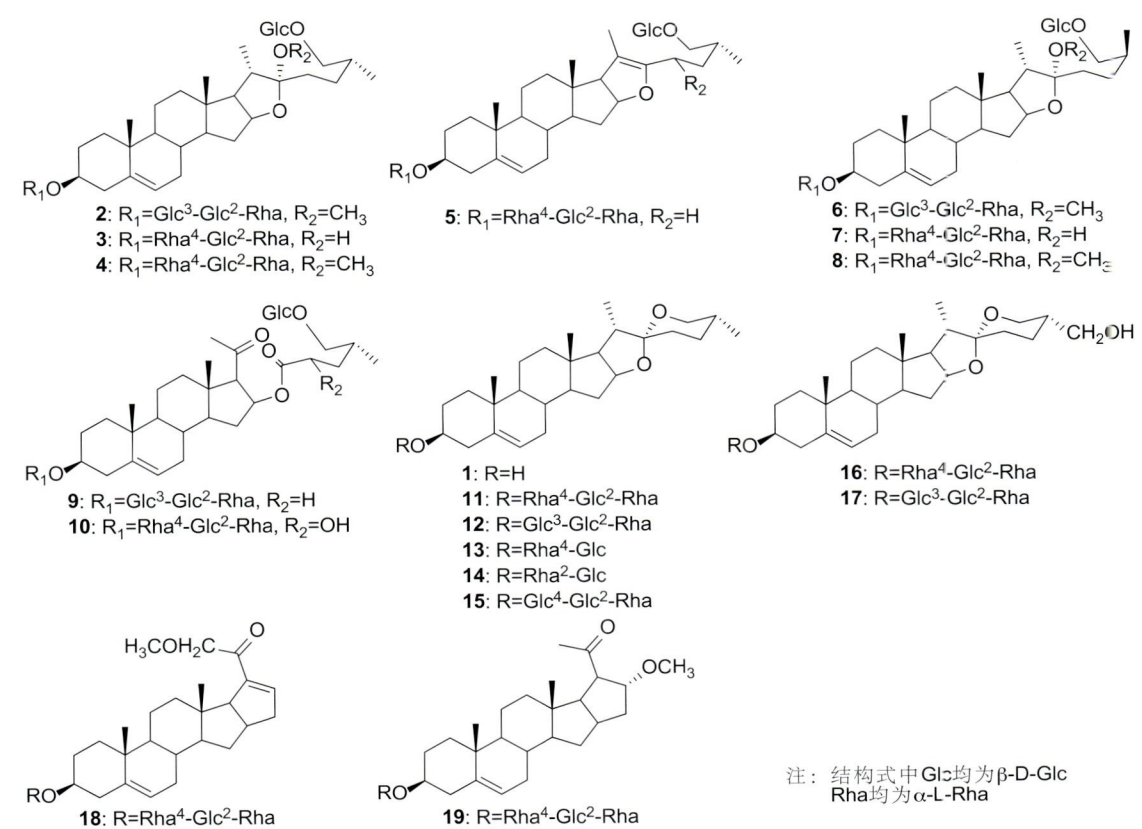

注：结构式中 Glc 均为 β-D-Glc
Rha 均为 α-L-Rha

(MMDC 为 2~12 μmol/L)，其中 **11** 对稻瘟病菌的 MMDC 为 2 μmol/L，**15** 对光滑假丝酵母的 MIC 为 5.0 μg/ml，而孕甾烷类的 **18**、**19** 的抗真菌作用较弱。通过构效关系研究，发现随糖链数目的增加，抗真菌活性随之而降低；然而呋甾烷类化合物并没有发现有抗真菌活性，故可认为螺甾烷型含薯蓣皂苷苷元 (diosgenin) 化合物的 E 环和 F 环在抗真菌活性中起重要的作用。

另外，本属的其他成分也具有生物活性，如从参薯 (Dioscorea alata) 分离得到的氢 -Q9- 色烯 (hydro-Q9-chromene)、γ- 生育酚 -9(γ-tocopherol-9)、RRR-α- 生育酚 (RRR-α-tocopherol)、1- 阿魏酰甘油醇 (1-feruloylglycerol)、辅酶 Q9 (coenzyme Q9) 能激活人类 ERα 及 β；从日本薯蓣 (D. japonica) 分离得到的薯蓣多糖 (dioscoran) A、B、C、D、E 及 F 对正常小鼠及四氧嘧啶性高血糖小鼠都有显著的降血糖作用；从粉背薯蓣 (D. collettii var. hypoglauca) 分离得到的甲基原薯蓣皂苷 (methyl protodioscin) 除具有细胞毒活性外，还能较强地对抗甲状旁腺激素所致骨重吸收作用；从绵草薢 (D. spongiosa) 分离得到的绵草薢苷 A (spongioside A)、粉背薯蓣苷▲G (hypoglaucin G)、甲基原薯蓣皂苷 (methyl protodioscin)、(R)- 八烷 -1- 烯 -3- 基 -O-α-L- 吡喃阿拉伯糖基 -(1→6)-β-D- 吡喃葡萄糖苷 [(R)-oct-1-en-3-yl-O-α-L-arabinopyranosyl-(1→6)-β-D-glucopyranoside]、绵草薢素 (diospongin) B 和 C、胡椒醇 (piperitol)、芝麻素酮 (sesaminone)、(+)- 丁香树脂酚 [(+)-syringaresinol] 具有较强的抑制骨重吸收作用，均具有抗骨质疏松作用。

本属植物中参薯具有溶血、抗血小板聚集、降血脂、抗肿瘤、抗氧化和抗突变等作用，黄独具有抗菌、抗病毒和抗癌作用，甘薯具有抗氧化、降血压、保肝、降血糖和抗突变作用，粘山药具有调节免疫、调节胃肠功能、降脂、降血糖、抗衰老和抗肿瘤等作用，穿龙薯蓣具有镇咳、祛痰、平喘、降血脂、抗动脉粥样硬化、调节免疫功能和抗菌等作用，薯蓣具有降血脂、降血糖、溶血、祛痰、抗血小板聚集、抗肿瘤、增强免疫、抗氧化、抗衰老和止泻等作用，薯莨、粉背薯蓣、山薯、福州薯蓣、日本薯蓣、纤细薯蓣、白薯莨、褐苞薯蓣、黄山药、绵草薢、盾叶薯蓣分别具有抗炎、镇痛、镇咳、祛痰、平喘、抗心肌缺血、抗血小板聚集、降血脂、降血糖、抗溃疡、止血、抗凝血、抗过敏、促进骨细胞增殖、抗癌、抗菌和灭钉螺等作用。主要活性成分为皂苷类。

1. 穿龙薯蓣（中国药用植物志） 穿山龙、穿龙骨、穿地龙（东北、山西），山常山（山东），火藤根、过山龙（陕西），竹根薯、铁根薯、雄姜、黄鞭（浙江），金刚骨（华北），鸡骨头（河北、山东）

Dioscorea nipponica Makino, Ill. Fl. Jap. l: t. 45. 1891.（英 **Throughhill Yam**）

1a. 穿龙薯蓣（模式亚种）

Dioscorea nipponica Makino subsp. **nipponica**（英 **Throughhill Yam**）

缠绕草质藤本。根状茎横生，圆柱形，多分枝，栓皮层显著剥离。茎左旋，近无毛，长达 5 m。单叶互生，叶片掌状心形，变化较大，茎基部叶长 10–15 cm，宽 9–13 cm，边缘作不等大的三角状浅裂、中裂或深裂，顶端叶片小，近于全缘，叶表黄绿色，有光泽，无毛或有稀疏的白色细柔毛，尤以脉上较密；叶柄长 10–20 cm。花雌雄异株。雄花序为腋生的穗状花序，花序基部常由 2-4 朵花集成小伞状，至花序顶端常为单花；苞片披针形，顶端渐尖，短于花被；花被碟形，6 裂，裂片顶端钝圆；雄蕊 6 枚，着生于花被裂片的中央，药内向。雌花序穗状，单生；雌花具有退化雄蕊，有时雄蕊退化又留有花丝；雌蕊柱头 3 裂，裂片再 2 裂。蒴果成熟后枯黄色，三棱形，顶端凹入，基部近圆形，每棱翅状，大小不一，一般长约 2 cm，宽约 1.5 cm。种子每室 2 枚，有时仅 1 枚发育，着生于中轴基部，四周有不等的薄膜状翅，上方呈长方形，长约比宽大 2 倍。花期 6–8 月，果期 8–10 月。

分布与生境 分布于东北、华北及山东、河南、安徽、浙江北部、江西（庐山）、陕西（秦岭以北）、甘肃、宁夏、青海南部、四川西北部。常生于山腰的河谷两侧半阴半阳的山坡灌木丛中和稀疏杂木林内及林缘，而在山脊路旁及乱石覆盖的灌木丛中较少，喜肥沃、疏松、湿润、腐殖质较深厚的黄砾壤土和黑砾壤土，常分布在海拔 100–1700 m，集中在 300–900 m 间。也产于日本本州以北、朝鲜和俄罗

薯蓣科 DIOSCOREACEAE

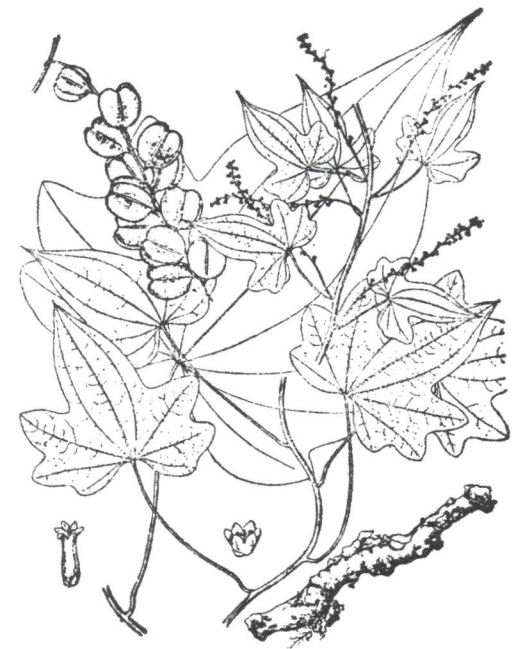

穿龙薯蓣 Dioscorea nipponica Makino subsp. nipponica
引自《中国高等植物图鉴》

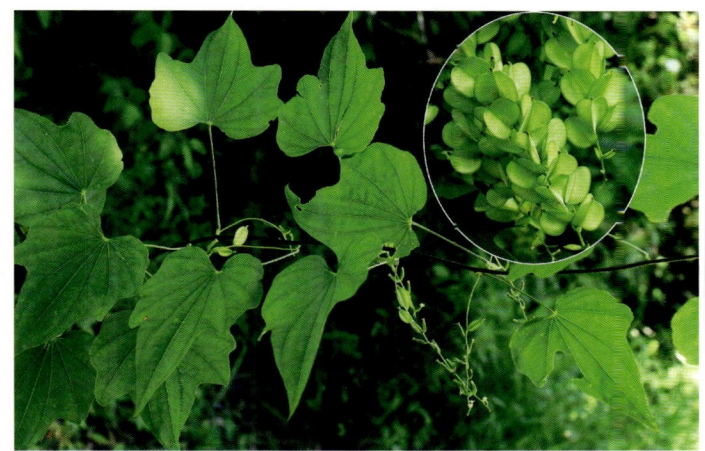

穿龙薯蓣 Dioscorea nipponica Makino subsp. nipponica
摄影：张英涛

斯（远东地区）。

药用部位　根状茎。

功效应用　祛风除湿，舒筋活血，祛痰，止咳平喘，消食利水，止痛，截疟。用于风湿关节痛，腰腿酸痛，筋骨麻木，大骨节病，消化不良，腹痛，劳损扭伤，跌打损伤，咳嗽痰喘，慢性气管炎，疟疾，痈肿恶疮。

化学成分　根含有机酸类：毒鱼豆酸▲(piscidic acid)[1]。

根状茎含甾体类：薯蓣皂苷(dioscin)[2]，纤细薯蓣皂苷(gracillin)[3]，伪原薯蓣皂苷(pseudoprotodioscin)，原薯蓣皂苷(protodioscin)，甲基原薯蓣皂苷(methyl protodioscin)[4]，薯蓣皂苷元-3-O-[α-L-吡喃鼠李糖基-(1→3)-α-L-吡喃鼠李糖基-(1→4)-α-L-吡喃鼠李糖基-(1→4)]-β-D-吡喃葡萄糖苷{diosgenin-3-O-[α-L-rhamnopyranosyl-(1→3)-α-L-rhamnopyranosyl-(1→4)-α-L-rhamnopyranosyl-(1→4)]-β-D-glucopyranoside}[5]，26-O-α-D-吡喃葡萄糖基-呋甾-5(6),20(22)-二烯-3α,26-二醇[26-O-α-D-glucopyranosyl-furost-5(6),20(22)-dien-3α,26-diol][6]，26-O-β-D-吡喃葡萄糖基-25(R)-22-羟基-呋甾-$\Delta^{5(6)}$-烯-3β,26-二羟基-3-O-{[α-L-吡喃鼠李糖基-(1→2)]-α-L-吡喃鼠李糖基-(1→4)}-β-D-吡喃葡萄糖苷{26-O-β-D-glucopyranosyl-(25R)-22-hydroxy-5-en-furost-3β,26-diol-3-O-{[α-L-rhamnopyranosyl-(1→2)]-α-L-thamnopyranosyl-(1→4)}-β-D-glucopyranoside}，26-O-β-D-吡喃葡萄糖基-25(R)-22-羟基-呋甾-$\Delta^{5(6)}$-烯-3β,26-二醇-3-O-{[α-L-吡喃鼠李糖基-(1→2)]-β-D-吡喃葡萄糖基-(1→3)}-β-D-吡喃葡萄糖苷{26-O-β-D-glucopyranosyl-(25R)-22-hydroxy-5-en-furost-3β,26-diol-3-O-{[α-L-rhamnopyranosyl-(1→2)]-α-L-glucopyranosyl-(1→3)}-β-D-glucopyranoside}[7]，薯蓣皂苷元(diosgenin)[8]。

地上部分含醌类：7-羟基-2,6-二甲氧基-1,4-菲醌[9]；黄酮类：山柰酚-3-O-β-芸香糖苷，山柰酚-3-O-β-D-吡喃葡萄糖苷[9]；香豆素类：(3S)-6,8-二羟基-3-苯基-3,4-二氢异香豆素[9]；甾体类：薯蓣皂苷元[9]，β-谷甾醇，胡萝卜苷[9]；多糖类：DMA，DMB[10]；其他类：4',5-二羟基-3,3'-二甲氧基联苄，甘露醇，正癸烷[9]，二十九烷，三十一烷，二十七烷，庚烯[11]。

药理作用　营养神经作用：穿龙薯蓣体外能促进 PC12 细胞和 DRG 神经细胞分泌神经营养因子（NGF），此作用与调控酪氨酸激酶 A 磷酸化有关[1]。

抗血栓作用：从穿龙薯蓣中分离得到的成分薯蓣皂苷和薯蓣皂苷元-3-O-β-D-葡萄糖苷可能为

薯蓣皂苷的水解产物）具有一定的抗大鼠体内血栓形成的作用[2]。

抗肿瘤作用：穿龙薯蓣可以抑制人口腔癌细胞HSC-3的侵蚀迁移，这种作用与调控CREH/AP1有关[3]。

减肥作用：穿龙薯蓣可以降低高脂小鼠血清三酰甘油，抑制高脂大鼠的脂吸收，降低体重及其脂肪组织重量。这种作用与抑制胰脂酶活性有关[4]。

降血糖作用：穿龙薯蓣可以降低链脲嘧啶所致大鼠血糖升高，并具有胰岛素增敏作用[5]。

调节免疫和抗炎作用：穿龙薯蓣能够促进再生障碍性贫血模型小鼠的骨髓造血功能的作用，其作用机制可能与促进骨髓CD_3^+、CD_4^+的表达，抑制小鼠骨髓CD_8^+的表达，促进CD_4^+/CD_8^+比值的恢复有关[6]。穿龙薯蓣能够抑制急性痛风模型大鼠关节的肿胀，降低血清炎性因子IL-1β[7]。

抗氧化作用：穿龙薯蓣多糖体外能够抑制超氧阴离子和羟基阴离子的生成，具有潜在的抗氧化活性[8]。

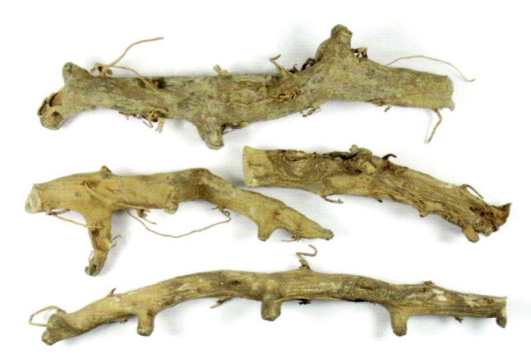

穿山龙 Dioscoreae nipponicae Rhizoma
摄影：钟国跃

注评 本种为中国药典（1977、2010年版）、山东（1995、2002）、内蒙古（1988）、甘肃省（1996）、山西（1987）、河南（1991）和宁夏（1993）中药材标准收载"穿山龙"的基源植物，药用其干燥根状茎。蒙古族、苗族用其根状茎治风湿性关节炎、大骨节病、跌打损伤、腰腿疼痛、闪腰岔气、慢性支气管炎、咳嗽气喘等。本种为国家Ⅱ级重点保护植物。

化学成分参考文献

[1] 何宝俊，等. 药学学报，1980, 15(12):764-765.

[2] Tsukamoto T, et al. *Yakugaku Zasshi*, 1954, 74:984-987.

[3] 方一苇，等. 药学学报，1982, 17(5):388-391.

[4] Lin S, et al. *Anal Chim Acta*, 2007, 599(1):98-106.

[5] 都述虎，等. 药学学报，2002, 37(4):267-270.

[6] Cui CB, et al. *Chinese Chem Lett*, 2004, 15(10):1191-1194.

[7] 康利平，等. 中国药学杂志，2005(20).

[8] Tsukamoto T, et al. *Yakugaku Zasshi*, 1954, 74:72-75.

[9] 卢丹，等. 中草药，2007, 38(12):1785-1787.

[10] 王昭晶，等. 天然产物研究与开发，2007, 19(1):29-34.

[11] 陈帅，等. 特产研究，2007(3):50-51.

药理作用及毒性参考文献

[1] Kim N, et al. *J Ethnopharmacol*, 2011, 137(1):312-319.

[2] 赵娜夏，等. 中草药，2011, 42(4):652-655.

[3] Chien MH, et al. *Food Chem Toxicol*, 2012, 50(3-4):558-566.

[4] Kwon CS, et al. *Biosci Biotech Bioch*, 2003, 67(7):1451-1456.

[5] 陈新焰，等. 辽宁中医药大学学报，2009, 11(9):156-159.

[6] 张伟峰，等. 天津中医药大学学报，2011, 30(3):160-162.

[7] 吕婧，等. 青岛大学医学院学报，2009, 45(4):389-392.

[8] 王昭晶，等. 天然产物研究与开发，2007, 19:29-34.

1b. 柴黄姜（亚种）（植物分类学报）

Dioscorea nipponica Makino subsp. **rosthornii** (Prain et Burkill) C. T. Ting in Acta Phytotax. Sin. 17 (3): 70. 1979.（英 **Rosthorn Yam**）

本亚种与模式亚种的主要区别为植株较粗壮，根状茎没有剥落的栓皮层，花多少有柄，染色体数为 40。花期 6-8 月，果期 8-10 月。

分布与生境　产于湖北、湖南、陕西（秦岭以南）、甘肃（天水）、四川、贵州。生于海拔 1000-1800 m，集中分布在 1200-1500 m，生长环境与穿龙薯蓣相似。

药用部位　根状茎。

功效应用　祛风湿，止痛，舒筋活血，止咳平喘祛痰。用于风湿性关节炎，腰腿疼痛，麻木，大骨节病，跌扑损伤，闪腰岔气，慢性气管炎，咳嗽气喘。

2. 蜀葵叶薯蓣（中国药用植物志）　龙骨七（贵州），穿山龙、细山药（云南）

Dioscorea althaeoides R. Knuth in Engl., Pflanzenr. 87(IV. 43): 180. 1924.（英 **Hollyhock-like Yam**）

缠绕草质藤本。根状茎横生，细长条形，分枝纤细。茎幼嫩时具稀疏的长硬毛，开花结实后近于无毛。单叶互生，有柄；叶片宽卵状心形，长 10-13 cm，宽 10-13 cm，顶端渐尖，边缘浅波状或 4-5 浅裂，表面有时有毛，背面脉上密被白色短柔毛。花单性，雌雄异株。雄花有梗，长 2-3 mm。常由 2-5 朵集成小聚伞花序再组成总状花序，有时花序轴分枝形成圆锥花序；花被碟形，基部连合成管，顶端 6 裂，开花时裂片平展，雄蕊 6 枚，着生于花被基部，花丝较短，有时弯曲。雌花序穗状，有花 40 朵或更多，单生或 2-3 个簇生叶腋；苞片披针形；退化雄蕊丝状或无。蒴果三棱形，长约 2.5 cm，宽约 1.5 cm，基部渐狭，顶端稍宽大，表面草黄色，有光泽。种子着生于每室中轴基部，向顶端有斧头状的宽翅，长约 8 mm。花期 6-8 月，果期 7-9 月。

分布与生境　分布于四川、贵州、云南及西藏（昌都、波密）。生于海拔 1000-2000 m 的山坡、沟旁或路边的杂木林下或林缘。

药用部位　根状茎。

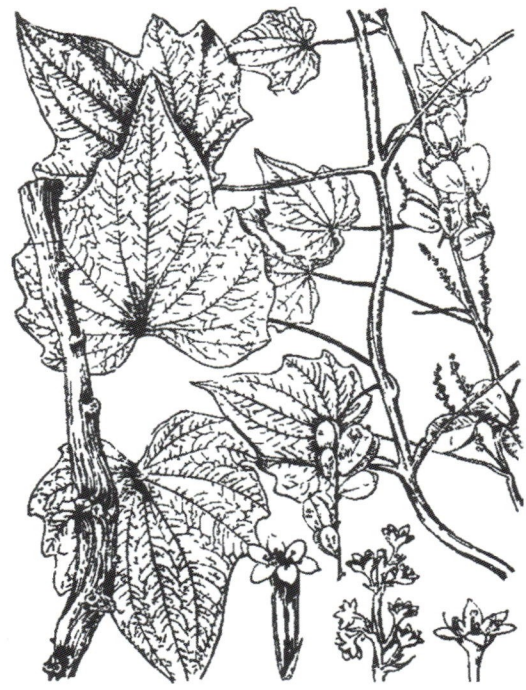

蜀葵叶薯蓣 Dioscorea althaeoides R. Knuth
引自《中国高等植物图鉴》

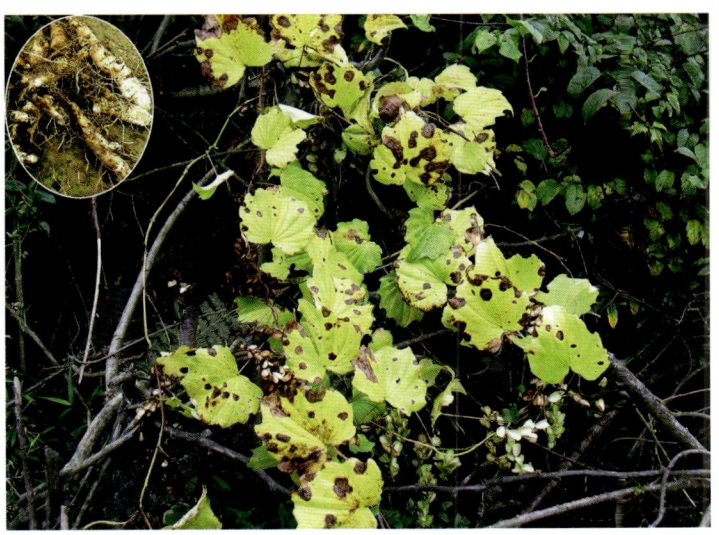

蜀葵叶薯蓣 Dioscorea althaeoides R. Knuth
摄影：何顺志

功效应用 舒筋活络，祛风除湿，滋阴健脾。用于肢体风湿麻木，跌打损伤，积食饱胀，消化不良。

化学成分 根状茎含甾体类：薯蓣皂苷(dioscin)，纤细薯蓣皂苷(gracillin)，薯蓣皂苷元(diosgenin)，薯蓣皂苷元棕榈酸酯(diosgenin palmitate)，$\Delta^{3,5}$-去氧替告皂苷元($\Delta^{3,5}$-deoxytigogenin)[1]，β-谷甾醇[1]。

注评 本种傈僳族亦同等药用。

化学成分参考文献

[1] 刘承来，等. 药学学报，1984, 19(10): 799-801.

3. 山萆薢（中国药用植物志） 粉萆薢（浙江），土黄连（江苏），小萆薢、土黄姜（湖南）

Dioscorea tokoro Makino in Bot. Mag. (Tokyo) 3: 112. 1889.（英 **Mountain Yam**）

缠绕草质藤本。根状茎横生，近圆柱形，有不规则分枝，下面着生多数须根。茎光滑，有纵沟。单叶互生；茎下部的叶深心形，中部以上渐成三角状浅心形，顶端渐尖或尾状，边缘全缘，有时浅波状，表面光滑，绿色，背面沿叶脉有时密生乳头状小突起。花单性，雌雄异株。雄花序总状或圆锥状，通常着生于基部的 2-4 朵花集成伞状，中部以上的花常单生；苞片及小苞片各 1，短于花梗；花被片 6，基部结合成管，顶端 6 裂，裂片长圆形，3 片较狭，3 片较宽；雄蕊 6 枚，着生于花被基部，顶端向外反曲。雌花序穗状或圆锥状，多单生。蒴果长大于宽，顶端微凹，基部狭圆形，熟时果梗下垂。种子扁圆形，着生每室中轴的基部，种翅由两侧向上方渐扩大，上端翅宽于种子 1 倍以上。花期 6-8 月，果期 8-10 月。

分布与生境 分布于河南南部、安徽南部、江苏、浙江、福建、江西南部、湖北、湖南、四川（宜宾）及贵州。生于海拔 60-1000 m 的稀疏杂木林或竹林下，通常沿山沟林下潮湿处生长较好。

药用部位 根状茎。

功效应用 舒筋活血，祛风利湿。用于风湿痹痛，腰膝酸痛，淋浊，带下病。

山萆薢 **Dioscorea tokoro** Makino
引自《中国高等植物图鉴》

化学成分 根含甾体类：薯蓣皂苷(dioscin)，薯蓣皂毒苷(dioscorea sapotoxin)[1-2]，薯蓣皂苷元(diosgenin)[2]，二氢薯蓣皂苷元(dihydrodiosgenin)[3]。

根状茎含甾体类：山萆薢皂苷元(tokorogenin)[4]，薯蓣皂苷元(diosgenin)，$\Delta^{3,5}$-去氧替告皂苷元($\Delta^{3,5}$-deoxytigogenin)[5]，扬诺皂苷元(yonogenin)[6]，亚莫皂苷元(yamogenin)[7]，薯蓣皂苷，纤细薯蓣皂苷(gracillin)，薯蓣皂毒苷(dioscorea sapotoxin) A、B[5]，扬诺皂苷(yononin)，山萆薢皂苷(tokoronin)[8]，原薯蓣皂苷(protodioscin)，原纤细薯蓣皂苷(protogracillin)[9]，薯蓣次苷(prosapogenin) A、B[10]。

花含甾体类：扬诺皂苷元，山萆薢皂苷元[11]，薯蓣皂苷元，山萆薢皂苷元，衣盖皂苷元(igagenin)[12]。

种子含甾体类：山萆薢皂苷元[12]。

地上部分含甾体类：异地奥替皂苷元(isodiotigenin)，薯蓣皂苷元[13]，扬诺皂苷元，可盖皂苷元(kogagenin)，25D,5β-螺甾-2-烯(25D,5β-spirost-2-ene)[14]，山萆薢皂苷元[15]，19-羟基扬诺皂苷元(19-hydroxyyonogenin)[16]，原扬诺皂苷元(protoyonogenin)，原新扬诺皂苷元(protoneoyonogenin)[17]。

幼苗含甾体类：异地奥替皂苷元[18]。

注评 本种为中华中药典范（1985 年版）所收载"萆薢"的基源植物，药用其干燥根状茎。

化学成分参考文献

[1] Honda J. *Arch exp Path Pharm*, 1904, 51: 211-226.
[2] Tsukamoto T, et al. *Yakugaku Zasshi*, 1936, 56: 802(in German 135-840).
[3] Tsukamoto T, et al. *Yakugaku Zasshi*, 1936, 56: 931-940.
[4] Nishikawa M, et al. *Yakugaku Zasshi*, 1954, 74: 1165-1167.
[5] Tsukamoto T, et al. *Yakugaku Zasshi*, 1957, 77: 1225-1229.
[6] Nishikawa M, et al. *B Chem Soc Jpn*, 1959, 32: 800-804.
[7] 唐世蓉, 等. 药学学报, 1964, 11(11): 787-789.
[8] Kawasaki T, et al. *Yakugaku Zasshi*, 1963, 83: 757-760.
[9] Tang SR, et al. *J Integr Plant Biol*, 1987, 29(2): 193-196.
[10] Kawasaki T, et al. *Chem Pharm Bull*, 1968, 16(6): 1070-1075.
[11] Akahori A. *Shionogi Kenkyusho Nenpo*, 1963, 13: 58-70.
[12] Akahori A, et al. *Chem Pharm Bull*, 1968, 16(10): 1994-1996.
[13] Akahori A, et al. *Phytochemistry*, 1969, 8(11): 2213-2217.
[14] Takeda K, et al. *Chem Pharm Bull*, 1958, 6: 532-536.
[15] Okanishi T, et al. *Shionogi Kenkyusho Nenpo*, 1960, 10: 153-157.
[16] Miyahara K, et al. *Chem Pharm Bull*, 1975, 23(11): 2550-2555.
[17] Uomori A, et al. *Phytochemistry*, 1983, 22(1): 203-206.
[18] Akahori A, et al. *Phytochemistry*, 1969, 8(1): 45-50.

4. 盾叶薯蓣（中国药用植物志） 枕头根、黄姜、火头根（四川、湖北）

Dioscorea zingiberensis C. H. Wright in J. Linn. Soc., Bot. 36: 93. 1903.（英 **Peltate Yam**）

缠绕草质藤本。根状茎横生，近圆柱形，指状或不规则分枝，新鲜时外皮棕褐色，断面黄色，干后除去须根常留有白色点状痕迹。茎左旋，光滑无毛，有时在分枝或叶柄基部两侧微突起或有刺。单叶互生，叶片厚纸质，三角状卵形、心形或箭形，通常3浅裂至3深裂，中间裂片三角状卵形或披针形，两侧裂片圆耳状或长圆形，两面光滑无毛，表面绿色，常有不规则斑块，干时呈灰褐色，叶柄盾状着生。花单性，雌雄异株或同株。雄花无梗，常2-3朵簇生，再排列成穗状，花序单一或分枝，1或2-3个簇生叶腋，通常每簇花仅1-2朵发育，基部常有膜质苞片3-4枚；花被片6，长1.2-1.5 mm，宽0.8-1 mm，开放时平展，紫红色，干后黑色；雄蕊6枚，着生于花托的边缘，花丝极短，与花药几等长。雌花序与雄花序相似；雌花具花丝状退化雄蕊。蒴果三棱形，每棱翅状，长1.2-2 cm，宽1-1.5 cm，干后蓝黑色，表面常有白粉。种子通常每室2枚，着生于中轴中部，四周围有薄膜状翅。花期5-8月，果期9-10月。

分布与生境 分布于河南南部、湖北、湖南、陕西（秦岭以南）、甘肃（天水）、四川。多生于破坏过的杂木林间或森林、沟谷边缘的路旁，常见于腐殖层深厚的土层中，有时也见于石隙中，平地和高山都有生长，海拔100-1500 m。

药用部位 根状茎。

功效应用 消肿解毒，清利湿热。用于痈疖肿毒，软组织损伤，阑尾炎，尿路感染，外科炎症，皮肤化脓性感染，肺热咳嗽，风湿痹痛，关节扭伤，腰腿酸痛，蜂螫、虫咬伤，亦用于毒鱼。含薯蓣皂苷元1.05%-3.3%，为合成性激素类药物的重要原料。

化学成分 根含甾体类：三角叶薯蓣皂苷宁(deltonin)，原三角叶薯蓣皂苷宁(protodeltonin)，盾叶新苷

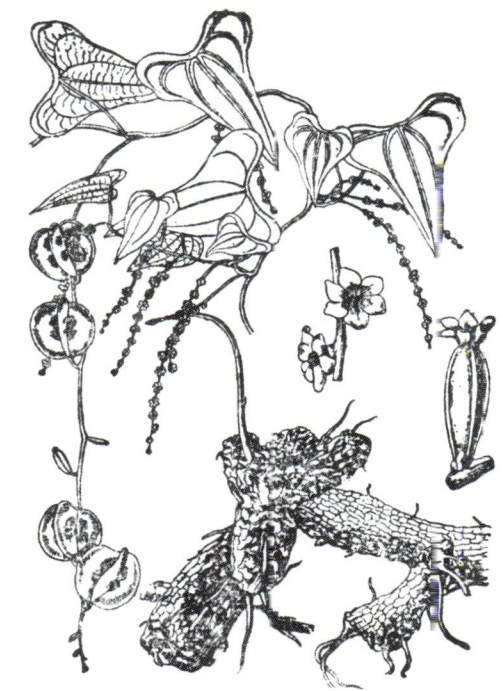

盾叶薯蓣 Dioscorea zingiberensis C. H. Wright
引自《中国高等植物图鉴》

(zingiberensis newsaponin)，薯蓣皂苷(dioscin)，薯蓣皂苷元-3-O-[β-D-吡喃葡萄糖-(1→4)]-β-D-吡喃葡萄糖苷{diosgenin-3-O-[β-D-glucopyranosyl-(1→4)]-β-D-glucopyranoside}[1]，薯蓣皂苷元(diosgenin)[1]。

根状茎含甾体类：薯蓣皂苷(dioscin)，螺甾-5-烯-3-基-β-D-吡喃葡萄糖基-(1→3)-β-D-吡喃葡萄糖基-(1→4)-[α-L-吡喃鼠李糖基-(1→2)]-β-D-吡喃葡萄糖苷{spirost-5-en-3-yl-β-D-glucopyranosyl-(1→3)-β-D-glucopyranosyl-(1→4)-[α-L-rhamnopyranosyl-(1→2)]-β-D-glucopyranoside}[2]，延龄草苷(trillin)，薯蓣皂苷元双葡萄糖苷(diosgenin diglucoside)，表拔葜皂苷元(epismilagenin)，纤细薯蓣皂苷(gracillin)[3]，薯蓣皂苷元[4]。

新鲜根状茎含甾体类：薯蓣皂苷元-3-O-β-D-吡喃葡萄糖基-(1→3)-β-D-吡喃葡萄糖基-(1→4)-[α-L-吡喃鼠李糖基-(1→2)]-β-D-吡喃葡萄糖苷，(25R)-26-O-β-D-吡喃葡萄糖基-呋甾-5-烯-3β,22ζ-二醇-3-O-β-D-吡喃葡萄糖基-(1→3)-β-D-吡喃葡萄糖基-(1→4)-[α-L-吡喃鼠李糖基-(1→2)]-β-D-吡喃葡萄糖苷[5]，盾叶薯蓣皂苷(zingiberenin) A[6]、H[5]、G[6]，纤细薯蓣皂苷(gracillin)[6]。

新鲜全草含甾体类：(25R)-26-O-β-D-吡喃葡萄糖基-呋甾-5-烯-3β,22ξ,26-三醇-3-O-β-D-吡喃葡萄糖基-(1→3)-β-D-吡喃葡萄糖基-(1→4)-[α-L-吡喃鼠李糖基-(1→2)]-β-D-吡喃葡萄糖苷{(25R)-26-O-β-D-glucopyranosyl-furost-5-en-3β,22ξ,26-triol-3-O-β-D-glucopyranosyl-(1→3)-β-D-glucopyranosyl-(1→4)-[α-L-rhamnopyranosyl-(1→2)]-β-D-glucopyranoside}，(25R)-26-O-β-D-吡喃葡萄糖基-呋甾-5-烯-3β,22ξ,26-三醇-3-O-β-D-吡喃葡萄糖基-(1→4)-[α-L-吡喃鼠李糖基-(1→2)]-β-D-吡喃葡萄糖苷{(25R)-26-O-β-D-glucopyranosyl-furost-5-en-3β,22ξ,26-triol-3-O-β-D-glucopyranosyl-(1→4)-[α-L-rhamnopyranosyl-(1→2)]-β-D-glucopyranoside}，(25R)-26-O-β-D-吡喃葡萄糖基-呋甾-5-烯-3β,22ξ,26-三醇-3-O-α-L-吡喃鼠李糖基-(1→2)-β-D-吡喃葡萄糖苷{(25R)-26-O-β-D-glucopyranosyl-furost-5-en-3β,22ξ,26-triol-3-O-α-L-rhamnopyranosyl-(1→2)-β-D-glucopyranoside}，薯蓣皂苷元-3-O-β-D-吡喃葡萄糖基-(1→3)-β-D-吡喃葡萄糖基-(1→4)-[α-L-吡喃鼠李糖基-(1→2)]-β-D-吡喃葡萄糖苷{diosgenin-3-O-β-D-glucopyranosyl-(1→3)-β-D-glucopyranosyl-(1→4)-[α-L-rhamnopyranosyl-(1→2)]-β-D-glucopyranoside}[7]，盾叶薯蓣皂苷(zingiberenin) E[8]、F[9]、G[7]，(25R)-26-O-β-D-葡萄糖基呋甾-5-烯-3β,26-二醇-22-甲氧基-3-O-{α-L-鼠李糖基-(1→4)-[β-D-葡萄糖基-(1→3)-β-D-葡萄糖基-(1→2)]-β-D-葡萄糖苷}[8]；芳香类：2,4-二羟基苯甲酸-2-O-葡萄糖苷[8]；对羟基苯甲胺[8]。

药理作用　杀灭钉螺作用：采用盾叶薯蓣药液浸泡法对不同发育阶段的螺卵细胞进行孵化阻滞实验表明，盾叶薯蓣具有灭钉螺作用，效用与氯硝柳胺相当[1-2]。

抑制植物病原真菌作用：从盾叶薯蓣中分离的内生真菌可以抑制6种植物病原真菌的菌丝生长[3]。

抗肿瘤作用：盾叶薯蓣对一些肝癌、人宫颈癌和胃癌细胞具有一定的抑制作用[4-8]。

注评　本种为湖北中药材质量标准（2009）收载"盾叶薯蓣"的基源植物，药用其干燥根状茎。本种为国家Ⅱ级重点保护植物。

化学成分参考文献

[1] 钱士辉，等. 中药材，2006(11): 1174-1176.

[2] Sun W, et al. *Nat Prod Res*, 2003, 17(4): 287-292.

[3] Liu CL, et al. *J Integr Plant Biol*, 1984(3): 283-289.

[4] 单文典，等. 中草药，1981, 12(1): 15-16.

[5] 程娟，等. 中草药，2008, 39(2): 165-167.

[6] 杨如同，等. 中草药，2008, 39(4): 493-496.

[7] 徐德平，等. 药学学，2007, 11(11): 1162-1165.

[8] 徐德平，等. 中草药，2007, 38(1): 6-8.

[9] 徐德平，等. 药学学报，2009, 44(1): 56-59.

药理作用及毒性参考文献

[1] 刘汉成. 中国寄生虫病防治杂志，2001, 14(1): 36-37.

[2] 糜留西. 湖北预防医学杂志，1996, 7(4): 25-27.

[3] 周生亮，等. 江苏农业科学，2007, (4): 64-67.

[4] 李忌. 天然产物研究与开发，1999, 11(1): 14-18.

[5] Hu K. *Hlanta Medica*, 1996, 62(6): 573.

[6] Wang Z. *Biol Pharm Bull*, 2001, 24(2): 159.

[7] Cai J. *Biol Pharm Bull*, 2002, 25(2): 193.

[8] Moalic S. *FEBS Lett*, 2001, 506(3): 225.

5. 小花盾叶薯蓣（植物分类学报） 苦良姜、老虎姜（云南永胜）

Dioscorea sinoparviflora C. T. Ting, M. G. Gilbert et Turland in Novon 10(1): 13. 2000.——*D. parviflora* C. T. Ting, non Phil.（英 **Smallflower Yam**）

缠绕草质藤本。根状茎横生，圆柱形，指状或不规则分枝，干后除去须根常留有白色点状痕迹。茎左旋，无毛，有时在分枝或叶柄基部两侧微凸起，或具短刺。单叶互生，叶片近革质，绿色，干后灰褐色，少数为灰赤色，三角状卵形、长卵形或卵圆形，有时3-5浅裂，中间裂片三角状卵形，两侧裂片圆耳状，边缘浅波状，有时边缘膜质，顶端渐尖，基部宽心形、心形或近于截形，两面无毛。花单性，雌雄异株。雄花序不分枝或分枝，单生或2-3个簇生于叶腋；雄花无梗，常2-3个簇生，再排列成穗状，每簇花通常仅1-2朵发育，基部常有膜质苞片3-4枚，苞片卵形或三角状卵形；花被6裂，裂片卵形，长0.8-1.2 mm，宽0.6-0.8 mm，花开时平展，紫红色，干后黑色；雄蕊6，着生于花

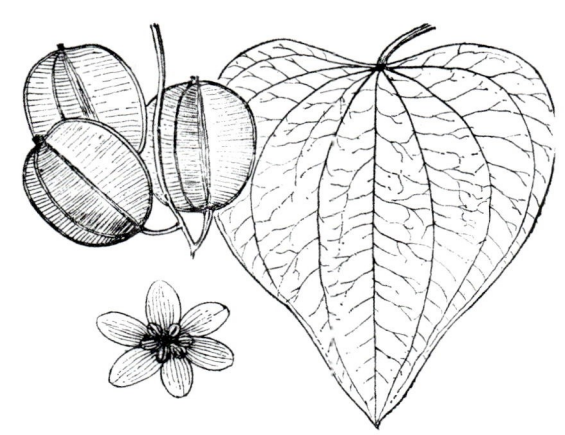

小花盾叶薯蓣 Dioscorea sinoparviflora C. T. Ting, M. G. Gilbert et Turland
史渭清 绘

托的边缘，花丝极短，与花药几等长，花药内向。雌花序与雄花序相似；退化雄蕊常呈丝状。蒴果三棱形，每棱翅状，半月形，长2-2.8 cm，宽0.8-1 cm，干后蓝黑色，表面常有白粉。每室种子2枚，着生于中轴中部，四周围有薄膜状翅。花期3-8月，果期8-12月。

分布与生境 产于云南泸水、永胜、禄劝、开远、弥勒等县。多生于山坡石灰岩干热河谷地区的稀疏灌丛或竹林中，海拔400-2000 m。

药用部位 根状茎。

功效应用 消肿解毒。用于未溃疮疖，疮疡肿毒，软组织损伤，皮肤急性化脓感染，蜂蜇虫咬。亦为薯蓣皂苷元的主要原料。

化学成分 根状茎含甾体类：小花盾叶薯蓣苷(parvifloside)，纤细薯蓣皂苷(gracillin)，三角叶薯蓣皂苷宁(deltonin)，原纤细薯蓣皂苷(protogracillin)，三角叶薯蓣皂苷(deltoside)[1]，去酰野百合苷(deacylbrownioside)，薯蓣皂苷元双葡萄糖苷(diosgenin diglucoside)，薯蓣次苷A (prosapogenin A)，薯蓣皂苷元-3-*O*-β-D-吡喃葡萄糖基-(1→3)-β-D-吡喃葡萄糖基-(1→4)-[α-L-吡喃鼠李糖基-(1→2)]-β-D-吡喃葡萄糖苷{diosgenin-3-*O*-β-D-glucopyranosyl-(1→3)-β-D-glucopyranosyl-(1→4)-[α-L-rhamnopyranosyl-(1→2)]-β-D-glucopyranoside}，甲基三角叶薯蓣皂苷(methyldeltoside)，甲基小花盾叶薯蓣苷(methylparvifloside)，薯蓣皂苷元(diosgenin)，β-谷甾醇，豆甾醇[2]。

化学成分参考文献

[1] L CL, et al. *J Integr Plant Biol*, 1985, 27(6): 635-639.

[2] 杨顺丽，等. 药学学报，2005, 40(2): 145-149.

6. 三角叶薯蓣（中国药用植物志） 山药（西藏）

Dioscorea deltoidea Wall. ex Griseb. in Martius, Fl. Bras. 3(1): 43. 1842.（英 **Deltoid Yam**）

6a. 三角叶薯蓣（模式变种）

Dioscorea deltoidea Wall. ex Griseb. var. **deltoidea**（英 **Deltoid Yam**）

缠绕草质藤本。根状茎横生，姜块状。茎左旋，新鲜时绿色，干后紫褐色，有明显的纵条纹。单叶互生，叶片三角状心形或三角状戟形，通常3裂，中间裂片顶端渐尖，两侧裂片呈圆耳状，干后不

变黑，背面沿叶脉密被白色硬毛；柄长4-10 cm。花单性，雌雄异株。雄花无梗，常2朵簇生，稀疏排列于花序轴上组成穗状花序；苞片膜质，卵形，顶端突尖；花被杯状，顶端6裂，雄蕊6枚，着生于花被管基部，花药呈个字形着生。雌花序与雄花序基本相似，每花序有花4-6朵，具退化雄蕊。蒴果长宽几相等，约2 cm，顶端凹入，成熟后为栗褐色，表面密生紫褐色斑点。种子卵圆形，每室通常2枚，着生每室中轴中部。花期5-6月，果期6-9月。

分布与生境 分布于西藏（吉隆、聂拉木、波密、昌都）。常生于海拔2000-4000 m的灌木丛中及沟谷阔叶林中。印度、尼泊尔、老挝、阿富汗、巴基斯坦也有分布。

药用部位 根状茎。

功效应用 祛风除湿。用于风湿关节痛，风湿性心脏病，胃病，大骨节病，下肢肌肉痉挛，疲劳过度。

化学成分 根状茎含甾体类：薯蓣皂苷元(diosgenin)[1]，三角叶薯蓣皂苷宁(deltonin)，三角叶薯蓣皂苷(deltoside)[2]，豆甾醇，β-谷甾醇[3]。

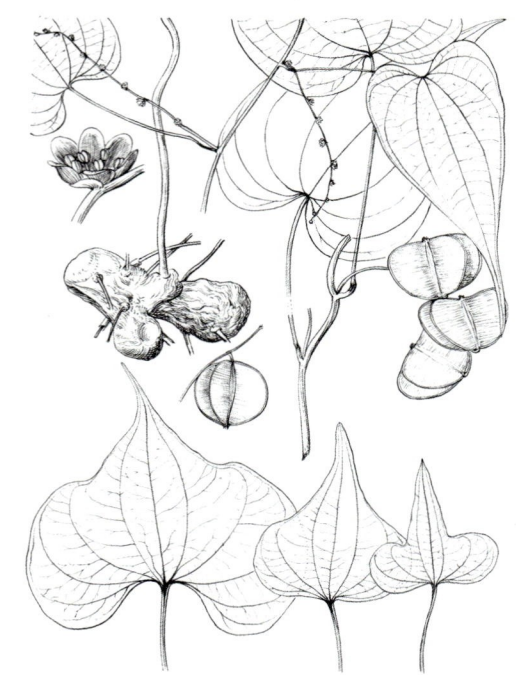

三角叶薯蓣 Dioscorea deltoidea Wall. ex Griseb. var. deltoidea
史渭清 绘

植物组织培养液含甾体类：5α-孕甾-3,20-二酮(5α-pregnan-3,20-dione)[4]，3β-羟基-5α-雄甾-17-酮(3β-hydroxy-5α-androstan-17-one)，5α-雄甾-3β,17β-二醇(5α-androstan-3β,17β-diol)[5]，5α-孕甾-3β-醇-20-酮(5α-pregnan-3β-ol-20-one)，5α-孕甾-3β,20β-二醇(5α-pregnan-3β,20β-diol)[6]，25D-螺甾-3,5-二烯(25D-spirost-3,5-diene)[7]，胆甾醇(cholesterol)[8]。

化学成分参考文献

[1] Abrol BK, et al. *Planta Med*, 1963, 11: 44-52.

[2] Paseshnichenko VA, et al. *Prikl Biokhim Mikrobiol*, 1975, 11(1): 94-101.

[3] Kaul B, et al. *Lloydia*, 1968, 31(2): 171-179.

[4] Stohs SJ. *Phytochemistry*, 1969, 8(7): 1215-1219.

[5] Stohs SJ, et al. *Lloydia*, 1972, 35(1): 81-83.

[6] Stohs SJ, et al. *Phytochemistry*, 1972, 11(4): 1397-1400.

[7] Stohs SJ, et al. *Planta Med*, 1975, 28(2): 101-105.

[8] Marshall JG, et al. *Lloydia*, 1976, 39(1): 84-85.

6b. 圆果三角叶薯蓣（中国植物志） 母猪藤、风车草（四川），黄山药（四川、云南）

Dioscorea deltoidea Wall. ex Griseb. var. **orbiculata** Prain et Burkill in Ann. Roy. Bot. Gard. (Calcutta) 14: 25. 1936.（英 **Roundfruit Yam**）

与模式变种的主要区别在于：叶片三角状心形或三角状戟形，3裂，中间裂片顶端渐尖，两侧裂片圆耳状。蒴果顶端圆形。花期5-6月，果期8-9月。

分布与生境 产于四川（马尔康、金川、松岗、木里）、云南（德钦、维西等地）。常生于海拔2000-3100 m的灌木林内或稀疏的润叶林内，干旱的河谷坡地也能生长。

药用部位 根状茎。

功效应用 祛风除湿。用于风湿性心脏病，风湿关节痛，胃病，大骨节病，疲劳过度，下肢肌肉痉挛。

化学成分 根状茎含甾体类：圆果薯蓣皂苷(orbiculatoside) A[1]、B[2]，原比奥皂苷(protobioside)，甲基原比奥皂苷(methyl protobioside)[2]，薯蓣次苷(prosapogenin) A、B，薯蓣皂苷(dioscin)，纤细薯蓣皂苷(gracillin)，原薯蓣皂苷(protodioscin)，甲基原薯蓣皂苷(methyl protodioscin)，原新薯蓣皂苷(protoneodioscin)，甲基原新薯蓣皂苷(methyl protoneodioscin)，原纤细薯蓣皂苷(protogracillin)，甲

原纤细薯蓣皂苷(methyl protogracillin)，原新纤细薯蓣皂苷(protoneogracillin)，甲基原新纤细薯蓣皂苷(methyl protoneogracillin)[3]。

化学成分参考文献

[1] Shen P, et al. *J Asian Nat Prod Res*, 2002, 4(3): 211-215.

[2] Shen P, et al. *Chin Chem Lett*, 2002, 13(9): 851-854.

[3] 沈平. 圆果三角叶薯蓣和弯蕊开口箭活性成分的研究. 沈阳药科大学博士论文，2002.

7. 黄山药（中国药用植物志） 姜黄草（植物名实图考），黄姜、老虎姜（四川、云南），猴节莲（贵州）

Dioscorea panthaica Prain et Burkill in J. Asiat. Soc. Bengal, Pt. 2, Nat. Hist. 73(Suppl.): 6. 1904.（英 **Yellow Yam**）

缠绕草质藤本。根状茎横生，圆柱形，不规则分枝，表面着生稀疏须根。茎左旋，光滑无毛，草黄色，有时带紫色。单叶互生，叶片三角状心形，顶端渐尖，基部深心形或宽心形，全缘或边缘呈微波状，干后表面栗褐色或黑色，背面灰白色，两面近于无毛。花单性，雌雄异株。雄花无梗，新鲜时黄绿色，单生或2-3朵簇生组成穗状花序，花序通常又分枝而呈圆锥花序，单生或2-3个簇生于叶腋；苞片舟形，小苞片与苞片同形而较小；花被碟形，顶端6裂，裂片卵圆形，内有黄褐色斑点，开放时平展；雄蕊6，着生于花被管的基部，花药背着。雌花序与雄花序基本相似；雌花花被6裂，具6枚退化雄蕊，花药不全或仅花丝存在。蒴果三棱形，顶端截形或微凹，基部狭圆，每棱翅状，半月形，表面棕黄色或栗褐色，有光泽，密生紫褐色斑点，成熟时果反曲下垂；种子每室通常2枚，着生于中轴的中部。花期5-7月，果期7-9月。

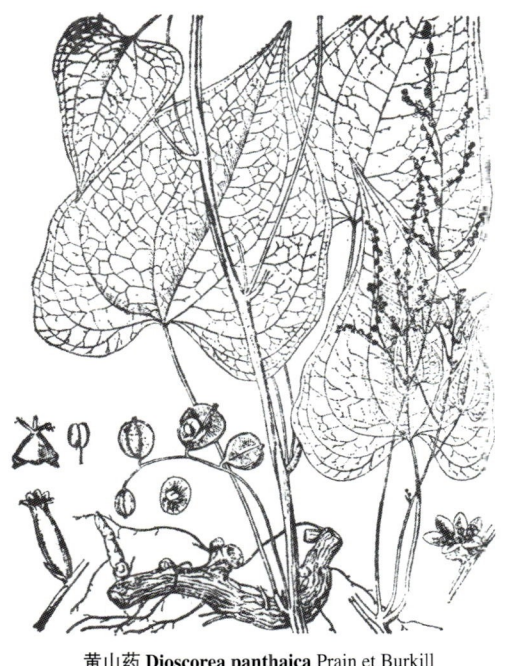

黄山药 *Dioscorea panthaica* Prain et Burkill
引自《中国高等植物图鉴》

分布与生境 分布于湖北（恩施）、湖南西北部、四川西部、贵州西部、云南。常生于海拔1000-3500 m山坡灌木林下，或见于密林的林缘或山坡路旁。

药用部位 根状茎。

功效应用 祛风除湿，消肿止痛，清热解毒。用于胃痛，跌打损伤，瘰疬，牛马炭疽病。

化学成分 根状茎含甾体类：薯蓣皂苷(dioscin)，纤细薯蓣皂苷(gracillin)[1]，伪原薯蓣皂苷(pseudoprotodioscin)[2]，延龄草苷(trillin)，原薯蓣皂苷(protodioscin)[3]，黄山药皂苷(dioscoreside) A、B[4]、C、D[2]、E[5]，原比奥皂苷(protobioside)，三角叶薯蓣皂苷(deltoside)，26-*O*-β-D-吡喃葡萄糖基-(25*R*)-呋甾-5-烯-3β,22ξ,26-三醇-3-*O*-β-D-吡喃葡萄糖基-(1→3)-β-D-吡喃葡萄糖基-(1→4)-[α-L-鼠李糖吡喃基-(1→2)]-β-D-吡喃葡萄糖苷[6]，原薯蓣皂苷元(progenin) Ⅱ、Ⅲ[1]，薯蓣皂苷元(diosgenin)[3]；薯蓣皂苷元-3-*O*-[α-L-吡喃鼠李糖基-(1→4)]-β-D-吡喃葡萄糖苷{diosgenin-3-*O*-[α-L-rhamnopyranosyl-(1→4)]-β-D-glucopyranoside}，薯蓣皂苷元-3-*O*-[α-L-吡喃鼠李糖基-(1→2)]-β-D-吡喃葡萄糖苷{diosgenin-3-*O*-[α-L-rhamnopyranosyl-(1→2)]-β-D-glucopyranoside}，3β,26-二醇-25(*R*)-$\Delta^{5,20(22)}$-二烯-呋甾-26-*O*-β-D-吡喃葡萄糖苷[3β,26-diol-25(*R*)-$\Delta^{5,20(22)}$-dien-furost-26-*O*-β-D-glucopyranoside]，26-*O*-β-D-吡喃葡萄糖基-3β,26-二醇-25(*R*)-$\Delta^{5,20(22)}$-二烯-呋甾-3-*O*-[α-L-吡喃鼠李糖基-(1→4)]-β-D-吡喃葡萄糖苷{26-*O*-β-D-glucopyranosyl-3β,26-diol-25(*R*)-$\Delta^{5,20(22)}$-dien-furost-3-*O*-[α-L-rhamnopyranosyl-(1→4)]-β-D-glucopyranoside}[7]。

药理作用 抗心肌缺血作用：黄山药中提取的皂苷给药后，随时间推移其对心电图上的心肌缺血的总有效率呈现逐步上升，其他症状也能减缓乃至消失[1]。

降血脂作用：在喂饲高胆固醇饲料诱导的小鼠和大鼠高脂血症模型中，灌胃给以黄山药总皂苷和薯蓣皂苷元均能够显著降低模型小鼠与大鼠血中的总胆固醇含量，但薯蓣皂苷元的作用明显强于黄山药总皂苷[2-3]。

抗血小板聚集作用：黄山药总皂苷和薯蓣皂苷元在体外均具有抗血小板聚集作用，但薯蓣皂苷元的作用明显强于黄山药总皂苷[2]。

注评 本种为中国药典（2010年版）收载"黄山药"的基源植物，药用其干燥根状茎。侗族、彝族也药用其根状茎；侗族治腹泻，彝族治下肢溃疡。

化学成分参考文献

[1] 董梅，等. 中草药，2000, 31(10): 14-15.

[2] Dong M, et al. *Planta Med*, 2001, 67(9): 853-857.

[3] 董梅，等. 中草药，2001, 32(8): 16-17.

[4] Dong M, et al. *Tetrahedron*, 2001, 57(3): 501-506.

[5] Dong M, et al. *Pharmazie*, 2004, 59(4): 294-296.

[6] 耿勇，等. 中国天然药物，2004, 2(1): 26-28.

[7] Li R, et al. *Journal of mass spectrometry JMS*, 2006, 41(1): 1-22.

药理作用及毒性参考文献

[1] 黄大弼. 实用医学杂志，1995, 11(10): 682-683.

[2] 马海英，等. 中国医院药学杂志，2002, 22(6): 323-325.

[3] 马海英，等. 中国中药杂志，2002, 27(7): 528-530.

8. 异叶薯蓣（植物分类学报） 野山药（贵州）

Dioscorea biformifolia C. Pei et C. T. Ting in Acta Phytotax. Sin. 14(1): 69. 1976.（英 **Biformleaf Yam**）

缠绕草质藤本。根状茎横生，圆柱形，不规则分枝，外皮紫黑色，粗糙。茎左旋，光滑无毛，叶柄基部通常有刺。单叶至掌状复叶，互生，微革质，两面光滑无毛，网脉明显，通常有3种叶型，第一种从基部至顶端叶片全缘，或边缘微波状；第二种从基部至顶端叶片全缘，2-3深裂至3全裂；第3种从基部至顶端叶片为3全裂至三出掌状复叶；单叶为心形或三角状卵状心形，长7-15 cm，顶端尾状或渐尖；3全裂或三出掌状复叶的中间裂片或叶片为长披针形，长10-20 cm，宽1.5-3 cm，两侧裂片或叶片较小，基部稍偏斜。花单性，雌雄异株。雄花无梗，单生或2-4朵簇生，排列成穗状，再组成圆锥花序；花被基部联合成短管，顶端6裂，裂片卵圆形，顶端圆钝；雄蕊6枚，着生于花被管的基部，花丝短。雌花序与雄花序相似。蒴果三棱形，每棱翅状，狭卵形，浅棕色，成熟后反曲下垂。种子每室2枚，着生于每室中轴的中部，成熟时种子四周围有薄膜状翅。花期4-7月，果期7-10月。

分布与生境 产于云南。常生于海拔800-1800 m间的河谷、山坡的杂木灌丛中或林缘阴处。

药用部位 根状茎。

功效应用 祛风湿，止咳。用于风湿痛，咳嗽。

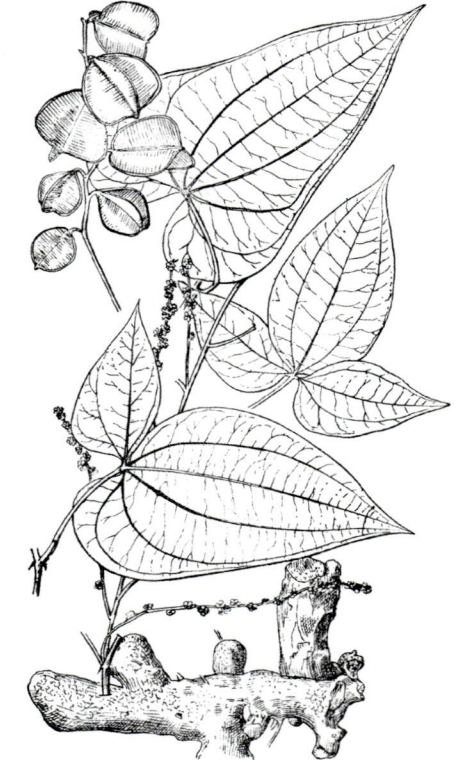

异叶薯蓣 Dioscorea biformifolia C. Pei et C. T. Ting
史渭清 绘

9. 纤细薯蓣（中国药用植物志） 癞蛤蟆（植物名实图考，浙江），黄生姜（江西）

Dioscorea gracillima Miq. in Ann. Mus. Bot. Lugduno-Batavi 3: 160. 1867.（英 **Thinnest Yam**）

缠绕草质藤本。根状茎横生，竹节状，形状不规则，表面有细丝状须根。茎左旋，无毛。单叶互生，有时在茎基部3-4片轮生，叶片卵状心形，顶端渐尖，基部心形、宽心形或近截形，全缘或微波状，有时边缘明显的啮蚀状，干后不变黑，两面无毛，背面常具有白粉；叶柄与叶片近于等长。雄花序穗状，单生于叶腋，通常作不规则分枝；雄花无梗，单生，很少2-3朵簇生，着生于花序的基部；苞片卵形，薄膜质，小苞片较苞片短而窄；花被碟形，顶端6裂，裂片长圆形，花开时平展；发育雄蕊3枚，药隔宽约为花药的1/2，不育雄蕊3，棍棒状，二者互生，着生于花托的边缘。雌花序与雄花序相似；雌花有6枚退化雄蕊。蒴果三棱形，顶端截形，每棱翅状，长卵形，大小不一，一般长1.8-2.8 cm，宽1-1.3 cm。种子每室2枚，着生于中轴中部，四周有薄膜状翅。花期5-8月，果期6-10月。

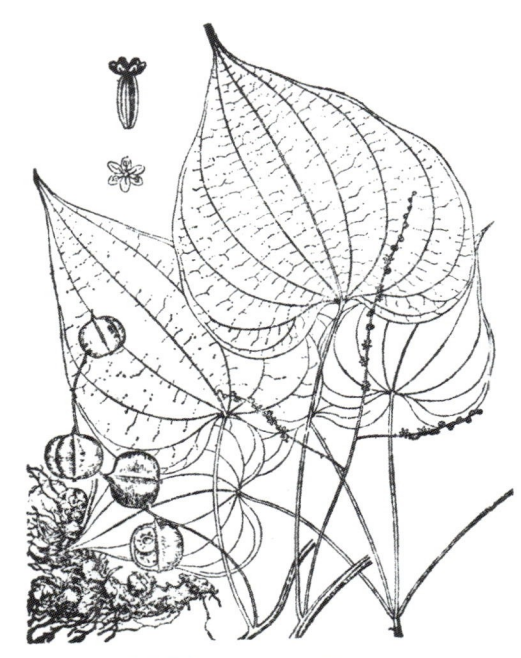

纤细薯蓣 Dioscorea gracillima Miq.
引自《中国高等植物图鉴》

分布与生境 分布于安徽南部、浙江、福建北部、江西、湖北西南部、湖南东部。生于海拔200-2200 m山坡疏林下，较阴湿的山谷或河谷地带生长较多。日本也有分布。

药用部位 根状茎。

功效应用 滋补强壮，利湿浊，祛风湿。用于脾胃亏虚，风湿痹痛。台湾和浙江遂昌地区民间将其捣烂，外敷治疗淋巴结结核。

化学成分 根状茎含甾体类：薯蓣皂苷元(diosgenin)[1]，薯蓣皂苷(dioscin)[2]，纤细薯蓣皂苷(gracillin)[3]，原薯蓣皂苷(protodioscin)，甲基原薯蓣皂苷(methyl protodioscin)[4]。

药理作用 杀钉螺作用：纤细薯蓣的根状茎粉具有较好杀钉螺作用。

毒性及不良反应 小鼠口服纤细薯蓣根状茎粉急性毒性 LD_{50} 为 38.4 g/kg，对家兔皮肤无刺激[1]。

化学成分参考文献

[1] Tsukamoto T, et al. *Yakugaku Zasshi*, 1954, 74: 72-75.

[2] Tsukamoto T, et al. *Yakugaku Zasshi*, 1954, 74: 984-987.

[3] Tsukamoto T, et al. *Yakugaku Zasshi*, 1954, 74: 1127-1129.

[4] Kawasaki T, et al. *Chem Pharm Bull*, 1974, 22(9): 2164-2175.

药理作用及毒性参考文献

[1] 刘红云，等. 中国血吸虫病防治杂志，2008, 20(2): 147-148.

10. 叉蕊薯蓣（中国药用植物志） 九子不离母、萆薢、白山药、次黄山药、黄姑里（云南），黄山药、蛇头草（贵州），饭沙子、川萆薢（四川）

Dioscorea collettii Hook. f., Fl. Brit. India 6: 290. 1892.（英 **Collett Yam**）

10a. 叉蕊薯蓣（模式变种）

Dioscorea collettii Hook. f. var. **collettii**（英 **Collett Yam**）

缠绕草质藤本。根状茎横生，竹节状，长短不一，直径约2 cm，表面着生细长弯曲的须根，断面黄色。茎左旋，长圆柱形，无毛或有时密生黄色短毛。单叶互生，叶片三角状心形或卵状披针形，顶端渐尖，基部心形、宽心形或有时近截形，边缘微波状或近全缘，干后表面黑色，有时背面灰褐色有白色刺毛，延叶脉较密。花单性，雌雄异株。雄花序单生或2-3个簇生于叶腋；雄花无梗，在花序基部2-3朵簇生，至顶部常单生；苞片卵状披针形，顶端渐尖，小苞片卵形，顶端有时2浅裂；花被碟形，顶端6裂，裂片新鲜时黄色，干后黑色，有时少数不变黑；雄蕊3枚，着生于花被管上，花丝较短，花药卵圆形，花开放后药隔变宽，常为花药的1-2倍，呈短叉状，退化雄蕊有时只残存花丝，与3个发育雄蕊互生。雌花序穗状；雌花的退化雄蕊花丝状；子房长圆柱形，柱头3裂。蒴果三棱形，顶端稍宽，基部稍狭，表面栗褐色，富有光泽，成熟时果反曲下垂。种子每室2枚，着生于中轴的中部，成熟时四周有薄膜状翅。花期5-8月，果期6-11月。

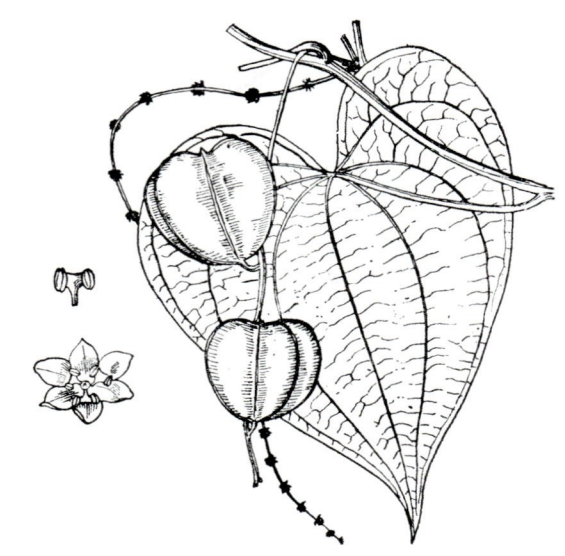

叉蕊薯蓣 Dioscorea collettii Hook. f. var. collettii
史渭清 绘

分布与生境 分布于四川西部、贵州、云南等省。常生于海拔1500-3200 m的河谷、山坡和沟谷次生栎树林或灌木林下。印度、缅甸等国也有分布。

药用部位 根状茎。

功效应用 解毒消肿，祛瘀止血，祛风除湿，止痒，止痛。用于风湿关节痛，胃脘痛，黄疸，心悸，皮炎，腰腿酸痛，尿浊，泌尿系感染，带下病，毒蛇咬伤，跌打损伤。亦用于合成甾体激素药物原料。

化学成分 根状茎含甾体类：亚莫皂苷元-3-O-(β-D-吡喃葡萄糖)[yamogenin-3-O-(β-D-glucopyranosyl)]，亚莫皂苷元-3-O-[α-L-吡喃鼠李糖(1→4)-β-D-吡喃葡萄糖]{yamogenin-3-O-[α-L-rahmnopyranosyl-(1→4)-β-D-glucopyranosyl]}，亚莫皂苷元-3-O-{α-L-吡喃鼠李糖基-(1→4)-[α-L-吡喃鼠李糖基-(1→2)]-β-D-吡喃葡萄糖基}{yamogenin-3-O-{α-L-rhamnopyranosyl-(1→4)-[α-L-rhamnopyranosyl-(1→2)]-β-D-glucopranosyl}}，亚莫皂苷元-3-O-{β-D-吡喃葡萄糖基-(1→3)-[α-L-吡喃鼠李糖基-(1→2)-3-β-D-吡喃葡萄糖基}{yamogenin-3-O-{β-D-glucopyranosyl-(1→3)-[α-L-rhamnopyranosyl-(1→2)]-β-D-glucopyranosyl}}[1]，亚莫皂苷元-β-D-葡萄糖苷(yamogenin-β-D-glucoside)，薯蓣皂苷元(diosgenin)，薯蓣皂苷元棕榈酸酯(diosgenin palmitate)，亚莫皂苷元(yamogenin)，亚莫皂苷元棕榈酸酯(yamogenin palmitate)，$\Delta^{3,5}$-去氧替告皂苷元($\Delta^{3,5}$-deoxytigogenin)，异芒兰皂苷元▲(isonarthogenin)，$\Delta^{3,5}$-去氧新替告皂苷元($\Delta^{3,5}$-deoxyneotigogenin)[2]，β-谷甾醇[2]。

发霉的叉蕊薯蓣根状茎含甾体类：菝葜皂苷元酮(smilagenone)，知母皂苷元酮(sarasapogenone)，薯蓣皂苷元(diosgenin)，亚莫皂苷元(yamogenin)，表菝葜皂苷元(epismilagenin)，表洋菝葜皂苷元▲(episarsasapogenin)[3]。

注评 本种傈僳族、阿昌族、德昂族和景颇族药用，根状茎治风湿性关节炎和过敏性皮炎；傈僳族还治疗坐骨神经痛、跌打损伤。

化学成分参考文献

[1] 刘承来，等. 药学学报，1983, 18(8): 597-606.

[2] Minghe Y, et al. *Planta Med*, 1983, 49(1): 38-42.

[3] 刘承来，等. 药学学报，1985, 20(2): 143-145.

10b. 粉背薯蓣（变种）（植物分类学报） 百枝（吴普本草），竹木（雷公炮炙论），赤节（名医别录），白菝葜（日华子本草），川草薢（本草原始），粉草薢（本草从新），山田薯、土薯蓣（福建），麻甲头（广东）

Dioscorea collettii Hook. f. var. **hypoglauca** (Palib.) C. T. Ting et al. in Acta Phytotax. Sin. 14(1): 66 1976.——*Dioscorea hypoglauca* Palibin（英 **Hypoglacous Yam**）

本变种叶片为三角形或卵圆形，部分植株叶片边缘呈半透明干膜质；雄蕊开放后药隔宽度约为花药的一半，蒴果两端平截，顶部与基部通常等宽，与模式变种有别。

分布与生境 分布于河南南部、安徽南部、浙江、福建、台湾、江西、湖北、湖南、广东北部和广西东北部。生于海拔 200-1300 m 的山坡、山谷或水沟边阴处的混交林缘或疏林下。

药用部位 根状茎。

功效应用 利湿祛浊，祛风除痹。用于膏淋，尿浊，带下病，风湿痹痛，腰膝酸痛。

化学成分 根状茎含甾体类：薯蓣皂苷(dioscin)，纤细薯蓣皂苷(gracillin)[2]，原新薯蓣皂苷(protoneodioscin)，甲基原新薯蓣皂苷(methyl protoneodioscin)，原薯蓣皂苷(protodioscin)，甲基原薯蓣皂苷(methyl protodioscin)，原新纤细薯蓣皂苷(protoneogracillin)，甲基原新纤细薯

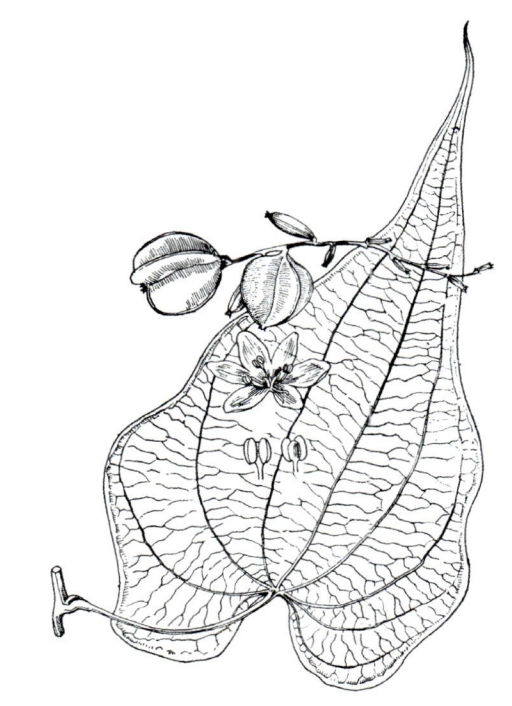

粉背薯蓣 Dioscorea collettii Hook. f. var. hypoglauca (Palib.) C. T. Ting et al.
史渭清 绘

蓣皂苷(methyl protoneogracillin)，原纤细薯蓣皂苷(protogracillin)，甲基原纤细薯蓣皂苷(methyl protogracillin)[4]，粉背薯蓣苷▲F (hypoglaucin F)，$\Delta^{3,5}$-去氧替告皂苷元($\Delta^{3,5}$-deoxytigogenin)，$\Delta^{3,5}$-去氧新替告皂苷元($\Delta^{3,5}$-deoxyneotigogenin)，薯蓣皂苷元棕榈酸酯(diosgenin palmitate)，亚莫皂苷元棕榈酸酯(yamogenin palmitate)，薯蓣皂苷元乙酸酯(diosgenin acetate)，亚莫皂苷元乙酸酯(yamogenin acetate)，薯蓣皂苷元(diosgenin)，亚莫皂苷元(yamogenin)[1]，原薯蓣皂苷元Ⅲ (progenin Ⅲ)[2]，粉背薯蓣苷▲A (hypoglaucin A)，原粉背薯蓣苷▲A (protohypoglaucin A)[3]，粉背薯蓣苷▲G (hypoglaucin G)[5]，β-谷甾醇[1]；挥发油：对二甲苯，邻苯二甲酸二异丁酯，联苯二甲酸丁醇辛醇酯，正十六酸，邻苯二甲酸二丁酯，2,4-双(1-甲基-1-苯乙基)苯酚，单(2-乙己基)邻苯二甲酸酯[6]。

药理作用 抑菌作用：粉背薯蓣的挥发油对金黄色葡萄球菌、大肠埃希菌和红酵母有很好的抑制作用[1]。

抗癌作用：粉背薯蓣挥发油体外对 NCI-H460 人非小细胞肺癌有较好的抑制作用[1]。

注评 本种为中国药典（1977、1985、1990、1995、2000、2005、2010 年版）、湖北（2009）和新疆（1980）药品标准收载"粉草薢"的基源植物，药用其干燥根状茎。彝族用其根状茎治疗气血两亏、形体羸弱。

化学成分参考文献

[1] 娄伟，等. 云南植物研究，1984, 6(4): 416-412.

[2] Hu K, et al. *Phytochemistry*, 1997, 44(7): 1339-1342.

[3] T SY, et al. *J Integr Plant Biol*, 1984, 26(4): 419-424.

[4] Hu K, et al. *Planta Med*, 1997, 63(2): 161-165.

[5] Hu K, et al. *J Nat Prod*, 1999, 62(2): 299-301.

[6] 邓明强，等. 中国实验方剂学杂志，2008, 14(2): 6-8.

药理作用及毒性参考文献

[1] 邓明强，等. 中国实验方剂学杂志，2008, 14(2): 6-8.

11. 福州薯蓣（中国高等植物图鉴） 草薢（福建），小草薢（湖南），猴子薯（浙江）

Dioscorea futschauensis Uline ex R. Knuth in Engl., Pflanzenr. 87(IV. 43): 264. 1924.（英 **Foochow Yam, Fuzhou Yam**）

缠绕草质藤本。根状茎横生，不规则长圆柱形，外皮黄褐色。茎左旋，无毛。单叶互生，微革质，茎基部叶为掌状裂叶，7 裂，大小不等，基部深心形，中部以上叶为卵状三角形，边缘波状或全缘，顶端渐尖，基部深心形或广心形，背面网脉明显，两面沿叶脉疏生白色刺毛。花单性，雌雄异株。雄花序总状，通常分枝呈圆锥花序，单生或 2–3 个簇生于叶腋；雄花有梗，花被新鲜时橙黄色，干后黑色，长 4–5 mm，基部连合，顶端 6 裂，裂片卵圆形；雄蕊 6 枚，有时仅 3 枚发育，着生于花被管基部，有退化雌蕊。雌花序与雄花序相似；雌花花被 6 裂，退化雄蕊花药不完全或仅存有花丝。蒴果三棱形，每棱翅状，半圆形，长 1.5–1.8 cm，宽 1–1.2 cm。种子扁圆形，直径 4–5 mm，着生于每室中轴中部，成熟时四周有薄膜状翅。花期 6–7 月，果期 7–10 月。

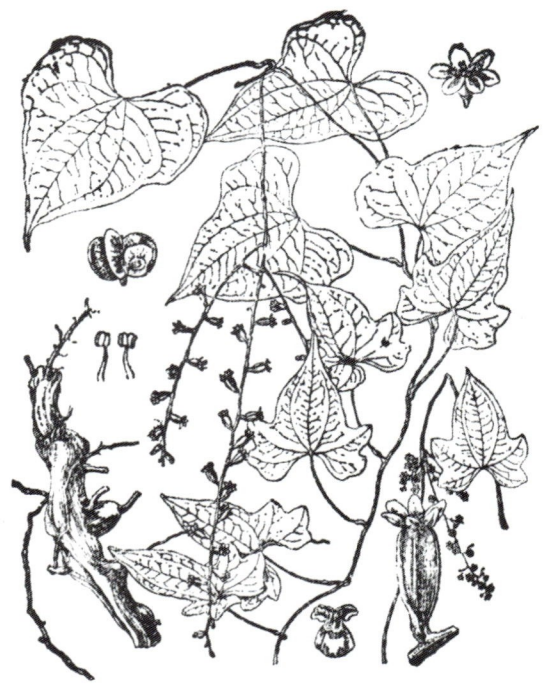

福州薯蓣 **Dioscorea futschauensis** Uline ex R. Knuth
引自《中国高等植物图鉴》

分布与生境 分布于浙江南部、福建、湖南、广东北部、广西全州。生于海拔 700 m 以下的山坡灌丛和林缘、沟谷边或路旁。

药用部位 根状茎。

功效应用 利湿祛浊，祛风通痹。用于淋症，尿路感染，乳糜尿，尿浊，带下病，湿热疮毒，腰膝酸痛，类风湿关节炎。

化学成分 根状茎含甾体类：16α-甲氧基-3β-[(O-α-L-吡喃鼠李糖基-$(1→2)$-O-[α-L-吡喃鼠李糖基-$(1→4)$]-β-D-吡喃葡萄糖基)氧基]-孕甾-5-烯-20-酮{16α-methoxy-3β-[(O-α-L-rhamnopyranosyl-$(1→2)$-O-[α-L-rhamnopyranosyl-$(1→4)$]-β-D-glucopyranosyl)oxy]-pregn-5-en-20-one}，21-甲氧基-3β-[(O-α-L-吡喃鼠李糖基-$(1→2)$-O-[α-L-吡喃鼠李糖基-$(1→4)$]-β-D-吡喃葡萄糖基)氧基]-孕甾-5,16-烯-20-酮{21-methoxy-3β-[(O-α-L-rhamnopyranosyl-$(1→2)$-O-[α-L-rhamnopyranosyl-$(1→4)$]-β-D-glucopyranosyl)oxy]-pregn-5,16-en-20-one}，3β-[(O-α-L-吡喃鼠李糖基-$(1→2)$-O-[α-L-吡喃鼠李糖基-$(1→4)$]-β-D-吡喃葡萄糖基)氧基]-孕甾-5,16-烯-20-酮{3β-[(O-α-L-rhamnopyranosyl-$(1→2)$-O-[α-L-rhamnopyranosyl-$(1→4)$]-β-D-glucopyranosyl)oxy]-pregn-5,16-en-20-one}，3β-[(O-α-L-吡喃鼠李糖基-$(1→2)$-O-[α-L-吡喃葡萄糖基-$(1→3)$]-β-D-吡喃葡萄糖基)氧基]-孕甾-5,16-烯-20-酮{3β-[(O-α-L-rhamnopyranosyl-$(1→2)$-O-[α-L-glucopyranosyl-$(1→3)$]-β-D-glucopyranosyl)oxy]-pregn-5,16-en-20-one}[1]，$(25S)$-螺甾-5-烯-3β,27-二醇-30-[α-L-吡喃鼠李糖基-$(1→2)$-β-D-吡喃葡萄糖基-$(1→3)$]-β-D-吡喃葡萄糖苷{$(25S)$-spirost-5-en-3β,27-diol-30-[α-L-rhamnopyranosyl-$(1→2)$-β-D-glucopyranosyl-$(1→3)$]-β-D-glucopyranoside}，薯蓣皂苷(dioscin)，纤细薯蓣皂苷(gracillin)[2]，26-O-β-D-吡喃葡萄糖基-3β,26-二醇-23(S)-甲氧基-$(25R)$-呋甾-5,20(22)-二烯-3-O-[α-L-吡喃鼠李糖基-$(1→2)$-β-D-吡喃葡萄糖基-$(1→3)$]-β-D-吡喃葡萄糖苷{26-O-β-D-glucopyranosyl-3β,26-diol-23(S)-methoxy-$(25R)$-furost-5,20(22)-dien-3-O-[α-L-rhamnopyranosyl-$(1→2)$-β-D-glucopyranosyl-$(1→3)$]-β-D-glucopyranoside}[3]，黄山药皂苷(dioscoreside) C、E，伪原纤细薯蓣皂

苷(pseudoprotogracillin)，26-O-β-D-吡喃葡萄糖基-3β,26-二羟基-25(R)-呋甾-5,20(22)-二烯-3-O-α-L-吡喃鼠李糖基-(1→2)-β-D-吡喃葡萄糖苷{26-O-β-D-glucopyranosyl-3β,26-dihydroxy-25(R)-furost-5,20(22)-dien-3-O-α-L-rhamnopyranosyl-(1→2)-β-D-glucopyranoside}，伪原薯蓣皂苷(pseudoprotodioscin)，原薯蓣皂苷(protodioscin)，原新薯蓣皂苷(protoneodioscin)，原纤细薯蓣皂苷(protogracillin)，原新纤细薯蓣皂苷(protoneogracillin)，22-甲氧基原薯蓣皂苷(22-methoxyl protodioscin)，22-甲氧基原新薯蓣皂苷(22-methoxyl protoneodioscin)，22-甲氧基原纤细薯蓣皂苷(22-methoxyl protogracillin)，22-甲氧基原新纤细薯蓣皂苷(22-methoxyl protoneogracillin)[4]，薯蓣次苷B (prosapogenin B)[5]；其他类：薯蓣酮A (dioscorone A)，苯基二羟基二氢异香豆素(phenyldihydroxydihydroisocoumarin)[6]。

全草含甾体类：薯蓣皂苷元(diosgenin)，薯蓣皂苷元棕榈酸酯(diosgenin palmitate)，$\Delta^{3,5}$-去氧替告皂苷元($\Delta^{3,5}$-deoxytigogenin)，延龄草苷(trillin)，薯蓣皂苷，纤细薯蓣皂苷(gracillin)[7]，β-谷甾醇[7]。

药理作用 抗稻瘟霉活性：福州薯蓣中的甾体皂苷成分具有很强的抗稻瘟霉活性[1]。

抗癌作用：福州薯蓣中分离得到的薯蓣次苷B体外能够诱导人慢性髓系白血病细胞K562凋亡[1]。并且能够诱导人大肠癌HCT-5细胞凋亡，Bax/Bcl-2可能是其作用的靶基因[2]。

促进成骨细胞增殖作用：福州薯蓣的乙醇提取物有促进成骨细胞(UMR106)增殖的活性，呋甾皂苷和孕甾皂苷是福州薯蓣促进成骨细胞增殖的主要活性成分[1]。

注评 本种为中国药典（1977、1985、1990、1995、2000、2005、2010年版）收载"绵萆薢"的基源植物之一，药用其干燥根状茎。苗族用其根状茎治疗风湿顽痹、小便不利、淋浊、遗精、湿热疮毒。

化学成分参考文献

[1] Liu HW, et al. *Chem Pharm Bull*, 2003, 51(9): 1089-1091.

[2] Liu HW, et al. *Pharmazie*, 2002, 57(8): 570-572.

[3] Liu HW, et al. *Chinese Chem Lett*, 2002, 13(3): 241-244.

[4] Liu HW, et al. *J Asian Nat Prod Res*, 2003, 5(4): 241-247.

[5] Wang SL, et al. *J Asian Nat Prod Res*, 2004, 6(2): 115-125.

[6] Liu HW, et al. *Pharmazie*, 2003, 58(3): 214-215.

[7] 刘承来，等. 中草药，1984, 15(9): 10-12.

药理作用及毒性参考文献

[1] 王三龙，等. 癌症，2003, 22(8): 795-800.

[2] 王三龙，等. 中国药学杂志，2011, 46(15): 1167-1172.

12. 绵萆薢（植物分类学报） 畚箕斗、山畚箕、山薯、狗粪棵（浙江），大萆薢（福建、湖南）

Dioscorea spongiosa J. Q. Xi, M. Mizuno et W. L. Zhao in Acta Phytotax. Sin. 25: 52 1987.（英 **Seven-lobed Yam**）

缠绕草质藤本。根状茎横生，圆柱形，粗大，直径2–5 cm，多分枝，质地疏松，外皮浅黄色，具多数细长须根。茎左旋，光滑无毛。单叶互生，表面绿色，背面灰白色，基出脉9；叶有二种类型，一种从茎基部至顶端全为三角状或卵状心形，全缘或边缘微波状；另一种茎基部的叶为掌状裂叶，5–9深裂、中裂或浅裂，裂片顶端渐尖，茎中部以上的叶为三角状或卵状心形，全缘；叶柄短于叶片。花单性，雌雄异株。雄花序穗状，有时具分枝而成圆锥花序，腋生；花新鲜时橙黄色，有短梗，单生或2朵成对着生，稀疏排列于花序轴上；花被基部连合成管，顶端6裂，裂片披针形，花开时平展；雄蕊6枚，着生于花被基部，3枚花药较大，3枚较小。雌花序与雄花序相似；退化雄蕊有时呈花丝状。蒴果三棱形，每棱翅状，长1.3–1.6 cm，宽1–1.3 cm。种子通常2枚，着生于每室中轴中部，成熟后四周有薄膜状翅，上下较宽，两侧较狭。花期6–8月，果期7–10月。

本种为中药"绵萆薢"的原植物之一。中国早期著作及《中国植物志》中绵萆薢原植物均定为 *Dioscorea septemloba* Thunb.，后经研究证实中日两国所产不同，*Dioscorea septemloba* Thunb. 仅分布于日本。

分布与生境 产于浙江、福建、江西、湖北西南部、湖南、广东北部、广西东部。生于海拔450–750米山地疏林或灌丛中。

药用部位 根状茎。

功效应用 利湿去浊，祛风除痹。用于膏淋白浊，白带过多，风湿痹痛，关节不利，腰膝疼痛。甾体激素药源植物。

化学成分 根状茎含甾体类：绵萆薢孕甾醇苷▲(spongipregnoloside) A、B、C、D[1]，七裂薯蓣苷▲(dioseptemloside) A、B、C、D、E、F、G、H[2]，粉背薯蓣苷▲G (hypoglaucin G)，孕甾二烯醇酮-3-O-β-纤细薯蓣三糖苷▲(pregnadienolone-3-O-β-gracillimatriose)，孕甾二烯醇酮-3-O-β-马铃薯三糖(pregnadienolone-3-O-β-chacotrioside)，灌木天门冬苷▲(dumoside)[1]，绵萆薢苷(spongioside) A、B[1]，原薯蓣皂苷(protodioscin)[3]，薯蓣皂苷元(diosgenin)，薯蓣皂苷元棕榈酸酯(diosgenin palmitate)，$\Delta^{3,5}$-去氧替告皂苷元($\Delta^{3,5}$-deoxytigogenin)[4]，甲基原薯蓣皂苷(methyl protodioscin)，薯蓣皂苷(dioscin)，纤

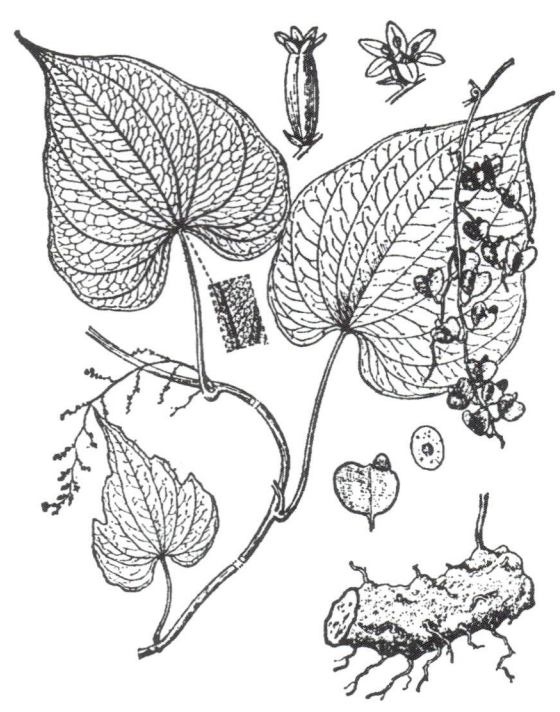

绵萆薢 Dioscorea spongiosa J. Q. Xi, M. Mizuno et W. L. Zhao
引自《浙江植物志》

细薯蓣皂苷(gracillin)，原纤细薯蓣皂苷(protogracillin)，胡卢巴苷D-1(trigofoenoside D-1)，异芒兰皂苷元▲-3-O-α-L-吡喃鼠李糖基-(1→2)-O-[α-L-吡喃鼠李糖基-(1→4)]-β-D-吡喃葡萄糖苷{isonarthogenin-3-O-α-L-rhamnopyranosyl-(1→2)-O-[α-L-rhamnopyranosyl-(1→4)]-β-D-glucopyranoside}，薯蓣次苷A(prosapogenin A)，胡萝卜苷[1]，β-谷甾醇[4]；烷基糖苷类：(R)-八-1-烯-3-O-α-L-吡喃阿拉伯糖基-(1→6)-β-D-吡喃葡萄糖苷[(R)-oct-1-en-3-yl-O-α-L-arabinopyranosyl-(1→6)-β-D-glucopyranoside]，无刺枣催吐醇苷Ⅰ(zizyvoside Ⅰ)[1]；二芳基庚烷类：绵萆薢素(diospongin) A、B、C[5]；木脂素类：胡椒醇(piperitol)，芝麻素酮(sesaminone)，(+)-丁香树脂酚[(+)-syringaresinol][5]；脂肪酸类：棕榈酸(palmitic acid)[4]。

注评 本种为中国药典（1977、1985、1990、1995、2000、2005、2010年版）、新疆药品标准（1980）收载"绵萆薢"的基源植物之一，药用其干燥根状茎。同属植物福州薯蓣 D. futschauensis Uline ex R. Knuth 亦同等药用。

化学成分参考文献

[1] Yin J, et al. *J Nat Prod*, 2003, 66(5): 646-650.

[2] Liu XT, et al. *Phytochemistry*, 2008, 69(6): 1411-1418.

[3] 谭大维，等. 中药材, 2006, 29(11): 1176-1179.

[4] 娄伟，等. 植物学报, 1983, 25(4): 352-355.

[5] Yin J, et al. *Planta Med*, 2004, 70(1): 54-58.

13. 细柄薯蓣（中国高等植物图鉴） 小黄连、野生姜（浙江）

Dioscorea tenuipes Franch. et Sav., Enum. Pl. Jap. 2: 523. 1878.（英 **Thinstiped Yam**）

缠绕草质藤本。根状茎横生，细长圆柱形，直径6–15 mm，表面有明显的节和节间。茎左旋，光滑无毛。单叶互生，叶片薄纸质，三角形，顶端渐尖或尾状，基部宽心形，全缘或微波状，两面光滑无毛。花单性，雌雄异株。雄花序总状，长7–15 cm，单生，很少双生；雄花有梗，长0.3–0.8 cm；花被淡黄色，基部结合成管状，顶端6裂，裂片近倒披针形，顶端钝或圆，花开时平展，稍反曲；雄蕊6枚，着生于花被管基部，3枚花药广歧式着生，3枚花药个字形着生，花开时6枚雄蕊常聚集在一起，药外向。雌花序与雄花序相似，雄蕊退化呈花丝状。蒴果干膜质，三棱形，每棱翅状，近半月形，

长 2–2.5 cm，宽 1.2–1.5 cm。种子着生于每室中轴中部，成熟后四周有薄膜状翅。

分布与生境　产于安徽南部、浙江、福建、江西南部、湖南南部、广东北部。生于海拔 800–1100 m 的海滨岩石、山谷的疏林下或林缘，毛竹林内也有，内陆开阔山凹、溪畔落叶灌丛下也有零星分布。

药用部位　根状茎。

功效应用　舒筋活血，祛风止痛。用于风湿关节痛，腰腿疼痛，跌打损伤，咳嗽气喘，大骨节病。

化学成分　根状茎含甾体类：薯蓣皂苷元(diosgenin)[1]。

地上部分含甾体类：薯蓣皂苷元，亚莫皂苷元(yamogenin)，扬诺皂苷元(yonogenin)，山草薢皂苷元(tokorogenin)，地奥替皂苷元(diotigenin)，新扬诺皂苷元(neoyonogenin)，新山草薢皂苷元(neotokorogenin)，细柄薯蓣皂苷元(tenuipegenin)[2]，新山草薢皂苷元-1-O-α-L-吡喃阿拉伯糖苷(neotokorogenin-1-O-α-L-arabinopyranoside)[3]，β-谷甾醇，豆甾醇[2]；三萜类：蒲公英赛醇(taraxerol)[2]。

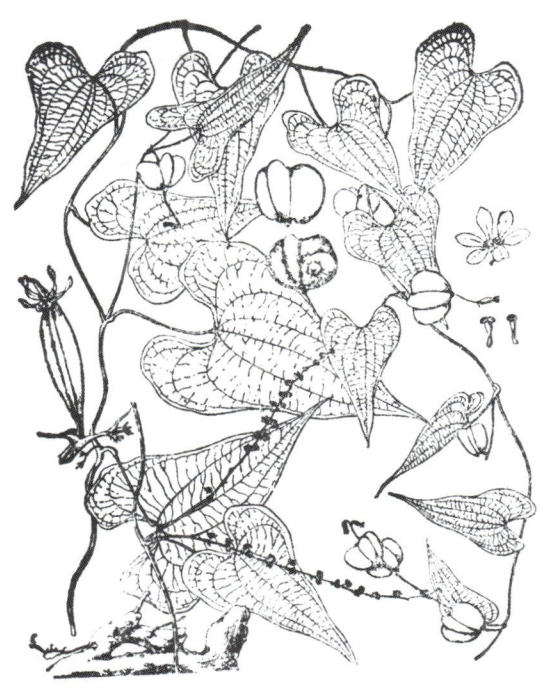

细柄薯蓣 **Dioscorea tenuipes** Franch. et Sav.
引自《中国高等植物图鉴》

新鲜地上部分含甾体类：地奥替皂苷元-2-乙酸酯(diotigenin-2-acetate)，地奥替皂苷元-2,4-二乙酸酯(diotigenin-2,4-diacetate)[4]，地奥替皂苷元-4-乙酸酯(diotigenin-4-acetate)，3-甲氧地奥替皂苷元-4-乙酸酯(3-methoxalyldiotigenin-4-acetate)及其镁化物(magnesium complex)[5]，新山草薢皂苷元(neotokorogenin)，地奥替皂苷元(diotigenin)，细柄薯蓣皂苷元(tenuipegenin)[4]，$5\beta,25$L-螺甾-$1\beta,2\beta,3\alpha,4\beta$-四醇-1-$O$-$\alpha$-L-吡喃阿拉伯糖苷($5\beta,25$L-spirostan-$1\beta,2\beta,3\alpha,4\beta$-tetrol-1-$O$-$\alpha$-L-arabinopyranoside)[6]，4β-乙酰氧基-22-甲氧基-5β-呋甾-$2\beta,3\alpha,26$-三醇-26-O-β-D-吡喃葡萄糖苷(4β-acetoxy-22-methoxy-5β-furostan-$2\beta,3\alpha,26$-triol-26-O-β-D-glucopyranoside)[7]，$2\beta,3\alpha,4\beta$-三羟基-5β-孕甾-16-烯-20-酮($2\beta,3\alpha,4\beta$-trihydroxy-5β-pregn-16-en-20-one)，2β-(乙酰氧基)-$3\alpha,4\beta$-二羟基-5β-孕甾-16-烯-20-酮[2β-(acetyloxy)-$3\alpha,4\beta$-dihydroxy-5β-pregn-16-en-20-one]，4β-(乙酰氧基)-$2\beta,3\alpha$-二羟基-5β-孕甾-16-烯-20-酮[4β-(acetyloxy)-$2\beta,3\alpha$-dihydroxy-5β-pregn-16-en-20-one][8]；三萜类：蒲公英赛醇(taraxerol)[4]。

化学成分参考文献

[1] Tsukamoto T, et al. *Yakugaku Zasshi*, 1954, 74: 72-75.

[2] Akahori A, et al. *Chem Pharm Bull*, 1968, 16(3): 498-504.

[3] Akahori A, et al. *Chem Pharm Bull*, 1973, 21(8): 1799-1805.

[4] Kiyosawa S, et al. *Yakugaku Zasshi*, 1975, 95(1): 94-101.

[5] Kiyosawa S, et al. *Yakugaku Zasshi*, 1975, 95(4): 424-429.

[6] Kiyosawa S, et al. *Phytochemistry (Elsevier)*, 1982, 21(12): 2913-2915.

[7] Kiyosawa S, et al. *Yakugaku Zasshi*, 1975, 95(1): 102-107.

[8] Kiyosawa S, et al. *Chem Pharm Bull*, 1977, 25(1): 163-165.

14. 山葛薯（中国高等植物图鉴） 三百捧（广西都安），山葛薯、蛤叶薯、单边救主（广西）

Dioscorea chingii Prain et Burkill in Kew Bull. 1931(8): 425. 1931.（英 **Ching Yam**）

缠绕草质藤本。根状茎横生，粗壮，圆柱形，不规则分枝，表面棕黑色。茎左旋，光滑无毛。单叶互生，茎基部叶通常为卵状心形，中部以上为长三角状心形，顶端渐尖或尾状，全缘，有时边缘微波状，两面光滑无毛；叶柄短于叶片。花单性，雌雄异株。雄花序穗状或总状，有时分枝，单生，很少2-3个生于叶腋；雄花有短梗，2-6朵簇生，很少单生，稀疏排列在花序轴上，花簇间相隔3-10 mm；花被新鲜时淡黄色，长约2 mm，基部连合成管，顶端6裂，裂片卵圆形，短于花被管；雄蕊6枚，着生于花被管基部，花丝长1.25 mm，向外弯曲。雌花序与雄花序相似；雌花具有花丝状的退化雄蕊。蒴果三棱形，每棱翅状，近半月形，长1.5-2 cm，宽1-1.5 cm。种子扁圆形，每室通常2枚，着生每室中轴中部，成熟时四周有薄膜状翅。花期4-7月，果期8-10月。

分布与生境 分布于广西。多生于海拔600 m以下的山坡灌丛阴处或岩石石缝中。越南也有。

药用部位 根状茎。

功效应用 止咳祛痰，消肿拔毒。用于老年慢性气管炎，疮肿。

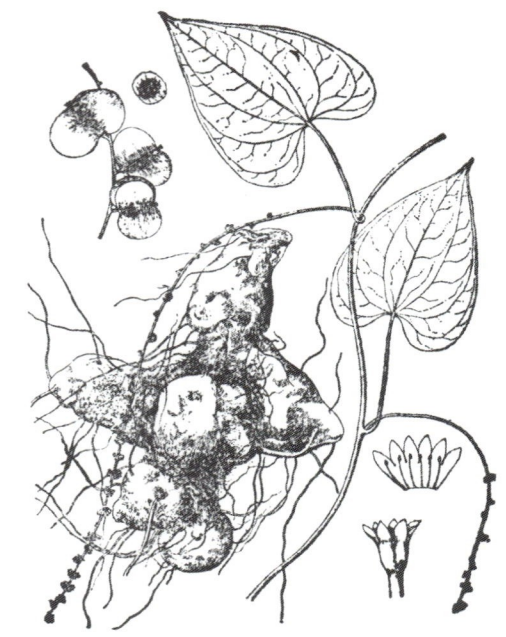

山葛薯 Dioscorea chingii Prain et Burkill
引自《中国高等植物图鉴》

15. 板砖薯蓣（植物分类学报） 板砖（云南蒙自）

Dioscorea banzhuana C. Pei et C. T. Ting in Acta Phytotax. Sin. 14 (1): 70. 1976.（英 **Banzhuan Yam**）

缠绕草质藤本。根状茎横生，圆柱形，弯曲，不规则分枝，外皮深褐色，粗糙，干后有深皱纹。茎左旋，光滑无毛。单叶互生，叶片薄膜质，两面光滑无毛，茎基部叶为掌状裂叶，长8-13 cm，宽7-15 cm，基部深心形，边缘不等大小的3-5裂，裂片顶端通常钝圆，叶柄基部通常有刺；顶端叶片为卵状披针形，基部广心形、截形或圆形，边缘全缘或微波状。花单性，雌雄异株。雄花有梗，长约2 mm，单生或2-4朵聚成小伞状，再组成总状花序，花序分枝又呈圆锥花序；雄花通常不全部发育，花被长约2 mm，呈漏斗状，顶端6裂，裂片卵圆形，花开时不平展；雄蕊6枚，着生于花被管基部，花药个字形着生。雌花序与雄花序相似。蒴果三棱形，每棱翅状，近半圆形，长1.5-1.8 cm，宽0.8-1.2 cm。种子通常每室2枚，着生于每室中轴中部，成熟后四周有薄膜状翅。花期8-10月，果期9-12月。

分布与生境 产于云南（蒙自）。常生于海拔1550 m左右的山坡稀疏乔灌木林中。

药用部位 根状茎。

功效应用 滋阴健脾。亦为提取甾体激素药物的原料。

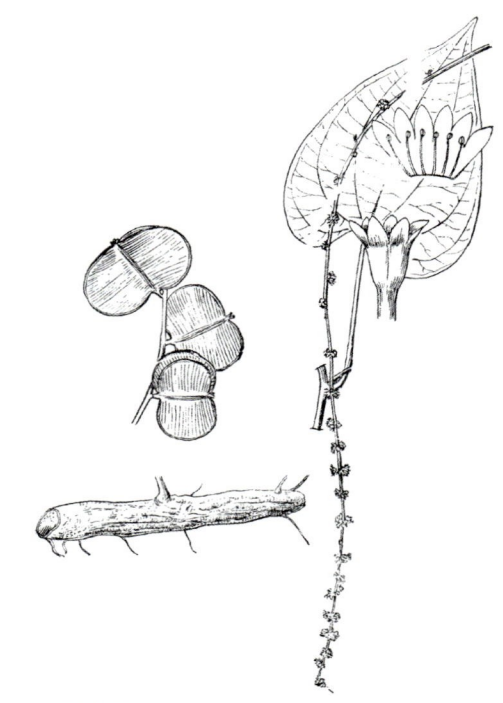

板砖薯蓣 Dioscorea banzhuana C. Pei et C. T. Ting
史渭清 绘

16. 马肠薯蓣（植物分类学报） 野山薯、三叶薯（广西）

Dioscorea simulans Prain et Burkill in Bull. Misc. Inform. Kew 1931: 427. 1931.（英 **Similar Yam**）

缠绕草质藤本。根状茎横生，长圆柱形，不规则分枝，表皮黑褐色，粗糙，有时外皮块状剥离。茎左旋，纤细，质硬，有纵长条纹，有时微带紫色，光滑无毛。叶两面光滑无毛，背面网脉明显，通常有 3 种类型，第一种从茎基部至顶端全为单叶，叶片心形或三角状卵形；第二种茎基部为单叶，中部以上 3-5 中裂至 3-5 全裂叶；第三种从茎基部至顶端为 3 全裂至 3 小叶，其中间小叶片或全裂叶的裂片为披针形，长 5-16 cm，宽 1.5-5 cm，顶端骤凸，基部较狭而圆钝，外侧小叶基部稍歪斜，斜卵形，较中间小叶小。花单性，雌雄异株。雄花序穗状或总状，有时分枝，1-4 个腋生，雄花单生或 2-4 朵簇生，稀疏排列于花序轴上；花被紫色，基部连合成短管，顶端 6 裂，裂片长卵圆形，花开时平展，雄蕊 6 枚，着生于花被管上，花丝短，花药 3 大、3 小，花开时花药常聚生成瓶状。雌花序与雄花序相似。蒴果三棱形，顶端平截或微凹，基部较狭，每棱翅状，近半圆形，长 1-1.5 cm，宽 0.5-1 cm，成熟后深棕色，富有光泽。种子每室通常 2 枚，着生于每室中轴的中部，成熟时种子四周有薄膜状、白色或带棕红色的翅。花期 5-8 月，果期 7-10 月。

分布与生境 分布于湖南南部、广东北部、广西。生于 600 m 以下山坡稀疏灌丛或路边岩石缝中。

药用部位 根状茎。

功效应用 解毒，活血，消肿。用于痈疮，无名肿毒，跌打损伤。亦为提取甾体激素药物的原料。

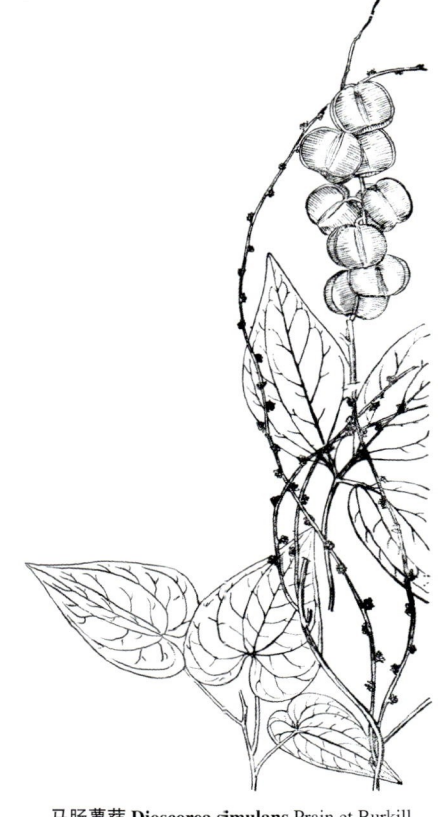

马肠薯蓣 Dioscorea simulans Prain et Burkill
史渭清 绘

17. 甘薯（海南植物志） 甘藷（南方草木状），山薯（农政全书），甜薯（广东、海南、广西合浦、博白、云南）

Dioscorea esculenta (Lour.) Burkill in Gard. Bull. Straits Settlem. 1: 396. 1917.（英 **Edible Yam**）

17a. 甘薯（模式变种）

Dioscorea esculenta (Lour.) Burkill var. **esculanta**（英 **Edible Yam**）

缠绕草质藤本。块茎圆柱形，顶端通常有 4-10 多个分枝，各分支末端膨大成卵球形的块茎，表皮淡黄色，光滑。茎左旋，基部有刺，被丁字形柔毛。单叶互生，叶片阔心脏形，最大的叶片长达 15 cm，宽 17 cm，一般长和宽不超过 10 cm，顶端急尖，基部心形，基出脉 9-13，被丁字形长柔毛，尤以背面较多；叶柄长 5-8 cm，基部有刺。雄花序穗状，单生，长约 15 cm，雄花无梗，通常单生，稀 2-4 朵簇生，稀疏排列于花序轴上；苞片卵形，顶端渐尖；花被浅杯状，被短柔毛，外轮花被片阔披针形，长 1-8 mm，内轮稍短；发育雄蕊 6，着生于花被管口部，较裂片稍短。雌穗状花序单生于上部叶腋，长达 40 cm，下垂，花序轴稍有棱。蒴果较少成熟，三棱形，顶端微凹，基部截形，每棱翅状，长约 3 cm，宽约 12 cm。种子圆形，具翅。花期初夏。

分布与生境 分布于海南（乐东）、广西（合浦、博白）。可能原产于印度支那至华南，热带地区长期栽培。

药用部位 块茎。

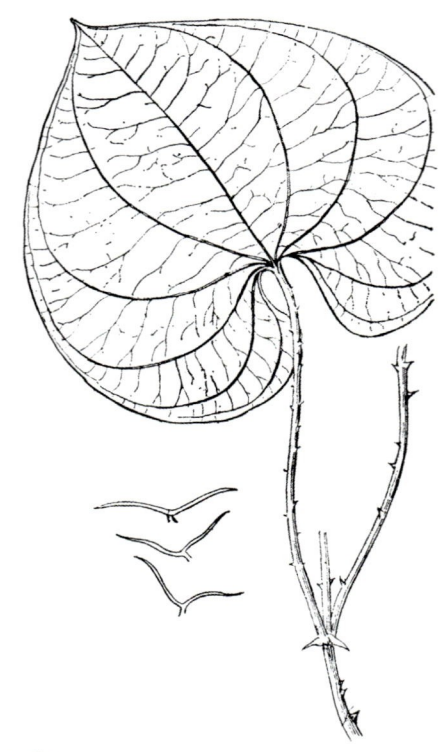

甘薯 Dioscorea esculanta (Lour.) Burkill var. esculanta
史渭清 绘

功效应用 益气健脾，养阴补肾。用于脾虚气弱，肾阴亏虚。

化学成分 块茎含β-淀粉酶(β-amylase)[1]；花青素类：矢车菊素-3-(6,6'-咖啡酰阿魏酰槐糖苷)-5-葡萄糖苷[cyanidin-3-(6,6'-caffeoylferuloylsophoroside)-5-glucoside；YGM-3]，芍药花青素-3-(6,6'-咖啡酰阿魏酰槐糖苷)-5-葡萄糖苷[peonidin-3-(6,6'-caffeoylferuloylsophoroside)-5-glucoside；YGM-6][2]。

药理作用 降血压作用：甘薯汁可以降低心脏收缩压，使其趋近于正常水平[1-3]。

保肝作用：饮用甘薯汁可以减轻肝功能障碍，起到保肝的效果[4]。

降血糖作用：甘薯可通过抑制α-葡萄糖苷酶活性起到抗高血糖的作用[5]。

抗突变作用：甘薯水提液和从甘薯分离的两种花色素 YGM-3，YGM-6 可有效降低色氨酸热解物、二甲基亚砜等诱导的回复突变，说明甘薯花色素可以降低诱变剂（如杂环胺）的诱变活性[6]。含有天然花色素的甘薯具有预防结直肠癌的作用[7]。

抗氧化作用：甘薯汁可以清除自由基，推迟动脉硬化中 LDL（低密度脂蛋白）的氧化[1-3]。

化学成分参考文献

[1] Houvet D, et al. *Sciences de la Vie*, 1986, 303(11): 435-438.

[2] Yoshimoto M, et al. *Biosci Biotechnol Biochem*, 2001, 65(7): 1652-1655.

药理作用及毒性参考文献

[1] 須田郁夫. 九州農業研究，2001, 63: 29-34.

[2] IkuoSUDA, et al. JARQ, 2003, 37(3): 167-173.

[3] 古田收，等. 九州農業研究，1997, 59: 24.

[4] 須田郁夫，等. 九州農業研究，1997, 59: 25.

[5] Matsui T, et al. *J Agric Food Chem*, 2002, 50(25): 7244-7248.

[6] Yoshimoto M, et al. *Biosci Biotech Biochem*, 1999, 63(3): 537-541.

[7] Hagiwara A, et al. *J Toxicol Sci*, 2002, 27(1): 57-68.

17b. 有刺甘薯（变种）（植物分类学报） 刺薯蓣（台湾）

Dioscorea esculenta (Lour.) Burkill var. **spinosa** (J. Roxb. ex Prain et Burkill) R. Knuth in J. Proc. Asiat. Soc. Bengal 10: 20. 1914.（英 **Spiny Edible Yam**）

本变种与模式变种的区别是植株具保护根状茎的多刺的根。

Flora of China 主编吴征镒认为本变种是长期栽培品种的野生类型。

分布与生境　海南、台湾有栽培，原产于印度，马来西亚，巴布亚新几内亚和泰国。

药用部位　块茎。

功效应用　补虚乏，益气力，健脾胃，强肾阴。用于脾虚气弱，肾阴亏虚。

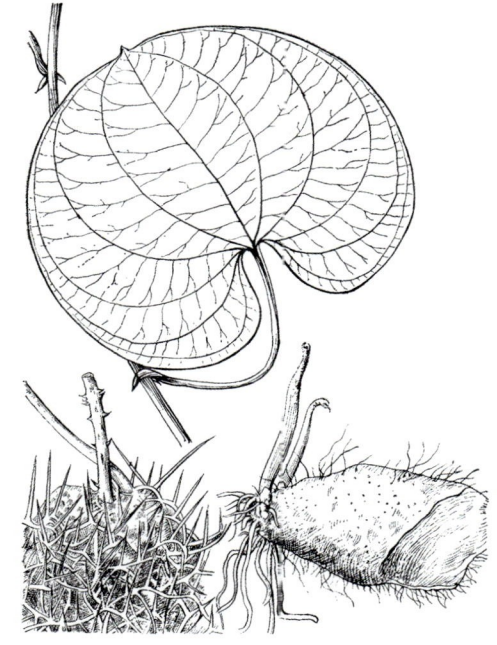

有刺甘薯 Dioscorea esculenta (Lour.) Burkill var. **spinosa** (J. Roxb. ex Prain et Burkill) R. Knuth
史渭清　绘

18. 粘山药（云南）　粘黏黏（云南）

Dioscorea hemsleyi Prain et Burkill in J. Proc. Asiat. Soc. Bengal 4: 451 1908.（英 **Hemsley Yam**）

缠绕草质藤本。块茎圆柱形，垂直生长，新鲜时断面富黏滞性。茎左旋，密被白色或淡褐色曲柔毛，后渐脱落。叶片卵状心形或宽心形，长 4-8.5 cm，宽 5-10.5 cm，顶端渐尖或尾状渐尖，表面疏生曲柔毛，老时常脱落至无毛，背面密生曲柔毛。花单性，雌雄异株。雄花常 4-8 朵簇生成小聚伞花序，若干小花序再排列成穗状花序；花被有红棕色斑点；雄蕊 6，花药背着，内向。雌花序短缩，几无花序轴或具很短花序轴；苞片披针形，有红棕色斑点；花被裂片卵状三角形，长约 1.2 mm；花柱三棱形，基部膨大，柱头 3 裂，反折。蒴果常 2-6 枚紧密丛生在短果序轴上，密生曲柔毛；蒴果三棱状长圆形或三棱状卵状长圆形，长 1.3-2 cm，宽 0.8-1.3 cm，全缘，偶有浅波状。种子 2 枚，着生于每室中轴基部，有时 1 枚不发育，种翅薄膜质，向蒴果顶端延伸成宽翅。花期 7-8 月，果期 9-10 月。

分布与生境　分布于广西、贵州、四川、云南。生于海拔 2000-3000 m 的山坡稀疏灌丛中。越南、老挝、柬埔寨也有。

药用部位　块茎。

功效应用　健脾去湿，补肺肾。用于脾虚泄泻，糖尿病，肺结核，慢性肝炎，气血两虚，跌打损伤。

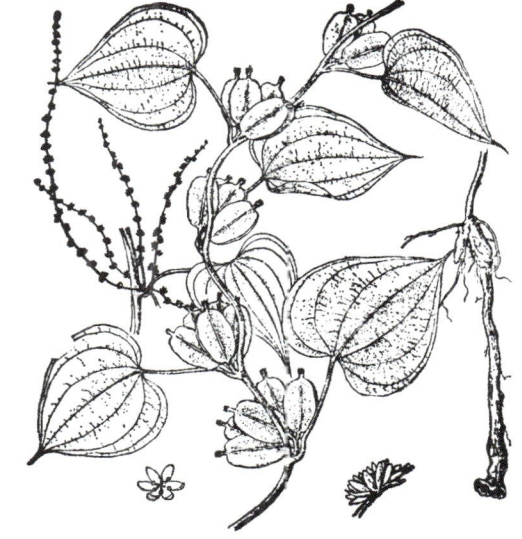

粘山药 Dioscorea hemsleyi Prain et Burkill
引自《中国高等植物图鉴》

药理作用 调节免疫作用：粘山药富含多糖，可刺激或调节免疫系统的功能。粘山药水煎液给小鼠灌胃可增加前列腺、精囊腺的重量，增强雄性激素样作用。粘山药多糖可明显提高环磷酰胺所致免疫功能低下小鼠腹腔巨噬细胞吞噬率和吞噬指数，促进其溶血素和溶血空斑的形成以及淋巴细胞转化，并明显提高外周血 T 淋巴细胞比率[1]。粘山药中的磷脂类成分具有提高免疫功能的作用[2]。

调节胃肠功能作用：粘山药能抑制正常大鼠胃排空运动和肠推进作用，也能明显对抗苦寒泻下药引起的大鼠胃肠运动亢进。粘山药可降低大鼠胃电慢波幅，同时能明显对抗大黄所引起的慢波波幅升高。粘山药能明显拮抗氯化乙酰胆碱及氯化钡引起的大鼠离体回肠强直性收缩，不能对抗盐酸肾上腺素引起的离体十二指肠或回肠的抑制作用，表明粘山药有缓解肠管平滑肌痉挛及对抗神经介质的作用，还能增强小肠吸收功能，抑制血清淀粉酶的分泌，但对胆汁分泌及胃液分泌均无明显影响[3-4]。

降血脂作用：以粘山药提纯淀粉喂食有动脉粥样硬化的小鼠，能降低类脂浓度，降低主动脉和心脏的糖浓度。对已饲喂过游离胆固醇和含有胆固醇食物的小鼠，山药能降低其胆固醇的浓度[5-6]。

降血糖作用：粘山药块茎多糖在 50% 甲醇中的提取物能显著降低小鼠血糖浓度[7-10]。

抗肿瘤作用：体外实验证明粘山药可作为抗癌的扶正药[11]，这可能与其具有很强的免疫调节功能有关。

抗衰老作用：粘山药中山药多糖具有明显的体外和体内抗氧化活性[12]，它能降低维生素 C-NADPH 及 Fe^{2+}- 半胱氨酸诱发的微粒体过氧化脂质的含量，并对黄嘌呤 - 黄嘌呤氧化酶体系产生的超氧阴离子自由基及 Fenton 反应体系产生的羟自由基有清除作用，还能明显提高衰老模型小鼠体内红细胞超氧化物歧化酶活力及血过氧化氢酶活力，降低衰老模型小鼠血、脑匀浆和肝匀浆过氧化脂质水平[13-15]，此作用与其所含的过氧化物酶有关[16]。

药理作用及毒性参考文献

[1] 山原条二 . 现代东洋医学，1986, 7 (3): 511.
[2] 苗明三 . 中药药理与临床，1997,13 (3): 25-26.
[3] 北京中医医院 , 等 . 中医杂志，1981, 22(3): 611.
[4] 李树英 . 中药药理与临床，1994 , 10 (1): 19-22.
[5]] 曹凯 . 中国中西医结合杂志，1993, 13 (特集): 82.
[6] Prema. P, et al. *Zndian J Biochem Biophys* ,1978, 15 (5): 423.
[7] Maurice M. *Planta Med*, 1990, 56 (1): 119.
[8] Hikino H ,et al. *Planta Med*,1986, 53 (3): 168.
[9] 山原条二，等 . 药学杂志，1981, 10 (1): 861.
[10] 郝志奇 . 中国药科大学学报，1991, 22 (3): 158-160.
[11] Prema. Z, *J Exp Biol* ,1979, 17 (12): 1341.
[12] 何书英 . 中国药科大学学报，1994, 25 (6): 369-372.
[13] 苗明三 . 中国医药学报，1997, 12 (2): 22-23.
[14] 李献平 . 河南中医，1990,10 (4): 15-16.
[15] 曹凯 . 中国老年学杂志，1998, 18(4): 102-103.
[16] 高义霞 . 食品工业科技，2011, 32(7): 105-108.

19. 毛胶薯蓣（中国高等植物图鉴） 牛尾参（滇南本草），近光薯蓣（西双版纳植物名录），粘狗苔、粘芋（贵州），黄药（广西），黏粘粘（云南）

Dioscorea subcalva Prain et Burkill in J. Proc. Asiat. Soc. Bengal 10: 18 1914.（英 **Subcalvaous Yam**）

19a. 毛胶薯蓣（模式变种）

Dioscorea subcalva Prain et Burkill var. **subcalva**（英 **Subcalvaous Yam**）

缠绕草质藤本。块茎圆柱形，垂直生长，表面生有须根，新鲜时断面白色。茎有曲柔毛，老后逐渐脱落近无毛。叶片卵状心形或圆心形，长 4.5–11 cm，宽 4–13.5 cm，顶端渐尖或尾尖，表面无毛，背面有疏毛或无毛。花单性，雌雄异株。雄花 2–6 朵组成小聚伞花序，少数单生，若干小花序再排成穗状花序，长 3–12 cm，通常 2–3 个着生叶腋，被疏柔毛或无毛；苞片卵形或三角状卵形，顶端急尖，长 1.5–2 mm，有红棕色斑点；雄蕊 6，花药背着，内向，花丝与花药等长或略长。雌花序穗状，长 4–14 cm；苞片三角状披针形，有红棕色斑点；花被裂片狭卵形或长圆形，顶端稍钝，长约 2 mm；

花柱基部略膨大，柱头3裂。蒴果三棱状倒卵形或三棱状长圆形，长1.5-3 cm，宽1-1.6 cm，全缘或浅波状，排列较密。种子2枚，着生于每室中轴中下部，有时1枚不发育，种翅薄膜质，向蒴果顶端延伸成宽翅。花期7-8月，果期9-10月。

分布与生境 分布于湖南、广西、四川、贵州、云南。生于海拔800-3200 m的山谷、山坡灌丛或林缘、路边较湿润的地方。

药用部位 块茎。

功效应用 健脾祛湿，补肺益肾。用于脾虚食少，泄泻，消渴病，肺结核，跌打损伤。

化学成分 块茎含多糖类：毛胶薯蓣多糖胶(DSP)[1]。

化学成分参考文献

[1] 何海玲，等. 天然产物研究与开发，2007, 19(5): 874-877,904.

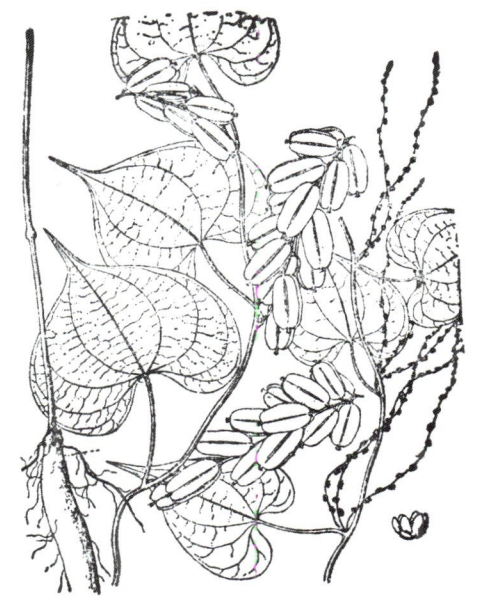

毛胶薯蓣 Dioscorea subcalva Prain et Burkill var. subcalva
引自《中国高等植物图鉴》

19b. 略毛薯蓣（变种）（西双版纳植物名录）

Dioscorea subcalva Prain et Burkill var. **submollis** (R. Knuth) C. T. Ting et P. P. Ling in Fl. Reipubl. Popularis Sin. 16(1): 85. 1985.（英 **Subpubescent Yam**）

本变种与模式变种的区别是：果序延长，叶背面被较多的曲柔毛。

分布与生境 分布于贵州、云南。

药用部位 块茎。

功效应用 健脾，补肺肾。用于肺结核，脾虚，跌打损伤。

20. 光亮薯蓣（云南植物检索表）

Dioscorea nitens Prain et Burkill in J. Proc. Asiat. Soc. Bengal 10: 18. 1914.（英 **Shining Yam**）

缠绕草质藤本。块茎长圆柱形，断面白色。茎左旋，疏生柔毛或无毛。叶片长心形、三角状卵形或狭长心形，长6-13 cm，宽3-10 cm，表面无毛，背面散生柔毛，主脉凸出。花单性，雌雄异株。雄花通常2-4朵组成小聚伞花序，少数为单花，若干小花序再排列成穗状花序，疏被柔毛，长达18 cm，单生或2-4个着生叶腋；苞片披针状卵形或卵形，顶端锐尖或长渐尖；花被狭长卵形，外面疏被柔毛，有少数棕色斑点，外花被裂片略长于内花被裂片；雄蕊6，花药背着，内向，花丝长于花药。雌花序穗状，散生柔毛，长8-18 cm；苞片卵状披针形；花被裂片狭卵形，顶端略尖，长约1.5 mm；柱头3裂，下弯。蒴果反折下垂，三棱状长圆形或三棱状倒卵形，长约2 cm，宽1-1.2 cm，顶端凹缺或微凹缺，基部稍狭，全缘，偶有浅波状。种子2枚，着生于每室中轴中下部，种翅薄膜质，向蒴果顶端延伸成宽翅。花期7-9月，果

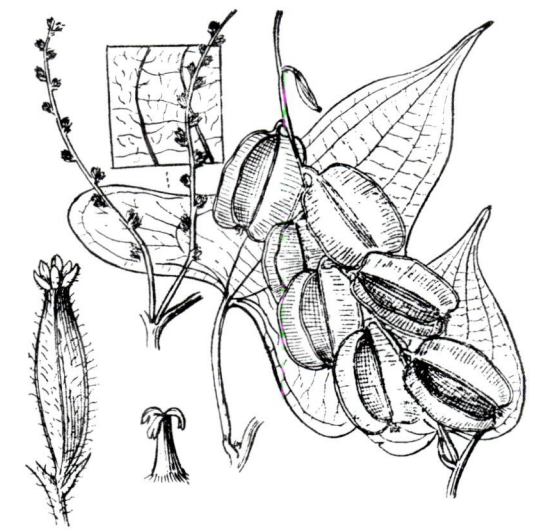

光亮薯蓣 Dioscorea nitens Prain et Burkill
史渭清 绘

期10月-翌年1月。

分布与生境 产于云南。生于海拔1000-2600 m的阴湿林下。

药用部位 块茎。

功效应用 祛风除湿，舒筋活血，祛痰。用于风湿痹痛，跌打损伤，咳嗽痰多。亦用于提取甾体激素药物的原料。

21. 黄独（中国药用植物志） 黄药（本草原始），黄药子（滇南本草），山慈姑（植物名实图考），零余薯（广州植物志、海南植物志），金线吊葫芦（江西）

Dioscorea bulbifera L., Sp. Pl. 2. 1033. 1753.（英 **AirpotatoYam**）

缠绕草质藤本。块茎卵圆形或梨形，直径4-10 cm，通常单生，每年由去年的块茎顶端抽出，很少分枝，外皮棕黑色，表面密生须根。茎左旋，浅绿色或稍带红紫色，光滑无毛。叶腋内有紫棕色、球形或卵球形珠芽，大小不一，最重者可达300 g，表面有圆形斑点。单叶互生，叶片宽卵状心形或卵状心形，长15 (-26) cm，宽2-14 (-26) cm，顶端尾状渐尖，边缘波状或微波状，两面无毛。雄花序穗状，下垂，常数个丛生于叶腋，有时分枝呈圆锥状；雄花单生，密集，基部有卵形苞片2枚；花被片披针形，新鲜时紫色；雄蕊6枚，着生于花被基部，花丝与花药近等长。雌花序与雄花序相似，常2至数个丛生叶腋，长20-50 cm；退化雄蕊6枚，长仅为花被片1/4。蒴果反折下垂，三棱状长圆形，长1.5-3 cm，宽0.5-1.5 cm，两端浑圆，成熟时草黄色，表面密被紫色小斑点，无毛。种子深褐色，扁圆形，通常两两着生于每室中轴顶部，种翅栗褐色，向种子基部延伸呈长圆形。花期7-10月，果期8-11月。

分布与生境 分布于浙江、江西、福建、台湾、湖北、湖南、广东、广西、四川、贵州、西藏及河南、安徽、江苏、陕西、甘肃等省南部。

药用部位 块茎、珠芽。

功效应用 块茎：消肿解毒，化瘀散结，祛湿，降火，凉血，止血。用于瘿瘤，咳嗽痰喘，百日咳，喉痹，咳血，吐血，衄血，瘰疬，痈疖，疮疡肿毒，蛇犬咬伤，腰背酸痛，地方性甲状腺肿，疝气，

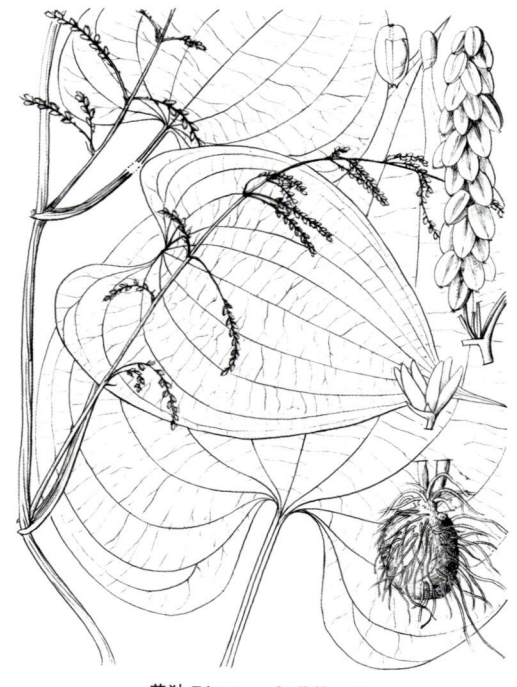

黄独 Dioscorea bulbifera L.
史渭清 绘

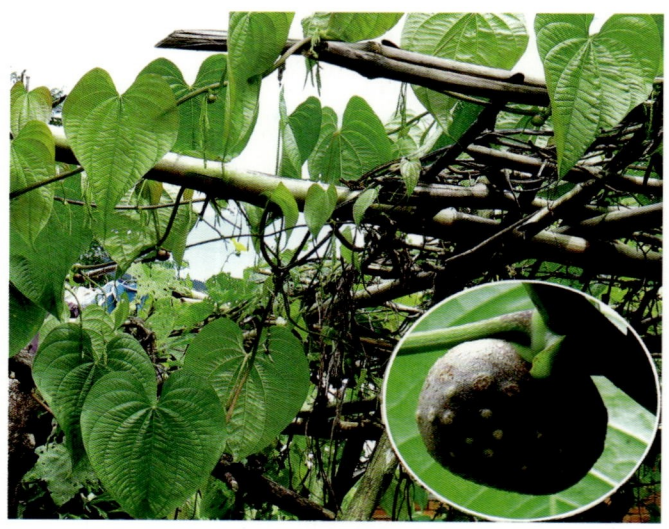

黄独 Dioscorea bulbifera L.
摄影：王祝年

民间用于抗癌。叶腋中的珠芽：解毒，止咳。用于百日咳，咳嗽，头痛，催吐解诸药毒。

化学成分　块茎含二萜类：黄独素(diosbulbin) B[2,6]、D[3-4]、E、F、G[4,6]、H[4]、I、J[5]、K、L、M[6]，黄独苷▲(diosbulbinoside) D、F[7]、G[6]，8-表黄独素E乙酸酯(8-epidiosbulbin E acetate)[3]；黄酮类：杨梅素-3-O-吡喃半乳糖苷(myricetin-3-O-galactopyranoside)，杨梅素-3-O-吡喃葡萄糖苷(myricetin-3-O-glucopyranoside)[8]，3,7-二甲氧基-5,4'-二羟基黄酮，3,7-二甲氧基-5,3',4'-三羟基黄酮[9]，7,4'-二羟基-3,5-二甲氧基黄酮(7,4'-dihydroxy-3,5-dimethoxyflavone)，5,7,3',4'-四羟基黄烷-3-醇(5,7,3',4'-tetrahydroxyflavan-3-ol)[2]，槲皮素(quercetin)[10]，3,5-二甲氧基山柰酚(3,5-dimethoxykaempferol)，山核桃亭▲(caryatin)，山柰酚(kaempferol)[8,11]，3,5,3'-三甲氧基槲皮素(3,5,3'-trimethoxyquercetin)[12]，杨梅素(myricetin)[8,13]，槲皮素-3-O-β-D-吡喃葡萄糖苷(quercetin-3-O-β-D-glucopyranoside)，槲皮素-3-O-β-D-吡喃半乳糖苷(quercetin-3-O-β-D-galactopyranoside)[8,10]，山柰酚-3-O-β-D-吡喃半乳糖苷(kaempferol-3-O-β-D-galactopyranoside)，山柰酚-3-O-β-D-吡喃葡萄糖苷(kaempferol-3-O-β-D-glucopyranoside)[11]，金丝桃苷(hyperoside; hyperin)[13]；蒽醌类：大黄素[9]；芪类：二氢白藜芦醇(dihydroresveratrol)[14]；甾体类：薯蓣次苷A (prosapogenin A)，箭根薯苷▲(taccaoside)，薯蓣皂苷元(diosgenin)[15]，β-谷甾醇[5]，豆甾醇，胡萝卜苷[13]；酚类：2,7-二羟基-4-甲氧基菲(2,7-dihydroxy-4-methoxyphenanthrene)[10]，(+)-儿茶素[(+)-catechin][8,11]，(+)-表儿茶素[(+)-epicatechin][12]；色素类：叶黄素(xanthophyll)，新黄质(neoxanthin)，堇黄质(violaxanthin)，玉米黄素(zeaxanthin)，堇金黄素▲(auroxanthin)，隐黄质(cryptoxanthin)[16]；其他类：2,4,6,7-四羟基-9,10-二氢菲(2,4,6,7-tetrahydroxy-9,10-dihydrophenanthrene)，2,4,5,6-四羟基菲(2,4,5,6-tetrahydroxyphenanthrene)[1]，二甲基山药素(dimethylbatatasin) Ⅳ[14]，二十四酸(tetracosanoic acid)，1-二十四醇甘油酯(1-tetracosanoylglycerol)，反式-二十四基阿魏酸酯(trans-tetracosanylferulate)[8]，香草酸(vanillicacid)，异香草酸(isovanillicacid)[12]，3,4-二羟基苯甲酸[13]。

叶含二萜类：黄独素B[17]；

球芽含二萜类：8-表黄独素E乙酸酯(8-epidiosbulbin E acetate)[18]；黄酮类：山柰酚(kaempferol)[19]；其他类：4-羟基-(2-反式-3',7'-二甲基-八-2',6'-二烯基)-6-甲氧基苯乙酮[4-hydroxy-(2-trans-3',7'-dimethyl-octa-2',6'-dienyl)-6-methoxyacetophenone]，4,6-二羟基-2-O-(4'-羟丁基)苯乙酮[4,6-dihydroxy-2-O-(4'-hydroxybutyl)acetophenone][19]。

药理作用　抑菌作用：黄独有较强的抑菌作用，其水煎剂对多种皮肤真菌均有不同程度的抑制作用，50% 煎剂体外对金黄色葡萄球菌有抑制作用[1]。

抗病毒作用：黄独乙醇浸膏在低浓度时能抑制 DNA 及 RNA 病毒，在高浓度时可以灭活病毒[2]。

抗肿瘤作用：黄独对多种恶性肿瘤均有治疗作用，如食道癌、胃癌、骨肿瘤、原发性支气管肺癌等[3-4]。

注评　本种为中国药典（1963、2010 年版）、四川（1987）、江苏（1989）、内蒙古（1988）、贵州（1988）和新疆（1980）等药品标准收载"黄药子"的基源植物，药用其干燥块茎。蒙古族、苗族、侗族、傈僳族、畲族、景颇族、仫佬族、基诺族也药用其块茎，多用于治疗甲状腺肿大、咽喉肿痛、淋巴结结核、吐血、咯血等；拉祜族用其块茎治恶疮肿毒、百日咳、化脓性炎症。

化学成分参考文献

[1] Wij M, et al. *Indian J Chem, Sect B*, 1978, 16B(7): 643-644.

[2] 高慧媛，等. 沈阳药科大学学报，2001(3): 185-188.

[3] Murray RDH, et al. *Phytochemistry*, 1984, 23(3): 623-625.

[4] Ida Y, et al. *Justus Liebigs Annalen der Chemie*, 1978, (5): 818-833.

[5] Wang G, et al. *Chem Pharm Bull*, 2009, 57(6): 625-627.

[6] Liu H, et al. *Phytochemistry*, 2010, 71(10): 1174-1180.

[7] Ida Y, et al. *Chem Pharm Bull*, 1978, 26(2): 435-439.

[8] Gao HY, et al. *Biol Pharm Bull*. 2002, 25(9): 1241-1243.

[9] 李石生，等. 中国中药杂志，2000, 25(3): 159-160.

[10] Teponno RB, et al. *Nat Prod Sci*, 2006, 12(1): 62-66.

[11] 黄开毅，等. 沈阳药科大学学报，2007, 134(3): 145-147.

[12] 高慧媛，等. 沈阳药科大学学报，2003, (3): 178-180.

[13] 高慧媛，等. 沈阳药科大学学报，2001, (6): 414-416.

[14] Adesanya SA, et al. *Phytochemistry*, 1989, 28(3): 773-774.

[15] 李石生，等. 植物资源与环境，1999, (2): 62-63.
[16] Martin FW, et al. *J Agr Food Chem*, 1974, 22(2): 335-337.
[17] Yonemitsu M, et al. *Planta Med*, 1993, 59(6): 577.
[18] Shriram V, et al. *International Journal of Antimicrobial Agents*, 2008, 32(5): 405-410.
[19] Gupta D, et al. *Phytochemistry*, 1989, 28(3): 947-949.

药理作用及毒性参考文献

[1] Adesarys, et al. *Phytochemistry*, 1989, 28(3): 773-774.
[2] 徐以珍，等. 药学通报，1988, 23(9): 535.
[3] 郁增明. 吉林中医药，1983, 3(2): 26.
[4] 张金生. 中医杂志，1990, 31(10): 509.

22. 黑珠芽薯蓣（中国高等植物图鉴） 野胭脂、毛狗卵（贵州）

Dioscorea melanophyma Prain et Burkill in J. Proc. Asiat. Soc. Bengal 4: 452. 1908.（英 **Black Bulbil Yam**）

缠绕草质藤本。块茎卵圆形或梨形，有多数细长须根。茎无毛。掌状复叶互生，小叶 3–5(–7)，有时茎顶部为单叶；小叶片为披针形、长椭圆形至卵状披针形，顶生小叶片较两侧小叶片大，长 2.5–13 cm，宽 1–4 cm，顶端渐尖，全缘或边缘微波状，两面光滑无毛，或仅沿主脉稍有短柔毛。叶腋内常有圆球形珠芽，成熟时黑色，直径 5–7 mm，表面光滑。花单性，雌雄异株。雄花序总状（花未完全开放时呈穗状），再排列成圆锥状，远比叶长，花序轴有短柔毛；雄花黄白色，花梗极短；苞片和花被外面有短柔毛；3 个发育雄蕊和 3 个不育的雄蕊互生。雌花序下垂，单生或 2 个生于叶腋。蒴果反折，三棱形，两端钝圆，每棱翅状，长圆形，长约 1.5 cm，宽约 1 cm，表面光滑。种子通常两两着生于每室中轴顶端，种翅向基部延伸，呈长圆形。花期 8–10 月，果期 10–12 月。

分布与生境 分布于四川、贵州、云南、西藏（波密）。生于海拔 1500–2500 m 的林缘或稀疏灌丛中。尼泊尔也有。

药用部位 块茎。

功效应用 清热解毒，凉血。用于咽喉肿痛，痈肿热毒。

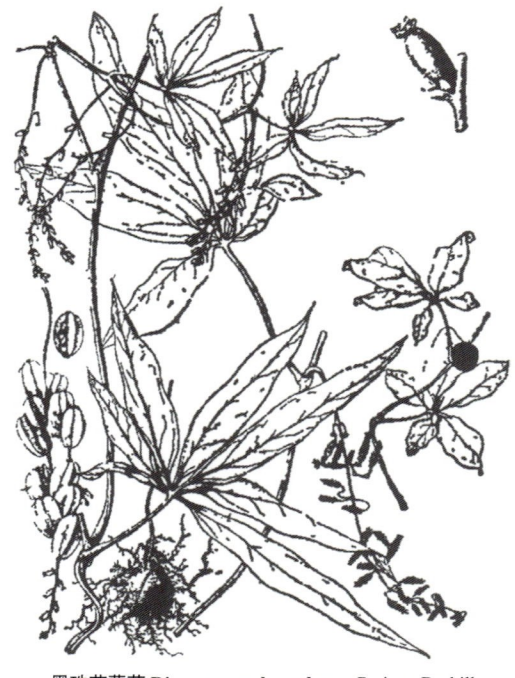

黑珠芽薯蓣 Dioscorea melanophyma Prain et Burkill
引自《中国高等植物图鉴》

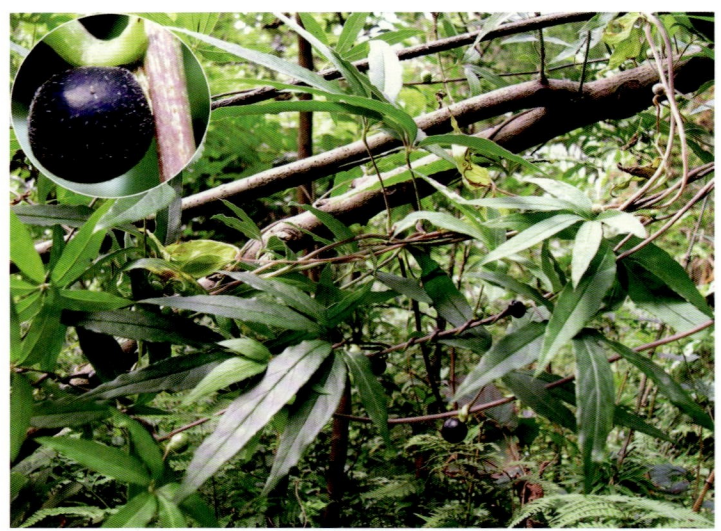

黑珠芽薯蓣 Dioscorea melanophyma Prain et Burkill
摄影：何顺志

23. 毛芋头薯蓣（中国植物志） 滇白药子（滇南本草），毛芋头（重庆金佛山），马蹄细心（贵州），防风党参（云南）

Dioscorea kamoonensis Kunth, Enum. Pl. 5: 395. 1850.（英 **Kamoon Yam**）

缠绕草质藤本。块茎通常近卵圆形，外皮有多数细长须根。茎左旋，密生棕褐色短柔毛，老时变疏至近无毛。掌状复叶有 3–5 小叶；小叶片椭圆形至披针状长椭圆形或倒卵状长椭圆形，有时最外侧的小叶片为斜卵状椭圆形，长 2–14 cm，宽 1–5 cm，顶端渐尖，全缘，两面疏生贴伏柔毛，或表面近无毛。叶腋内常有肉质球形珠芽，表面有柔毛。花序轴、小苞片、花被外面密生棕褐色或淡黄色短柔毛；雄花序为总状花序，或再排列成圆锥花序，常数个着生叶腋；雄花有短梗；小苞片 2，三角状卵形，其中 1 个顶端尾状尖，3 个发育雄蕊与 3 个退化雄蕊互生。雌花序为穗状花序，1–2 个着生叶腋，雌花子房密生绒毛。蒴果三棱状长圆形，长 1.5–2 cm，宽 1–1.2 cm，疏生短柔毛。种子两两着生于每室中轴顶部，种翅向基部伸长。花期 7–9 月，果期 9–11 月。

分布与生境 分布于浙江南部、福建、江西、湖北、湖南、广东、广西、四川、贵州、云南、西藏。生于海拔 500–2900 m 林边、山沟、山谷路旁或次生灌丛中。

药用部位 块茎。

功效应用 舒筋活血。用于腰膝酸软，萎弱无力，肢麻拘挛，筋骨疼痛。

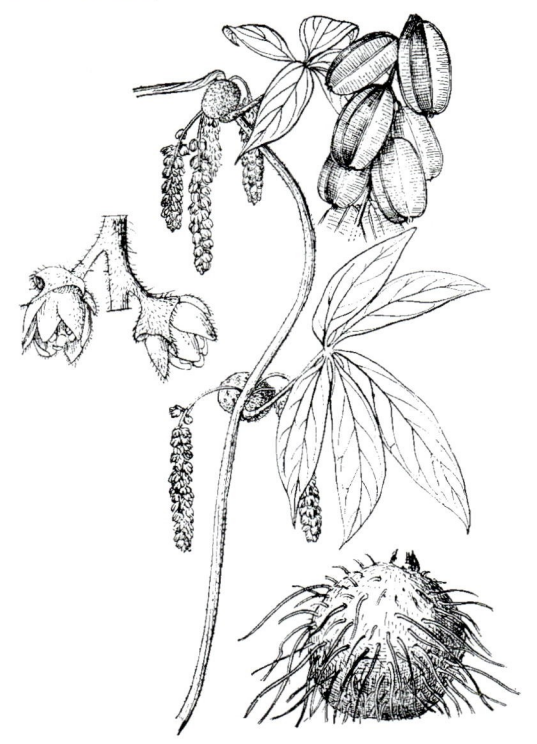

毛芋头薯蓣 Dioscorea kamoonensis Kunth
史渭清 绘

24. 高山薯蓣（中国高等植物图鉴）

Dioscorea delavayi Franch. in Rev. Hort. 1896: 541. 1896.——*D. henryi* (Prain et Burkill) C. T. Ting（英 **Delavayi Yam**）

缠绕草质藤本。块茎长圆柱形，向基部变粗，垂直生长。茎有短柔毛，后变疏至近无毛。掌状复叶有 3–5 小叶；小叶片倒卵形、宽椭圆形至长椭圆形，最外侧的小叶片常为斜卵形至斜卵状椭圆形，长 2.5–16 cm，宽 1–10 cm，顶端渐尖或锐尖，全缘，两面疏生贴伏柔毛，或表面近无毛。雄花序为总状花序，单一或分枝，1 至数个着生叶腋；花序轴、花梗有短柔毛；小苞片 2，宽卵形，顶端渐尖或凸尖，边缘不整齐，外面疏生短柔毛或近无毛；雄花花被外面无毛；3 个雄蕊与 3 个不育雄蕊互生。雌花序为穗状花序，1–3 个着生叶腋；花序轴、小苞片、子房、花被片外面均有短柔毛，子房尤密。蒴果三棱状倒卵长圆形或三棱状长圆形，长 1.2–2 cm，宽 1–1.2 cm，外面疏生柔毛。种子着生于每室中轴顶部，种翅向蒴果基部延伸。花期 6–8 月，果期 8–11 月。

分布与生境 分布于四川西部、贵州北部、云南。生于海拔 2000–3000 m 的林边、山坡路旁或次生灌丛中。

药用部位 块茎。

功效应用 止咳，祛风除湿，止痛。用于咳嗽，风湿痛。

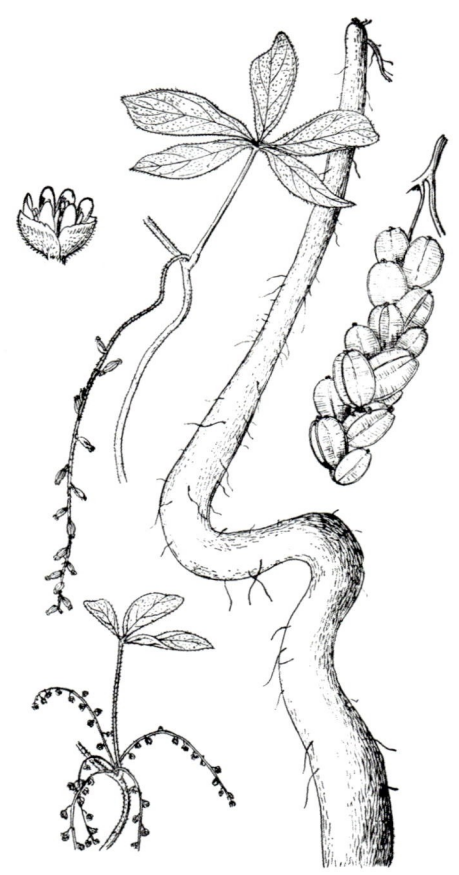

高山薯蓣 Dioscorea delavayi Franch.
史渭清 绘

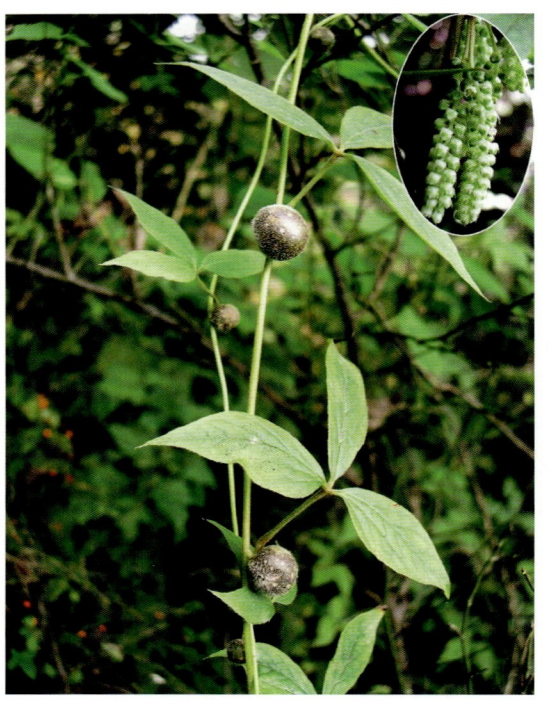

高山薯蓣 Dioscorea delavayi Franch.
摄影：何顺志

25. 五叶薯蓣（广州植物志） 毛狗苔（四川），玉苁蓉（广西），朱砂莲（贵州），毛团子、蓑衣包、苦卡拉（云南），血参（广西）

Dioscorea pentaphylla L., Sp. Pl. 2: 1032. 1753.（英 **Fiveleaf Yam**）

缠绕草质藤本。块茎形状不规则，通常为长卵形，外皮有多数细长须根，断面刚切开时白色，不久变棕色。茎疏生短柔毛，后变无毛，有皮刺。掌状复叶有3-7小叶；小叶片常为倒卵状椭圆形、长椭圆形或椭圆形，最外侧的小叶片通常为斜卵状椭圆形，长6.5-24 cm，宽2.5-9 cm，顶端短渐尖或凸尖，全缘，表面疏生贴伏短柔毛至近无毛，背面疏生短柔毛。叶腋内有珠芽。雄花无梗或梗极短，穗状花序排列成圆锥状，长可达50 cm，花序轴密生棕褐色短柔毛；小苞片2，近半圆形，稍有短柔毛；发育雄蕊3枚。雌花序为穗状花序，单一或分枝；花序轴和子房密生棕褐色短柔毛；小苞片和花被外面有短柔毛。蒴果三棱状长椭圆形，薄革质，长2-2.5 cm，宽1-1.3 cm，成熟时黑色，疏生短柔毛。种子通常两两着生于每室中轴顶部，种翅向蒴果基部延伸。花期8-10月，果期11月至翌年2月。

分布与生境 分布于江西南部、福建南部、台湾、湖南南部、广东、广西、云南、西藏（墨脱）。生于海拔500-1500 m的林边或灌丛中。亚洲和非洲其他地区也产。

药用部位 块茎、叶。

功效应用 块茎：补肾壮阳，通经活络。用于肾虚瘰疬，腹痛，痈肿疮毒。叶：粉末治虫牙。

化学成分 全草含二萜类：黄独素B (diosbulbin B)[1]。

注评 本种傈僳族、仡佬族、瑶族和壮族药用其块茎；傈僳族治消化不良、跌打损伤、肾虚腰痛和风湿痛，仡佬族、瑶族和壮族治疗贫血。

薯蓣科 DIOSCOREACEAE

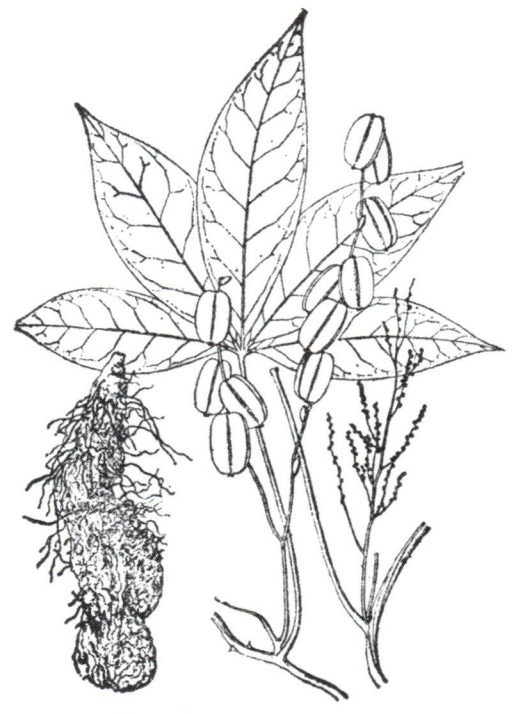

五叶薯蓣 Dioscorea pentaphylla L.
引自《中国高等植物图鉴》

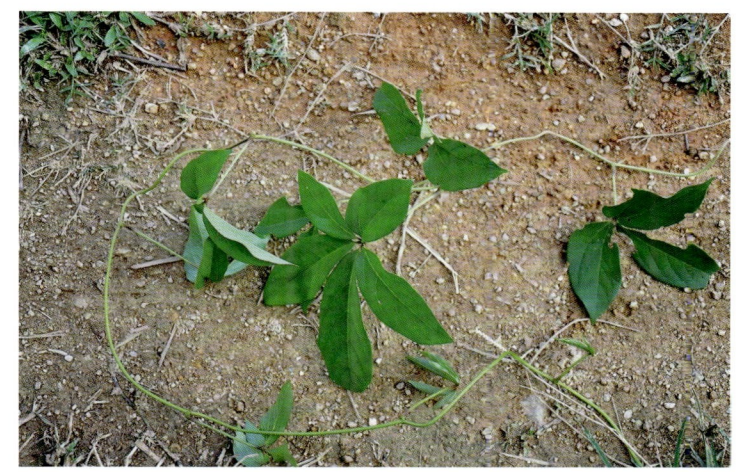

五叶薯蓣 Dioscorea pentaphylla L.
摄影：王祝年

化学成分参考文献

[1] Singh A, et al. *Acta Crystallogr, Sect C: Cryst Struct Commun*, 1999, C55(4): 559-561.

26. 七叶薯蓣（中国植物志） 盘参、血参、七爪金龙、补血薯（广西）

Dioscorea esquirolii Prain et Burkill in Bull. Misc. Inform. Kew 1931: 426. 1931.（英 **Esquirol Yam**）

缠绕草质藤本。全株除叶片有较疏的柔毛，老时脱落，或叶脉有柔毛外，其余密生淡褐色绒毛，茎有刺。掌状复叶互生，有 3-5-7 小叶，小叶长 7-23 cm，宽 3-8.5 cm，顶端尾状渐尖，全缘或边缘波状，背面灰绿色；中间小叶片披针状长椭圆形至椭圆形或宽倒披针形，最外侧的小叶片斜披针形至斜卵状长椭圆形；叶柄长可达 15 cm，有时有刺。雄花序为总状花序，2-4 个或单个着生在无叶的花枝上；雄花花梗长约 0.5 mm；外轮花被片三角状卵形，内轮近长圆形；雄蕊 3 枚着生于外轮花被片基部，与 3 个退化雄蕊互生。雌花序穗状，长达 50 cm，2-3 个着生叶腋。蒴果反折，三棱状长方倒卵形，长 3.5-5 cm，宽 2-3 cm。种子着生于每室中轴顶部，种翅向蒴果基部伸长。花期 10 月至翌年 2 月，果期 12 月至翌年 4 月。

分布与生境 分布于广西（都安、靖西、凌云、龙州、百色）、贵州（罗甸）、云南（富宁、剑川）。生于海拔 600-1430 m 的山坡、山谷林下阴湿处。

药用部位 块茎。

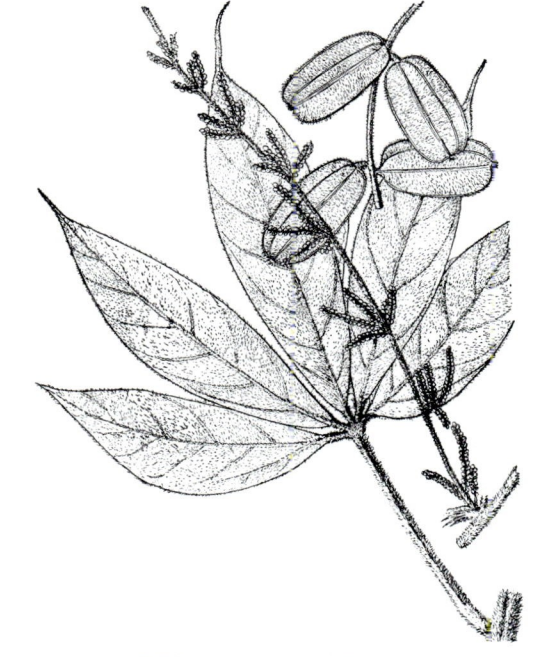

七叶薯蓣 Dioscorea esquirolii Prain et Burkill
史渭清 绘

功效应用 消肿止痛，活血止血。用于跌打损伤，产后腹痛，痛经，肺痨咳嗽，咳血。

27. 小花刺薯蓣（海南植物志）

Dioscorea scortechinii Prain et Burkill var. **parviflora** Prain et Burkill in Bull. Misc. Inform. Kew 1936: 494. 1936.（英 **Smallflower Spiny Yam**）

缠绕草质藤本。块茎棒状，分枝，坚硬，外皮棕褐色，断面微棕色。茎左旋，有刺，初有棕褐色的短硬毛，后变无毛。掌状复叶互生，有3-7小叶；中间小叶片披针形、长椭圆状披针形或椭圆形，最外侧的小叶片较小，斜狭披针形至斜卵状长椭圆形，长5-15-25 cm，宽2-5 (-7.5) cm，顶端尾状渐尖，全缘或边缘波状，两面有短硬毛，后仅沿叶脉有毛。雌、雄花序轴、花梗及苞片密生棕褐色短硬毛。雄花序总状，长2-4 cm，单生或2-4个着生于无叶的花枝上，长可达40 cm；花梗长约0.5 mm；苞片宽卵形，长渐尖；外轮花被片卵形，内轮花被片近长圆形；雄蕊3，着生外花被片基部，较退化雄蕊短，退化堆蕊匙形。雌花序穗状，1-2个着生叶腋；雌花外内轮花被片相似，宽卵形。蒴果反折，三棱状长方形，长3.5-5 cm，宽2-3 cm。种子着生于每室中轴顶部，种翅膜质，向种子基部伸长。花期6-9月，果期10月至翌年1月。

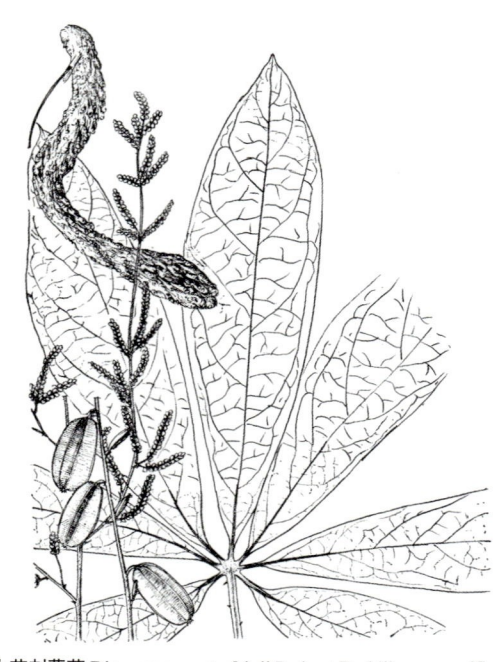

小花刺薯蓣 Dioscorea scortechinii Prain et Burkill var. **parviflora** Prain et Burkill

史渭清 绘

分布与生境 分布于海南（澹县、白沙、崖县、保亭、琼中）。生于海拔500 m以下的林中。

药用部位 块茎。

功效应用 疏筋活络。用于筋骨疼痛。

28. 白薯莨（生草药性备要） 白米茹粮（陆川本草），榜薯（海南），野葛薯（广西），山薯（福建），大力王（云南），山朴薯（广东）

Dioscorea hispida Dennst., Schlüssel Hortus Malab. 33. 1818.（英 **Intoxicating Yam, Hispid Yam**）

缠绕草质藤本。块茎大小不一，卵形、卵圆形，或不规则，外皮褐色，有多数细长须根，断面新鲜时白色或微带蓝色。茎粗壮，圆柱形，长达30 m，有三角状皮刺，初有柔毛，后渐变无毛。掌状复叶有3小叶，顶生小叶片倒卵圆形、倒卵状椭圆形或椭圆形，长6-12 cm，宽4-12 cm，或更长而宽，侧生小叶片较小，斜卵状椭圆形或近宽长圆形，偏斜，顶端骤尖，全缘，表面稍有柔毛或近无毛，背面疏生柔毛；叶柄长达30 cm，密生柔毛。雄花序长可达50 cm，穗状花序排列成圆锥状，密生绒毛；雄花外轮花被片小，内轮较大而厚；雄蕊6，有时不全部发育。蒴果三棱状长椭圆形，硬革质，长3.5-7 cm，宽2.5-3 cm，密生柔毛。种子两两着生于每室中轴顶部，种翅向蒴果基部伸长。花期4-5月，果期7-9月。

分布与生境 分布于福建、广东、广西、云南、西藏（昌都、波密）。生于海拔1500 m以下的沟谷边灌丛中或林边，野生或栽培。印度至马来西亚也有栽培。

药用部位 块茎、叶。

功效应用 块茎：散瘀生新，消炎止痛，止血消肿，解毒。外用于痈疽肿毒，毒疮，无名肿毒，梅毒，跌打损伤，扭伤，皮癣，淋巴结结核，下疳，外伤出血。马来西亚捣成糊剂塞入鼻内止鼻血，涂脸治丘疹，内服：安眠镇痛。叶：马来西亚用煎剂治疗足部皲裂。

薯蓣科 DIOSCOREACEAE

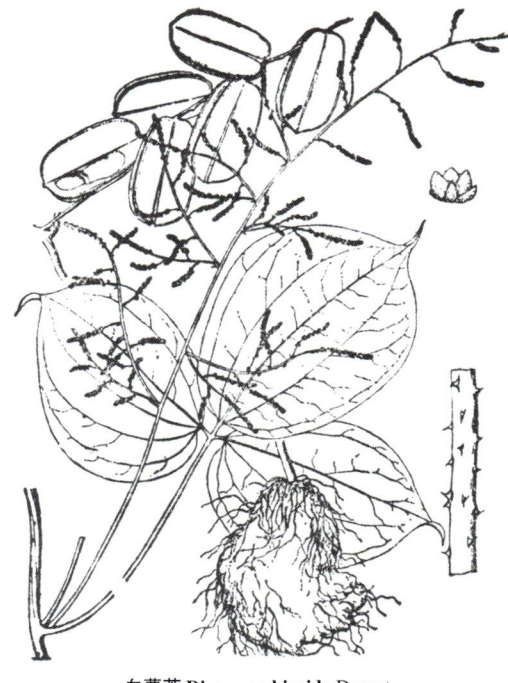

白薯莨 Dioscorea hispida Dennst.
引自《中国高等植物图鉴》

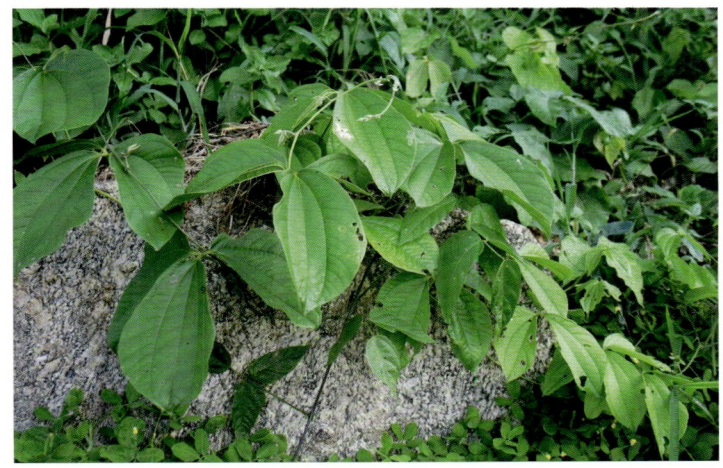

白薯莨 Dioscorea hispida Dennst.
摄影：王祝年

化学成分 块茎含生物碱类：薯蓣碱(dioscorine)[1]。

药理作用 促凝血作用：白薯莨能提高纤维蛋白原的含量，修复伤口，可用于治疗出血症。白薯莨煎剂给家兔灌胃，能缩短出血时间和凝血时间。在试管内测定除去血小板的草酸血浆重新加钙凝固时间表明，白薯莨提取液似有类似血小板的促凝作用[1]。

抗溃疡作用：口服白薯莨水煮后凝胶状物可以治疗应激性溃疡，作用机制为白薯莨煎剂呈凝胶状，能有效地覆盖胃黏膜出血面及小穿孔点，形成保护性假膜，防止胃酸的进一步侵蚀。进入体内吸收后，可发挥血小板样促凝作用，缩短出、凝血时间，从而达到止血效果；可能存在兴奋血管平滑肌的作用，促进胃黏膜小血管收缩，抑制出血；白薯莨所含鞣质的收敛作用可抑制胃酸分泌，提高胃液的 pH，以利于溃疡出血的止血；白薯莨可抑制幽门螺杆菌的侵袭，促进溃疡面的愈合[2-3]。

化学成分参考文献

[1] Pinder AR. *J Chem Soc*, 1952: 2236-2240.

药理作用及毒性参考文献

[1] 陈新谦. 新编药物学，第 15 版，北京：人民卫生出版社，2004: 493.

[2] 吴国正. 中国中西医结合外科杂志, 2000, 6(3): 178-179.

[3] 刘日才. 实用中西医结合杂志, 1997, 10(14): 1415.

29. 丽叶薯蓣（中国植物志）

Dioscorea aspersa Prain et Burkill in J. Proc. Asiat. Soc. Bengal 4: 447. 1908.（英 **Rough Hairy Yam, Scattered Yam**）

缠绕草质藤本。块茎长圆柱形，断面白色。茎无毛，右旋，干时带紫褐色。单叶，通常在茎下部的互生，中部以上的对生；叶片纸质，干时有时带黑褐色，近圆形，长 6-16 cm，宽 5-16 cm，顶端凸尖至尾尖，基部心形至深心形，有时两耳几平行，全缘，两面无毛，基出脉 7-9；叶柄长 3.5-18 cm。雌雄异株。雄花序穗状，单一，长 5-14 cm，1-3 个着生于叶腋；雄花白色、绿白色或黄色，长 2-3 mm，直径约 2 mm；外轮花被片宽卵形，基部隆起，钝头，内轮卵形，稍小，两者均肉质；雄蕊 6，花药与花丝近等长。雌花序穗状，单生于叶腋；花被片卵形，内轮较小。蒴果不反折，三棱状倒卵形或三棱状长圆倒卵形，长 2.5-3.5 cm，宽 2-3 cm，顶端凹，基部常歪斜，有白粉。种子着生于每室中轴中部，四周有膜质翅。花期 6-7 月，果期 7-11 月。

分布与生境 分布于贵州西部、云南东部。生于海拔 1000-2600 m 的山坡林中、灌丛中或阔叶混交林中。

药用部位 块茎。

功效应用 补脾胃。用于消化不良。

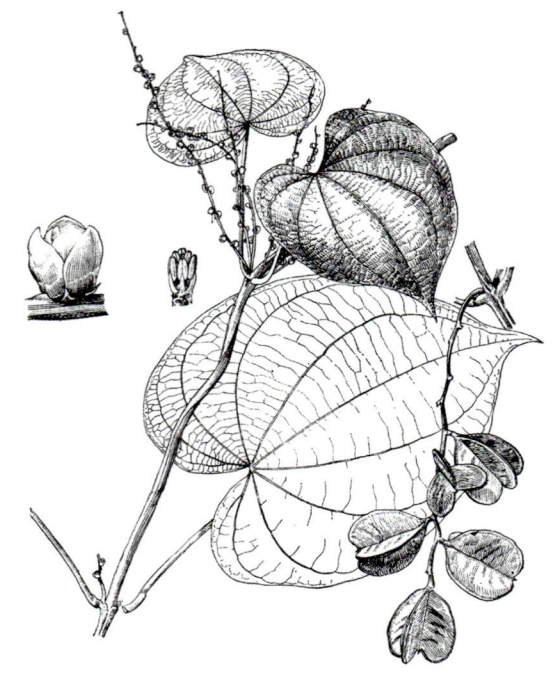

丽叶薯蓣 Dioscorea aspersa Prain et Burkill
陈荣道 绘

30. 薯蓣（神农本草经） 山药（中国药典），署预、藷（山海经），诸署、署豫、玉延、修脆（吴普本草），山藷（名医别录），薯药（清异录），怀山药（河南），白苕（四川）

Dioscorea polystachya Turcz. in Bull. Soc. Imp. Naturalistes Moscou 7: 158. 1837.——*Dioscorea opposita* Thunb.（英 **Chinese Yam**）

缠绕草质藤本。块茎长圆柱形，垂直生长，长可达 1 m 多，断面干时白色。茎通常带紫红色，右旋，无毛。单叶，在茎下部的互生，中部以上的对生，很少 3 叶轮生；叶片变异大，卵状三角形至宽卵形或戟形，长 3-9 (-16) cm，宽 2-7 (-14) cm，顶端渐尖，基部深心形、宽心形或近截形，边缘常 3 浅裂至 3 深裂，中裂片卵状椭圆形至披针形，侧裂片耳状，圆形、近方形至长圆形；幼苗时一般叶片为宽卵形或卵圆形，基部深心形。叶腋内常有珠芽。雌雄异株。雄花序为穗状花序，长 2-8 cm，近直立，2-8 个着生于叶腋，偶而呈圆锥状排列；花序轴明显呈"之"字状曲折；苞片和花被片有紫褐色斑点；雄花的外轮花被片为宽卵形，内轮卵形，较小；雄蕊 6。雌花序为穗状花序，1-3 个着生于叶腋。蒴果不反折，三棱状扁圆形或三棱状圆形，长 1.2-2 cm，宽 1.5-3 cm，外面有白粉。种子着生于每室中轴中部，四周有膜质翅。花期 6-9 月，果期 7-11 月。

长期以来，几乎所有的中国植物学和药学文献中，薯蓣均采用 *Dioscorea opposita* Thunb. 作为学名，但这一名称是不合法的，其正确的学名应该为 D. polystachya Turcz.。

分布与生境 分布于东北、河北、山东、河南、安徽淮河以南（海拔 150-850 m）、江苏、浙江（海拔 450-1000 m）、江西、福建、台湾、湖北、湖南、广西北部、贵州、云南北部、四川（海拔 700-1500 m）、甘肃东部（海拔 950-1100 m）、陕西南部（海拔 350-1500 m）等地。生于山坡、山谷林下，溪边、路旁的灌丛中或杂草中；或为栽培。朝鲜、日本也有分布。

药用部位 块茎、珠芽。

功效应用 块茎：补脾养胃，生津益肺，止咳平喘，补肾涩精，止泻。用于脾虚食少，消化不良，肠

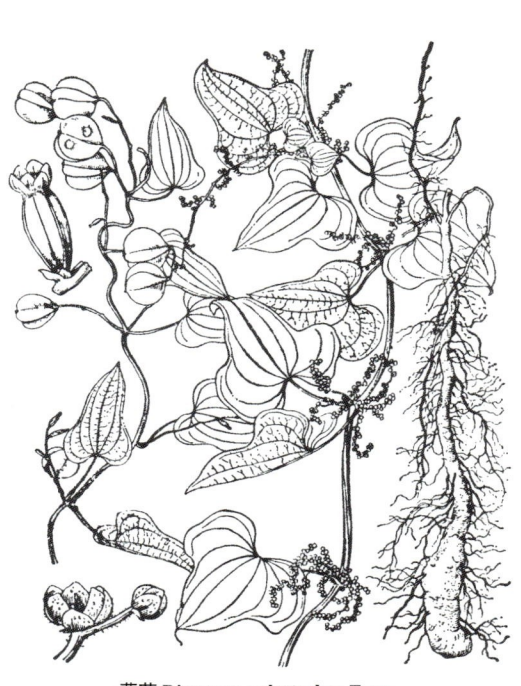

薯蓣 Dioscorea polystachya Turcz.
引自《中国高等植物图鉴》

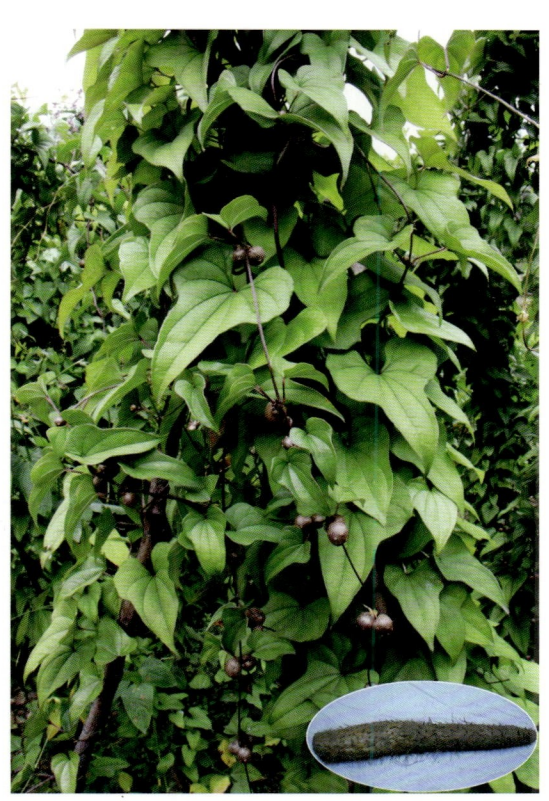

薯蓣 Dioscorea polystachya Turcz.
摄影：于俊林

炎，久泻不止，肺虚喘咳，肾虚遗精，带下病，糖尿病，尿频，虚热消渴。珠芽：补虚损，强腰膝，益肾，食之不饥。用于脾肾虚症。

化学成分 块茎含苄类：3,5-二羟基-4-甲氧基二苯乙烷(3,5-dihydroxy-4-methoxybibenzyl)，3,3',5-三羟基-20-甲氧基二苯乙烷(3,3',5-trihydroxy-20-methoxybibenzyl)，山药素(batatasin) Ⅲ、Ⅳ，球茎石豆兰素▲(tristin)，2',3,5-三羟基二苯乙烷(2',3,5-trihydroxybibenzyl)，2',4-二羟基-3,5-二甲氧基二苯乙烷(2',4-dihydroxy-3,5-dimethoxybibenzyl)，3,4-二甲氧基-2'-羟基二苯乙烷(3,4-dimethoxy-2'-hydroxybibenzyl)[1]；二苯基庚烷类：(1E,4E,6E)-1,7-双(4-羟苯基)-1,4,6-庚三烯-3-酮[(1E,4E,6E)-1,7-bis(4-hydroxyphenyl)-1,4,6-heptatrien-3-one]，(4E,6E)-7-(4-羟基-3-甲氧基苯基)-1-(4-羟苯基)-4,6-庚二烯-3-酮[(4E,6E)-7-(4-hydroxy-3-methoxyphenyl)-1-(4-hydroxyphenyl)-4,6-heptadien-3-one]，(4E,6E)-1,7-双(4-羟苯基)-4,6-庚二烯-3-酮[(4E,6E)-1,7-bis(4-hydroxyphenyl)-4,6-heptadien-3-one]，(3R,5R)-3,5-二羟基-1,7-双(4-羟苯基)-3,5-庚二醇[(3R,5R)-3,5-dihydroxy-1,7-bis(4-hydroxyphenyl)-3,5-heptanediol]，(3R,5R)-1,7-双(4-羟基-3-甲氧基苯基)-3,5-庚二醇[(3R,5R)-1,7-bis(4-hydroxy-3-methoxyphenyl)-3,5-heptanediol][1]；二苯并氧杂䓬类：10,11-二氢-二苯[b,f]氧杂䓬-2,4-二醇(10,11-dihydro-dibenz[b,f]oxepin-2,4-diol)，10,11-二氢-4-甲氧基-二苯[b,f]氧杂䓬-2-醇(10,11-dihydro-4-methoxy-dibenz[b,f]oxepin-2-ol)[1]；菲及其苷类：3,5-二甲氧基-2,7-菲二醇(3,5-dimethoxy-2,7-phenanthrenediol)，蜥蜴兰醇▲(hircinol)，9,10-二氢-7-甲氧基-2,5-菲二醇(9,10-dihydro-7-methoxy-2,5-phenanthrenediol)[1]，3,4,6-三羟基菲-3-O-β-D-吡喃葡萄糖苷(3,4,6-trihydroxyphenanthrene-3-O-β-D-glucopyranoside)[2]；黄酮类：芹菜素(apigenin)[1]；甾体类：β-谷甾醇[2]，胡萝卜苷，β-谷甾醇乙酸酯[3]，7-氧代-β-谷甾醇[4]；脂肪酸类：油酸，杜鹃花酸[3]；脂肪酸类：棕榈酸(palmitic acid)[2]；环二肽类：环(苯丙氨酸-酪氨酸)，环(酪氨酸-酪氨酸)[3]；其他类：棕榈酰磷脂酰胆碱(palmitoyloleoylphosphatidylcholine)[2]，5-羟甲基-2-糠醛，柠檬酸单甲酯，柠檬酸双甲酯，柠檬酸三甲酯[3]。

球芽含菲类：山药素 I (batatasin I)[5]。

地上部分含芳香类：6,7-二羟基-2-甲氧基-1,4-菲二酮(6,7-dihydroxy-2-methoxy-1,4-phenanthrenedione)[6]；黄酮类：金圣草酚-4'-O-β-D-吡喃葡萄糖苷(chrysoeriol-4'-O-β-D-glucopyranoside)，金圣草酚-7-O-β-D-吡喃葡萄糖苷(chrysoeriol-7-O-β-D-glucopyranoside)，空心莲子草素(alternanthin)[6]。

药理作用 调节免疫作用：山药多糖给小鼠连续灌服 7 日，可明显提高环磷酰胺所致免疫功能低下小鼠腹腔巨噬细胞吞噬率和吞噬指数，促进其溶血素和溶血空斑的形成以及淋巴细胞转化，并明显提高外周血 T 淋巴细胞比率[1]。山药多糖具有增强小鼠淋巴细胞增殖能力，促进小鼠抗体生成和增强小鼠碳廓清能力[2]。

保肝作用：山药多糖可显著降低卡介苗 (BCG) 与脂多糖 (LPS) 导致的小鼠免疫性肝损伤，其各剂量可降低小鼠肝指数、脾指数及降低血清 ALT、AST 活性，降低 MDA 的含量，增加谷胱甘肽 (GSH) 含量和谷胱甘肽过氧化物酶 (GSH-Px) 活性[3]。

降血糖作用：研究表明，山药多糖在四氧嘧啶诱导的糖尿病小鼠及链尿佐菌素诱导的糖尿病大鼠模型中表现出显著的降血糖，其作用机制可能与增加胰岛素分泌、改善受损坏的胰岛 B 细胞功能及清除过多自由基等有关[4-6]。

抗氧化作用：体外抗氧化活性测试结果表明，山药多糖具有一定的还原能力，对羟自由基具有较强的清除能力，并对小鼠肝匀浆自氧化有明显的抑制作用[7]。小鼠口服给予山药水溶性多糖，每天 1 次，连续给药 15 日，可显著提高小鼠血液过氧化物酶 (POD) 活性及血、肝、肾的超氧化物歧化酶 (SOD) 活性，并减少血、肝、肾组织中脂质过氧化产物丙二醛 (MDA) 的含量[8]。

注评 本种为中国药典（1977、1985、1990、1995、2000、2005、2010 年版）、中华中药典范（1985 年版）和新疆药品标准（1980）收载"山药"的基源植物，但均以 *Dioscorea opposita* Thunb. 收载，药用其干燥块茎。蒙古族、侗族、水族和土家族也用其块茎治脾虚；彝族用其花瓣治疗骨髓炎。

化学成分参考文献

[1] Yang MH, et al. *Bioorg Med Chem*, 2009, 17(7): 2689-2694.

[2] Sautour M, et al. *Chem Pharm Bull*, 2004, 52(10): 1235-1237.

[3] 白冰，等. 中国中药杂志，2008, 33(11): 1272-1274.

[4] 白冰，等. 化学研究，2008, 19(3): 67-69.

[5] El-Olemy MM, et al. *Planta Med*, 1979, 37(1): 67-69.

[6] Ma C, et al. *J Nat Prod*, 2005, 68(8): 1259-1261.

药理作用及毒性参考文献

[1] 苗明三. 中药药理与临床，1997，13(3): 25-26.

[2] 徐增莱，等. 时珍国医国药，2007, 18(5): 1040-1041.

[3] 孙延鹏，等. 华西药学杂志，2010, 25(1): 26-28.

[4] 朱明磊，等. 现代预防医学，2010,(8): 1524-1527.

[5] 杨宏莉，等. 河北农业大学学报，2010, 33(3): 100-103.

[6] 邰红利，等. 中国公共卫生，2006, (7): 804-805.

[7] 尚晓娅，等. 化学研究，2010, 21(2): 72-76.

[8] 梁亦龙，等. 食品研究与开发，2007, 28(11): 1-3.

31. 日本薯蓣（中国高等植物图鉴） 山蝴蝶、千斤拔（浙江天目山），野白菇（湖南南岳），风车子（江西广昌），土淮山（广东南崑山），千担苔（贵州印江）

Dioscorea japonica Thunb. in in Murray, Syst. Veg., ed. 14, 889. 1784.（英 **Glutinous Yam, Japanese Yam**）

31a. 日本薯蓣（模式变种）

Dioscorea japonica Thunb. var. **japonica**（英 **Glutinous Yam, Japanese Yam**）

缠绕草质藤本。块茎长圆柱形，垂直生长，直径达 3 cm，外皮棕黄色，干时皱缩，断面白色，或有时带黄色。茎绿色，有时带淡紫红色，右旋。单叶，在茎下部的互生，中部以上的对生；叶片纸质，变异大，通常为三角状披针形、长椭圆状狭三角形至长卵形，有时茎上部的为线状披针形至披针

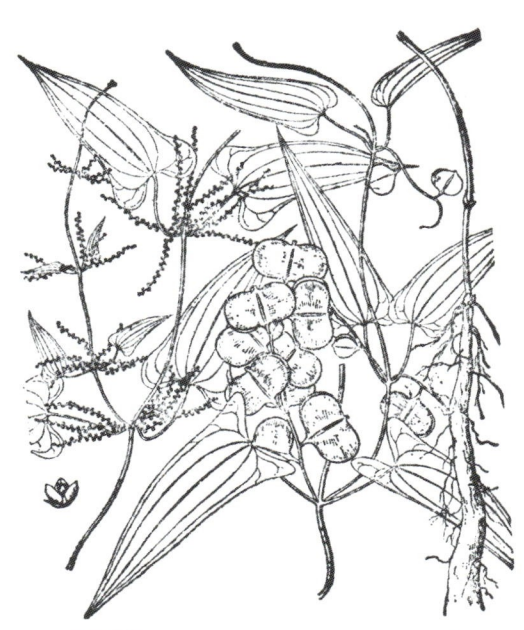

日本薯蓣 Dioscorea japonica Thunb. var. japonica
引自《中国高等植物图鉴》

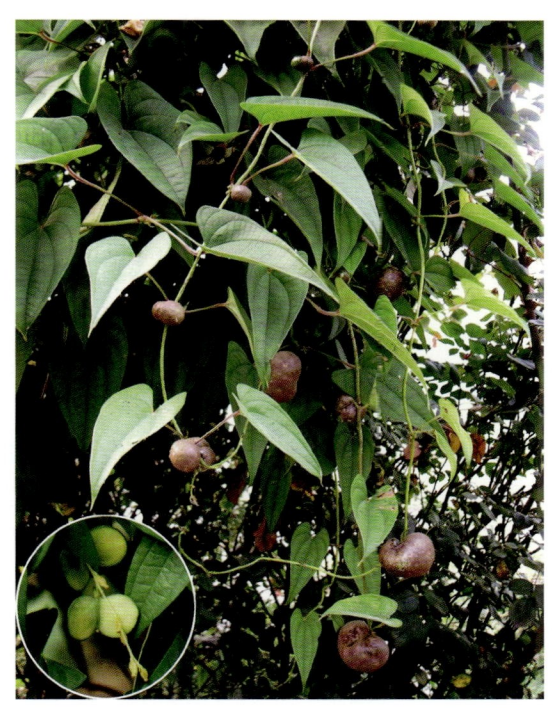

日本薯蓣 Dioscorea japonica Thunb. var. japonica
摄影：何顺志 徐克学

形，下部的为宽卵心形，长 3–11 (–19) cm，宽 1–2–5 (–18) cm，顶端长渐尖至锐尖，基部心形至箭形或戟形，有时近截形或圆形，全缘，两面无毛；叶柄长 1.5–6 cm。叶腋内有各种大小形状不等的珠芽。雌雄异株。雄花序穗状，长 2–8 cm，近直立，2 至数个或单个着生于叶腋；雄花绿白色或淡黄色，花被片有紫色斑纹，雄花的外轮花被片为宽卵形，长约 1.5 mm，内轮为卵状椭圆形，较小；雄蕊 6。雌花序穗状，长 6–20 cm，1–3 个着生于叶腋；雌花的花被片为卵形或宽卵形，6 个退化雄蕊与花被片对生。蒴果不反折，三棱状扁圆形或三棱状圆形，长 1.5–2 (–2.5) cm，宽 1.5–3 (–4) cm。种子着生于每室中轴中部，四周有膜质翅。花期 5–10 月，果期 7–11 月。

分布与生境 分布于安徽（淮河以南）、江苏、浙江、江西、福建、台湾、湖北、湖南、广东、广西、贵州、四川等省区，海拔 150–1200 m。生于向阳山坡、山谷、溪沟、路旁杂木林下或草丛中。

药用部位 块茎。

功效应用 同薯蓣。

化学成分 块茎含倍半萜类：(+)-β-桉叶醇[(+)-β-eudesmol][1]；多糖类：薯蓣多糖(dioscoran) A、B、C、D、E、F[2]；其他类：丹皮酚(paeonol)[2]，棕榈酸(palmitic acid)，亚油酸(linoleic acid)，十五酸(pentadecanoic acid)，油酸(oleic acid)[3]。

球芽含其他类：7'-羟基脱落酸(7'-hydroxyabscisic acid)[4]。

药理作用 降血脂作用：以高脂饲料喂养小鼠同时给予日本薯蓣水煎剂，日本薯蓣水煎剂能够降低小鼠血清三酰甘油和总胆固醇[1]。

降血糖作用：日本薯蓣水煎液可以降低四氧嘧啶致糖尿病实验小鼠的血糖水平[1]。

注评 本种为湖南中药材标准（1993）所收载"山药"的基源植物，药用其干燥块茎；而历版中国药典收载的"山药"为同科植物薯蓣 Dioscorea polystachya Turcz. 的干燥块茎，本种系"山药"的地方习用品。畲族用其根状茎治泄泻，佤族用根状茎治急性肠胃炎；苗族用其果实治疗耳鸣。

化学成分参考文献

[1] Miyazawa M, et al. *J Agr Food Chem*, 1996, 44(7): 1647-1650.

[2] Hikino H, et al. *Planta Med*, 1986, 52(3): 168-171.

[3] Miyazawa M, et al. *Nat Prod Lett*, 1997, 9(4): 245-248.

[4] Tanno N, et al. *Proc Plant Growth Regul Soc Am*, 1996, 23rd: 93-98.

药理作用及毒性参考文献

[1] 杭悦宇. 植物资源与环境,1996, 5(2):5-8.

31b. 毛藤日本薯蓣（变种）（植物分类学报）

Dioscorea japonica Thunb. var. **pilifera** C. T. Ting et M. C. Chang in Acta Phytotax. Sin. 20: 206. 1982.（英 **Hairy Japanese Yam**）

本变种茎、叶柄、叶背沿脉处、雌雄花序轴下部均被鳞片状毛，老时易脱落。花期8-9月。

分布与生境 分布于安徽南部、江苏、浙江、福建、江西、湖北、湖南、广西、贵州等省区。

药用部位 块茎。

功效应用 补脾益肾，涩精。用于脾虚食少，久泻，喘咳，遗精，带下，尿数。

32. 大青薯（台湾植物志）

Dioscorea benthamii Prain et Burkill in J. Proc. Asiat. Soc. Bengal 4: 448. 1908.（英 **Bentham Yam**）

缠绕草质藤本。茎较细弱，无毛，右旋，无刺。叶片纸质，通常对生，卵状披针形至长圆形或倒卵状长圆形，长2-7 (-9) cm，宽0.7-4 cm，顶端凸尖至渐尖，基部圆形，全缘，两面无毛，表面绿色，背面粉绿色，基出脉3-5-7；叶柄长0.5-2 cm。雌雄异株。雄花序为穗状花序，长2-3 cm，2-3个簇生或单生于叶腋，有时排列成圆锥状；花序轴明显地呈"之"字状曲折；苞片三角状卵形，顶端长渐尖，与花被片均有紫褐色斑纹；雄花的外轮花被片为宽卵形或近圆形，长1.5-2 mm，内轮倒卵状椭圆形，较小；雄蕊6。雌花序为穗状花序，长3-10 cm，通常1-2个着生于叶腋；苞片卵形，渐尖；雌花的外轮花被片为宽卵形，较内轮大，有6个退化雄蕊。蒴果不反折，三棱状扁圆形，长约5 cm，宽2.5 (-3) cm，无毛。花期5-6月，果期7-9月。

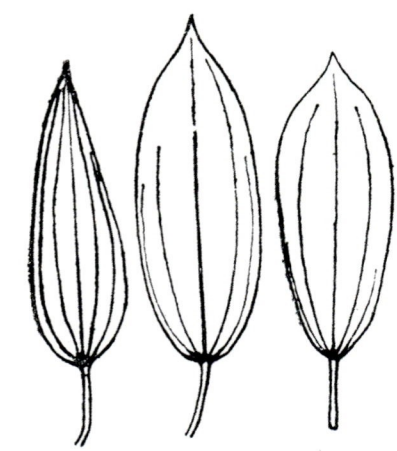

大青薯 Dioscorea benthamii Prain et Burkill
陈荣道 绘

分布与生境 分布于福建西部、台湾、广东、广西。生于海拔300-900 m的山地、山坡、山谷、水边、路旁的灌丛中。

药用部位 块茎。

功效应用 活血止血。用于跌打损伤，风湿痹痛，月经不调，外伤出血，崩漏，子宫出血。

33. 薯莨（植物名实图考） 薯良（药性考），鸡血莲、血母、朱砂莲（贵州），血三七、雄黄七、血葫芦、朱砂七、红药子（湖南），染布薯（广西），红孩儿、海儿血（江西），金花果（云南），牛血莲（湖北）

Dioscorea cirrhosa Lour., Fl. Cochinch. 2: 625. 1790.（英 **Dyeing Yam**）

33a. 薯莨（模式变种）

Dioscorea cirrhosa Lour. var. **cirrhosa**（英 Dyeing Yam）

藤本，茎粗壮，长可达 20 m 左右。块茎一般生长在表土层，卵形、球形、长圆形或葫芦状，外皮黑褐色，凹凸不平，断面新鲜时红色，干后紫黑色，直径可达 20 cm 以上。茎绿色，右旋，无毛，有分枝，下部有刺。单叶，在茎下部的互生，中部以上的对生；叶片革质或近革质，长椭圆状卵形至卵圆形，或为卵状披针形至狭披针形，长 5-20 cm，宽 (1-) 2-14 cm，顶端渐尖或骤尖，基部圆形，有时呈三角状缺刻，全缘，两面无毛，上表面深绿色，背面粉绿色，基出脉 3-5，网脉明显；叶柄长 2-6 cm。雌雄异株。雄花序穗状，长 2-10 cm，通常排列成圆锥状花序，圆锥花序长 2-14 cm 或更长，有时穗状花序腋生；雄花的外轮花被片为宽卵形，长约 2 mm，内轮倒卵形，较小；雄蕊 6，稍短于花被片。雌花序穗状，单生于叶腋，长达 12 cm；雌花的外轮花被片为卵形，厚，较内轮大。蒴果不反折，近三棱状扁圆形，长 1.8-3.5 cm，宽 2.5-5.5 cm。种子着生于每室中轴中部，四周有膜质翅。花期 4-6 月，果期 7 月以后。

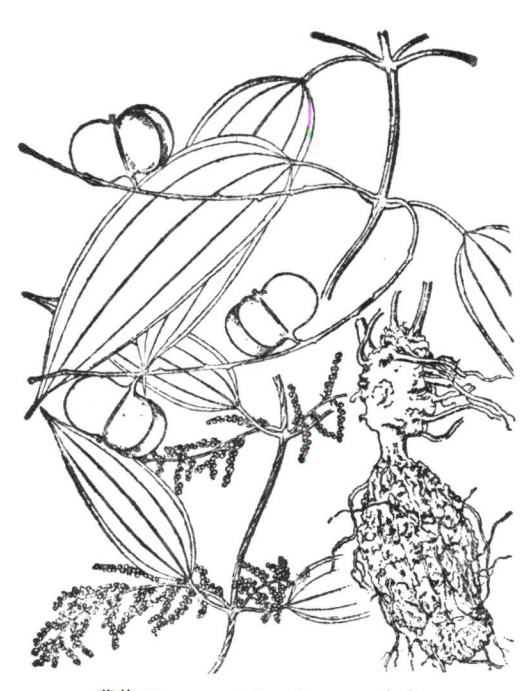

薯莨 Dioscorea cirrhosa Lour. var. cirrhosa
引自《中国高等植物图鉴》

分布与生境 分布于浙江南部、江西南部、福建、台湾、湖南、广东、广西、贵州、四川南部和西部、云南及西藏等省区。生于海拔 350-1500 m 的山坡、路旁、河谷边的杂木林、阔叶林、灌丛林中。

药用部位 块茎。

功效应用 清热解毒，止血，活血，养血，收敛固涩，理气止痛。用于崩漏，产后出血，咯血，尿血，上消化道出血，内伤出血，贫血，月经不调，腰痛，筋骨痛，关节炎，泄泻，痢疾，跌打损伤。

化学成分 块茎含酚类：(+)-儿茶素[(+)-catechin]，(-)-表儿茶素[(-)-epicatechin][1]；其他类：原花青素二聚、三聚、四聚体(dimeric, trimeric, tetrameric procyanidin)[1]。

药理作用 止血作用：薯莨能提高纤维蛋白原的含量，修复伤口，用于治疗出血症。薯莨煎剂给家兔灌胃，能缩短出血时间和凝血时间。薯莨提取液有类似血小板的促凝作用。应用于内、外、妇科出血症，癌症出血及出血性紫癜[1-2]。

注评 本种为中国药典（1977 年版）、湖北（2009）、云南（1974，1996）和贵州（1988）收载"薯莨"，上海市（1994）、湖南（1993）中药材标准收载"红孩儿"和"红药子"的基源植物；药用其干燥块茎。畲族、傣族、苗族和土家族也药用其块茎；畲族治子宫出血，傣族治痢疾、腹泻，苗族治崩漏、产后出血、止咳，土家族治内伤出血、紫斑、亏血。

化学成分参考文献

[1] Hsu FL, et al. *Chem Pharm Bull*, 1985, 33(8): 3293-3298.

药理作用及毒性参考文献

[1] 刘日才. 浙江中医杂志, 1997, 32(5): 228.
[2] 陈新谦. 新编药物学, 第 15 版, 北京：人民卫生出版社, 2004: 493.

33b. 异块茎薯莨（变种）（中国高等植物图鉴）

Dioscorea cirrhosa Lour. var. **cylindrica** C. T. Ting et M. C. Chang in Acta Phytotax. Sin. 20: 206. 1982.（英 **Cylindric Yam**）

本变种的块茎为长圆柱形，断面棕色或白色带淡棕色；叶片较狭，线形、长圆状披针形至卵状披针形，长 5-14 cm，宽 0.6-4 cm。

分布与生境 分布于海南。

药用部位 块茎。

功效应用 止血。

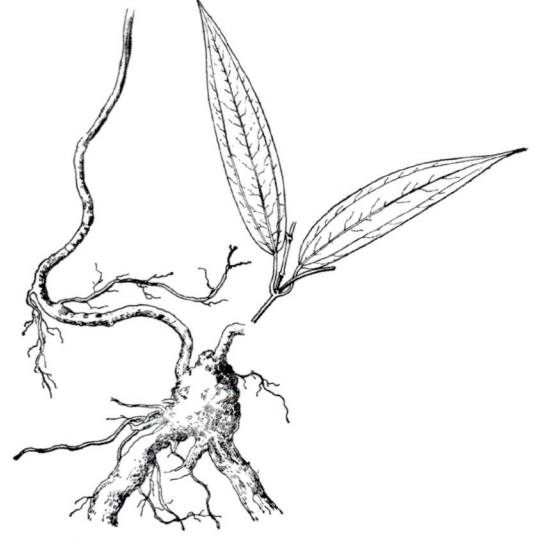

异块茎薯莨 Dioscorea cirrhosa Lour. var. cylindrica C. T. Ting et M. C. Chang
陈荣道 绘

34. 光叶薯蓣（中国高等植物图鉴） 苦山药（云南景洪），蓑菇、粘薯（广西），红山药、红孩儿、野红薯、羊角山药、草巴山药（云南），盘薯（广东）

Dioscorea glabra Roxb., Fl. Ind. ed. 1832, 3: 804. 1832.（英 **Glabrous Yam**）

缠绕草质藤本。根状茎短粗，由此生出多个长圆柱状块茎，直生或斜生，断面白色，有时渐变淡黄色，外皮易脱落，干时呈纤维状。茎无毛，右旋，基部有刺。单叶，在茎下部的互生，中部以上的对生；叶片通常为卵形，或为长椭圆状卵形至卵状披针形或披针形，长 5-17 (-24) cm，宽 0.5-10

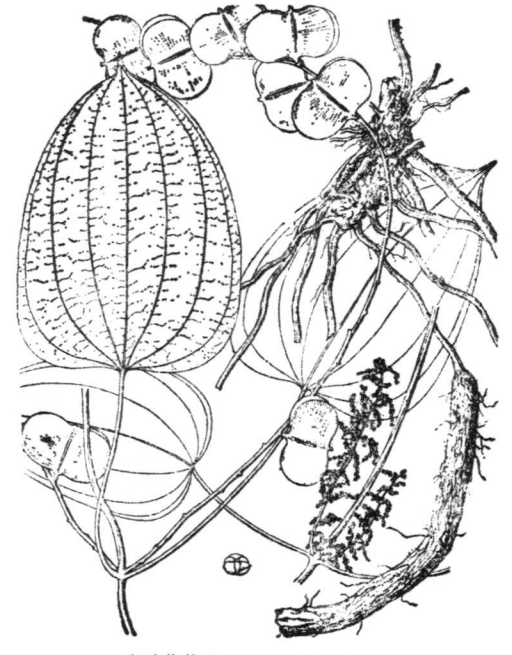

光叶薯蓣 Dioscorea glabra Roxb.
引自《中国高等植物图鉴》

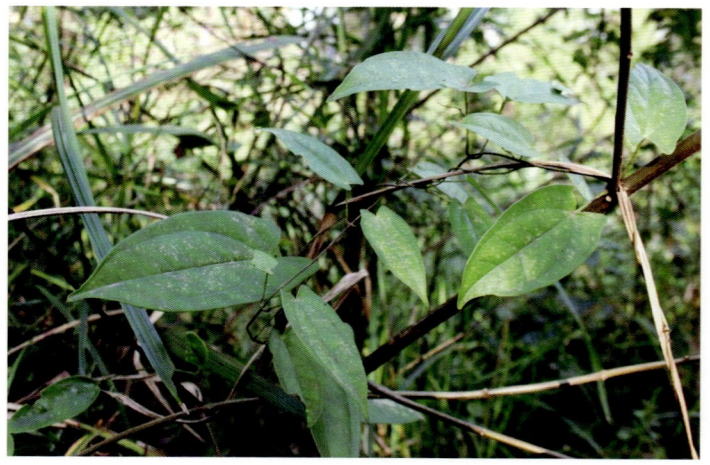

光叶薯蓣 Dioscorea glabra Roxb.
摄影：王祝年

(-13) cm，顶端渐尖或尾尖，有时凸尖，基部心形至圆形或截形，少数箭形或戟形，全缘，两面无毛，基出脉5-9。雌雄异株。雄花序穗状，长1-14 cm，通常2-5个簇生或单生于花序轴上，排列成圆锥花序，圆锥花序长8-70 cm，有时穗状花序单生或2至数个簇生于叶腋；雄花的外轮花被片近圆形，长约1 mm，内轮为倒卵形，较小而厚；雄蕊6，内弯。雌花序穗状，长达25 cm，1-2个着生于叶腋；雌花的外轮花被片近圆形，内轮为卵形，质厚。蒴果不反折，三棱状扁圆形，长1.5-2.5 cm，宽2.5-4.5 cm。种子着生于每室中轴中部，四周有膜质翅。花期9-12月，果期12月至翌年1月。

分布与生境　分布于广西西部、云南南部。生于海拔250-1500 m的山坡、路边、沟旁的常绿阔叶林下或灌丛中。也分布于印度、中南半岛至印度尼西亚。

药用部位　块茎。

功效应用　利水，解毒消肿，健胃，通经活络，止血，止痢。用于崩漏，子宫功能性出血，月经不调，腰肌劳损，风湿性关节炎，痢疾，外伤出血。

注评　本种哈尼族药用，块茎治疗脘腹疼痛和风湿疼痛，鲜叶外用治疗火眼肿痛。

35. 山薯（中国高等植物图鉴）　淮山（广东），秤根薯（福建）

Dioscorea fordii Prain et Burkill in J. Proc. Asiat. Soc. Bengal 4: 450. 1908.（英 **Ford Yam**）

缠绕草质藤本。块茎长圆柱形，垂直生长，干时外皮棕褐色，不脱落，断面白色。茎右旋，无毛，基部有刺。单叶，在茎下部的互生，中部以上的对生；叶片纸质，宽披针形、长椭圆状卵形或椭圆状卵形，有时为卵形，长4-14 (-17) cm，宽1.5-8 (-13) cm，顶端渐尖或尾尖，基部变异大，近截形、圆形、浅心形、宽心形、深心形至箭形，有时为戟形，两耳稍开展，有时重叠，两面无毛，基出脉5-7。雌雄异株。雄花序穗状，长1.5-3 cm，2-4簇生或单生于花序轴上排列成圆锥花序；圆锥花序长可达40 cm，偶尔穗状花序腋生；花序轴明显呈"之"字形曲折；雄花的外轮花被片为宽卵形，长1.5-2 mm，内轮较狭而厚，倒卵形；雄蕊6。雌花序穗状，结果时长可达25 cm，常单生于叶腋。蒴果不反折，三棱状扁圆形，长1.5-3 cm，宽2-4.5 cm。种子着生于每室中轴中部，四周有膜质翅。花期10月至翌年1月，果期12月至翌年1月。

分布与生境　分布于浙江南部、福建、广东、广西、湖南南部。生于海拔50-1150 m的山坡、山坳、

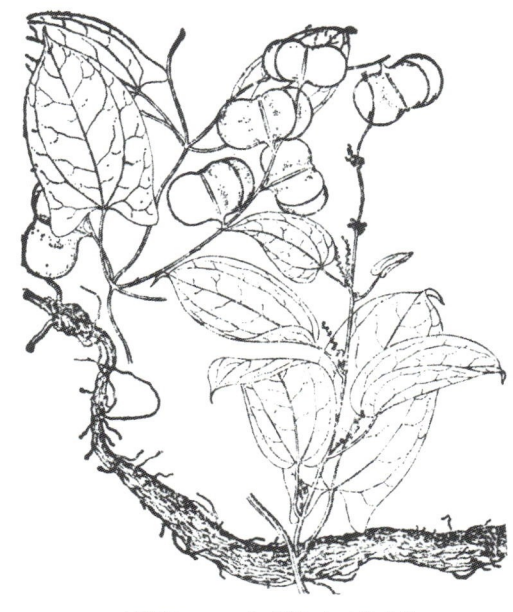

山薯 Dioscorea fordii Prain et Burkill
引自《中国高等植物图鉴》

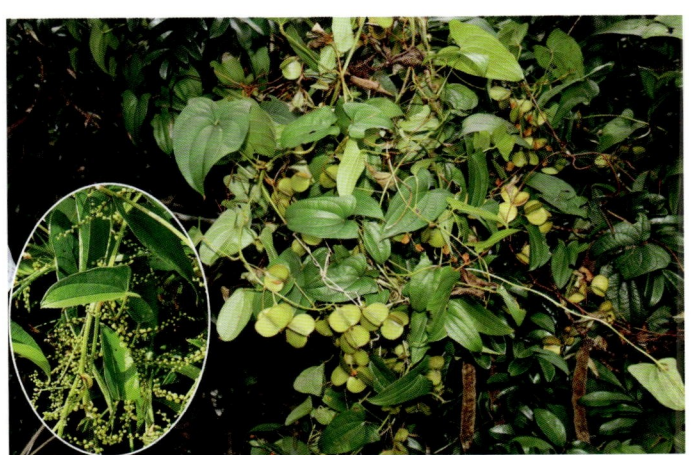

山薯 Dioscorea fordii Prain et Burkill
摄影：王祝年

溪沟边或路旁杂木林中。

药用部位 块茎。

功效应用 补脾养胃，生津益肺，补肾涩精。用于脾虚食少，久泻不止，肺虚喘咳，慢性肠炎，糖尿病，遗精，遗尿，白带。

化学成分 块茎含多糖类：DFPN-Ⅰ，DFPA-Ⅰ[1]。

药理作用 镇咳、祛痰和平喘作用：山薯根状茎的水溶液浓缩后，通过交链右旋糖酐凝胶 G-25 分离先后得到的物质，对小白鼠有镇咳、祛痰、平喘作用[1]。

抑菌作用：山薯水煎剂有明显的抗流感病毒作用，对金黄色葡萄球菌、八叠球菌、大肠埃希菌、卡他球菌、脑膜炎双球菌、甲型链球菌等均有明显的抑制作用[1]。

注评 本种为浙江中药材标准（2000）收载"山药"的基源植物，药用其干燥块茎；而历版中国药典收载的"山药"为同科植物薯蓣 Dioscorea polystachya Turcz. 的干燥块茎，本种系"山药"的地方习用品。哈尼族用其块茎、叶治疗风湿疼痛和火眼肿痛。

化学成分参考文献

[1] 聂凌鸿，等. 林产化学与工业，2004, 24(S1): 101-106.

药理作用及毒性参考文献

[1] 路洪顺. 中国林副特产，2001, (2): 20-21.

36. 褐苞薯蓣（中国高等植物图鉴）

Dioscorea persimilis Prain et Burkill in J. Proc. Asiat. Soc. Bengal 4: 454. 1908.（英 **Brownbract Yam**）

36a. 褐苞薯蓣（模式变种）

Dioscorea persimilis Prain et Burkill var. **persimilis**（英 **Brownbract Yam**）

缠绕草质藤本。块茎长圆柱形，垂直生长，外皮棕黄色，断面新鲜时白色。茎右旋，无毛，较细而硬，直径 0.1–0.6 cm，干时带红褐色，常有棱 4–8 条。单叶，在茎下部的互生，中部以上的对生；叶片纸质，干时带红褐色，卵形、三角形至长椭圆状卵形，或近圆形，长 4–15 cm，宽 2–13 cm，顶端渐尖、尾尖或凸尖，基部宽心形、深心形、箭形或有时为戟形，全缘，基出脉 7–9，常带红褐色，两面网脉明显，无毛。雌雄异株。雄花序穗状，长 1–4 cm，2–4 簇生或单生于花序轴上排列成圆锥花序；圆锥花序长可达 40 cm，偶尔穗状花序腋生；花序轴明显呈"之"字形曲折；苞片有紫褐色斑纹，雄花的外轮花被片为宽卵形，有时卵形，背部凸出，有褐色斑纹，内轮倒卵形，二者均较厚；雄蕊 6。雌花序穗状，1–2 个着生于叶腋，结果时长可达数十厘米；雌花的外轮花被片卵形，较内轮大；退化雄蕊小。蒴果不反折，三棱状扁圆形，长 1.5–2.5 cm，宽 2.5–4 cm。种子着生于每室中轴中部，四周有膜质翅。花期 7 月至翌年 1 月，果期 9 月至翌年 1 月。

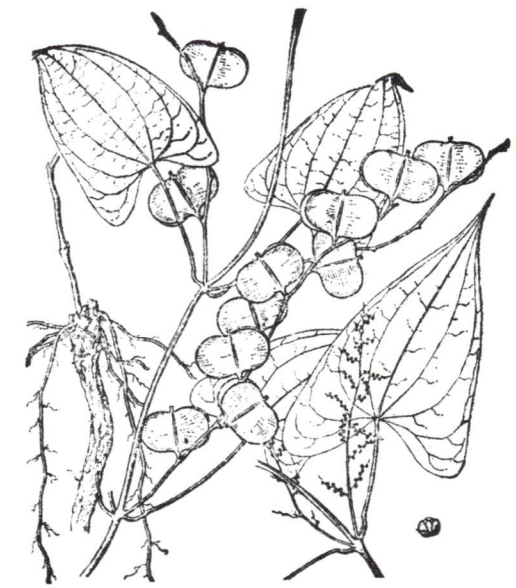

褐苞薯蓣 Dioscorea persimilis Prain et Burkill var. persimilis
引自《中国高等植物图鉴》

分布与生境 分布于湖南、广东、广西、贵州南部、云南南部。生于海拔 100–2000 m 的山坡、山坳、溪沟边或路旁杂木林中。南方各省多有栽培。

药用部位　块茎。

功效应用　补脾肺，涩精气，健胃。用于脾虚泄泻，食滞不消。

化学成分　全草含甾体类：薯蓣皂苷(dioscin)，薯蓣皂苷元(diosgenin)[1]，β-谷甾醇[1]。

药理作用　调节免疫作用：褐苞薯蓣有调节特异性免疫作用。褐苞薯蓣能使利血平致脾虚模型小鼠体重、体温、胸腺重、脾重、血清木糖含量增加，对血清刚果红含量减少不显著[1]。

降血糖作用：褐苞薯蓣可以降低四氧嘧啶、肾上腺素造成的高血糖模型小鼠的血糖含量，能对抗肾上腺素引起的血糖升高和降低正常小鼠的血糖值，有降血糖作用[2]。

注评　本种为湖南（1993）和广西（1996）中药材标准收载"山药"的基源植物，药用其干燥块茎。壮族、侗族、毛南族和哈尼族也药用其块茎；壮族、侗族、毛南族治胃痛、呕吐，哈尼族治脾胃虚寒、肾阳亏损。

化学成分参考文献

[1] Nguyen Van B, et al. *Tap Chi Duoc Hoc*, 1996(3): 18-19.

药理作用及毒性参考文献

[1] 覃俊佳，等. 时珍国医国药，2003, 14(3): 193-194.　　[2] 覃俊佳，等. 中国中医药科技，2003, 10(3): 158-159.

36b. 毛褐苞薯蓣（变种）（植物分类学报）

Dioscorea persimilis Prain et Burkill var. **pubescens** C. T. Ting et M. C. Chang in Acta Phytotax. Sin. 20: 205. 1982.（英 **Pubscent Yam**）

本变种的茎、叶柄、花序轴均有短柔毛，叶背沿脉处有短柔毛。花期 12 月，果期 12 月至翌年 1 月。

分布与生境　分布于广西及云南南部。生于海拔 500–1000 m 的山坡林下。

药用部位　块茎。

功效应用　补脾肺，涩精气。

37. 参薯（种子植物名称）　云饼山药（云南腾冲），脚板薯、鸡窝薯（广西），黎洞薯、大薯、薯子（广州植物志），毛薯（广西南宁），落子薯（福建），四棱薯（云南）

Dioscorea alata L., Sp. Pl. 2: 1033. 1753.（英 **Purple Yam, Winged Yam**）

缠绕草质藤本。野生的块茎多数为长圆柱形，栽培的变异较大，为长圆柱形、圆锥形、球形、扁圆形而重叠、或有各种分枝，通常圆锥形或球形的块茎外皮为褐色或紫黑色，断面白色带紫色，其余类型的外皮为淡黄色，断面白色，有时带黄色。茎右旋，无毛，通常有 4 条狭翅，基部有时有刺。单叶，在茎下部的互生，中部以上的对生；叶片纸质，绿色或带紫红色，卵形至卵圆形，长 6–15(–20) cm，宽 4–15 cm，顶端短渐尖、尾尖或凸尖，基部心形、深心形至箭形，或为戟形，两耳钝，两面无毛；叶柄绿色或带紫红色，长 4–15 cm。叶腋内有大小不等的珠芽，珠芽为球形、卵形或倒卵形，有时扁平。雌雄异株。雄花序穗状，长 1.5–4 cm，通常 2 至数个簇生或单生于花序轴上排列成圆锥花序，圆锥花序长可达数十厘米；花序轴明显呈"之"字状曲折；雄花的外轮花被片为宽卵形，长 1.2–2 mm，内轮倒卵形；雄蕊 6。雌花序穗状，1–3 个着生于叶腋，雌花的外轮花被片为宽卵形，内轮为倒卵状长圆形，较外轮小而厚，退化雄蕊 6。蒴果不反折，三棱状扁圆形或有时为三棱状倒心形，长 1.5–2.5 cm，宽 2.5–4.5 cm。种子着生于每室中轴中部，四周有膜质翅。花期 11 月至翌年 1 月，果期 12 月至翌年 1 月。

分布与生境　分布于浙江、江西、福建、台湾、湖北、湖南、广东、广西、贵州、四川、云南、西藏等省区。

药用部位 块茎。

功效应用 补脾肺，涩精气，消肿止痛，收敛生肌。用于疮疡，面疮。

化学成分 块茎含酚类：儿茶酚胺(catecholamine)，白花青素(leucoanthocyanidin)[1]，氢-Q9-色烯(hydro-Q9-chromene)，γ-生育酚-9(γ-tocopherol-9)，α-生育酚(α-tocopherol)，1-阿魏酰甘油醇(1-feruloylglycerol)[2]；黄酮类：矢车菊素-3-O-(4"-O-芥子酰龙胆二糖)[cyanidin-3-O-(4"-O-sinapolygentiobioside)]，矢车菊素-3-O-龙胆二糖(cyanidin-3-O-gentiobioside)，芍药素-3-O-(4"-芥子酰龙胆二糖)[peonidin-3-O-(4"-sinapolygentiobioside)][3]，参薯素(alatanin) A、B[4]、C[4-5]；蛋白酶：山药储存性蛋白(dioscorin)[6]；辅酶类：辅酶Q9 (coenzyme Q9)[2]；甾体类：薯蓣皂苷(dioscin)[7]。

药理作用 溶血作用：参薯中的薯蓣皂苷属于甾体皂苷，有微弱的溶血作用，溶血指数为 1∶4 000 000[1]。

抗血小板聚集作用：薯蓣皂苷体外有抗血小板聚集活性[2]。

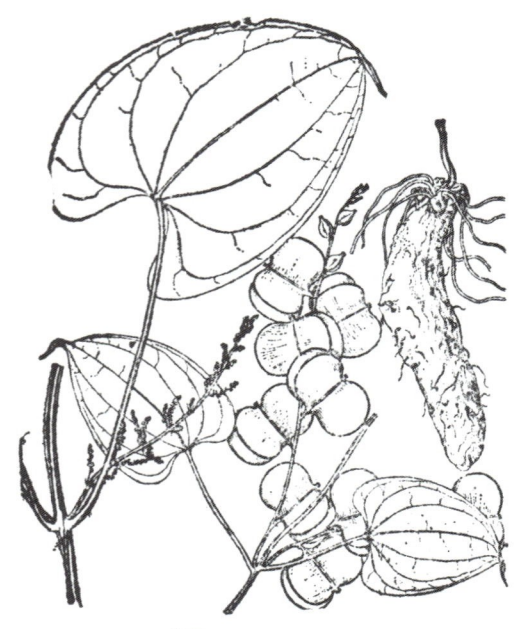

参薯 Dioscorea alata L.
引自《中国高等植物图鉴》

降血脂作用：给大鼠灌胃薯蓣皂苷，能降低血中胆固醇含量[3]。

抗肿瘤作用：薯蓣皂苷能够抑制 HeLa 细胞的生长，将 HeLa 细胞的生长抑制在 S 期，从而参与细胞的周期调控[4]；薯蓣皂苷对 3 种小鼠移植肿瘤肉瘤 S180，肝癌腹水型瘤 (HepA)，小鼠宫颈癌 (U14) 均有明显的抑制作用[5]。

抗氧化作用：参薯中花青素成分是羟基供体，同时也是一种自由基清除剂，它能和蛋白结合防止过氧化[6]。

抗突变作用：参薯中花色苷成分可有效抑制杂环胺等引起的突变作用[7]。

注评 本种为江西（1996）、湖南（1993）和浙江（2000）中药材标准收载"参薯"或"山药"的基源植物，药用其干燥块茎。而历版中国药典收载的"山药"为同科植物薯蓣 Dioscorea polystachya Turcz. 的干燥块茎，不包括本种，本种系"山药"的地方习用品。

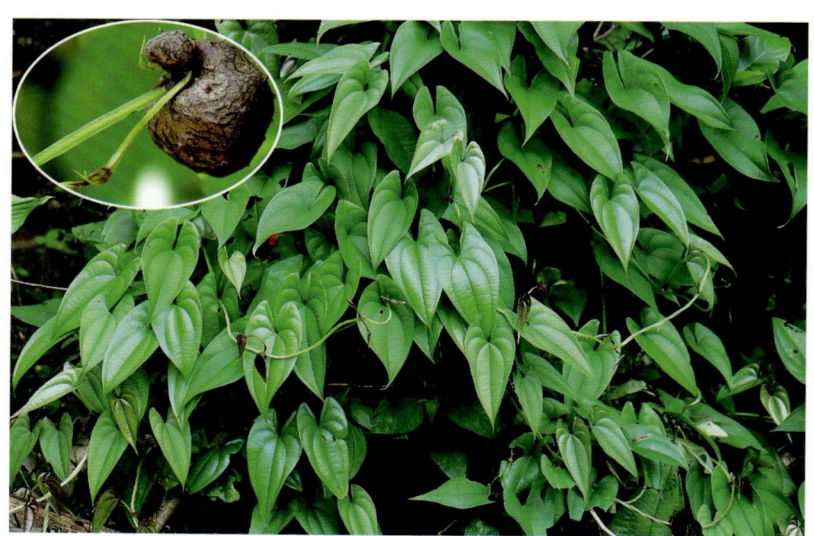

参薯 Dioscorea alata L.
摄影：王祝年

化学成分参考文献

[1] Martin FW, et al. *J Agric Food Chem*, 1976, 24(1): 67-70.

[2] Cheng WY, et al. *J Agric Food Chem*, 2007, 55(18): 7350-7358.

[3] Shoyama Y, et al. *Phytochemistry*, 1990, 29(9): 2999-3001.

[4] Yoshida K, et al. *Tetrahedron Lett*, 1991, 32(40): 5575-5578.

[5] Yoshida K, et al. *Tetrahedron Lett*, 1991, 32(40): 5579-5580.

[6] Hsu FL, et al. *J Agric Food Chem*, 2002, 50(21): 6109-6113.

[7] 周新勇, 等. 食品工业科技, 2011, 32(7): 420-422.

药理作用及毒性参考文献

[1] 徐国钧. 生药学, 第2版, 北京：人民卫生出版社, 1995: 172.

[2] 马海英, 等. 中国医院药学杂志, 2002, 22(6): 323-325.

[3] 马海英, 等. 中国中药杂志, 2002, 27(7): 528-530.

[4] 蔡晶, 等. 中草药, 2001, 32(增刊): 94-97.

[5] 王丽娟, 等. 中国中药杂志, 2002, 27(10): 777-779.

[6] 高爱红, 等. 保鲜与加工, 2001, 3: 25-27.

[7] Yoshimoto M, et al. *Biotech Biochem*, 2001, 65(7): 1652-1655.

雨久花科 PONTEDERIACEAE

多年生或一年生水生或沼泽生草本植物，直立或漂浮。叶片宽线形、披针形、卵形或心形，多具叶鞘。花两性，辐射对称或两侧对称，排成顶生的穗状、总状或圆锥花序；花被片 6，排成 2 轮，蓝色至白色，分离或下部合生成筒；雄蕊 6，稀 3 或 1，花丝贴生于花被筒上，花药内向，2 室，纵裂，稀顶孔开裂；雌蕊 3 心皮，子房上位，3 室，中轴胎座，或 1 室具 3 个侧膜胎座，胚珠多数至单生。蒴果室背开裂，或小坚果。种子卵球形，具纵肋。

本科 9 属，约 39 种，广布于热带和亚热带地区。我国有 2 属 5 种，4 种可药用，其中凤眼蓝为外来植物。

分属检索表

1. 挺水植物；花被片辐射对称，近离生；雄蕊 6 枚，其中 1 枚较长 ·················· 1. 雨久花属 Monochoria
1. 浮水植物；花被片两侧对称，合生；雄蕊 6 枚，3 长 3 短 ····················· 2. 凤眼蓝属 Eichhornia

1. 雨久花属 Monochoria C. Presl

多年生沼泽或水生草本。茎直立。叶基生或茎生，有长柄，具弧形脉。花序总状或近伞形，从最上部叶鞘抽出，总苞片鞘状。花近无梗或具短梗，花被片 6 枚，深裂几达基部，白色、淡紫色或蓝色，中脉绿色，内轮 3 枚较宽；雄蕊 6 枚，其中 1 枚较大，其花丝一侧具裂齿，花药蓝色，其余较小，花药黄色；子房 3 室，每室胚珠多颗；花柱线形，柱头近全缘或微 3 裂。蒴果室背开裂成 3 瓣。种子小，多数。

本属约 5 种，分布于亚洲、非洲和澳大利亚的热带和亚热带地区。我国产 4 种，3 种可药用。

分种检索表

1. 植株矮小，高通常 4–20 cm；叶片卵形至卵状披针形，长 2–7 cm，宽 0.8–5 cm，基部钝圆或浅心形；花序具 3–15 朵花 ·· 3. 鸭舌草 M. vaginalis
1. 植株高大，20–80 cm 或更高；叶片卵状心形、箭形或三角状卵形。
    2. 叶片卵状心形或宽心形，基部裂片圆钝，长 4–10 cm；花序具 10 余朵花 ············ 1. 雨久花 M. korsakowii
    2. 叶片三角状卵形，基部裂片戟形或箭形，长 7–15 (–25) cm；花序具 10–40 朵花 ··· 2. 箭叶雨久花 M. hastata

本属药用植物全草主要含甾体类及其皂苷，以及其他苷类成分。

1. 雨久花　雨韭（本草纲目拾遗），浮蔷（救荒本草），水白菜（全国中草药汇编）

Monochoria korsakowii Regel et Maack in Mém. Acad. Imp. Sci. Saint Pétersbourg, sér. 7, 4(4): 155. 1861.（英 **Korsakow Monochoria**）

水生草本，全株光滑无毛。纤维根。根状茎粗壮；茎高 20–40 cm。基生叶卵形至卵状心形，长 3–8 cm，宽 2.5–7 cm，纸质，顶端急尖或渐尖，全缘，基部心形；叶柄长达 30 cm，有时膨胀成囊状；茎生叶基部抱茎成宽鞘，叶柄较短。总状花序顶生，有花 10 余朵；花梗长 5–10 mm；花直径约 2 cm；花被裂片 6，蓝色，椭圆形，长约 1 cm，顶端圆钝。蒴果卵形，长 8–10 mm。花期 7–8 月，

雨久花科 PONTEDERIACEAE

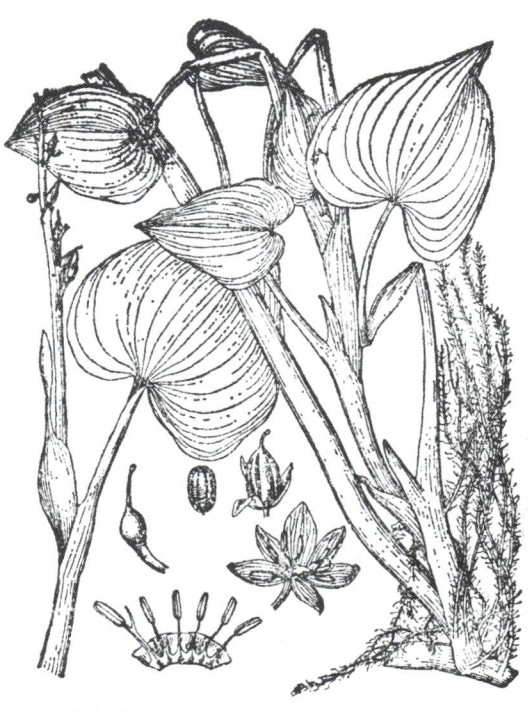

雨久花 **Monochoria korsakowii** Regel et Maack
引自《中国高等植物图鉴》

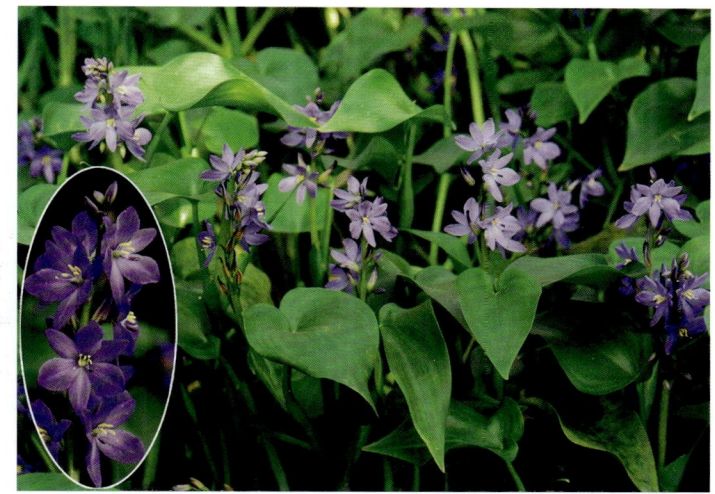

雨久花 **Monochoria korsakowii** Regel et Maack
摄影：周繇

果期 9-10 月。

分布与生境　分布于东北、华北、华东、华中及陕西。生于池塘、湖边和稻田。已分布于巴基斯坦、朝鲜、俄罗斯（西伯利亚）、日本、印度尼西亚、越南。

药用部位　全草。

功效应用　清热解毒，止咳平喘，祛湿消肿，明目。用于高烧，咳喘，小儿丹毒，疔肿，痔疮等症。

注评　本种蒙古族亦同等药用。

2. 箭叶雨久花　山芋（中国高等植物图鉴）

Monochoria hastata (L.) Solms in A. DC. et C. DC, Monogr. Phan. 4: 523. 1883.——*Pontederia hastata* L.（英 **Arrowleaf Monochoria**）

水生草本，全株光滑无毛。纤维根。根状茎特别发达，长且粗壮，匍匐，具老叶鞘残存物；茎直立或斜升，40-80 cm 或更高。基生叶卵形或三角卵形，长 4-26 cm，宽 4.5-10 cm，纸质，顶端渐尖，全缘，基部箭形或戟形，稀心形，基部裂片扩展；叶柄长 25-50 cm；茎生叶叶鞘加宽，叶柄缩短。总状花序腋生，有少数至多数花；花梗长 1-3 cm；花直径 7-10 mm；花被裂片 6，淡蓝色，卵形，长 10-12 mm，有 1 绿色中脉。蒴果椭圆形，长约 1 cm。花期 8 月，果期 3 月。

分布与生境　产于广东、海南、贵州、云南。生于池塘、沟边、稻田，海拔 100-700 m。也广泛分布于亚洲热带地区。

药用部位　全草。

功效应用　清热解毒，定喘，消肿拔脓。用于痢疾，胃肠炎，咽喉炎，急性扁桃体炎，牙龈肿痛，疮疖，毒蛇咬伤等症。

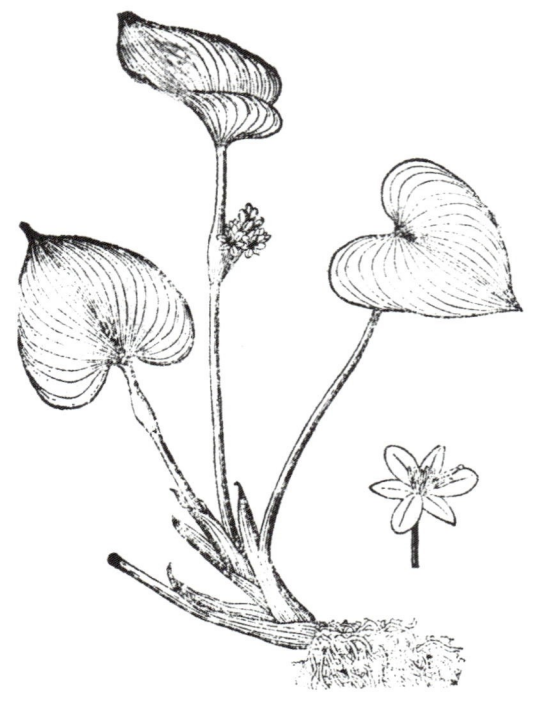
箭叶雨久花 Monochoria hastata (L.) Solms
引自《中国高等植物图鉴》

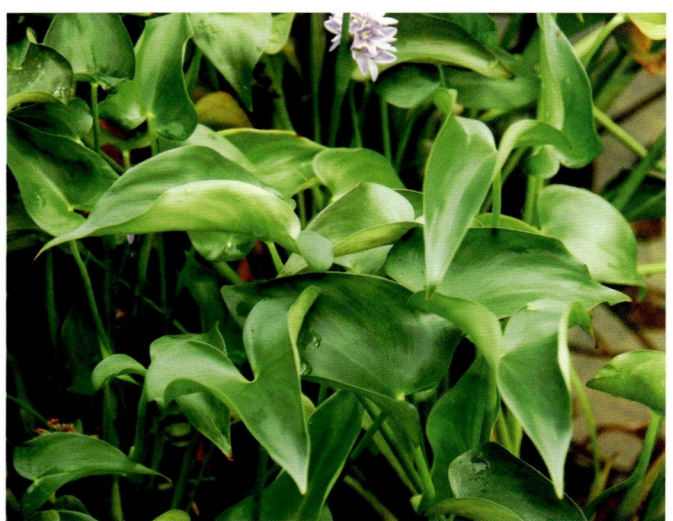
箭叶雨久花 Monochoria hastata (L.) Solms
摄影：徐晔春

3. 鸭舌草　水锦葵，水玉簪（陕西），鸭嘴菜（江苏药材志），鸭儿嘴（植物名实图考）

Monochoria vaginalis (Burm. f.) C. Presl ex Kunth, Enum. Pl. [Kunth] 4: 134. 1843.——*Pontederia vaginalis* Burm. f.（英 **Sheathed Monochoria**）

　　水生草本，全株光滑无毛。纤维根。根状茎极短；茎直立或斜升，高 4-20 cm。叶条形、披针形、长圆状卵形、卵形至宽卵形，长 1.5-5.5 cm，宽 0.5-5.5 cm，纸质，顶端渐尖，全缘，基部圆形、截形或心形，基部裂片如存在则不扩展；叶柄长达 20 cm，基部鞘状。总状花序腋生，有 3-25 花；花梗长 3-8 mm；花直径 5-7 mm；花被裂片 6，披针形或卵形，长 10-15 mm。蒴果卵形，长约 1 cm。花期 8-9 月，果期 9-10 月。

分布与生境　分布于全国各地。生于湿地、浅水池塘、稻田、沟渠。也分布于亚洲其他国家、非洲和澳大利亚。

药用部位　全草。

功效应用　清热解毒，清肝凉血，消肿止痛。用于肠炎，泄泻，痢疾，暴热，哮喘，乳蛾，牙龈脓肿，咽喉肿痛，吐血，血崩，小儿丹毒等症。外用于蛇虫咬伤，疮疖，痈疽肿毒。

化学成分　全草含三萜类：环鸦片烯-3β-醇(cyclolauden-3β-ol)[1]；甾体类：(20R,24R)-菜油甾-5-烯-3β,4β-二醇[(20R,24R)-campest-5-en-3β,4β-diol]，24-亚甲基-冠影掌烯醇▲(24-methylenelophenol)，4α-甲基-5α-麦角甾-7,24(28)-二烯-3β,4β-二醇[4α-methyl-5α-ergosta-7,24(28)-dien-3β,4β-diol]，豆甾-4-烯-3-酮(stigmast-4-en-3-one)，6β-羟基豆甾-4-烯-3-酮(6β-hydroxystigmast-4-en-3-one)[1]，7-氧豆甾醇-3-O-(6'-十六酰基)-β-D-吡喃葡萄糖苷[7-oxostigmasteryl-3-O-(6'-hexadecanoyl)-β-D-glucopyranoside][2]，豆甾醇葡萄糖苷[3]；脑苷酯类：(2S,3R,4E,8E,2'R)-1-O-(β-D-吡喃葡萄糖基)-N-(2'-羟基二十酰基)-4,8-神经鞘二烯氨醇{(2S,3R,4E,8E,2'R)-1-O-(β-D-glucopyranosyl)-N-(2'-hydroxyeicosanoyl)-4,8-sphingadienine}，(2S,3R,4E,8E,2'R)-1-O-(β-D-吡喃葡萄糖基)-N-(2'-羟基二十酰基)-4,8-神经鞘二烯氨醇{(2S,3R,4E,8E,2'R)-1-O-(β-D-glucopyranosyl)-N-(2'-hydroxyoctadecanoyl)-4,8-sphingadienine}[2]；酚类：(10Z)-1-(2,6-二羟基苯基)十八-10-烯-1-酮{(10Z)-1-(2,6-dihydroxyphenyl)octadec-10-en-1-one}[1]；大柱烷类：催吐萝芙木醇

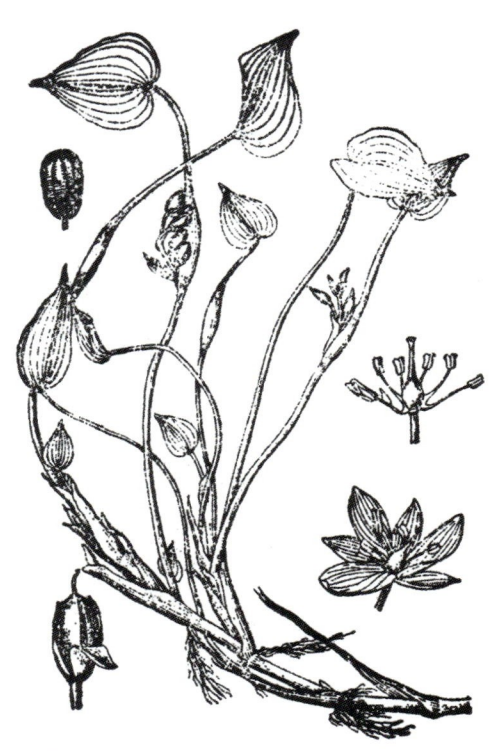

鸭舌草 Monochoria vaginalis (Burm. f.) C. Presl ex Kunth
引自《中国高等植物图鉴》

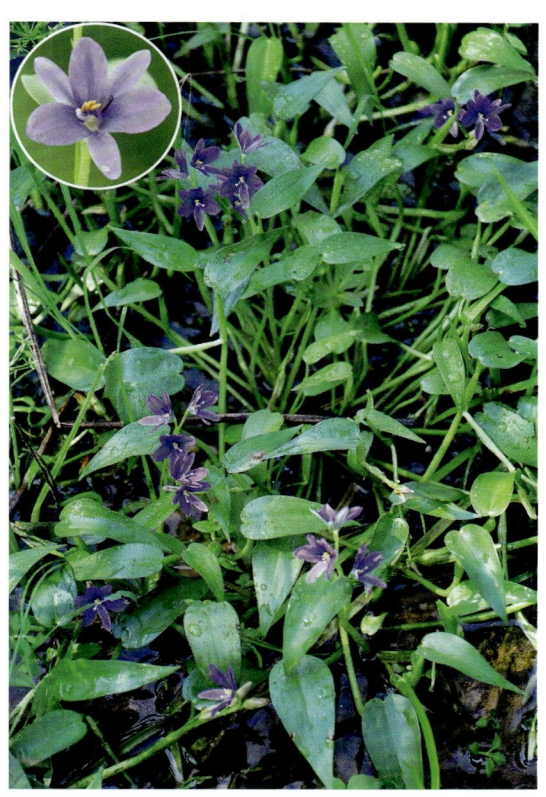

鸭舌草 Monochoria vaginalis (Burm. f.) C. Presl ex Kunth
摄影：王祝年

(vomifoliol)，去氢催吐萝芙木醇(dehydrovomifoliol)，3-氧代-α-香堇醇(3-oxo-α-ionol)[1]；单萜类：(-)-黑麦草内酯[(-)-loliolide][1]。

注评　本种的全草蒙古族、白族、苗族、傣族、哈尼族药用；蒙古族、白族治高热咳嗽，蛇虫咬伤等；苗族、傣族、哈尼族治肠炎痢疾，咽喉炎。

化学成分参考文献

[1] Row LC, et al. *J Chin Chem Soc*, 2004, 51(1): 225-228.

[2] Row LC, et al. *J Chin Chem Soc*, 2003, 50(5): 1103-1107.

[3] 周勇军，等. 应用生态学报，2007, 18(3): 509-513.

2. 凤眼蓝属 Eichhornia Kunth

一年生或多年生浮水草本。叶基生，莲座状，叶片宽卵形或菱形，通常具长柄，叶柄常膨大，基部鞘状。花序顶生，穗状，多花；花两侧对称，花被中下部合生，裂片6枚，淡紫蓝色，常具黄色斑点；雄蕊6，常3长3短；子房3室，胚珠多数；花柱线形，弯曲；柱头稍扩大或3-6浅裂。蒴果包于宿存的花被内，室背开裂。种子多数，卵形，有棱。

本属约7种，分布于美洲和非洲。我国引入1种，可药用。

本属药用植物主要含芳香化合物，尤其以菲那烯类为主，其中还包括一些二聚体菲那烯。如2-羟基-8-(4-羟苯基)-菲那烯-1-酮[2-hydroxy-8-(4-hydroxyphenyl)-phenalen-1-one，**1**]、2-羟基-8-(3,4-二羟基苯基)-菲那烯-1-酮[2-hydroxy-8-(3,4-dihydroxyphenyl)-phenalen-1-one，**2**]、2,8-二甲氧基-9-苯基-3H-苯并[e]茚-3-酮{2,8-dimethoxy-9-phenyl-3H-benz[e]inden-3-one，**3**}、(1*S*)-4,8,9-三甲氧基-1-苯基-2,3-二

氢-1H-菲那烯[(1*S*)-4,8,9-trimethoxy-1-phenyl-2,3-dihydro-1H-phenalene，**4**]、(1*S*)-4,8,9-三甲氧基-1-(4-甲氧苯基)-2,3-二氢-1H-菲那烯[(1*S*)-4,8,9-trimethoxy-1-(4-methoxyphenyl)-2,3-dihydro-1H-phenalene，**5**]、5-甲氧基-2-苯基-8-(3,7,10-三甲氧基-6-苯基-5,6-二氢-4*H*-菲那并[2,1-*b*]呋喃-9-基)-1-萘甲酸甲酯{methyl 5-methoxy-2-phenyl-8-(3,7,10-trimethoxy-6-phenyl-5,6-dihydro-4H-phenaleno[2,1-*b*]furan-9-yl)-1-naphthoate，**6**}、4,4",8,8",9,9"-六甲氧基-1,1"-二苯基-2,2",3,3"-四氢-7,7"-双(1*H*-菲那烯)[4,4",8,8",9,9"-hexamethoxy-1,1"-diphenyl-2,2",3,3"-tetrahydro-7,7"-bi(1*H*-phenalene)，**7**]、4,4",8,8",9,9",4',4'''-八甲氧基-1,1"-二苯基-2,2",3,3"-四氢-7,7"-双(1*H*-菲那烯)[4,4",8,8",9,9",4',4'''-octamethoxy-1,1"-diphenyl-2,2",3,3"-tetrahydro-7,7"-bi(1*H*-phenalene)，**8**]、6,6",8,8",9,9",4',4'''-八甲氧基-1,1"-二苯基-2,2",3,3"-四氢-7,7"-双(1*H*-菲那烯)[6,6",8,8",9,9",4',4'''-octamethoxy-1,1"-diphenyl-2,2",3,3"-tetrahydro-7,7"-bi(1*H*-phenalene)，**9**]。发现 2,8-二甲氧基-9-苯基-3*H*-苯并[e]茚-3-酮{2,8-dimethoxy-9-phenyl-3*H*-benz[e]inden-3-one，**3**}能抑制真菌白念珠菌(*Candida albicans*)的生长。

1. 凤眼蓝　水葫芦，凤眼莲，水浮莲

Eichhornia crassipes (Mart.) Solms in A. DC. et C. DC, Monogr. Phan. 4: 527. 1883.——*Pontederia crassipes* Mart. （英 **Common Waterhyacinth**）

　　浮水植物，高 30–50 cm。根多数，纤维状。茎极短，具长匍匐枝，其顶端生出新植株。叶片宽卵形或菱形，长 4.5–14.5 cm，宽 5–14 cm 顶端圆钝，基部浅心形、截形、圆形或宽楔形，全缘，无毛，光亮，具弧形脉；叶柄 10–40 cm，海绵质，中部极度膨胀成囊状或纺锤形，内部有许多多边形柱状细胞组成的气室。穗状花序具 7–15 朵花，花葶 35–40 cm；花直径 3–4 cm；花被筒长 1.5–1.7 cm，花被裂片 6，卵形、长圆形或倒卵形，淡紫蓝色，外面近基部有腺毛，上裂片在周围蓝色中心有 1 黄斑；雄蕊 6，其中 3 枚花丝具腺毛。蒴果卵形。花期 7–10 月，果期 8–11 月。

分布与生境　我国南北各地栽培或变为野生。生于河流、湖泊、池塘、稻田和沟渠中。原产于巴西。
药用部位　全草。
功效应用　清热解暑，利尿消肿，祛风湿。用于中暑烦渴，水肿，小便不利，外敷热疮。
化学成分　根含苯基菲那烯类：2-羟基-8-(4-羟苯基)-菲那烯-1-酮[2-hydroxy-8-(4-hydroxyphenyl)-phenalen-1-one]，2-羟基-8-(3,4-二羟基苯基)-菲那烯-1-酮[2-hydroxy-8-(3,4-dihydroxyphenyl)-phenalen-1-one][1]，

雨久花科 PONTEDERIACEAE

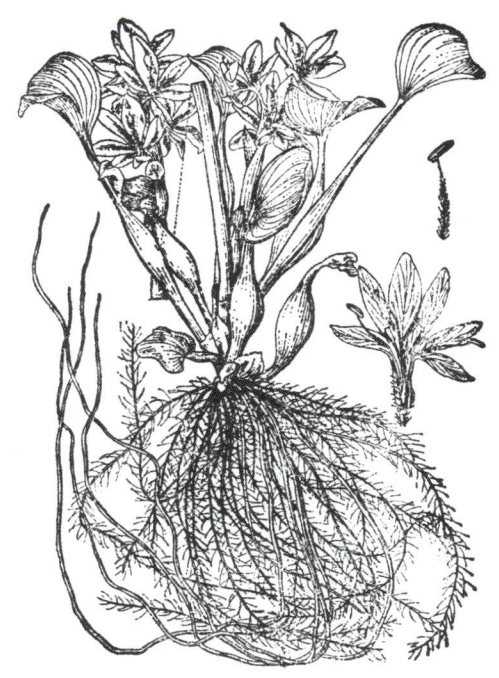

凤眼蓝 Eichhornia crassipes (Mart.) Solms
引自《中国高等植物图鉴》

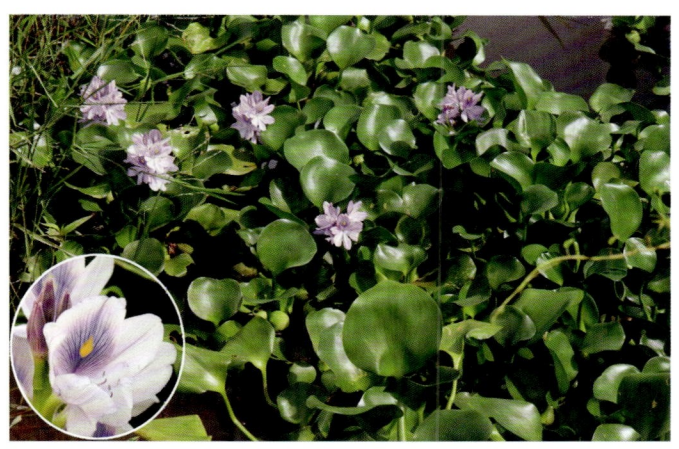

凤眼蓝 Eichhornia crassipes (Mart.) Solms
摄影：王祝年

全草含菲那烯类：2,6-二甲氧基-9-苯基-1H-菲那烯-1-酮[2,6-dimethoxy-9-phenyl-1H-phenalen-1-one]，2,3-氢-1,4,5-三甲氧基-9-苯基-1H-菲那烯(2,3-dihydro-1,4,5-trimethoxy-9-phenyl-1H-phenalene)[2]，(1S)-4,8,9-三甲氧基-1-苯基-2,3-二氢-1H-菲那烯[(1S)-4,8,9-trimethoxy-1-phenyl-2,3-dihydro-1H-phenalene]，(1S)-4,8,9-三甲氧基-1-(4-甲氧基苯基)-2,3-二氢-1H-菲那烯[(1S)-4,8,9-trimethoxy-1-(4-methoxyphenyl)-2,3-dihydro-1H-phenalene]，4,4'',8,8'',9,9''-六甲氧基-1,1''-二苯基-2,2'',3,3''-四氢-7,7''-双(1H-菲那烯)[4,4'',8,8'',9,9''-hexamethoxy-1,1''-diphenyl-2,2'',3,3''-tetrahydro-7,7''-bi(1H-phenalene)]，4,4'',8,8'',9,9'',4',4'''-八甲氧基-1,1''-二苯基-2,2'',3,3''-四氢-7,7''-双(1H-菲那烯)[4,4'',8,8'',9,9'',4',4'''-octamethoxy-1,1''-diphenyl-2,2'',3,3''-tetrahydro-7,7''-bi(1H-phenalene)]，6,6'',8,8'',9,9'',4',4'''-八甲氧基-1,1''-二苯基-2,2'',3,3''-四氢-7,7''-双(1H-菲那烯)[6,6'',8,8'',9,9'',4',4'''-octamethoxy-1,1''-diphenyl-2,2'',3,3''-tetrahydro-7,7''-bi(1H-phenalene)][3,4]，5-甲氧基-2-苯基-8-(3,7,10-三甲氧基-6-苯基-5,6-二氢-4H-菲那并[2,1-b]呋喃-9-基)-1-萘甲酸甲酯{methyl 5-methoxy-2-phenyl-8-(3,7,10-trimethoxy-6-phenyl-5,6-dihydro-4H-phenaleno[2,1-b]furan-9-yl)-1-naphthoate}，2,3-氢-4,9-二羟基-8-甲氧基-1-苯基菲那烯(2,3-dihydro-4,9-dihydroxy-8-methoxy-1-phenylphenalene)，2,6-二甲氧基-9-苯基-1H-菲那烯-1-酮(2,6-dimethoxy-9-phenyl-1H-phenalen-1-one)[5]；苯基菲类：1,3-二甲基-(4-甲氧基苯基)萘-1,8-二羧酸酯[1,3-dimethy-(4-methoxyphenyl)naphthalene-1,8-dicarboxylate][5]；芳香类：2,8-二甲氧基-9-苯基-3H-苯并[e]茚-3-酮{2,8-dimethoxy-9-phenyl-3H-benz[e]inden-3-one}[6]；甾体类：(3S,4R,20R)-4-甲基麦角甾-8,14,24(28)-三烯-3,4-二醇[(3S,4R,20R)-4-methylergost-8,14,24(28)-trien-3,4-diol]，(3S,4R,20R)-4-甲基麦角甾-7,24(28)-二烯-3,4-二醇[(3S,4R,20R)-4-methylergost-7,24(28)-dien-3,4-diol]，(3S,4R,20R)-4-甲基麦角甾-8,24(28)-二烯-3,4-二醇[(3S,4R,20R)-4-methylergost-8,24(28)-dien-3,4-diol][7]。

花含黄酮类：{6''-O-{飞燕草素-3-O-[6''-O-(β-D-吡喃葡萄糖基)-β-D-吡喃葡萄糖基]}}{6''-O-[芹菜苷元-7-O-(β-D-吡喃葡萄糖基)]}丙二酸酯{{6''-O-{delphinidin-3-O-[6''-O-(β-D-glucopyransoyl)-β-D-glucopyranosyl]}}{6''-O-[apigenin-7-O-(β-D-glucopyranosyl)]}}malonate}[8]。

化学成分参考文献

[1] Holscher D, et al. *Phytochemistry*, 2005, 66(1): 59-64.

[2] Della Greca M, et al. *Bioorg Med Chem Lett*, 1992, 2(4): 311-314.

[3] Della Greca M, et al. *Tetrahedron*, 1992, 48(19): 3971-3976.

[4] DellaGreca M, et al. *Tetrahedron Lett*, 2008, 49(20): 3268-3272.

[5] DellaGreca M, et al. *Tetrahedron*, 2009, 65(39): 8206-8208.

[6] DellaGreca M, et al. *Bioorg Med Chem Lett*, 1991, 1(11): 599-600.

[7] Della Greca M, et al. *Tetrahedron*, 1991, 47(34): 7129-7134.

[8] Toki K, et al. *Phytochemistry*, 1994, 36(5): 1181-1183.

鸢尾科 IRIDACEAE

多年生、稀一年生草本。根为须根。通常具根状茎、球茎或鳞茎。叶多基生，少互生，条形、剑形或为丝状，具平行脉，基部鞘状互相套叠。多数种类只有花茎，少数种类有分枝或不分枝的地上茎。花两性，鲜艳美丽，辐射对称，少为左右对称，单生、数朵簇生或排列成总状、穗状、聚伞及圆锥花序；花或花序下有1至多枚苞片；花被裂片6，两轮排列，内轮裂片与外轮裂片同形等大或不等大，花被基部联合成管状；雄蕊3，花药多外向开裂；花柱1，上部多有3个分枝，分枝圆柱形或呈花瓣状，柱头3-6，子房下位，3室，中轴胎座，胚珠多数。蒴果，成熟时室背开裂。种子多数。

共70-80属1800种，广泛分布于世界各地，非洲南部、亚洲和欧洲种类较多。我国产11属（其中野生的3属，引种栽培的8属），约70余种，主要是鸢尾属植物，多数分布于西南、西北及东北各地，其中8属44种1变种2变型可药用。

本科药用植物化学成分较为多样，以黄酮类成分特别是异黄酮及其苷类化合物最为常见。此外，三萜类、蒽醌类及挥发油成分等亦见于部分种属。

分属检索表

1. 具球茎或鳞茎。
　　2. 具鳞茎，鳞片红色，肉质肥厚 ·· **5. 红葱属 Eleutherine**
　　2. 具球茎。
　　　　3. 叶不互相套叠；花茎很短，不伸出地面；花被管细长 ················ **1. 番红花属 Crocus**
　　　　3. 叶2列，互相套叠；花茎较长；花被管较短。
　　　　　　4. 花辐射对称，花被管不弯曲，雄蕊不偏向一侧；球茎卵圆形；花柱顶端3分枝，每分枝再2裂，柱头6 ·· **4. 香雪兰属 Freesia**
　　　　　　4. 花两侧对称，花被管弯曲，雄蕊偏向一侧。
　　　　　　　　5. 花茎不分枝；花直径5-8 cm，上面3枚花被片较宽大 ········ **2. 唐菖蒲属 Gladiolus**
　　　　　　　　5. 花茎上部具2-4个分枝；花直径3.5-4 cm，花被片近等大 ······ **3. 雄黄兰属 Crocosmia**
1. 无球茎或鳞茎，具根状茎。
　　6. 根状茎为不规则的块状；花柱圆柱形，柱头3浅裂；种子球形，着生在果实的中轴上 ··· **6. 射干属 Belamcanda**
　　6. 根状茎很少为块状；花柱3裂，扁平，花瓣状；种子非球形，不着生在果实的中轴上。
　　　　7. 叶片坚韧，革质，基部木质化；花丝与花柱基部合生；果实成熟时胚珠的外珠被肉质 ··· **7. 肖鸢尾属 Moraea**
　　　　7. 叶片柔软，草质，基部不木质化；花丝与花柱基部离生；果实成熟时胚珠的外珠被不为肉质 ··· **8. 鸢尾属 Iris**

1. 番红花属 Crocus L.

多年生草本。球茎圆球形或扁圆形，外具膜质的包被。叶条形，丛生，与花同时生长或于花后伸长，不互相套叠，叶基部包有膜质的鞘状叶。花茎甚短，不伸出地面；苞片舌状或无；花白色、粉红色、黄色、淡蓝色或蓝紫色；花被管细长，花被裂片6，2轮排列，内、外轮花被裂片近于同形等大；雄蕊3，着生于花被管上；花柱1，上部3分枝，柱头楔形或略膨大，子房下位，3室，中轴胎座，胚珠多数。蒴果小,卵圆形,成熟时室背开裂。

全世界约 75 种,主要分布于欧洲、地中海地区、中亚等地。我国野生的 1 种,常见栽培的 1 种,均可药用。

分种检索表

1. 花白色,花被裂片中部有蓝色条纹 ·· 1. 白番红花 C. alatavicus
1. 花紫色,花被裂片中部无蓝色条纹 ·· 2. 番红花 C. sativus

  本属药用植物的药用部位是花柱头,其中的化学成分存在一条独特的代谢途径,能将脂溶性的玉米黄素降解产生番红花酸、部分挥发油和番红花苦素;番红花酸进一步糖苷化形成特殊的水溶性色素如番红花苷 (crocin);番红花苦素 (picrocrocin,**1**) 进一步降解氧化成一系列以番红花醛 (safranal,**2**) 为代表的具有特殊香味的挥发油。这一代谢过程主要在干燥和存储过程中发生,因此新鲜采集的柱头是无香味的。挥发油前体苷类、水溶性色素、挥发油以及其他脂溶性色素是本属植物花柱头的主要化学成分。挥发油前体苷为一系列具有环状配基的糖苷酯类化合物,如 **1**、(5S)-5- 羟基 -7,7- 二甲基 -4,5,6,7- 四氢 -3H- 异苯丙呋喃 -1- 酮 -O-β-D- 吡喃葡萄糖苷 [(5S)-5-hydroxy-7,7-dimethyl-4,5,6,7-tetrahydro-3H-isobenzofuran-1-one-O-β-D-glucopyranoside,**3**]、(1R,5S,6R)-5- 羟甲基 -4,4,6- 三甲基 -7- 氧杂双环 [4.1.0] 庚烷 -2- 酮 -O-β-D- 吡喃葡萄糖苷 [(1R,5S,6R)-5-(hydroxymethyl)-4,4,6-trimethyl-7-oxabicyclo[4.1.0]heptan-2-one-O-β-D-glucopyranoside,**4**];水溶性色素为一系列直链全反式及 13 位顺式番红花糖苷酯类化合物,如 α- 番红花酸 (α-crocetin,**5**)、β- 番红花酸 (β-crocetin,**6**)、γ- 番红花酸 (γ-crocetin,**7**)、全反式 - 番红花酸 - 单 (β-D- 葡萄糖基)- 酯 [all-trans-crocetin-mono(β-D-glucosyl)-ester,**8**]、全反式 - 番红花酸 - 单 (β- 龙胆二糖基)- 酯 [all-trans-crocetin-mono(β-gentibiosyl)-ester,**9**]、全反式 - 番红花酸 - 二 (β-D- 葡萄糖基)- 酯 [all-trans-crocetin-di(β-D-glucosyl)-ester,**10**]、全反式 - 番红花酸 - 二 (β- 龙胆二糖基)- 酯 [all-trans-crocetin-di(β-gentibiosyl)-ester,**11**] 即番红花苷 A、13- 顺式 - 番红花酸 - 二 (β- 龙胆二糖基)- 酯 [13-cis-crocetin-di(β-gentibiosyl)-ester,**12**]、13- 顺式 - 番红花酸 -β- 龙胆二糖基 -β-D-glucosyl- 酯 (13-cis-crocetin-β-gentibiosyl-β-D-glucosyl-ester，**13**）；挥发油成分，如 **2**、异佛尔酮 (isophorone，**14**)、2,6,6- 三甲基 -2- 环己烯 -1,4- 二酮 (2,6,6-trimethyl-2-cyclohexen-1,4-dione，**15**)。通过体外实验证明，**7** 和 **10** 能抑制人类大脑中与阿尔茨海默病有关的 Aβ(amyloid β-peptide) 纤维聚集与沉积；番红花亭▲(crocusatin) H (**16**)、K (**17**)、L (**18**) 以及 **9** 和 **11** 对酪氨酸酶有显著的抑制作用；小鼠腹腔注射 **2** 能降低由戊四唑 (pentylenetetrazole) 诱导引起的痉挛持续时间，并能延长痉挛潜伏时间，保护小鼠免于死亡。

本属植物番红花具有抗炎、镇痛、抗动脉粥样硬化、保护心肌细胞、抗心肌肥厚、抗糖尿病血管病变、抗凝血、抗血栓、保肝利胆、兴奋子宫平滑肌、抗氧化、抗肿瘤等作用。主要活性成分为番红花酸、番红花苷。该类植物的抗肿瘤及抗氧化作用为近年研究的热点。

1. 白番红花　阿拉套番红花

Crocus alatavicus Semen. et Regel in Bull. Soc. Imp. Naturalistes Moscou, 41(2): 434. 1868.（英 **Alata Moutain Crocus**）

多年生草本。球茎扁圆形，直径 1.2–2 cm，外有黄褐色的膜质包被。叶 6–8 枚，边缘内卷，花期长 8–10 cm，宽约 2 mm，果期可达 20 cm，宽约 5 mm。花茎甚短，不伸出地面；花芳香，直径约 2.5 cm；花被管细长，长 2.5–6 cm，花被裂片 6，白色，排成 2 轮，倒披针形，内、外花被外侧中部黄色并有蓝色条纹，外花被裂片长约 2.5 cm，宽 6–8 mm，内花被裂片略窄；雄蕊长约 2.5 cm，花药橘黄色；花柱丝状，长约 2.5 cm，顶端 3 裂，裂片白色至深黄色。蒴果椭圆形，长约 1.2 cm，直径约 8 mm。种子浅棕色或红棕色，有乳白色的附属物。花期 5–6 月，果期 7–8 月。

分布与生境　产于我国新疆西北。生于海拔 1200–3000 m 处的山坡及河滩草地。也分布于哈萨克斯坦、吉尔吉斯斯坦和乌兹别克斯坦。

药用部位　球茎。

功效应用　维吾尔族医生用其代马钱子药用。有毒慎用。

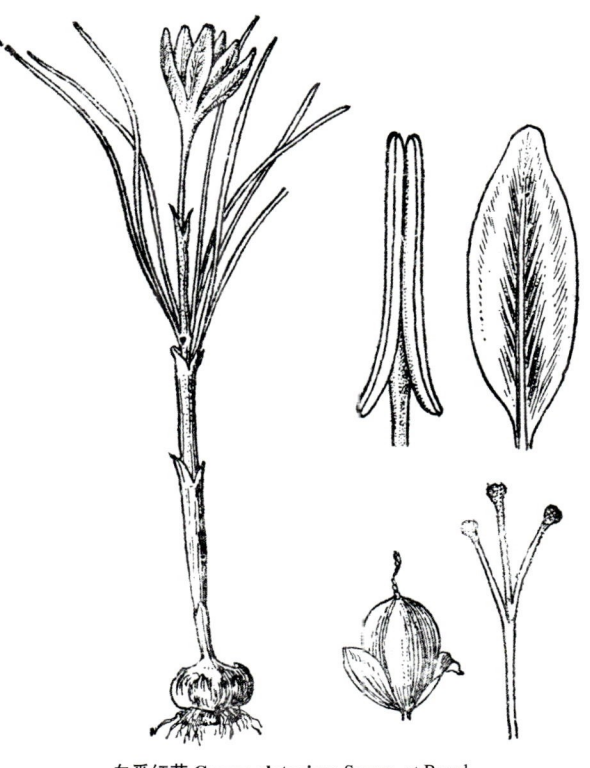

白番红花 Crocus alatavicus Semen. et Regel
李贵春　于振洲　绘

2. 番红花　郁金香（本草拾遗），西红花，藏红花

Crocus sativus L., Sp. Pl. 1: 36. 1753.（英 **Saffron**）

多年生草本。鳞茎球形，直径约 3 cm，外被浅褐色或黄褐色网状包被。叶 9–15 枚，长 15–20 cm，宽 2–3 mm，边缘反卷。花 1–2 朵，直接从鳞茎发出，与叶等长或稍短，直径 2.5–3 cm；花被片 6，倒卵形，紫色；花被筒细管状，长 4–6 cm；雄蕊 3；花药大，黄色；子房下位，花柱细长，黄色，顶端 3 深裂，伸出花被外，下垂，深红色，柱头略膨大呈喇叭状，顶端边缘有不整齐的锯齿。蒴果长圆形，长约 3 cm，具 3 钝棱。种子败育。

分布与生境　我国有栽培。原产于欧洲南部至伊朗。

药用部位　柱头。

功效应用　活血化瘀，凉血解毒，解郁安神。用于经闭癥瘕，产后瘀阻，温毒发斑，忧郁痞闷，惊悸

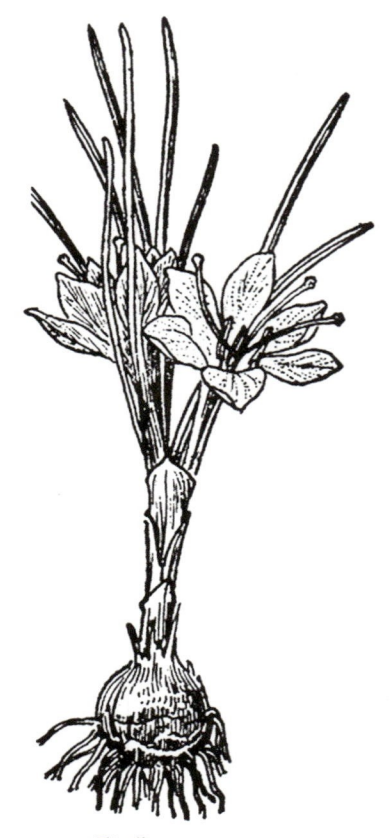

番红花 Crocus sativus L.
于振洲 李贵春 绘

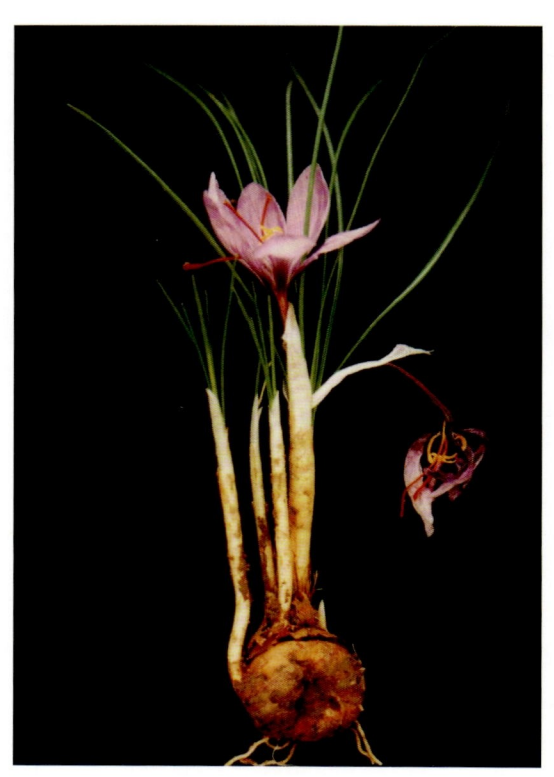

番红花 Crocus sativus L.
摄影：徐克学

发狂。

化学成分 花柱头含直链配基糖苷酯类：全反式-番红花酸-单(β-D-葡萄糖基)-酯[all-*trans*-crocetin-mono(β-D-glucosyl)-ester][1]，全反式-番红花酸-二(β-龙胆二糖基)-酯[all-*trans*-crocetin-di(β-gentibiosyl)-ester]即番红花苷A (crocin A)，全反式-番红花酸-β-龙胆二糖基-β-D-葡萄糖基-酯(all-*trans*-crocetin-β-gentibiosyl-β-D-glucosyl-ester)即番红花苷B (crocin B)，全反式-番红花酸-二(β-D-葡萄糖基)-酯[all-*trans*-crocetin-di(β-D-glucosyl)-ester]，全反式-番红花酸-单(β-龙胆二糖基)-酯[all-*trans*-crocetin-mono(β-gentibiosyl)-ester]，13-顺式-番红花酸-二(β-龙胆二糖基)-酯[13-*cis*-crocetin-di(β-gentibiosyl)-ester]，13-顺式-番红花酸-β-龙胆二糖基-β-D-葡萄糖基-酯(13-*cis*-crocetin-β-gentibiosyl-β-D-glucosyl-ester)[2]，反式-番红花酸-β-三葡萄糖基-β-龙胆二糖基酯(*trans*-crocetin-β-triglucosyl-β-gentibiosyl-ester)，顺式-番红花酸-β-三葡萄糖基-β-龙胆二糖基酯(*cis*-crocetin-β-triglucosyl-β-gentibiosyl-ester)，2-甲基-6-酮-2,4-庚-2,4-二烯酸-O-β-龙胆二糖基酯(2-methyl-6-oxo-2,4-hepta-2,4-dienoic acid-O-β-gentibiosyl-ester)[3]；环状配基糖苷酯类(也称为挥发油前体苷[4])：番红花苦素(picrocrocin)[5]，(4R)-4-羟基-2,6,6-三甲基环己-1-烯醛-O-β-D-龙胆二糖苷[(4R)-4-hydroxy-2,6,6-trimethylcyclohex-1-enecarbaldehyde-O-β-D-gentiobioside]，(4R)-4-羟基-2,6,6-三甲基环己-1-烯酸-O-β-D-吡喃葡萄糖苷[(4R)-4-hydroxy-2,6,6-trimethylcyclohex-1-enecarboxylic acid-O-β-D-glucopyranoside]，(1R)-3,5,5-三甲基环己-3-烯醇-O-β-D-吡喃葡萄糖苷[(1R)-3,5,5-trimethylcyclohex-3-enol-O-β-D-glucopyranoside]，2-苯乙基-O-β-D-吡喃葡萄糖苷(2-phenylethyl-O-β-D-glucopyranoside)，苄基-O-β-D-吡喃葡萄糖苷(benzyl-O-β-D-glucopyranoside)，(4S)-4-羟基二氢呋喃-2-one-O-β-D-四乙酰吡喃葡萄糖苷[(4S)-4-hydroxydihydrofuran-2-one-O-β-D-tetraacetateglucopyranoside]，(4R)-4-羟基二氢呋喃-2-酮-O-β-D-四乙酰吡喃葡萄糖苷[(4R)-4-hydroxydihydrofuran-2-one-O-β-D-tetraacetateglucopyranoside][6]，5-羟基-7,7-二甲基-4,5,6,7-四氢-3H-异苯并呋喃-5-O-β-D-龙胆二糖苷(5-hydroxy-

7,7-dimethyl-4,5,6,7-tetrahydro-3H-isobenzofuranone-5-O-β-D-gentibioside)，4-羟甲基-3,5,5-三甲基环己烯-2-酮-4-O-β-D-龙胆二糖苷(4-hydroxymethyl-3,5,5-trimethylcyclohexen-2-one-4-O-β-D-gentibioside)[3]；挥发油：番红花醛(safranal)，异佛尔酮(isophorone)，3,5,5-三甲基-3-环己烯-1-酮(3,5,5-trimethyl-3-cyclohexen-1-one)，2,6,6-三甲基-2-环己烯-1,4-二酮(2,6,6-trimethyl-2-cyclohexen-1,4-dione)，2,6,6-三甲基-1,4-环己二烯-1-醛(2,6,6-trimethyl-1,4-cyclohexadien-1-carboxaldehyde)[7]；单萜类：番红花亭▲(crocusatin) B、C、F、G、H、I[5]；其他类：，4-羟基-3,5,5-三甲基环己-2-烯酮(4-hydroxy-3,5,5-trimethylcyclohex-2-enone)，2-甲酰基-5-甲氧基呋喃(2-formyl-5-methoxyfuran)，4-羟基-2,6,6-三甲基-3-氧代环己-1,4-二烯醛(4-hydroxy-2,6,6-trimethyl-3-oxocyclohexa-1,4-diencarbaldehyde)，2-羟基-3,5,5-三甲基环己-2-烯-1,4-二酮(2-hydroxy-3,5,5-trimethylcyclohex-2-en-1,4-dione)，4-羟甲基-3,5,5-三甲基环己-3-烯醇(4-hydroxymethyl-3,5,5-trimethylcyclohex-3-enol)，3-羟基-β-香堇酮(3-hydroxy-β-ionone)，对羟基苯甲酸甲酯(methylparaben)，5-甲基尿嘧啶(5-methyluracil)，吡啶-3-基-甲醇(pyridin-3-yl-methanol)，α-番红花酸(α-crocetin)，β-番红花酸(β-crocetin)，γ-番红花酸(γ-crocetin)，番红花酸单甲酯(crocetin monomethyl ester)[5]。

花被含黄酮类：黄芪苷(astragalin)，蜡菊苷(helichrysoside)，山奈酚-3-O-β-D-吡喃葡萄糖基-(1→2)-β-D-6-乙酰吡喃葡萄糖苷[kaempferol-3-O-β-D-glucopyranosyl-(1→2)-β-D-6-acetylglucopyranoside]，山奈酚(kaempferol)，山奈酚-3-O-β-D-吡喃葡萄糖基-(1→2)-β-D-吡喃葡萄糖苷[kaempferol-3-O-β-D-glucopyranosyl-(1→2)-β-D-glucopyranoside][8]。

花粉含黄酮类：番红花新苷A (crosatoside A)，山奈酚-3-O-β-D-吡喃葡萄糖基-(1→2)-β-D-吡喃葡萄糖苷[kaempferol-3-O-β-D-glucopyranosyl-(1→2)-β-D-glucopyranoside][9]；糖苷类：番红花新苷B (crosatoside B)[9]。

花瓣含单萜类：番红花亭▲(crocusatin) C、D、E、I、J、K、L[10]；黄酮类：黄芪苷(astragalin)，山奈酚-3-O-β-D-(2-O-β-D-葡萄糖基)吡喃葡萄糖苷[kaempferol-3-O-β-D-(2-O-β-D-glucosyl)glucopyranoside]，山奈酚-3-O-β-D-(2-O-β-D-6-O-乙酰葡萄糖基)吡喃葡萄糖苷[kaempferol-3-O-β-D-(2-O-β-D-6-O-acetylglucosyl)glucopyranoside]，山奈酚-3-O-β-D-(6-O-乙酰基)吡喃葡萄糖苷[kaempferol-3-O-β-D-(6-O-acetyl)glucopyranoside]，山奈酚-7-O-β-D-吡喃葡萄糖苷(kaempferol-7-O-β-D-glucopyranoside)，山奈酚-3,7-二-O-β-D-吡喃葡萄糖苷(kaempferol-3,7-di-O-β-D-glucopyranoside)，山奈酚-3-O-β-D-(6-O-乙酰基)吡喃葡萄糖苷-7-O-β-D-吡喃葡萄糖苷[kaempferol-3-O-β-D-(6-O-acetyl)glucopyranoside-7-O-β-D-glucopyranoside]，山奈酚-3-O-β-D-(2-O-β-D-6-乙酰葡萄糖基)-吡喃葡萄糖苷-7-O-β-D-吡喃葡萄糖苷[kaempferol-3-O-β-D-(2-O-β-D-6-acetylglucosyl)-glucopyranoside-7-O-β-D-glucopyranoside][10]；生物碱类：刺蒺藜碱▲(tribulusterine)，哈尔满(harman)，烟酰胺(nicotinamide)[10]；环状配基糖苷酯类：番红花苦素(picrocrocin)[10]；酚/酚酸类：对羟基苯甲酸甲酯(methylparaben)，4-羟基苯乙醇(4-hydroxyphenethyl alcohol)，4-羟基苯甲酸(4-hydroxybenzoic acid)，对香豆酸(p-coumaric acid)，原儿茶酸甲酯(protocatechuic acid methyl ester)，原儿茶酸(protocatechuic acid)，香草酸(vanillic acid)，3-羟基-4-甲氧基苯甲酸(3-hydroxy-4-methoxybenzoic acid)，香草酸甲酯(methyl vanillate)[10]；其他类：(3S)-4-二羟基丁酸[(3S)-4-dihydroxybutyric acid]，3-甲酰基-6-羟基-2,4,4-三甲基-2,5-环己二烯-1-酮(3-formyl-6-hydroxy-2,4,4-trimethyl-2,5-cyclohexadien-1-one)，6-羟基-3-(羟甲基)-2,4,4-三甲基-2,5-环己二烯-1-酮-6-O-β-D-葡萄糖苷[6-hydroxy-3-(hydroxymethyl)-2,4,4-trimethyl-2,5-cyclohexadien-1-one-6-O-β-D-glucoside]，4-羟基-3,5,5-三甲基环己-2-烯酮(4-hydroxy-3,5,5-trimethylcyclohex-2-enone)[10]。

苗芽含酚苷类：2,4-二羟基-6-甲氧基苯乙酮-2-β-D-吡喃葡萄糖苷(2,4-dihydroxy-6-methoxyacetophenone-2-β-D-glucopyranoside)，2,3,4-三羟基-6-甲氧基苯乙酮-3-β-D-吡喃葡萄糖苷(2,3,4-trihydroxy-6-methoxyacetopenone-3-β-D-glucopyranoside)[11]；γ-内酯糖苷：3-S-3-β-D-吡喃葡萄糖基氧化丁内酯(3-S-3-β-D-glucopyranosyloxybutanolide)[11]；蒽醌类：大黄素，2-羟基大黄素，1-甲基-3-甲氧基-8-羟基蒽醌-2-羧酸，1-甲基-3-甲氧基-6,8-二羟基蒽醌-2-羧酸[12]。

药理作用 抗炎镇痛作用：番红花能扩张血管，加速血流，降低毛细血管通透性，改善局部组织的血液循环，减少炎症渗出和促进炎症渗出的吸收，拮抗炎症性疼痛，并通过影响免疫系统而抗感染。其对正常小鼠的免疫器官重量、非特异性免疫、特异性体液免疫功能无明显影响，但对迟发型超敏反应有明显的抑制作用[1]。

抗动脉粥样硬化作用：番红花治疗血瘀型冠心病心绞痛20例，总有效率90%，其甲醇提取物能显著降低全血黏度，缩小心肌梗死范围[2]。番红花能够降低高胆固醇饮食家兔动脉粥样硬化的形成及血清胆固醇浓度，活性成分为番红花酸[4]。番红花总苷能够抑制鹌鹑主动脉内膜斑块形成，减少胆固醇及其酯在动脉壁中的沉积，抑制由高脂饮食造成的脂质过氧化物 (LPO) 升高，其作用机理与其对血脂及脂蛋白的调整作用有关。番红花总苷可降低高脂饲料所致的鹌鹑血清胆固醇 (TC)、三酰甘油 (TG)、中密度脂蛋白 (IDL)、极低密度脂蛋白 (VLDL) 的升高，提高高密度脂蛋白 (HDL)，防止 HDL/TC 比值的降低，缓解冠状动脉病变和肝组织脂变[5-6]。番红花苷治疗高脂血症31例，总有效率93.5%[7]。

抗凝血、抗血栓作用：番红花酸可抑制由 ADP 和胶原诱导的大鼠血小板聚集；对由花生四烯酸 (AA) 诱导的血小板聚集、对大鼠血小板黏附、全血和血浆黏度以及乳酸脱氢酶 (LDH) 水平无明显影响[8]。能够延长小鼠毛细管法、剪尾法的出血、凝血时间；对 Chandler 法及下腔静脉结扎法致大鼠体外血栓和下腔静脉血栓形成有抑制作用，抑制血瘀大鼠的凝血功能，改善复钙时间 (RT)、凝血酶原时间 (PT)、活化部分凝血激酶时间 (APTT)、凝血酶时间 (TT)，抗凝血和抗血栓形成[9]。

抗糖尿病血管病变作用：番红花酸对体外蛋白质非酶糖基化[10]，对多个模型的糖尿病胰岛素抵抗具有明显的改善作用[11]，有预防和治疗早期糖尿病血管病变的作用[12]。番红花酸能够降低模型大鼠血清果糖胺和糖化血红蛋白的水平，减少晚期糖基化终产物 (AGEs) 在主动脉和肠系膜血管床中的沉积，减少 AGEs 受体蛋白表达。

保肝利胆作用：番红花辅助治疗慢性肝炎、肝炎后肝硬化，可改善慢性肝病常见症状、体征、尤其对改善血瘀症状有效，并对降低异常升高的总胆红素和球蛋白有效[13]。番红花水煎剂对酒精及酒精联合四氯化碳所致肝损伤有一定的防治作用，能降低白酒和四氯化碳引起的丙氨酸转氨酶 (ALT) 升高[14]。番红花酸通过改善微循环，促进胆汁的分泌和排泄，降低异常增高的球蛋白和总胆红素；对有毒物质引起的早期急性肝损害有化学预防作用，与其可提高细胞液中谷胱甘肽的浓度和增强谷胱甘肽 S-转肽酶和谷胱甘肽氧化酶的活性有关。

抗肿瘤作用：番红花苷类对肝癌、肾癌、子宫癌、皮肤癌等有治疗效果，对肿瘤细胞有选择性毒性，对正常细胞的毒性很小；番红花苷类能减少肿瘤数和抑制肿瘤的起始阶段，增加体外相关正常肌肉衍生细胞的生长，影响细胞酶的分解过程[15]。番红花苷类可抑制非洲淋巴细胞瘤病毒 (EBV) 早期抗原表达，抑制腺病毒感染细胞的早期肿瘤抗原的表达[16]。番红花苷类抗肿瘤作用还与其能够抑制细胞蛋白激酶的活性以及原癌基因的表达有关[17]。

兴奋子宫平滑肌作用：番红花煎剂对小鼠、豚鼠、兔、犬及猫的离体子宫及在位子宫均有兴奋作用，小剂量可使子宫发生紧张性和节律性收缩，大剂量能增高子宫紧张性与兴奋性，导致其自动收缩率增强，甚至达到痉挛程度，已孕子宫更为敏感。其各种提取液的作用强度为：煎剂 > 乙醇提取液 > 挥发成分 > 乙醚提取液[18]。

抗氧化作用：番红花酸能够清除 Fenton 反应中的羟基自由基，抑制 H_2O_2 诱导的红细胞溶血；降低肝匀浆的自氧化与诱导氧化产生的丙二醛 (MDA)，对于肝线粒体的诱导氧化引起的 MDA 的产生以及线粒体溶涨度的改变有显著的抑制作用，提示番红花酸具有羟基自由基清除能力，对红细胞和组织细胞以及亚细胞膜性结构有保护作用[19]。

保护心肌细胞作用：番红花对心肌细胞的保护作用与其抗氧化损伤、改善能量代谢、抑制心肌细胞内 Ca^{2+} 有关。番红花苷类对 H_2O_2 致牛内皮细胞 (BAEC) 的损伤有保护作用，可剂量依赖性减少 MDA 生成，提高超氧化物歧化酶 (SOD) 活性，阻止 LDH 的外漏，并抑制 H_2O_2 所致细胞内钙升高，减少细胞凋亡率[20]。番红花酸对乳鼠心肌细胞缺糖缺氧损伤有保护作用，可降低缺糖缺氧心肌细胞脂质过氧化产物 MDA 的含量以及 LDH、肌酸激酶 (CK) 的活性[21]。番红花苷类能够改善去甲肾上腺素诱导原代培养心肌细胞能量代谢障碍和细胞凋亡[22]。

抗心肌肥厚作用：番红花酸能降低模型大鼠的心脏系数及左心室系数，减少心肌组织中的胶原水平，提高心肌组织中 Na^+, K^+-ATP 酶和线粒体中 Ca^{2+}, Mg^{2+}-ATP 酶活力性，降低心肌组织羟脯氨酸水平，抑制基质金属蛋白酶 (MMP)-2 活性及 MMP-2 和 MMP-9 的表达，改善心肌肥厚大鼠的心室重构[23]。

治疗褥疮作用：番红花水浸液对临床各期褥疮有治疗作用，能促进肉芽组织的生长，缩小创面、减少渗出液，缩短创面愈合时间[24-25]。

抗软组织损伤作用：番红花膏能治疗急性软组织损伤，进一步研究表明西红花能改善外周微循环障碍，扩张外周血管，促进炎性的吸收和炎性介质的释放和运转[26-27]。

注评 本种为历版中国药典所收载的"西红花"的基源植物，又称"藏红花"，药用其干燥柱头。药材与睡莲科植物"莲"的干燥雄蕊"莲须"形态相似，市售伪品常见"莲须"经染色而成，但该伪品投入水中，水被染成红色，雄蕊成丝状；而西红花投入水中，水即被染成黄色，柱头呈喇叭状。维吾尔族也药其用柱头，治疗跌打损伤，淤血疼痛，血滞闭经，肝郁气闷，产后腹痛，健忘。

化学成分参考文献

[1] Pfister S, et al. *J Agric Food Chem*, 1996, 44(9): 2612-2615.
[2] Van Calsteren MR, et al. *J Agric Food Chem*, 1997, 45(4): 1055-1061.
[3] Carmona M, et al. *J Agric Food Chem*, 2006, 54(3): 973-979.
[4] 何美莲，等.中草药，2006, 37(3): 466-470.
[5] Li CY, et al. *J Nat Prod*, 2002, 65(10): 1452-1456.
[6] Straubinger M, et al. *J Agric Food Chem*, 1998, 46(8): 3238-3243.
[7] Tarantilis PA, et al. *J Agric Fooa Chem*, 1997, 45(2): 459-462.
[8] 宋纯清，等.中草药，1990, 21(10): 7-9.
[9] 宋纯清，等.化学学报，1991(9): 917-920.
[10] Li CY, et al. *J Nat Prod*, 2004, 67(3): 437-440.
[11] Gao WY, et al. *Planta Med*, 1999, 65(5): 425-427.
[12] 高文运，等.植物学报，1999, 41(5): 82-84.

药理作用及毒性参考文献

[1] 马世平，等.中草药，1998, 29(8): 536-539.
[2] 周新春.辽宁中医杂志，1997, 24(6): 283-284.
[3] 秦志丰，等.中成药，2003, 25(7): 555-556.
[4] 宋纯清，等.化学学报，1991, 49(9): 917.
[5] 张陆勇，等.中国药科大学学报，1999, 80(5): 383-386.
[6] 何书英，等.华西药学杂志，2006, 21(1): 28-31.
[7] 张子良，等.中草药，1997, 28(12): 737.
[8] 杨云，等.中国天然药物，2007, 5(5): 374-378.
[9] 徐沁蕾，等.中草药，2007, 38(1): 89-91.
[10] 王雅娟，等.中草药，2005, 36(8): 1202-1205.
[11] Xi L, et al. *Planta Med*, 2005, 71: 1-6.
[12] 向敏，等.中国临床药理学与治疗学，2006, 11(4): 448-452.
[13] 陈静，等.中成药，1998, 20(11): 21.
[14] 马安林，登.中西医结合肝病杂志，2000, 10(6): 34-35.
[15] 董玉睿.天津中医学院学报，2000, 19(2): 53-55.
[16] Molnar J, et al. *Anticancer Res*, 2000, 20(2A): 861-867.
[17] Wang CJ, et al. *Mol Carcinogen*, 1996, 17(4): 235.
[18] 中国医学科学院药用植物研究所.中药志，北京：人民卫生出版社，1994：31.
[19] 龚国清，等.中国药科大学学报，2001, 32(4): 306-309.
[20] 绪广林，等.中草药，2002, 33(5): 439-442.
[21] 饶淑云，等.中草药，2004, 35(4): 427-429.
[22] 沈祥春，等.药学学报，2004, 39(10): 787-791.
[23] 沈祥春，等.中草药，2003, 34(6): 534-537.
[24] 益西卓玛.中国民族民间医药杂志，2006, 82: 268-269.
[25] 孙小兰，等.贵阳中医学院学报，2007, 29(5): 34-35.
[26] 周建华，等.湖南中医药导报，2001, 7(1): 34-35.
[27] 周建华，等.中医外治杂志，2001, 10(3): 9-10.

2. 唐菖蒲属 Gladiolus L.

多年生草本。球茎有薄膜质的包被。叶剑形或条形，2列，互相套叠。花茎直立，不分枝，下部常有数枚茎生叶；花无梗，每朵花基部具草质或膜质苞片；花两侧对称，颜色鲜艳，红、紫、黄、白、粉红或其他颜色，直径5-8 cm；花被管较短而弯曲，花被裂片6，2轮排列，椭圆形或卵圆形，上面3枚较宽大；雄蕊3，偏向花的一侧，花丝着生在花被管上；花柱细长，顶端3裂，子房下位，3室，中轴胎座，胚珠多数。蒴果长圆形或倒卵形。种子扁平，边缘有翅。

约250种，产于地中海沿岸、非洲热带、亚洲西南部及中部。我国常见栽培的有1种，可药用。

本属药用植物的药用部位为球茎，其中主要含有蒽醌类成分，如唐菖蒲素 (gandavensin) A (**1**)、B (**2**)、C (**3**)、D (**4**)、E (**5**)、F (**6**)、G (**7**)、H (**8**)；以及三萜类成分，如羽扇豆醇 (lupenol，**9**)、白桦脂醇 (betulin，**10**)、β-香树脂醇 (β-amyrin，**11**)、齐墩果酸 (oleanolic acid，**12**)、无羁萜 (friedelin，**13**)，表无羁萜醇 (epi-friedelinol，**14**)。

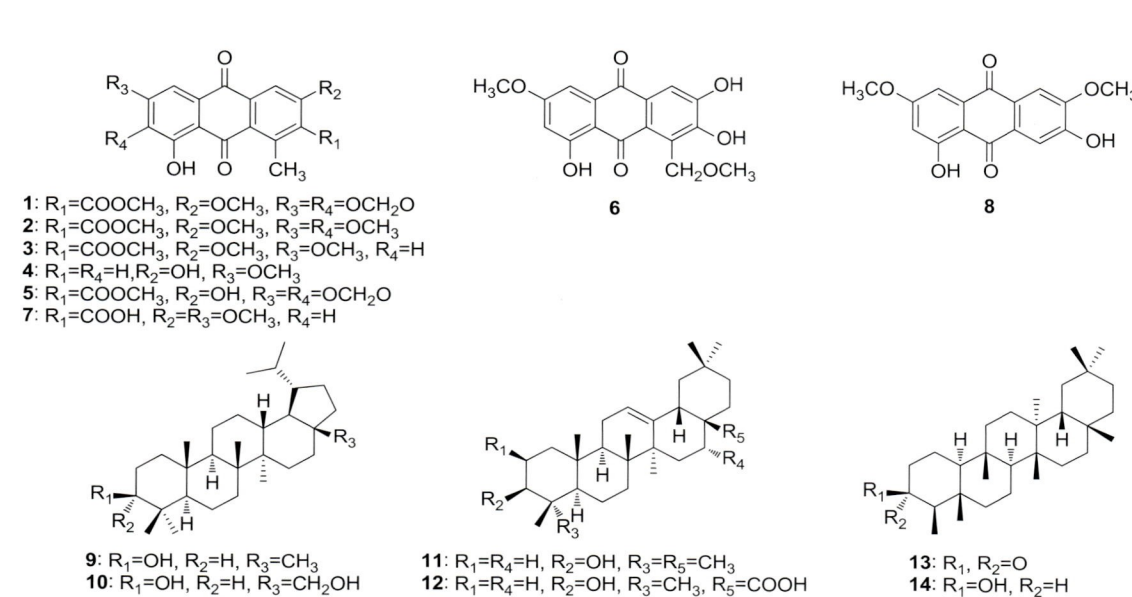

1. 唐菖蒲 荸荠莲（东北、云南），十样景（北京），标样花（全国中草药汇编）

Gladiolus × gandavensis Van Houtte in Fl. Serres Jard. Eur. pl. 1. 1846.（英 **Breeders Gladiolus**）

球茎扁圆球形，直径2.5-4.5 cm，有棕色或黄棕色膜质包被。叶基生或互生于花茎基部，剑形，长40-60 cm，宽2-4 cm，互相套叠，排成2列。花茎高50-80 cm；顶生穗状花序长25-35 cm，每朵花下有2膜质苞片；无花梗；花两侧对称，有红、黄、白或粉红等色，直径6-8 cm；花被管长约2.5 cm，基部弯曲，花被裂片6，2轮，内、外轮花被裂片皆为卵圆形或椭圆形，上面3片略大，最上面的1片内花被裂片特别宽大，弯曲成盔状；雄蕊贴生于盔状的内花被裂片内，花药红紫色或深紫色，花丝白色，着生在花被管上；花柱长约6 cm，顶端3裂，柱头略扁宽而膨大，具短绒毛，子房椭圆形，3室，中轴胎座，胚珠多数。蒴果椭圆形或倒卵形，成熟时室背开裂。花期7-9月，果期8-10月。

分布与生境　全国各地广为栽培，贵州及云南一些地方常逸为半野生。

药用部位　球茎。

功效应用　清热解毒，散瘀，消肿止痛。用于跌打损伤，咽喉肿痛。外用于痄腮，蛇伤，疮毒，瘰疬，淋巴结核。

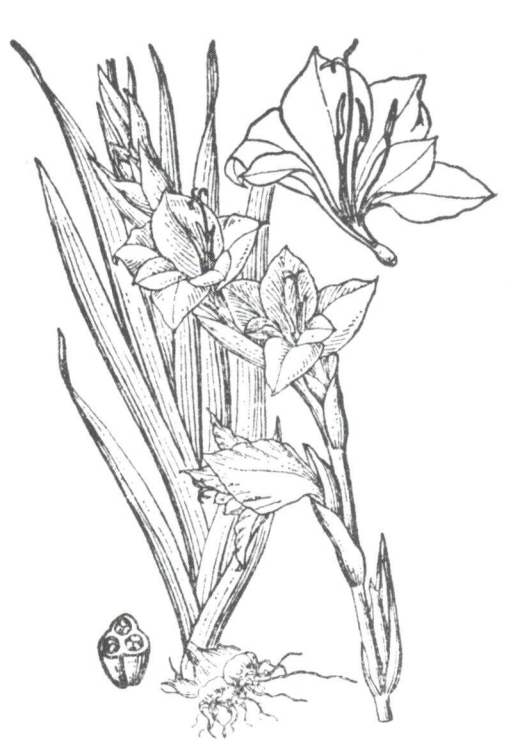

唐菖蒲 Gladiolus × gandavensis Van Houtte
引自《中国高等植物图鉴》

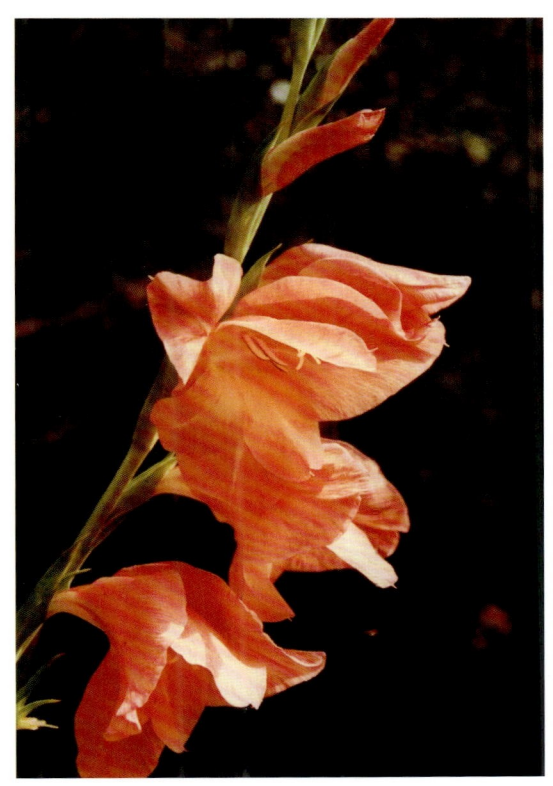

唐菖蒲 Gladiolus × gandavensis Van Houtte
摄影：徐克学

化学成分 球茎含蒽醌类：唐菖蒲素(gandavensin) A、B、C、D、E、F、G、H[1]，1,6,7-三羟基-3-甲氧基蒽醌(1,6,7-trihydroxy-3-methoxyanthraquinone)，1,3,6-三羟基-8-甲基蒽醌(1,3,6-trihydroxy-8-methylanthraquinone)[2]，3,6,8-三羟基-7-甲氧基-1-甲基蒽醌-2-羧酸甲酯(3,6,8-trihydroxy-7-methoxy-1-methylanthraquinone-2-carboxylate)，3,6,8-三羟基-1-甲基蒽醌-2-羧酸甲酯(3,6,8-trihydroxy-1-methylanthraquinone-2-carboxylate)，3,8-二羟基-6-甲氧基-1-甲基蒽醌-2-羧酸(3,8-dihydroxy-6-methoxy-1-methylanthraquinone-2-carboxylic acid)，3,6,8-三羟基-1-甲基蒽醌-2-羧酸(3,6,8-trihydroxy-1-methylanthraquinone-2-carboxylic acid)，6,8-二羟基-3-甲氧基-1-甲基蒽醌-2-羧酸(6,8-dihydroxy-3-methoxy-1-methylanthraquinone-2-carboxylic acid)，3,8-二羟基-6-甲氧基-1-甲基-2-羧酸甲酯(3,8-dihydroxy-6-methoxy-1-methylanthraquinone-2-carboxylate)，3,7,8-三羟基-1-甲基蒽醌-2-羧酸甲酯(3,7,8-trihydroxy-1-methylanthraquinone-2-carboxylate)[3]，1,7-二羟基-3,6-二甲氧基蒽醌(1,7-dihydroxy-3,6-dimethoxyanthraquinone)[4]；三萜类：羽扇豆醇(lupenol)，β-香树脂醇(β-amyrin)，无羁萜(friedelin)，表无羁萜醇(epi-friedelinol)，白桦脂醇(betulin)，羽扇豆酮(lupeone)，$3\beta,27$-二羟基羽扇豆-12-烯($3\beta,27$-dihydroxylup-12-ene)，齐墩果酸(oleanolic acid)，白桦脂酸(betulinic acid)，$2\beta,3\beta$-二羟基齐墩果-12-烯-23,28-二羧酸($2\beta,3\beta$-dihydroxyolean-12-en-23,28-dioic acid)，$2\beta,3\beta,16\alpha$-三羟基齐墩果-12-烯-23,28-二羧酸($2\beta,3\beta,16\alpha$-trihydroxyolean-12-en-23,28-dioic acid)，$2\alpha,3\alpha$-二羟基齐墩果-12-烯-23,28-二羧酸-3-O-β-D-吡喃葡萄糖苷($2\alpha,3\alpha$-dihydroxy-olean-12-en-23,28-dioic acid-3-O-β-D-glucopyranoside)，$2\beta,3\beta,16\alpha$-三羟基齐墩果-12-烯-23,28-二羧酸-3-O-β-D-吡喃葡萄糖苷($2\beta,3\beta,16\alpha$-trihydroxy-olean-12-en-23,28-diotic acid-3-O-α-D-glucopyranoside)[4]；甾体类：$(22E,24R)$-24-甲基-5α-胆甾-7,22-二烯-3β-醇[$(22E,24R)$-24-methyl-5α-cholesta-7,22-dien-3β-ol]，豆甾醇，β-胡萝卜苷(β-daucosterol)[4]；苯丙素类：E-对羟基桂皮酸甲酯[methyl (E)-p-hydroxycinnamate][2]，E-对甲氧基桂皮酸甲酯[methyl (E)-p-methoxycinnamate][1]，E-对羟基桂皮酸[(E)-p-hydroxycinnamic acid]，咖啡酸乙酯(ethyl caffeate)，咖啡酸(caffeic acid)[4]；黄酮类：

5,7-二甲氧基-2-甲基色酮(5,7-dimethoxy-2-methylchromone)，5-羟基-2-羟甲基-7-甲氧基色酮(5-hydroxy-2-hydroxymethyl-7-methoxychromone)[1]；其他类：丁香宁(eugenin)[2]。

化学成分参考文献

[1] Wang DY, et al. *J Asian Nat Prod Res*, 2003, 5(4): 297-301.
[2] Wang DY, et al. *Nat Prod Res*, 2003, 17(5): 365-368.
[3] Chen B, et al. *J Asian Nat Prod Res*, 2005, 7(3): 197-204.
[4] 张涛，等. 应用与环境生物学报，2007, 69(5): 635-640.

3. 雄黄兰属 Crocosmia Planch.

多年生草本。球茎有网状的膜质包被。花茎直立，上部有2-4个分枝。叶剑形或条形，套叠状排成2列。圆锥花序；花下苞片膜质，顶端有缺刻；花两侧对称，有橙黄、红、紫、黄白等颜色；花被裂片6，长圆形或倒卵形，近于等大，有时外花被裂片上生有胼胝体或隆起；雄蕊3，常偏生于花的一侧，花丝着生在漏斗形的花被管上；子房下位，3室，中轴胎座，柱头3裂。蒴果长大于宽，室背开裂，每室有4至多数种子。

全世界约6种，主要产于热带及非洲南部。我国常见栽培的有1种，可药用。

本属药用植物球茎含萘醌类化合物雄黄兰茜素▲(tricrozarin) A (**1**)、B (**2**)，体外实验发现**1**和**2**具有抗革兰阳性菌、真菌及酵母菌作用，此外**2**还具有抗HeLa S_3及小鼠S-180肿瘤细胞生长的活性。

1. 雄黄兰（中国植物志） 标竿花、倒挂金钩、黄大蒜（云南），钮子药（全国中草药汇编）

Crocosmia × crocosmiiflora (Lemoine ex Anonymous) N. E. Br. in Trans. Roy. Soc. South Africa, 20(3): 264. 1932.——*Montbretia × crocosmiiflora* Lemoine ex Anonymous, *Tritonia crocosmiiflora* G. Nicholson（英 **Common Crocosmia**）

多年生草本；高50-100 cm。球茎扁圆球形，有棕褐色网状的膜质包被。叶多基生，剑形，长40-60 cm；茎生叶较短而狭，披针形。花茎常2-4分枝，由多花组成疏散的圆锥花序；每朵花基部有2枚膜质苞片；花两侧对称，橙黄色，直径3.5-4 cm；花被管略弯曲，花被裂片6，2轮，披针形或倒卵形，长约2 cm，宽约5 mm，内轮花被裂片略宽而长，外轮花被裂片顶端略尖；雄蕊3，长1.5-1.8 cm，偏向花的一侧，花丝着生在花被管上，花药"丁"字形着生；花柱长2.8-3 cm，顶端3裂，柱头略膨大。蒴果三棱状球形。花期7-8月，果期8-10月。

分布与生境 我国北方多为盆栽，南方则露地栽培，为园艺杂交种，常逸为半野生。

药用部位 球茎。

功效应用 散瘀止痛，消炎，止血，生肌。用于全身筋骨疼痛，腹痛，跌打损伤，外伤出血，痄腮，疮疡肿毒等症。

化学成分 球茎含三萜皂苷类：雄黄兰皂苷(crocosmioside) A、B[1]、C、D、E、F、G[2]、H[1]、I[2]；黄酮类：雄黄兰素▲(montbretin) A、B[3]；萘醌类：雄黄兰茜素▲(tricrozarin) A、B[4-5]。

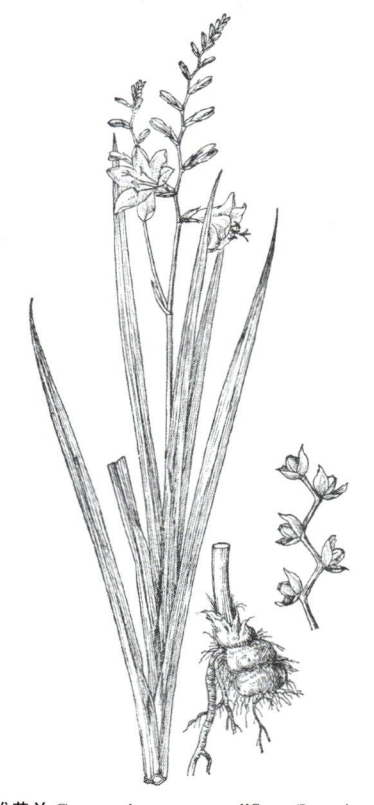

雄黄兰 Crocosmia × crocosmiiflora (Lemoine ex Anonymous) N. E. Br.
引自《中国植物志》

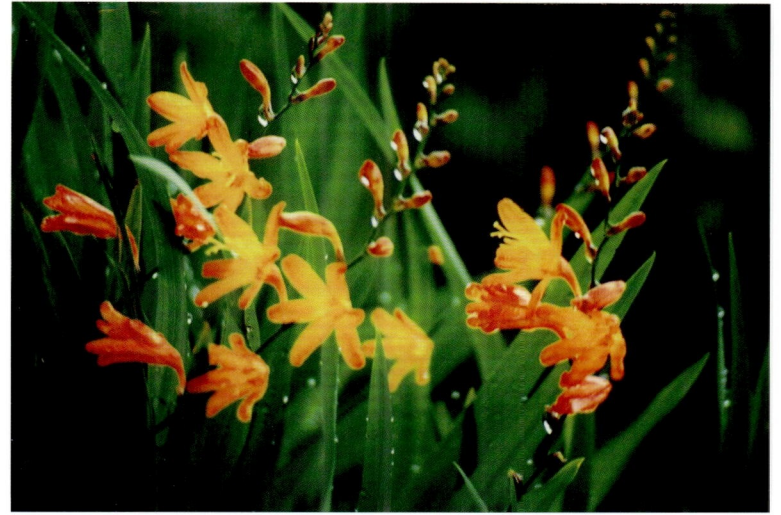

雄黄兰 Crocosmia × crocosmiiflora (Lemoine ex Anonymous) N. E. Br.
摄影：徐克学

化学成分参考文献

[1] Asada Y, et al. *Chem Pharm Bull*, 1989, 37(8): 2139-2146.

[2] Asada Y, et al. *Chem Pharm Bull*, 1990, 38(1): 142-149.

[3] Asada Y, et al. *Phytochemistry*, 1988, 27(5): 1497-1501.

[4] Masuda K, et al. *J Nat Prod*, 1987, 50(3), 418-421.

[5] Masuda K, et al. *J Nat Prod*, 1987, 50(5), 958-960.

4. 香雪兰属 Freesia Eckl. ex Klatt

多年生草本。球茎卵圆形。叶基生，2列，套叠状排列，剑形或条形。花茎细弱，上部分枝；穗状花序顶生，疏松；花直立，排列于花序的一侧；花下苞片膜质；花被管喇叭状，花被裂片6，2轮，内、外轮花被裂片近于同形等大；雄蕊3，与花被管等长，花丝着生在花被管基部；子房下位，3室，中轴胎座，花柱细长，顶端有3个分枝，每分枝再2裂，柱头6。蒴果近卵圆形，室背开裂。

全世界约有20种，主要分布在非洲南部。我国常见栽培的1种，可药用。

1. 香雪兰

Freesia refracta (Jacq.) Klatt in Gartenflora 23: 289. 1874.——*Gladiolus refracta* Jacq.（英 **Common Freesia**）

多年生草本，高25-45 cm。球茎被膜质而有暗红色斑点的鳞片。叶条形，长10-40 cm，宽5-13 mm，茎生叶较短。茎柔弱，有分枝。穗状花序疏松，花多数，生于花序的一侧，花序轴多少扭曲；花直立，黄色，芳香；苞片卵圆形，膜质，长约1 cm；花被长约4 cm，花被筒中部以下突然变狭；裂片6，卵圆形，2轮，稍不等长；雄蕊3，着生于花被筒的喉部之下，约与花被筒等长；子房下位，花柱细弱，顶端有3个短分枝，分枝再2深裂。

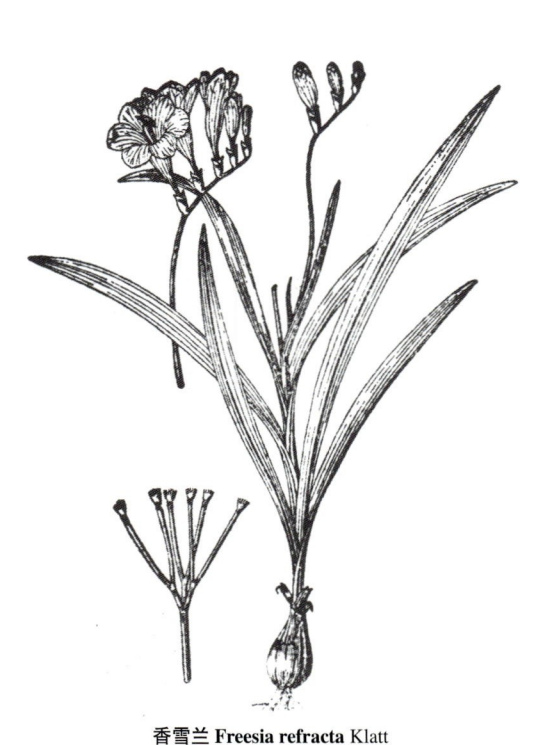

香雪兰 Freesia refracta Klatt
引自《中国高等植物图鉴》

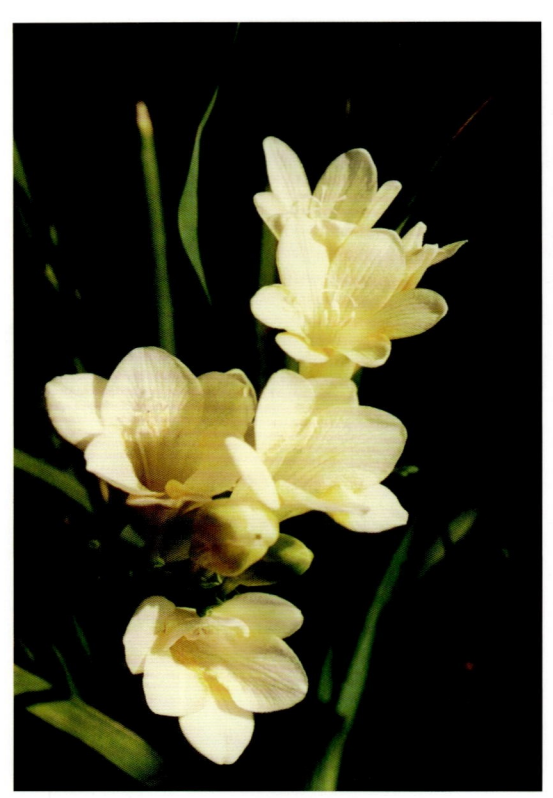

香雪兰 Freesia refracta Klatt
摄影：徐克学

分布与生境　我国各地有栽培。原产于热带非洲。

药用部位　球茎。

功效应用　清热解毒，凉血止血。用于血热衄血，叶血，便血，崩漏，痢疾，疮肿，外伤出血，蛇伤。

化学成分　白花含挥发油：顺式丁基醛肟(S-2-methyl-butylaldoxime)，庚烷(heptane)，α-蒎烯(α-pinene)，β-蒎烯(β-pinene)，桧烯(sabinene)，月桂烯(myrcene)，柠檬烯(limonene)，桉树脑(eucalyptol)，罗勒烯(ocimene)，γ-萜品烯(γ-terpinene)，萜品油烯(terpinolene)，反式-芳樟醇氧化物(trans-linalol oxide)，顺式-芳樟醇氧化物(cis-linalol oxide)，芳樟醇(linalol)，α-萜品醇(α-terpineol)，β-环柠檬醛(β-cyclocitral)，α-萜品烯(α-terpinene)，β-香堇酮(β-ionone)[1]。

红花含挥发油：α-蒎烯，β-蒎烯，桧烯，莰烯(camphene)，月桂烯，α-萜品烯，γ-萜品烯，萜品油烯，柠檬烯，桉树脑，罗勒烯，反式-芳樟醇氧化物，顺式-芳樟醇氧化物，芳樟醇，香芹薄荷醇(4-carvomenthenol)，α-萜品醇，β-环柠檬醛，4-(2,6,6-三甲基-1-环己烯)-2-丁酮[4-(2,6,6-trimethyl-1-cyclohexen-1-yl)-2-butanone]，β-香堇酮(β-ionone)[1]。

化学成分参考文献

[1] 任雪冬，等．质谱学报，2007, 28(2): 83-86.

5. 红葱属 Eleutherine Herb.

多年生草本。鳞茎卵圆形或椭圆形，鳞片红色，肉质肥厚，无包被。叶基生，条形或披针形，数条纵脉平行而隆起，使叶表面形成明显的皱褶。花茎上部分枝，在分枝处生有条形或披针形的苞片，无茎生叶；多花组成伞形或伞房状的聚伞花序；花白色或粉红色，无明显的花被管，花被片6，2轮，内、外轮花被片近于等大，倒卵形或倒披针形；雄蕊 3，着生在花被裂片基部，花丝短，花药条形；花柱顶端 3 裂，子房下位，长圆形，3 室，胚珠多数。蒴果椭圆形，成熟时 3 裂。

全世界约 4 种，其中 2 种分布于越南、老挝、柬埔寨，2 种分布于美洲。我国南方栽培 1 种，并逸为半野生，可药用。

1. 红葱（云南中草药选） 小红蒜（云南）

Eleutherine plicata Herb. in Bot. Reg. 29: t. 57. 1843.（英 **Common Eleutherine**）

多年生草本。鳞茎卵圆形，直径约 2.5 cm，鳞片肥厚，紫红色，无膜质包被。根柔嫩，黄褐色。叶宽披针形或宽条形，长 25-40 cm，宽 1.2-2 cm，基部楔形，顶端渐尖，4-5 条纵脉平行而突出，使叶表面呈现明显的皱褶。花茎高 30-42 cm，上部有 3-5 个分枝，分枝处生有叶状的苞片，苞片长 8-12 cm，宽 5-7 mm；伞形花序状的聚伞花序生于花茎顶端；花下苞片 2 枚，卵圆形，膜质；花白色，无明显的花被管，花被片 6，2 轮，内、外花被片近等大，倒披针形；雄蕊 3，花药丁字形着生，花丝着生于花被片的基部；花柱顶端 3 裂，子房长椭圆形，3 室。花期 6 月。

分布与生境 云南各地常见栽培，并常逸为半野生。原产于西印度群岛。

药用部位 鳞茎。

功效应用 止血，活血，清热解毒。用于月经过多，崩漏，衄血，胃肠出血，痢疾，跌打损伤。

化学成分 鳞茎含己糖苷，鞣质，还原糖等[1]。

注评 傣医将鳞茎用于刀伤，癫痫抽搐，疼痛，头晕，心慌，胸闷呕吐，乏力。

化学成分参考文献

[1] Pinto GP. *Anais da Faculdade de Farmacia, Universidade Federal de Pernambuco*, 1961, 4: 25-32.

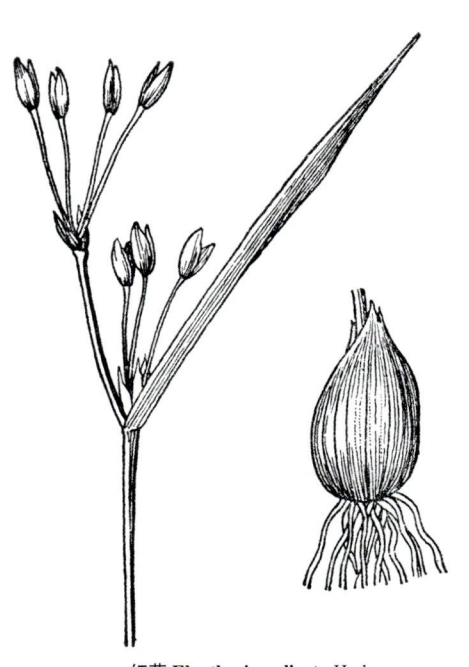

红葱 Eleutherine plicata Herb.
于振洲 赵毓棠 绘

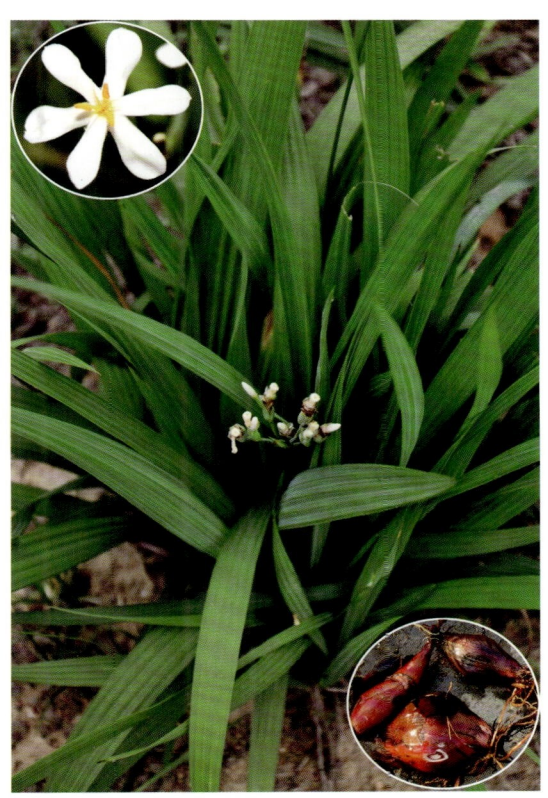

红葱 Eleutherine plicata Herb.
摄影：王祝年

6. 射干属 Belamcanda Adans.

多年生直立草本。根状茎为不规则的块状。茎直立，实心。叶剑形，扁平，互生，套叠状 2 列。二歧状伞房花序顶生；苞片小，膜质；花橙红色，花被管甚短，花被裂片 6，2 轮，外轮略宽大；雄蕊 3，着生于外轮花被的基部；花柱圆柱形，柱头 3 浅裂，子房下位，3 室，中轴胎座，胚珠多数。蒴果倒卵形，成熟时 3 瓣裂。种子球形，黑紫色，有光泽，着生于果实的中轴上。

全世界有 2 种，分布于亚洲东部。我国有 1 种，可药用。

本属药用植物的药用部位为根状茎，其化学成分以黄酮及其苷类和鸢尾醛型三萜类化合物为主。黄酮类化合物又以异黄酮类为主，还有黄酮及黄酮醇类。异黄酮类如鸢尾苷元 (irigenin，**1**)、南欧鸢尾素▲(irisflorentin，**2**)、鸢尾黄素 (tectorigenin，**3**)、鸢尾素 D (irilin D，**4**)、鸢尾苷 (iridin，**5**)、鸢尾黄酮苷 (tectoridin，**6**)、白射干素 (dichotomitin)、降南欧鸢尾素▲(noririsflorentin)，黄酮类如粗毛豚草素 (hispidulin，**7**)、异鼠李素 (isorhamnetin，**8**)、鼠李黄素 (rhamnazin，**9**)。鸢尾醛型三萜类如异德国鸢尾醛 (isoiridogermanal，**10**)、鸢尾烯 B (iristectorene B，**11**)、16-O-乙酰异德国鸢尾醛 (16-O-acetylisoiridogermanal，**12**)、3-O-十四酰基-16-O-乙酰异德国鸢尾醛 (3-O-tetradecanoyl-16-O-acetylisoiridogermanal，**13**)、3-O-癸酰基-16-O-乙酰异德国鸢尾醛 (3-O-decanoyl-16-O-acetylisoiridogermanal，**14**)、射干呋喃醛 (belachinal，**15**)、螺鸢尾醛 (spiroiridal，**16**)、28-去乙酰射干醛 (28-deacetylbelamcandal，**17**)。实验证明 **3** 和 **6** 可能直接通过抑制炎性细胞中的环氧合酶 COX-2 而实现对前列腺素 E_2 的抑制作用；COX-2 能诱导肿瘤血管生长，通过小鼠体内外实验表明 **3** 和 **6** 均能有效地抑制血管生长，提示可能具有抗肿瘤活性；另外，三萜类化合物 16-O-乙酰异德国鸢尾醛 (16-O-acetylisoiridogermanal)、**15** 和 **16** 对鱼类具有强的鱼毒作用；**10**、**12**、**15**、**16**、**17** 能引起 HL-60 细胞黏着，促进肿瘤生长。从种子分离得到的射干醇 A (belamcandol A) 对 5-脂氧化酶有抑制作用，IC_{50} 为 0.60 μmol/L。

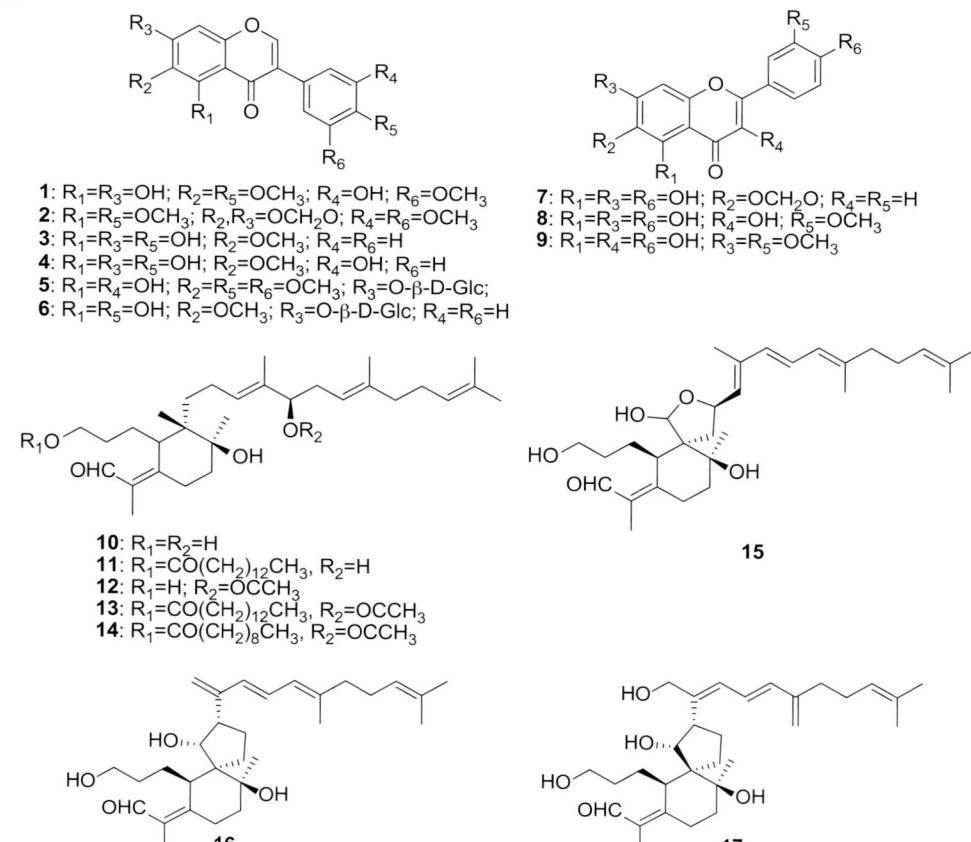

1: $R_1=R_3=OH$; $R_2=R_5=OCH_3$; $R_4=OH$; $R_6=OCH_3$
2: $R_1=R_5=OCH_3$; $R_2,R_3=OCH_2O$; $R_4=R_6=OCH_3$
3: $R_1=R_3=R_5=OH$; $R_2=OCH_3$; $R_4=R_6=H$
4: $R_1=R_3=R_5=OH$; $R_2=OCH_3$; $R_4=OH$; $R_6=H$
5: $R_1=R_4=OH$; $R_2=R_5=R_6=OCH_3$; $R_3=O$-β-D-Glc;
6: $R_1=R_5=OH$; $R_2=OCH_3$; $R_3=O$-β-D-Glc; $R_4=R_6=H$

7: $R_1=R_3=R_6=OH$; $R_2=OCH_2O$; $R_4=R_5=H$
8: $R_1=R_3=R_6=OH$; $R_4=OH$; $R_5=OCH_3$
9: $R_1=R_4=R_6=OH$; $R_3=R_5=OCH_3$

10: $R_1=R_2=H$
11: $R_1=CO(CH_2)_{12}CH_3$, $R_2=H$
12: $R_1=H$; $R_2=OCCH_3$
13: $R_1=CO(CH_2)_{12}CH_3$, $R_2=OCCH_3$
14: $R_1=CO(CH_2)_8CH_3$, $R_2=OCCH_3$

鸢尾科 IRIDACEAE

1. 射干（神农本草经） 野萱花（西北），扇子草（西北，湖北），交剪草（华南）

Belamcanda chinensis (L.) Redouté, Lilac. 3(21): pl. 121. 1805.——*Ixia chinensis* L.（英 **Blackberrylily**）

多年生草本。根状茎横走，略呈结节状，外皮鲜黄色。叶 2 列，套叠状排列，宽剑形，扁平，长达 60 cm，宽达 4 cm。茎直立，高 40–120 cm，伞房花序顶生，排成二歧状；苞片膜质，卵圆形。花橘黄色，长 2–3 cm，花被片 6，基部合生成短筒，外轮的长倒卵形或椭圆形，开展，散生暗红色斑点，内轮的与外轮的相似而稍小；雄蕊 3，着生于花被基部；花柱棒状，顶端 3 浅裂，被短柔毛。蒴果倒卵圆形，长 2.5–3.5 cm，室背开裂，果瓣向后弯曲。种子多数，近球形，黑色，有光泽。

分布与生境 广布于全国各省区。多生于干山坡、草地、沟谷及滩地。也分布于朝鲜、俄罗斯、印度、日本。

药用部位 根状茎。

功效应用 清热解毒，利咽消痰。用于咽喉肿痛，痰咳气喘，痰涎阻塞，乳蛾，痄腮红肿，牙根肿烂，便秘，闭经，跌打损伤。

化学成分 根含黄酮类：射干素A (shegansu A)，鸢尾苷(iridin)，鸢尾黄酮苷(tectoridin)[1]，鸢尾黄素(tectorigenin)[1]；芪类：异食用大黄苷元▲(isorhapontigenin)，白藜芦醇(resveratrol)[1]，射干素B (shegansu B)[2]；甾体类：胡萝卜苷[1]；酚类：对羟基苯甲酸(*p*-hydroxybenzoic acid)[1]。

根状茎和根含三萜类：射干醛(belamcandal)及其脂肪酸酯，28-去乙酰射干醛(28-deacetylbelamcandal)，16-*O*-异德国鸢尾醛(16-*O*-acetyl isoiridogermanal)及其脂肪酸酯，异德国鸢尾醛(isoiridogermanal)[3]；苯醌类：1,4-苯醌(1,4-benzoquinone)[3]。

根状茎含黄酮类：鸢尾苷元(irigenin)[4]，甲基尼泊尔鸢尾异黄酮(methyl irisolidone)，鸢尾黄酮新苷元A (iristectorigenin A)[5]，南欧鸢尾素▲(irisflorentin)[6]，3',4',5,7-四羟基-8-甲氧基异黄酮(3',4',5,7-tetrahydroxy-8-methoxyisoflavone)，白射干素(dichotomitin)[7]，降南欧鸢尾素▲(noririsflorentin)[8]，鸢尾黄素(tectorigenin)[7,9-10]，鼠李柠檬素(rhamnocitrin)，5,6,7,3'-四羟基-4'-甲氧基异黄酮(5,6,7,3'-tetrahydroxy-4'-methoxyisoflavone)，

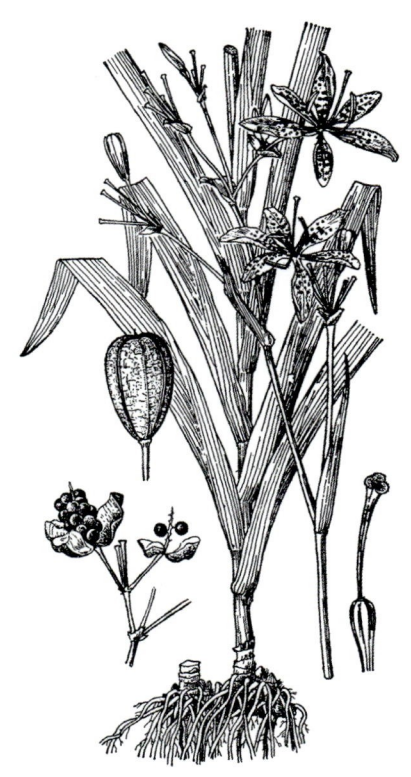

射干 Belamcanda chinensis (L.) DC
于振洲 赵毓棠 绘

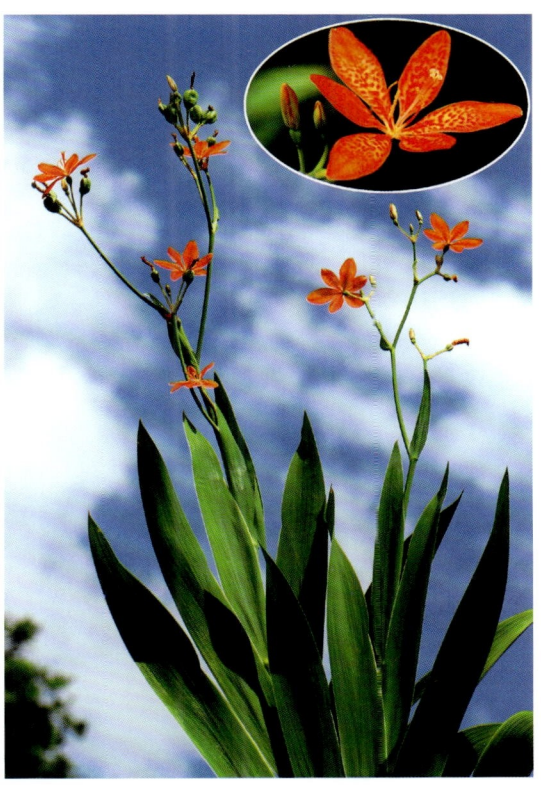

射干 Belamcanda chinensis (L.) DC
摄影：周繇

2,3-二氢鸢尾苷元(2,3-dihydroirigenin)[10]，鸢尾异黄酮(irilone)，染料木素(genistein)，二甲基鸢尾黄素(dimethyltectorigenin)[11]，5,6,7,4'-四羟基-8-甲氧基异黄酮(5,6,7,4'-tetrahydroxy-8-methoxyisoflavone)[12]，粗毛豚草素(hispidulin)，异鼠李素(isorhamnetin)[13]，鸢尾素D(irilin D)[14]，5,4'-二羟基-6,7-亚基二氧基-3'-甲氧基黄酮(5,4'-dihydroxy-6,7-methylenedioxy-3'-methoxyflavone)[15]，6-甲氧基-5,7,8,4'-四羟基异黄酮(6-methoxy-5,7,8,4'-tetrahydroxyisoflavone)[16]，鼠李黄素(rhamnazin)[17]，鸢尾黄酮苷(tectoridin)[9-10]，鸢尾苷(iridin)，6"-O-对羟基苯甲酰鸢尾苷(6"-O-p-hydroxybenzoyliridin)，6"-O-香草酰鸢尾苷(6"-O-vanilloyliridin)[10]，维太菊苷(vittadinoside)[13]，矢车菊苷(jaceoside)，鸢尾黄酮新苷(iristectorin) A、B[14]，异鸢尾苷(isoiridin)[18]，3',5'-二甲氧基尼鸢尾黄素-4'-O-β-D-葡萄糖苷(3',5'-dimethoxyirisolone-4'-O-β-D-glucoside)[15]，4'-甲氧基-5,6-二羟基异黄酮-7-O-β-D-吡喃葡萄糖苷(4'-methoxy-5,6-dihydroxyisoflavone-7-O-β-D-glucopyranoside)[16]；苯丙素类：射干素C (shegansu C)[19]；三萜类：异德国鸢尾醛(isoiridogermanal)，鸢尾烯B (iristectorene B)，16-O-乙酰异德国鸢尾醛(16-O-acetylisoiridogermanal)，3-O-十四酰基-16-O-乙酰异德国鸢尾醛(3-O-tetradecanoyl-16-O-acetylisoiridogermanal)，3-O-癸酰基-16-O-乙酰异德国鸢尾醛(3-O-decanoyl-16-O-acetylisoiridogermanal)，射干呋喃醛(belachinal)，(6R,10S,11R)-26ζ-羟基-(13R)-氧杂螺鸢尾醛-16-烯醛[(6R,10S,11R)-26ζ-hydroxy-(13R)-oxaspiroirid-16-enal]，脱水射干呋喃醛(anhydrobelachinal)，表脱水射干呋喃醛(epianhydrobelachinal)，异脱水射干呋喃醛(isoanhydrobelachinal)，螺鸢尾醛(spiroiridal)[20]，鸢尾射干醛▲(iridobelamal) A[21]、B[22]，28-去乙酰射干醛(28-deacetylbelamcandal)，(6R,10S,11S,14S,26R)-26-羟基-15-亚甲基-螺鸢尾醛-16-烯醛[(6R,10S,11S,14S,26R)-26-hydroxy-15-methylidene-spiroirid-16-enal][21]，环木菠萝烷醇(cycloartanol)[23]；甾体类：豆甾醇，β-谷甾醇[7]，胡萝卜苷[13]；酚类：射干酚苷(belalloside) A、B，射干苯酮(belamphenone)，南欧鸢尾苯酮▲(iriflophenone)，美国茶叶花素▲(androsin)[14]；芪类：白藜芦醇(resveratrol)[14]；挥发油：十四酸，5-庚基-二氢呋喃酮，5,8-二乙基-十二烷，十六酸[24]；其他类：罗布麻宁(apocynin)，八聚异戊二烯类化合物(polyoctapentene)[7]，乙酰香兰酮(acetovanilone)[17]。

种子含二苯并呋喃类：射干酮(belamcandone) A、B、C、D[25]；其他类：射干酚(belamcandol) A、B[25]，射干定(belamcandin)[5]。

药理作用 抗炎镇痛作用：射干70%乙醇提取物给小鼠灌胃，可增强对组胺、醋酸所致的小鼠皮肤和腹腔毛细血管通透性，对巴豆油所致耳肿有抑制作用，对大鼠的透明质酸酶或甲醛性足肿胀及棉球致肉芽组织增生有抑制作用[1]。射干60%乙醇提取物对流感病毒所致小鼠肺炎有抑制作用。异黄酮类化合物是射干主要抗炎成分。其抗炎机制与鸢尾黄素及鸢尾黄酮苷抑制TPA或毒胡萝卜素（thapsigargin）对环氧化酶-2的诱导作用和抑制前列腺素E_2的产生有关[2]。射干提取物能减少醋酸溶液致小鼠扭体次数表明有镇痛作用[3]。

抗哮喘作用：射干煎剂具有抑制嗜酸性粒细胞脱颗粒，改善肺功能作用，治疗支气管哮喘，其有效成分为射干定[4-6]。

雌激素样作用：静脉注射射干提取物能抑制被切除卵巢小鼠的促性腺激素释放激素的间断释放和抑制LH的分泌。从射干中提取的鸢尾黄酮苷、鸢尾黄素可作为器官选择性的雌性激素样药物，选择性地治疗和预防心血管疾病、骨质疏松和更年期综合征[7]。

抗菌作用：射干水煎剂具有抗真菌作用，对新型隐球菌、镰刀菌、尖孢镰刀菌、白念珠菌、22019近平滑念珠菌、热带念珠菌、克柔念珠菌、疣状瓶霉及曲霉菌有效[8]；对铜绿假单胞菌PA11株有抑制作用[9]。射干乙醇提取液对大肠埃希菌、铜绿假单胞菌、金黄色葡萄球菌、溶血性链球菌等有抑制作用[10]，鸢尾黄素对发癣菌属皮肤真菌有抑

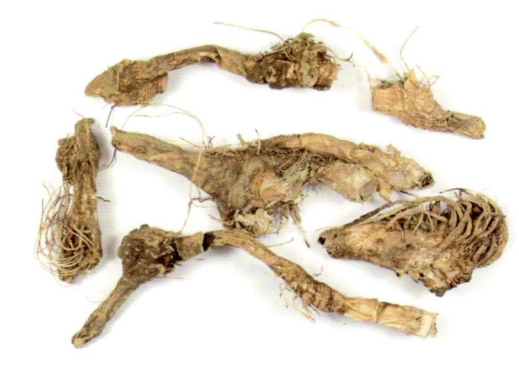

射干 Belamcandae Rhizoma
摄影：钟国跃

制作用[11]。

抗病毒作用：射干乙醇提取物对甲1型流感病毒、流感病毒FM1株、腺病毒Ⅲ型，疱疹病毒Ⅰ型有抑制作用[12]。鸢尾黄素在培养组织中可抗流感病毒、延迟柯萨奇病毒与埃可病毒引起的细胞病变，并具有抗肺炎球菌活性[13]。

清除自由基作用：射干中异黄酮成分鸢尾苷元、鸢尾黄素、鸢尾黄酮苷、5,6,7,4'-四羟基-8-甲氧基异黄酮均具有清除自由基作用，其中鸢尾黄素对H_2O_2、O^{2-}、OH^-作用最强[14]。鸢尾黄素与鸢尾黄酮苷能增加四氯化碳损伤后小鼠抗氧化物酶活性[15]。

其他作用：鸢尾黄素、鸢尾苷元及其糖苷有很强的醛糖还原酶机制作用，鸢尾黄素能够预防和治疗糖尿病综合症[16]。鸢尾黄素有作用于前列腺细胞的胰岛素生长因子-1受体调整细胞，有治疗前列腺癌的可能[17]。

注评 本种为历版中国药典收载"射干"的基源植物，药用其干燥根状茎。苗族、蒙古族和藏族也药用；苗族治咽喉肿痛、痰咳气喘；蒙古族治扁桃体炎、腮腺炎、支气管炎、乳腺炎；藏族治虫病、风湿痹痛外，还用种子治虫病、黄疸和痢疾。

化学成分参考文献

[1] Zhou LX, et al. *Chin Chem Lett*, 1997, 8(2): 133-134.

[2] Zhou LX, et al. *J Asian Nat Prod Res*, 2000, 2(3): 169-175.

[3] Abe F, et al. *Phytochemistry*, 1991, 30(10): 3379-3382.

[4] 胡晓兰，等. 中草药，1982(1): 29-30, 34.

[5] Yamaki M, et al. *Planta Med*, 1990, 56(3): 335.

[6] 刘合刚，等. 中药材，1994, 17(7): 27-28, 56.

[7] 周立新，等. 中草药，1996, 27(1): 8-10, 59.

[8] Won SW, et al. *Phytochemistry*, 1993, 33(4): 939-940.

[9] 刘合刚，等. 中药材，1997, 20(6): 299-301.

[10] Ito H, et al. *Chem Pharm Bull*, 2001, 49(9): 1229-1231.

[11] 吉文亮，等. 中国药科大学学报，2001, 32(3): 39-41.

[12] 秦民坚，等. 中草药，2003, 34(7): 67-68.

[13] 秦民坚，等. 中草药，2004, 35(5): 487-489.

[14] Monthakantirat O, et al. *J Nat Prod*, 2005, 68(3): 361-364.

[15] Jin L, et al. *Chin Chem Lett*, 2007, 18(2): 158-160.

[16] Song ZJ, et al. *Chin Chem Lett*, 2007, 18(6): 694-696.

[17] Jin L, et al. *J Asian Nat Prod Res*, 2008, 10(1): 89-94.

[18] 邱鹰昆，等. 中国药学杂志，2006, 41(15): 1133-1135.

[19] Lin M, et al. *J Asian Nat Prod Res*, 1998, 1(1): 67-75.

[20] Ito H, et al. *J Nat Prod*, 1998, 62(1): 89-93.

[21] Takahashfi K, et al. *Phytochemistry*, 2000, 53(8): 925-929.

[22] Takahashi K, et al. *Biol Pharm Bull*, 2002, 25(4): 432-436.

[23] 伍实花，等. 沈阳药科大学学报，2008, 25(10): 796-799.

[24] 秦民坚，等. 植物资源与环境，1997, 6(2): 55-56.

[25] Seki K, et al. *Phytochemistry*, 1995, 38(3): 703-709.

药理作用及毒性参考文献

[1] 吴泽芳，等. 中药药理与临床，1990, 6(6): 28-30.

[2] 钟鸣，等. 中药材，2001, 24(12): 904-906.

[3] 李国信，等. 实用中医内科杂志，2008, 2(1): 3-4.

[4] 邝军，等. 中国老年保健医学，2007, 5(3): 17-20.

[5] 陈功，等. 实用医学杂志，2007, 3(15): 2302-2303.

[6] 邝军，等. 中国药事，2007, 7(12): 1026-1029.

[7] 王红武，等. 中医药研究，1997, 13(5): 43-45.

[8] 于军，等. 吉林大学学报（医学版），2003, 29(2): 170-71.

[9] 于军，等. 军医进修学院学报，2007, 28(4): 299-300.

[10] 黄庆华，等. 中医研究，1993, 6(2): 27.

[11] Oh KB, et al. *Biosci Biotech Biochem*, 2001, 65(4): 939-942.

[12] 韩杨，等. 中草药，2004, 35(3): 306-308.

[13] 吉文亮，等. 国外医药·植物药分册，2000, 15(2): 57-60.

[14] 秦民坚，等. 中草药，2003, 34(7): 640-641.

[15] Jun SH, et al. *Arch Pharm Res*, 2004, 27(2): 184-188.

[16] Jung SH, et al. *Arch Pharm Res*, 2002, 25(3): 306.

[17] Theien P, et al. Urologe Ausgabe A, 2006, 45(2): 195-201.

7. 肖鸢尾属 Moraea Mill.

多年生草本。地下部分为根状茎或球茎。花被基部不形成花被管，外花被片楔形或狭卵形，顶端反折、平展，内外花被片相似而不等大，有些种类的花被片退化成3个尖状体；花丝基部常联合成管状；花柱的分枝扁平，花瓣状，柱头生于花柱顶端裂片的基部。成熟时，胚珠的外珠被变成肉质。

全世界约100种，主要产于非洲南部。我国南方常见栽培的有1种，可药用。

1. 肖鸢尾（广州植物志） 摩利兰（中国植物志）

Moraea iridioides L., Mant. 1. 28. 1767.（英 **Iris Moraea**）

根状茎短而肥厚。叶基生，2列，条形，坚挺，长30-50 cm，宽8-12 mm。花葶长约90 cm，直立，稍扁，有时近基部木质，有疏远的6-8节，节上有鞘状的退化叶；苞片蓆卷，草质，有2-4花；花白色或带黄色，花被片6，2轮，外轮3片倒卵形，长约4 cm，基部渐窄成爪状，中部有黄色毡毛，内轮3片同形而较小；雄蕊3，花丝基部多少合生成筒状；花柱分枝3，青紫色，花瓣状，披针形，直立，顶端2深裂。蒴果椭圆形，有3棱，长2.5-4 cm，有皱褶。

分布与生境 华南有栽培。原产非州南部。

药用部位 根状茎。

功效应用 清热解毒。用于咽喉肿痛，痈肿疮毒。

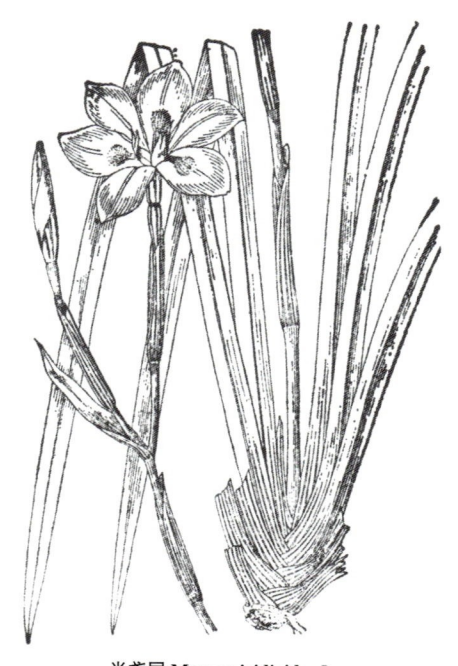

肖鸢尾 Moraea iridioides L.
引自《中国高等植物图鉴》

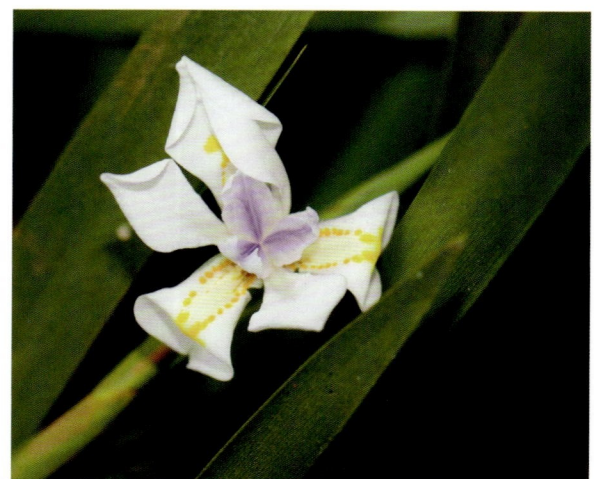

肖鸢尾 Moraea iridioides L.
摄影：朱鑫鑫

8. 鸢尾属 Iris L.

多年生草本，有块茎或匍匐根状茎。叶多基生，相互套叠，排成2列，剑形、条形或丝状。花自2枚苞片内抽出，较大，美丽，颜色多种；花被管长或甚短，花被裂片6，2轮，外轮花被裂片大，外弯，无或具有鸡冠状或须毛状附属物，内轮花被裂片较小，直立或拱形；雄蕊3，着生于外轮花被裂片的基部；花柱上部3分枝，分枝扁平，花瓣状，色彩鲜艳，拱形弯曲，顶端再2裂，子房下位，3

室，中轴胎座，胚珠多数。蒴果有 3-6 棱。

全世界约 300 种，分布于北温带；我国约产 60 种 13 变种及 5 变型，主要分布于西南、西北及东北，36 种 1 变种 2 变型可药用。

分种检索表

1. 根肉质，中部膨大成纺锤形；根状茎很短。
　2. 花茎很短，不伸出地面；花被管 5-7 cm ·· 19. 高原鸢尾 **I. collettii**
　2. 花茎较长，伸出地面；花被管 2.5-3 cm ··· 20. 尼泊尔鸢尾 **I. decora**
1. 根非肉质，中部不膨大；根状茎较长。
　3. 花茎二歧状分枝 ··· 21. 野鸢尾 **I. dichotoma**
　3. 花茎非二歧状分枝或无明显的花茎。
　　4. 外花被裂片的中脉上无任何附属物，少数有单细胞的纤毛。
　　　5. 外花被裂片提琴形 ·· 18. 喜盐鸢尾 **I. halophila**
　　　5. 外花被不为裂片提琴形。
　　　　6. 花茎有数个细长的分枝；叶片宽 1.2 cm 以上。
　　　　　7. 花蓝色或蓝紫色，直径 7-8 cm ··· 9. 山鸢尾 **I. setosa**
　　　　　7. 花黄色，直径 10-11 cm ··· 36. 黄菖蒲 **I. pseudocorus**
　　　　6. 花茎不分枝或有 1-2 个短的侧枝，或无明显的花茎；叶片宽 1.2 cm 以下。
　　　　　8. 植株形成密丛；根状茎木质。
　　　　　　9. 根状茎非块状，斜伸，包被不等长的老叶残留叶鞘和纤维；花被管长约 3 mm ·······················
　　　　　　··· 10. 马蔺 **I. lactea**
　　　　　　9. 根状茎块状，包被近等长的老叶残留叶鞘和纤维；花被管长 3-7 mm。
　　　　　　　10. 花茎明显，伸出地面 25 cm 以上；花被管 5-7 mm ············· 14. 准噶尔鸢尾 **I. songarica**
　　　　　　　10. 花茎不明显，不伸出或略伸出地面；花被管长于 1 cm。
　　　　　　　　11. 叶丝状，宽 2 mm 以下 ··· 11. 细叶鸢尾 **I. tenuifolia**
　　　　　　　　11. 叶狭条形，宽 2 mm 以上。
　　　　　　　　　12. 叶长 20 cm 以下；花直径 5 cm 以下 ·· 12. 青海鸢尾 **I. qinghainica**
　　　　　　　　　12. 叶长 20 cm 以上；花直径大于 5 cm ·· 13. 天山鸢尾 **I. loczyi**
　　　　　8. 植株不形成密丛；根状茎不为木质。
　　　　　　13. 花茎顶端生有 1 朵花。
　　　　　　　14. 根状茎肥厚，近地表处膨大成球形；苞片 1 枚；花被管长约 3 cm ···
　　　　　　　　·· 17. 单苞鸢尾 **I. anguifuga**
　　　　　　　14. 根状茎不肥厚，不膨大成球形；苞片 2 枚；花被管长 1.5 cm 以下。
　　　　　　　　15. 苞片软，膜质，绿色，边缘红紫色 ····································· 15. 紫苞鸢尾 **I. ruthenica**
　　　　　　　　15. 苞片硬，干膜质，黄绿色，边缘略带红色 ························ 16. 单花鸢尾 **I. uniflora**
　　　　　　13. 花茎顶端生 2 朵花。
　　　　　　　16. 花黄色 ··· 1. 黄花鸢尾 **I. wilsonii**
　　　　　　　16. 花紫色、蓝紫色、蓝色或白色。
　　　　　　　　17. 叶中脉明显。
　　　　　　　　　18. 叶宽约 2 mm；苞片膜质，平行脉不明显 ······················ 2. 北陵鸢尾 **I. typhifolia**
　　　　　　　　　18. 叶宽 5-12 mm；苞片近革质，平行脉明显 ························ 3. 玉蝉花 **I. ensata**
　　　　　　　　17. 叶中脉不明显。
　　　　　　　　　19. 内花被裂片向外倾斜。

20. 花茎高 25–50 cm，直径约 5 mm；外花被裂片上有金黄色条纹··· 4. 金脉鸢尾 I. chrysographes

20. 花茎高 60–129 cm，直径 5–7 mm；外花被裂片上有白色及深紫色斑纹··································· 7. 长葶鸢尾 I. delavayi

19. 内花被裂片直立。

21. 花直径 9–10 cm；花柱分枝顶端的裂片长 1.5–2 cm··············· 8. 燕子花 I. laevigata

21. 花直径 9 cm 以下；花柱分枝顶端的裂片长 1.5 cm 以下。

22. 外花被裂片上有褐色的网纹·· 5. 溪荪 I. sanguinea

22. 外花被裂片上有蓝紫色的斑点及条纹····················· 6. 西南鸢尾 I. bulleyana

4. 外花被裂片的中脉上有附属物。

23. 外花被裂片上有鸡冠状附属物。

24. 无明显的地上茎；叶基生。

25. 花茎有 5–12 个分枝，呈总状排列·· 23. 蝴蝶花 I. japonica

25. 花茎不分枝或有 1–2 个侧枝。

26. 根状茎直径 1 cm 以下；叶宽 6–12 mm；花直径 5.6–6 cm，鸡冠状附属物表面平坦··············· 22. 小花鸢尾 I. speculatrix

26. 根状茎直径约 1 cm；叶宽 15–35 mm；花直径约 10 cm，鸡冠状附属物表面不整齐··············· 26. 鸢尾 I. tectorum

24. 有明显的地上茎；叶于茎上互生或于茎顶集生。

27. 叶于茎上互生，不排成扇状；花淡红紫色······················ 27. 红花鸢尾 I. milesii

27. 叶于茎顶集生，排成扇状；花蓝紫色、浅蓝色或白色。

28. 花浅蓝色或白色，直径 5–5.5 cm······························ 24. 扁竹兰 I. confusa

28. 花蓝紫色，直径 7.5–8 cm··································· 25. 扇形鸢尾 I. wattii

23. 外花被裂片上有须毛状附属物。

29. 植株高达 1 m；内轮花被裂片倒卵形或圆形，宽约 5 cm。

30. 苞片绿色，草质，边缘膜质······························ 28. 德国鸢尾 I. germanica

30. 苞片银白色，全部膜质································· 35. 香根鸢尾 I. pallida

29. 植株高 60 cm 以下；内轮花被裂片狭卵形或倒披针形，宽 2 cm 以内。

31. 花茎顶端生 2 朵花；花蓝紫色。

32. 叶镰刀形弯曲，宽 1–1.8 cm····························· 29. 膜苞鸢尾 I. scariosa

32. 叶不弯曲，宽 2–3 mm································· 30. 薄叶鸢尾 I. leptophylla

31. 花茎顶端只生 1 朵花，花黄色或蓝紫色。

33. 植株基部的老叶残留纤维毛发状，向外反卷··············· 31. 卷鞘鸢尾 I. potaninii

33. 植株基部的老叶残留纤维不向外反卷。

34. 根不分枝，有横纹·································· 32. 粗根鸢尾 I. tigrida

34. 根多分枝，无横纹。

35. 花茎明显伸出地面；花被管长 1.5–2 cm·············· 33. 锐果鸢尾 I. goniocarpa

35. 花茎不伸出地面；花被管长 5.5–6 cm·············· 34. 库门鸢尾 I. kemaonensis

本属多种植物作为传统中药使用，具有清热解毒、利咽消痰、散血消肿的功效。其根状茎部的主要成分黄酮类及三萜类是其药理作用的物质基础。黄酮类成分又以异黄酮及其苷类为主，如尼泊尔鸢尾异黄酮 (irisolidone，**1**)，尼泊尔鸢尾异黄酮 -7-*O*-α-D- 葡萄糖苷 (irisolidone-7-*O*-α-D-glucoside，**2**)，鸢尾异黄酮 (irilone，**3**)，南欧鸢尾苷元▲(iriflogenin，**4**)，克什米尔鸢尾素▲(iriskashmirianin，**5**)，德国

鸢尾素 (germanaism) A、B，鸢尾黄酮新苷 (iristectorin) A、B，鸢尾黄酮新苷元 A (iristectorigenin A)；黄酮类，如汉黄芩素 (wogonin，**6**)，獐牙菜素 (swertisin，**7**)，7-*O*-香橙素 (7-*O*-methylaromadendrin，**8**)，鼠李黄素 (rhamnazin)；盾木素类，如大苞鸢尾酮▲ (irisoid) A (**9**)、B (**10**)、D (**11**)；花色素，如锦葵花素 (malvidin，**12**)；三萜类成分，如鸢尾射干醛▲ A (iridobelamal A，**13**)，鸢尾醇 (iritectol) A (**14**)、B (**15**)，鸢尾道醛▲ (iridotectoral) A、B。从德国鸢尾 (I. germanica) 分离得到的 **1-5** 对细胞色素 P450 1A 有较强的抑制作用 (IC_{50} 为 0.25–4.9 μmol/L)；从喜盐鸢尾 (Iris halophila) 分离得到的芪类化合物喜盐鸢尾酚▲ A (halophilol A) 对 KB 及 HMEC 细胞株表现出一定的细胞毒活性，IC_{50} 分别为 17.28 μmol/L 和 22.47 μmol/L；通过生物活性导向分离从鸢尾 (Iris tectorum) 得到的 **8**、**13**、**14**、**15** 以及异德国鸢尾醛 (isoiridogermanal) 对人癌细胞株 MCF-7、C32、COR-L23 具有较强的细胞毒活性，而且对细胞周期有一定影响。

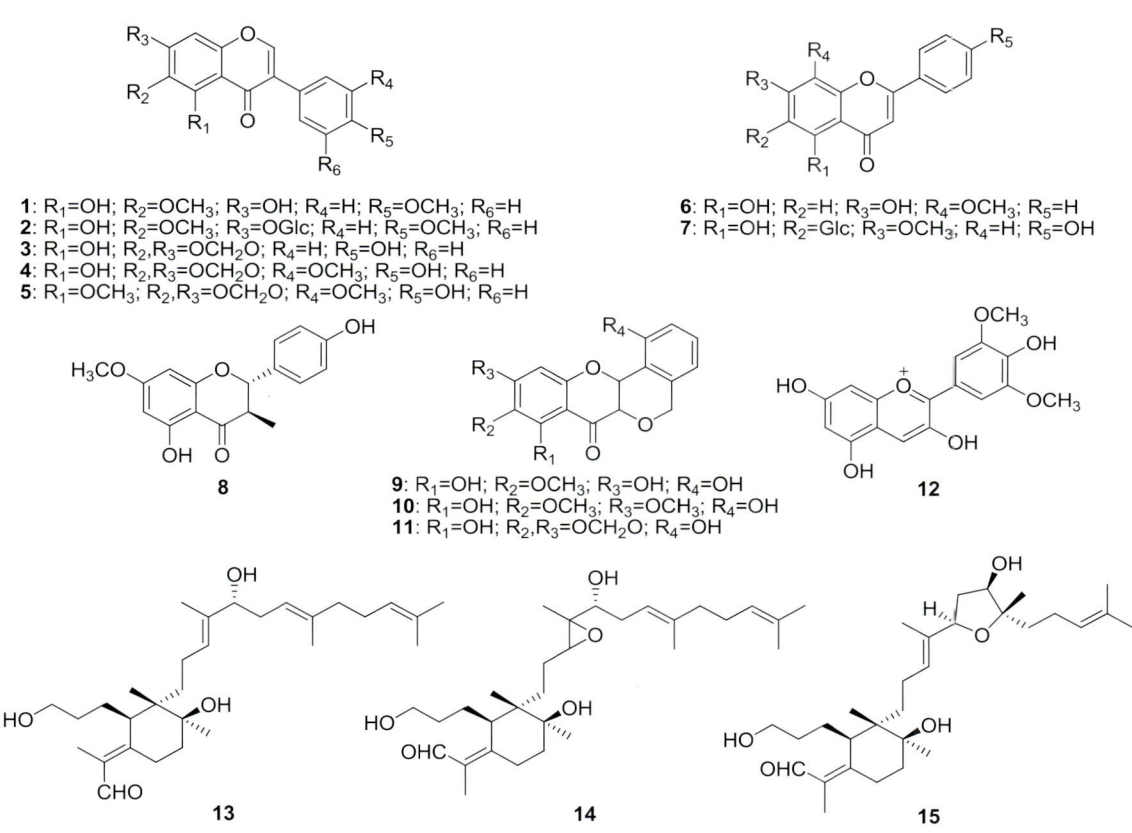

1. 黄花鸢尾（秦岭植物志） 开口箭（湖北）

Iris wilsonii C. H. Wright in Bull. Misc. Inform. Kew 1907: 321. 1907.（英 **Wilson Iris**）

根状茎粗壮，斜伸。叶基生，灰绿色，条形，长 25–55 cm，宽 5–8 mm，基部有宿存的纤维。花茎中空，高 50–60 cm，有 1–2 枚茎生叶；苞片 3 枚，披针形，长 6–9 (–16) cm，宽 0.8–1 cm，内有 2 朵花；花黄色，直径 6–10 cm；花梗 3–11 cm；花被管 0.5–1.2 cm，外花被裂片倒卵形，长 6–6.5 cm，宽约 1.5 cm，具紫褐色的条纹和斑点，爪部狭楔形，两侧边缘有紫褐色的耳状突起物，内花被裂片倒披针形，长 4.5–5 cm，宽约 7 mm；雄蕊长约 3.5 cm；花柱分枝深黄色，长 4.5–6 cm，子房长 1.2–1.8 cm。蒴果椭圆状柱形，长 3–4 cm，直径 1.5–2 cm，具明显 6 棱，顶端无喙。种子棕色，扁平，半圆形。花期 5–6 月，果期 6–8 月。

分布与生境 产于陕西、甘肃、湖北、四川、云南。生于山坡草丛、林缘草地及河旁沟边的湿地，海拔 2900–4300 m。

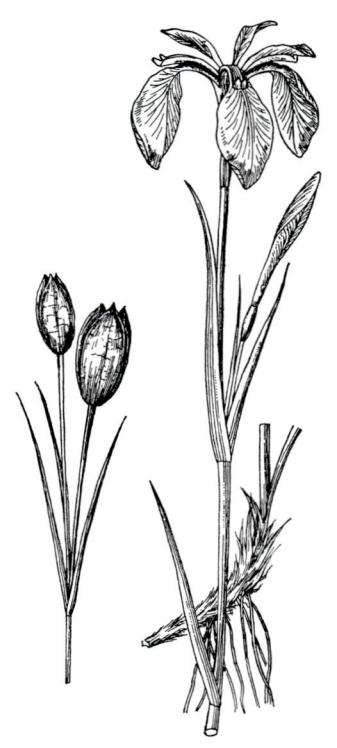

黄花鸢尾 Iris wilsonii C. H. Wright
于振洲 赵毓棠 绘

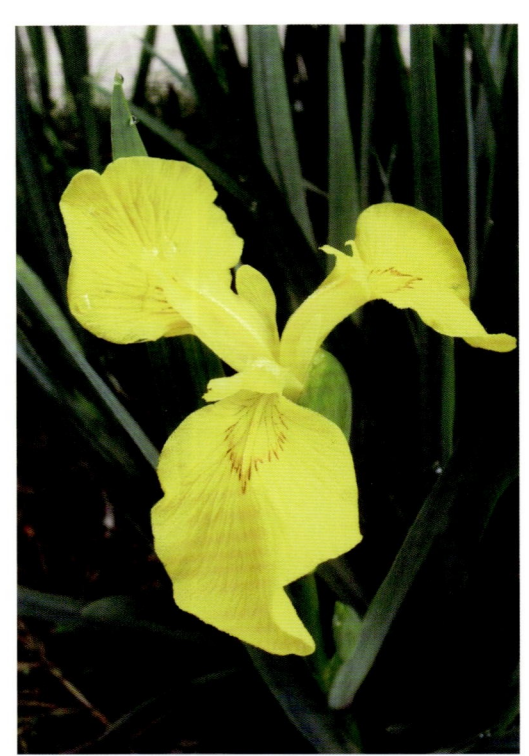

黄花鸢尾 Iris wilsonii C. H. Wright
摄影：王庆

药用部位 根状茎。

功效应用 清热解毒。用于急性咽喉炎，四肢麻木疼痛，疮疖肿毒。

注评 本种彝族药用，根状茎治疗腹胀、咽肿引起的疼痛，还用来治疗毒蛇咬伤。

2. 北陵鸢尾（东北植物检索表） 香蒲叶鸢尾（东北植物检索表）

Iris typhifolia Kitag. in Bot. Mag. (Tokyo) 48: 94. 1934.（英 **Cattailleaf Iris**）

根状茎较粗，斜伸。叶条形，扭曲，花期叶长 30–40 cm，宽约 2 mm，果期长达 90 cm，宽 2–3 mm，中脉明显，基部具宿存纤维。花茎高 50–60 cm，中空，有 2–3 枚披针形茎生叶；苞片 3–4 枚，披针形，长 5.5–6 cm，宽 1–1.2 cm，边缘红褐色；花深蓝紫色，直径 6–7 cm；花梗长 1–5 cm；花被管长约 5 mm，外花被裂片倒卵形，长 5–5.5 cm，宽约 2 cm，内花被裂片直立，倒披针形，长 4.5–5 cm，宽 1–1.2 cm；雄蕊长约 3 cm，花药黄褐色；花柱分枝长约 3.5 cm，宽 1–1.2 cm，子房圆柱形，长 1.5–2 cm，直径 2–3 mm。蒴果三棱状椭圆形，长 4.5–5 cm，直径 1.2–1.5 cm，具 6 条肋，其中 3 条较明显。花期 5–6 月，果期 7–9 月。

分布与生境 产于东北和内蒙古。生于沼泽地或水边湿地。

药用部位 根、种子。

功效应用 清热解毒，催吐泻下。用于发热，外伤感染，乳痈，口疮。

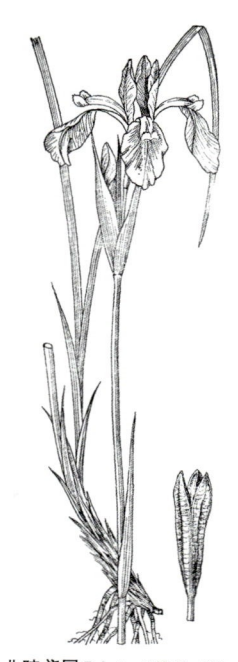

北陵鸢尾 Iris typhifolia Kitag.
于振洲 绘

鸢尾科 IRIDACEAE

3. 玉蝉花 花菖蒲（中国高等植物图鉴），紫花鸢尾（东北植物检索表），东北鸢尾（庐山植物园栽培植物）

Iris ensata Thunb. in Trans. Linn. Soc. London 2: 328. 1794.——*I. kaempferi* Siebold ex Lem.（英 **Sword-like Iris**）

植株基部有棕褐色、纤维状枯死叶鞘。根状茎粗壮，斜伸。基生叶条形，长 30–90 cm，宽 5–18 mm，中脉明显突起。花葶直立，高 25–100 cm，坚挺，有退化叶 1–3 枚；苞片 3 枚，革质，披针形，长 4.5–8 cm，有花 2 朵；花深红紫色，直径 9–15 cm，外轮花被裂片倒卵形，开展或外折，顶端钝，中部有黄斑和紫纹，内轮 3 花被裂片较小，狭披针形，直立；雄蕊长约 3.5 cm，花药紫色；花柱分枝紫色，花瓣状，顶端 2 裂。蒴果椭圆形。种子褐色。花期 6–7 月，果期 8–9 月。

分布与生境 产于东北和内蒙古。生于湿草甸子或沼泽地。朝鲜、俄罗斯、日本也有。

药用部位 根状茎、花、种子。

功效应用 根状茎：清热解毒，消食，开胸消胀。用于食积饱胀，胃痛，气胀水肿。花：清热凉血，利尿消肿。种子：清热利湿。

化学成分 根状茎含黄酮类：鸢尾黄酮苷(tectoridin)，鸢尾黄素(tectorigenin)，鸢尾苷(iridin)，鸢尾苷元(irigenin)[1]。

花含黄酮类：锦葵花素(malvidin)，矮牵牛素-3-对香豆酰鼠李葡萄糖苷-5-葡萄糖[petunidin-3-(*p*-coumaroyl)-rhamnosylglucoside-5-glucoside]，矮牵牛素-非乙酰化-3-鼠李糖基葡萄糖苷-5-葡萄糖苷(petunidin-nonacylated-3-rhamnosylglucoside-5-glucoside)[2]，芍药素-3-*O*-(4-对反式香豆酰基-α-L-吡喃鼠李糖基)-(1→6)-*O*-β-D-吡喃葡萄糖苷-5-*O*-β-D-吡喃葡萄糖苷(peonidin-3-*O*-(4-*p-trans*-coumaroyl-α-L-rhamnopyranosyl)-(1→6)-*O*-β-D-glucopyranoside-5-*O*-β-D-glucopyranoside; peonidin-3RGac5G)，矢车菊素-3-*O*-(4-对反式香豆酰基-α-L-吡喃鼠李糖基)-(1→6)-*O*-β-D-吡喃葡萄糖苷-5-*O*-β-D-葡萄糖苷(cyanidin-

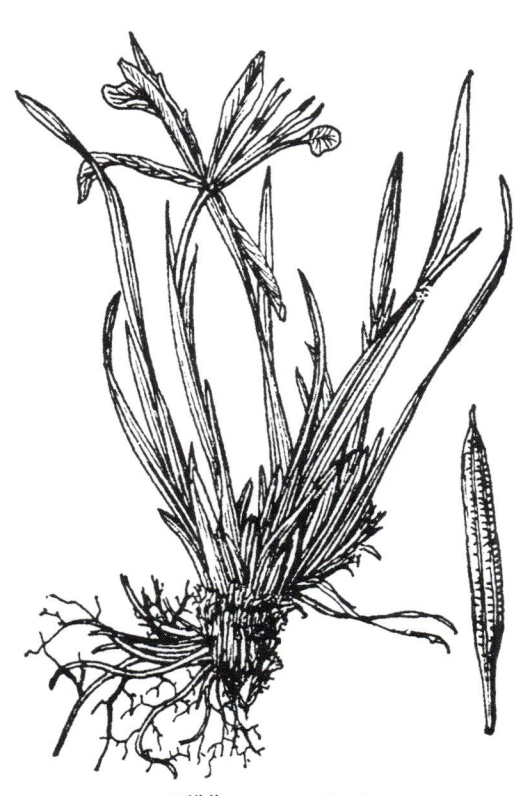

玉蝉花 Iris ensata Thunb.
引自《中国高等植物图鉴》

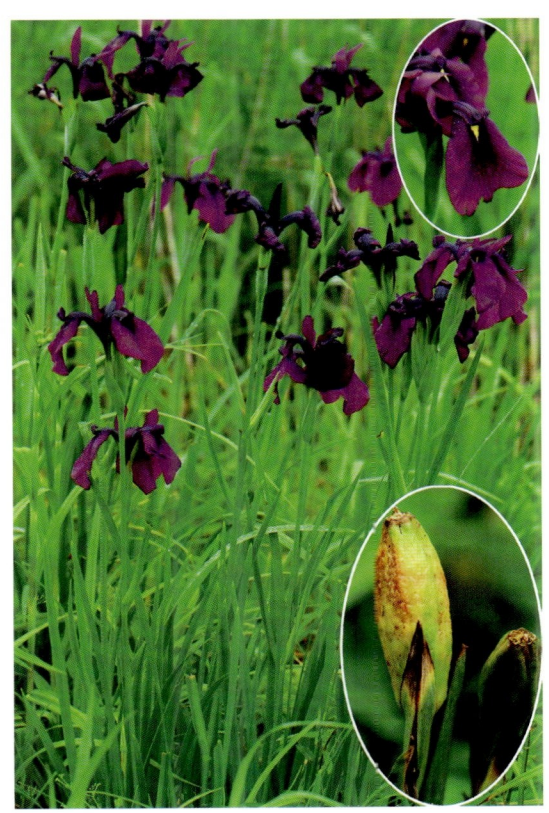

玉蝉花 Iris ensata Thunb.
摄影：周繇

3-O-(4-p-trans-coumaroyl-α-L-rhamnopyranosyl)-(1→6)-O-β-D-glucopyranoside-5-O-β-D-glucopyranoside; cyanidin-3RGac5G][3]，锦葵花素-3-O-(4-对反式香豆酰基-α-L-吡喃鼠李糖基)-(1→6)-O-β-D-吡喃葡萄糖苷-5-O-β-D-葡萄糖苷[malvidin-3-O-(4-p-trans-coumaroyl-α-L-rhamnopyranosyl)-(1→6)-O-β-D-glucopyranoside-5-O-β-D-glucopyranoside; malvidin-3RGac5G]，矮牵牛素-3-O-(4-对反式香豆酰基-α-L-吡喃鼠李糖基)-(1→6)-O-β-D-吡喃葡萄糖苷-5-O-β-D-葡萄糖苷[petunidin-3-O-(4-p-trans-coumaroyl-α-L-rhamnopyranosyl)-(1→6)-O-β-D-glucopyranoside-5-O-β-D-glucopyranoside; petunidin-3RGac5G]，飞燕草素-3-O-(4-对反式香豆酰基-α-L-吡喃鼠李糖基)-(1→6)-O-β-D-吡喃葡萄糖苷-5-O-β-D-吡喃葡萄糖苷[delphinidin-3-O-(4-p-trans-coumaroyl-α-L-rhamnopyranosyl)-(1→6)-O-β-D-glucopyranoside-5-O-β-D-glucopyranoside; delphinidin-3RGac5G]，异牡荆素(isovitexin)[4]，飞燕草素-3-O-β-葡萄糖苷(delphinidin-3-O-β-glucoside)，飞燕草素-3-O-芸香糖苷(delphinidin-3-O-rutinoside)，矮牵牛素-3-葡萄糖苷(petunidin-3-glucoside)，矮牵牛素-3-O-芸香糖苷-5-葡萄糖苷(petunidin-3-O-rutinoside-5-glucoside)，矢车菊素-3-O-芸香糖苷-5-葡萄糖苷(cyanidin-3-O-rutinoside-5-glucoside)，芍药素-3-O-芸香糖苷-5-葡萄糖苷(peonidin-3-O-rutinoside-5-glucoside)，矮牵牛素-3-O-(4-对反式香豆酰基-α-L-吡喃鼠李糖基)-(1→6)-O-β-D-吡喃葡萄糖苷[petunidin-3-O-(4-p-trans-coumaroyl-α-L-rhamnopyranosyl)-(1→6)-O-β-D-glucopyranoside][5]。

地上部分含黄酮类：4',7-二甲氧基芹菜素-6-C-β-D-吡喃葡萄糖基-O-L-鼠李糖(4',7-dimethoxyapigenin-6-C-β-D-glucopyranosyl-O-L-rhamnose)[6]，荭草素(orientin)，高荭草素(homoorientin)[7]，恩比宁(embinin)[8]；酚酸类：阿魏酸(ferulic acid)，对香豆酸(p-coumaric acid)，香草酸(vanillic acid)，对羟基苯甲酸(p-hydroxybenzoic acid)[9]。

注评 本品为山东（1995）、河南（1993）中药材标准收载"马蔺子"的基源植物，药用其干燥种子。

化学成分参考文献

[1] 秦民坚, 等. 植物资源与环境, 1996, 5(4): 55-56.
[2] Yabuya T, et al. *Plant Sci*, 2001, 160(3): 499-503.
[3] Yabuya T, et al. *Euphytica*, 1994, 74(1-2): 47-50.
[4] Yabuya T, et al. *Euphytica*, 1997, 98(3): 163-167.
[5] Imayama T, et al. *Cytologia*, 2003, 68(2): 205-210.
[6] Blinova KF, et al. *Khim Prir Soedin*, 1977(1): 116.
[7] Pryakhina NI, et al. *Khim Prir Soedin*, 1984(1): 109-110.
[8] Kitanov G, et al. *Farmatsiya (Sofia)*, 1985, 35(3): 10-13.
[9] Pryakhina NI, et al. *Khim Prir Soedin*, 1979(6): 861-862.

4. 金脉鸢尾 金纹鸢尾（中国高等植物图鉴），周玛（藏语）

Iris chrysographes Dykes in Gard. Chron., ser. 3, 49: 362. 1911.（英 **Goldenvein Iris**）

根状茎粗，斜伸。基生叶条形，灰绿色，长25-70 cm，宽3-12 mm，中脉不明显。花茎长25-50 cm，粗壮，中空；苞片3，披针形，长6.5-9.5 cm，有花2朵；花大，深紫红色，直径6-12 cm，外轮花被裂片狭倒卵形，长5.5-7 cm，宽2.5-3.5 cm，内面似绒，中部有金黄色条纹，内轮花被裂片狭披针形，开展；雄蕊长4-4.5 cm，花药深紫红色；花柱分枝深紫色，拱形，顶端舌状。蒴果椭圆形，长4-6 cm，有三棱。种子半球形，棕褐色。花期6-7月，果期8-10月。

分布与生境 产于四川、贵州、云南、西藏。生于海拔1200-4400 m的山坡草地、林缘、溪边。也分布于缅甸。

药用部位 全草、根状茎、根、花、种子。

功效应用 全草：烧灰可乌发。根：用于雀斑，癣。根状茎及种子：用于食滞腹胀，气痛肿毒。花：明目。种子：杀虫，解毒。用于驱虫，外用于烧伤。

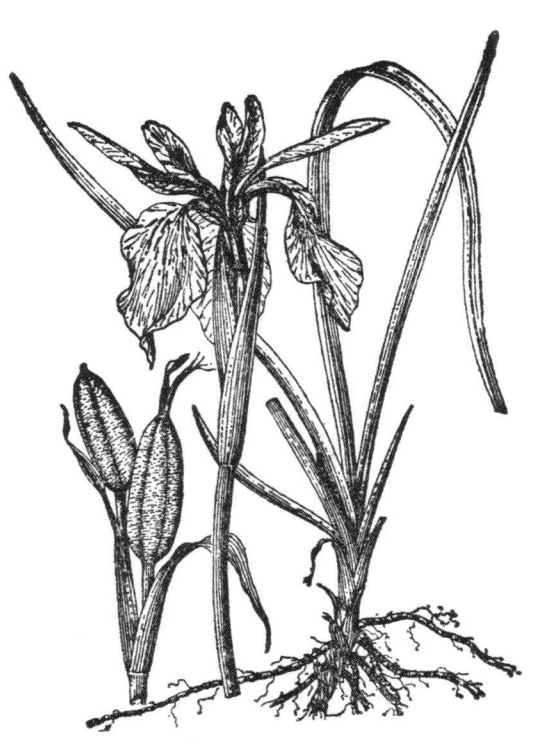

金脉鸢尾 Iris chrysographes Dykes
引自《中国高等植物图鉴》

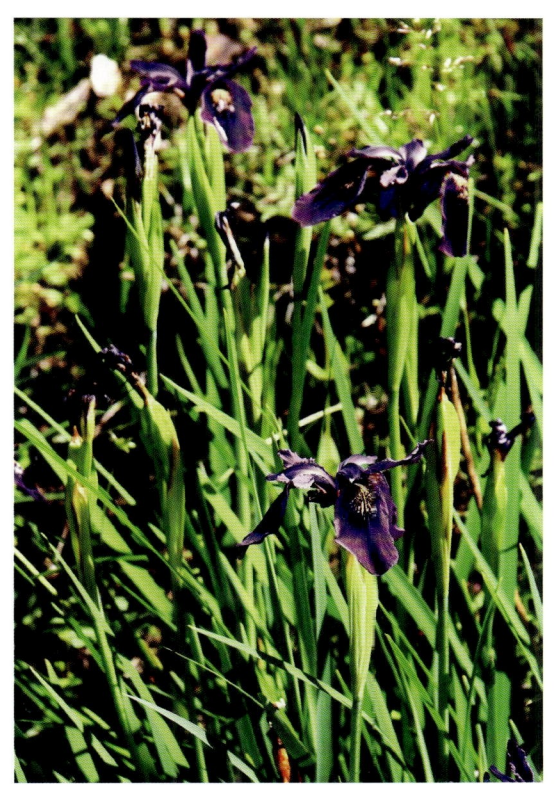

金脉鸢尾 Iris chrysographes Dykes
摄影：张英涛

5. 溪荪（本草纲目） 东方鸢尾，西伯利亚鸢尾（东北植物检索表）

Iris sanguinea Donn ex Hornem., Hort. Bot. Hafn. 1: 58. 1813.（英 **Bloodred Iris**）

根状茎粗壮，斜伸。叶条形，长 20-60 cm，宽 5-13 mm，中脉不明显。花茎实心，高 40-60 cm，有时具 1 短分枝，具 1-2 枚茎生叶；苞片 3 枚，披针形，长 5-7 cm，宽约 1 cm，有 2 朵花；花天蓝色，直径 6-7 cm；花被管短而粗，长 8-10 mm，外花被裂片倒卵形，长 4.5-5 cm，宽约 1.8 cm，基部有褐色的网纹及黄色的斑纹，内花被裂片直立，狭倒卵形，长约 4.5 cm，宽约 1.5 cm；雄蕊长约 3 cm，花药黄色；花柱分枝长约 3.5 cm，宽约 5 mm，顶端裂片钝三角形，有细齿，子房长 1.5-2 cm，直径 3-4 mm。果实椭圆状圆柱形，长 3.5-5 cm，直径 1.2-1.5 cm，有 3 棱，成熟时自顶端向下开裂至 1/3 处。花期 5-6 月，果期 7-9 月。

分布与生境 产于东北和内蒙古。生于沼泽地、湿草地或向阳坡地。也分布于朝鲜、俄罗斯、蒙古、日本。

药用部位 根、根状茎。

功效应用 消积行水，行气止痛。用于胃痛，腹痛，食积，蓄水疼痛，便秘，疝气。

化学成分 根状茎含黄酮类：鸢尾黄酮苷(tectoridin)，鸢尾黄素(tectorigenin)，鸢尾苷(iridin)，鸢尾苷元(irigenin)[1]。

叶含氨基酸类：3-(3-羟甲基苯基)-L-丙氨酸[3-(3-hydroxymethylphenyl)-L-alanine]，3-(3-羧基苯基)-L-丙氨酸[3-(3-carboxyphenyl)alanine]，3'-羧基苯基甘氨酸(3'-carboxyphenylglycine)[2]。

化学成分参考文献

[1] 秦民坚，等. 植物资源与环境, 1996, 5(4): 55-56.

[2] Larsen PO, et al. *Phytochemistry*, 1978, 17(3): 549-550.

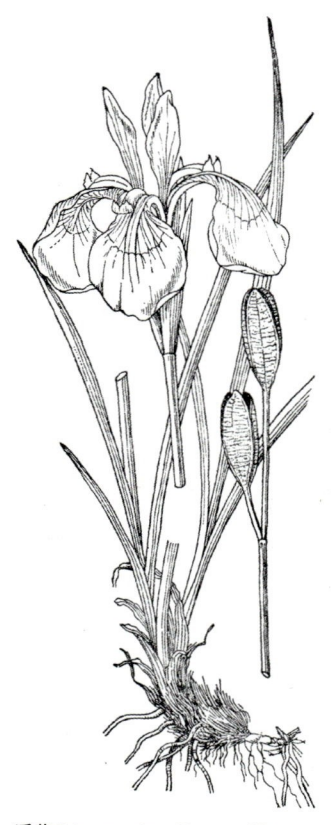

溪荪 Iris sanguinea Donn ex Hornem.
于振洲 绘

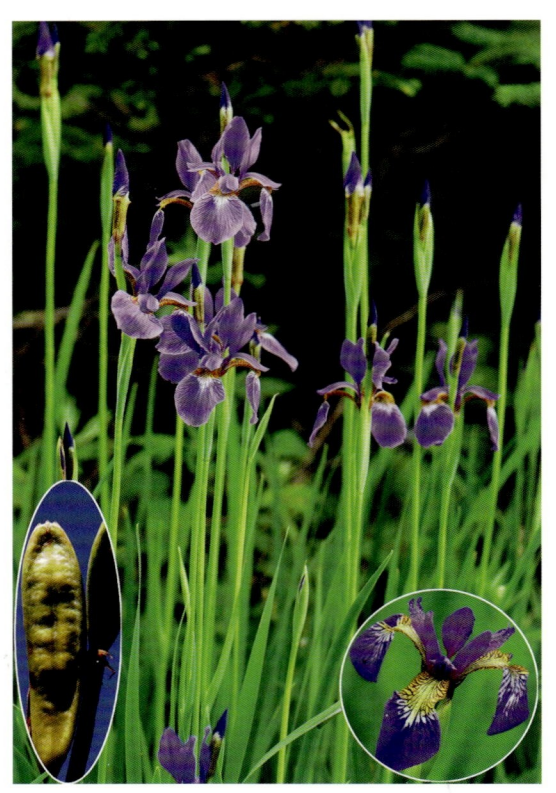

溪荪 Iris sanguinea Donn ex Hornem.
摄影：周繇

6. 西南鸢尾

Iris bulleyana Dykes in Gard. Chron. ser. 3, 47: 418. 1910.（英 **Hollowstem Iris**）

6a. 西南鸢尾（模式变型）

Iris bulleyana Dykes f. **bulleyana**（英 **Hollowstem Iris**）

根状茎较粗壮，斜伸。叶灰绿色，条形，长 15-45 cm，宽 3-10 mm，无明显的中脉。花茎中空，高 10-40 (-70) cm，直径 4-6 mm，有 2-3 片茎生叶；苞片 2-3 枚，边缘略带红褐色，长 5.5-12 cm，宽 8-12 mm，有 (1-) 2 朵花；花淡紫色、天蓝色或深蓝紫色，稀白色，直径 6.5-7.5 cm；花梗长 2-6 cm；花被管短而粗，长 1-1.2 cm，外花被裂片倒卵形，长 4.5-5 cm，宽约 2.5 cm，中部具蓝紫色的斑点及条纹，内花被裂片直立或稍外倾，披针形，长约 4 cm，宽约 1.5 cm，淡蓝紫色；雄蕊长约 2.5 cm，花药乳白色；花柱分枝长约 3.5 cm，顶端裂片近方形，全缘，子房长约 2 cm。蒴果三棱状圆柱形，长 4-5.5 cm，直径 1.5-1.8 cm，6 条肋明显。种子棕褐色，半圆形。花期 6-7 月，果期 8-10 月。

分布与生境 产于四川、云南、西藏。生于海拔 2300-3500 m 的山坡草地或溪流旁的湿地上。也分布于缅甸。

药用部位 种子。

功效应用 解毒，止泻。用于培根病、黄疸、胃痛、消化不良、中毒。

化学成分 根状茎含挥发油：马兜铃酮(aristolone)，花侧柏烯(cuparene)，β-古芸烯(β-gurjunene)，δ-紫穗槐烯(δ-amorphene)，α-木罗烯(α-muurolene)，α-杜松醇(α-cadinol)，樟脑(camphor)，γ-榄香烯(γ-elemene)[1]。

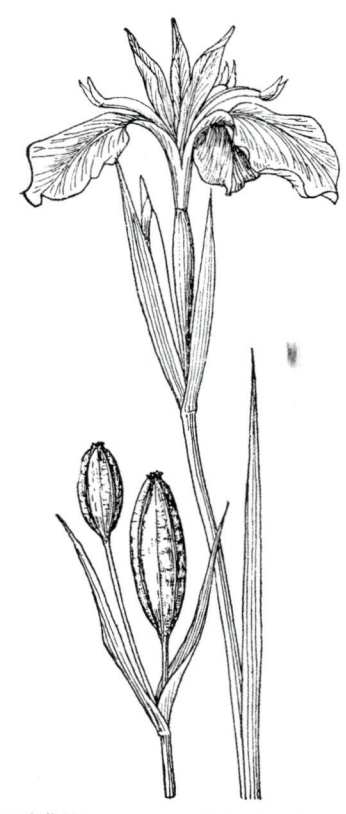

西南鸢尾 Iris bulleyana Dykes f. bulleyana
于振洲 赵毓棠 绘

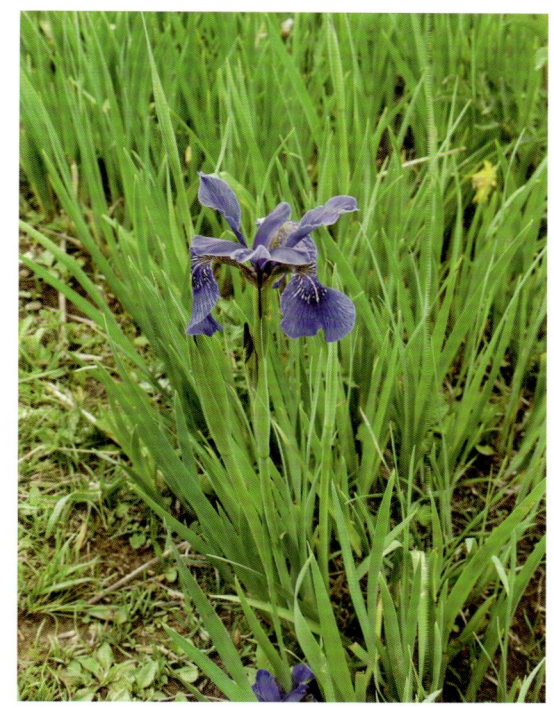

西南鸢尾 Iris bulleyana Dykes f. bulleyana
摄影：徐晔春

化学成分参考文献

[1] Deng GB, et al. *Agricultural Sciences in China*, 2009, 8(6): 691-696.

6b. 白花西南鸢尾（植物分类学报）

Iris bulleyana Dykes f. **alba** Y. T. Zhao in Acta Phytotax. Sin. 18(1): 54. 1980.

（英 **Whiteflower Hollowstem Iris**）

本变型花为乳白色，与模式变型不同。

分布与生境　产于云南。生于山坡草地或溪流旁的湿地上。

药用部位　种子、花。

功效应用　种子：解毒，止痛，杀虫，生肌。用于培根病，胃肠寒热往来，肠绞痛，胸闷，黄疸，虫病，疮口死肉，烧烫伤。花（研调油）：外用于烧烫伤。

7. 长葶鸢尾（云南植物名录）　高葶鸢尾

Iris delavayi Micheli in Rev. Hort. Paris 67: 398. 1895.（英 **Delavay Iris**）

根状茎粗壮，直径约 1 cm，斜伸。叶灰绿色，基部带红色，剑形或条形，长 50-80 cm，宽 6-15 mm，无明显的中脉。花茎中空，高 60-150 cm，直径 5-7 mm，顶端有 1-2 个短侧枝，中下部有 3-4 枚茎生叶；苞片 2-3 枚，绿色，略带红褐色，宽披针形，长 7-11 cm，宽 1.8-2 cm，有 2 朵花；花深紫色或蓝紫色，直径约 9 cm；花梗长 3-6 cm；花被管长 1.6-1.8 cm，外花被裂片倒卵形，长约 7 cm，宽约 3 cm，顶端微凹，盛开时向下反折，中部有白色及深紫色的斑纹，内花被裂片倒披针形，长约 5.5 cm，向外倾斜；花药乳黄色，花丝淡紫色；花柱分枝淡紫色，长约 5 cm，宽约 1.6 cm，子房柱长 1.8-2 cm，直径约 7 mm。蒴果柱状至椭圆形，长 5-6.5 cm，直径 1.5-2.5 cm。种子红褐色，

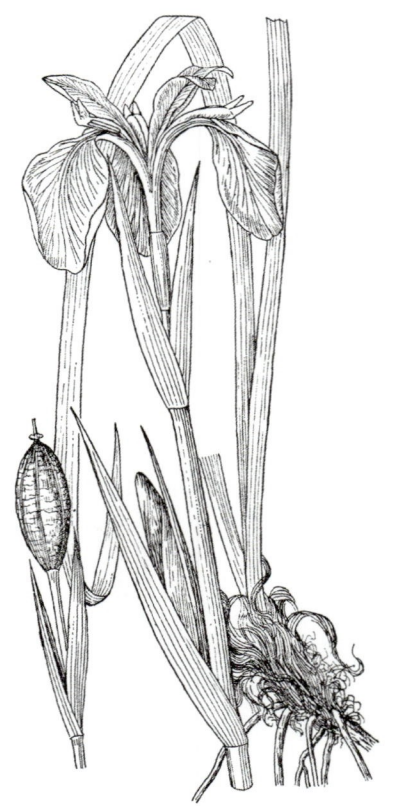

长葶鸢尾 Iris delavayi Micheli
于振洲 赵毓棠 绘

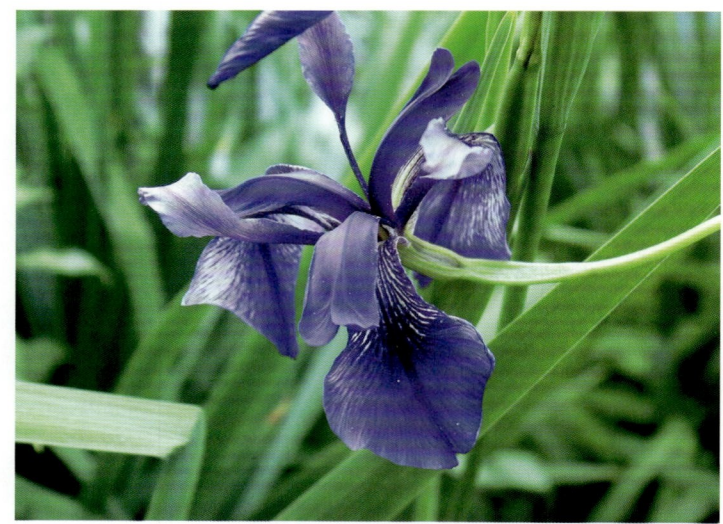

长葶鸢尾 Iris delavayi Micheli
摄影：徐晔春

圆盘形，直径约 6 mm。花期 5–7 月，果期 8–10 月。

分布与生境　产于四川、贵州、云南、西藏。生于海拔 2700–3100 m 的水沟旁湿地或林缘草地。

药用部位　种子、花。

功效应用　种子：解毒，止痛，杀虫，生肌。用于培根病，胃肠寒热往来，肠绞痛，胸闷，黄疸，虫病，疮口死肉，烧烫伤。花（研调油）：解毒止痛。外用于烧烫伤。

化学成分　根状茎及根含三萜类：(2(7)E,6S,10R,11R)-10-去氧-17-羟基鸢尾醛[(2(7)E,6S,10R,11R)-10-deoxy-17-hydroxyiridal]，(6S,10R,11R)-18,19-环氧-10-去氧-17-羟基鸢尾醛[(6S,10R,11R)-18,19-epoxy-10-deoxy-17-hydroxyiridal]，(2(7)E,6S,10R,11R)-18,19-环氧-10-去氧-17-羟基鸢尾醛[(2(7)E,6S,10R,11R)-18,19-epoxy-10-deoxy-17-hydroxyiridal]，异德国鸢尾醛(isoiridogermanal)，17-羟基鸢尾醛(17-hydroxyiridal)，10-去氧-17-羟基鸢尾醛(10-deoxy-17-hydroxyiridal)，28-去乙酰射干醛(28-deacetylbelamcandal)，17,29-二去氢鸢尾醛(17,29-didehydroiridal)[1]。

化学成分参考文献

[1] Hasegawa Y, et al. *Nat Prod Commun*, 2011, 6(6): 789-792.

8. 燕子花（漳州府志）　光叶鸢尾

Iris laevigata Fisch. ex Fisch. et C. A. Mey. in Fisch. et C. A. Mey., Index Sem. Hort. Petrop. 5: 36. 1893.
（英 **Rabbitear Iris**）

根状茎粗壮，斜伸，直径约 1 cm。叶灰绿色，剑形或宽条形，长 40–100 cm，宽 8–15 mm，无明显的中脉。花茎实心，高 22–60 cm，中下部有 2–3 枚茎生叶；苞片 3–5 枚，长 6–9 cm，宽 1–1.5 cm，有 2–4 朵花；花蓝紫色，直径 9–10 cm；花梗长 1.5–3.5 cm；花被管上部稍膨大，长约 2 cm，直径

鸢尾科 IRIDACEAE

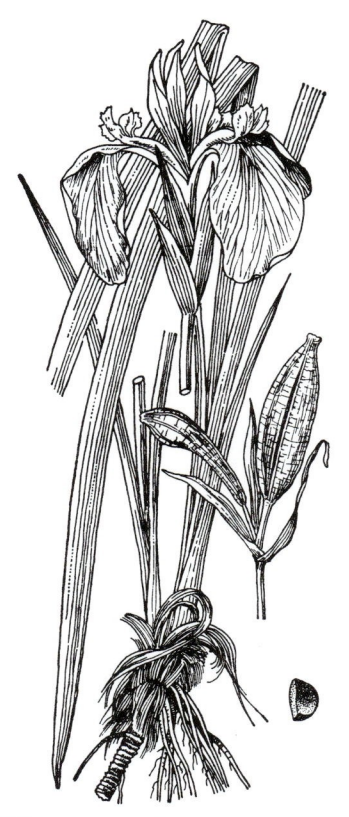

燕子花 Iris laevigata Fisch. ex Fisch. et C. A. Mey.
于振洲 赵毓棠 绘

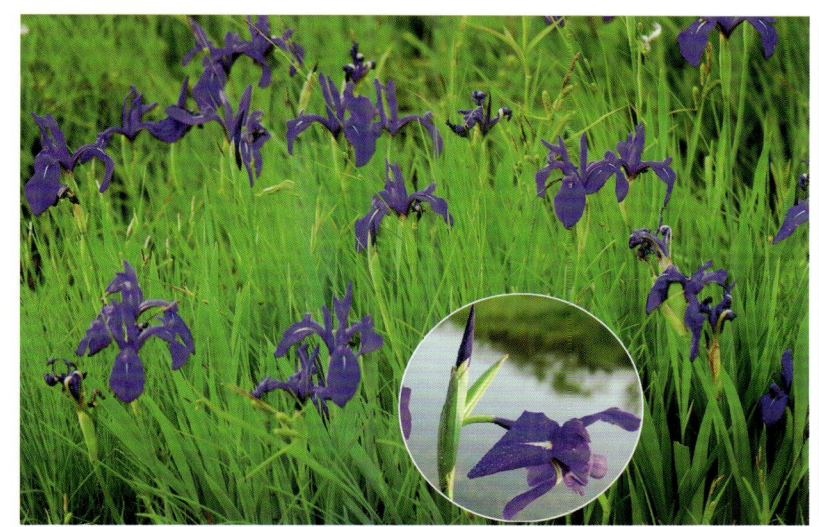

燕子花 Iris laevigata Fisch. ex Fisch. et C. A. Mey.
摄影：周繇

5–7 mm；外花被裂片倒卵形或椭圆形，长 7.5–9 cm，宽 4–4.5 cm，上部反折下垂，中央鲜黄色，内花被裂片直立，倒披针形，长 5–6.5 cm，宽 8–15 mm；雄蕊长约 3 cm，花药白色；花柱分枝拱形弯曲，长 5–6 cm，宽约 1.2 cm，顶端裂片半圆形，边缘有波状的牙齿，子房长约 2 cm，直径约 6 mm。蒴果椭圆状柱形，长 6.5–7 cm，直径 2–2.5 cm。种子扁平，半圆形，褐色，有光泽，长约 6.5 mm，宽约 5 mm。花期 5–6 月，果期 7–8 月。

分布与生境　产于东北、内蒙古及云南。生于海拔 400–600 m 的沼泽地、河岸边的水湿地，在云南生于海拔 1890–3200 m 的高山湿地。也见于俄罗斯、朝鲜及日本。

药用部位　根状茎。

功效应用　祛痰。

化学成分　花含黄酮类：锦葵花素-3-对香豆酰芸香糖苷-5-葡萄糖苷[malvidin-3-(p-coumaroyl)-rutinosido-5-glucoside]，矮牵牛素-3-对香豆酰芸香糖苷-5-葡萄糖苷[petunidin-3-(p-coumaroyl)-rutinosido-5-glucoside][1]，锦葵花素(malvidin)，矮牵牛素-3-O-(4-对反式香豆酰基-α-L-吡喃鼠李糖基)-(1→6)-O-β-D-吡喃葡萄糖苷-5-O-β-D-葡萄糖苷[petunidin-3-O-(4-p-trans-coumaroyl-α-L-rhamnopyranosyl)-(1→6)-O-β-D-glucopyranoside-5-O-β-D-glucopyranoside; petunidin-3RGac5G][2]。

化学成分参考文献

[1] Yabuya T. *Euphytica*, 1987, 36(2): 381-387.

[2] Yabuya T, et al. *Euphytica*, 1998, 103(3): 325-328.

9. 山鸢尾（东北植物检索表）

Iris setosa Pall. ex Link in Jahrb. Gewächsk. 1 (3): 71. 1820.（英 **Setose Iris**）

根状茎粗，斜伸，灰褐色。叶剑形，长 30–60 cm，宽 8–18 mm，无明显的中脉。花茎光滑，高 60–100 cm，有 1–3 枚茎生叶，上部有 1–3 个细长分枝；苞片 3 枚，绿色略带红褐色，披针形至卵圆形，长 2–4 cm，宽 8–16 mm，有 2 朵花；花蓝紫色或蓝色，直径 7–8 cm；花梗细，长 2.5–3.5 cm；花被管长约 1 cm，外花被裂片宽倒卵形，长 4–4.5 cm，宽 2–2.5 cm，上部反折下垂，爪部黄色，有紫色脉纹，内花被裂片明显短而狭，狭披针形，长约 2.5 cm，宽约 5 mm，直立；雄蕊长约 2 cm，花药紫色；花柱分长约 3 cm，宽 1.6–2 cm，子房长约 1 cm。蒴果椭圆形至卵圆形，长约 3 cm，直径 1.8–2 cm，顶端无喙，6 条肋明显突出。种子淡褐色。花期 7 月，果期 8–9 月。

分布与生境　产于吉林长白山区。生于海拔 1500–2500 m 的亚高山湿草甸或沼泽地。也产于朝鲜、俄罗斯、日本及北美。

药用部位　根状茎、花。

功效应用　根状茎：清热解毒，消肿止痛。粉末外用于疥疮，牙痛。花：外敷用于脓肿。

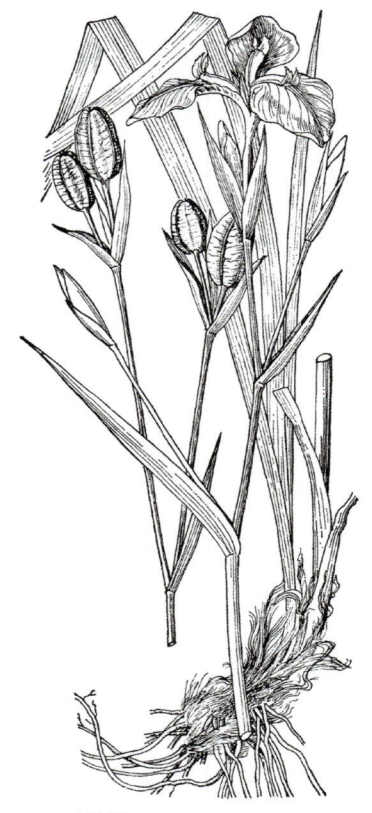

山鸢尾 Iris setosa Pall. ex Link
于振洲　赵毓棠　绘

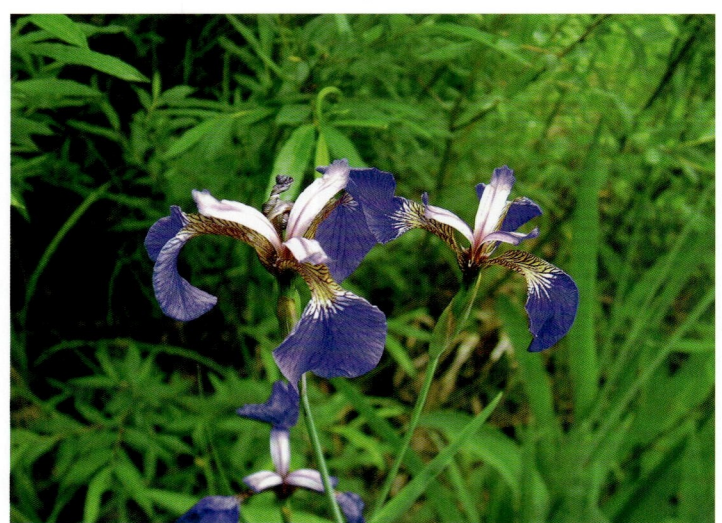

山鸢尾 Iris setosa Pall. ex Link
摄影：于俊林

10. 马蔺　白花马蔺（中国植物志），马莲、马兰（东北、华北、西北），蠡实（神农本草经）

Iris lactea Pall., Reise Russ. Reich. 3: 713. 1776.——*I. lactea* Pall. var. *chinensis* (Fisch.) Koidz.（英 **Chinese Iris**）

根状茎粗壮，木质，斜伸，外包有大量红紫色纤维。叶基生，坚韧，灰绿色，条形，长 14–70 cm，宽 3–7 mm，无明显的中脉。花茎高 3–30 cm；苞片 3–5 枚，绿色，边缘白色，披针形，长 4.5–10 cm，宽 8–16 mm，有 2–4 朵花；花浅蓝紫色或部分乳白色，直径 5–7.5 cm；花梗长 4–7 cm；花被管很短，长约 3 mm，外花被裂片倒披针形，长 4.5–6.5 cm，宽 8–12 mm，内花被裂片狭倒披针形，长 4.2–4.5 cm，宽 5–7 mm；雄蕊长 2.5–3.2 cm，花药黄色；子房狭纺锤形，长 3–4.5 cm。蒴果圆柱形，长 6.5–7 cm，直径 1–1.4 cm，有 6 条明显的肋，顶端有短喙；种子为不规则的多面体，棕褐色，略有光泽。花期 4–6 月，果期 6–9 月。

分布与生境 产于东北、华北、西北、华东和西藏。生于荒地、路旁、山坡草丛、沟边草地及草甸。也分布于朝鲜、俄罗斯、蒙古以及中亚地区。

药用部位 根及根状茎、花、种子。

功效应用 根及根状茎：清热解毒。用于急性咽喉肿痛，病毒性肝炎，痔疮，牙痛。花：清热凉血，止血，利尿消肿。用于吐血，咯血，衄血，咽喉肿痛，小便淋漓。外用于痈疖疮疡，外伤出血。种子：清热利湿，止血，解毒。用于黄疸，泄泻，吐血，衄血，血崩，带下病，喉痹，痈肿，肿瘤。

化学成分 根状茎含黄酮类：鸢尾苷元(irigenin)[1]。

地上部分含黄酮类：日当药黄素(swertiajaponin)[2]。

叶含黄酮类：马蔺苷(irislactin) A、B[3]。

种子含醌类：鸢尾醌(irisquinone; irisquinone A)即马蔺子素[4]。

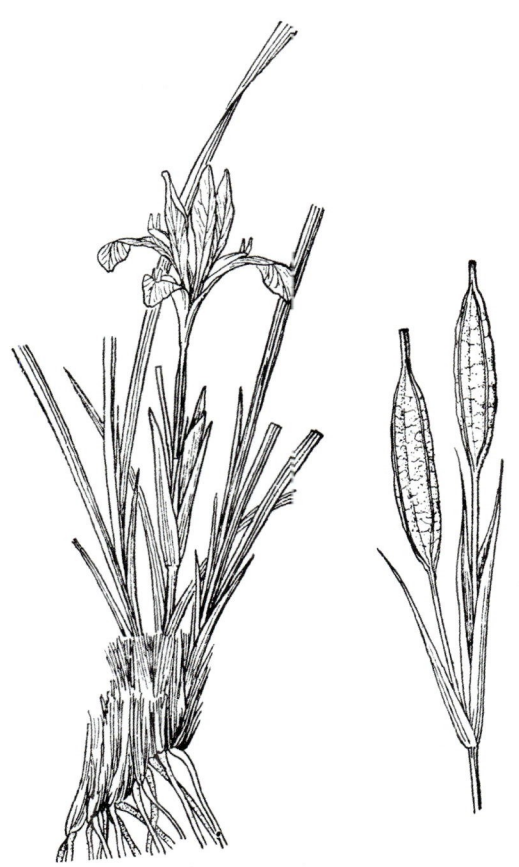

马蔺 Iris lactea Pall.
于振洲 赵毓棠 绘

地下部分含黄酮类：杨芽黄素(tectochrysin)，5,2'-二羟基-6,7-亚甲二氧基黄烷酮(5,2-'dihydroxy-6,7-methylenedioxyflavanone)，5,7-二羟基-6,2'-二甲氧基异黄酮(5,7-dihydroxy-6,2'-dimethoxyisoflavone)，4',5-二羟基-6,7-二甲氧基异黄酮(4',5-dihydroxy-6,7-dimethoxyisoflavone)，鸢尾黄素(tectorigenin)，大苞鸢尾酮▲(irisoid) A、D，5,3'-二羟基-2'-甲氧基-6,7-亚甲二氧基异黄酮(5,3'-dihydroxy-2'-methoxy-6,7-methylenedioxyisoflavone)，5,2'-二羟基-6,7-亚甲二氧基异黄酮(5,2'-dihydroxy-6,7-methylenedioxyisoflavone)[5]；其他类：十七酸(heptadecanoic acid)[5]。

药理作用 抗癌增敏作用：从马蔺中提取的马蔺子素对多种抗癌药物及其放疗具有增敏作用，其中主要包括有 H22 肝癌细胞，肺腺癌 A549 细胞等[1-2]。而且对抗癌药顺铂等所产生的耐药株具有协同作用[2]。临床药理研究表明，马蔺子素对鼻咽癌放疗具有较好的增敏作用[3]。

体内过程 马蔺子素小鼠腹腔注射分布相 $t_{1/2\alpha}$ 为 0.58 h，消除相 $t_{1/2\beta}$ 为 4.75 h。马蔺子甲素大鼠口服后吸收迅速，消除较快[4]。达峰时间约在给药后 15–30 min。$t_{1/2}$ 为 1–2 h。平均蛋白结合率为 90.9%[5]。

注评 本品为内蒙古蒙药材标准（1986）、上海市中药材标准（1994）收载"马蔺子"的基源植物，药用其干燥种子；其干燥花为上海市（1994）、青海省（1992）中药材标准收载的"马蔺花"。藏族用其种子治疗虫病，阑尾炎，胃痉挛，外用可敛疮生肌；蒙古族用其种子治疗急性黄疸型传染性肝炎，功能性子宫出血，外用治疗痈肿。本种为国家 II 级重点保护植物。

化学成分参考文献

[1] 秦民坚，等．植物资源与环境，1996, 5(4): 55-56.

[2] Pryakhina NI, et al. *Khim Prir Soedin*, 1987(2): 304-305.

[3] Shen WJ, et al. *Chin Chem Lett*, 2008, 19(7): 821-824.

[4] 夏光成，等．药学学报，1985, 20(4): 316-319.

[5] 王昕，等．中国药科大学学报．2005, 36(6): 517-519.

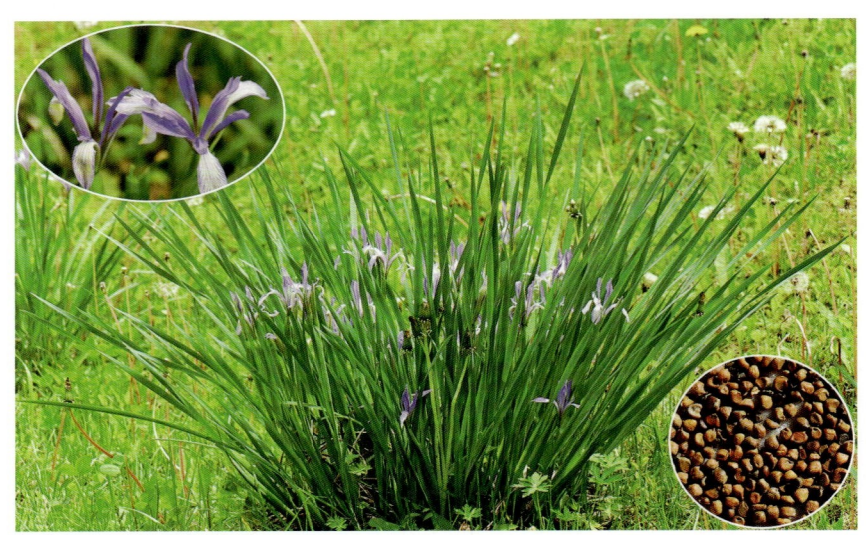

马蔺 Iris lactea Pall.
摄影：周繇

药理作用及毒性参考文献

[1] 朱伟宏，等．江苏医药，2008, 34(2): 176-178.

[2] 梁莉，等．中华医学杂志，2001, 81(22): 1392-1393.

[3] 李曙平，等．广州医药，2005, 36(3): 43-45.

[4] 曹鉴平，等．天津药学，2002, 14(3): 36-37.

[5] 李全胜，等．中草药，1998, 29(9): 606-609.

11. 细叶鸢尾　细叶马蔺、丝叶马蔺、老牛拽（东北），楚勒布尔-乌布斯（蒙族）

Iris tenuifolia Pall., Reise Russ. Reich. 3: 714. 1776.（英 **Slenderleaf Iris**）

植株基部有坚挺、红褐色的纤维状枯死叶鞘。根状茎细而坚硬，暗褐色。叶灰绿色，狭条形或丝状，扭曲，坚韧，长 20-60 cm，宽 1.5-2 mm，无明显中脉。花茎不伸出地面；苞片 3 或 4，披针形，长 5-10 cm，有花 2-3 朵；花浅蓝紫色，直径 4-7 cm，花被管细长，丝状，长 4.5-8 cm，外花被裂片长 4.5-6 cm，宽约 1.5 cm，倒卵状披针形，边缘蓝紫色，中部白色带黄色，并有深色脉纹，内花被裂片倒披针形，直立，长约 5 cm，宽 5-9 mm；雄蕊长 3 cm；花柱分枝长约 4 cm，宽 4-5 mm，顶端 2 裂，子房圆柱形，长 7-12 mm。蒴果卵圆形，长 3.2-4 cm，顶端有短喙。种子深褐色。花期 4-5 月，果期 8-9 月。

分布与生境　产于东北、华北、西北和西藏。生于砂丘、砂砾地、山坡或草原，海拔 1300-3700 m。也分布于俄罗斯、蒙古和中亚地区。

药用部位　根、种子。

功效应用　根：安胎养血。用于胎动血崩。种子：同马蔺子。

化学成分　根状茎含黄酮类：鸢尾黄酮苷(tectoridin)，鸢尾黄素(tectorigenin)，鸢尾苷(iridin)，鸢尾苷元(irigenin)[1]。

地下部分含黄酮类：5,2',3'-三羟基-6,7-亚甲二氧基黄烷酮(5,2',3'-trihydroxy-6,7-methylenedioxyflavanone)，5,2'-二羟基-6,7-亚甲二氧基黄烷酮(5,2'-dihydroxy-6,7-methylenedioxyflavanone)，5,2',3'-三羟基-7-甲氧基黄烷酮(5,2',3'-trihydroxy-7-methoxyflavanone)，5,3'-二羟基-7,2'-二甲氧基黄烷酮(5,3'-dihydroxy-7,2'-dimethoxyflavanone)，3,5,2',3'-四羟基-7-甲氧基黄烷酮(3,5,2',3'-tetrahydroxy-7-methoxyflavanone)，3,5,3'-三羟基-7,2'-二甲氧基黄烷酮(3,5,3'-trihydroxy-7,2'-dimethoxyflavanone)[2]，5,7-二羟基-2',6-二甲氧基异黄酮(5,7-dihydroxy-2',6-dimethoxyisoflavone)，细叶鸢尾酮(tenuifone)，山姜黄素▲(izalpinin)，山姜酮(alpinone)，鸢尾素B (irilin B)，密苏里鸢尾酮▲(irisone) A、B，β-艾蒿素(β-vulgarin)，大苞鸢尾酮▲A (irisoid A)[3]；三萜类：乔木山小橘酮▲

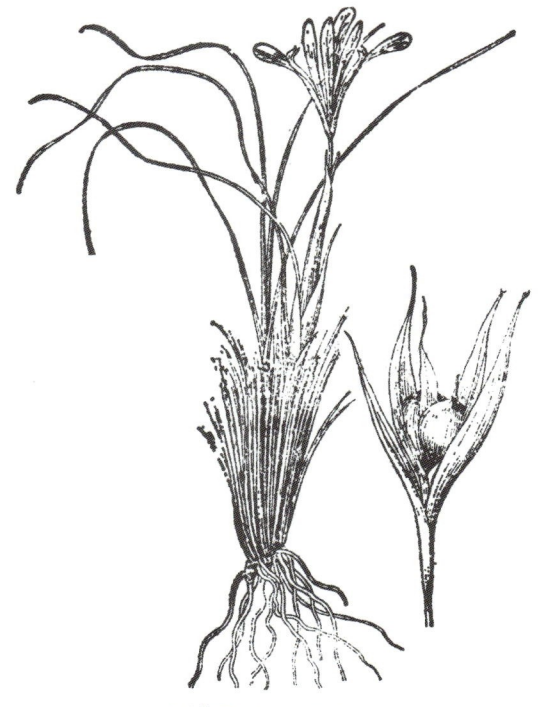

细叶鸢尾 Iris tenuifolia Pall
引自《中国高等植物图鉴》

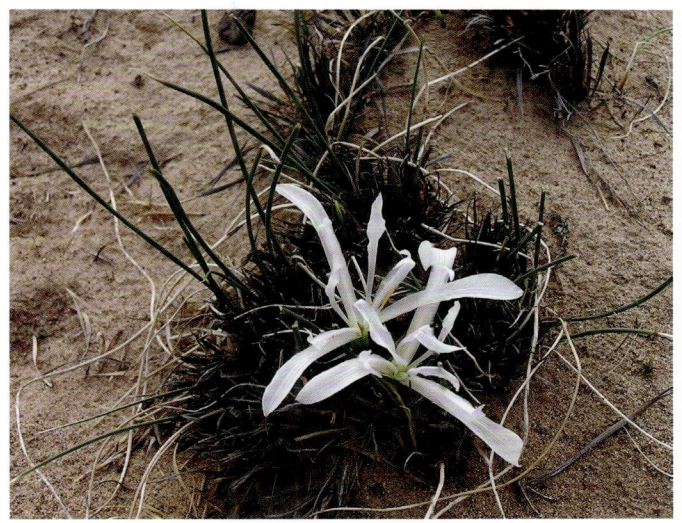

细叶鸢尾 Iris tenuifolia Pall
摄影：刘冰

(arborinone)[3]；甾体类：β-谷甾醇[3]；糖类：乙基-β-D-吡喃葡萄糖苷(ethyl-β-D-glucopyranoside)[3]；其他类：细叶远志皂苷二酮(tenuifodione)[3]。

地上部分含脂类：主要为 2-甲基-琥珀酸二丁酯(2-methyl-butylsuccinate)、(Z,Z)-8,11-十八烷二烯酸甲酯[methyl-(Z,Z)-8,11-octadecane diene][4]。

注评 本种蒙古族药用，根治疗妊娠出血、胎动不安、崩漏。

化学成分参考文献

[1] 秦民坚，等. 植物资源与环境, 1996, 5(4): 55-56.

[2] Kojima K, et al. *Phytochemistry*, 1997, 44(4): 711-714.

[3] Choudhary MI, et al. *Phytochemistry*, 2008, 69(9): 1880-1885.

[4] 杨宏伟，等. 光谱实验室, 2012, 29(4): 2595-2599.

12. 青海鸢尾

Iris qinghainica Y. T. Zhao in Acta Phytotax. Sin. 18(1): 55. 1980.（英 **Qinghai Iris**）

根状茎木质，块状。叶长 5-25 cm，宽 2-3 mm，无明显的中脉。花茎不伸出地面；苞片 3 枚，披针形，长 6-10 cm，宽 6-18 mm，有 1-2 朵花；花蓝紫色，直径 4.5-5 cm；花被管丝状，长 3-6 cm，外花被裂片狭倒披针形，长 3-3.5 cm，宽 5-8 mm，上部向外反折，内花被裂片狭倒披针形，长约 3 cm，宽约 4 mm；雄蕊长 1.8-2 cm；花柱分枝长约 2.5 cm，宽约 3 mm，子房长约 1.5 cm。花期 6-7 月，果期 6-8 月。

分布与生境 产于甘肃、青海。生于海拔 2500-3100 m 的高原山坡及向阳草地。

药用部位 种子。

功效应用 退热，解毒，驱虫。用于阑尾炎，龋齿，蛔虫病，蛲虫病，食物中毒引起的泻痢。

13. 天山鸢尾

Iris loczyi Kanitz, Bot. Resl. Szech. Cent. As. Exped. 58. 1891.（英 **Tianshan Mountain Iris**）

根状茎块状。叶长 20–40 cm，宽约 3 mm，坚韧，无明显中脉。花茎不伸出或略伸出地面；苞片 3 枚，长 10–15 cm，宽约 1.5 cm，中脉明显，有 1–2 朵花；花蓝紫色，直径 5.5–7 cm；花被管丝状，长达 14 cm，外花被裂片倒披针形，长约 6 cm，宽 1–2 cm，内花被裂片倒披针形，长 4.5–5 cm，宽 7–8 mm；雄蕊长约 2.5 cm；花柱分枝长约 4 cm，宽约 8 mm，子房长约 1.2 cm。果实卵形至圆柱形，长 4–7 cm，直径约 2 cm，顶端略有短喙。花期 5–6 月，果期 7–9 月。

分布与生境 产于内蒙古、甘肃、宁夏、青海、新疆、四川、西藏。生于海拔 2000 m 以上的高山向阳草地。也产于俄罗斯、蒙古、伊朗和中亚地区。

药用部位 全草、根、花、种子。

功效应用 全草：烧灰可乌发。根及种子：消肿止痛。外敷疮口，祛腐生肌，治烧伤。根还治雀斑，癣。种子还可解毒，杀虫，驱虫。用于疮痈肿痛，寄生虫病。花：明目。

化学成分 全草含黄酮类：山姜酮(alpinone)，山姜黄素▲(izalpinin)，密苏里鸢尾酮▲(irisone) A、B，甜菜黄素▲(betavulgarin)，5,7-二羟基-2',6-二甲氧基黄酮(5,7-dihydroxy-2',6-dimethoxyisoflavone)，2',5-二羟基-6,7-亚甲二氧基黄烷酮(2',5-dihydroxy-6,7-methylenedioxyflavanone)，鸢尾素B (irilin B)[1]；酚类：2-十七烷基-4,6-二甲氧基苯酚(2-heptadecyl-4,6-dimethoxyphenol)[1]；三萜类：乔木山小橘酮▲(arborinone)[1]。

化学成分参考文献

[1] Mosihuzzman M, et al. *Life Sci*, 2013, 92(3): 187-192.

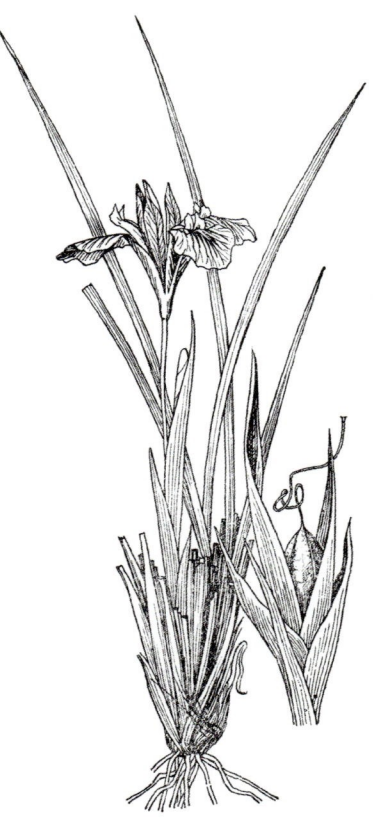

天山鸢尾 Iris loczyi Kanitz
于振洲 绘

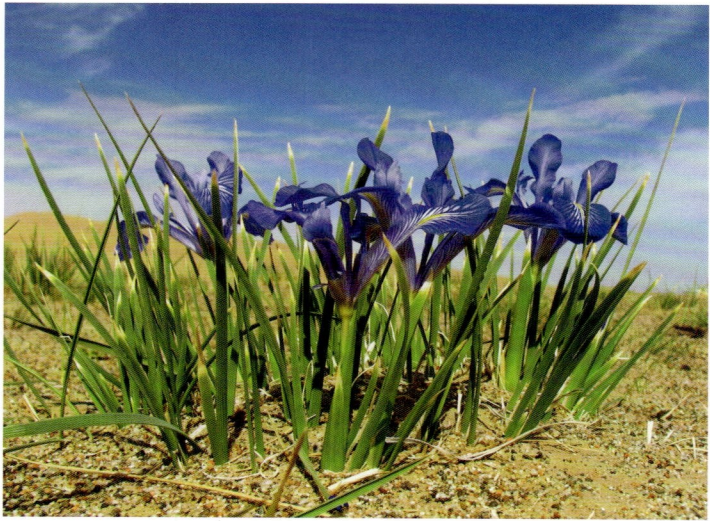

天山鸢尾 Iris loczyi Kanitz
摄影：伍凯

14. 准噶尔鸢尾

Iris songarica Schrenk ex Fisch. et C. A. Mey., Enum. Pl. Nov. 1: 3. 1841.（英 **Songar Iris**）

根状茎块状。花期叶长 (8–) 15–23 cm，宽 2–3 mm，果期叶长 70–80 cm，宽 7–10 mm。花茎高 25–50 cm，有 3–4 枚茎生叶；苞片 3 枚，长 7–14 cm，宽 1.8–2 cm，有 2 朵花；花梗长约 4.5 cm；花蓝紫色，直径 8–9 cm；花被管长 5–7 mm，外花被裂片提琴形，长 5–5.5 cm，宽约 1 cm，内花被裂片倒披针形，长约 3.5 cm，宽约 5 mm，直立；雄蕊长约 2.5 cm，花药褐色；花柱分枝长约 3.5 cm，宽约 1 cm，子房长约 2.5 cm。蒴果卵圆形至圆柱形，长 4–6.5 cm，直径 1.5–2 cm，顶端有长喙，果皮革质，网脉明显。种子褐色，梨形。花期 6–7 月，果期 8–9 月。

分布与生境 产于西北和四川。生于向阳的高山草地、坡地及石质山坡。也分布于俄罗斯、伊朗、土耳其及中亚地区。

药用部位 根、种子。

功效应用 消肿止痛。用于咽喉肿痛，疮肿，跌打肿痛。

化学成分 根状茎和根含黄酮类：准噶尔鸢尾醇(songaricol)，鸢尾宁▲A (ayamenin A)，鸢尾黄酮 A (irisflavone A)，5,7-二羟基-2',6-二甲氧基异黄酮(5,7-dihydroxy-2',6-dimethoxyisoflavone)，鸢尾素B (irilin B)，5,3'-二羟基-7,8,2'-三甲氧基异黄酮(5,3'-dihydroxy-7,8,2'-trimethoxyisoflavone)，大苞鸢尾酮▲A (irisoid A)[1]。

叶含黄酮类：杨芽黄素(tectochrysin)，汉黄芩素(wogonin)，蒙花苷(buddleoside; linarin; acaciin)，山姜黄素▲(izalpinin)，异鼠李素-7-O-β-D-葡萄糖苷(isorhamnetin-7-O-β-D-glucoside)，5,2'-二羟基-6,7-亚甲二氧基黄烷酮，5,7-二羟基-6,2'-二甲氧基异黄酮，鸢尾黄素(tectorigenin)，鸢尾黄酮苷(tectoridin)，尼鸢尾黄素(nigricin; irisolone)，大苞鸢尾酮▲(irisoid) A、B、D[2]；甾体类：胡萝卜苷，豆甾醇，β-谷甾醇[2]；烷烃类：正三十一醇(n-hentriacontanol)，十九酸(nonadecanoic acid)[2]。

地下部分含黄酮类：鸢尾素A (irilin A)，密苏里鸢尾酮▲B (irisone B)[3]。

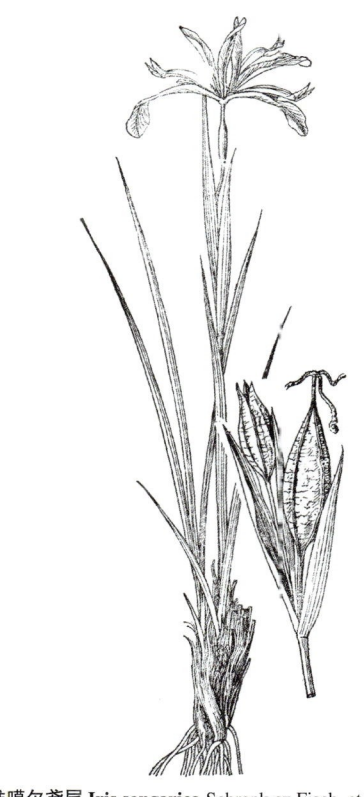

准噶尔鸢尾 Iris songarica Schrenk ex Fisch. et C. A. Mey.
于振洲 绘

化学成分参考文献

[1] Moein MR, et al. *Planta Med*, 2008, 74(12): 1492-1495.

[2] 王昕，等. 中国药科大学学报，2006, 37(3): 222-225.

[3] Ayatollahi SM, et al. *Daru, J Fac Pharm, Tehran Univ Med Sci*, 2004, 12(2): 54-57.

15. 紫苞鸢尾 矮紫苞鸢尾，紫石蒲（乾隆御制集），苏联鸢尾（秦岭植物志）

Iris ruthenica Ker Gawl. in Bot. Mag. 28: t. 1123. 1808.——*I. ruthenica* Ker Gawl. var. *nana* Maxim.

（英 **Purplebract Iris**）

根状茎细长，匍匐，有分枝，密生须根。叶条形，灰绿色，长 7–30 cm，宽 1–4 mm。花葶细弱，高 2–20 cm，有茎生叶 2–3 片；苞片 2 枚，披针形，长 1.5–3.5 cm，边缘红紫色，有花 1 朵；花蓝紫色，芳香，直径 3–5.5 cm；外花被裂片倒披针形，有白色和深紫色条纹及斑点，内花被裂片较小，狭披针形，直立；雄蕊长约 2.5 cm，花药乳白色；花柱分枝长 3.5–4 cm。蒴果卵圆形或球形。种子球形，有白色假种皮状的种脊。花期 5–6 月，果期 7–8 月。

分布与生境 产于东北、华北、华东、华中、西北、四川、云南。生于海拔 1800–3600 m 的山地草坡、疏林或松林下。也分布于朝鲜、俄罗斯、哈萨克斯坦、蒙古以及欧洲东部。

药用部位 花、种子、根、全草。

功效应用 花：明目。种子：解毒杀虫，驱虫。外敷疮口，祛腐生肌，治烧伤。根：治雀斑，癣。全草：烧灰可乌发。

化学成分 种子含多糖类，组成多糖的单糖主要为葡萄糖和半乳糖[1]。

地上部分含脂溶性成分：主要成分为 14-甲基十五酸甲酯(14-methyl-pentadecanoic acid-methyl ester)，(Z,Z)-9,12-十八烷二烯酸甲酯[methyl-(Z,Z)-9,12-octadecane diene][2]。

化学成分参考文献

[1] Aribkhodzhaev KA, et al. *Khim Prir Soedin*, 1980, (6): 822-823.

[2] 杨宏伟，等. 光谱实验室, 2012, 29(4):2595-2599.

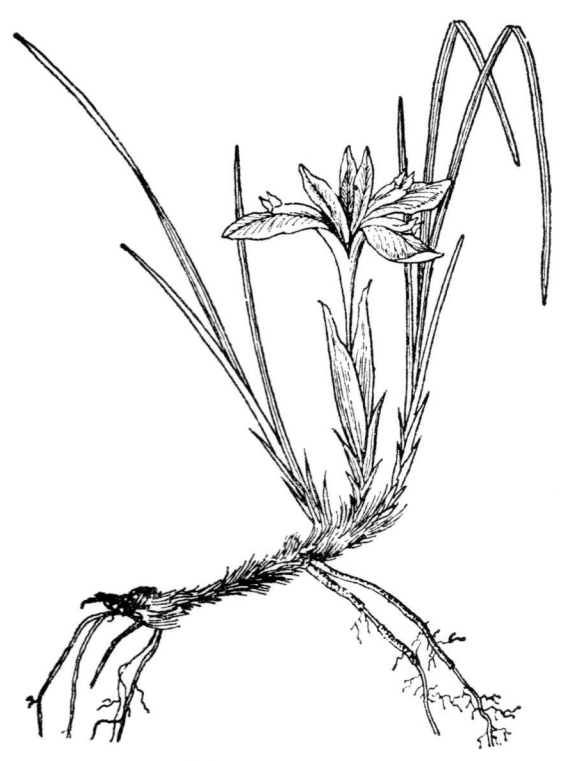

紫苞鸢尾 **Iris ruthenica** Ker Gawl.
于振洲 绘

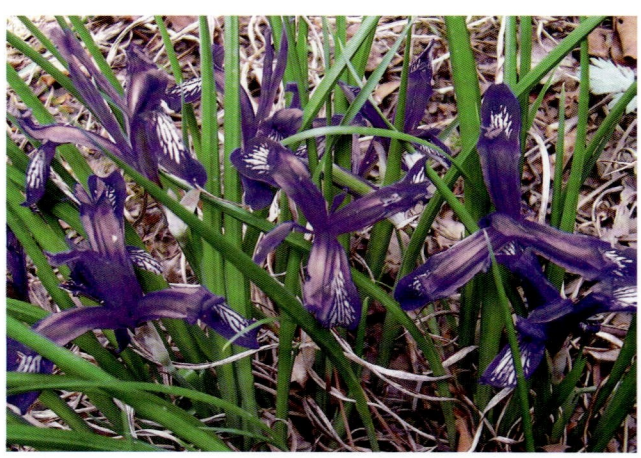

紫苞鸢尾 **Iris ruthenica** Ker Gawl.
摄影：周繇

16. 单花鸢尾（东北植物检索表）

Iris uniflora Pall. ex Link in Jahrb. Gewächsk. 1(3): 71. 1820.（英 **Uniflower Iris**）

根状茎细长，斜伸，分枝，节处略膨大，生须根。花期叶长 5–20 cm，宽 4–10 mm，果期叶长 30–45 cm，无明显的中脉。花茎纤细，有 1 枚茎生叶；苞片 2 枚，边缘略带红色，宽披针形，长 2–3.5 cm，宽 8–10 mm，膜质，有 1 朵花；花蓝紫色，直径 4–4.5 cm；花被管长约 1.5 cm，外花被裂片狭倒披针形，长约 3 cm，宽约 8 mm，内花被裂片狭披针形，长约 3 cm，宽约 3 mm，直立；雄蕊长约 1.5 cm；花柱分枝与内花被裂片等长，子房长约 5 mm。蒴果球形，直径 8–10 mm，有 6 条明显的肋。花期 5–6 月，果期 7–8 月。

分布与生境　产于东北和内蒙古。生于干山坡、林缘、路旁及林中旷地，多成片生长。也见于朝鲜、俄罗斯及蒙古。

药用部位　种子。

功效应用　清热解毒，利湿退黄，通便利尿。用于咽喉肿痛，疮疡痈肿，湿热黄疸，二便不通。

化学成分　根状茎含黄酮类：鸢尾黄素(tectorigenin)[1]。

化学成分参考文献

[1] 秦民坚，等. 植物资源与环境学报, 1996, 5(4): 55-56.

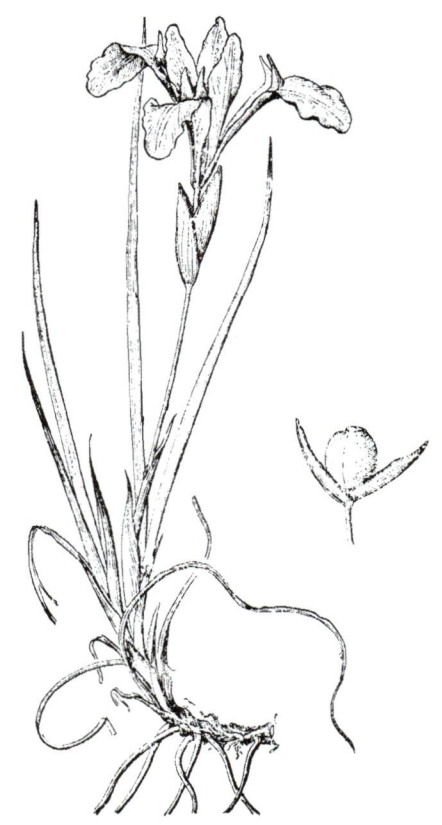

单花鸢尾 Iris uniflora Pall. ex Link
马平　绘

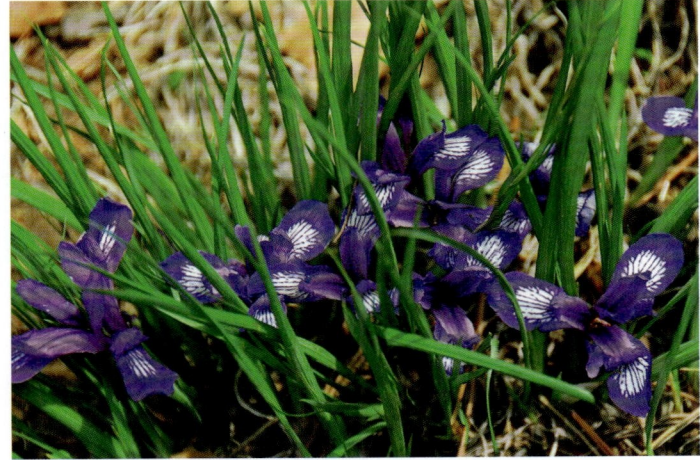

单花鸢尾 Iris uniflora Pall. ex Link
摄影：周繇

17. 单苞鸢尾 蛇不见（浙江），夏无踪（江西），避蛇参（湖北）

Iris anguifuga Y. T. Zhao et X. J. Xue in Acta Phytotax. Sin. 18 (1): 56. 1980.（英 **Unibract Iris**）

根状茎粗壮，上部膨大。叶条形，长20-30 cm，宽5-7 mm，有3-6条纵脉。花茎高30-50 cm，具3-5枚茎生叶，叶狭披针形，长8-12 cm，宽约5 mm；苞片1枚，狭披针形，长10-13.5 cm，宽约5 mm，有1朵花；花蓝紫色，直径约10 cm；花梗长约2.5 cm；花被管长约3 cm，外花被裂片倒披针形，长5-5.5 cm，宽约8 mm，有褐色的条纹及斑点，内花被裂片狭倒披针形，长4.5-5 cm，宽约3 mm，有蓝褐色的条纹；雄蕊长约2.5 cm，花药鲜黄色；花柱分枝长4.5-5 cm，宽约6 mm。蒴果纺锤形，长5.5-7 cm，直径1.5-2 cm，被稀疏的黄褐色柔毛，顶端有长喙。种子圆球形，直径4-5 mm。花期3-4月，果期5-7月。

分布与生境 产于安徽、湖北、广西。生于山坡草地。浙江、江西、贵州等地常见栽培。

药用部位 根状茎。

功效应用 消肿，解毒，泻下通便。用于毒蛇咬伤，毒蜂螫伤，痈肿疮毒。

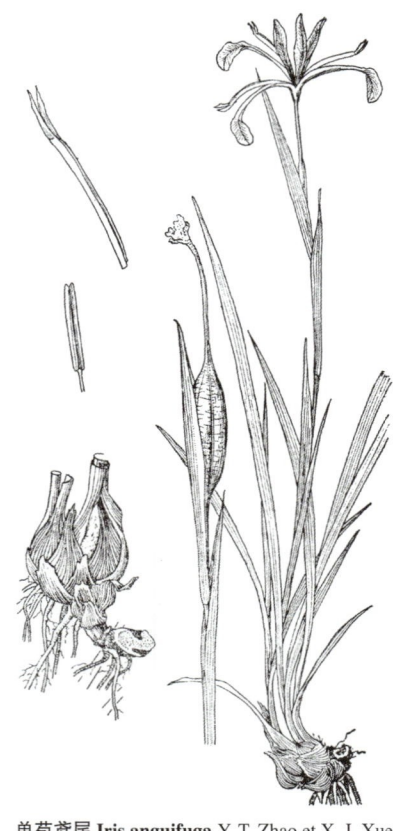

单苞鸢尾 Iris anguifuga Y. T. Zhao et X. J. Xue
于振洲 赵毓棠 绘

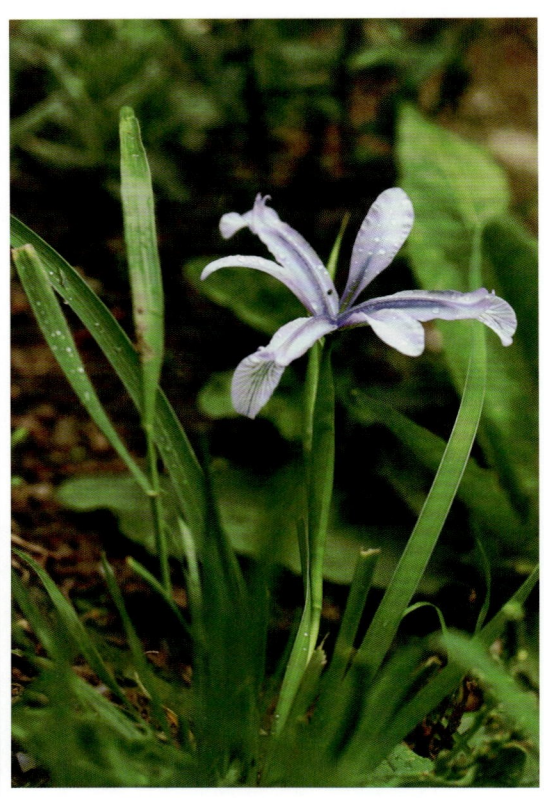

单苞鸢尾 Iris anguifuga Y. T. Zhao et X. J. Xue
摄影：王进

18. 喜盐鸢尾

Iris halophila Pall., Reise Russ. Reich. 3: 713. 1776.（英 **Salt-loving Iris**）

须根粗壮。根状茎紫褐色，粗壮而肥厚，直径1.5-3 cm。叶剑形，灰绿色，长20-60 cm，宽1-2 cm，略弯曲，无明显的中脉。花茎粗壮，高20-40 cm，直径约0.5 cm，上部有1-4个侧枝，中下部有1-2枚茎生叶；苞片3枚，长5.5-9 cm，宽约2 cm，有2朵花；花黄色，直径5-7 cm；花梗长1.5-3 cm；花被管长约1 cm，外花被裂片提琴形，长约4 cm，宽约1 cm，内花被裂片倒披针形，长约3.5 cm，宽6-8 mm；雄蕊长约3 cm，花药黄色；花柱分枝长约3.5 cm，宽约6 mm，子房狭纺锤形，长 3.5-4 cm，上部细长。蒴果椭圆状柱形，长 6-9 cm，直径 2-2.5 cm，绿褐色，顶端有长喙。种子近梨形，直径 5-6 mm，黄棕色。花期 5-6 月，果期 7-8 月。

根据 Flora of China，该种的变种蓝花喜盐鸢尾 Iris halophila Pall. var. *sogdiana* (Bunge) Grubov 是否产于中国存疑。

分布与生境 产于甘肃、新疆。生于草甸草原、山坡荒地、砾质坡地及潮湿的盐碱地上。也分布于阿富汗、俄罗斯、蒙古以及亚洲西南部和欧洲东部。

药用部位 根状茎、花、种子。

功效应用 清热解毒，利尿，通淋，止血。用于急性咽炎，咽喉痛，齿龈红肿，吐血，月经量多，湿热淋症，小便不利，尿频，尿痛，尿黄赤，黄疸型传染性肝炎，痔疮，痈肿疮疖。

化学成分 根含挥发油：3-甲氧基-1,2-丙二醇，月桂酸[1]；

种子含芪类：喜盐鸢尾酚▲(halophilol) A、B[2]。

地上部分含酯类：主要为十四酸甲酯(methyl myristate)、14-甲基-十五酸甲酯(14-methyl-pentadecanoic acid methyl ester)、十八酸甲酯(methyl stearate)[3]。

注评 本种为中华人民共和国卫生部药品标准.维吾尔药分册（1999）收载"鸢尾根"的基源植物，药用其干燥根状茎。维吾尔族用其根状茎治疗湿疹，喉炎，音哑和化脓性疮疖；蒙古族药用其种子，治疗疮脓肿痛，烧烫伤，胃肠湿热，小便短赤。

化学成分参考文献

[1] 杨博，等. 分析试验室，2008, 27(S2): 129-131.

[2] Wang YQ, et al. *Planta Med*, 2003, 69(8): 779-781.

[3] 杨宏伟，等. 光谱实验室，2012, 29(4): 2595-2599.

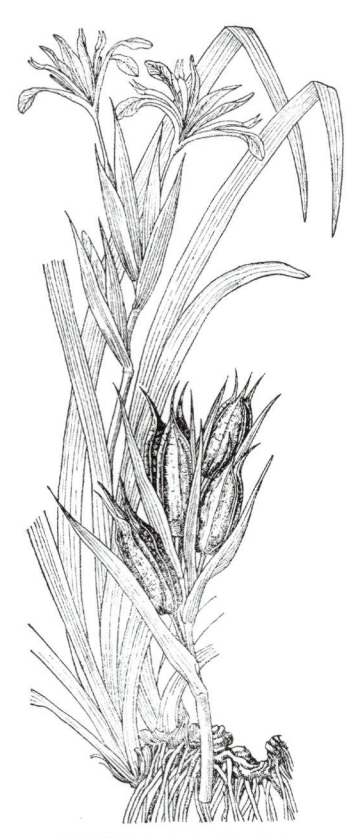

喜盐鸢尾 Iris halophila Pall.
于振洲 赵毓棠 绘

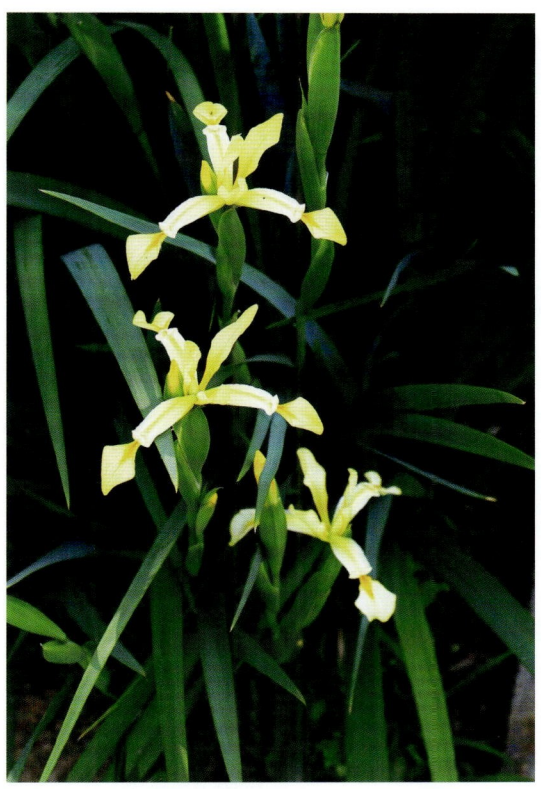

喜盐鸢尾 Iris halophila Pall.
摄影：张英涛

19. 高原鸢尾　小棕苞（中国高等植物图鉴），小棕皮头（昆明民间常用草药）

Iris collettii Hook. f. in Bot. Mag. 129: t. 7889. 1903.（英 **Collett Iris**）

须根肉质，中部常膨大成纺锤形，直径达 7 mm。叶基生，剑状条形，灰绿色，长 8-27 cm，宽 2-7 mm，果期伸长。花茎 2-8 cm；苞片 3 枚，披针形，长 2-5.5 cm，有 2-4 朵花；花被蓝紫色，直径 2-5 cm，花被管细长，长 3-5 cm，外花被裂片开展，椭圆状倒卵形，长 2.5-3 cm，中部有橘红色须毛状附属物，内花被裂片倒披针形，长 1.7-2.7 cm，直立；雄蕊长约 1.3 cm，花药黄色；花柱分枝长约 2 cm，直立，顶端 2 裂。蒴果卵圆形，长 1.5-2.5 cm，顶端具短喙。种子黑褐色。花期 5-6 月，果期 7-8 月。

分布与生境　产于四川、云南、西藏。生于海拔 1600-3500 m 的松树疏林、向阳草地或高原。也分布于印度、缅甸、泰国、越南。

药用部位　全草。

功效应用　祛瘀，活血，祛痰，止血，消肿，止痛，通窍，杀蛆。用于跌打损伤，内伤，鼻塞不通，神经性牙痛。外用于外伤出血，疮毒。

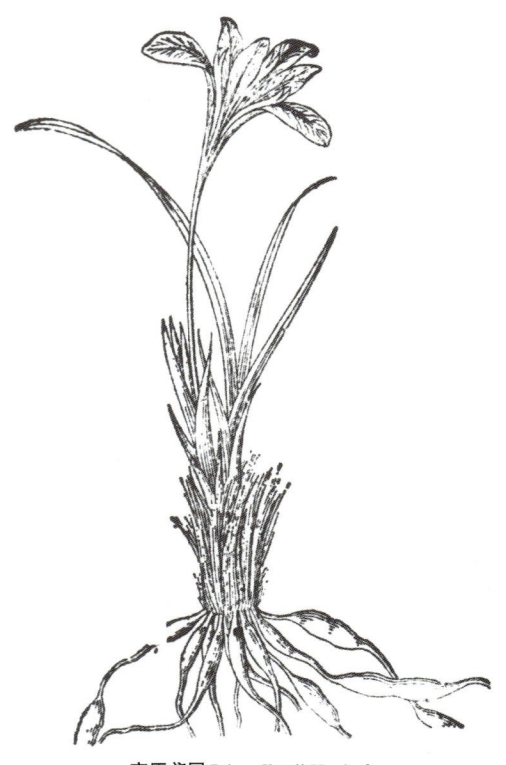

高原鸢尾 Iris collettii Hook. f.
引自《中国高等植物图鉴》

20. 尼泊尔鸢尾（中国植物学杂志）　小兰花（云南）

Iris decora Wall., Pl. Asiat. Rar. 1: 77. 1830.（英 **Nepal Iris**）

根膨大成纺锤形，肉质，肥厚。根状茎短而粗，块状。叶条形，叶长 10-35 (-60) cm，宽 2-8 mm，有 2-3 条纵脉。花茎高 10-35 cm，直径 2-3 mm，有时具 1 短分枝，中下部有 1-2 枚抱茎的披针形的茎生叶；苞片 3 枚，绿色，披针形，长 4.5-9.5 cm，有 2 朵花；花蓝紫色或浅蓝色，直径 2.5-6 cm；花梗长 1-1.5 cm；花被管细长，长 2.5-3 cm，上部扩大成喇叭形，外花被裂片倒卵形，开展，长 2.5-4 cm，宽 8-18 mm，中脉上有黄色须毛状附属物，内花被裂片狭椭圆形，直立，长 2.5-4 cm，宽 5-12 mm；雄蕊长 1.5-2.5 cm，花药淡黄白色；花柱分枝长 2-3.5 cm，顶端裂片钝三角形，边缘有稀疏的牙齿。蒴果椭圆形至卵圆形，长 2-3.5 cm，直径约 1 cm，顶端有短喙。花期 6 月，果期 7-8 月。

分布与生境　产于四川、云南、西藏。生于海拔 2800-3000 m 高山带的荒山坡、草地、岩石缝隙及疏林下。也见于不丹、印度、尼泊尔。

药用部位　根。

功效应用　消积，利尿，泻热。用于食积腹胀，便秘，脘腹不舒，嗳腐吐酸，膀胱小肠湿热之尿黄，尿赤，尿痛。外用于疔疮，伤肿。

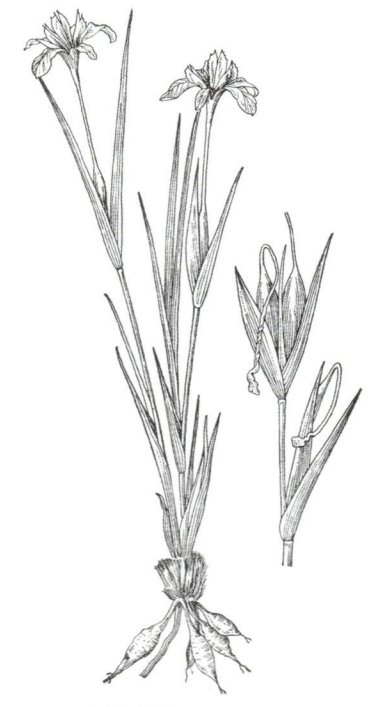

尼泊尔鸢尾 Iris decora Wall.
引自《中国高等植物图鉴》

21. 野鸢尾 扇子草（河北），土射干、老鸦扇（陕西），白射干（中国高等植物图鉴），二歧鸢尾
Iris dichotoma Pall., Reise Russ. Reich. 3: 712. 1776.（英 **Vesper Iris**）

须根粗而长。根状茎短而粗壮。叶剑形，基生的互相套叠形成扇状，茎生的互生，灰绿色，略弯曲，长 15–35 cm，宽 1.5–3 cm，无明显的中脉。花茎直立，高 40–75 cm，多二歧分枝；苞片 4 或 5 枚，绿色，披针形，长 1–2.3 cm，有花 3–4 朵；花蓝紫色、浅蓝色或白色而有紫褐色斑点，直径 4–4.5 cm；花梗伸出苞片，长 2–3.5 cm，硬挺，宿存；花被管极短，外花被裂片宽倒披针形，长 3–3.5 cm，宽约 1 cm，基部渐狭成爪，有黄褐色条纹；内花被裂片较小，狭倒卵形，直立；雄蕊长 1.6–1.8 cm，花柱分枝长约 2.5 cm，顶端 2 裂。蒴果圆柱形，长 3.5–5 cm。种子椭圆形，暗褐色，两端具翅状物。花期 7–8 月，果期 8–9 月。

分布与生境 分布于东北、华北、华中、陕西、甘肃、宁夏、山东、江西。生于 200–2300 m 的栎林中、沙质草地、向阳干燥处。也分布于朝鲜、俄罗斯、蒙古。

药用部位 根状茎、全草。

功效应用 清热解毒，活血，消肿。用于咽喉肿痛，扁桃体炎，乳蛾，肝炎，肝大，胃痛，乳痈，牙龈肿痛。

化学成分 根状茎含黄酮类：白射干素(dichotomitin)，南欧鸢尾素▲(irisflorentin)，汉黄芩素(wogonin)，鼠李黄素(rhamnazin)，鸢尾苷元(irigenin)，鸢尾黄素(tectorigenin)，鸢尾黄酮苷(tectoridin)[1]。

地上部分含黄酮类：染料木苷(genistin)，异牡荆素(isovitexin)，鸢尾黄酮苷(tectoridin)[2]。

化学成分参考文献

[1] 李应勤，等．药学学报，1986, 21(11): 836-841.

[2] 牛孝亮，等．中医药信息，2009, 26(4): 21-22.

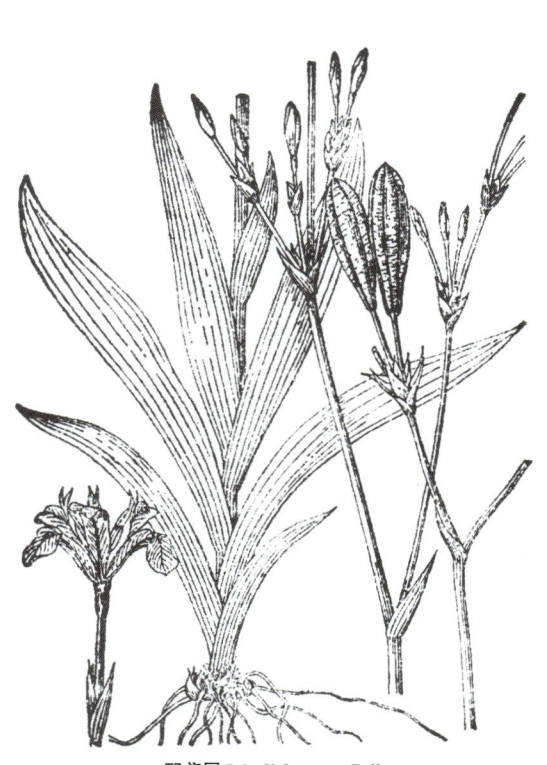

野鸢尾 Iris dichotoma Pall.
引自《中国高等植物图鉴》

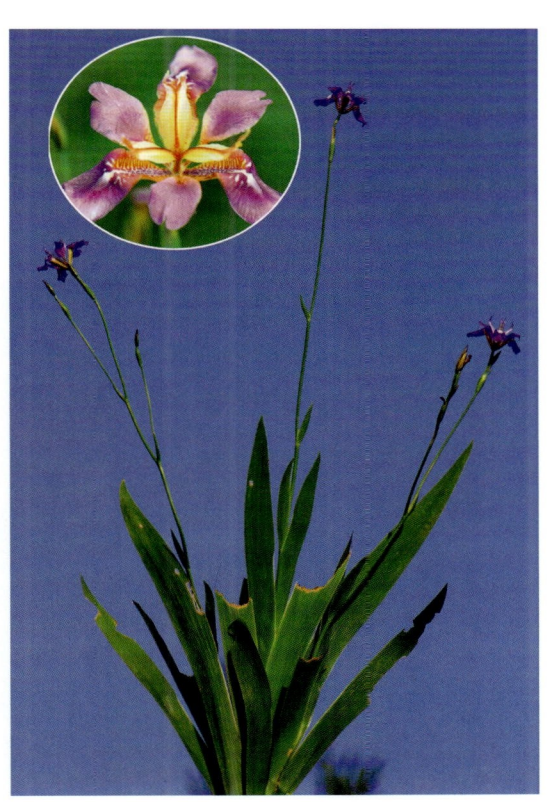

野鸢尾 Iris dichotoma Pall.
摄影：周䍃

22. 小花鸢尾 野兰花（湖北），八棱麻（四川），石菖蒲（贵州），九节地菖蒲、山菖蒲（全国中草药汇编）

Iris speculatrix Hance in J. Bot. 13: 196. 1875.——*I. grijsii* Maxim.（英 **Smallflower Iris**）

根较粗。根状茎细长，横生。叶条形，暗绿色，有光泽，长 15–40 cm，宽 4–12 mm，脉 3–5 条，两面明显。花茎长 15–25 cm，有 1–2 片茎生叶；苞片 2 或 3，狭披针形，长 5.5–8 cm，顶端长渐尖，有花 2–3 朵；花蓝紫色或淡蓝色，直径 5.6–6 cm；花被管长约 5 mm，外花被裂片开展，匙形，长 3–4 cm，宽 9–13 mm，中部有白斑，并有黄色鸡冠状附属物，内花被裂片直立，狭倒披针形，长 3–3.7 cm，宽 9–10 mm；雄蕊长约 1.2 cm，花药白色；花柱分枝长约 2.5 cm，宽 7 mm，子房纺锤形，长 1.6–2 cm，宽约 5 mm。蒴果与果柄成直角，狭椭圆形，长约 3 cm，具长喙。种子多面体形，暗褐色，有翅。花期 5 月，果期 7–8 月。

分布与生境 产于山西、陕西、青海和长江流域及其以南各省区。生于路边、山谷、林缘及林下，海拔 500–1800 m。

药用部位 根及根状茎。

功效应用 消积，活血化瘀，镇痛，行水，解毒。用于食滞腹胀，癥瘕积聚，跌打损伤，疝气，痔漏，痈肿疖毒，狂犬咬伤，风湿病，风寒骨痛。

化学成分 根状茎含黄酮类：鸢尾苷元(irigenin)[1]。

化学成分参考文献

[1] 秦民坚，等. 植物资源与环境，1996, 5(4): 55-56.

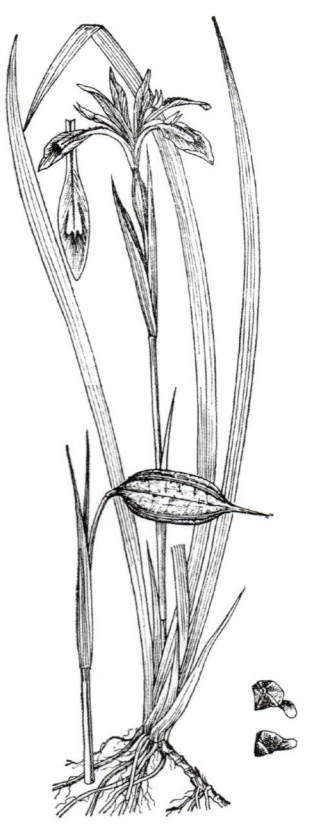

小花鸢尾 Iris speculatrix Hance
张春芳 于振洲 绘

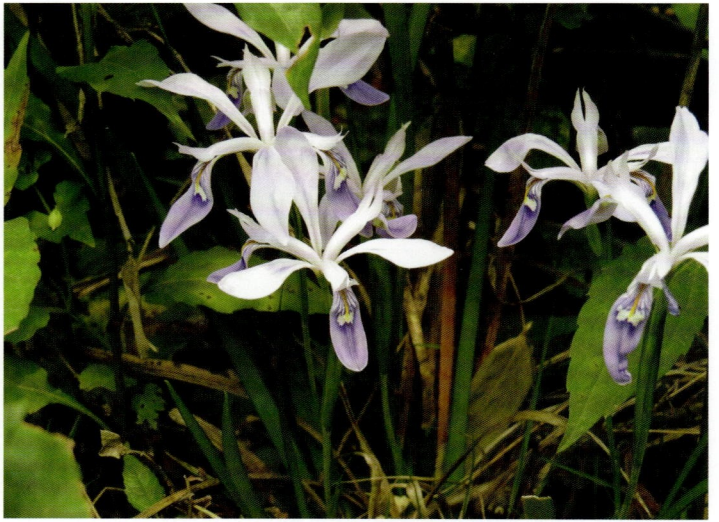

小花鸢尾 Iris speculatrix Hance
摄影：南程慧

鸢尾科 IRIDACEAE

23. 蝴蝶花
Iris japonica Thunb. in Trans. Linn. Soc. London 2: 327. 1794.（英 Fringed Iris）

23a. 蝴蝶花（模式变型） 日本鸢尾，铁扁担根（上海），紫燕（浙江），金剪刀（江西），豆豉草、扁竹根（湖南、四川、贵州）

Iris japonica Thunb. f. **japonica**（英 Fringed Iris）

根状茎二型：近直立者较粗，横走者细长，入地浅。叶剑形，长 25–60 cm，宽 1.5–3 cm，暗绿色，一面有光泽，基部红紫色，无明显的中脉。花茎高于叶片，顶端具有 5–12 个细而短的分枝；苞片 3–5 枚，宽披针形，长 0.8–1.5 cm，有花 2–4 朵；花淡蓝色或蓝紫色，直径 4.5–6 cm；花梗长 1.5–2.5 cm，硬挺，宿存；花被管长 1.1–1.5 cm，外花被裂片倒卵形或椭圆形，长 2.5–3 cm，宽 1.4–2 cm，顶端微凹，边缘波状有细齿裂，中部具隆起的黄色鸡冠状附属物，内花被裂片斜展，椭圆形或狭倒卵形，长 2.8–3 cm，宽 1.5–2.1 cm，边缘有细齿裂；雄蕊长 8–12 mm，花药白色；花柱分枝略短于内花被裂片，子房纺锤形，长 7–10 mm。蒴果椭圆状圆柱形，长 2.5–3 cm，顶端无喙。种子黑褐色，不规则多面体形。花期 3–4 月，果期 5–6 月。

分布与生境 产于陕西、甘肃、青海、江苏、安徽、浙江、福建、湖北、湖南、广东、广西、海南和西南地区。生于潮湿草地、林缘，海拔 500–800 m（西南地区海拔 2400–3400 m）。也分布于缅甸和日本。

药用部位 根状茎、全草。

功效应用 根状茎：清热解毒，泻下通便，消食，杀虫。用于食积腹胀，蛔虫腹痛，便秘，牙痛，喉蛾。全草：清热解毒，消肿止痛，逐水燥湿。用于湿热黄疸型肝炎，肝大，肝区痛，胃痛，食积胀满，

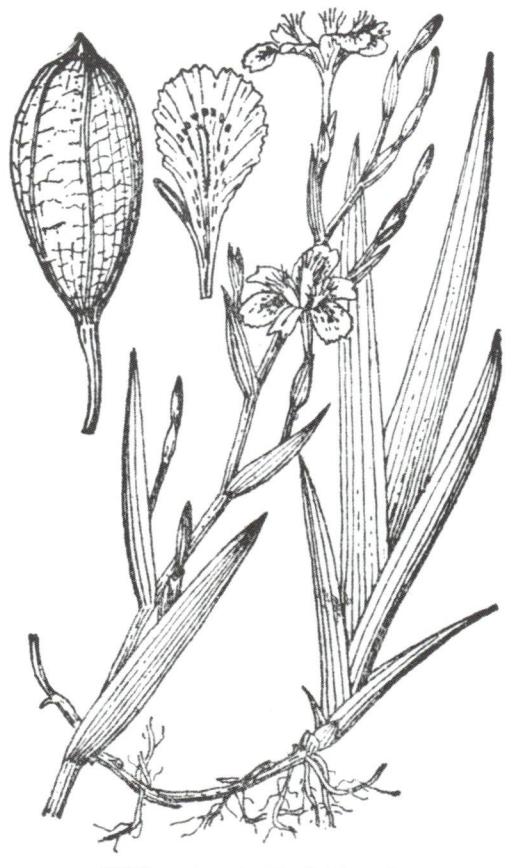

蝴蝶花 Iris japonica Thunb. f. japonica
引自《中国高等植物图鉴》

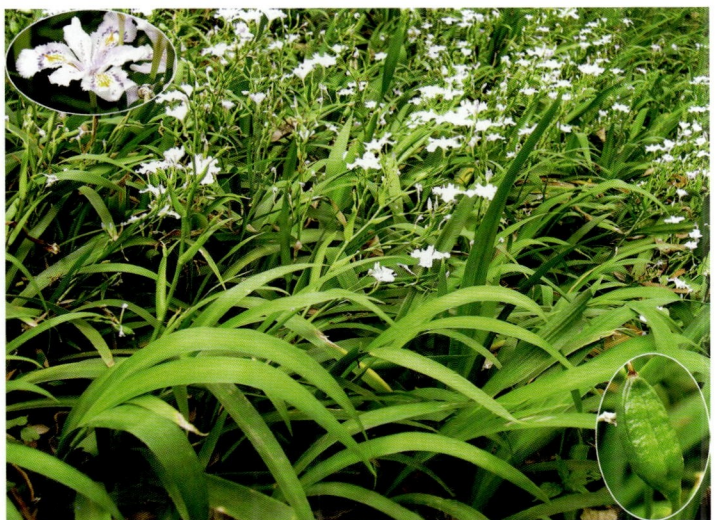

蝴蝶花 Iris japonica Thunb. f. japonica
摄影：何顺志

咽喉肿痛，跌打损伤，痈疽疮疔。台湾用于喉症，扁桃腺炎，单双蛾，胎毒，肋膜炎。

化学成分 根状茎和根含三萜类：异德国鸢尾醛(isoiridogermanal)，射干醛(belamcandal)，28-去乙酰射干醛(28-deacetylbelamcandal)，16-O-乙酰异德国鸢尾醛(16-O-acetylisoiridogermanal)[1]。

根状茎含黄酮类：鸢尾黄素(tectorigenin)，芹菜素(apigenin)，椴树素-7-O-β-D-吡喃葡萄糖苷(tilianin-7-O-β-D-glucopyranoside)，鸢尾黄酮苷(tectoridin)，芹菜素-7-O-β-D-吡喃葡萄糖苷(apigenin-7-O-β-D-glucopyranoside)[2]；甾体类：豆甾醇，胡萝卜苷[2]；挥发油：肉豆蔻酸，辛酸[3]。

花瓣含黄酮类：恩比宁(embinin)，獐牙菜素(swertisin)[4]。

地上部分含黄酮类：蝴蝶花素(irisjaponin) A、B，鸢尾黄酮新苷元A (iristectorigenin A)，刺柏苷元B (junipegenin B)，鸢尾黄素(tectorigenin)，尼泊尔鸢尾黄酮(irisoridon)，7-O-甲基山鲮豆醇(7-O-methylorobol)，库门鸢尾素甲基醚(iriskumaonin methyl ether)，尼鸢尾黄素甲醚(irisolone methyl ether)[5]。

注评 本种为上海市中药材标准（1994）收载"铁扁担"的基源植物，药用其干燥带叶根状茎。彝族用其根状茎治疗腹中包块，咽喉痛；土家族用其根或全草治疗郁气病，肝脾肿大，食不消化。

化学成分参考文献

[1] Abe F, et al. *Phytochemistry*, 1991, 30(10): 3379-3382.

[2] 黎路，等. 中草药，2006, 37(8): 1141-1142.

[3] 秦军，等. 贵州工业大学学报（自然科学版），2003, 32(2): 31-32,45.

[4] Arisawa M, et al. *Yakugaku Zasshi*, 1973, 93(12): 1655-1659.

[5] Minami H, et al. *Phytochemistry*, 1996, 41(4): 1219-1221.

23b. 白蝴蝶花

Iris japonica Thunb. f. **pallescens** P. L. Chiu et Y. T. Zhao in Acta Phytotax. Sin. 18(1): 58. 1980.（英 **White Fringed Iris**）

本变型的叶片及苞片均为黄绿色；花白色，直径约5.5 cm；外花被裂片的中肋上有淡黄色斑纹及淡黄褐色的条状斑纹；花柱分枝的中肋上略带淡蓝色。

分布与生境 产于浙江。模式标本采于杭州植物园。

药用部位 种子。

功效应用 清热利湿。用于小便淋痛不利。

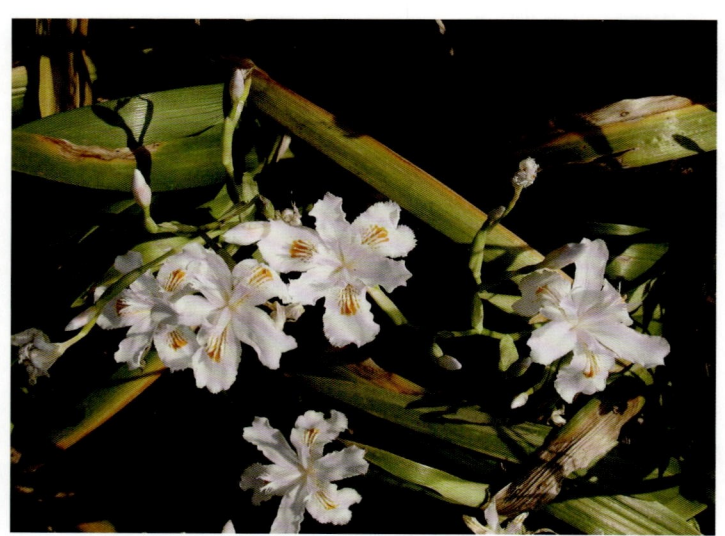

白蝴蝶花 Iris japonica Thunb. f. **pallescens** P. L. Chiu et Y. T. Zhao
摄影：陈彬

24. 扁竹兰 扁竹根、扁竹（云南、四川），都拉鸢尾（全国中草药汇编），兰花扁竹（云南中草药选）

Iris confusa Sealy in Gard. Chron. ser. 3, 102: 414. 1937.（英 **Confused Iris**）

根状茎横走，粗壮。地上茎直立，高 80-120 cm，扁圆柱形，节明显，节上常残留有老叶鞘。叶 10 余枚，于茎顶互相套叠，排成扇状，叶片剑形，长 28-80 cm，宽 3-6 cm，黄绿色，一面有光泽，另一面略带白粉，脉不明显。花茎近顶端有 5-8 个细分枝；苞片 4-6，长约 1.5 cm，有 3-5 朵花；花白色或带浅蓝色，直径 4-5.5 cm；花梗长 1.5-2 cm；花被管长约 1.5 cm，外花被裂片椭圆形，长 2-3 cm，宽 1.5-2 cm，顶端微凹，边缘波状有疏齿，鸡冠状附属物旁有黄色斑点，内花被裂片宽披针形，长约 2.5 cm，宽约 1 cm，顶端微凹；雄蕊长约 1.5 cm，花药黄色；花柱分枝淡蓝色，长约 2 cm，宽约 8 mm，顶端裂片流苏状，子房长约 6 mm。蒴果椭圆形，长 2.5-3.5 cm，直径 1-1.4 cm，有网状脉纹及 6 条明显的肋。种子黑褐色。花期 4 月，果期 5-7 月。

分布与生境 产于广西、贵州、四川、云南。生于林缘、疏林下、沟谷湿地或山坡草地，海拔 1600-2400 m。

药用部位 根状茎、全草。

功效应用 清热解毒，消炎。用于急性乳蛾，急性咽喉痛，支气管炎，急性扁桃体炎，咳嗽痰喘，并解乌头、蕈类食物中毒。

化学成分 根状茎及根含黄酮类：鸢尾黄酮苷(tectoridin)，鸢尾苷(iridin)，鸢尾黄素(tectorigenin)，鸢尾异黄酮(irilone)[1]，鸢尾苷元(irigenin)[2]；甾体类：胡萝卜苷[1]。

化学成分参考文献

[1] 吴靳荣，等. 中草药，2004, 35(3): 22-23.

[2] 秦民坚，等. 植物资源与环境，1996, 5(4): 55-56.

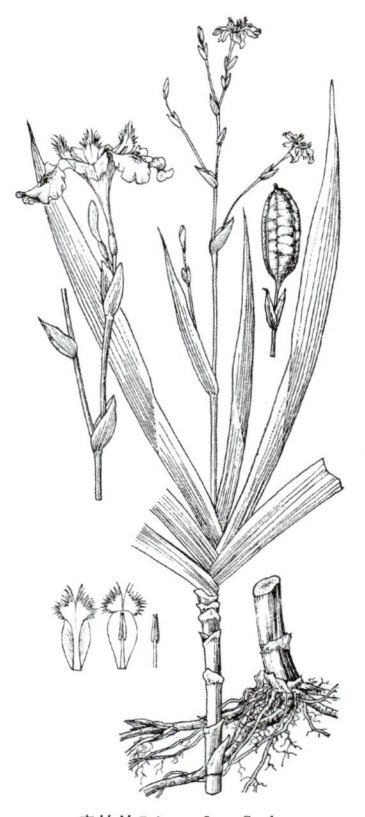

扁竹兰 Iris confusa Sealy
曾孝濂 于振洲 蒋祖德 绘

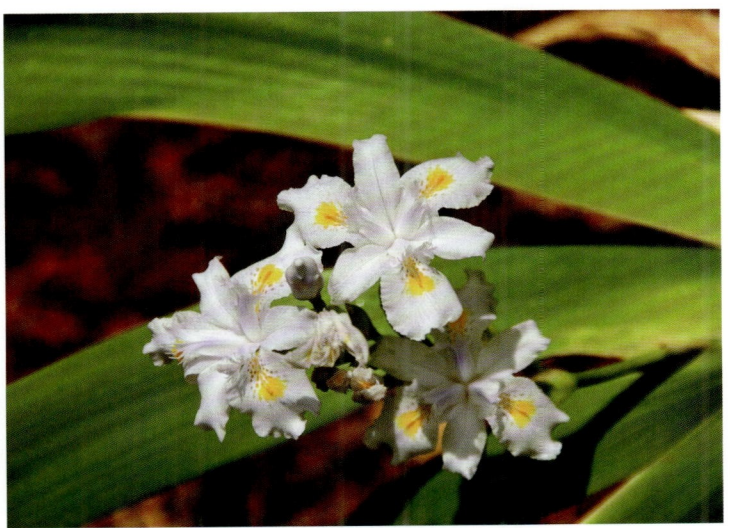

扁竹兰 Iris confusa Sealy
摄影：徐晔春

25. 扇形鸢尾　铁扇子、老君扇、大扁竹兰、都拉（云南）

Iris wattii Baker, Handb. Irid. 17. 1892.（英 **Fanshaped Iris**）

　　根状茎粗壮，直径约 1 cm，节明显。地上茎扁圆柱形，高 50-100 cm，直径 1-1.5 cm，节明显，残留有老叶鞘。叶黄绿色，10 余枚于茎顶互相套叠成扇面状，叶片剑形，长 50-70 cm，宽 5-7 cm，脉约 10 条。花茎高 30-50 (-100) cm，直径约 7 mm，近顶部有分枝；苞片 3-5 枚，狭卵形，长 1.5-2.5 cm，有 2-4 朵花；花蓝紫色，直径 7.5-8 cm；花梗长约 1.5 cm；花被管长约 2 cm，外花被裂片倒卵形，长 4.5-6 cm，宽 2.4-4 cm，有深紫色斑点及条纹，边缘波状，中部有不整齐的黄色鸡冠状附属物，内花被裂片狭倒卵形，长 3.5-4 cm，宽 1-1.3 cm；雄蕊长约 3 cm，花药黄色；花柱分枝长 3-3.5 cm，宽 8-10 mm，顶端裂片流苏状；子房长 7-8 mm。蒴果椭圆形，长 2.8-3.5 cm，直径 1.3-1.5 cm，顶端有短尖，无喙。种子褐色，半圆形。花期 4 月。果期 5-8 月。

分布与生境　产于云南、西藏。生于海拔 1800-2200 m 的林缘草地或河边湿地。也分布于缅甸和印度。

药用部位　根状茎、全草。

功效应用　根状茎：清热消肿，消炎凉血。用于乳蛾，急性扁桃体炎，支气管炎，咽喉痛，咳嗽痰喘，食物中毒。全草：解毒。

注评　本种拉祜族药用，根状茎治疗草乌、菌类和其他食物中毒。

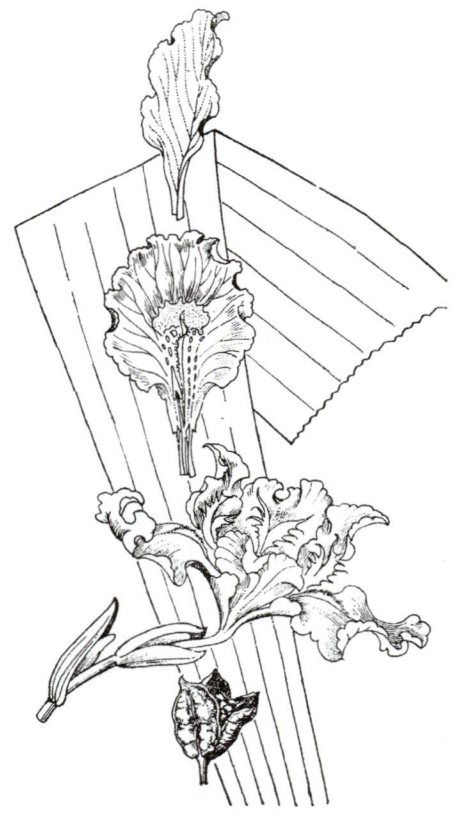

扇形鸢尾 Iris wattii Baker
曾孝濂　于振洲　蒋祖德　绘

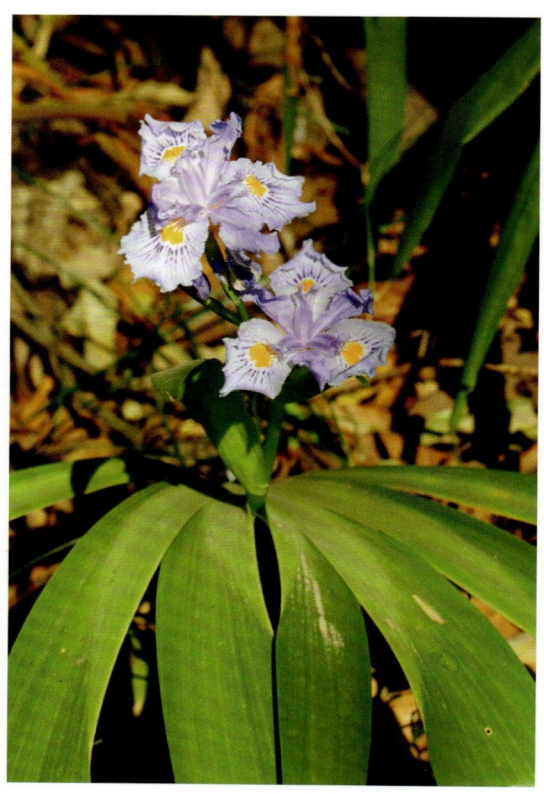

扇形鸢尾 Iris wattii Baker
摄影：朱鑫鑫

26. 鸢尾 蓝蝴蝶，蛤蟆七，土知母、川射干（四川）

Iris tectorum Maxim. in Bull. Acad. Imp. Sci. Saint-Pétersbourg 15: 380. 1871.（英 **Roof Iris**）

根纤细。根状茎横走，粗壮。基生叶排成扇形，叶片宽剑形，弯曲，黄绿色，长 15–50 cm，宽 1.5–3.5 cm。花茎有 1 或 2 分枝，高 20–40 cm，有 1 或 2 枚茎生叶；苞片 2 或 3 枚，披针形，长 3.5–7.5 cm，有 1 或 2 朵花；花蓝紫色，直径约 10 cm；花梗长约 1 cm；花被管纤细，长达 3 cm，外花被裂片宽卵形，长 5–7 cm，宽约 4 cm，具深色网纹，中部有鸡冠状附属物及白色髯毛，内花被裂片椭圆形，长 4.5–5 cm，宽约 3 cm，平展；雄蕊长约 2.5 cm，花药鲜黄色；花柱分枝淡蓝紫色，长约 3.5 cm，子房圆柱形，长 1.8–2 cm。蒴果椭圆形或倒卵形，长 4.5–6 cm，直径 2–2.5 cm。种子暗褐色，梨形，具假种皮。花期 4–5 月，果期 6–8 月。

分布与生境 产于西北、江苏、安徽、湖北、湖南、浙江、江西、华南和西南。生于海拔 500–3500 m 的林缘、水边、河岸、草地。也分布于朝鲜、缅甸、日本。在国内广为栽培，在不丹、印度也有栽培。

药用部位 根状茎。

功效应用 清热解毒，活血祛瘀，祛风利湿，行水消肿，平肝止眩，消积。用于跌打损伤，风湿疼痛，咽喉肿痛，食积腹胀，疟疾。外用于痈疖肿痛，外伤出血，眩晕耳鸣，头痛胀，急躁易怒，少寐多梦。

化学成分 根状茎含黄酮类：鸢尾黄酮苷(tectoridin)[1]、鸢尾黄酮新苷(iristectorin) A[2]、B[3]、鸢尾黄酮新苷元A (iristectorigenin A)、南欧鸢尾素▲(irisflorentin)、鸢尾苷元(irigenin)、鸢尾黄素(tectorigenin)[4]、鼠李柠檬素(rhamnocitrin)、二氢山柰甲黄素(dihydrokaempferid)、鸢尾苷(iridin)、鸢尾黄素-7-O-葡萄糖-4'-O-葡萄糖苷(tectorigenin-7-O-β-glucosyl-4'-O-β-glucoside)[5]、7-O-香橙素(7-O-methylaromadendrin)[6]、染料木素(genistein)、二甲基鸢尾黄素(dimethytectorigenin)[7]；三萜类：28-去乙酰射干醛(28-deacetylbelamcandal)[8]、鸢尾道醛▲(iridotectoral) A、B[9]、C、D[10]、鸢尾射干醛▲A (iridobelamal A)[9]、鸢尾醇(iritectol) A、B、异德国鸢尾醛(isoiridogermanal)[11]；挥发油：十四酸，5-庚基-

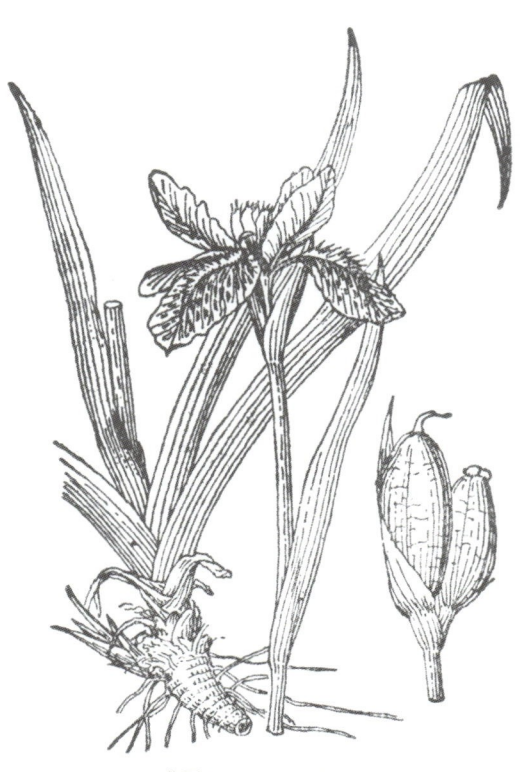

鸢尾 Iris tectorum Maxim.
引自《中国高等植物图鉴》

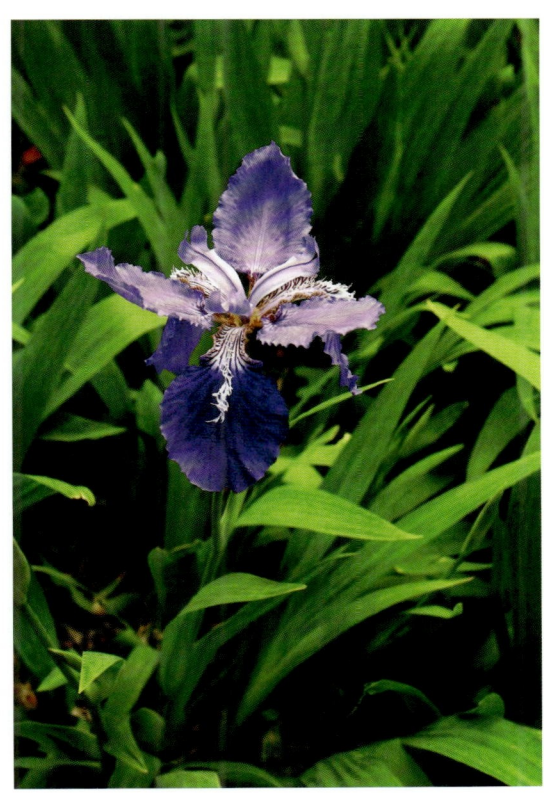

鸢尾 Iris tectorum Maxim.
摄影：张英涛

二氢呋喃酮[12]；甾体类：β-谷甾醇，胡萝卜苷[5]；其他类：美国茶叶花素▲(androsin)[2]，香草乙酮-β-D-二葡萄糖苷(acetovanillone-β-D-diglucoside)[3]，罗布麻宁(apocynin)，正丁基-β-D-吡喃果糖苷(n-butyl-β-D-fructopyranoside)[5]。

花含黄酮类：恩比宁(embinin)[13]。

种子含三萜类：鸢尾酮(iristectorone) A、B、C、D、E、F、G、H[14]，鸢尾烯(iristectorene) A[15]、B[16]、C、D、E、F、G[15]；倍半萜挥发油类：大牻牛儿烯D (germacrene D)，别香树烯(alloaromadendrene)[17]。

注评 本种为中国药典（2010年版）收载"川射干"的基源植物，药用其干燥根状茎；其干燥带叶根状茎为上海市中药材标准（1994）收载的"铁扁担"。布依族、侗族、仡佬族、瑶族、傣族、土家族、壮族、傈僳族也药用其干燥根状茎，主要治疗食积、咽喉炎和跌打损伤等；毛南族用根状茎治疗哮喘和胃酸过多。

化学成分参考文献

[1] Shibata B. *Yakugaku Zasshi*, 1927, No. 543: 380-385.

[2] Morita N, et al. *Chem Pharm Bull*, 1972, 20(4): 730-733.

[3] Morita N, et al. *Yakugaku Zasshi*, 1972, 92(8): 1052-1054.

[4] 许云龙，等.云南植物研究，1999, 21(1): 125-130.

[5] 赏后勤，等.中国天然药物，2007, 5(4): 312-314.

[6] Fang R, et al. *J Ethnopharmacol*, 2008, 118(2): 257-263.

[7] 袁崇均，等.天然产物研究与开发，2008, 20(3): 444-446,449.

[8] Takahashi K, et al. *J Nat Prod*, 1999, 62(2): 291-293.

[9] Takahashfi K, et al. *Phytochemistry*, 2000, 53(8): 925-929.

[10] Takahashi K, et al. *Biol Pharm Bull*, 2002, 25(4): 432-436.

[11] Fang R, et al. *Phytochemistry*, 2007, 68(9): 1242-1247.

[12] 秦民坚，等.植物资源与环境，1997, 6(2): 54-55.

[13] Hirose Y, et al. *Kumamoto Pharm Bull*, 1962, 5: 48-50.

[14] Seki K, et al. *Phytochemistry*, 1994, 37(3): 807-815.

[15] Seki K, et al. *Phytochemistry*, 1994, 36(2): 425-431.

[16] Seki K, et al. *Phytochemistry*, 1994, 36(2): 433-438.

[17] Seki K, et al. *Yukagaku*, 1986, 35(3): 176-181.

27. 红花鸢尾（云南种子植物名录）

Iris milesii Baker ex Foster in Gard. Chron. n. s. 20: 231. 1883.（英 **Miles Iris**）

根状茎粗壮，直径1-1.5 cm，节明显。茎高60-90 cm，节明显，上部有2-4个分枝，下部节处残存老叶鞘。叶灰绿色，在茎上部互生，宽剑形，长40-60 cm，宽2.5-5 cm。苞片数枚，长2.5-3.5 cm，宽2-2.5 cm，有3-4朵花；花梗长2.5-4 cm；花淡红紫色，有较深的条纹和斑点，直径7-8 cm；花被管长1-1.5 cm，外花被裂片倒卵形，边缘齿裂，中部有橘黄色鸡冠状附属物，内花被裂片狭倒卵形，长4-5 cm，顶端微凹；雄蕊长约2.5 cm，花药乳白色；花柱分枝淡红紫色，长约3 cm，顶端裂片边缘流苏状，子房三棱状圆柱形，长约3 cm。蒴果卵圆形，具明显的网状脉。种子梨形，黑褐色，有白色的附属物。花期4-5月，果期6-8月。

分布与生境 产于四川、云南、西藏。生于山坡林缘、疏林下、河滩湿润处。也见于印度。

药用部位 种子。

功效应用 杀虫，解毒。用于中毒，胃肠寒热，腹绞痛。

化学成分 根状茎含黄酮类：樱黄素(prunetin)，樱花素(sakuranetin)，鸢尾黄素(tectorigenin)，鸢尾苷元(irigenin)，3-甲氧基槲皮素(3-methoxyquercetin)，鸢尾黄酮苷(tectoridin)，鸢尾苷(iridin)，鸢尾黄酮新苷B (iristectorin B)[1]；苯醌类：2,6-二甲氧基-1,4-苯醌(2,6-dimethoxy-1,4-benzoquinone)[1]；苯丙素类：4-β-D-葡萄糖基氧化阿魏酸甲醚(4-β-D-glucosyloxyferulic acid methyl ester)[1]。

化学成分参考文献

[1] Agarwal VK, et al. *Phytochemistry*, 1984, 23(6): 1342-1343.

28. 德国鸢尾

Iris germanica L., Sp. Pl. 1: 38. 1753. （英 **German Iris**）

须根肉质。根状茎粗壮而肥厚，斜生而有分枝。叶剑形，常具白粉，长20-50 cm，宽2-4 cm，淡绿至深绿色，基部带红褐色，无明显的中脉。花茎长60-100 cm，上部有1-3个侧枝，下部有1-3枚茎生叶；苞片3枚，长2-5 cm，卵形，上半部常皱缩并带紫红色，有1-2朵花；花大形，直径可达12 cm，花色多样，常为紫色、蓝紫色、深紫色、白色，有香味；花被管长约2 cm，外花被裂片椭圆形或倒卵形，长6-7.5 cm，中部密生黄色须毛状附属物，有斑纹，内花被裂片倒卵形或长圆形，长约5 cm，顶端向内拱曲；雄蕊长2.5-2.8 cm，花药乳白色；花柱分枝长约5 cm，宽约1.8 cm；子房纺锤形，长约3 cm。蒴果三棱状圆柱形，长4-5 cm，顶端无喙。种子梨形，黄棕色，有黄白色附属物。花期4-5月，果期6-8月。

分布与生境　我国各地庭院常见栽培，品种很多。原产于欧洲。

药用部位　根状茎。

功效应用　同香根鸢尾。

化学成分　新鲜根状茎含黄酮类：鸢尾异黄酮(irilone)[1]，鸢尾苷元(irigenin)，鸢尾苷(iridin)[2]；三萜类：α-香树脂醇(α-amyrin)，β-香树脂醇(β-amyrin)[2]；甾体类：β-谷甾醇[2]；其他类：香草乙酮(acetovanillone)[2]。

根状茎含黄酮类：尼泊尔鸢尾异黄酮(irisolidone)，尼泊尔鸢尾异黄酮-7-*O*-α-D-葡萄糖苷(irisolidone-7-*O*-α-D-glucoside)，鸢尾苷元(irigenin)，鸢尾异黄酮(irilone)，南欧鸢尾苷元▲(iriflogenin)，克什米尔鸢尾素▲(iriskashmirianin)[3]，5,7-二羟基-3-(3-羟基-4,5-二甲氧基)-8-甲氧基黄酮[5,7-dihydroxy-3-(3-hydroxy-4,5-dimethoxy)-8-methoxyflavone]，5,7-二羟基-3-(3-羟基-4,5-二甲氧基)-6-甲氧基黄酮[5,7-dihydroxy-3-(3-hydroxyl-4,5-dimethoxy)-6-methoxyflavone]，5,7-二羟基-3-(4-羟基)-6-甲氧基黄酮[5,7-dihydroxy-3-(4-hydroxy)-6-methoxyflavone]，5-羟基-3-(4-羟基)-6,7-亚甲二氧基黄酮[5-hydroxy-3-(4-hydroxy)-6,7-methylenedioxyflavone]，5-羟基-3-(4-甲氧基)-6,7-亚基二氧基黄酮[5-hydroxy-3-(4-methoxy)-

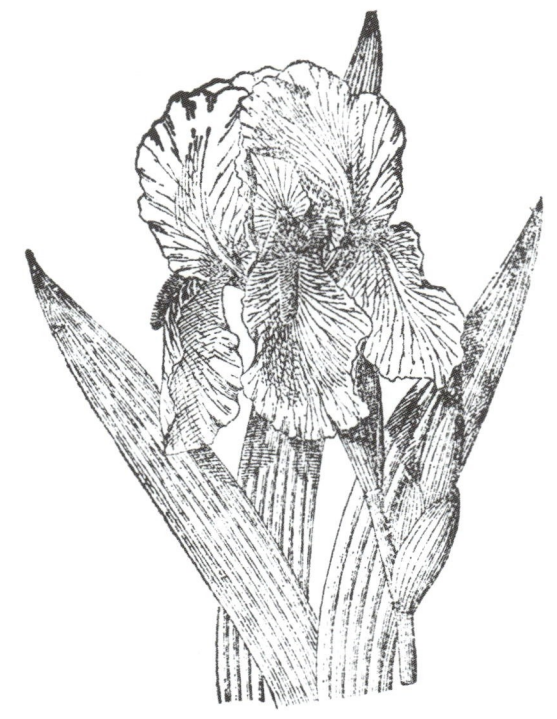

德国鸢尾 Iris germanica L.
引自《中国高等植物图鉴》

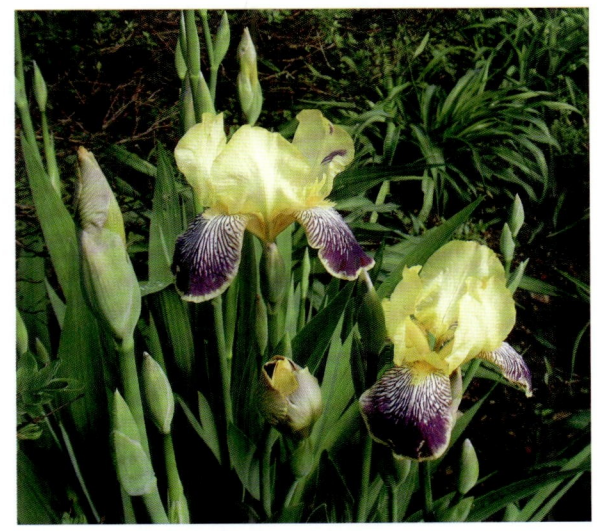

德国鸢尾 Iris germanica L.
摄影：于俊林

6,7-methylenedioxyflavone]，5-甲氧基-3-(4-羟基)-6,7-亚甲二氧基黄酮[5-methoxy-3-(4-hydroxy)-6,7-methylenedioxyflavone]，5,7-二羟基-3-(3-羟基-4-甲氧基)-6-甲氧基黄酮[5,7-dihydroxy-3-(3-hydroxy-4-methoxy)-6-methoxyflavone]，5,7-二羟基-3-(3-甲氧基-4-羟基)-6-甲氧基黄酮[5,7-dihydroxy-3-(3-methoxy-4-hydroxy)-6-methoxyflavone][4]，鸢尾苷元(irigenin)，鸢尾苷(iridin)[5]，德国鸢尾素(germanaism) A、B[6]、C、D、E、F、G[7]，鸢尾异黄酮-4'-O-β-D-葡萄糖苷(irilone-4'-O-β-D-glucoside)[6]；三萜类：α-香树脂醇，β-香树脂醇[5]，α-德国鸢尾醛(α-irigermanal)，γ-德国鸢尾醛(γ-irigermanal)，德国鸢尾醛(iridogermanal)[8]，鸢尾醛(iridal)，16-羟基鸢尾醛(16-hydroxyiridal)，29-乙酰氧螺鸢尾醛(29-acetoxyspiroiridal)，10-去氧-17-羟基鸢尾醛(10-deoxy-17-hydroxyiridal)，18,19-环氧-10-去氧鸢尾醛(18,19-expoxy-10-deoxyiridal)[9]，鸢尾酮K(iristectorone K)[10]；甾体类：β-谷甾醇[5]；其他类：香草乙酮(acetovanillone)[5]，异芍药醇(isopeonol)[4]。

茎皮含三萜类：德国鸢尾萜(irisgermanical) A、B、C，香根鸢尾醛▲(iripallidal)，南欧鸢尾醛▲(iriflorental)[11]。

全草含黄酮类：尼鸢尾黄素(nigricin; irisolone)，4'-羟基-5-甲氧基-6,7-亚甲二氧基异黄酮(4'-hydroxy-5-methoxy-6,7-methylenedioxyisoflavone)[12]；类胡萝卜素：β-胡萝卜素(β-carotene)，叶黄素(lutein)[13]；其他类：2,4,6,4'-四羟基二苯甲酮(2,4,6,4'-tetrahydroxydibenzophenone)[14]。

化学成分参考文献

[1] Dhar KL, et al. *Phytochemistry*, 1973, 12(3): 734-735.

[2] El-Moghazy AM, et al. *Fitoterapia*, 1980, 51(5): 237-239.

[3] Wollenweber E, et al. *Planta Med*, 2003, 69(1): 15-20.

[4] Atta ur R, et al. *J Ethnopharmacol*, 2003, 86(2-3): 177-180.

[5] Ali AA, et al. *Phytochemistry*, 1983, 22(9): 2061-2063.

[6] Atta Ur R, et al. *Chem Pharm Bull*, 2002, 50(8): 1100-1102.

[7] Atta ur r, et al. *Helv Chim Acta*, 2003, 86(10): 3354-3362.

[8] Marner FJ, et al. *J Org Chem*, 1982, 47(13): 2531-2536.

[9] Bonfils JP, et al. *Phytochemistry*, 1998, 48(4): 751-753.

[10] Orhan I, et al. *Fitoterapia*, 2002, 73(4): 316-319.

[11] Ito H, et al. *Chem Pharm Bull*, 1995, 43(7): 1260-1262.

[12] Dhar KL, et al. *Phytochemistry*, 1972, 11(10): 3097-3098.

[13] Buchecker R, et al. *Phytochemistry*, 1975, 14(3): 851-852.

[14] Dhar KL, et al. *Phytochemistry*, 1974, 13(12): 2894-2894.

29. 膜苞鸢尾　镰叶马蔺（中国沙漠植物志）

Iris scariosa Willd. ex Link in Jahrb. Gewächsk. 1(3): 71. 1820.（英 **Scarious Iris**）

根状茎粗壮，直径 1.5–2.2 cm，斜伸。叶灰绿色，剑形或镰刀形弯曲，长 10–18 cm，宽 1–1.8 cm。花茎长约 10 cm，无茎生叶；苞片 3 枚，边缘红紫色，宽披针形，长 4–5.5 cm，宽 1.5–2 cm，有 2 朵花；花蓝紫色，直径 5.5–6 cm；花梗很短；花被管长约 1.5 cm，外花被裂片倒卵形，长约 6 cm，宽约 1.5 cm，爪部狭楔形，中部有黄色须毛状附属物，内花被裂片倒披针形，长约 5 cm，宽约 5 mm，直立；雄蕊长约 1.8 cm；花柱分枝淡紫色，长约 3.5 cm，顶端裂片狭三角形，子房纺锤形，长约 1.5 cm。蒴果狭卵圆形，长 5–7.5 cm，直径 2.5–3 cm，顶端无明显的喙，但略膨大成环状，6 条肋明显。花期 4–5 月，果期 6–8 月。

分布与生境　产于新疆。生于石质山坡向阳处或沟旁。也分布于哈萨克斯坦和俄罗斯。

药用部位　根状茎。

功效应用　清热解毒，消炎，止痛，利咽。用于咽喉肿痛，音哑，齿龈红肿，疮痈肿毒。

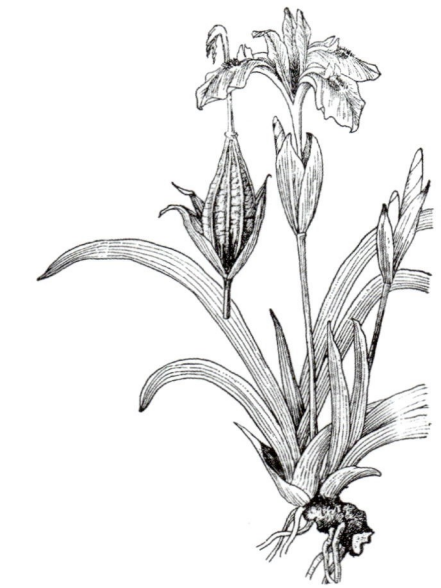

膜苞鸢尾 Iris scariosa Willd. ex Link
于振洲　何瑞五　绘

30. 薄叶鸢尾

Iris leptophylla Lingelsh. ex H. Limpr. in Repert. Spec. Nov. Regni Veg. Beih. 12: 325. 1922.——*I. sichuanensis* Y. T. Zhao（英 **Thinleaf Iris**）

植株基部围有纤维及膜质鞘状叶。须根粗而柔嫩。根状茎肥厚，块状，直径1.2–1.5 cm。叶条形，长20–35 cm，宽5–10 mm，中脉明显。花茎纤细，高10–35 cm，中下部有1枚茎生叶；苞片3–4枚，绿色，宽披针形，长3.5–8 cm，中脉明显，有2朵花；花蓝紫色，直径约6 cm；花梗很短或无花梗；花被管长4–5 cm，外花被裂片倒卵形或匙形，长5–5.5 cm，宽约2 cm，中部须毛状附属物黄色，内花被裂片直立，狭披针形，长约4 cm，宽约1 cm；雄蕊长约4 cm；花柱分枝长约4.5 cm，子房长2.5–3 cm。果实卵状圆柱形，长4–1.3 cm，顶端锐尖。种子梨形，暗褐色，有棕色的附属物。花期4–6月，果期5–7月。

分布与生境 产于甘肃、四川。生于山坡草地、砾石山坡等处。

药用部位 根状茎。

功效应用 泻下。用作泻药。

化学成分 根状茎含黄酮类：南欧鸢尾素▲(irisflorentin)，鸢尾异黄酮(irilone)，鸢尾苷(iridin)，鸢尾黄酮苷(tectoridin)，鸢尾异黄酮-4'-*O*-β-D-葡萄糖苷(irilone-4'-*O*-β-D-glucoside)[1]，5,4'-甲氧基-6,7-亚甲二氧基-3'-*O*-β-D-葡萄糖苷(5,4'-methoxy-6,7-methylenedioxyisoflavone-3'-*O*-β-D-glucoside)，黑花鸢尾素▲-4'-*O*-β-D-葡萄糖苷(nigricanin-4'-*O*-β-D-glucoside)，南欧鸢尾苷▲(irifloside)，鸢尾苷元(irigenin)，黑花鸢尾素▲(nigricanin)，5,3',4'-三甲氧基-6,7-亚甲二氧基(5,3',4'-trimethoxy-6,7-methylenedioxyisoflavone)[2]；甾体类：胡萝卜苷，β-谷甾醇[1]；脂肪酸类：十八酸[1]。

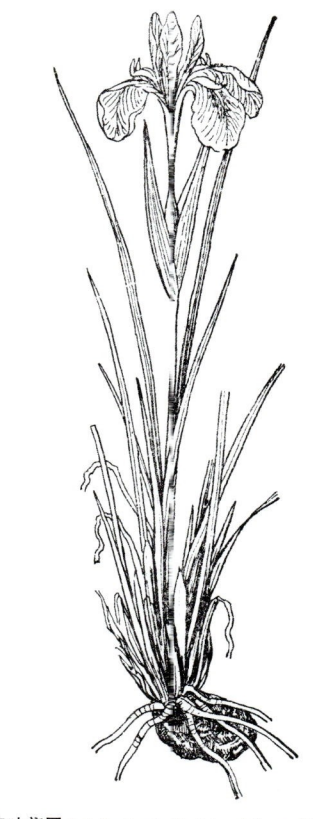

薄叶鸢尾 **Iris leptophylla** Lingelsh. ex H. Limpr.
于振洲 绘

化学成分参考文献

[1] 李蓉，等. 中国药科大学学报，2003, 34(2): 122-124.

[2] Qin MJ, et al. *J Integr Plant Biol*, 2007, 49(2): 213-217.

31. 卷鞘鸢尾

Iris potaninii Maxim. in Bull. Acad. Imp. Sci. Saint-Pétersbourg 26: 528. 1880.（英 **Potanin Iris**）

31a. 卷鞘鸢尾（模式变种） 高原鸢尾（青藏高原植物图鉴）

Iris potaninii Maxim. var. **potaninii**（英 **Potanin Iris**）

植株基部有浅黄褐色、卷曲的纤维。须根粗，稍肉质。根状茎直立，短而粗壮。基生叶条形，淡绿色，长4–16 cm，宽2–4 mm，果期伸长，脉不明显。花茎不伸出地面；苞片2枚，狭披针形，膜质，长4–4.5 cm，有1朵花；花黄色，直径3.5–5 cm；花被管细长，长1.5–3.7 cm；外花被裂片倒卵形，开展，长3–4 cm，宽1.2–1.5 cm，中部有黄色髯毛，内花被裂片倒披针形，直立，长2.5–3 cm，宽8–10 mm，顶端微凹；雄蕊长约1.5 cm，花药紫色；花柱长约2.8 cm，宽约6 mm，子房长约7 mm。蒴果宽椭圆形，长2.5–3 cm，直径1.3–1.6 cm，顶端具短喙。种子梨形，长约3 mm。花期5–6月，果期7–9月。

分布与生境 分布于甘肃、青海、四川、西藏。生于海拔3200–5000 m的多石而干燥的山坡。也分布于俄罗斯和蒙古。

药用部位 种子。

功效应用 退热，解毒，驱虫。藏族用于肠痈，龋齿，蛔虫病，蛲虫病，食物中毒引起的泻痢。

化学成分 地下部分含黄酮类：6,3',4'-三甲氧基-7,8,5'-三羟基异黄酮(6,3',4'-trimethoxy-7,8,5'-trihydroxyisoflavone)，7,4'-二甲氧基-8,3',5'-三羟基-6-O-β-D-吡喃葡萄糖苷异黄酮(7,4'-dimethoxy-8,3',5'-trihydroxy-6-O-β-D-glucopyranosylisoflavone)，5,3,3'-三羟基-7,4'-二甲氧基黄烷酮(5,3,3'-trihydroxy-7,4'-dimethoxyflavanone)，3',4',5',5-四甲氧基-6,7-亚甲二氧基异黄酮(3',4',5',5-tetramethoxy-6,7-methylenedioxyisoflavone)，3'-甲氧基-4',5-二羟基-6,7-亚甲二氧基异黄酮(3'-methoxy-4',5-dihydroxy-6,7-methylenedioxyisoflavone)，3',4'-二甲氧基-5',5-二羟基-6,7-亚甲二氧基异黄酮(3',4'-dimethoxy-5',5-dihydroxy-6,7-methylenedioxyisoflavone)，4',5-二甲氧基-3-羟基-6,7-亚甲二氧基异黄酮(4',5-dimethoxy-3-hydroxy-6,7-methylenedioxyisoflavone)，5-甲氧基-4'-羟基-6,7-亚甲二氧基异黄酮(5-methoxy-4'-hydroxy-6,7-methylenedioxyisoflavone)[1]；其他类：南欧鸢尾苯酮▲(iriflophenone)[1]。

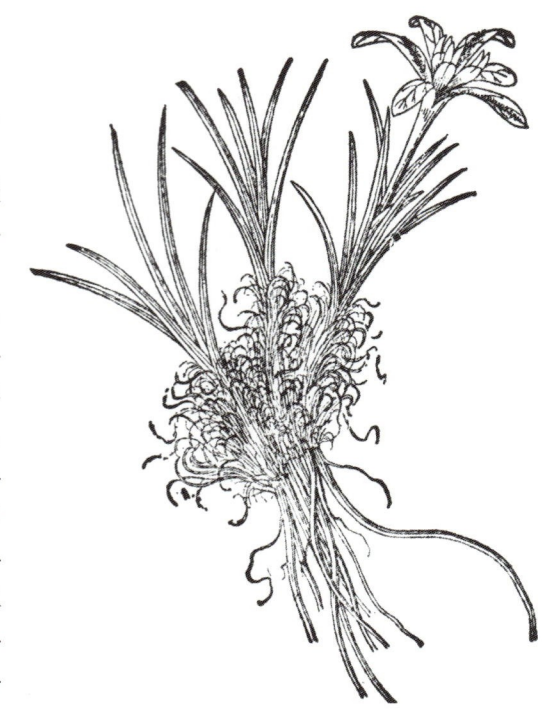

卷鞘鸢尾 Iris potaninii Maxim. var. potaninii
引自《中国高等植物图鉴》

化学成分参考文献

[1] Purev O, et al. *Chem Pharm Bull*, 2002, 50(10): 1367-1369.

31b. 蓝花卷鞘鸢尾

Iris potaninii Maxim. var. **ionantha** Y. T. Zhao in Acta Phytotax. Sin. 18(1): 59. 1980.（英 **Blueflower Potanin Iris**）

本变种与模式变种的不同在于花深蓝紫色或蓝紫色。花期5-6月，果期7-9月。

分布与生境 产于甘肃、青海、四川、西藏。生于海拔3000 m以上的石质山坡或干山坡。也分布于俄罗斯和蒙古。

药用部位 根、花、种子。

功效应用 除湿热，解毒，止血。用于痈疮肿毒。

32. 粗根鸢尾　粗根马蔺（东北）

Iris tigridia Bunge ex Ledeb., Fl. Altaic. 1: 60. 1829.——*I. pandurata* Maxim.（英 **Thickroot Iris**）

植株基部有大量纤维，不卷曲。须根粗，干后有横纹。根状茎短，不明显。叶条形，深绿色，有光泽，花期长5-13 cm，宽1.5-2 mm，果期长可达30 cm，宽约3 mm，无明显中脉。花茎长2-4 cm，不伸出或略伸出地面；苞片2枚，狭披针形，膜质，黄绿色，有1朵花；花蓝紫色，直径3.5-3.8 cm；花梗长约5 mm；花被管长约2 cm，外花被裂片狭披针形，长3-4 cm，宽1-1.5 cm，有深紫色斑点，中部须毛状附属物基部白色，顶部黄色，内花被裂片倒披针形，近直立，长1.8-2.2 cm，宽约5 mm，顶端微凹；雄蕊长约1.5 cm，花药黄色；花柱分枝长约2.3 cm，子房长约1.2 cm。蒴果狭卵圆形，顶端有宿存花被管。种子梨形，褐色，有黄白色附属物。花期5月，果期6-8月。

分布与生境 产于东北、华北、甘肃、青海、四川。生于林缘、干燥山坡、砂质草地、沙丘。也分布

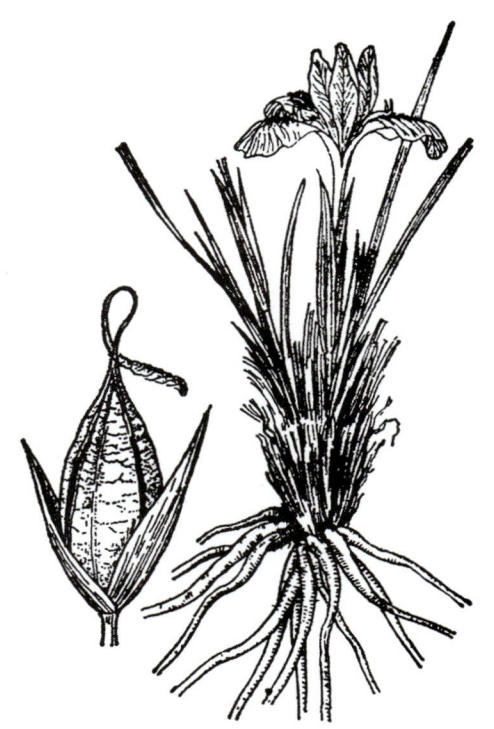

粗根鸢尾 Iris tigridia Bunge ex Ledeb
于振洲 赵毓棠 绘

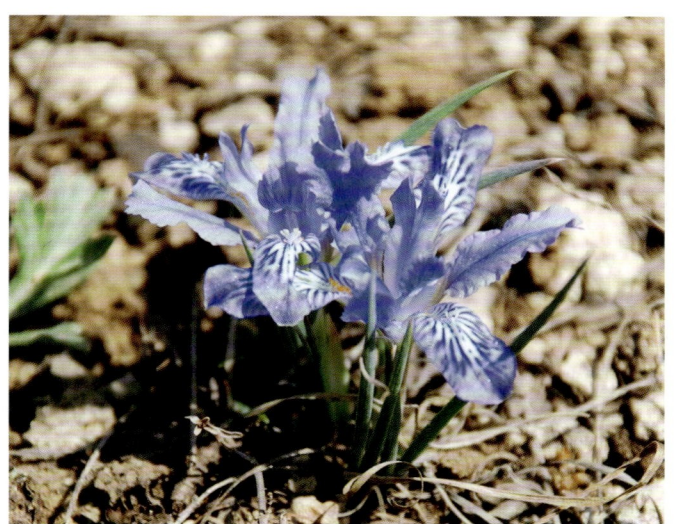

粗根鸢尾 Iris tigridia Bunge ex Ledeb
摄影：石硕

于俄罗斯、哈萨克斯坦、蒙古。

药用部位 根、种子。

功效应用 养血安胎，活血化瘀。用于跌打损伤，淤血肿痛，安胎，毒蛇咬伤。

化学成分 根状茎含𠮿酮类：芒果苷(mangiferin)[1]。

注评 本种苗族亦同等药用。

化学成分参考文献

[1] Williams CA, et al. *Zeitschrift fuer Naturforschung, C: J Biosci*, 1985, 40C(5-6): 325-330.

33. 锐果鸢尾　小排草（四川）

Iris goniocarpa Baker in Gard. Chron., n. s. 6: 710. 1876.（英 **Angularfruit Iris**）

根纤细。根状茎极短，直立。叶狭条形，黄绿色，长9-25 cm，宽1-3 mm，中脉不明显。花茎长10-25 cm，无或有1-2枚茎生叶；苞片2枚，披针形，长2-4 cm，仅具1花；花蓝紫色，直径2.5-3 cm；花梗短或无；花被管长1.5-2 cm；外花被裂片倒卵形，具深紫色斑点，中部具基部白色顶端黄色的须毛状附属物，内花被裂片长圆形，长1.8-2.2 cm，宽约5 mm；雄蕊长约1.5 cm，花药黄色；花柱分枝长约1.8 cm，子房长1-1.5 cm。蒴果三棱状椭圆形，长3.2-4 cm，顶端具短喙。花期5-6月，果期6-8月。

分布与生境 产于陕西、甘肃、青海、湖北、四川、云南、西藏。生于海拔3000-4000 m的高山草地。也分布于不丹、印度、缅甸、尼泊尔。

药用部位 根、种子。

功效应用 清热解毒，凉血利湿，驱虫。用于咽喉肿痛，黄疸，食物中毒引起的泻痢，阑尾炎，龋齿，蛔虫，蛲虫病。

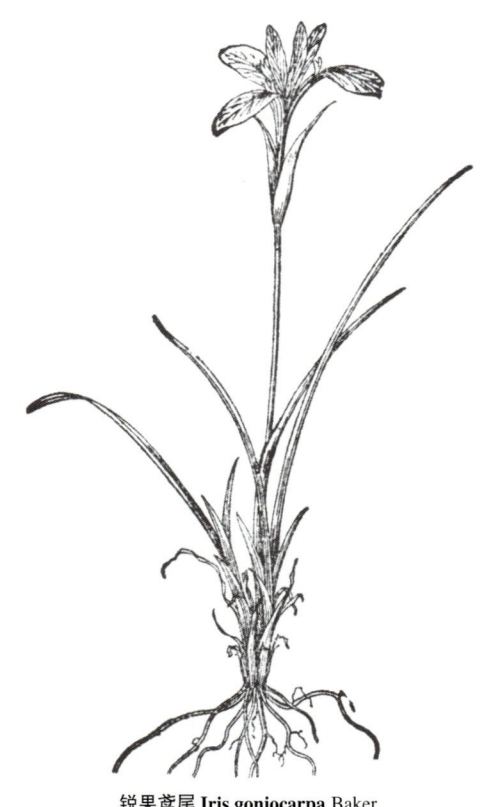

锐果鸢尾 Iris goniocarpa Baker
引自《中国高等植物图鉴》

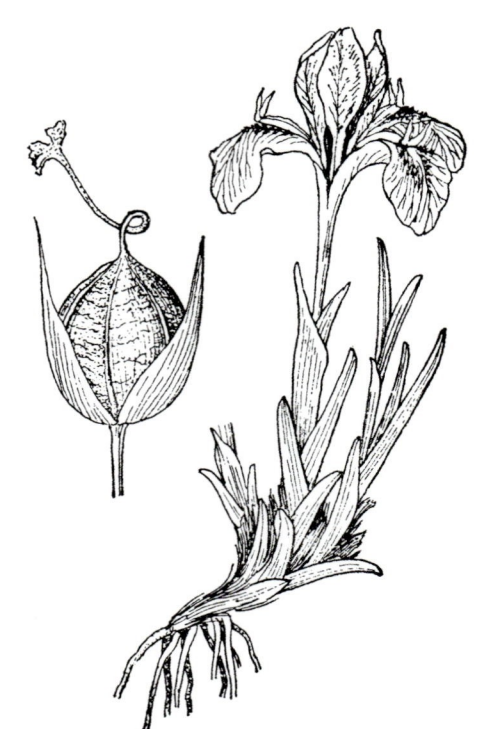

库门鸢尾 Iris kemaonensis Wall. ex Royle
于振洲 赵毓棠 绘

34. 库门鸢尾（中国植物学杂志）

Iris kemaonensis Wall. ex Royle, Ill. Bot. Himal. Mts. 1: 372. 1839.（英 **Kemaon Iris**）

须根细长。根状茎短。叶质黄绿色，条形，花期叶长 6-10 cm，宽 2-6 mm，果期长可达 34 cm，宽 3-7 mm，无明显的中脉。花茎不伸出地面；苞片 2-3 枚，绿色，宽披针形，长 5-6 cm，宽 1-1.8 cm，有 1 朵花；花淡紫色或蓝紫色，有深色斑点，直径 5-6 cm；花梗长 1-1.5 cm；花被管喇叭形，长 5.5-6 cm，外花被裂片匙形，长 4-5 cm，宽约 1.5 cm，中部须毛状附属物基部白色顶端黄色，内花被裂片倒披针形，长约 4 cm，宽约 1 cm，直立；雄蕊蓝色，长 2-2.3 cm；花柱分枝长约 3.2 cm，宽约 6 mm，子房长约 6 mm。蒴果球形，长 2-2.5 cm，直径 1.5-1.8 cm，顶端有短喙。种子红褐色，有乳黄色的附属物。

分布与生境 产于西藏。生于 3500-4200 m 的高山草地。也分布于不丹、印度、尼泊尔。

药用部位 种子、花。

功效应用 种子：解毒，止痛，杀虫，生肌。藏族用于培根病，木保病，中毒，胃肠寒热，急腹症，胀闷，黄疸，虫病，疮口死肉，烧烫伤。花（研调油）：解毒生肌。外用于烧烫伤。

35. 香根鸢尾（英拉汉植物名称） 白鸢尾，银苞鸢尾

Iris pallida Lam., Encycl. 3(1): 294. 1789.（英 **Sweet Iris**）

须根粗壮。根状茎粗壮而肥厚，扁圆形，直径可达 2.5 cm，斜伸。叶灰绿色，被白粉，剑形，长 40-80 cm，宽 3-5 cm，无明显的中脉。花茎有白粉，高 50-100 cm，直径 1.3-1.5 cm，上部有 1-3 个侧枝，中下部有 1-3 枚茎生叶；苞片 3 枚，银白色，宽卵形，长 3-3.5 cm，宽 2.5-3 cm，有 1-2 朵花；花蓝紫色、淡紫色或紫红色，直径可达 12 cm；花被管长约 2 cm，外花被裂片椭圆形或倒卵形，长 6-7.5 cm，宽 4-4.5 cm，顶端下垂，中部密生黄色须毛状附属物，内花被裂片圆形或倒卵形，长约

5 cm，直立，顶端向内拱曲；雄蕊长 2.5–2.8 cm，花药乳白色；花柱分枝长约 5 cm，宽约 1.8 cm，子房长约 3 cm。蒴果卵圆形，长 4.5–4.7 cm，直径 2.5–3.5 cm，顶端无喙。种子梨形，棕褐色，无附属物。花期 5 月，果期 6–9 月。

分布与生境　原产于欧洲，我国各地庭园常见栽培。

药用部位　根状茎。

功效应用　利尿通便，祛痰行气，催吐。欧洲传统用于水肿，浮肿，肝瘀气滞，干咳咽痛，肠胃气胀，腹痛；大量服用会引起恶心和呕吐；也用于制取食用及日用香料。

化学成分　根状茎含三萜类：香根鸢尾醛▲(iripallidal)，南欧鸢尾醛▲(iriflorental)，去氧香根鸢尾醛▲(desoxyiripallidal)[1]，($6R,10S,11S$)-16,17-二去氢鸢尾醛[($6R,10S,11S$)-16,17-didehydroiridal]，($6R,10S,11S$)-16,17-二去氢-26-羟基鸢尾醛[($6R,10S,11S$)-16,17-didehydro-26-hydroxyiridal]，($6R,10S,11S,14S,26R$)-15,16,17,18,19,20-六去氢-14,15,18,19-四氢-26,28-二羟基-26,14-环鸢尾醛[($6R,10S,11S,14S,26R$)-15,16,17,18,19,20-hexadehydro-14,15,18,19-tetrahydro-26,28-dihydroxy-26,14-cycloiridal]，($6S,7R,10S,11S,18R,22S$)-16,17,19,20-四氢-2,7,8,19,22,23-六氢-22-甲基-3-O,7:18,23-二环鸢尾醛[($6S,7R,10S,11S,18R,22S$)-16,17,19,20-tetrahydro-2,7,8,19,22,23-hexahydro-22-methyl-3-O,7:18,23-dicycloiridal][2]；挥发油：十四酸，十四酸酯[3]。

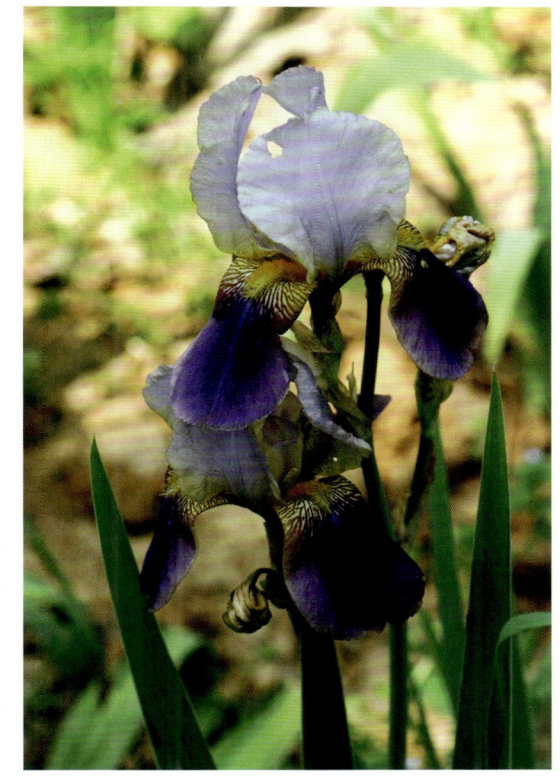

香根鸢尾 Iris pallida Lam.
摄影：杨雁

化学成分参考文献

[1] Krick W, et al. *Z Naturforsch, C: J Biosci*, 1983, 38C(3-4): 179-184.

[2] Littek A, et al. *Helv Chim Acta*, 1991, 74(8): 2035-2042.

[3] 邓国宾，等. 林产化学与工业. 2008, 28(3): 39-44.

36. 黄菖蒲（拉汉种子植物名称）　黄鸢尾（庐山植物园栽培植物手册）

Iris pseudacorus L., Sp. Pl. 1: 38. 1753.（英 **Yellowflag Iris**）

根状茎粗壮，直径达 2.5 cm，斜伸，节明显。叶灰绿色，剑形，长 40–60 cm，宽 1.5–3 cm，中脉较明显。花茎粗壮，高 60–70 cm，直径 4–6 mm，有明显纵棱，上部分枝，茎生叶比基生叶短而窄；苞片 3–4 枚，膜质，绿色，披针形，长 6.5–8.5 cm，宽 1.5–2 cm；花黄色，直径 10–11 cm；花梗长 5–5.5 cm；花被管长 1.5 cm，外花被裂片卵形或倒卵形，长约 7 cm，宽 4.5–5 cm，中央下陷呈沟状，有黑褐色的条纹，内花被裂片较小，倒披针形，直立，长 2.7 cm，宽约 5 mm；雄蕊长约 3 cm，花药黑紫色；花柱分枝长约 4.5 cm，宽约 1.2 cm，子房长约 2.5 cm，直径约 5 mm。花期 5 月，果期 6–8 月。

分布与生境　原产于欧洲，我国各地常见栽培。喜生于河湖沿岸的湿地或沼泽地上。

药用部位　根状茎、种子。

功效应用　根状茎：用于腹泻，痛经，白带，牙痛。种子：用于祛风，健胃，咖啡代用品。

化学成分　根状茎含黄酮类：鸢尾苷元(irigenin)[1]。

叶含黄酮类：鸢尾宁▲(ayamenin) A、B、C、D[2]、E[3]，芹菜素(apigenin)，粗毛豚草素(hispidulin)，山姜酮(alpinone)，7-O-甲基二氢山奈酚(7-O-methyldihydrokaempferol)，5,7,2'-三羟基黄烷酮(5,7,2'-trihydroxyflavanone)[3]，鸢尾素(irilin) A、B、C，鸢尾黄酮新苷元(iristectorigenin) A、

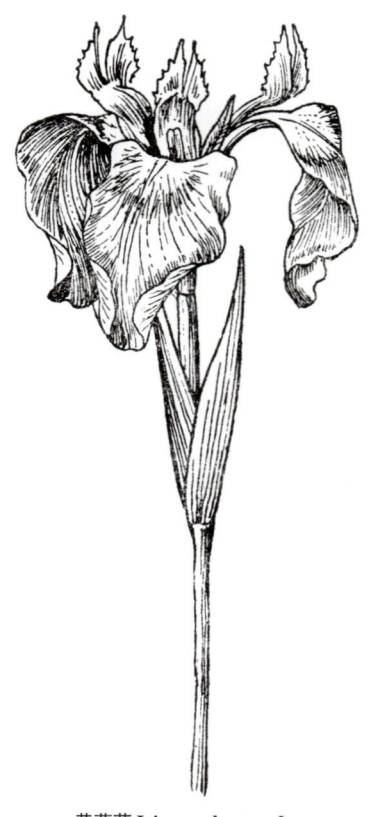

黄菖蒲 Iris pseudacorus L.
于振洲 赵毓棠 绘

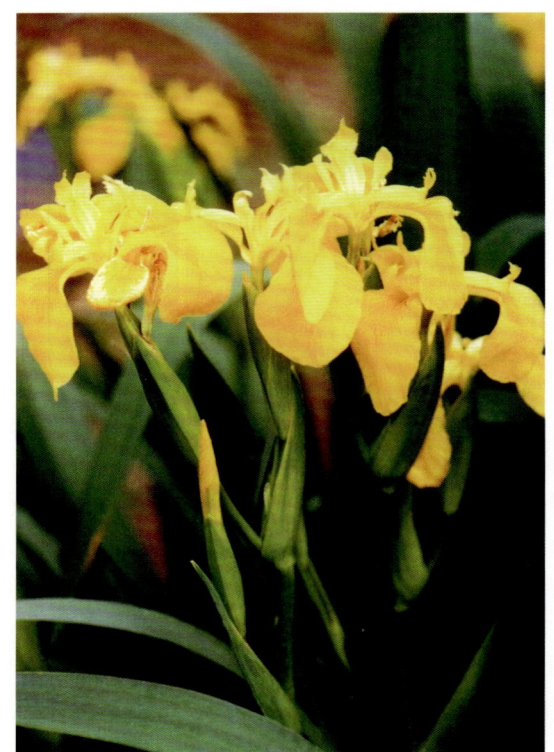

黄菖蒲 Iris pseudacorus L.
摄影：徐克学

B，鸢尾黄素(tectorigenin)，3'-O-甲基山黧豆醇▲(3'-O-methylorobol)，红车轴草素(pratensein)，鹰嘴豆芽素A (biochanin A)，染料木素(genistein)，5,7,3'-三羟基-6-甲氧香豆色酮(5,7,3'-trihydroxy-6-methoxycoumaronochromone)，白羽扇豆素▲A (lupinalbin A)[2]。

全草含氨基酸(吡咯烷)类：2-吡咯烷酮-5-甲酯(methyl-2-pyrrolidone-5-carboxylate)，2-吡咯烷酮-5-羧酸(2-pyrrolidone-5-carboxylic acid)[4]。

化学成分参考文献

[1] 秦民坚, 等. 植物资源与环境, 1996, 5(4): 55-56.

[2] Hanawa F, et al. *Phytochemistry*, 1991, 30(1): 157-163.

[3] Hanawa F, et al. *Phytochemistry*, 1991, 30(7): 2197-2198.

[4] Senatore F, et al. *Biochem Syst Ecol*, 2003, 31(6): 657-659.

水玉簪科 BURMANNIACEAE

一年生或多年生草本，通常为腐生植物，少为自养绿色植物。茎通常不分枝，具根状茎或块茎。单叶，茎生或基生，或通常退化成红、黄或白色的鳞片状。花通常两性，辐射对称或两侧对称，通常为蓝色、紫色或白色，稀黄色，单生或簇生于茎顶；花被基部联合呈管状，具翅，花被裂片 6，2 轮，外轮裂片镊合状排列，内轮的常较小或无；雄蕊 6 或 3 枚，着生于花被管的喉部，花丝极短或无花丝，药隔变宽成全缘或 2 裂的鸡冠状凸起或翅，药室 2；子房下位，常具翅，3 室；花柱 1，线形或锥形，柱头 3。蒴果，有时肉质，不规则开裂或横裂，稀瓣裂，具翅或无。种子多数而小，具膜质外种皮，有胚乳，胚体不分化。

17 属，约 127 种，产于热带、亚热带地区，生于湿热的林中或草地上。我国有 3 属，13 种，产于南部。药用植物 1 属 2 种。

1. 水玉簪属 Burmannia L.

一年生或多年生草本，腐生或绿色植物。腐生种类的叶退化成鳞片状，在非腐生种类的叶绿色，茎生或基生排列成莲座状。花单生或数朵簇生于茎顶；花被裂片通常 6，花被管有 3 棱或 3 翅或无；雄蕊 3，花丝无或近于无，药隔宽，顶端常有 2 个鸡冠状附属体；花药球形或棒状，横裂。蒴果常具 3 棱或 3 翅。种子多数。

59 种，产于热带、亚热带地区。我国有 10 种，产于长江以南的一些省区，药用 2 种。

分种检索表

1. 稍粗壮草本；花序通常为 2 歧蝎尾状聚伞花序或有时数花簇生 ················· 1. 水玉簪 **B. disticha**
1. 纤细草本；花单生或 2-3 朵簇生 ················· 2. 三品一枝花 **B. coelestis**

1. 水玉簪　苍山贝母（云南大理）

Burmannia disticha L., Sp. Pl. 1: 287. 1753.（英 **Common Burmannia**）

一年生，稍粗壮草本。茎通常不分枝，高 30-60 cm。基生叶多数，莲座状，线形或披针形，长 3-8 cm，宽 6-15 mm；茎生叶少数，愈上愈小，紧贴茎上。花序通常为二歧蝎尾状聚伞花序，分枝长 2.5-8 cm，或有时仅为一花簇；苞片披针形，长 5-12 mm；翅蓝色或紫色；花被裂片微黄色，外轮的三角形，长 2.5-3 mm，边缘质厚，基部双边，内轮的线状披针形，长 1-2 mm，花被管筒状，长 3-5 mm；药隔顶部有 2 个尖锐的鸡冠状突起，基部有一个长圆状的距；子房椭圆形或倒卵形，基部楔尖；花柱线形，顶端 3 裂，柱头 3。翅椭圆形，长 1-2 cm，宽 1.5-3 mm。蒴果倒卵形，不规则开裂。花期夏季。

分布与生境　产于福建、湖南、广东、海南、广西、贵州、云南。生于溪边、山坡、潮湿林中或灌丛、湿草地上。广布于亚洲热带地区及大洋州。

药用部位　全草。

功效应用　清热，止咳，利咽。用于水肿，尿黄，气管炎。

注评　本种白族亦同等药用。

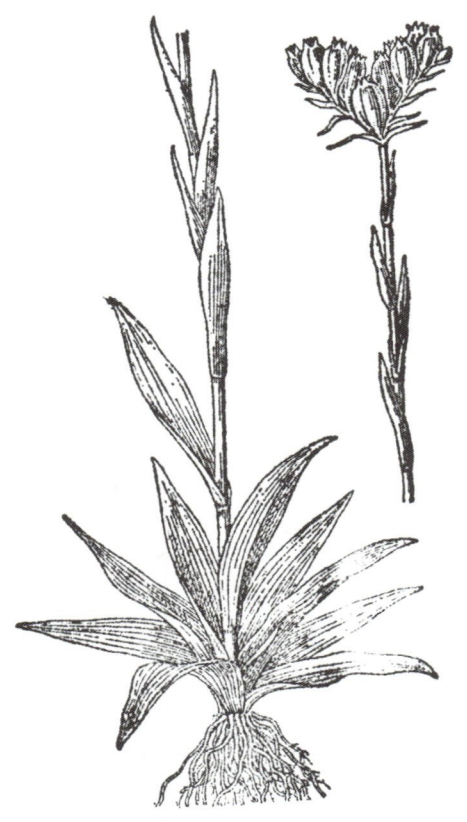

水玉簪 Burmannia disticha L.
引自《中国高等植物图鉴》

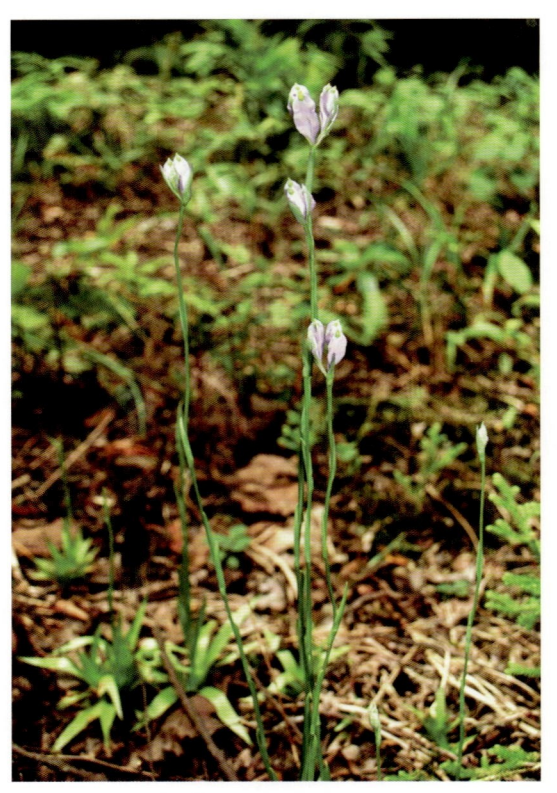

水玉簪 Burmannia disticha L.
摄影：刘冰

2. 三品一枝花 少花水玉簪（海南植物志），地沙、米洋参（中药大辞典）

Burmannia coelestis D. Don, Prodr. Fl. Nepal. 44. 1825.（英 **Skyblue Burmannia**）

一年生，纤细草本。茎通常不分枝，高 10-30 cm。基生叶少数，线形或披针形，长 1-1.5 cm，宽 1-3 mm；茎生叶 2-4 片，紧贴茎上，线形，长 1-2 cm。苞片披针形，长约 4 mm；花单生或 2-3 朵簇生于茎顶；翅蓝色或紫色；花被裂片微黄，外轮的卵形，长 1.5-2 mm，顶端具小尖头，基部双边，内轮的三角形，长约 1 mm；药隔顶部有 2 个开叉的鸡冠状突起，基部有距；子房椭圆形或倒卵形，长约 5 mm；翅长 10-12 mm，宽 2-2.5 mm；花柱线形，柱头 3。蒴果倒卵形，横裂。花期 10-11 月。

分布与生境 产于浙江、江西、福建、广东、海南、广西、贵州、云南。生于 50-1250 m 的山坡、路旁、草丛中或溪边阴湿地。亚洲热带地区广布。

药用部位 根及根状茎。

功效应用 健脾消积，润肺。用于小儿疳积，消化不良。

水玉簪科 BURMANNIACEAE

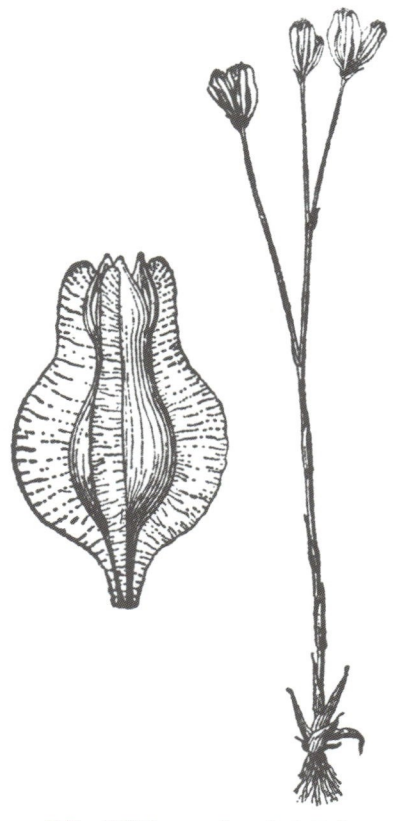

三品一枝花 Burmannia coelestis D. Don
引自《中国高等植物图鉴》

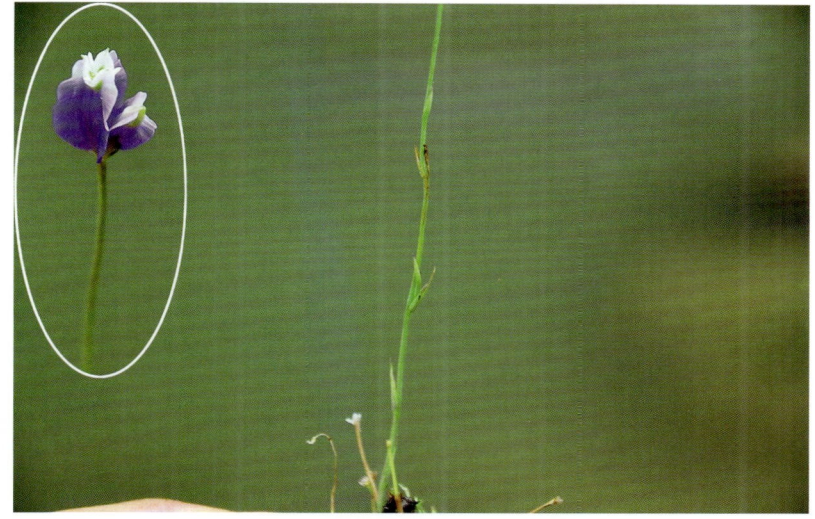

三品一枝花 Burmannia coelestis D. Don
摄影：王祝年

田葱科 PHILYDRACEAE

直立多年生草本。根状茎短，具簇生根。叶线形或剑状，基生叶二列，基部鞘状。穗状花序或复穗状花序；花生于较大的苞腋内，两性，两侧对称；花被片4枚，花瓣状，2轮；雄蕊1枚；雌蕊由3心皮组成；花柱单一，柱头头状至3裂；胚珠多数，倒生。蒴果室背开裂，稀不整齐开裂。种子狭梨形和圆柱状，种皮上有螺旋状条纹。

本科4属，5种，分布于东亚、印度、马来西亚和澳大利亚，大多生于沼泽湿地上。我国仅有1属1种，可药用。

1. 田葱属 Philydrum Banks et Sol. ex Gaertn.

茎粗壮，被白色蛛丝状毛。穗状花序顶生；花两性，两侧对称，黄色，无花梗；花被外轮2片离生，内轮的2片在基部多少与花丝连合；花药通常螺旋状扭曲；花粉粒为四分体；子房上位，1室，具侧膜胎座。

本属仅1种，分布于亚洲南部至澳大利亚，可药用。

本属药用植物主要含黄酮类成分。

1. 田葱　水芦荟、水葱（福建），中葱（生草药性备要），扇合草（中国高等植物图鉴）

Philydrum lanuginosum Banks et Sol. ex Gaertn., Fruct. Sem. Pl. 1: 62. 1788.（英 **Common Philydrum**）

高25-145 cm，主轴短，具纤维状须根。叶剑形，绿色，无毛，海绵质，柔软，具7-9脉，连叶鞘长30-80 cm，叶鞘长15-48 cm，宽1-1.5 cm，厚2-4 mm。总花轴高可达1 m，密被白色绵毛，通常有2或3叶；穗状花序，有时分枝，花序轴长30-80 cm，密被白色绵毛；苞片卵形，长2-7 cm，宽7-10 mm，顶端尾状渐尖，背面有绵毛；花两性，黄色，无梗；花被薄，外轮2片大，近卵形，长8-10 mm，顶端尖锐，边缘波状，具2条明显的脉，背面有长毛；内轮2片较小，匙形，顶端锐尖，膜质，具3脉；雄蕊无毛，长6-9 mm；花药近球形，2室，药室旋卷；花丝扁平；子房长6-7 mm，密被长毛；花柱长3-4 mm，无毛；柱头头状，具长乳突。蒴果三角状长圆形，长8-10 mm，近轴面扁平，密被白色绵毛。种子多数，花瓶状，中间膨大，两头缢缩，至两端又扩大，长0.7-0.9 mm，暗红色，种皮上有螺旋状条纹。花期5-10月，果期6-11月。

分布与生境　产于福建、台湾、广东、海南、广西。生于海拔20-100 m的池塘、沼泽、水田或湿地上。也分布于日本、越南、老挝、柬埔寨、泰国、缅甸、马来西亚、澳大利亚、巴布亚新几内亚等。

药用部位　全草。

功效应用　清热利湿，杀虫止痒。用于水肿热痹，多发性脓肿，烂脚，疥癣。

化学成分　全草含黄酮类：丁香亭-3-*O*-β-D-吡喃半乳糖苷(syringetin-3-*O*-β-D-galactopyranoside)，山柰酚-3-*O*-二糖苷(kaempferol-3-*O*-bioside)，异鼠李素-3-*O*-葡萄糖苷(isorhamnetin-3-*O*-glucoside)，异鼠李素-3-*O*-半乳糖苷(isorhamnetin-3-*O*-galactoside)，槲皮素-3-*O*-葡萄糖苷(quercetin 3-*O*-glucoside)，槲皮素-3-*O*-半乳糖苷(quercetin-3-*O*-galactoside)，槲皮素-3-*O*-芸香糖苷(quercetin-3-*O*-rutinoside)，丁香亭-3-*O*-二糖苷(syringetin-3-*O*-bioside)[1]。

田葱科 PHILYDRACEAE

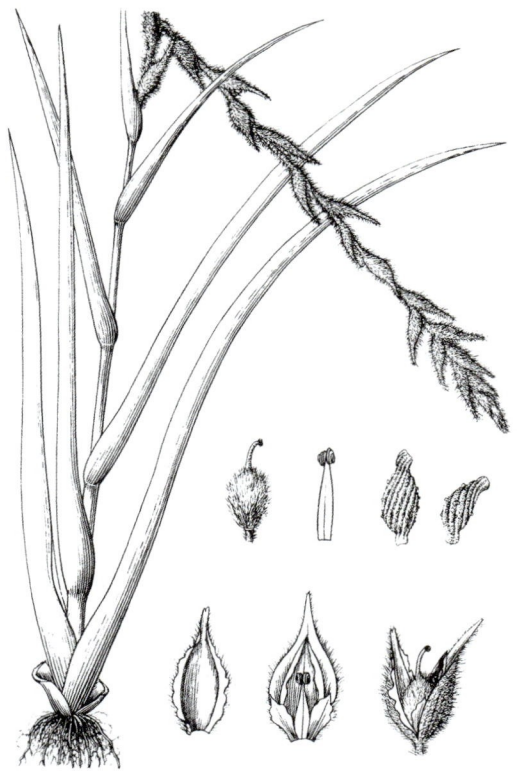

田葱 **Philydrum lanuginosum** Banks et Sol. ex Gaertn.
蔡淑琴 绘

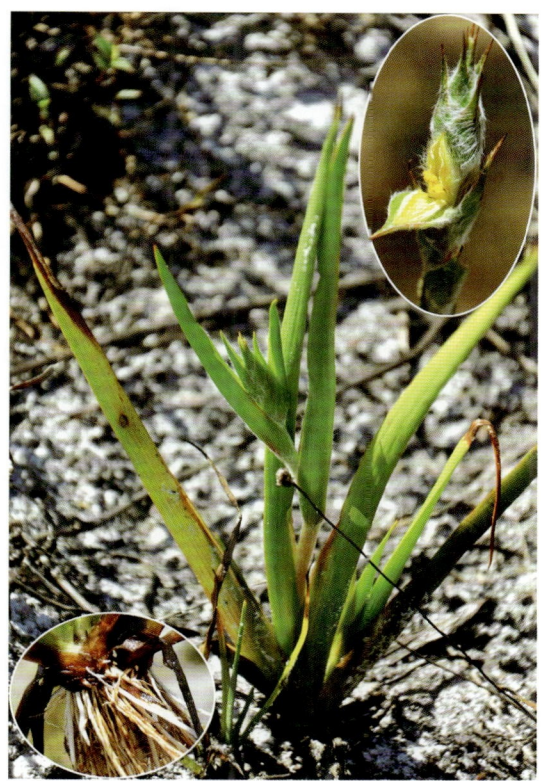

田葱 **Philydrum lanuginosum** Banks et Sol. ex Gaertn.
摄影：王祝年

化学成分参考文献

[1] Bohm BA, et al. *Phytochemistry*, 1975, 14(1): 315-316.

灯心草科 JUNCACEAE

多年生或稀为一年生草本，常生长在潮湿多水的环境中。根状茎直立或横走；茎多丛生，具充满或间断的髓心或中空。叶基生或同时茎生；叶片扁平至圆柱状，披针形，线形，有时退化呈芒刺状；叶鞘开放或闭合。花单生或集生成穗状或头状，头状花序往往再组成圆锥、总状、伞状或伞房状等各式复花序；花小型，两性，稀为单性异株，多为风媒花；花被片6枚，颖状；雄蕊6枚，有时内轮退化而只有3枚；花药基着，药室纵裂；花粉粒为四面体形的四合花粉，每粒花粉具一远极孔；子房上位，1室或3室，有时为不完全三隔膜；花柱1，常较短；柱头3分叉；胚珠多数，着生于侧膜胎座或中轴胎座上，或仅3枚，基生胎座；倒生胚珠具双珠被和厚珠心。果实通常为室背开裂的蒴果。

本科约8属，400余种，广布于温带和寒带地区，热带山地也有。我国有2属92种，全国各地均产，以西南地区种类最多，其中2属18种1变种可药用。

本科药用植物主要含9,10-二氢菲类化合物。

分属检索表

1. 叶鞘开放；叶片边缘无毛；蒴果种子多数 ·· 1. **灯心草属 Juncus**
1. 叶鞘闭合；叶片边缘具白色缘毛；蒴果种子3粒 ·································· 2. **地杨梅属 Luzula**

1. 灯心草属 Juncus L.

多年生稀为一年生草本。叶鞘开放，顶部常延伸成2个叶耳；叶片禾草状、圆柱状或鳞片状。花序有时为假侧生，花序下常具叶状总苞片，有时总苞片圆柱状，似茎的延伸；花下具小苞片或缺如；花被片顶端尖或钝，边缘常膜质；子房3或1室，或具3个隔膜；花柱圆柱状或线形；胚珠多数。蒴果常为三棱状卵形或长圆形，顶端常有小尖头，3室或1室或具3个不完全隔膜。种子多数，有些种类具尾状附属物。

本属约240种，广泛分布于世界各地，主产于温带和寒带。我国有76种，16种1变种可药用。

分种检索表

1. 花序假侧生；总苞片圆柱形，似茎的延伸；花有小苞片；叶片退化为刺芒状。
   2. 雄蕊6枚 ··· 1. **片髓灯心草 J. inflexus**
   2. 雄蕊3枚。
      3. 茎粗壮，直径1.5–4 mm；花被片线状披针形，外轮者稍长；蒴果3室 ············ 2. **灯心草 J. effusus**
      3. 茎细弱，直径1–1.5 mm；花被片卵状披针形，内外轮等长；蒴果具3个不完全隔膜 ·· 3. **野灯心草 J. setchuensis**
1. 花序顶生，稀为假侧生，若为假侧生，其总苞片叶状或稍扁平，或具沟；总苞片叶状或缺如；花无小苞片或稀具小苞片；叶基生和茎生或全为基生。
   4. 一年生草本，无根状茎 ··· 5. **小灯心草 J. bufonius**
   4. 多年生草本，有根状茎。
      5. 花单生于花序枝上或仅1–2花 ·· 4. **扁茎灯心草 J. gracillimus**
      5. 花2–多朵紧缩成头状花序，稀(1–) 2–5花排列成聚伞花序。
         6. 叶具横隔膜。

7. 种子锯屑状，具尾状附属物·· 6. 葱状灯心草 J. allioides
7. 种子不为锯屑状，两端无尾状附属物。
　　8. 叶具完全横膈膜；叶片扁圆筒形·· 7. 小花灯心草 J. articulatus
　　8. 叶具不完全横膈膜；叶片扁平；茎扁平或稍扁，两侧具翅或几无翅。
　　　　9. 雄蕊 6 枚；茎扁平，两侧具宽翅··· 8. 翅茎灯心草 J. alatus
　　　　9. 雄蕊 3 枚；茎稍扁，两侧具狭翅或几无翅。
　　　　　　10. 花被片等长或内轮稍短；头状花序半球形至近球形；蒴果三棱状锥形·····················
　　　　　　　　··· 9. 笋石菖 J. prismatocarpus
　　　　　　10. 花被片内轮比外轮长；头状花序呈星芒状球形；蒴果三棱状长圆柱形·······················
　　　　　　　　··· 10. 星花灯心草 J. diastrophanthus
　　6. 叶无横膈膜或横膈膜常不明显。
　　　　11. 花序由单个头状花序组成，稀 (1–) 2–5 花排成聚伞状。
　　　　　　12. 叶全部基生·· 11. 展苞灯心草 J. thomsonii
　　　　　　12. 叶基生和茎生，稀为基生。
　　　　　　　　13. 花柱长 0.8–1.7 mm·· 12. 多花灯心草 J. modicus
　　　　　　　　13. 花柱长 2–4 mm··· 13. 长柱灯心草 J. przewalskii
　　　　11. 花序由 2 至多个头状花序组成，排成聚伞状。
　　　　　　14. 雄蕊长于花被片·· 14. 雅灯心草 J. concinnus
　　　　　　14. 雄蕊短于花被片或与其近等长。
　　　　　　　　15. 花药长于花丝；根状茎长而横走··· 15. 走茎灯心草 J. amplifolius
　　　　　　　　15. 花药短于花丝·· 16. 栗花灯心草 J. castaneus

　　本属药用植物属于多年生草本，主要化学成分为 9,10- 二氢菲类化合物，具有抗肿瘤、抗菌、抑制藻类生长、细胞毒等生物活性。从灯心草 (J. effusus) 中分离得到的 2,6- 二羟基 -1,7- 二甲基 -5- 乙烯基 -9,10- 二氢菲 (2,6-dihydroxy-1,7-dimethyl-5-vinyl-9,10-dihydrophenanthrene，**1**)、2,7- 二羟基 -1,8- 二甲基 -5- 乙烯基 -9,10- 二氢菲 (2,7-dihydroxy-1,8-dimethyl-5-vinyl-9,10-dihydrophenanthrene，**2**)、2,7- 二羟基 -1,6- 二甲基 -5- 乙烯基 -9,10- 二氢菲 (2,7-dihydroxy-1,6-dimethyl-5-vinyl-9,10-dihydrophenanthrene，**3**)、2,8- 二羟基 -1,7- 二甲基 -6- 乙烯基 -10,11- 二氢 - 二苯并 [b,f] 氧杂䓬 {2,8-dihydroxy-1,7-dimethyl-6-vinyl-10,11-dihydro-dibenz[b,f]oxepin，**4**} 具有抗肿瘤细胞毒活性；2- 羟基 -5- 羟甲基 -1,7- 二甲基 -9,10- 二氢菲 (2-hydroxy-5-hydroxymethyl-1,7-dimethyl-9,10-dihydrophenanthrene，**5**)、2,7- 二羟基 -5- 羟甲基 -1,8- 二甲基 -9,10- 二氢菲 (2,7-dihydroxy-5-hydroxymethyl-1,8-dimethyl-9,10-dihydrophenanthrene，**6**)、2- 羟基 -5- 羟甲基 -7- 甲氧基 -1,8- 二甲基 -9,10- 二氢菲 (2-hydroxy-5-hydroxymethyl-7-methoxy-1,8-dimethyl-9,10-dihydrophenanthrene，**7**) 对单细胞绿藻 Selenastrum capricornutum (strain UTEX 1648) 生长具有抑制作用。从短尖灯心草 (J. acutus) 分离得到的短尖灯心草醇 (juncutol，**8**) 具有抗炎作用，抑制促炎细胞因子 iNOS 蛋白形成；新型 9,10- 二氢菲二聚体 (**9**) 具有抑制藻类生长的活性，IC_{50} 为 10.3 μmol/L；苯并香豆素类 7- 甲基 -5- 乙烯基 -5a,8a- 苯并香豆素 (7-methyl-5-vinyl-5a,8a-benzocoumarin，**10**)、7- 羟基 -6- 甲基 -5- 乙烯基 -5a,8a- 苯并香豆素 (7-hydroxy-6-methyl-5-vinyl-5a,8a-benzocoumarin，**11**)、6- 羟甲基 -5- 乙烯基 -5a,8a- 苯并香豆素 (6-hydroxymethyl-5-vinyl-5a,8a-benzocoumarin，**12**)、7- 羟基 -8- 甲基 -5- 乙烯基 -5a,8a- 苯并香豆素 (7-hydroxy-8-methyl-5-vinyl-5a,8a-benzocoumarin，**13**)、7- 甲基 -5a,8a- 苯并 -[5,6-b]- 呋喃香豆素 (7-methyl-5a,8a-benzo-[5,6-b]-furancoumarin，**14**)、6- 羟基 -5- 羟甲基 -7- 甲基 -5a,8a- 苯并香豆素 (6-hydroxy-5-hydroxymethyl-7-methyl-5a,8a-benzocoumarin，**15**)、6- 羟基 -7- 甲基 -5a,8a- 苯并香豆素 (6-hydroxy-7-methyl-5a,8a-benzocoumarin，**16**) 也具有抑制藻类生长活性。

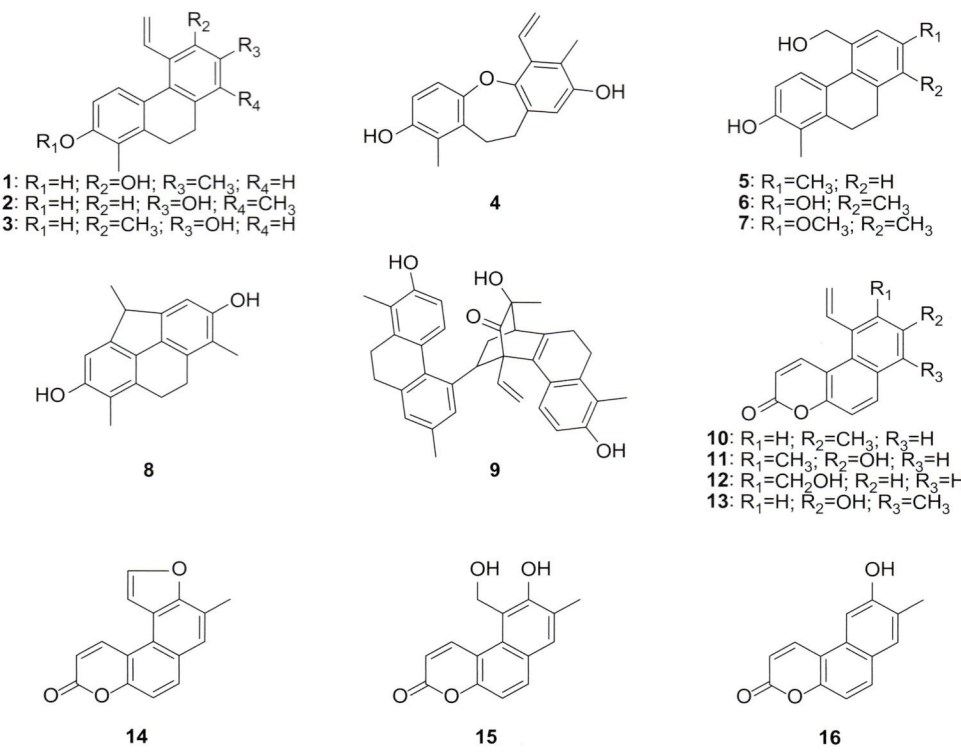

1. 片髓灯心草（中国高等植物图鉴） 灰缘灯心草

Juncus inflexus L., Sp. Pl. 1: 326. 1753.——*J. glaucus* Ehrh. ex Sibth.（英 **Glaucous Rush**）

茎内具间断的片状髓心。叶全部为低出叶，呈鞘状重叠包围在茎的基部，长 1–13 cm；叶片退化为刺芒状。花序假侧生；总苞片顶生，圆柱形，似茎的延伸；每花具 2 枚小苞片；花被片长 2.5–3.5 mm，宽约 1 mm，外轮长于内轮；雄蕊 6 枚，长 1.5 mm；花药长 0.6 mm；子房 3 室；柱头 3 分叉，长不及 1 mm。蒴果三棱状椭圆形，长 3–3.4 mm。种子长圆形，长 0.6 mm。花期 6–7 月，果期 7–9 月。

分布与生境 产于陕西、甘肃、青海、新疆、江苏、河南、广西、四川、贵州、云南、西藏。生于海拔 1100–1450 m 的河滩荒草地、沼泽水沟旁。欧亚大陆、非洲和北美也有分布。

药用部位 全草。

功效应用 理气，调经，止痒。用于胃腹酸痛，内伤出血，月经过多，崩漏，小儿风疹，湿疹，瘙痒。

注评 本种哈尼族亦同等药用。

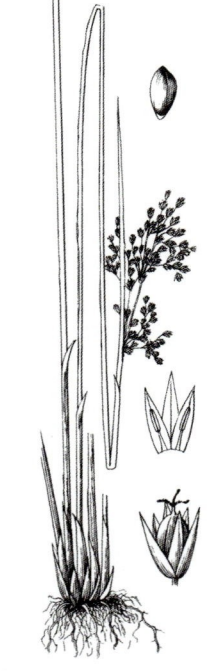

片髓灯心草 Juncus inflexus L.
蔡淑琴 绘

2. 灯心草（本草纲目） 龙须草（安徽）

Juncus effusus L., Sp. Pl. 1: 326. 1753. ——*J. decipiens* (Buchenau) Nakai, *J. effusus* L. var. *decipiens* Buchenau（英 **Common Rush**）

多年生草本，高 40–100 cm。根状茎粗壮横走。茎丛生，直立，直径 1.5–4 mm，茎内充满白色的髓心。叶全部为低出叶，呈鞘状或鳞片状，包围在茎的基部，长 1–22 cm；叶片退化为刺芒状。聚伞花序假侧生，含多花；总苞片圆柱形，生于顶端，似茎的延伸，直立，长 5–28 cm；小苞片 2 枚；花淡绿色；花被片线状披针形，长 2–12.7 mm，宽约 0.8 mm，顶端锐尖，背脊增厚突出，外轮稍长于内轮；雄蕊 3 枚（偶有 6 枚），长约为花被片的 2/3；花药长圆形，长约 0.7 mm，稍短于花丝；子房 3 室；花柱极短；柱头 3 分叉，长约 1 mm。蒴果 3 室，长圆形或卵形，长约 2.8 mm。种子卵状长圆形，长 0.5–0.6 mm。花期 4–7 月，果期 6–9 月。

分布与生境 产于东北、华东、西南及河北、陕西、甘肃、台湾、河南、湖北、湖南、广东、广西。生于海拔 1650–3400 m 的河边、池旁、水沟、稻田旁、草地及沼泽湿处，也有栽培。全世界温暖地区均有分布。

药用部位 茎髓。

功效应用 清心火，利小便，镇静安神。用于心烦失眠，口舌生疮，淋症，尿少涩痛，小便淋痛不利。

化学成分 茎髓含菲类：灯心草菲酚(effusol)[1]，7-羧基-2-羟基-1-甲基-5-乙烯基-9,10-二氢菲(7-carboxy-2-hydroxy-1-methyl-5-vinyl-9,10-dihydrophenanthrene)[2]，灯心草新酚▲(juncusol)[3]，去氢灯心草菲酚(dehydroeffusol)，去氢灯芯草醛(dehydroeffusal)[4]；黄酮类：异黄芩素五甲基醚(isoscutellarein pentamethyl ether)，川陈皮素(nobiletin)，槲皮素(quercetin)[1]，毛地黄黄酮-5,3'-二甲酯[2]；甾体类：5α-菠甾醇(5α-spinasterol)，β-谷甾醇[1]，7-氧代-β-谷甾醇，过氧化麦角甾醇，胡萝卜苷[5]，豆甾-4-烯-6β-醇-3-酮(stigmast-4-en-6β-ol-3-one)，(24R)-豆甾-4-烯-3-酮[(24R)-stigmast-4-en-3-one][3]；苯丙素类：对香

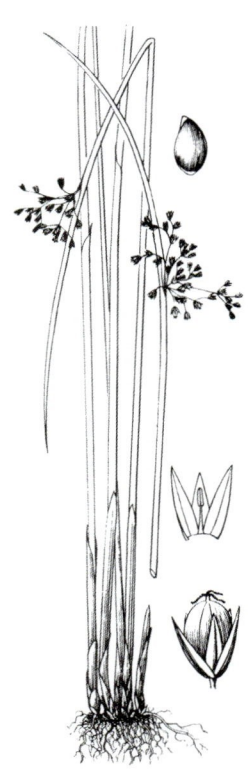

灯心草 Juncus effusus L.
蔡淑琴 绘

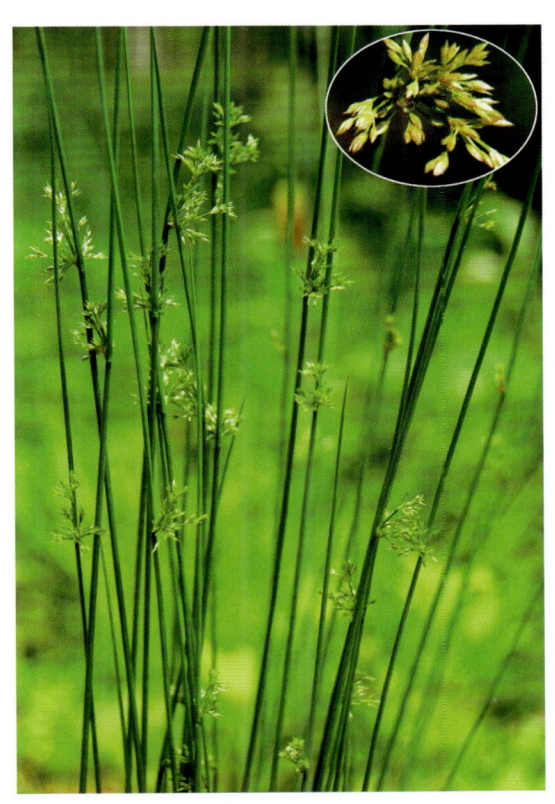

灯心草 Juncus effusus L.
摄影：周繇

豆酸(p-coumaric acid)[1]，1-O-阿魏酰甘油-2,3-丙酮化物，1-O-对羟基桂皮酰甘油-(2S)-2,3-丙酮化物[2]，单-对香豆酰甘油酯(mono-p-coumaroyl glyceride)[4]，灯芯草酯(juncusyl ester) A、B，(2S)-1-O-对香豆酰甘油酯[(2S)-1-O-p-coumaroyl glyceride][5]；其他类：芸香糖(rutinose)，香草酸(vanillic acid)[1]，对羟基甲苯醛[2]；3-羟基-2,5-己二酮[5]。

茎含二萜类：灯芯草酮A (effusenone A)[6]；菲类：5-羟甲基-1-甲基菲-2,7-二醇(5-hydroxymethyl-1-methylphenanthrene-2,7-diol)[6]；芘类：1-甲基芘-2,7-二醇(1-methylpyrene-2,7-diol)，7-甲氧基-8-甲基芘-2-醇(7-methoxy-8-methylpyren-2-ol)[6]。

全草含二氢菲类：灯心草新酚▲(juncusol)，灯心草菲酚(effusol)[7]，灯心草酚(juncunol)，2,6-二羟基-1,7-二甲基-5-乙烯基-9,10-二氢菲(2,6-dihydroxy-1,7-dimethyl-5-vinyl-9,10-dihydrophenanthrene)，2,7-二羟基-1,8-二甲基-5-乙烯基-9,10-二氢菲(2,7-dihydroxy-1,8-dimethyl-5-vinyl-9,10-dihydrophenanthrene)，2,8-二羟基-1,6-二甲基-5-乙烯基-9,10-二氢菲(2,8-dihydroxy-1,6-dimethyl-5-vinyl-9,10-dihydrophenanthrene)，8-羟基-1,6-二甲基-2-甲氧基-5-乙烯基-9,10-二氢菲(8-hydroxy-1,6-dimethyl-2-methoxy-5-vinyl-9,10-dihydrophenanthrene)，2,8-二羟基-1-甲基-7-甲氧基-5-乙烯基-9,10-二氢菲(2,8-dihydroxy-1-methyl-7-methoxy-5-vinyl-9,10-dihydrophenanthrene)，7-羧基-2-羟基-1-甲基-5-乙烯基-9,10-二氢菲(7-carboxy-2-hydroxy-1-methyl-5-vinyl-9,10-dihydrophenanthrene)[8]，灯芯草苷▲(effuside) I、II、III、IV、V[9]，2-羟基-6-羟甲基-1-甲基-5-乙烯基-9,10-二氢菲(2-羟甲基-1-甲基-5-乙烯基-9,10-二氢菲(2-hydroxy-6-hydroxymethyl-1-methyl-5-vinyl-9,10-dihydrophenanthrene)，2-羟基-5-羟甲基-1,7-二甲基-9,10-二氢菲(2-hydroxy-5-hydroxymethyl-1,7-dimethyl-9,10-dihydrophenanthrene)，2,7-二羟基-5-羟甲基-1,8-二甲基-9,10-二氢菲(2,7-dihydroxy-5-hydroxymethyl-1,8-dimethyl-9,10-dihydrophenanthrene)，2-羟基-5-羟甲基-7-甲氧基-1,8-二甲基-9,10-二氢菲(2-hydroxy-5-hydroxymethyl-7-methoxy-1,8-dimethyl-9,10-dihydrophenanthrene)，5-(1-乙氧基)-2,7-二羟基-1,8-二甲基-9,10-二氢菲[5-(1-ethoxy)-2,7-dihydroxy-1,8-dimethyl-9,10-dihydrophenanthrene]，2-羟基-1,7-二甲基-9,10-二氢菲并-[5,6-b]-4',5'-二氢-4',5'-二羟基呋喃{2-hydroxy-1,7-dimethyl-9,10-dihydrophenanthro-[5,6-b]-4',5'-dihydro-4',5'-dihydroxyfuran}[10]，7-O-葡萄糖苷-1,6-二甲基-2-羟基-5-乙烯基-9,10-二氢菲(7-O-glucoside-1,6-dimethyl-2-hydroxy-5-vinyl-9,10-dihydrophenanthrene)，2-O-葡萄糖苷-1,6-二甲基-7-羟基-5-乙烯基-9,10-二氢菲(2-O-glucoside-1,6-dimethyl-7-hydroxy-5-vinyl-9,10-dihydrophenanthrene)，2,7-二-O-葡萄糖苷-1,6-二甲基-5-乙烯基-9,10-二氢菲(2,7-di-O-glucoside-1,6-dimethyl-5-vinyl-9,10-dihydrophenanthrene)[11]，2,7-二羟基-1,6-二甲基-5-乙烯基-9,10-二氢菲(2,7-dihydroxy-1,6-dimethyl-5-vinyl-9,10-dihydrophenanthrene)[12]；芘类：2-O-β-D-吡喃葡萄糖基-2,7-二羟基-1,6-二甲基-9,10,12,13-四氢芘(2-O-β-D-glucopyranosyl-2,7-dihydroxy-1,6-dimethyl-9,10,12,13-tetrahydropyrene)，2,7-二-O-β-D-吡喃葡萄糖基-2,7-二羟基-1,6-二甲基-9,10,12,13-四氢芘(2,7-di-O-β-D-glucopyranosyl-2,7-dihydroxy-1,6-dimethyl-9,10,12,13-tetrahydropyrene)，2,7-二羟基-1,6-二甲基-9,10,12,13-四氢芘(2,7-dihydroxy-1,6-dimethyl-9,10,12,13-tetrahydropyrene)，2-O-α-D-吡喃葡萄糖基-2,7-二羟基-1,6-二甲基-9,10,12,13-四氢芘(2-O-α-D-glucopyranosyl-2,7-dihydroxy-1,6-dimethyl-9,10,12,13-tetrahydropyrene)，2-O-β-D-葡萄糖基-7-O-α-D-葡萄糖基-2,7-二羟基-1,6-二甲基-9,10,12,13-四氢芘(2-O-β-D-glucopyranosyl-7-O-α-D-glucopyranosyl-2,7-dihydroxy-1,6-dimethyl-9,10,12,13-tetrahydropyrene)[12]，2,7-二羟基-1,6-二甲基芘[13]；三萜类：灯芯草苷▲ I、II、III、IV、V[14]，环木菠萝-23Z-烯-3β,25-二醇(cycloart-23Z-en-3β,25-diol)，3β-羟基-环木菠萝-25-烯-24-酮(3β-hydroxy-cycloart-25-en-24-one)，3β-羟基-环木菠萝-24-酮(3β-hydroxy-cycloartan-24-one)，(24R)-环木菠萝-25-烯-3β,24-二醇[(24R)-cycloart-25-en-3β,24-diol]，(24S)-环木菠萝-25-烯-3β,24-二醇[(24S)-cycloart-25-en-3β,24-diol]，(24R)-24,25-环氧环木菠萝烷醇[(24R)-24,25-epoxycycloartanol]，(24S)-24,25-环氧环木菠萝烷醇[(24S)-24,25-epoxycycloartanol]，(24R)-环木菠萝-3β,24,25-三醇[(24R)-cycloartan-3β,24,25-triol]，(24S)-环木菠萝-3β,24,25-三醇[(24S)-cycloartan-3β,24,25-triol][15]；黄酮类：木犀草素(luteolin)，圣草酚(eriodictyol)，2',5',5,7-四羟基黄酮(2',5',5,7-tetrahydroxyflavone)，木犀草素-7-O-β-D-葡萄糖

苷(luteolin-7-O-β-D-glucoside)[16]；甾体类：β-谷甾醇，胡萝卜苷[7]；酚/酚酸类：对羟基苯甲酸甲酯(methyl p-hydroxybenzoate)，香草酸[16]；苯丙素类：2,3-异亚丙基-l-O-对香豆酰甘油(2,3-isopropylidene-l-O-p-coumaroylglycerol)，1-O-对香豆酰甘油(1-O-p-coumaroylglycerol)，2-O-对香豆酰甘油(2-O-p-coumaroylglycerol)，1-O-阿魏酰甘油(1-O-feruloylglycerol)[17]；挥发油：6,10,14-三甲基十五烷-2-酮(6,10,14-trimethylpentadecan-2-one)，二氢猕猴桃内酯(dihydroactinidiolide)，α-莎草酮(α-cyperone)，香草醛(vanillin)[18]；其他类：十六酸(hexadecanoic acid)，正十四烷(n-tetradecane)[16]，2,8-二羟基-1,7-二甲基-6-乙烯基-10,11-二氢-二苯并[b,f]氧杂䓬{2,8-dihydroxy-1,7-dimethyl-6-vinyl-10,11-dihydro-dibenz[b,f]oxepin}[19]。

地上部分含黄酮类：木犀草素(luteolin)，木犀草素-7-O-葡萄糖苷(luteolin-7-O-glucoside)，香叶木素-7-O-鼠李糖-(1→6)-葡萄糖苷[diosmetin-7-O-rhamnosyl-(1→6)-glucoside]，金圣草酚(chrysoeriol)[20]。

药理作用　镇静催眠作用：灯心草95%乙醇提取物有镇静和催眠作用，乙酸乙酯部分是镇静作用的有效部位[1]。

抑菌作用：从灯心草的乙酸乙酯提取物得到2,7-二羟基-1,6-二甲基芘和去氢灯心草菲酚对革兰阳性菌有较好的抑制作用，如枯草芽孢杆菌、草分枝杆菌、环状芽胞杆菌ATCC4513、金黄色葡萄球菌ATCC35923等[2]。

抗氧化作用：灯心草乙酸乙酯提取物具有一定的抗氧化作用，具有清除DPPH自由基的活性[3]。

注评　本种为中国药典（1963、1977、1985、1990、1995、2000、2005、2010年版）所收载"灯心草"的基源植物，药用其干燥茎髓。苗族用全草治疗淋病、水肿、小便不利、小儿夜啼、创伤及高热不退等症；水族用全草治疗肺炎，用茎髓治疗肾炎；彝族用根、全草治疗中暑、感冒、发热、牙痛、水肿及泌尿系统发炎等病症。

化学成分参考文献

[1] Jin DZ, et al. *Phytochemistry*, 1996, 41(2): 545-547.
[2] 李红霞，等. 药学学报，2007, 42(2): 174-178.
[3] 田学军，等. 时珍国医国药，2007, 18(9): 2121-2122.
[4] Shima K, et al. *Phytochemistry*, 1991, 30(9): 3149-3151.
[5] 李红霞，等. 中药材，2006, 29(11): 1186-1187.
[6] Yang GZ, et al. *Helv Chim Acta*, 2007, 90(7): 1289-1295.
[7] Mody NV, et al. *J Nat Prod*, 1982, 45(6): 733-737.
[8] Greca MD, et al. *Tetrahedron Lett*, 1992, 33(36): 5257-5260.
[9] Greca MD, et al. *Phytochemistry*, 1995, 40(2): 533-535.
[10] Greca MD, et al. *J Nat Prod*, 1997, 60(12): 1265-1268.
[11] Greca MD, et al. *Nat Prod Lett*, 1995, 6(2): 111-117.
[12] Greca MD, et al. *Nat Prod Lett*, 1995, 7(2): 85-92.
[13] 李红霞，等. 华中师范大学学报（自然科学版），2006, 40(2): 205-208.
[14] Corsaro MM, et al. *Phytochemistry*, 1994, 37(2): 515-519.
[15] Greca MD, et al. *Phytochemistry*, 1994, 35(4): 1017-1022.
[16] 单承莺，等. 中药材，2008, 31(3): 374-376.
[17] Greca MD, et al. *Nat Prod Lett*, 1998, 12(4): 263-270.
[18] Kameoka H, et al. *Nippon Nogei Kagaku Kaishi*, 1978, 52(8):323-327.
[19] Greca MD, et al. *Phytochemistry*, 1993, 34(4):1182-1184.
[20] Yahara S, et al. *Nat Med*, 2002, 56(1):17.

药理作用及毒性参考文献

[1] 王衍龙，等. 北京中医药大学学报，2006, 29(3): 181-183.
[2] 李红霞，等. 华中师范大学学报（自然科学版），2006, 40(2): 205-208.
[3] 陆凤，等. 中国民族民间医药，2008, 17(8): 28-30.

3. 野灯心草

Juncus setchuensis Buchenau in Bot. Jahrb. 36 (Beibl. 82): 17. 1905.（英 **Devil's Rush**）

3a. 野灯心草（模式变种） 秧草（云南）

Juncus setchuensis Buchenau var. **setchuensis**（英 **Devil's Rush**）

多年生草本，高 25–65 cm；根状茎短。茎丛生，直径 1–1.5 mm，有较深而明显的纵沟，茎内充满白色髓心。叶全部为低出叶，呈鞘状或鳞片状，包围在茎的基部，长 1–9.5 cm，基部红褐色至棕褐色；叶片退化为刺芒状。聚伞花序假侧生；总苞片似茎的延伸，直或稍弓曲，长 5–15 cm，顶端尖锐；小苞片 2 枚，三角状卵形，膜质，长 1–1.2 mm，宽约 0.9 mm；花被片卵状披针形，长 2–3 mm，宽约 0.9 mm，顶端锐尖，边缘宽膜质，内轮与外轮等长；雄蕊 3 枚，比花被片稍短；花药长圆形，长约 0.8 mm，比花丝短；子房 1 室，三隔膜发育不完全；花柱极短；柱头 3 分叉，长约 0.8 mm。蒴果通常卵形，比花被片长，顶端钝。种子斜倒卵形，长 0.5–0.7 mm。花期 5–7 月，果期 6–9 月。

分布与生境 产于山东、江苏、安徽、浙江、江西、福建、河南、湖北、湖南、广东、广西、四川、贵州、云南、西藏。生于海拔 800–1700 m 的山沟、林下荫湿地、溪旁、道旁的浅水处。

药用部位 茎髓。

功效应用 利尿通淋，泄热安神。用于小便不利，热淋，水肿，小便涩痛，心烦失眠，鼻衄，目赤，齿痛，血崩。

化学成分 茎和根含挥发油类：十六酸，3,7,11,15-四甲基-2-烯-十六醇，2,6,10,14-四甲基十六烷[1]。

全草含二氢菲类：野灯芯草素(juncuenin) A、B、C、D[2]；菲类：去氢野灯芯草素(dehydrojuncuenin) A、B、C[2]。

注评 本变种为江苏中药材标准（1989）"龙须草"的基源植物，药用其干燥地上部位；其干燥全草为四川中药材标准（1987）收载的"水灯心"。苗族用全草治疗咽喉痛，肺热咳嗽；彝族用全草治疗砂淋，小便赤色，失眠梦遗，神恍心烦，阴痒肿痛及子宫脱垂等症；白族用根治疗小便赤热淋沥，肾炎水肿，胃热齿痛及寒热不解等症；佤族、纳西族用其鲜根治疗小便赤热淋沥，肾炎水肿及胃热齿痛等症。

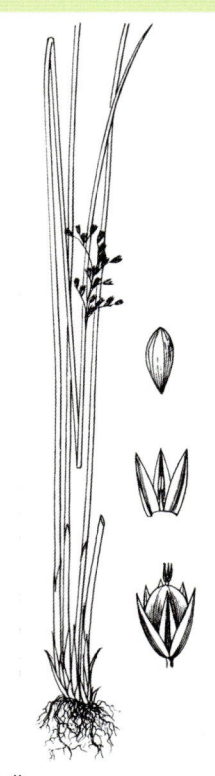

野灯心草 **Juncus setchuensis** Buchenau var. **setchuensis**
蔡淑琴 绘

化学成分参考文献

[1] 徐敏，等. 浙江工业大学学报，2008, 36(3): 276-278.   [2] Wang XY, et al. *J Nat Prod*, 2009, 72(6): 1209-1212.

3b. 假灯心草（变种） 拟灯心草

Juncus setchuensis Buchenau var. **effusoides** Buchenau in Bot. Jahrb. 36 (Beibl. 82): 18. 1905.（英 **False Rush**）

本变种与模式变种的区别在于：茎常弧形弯曲，具浅纵沟；叶状总苞常弯曲；蒴果通常圆球形，顶端极钝，果过皮较薄。

分布与生境 产于山西、甘肃、江苏、浙江、河南、湖北、湖南、广西、四川、贵州、云南。多生于潮湿地及沼泽边缘。分布于日本、朝鲜。

药用部位 全草。

功效应用 利尿通淋，泄热安神。用于小便赤涩，热淋，水肿，头晕，齿痛，鼻衄，咽喉痛，心烦。

注评 本变种为上海中药材标准（1994）所收载"龙须草"的基源植物，药用其干燥地上部分。

4. 扁茎灯心草（植物分类学报） 细灯心草

Juncus gracillimus (Buchenau) V. I. Krecz. et Gontsch. in Kom., Fl. URSS. 3: 627. 1935.——*J. compressus* Jacq., *J. gracillimus* (Buchenau) V. I. Krecz. et Gontsch.（英 **Slender Rush**）

多年生草本，高 (8–) 15–40 (–70) cm；根状茎粗壮横走。茎直径 0.5–1.5 mm。叶基生和茎生；低出叶鞘状，长 1.5–3 cm，淡褐色；基生叶 2–3 枚；叶片线形，长 3–15 cm，宽 0.5–1 mm；茎生叶 1–2 枚；叶片线形，扁平，长 10–15 (–20) cm。顶生复聚伞花序；叶状总苞片通常 1 枚；花单生于花序枝上或仅 1–2 花；小苞片 2 枚；雄蕊 6 枚。蒴果卵球形，有 3 个隔膜。花期 5–7 月，果期 6–8 月。

分布与生境 产于东北、华北、甘肃、青海、山东、江苏、江西、河南。生于海拔 540–1500 m 的河岸、塘边、田埂上、沼泽及草原湿地。日本、朝鲜、蒙古、巴基斯坦、俄罗斯和欧洲也有分布。

药用部位 全草。

功效应用 清热解毒，祛水利湿，利水消肿，安眠定惊。用于热淋水肿，心烦失眠。

注评 本种蒙古族药用，全草治疗心烦失眠，尿少涩痛，口舌生疮。

5. 小灯心草（东北植物检索表）

Juncus bufonius L., Sp. Pl. 1: 328. 1753.（英 **Toad Rush**）

一年生草本，高 4–20 (–30) cm；无根状茎。叶基生和茎生。花序呈二歧聚伞状，或排列成圆锥状，生于茎顶；叶状总苞片长 1–9 cm；花排列疏松，具小苞片 2–3 枚；雄蕊 6 枚。蒴果三棱状椭圆形，3 室。花常闭花受精。花期 5–7 月，果期 6–9 月。

分布与生境 产于东北、华北、西北、华东及西南地区。生于海拔 160–3200 m 的湿草地、湖岸、河边、沼泽地。朝鲜、日本、俄罗斯、中亚、欧洲和北美也有分布。

药用部位 茎髓。

功效应用 清热，祛水利湿，利尿，通淋，止血。用于热淋，小便涩痛，水肿，尿血。

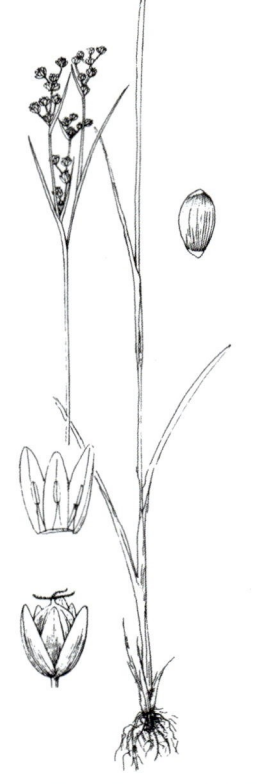

扁茎灯心草 Juncus gracillimus (Buchenau) V. I. Krecz. et Gontsch.
蔡淑琴 绘

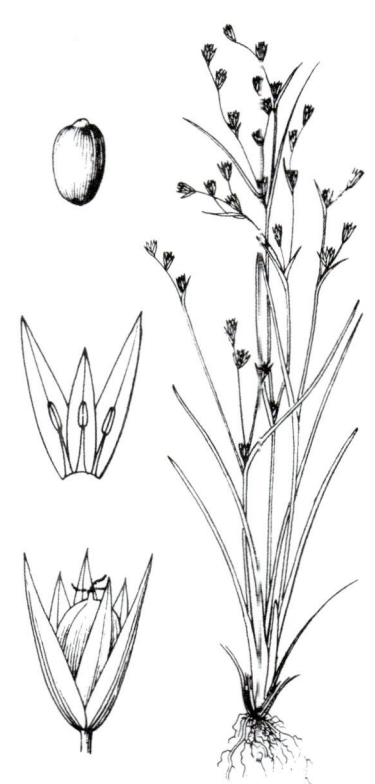

小灯心草 Juncus bufonius L.
蔡淑琴 绘

6. 葱状灯心草（中国高等植物图鉴）

Juncus allioides Franch. in Nouv. Arch. Mus. Hist. Nat. Paris ser. 2, 10: 99. 1887.（英 **Fistular-onion-like Rush**）

多年生草本，高 10-55 cm；根状茎横走。叶基生和茎生；低出叶鳞片状，褐色；基生叶常 1 枚，长可达 21 cm；茎生叶 1 枚，稀为 2，长 1-5 cm；叶片具明显横隔。头状花序单一顶生；苞片 3-5 枚，最下方 (1-) 2 枚较大，在花蕾期包裹花序呈佛焰苞状；花具小苞片；雄蕊 6 枚。蒴果 1 室。种子锯屑状，两端有尾状附属物。花期 6-8 月，果期 7-9 月。

分布与生境 产于陕西、宁夏、甘肃、青海、河南、湖北、四川、贵州、云南、西藏。生于海拔 1800-4700 m 的山坡、草地和林下潮湿处。不丹、印度也有分布。

药用部位 全草。

功效应用 清热，通淋，利尿，止血。应用同小灯心草。

7. 小花灯心草（中国高等植物图鉴）

Juncus articulatus L., Sp. Pl. 1: 327. 1753.——*J. lampocarpus* Ehrh. ex Hoffm.（英 **Smallflower Rush**）

多年生草本，高 (10-) 15-40 (-60) cm。根状茎粗壮。叶基生和茎生；低出叶少，鞘状；基生叶 1-2 枚；茎生叶 1-2 (-4) 枚；叶片通常具明显的横隔。花序由 5-30 个头状花序组成，排列成顶生复聚伞花序；叶状总苞片 1 枚，通常短于花序；苞片披针形或三角状披针形，背部中央有 1 脉；雄蕊 6 枚。蒴果三棱状长卵形，1 室。花期 6-7 月，果期 8-9 月。

分布与生境 产于河北、陕西、宁夏、甘肃、新疆、山东、河南、湖北、四川、云南、西藏等省区。生于海拔 1200-3680 m 的草甸、沙滩、河边、沟边湿地。亚洲北部、北美洲、欧洲及非洲也有分布。

药用部位 全草。

功效应用 清热利尿，除烦。应用同小灯心草。

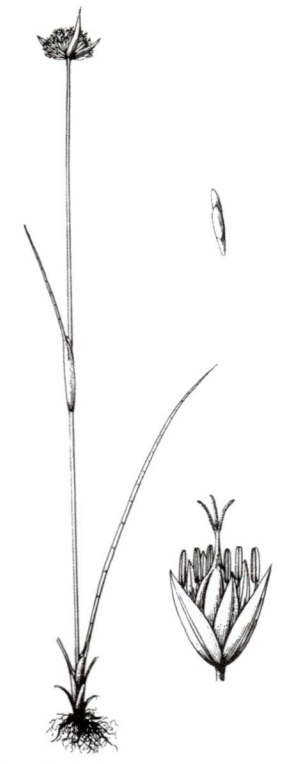

葱状灯心草 Juncus allioides Franch.
蔡淑琴 绘

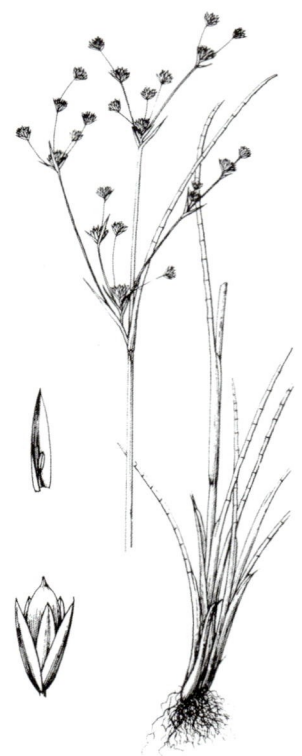

小花灯心草 Juncus articulatus L.
蔡淑琴 绘

8. 翅茎灯心草（中国高等植物图鉴） 翅灯心草（秦岭植物志）

Juncus alatus Franch. et Sav., Enum. Pl. Jap. 2: 98. 1879.（英 **Wingstem Rush**）

多年生草本，高 11-48 cm。根状茎短而横走。茎丛生，直立，扁平，两侧有狭翅，宽 2-4 mm。叶基生或茎生；叶片通常具不明显的横隔或几无横隔。花序由 (4-) 7-27 个头状花序排列成聚伞状，顶生；叶状总苞片长 2-9 cm；头状花序扁平，有 3-7 朵花，具 2-3 枚宽卵形的膜质苞片；小苞片 1，卵形；雄蕊 6 枚。蒴果三棱状圆柱形。花期 4-7 月，果期 5-10 月。

分布与生境 产于河北、山西、甘肃、山东、江苏、安徽、浙江、江西、福建、河南、湖北、湖南、广东、广西、四川、贵州、云南。生于海拔 400-2300 m 的水边、田边、湿草地和山坡林下荫湿处。日本、朝鲜也有分布。

药用部位 全草。

功效应用 清热，通淋，止血。用于心烦口渴，口舌生疮，淋症，小便涩痛，带下。

9. 笄石菖（海南植物志） 江南灯心草（中国高等植物图鉴），水茅草（全国中草药汇编）

Juncus prismatocarpus R. Br., Prodr. Fl. Nov. Holl. 259. 1810.——*J. leschenaultii* J. Gay ex Laharpe（英 **Leschenault Rush**）

多年生草本，高 17-65 cm；具根状茎。茎丛生，直立或斜上，有时平卧，直径 1-3 mm。叶基生和茎生；基生叶少；茎生叶 2-4 枚；叶片具不完全横隔。花序由 5-20 (-30) 个头状花序组成，排列成顶生复聚伞花序；头状花序半球形至近球形；叶状总苞片常 1 枚；苞片多枚，背部中央有 1 脉；花被片内外轮等长或内轮者稍短；雄蕊通常 3 枚。蒴果三棱状圆锥形，1 室。种子长卵形。花期 3-6 月，果期 7-8 月。

分布与生境 产于山东、江苏、安徽、浙江、江西、福建、台湾、湖北、湖南、广东、海南、广西、

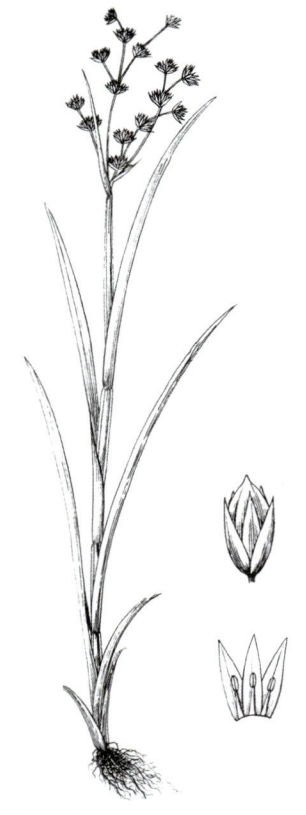

翅茎灯心草 Juncus alatus Franch. et Sav.
蔡淑琴 绘

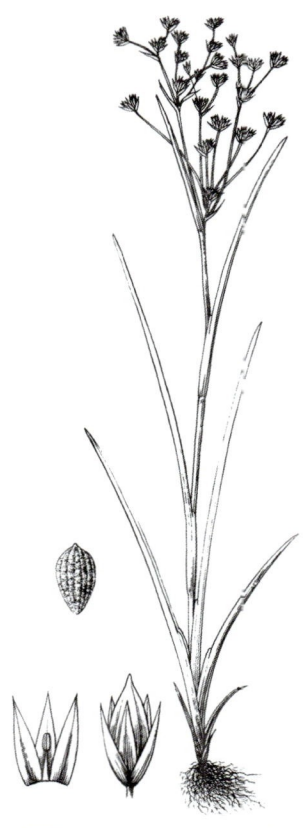

笄石菖 Juncus prismatocarpus R. Br.
蔡淑琴 绘

四川、贵州、云南、西藏等省区。生于海拔 10-3000 m 的田地、溪边、路旁沟边、疏林草地以及山坡湿地。日本、俄罗斯东部、马来西亚、泰国、印度、斯里兰卡、澳大利亚和新西兰均有分布。

药用部位 全草或茎髓。

功效应用 清热除烦，利水通淋。用于尿血，水肿，咽喉肿痛，急性泄泻。

注评 本种基诺族药用，茎髓治疗疟疾。

10. 星花灯心草（秦岭植物志） 扁杆灯心草

Juncus diastrophanthus Buchenau in Bot. Jahrb. 12: 309. 1890.（英 **Astroid-flower Rush**）

多年生草本，高 (5-) 15-25 (-35) cm；根状茎短。茎丛生，两侧略具狭翅，宽 1-2.5 mm。叶基生和茎生；低出叶鞘状；基生叶松弛抱茎，1-3 枚；叶片具不明显的横隔。花序由 (3-) 6-24 个头状花序组成，排列成顶生复聚伞状；头状花序呈星芒状球形，有 5-14 朵花；叶状总苞片线形，短于花序；苞片 2-3 枚；小苞片 1 枚；花被片内轮比外轮长，中脉明显；雄蕊 3 枚。蒴果三棱状长圆柱形。种子两端有小尖头。花期 5-6 月，果期 6-7 月。

分布与生境 产于陕西、甘肃、山东、江苏、安徽、浙江、河南、湖北、湖南、四川、贵州。生于海拔 650-900 m 的溪边、田边、疏林下水湿处。日本、朝鲜、印度也有分布。

药用部位 全草。

功效应用 清热，消食，利尿。用于食积，小便赤热。

化学成分 全草含黄酮类：水仙苷(narcissin)，芦丁(rutin)，槲皮素(quercetin)，槲皮苷(quercitrin)，木犀草素(luteolin)，槲皮素-3-*O*-*β*-D-吡喃木糖苷(quercetin-3-*O*-*β*-D-xylopyranoside)，山奈酚-3-*O*-*α*-L-吡喃鼠李糖基-(1→6)-*β*-D-吡喃葡萄糖苷[kaempferol-3-*O*-*α*-L-rhamnopyranosyl-(1→6)-*β*-D-glucopyranoside][1]。

化学成分参考文献

[1] Park S, et al. *J Korean Soc Appl Biol Chem*, 2011, 54(5): 685-692.

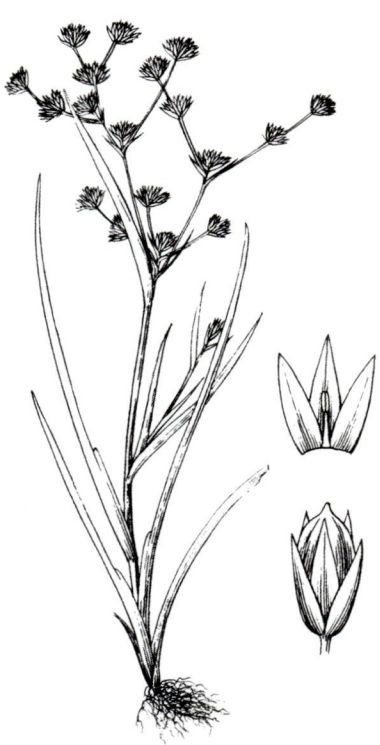

星花灯心草 Juncus diastrophanthus Buchenau
蔡淑琴 绘

11. 展苞灯心草（中国高等植物图鉴）

Juncus thomsonii Buchenau in Bot. Zeit. 25: 148. 1867.（英 **Thomson Rush**）

多年生草本，高 (5-) 10-20 (-30) cm；根状茎短。叶全部基生，常 2 枚。头状花序单一顶生，有 4-8 朵花；苞片 3-4 枚；花被片等长或内轮稍短；雄蕊 6 枚。蒴果三棱状椭圆形，具 3 个隔膜。种子长圆形，两端具白色附属物，锯屑状。花期 7-8 月，果期 8-9 月。

分布与生境 产于陕西、甘肃、青海、四川、云南、西藏。生于海拔 2800-4300 m 的高山草甸、池边、沼泽地及林下潮湿处。中亚、喜马拉雅山区也有分布。

药用部位 全草。

功效应用 清热，利尿，凉血。

12. 多花灯心草（中国高等植物图鉴）

Juncus modicus N. E. Br. in J. Linn. Soc., Bot. 36: 165. 1903.（英 **Manyflower Rush**）

多年生草本，高 4-15 cm。茎密丛生。叶基生和茎生。头状花序单生茎顶，含 4-8 朵花；苞片 2-3 枚，与花序近等长或稍短；花被片内、外轮近等长；雄蕊 6 枚；花柱长 0.8-1.7 mm。蒴果三棱状卵形，1 室。种子两端具白色附属物，锯屑状。花期 6-8 月，果期 9 月。

分布与生境 产于陕西、甘肃、湖北、四川、贵州、西藏。生于海拔 1700-2900 m 的山谷、山坡阴湿岩石缝中和林下湿地。

药用部位 全草。

功效应用 清热，通淋，止血。

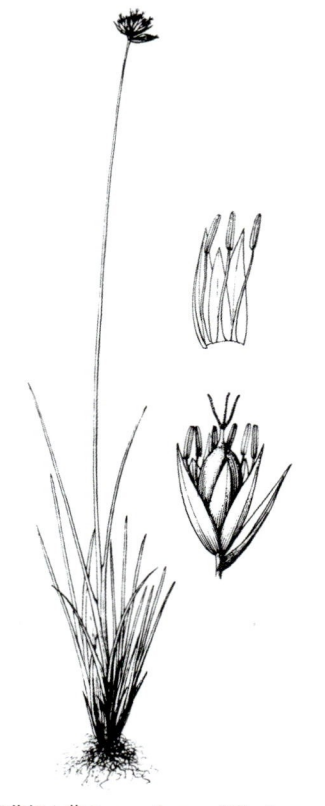

展苞灯心草 Juncus thomsonii Buchenau
蔡淑琴 绘

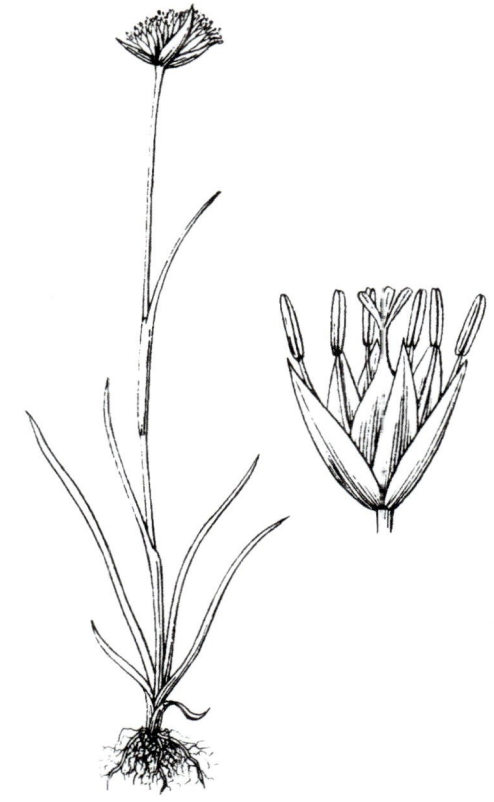

多花灯心草 Juncus modicus N. E. Br.
蔡淑琴 绘

13. 长柱灯心草（中国高等植物图鉴）

Juncus przewalskii Buchenau in Bot. Jahrb. 12: 401. 1890.（英 **Przewalsk Rush**）

多年生草本，高 8-26 cm；根状茎短。叶基生和茎生。头状花序单一顶生，含 4-8 朵花；苞片 3-5 枚；花被片内、外轮近等长；雄蕊 6 枚；花柱长 2-4 mm。蒴果三棱状长圆形，具 3 个隔膜。种子两端具白色附属物，锯屑状。花期 7-8 月，果期 8-9 月。

分布与生境 产于陕西、甘肃、青海、四川、云南。生于海拔 2000-4000 m 的高山潮湿草地、沼泽边缘及林间水草地。

药用部位 根、叶、全草。

功效应用 叶：祛风明目，舒筋活络。全草：清凉，镇静。全草及根：清热利尿。用于心火亢盛之舌赤，小便不利，心悸。

14. 雅灯心草（中国高等植物图鉴）

Juncus concinnus D. Don, Prodr. Fl. Nepal. 44. 1825.（英 **Graceful Rush**）

多年生草本，高 16-43 cm；根状茎黄棕色。叶基生和茎生；低出叶 1-2 枚；基生叶 1-2 枚；茎生叶 1-3 枚。花序顶生，常由 2-5 (-7) 个头状花序排列成聚伞状；头状花序有 (3-) 5-7 朵花；叶状总苞片线状披针形；苞片具 1 脉；雄蕊 6 枚，明显长于花被片。蒴果三棱状卵形至椭圆形，具 3 隔膜。种子两端具短附属物。花期 7-8 月，果期 8-9 月。

分布与生境 产于四川、云南、西藏。生于海拔 1500-3900 m 的山坡林下、草地、沟边潮湿处。尼泊尔、不丹也有分布。

药用部位 全草。

功效应用 清热利尿，通淋。

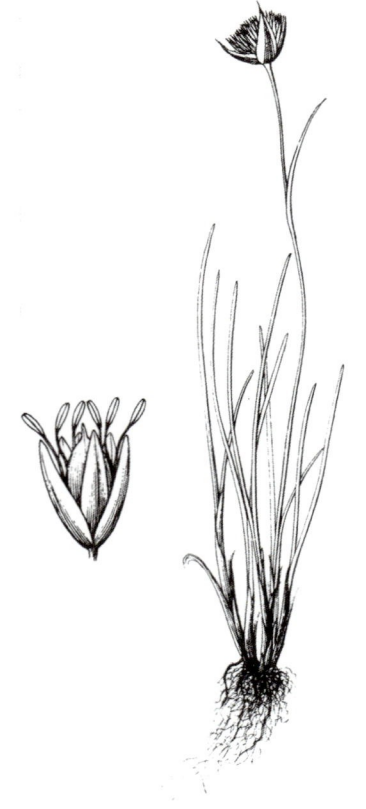

长柱灯心草 Juncus przewalskii Buchenau
蔡淑琴 绘

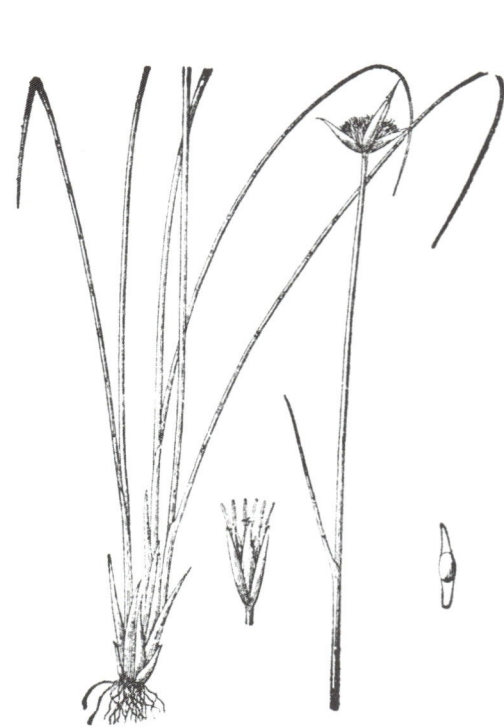

雅灯心草 Juncus concinnus D. Don
引自《中国高等植物图鉴》

15. 走茎灯心草（中国高等植物图鉴）

Juncus amplifolius A. Camus in Syst. (Paris). 1: 281. 1910.（英 **Bigleaf Rush**）

多年生草本，高 20-40 (-49) cm；根状茎长而横走。叶基生或茎生；低出叶鞘状或鳞片状。花序常由 2-5 个头状花序组成顶生聚伞花序；每个头状花序有 3-10 朵花；叶状总苞片长 1-6 cm；苞片数枚；雄蕊 6 枚，短于花被片；花药长于花丝。蒴果具 3 隔膜。种子锯屑状，两端具白色附属物。花期 5-7 月，果期 6-8 月。

分布与生境　产于陕西、甘肃、青海、四川、云南、西藏。生于海拔 1700-4889 m 的高山湿草地、林下石缝及河边。不丹、缅甸、尼泊尔也有分布。

药用部位　根状茎。

功效应用　理气止痛，活血调经。用于肝郁气滞，胸胁疼痛，月经不调，崩漏，带下。

16. 栗花灯心草（秦岭植物志）　三头灯心草，栗色灯心草

Juncus castaneus Sm., Fl. Brit. 1: 383. 1800.（英 **Chestnut Rush**）

多年生草本，高 15-40 cm；具长根状茎。茎直立，单生或丛生。叶基生和茎生；低出叶鞘状或鳞片状；基生叶 2-4 枚；茎生叶 1 枚或缺，较短。花序由 2-8 个头状花序排成顶生聚伞状；叶状总苞片 1-2 枚，常超出花序；头状花序含 4-10 朵花；苞片 2-3 枚，披针形，常短于花；花被片披针形，外轮者背脊明显，稍长于内轮；雄蕊 6 枚，短于花被片；花药短于花丝。蒴果三棱状长圆形，顶端逐渐变细呈喙状，具 3 个隔膜。种子锯屑状，两端各有长约 1 mm 的白色附属物。花期 7-8 月，果期 8-9 月。

分布与生境　产于吉林、内蒙古、河北、山西、陕西、宁夏、甘肃、青海、四川、云南。生于海拔 2100-3100 m 的山地湿草甸、沼泽地。俄罗斯、欧洲、北美也有分布。

药用部位　全草。

功效应用　清热，利尿。用于热病烦渴，咽喉痛，咳嗽，小儿烦躁，夜啼，眼赤目昏，小便不利。

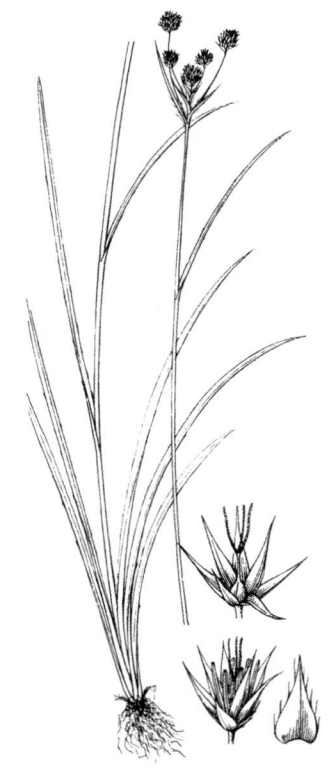

走茎灯心草 Juncus amplifolius A. Camus
蔡淑琴　绘

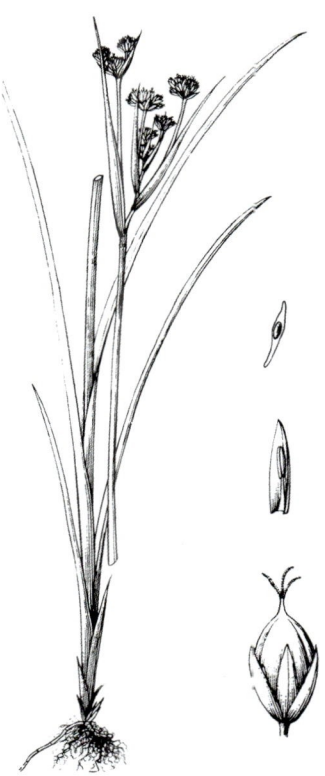

栗花灯心草 Juncus castaneus Sm.
蔡淑琴　绘

2. 地杨梅属 Luzula DC.

多年生草本；根状茎短。茎直立，多丛生。叶基生和茎生，常具低出叶；茎生叶较少；叶片边缘常具白色丝状缘毛；叶鞘闭合，鞘口部常密生丝状长毛，无叶耳。花序为复聚伞状、伞状或伞房状，或多花紧缩成头状或穗状花序；花单生或簇生分枝顶端，花下具 2 枚小苞片；花被片 6 枚，2 轮，内、外轮常等长；雄蕊 6 枚，稀 3 枚，通常短于花被片。蒴果 1 室，3 瓣裂。种子 3 颗，基部（或顶端）多少具淡黄色或白色种阜，或无种阜。

本属约 70 种，广布于温带和寒带地区，尤以北半球为最多，少数种分布在靠近热带的高山地区。我国产有 16 种，2 种可药用。

分种检索表

1. 花单生分枝顶端，排列疏散，通常具长的花梗 ·· 1. 散序地杨梅 L. effusa
1. 花数朵密集成头状花序，多个头状花序排列成顶生聚伞花序 ····························· 2. 多花地杨梅 L. multiflora

1. 散序地杨梅（中国高等植物图鉴）

Luzula effusa Buchenau, Krit. Verzeichn. Juncac. 53, 88. 1880.（英 **Loosely Woodrush**）

多年生草本，高 20-70 cm。茎直立或斜上，直径 1-3 mm。叶基生和茎生；基生叶数枚；茎生叶 3-5 枚，叶片边缘具稀疏的长缘毛。花序常为多级分枝的二歧聚伞花序，排列成近伞房状，生于茎顶和上部叶腋；花排列较疏散，单生于花序小分枝的顶端，花序分枝及花梗纤细，长短不一；苞片有稀

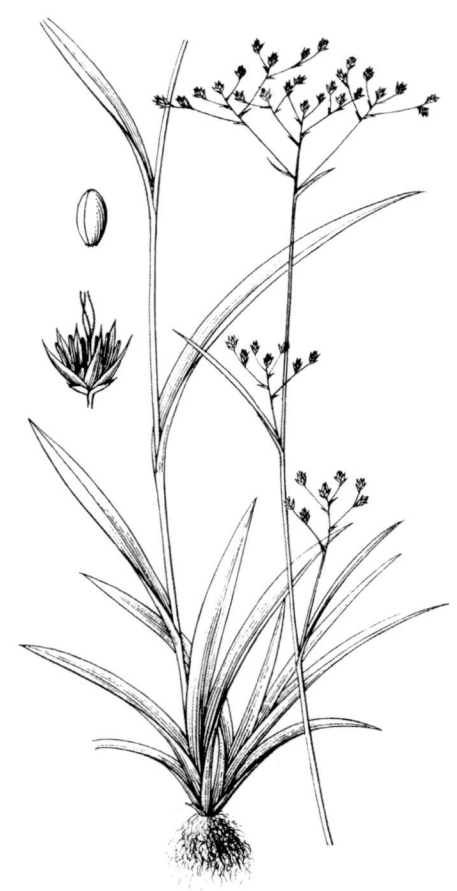

散序地杨梅 **Luzula effusa** Buchenau
蔡淑琴 绘

疏缘毛；每朵花下有2枚膜质小苞片；花被片近等长或内轮稍长；雄蕊6枚。蒴果三棱状卵形。花期5-6月，果期6-8月。

分布与生境 产于陕西、甘肃、河南、湖北、台湾、四川、贵州、云南和西藏。生于海拔1700-3600 m的山坡林下、灌木丛中、路旁河边湿地。尼泊尔、不丹、马来西亚、缅甸也有分布。

药用部位 全草、果实。

功效应用 清热利湿，凉血。用于赤白痢疾，消肿。

2. 多花地杨梅（东北植物检索表）

Luzula multiflora (Ehrh.) Lej., Fl. Envir. Spa. 1: 169. 1811.（英 **Manyflower Woodrush**）

多年生草本，高16-35 cm。茎直立，密丛生，直径0.6-1 mm。叶基生和茎生；基生叶丛生茎基部；茎生叶1-3枚；叶片边缘具白色丝状长毛。花序由5-9 (-12)个头状花序排列成近伞形的顶生聚伞花序；叶状总苞片线状披针形；头状花序含3-8朵花；常有1-2枚苞片；花下具2枚膜质小苞片；花被片内、外轮近等长；雄蕊6枚。蒴果三棱状倒卵形。花期5-7月，果期7-8月。

分布与生境 产于我国南北各省区，分布较普遍。生于海拔2200-3600 m的山坡草地、林缘水沟旁、溪边潮湿处。亚洲其他地区、大洋洲、欧洲、北美均有分布。

药用部位 全草、果实。

功效应用 清热利湿，凉血，通便。用于赤白痢疾，淋证，泄泻，便秘。

注评 本种蒙古族亦同等药用。

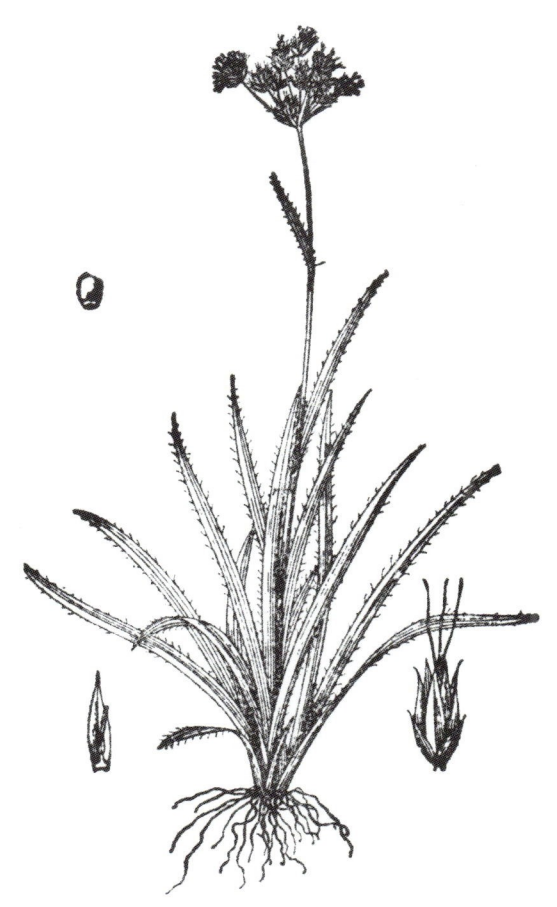

多花地杨梅 Luzula multiflora (Ehrh.) Lej.
引自《中国高等植物图鉴》

凤梨科 BROMELIACEAE

陆生或附生草本。茎短。叶互生，常基生，莲座式排列，单叶，全缘或有刺状锯齿，常有盾状具柄的吸收水分的鳞片，叶上面凹陷，基部常呈鞘状。花两性，少单性，辐射对称或稍两侧对称，花序为顶生的穗状、总状、头状或圆锥花序；苞片常显著而具鲜艳的色彩，鸟媒、虫媒和蝙蝠媒，很少为风媒或闭花受精；萼片3枚，分离或基部联合，花瓣3枚，分离或联合成管状、覆瓦状排列，常在基部有一对鳞片状的附属物；雄蕊6枚，着生于花冠管的基部，或在花瓣分离的种类中，2轮雄蕊分别贴生于相对的萼片和花瓣上，花药2室纵裂，"丁"字形着生；子房下位至半下位或上位，3室，花柱细长，柱头3。浆果、蒴果或有时为聚花果。种子在蒴果中常有翅或多毛，胚小，胚乳丰富。

45属，2000种，仅1种产于热带非洲的西部，其余全产于美洲。我国引种栽培2属多种，多供观赏，其中2种可药用。

分属检索表

1. 果实与花序融合，长成一聚花果，花序和果顶冠以叶状的苞片·······················1. 凤梨属 Ananas
1. 果实单个，分离，浆果，花序和果顶无叶状苞片·······························2. 水塔花属 Billbergia

1. 凤梨属 Ananas Mill.

陆生草本。叶莲座式排列。花茎短或略延长，有叶；头状花序顶生；花无柄，紫红色，生于苞腋内；萼片短，覆瓦状排列；花瓣分离，基部有舌状的小鳞片2枚；雄蕊6枚；子房下位，肉质，基部阔，与花序轴合生或藏于其内；花柱线状，3裂。果肉质，球果状，由肉质增厚的花序轴、肉质的苞片和螺旋状排列的不发育的子房连合而成，顶部冠以退化、旋叠状的叶。

3种，产于美洲。现广植于热带各地。我国栽培1种，可药用。

本属植物菠萝具有抗病毒、抗氧化、致敏作用。菠萝叶具有降血脂、降血糖、抗氧化作用。

1. 菠萝　凤梨、露兜子（中国高等植物图鉴），打锣锤（云南种子植物名录）

Ananas comosus (L.) Merr., Interpr. Herb. Amboin. 133. 1917.——*Bromelia comosa* L.（英 **Pineapple**）

茎短。叶多数，莲座式排列，剑形，长40–90 cm，宽4–7 cm，顶端渐尖，全缘或有锐齿，腹面绿色，背面粉绿色，边缘和顶端常带褐红色，生于花序顶部的叶变小，常呈红色。花序于叶丛中抽出，状如松球，长6–8 cm，结果时增大；苞片基部绿色，上半部淡红色，三角状卵形；萼片宽卵形，肉质，顶端带红色，长约1 cm；花瓣长椭圆形，端尖，长约2 cm，上部紫红色，下部白色。聚花果肉质，长15 cm以上。花期夏季至冬季。

分布与生境　原产于美洲热带。我国福建、广东、海南、广西、云南常见栽培。

药用部位　果实、果皮、根状茎。

功效应用　果实：生津止渴，助消化，利尿，驱虫。用于胆病感染，痔疮，虫咬。果皮：用于痢疾。根状茎：用作堕胎。

化学成分　叶含甾体类：麦角甾醇过氧化物(ergosterol peroxide)，5-豆甾烯-3β,7α-二醇(5-stigmasten-3β,7α-diol)，β-谷甾醇，菜油甾醇，豆甾醇[1]，胡萝卜苷[2]；苯丙素类：菠萝酰酯(ananasate)，1-O-咖啡酰甘油(1-O-caffeoylglycerol)，1-O-对香豆酰甘油(1-O-p-coumaroylglycerol)，咖啡酸(caffeic acid)，对香豆酸(p-coumaric acid)[2]；多糖类：半纤维素(hemicellulose)[3]；蛋白质酶类：菠萝蛋白酶(bromelain)[4]。

凤梨科 BROMELIACEAE

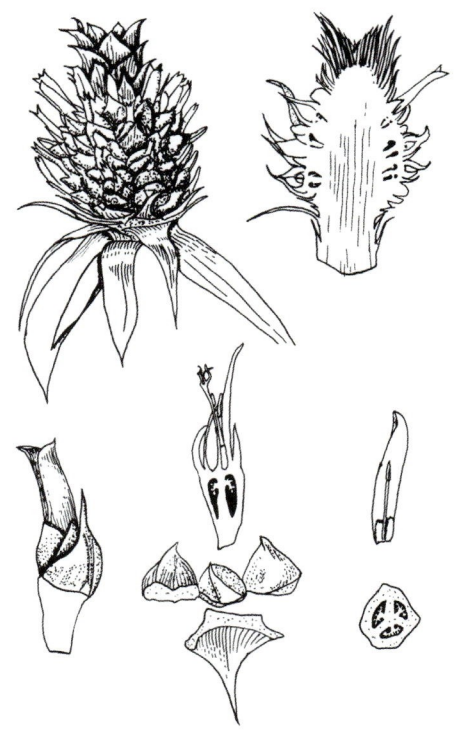

菠萝 Ananas comosus (L.) Merr.
马炜梁 绘

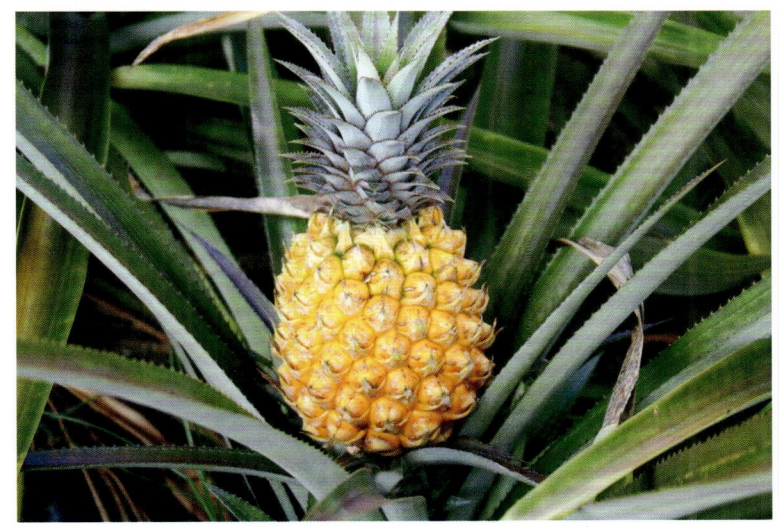

菠萝 Ananas comosus (L.) Merr.
摄影：王祝年

果实含氨基酸类：S-芥子酰基-L-半胱氨酸(S-sinapyl-L-cysteine)，N-L-γ-谷氨酰基-S-芥子酰基-L-半胱氨酸(N-L-γ-glutamyl-S-sinapyl-L-cysteine)，S-芥子酰谷胱甘肽(S-sinapylglutathione)[5]；挥发油：二乙酸丁烷-2,3-二醇酯(diacetate(butane-2,3-diol diacetate)[6]，2-甲基丁酸甲酯(methyl 2-methylbutanoate)，2-甲基丁酸乙酯(ethyl 2-methylbutanoate)，己酸甲酯(methyl hexanoate)，己酸乙酯(ethyl hexanoate)，2,5-二甲基-4-甲氧基-3[2H]-呋喃酮{2,5-dimethyl-4-methoxy-3[2H]-furanone}[7]。

药理作用 调血脂作用：菠萝叶的酚类成分能降低高血脂大鼠的总胆固醇、三酰甘油、低密度脂蛋白水平，升高高密度脂蛋白水平[1]。

降血糖作用：菠萝叶提取物可以降低高血糖大鼠的血糖[2]。

抗病毒作用：新鲜的菠萝果汁具有抑制轮状病毒的作用[3]。

抗氧化作用：菠萝多糖有抑制脂质过氧化的作用[4]。

致敏作用：有食用菠萝导致过敏性休克的报道[5]。

体内过程 小鼠灌胃菠萝叶提取物后 5 min，外周血即可测到其主要成分对香豆酸，$t_{1/2}$ 约 0.59 h[6]。

毒性及不良反应 菠萝叶提取物给小鼠灌胃，未见到明显的生殖毒性[7]。

注评 本种傣族药用，鲜果治腹泻、发烧痉挛，果皮治咳嗽、痢疾，根治胸闷咳嗽，鲜叶外用也治高热惊厥。

化学成分参考文献

[1] Pakrashi SC, et al. *Indian J Chem*, 1975, 13(7): 755-756.

[2] 王伟，等. 中国中药杂志，2006, 31(15): 1242-1244.

[3] Sharma U. *Carbohydrate Research*, 1981, 97(2): 323-329.

[4] Taussig SJ, et al. *Planta Med*, 1985(6): 538-539.

[5] Wen L, et al. *J Agri Food Chem*, 1999, 47(3): 850-853.

[6] Umano K, et al. *J Agri Food Chem*, 1992, 40(4): 599-603.

[7] Preston C, et al. *J Agri Food Chem*, 2003, 51(27): 8027-8031.

药理作用及毒性参考文献

[1] Xie WD, et al. *Am J Chin Med*, 2005,33(1): 95-105.
[2] Xie WD, et al. *Comp Bioch Physiol Part C: Toxicol Pharmacol*, 2006,143(4): 429-435.
[3] Yap kok leong, et al. *J Food Protection*, 2008, 71(5): 1035-1037.
[4] 覃筱燕，等. 中国公共卫生，2009, 25(1): 108-109.
[5] 吉学玲. 海南医学，1997, 3: 199.
[6] Meng Z, et al. *Biomed Chrom*,2006,20(9): 951-955.
[7] Hu J, et al. *Food Chem Toxicol*, 2011, 49: 1455-1463.

2. 水塔花属 Billbergia Thunb.

草本，几无茎。叶莲座式排列。花序为一明显的穗状花序或穗状花序式的圆锥花序；苞片明显而具颜色；花美丽，蓝色，间有红色或绿黄色，花两性；萼片离生，直立；花瓣离生，基部常有舌状分裂的小鳞片2枚；雄蕊6枚，花期伸出，花药在中部以下或近基部纵裂；子房下位，花柱3裂，柱头螺旋状扭转。浆果。种子多数，小。

约60种，产于热带美洲。我国温室常栽培2种，1种可药用。

1. 水塔花　水星菠萝（广西）

Billbergia pyramidalis (Sims) Lindl. in Bot. Reg. 13: sub pl. 1068. 1827.（英 **Pyramidal Billbergia**）

草本，茎极短。叶莲座状排列；6-15片，阔披针形，长30-45 cm，直立至稍外弯，顶端钝而有小锐尖，基部阔，边缘至少在在上半部有棕色小刺，上面绿色，背粉绿。穗状花序直立，略长于叶；苞片披针形至椭圆状披针形，长5-7 cm，粉红色；萼片有粉被，暗红色，长约为花瓣的1/3，裂片钝至短尖；花瓣红色，长约4 cm，开花时旋扭；雄蕊比花瓣短；子房有粉被。

分布与生境　我国温室多有栽培。原产于巴西。广西、云南有栽培。
药用部位　叶。
功效应用　清热解毒，清凉散毒，消肿排脓。外用于痈疽，疮疡肿毒，脓肿。

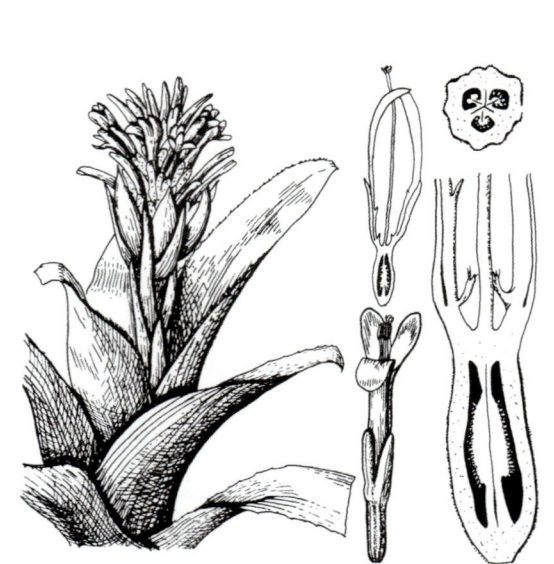

水塔花 Billbergia pyramidalis (Sims) Lindl.
马炜梁　绘

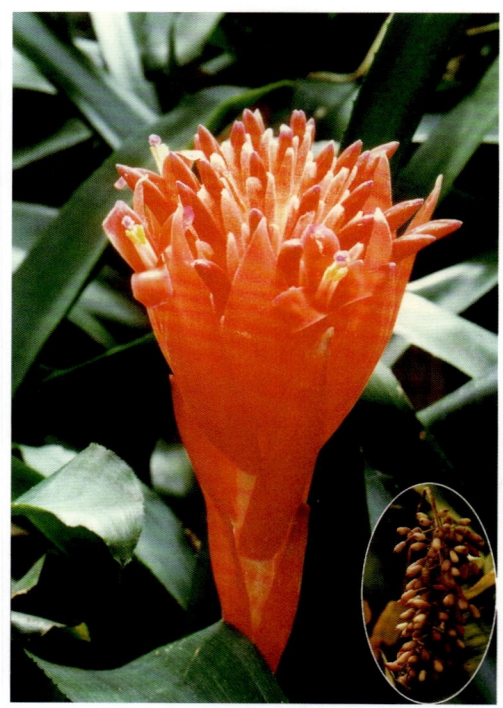

水塔花 Billbergia pyramidalis (Sims) Lindl.
摄影：徐克学

鸭跖草科 COMMELINACEAE

一年生或多年生草本。茎有明显的节和节间。叶互生，二列或者螺旋状排列；叶鞘开放或者闭合；单叶，全缘。花序通常为蝎尾状聚伞花序或者单花，聚伞花序单生或集合成圆锥花序，顶生或腋生，腋生的聚伞花序有时贯穿叶鞘。花两性，极少单性。萼片 3 枚，分离或仅在基部连合，常为舟状或龙骨状，有的顶端盔状。花瓣 3 枚，分离，有时花瓣在中段合生成筒，而两端仍然分离。雄蕊 6 枚，全育或仅 2–3 枚能育而有 1–3 枚退化雄蕊；花药并行或稍稍叉开，纵向开裂，很少顶孔开裂；退化雄蕊顶端 4 裂成蝴蝶状，或 3 全裂，或 2 裂叉开成哑铃状，或不裂；子房 3 室，或退化为 2 室，每室有 1 至数颗直生胚珠。果实大多为室背开裂的蒴果，稀为浆果状而不裂。种子大而少数，富含胚乳，种脐条状或点状，胚盖（脐眼状的东西，胚位于其下）位于种脐的背面或背侧面。

约 40 属，650 种，主产于全球热带，少数种生于亚热带，仅个别种分布到温带。我国有 15 属 59 种，其中药用 9 属 32 种。

本科药用植物化学成分较为多样，以甾体及黄酮类成分最为常见。

分属检索表

1. 花序在叶鞘基部穿透叶鞘而出，无总梗，成密集的头状；能育雄蕊 6 枚··········1. **穿鞘花属 Amischotolype**
1. 花序不穿透叶鞘，亦不成无总梗的头状花序，有的具穿鞘而出的侧枝；能育雄蕊 6 或较少。
    2. 缠绕或攀援草本；圆锥花序中下部聚伞花序上的花为两性花，其余的为雄花或两性花。
        3. 聚伞花序全部具总苞片；侧枝每节生花序；子房每室有胚珠 2 颗················2. **竹叶子属 Streptolirion**
        3. 聚伞花序仅基部 1 个具总苞片；侧枝大部分节上无花序；子房每室有胚珠 8 颗················
        ·················3. **竹叶吉祥草属 Spatholirion**
    2. 直立或匍匐草本；花全为两性花。
        4. 果浆果状而不裂，果皮黑色或蓝黑色；花序顶生；种子每室 4 至多颗，多角形··········5. **杜若属 Pollia**
        4. 果为开裂蒴果；花序顶生或否。
            5. 花序顶生，扫帚状；蒴果小，2 室，每室 1 颗种子；雄蕊 5–6 枚················4. **聚花草属 Floscopa**
            5. 花序顶生或否，不成扫帚状；蒴果 3 室，少数 2 室，如为 2 室则能育雄蕊 3 枚。
                6. 总苞片有或无，有则不为佛焰苞状，平展或成鞘状，多数覆瓦状排列为鸡冠状················
                ·················6. **水竹叶属 Murdannia**
                6. 总苞片佛焰苞状。
                    7. 花瓣中部合生成管状，但两端仍然分离；雄蕊 6 枚，均可育；苞片镰刀状弯曲，多枚覆瓦状排列················7. **蓝耳草属 Cyanotis**
                    7. 花瓣完全离生；能育雄蕊 3 或 6；苞片不如上述。
                        8. 花左右对称；可育雄蕊 3，位于 1 侧；退化雄蕊顶端 4 裂，裂片排成蝴蝶状；蒴果通常 2 瓣裂················8. **鸭跖草属 Commelina**
                        8. 花辐射对称；可育雄蕊 6；蒴果 3 瓣裂················9. **紫万年青属 Tradescantia**

1. 穿鞘花属 Amischotolype Hassk.

多年生草本。茎直立，有时在基部平卧。根状茎长。叶互生。花序具短梗，穿透叶鞘基部而出，无总梗，成密集的头状；萼片 3 枚，离生，具龙骨状隆起；花瓣离生，略带紫色；雄蕊 6，全部能育，花丝具近念珠状的长柔毛，花药两药室并行，从顶端至基部纵裂；子房3室，每室2胚株，有时后面一室仅具一个胚珠。蒴果三棱状球形或三棱状卵形，3片裂，每室有种子2颗，稀1颗。种子在果实中垒置排列，柱状三棱形，多皱，具网状纹饰，胚盖位于背侧，种脐条状，位于腹面。

全属约20种，分布于亚洲热带及非洲热带。我国有2种，其中1种药用。

1. 穿鞘花（海南植物志）

Amischotolype hispida (Less. et A. Rich.) D. Y. Hong in Act. Phytotax. Sin. 12 (4): 461. 1974.（英 **Hispid Amischotolype**）

多年生粗大草本，根状茎长。茎直立，直径5-15 mm，根状茎和茎总长可达1 m以上。叶鞘长达4 cm，密生褐黄色细长硬毛；叶椭圆形，长15-50 cm，宽5-10.5 cm，顶端尾状，基部楔状渐狭成带翅的柄，两面近边缘处及叶下面主脉的下半端密生褐黄色的细长硬毛。头状花序大，常有花数十朵，果期直径达4-6 cm；苞片卵形，顶端急尖，疏生睫毛；萼片舟状，顶端成盔状，花期长约5 mm，果期伸长至13 mm，背面中脉通常密生棕色长硬毛；花瓣长圆形，稍短于萼片。蒴果卵球状三棱形，长约7 mm，比宿存的萼片短得多。种子长约3 mm，多皱。花期7-8月，果期9月以后。

分布与生境 产于福建、台湾、广东、海南、广西、贵州、云南和西藏。生于海拔2100 m以下的林下及山谷溪边。日本、巴布亚新几内亚、印度尼西亚至中南半岛也有分布。

药用部位 全草。

功效应用 清热解毒，利水消肿。用于风湿症，扭挫伤，尿路感染，淋证，毒蛇咬伤。

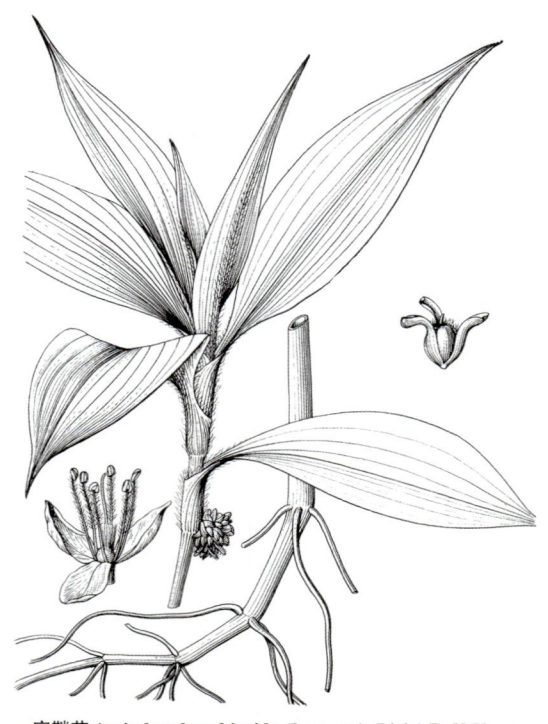

穿鞘花 Amischotolype hispida (Less. et A. Rich.) D. Y. Hong
冀朝祯 绘

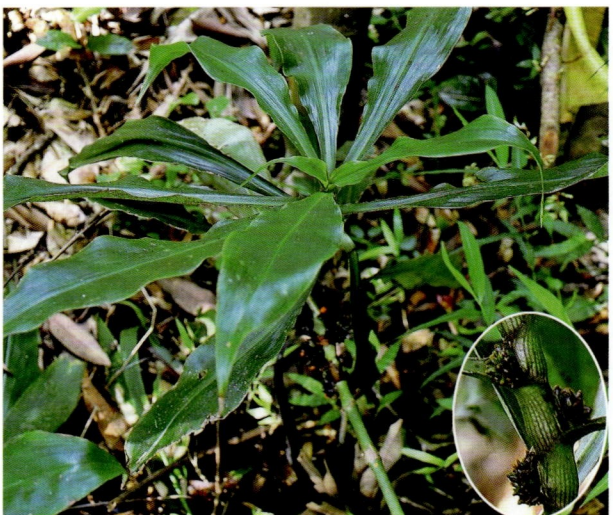

穿鞘花 Amischotolype hispida (Less. et A. Rich.) D. Y. Hong
摄影：王祝年

2. 竹叶子属 Streptolirion Edgew.

攀援草本。侧枝穿鞘而出，每节都生花序，基部具叶鞘。叶具长柄，叶片心状卵圆形。聚伞花序多个，集成大圆锥花序，圆锥花序与叶对生，自叶鞘口中伸出，每一个聚伞花序基部都托有总苞片；

鸭跖草科 COMMELINACEAE

总苞片在圆锥花序下部的叶状，与叶同型，向花序上部逐渐变少。花在最下一个聚伞花序上的为两性，其余的为雄性或两性；萼片 3 枚，分离；花瓣 3 枚，分离，长于萼片，白色；雄蕊 6 枚，全育。蒴果椭圆状三棱形，顶端狭尖，3 片裂，每室有 2 个种子。种子在蒴果的室中垒置，多皱，种脐在腹面，条状，胚盖位于背侧。

仅 1 种，分布于亚洲东南部，可药用。

1. 竹叶子（中国种子植物科属辞典）

Streptolirion volubile Edgew. in Proc. Linn. Soc. 1: 254. 1845.（英 **Twining Streptolirion**）

多年生攀援草本，极少茎近于直立。茎长 0.5-6 m，常无毛。叶柄长 3-10 cm，叶片心状圆形，有时心状卵形，长 5-15 cm，宽 3-15 cm，顶端常尾尖，基部深心形，上面多少被柔毛。蝎尾状聚伞花序有花 1 至数朵，集成圆锥状，圆锥花序下面的总苞片叶状，长 2-6 cm，上部的小而卵状披针形。花无梗；萼片长 3-5 mm，顶端急尖；花瓣白色、淡紫色而后变白色，线形，略比萼长。蒴果长 4-7 mm，顶端有长达 3 mm 的芒状突尖。种子褐灰色，长约 2.5 mm。花期 7-8 月，果期 9-10 月。

分布与生境　产于辽宁、河北、北京、山西、陕西、甘肃、浙江、河南、湖北、湖南、广西、四川、贵州、云南、西藏。通常生于海拔 2000 m 以下的山地，在云南、西藏可生长于海拔 3200 m 的地方。不丹、印度东北部至越南、老挝、柬埔寨、朝鲜、日本也有分布。

药用部位　全草。

功效应用　祛风除湿，补阴，清热解毒，利尿。用于扭挫伤，痈疮肿毒，风湿骨痛，肺痨，感冒，咽喉肿痛，口渴心烦，热淋，小便不利。

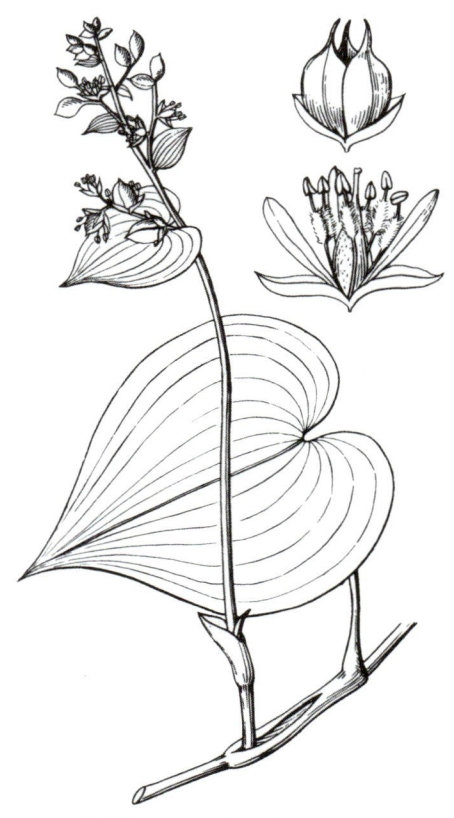

竹叶子 Streptolirion volubile Edgew.
许梅娟　绘

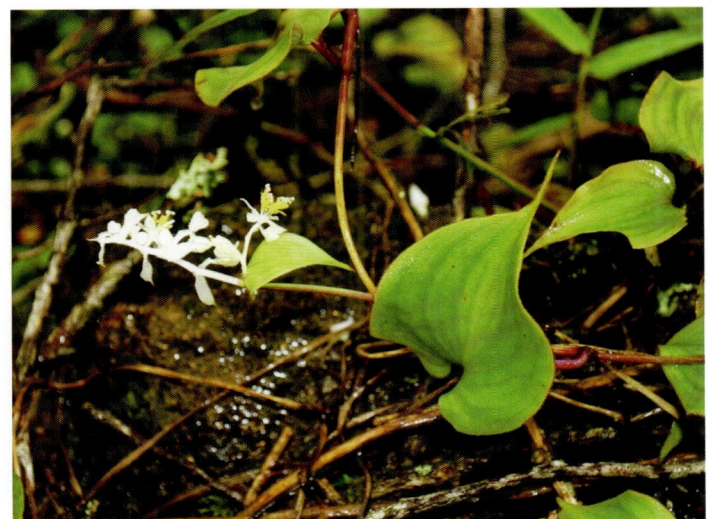

竹叶子 Streptolirion volubile Edgew.
摄影：刘冰

3. 竹叶吉祥草属 Spatholirion Ridl.

缠绕草本，茎细长；侧枝穿鞘而出。圆锥花序具长柄，与叶对生，并自叶鞘口内伸出，而不是穿透叶鞘而出，圆锥花序由多个聚伞花序组成，在最下一个聚伞花序基部有一个叶状总苞片，其余聚伞花序基部无总苞片。侧枝大部分节上无花序；花在圆锥花序中最下一个聚伞花序上的为两性，在其余聚伞花序上的均为雄性；萼片3枚，分离；花瓣宽条形；雄蕊6枚，相等而且全育；子房3室，每室有8颗胚珠。果实卵状三棱形，3片裂。种子在每个果实中成两列垒置，多角形，具网纹，种脐条状，胚盖位于背面。

2种，我国产1种，可药用。

1. 竹叶吉祥草（植物名实图考） 秦归（四川），马耳草（云南蒙自），白龙须（云南潞西），猪叶菜

Spatholirion longifolium (Gagnep.) Dunn in Kew Bull. 162. 1911.（英 **Longleaf Luckyweed**）

多年生缠绕草本，全体近无毛或被柔毛。根须状，数条，粗壮，直径约3 mm。茎长达3 m。叶具1-3 cm长的叶柄；叶片披针形至卵状披针形，长10-20 cm，宽1.5-6 cm，顶端渐尖。圆锥花序总梗长达10 cm；总苞片卵圆形，长4-10 cm，宽2.5-6 cm。花无梗；萼片长6 mm，草质；花瓣紫色或白色，略短于萼片。蒴果卵状三棱形，长12 mm，顶端有芒状突尖，每室有种子6-8颗。种子酱黑色。花期6-8月，果期7-9月。

分布与生境 产于江西、福建、湖北、湖南、广东、广西、四川、贵州、云南。生于海拔2700 m以下的山谷密林下，少在疏林或山谷草地中，多攀援于树干上。越南也有分布。

药用部位 花序。

功效应用 活血，调经，止痛。用于月经不调，神经性头痛。

注评 本种白族、苗族药用，全草治月经不调、骨折和神经性头痛，根驱蛔虫。

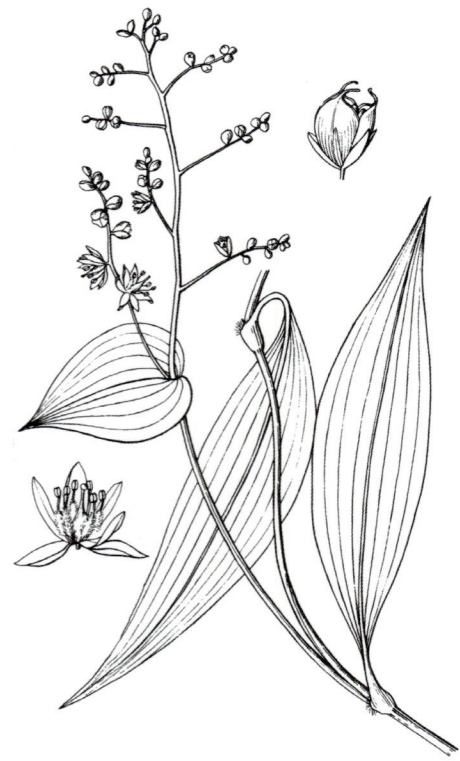

竹叶吉祥草 Spatholirion longifolium (Gagnep.) Dunn
许梅娟 绘

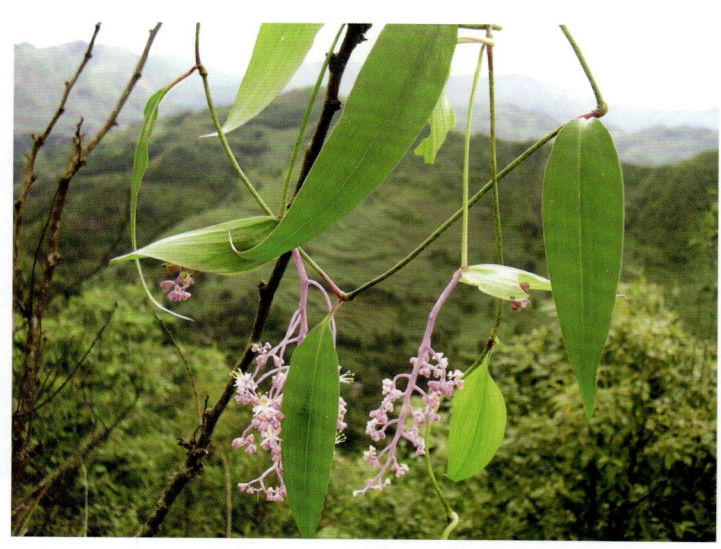

竹叶吉祥草 Spatholirion longifolium (Gagnep.) Dunn
摄影：何顺志

4. 聚花草属 Floscopa Lour.

多年生，直立草本。聚伞花序多个，组成单圆锥花序或复圆锥花序，圆锥花序顶生，或兼腋生于茎顶端的叶中，常在茎顶端呈扫帚状；苞片常小；萼片3枚，分离，革质，宿存；花瓣3枚，分离，稍长于萼片；雄蕊6枚，全育而相等。蒴果小，稍扁，每面有一条沟槽，2室，每室具1种子，室背2片裂，果皮壳质，光滑而有光泽。种子半球状，半椭圆状，种脐条状，位于腹面，胚盖位于背面。

约15种，广布于全球热带和亚热带。我国南方有2种，1种可药用。

1. 聚花草（广州植物志） 水草、大祥竹篙草（海南），竹叶草，水竹菜，小竹叶菜

Floscopa scandens Lour., Fl. Cochinch. 193. 1790.（英 **Climber Floscopa**）

植株具极长的根状茎，根状茎节上密生须根。植株全体或仅叶鞘及花序各部分被多细胞腺毛。茎高 20–70 cm，不分枝。叶无柄或有带翅的短柄；叶片椭圆形至披针形，长 4–12 cm，宽 1–3 cm，上面有鳞片状突起。圆锥花序多个，顶生并兼有腋生，组成长达 8 cm，宽达 4 cm 的扫帚状复圆锥花序，下部总苞片叶状，与叶同型，同大，上部的比叶小得多。花梗极短；苞片鳞片状；萼片长 2–3 mm，浅舟状；花瓣蓝色或紫色，少白色，倒卵形，略比萼片长。蒴果卵圆状，侧扁。种子半椭圆状，灰蓝色，有从胚盖发出的辐射纹；胚盖白色，位于背面。花果期 7–11 月。

分布与生境 产于浙江、江西、福建、台湾、湖南、广东、海南、广西、四川、云南、西藏。生于海拔 1700 m 以下的水边、山沟边草地及林中。亚洲热带及大洋洲热带广布。

药用部位 全草。

功效应用 清热解毒，利水消肿，消炎，活血。用于疮疖肿毒，淋巴结肿大，水肿，急性肾炎，内伤，目赤肿痛。

注评 本种苗族药用，全草治内伤。

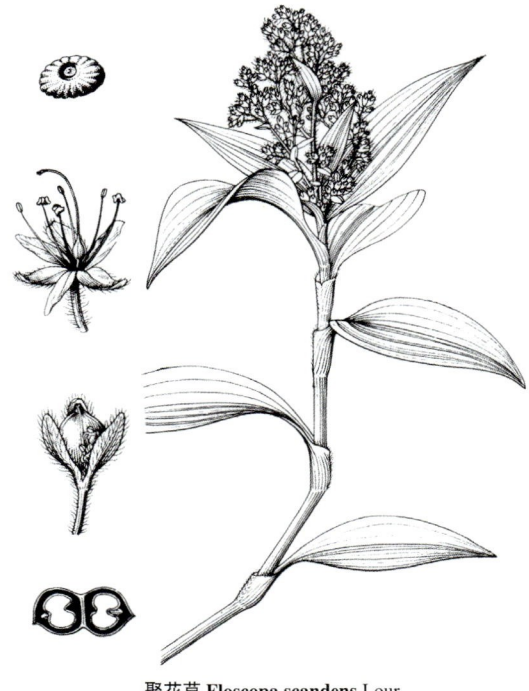

聚花草 Floscopa scandens Lour.
许梅娟 绘

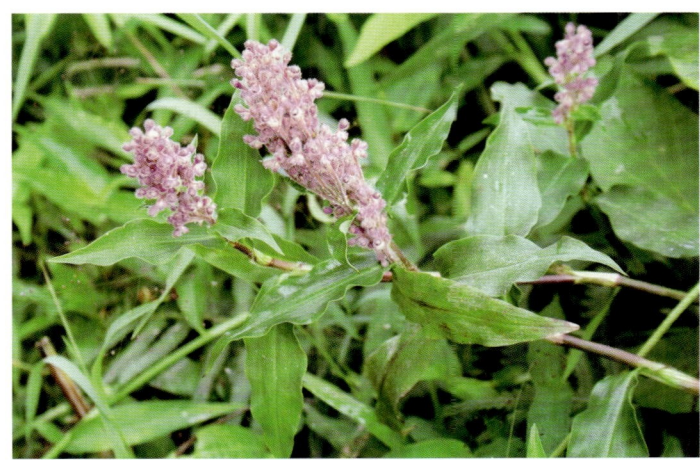

聚花草 Floscopa scandens Lour.
摄影：王祝年

5. 杜若属 Pollia Thunb.

多年生草本，具走茎或根状茎。茎近于直立，通常不分枝。圆锥花序顶生，粗大而坚挺，或披散成伞状；蝎尾状聚伞花序有花数朵；总苞片下部的近叶状，上部的很小；苞片膜质，抱花序轴；萼片3枚，分离，常宿存；花瓣3枚，分离；雄蕊6枚，全育，近相等或3枚较小，或仅前方（远轴面）3枚能育而另3枚不育，不育雄蕊的花药三角状披针形或戟形。果实不裂，浆果状，果皮黑色或蓝黑色，3室，每室有种子5–8颗（少2–1）。种子多在果室中排成2列，稍扁而多角形，种脐在腹面，点状，胚盖在背面。

全属大约15种，分布于亚洲、非洲和大洋洲的热带、亚热带地区。我国有7种，见于长江流域以南，5种可药用。

分种检索表

1. 能育雄蕊3枚，位于前方（远轴面），后方3枚不育 ·· 4. 伞花杜若 P. subumbellata
1. 雄蕊6枚全育，仅个别个体有1–2枚雄蕊退化。
  2. 叶有多少明显的叶柄，叶柄有时长达1.5 cm；叶片小，长5–15 cm；聚伞花序少，仅2至数个 ·· 5. 川杜若 P. miranda
  2. 叶无柄，或部分个体有带翅的柄，叶大，长(10–)15–35 cm；聚伞花序多个，一般在10个以上。
    3. 圆锥花序具长总梗，远远超出上部叶子；蝎尾状聚伞花序常轮生，集成数个远隔的轮；萼片外面无毛 ·· 1. 杜若 P. japonica
    3. 圆锥花序具长不过10 cm的短总梗或无总梗，通常比上部叶子短，不超出；蝎尾状聚伞花序通常不成轮；萼片外面被毛。
      4. 圆锥花序具长5–10 cm的总梗，花序全长10–15 cm；萼片脱落 ·················· 2. 大杜若 P. hasskarlii
      4. 圆锥花序无总梗或具长不超过2 cm的总梗，花序全长不超过6 cm；萼片常宿存 ·· 3. 密花杜若 P. thyrsiflora

1. 杜若（植物学大辞典）

Pollia japonica Thunb., Fl. Jap. 138. 1784.（英 **Japanese Pollia**）

多年生草本，根状茎长而横走。茎直立或上升，粗壮，不分枝，高30–80 cm，被短柔毛。叶鞘无毛；叶无柄或叶基渐狭，下延成带翅的柄；叶片长椭圆形，长10–30 cm，宽3–7 cm。蝎尾状聚伞花序长2–4 cm，常多个成轮排列，常集合形成圆锥花序，花序总梗长15–30 cm，花序远远地伸出叶子，各级花序轴和花梗被相当密的钩状毛；总苞片披针形；萼片3枚，长约5 mm，无毛，宿存；花瓣白色，倒卵状匙形，长约3 mm；雄蕊6枚全育，近相等，或有时3枚略小些，偶有1–2枚不育。果球状，果皮黑色，直径约5 mm，每室有种子数颗。种子灰色带紫色。花期7–9月，果期9–10月。

分布与生境 产于安徽、浙江、江西、福建、台湾、湖北、湖南、广东、广西、贵州、四川。生于海拔1200 m以下的山谷林下、林缘、溪边阴湿处。日本、朝鲜也有分布。

药用部位 根状茎、全草。

功效应用 根状茎：补肾。用于腰痛，跌打损伤。全草：理气止痛，疏风消肿。用于气滞作痛，肌肤肿痛，胃脘痛，胸痛头痛，淋症。外用于蛇虫咬伤，痈疔疖，脱肛。

注评 本种土家族药用，全草治疗风眼、晕眩及腰腿痛。

鸭跖草科 COMMELINACEAE

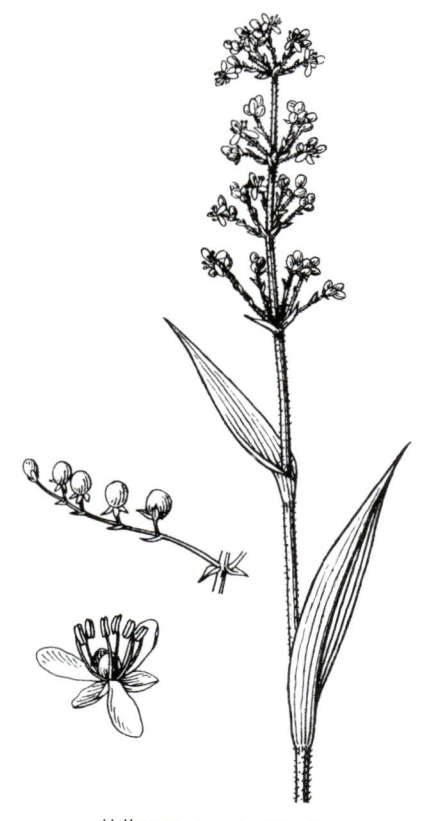

杜若 **Pollia japonica** Thunb.
冯晋庸 许梅娟 绘

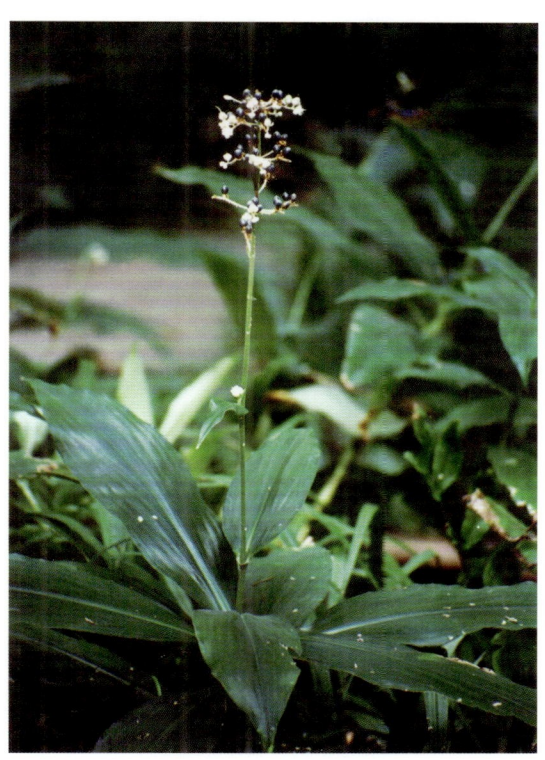

杜若 **Pollia japonica** Thunb
摄影：徐克学

2. 大杜若（云南植物名录） 粗柄杜若（植物分类学报）

Pollia hasskarlii R. S. Rao in Notes Roy. Bot. Gard. Edinburgh 25: 188. 1964.（英 **Great Pollina**）

多年生粗壮大草本，除花序外全体无毛。根状茎长而横走，长可达 1 m 以上，节间长达 18 cm。茎高达 1 m，直径 1 cm 左右。叶大型，长 15-35 cm，宽 4-9 cm，无柄或基部楔状渐狭，下延成短柄。圆锥花序顶生，通常比上部叶短，长 10-15 cm，具长 5-10 cm 的花序总梗，蝎尾状聚伞花序多个，一

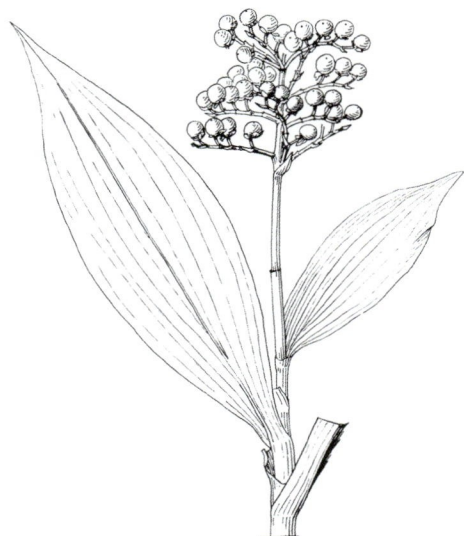

大杜若 **Pollia hasskarlii** R. S. Rao
冯晋庸 许梅娟 绘

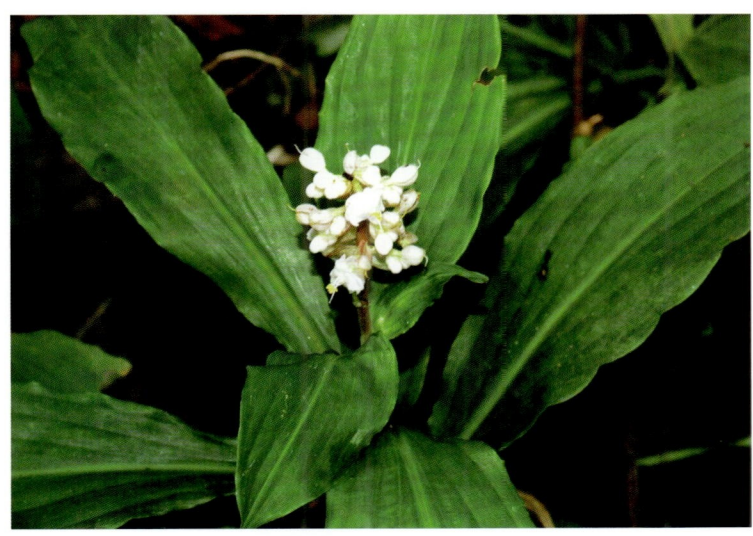

大杜若 **Pollia hasskarlii** R. S. Rao
摄影：郑希龙

般不成轮排列；花序总梗、总轴及花序轴密被灰白色钩状毛；总苞片膜质，早落；苞片膜质，大部早落；花梗极短，果期伸长达 5 mm；萼片膜质，外面被短细腺毛，脱落；花瓣白色或浅紫色，倒卵圆形，长约 5 mm；雄蕊 6 枚全育。果实黑色，球状，直径 4-5 mm。种子灰带紫色。花期 3-6 月，果期 7 月以后。

分布与生境 产于广东、广西、四川、贵州、云南、西藏。生于海拔 1700 m 以下的山谷阴湿处或密林下。不丹、印度、缅甸、泰国、越南、老挝也有分布。

药用部位 全草、根。

功效应用 补虚，祛风湿，通经。用于风湿骨痛，腰腿痛，膀胱炎，阳痿，产后大出血。外用治脱肛，痈疮肿毒。

3. 密花杜若（植物分类学报）

Pollia thyrsiflora (Blume) Endl. ex Hassk. in Pl. Jungh. 150. 1852.（英 **Densiflower Pollina**）

多年生粗壮草本。根状茎粗壮而横走，长 50 cm 以上，节间长达 7 cm，节上生有粗根。茎长 12-25 cm，直径 5-10 mm。叶鞘密被短细硬毛；叶片长 15-25 cm，宽 3-5 cm，无柄或有长达 3 cm 带翅的叶柄。圆锥花序短，长 4-6 cm，无总梗，或仅有长 1 cm 的总梗；蝎尾状聚伞花序多个，非轮状排列，长 2 cm；萼片外被短柔毛，宿存；花瓣白色，略长于萼片；雄蕊 6 枚全育。果卵球状，黑色，被宿存的萼片所包。花期 3-4 月，果期 5 月以后。

分布与生境 产于海南和云南。生于山谷林内潮湿土壤上。巴布亚新几内亚、印度尼西亚、菲律宾和中南半岛，印度的安达曼群岛也有分布。

药用部位 全草。

功效应用 清热解毒。用于尿路感染。

注评 本种瑶族亦同等药用。

4. 伞花杜若（植物分类学报）

Pollia subumbellata (C. B. Clarke) C. B. Clarke in J. Linn. Soc., Bot. 11: 367. 1871.（英 **Umbelflower Pollia**）

多年生草本。根状茎长 40 cm，节间长达 8 cm。茎直立或上升，高 20-30 cm，直径 3-5 mm。叶鞘疏生短毛；叶大多集于茎顶端；叶柄长 1-2.5 cm；叶片长 8-15 cm，宽 3-6 cm。花序顶生，总花序梗极短或无；蝎尾状聚伞花序长约 3 cm，数个集成伞形花序；总苞片小，长不过 1 cm；苞片小而宿存；萼片宿存；能育雄蕊 3 枚，退化雄蕊 3 枚。果实球状。花期 6-7 月，果期 7 月以后。

分布与生境 产于广西和云南。生于海拔 1400 m 以下的山谷林下。不丹、印度东北部也有分布。

药用部位 根及全草。

功效应用 解毒，消肿，补肾，壮阳。

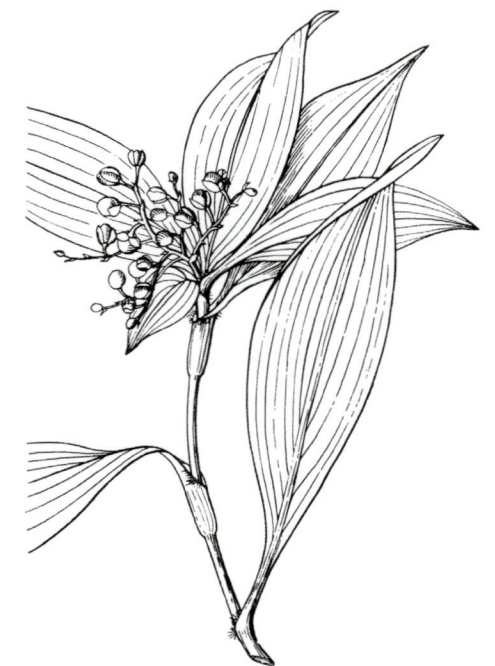

伞花杜若 **Pollia subumbellata** (C. B. Clarke) C. B. Clarke
许梅娟 绘

5. 川杜若（植物分类学报） 竹叶兰（四川）

Pollia miranda (H. Lév.) H. Hara in J. Jap. Bot. 59: 182. 1984.——*P. omeiensis* D. Y. Hong（英 **Omei Mountain Pollia**）

多年生草本。根状茎横走而细长，节间长 1–6 cm。茎上升，细弱，高 20–50 cm。叶鞘被疏或密的短细柔毛；叶长 5–15 cm，宽 2–5 cm，近无柄至有长 1.5 cm 的叶柄。圆锥花序单个顶生，仅具 2 至数个蝎尾状聚伞花序，花序总梗长 2–6 cm；聚伞花序互生，短，长仅 1–3.5 cm，具数朵花；总苞片下部的长 5–8 mm，上部的小得多；苞片小；萼片宿存；雄蕊 6 枚，全育。果成熟时黑色，球状。种子扁平，多角形，蓝灰色。花期 6–8 月，果期 8–9 月。

分布与生境 产于台湾、广西、四川、贵州、云南。生于海拔 1600 m 以下的山谷林下。日本也有。

药用部位 全草。

功效应用 解毒，消肿，散寒，祛湿，补肾，壮阳，明目，温中。

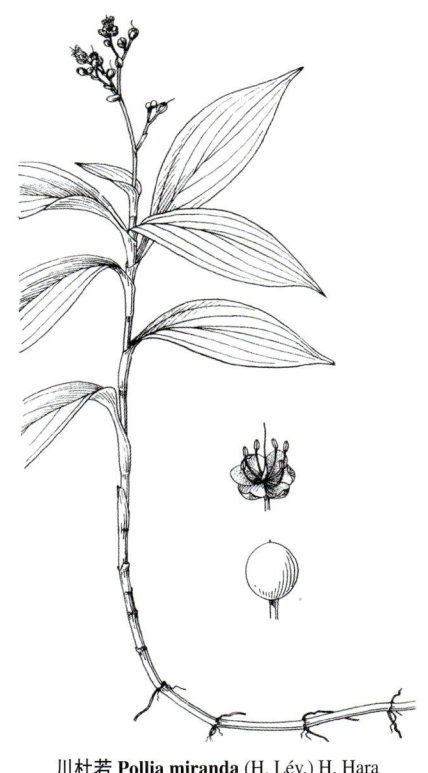

川杜若 Pollia miranda (H. Lév.) H. Hara
冯晋庸 许梅娟 绘

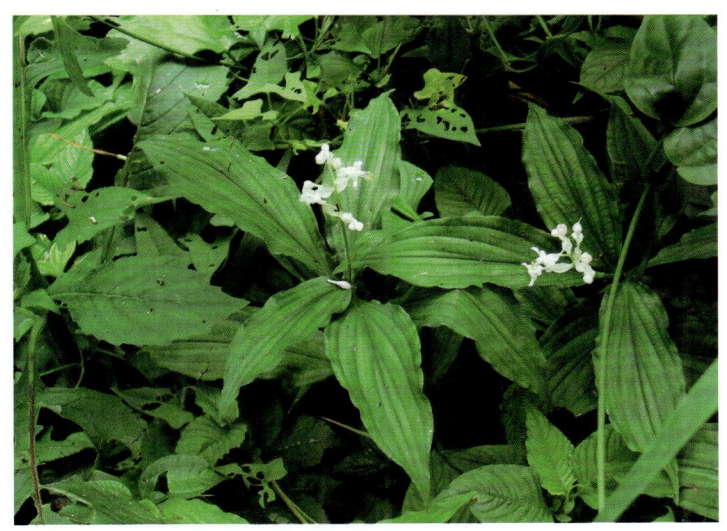

川杜若 Pollia miranda (H. Lév.) H. Hara
摄影：张金龙

6. 水竹叶属 Murdannia Royle

多年生（少一年生）草本，通常具狭长、带状的叶子，主茎常不育而叶密集呈莲座状，根常纺锤状加粗。茎花葶状或否。蝎尾状聚伞花序单生或复出而组成圆锥花序，有时缩短为头状，有时退化为单花；总苞片平展或成鞘状，或无；萼片 3 枚；花瓣 3 枚；能育雄蕊 3 枚，有时其中 1 枚（稀 2 枚）败育；退化雄蕊 3 枚（稀仅 2 枚、1 枚或无），顶端钝而不裂，戟状 2 浅裂或 3 全裂。蒴果 3 室，室背 3 裂，每室有种子 2 至数颗，极少 1 颗，排成 1 或 2 列。种脐点状，胚盖位于背侧面，具各式纹饰。

全属共约 40 种，广布于全球热带及亚热带地区。我国有 20 种，大多数产于南方，个别种达到长江以北，11 种可药用。

分种检索表

1. 退化雄蕊顶端戟状而不分裂；花1–5朵簇生于叶腋；植株具长而横走的根状茎；水生或沼生草本。
   2. 蒴果长圆状三棱形，(5–7) × (3–4) mm，两端稍钝，种子不扁；萼片长4–6 mm ········· 1. 水竹叶 **M. triquetra**
   2. 蒴果长椭圆状，不明显三棱，(8–10) × (2–3) mm，两端急尖；种子扁；萼片长6–10 mm ··· 2. 疣草 **M. keisak**
1. 退化雄蕊顶端3全裂；顶生圆锥花序，或多个聚伞花序集于鞘状总苞内（在此情况下，花梗上有鞘状膜质小苞片）；多数不具长而横走的根状茎；陆生或湿地生。
   3. 叶全部基生，茎花葶状，无叶；根局部纺锤状加粗，密被长绒毛 ··············· 4. 葶花水竹叶 **M. edulis**
   3. 茎上多少有叶。
      4. 总苞片鞘状，被长硬毛，近等长，不短于1 cm ····························· 3. 腺毛水竹叶 **M. spectabilis**
      4. 总苞片不为鞘状，由下向上逐渐变短。
         5. 蒴果每室有种子3至多颗；花疏散，决不成头状。
            6. 主茎不发育，花序生于侧生的可育茎上；叶片宽，长椭圆形，宽 (1.5–) 2–4.5 cm，边缘常有一条黄白色皱波状带；蒴果小，长5 mm ··················· 6. 宽叶水竹叶 **M. japonica**
            6. 主茎发育；叶片较窄，禾叶状至狭披针形，宽一般在1.5 cm以下，边缘无白色带；蒴果大，长6.5–15 mm。
               7. 蒴果大，长1.5 cm；叶片禾叶状，长40–50 cm；植株高近1 m ··· 5. 大果水竹叶 **M. macrocarpa**
               7. 蒴果小，长6.5–8 mm；叶片短，披针形至禾叶状，长5–15 cm；植株较矮，高15–60 cm ··· 7. 紫背鹿衔草 **M. divergens**
         5. 蒴果每室仅有种子2枚；花在聚伞花序上密集，花序在花期成头状，果期头状或否；叶片多为禾叶状。
            8. 种子有深的窝孔，有时孔浅，但又有白色瘤状突起；主茎可育；花梗纤细而伸直；叶鞘多数全面被长硬毛，有时仅一侧被毛 ··············· 8. 裸花水竹叶 **M. nudiflora**
            8. 种子有其他纹饰而无窝孔；主茎不育；花梗在果期弯曲或伸直；叶鞘除少数外仅在沿口部一侧有长硬毛。
               9. 根粗壮，直径2–3 mm；聚伞花序在一个茎上常3至数个，集成圆锥花序，果期不成头状 ··· 11. 细竹篙草 **M. simplex**
               9. 根须状而纤细，直径不超过1 mm；聚伞花序仅1–2个，少3个，花期头状，果期头状或近头状。
                  10. 聚伞花序近于头状，花梗果期稍弯曲；苞片长4 mm；基生叶小，长5–15 cm，极个别达到30 cm，宽不超过1 cm ··················· 9. 牛轭草 **M. loriformis**
                  10. 聚伞花序成紧密头状；花梗果期强烈弯曲；苞片长5–7 mm；基生叶大，长20–30 cm，宽1.2–1.8 cm ··· 10. 大苞水竹叶 **M. bracteata**

本属药用植物主要含甾体类及黄酮类化合物，如甾体类中有蜕皮甾酮 (ecdysterone; β-ecdysone; 20-hydroxyecdysone，**1**)；黄酮类中有异牡荆素 (isovitexin，**2**)；其他如大苞水竹叶内酯▲ (bracteanolide) A (**3**)、B (**4**)。牛轭草的80%甲醇/水提取物对多种已知突变剂具有抗诱变活性，抑制小鼠克隆中由活性氧法诱导的ACF形成的初始和初始后阶段。此外，通过体外细胞免疫学实验，证明了从牛轭草中分离的一个糖苷类化合物 β-O-D-吡喃葡萄糖基-2-(2'-羟基-Z-6'-二十烯酰胺)鞘氨醇 [β-O-D-glucopyranosyl-2-(2'-hydroxy-Z-6'-enecosamide)sphingosine] 具有一定的免疫调制活性；从大苞水竹叶中分离的**3**和**4**均对iNOS显示了一定的抑制作用。

鸭跖草科 COMMELINACEAE

本属植物大苞水竹叶具有抗炎作用，牛轭草具有调节免疫和抗诱变作用。

1. 水竹叶（本草纲目） 肉草（广西地方名），细竹叶高草（广东）

Murdannia triquetra (Wall. ex C. B. Clarke) G. Brückn. in Nat. Pfl.-Syst. (ed. 2) 15a: 173. 1930. （英 **Common Murdannia**）

多年生草本，具长而横走根状茎。茎肉质，通常多分枝，长达 40 cm，节间长 8 cm，密生一列白色硬毛。叶无柄，叶片下部有睫毛和叶鞘合缝处有一列毛。花序通常仅有单朵花，顶生并兼腋生；萼片长 4–6 mm，无毛，果期宿存；花瓣粉红色、紫红色或蓝紫色，稍长于萼片；能育雄蕊 3，退化雄蕊 3，退化花药顶端戟状；花丝密生长须毛。蒴果长圆状三棱形，长 5–7 mm，直径 3–4 mm，两端钝或短急尖，每室有种子 3 颗，有时仅 1–2 颗。种子红灰色，不扁。花期 9–10 月（但在云南也有 5 月开花的），果期 10–11 月。

分布与生境 产于陕西、山东、江苏、安徽、浙江、江西、福建、台湾、河南、湖北、湖南、广东、海南、广西、四川、贵州、云南。生于海拔 1600 m 以下的水稻田边或湿地上。印度至越南、老挝、柬埔寨也有。

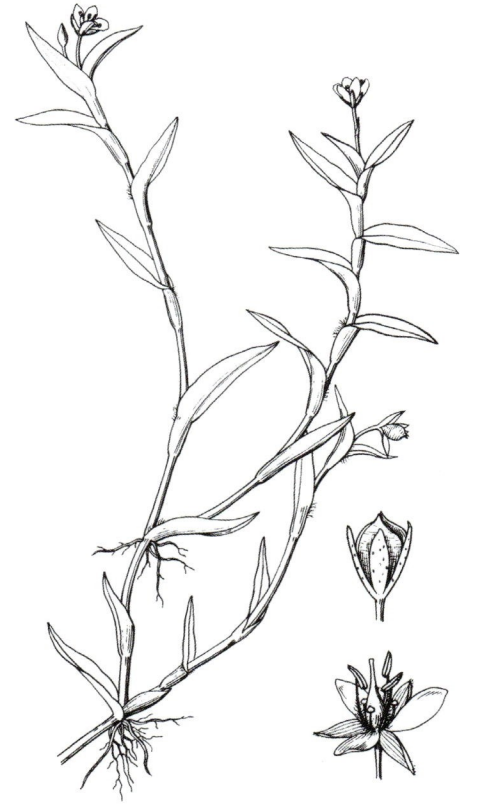

水竹叶 Murdannia triquetra (Wall. ex C.B. Clarke) G. Brückn.
许梅娟 绘

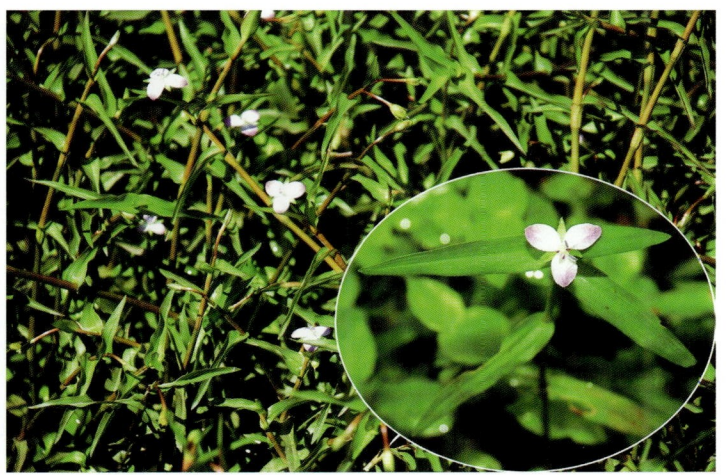

水竹叶 Murdannia triquetra (Wall. ex C.B. Clarke) G. Brückn.
摄影：喻勋林

药用部位 全草。

功效应用 清热解毒,利尿消肿。用于肺热咳嗽,气喘,赤白下痢,小便不利,水肿,咽喉肿痛,痈疖疔肿。外用于关节肿痛,蛇蝎虫伤。

化学成分 全草含甾体类:3-O-β-D-吡喃葡萄糖基-24-乙基胆甾-5-烯(3-O-β-D-glucopyranosyl-24-ethylcholest-5-ene)[1],蜕皮甾酮(ecdysterone;β-ecdysone;20-hydroxyecdysone),α-去氧-β-蜕皮素(α-deoxy-β-ecdysone)[2],去氧甲壳甾酮(deoxycrustecdysone)[3];脑苷类:β-O-D-吡喃葡萄糖基-2-(2'-羟基-Z-6'-二十烯酰胺)鞘氨醇[β-O-D-glucopyranosyl-2-(2'-hydroxy-Z-6'-enecosamide)sphingosine][1]。

化学成分参考文献

[1] Jiratchariyakul W, et al. *J Nat Med*, 2006, 60(3): 210-216.

[2] 王国亮,等. 植物学报, 1984, 26(5): 554-557.

[3] 侯嵩生,等. 植物学报, 1981, 23(2): 166-168.

2. 疣草

Murdannia keisak (Hassk.) Hand.-Mazz., Symb. Sin. 7: 1243. 1936.——*Aneilema keisak* Hassk.(英 **Keisak Murdannia**)

多年生草本,具长根状茎。蝎尾状聚伞花序通常1花,顶生或腋生;萼片狭长圆形,长6–10 mm;能育雄蕊3,退化雄蕊3,退化花药顶端戟状,花丝密生长须毛。蒴果长椭圆状,不明显三棱,长8–10 mm,直径2–3 mm,在两末端急尖到近渐尖。种子灰色,稍扁平。花期8–9月。

分布与生境 产于吉林、辽宁、浙江、江西、福建,生于潮湿的地方。日本、朝鲜也有分布。

药用部位 根。

功效应用 清热解毒,利尿消肿。用于小便淋痛,瘰疬,蛇咬伤。

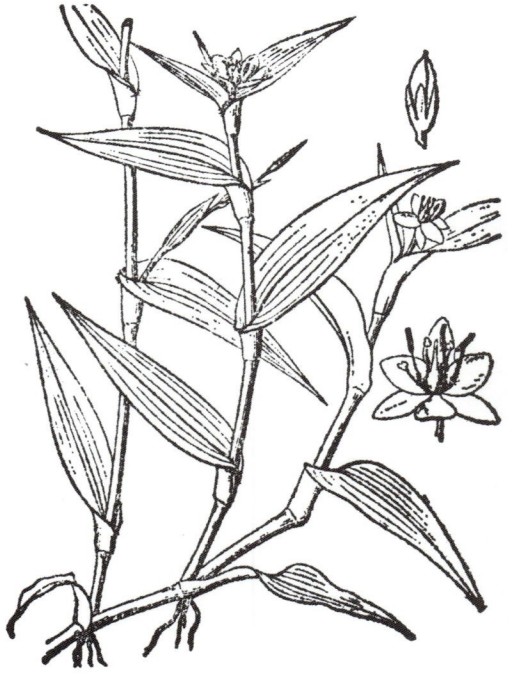

疣草 **Murdannia keisak** (Hassk.) Hand.-Mazz.
引自《中国高等植物图鉴》

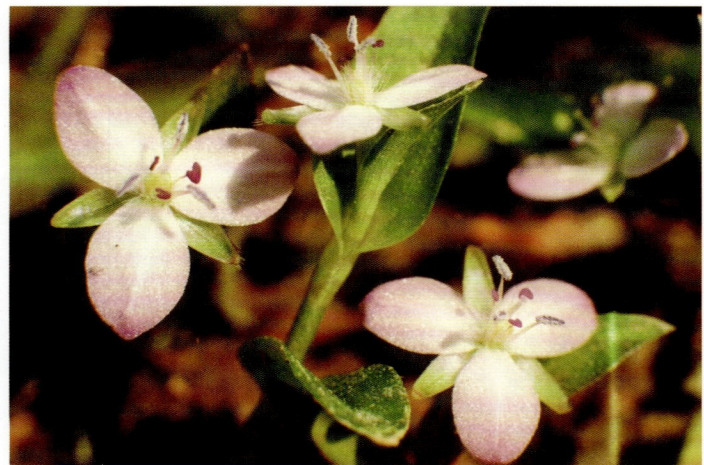

疣草 **Murdannia keisak** (Hassk.) Hand.-Mazz.
摄影:徐克学

3. 腺毛水竹叶（广州植物志）

Murdannia spectabilis (Kurz) Faden in Taxon 29(1): 74. 1980.——*Aneilema spectabile* Kurz, *Murdannia loureirii* (Hance) R. S. Rao et Kammathy（英 **Loureiro Murdannia**）

多年生草本，根多数，大多长约 2 cm，末端纺锤状加粗，少数根长而不加粗。茎单支，直立，高 8-32 cm。茎生叶与基生叶同型而几乎等大或上部一枚略小些。花数朵簇生总苞片腋间，在茎顶端集成长 4-8 cm 的圆锥花序；总苞片鞘状，长 1-2.5 cm，疏被长硬毛；萼片长 5-6 mm，外面被腺毛；花瓣紫色、紫红色或蓝色，长 8 mm；能育的雄蕊 2；退化雄蕊 3，花药 3 全裂。蒴果宽椭圆状三棱形，与宿存的萼片几乎等长。种子每室有 4 颗，灰色。花期 5-7 月，果期 6-7 月。

分布与生境　产于广东、海南、云南。生于海拔 1550 m 以下的林下、灌丛中和岩石上。菲律宾、越南、老挝、柬埔寨至缅甸也有分布。

药用部位　全草。

功效应用　利水，止咳。用于小便不利，咳嗽痰喘。

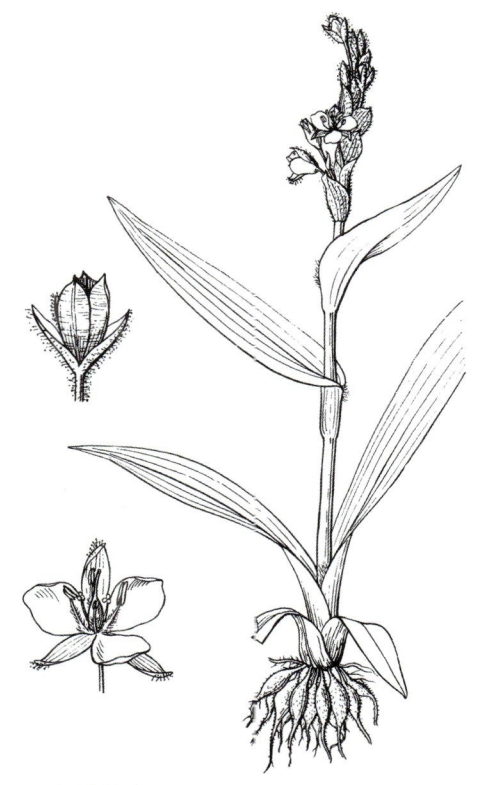

腺毛水竹叶 **Murdannia spectabilis** (Kurz) Faden
许梅娟　绘

4. 葶花水竹叶（植物分类学报）　大叶水竹叶（海南植物志）

Murdannia edulis (Stokes) Faden in Taxon 29(1): 77. 1980.——*Commelina edulis* Stokes, *Aneilema scapiflorum* (Roxb.) Kostel.（英 **Largeleave Murdannia**）

多年生草本，根多条，密被长绵毛，部分根（或全部）在近末端纺锤状加粗成块状。叶全部基生，集成莲座状。主茎不发育，从主茎基部的叶丛中或叶丛下部发出花葶数支。总苞片鞘状，由花葶下部向上部逐渐缩小，下部的长达 3 cm，上部的长仅 2 mm，总苞片腋内有时为单蝎尾状聚伞花序，有时为几个聚伞花序组成的花序分枝；一个聚伞花序上常仅 1-2 朵花结实；苞片很小；萼片披针形，果期宿存；花瓣粉红色或紫色，长于萼片；能育的雄蕊 3，退化雄蕊 3，退化花药 3 全裂。蒴果椭圆状三棱形，长约 7 mm，每室有种子 5 颗。种子稍背腹压扁，具网纹，种脐椭圆形，胚盖在背面。花期 6-8 月。

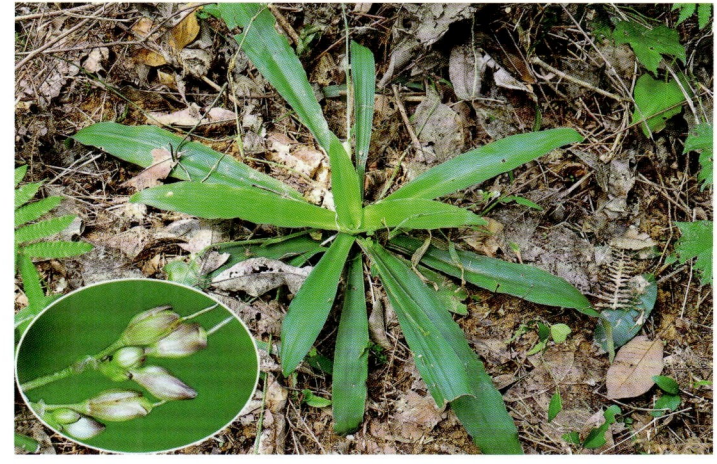

葶花水竹叶 **Murdannia edulis** (Stokes) Faden
摄影：王祝年

分布与生境　产于台湾、广东、海南、广西。生于海拔 1000 m 以下的林中。尼泊尔、印度东部经泰国、越南、老挝、柬埔寨至菲律宾和巴布亚新几内亚也有分布。

药用部位 根。

功效应用 润肺止咳。用于咳嗽。

5. 大果水竹叶（植物分类学报）

Murdannia macrocarpa D. Y. Hong in Act. Phytotax. Sin. 12(4): 471. 1974.（英 **Largefruit Murdannia**）

多年生草本，植株高达 1 m。根须状。茎单生，具条棱。叶长条形，宽 1-1.5 cm。花序圆锥状，蝎尾状聚伞花序具 3-4 cm 长的总梗；总苞片鞘状，膜质；花密集，但仅 1-2 朵结实；苞片膜质；能育雄蕊 3，在少数花内只前面的 2 枚能育，后面 1 枚发育不全或无，通常前面 2 枚也发育不全；退化雄蕊 3 枚，顶端 3 全裂。蒴果卵形，长 1.5 cm，下面包有宿存的萼片，果皮革质，3 室，3 片裂，每室有种子 4 颗，垒成一列。种子褐色，多皱，胚盖位于背侧。花期 6-10 月。

分布与生境 产于广东、云南。生于海拔 1600 m 以下的林中或无林湿地中。泰国也有。

药用部位 全草。

功效应用 祛湿止痛。用于关节痛。

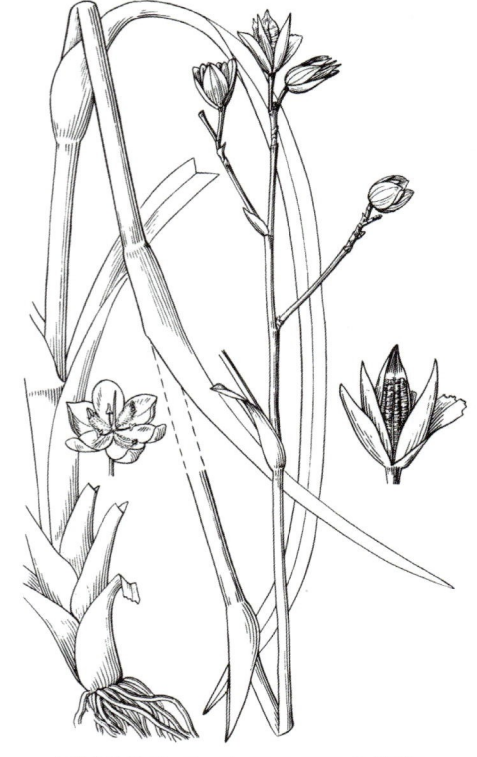

大果水竹叶 Murdannia macrocarpa D. Y. Hong
许梅娟 绘

6. 宽叶水竹叶（植物分类学报）

Murdannia japonica (Thunb.) Faden in Taxon 26: 142. 1977. ——*Commelina japonica* Thunb.（英 **Japonica Murdannia**）

多年生草本。根须状。主茎不发育，可孕茎从主茎基部发出，主茎上的叶数枚，莲座状，长椭圆形，边缘皱波状，边缘一圈的颜色较浅，近白色，宽 1.5-2.5 cm，可孕茎上的叶宽可达 4.5 cm。圆锥花序顶生；总苞片小，下部最长的长约 1.5 cm，上部的长仅 3 mm，膜质；能育雄蕊 3 或 2 枚，退化雄蕊 3，退化花药 3 全裂。蒴果宽椭圆状三棱形，长 5 mm，每室有种子 3-4 颗。种子在果室单列垒置，褐灰色，四面体，三面平，有一面稍凸并具有瘤状突起，胚盖位于凸的一面。花期 5-7 月，果期 8-9 月。

分布与生境 产于云南。生于海拔 1140-2000 m 的湿润疏林、林缘及灌丛中。日本、印度、泰国、印度尼西亚的爪哇也有分布。

药用部位 根。

功效应用 滋补强壮。用于虚弱症。

7. 紫背鹿衔草（云南植物名录） 竹叶参（四川），山竹叶草（四川）

Murdannia divergens (C. B. Clarke) G. Brückn. in Nat. Pfl.-Syst. (ed. 2) 15a: 173. 1930.（英 **Purpleback Murdannia**）

多年生草本。根须状。茎单支，高 15–60 cm。叶全部茎上着生，叶片披针形至禾叶状，长 5–15 cm。顶生圆锥花序由多数蝎尾状聚伞花序组成；总苞片小，长 2–10 mm；聚伞花序有花数朵；苞片长 1–3 mm；能育雄蕊 3，退化雄蕊 3，退化花药 3 全裂。蒴果长 6.5–8 mm，带有宿存的萼片。种子每室有 3–5 颗，一列，灰黑色。花期 6–9 月，果期 8–9 月。

分布与生境 产于广西、四川和云南。生于海拔 1500–3400 m 的林下、林缘或湿润草地中。印度、尼泊尔、不丹、缅甸也有分布。

药用部位 根和全草。

功效应用 清热解毒，补肺止咳，健脾益肾，健胃，止血，接骨。用于气喘，咳嗽，气虚，头晕耳鸣，食欲不振，吐血，外伤骨折。

注评 本种侗族药用，其根及全草治疗外感风寒。

8. 裸花水竹叶（广州植物志）

Murdannia nudiflora (L.) Brenan in Kew Bull. 189. 1952.——*Commelina nudiflora* L., *Aneilema nudiflorum* (L.) R. Br., *A. malabaricum* (L.) Merr.（英 **Nakedflower Murdannia**）

一年生草本。根须状，纤细。茎多条自基部发出，主茎发育。叶几乎全部茎生，叶鞘通常全面被长硬毛，或仅口部一侧密生长硬毛而别处无毛；叶片禾叶状或披针形。蝎尾状聚伞花序数个，排成顶生圆锥花序；总苞片由下向上逐渐变短。聚伞花序有数朵密集排列的花；苞片早落；花梗细而挺直；萼片草质；花瓣紫色；能育雄蕊 2 枚，不育雄蕊 2–4 枚，退化花药 3 全裂。蒴果每室 2 枚种子，长 3–4 mm。种子黄棕色，有深窝孔，或同时有浅窝孔和以胚盖为中心呈辐射状排列的白色瘤突。花果期 6–10 月。

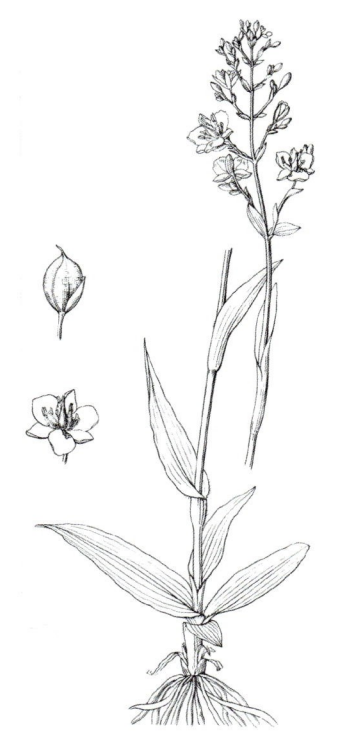

紫背鹿衔草 Murdannia divergens (C. B. Clarke) G. Brückn.
许梅娟 绘

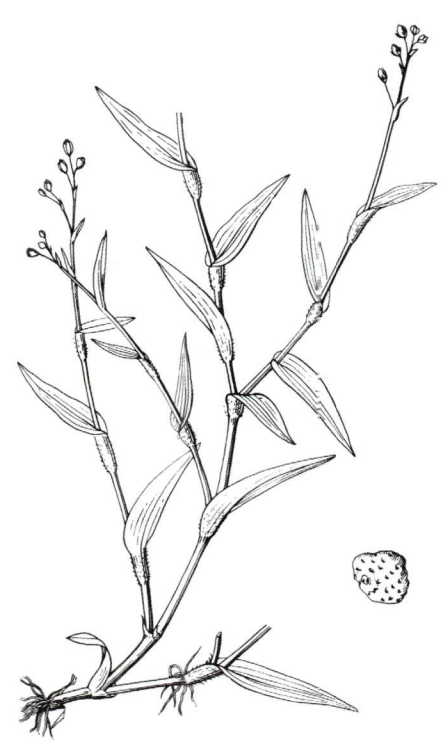

裸花水竹叶 Murdannia nudiflora (L.) Brenan
许梅娟 绘

分布与生境 产于山东、江苏、安徽、浙江、江西、福建、河南、湖南、广东、广西、四川、云南。生于低海拔的水边潮湿处,少见于草丛中,在云南可达到海拔 1500 m 处。老挝、印度、斯里兰卡、日本、印度尼西亚、巴布亚新几内亚、夏威夷等太平洋岛屿及印度洋岛屿也有分布。

药用部位 全草、叶。

功效应用 全草:清肺热,止咳,消肿毒,凉血止血。用于肺热咳嗽、咳血、扁桃体炎、咽喉痛、急性肠炎、泄泻、乳痈。外用于目赤肿痛、疔疖红肿、疮疡肿毒、毒蛇咬伤。叶:马来西亚民族药,鲜品充分捣碎成糊,外用治疗溃疡。

注评 本种侗族、壮族和苗族药用其全草;侗族治小儿阴茎水肿,壮族治产后虚弱,苗族治疗咳嗽、吐血、毒疮及目赤肿痛。

9. 牛轭草(广西地方名)　鸡嘴草,水竹草(广东)

Murdannia loriformis (Hassk.) R. S. Rao et Kammathy in Bull. Bot. Surv. Ind. 3: 393. 1961.——*Aneilema loriforme* Hassk., *A. angustifolium* N. E. Br.(英 **Simplex Murdannia**)

多年生草本。根须状,直径 0.5–1 mm。主茎不发育,主茎上的叶密集,成莲座状,禾叶状或剑形,长 5–15 (–30) cm,宽近 1 cm,叶鞘上沿口部一侧有长硬毛。蝎尾状聚伞花序单支顶生或有 2–3 支集成圆锥花序;总苞片下部的叶状而较小,上部的很小,长不过 1 cm;聚伞花序有数朵非常密集的花,几乎集成头状;苞片早落,长约 4 mm;花梗在果期长 2.5–4 mm,稍弯曲;退化花药 3 全裂。蒴果每室种子 2 枚。种子黄棕色,具以胚盖为中心的辐射条纹,并具细网纹,无孔,亦无白色乳状突出。花果期 5–10 月。

分布与生境 产于安徽、浙江、江西、福建、台湾、湖南、广东、香港、海南、广西、四川、贵州、云南、西藏。生于低海拔的山谷溪边林下、山坡草地。琉球、菲律宾、巴布亚新几内亚、印度尼西亚、越南、泰国、印度东部和斯里兰卡也有分布。

药用部位 全草。

功效应用 清热解毒,利尿。用于小儿高烧,肺热咳嗽,目赤肿痛,痢疾,热淋,小便不利,痈疮肿毒。泰国传统药,用于气管炎。

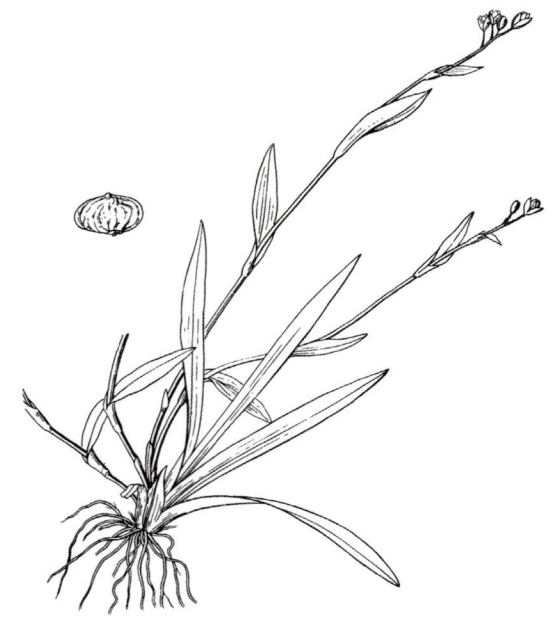

牛轭草 **Murdannia loriformis** (Hassk.) R. S. Rao et Kammathy
许梅娟　绘

化学成分 全草含脑苷类:β-O-D-吡喃葡萄糖基-2-(2'-羟基-Z-6'-二十烯酰胺)鞘氨醇[β-O-D-glucopyranosyl-2-(2'-hydroxy-Z-6'-enecosamide)sphingosine][1]。

药理作用 调节免疫作用:牛轭草醇提物有调节免疫作用,能够刺激外周血单核细胞增殖,增加 T 淋巴细胞中 CD3/CD4 与 CD3/CD8 的比率[1]。

抗诱变作用:牛轭草 80% 乙醇提取物在剂量为 10 mg/plate 时,有抗沙门菌变异的作用[2]。

化学成分参考文献

[1] Jiratchariyakul W, et al. *J Nat Med*, 2006, 60(3): 210-216.

药理作用及毒性参考文献

[1] Jiratchariyakul W, et al. *J Natur Med*, 2006, 60(3): 210-216.

[2] Intiyot Y, et al. *J Med Invest*, 2002, 49(1-2): 25-34.

10. 大苞水竹叶（海南植物志）

Murdannia bracteata (C. B. Clarke) O. Kuntze ex J. K. Morton in J. Linn. Soc., Bot. 59(380): 472. 1966.——*Aneilema bracteatum* (C. B. Clarke) Kuntze（英 **Bracted Murdannia**）

多年生草本。根须状而极多，直径 0.5–1 mm。主茎不育，极短，可育茎通常 2 支，由主茎下部叶丛中发出。叶在主茎上的密集成莲座状，长 20–30 cm，宽 1.2–1.8 cm，禾叶状，叶鞘全面被细长柔毛或仅沿口部一侧有刚毛。蝎尾状聚伞花序通常 2–3 个，少单个；总苞片叶状，但较小；聚伞花序因花极为密集而呈头状；苞片长 5–7 mm，早落；花梗极短，果期伸长，长 2–3 mm，强烈弯曲；退化花药 3 全裂。蒴果每室种子 2 枚，长 4 mm。种子黄棕色，具由胚盖发出的辐射条纹，并有白色细网纹，无窝孔。花果期 5–11 月。

分布与生境　产于广东、海南、广西和云南。生于山谷水边或溪边沙地上。中南半岛也有分布。

药用部位　全草。

功效应用　化痰散结。用于瘰疬，肺痨咳嗽，咽喉肿痛，高热，咳血，吐血，便血，痔疮，小便淋痛。外用于疮痈肿毒。

化学成分　全草含黄酮类：异牡荆素(isovitexin)[1]；其他类：大苞水竹叶内酯▲(bracteanolide) A、B，(+)-(*R*)-对羟苯基乳酸[(+)-(*R*)-*p*-hydroxyphenyllactic acid][1]。

药理作用　抗炎作用：大苞水竹叶具有抗炎作用，同时能够选择性抑制诱导型一氧化氮合酶[1]。

化学成分参考文献

[1] Wang G J, et al. *J Ethnopharmacol*, 2007, 112(2): 221-227.

药理作用及毒性参考文献

[1] Wang GJ, et al. *J Ethnopharmacol* , 2007, 112(2): 221-227.

11. 细竹篙草（广州植物志）　书带水竹叶（广西）

Murdannia simplex (Vahl) Brenan in Kew Bull. 186. 1952.——*Commelina simplex* Vahl, *Aneilema simplex* (Vahl) Kunth（英 **Simplex Murdannia**）

多年生草本。根须状，粗壮，直径 2–3 mm。主茎不育，短缩，有丛生叶，禾叶状，长 15–35 cm，宽 0.6–1.5 cm；叶鞘在沿口部一侧有长硬毛。蝎尾状聚伞花序数个，组成顶生狭圆锥花序，整个花序长约 5 cm；聚伞花序短，长至 2 cm；总苞片膜质，早落，长不过 1 cm；苞片早落，约与萼片等长；花梗在果期长约 5 mm，伸直；能育雄蕊 2 枚，退化雄蕊 3 枚，退化花药 3 全裂。蒴果每室种子 2 枚，长 4–5 mm。种子褐黑色，具多数白色瘤点，瘤点呈以胚盖为中心的辐射状排列。花期 4–9 月。

分布与生境　产于广东、香港、海南、广西、四川、贵州、云南。生于海拔 2700 m 以下的林下、沼地或湿润的草地、水田边。非洲东部、印度至印度尼西亚也有分布。

药用部位　全草、根。

功效应用　全草：凉血止血，平肝息风，健脾。用于热症，小儿惊风，肺热咳嗽，吐血，目赤肿痛，痈疮肿毒。根：滋阴清热。用于自汗，盗汗，热症。

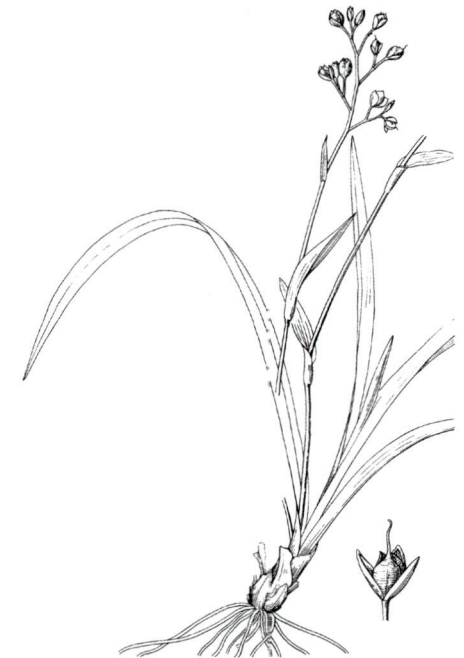

细竹篙草 **Murdannia simplex** (Vahl) Brenan
许梅娟　绘

7. 蓝耳草属 Cyanotis D. Don

直立或匍匐草本。叶通常线形，少数为窄长圆形。蝎尾状聚伞花序无总梗，为佛焰苞状总苞片所托；苞片镰刀状弯曲，覆瓦状排列；花无梗，整齐；萼片3枚，几乎分离或仅基部连合；花瓣长，中部连合成筒，两端分离；雄蕊6枚全育，花丝被念珠状长绒毛，极稀无毛。蒴果3室，3片裂，每室1-2颗种子。种子柱状金字塔形，种脐圆形，位于两种子接触处，而胚盖位于另一端。

全属约50种，产于亚洲、非洲的热带和亚热带地区。我国产4种，3种可药用。

分种检索表

1. 植株有成丛的基生叶；叶、总苞及苞片常密被蛛丝状白毛；根粗，直径近2 mm ··· 2. **蛛丝毛蓝耳草 C. arachnoidea**
1. 植株无成丛的基生叶，被硬毛或柔毛，有时疏被蛛丝状白毛；根较细而很多。
   2. 叶片线形或线状披针形；聚伞花序不成明显鸡冠状，苞片狭很多，宽约3 mm，无睫毛；植株具鳞茎；种子有明显条棱并具细网纹 ································· 1. **蓝耳草 C. vaga**
   2. 叶片窄长圆形；聚伞花序多花，成半圆形，明显鸡冠状；苞片宽达7 mm，疏生多细胞硬睫毛；植株具匍匐茎；种子有4个窝孔 ································· 3. **四孔草 C. cristata**

本属药用植物报道的化学成分涉及甾体类和环烷烃类，如甾体类中的蜕皮甾酮 (ecdysterone; β-ecdysone; 20-hydroxyecdysone，**1**)，其他类如环四十烷 (**2**)。其中蜕皮甾酮可使奎纳克林和 $NaNO_2$ 诱导的沙门氏菌 TA 1535 和 TA 1537 回变菌落数减少，环四十烷可用于乳腺癌的治疗。

本属植物兰耳草具有抗诱变作用。

1. 蓝耳草（广州植物志） 土贝母（四川会东），苦籽（四川米易）

Cyanotis vaga (Lour.) Roem. et Schult. in Syst. Veg. 7(2): 1153. 1830. ——*Tradescantia vaga* Lour.（英 **Common Cyanotis**）

多年生披散草本，全体密被长硬毛，有的为蛛丝状毛，有的近无毛，基部有球状而被毛的鳞茎。茎自基部多分枝，长10-60 cm。叶线形至线状披针形，长5-10 (-15) cm，宽0.3-1 (-1.5) cm。蝎尾状聚伞花序顶生，并兼腋生，单生；总苞片较叶宽而短，佛焰苞状，苞片镰刀状弯曲而渐尖，宽约3 mm；萼片基部连合，外被白色长硬毛；花瓣蓝色或蓝紫色；花丝被蓝色绵毛。蒴果倒卵状三棱形，顶端被细长硬毛，长约2.5 mm。种子灰棕色，具明显条棱和细网纹。花期7-9月，果期10月。

分布与生境 产于台湾、广东、香港、海南、四川、贵州、云南、西藏。生于海拔3300 m以下的疏林下或山坡草地。尼泊尔、印度、越南、老挝、柬埔寨也有分布。

药用部位 根、全草。

功效应用 根：清热解毒，补虚，祛风除湿，舒筋活络，止痒。治虚热不退，肾炎水肿，风湿痹痛，风湿性关节疼痛，脚癣，湿疹，阳痿，中耳炎，刀伤创口。全草：收敛，止血，止痛。用于痈疮肿毒，刀伤，外伤出血。

鸭跖草科 COMMELINACEAE

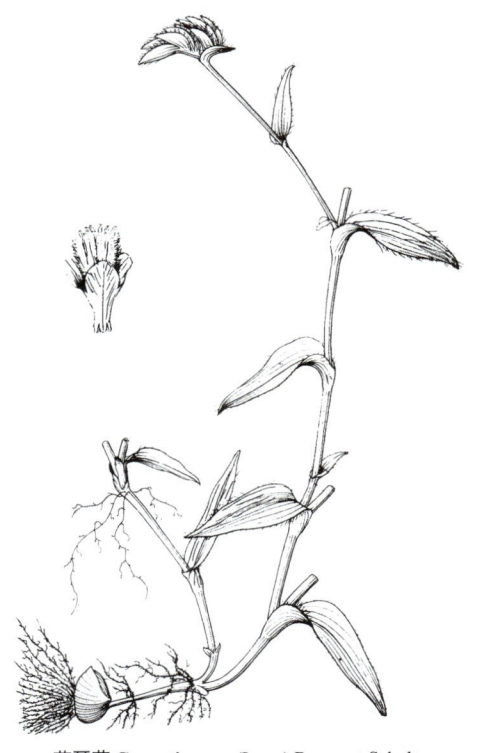

蓝耳草 Cyanotis vaga (Lour.) Roem. et Schult.
冀朝祯 绘

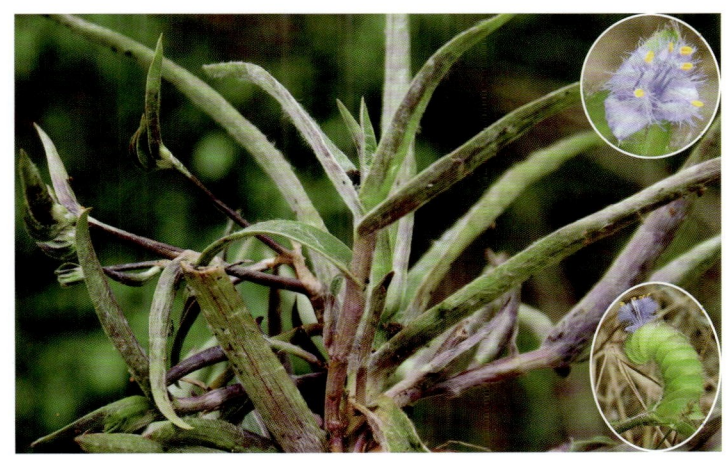

蓝耳草 Cyanotis vaga (Lour.) Roem. et Schult.
摄影：王祝年

化学成分 全草含甾体类：蜕皮甾酮(ecdysterone; β-ecdysone; 20-hydroxyecdysone)[1-2]；烷烃类：环四十烷(cyclotetracontane)[3]。

药理作用 抗诱变作用：从兰耳草叶中分离出的蜕皮甾酮在鼠伤寒沙门菌 TA1535 和 TA1537 试验可减少两种诱突变剂亚硝酸钠和盐酸阿的平所诱导的回复突变数目。茎和叶粗提物也有抗诱变作用[1]。

化学成分参考文献

[1] Gagalac-Nicolas M G, et al. *Bull Philipp Biochem Soc*, 1981, 4(1-2): 8-14.

[2] Santos A C, et al. *Experientia*, 1970, 26(10): 1053-1054.

[3] Abela C A, et al. *Acta Manilana, Ser A*, 1974, 12: 80-88.

药理作用及毒性参考文献

[1] Gagalac-Nicolas, et al. *Bull Philippine Biochem Society*, 1981, 4(1-2): 8-14.

2. 蛛丝毛蓝耳草（植物分类学报） 珍珠露水草（云南曲靖），露水草，鸡冠参（昆明）

Cyanotis arachnoidea C. B. Clarke in Monogr. Phan. 3: 250. 1881.（英 **Arachnoid Cyanotis**）

多年生草本。根须状，粗壮，直径近 2 mm。主茎不育，短缩，具多枚丛生的叶子；可育茎由叶丛下部发出，有疏或密的蛛丝状白毛。主茎上的叶禾叶状或带状，长 8-35 cm，宽 0.5-1.5 cm，被疏生蛛丝状白毛至近无毛；可育茎上的叶短，与主茎上的叶同样被毛；叶鞘密被蛛丝状白毛。蝎尾状聚伞花序常数个簇生于枝顶或叶腋；总苞片佛焰苞状，密或疏被蛛丝状白毛；苞片长 7-8 mm；花无梗；萼片外面被蛛丝状白毛；花瓣蓝紫色、蓝色或白色，比萼片长；花丝被蓝色蛛丝状白毛。蒴果小，长 2.5 mm，顶端密生细长硬毛。种子灰褐色，有小窝孔。花期 6-9 月，果期 10 月。

分布与生境 产于江西、福建、台湾、广东、海南、广西、贵州、云南。生于海拔 2700 m 以下的溪边、山谷湿地及湿润岩石上。印度、斯里兰卡至越南、老挝、柬埔寨也有分布。

药用部位 根。

功效应用 祛风活络，利湿消肿，退热，清肺止咳，通经，止痛。用于风湿关节炎，腰痛，跌打损伤，虚热不退，四肢麻木，肾炎水肿，湿疹，脚癣，狂犬咬伤，外伤出血，中耳炎，喘逆气急，鼻翼掀动，哮喘，刀枪伤。

化学成分 根含甾体类：蜕皮甾酮(ecdysterone; β-ecdysone; 20-hydroxyecdysone)，β-蜕皮素-2-乙酸酯(β-ecdysone-2-acetate)[1]。

全草含甾体类：蜕皮甾酮，β-蜕皮素-2-乙酸酯[1]，筋骨草甾酮C (ajugasterone C)[2]，罗汉松蜕皮素C (podecdysone C)，突厥斯坦筋骨草甾酮▲(turkesterone)[3]，蓝耳草甾酮▲B (cyanosterone B)[4]，筋骨草甾酮C-20,22-丙酮化物(ajugasterone C-20,22-acetonide)，20-羟基蜕皮素-20,22-丙酮化物(20-hydroxyecdysone-20,22-acetonide)，22-氧代-筋骨草甾酮C (22-oxo-ajugasterone C)，22-氧代-20-羟基蜕皮素(22-oxo-20-hydroxyecdysone)，β-谷甾醇，胡萝卜苷[5]，20-羟基蜕皮素-2,3,20,22-双丙酮化物(20-hydroxyecdysone-2,3,20,22-diacetonide)，20-羟基蜕皮素-2,3-丙酮化物(20-hydroxyecdysone-2,3-acetonide)，异费氏牡荆酮▲(isovitexirone)，旌节花甾酮D (stachysterone D)[6]，5α-胆甾-7-烯-3β,22ζ-二醇(5α-cholesta-7-en-3β,22ζ-diol)，5α-胆甾-7-烯-22ζ-醇-3-棕榈酸酯(5α-cholesta-7-en-22ζ-ol-3-palmitate)[6]。

注评 本种傣族药用，根治疗风湿痹痛、四肢麻木、腰腿痛、水肿、湿疹。

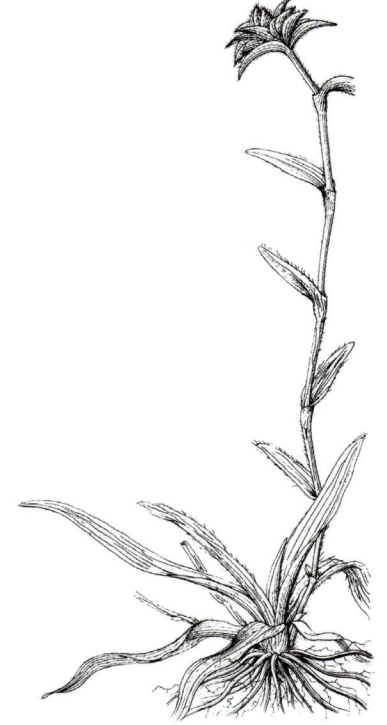

蛛丝毛蓝耳草 Cyanotis arachnoidea C. B. Clarke
冀朝祯 绘

化学成分参考文献

[1] 聂瑞麟，等. 化学学报，1978, 36(2): 137-141.

[2] 邱明华，等，云南植物研究，1988, 10(2): 219-222.

[3] 谭成玉，等. 沈阳药科大学学报，2001, 18(4): 263-265.

[4] Tan CY, et al. *Chin Chem Lett*, 2002, 13(3): 245-246.

[5] 谭成玉，等. 药学学报，2003, 38(10): 760-762.

[6] 谭成玉，等. 中国药学杂志，2005, 40(20): 1537-1538.

[7] 谭成玉，等. 中国药学杂志，2009, 44(13): 979-981.

3. 四孔草（海南植物志） 蛇通管（广东新兴）

Cyanotis cristata (L.) D. Don, Prodr. Fl. Nepal. 46. 1825. ——*Commelina cristata* L.（英 **Cristate Cyanotis**）

一年生草本。茎下部匍匐，节上生根。叶全部茎生，长圆形，宽0.8-2 cm，两面无毛或疏生蛛丝状毛，边缘常密生蛛丝状毛；叶鞘相当密地被蛛丝状毛或仅口沿有这种毛。蝎尾状聚伞花序常单个生于茎顶或兼生于叶腋，少两个聚生，由多个苞片排列成鸡冠状；总苞片佛焰苞状，并同样被毛；苞片大，宽达7 mm，疏生多细胞硬睫毛，多片排成鸡冠状，疏生蛛丝状毛；萼片基部连合，背面中脉及边缘被细长刚毛，宿存；花瓣蓝色或紫色，膜质。蒴果短柱状三棱形，长2.5 mm，顶端疏生细刚毛，有种子6粒。种子灰褐色，呈四面体，有4个窝孔。花期7-8月，果期9-10月。

分布与生境 产于广东、海南、广西、贵州、云南。生于海拔2000 m以下的林下、山谷溪边或开旷潮湿处。印度、斯里兰卡、缅甸、老挝、柬埔寨、越南、泰国、马来西亚、印度尼西亚、菲律宾也有分布。

药用部位 全草。

功效应用 收敛止血，止痛。用于痈疮肿毒，刀伤，外伤出血。

鸭跖草科 COMMELINACEAE

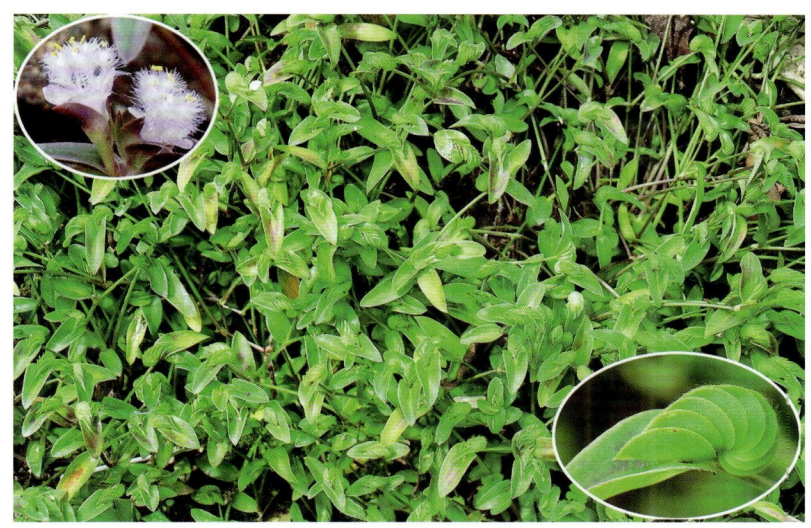

四孔草 Cyanotis cristata (L.) D. Don
摄影：王祝年

8. 鸭跖草属 Commelina L.

一年生或多年生草本。茎上升或匍匐生根，通常多分枝。蝎尾状聚伞花序藏于佛焰苞状总苞片内；苞片不呈镰刀状弯曲，通常极小或缺失。萼片3枚，内方2枚基部常合生；花瓣3枚，蓝色；能育雄蕊3枚，位于一侧，退化雄蕊2-3枚，顶端4裂，裂片排成蝴蝶状，花丝均长而无毛。蒴果3-2室，通常2-3片裂至基部，最常2片裂，每室有种子2-1颗。种子具网纹或近于平滑，种脐条形，位于腹面，胚盖位于背侧面。

全属约170种，广布于全世界，主产于热带、亚热带地区。我国产8种，6种可药用。

分种检索表

1. 佛焰苞边缘分离，基部心形或浑圆。
    2. 蒴果3室；佛焰苞展开后披针形，基部心形或浑圆；花远伸出佛焰苞 ························· 1. 节节草 C. diffusa
    2. 蒴果2室；佛焰苞展开后心形，基部心形。叶片长3-9 cm，宽不过2 cm；蒴果每室有种子2粒；佛焰苞顶端急尖 ························· 2 鸭跖草 C. communis
1. 佛焰苞因下缘连合而成漏斗状或僧帽状。
    3. 蒴果3片裂，每室2籽，叶有明显的柄，叶片卵形至宽卵形，长不超过7 cm ························· 3. 饭包草 C. benghalensis
    3. 蒴果3片裂或2片裂，每室1籽；叶无柄，如有柄，则佛焰苞很小，叶片披针形至卵状披针形，长可达15 cm。
        4. 植株粗壮，高达1 m，叶片长达12-15 cm，宽3-5 cm，叶鞘口部密被棕色细长硬睫毛；佛焰苞多个(4-10) 在茎顶集成头状 ························· 4. 大苞鸭跖草 C. paludosa
        4. 植株较细弱而矮小，近直立或铺散；叶片长不超过12 cm，宽不过2.5 cm，叶鞘口部无毛或疏被黄白硬睫毛；佛焰苞1至多个集成头状。
            5. 植株常匍匐分枝；叶片卵状披针形；佛焰苞长2 cm，顶端短急尖 ················ 5. 地地藕 C. maculata
            5. 植株直立或上升，少匍匐分枝；叶片披针形；佛焰苞长2.5 cm，顶端镰刀状短渐尖 ························· 6. 波缘鸭跖草 C. undulata

本属药用植物主要含黄酮、生物碱、甾体、烷烃等类化学成分。黄酮类成分，如异槲皮苷 (isoquercitrin，**1**)、木犀草素-7-*O*-β-D-葡萄糖苷 (luteolin-7-*O*-β-D-glucoside，**2**)；生物碱如降哈尔满 (norharman，**3**)，哈尔满 (harman，**4**)。鸭跖草中的生物碱 1-甲酯基-β-咔啉 (1-carbomethoxy-β-carboline)、**3**、**4** 对易致龋齿的细菌显示抗菌活性；其生物碱成分 1-去氧曼野尻霉素 (1-deoxymannojirimycin)、1-去氧野尻霉素 (1-deoxynojirimycin)、2,5-二羟甲基-3,4-二羟基吡咯烷 (2,5-dihydroxymethyl-3,4-dihydroxypyrrolidine) 则对 α-葡萄糖苷酶具有较强的抑制活性，体外实验也证明了其具有降血糖作用；其黄酮类成分如牡荆素 (vitexin)、异荭草素 (isoorientin)、异牡荆素 (isovitexin)、獐牙菜素 (swertisin)、鸭跖黄酮苷 (flavocommelin) 则显示了一定的抗氧化活性。

本属植物节节草具有镇咳祛痰和抗菌作用，鸭跖草具有镇痛、抗炎、止咳、保肝、利尿、抗氧化、降血糖、抑菌、抗病毒和抗内毒素作用。

1. 节节草（广州植物志） 竹节菜，竹节花

Commelina diffusa Burm. f., Fl. Indica 18, pl. 7, f. 2. 1768.（英 **Ramose Scouring Rush**）

一年生披散草本。茎匍匐，节上生根，长可达 1 m 以上。叶披针形或长圆形，长 3–12 cm，宽 0.8–3 cm；叶鞘仅口沿及一侧有刚毛，或全面被刚毛。蝎尾状聚伞花序通常单生于分枝上部叶腋，有时呈假顶生；总苞片平展后为卵状披针形，边缘分离，基部心形或浑圆，外面无毛或被短硬毛；花序自基部开始 2 叉分枝，一枝远远伸出总苞片，其上花不育，另一枝藏于总苞片内，其上花可育；苞片极小，几乎不可见；花梗果期粗壮而弯曲；萼片宿存；花瓣蓝色。蒴果 3 室，其中腹面 2 室每室具 2 颗种子，开裂，背面 1 室仅含 1 颗种子，不裂。种子具网状纹饰。花果期 5–11 月。

分布与生境 产于台湾、广东、海南、广西、贵州、云南、西藏。生于海拔 2100 m 以下的林中、灌丛中或溪边或潮湿的旷野。广布于世界热带、亚热带地区。

药用部位 全草。

功效应用 清热解毒，利尿消肿，止血。用于急性咽喉炎，痢疾，白浊，疥癣，疮疖，小便淋痛不利，外用于外伤出血。

化学成分 全草含黄酮类：槲皮素-3-*O*-α-L-鼠李糖苷(quercetin-3-*O*-α-L-rhamnoside)[1]；木脂素类；牛蒡子苷(actiin)[1]；酰胺类：(2*S*,3*S*,4*R*,2'*R*)-2-(2'-羟基二十四碳酰胺)-十八烷-1,3,4-三醇[(2*S*,3*S*,4*R*,2'*R*)-2-(2'-hydroxylignocenoyl-amino)-octadecane-1,3,4-triol]，*N*-反式对香豆酰多巴胺(*N-trans-p*-coumaroyldopamine)[1]；三萜类：熊果酸(ursolic acid)，铁线蕨-5-烯-3-醇(adian-5-en-3-ol)[1]；甾体类：麦角甾-6,22-二烯-5α,8α-环二氧-3β-醇(ergost-6,22-dien-5α,8α-epidioxy-3β-ol)，(24*R*)-6β-羟基-24-乙基胆甾-4-烯-3-酮[(24*R*)-6β-hydroxy-24-ethylcholest-4-en-3-one]，豆甾-4-烯-3-酮(stigmast-4-en-3-one)，(24*S*)-乙基-22-胆甾烯-3,6-二酮[(24*S*)-ethyl-22-cholesten-3,6-dione]，7α-羟基谷甾醇(7α-hydroxy-sitosterol)，β-谷甾醇，胡萝卜苷[1]。

药理作用 镇咳祛痰作用：节节草治疗慢性气管炎有一定的疗效，尤以止咳、祛痰为佳[1]。

抗菌作用：节节草黄酮类提取物对大肠埃希菌、八叠球菌等具有明显的抑菌作用[2]。

化学成分参考文献

[1] 王跃虎，等. 竹节草的化学成分. 中国化学会第四届有机化学学术会议论文集，2005.

药理作用及毒性参考文献

[1] 冠县卫生局气管炎防治小组. 山东医药，1972, (1): 31-35.

[2] 李国庆，等. 生物技术，2008, 18(4): 44.

2. 鸭跖草（本草纲目） 竹叶菜（四川植物志），淡竹叶（四川植物志），兰花草（浙江植物志）

Commelina communis L., Sp. Pl. 1: 40. 1753.（英 **Common Dayflower**）

一年生披散草本。茎匍匐生根，长可达 1 m。叶披针形至卵状披针形，长 3–9 cm，宽 1.5–2 cm。总苞片佛焰苞状，展开后为心形，顶端短急尖，基部心形，边缘常有硬毛；聚伞花序，下面一枝具长 8 mm 的梗，不孕；上面一枝具短梗，几乎不伸出佛焰苞。花梗果期弯曲；萼片膜质，内面 2 枚常靠近或合生；花瓣深蓝色。蒴果 2 室，2 片裂，每室种子 2 颗。种子有不规则窝孔。

分布与生境 产于甘肃、四川、云南以东的南北各省区。常见，生于湿地。越南、朝鲜、日本、俄罗斯远东地区以及北美也有分布。

药用部位 全草。

功效应用 清热解毒，利水消肿，退烧凉血。用于感冒发热，丹毒，腮腺炎，黄疸肝炎，咽喉肿痛，淋证，小便不利，尿血，肾炎水肿，脚气，痢疾，疟疾，鼻衄，血崩，白带，尿路感染，结石，痈疽疔疮，跌打损伤，筋骨疼痛，虫蛇咬伤，犬咬伤。

化学成分 地上部分含黄酮类：鸭跖黄酮苷(flavocommelin)[1-2]，异槲皮苷(isoquercitrin)，异鼠李

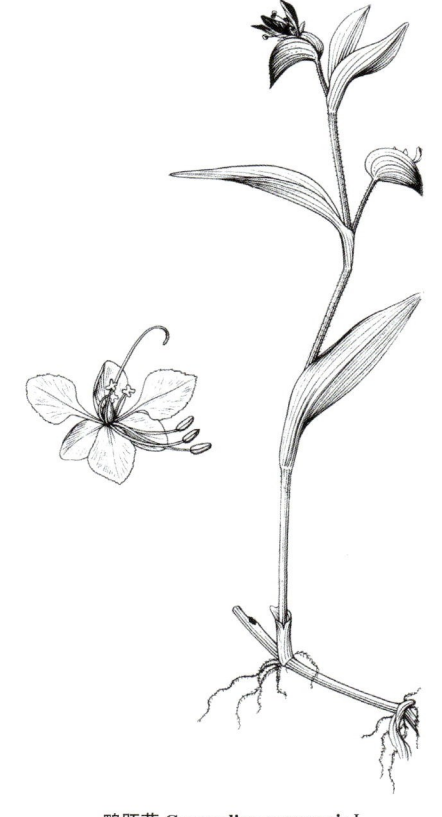

鸭跖草 Commelina communis L.
冀朝祯 绘

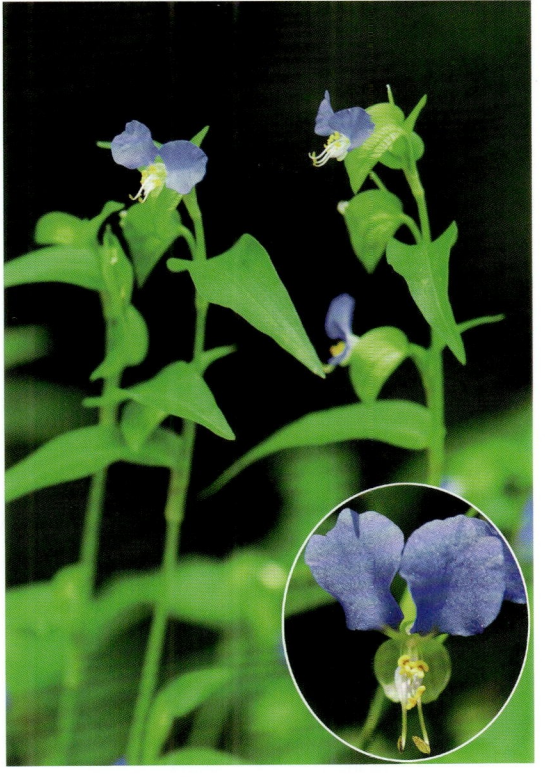

鸭跖草 Commelina communis L.
摄影：周繇

素-3-O-芸香糖苷(isorhamnetin-3-O-rutinoside)，异鼠李素-3-O-β-D-葡萄糖苷(isorhamnetin-3-O-β-D-glucoside)，木犀草素-7-O-β-D-葡萄糖苷(luteolin-7-O-β-D-glucoside)，金圣草酚-7-O-β-D-葡萄糖苷(chrysoeriol-7-O-β-D-glucoside)，荭草素(orientin)，牡荆素(vitexin)，异荭草素(isoorientin)，异牡荆素(isovitexin)，獐牙菜素(swertisin)[2]；生物碱类：1-去氧野尻霉素(1-deoxynojirimycin)，($2R,3R,4R,5R$)-2,5-二羟甲基-3,4-二羟基吡咯烷[($2R,3R,4R,5R$)-2,5-bis(hydroxymethyl)-3,4-dihydroxypyrrolidine][2]，1-甲酯基-β-咔啉(1-carbomethoxy-β-carboline)，降哈尔满(norharman; β-carboline)，哈尔满(harman)[3]。

全草含黄酮类：木犀草素(luteolin)，芹菜素(apigenin)，3,3',4',7-四甲氧基黄酮(3,3',4',7-tetramethoxyflavone)[4]，牡荆素，芦丁(rutin)，木犀草素-7-O-β-D-葡萄糖苷(luteolin-7-O-β-D-glucoside)，木犀草素-7-甲醚-3'-O-葡萄糖苷(luteolin-7-methylether-3'-O-glucoside)，木犀草素-6-C-β-D-葡萄糖苷(luteolin-6-C-β-D-glucoside)[5]；苯丙素类：丁香酸(syringic acid)[4-5]，香豆酸(coumaricacid)[4]；酚类：香草酸(vanillic acid)，原儿茶酸(protocatechuic acid)，4,8-外-双(4-羟基-3-甲氧苯基)-3,7-二噁二环[3.3.0]辛烯-2-酮{4,8-exo-bis(4-hydroxy-3-methoxyphenyl)-3,7-dioxabicyclo[3.3.0]octan-2-one}[5]；苯甲酸及其衍生物：苯甲酸(benzoic acid)[5]，3,4-环氧-5-羟甲基苯甲酸-2-C-β-葡萄糖苷(3,4-epoxy-5-hydroxymethylbenzoate-2-C-β-glucoside)[6]；碱基和生物碱类：尿嘧啶(uracil)，胸腺嘧啶(thymine)，1,2-二氢-6,8-二甲氧基-7-1-(3,5-二甲氧基-对羟苯基)-N^1,N^2-二-(2-对羟苯基乙基)-2,3-萘二酰胺{1,2-dihydro-6,8-dimethoxy-7-1-(3,5-dimethoxy-4-hydroxyphenyl)-N^1,N^2-bis-[2-(4-hydroxyphenyl)ethyl]-2,3-naphthalene dicarboxamide}[5]，1H-吲哚-3-醛(1H-indole-3-carbaldehyde)[6]，2,5-二羟甲基-3,4-二羟基吡咯烷(2,5-dihydroxymethyl-3,4-dihydroxypyrrolidine)，1-去氧曼野尻霉素(1-deoxymannojirimycin)，1-去氧野尻霉素(1-deoxynojirimycin)，α-高野尻霉素(α-homonojirimycin)，7-O-β-D-吡喃葡萄糖基-α-高野尻霉素(7-O-β-D-glucopyranosyl-α-homonojirimycin)[7]；甾体类：豆甾醇(stigmasterol)，β-谷甾醇，胡萝卜苷[4]；脂肪酸类：月桂酸(lauric acid)[4]，杜鹃花酸(azelaic acid)[5]。

药理作用 镇痛作用：醋酸扭体法和热板法试验发现鸭跖草煎液对小鼠有明显的镇痛效果[1]。

抗炎作用：鸭跖草煎液对小鼠二甲苯致耳廓炎症的肿胀有明显抑制作用[1]。

止咳作用：鸭跖草石油醚和甲醇部分明显延长小鼠氨水致咳模型半数咳嗽喷雾时间，D-甘露醇为止咳有效部分[2]。

保肝作用：鸭跖草水提物对小鼠四氯化碳和乙醇所致肝损伤具有保护作用。能降低四氯化碳和乙醇所致小鼠血清丙氨酸转氨酶和天冬氨酸转氨酶活性的升高[3]。

抑菌作用：鸭跖草对志贺痢疾杆菌、枯草杆菌、大肠埃希菌等均有抑制作用，最低抑菌浓度分别为 1:256、1:128 和 1:64，最低杀菌浓度分别为 1:128、1:64 和 1:32[4]。

抗病毒作用：鸭跖草水提取物对流感病毒所致的小鼠肺部炎症有抑制作用，并能降低流感病毒感染小鼠的死亡率和延长其存活时间；在体外也具有抗流感病毒的作用[5]。

抗内毒素作用：鸭跖草煎液体外具有抗细菌内毒素的作用[1]。

利尿作用：鸭跖草对大鼠有利尿作用[6]。

抗氧化作用：利用 DPPH 法、α-脱氧核糖法和铁氰化钾还原法进行抗氧化实验，结果显示鸭跖草乙酸乙酯提取物具有抗氧化活性[7]。鸭跖草中的木犀草素-7-O-葡萄糖苷、荭草素、异荭草素、异槲皮苷是主要的抗氧化活性成分[8]。

降血糖作用：鸭跖草水煎剂能够延迟碳水化合物的消化和葡萄糖的吸收，可用于控制非胰岛素依赖型糖尿病[9]。

治疗麦粒肿：鲜鸭跖草液能够治疗麦粒肿[10]。

毒性及不良反应 鸭跖草水煎液小鼠灌胃的最大耐受量大于 80 g/kg[1]。

注评 本种为中国药典（1977、1985、1990、1995、2000、2005、2010 年版）收载"鸭跖草"的基源植物，药用其干燥地上部分。傣族、蒙古族、傈僳族、土家族、侗族和苗族也药用其全草；傣族治鼻衄、尿血和血崩；蒙古族还治疗水肿、脚气、小便不利、感冒、咽喉肿痛、丹毒、腮腺炎、黄疸肝炎、热痢、痈肿疮疖、毒蛇咬伤；傈僳族治感冒、咽炎、急性扁桃体炎、痢疾、疮疖肿毒；土家族治火症、热淋及尿路结石；侗族治疗腰痛水肿；苗族治风热感冒、咽喉肿痛、痈肿疔毒、水肿、小便热淋涩痛，用带花茎的花序治风热目赤、结膜炎、角膜云翳、眼干夜盲。

化学成分参考文献

[1] Goto T, et al. *Tetrahedron Lett*, 1990, 31(5): 713-716.
[2] Shibano M, et al. *J Nat Med*, 2008, 62(3): 349-353.
[3] Bae K, et al. *Arch Pharmacal Res*, 1992, 15(3): 220-223.4.
[4] 南海函，等. 中成药, 2010, 32(9): 1556-1558.
[5] Yang Q, et al. *Biochem System Ecol*, 2007, 35(9): 621-623.7.
[6] Yang Q, et al. *Chem Nat Compa*, 2009, 45(1): 59-60.
[7] Kim HS, et al. *Planta Med*, 1999, 65(5): 437-439.

药理作用及毒性参考文献

[1] 吕贻胜，等. 安徽医科大学学报，1995, 30(3): 244-245.
[2] 唐祥怡，等. 中国中药杂志，1994, 19(5): 297-298.
[3] 张善玉，等. 延边大学医学学报，2001, 24(2): 98-100.
[4] 万京华，等. 公共卫生与预防医学，2005, 16(1): 25-27.
[5] 谭志荣，等. 中国热带医学，2009, 9(5): 829-831.
[6] 王琍文，等. 遵义医学院学报，1981, 4(1): 9-11.
[7] 黄海兰，等. 食品科学，2008, 29(9): 55-58.
[8] Shibano M, et al. *J Natur Med*, 2008, 62(3): 349-353.
[9] Youn JY, et al. *Diabetes Res Clin Pract*, 2004, 66 Suppl 1: S149-155.
[10] 赵艳云，等. 武警医学院学报，1997, 6(4): 254.

3. 饭包草（广州植物志） 火柴头（江苏南部种子植物手册），竹叶菜，卵叶鸭跖草，圆叶鸭跖草

Commelina benghalensis L., Sp. Pl. 1: 41. 1753.（英 **Bengal Dayflower**）

多年生披散草本。茎大部分匍匐，节上生根。叶有明显的柄；叶片卵形，长3-7 cm；叶鞘口沿有疏而长的睫毛。总苞片漏斗状，下部边缘合生，被疏毛；花序下面一枝具细长梗，具1-3朵不孕的花，伸出佛焰苞，上面一枝有花数朵，结实，不伸出佛焰苞；萼片膜质，无毛；花瓣内面2枚具长爪。蒴果3室，3片裂，腹面2室每室具两颗种子，开裂，后面1室仅有1颗种子，或无种子，不裂。种子

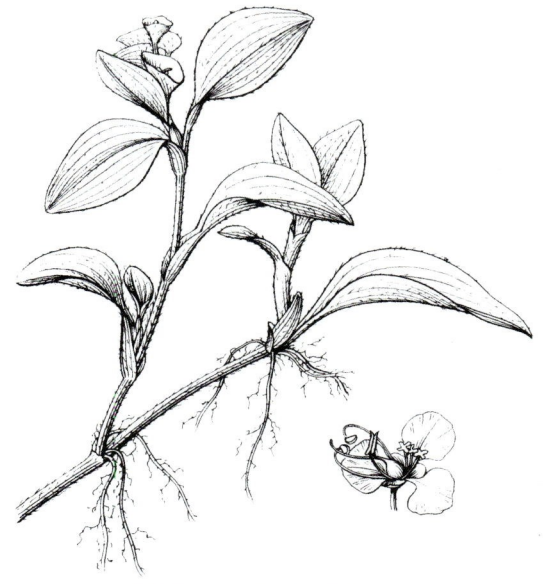

饭包草 *Commelina benghalensis* L.
冀朝祯 绘

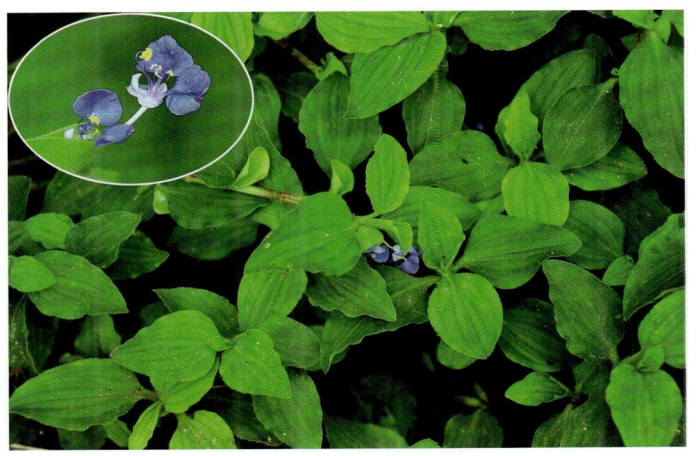

饭包草 *Commelina benghalensis* L.
摄影：王祝年

长近 2 mm，多皱并有不规则网纹，黑色。花期夏秋季。

分布与生境　产于河北、陕西、山东、江苏、安徽、浙江、江西、福建、台湾、河南、湖北、湖南、广东、海南、广西、四川、云南。生于海拔 2300 m 以下的湿地。亚洲和非洲的热带、亚热带广布。

药用部位　全草。

功效应用　清热解毒，利尿消肿。用于小儿风热咳嗽，肺炎，小便不利，淋沥作痛，赤痢，疔疮肿毒，蛇咬伤。

化学成分　全草含甾体类：豆甾醇，β-谷甾醇，菜油甾醇[1]；其他类：正二十八醇(n-octacosanol)，正三十醇(n-triacontanol)，正三十二醇(n-dotriacontanol)[1]。

注评　本种傈僳族亦同等药用。

化学成分参考文献

[1] Pandey VB, et al. *J Res Indian Med*, 1975, 10(1): 79-80.

4. 大苞鸭跖草（海南植物志）　大鸭跖草，凤眼灵芝，大竹叶菜

Commelina paludosa Blume, Enum. Pl. Javae 1: 2. 1827.（英 **Bigbract Dayflower**）

多年生粗壮大草本。茎高达 1 m。叶无柄；叶片披针形至卵状披针形，长 7-20 cm，宽 2-7 cm；叶鞘常在口沿及一侧密生棕色长刚毛。总苞片漏斗状，无柄，常数个 (4-10) 在茎顶端集成状头，下缘合生；蝎尾状聚伞花序有花数朵，几不伸出。花梗折曲；萼片膜质；花瓣蓝色，内面 2 枚具爪。蒴果 3 室，3 片裂，每室有 1 颗种子。种子椭圆状，黑褐色，腹面稍压扁，具细网纹。花期 8-10 月，果期 10 月至翌年 4 月。

分布与生境　产于江西、福建、台湾、湖南、广东、广西、四川、贵州、云南、西藏。生于海拔 2800 m 以下的林下及山谷溪边。尼泊尔、印度至印度尼西亚也有分布。

药用部位　全草。

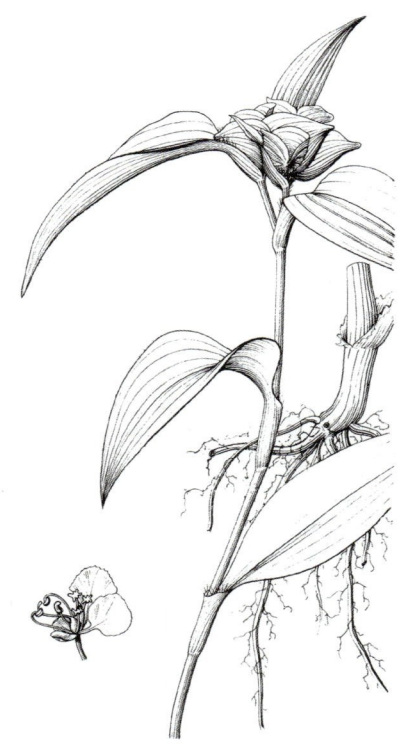

大苞鸭跖草 Commelina paludosa Blume
冀朝祯　绘

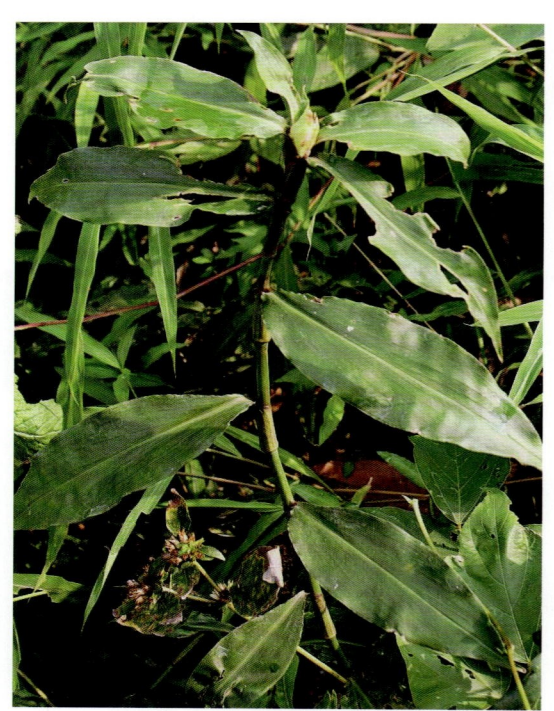

大苞鸭跖草 Commelina paludosa Blume
摄影：王祝年

功效应用 利水消肿，清热解毒，凉血止血。用于水肿，脚气，小便不利，热淋尿血，鼻衄，血崩，痢疾，咽喉肿痛，丹毒，痈疮肿毒，蛇虫咬伤。

5. 地地藕（滇南本草） 小竹叶菜（四川）

Commelina maculata Edgew. in Trans. Linn. Soc. London. 20(1): 89. 1851.（英 **macular Dayflower**）

多年生草本。植株细弱，倾卧或匍匐，多分枝，下部节上生根。叶鞘口沿生白色、黄色或棕色、黄色多细胞睫毛；叶片卵状披针形或披针形，长 4–10 cm，宽 1.5–2.5 cm。总苞片下缘合生而成漏斗状，通常 2–3 个（少 4 个）在茎顶端集成头状，长 1.5–2 cm，顶端短急尖。聚伞花序有花数朵，常 3–4 朵，仅盛开的花伸出佛焰苞之外，果期藏在佛焰苞内。蒴果 3 爿裂，3 室或由于其中 1 室不育而为 2 室，每室 1 种子。种子灰黑色，椭圆状，稍扁，近于光滑，长 3 mm，胚盖位于背侧面。花果期 6–8 月。

分布与生境 产于四川、贵州、云南和西藏。生于海拔 2900 m 以下的林缘、草地、路边、水沟边等湿润处。印度、缅甸也有分布。

药用部位 全草。

功效应用 补养气血。用于妇女白带红崩，生新血，衄血，尿血，血淋。

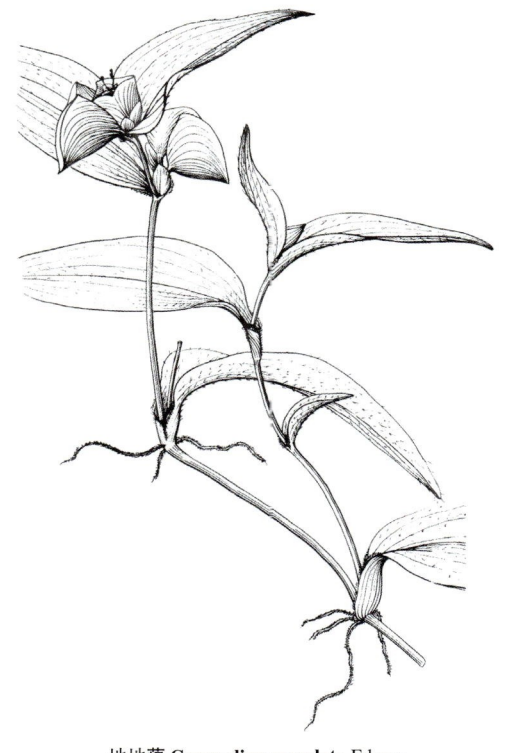

地地藕 Commelina maculata Edgew.
冀朝祯 绘

6. 波缘鸭跖草（广州植物志）

Commelina undulata R. Br., Prodr. 270. 1810.（英 **Undulate Dayflower**）

披散草本。茎多分枝，无毛。叶披针形，无柄，无毛或两面多少被硬毛，最大的叶子长 6–9 cm，宽 1.2–2.8 cm。总苞片僧帽状，下缘部分合生，但不全合生，留下 2–3 mm 的一段分离，各与最顶端小叶对生，但因小叶聚生而呈簇生状，无毛或多少被硬毛，顶端镰刀状向后弯曲并渐尖，长 2–2.5 cm。蒴果 2–3 爿裂，2–3 室，每室 1 籽。种子褐黑色，长圆状，表面几乎平滑。花果期 7–12 月。

分布与生境 产于台湾、广东、澳门、四川、云南。生低海拔的湿润山坡。印度以东的亚洲热带至大洋洲热带广布。

药用部位 全草。

功效应用 清热解毒，利水消肿，退烧凉血。用于发热，丹毒，腮腺炎，黄疸，咽喉肿痛，淋证，小便不利，尿血，肾炎水肿，脚气，痢疾，疟疾，鼻衄，血崩，尿路感染，结石，痈疽疔疮，跌打损伤，筋骨疼痛，毒蛇咬伤，犬咬伤。

化学成分 全草含三萜类：达玛-12,25-二烯-3-β-乙酸酯(dammar-12,25-dien-3-β-acetate)[1]；甾体类：谷甾醇，胡萝卜苷[1]；其他类：2-二十一酮(2-heneicosanone)，二十八醇(octacosanol)[1]。

化学成分参考文献

[1] Sharma SC, et al. *Phytochemistry*, 1982, 21(9): 2420-2421.

9. 紫万年青属 Tradescantia L.

多年生草本。无根状茎。茎匍匐，上升或直立。叶 2 列或螺旋状排列。蝎尾状聚伞花序假顶生或侧生，单生、簇生或者形成圆锥花序，无柄；总苞片佛焰苞状；苞片丝状。花辐射对称；萼片离生或在基部合生，舟状；花瓣离生或具瓣爪在基部愈合，白色的或粉红色，卵形；雄蕊 6，全部能育，近等长或对瓣的 3 枚短，花丝无毛或具髯毛，药室椭圆形或长圆形，纵向开裂；子房 3 室，每室 2 胚株。蒴果 3 瓣裂，卵球形。种子每室（1 或）2 枚，近锥形，网状的具皱纹；种脐线形，微小。

全属大约 70 种，主要分布于热带美洲。中国引种栽培 3 种，均可药用。

分种检索表

1. 叶互生。
   2. 萼片和花瓣离生，并非合生成筒；叶片上面无条纹；花瓣白色；茎直立，单生 ··· 1. 紫背万年青 T. spathacea
   2. 萼片和花瓣基部合生成筒；叶片上面有银色条纹；花瓣玫瑰红色；茎平卧或匍匐，具分枝 ··· 2. 吊竹梅 T. zebrina
1. 叶螺旋状排列 ··· 3. 紫露草 T. virginiana

1. 紫背万年青

Tradescantia spathacea Sw., in Prodr. 57. 1788.——*Rhoeo discolor* (L'Hér.) Hance ex Walp.（英 **Oyster Rhoeo**）

多年生草本。茎直立，单生，无毛，通常形成群落。叶互生，有时近似螺旋状排列，无梗；叶鞘有时在口处具柔毛；叶片上面深绿色，下面紫色，长圆状披针形，长 20–40 cm，宽 3–6 cm，无毛，稍肉质，基部狭窄和半抱茎，先端渐尖。花腋生，具梗，多花的伞形花序包在具 2 个大形、长达 3 cm 的卵形苞片内。萼片离生；花瓣离生，白色，卵形，5–8 mm，顶端急尖。种子具皱纹。

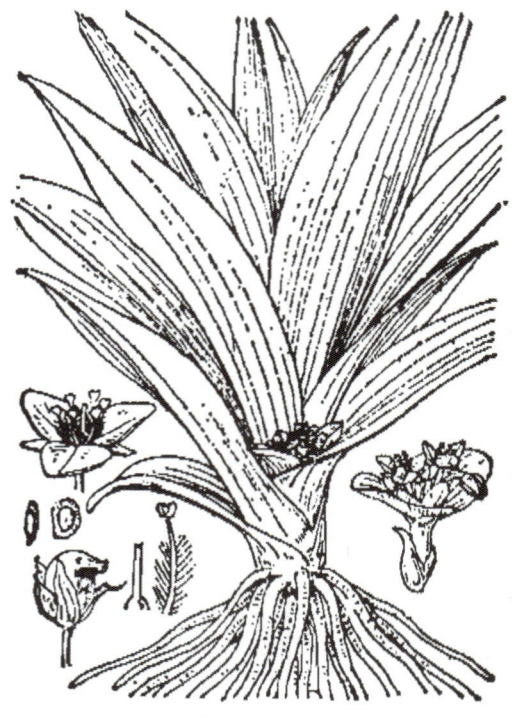

紫背万年青 Tradescantia spathacea Sw.
引自《北京植物志》

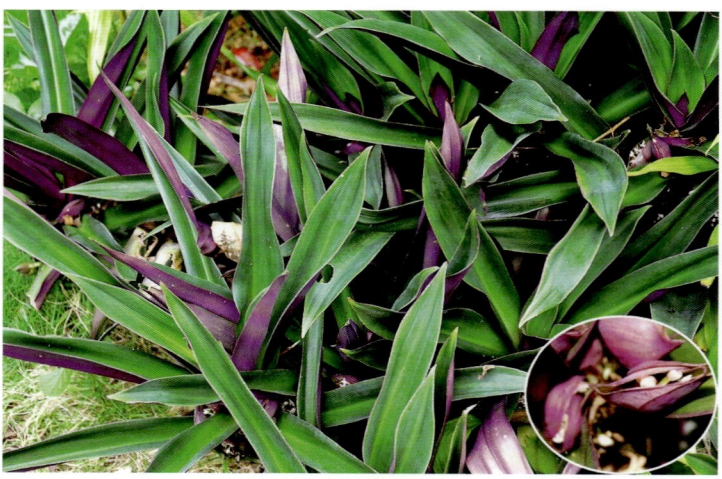

紫背万年青 Tradescantia spathacea Sw.
摄影：王祝年

分布与生境 在香港归化，原产于加勒比地区和中美洲，中国南方作为观赏植物广泛栽培。

药用部位 叶、花序。

功效应用 叶：清热，止血，祛瘀。用于肺热燥咳，吐血，便血，尿血，痢疾，跌打损伤。花序：清肺化痰，凉血，止痢。用于肺热燥咳，吐血，便血，衄血，瘰疬。

注评 本种傈僳族药用，根治疗风湿性关节炎、腰腿痛、阳痿、膀胱炎和产后大出血。

2. 吊竹梅　条纹紫露草

Tradescantia zebrina Heynh. ex Bosse, Vollst. Handb. Bl.-gärtn., ed. 2 4: 655. 1849.——*Zebrina pendula* Schnizl.（英 **Wandering Jew Zebrina**）

多年生草本。茎匍匐或平卧，常密生成垫状，分枝，节上生根，无毛或具柔毛。叶互生，无梗；叶鞘长 8-12 mm，宽 5-8 mm，薄，膜质，口部有长睫毛，否则无毛或疏生长柔毛；叶片上面具 2 条纵向的银条纹，下面紫色，卵形，长 3-10 cm，宽 1.5-3.2 cm，稍肉质，无毛或两面疏生柔毛，基部圆形，先端锐尖或渐尖。花簇生，被 2 枚大型、叶状、狭窄、具缘毛的苞片包被着；萼片和花瓣基部合生成筒；萼片披针形到长圆状披针形，约长 5 mm，宽 1.5 mm；花瓣玫瑰红，卵形，约 6 mm，先端钝。种子微皱。

分布与生境 在福建、台湾、香港、广西归化，原产于热带美洲，中国南方普遍栽培用来观赏。

药用部位 全草和叶。

功效应用 全草：用于感冒，头痛，胃溃疡，腹泻。叶：用于疼痛，便秘，肾病，血液病。

化学成分 叶含黄酮类：吊竹梅素(zebrinin)[1-2]，单去咖啡酰吊竹梅素(monodecaffeoylzebrinin)[2]。

全草含甾体类：蜕皮甾酮(ecdysterone; β-ecdysone; 20-hydroxyecdysone)[3]，β-谷甾醇，3β,5α,6β-三羟基豆甾烷(3β,5α,6β-trihydroxyl stigmastane)[4]；有机酸类：琥珀酸(succinic acid)[4]。

化学成分参考文献

[1] Idaka E, et al. *Tetrahedron Lett*, 1987, 28(17): 1901-1904.

[2] Idaka E, et al. *Agri Biol Chem*, 1987, 51(8): 2215-2220.

[3] 杨春欣，等. 天然产物研究与开发, 1996, 8(3): 17-19.

[4] 樊效琪，等. 中成药, 1992, 14(2): 34.

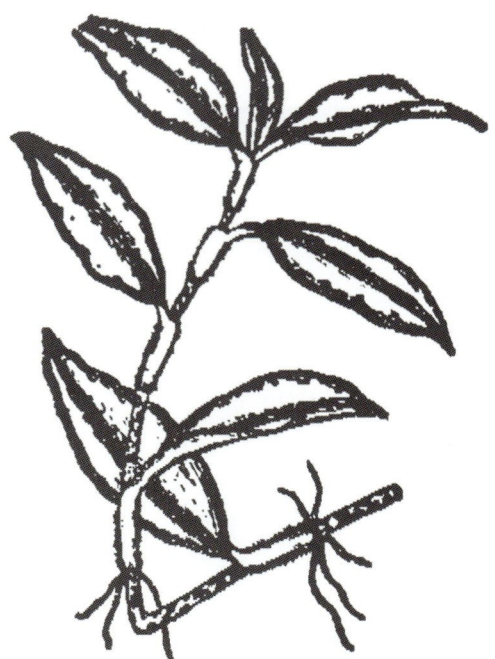

吊竹梅 Tradescantia zebrina Heynh. ex Bosse
引自《北京植物志》

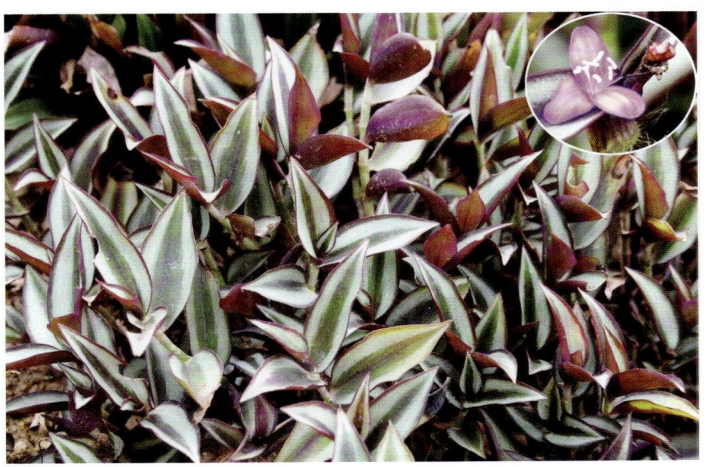

吊竹梅 Tradescantia zebrina Heynh. ex Bosse
摄影：王祝年

3. 紫露草 花鸭跖草（湖北），血见愁，紫鸭趾草（广西中药志），鸭跖草，鸭舌癀（泉州本草）

Tradescantia virginiana L., Sp. Pl. 1: 288. 1753.（英 **Virginia Spiderwort, Widow's Tears**）

多年生草本。茎匍匐或平卧，少节上生根。叶螺旋状排列，无梗；叶片线形披针形，长 13–37 cm，宽 0.4–2.5 cm，先端渐尖，光滑或有时被毛。花顶生，罕腋生；苞片叶状，被疏或密的长柔毛；花背部具柄，柄长 1.2–3.5 cm，具长柔毛或微柔毛；萼片多少膨大，长 7–16 cm，具长柔毛；花瓣明显，蓝色到紫色，常玫瑰色到白色，阔卵形，1.2–2 cm。

分布与生境 在安徽、福建、河南、湖北、广西多栽培于庭院，原产于热带美洲。

药用部位 全草。

功效应用 活血，利水，消肿，散结，解毒。用于痈疽肿毒，瘰疬，结核，淋症，跌打损伤，风湿，蛇泡疮，疮疡。

化学成分 花含花青素类：飞燕草色素-3-O-[6-O-(2-O-反式咖啡酰基-α-呋喃阿拉伯糖基)-β-吡喃葡萄糖苷]-7,3'-O-二-[6-O-反式咖啡酰基-β-吡喃葡萄糖苷]{delphinidin-3-O-[6-O-(2-O-(*trans*-caffeoyl)-α-arabinofuranosyl)-β-glucopyranoside]-7,3'-O-di-[6-O-(*trans*-caffeoyl)-β-glucopyranoside]}，矢车菊素-3-O-[6-O-(2-O-反式咖啡酰基-α-呋喃阿拉伯糖基)-β-吡喃葡萄糖苷]-7,3'-O-二-[6-O-反式咖啡酰基-β-吡喃葡萄糖苷]{cyaniding-3-O-[6-O-(2-O-(*trans*-caffeoyl)-α-arabinofuranosyl)-β-glucopyranoside]-7,3'-O-di-[6-O-(*trans*-caffeoyl)-β-glucopyranoside]}[1]。

地上部分含三萜类：环木菠萝烷醇(cycloartanol)[2]；其他类：O-去乙酰谷甾醇(O-acetylsitosterol)，正二十八醇(octacosan-1-ol)，棕榈酸(palmitic acid)，植醇(phytol)，植醇亚麻酸酯(phytyl linolenate)，植醇棕榈酸酯(phytyl palmitate)，植醇亚麻油酸酯(phytyl linoleate)，植醇硬脂酸酯(phytyl stearate)，植醇反油酸酯(phytyl elaidate)[2]。

化学成分参考文献

[1] Tatsuzawa F, et al. *Heterocycles*, 2010, 81(10): 2257-2267.

[2] Ripperger H, et al. *Pharmazie*, 1989, 44(2): 165-166.

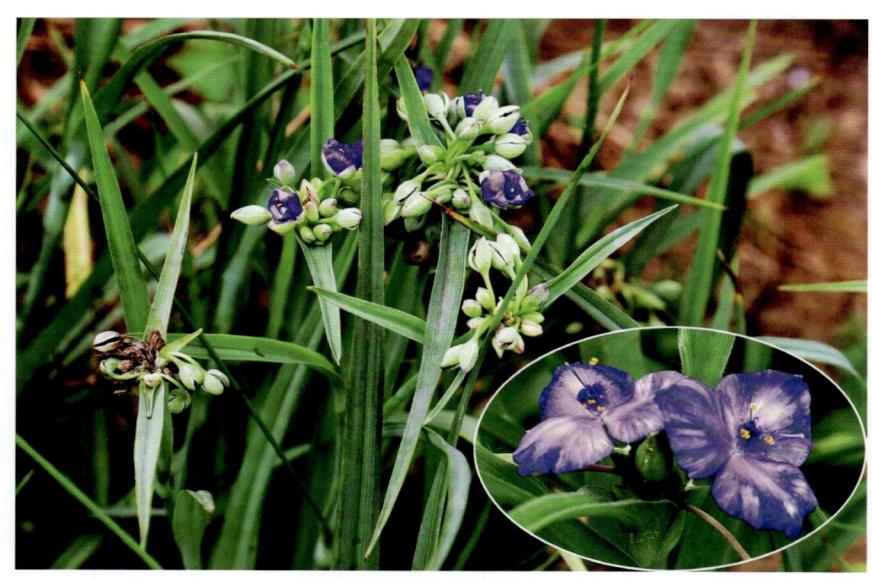

紫露草 Tradescantia virginiana L.
摄影：张英涛

黄眼草科 XYRIDACEAE

多年生稀为一年生草本；根状茎通常呈球茎状。叶常丛生于基部，叶片扁平，套折成剑形或丝状，基部鞘状。花序为头状花序或穗状花序，单生于花葶上；苞片颖状，覆瓦状排列，内含 1 花；花无小苞片，三基数；萼片通常离生；花瓣较大，两侧对称或辐射对称，檐部裂片卵形或狭椭圆形，有长爪，通常黄色，稀白色或蓝色，分离或联合成筒；雄蕊 3 枚，与花瓣对生，花丝短，花药两室，退化雄蕊仅存于黄眼草属；雌蕊由 3 心皮组成，子房上位，1 室或 3 室或为不完全 3 室，花柱顶端 3 裂或单一，有时有大型附属物。蒴果小型，室背开裂，往往为宿存的花被所包。种子卵球形、椭圆形或球形，具纵脊，有时两端有小尖头；胚乳丰富；胚小。

本科 4 属，约 270 种，主要分布于热带和亚热带地区，尤以美洲为多，常生长在沼泽或湿润地方。我国有 1 属，6 种，4 种可药用。

1. 黄眼草属 Xyris L.

叶鞘常有膜质边缘；叶片无毛或具多数小乳头状突起。头状花序由少数至多数花组成，生于花葶的顶部；黄色。花两性，为一黄褐色、革质的苞片所覆盖；苞片紧密地覆瓦状排列；萼片 3，抱持着花瓣柄，侧面 2 枚较小，颖状，背面 1 枚较阔，帽状；花瓣 3，具柄；雄蕊 3，与花冠裂片对生，有时有 3 枚互生的退化雄蕊，或雄蕊 6 枚，全部能育；花柱基部无附属物。

约 250 种，分布于热带和亚热带地区，我国产 6 种，分布于西南部至东部，3 种 1 变种可药用。

分种检索表

1. 叶干燥后具有多数短而突出的横肋与纵脉相连接，叶宽通常 4-8 mm ·················· 1. 黄眼草 X. indica
1. 叶干燥后无上述横肋；叶宽通常 1.5-4 mm。
　2. 苞片没有斑点状乳突区；侧生萼片背部隆起的脊上无齿 ················ 2. 黄谷精 X. capensis var. schoenoides
　2. 苞片有一斑点状乳突区。
　　3. 叶坚挺，边缘增厚革质；花葶扁圆形，边缘有 2 条革质粗糙的棱，常向左扭曲 ···························
　　　·· 3. 硬叶葱草 X. complanata
　　3. 叶较柔软，边缘不为革质；花葶近圆柱形，有时稍扁 ······················· 4. 葱草 X. pauciflora

1. 黄眼草

Xyris indica L., Sp. Pl. 1: 42. 1753.（英 **Indian Yelloweyegrass**）

多年生粗壮草本，高 25-60 cm。叶剑状线形，长 15-60 cm，宽 4-8 mm，叶干后有明显突起的横脉与纵脉相连接；叶鞘长 7-20 (-25) cm，具深槽纹。花葶扁圆形至圆柱状，长 20-50 cm，具明显的沟槽；头状花序长卵形至近球形，长 1-2.5 cm，宽约 1.3 cm；苞片扇贝状，长 4-7 mm，宽 4-6 mm，上部有不明显的乳突区，中部近革质，边缘纸质；萼片膜质，侧生的 2 枚匙形，长 5-7 mm，宽约 1.2 mm，背部中央有龙骨状突起，中间的萼片较宽大，风帽状，长约 5 mm，宽约 2 mm；花瓣淡黄色至黄色，近卵圆形，长约 4 mm，宽约 3 mm，瓣柄长约 4 mm，宽约 0.5 mm；雄蕊贴生于花瓣上，长约 4 mm，花药卵形，药室较尖，药隔凹陷，花丝较短，退化雄蕊与花瓣互生，分 2 叉，分枝被细丝；子房卵圆形，长约 4 mm，1 室，花柱上部 3 裂。蒴果倒卵球形至球形，长约 4 mm。种子多数，卵形，长约 0.5 mm，两端较尖，表面有纵条纹。花果期 8-11 月。

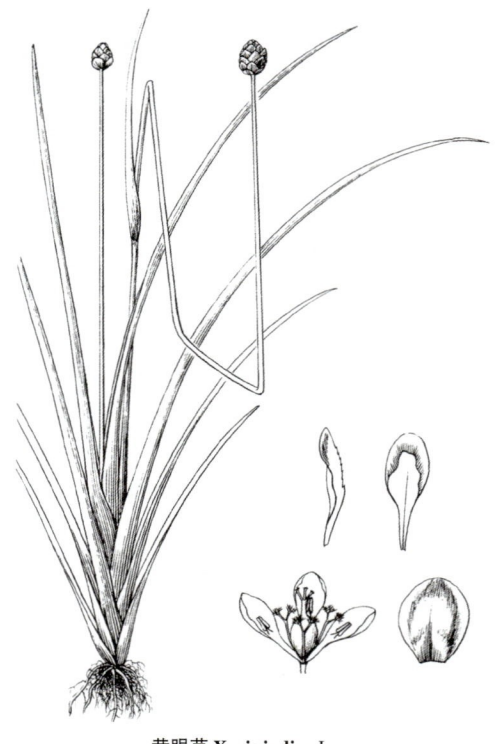

黄眼草 Xyris indica L.
蔡淑琴 绘

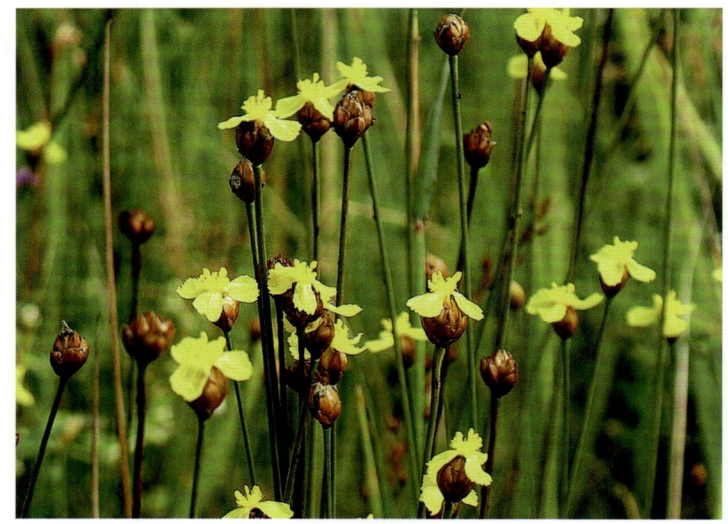

黄眼草 Xyris indica L.
摄影：陈光辉

分布与生境　产于我国南部。生于 250–600 m 的湿草地、田边或山谷、平地。斯里兰卡、印度、越南、马来西亚、印度尼西亚、菲律宾至澳大利亚也有分布。

药用部位　全草。

功效应用　外用于疥癣。

化学成分　花含香豆素类：黄眼草素(xyridin) A、B[1]。

化学成分参考文献

[1] Ruangrungsi N, et al. *Phytochemistry*, 1995, 38(2): 481-483.

2. 黄谷精　南非黄眼草

Xyris capensis Thunb. var. **schoenoides** (Mart.) Nilsson, Kongl. Svenska Vetenskapsakad. Handl. 24(14): 41. 1892.——*X. schoenoides* Mart.（英 **Africa Yelloweyegrass**）

多年生丛生草本。叶剑状线形，长 10–40 cm，宽 0.5–2 mm；叶鞘长 6–15 cm；叶舌长 0.5–1 mm。花葶圆柱形或稍扁，长 25–50 cm 或更长；头状花序近球形至倒卵形，直径 6–11 mm；基部苞片近圆形，中部苞片长圆形或椭圆形，长 5.3–7 mm，宽 4–6.5 mm；萼片膜质，侧生的 2 枚舟状，长 5–6.5 mm，宽 1–1.5 mm，背部隆起成脊，脊上无齿；中间的萼片较宽大，风帽状，长约 5 mm，宽约 2 mm；花瓣淡黄色至黄色，近卵圆形，长 4–5 mm，瓣柄长 6–6.5 mm；雄蕊花药长圆形，长 1.2–1.4 mm，药室顶端钝，药隔狭；花丝较短，退化雄蕊分 2 叉，上部撕裂成细丝状；子房倒卵状长圆形，长 3.5–5.5 mm，1 室，花柱上部 3 裂。蒴果倒卵状长圆形。种子长卵圆形，长达 0.8 mm，两端尖，表面有纵条纹。花期 7–9 月，果期 8–10 月。

分布与生境　产于福建、四川、云南。生于 2400–2700 m 的开阔坡地及山谷潮湿处。不丹，柬埔寨，印度，印度尼西亚，老挝，马来西亚，尼泊尔，新几内亚，泰国，越南；非洲，南美洲也有分布。

药用部位 全草。

功效应用 杀虫，止痒。外用于治疗疥癣，痒疮。

3. 硬叶葱草

Xyris complanata R. Br., Prodr. Fl. Nov. Holl. 256. 1810.（英 **Flattened Yelloweyegrass**）

多年生草本，高 30-60 cm。叶狭披针形，长 5-25 cm，宽 2-4 mm，坚挺，顶端急尖，边缘革质而质地稍厚；叶鞘狭，长 2.5-7.5 cm。花葶扁平，长 10-40 (-60) cm，边缘有 2 条革质粗糙的棱，常向左扭曲；头状花序卵形至圆柱形，长 8-20 mm，宽 5-8 mm；苞片近圆形或宽倒卵形，扇贝状，长 5-5.5 mm，宽 4-5 mm，背面有一近三角形的乳突区；萼片 3，侧生的 2 枚舟状，长 3.8-4.5 mm，宽 1-1.5 mm，背部龙骨状突起上有密集的细齿，中间的萼片风帽状，长 3-3.5 mm；花瓣黄色，倒卵形至三角形，长 5-6 mm，顶部边缘撕裂状，瓣柄狭长；雄蕊 3 枚，贴生于花瓣上，花药长卵形，长 1-1.5 mm，药室顶端锐尖，花丝长约 1 mm，退化雄蕊与花瓣互生，分 2 叉，分枝末端呈画笔状；子房倒卵球形，花柱长 3-5 mm，上部 3 裂。蒴果卵形，长 3-3.5 mm。种子卵圆形或椭圆形，长约 0.4 mm，表面有纵条纹。花果期全年。

分布与生境 产于我国南部。生于低海拔荒地、田野或海岸沙土上。分布于马来西亚、菲律宾、印度尼西亚、印度、斯里兰卡、澳大利亚。

药用部位 全草。

功效应用 杀虫燥湿。用于治疗阴部湿痒，湿疹，湿疮，疥癣。

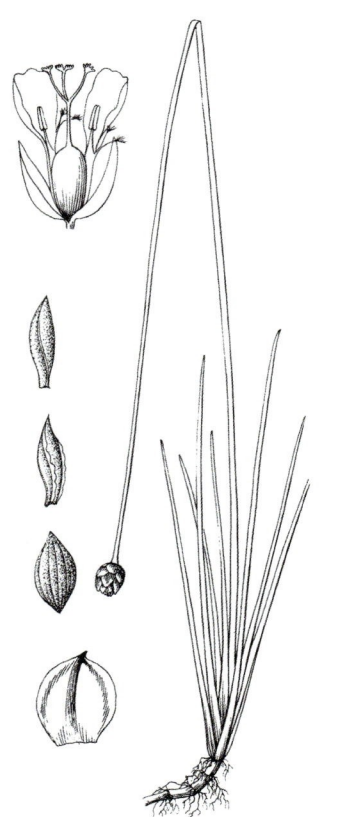

黄谷精 Xyris capensis Thunb. var. schoenoides (Mart.) Nilsson
蔡淑琴 绘

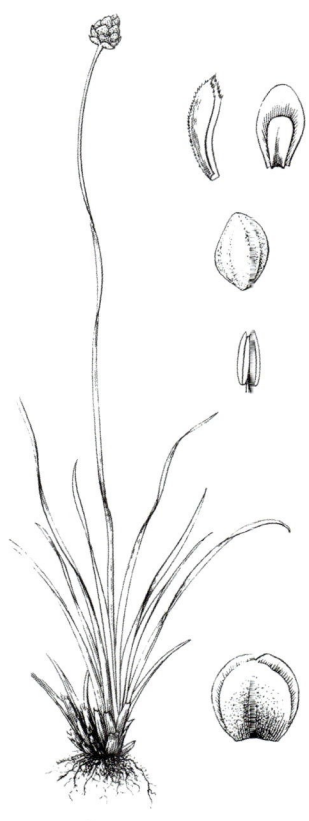

硬叶葱草 Xyris complanata R. Br.
蔡淑琴 绘

4. 葱草 黄谷精（海南植物志），少花黄眼草

Xyris pauciflora Willd. in Phytographia 1: 2. 1794.（英 **Fewflower Yelloweyegrass**）

直立草本，高 14-50 cm。叶狭披针形，较柔软，长 5-25 cm，宽 1-3 mm，顶端稍尖，边缘不为革质，具横向加厚且排列规则的细小突起；叶鞘长 1-6 cm。花葶近圆柱形，有时稍扁，长 5-38 cm，粗 1-2 mm；头状花序卵形至球形，长和宽一般不大于 1 cm；苞片阔倒卵形或近圆形，扇贝状，长和宽约 4 mm，中部较厚，边缘较薄，顶端有小刺尖，背部有三角形加厚的乳突区；萼片 3，侧生的 2 枚舟状，长约 4 mm，宽约 1.5 mm，背部龙骨状突起上有粗齿；中间的萼片风帽状，长约 3 mm；花瓣黄色，倒卵形，长约 3 mm，瓣柄长 3.5 mm；雄蕊 3 枚，贴生于花瓣上，花药宽卵形，药室钝头，花丝极短，退化雄蕊与花瓣互生，分 2 叉，分枝末端呈画笔状；子房倒卵形，长约 3 mm，花柱长约 1.5 mm，上部 3 裂。蒴果卵圆形，长约 5 mm。种子椭圆球形，长约 0.5 mm，表面有纵条纹。花果期全年。

分布与生境　产于福建、台湾、广东、香港、广西、云南。生于海拔 350-900 m 的山谷、原野、沼泽湿地及稻田中。分布于马来西亚、菲律宾、印度尼西亚、印度、斯里兰卡、澳大利亚。

药用部位　全草。

功效应用　解毒，杀虫。外用于疥癣。

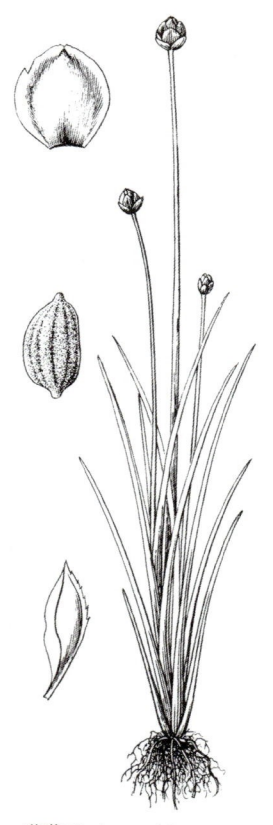

葱草 Xyris pauciflora Willd.
蔡淑琴　绘

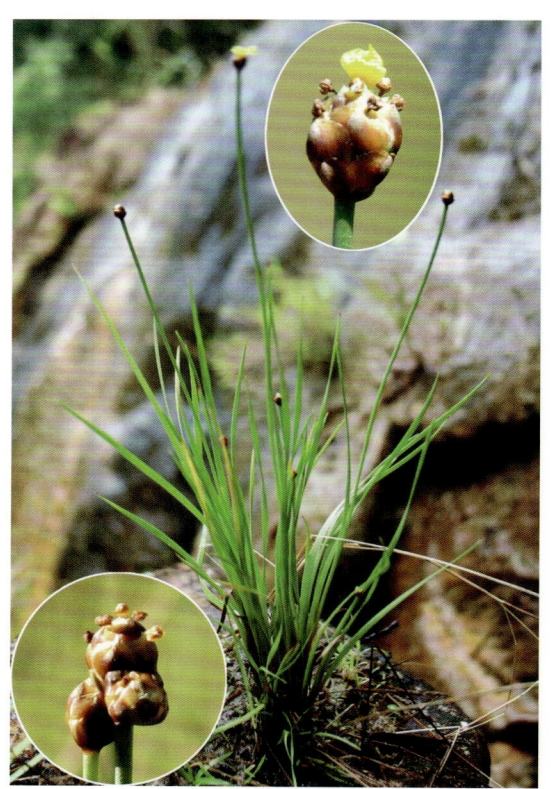

葱草 Xyris pauciflora Willd.
摄影：王祝年

谷精草科 ERIOCAULACEAE

一年或多年生草本，沼泽生或水生。根密生呈索状。叶成密丛或散生，基部鞘状，叶质薄，常半透明，具方格状"膜孔"。头状花序小，向心式开放，白色、灰色或铅灰色。花葶直立，基部具鞘状苞片。总苞片1至多列，覆瓦状排列；苞片常每花1片，较总苞片狭；花小，多数，单性，辐射对称或两侧对称，集生于光秃或具密毛的总（花）托上，常雌雄同花序，少雌雄异花序；3或2基数，花被2轮，少仅有花萼；雄花花萼合生，偶离生，花冠常合生成柱状或漏斗状，有时离生；雄蕊1-2轮，每轮3-2枚；雌花萼片离生或合生，花瓣常离生，顶端内侧常有腺体；子房上位，多有花柱附属体（谷精草属除外）。蒴果小，种子表面有六角形的网格。

约10属1150种。广布于全球的热带和亚热带地区，尤以美洲热带为多，少数种分布达温带。我国仅谷精草属1属，约34种，除西北外，各地均产，其中13种可药用。

1. 谷精草属 Eriocaulon L.

沼泽生，稀水生草本。叶狭，基生。头状花序生花葶顶部；花单性，生苞片腋内，2-3基数，雌雄花生于同一头状花序上；总苞片较花苞片阔；雄花：萼片2-3，分离或合生；花瓣2或3，稀缺，小，和雄蕊同着生于一长柄之顶；雄蕊4-6；雌花：萼片2或3，分离，稀合生；花瓣3或2，或缺；子房2-3室，每室1胚珠。蒴果。

约400种，分布于热带和亚热带地区，我国有35种，除西北未有记录外，全国皆产，南部尤盛，13种可药用。

分种检索表

1. 花2数，子房2室，有时仅1室发育 ·· 9. 长苞谷精草 E. decemflorum
1. 花3数，有时其中一部因退化、愈合而减少。
  2. 雌花花萼合生成佛焰苞状，顶端3裂。
    3. 苞片背面上部及顶端有白色短毛；总苞片不反折，长2-2.5 mm；总花托常有密柔毛 ·· 7. 谷精草 E. buergerianum
    3. 苞片无毛或仅边缘有少数短毛；总苞片平展或稍反折，长1.5-2.5 mm；总花托无毛，偶有少数短毛 ·· 8. 宽叶谷精草 E. robustius
  2. 雌花萼片离生，2或3数。
    4. 花药白色、乳白色至褐色。
      5. 雌花花瓣缺 ·· 6. 白药谷精草 E. cinereum
      5. 雌花花瓣3 ·· 5. 越南谷精草 E. tonkinense
    4. 花药灰黑色至黑色。
      6. 雌花萼片常2枚（外围雌花的萼片有时3枚）·················· 11. 流星谷精草 E. truncatum
      6. 雌花萼片3枚。
        7. 总（花）托明显具毛。
          8. 雄花冠的中裂片较侧面的2片大。
            9. 雄花花冠裂片均具黑色腺体，雌花花冠中裂片有时无腺体 ·· 10. 蒙自谷精草 E. henryanum

9. 雌、雄花花冠裂片均不具腺体 ··· **12. 小谷精草 E. luzulifolium**
8. 雄花冠 3 裂片等大。
10. 雌雄花的花萼侧片均有翅；叶长 10–35 cm，叶两面疏被长柔毛，花葶亦被长柔毛 ············
··· **1. 毛谷精草 E. australe**
10. 花萼无翅，亦无龙骨状突起；叶长 35–50 cm，叶两面及花葶有微毛，毛长仅及 0.1 mm ······
·· **2. 云南谷精草 E. brownianum**
7. 总（花）托无毛或偶有疏短毛。
11. 茎伸长至 2–6 cm ··· **13. 尼泊尔谷精草 E. nepalense**
11. 茎不伸长。
12. 雌、雄花花萼均有翅 ··· **3. 华南谷精草 E. sexangulare**
12. 雌、雄花花萼均无翅 ··· **4. 云贵谷精草 E. schochianum**

本属药用植物主要含黄酮类成分。从谷精草 (E. buergerianum) 中分离得到的 1,3,6,8- 四羟基 -2,7- 二甲氧基𠮿酮 (1,3,6,8-tetrahydroxy-2,7-dimethoxyxanthone，**1**)、1,3,6,8- 四羟基 -2- 甲氧基𠮿酮 (1,3,6,8-tetrahydroxy-2-methoxyxanthone，**2**)、构棘异黄酮▲A (gerontoisoflavone A，**3**)、(R)- 半玫色毛癣菌素▲[(R)-semixanthomegnin，**4**]、孔雀草素▲(patuletin，**5**)、大黄素 (emodin，**6**) 对病原菌金黄色葡萄球菌 Staphylococcus aureus (ATCC 25923) 的生长具有抑制作用。

1. 毛谷精草（中国高等植物图鉴）

Eriocaulon australe R. Br., Prodr. 254. 1810.（英 **Southern Pipewort**）

沼泽生草本。叶长达 60 cm，宽 2–4 mm，背面疏被长柔毛，脉 10–15 条。花葶 10 个左右，长 15–73 cm，干时粗 0.8–1.7 mm，扭转，具棱 5–7 条；鞘状苞片长 6–20 cm，被长柔毛；总（花）托有毛；头状花序扁球形或倒圆锥形，直径 7–9 mm；总苞片圆肾形至卵状楔形，背面常有疏毛，位于下半部的毛较长；苞片倒卵形至菱状楔形，背面上部密生短毛；雄花：花萼合生，长 2–2.3 mm，3 裂，侧片舟状，背面顶部有毛，具翅；中片条形，无毛；花冠 3 裂，裂片等大，各有 1 黑色腺体；雄蕊 6 枚，花药黑色；雌花：萼片 3 枚，离生，长 2–2.3 mm，侧萼片有宽翅；中萼片线形；花瓣 3 枚，线形，稍肉质，近顶端处有 1 黑色腺体，端部具白短毛，中部疏生长柔毛。种子卵圆形，长 0.65–0.8 mm，表面具横格，每格具 1–2 个"T"字形突起。花果期夏秋季。

分布与生境　产于江西、福建、湖南、广东、海南、广西、贵州、云南。生于海拔 100–2000 m 的水田、溪沟或向阳的潮湿地、湿地。也分布于柬埔寨、马来西亚西部、泰国、越南、澳大利亚、太平洋岛屿。

药用部位　带花葶的花序或全草。

功效应用　疏散风热，明目，退翳，止痛。用于风热目赤，肿痛羞明，眼生翳膜，风热头痛，咽喉肿痛，外用于疮疥。

化学成分 头状花序含黄酮类：谷精草素▲A (eriocaulin A)，谷精草苷▲(eriocauloside) A、B、C，鸢尾苷元(irigenin)，芹菜素-7-O-β-D-吡喃葡萄糖苷(apigenin-7-O-β-D-glucopyranoside)，粗毛豚草素(hispidulin)，粗毛豚草素-7-O-β-D-吡喃葡萄糖苷(hispidulin-7-O-β-D-glucopyranoside)，棕矢车菊素(jaceosidin)，棕矢车菊素-7-O-β-D-吡喃葡萄糖苷(jaceosidin-7-O-β-D-glucopyranoside)，鸢尾黄酮新苷元A (iristectorigenin A)，3',4'-亚甲二氧基山黧豆醇▲(3',4'-methylenedioxyorobol)，粗毛豚草素-7-O-β-D-(6-O-香豆酰基)吡喃葡萄糖苷[hispidulin-7-O-β-D-(6-O-coumaroyl) glucopyranoside][1]。

注评 本种为四川中药材标准（1987、2010）收载"谷精珠"和江西中药材标准（1996）收载"毛谷精珠"的基源植物之一，药用其干燥花序。

化学成分参考文献

[1] Xu QL, et al. *Food Chem*, 2013, 139(1-4): 149-154.

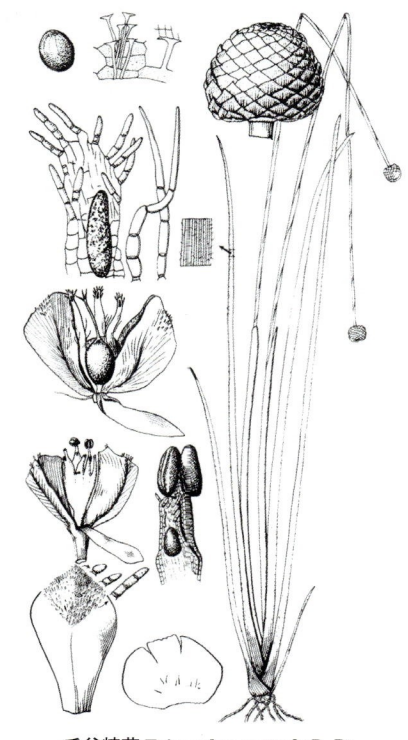

毛谷精草 Eriocaulon australe R. Br.
马炜梁 绘

2. 云南谷精草

Eriocaulon brownianum Mart. in Pl. Asiat. Rar. (Wallich). 3: 25. 1832.（英 **Brown Pipewort**）

大型草本。叶长 35–50 cm。花葶 1，长达 50 cm；总（花）托有密毛；花序扁球形，直径 1–1.5 cm；苞片倒披针楔形，长 3.5–3.8 mm，背面上部密生短毛；雄花：花萼 3 浅裂，无龙骨状突起，无翅；花冠 3 裂，裂片等大，各有 1 黑色腺体；雄蕊 6 枚，偶 4 枚；雌花：萼片 3 枚，离生；花瓣 3 枚，膜质，近顶有 1 黑色腺体；花柱等长或长于花柱。花果期 8–12 月。

分布与生境 产于湖南、广东和云南。生于海拔 1000–1500 m 的向阳沼泽地。也分布于印度、斯里兰卡。

药用部位 带花葶的花序或全草。

功效应用 祛痰，止咳，平喘。用于各种类型的慢性支气管炎。

药理作用 抗菌作用：从云南谷精草分得的槲皮万寿菊素有抗菌作用，能抑制嗜麦芽假单胞菌和阴沟肠杆菌的生长[1]。

药理作用及毒性参考文献

[1] 江纪武，等. 药用植物词典，天津：天津科学技术出版社，2005：301.

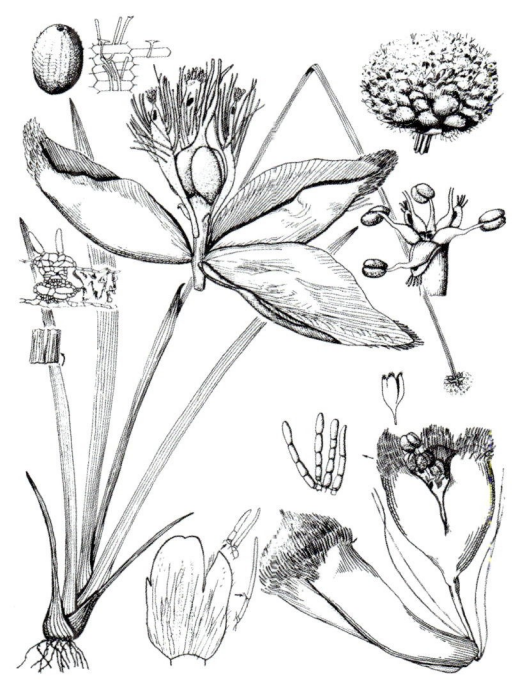

云南谷精草 Eriocaulon brownianum Mart.
马炜梁 绘

3. 华南谷精草（中国高等植物图鉴） 谷精草（广州植物志、拉英汉种子植物名称补编、海南植物志），谷精珠（中国高等植物图鉴、中国经济植物志），大叶谷精草（台湾植物志、拉英汉种子植物名称）

Eriocaulon sexangulare L., Sp. Pl. 1: 87. 1753.（英 **Sexangulare Pipewort**）

大型草本。叶长 10-37 cm，宽 4-13 mm，脉 15-37 条。花葶 5-20 个，长可达 60 cm，干时粗 1.1 mm，具棱 4-6 条，鞘状苞片长 4-12 cm，口部斜裂；总（花）托无毛；花序熟时近球形，直径约 6.5 mm；总苞片倒卵形，平展，直径 2.2-2.4 mm，背面有白短毛，边缘无毛；苞片倒卵形至倒卵状楔形，径 2-2.5 mm，背面上部有白短毛；雄花：花萼合生，顶端 3 (-2) 浅裂，两侧片具翅，无毛；花冠 3 裂，裂片条形，常各有 1 不明显的腺体；雄蕊 6 枚，偶见 5 或 4 枚，花药黑色；雌花：萼片 3 枚，偶 2，无毛，侧片 2，舟形，长 2-2.3 mm，背面有宽翅，中萼片较小，无翅，甚至完全退化，离生；花瓣 3 枚，线形，膜质，中片稍大，近顶端处各有 1 淡棕色、不明显的腺体；子房 3 室。种子卵形，长 0.58-0.7 mm，表面具横格及"T"字形毛。花果期夏秋季至冬季。

分布与生境 产于江西、福建、台湾、湖北、广东、海南、广西、四川、贵州、云南。生于水坑、池塘、稻田，从低海拔一直分布到 760 m 的高度。印度、斯里兰卡、缅甸、泰国、印度尼西亚、马来西亚、越南、老挝、柬埔寨等也有分布。

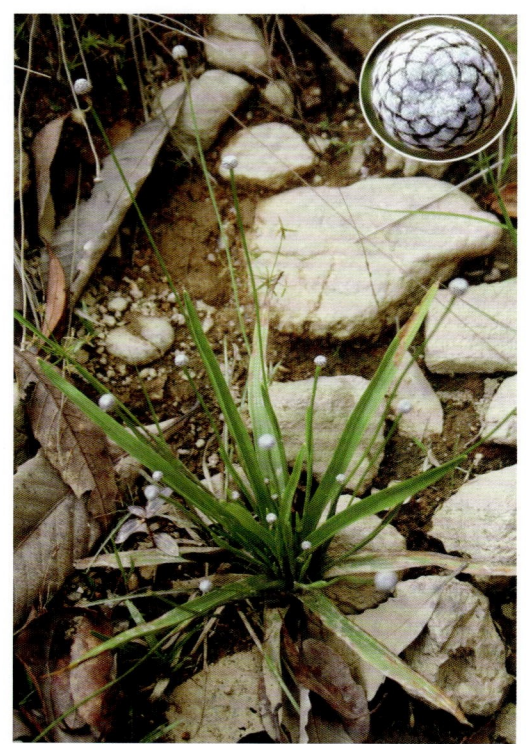

华南谷精草 Eriocaulon sexangulare L.
摄影：王祝年

药用部位 全草，带花葶的花序、叶和根。

功效应用 全草：清肝明目，消炎退翳。带花葶的花序：疏散风热，明目退翳。叶和根：马来西亚民族药，口服煎剂用于避孕。

注评 本种为四川中药材标准（1992、2010）收载"谷精珠"的基源植物之一，药用其干燥花序。侗族用全草治疗小儿营养不良引起的角膜软化。

4. 云贵谷精草

Eriocaulon schochianum Hand.-Mazz. in Sitzungsber. Kaiserl. Akad. Wiss., Math.-Naturwiss. Cl., Abt. 1 57: 238. 1875.（英 **Chinese Pipewort**）

草本。叶长 3-10 cm，宽 2-5 mm，脉 10-22 条。花葶常少数，长约 15 cm，干时粗约 0.6 mm，扭转，具棱 5 条，鞘状苞片长 2-7 cm，被长柔毛，口部斜裂；总花托无毛；花序熟时近球形，直径 5-6 mm；总苞片卵形至倒卵形，反折，直径 1.5-2 mm，无毛或背面及边缘偶见疏毛；总（花）托无毛；苞片倒卵形至倒披针形，长 1.5-2 mm，背面上部及边缘密生白毛；雄花：花萼 3 深裂，仅在近基部相连或全部分裂成离生，长 1.5-2 mm；花冠 3 (-2) 裂，倒披针状匙形，近顶端处各有 1 黑色或棕色的腺体；雄蕊 6 枚，花药黑色；雌花：萼片 3 枚，离生，背面上部及边缘密生白毛，侧萼片倒披针状舟形，无龙骨状突起；中萼片平展；花瓣 3 枚，近薄膜质，除背部毛较少外，密生白毛，近顶端处各有 1 黑色腺体；子房 3 (-2) 室。种子近圆形，直径约 0.5 mm，表面具横格，横格四周均有条状突起。花果期 3-6 月。

分布与生境 产于广西、四川、贵州、云南。生于水边池塘。

药用部位 全草。

功效应用 祛风，明目，消炎。用于角膜云翳，目赤肿痛。

5. 越南谷精草 瑶山谷精草（中国植物志）

Eriocaulon tonkinense Ruhland in Pflanzenr. 13: 72. 1903.——*E. yaoshanense* Ruhland（英 **Tonkin Pipewort**）

草本。叶长 2–9 cm，宽 0.6–0.8 mm，脉 5 (–7) 条。花葶 1 至数个左右，长 7–18 cm，直径 0.6–1.3 mm，扭转，具棱 5–7 条，鞘状苞片长 2.5–3.7 cm，口部斜裂；总（花）托无毛；花序熟时近球形，直径 3–6 mm；总苞片卵形至倒卵形，水平开展，长 1.7–2.5 mm，宽 1.5–2 mm；苞片倒卵形至近匙形，长 1.7–2.2 mm，宽 0.8–1.4 mm；雄花：花萼 3 浅裂至深裂，侧裂片舟状；中裂片较平坦，长 1.3–2.1 mm；花冠 3 裂，裂片椭圆形至倒卵形，各有 1 黑色腺体；雄蕊 6 枚，花药乳白色至淡棕色；雌花：萼片 3 枚，多少结合或离生，或幼时结合不久便分离，长 1.3–1.7 mm，侧萼片舟形，中萼片较平坦；花瓣 3，近肉质，近顶端处各有 1 黑色腺体；子房 3 室，花柱分枝 3，长于花柱。种子卵形，长 0.48–0.63 mm，表面具不明显的横格，无突起。花果期夏秋季。

分布与生境　产于广东、广西。生于路旁湿地。

药用部位　带花葶的花序或全草。

功效应用　清热，祛风，清肝明目，利尿，镇痛。用于目赤肿痛，小便不利，淋痛。

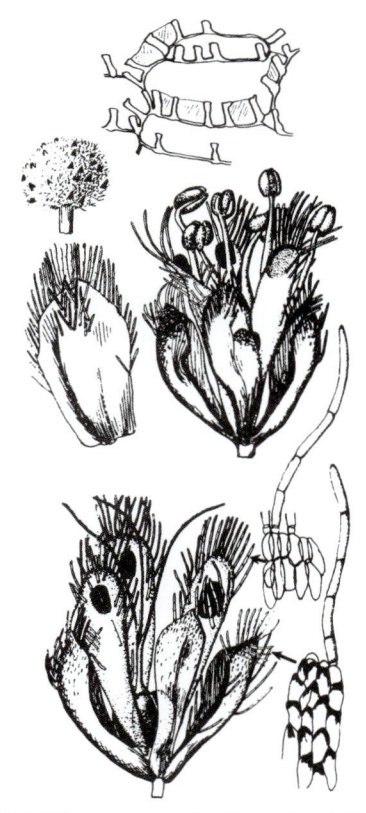

云贵谷精草 Eriocaulon schochianum Hand.-Mazz.
马炜梁　绘

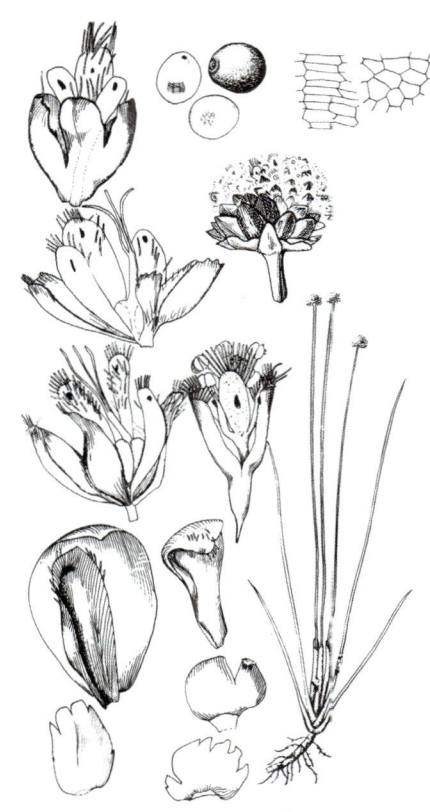

越南谷精草 Eriocaulon tonkinense Ruhland
马炜梁　绘

6. 白药谷精草（中国高等植物图鉴） 谷精草（种子植物名称），赛谷精草（广州植物志），小谷精草（台湾植物志），异花谷精草（药用植物辞典）

Eriocaulon cinereum R. Br., Prodr. 254. 1810.——*E. heteranthum* Benth., *E. sieboldianum* Siebold et Zucc. ex Steud.（英 **Siebold Pipewort**）

一年生草本。叶长 2–5 (–8) cm，宽 0.8–1 (–1.7) mm，基部宽 1.5–2.5 mm，脉 3 (–5) 条。花葶 6–30 个，长 6–9 (–19) cm，干时粗 0.3–0.5 mm，扭转，具棱 (4–) 5 (–6) 条；鞘状苞片长 1.5–2 (–3.5) cm；总苞片倒卵形至长椭圆形，不反折，膜质，长 0.9–1.9 mm，宽 1–1.4 mm，无毛或背部偶有长毛；总（花）

托常有密毛，偶无毛；苞片长圆形至倒披针形，长 1.5–2 mm，宽 0.4–0.7 mm；雄花：花萼佛焰苞状结合，长 1.3–1.9 mm，3 裂，无毛或背面顶部有毛；花冠 3 裂，卵形至长圆形，各有 1 黑色或棕色腺体；雄蕊 6 枚，花药白色、乳白色至淡黄褐色；雌花：萼片 2，偶 3 枚，线形，侧萼片长 1–1.7 mm；中萼片缺或长 0.1–1 mm，离生；花瓣缺；子房 3 室，花柱分枝 3，短于花柱。种子卵圆形，长 0.35–0.5 mm，表面有六边形的横格，无突起。花期 6–8 月，果期 9–10 月。

分布与生境 产于陕西、新疆及华东、中南、西南。生于海拔 1200 m 以下的稻田、水沟中。分布于印度、斯里兰卡、泰国、越南、老挝、柬埔寨、菲律宾、日本、澳大利亚、非洲等地。

药用部位 带花葶的花序或全草。

功效应用 清肝明目，退翳，祛风散热。用于角膜云翳，目赤肿痛。

化学成分 全草含甾体类：豆甾-7,22-二烯-3β,4β-二醇(stigmasta-7,22-dien-3β,4β-diol)，豆甾-5-烯-3β-醇(stigmast-5-en-3β-ol)，胡萝卜苷[1]。

化学成分参考文献

[1] Song MC, et al. *Bull Korean Chem Soc*, 2008, 29(3): 669-671.

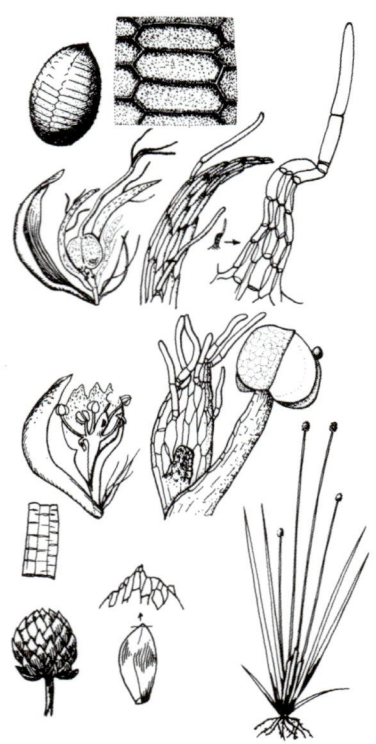

白药谷精草 *Eriocaulon cinereum* R. Br.
马炜梁 绘

7. 谷精草 翳星草（江苏），珍珠草（湖北、云南），挖耳草（云南），佛顶草、灌耳草（四川中药志），文星草（本草纲目），连萼谷精草（台湾植物志）

Eriocaulon buergerianum Körn. in Ann. Mus. Bot. Lugduno-Batavi. 3. 163. 1867.（英 **Buerger Pipewort**）

草本。叶长 4–10 (–20) cm，宽 2–5 mm，基部宽 4–5 mm，脉 7–12 (–18) 条。花葶多数，长达 25 (–30) cm，干时粗 0.5 mm，扭转，具棱 4–5 条，鞘状苞片长 3–5 cm，口部斜裂；花序熟时近球形，长 3–5 mm，宽 4–5 mm；总苞片倒卵形至近圆形，不反折，长 2–2.5 mm，宽 1.5–1.8 mm；总（花）托常有密柔毛；苞片倒卵形至长倒卵形，长 1.7–2.5 mm，宽 0.9–1.6 mm，背面上部及顶端有白短毛；雄花：花萼佛焰苞状，长 1.8–2.5 mm，顶端 3 浅裂；花冠 3 裂，近锥形，近顶处各有 1 黑色腺体；雄蕊 6 枚；雌花：萼片合生成佛焰苞状，顶端 3 浅裂，长 1.8–2.5 mm；花瓣 3 枚，离生，扁棒形，肉质，近顶端处各有 1 黑色腺体；子房 3 室，花柱分枝 3，短于花柱。种子长圆形，长 0.75–1 mm，表面具横格及"T"字形突起。花果期 7–12 月。

分布与生境 产于陕西、甘肃及华东、中南、西南。生于稻田、水边。分布于日本。

药用部位 带花葶的花序。

功效应用 疏散风热，明目，退翳。用于风热目赤，肿痛羞明，眼生翳膜，风热头痛。

化学成分 花含黄酮类：(2*S*)-3',4'-亚甲二氧基-5,7-二甲氧基黄烷[(2*S*)-3',4'-methylenedioxy-5,7-dimethoxyflavan]，粗毛豚草素-7-

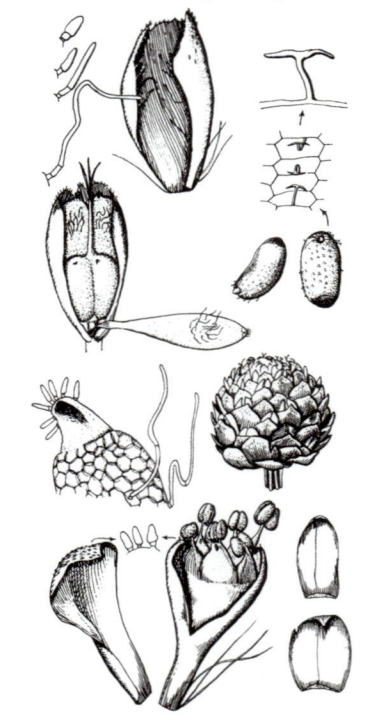

谷精草 *Eriocaulon buergerianum* Körn.
马炜梁 绘

(6-E-对香豆酰基-β-D-吡喃葡萄糖苷)[hispidulin-7-(6-E-p-coumaroyl-β-D-glucopyranoside)]，粗毛豚草素(hispidulin)，粗毛豚草素-7-O-葡萄糖苷(hispidulin-7-O-glucoside)[1]，酚类：γ-生育酚乙酸酯(γ-tocopheryl acetate)[1]；挥发油：软脂酸，(Z,Z)-9,12-十八烷二烯酸[2]。

全草含黄酮类：1,3,6-三羟基-2,5,7-三甲氧基咖酮(1,3,6-trihydroxy-2,5,7-trimethoxyxanthone)，7,3'-二羟基-5,4',5'-三甲氧基异黄酮(7,3'-dihydroxy-5,4',5'-trimethoxyisoflavone)，孔雀草素▲-3-O-[2-O-E-阿魏酰基-β-D-吡喃葡萄糖基-(1→6)-β-D-吡喃葡萄糖苷]{patuletin-3-O-[2-O-E-feruloyl-β-D-glucopyranosyl-(1→6)-β-D-glucopyranoside]}，5,7,3'-三羟基-6,4',5'-三甲氧基异黄酮(5,7,3'-trihydroxy-6,4',5'-trimethoxyisoflavone)，1,3,6,8-四羟基-2,7-二甲氧基咖酮(1,3,6,8-tetrahydroxy-2,7-dimethoxyxanthone)，1,3,6,8-四羟基-2-甲氧基咖酮(1,3,6,8-tetrahydroxy-2-methoxyxanthone)，粗毛豚草素(hispidulin)，孔雀草素▲(patuletin)，构棘异黄酮▲A (gerontoisoflavone A)，5,4'-二羟基-6,3'-二甲氧基黄酮-7-O-β-D-吡喃葡萄糖苷(5,4'-dihydroxy-6,3'-dimethoxyflavone-7-O-β-D-glucopyranoside)，粗毛豚草素-7-O-β-D-吡喃葡萄糖苷(hispidulin-7-O-β-D-glucopyranoside)，孔雀草素▲-3-O-β-D-吡喃葡萄糖苷(patuletin-3-O-β-D-glucopyranoside)，孔雀草素▲-3-O-β-D-龙胆二糖苷(patuletin-3-O-β-D-gentiobioside)，孔雀草素▲-3-O-β-D-芸香糖苷(patuletin-3-O-β-D-rutinoside)[3]；蒽醌类：大黄素(emodin)[3]；萘类：3,4-二氢-10-羟基-7-甲氧基-3(R)-甲基-1氢-3,4-二氢萘-[2,3c]-吡喃-1-酮-9-O-β-D-吡喃葡萄糖苷{3,4-dihydro-10-hydroxy-7-methoxy-3(R)-methyl-1H-3,4-dihydronaphtho-[2,3c]-pyran-1-one-9-O-β-D-glucopyranoside}，3,4-二氢-10-羟基-7-甲氧基-3(R)-甲基-1H-3,4-二氢萘-[2,3c]-吡喃-1-酮-9-O-β-D-吡喃葡萄糖基-(1→6)-吡喃葡萄糖苷{3,4-dihydro-10-hydroxy-7-methoxy-3(R)-methyl-1H-3,4-dihydronaphtho-[2,3c]-pyran-1-one-9-O-β-D-glucopyranosyl-(1→6)-glucopyranoside}，3,4-二氢-10-羟基-7-甲氧基-3(R)-甲基-1H-3,4-二氢萘-[2,3c]-吡喃-1-酮-9-O-β-D-吡喃阿洛糖基-(1→6)-吡喃葡萄糖苷{3,4-dihydro-10-hydroxy-7-methoxy-3-(R)-methyl-1H-3,4-dihydronaphtho-[2,3c]-pyran-1-one-9-O-β-D-allopyranosyl-(1→6)-glucopyranoside}，(R)-半咖玫色癣菌素(R)-半玫色毛癣菌素▲[(R)-semixanthomegnin]，决明内酯-9-O-β-D-吡喃葡萄糖苷(toralactone-9-O-β-D-glucopyranoside)[3]；芳香类：香草酸(vanillic acid)，阿魏酸(ferulic acid)，原儿茶酸(protocatechuic acid)[3]。

药理作用 抗菌作用：自谷精草中分离得到24个化合物（含5个酚类化合物），其中10个化合物对金黄色葡萄球菌（ATCC 25923）有抑菌作用，最小抑菌浓度为32-256 mg/ml[1]。谷精草试管内水浸剂对须疮癣菌、絮状表皮癣菌、石膏样小芽胞癣菌、羊毛状小芽胞癣菌有抑制作用[2]。

注评 本种为历版中国药典收载"谷精草"的基源植物，药用其干燥头状花序；其干燥全草为四川（1979、1987、2010）、新疆（1980）药品标准收载的"谷精草"。傈僳族、畲族和侗族也药用其全草，傈僳族治痢疾、吐血、目赤痛及月经不调，畲族治风热目眩、翳膜盲眼、头痛齿痛、感冒咽痛，侗族治火眼及黄雀症；苗族用其头状花序治疗结膜炎等眼部疾病。

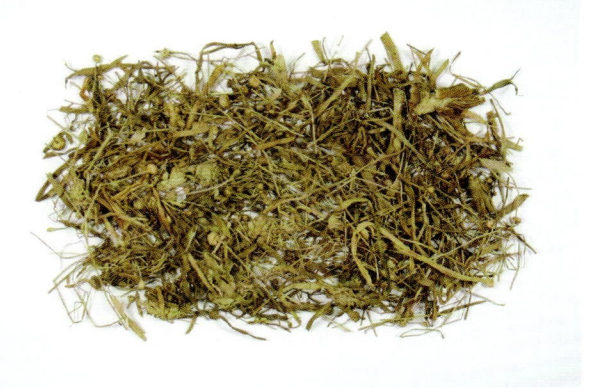

谷精草 Eriocauli Flos
摄影：钟国跃

化学成分参考文献

[1] Ho JC, et al. *Phytochemistry*, 2002, 61(4): 405-408.

[2] 邱燕，等. 福建中医药，2006, 37(1): 46.

[3] Fang JJ, et al. *Phytochemistry*, 2008, 69(5): 1279-1286.

药理作用及毒性参考文献

[1] Fang JJ, et al. *Phytochemistry*, 2008, 69(5): 1279-1286.

[2] 郑武飞. 中华医学杂志，1952. 38(4): 315.

8. 宽叶谷精草

Eriocaulon robustius (Maxim.) Makino in J. Jap. Bot. 3: 27. 1926.——*E. alpestre* var. *robustius* Maxim.
（英 **Robust Pipewort**）

草本。叶长 6-15 cm，宽 2-3.5 (-6) mm，脉 7-12 条。花葶多数，长 9-15 (-20) cm，直径 0.4-0.8 mm，扭转，具棱 4 (-5) 条；鞘状苞片长 5-6 cm，口部斜裂；花序熟时近球形，长 2.5-3.5 mm，宽 4-5 mm；总苞片宽卵形到矩圆形，禾秆色，开展而稍反折，硬膜质，长 1.5-2.5 mm，宽 1.5-2.2 mm；总（花）托无毛；苞片倒卵形至倒披针形，长 1.5-2 mm，宽 0.5-1.3 mm，无毛或边缘有少数毛；雄花：花萼佛焰苞状，顶端 3 浅裂，1.4-1.8 mm；花冠 3 裂，裂片锥形，各有 1 黑色腺体；雄蕊 6 枚，花药黑色；雌花：花萼合生成佛焰苞状，顶端 3 浅裂，长 1.5-2 mm；花瓣 3 枚，披针状匙形，肉质，近顶端处各有 1 黑色腺体；子房 3 室，花柱分枝 3，短于花柱。种子倒卵形，长 0.65-0.9 mm，表面具横格，每格有 2-4 枚 Y 字形、条形或少数为 T 字形突起。花果期 7-11 月。

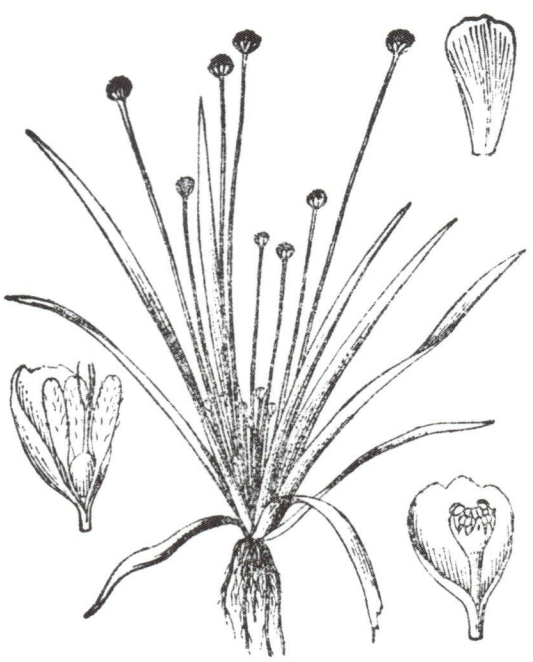

宽叶谷精草 Eriocaulon robustius (Maxim.) Makino
引自《中国高等植物图鉴》

分布与生境 产黑龙江、内蒙古等省区。生于河滩水边。俄罗斯远东地区、朝鲜、日本也有分布。

药用部位 全草。

功效应用 疏散风热，明目退翳，清肝，祛风。用于风热目赤，肿痛羞明，眼生翳膜，风热头痛。

9. 长苞谷精草 长苞谷精珠（福建）

Eriocaulon decemflorum Maxim. Diagn. Pl. Nov. Asiat. 8: 7. 1892.——*E. nipponicum* Maxim.
（英 **Long-bract Pipewort**）

草本。叶长 (4-) 6-10 (-13) cm，宽 (1-) 1.3-1.5 mm，脉 3-7 (-11) 条。花葶 10 个左右，长 10-20 (-30) cm，干时粗 0.3-0.6 mm，具棱 3-4 (-5) 条，鞘状苞片长 3-5 (-7) cm，口部斜裂；花序熟时倒圆锥形至半球形，连总苞片长 4-5 mm，宽 7-10 mm；总苞片共约 14 片，不反折，膜质，长 3.5（内）-6（外）mm，宽 0.8（内）-2（外）mm；总（花）托多无毛；苞片倒披针形至长倒卵形，长 2-3.7 mm，宽 0.6-1 mm，背面上部及边缘有密毛；雄花：花萼常 2 深裂，有时其中 1 裂片缩小以至成单个裂片，长 1.6-2.2 mm；花冠裂片 2 (-1)，近顶端各有 1 黑色至棕色腺体；雄蕊常 4 枚，偶见 2-5 枚，花药黑色；雌花：萼片 2 裂至单个裂片，长 1.8-2.3 mm；花瓣 2 枚，倒披针形，近肉质，各有 1 黑色腺体；子房 2 (-1) 室，花柱分枝 2 (-1)，常较短于花柱。种子近圆形，长 0.8-1 mm，表面具横格及"T"字形毛。花期 8-9 月，果期 9-10 月。

分布与生境 产于黑龙江、辽宁、江苏、浙江、江西、福建、湖南、广东等省。生于山坡湿地及稻田。日本、朝鲜、俄罗斯远东也产。

药用部位 花序、全草。

功效应用 同谷精草。

谷精草科 ERIOCAULACEAE

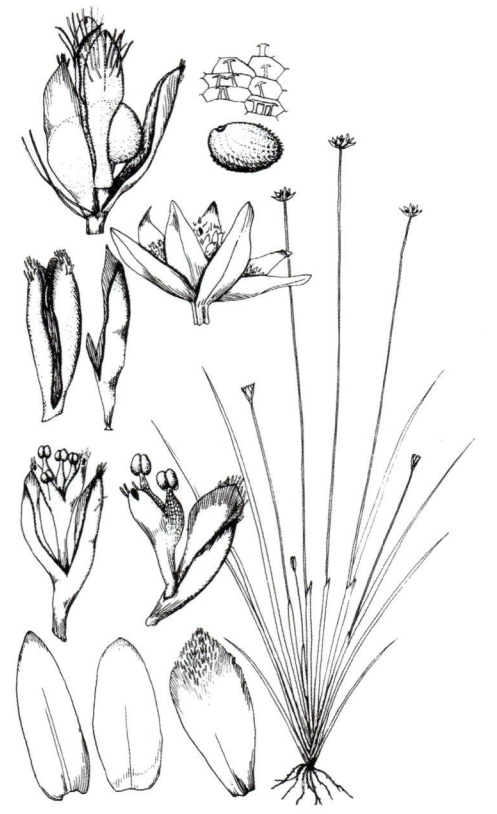

长苞谷精草 Eriocaulon decemflorum Maxim.
马炜梁 绘

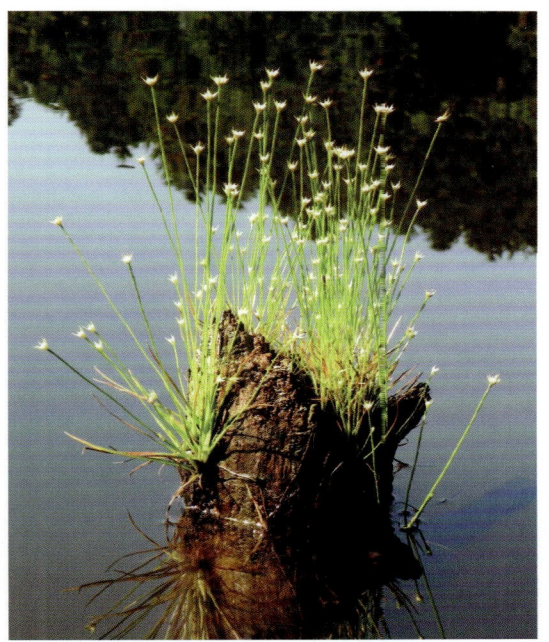

长苞谷精草 Eriocaulon decemflorum Maxim.
摄影：张芬耀

10. 蒙自谷精草（拉汉英种子植物名称） 短瓣谷精草

Eriocaulon henryanum Ruhland in Pflanzenr. 13: 86. 1903.——*E. cristatum* Mart. var. *maackii* Hook. f.
（英 Henry Pipewort）

草本。叶长 4-8 cm，宽 1.5-3 mm，基部宽 3.5-5 (-8) mm，脉 7-11 条。花葶常 1-4，长 (8-) 25 (-37) cm，直径 0.5-1.2 mm，扭转，具棱 5-6 (-8) 条，鞘状苞片长 4-9 cm，口部斜裂；总（花）托有密毛；花序熟时近球形，直径 4-9 mm；总苞片膜质，反折，长 1.8-2.8 mm，宽 1.5-2.7 mm；苞片倒卵形至倒卵状楔形，长 2-3 mm，宽 1-1.8 mm；雄花：花萼合生，佛焰苞状 3 浅裂至半裂，长 1.5-3.2 mm；花冠 3 裂，中裂片长于侧裂片 1 倍，明显超出花萼，各有 1 黑色腺体；雄蕊 6 枚；雌花：萼片 3 枚，舟形，侧萼片明显有宽或狭的龙骨状突起，中萼片有时也能见狭的突起，边缘具透明长毛；花瓣 3 枚，匙形，厚膜质，长 1.6-2.4 mm，近顶端处各有 1 黑色长椭圆形的腺体，中片有时无腺；子房 3 室，花柱分枝 3，长于花柱。种子卵形，长 0.8 mm，表面具横格及条状突起。花果期 4-9 月。

分布与生境 产于广东、云南。生于山坡沟边湿处，常生于海拔 1270-3000 m 的山地林区。

药用部位 花序、全草。

功效应用 清肝明目，祛风除湿。用于目赤肿痛，风热头痛。

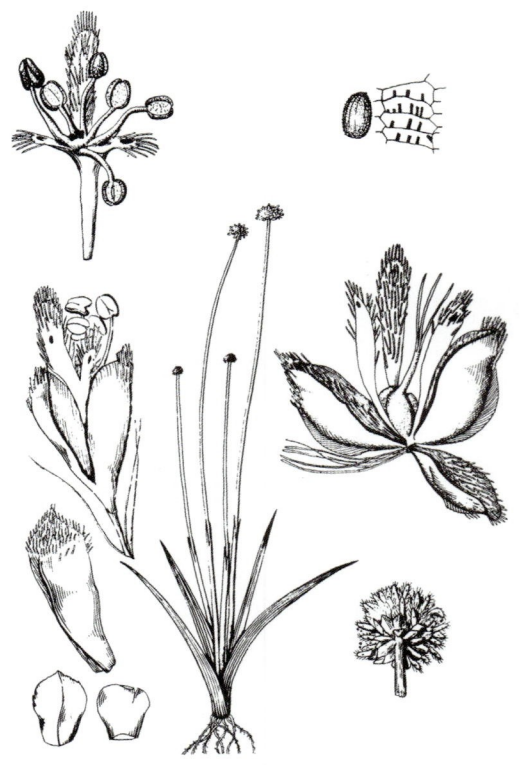

蒙自谷精草 Eriocaulon henryanum Ruhland
马炜梁 绘

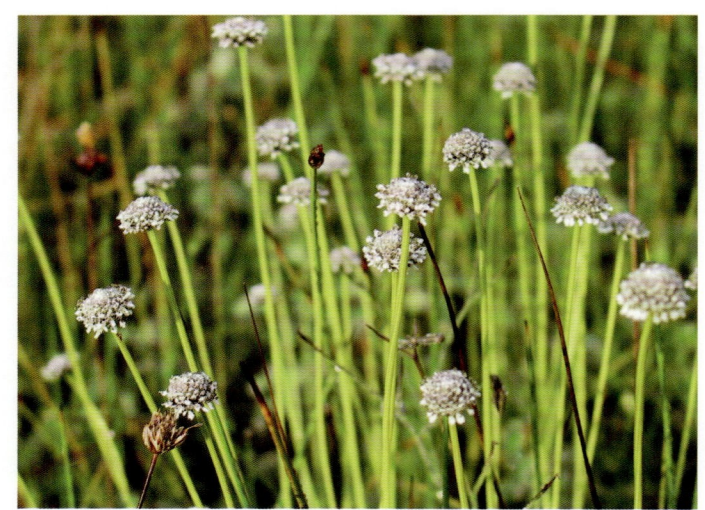

蒙自谷精草 Eriocaulon henryanum Ruhland
摄影：林秦文

11. 流星谷精草（海南植物志） 平头谷精草（拉汉英种子植物名称），菲律宾谷精草（Flora of China）
Eriocaulon truncatum Buch.-Ham. ex Mart. in Pl. Asiat. Rar. 3: 29. 1832.——*E. merrillii* Ruhland ex J. R. Perkins（英 **Philippine Pipewort**）

草本。叶长 2.5–5 (–6.5) cm，宽 2–4 (–5) mm，脉 8–11 (–20) 条。花葶长 5–10 (–18) cm，具棱 (4–) 5 (–6) 条，鞘状苞片长 2–3.8 cm；花序熟时近球形或半球形，长 2–3 mm，宽 2.5–5 mm；总苞片禾秆色，膜质，长 2.5–4 mm，宽 0.7–1.8 mm，无毛；苞片倒卵形至倒披针形，透明，无毛或有微毛；雄花：花萼顶端 2 或 3 裂，长 1–1.8 mm，边缘光滑或有疏毛；花冠 3 裂，各有 1 黑色腺体或无；雄蕊 (5–) 6 枚，花药黑色；雌花：萼片 2 (–3) 枚，常无毛，或中萼片有时退化，花瓣 3 枚；子房 3 室，花柱分枝 3。种子卵圆形或近球形，直径约 4 mm，表面具横格。花果期 5–12 月。

分布与生境 产于台湾、广东、海南西部。常生于自海平面至海拔 500 m 的溪边开阔处。分布于印度尼西亚、日本、菲律宾、泰国。

药用部位 花序。

功效应用 清肝明目。用于目赤肿痛。

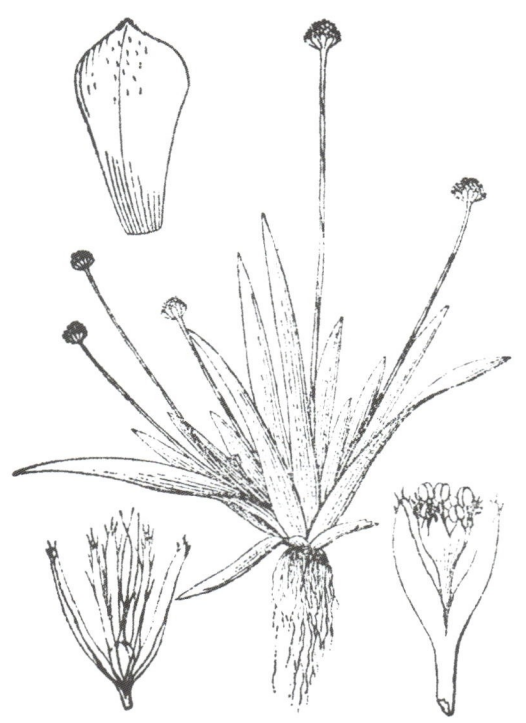

流星谷精草 Eriocaulon truncatum Buch.-Ham. ex Mart.
引自《中国高等植物图鉴》

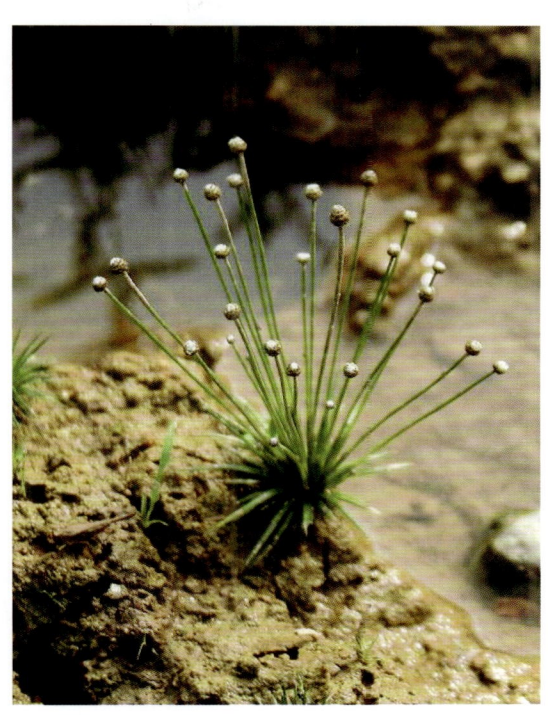

流星谷精草 Eriocaulon truncatum Buch.-Ham. ex Mart.
摄影：王祝年

12. 小谷精草（拉汉种子植物名称、中国高等植物图鉴）

Eriocaulon luzulifolium Mart. in Pl. Asiat. Rar. 3: 28. 1832.（英 **Small Pipewort**）

草本。叶长 2.3–5.6 cm，宽 3–4 mm，脉 7–9 条。花葶 3–21 个，长 6–21 cm，具棱 4–6 条，鞘状苞片长 2.5–5 cm，裂口被密毛或长柔毛；总（花）托有密毛；头状花序直径 3.5–5 mm；总苞片宽卵圆形至狭披针形，纸质，无毛，长 2.5–3 mm，宽 1.5–2 mm；苞片倒卵形至倒披针形，长 1.5–1.7 mm；雄花：萼片 3 枚，佛焰苞状，扁平，近顶端离生，长约 2 mm；花冠 3 裂，中裂片较侧面的 2 片大，无腺体；雄蕊 6 枚，花药黑色；雌花：萼片 3 枚，离生，长 1.7 mm，宽 0.5 mm；花瓣 3 枚，倒披针形，约长 1.2 mm，宽 0.1 mm，无腺体；子房 3 室，花柱分枝 3。种子椭圆形，长 0.3–0.4 mm，表面具横格。花果期 7–10 月。

分布与生境 产于广西、贵州。生于沼泽、溪边，海拔 300–1700 m。也分布于印度、泰国。

药用部位 花序及全草。

功效应用 明目退翳，祛风止痛。用于目赤肿痛。

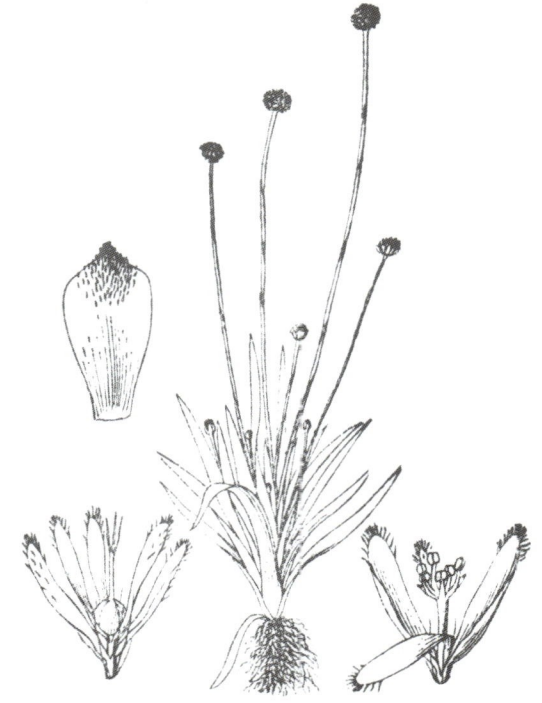

小谷精草 Eriocaulon luzulifolium Mart.
引自《中国高等植物图鉴》

13. 尼泊尔谷精草

Eriocaulon nepalense Prescott ex Bong. in Mém. Acad. Imp. Sci. St.-Pétersbourg Divers Savans. 1: 610. 1831.（英 **Nepal Pipewort**）

草本。叶长 4-8 (-11) cm，宽 2-5 mm，脉 12-28 条。花葶 5-15 个，长 12-25 cm，具棱 4-7 条，鞘状苞片长 3-6 cm；总花托近无毛；花序熟时近球形，直径约 5 mm；总苞片卵圆形，禾秆色或有时带黑色，反折，膜质，无毛，长 2-2.7 mm，宽 1.5-2 mm；苞片倒卵形至倒披针形，背部有毛；雄花：花萼 3，佛焰苞状，长 1.5-2 mm，3 浅裂或顶端 3 裂；花冠 3 裂，各有 1 黑色腺体；雄蕊 6 枚，花药黑色；雌花：萼片 3 枚，离生，舟形，长 1.5-2 mm，中萼片退化或无；花瓣 3 枚，倒披针形至线形，膜质，各有 1 黑色腺体；子房 3 室，花柱分枝 3。种子狭卵形，长 0.5-0.6 mm，表面具横格。花果期 4-10 月。

分布与生境　产于浙江、江西、福建、台湾、湖南、广东、广西、四川、贵州、云南。生于沼泽、池塘，从海平面至海拔 2500 m 均可见。也分布于日本、尼泊尔。

药用部位　全草。

功效应用　清肝散热，祛风明目。用于各种炎性眼病，感冒头痛，牙痛，喉痹。

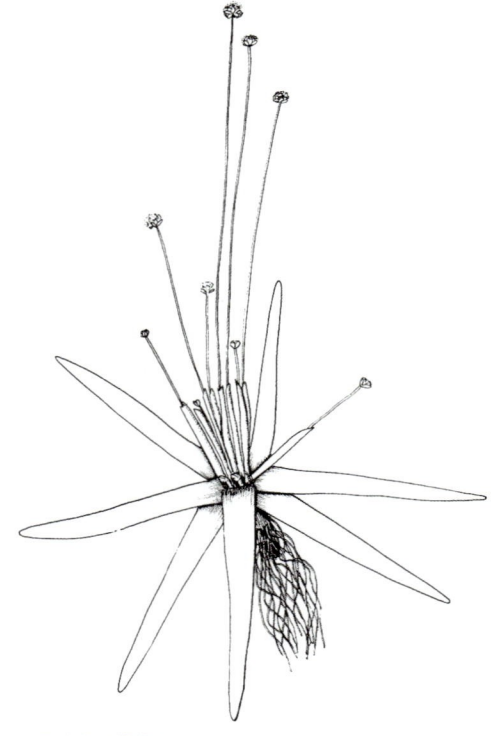

尼泊尔谷精草 Eriocaulon nepalense Prescott ex Bong.
马炜梁　绘

禾本科 POACEAE（GRAMINEAE）

一年生、二年生或多年生草本（竹类和某些高大禾草呈木本状）。根多为须根。秆（茎）中空而仅在节处闭塞。叶互生排为二列，具平行脉，叶鞘和叶片之相连处内侧常有膜质透明或生毛的叶舌，有时叶鞘顶端两侧各具一叶耳。由小穗组成的穗状、总状、头状或圆锥状等花序生于主干或枝条顶端；小穗包括颖片与小花两部分；花两性，少单性或中性，无显著之花被；小穗轴上通常具有 3 至多数苞片，最下 2 枚苞片称为颖片，陆续向上的苞片称为外稃，每一外稃与小穗轴间的另一苞片称为内稃，外稃与内稃以及其内含部分构成一小花；每一小花内含有浆片 2 或 3 枚，雄蕊 3 枚，稀 1、2、4、6 枚或更多，雌蕊 1 枚；胚珠 1 枚，直立于子房室基底而倒生。果实通常为颖果，对向外稃面基部具一微小胚体，而于对向内稃面有一点状或线形种脐。

本科大约 700 属，11000 种，广布于全世界。我国有 226 属，1795 种，药用 95 属 204 种 2 亚种 17 变种 1 栽培变种 2 变型。

本科药用植物化学成分多样，以黄酮类成分最为常见。此外，生物碱、萜类、甾体类及挥发油成分等亦见于部分种属。

分属检索表

1. 植物体木质化，秆具较繁复的分枝系统；叶二型，即有茎生叶与营养叶两种类型，营养叶在叶柄与叶鞘相连接处形成关节，枯萎时叶片连同叶柄一齐自叶鞘上脱落。
  2. 植株的具花部分是续次发生的，其主轴及分枝不为延续性的；假小穗或假小穗簇丛均无柄或近于无柄，在其着生处的花枝各节通常还具叶性器官，并在腋内存有先出叶；秆箨通常为脱落性，甚至为早落。
    3. 地下茎为单轴或复轴型；地面秆散生或成为多丛；叶片通常具显著的小横脉。
      4. 秆每节分 2 枝；秆髓为笛膜质；箨片在秆中部的秆箨上呈狭长三角形或带状；雄蕊 3 ·· **6. 刚竹属 Phyllostachys**
      4. 秆每节分 3 枝；秆的节间长度中等，彼此间稍作"之"字形曲折，故秆身并不很通直（尤以秆上部如此）；秆髓多非笛膜质；箨片卵状披针形；雄蕊 6 ················ **5. 大节竹属 Indosasa**
    3. 地下茎合轴型；地面秆为单丛；叶片通常无小横脉。
      5. 小穗仅含 1 或 2 (–3) 朵成熟小花；果皮肥厚，肉质或硬壳质，与种子易剥离 ·· **11. 𥯤竹属 Schizostachyum**
      5. 小穗通常含多朵小花；果皮不肥厚，亦不呈硬壳质，即为颖果或为囊果状。
        6. 小穗轴有关节，其节间较细长，通常在小穗成熟时易于逐节折断，同一小穗中的小花近于等长；鳞被 3；箨耳显著 ·· **1. 簕竹属 Bambusa**
        6. 小穗轴的节间短缩或极短粗，不易逐节折断，小穗多是整体脱落；同一小穗中的小花彼此大小不同，常以中部者的体形较大，愈向上方则愈较窄较长；鳞被通常不存在；箨鞘无箨耳或具小形的箨耳。
          7. 秆高常在 10 m 以下，秆壁薄，其厚度不足 5 mm；小穗含 4 或 5 朵小花；内稃均具 2 脊，较其外稃甚窄；鳞被 3 或 4；花柱 1，柱头常分为长短不齐的 2–4 分枝；果实呈囊果状 ·· **4. 慈竹属 Neosinocalamus**
          7. 秆高大，通常可达 10 m 以上，秆壁厚，常可达 1–2 cm；小穗含 1 朵至多朵小花；内稃具 2 脊或背部圆拱而无脊；鳞被无，或稀可具 1–3 片颇为退化的鳞被；花柱大都单一、柱头 3 或 2 (–1) 枚；果实为颖果或呈坚果状。

8. 箨耳及叶耳有时纵然较小，但均存在；小穗成熟后其所含的小花均能张开；鳞被 3 片 ········ **2. 绿竹属 Dendrocalamopsis**

8. 箨耳及叶耳通常均不存在；小穗成熟后其小花并不张开；鳞被无，或偶可 1–2 (–3) 片 ········ **3. 牡竹属 Dendrocalamus**

2. 植株的具花部分是单次发生的，其主轴以及其分枝都为延续的而无明显节环；小穗均具或长或短的小穗柄，在整体具花部分的基部才有叶性器官，但绝不在花序之中出现或夹杂有营养叶；竿箨大都宿存或迟落。

9. 地下茎合轴型，具或不具延伸的竿柄，但决无真鞭；竿大都为灌木状，全是生长在高海拔的高山竹类（悬竹属 Ampclocalamus 例外）。

10. 地下茎为纯合轴型，即无竿柄延伸所成的假鞭；地面竿为单丛。竿的顶端垂悬，多少带攀援性；箨鞘和叶鞘均具耳状物，其上所生的繸毛呈放射状开展；柱头 2 ········ **7. 悬竹属 Ampelocalamus**

10. 下茎合轴型，但成长后其竿柄能延长以形成假鞭；地面竿较疏散或为多丛式。假鞭通常粗壮（两端粗、中段细），比竿粗，其节间实心，无通气道，在地下横走距离不远 ········ **8. 箭竹属 Fargesia**

9. 地下茎单轴或复轴型，均具在地下横走的真鞭；竿大都呈乔木状，均为生长于低海拔山地或平原的竹类。

11. 乔木状竹类；竿中部每节分 1 至数枝，枝的直径均较竿为细；叶片中等大乃至小型，极罕有大型的，次脉较少，小横脉显著或否；花序多为侧生 ········ **9. 大明竹属 Pleioblastus**

11. 竿较矮，通常高 1–2 m；竿中部每节仅具 1 或 2 枝（竿上部节则可分较多枝），单枝时，此主枝的直径几约与竿同粗；叶片大型，较宽广，具多对次脉及显著的小横脉；圆锥花序着生在具叶小枝或根出萌发条的顶端 ········ **10. 箬竹属 Indocalamus**

1. 植物体多为草质，稀略呈木质化，秆不形成繁复的分枝系统；叶单型，枯萎时不易自叶鞘上脱落（隐子草属 Cleistogenes、固沙草属 Orinus 等例外）。

12. 小穗含 2 朵小花，通常两性或下方 1 朵小花为不孕性（雄性或中性），甚至该小花可退化仅剩有外稃，若小穗为单性时则是雌雄同株或异株的禾草，小穗体圆或背腹扁，脱节于颖之下，小穗轴从不延伸至上部小花的内稃之后，因此小穗上方小花为真正的顶生花。中生性乃至旱生性禾草，分布多在热带和亚热带。

13. 小穗两性，若为单性，则成熟小穗与不孕小穗同时混生于穗轴上；若为雌雄异穗或异株，则雌小穗排列成星芒状的头状花序。

14. 第二外稃多少呈软骨质而无芒，质较硬，厚于第一外稃及颖片。

15. 小穗脱节于颖之上，颖迟缓脱落，等长或稍短于小穗；第一小花通常为雄性，很少两性，与第二小花同大或稍大于第二小花而质较薄 ········ **58. 柳叶箬属 Isachne**

15. 小穗脱节于颖之下，通常有 2 小花，第一小花中性或雄性。

16. 小穗两性，均为同形。

17. 花序中无不育小枝，且穗轴亦不延伸出顶生小穗之上。

18. 小穗排列为开展或紧缩的圆锥花序。

19. 圆锥花序通常开展；第二颖基部不膨大呈囊状 ········ **59. 黍属 Panicum**

19. 圆锥花序通常紧缩呈穗状；第二颖基部膨大呈囊状 ········ **60. 囊颖草属 Sacciolepis**

18. 小穗排列于穗轴之一侧而为穗状或穗形总状花序，此等花序可再作指状排列或排列在一延伸的主轴上。

20. 第二外稃在果实成熟时为骨质或革质，多少有些坚硬，通常有狭窄而内卷的边缘，故其内稃露出较多。

21. 颖或第一外稃顶端有芒，仅稗属内有些种例外，但其第二小花顶端游离。

22. 小穗自颖上生芒，而以第一颖的芒最长；叶片披针形，质较软并较薄 ········

禾本科 POACEAE (GRAMINEAE)

                            …………… 61. 求米草属 Oplismenus

  22. 小穗常自第一外稃上生芒或芒状小尖头；叶片线形，质较硬；第二小花顶端游离 …………………………………………………………………………………… 62. 稗属 Echinochloa

 21. 颖及第一外稃均无芒；第二外稃紧包第二内稃，而第二小花顶端不游离。

   23. 第一颖存在；第二外稃的背部为离轴性 …………………… 63. 臂形草属 Brachiaria

   23. 第一颖通常不存在或极退化。

    24. 小穗的第一颖与第二颖下肿胀的小穗轴节间互相愈合成珠状的基盘，以至外形上不见第一颖；第二外稃的背部为离轴性 ………… 64. 野黍属 Eriochloa

    24. 小穗基部并无上述的基盘；第二外稃的背部为向轴性 …… 65. 雀稗属 Paspalum

 20. 第二外稃在果实成熟时为膜质或软骨质而有弹性，通常具扁平质薄的边缘以覆盖其内稃，使后者露出较少。

  25. 小穗在总状花序上多少有些密生成穗状，此等花序再沿一多少有些延伸的主轴作总状排列 …………………………………………………………… 66. 膜稃草属 Hymenachne

  25. 小穗在总状花序上均匀分布或稀疏排列，此等花序再作近指状排列，或有时散生于多少有些缩短的主轴上 ………………………………………… 67. 马唐属 Digitaria

17. 花序中具有刚毛状不育小枝，或其穗轴延伸出顶生小穗之上而成一尖头或一刚毛。

 26. 穗轴宽扁；小穗显著排列于穗轴之一侧，嵌生于扁平的穗轴凹穴中，其下无托附之刚毛，仅穗轴顶端延伸于最上端小穗之后方而成 1 小尖头 …… 70. 钝叶草属 Stenotaphrum

 26. 穗轴细长或较短缩乃至仅有花序之主轴；小穗多少排列于穗轴之一侧或着生于主轴上，一部或全部托有不育小枝或由穗轴延伸所成之刚毛。

  27. 刚毛不随小穗脱落，常宿存 ………………………………………… 68. 狗尾草属 Setaria

  27. 刚毛与小穗同时脱落 ……………………………………………… 69. 狼尾草属 Pennisetum

16. 小穗单性或杂性。海滨生长之多年生禾草。花序常为雌雄异株；雌小穗单生于每一穗轴之基部，此等穗轴再作星芒状聚合为 1 大型而具有佛焰苞的伞形花序 …… 71. 鬣刺属 Spinifex

14. 第二外稃透明膜质至坚纸质，有长短之芒至芒尖，若无芒，则第二外稃常为透明膜质。小穗成对着生，一具长柄，一具短柄或一具柄，另一无柄。

 28. 小穗轴脱节于 2 小花之间，第一颖多少短于第一小花；第二外稃不为透明膜质而较颖质地为厚 ……………………………………………………………………… 57. 野古草属 Arundinella

 28. 小穗轴脱节于颖之下，颖片均长于稃片而较稃片质地为厚；第二外稃透明膜质，较颖质地为薄，或退化成芒的基部。

  29. 小穗多少两侧压扁，成对着生于穗轴各节，有柄小穗多变化，由发育完全至小穗柄均完全退化而形成每节小穗单生 ……………………………… 88. 荩草属 Arthraxon

  29. 小穗大都背腹压扁，通常成对或很少 3 个着生于穗轴各节。

   30. 穗轴节间常粗肥，通常圆筒形；小穗均无芒，常不同形也不同性；有柄小穗的小穗柄与穗轴分离至完全愈合以形成容纳无柄小穗之腔穴。

    31. 总状花序呈圆柱形；无柄小穗嵌陷于肥厚穗形总状花序轴的各凹穴中 …………………………………………………………………………… 91. 筒轴茅属 Rottboellia

    31. 总状花序有背腹之分或压扁；无柄小穗并不嵌入总状花序轴中。

     32. 无柄小穗扁平，第一颖表面无蜂窝状花纹，两侧有脊，节上有栉齿状小刺，有柄小穗退化为短柄 ………………………………………… 92. 蜈蚣草属 Eremochloa

     32. 无柄小穗几呈球形，第一颖表面有蜂窝状花纹，两侧无栉齿状脊，其边缘围抱着总状花序轴间与小穗柄相愈合而形成的轴 ……… 93. 球穗草属 Hackelochloa

   30. 穗轴节间细弱，线形或呈三棱形或因顶端膨大而成卵珠形；小穗大都有芒。

33. 成对小穗均可成熟且大都同形且同性，如不同形或同性，则小穗常近两侧压扁。
  34. 总状花序各节上的小穗均有柄，总状花序的轴延续不逐节断落。
    35. 总状花序常排成狭窄紧缩的穗形圆锥花序；小穗基盘密生长丝状柔毛，其毛长为小穗的 3–4 倍；植株常较低矮···73. 白茅属 Imperata
    35. 总状花序排成大型开展的圆锥花序；高大粗壮的草本。
      36. 总状花序下部少裸露或不裸露，常自基部即着生小穗，每枝总状花序具多数小穗···72. 芒属 Miscanthus
      36. 总状花序下部长裸露，仅上部具 1 至数小穗对·················77. 油芒属 Eccoilopus
  34. 总状花序各节上的小穗一具柄一无柄，总状花序轴常连同其上的无柄小穗逐节断落。
    37. 总状花序单生或排列呈指状。
      38. 总状花序单生，每节具 2 小穗，一具柄，一无柄，两者均为两性，或具柄者为雌性；叶片细线形···81. 金发草属 Pogonatherum
      38. 总状花序指状。
        39. 叶片披针形而常有柄状；秆常蔓生·······················78. 莠竹属 Microstegium
        39. 叶片线形罕线状披针形，但秆均直立。
          40. 第二内稃披针形，长圆形或卵状长圆形或不存在·········79. 黄金茅属 Eulalia
          40. 第二内稃宽倒卵形·······································80. 拟金茅属 Eulaliopsis
    37. 总状花序排成圆锥状。
      41. 总状花序下部长裸露，上部具 1 至数小穗对·············76. 大油芒属 Spodiopogon
      41. 总状花序几乎自基部即具小穗对，小穗对常为多数。
        42. 小穗通常无芒；第二外稃常极退化·······················74. 甘蔗属 Saccharum
        42. 小穗通常具芒，其芒弯曲、劲直或为小尖头状；第二外稃正常发育···75. 蔗茅属 Erianthus
33. 成对小穗异形且异性；小穗常背腹压扁。
  43. 总状花序仅 1 节，含 3 枚异形小穗，其下托以佛焰苞状总苞；穗轴节间及小穗柄粗短呈三棱形···85. 水蔗草属 Apluda
  43. 总状花序不呈上述形状。
    44. 无柄小穗的第一颖背常压扁，且在二脊间常有沟，沿二脊常具翼。
      45. 叶片无香味；总状花序基部圆柱形，常全为异性对小穗所组成，即无柄者为能孕，有柄者不孕···86. 须芒草属 Andropogon
      45. 叶片有香味；总状花序下部有一至数对小穗为同性对，即无柄及有柄小穗均不孕···87. 香茅属 Cymbopogon
    44. 无柄小穗的第一颖背圆。
      46. 无柄小穗的第二外稃薄膜质，线形或长圆形，通常 2 裂，由裂齿间伸出一芒，罕无芒。
        47. 无柄小穗的第一颖明显背腹压扁·····························82. 高粱属 Sorghum
        47. 无柄小穗的第一颖多少两侧压扁。
          48. 总状花序具数至多数小穗对；芒细弱或不显著·········83. 香根草属 Vetiveria
          48. 总状花序仅顶生 3 小穗，通常 1 枚无柄者为两性，另 2 枚具柄者为雄性或中性···84. 金须茅属 Chrysopogon
      46. 无柄小穗的第二外稃退化呈棒状而质厚，由其上延伸成芒。
        49. 总状花序基部的同性对小穗不排成总苞状·············89. 黄茅属 Heteropogon
        49. 总状花序基部有两对同性对小穗所形成的总苞状·············90. 菅属 Themeda

13. 小穗为单性，雌雄小穗分别位于不同的花序上或在同一花序的相异部分，但雌小穗不排列成星芒状的头状花序。
　　50. 雄小穗与雌小穗分别形成不同的花序；雄小穗组成顶生圆锥花序，雌小穗组成腋生的为鞘状苞片所包藏的雌花序，雌小穗 10–30 行成纵列密聚于粗厚无关节之序轴上 ………… 94. 玉蜀黍属 Zea
　　50. 雄小穗与雌小穗位于同一花序上；通常雄小穗位于总状花序之中上部，排列在由总苞中抽出的细弱而延续的总状花序轴上；雌小穗则位于其下部，包藏于念珠状的总苞内 ………… 95. 薏苡属 Coix
12. 小穗含多数乃至 1 朵小花，大都两侧扁，通常脱节于颖之上，并在各小花之间也逐节断落，顶生小花不存在或已退化，即其小穗轴多能延伸至最上方那朵小花的内稃之后以形成 1 条细柄或刚毛，或其小穗仅含 1 朵成熟小花，小穗轴顶端退化，而不延伸。
　　51. 小穗两性或单性，其中仅 1 朵小花可结实；颖较短小或极退化；外稃草质或硬纸质，具 5 脉或更多脉；颖果大都包裹在边缘彼此互相紧扣的 2 稃片之内；多为水生（挺水或浮水）或湿生的禾草，生长在潮湿处或池塘之中。
　　　　52. 小穗单性；雌雄同株；雌小穗的外稃呈圆筒形；颖片退化 ………… 15. 菰属 Zizania
　　　　52. 小穗两性；外稃两侧压扁；颖片退化或成二半月形残留于小穗柄顶端。
　　　　　　53. 成熟花之下有 2 枚不孕花外稃，雄蕊 6 枚 ………… 12. 稻属 Oryza
　　　　　　53. 成熟花之下无不孕花外稃。
　　　　　　　　54. 外稃无柄状基盘，小穗自简短的小穗柄上脱落；雄蕊 6 枚或 3 枚 ………… 13. 假稻属 Leersia
　　　　　　　　54. 外稃具呈柄状之基盘，成熟时小穗连同柄状基盘一并脱落；雄蕊仅 1 枚 ……………………………………………………………… 14. 山涧草属 Chikusichloa
　　51. 小穗大都为两性，其中结实小花为 1 至多朵；颖 2 或 1，通常明显；成熟小花的稃片之边缘并不彼此紧扣，但亦有外稃紧裹其内稃和颖果者。
　　　　55. 叶片较宽短，呈广披针形或卵形，具显著的小横脉；喜阴禾草，分布多在热带及亚热带的阴湿地区。
　　　　　　56. 小穗有柄，脱节于颖之上；外稃无芒，两侧上端边缘贴生疣基硬毛，后期毛向下伸展 ………… 20. 酸模芒属 Centotheca
　　　　　　56. 小穗无柄，脱节于颖之下；外稃具芒尖，不育外稃紧密包卷，先端具长 1–2 mm 之短芒 ………… 21. 淡竹叶属 Lophatherum
　　　　55. 叶片通常呈狭长的带形，同时小横脉也不明显（个别属种可例外）。
　　　　　　57. 成熟小花的外稃具 5 脉乃至多脉（某些属种可少至 3 脉），如小穗仅含 1 朵小花时，可因外稃质地较厚硬而使纵脉不明显；叶舌一般为膜质，不具或稀可具少量的硬纤毛。中生性禾草，分布多在温寒地区。
　　　　　　　　58. 花序穗状，小穗常含多数小花。
　　　　　　　　　　59. 小穗常以 2–5 枚生于穗轴的每节（但在赖草属的种类有时可退化为单生）。
　　　　　　　　　　　　60. 小穗 2 至数枚（有时退化为 1 枚）生于穗轴每节，含 2 至数小花 …… 29. 赖草属 Leymus
　　　　　　　　　　　　60. 小穗以 3 枚生于穗轴每节，仅含 1 小花，中间小穗无柄，可育，两侧小穗无柄或有柄，不育或可育 ………… 30. 大麦属 Hordeum
　　　　　　　　　　59. 小穗单生于穗轴的每节。
　　　　　　　　　　　　61. 颖卵圆形或长圆形，脉在顶部不汇合；外稃的脉在顶部亦不汇合，无基盘 ………………………………………………………………… 31. 小麦属 Triticum
　　　　　　　　　　　　61. 颖披针形，脉于顶端汇合，或为长圆形而脉平行，但顶端不分裂为裂齿；外稃的脉于顶端汇合，除偃麦草属外，均有基盘。
　　　　　　　　　　　　　　62. 小穗距离较疏松，稍倾斜地生于延长的穗轴上，顶生小穗正常发育；颖和外稃背部扁平或圆形，无脊。

63. 植株无横走根状茎；小穗脱节于颖上，小穗轴于各小花之间折断；外稃通常具芒或退化至无芒，具基盘 ·· **32. 鹅观草属 Roegneria**

63. 植株具横走或下伸根状茎；小穗脱节于颖下，小穗轴不于诸小花间折断；外稃常无芒或具短的芒尖，常无基盘或不显著 ·· **33. 偃麦草属 Elytrigia**

62. 小穗密集，呈篦齿状生于短缩的穗轴上，顶生小穗不育以至退化为刺芒状；颖和外稃背部明显具脊，颖的两侧具宽膜质边缘 ·· **34. 冰草属 Agropyron**

58. 花序为疏松或紧密的圆锥花序。

64. 小穗为 3 小花组成，具 1 两性花位于 2 不孕花之上，或因 2 不孕花之退化乃成为仅含 1 小花之小穗。

65. 小穗下部两个不育花的外稃空虚，退化为鳞片状，无芒，远较顶生花的外稃为短；两性花雄蕊 3；植株无芳香气味 ·· **36. 虉草属 Phalaris**

65. 小穗下部两个不育花的外稃含有雄蕊或否，但不退化为鳞片状，其背部有芒或否，第二外稃具长而膝曲的芒；两性花雄蕊 2；植株具有芳香气味 ············ **37. 茅香属 Hierochloe**

64. 小穗不如上述。

66. 小穗常含 1 小花。

67. 外稃质厚，常较颖坚硬，常纵卷为圆桶形，芒从顶端伸出；基盘常尖锐稀钝圆；内外稃同质 ·· **43. 芨芨草属 Achnatherum**

67. 外稃质较颖薄，常为膜质，有芒或无芒，芒由背部或顶端伸出；基盘常钝圆；内稃质地甚薄。

68. 圆锥花序开展或紧缩，但不呈圆柱状。

69. 小穗无柄，常呈圆形，覆瓦状排列于穗柄的 1 侧而后形成圆锥花序 ·· **40. 茵草属 Beckmannia**

69. 小穗多少具柄，长形，排列为开展或紧缩的圆锥花序。

70. 圆锥花序疏松；小穗轴脱节于颖之上 ·············· **38. 剪股颖属 Agrostis**

70. 圆锥花序穗状或塔形；小穗轴脱节于颖之下 ·········· **39. 棒头草属 Polypogon**

68. 圆锥花序极紧密，呈圆柱状或矩圆状；花柱长形，柱头细长，开花时自小花顶端伸出。

71. 小穗脱节于颖之上；颖片边缘不连合，顶端具芒尖；外稃无芒，稍长于内稃，边缘不连合；具内稃 ·· **41. 梯牧草属 Phleum**

71. 小穗脱节于颖之下；两颖在下部边缘互相连合，顶端无芒尖；外稃的边缘在下部连合，背部具芒；无内稃 ·· **42. 看麦娘属 Alopecurus**

66. 小穗含 2 至多数小花。

72. 外稃具 1-3 脉。

73. 颖果小至中型，先端无喙。

74. 外稃多少具芒 ·· **22. 羊茅属 Festuca**

74. 外稃无芒。

75. 外稃具 3-5 脉；小穗含 2 至多枚小花。

76. 多年生禾草；外稃具 5 脉；基盘具绵毛；草甸草原植物 ·· **23. 早熟禾属 Poa**

76. 一年生禾草；外稃具 9 脉；基盘无绵毛 ········ **24. 假硬草属 Pseudosclerochloa**

75. 外稃具 1-3 脉；小穗含 2 小花；颖短小，无脉，长约为小花之半；水生或湿地生草本 ·· **25. 沿沟草属 Catabrosa**

73. 颖果大型，先端具喙 ·· **26. 龙常草属 Diarrhena**

72. 外稃具 3 至多数脉。
　　77. 第二颖大都等长或较长于第一小花；芒膝曲扭转，大都自外稃背部或二裂齿间伸出 ·· 35. 燕麦属 Avena
　　77. 第二颖通常较短于或几等长于第一小花；芒大都劲直稀反曲，但不扭转。
　　　　78. 内稃沿脊具长或短的硬纤毛；子房先端具糙毛；小穗上部小花不成球状 ··· 28. 雀麦属 Bromus
　　　　78. 内稃沿脊无毛或具短柔毛；子房先端常无毛；小穗上部有 1-3 枚退化小花，且互相紧抱成球形或棒状 ····················· 27. 臭草属 Melica
57. 成熟小花的外稃具 3-5 脉（某些属种的可多至 9 脉），或当小穗仅含 1 或 2 朵小花时，亦可因外稃质地变厚硬，而使其纵脉不明显；叶舌边缘常具纤毛或完全以毛茸来代替叶舌（棕叶芦属的叶舌无纤毛）。
　　79. 小穗含 2 朵至数朵小花，其体型圆或稍作两侧扁；小穗轴常生短柔毛；多为热带及亚热带潮湿环境下生长的高大宽叶禾草。
　　　　80. 小穗微小，长不超过 2.5 mm，仅含 2 小花 ············ 19. 棕叶芦属 Thysanolaena
　　　　80. 小穗长度通常为 4 mm 以上，含 2 朵以上的小花。
　　　　　　81. 外稃背面中部以下遍生丝状柔毛；基盘短小，两侧有毛 ············ 16. 芦竹属 Arundo
　　　　　　81. 外稃背部无毛或仅边缘有睫毛，基盘多少延长。
　　　　　　　　82. 外稃接近边缘生有睫毛；基盘短柄状，无毛或具短柔毛 ·········· 17. 类芦属 Neyraudia
　　　　　　　　82. 外稃无毛；基盘延长，密被丝状柔毛 ·············· 18. 芦苇属 Phragmites
　　79. 小穗含 1 朵至数朵小花，通常为两侧扁，稀可背腹扁；小穗轴一般无毛；若小穗无柄或近于无柄时，则小穗常交互排列于较宽扁的穗轴之一侧；分布多在热带和亚热带的干旱地区。
　　　　83. 外稃具 7-9 脉或至多数脉，无芒；小穗近无柄而排列于花序分枝的一侧 ·· 44. 獐毛属 Aeluropus
　　　　83. 外稃具脉 1-5 数。
　　　　　　84. 小穗含 2 至数枚两性小花，虽某些种类仅有 1 枚两性小花，但尚伴有退化小花；小穗通常极两侧压扁。
　　　　　　　　85. 小穗无柄，排列于穗轴之一侧呈穗状花序，数个穗状花序在秆顶排列成指状。
　　　　　　　　　　86. 穗状花序具顶生小穗，即其穗轴不延伸 ············ 50. 穇属 Eleusine
　　　　　　　　　　86. 穗状花序无顶生小穗，即其穗轴延伸于顶生小穗之后成 1 小尖头 ·· 51. 龙爪茅属 Dactyloctenium
　　　　　　　　85. 小穗多少有柄，组成总状或圆锥花序。
　　　　　　　　　　87. 外稃具 3 脉，无毛或仅下部边缘有微纤毛，极两侧压扁，背部明显具脊，先端钝或尖至渐尖，通常无齿；基盘无毛。
　　　　　　　　　　　　88. 圆锥花序；小穗有柄，脱节于颖之上 ············ 45. 画眉草属 Eragrostis
　　　　　　　　　　　　88. 穗状花序简短，以多数密集于延长的主轴上而形成狭圆锥花序；小穗无柄或近于无柄，紧密排列于穗轴的一侧 ········ 46. 羽穗草属 Desmostachya
　　　　　　　　　　87. 外稃具 3-5 脉，多少被毛，先端多少具齿而有芒，若为具 3 脉而无芒时，则稃体背部较圆而无明显的脊；基盘多少有毛。
　　　　　　　　　　　　89. 小穗背部圆形，有柄；秆常具多节；叶片枯老后易自叶鞘顶端着生处脱落；叶鞘内含有隐藏小穗 ············ 47. 隐子草属 Cleistogenes
　　　　　　　　　　　　89. 小穗背部圆形或稍两侧压扁，无柄或具短柄，作 2 行紧密覆瓦状排列于穗轴之一侧；秆之节数较少；叶片不易从叶鞘顶端着生处脱落，枯老后仍宿存其上。
　　　　　　　　　　　　　　90. 穗状花序多数，呈总状排列于延长的花序主轴上；外稃背部具脊，先端钝圆

　　　　而无芒·· 48. 千金子属 Leptochloa
　　　90. 穗状花序 1 枚，单生于秆顶；外稃背部圆形，先端具 1–3 脉
　　　　 ··· 49. 草沙蚕属 Tripogon
　　84. 小穗仅有 1 枚两性小花，若有两性小花 2 枚时，则小穗为卵圆形。
　　　91. 小穗通常具芒。
　　　　92. 小穗不排列于穗轴的一侧，小穗排成圆锥花序；外稃具 3 脉，延伸成 3 芒··············
　　　　　 ·· 56. 三芒草属 Aristida
　　　　92. 小穗通常排列于穗轴的一侧而成穗状或穗形总状花序，常由此花序再组成指状、
　　　　　 总状或圆锥状花序。
　　　　　93. 外稃显著具芒；外稃边缘诸脉的上部常有长柔毛············· 52. 虎尾草属 Chloris
　　　　　93. 外稃无芒·· 53. 狗牙根属 Cynodon
　　　91. 小穗无芒，通常组成紧缩或开展的圆锥花序。
　　　　94. 叶舌长 5 mm 以下；颖果成熟后不露出稃外··················· 54. 鼠尾粟属 Sporobolus
　　　　94. 叶舌长 5–15 (–25) mm；颖果成熟后露出稃外··············· 55. 显子草属 Phaenosperma

1. 簕竹属 Bambusa Schreb.

　　灌木或乔木状竹类，地下茎合轴型。秆通常直立，稀可顶梢为攀援状；秆环较平坦。秆箨早落或迟落，稀有近宿存；箨鞘常具箨耳两枚；箨片通常直立。叶片通常小横脉不显著。花序为续次发生。假小穗单生或数枚以至多枚簇生于花枝各节；小穗含 2 至多朵小花，顶端 1 或 2 朵小花常不孕，或小穗上下两端的小花皆为不完全花，基部托以 1 至更多的具芽苞片；小穗轴具关节，其节间显著较长，故小花之间彼此较疏离，成熟后易折断；颖 1–3 片，或有时缺；外稃宽而具多脉，各孕性小花的外稃几近等长；内稃与其外稃近等长，但较之稍窄或甚窄；鳞被 2 或 3；雄蕊 6；柱头通常 3 分，稀为单一或 2 分。笋期夏秋两季。

　　本属 100 余种，分布于亚洲、非洲和大洋洲的热带及亚热带地区。我国有 60 余种，10 种 1 变种 1 栽培变种可药用。

分种检索表

1. 秆壁较薄，厚度常不及 1 cm，节间一般甚长；主枝不甚显著，故同一秆节的各枝彼此几同粗；箨片基底之宽常仅为箨鞘顶端的一半或更窄，通常能外翻。
　　2. 幼秆无毛，但显著有白粉；箨鞘背面除基部具有宿存性的长柔毛外，其余各处的毛均易脱落而变为无毛
　　 ··· 9. 粉单竹 B. chungii
　　2. 幼秆节间有毛，无白粉；箨鞘背面无毛或于背面之中部无毛，无白粉····················· 10. 青皮竹 B. textilis
1. 秆壁较厚，通常可达 1 cm 或更厚，节间长度中等，一般长在 30 cm 以下；主枝明显较粗壮；箨片基底之宽约与箨鞘顶端近相等，或较窄时亦为鞘顶端的 2/5 以上；箨片大都直立。
　　3. 秆和大枝各节具枝刺，其质地或软或硬，硬刺者尚可密集成为刺丛；箨鞘常为坚韧不脆裂的牛皮质或厚革质，背部纵肋显著，有如皱纹，内面大都不具光泽。
　　　4. 秆的下部枝条于节处具有许多锐利的硬质枝刺，并能相互交织成网状，有如藩篱。
　　　　5. 箨鞘背面常在中部以下乃至全体被有或疏或密的毛茸；箨耳微弱或缺············· 2. 小簕竹 B. flexuosa
　　　　5. 箨鞘背面仅在近基部处被有毛茸；箨耳明显。
　　　　　6. 箨片基底与箨耳直接连通，两者间无明显界限（至少在秆下部的箨上为如此）；箨舌近于全缘，
　　　　　　但边缘密生细短纤毛 ··· 1. 印度簕竹 B. vulgaris
　　　　　6. 箨片与箨耳两者间有明显的界限；箨舌边缘齿裂或条裂，被流苏状毛茸······················

禾本科 POACEAE（GRAMINEAE）

....3. 车筒竹 **B. sinospinosa**
4. 竿的下部枝条多少具有硬质或软质的枝刺，或具其一或两者兼备，但枝刺不交织成网。
 7. 箨舌高 5–7 mm ....4. 坭簕竹 **B. dissimulator**
 7. 箨舌高 0.5–1 mm。竿有正常和畸型的两类：正常竿的节间为圆筒形，畸型竿的下部节间则极为短缩并各在其基部肿胀如瓶肚 ....5. 佛肚竹 **B. ventricosa**
3. 竿和枝条均不具枝刺；箨鞘硬纸质，其质地较脆，内面平滑而大都有光泽。
 8. 箨耳极微小或不明显 ....8. 孝顺竹 **B. multiplex**
 8. 箨耳中较大的一枚宽 1 cm 或更宽。
  9. 箨鞘背部多少有些被毛；大的箨耳沿着箨鞘顶端之一侧向下倾斜，其末端渐细窄 ....6. 撑篙竹 **B. pervariabilis**
  9. 箨鞘背部无毛；竿的下部节间不具异色纵条纹 ....7. 青竿竹 **B. tuldoides**

本属药用植物化学成分研究较少，但其中的簕竹粗提物具有很好的抗炎活性。

1. 印度簕竹　龙头竹

Bambusa vulgaris Schrad. ex J. C. Wendl. in Coll. Pl. 2: 26, Pl. 47. 1808.——*B. arundinacea* (Retz.) Willd.（英 **Common Bamboo**）

1a. 印度簕竹（模式栽培变种）　龙头竹

Bambusa vulgaris Schrad. ex J. C. Wendl. cv. **vulgaris**（英 **Common Bamboo**）

竿高 10–17 m；解箨后在箨环上暂时留有长为 5 mm 的棕色刺毛，基部第一、二节均生有短气根；分枝习性低，常自竿基部第二或第三节开始分枝，竿下部的分枝为基部膨大的粗长单枝，此枝上的小枝常短缩而成反曲的锐利硬刺，且相互交织而成刺丛，竿中部的分枝为 3 枝簇生。竿箨迟落；箨鞘背面除近底缘中央部分被有暗棕色刺毛外，余均无毛；箨耳两表面均被黑褐色刺毛，尤以内表面被毛更密；箨舌高约 4 mm；箨片直立或上部的外展，背面（或下表面）无毛或于近基部两侧被暗棕色刺毛，腹面（或上表面）被极密的黑褐色刺毛。末级小枝具 7–10 叶；叶片长 11–18 cm，宽 11–15 mm。

分布与生境　我国广州和香港均引入栽培。原产于印度。
药用部位　根。
功效应用　止泻，解热。洗剂外治感染，烧伤和皮肤病。
化学成分　嫩叶含苯甲酸，氢氰酸[1]。
药理作用　抗生育作用：印度簕竹嫩竹笋对雄性大鼠有抗生育能力。给予印度簕竹嫩竹笋乙醇提取物，大鼠受精指数下降到 15%，睾丸、附睾、输精管、前列腺的重量均降低[1]。

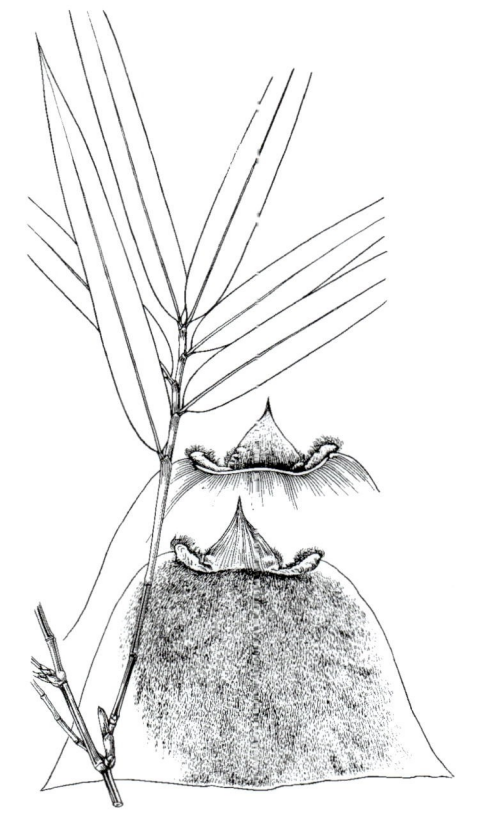

印度簕竹 *Bambusa vulgaris* Schrad. ex J. C. Wendl. cv. **vulgaris**
邓盈丰　绘

化学成分参考文献

[1] Ghosh NN, et al. *Arch Pharm Ber Dtsch Pharm Ges*, 1938, 276: 351-353.

药理作用及毒性参考文献

[1] Vanithakumari G, et al. *J Ethnopharmacol*. 1989, 25(2): 173-180.

1b. 黄金间碧竹（栽培变种）

Bambusa vulgaris Schrad. ex J. C. Wendl. cv. **vittata** McClure in Agric. Handb. 193: 46. 1961.（英 **Greenstripe Common Bamboo**）

与模式栽培变种的区别在于竿具宽窄不等的绿色纵条纹，箨鞘在新鲜时为绿色而具宽窄不等的黄色纵条纹。

分布与生境 多为栽培观赏，长江流域以南各省区均有分布。福建、台湾、广东、海南、广西、四川、贵州、云南种植较多。

药用部位 叶。

功效应用 清凉解热。用于黄疸，眩晕，小便热涩肿痛。

化学成分 嫩芽含红豆杉叶素▲(taxiphyllin)，对羟基苯甲醛[1]。

叶含挥发油：水蒸气蒸馏法油得率为0.872%，主要成分是3-甲基-2-丁醇(3-methyl-2-butanol)，2-甲氧基-4-乙烯基苯酚(2-methoxy-4-vinylphenol)，2,3-二氢-苯并呋喃(2,3-dihydro-benzofuran)，3,7,11-三甲基-1,6,10-十二碳三烯-3-醇(3,7,11-trimethyl-1,6,10-dodecatrien-3-ol)[2]。

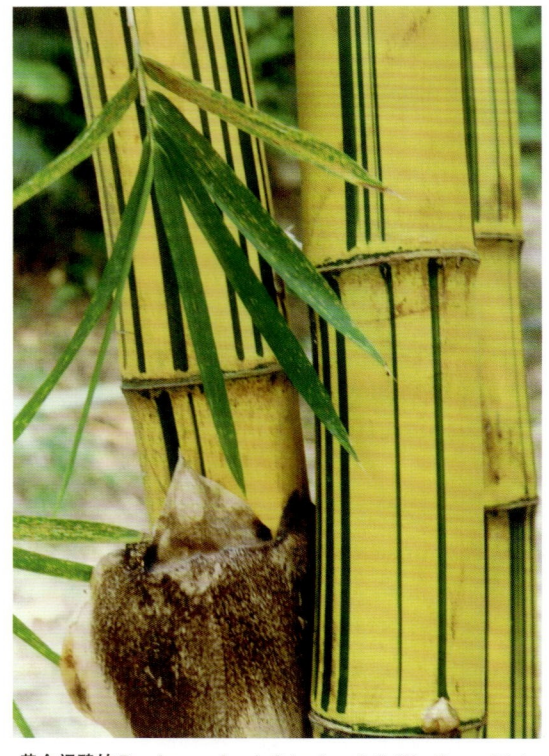

黄金间碧竹 Bambusa vulgaris Schrad. ex J. C. Wendl. cv. **vittata** McClure
摄影：徐克学

化学成分参考文献

[1] Schwarzmaier U *Chem Ber*, 1976, 109(10): 3379-3389.　　[2] 何跃君，等．林业科学，2010, 46(7): 120-128.

2. 小籁竹

Bambusa flexuosa Munro in Trans. Linn. Soc. London 26(1): 101. 1868.（英 **Short Bambusa**）

竿高6-7 m；节下方常环生一圈棕色绢毛，竿壁厚；节处于解箨后在箨环上留下一圈棕色脱落性短刺毛；分枝常自竿基部第一节开始，竿中部以下各节多为单枝，而上部则以3至数枝簇生，竿下部的分枝粗长而呈"之"字形曲折，其上的小枝常短缩为硬刺，并相互交织而成刺丛。箨鞘迟落，革质，背面疏生黑褐色贴生小刺毛；箨耳微弱或缺；箨舌高4-5 mm；箨片直立或外展，其基部宽度约为箨鞘先端宽的1/2。叶片长7-11 cm，宽12-16 mm。假小穗单生或以数枚簇生于花枝各节，长2-3 cm；小穗含8-12朵小花，中部小花为两性花，基部承托以4片具芽苞片；颖常不存在；外稃长8-10 mm；内稃常短于外稃；鳞被3；柱头3分，羽毛状。

分布与生境 产于广东南部、海南和香港，多生于丘陵地上或低山的山脚下。

药用部位 幼叶。

功效应用 清心除烦，消暑止渴。用于烦热，小便赤黄，面赤生疮，衄血，火伤。

3. 车筒竹

Bambusa sinospinosa McClure in Lingnan Sci. J. 18(3): 411, pl. 19. 1940.（英 **Chinese Thorny Bambusa**）

竿高 15–24 m；基部一、二节常于节下环生一圈灰白色绢毛，壁厚 1–3 cm；解箨后在箨环上暂时留有一圈稠密的暗棕色刺毛；分枝常自竿基部第一、二节上即开始，竿下部的为单枝，向下弯拱，其上的小枝多短缩为硬刺，且相互交织而成密刺丛，竿中上部分枝为 3 至数枚簇生。箨鞘迟落，近底缘处密生暗棕色刺毛；箨耳近相等，腹面密生糙硬毛；箨舌高 3–5 mm；箨片直立或外展。叶片长 7–17 cm，宽 12–16 mm。假小穗长达 4 cm，单生或以数枚簇生于花枝各节；小穗含两性小花 6–12 朵；颖常缺；外稃长 5–9.5 mm，多脉；内稃通常稍长于外稃。笋期 5–6 月，花期 8–12 月。

分布与生境　本种分布较广，产于我国华南和西南地区，多生于河流两岸和村落附近。

药用部位　幼苗、叶、竹茹、鲜竹笋。

功效应用　幼苗：清热，凉血，止痢。用于小儿高热，风热感冒，小便淋痛，鼻衄，消化不良，痢疾。外用于竹木刺入肉。叶：清热利尿，止血。用于小便不利。竹茹：清热止呕。用于胃热呕吐，呃逆。鲜竹笋：凉血止痢。用于消化不良，痢疾。

化学成分　竹秆含纤维素(23.13%)[1]。

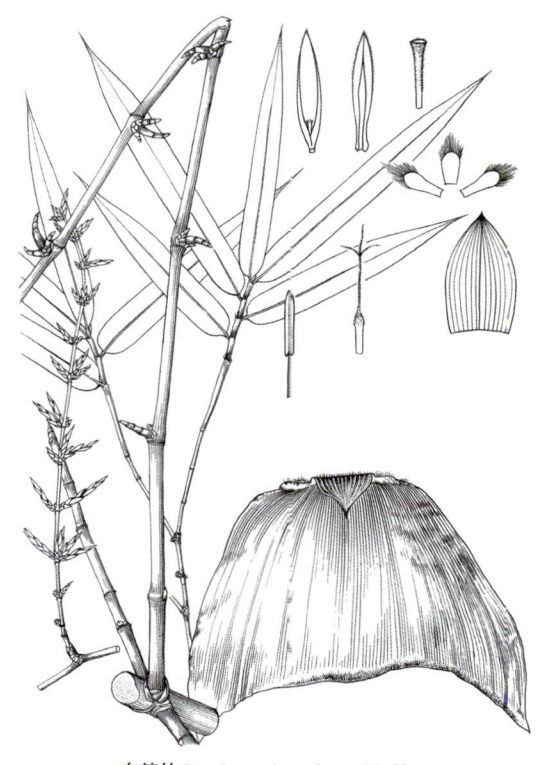

车筒竹 Bambusa sinospinosa McClure
邓盈丰　绘

化学成分参考文献

[1] 苏文会，等．中国造纸学报，2011, 26(2):1-5.

4. 坭箣竹

Bambusa dissimulator McClure in Lingnan Sci. J. 19(3): 413–415, t. 20. 1940.（英 **Muddy Bambusa**）

竿高 10–18 m；分枝常自竿基部第一或第二节就开始分出单枝，上方各节则为 3 至数枝簇生，主枝较粗长，竿下部的分枝上常具硬或软的刺。箨鞘早落；箨耳不相等，大耳宽 4–5 mm，小耳宽 3–4 mm；箨舌高 5–7 mm；箨片腹面于脉间被暗棕色小刺毛。叶片长 7–18 cm，宽 10–18 mm。假小穗单生或以数枚簇生于花枝各节，长约 3 cm；小穗含两性小花 4 或 5 朵，顶端另有 2 至数朵不孕小花；颖常 1 片或有时不存在，形似外稃而较短；外稃长达 12 mm；内稃具 2 脊，脊间 5 脉；鳞被 3；柱头 3 分。笋期 7–8 月，花期 3–4 月。

分布与生境　产于广东。多生于丘陵旷地或村落附近。

药用部位　根、竹茹。

功效应用　根：用于狂犬病。竹茹：用于胃热呕吐。

5. 佛肚竹　密节竹

Bambusa ventricosa McClure in Lingnan Sci. J. 17(1): 57. pl. 5. 1938.（英 **Buddha Belly Bamboo**）

竿二型。正常竿高 8–10 m；竿下部各节于箨环之上下方各环生一圈灰白色绢毛；分枝常自竿基部第三、四节开始，各节具 1–3 枝，其枝上的小枝有时短缩为软刺。畸形竿通常高 25–50 cm，节间短缩而其基部肿胀，呈瓶状，长 2–3 cm；分枝无刺，其节间稍短缩而明显肿胀。箨鞘早落，背面完

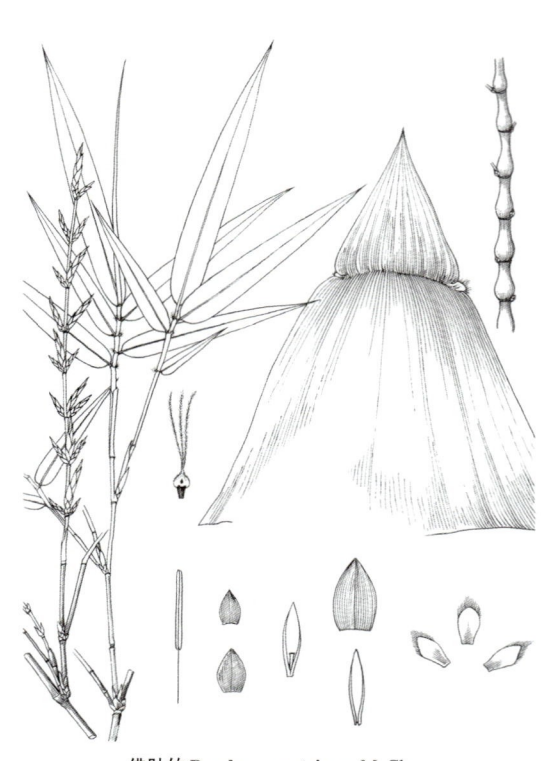

佛肚竹 Bambusa ventricosa McClure
邓盈丰 绘

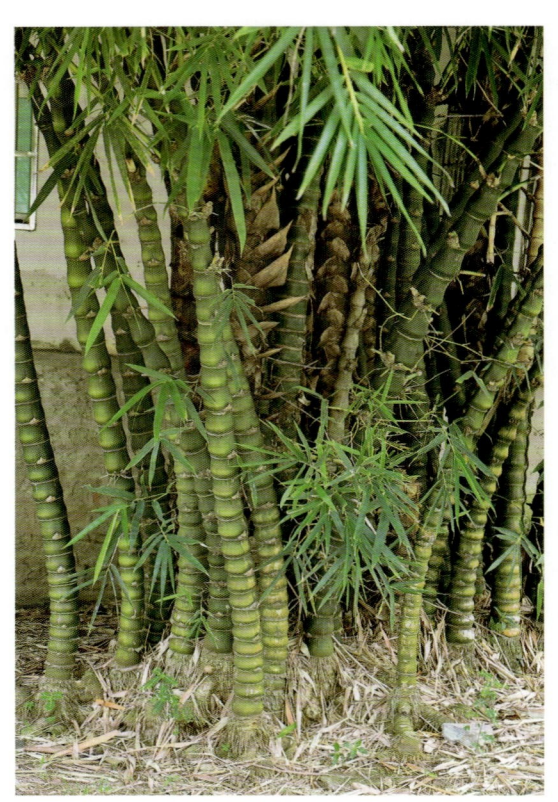

佛肚竹 Bambusa ventricosa McClure
摄影：王祝年

无毛；箨耳不相等，大耳宽 5-6 mm，小耳宽 3-5 mm；箨舌高 0.5-1 mm；箨片直立或外展，易脱落。叶片长 9-18 cm，宽 1-2 cm。假小穗单生或以数枚簇生于花枝各节，长 3-4 cm；小穗含两性小花 6-8 朵，其中基部 1 或 2 朵和顶生 2 或 3 朵小花常为不孕性；颖常无或仅 1 片，长 6.5-8 mm，具 15-17 脉；外稃长 9-11 mm，具 19-21 脉，脉间具小横脉；内稃与外稃近等长，具 2 脊，脊间与脊外两侧均各具 4 脉；鳞被 3；花药长 6 mm；柱头 3 分。

分布与生境　产于广东。

药用部位　嫩叶。

功效应用　清热除烦。用于心烦失眠。

6. 撑篙竹

Bambusa pervariabilis McClure in Lingnan Univ. Sci. Bull. 9: 13. 1940.（英 **Punting Pole Bambusa**）

竿高 7-10 m；竿基部数节于箨环之上下方各环生一圈灰白色绢毛；分枝常自竿基部第一节开始，以数枝乃至多枝簇生，中央 3 枝较为粗长。箨鞘早落；箨耳不相等，大耳沿箨鞘顶端向下倾斜，长 3.5-4 cm，宽约 1 cm，小耳长约 1.5 cm，宽约 8 mm；箨舌高 3-4 mm；箨片直立。叶片长 10-15 cm，宽 1-1.5 cm。假小穗以数枚簇生于花枝各节，长 2-5 cm；小穗含小花 5-10 朵，基部托以具芽苞片 2 或 3 片；颖仅 1 片，长 6 mm，具 9 脉；外稃长 12-14 mm，具 13-15 脉；内稃与其外稃近等长或稍短，具 2 脊，脊间 6 脉，脊外每边各 3 脉；鳞被 3；花药长 5 mm；柱头 3 分。

分布与生境　产于广东、广西，多生于河溪两岸及村落附近，常见栽培。

药用部位　叶、茎皮。

功效应用　清热，除烦，止吐。用于烦热，呕吐，吐血，衄血，小儿惊厥。

化学成分　叶含黄酮类：5,4'-二羟基-3',5'-二甲氧基-7-O-[β-D-芹糖基-(1→2)]-β-D-吡喃葡萄糖基黄酮苷{5,4'-dihydroxy-3',5'-dimethoxy-7-O-[β-D-apiose-(1→2)]-β-D-glucopyranosyl flavonoside}，5,7,3',4'-四羟基-6-C-β-L-阿拉伯糖基黄酮苷(5,7,3',4'-tetrahydroxy-6-C-β-L-arabinosylflavonoside)，5,7,4'-三羟基-6-C-β-D-吡喃葡萄糖基黄酮苷(5,7,4'-trihydroxy-6-C-β-D-glucopyranosylflavonoside)，5,7,3',4'-四羟基-6-C-β-D-吡喃葡萄糖基黄酮苷(5,7,3',4'-tetrahydroxy-6-C-β-D-glucopyranosylflavonoside)，5,7,3',4'-四羟基-8-C-β-D-吡喃葡萄糖基黄酮苷(5,7,3',4'-tetrahydroxy-8-C-β-D-glucopyranosylflavonoside)[1]；香豆素类：7,8-二羟基-3-(3-羟基-4-氧代-4H-吡喃基)-香豆素[7,8-dihydroxy-3-(3-hydroxy-4-oxo-4H-pyran-2-yl)-coumarin]，东莨菪内酯(scopoletin)，东莨菪苷(scopolin)[2]。

注评　本种为广西中药材标准（1990）所收载"竹心"的基源植物之一，药用其干燥幼叶；同属植物粉单竹Bambusa chungii McClure 也同等药用。本种的叶、叶芽或茎皮也可入药。

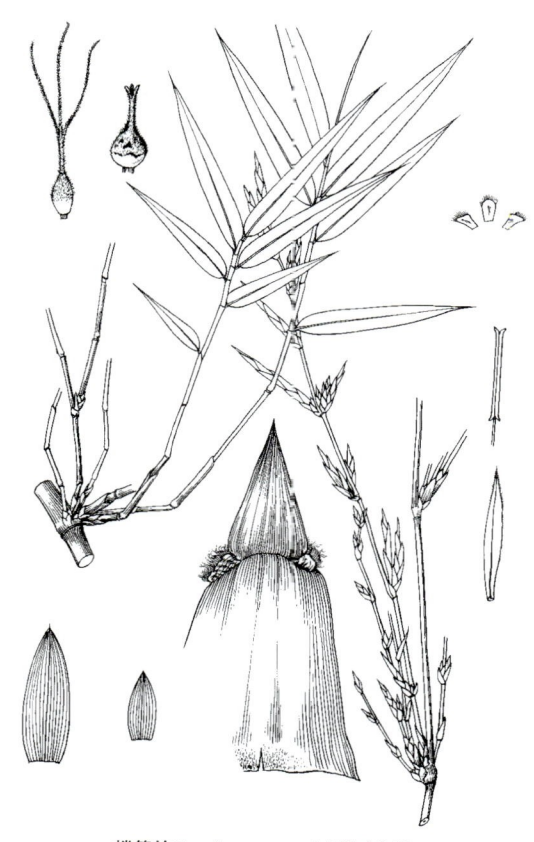

撑篙竹 Bambusa pervariabilis McClure
邓盈丰　绘

化学成分参考文献

[1] Sun J, et al. *Journal of the Chilean Chemical Society*, 2010, 55(3): 363-365.

[2] Sun J, et al. *J Asian Nat Prod Res*, 2010, 12(3): 248-251.

7. 青竿竹（广东）　水竹、硬生桃竹、硬散桃竹、硬头黄竹（广东）

Bambusa tuldoides Munro in Trans. Linn. Soc. London 26(1): 93. 1868.（英 **Green Culm Bambusa**）

竿高 6-10 m；基部第一至二节于箨环之上下方各环生一圈灰白色绢毛；分枝常自竿基第一或第二节开始，以数枝乃至多枝簇生。箨鞘早落，背面无毛；箨耳不相等，大耳长约 2.5 cm，宽 1-1.4 cm，小耳约为大耳的一半；箨舌高 3-4 mm；箨片直立，易脱落，腹面脉间被棕色或淡棕色小刺毛。叶片长 10-18 cm，宽 1.5-2 cm。假小穗以数枚簇生于花枝各节，长 2-3 cm，宽 3-4 mm；小穗含小花 6 或 7 朵，位于上下两端者不孕，中间的小花为两性；颖常 1 片，长 8.5 mm；外稃长 11-14 mm，具 19 脉；内稃与其外稃近等长或稍较短，具两脊，脊间和脊外的每边均具 4 脉，并生有小横脉；鳞被 3；花药长 3 mm；柱头 3。

分布与生境　产于广东、广西，香港也有，生于低丘陵地或溪河两岸，也常栽培于村落附近。

药用部位　竹茹（茎的中间层）。

功效应用　清热化痰，除烦止吐。用于痰热咳嗽，胆火挟痰，烦热呕吐，惊悸失眠，中风痰迷，舌强不语，胃热呕吐，妊娠恶阻，胎动不安。

化学成分　茎含木脂素类：(+)-南烛木树脂酚[(+)-lyoniresinol]，簕竹木脂素▲A (cambulignan A)，(+)-南烛木树脂酚-9'-O-β-D-吡喃葡萄糖苷[(+)-lyoniresinol-9'-O-β-D-glucopyranoside]，(-)-南烛木树脂酚-9'-O-β-D-吡喃葡萄糖苷[(-)-lyoniresinol-9'-O-β-D-glucopyranoside]，(-)-5'-甲氧基异落叶松树脂酚-9'-O-β-D-吡喃葡萄糖苷[(-)-5'-methoxyisolariciresinol-9'-O-β-D-glucopyranoside]，(-)-南烛木树脂酚-9-O-β-D-

吡喃葡萄糖苷[(-)-lyoniresinol-9-*O*-β-D-glucopyranoside]，(-)-7'-表-南烛木树脂酚-9'-*O*-β-D-吡喃葡萄糖苷[(-)-7'-epi-lyoniresinol-9'-*O*-β-D-glucopyranoside]，(+)-南烛木树脂酚-4-*O*-β-D-吡喃葡萄糖苷[(+)-lyoniresinol-4-*O*-β-D-glucopyranoside]，(-)-7'-表-南烛木树脂酚-4,9'-二-*O*-β-D-吡喃葡萄糖苷[(-)-7'-epi-lyoniresinol-4,9'-di-*O*-β-D-glucopyranoside]，(-)-南烛木树脂酚-4,9'-二-*O*-β-D-吡喃葡萄糖苷[(-)-lyoniresinol-4,9'-di-*O*-β-D-glucopyranoside][1]。

药理作用　抗疲劳作用：青秆竹竹茹具有抗疲劳作用，能够延长 BALB/c 小鼠的游泳时间、攀爬时间，降低血清尿素氮、血液乳酸含量[1]。

注评　本种为中国药典（1985、1990、1995、2000、2005、2010 年版）收载"竹茹"的基源植物之一，药用其茎秆的干燥中间层。同科植物大头典竹 Dendrocalamopsis beecheyana (Munro) Keng f. var. pubescens (P. F. Li) Keng f. 和毛金竹（淡竹）Phyllostachys nigra (Lodd. ex Lindl.) Munro var. henonis (Mitford) Stapf ex Rendle 也同等药用。

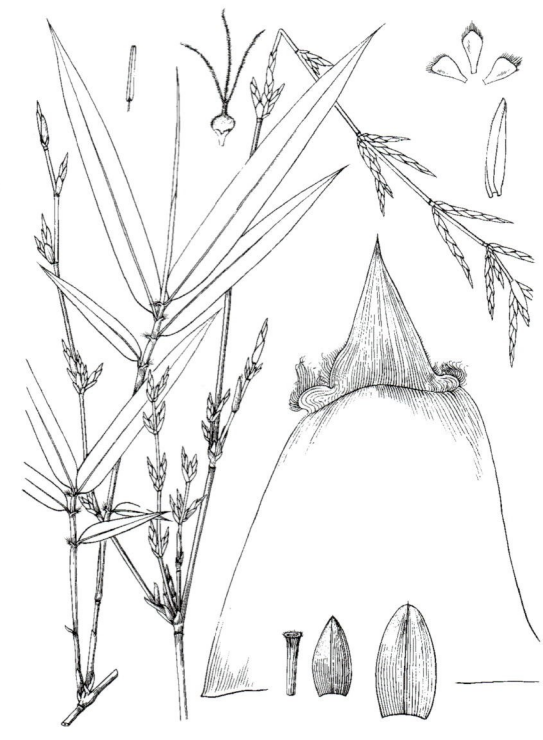

青竿竹 Bambusa tuldoides Munro
邓盈丰　绘

化学成分参考文献

[1] Sun J, et al. *J Agric Food Chem*, 2013, 61(19): 4556-4562.

药理作用及毒性参考文献

[1] Zhang Y, et al. *Phytotherapy Res*, 2006, 20(10): 872-876.

8. 孝顺竹

Bambusa multiplex (Lour.) Raeusch. ex Schult. et Schult. f. in Syst. Veg. 7(2): 1350. 1830.——*Arundo multiplex* Lour.（英 **Hedge Bambusa**）

8a. 孝顺竹（模式变种）凤凰竹

Bambusa multiplex (Lour.) Raeusch. ex Schult. et Schult. f. var. **multiplex**（英 **Hedge Bambusa**）

竿高 4-7 m；分枝自竿基部第二或第三节即开始，数枝乃至多枝簇生，主枝稍较粗长。竿箨幼时薄被白蜡粉，早落；箨鞘背面无毛；箨耳极微小以至不明显；箨舌高 1-1.5 mm；箨片直立，易脱落，背面散生暗棕色脱落性小刺毛。叶片长 5-16 cm，宽 7-16 mm。假小穗单生或以数枝簇生于花枝各节，长 3-6 cm；小穗含小花 (3-) 5-13 朵，中间小花为两性；颖不存在；外稃两侧稍不对称，长 18 mm，具 19-21 脉；内稃长 14-16 mm，具 2 脊，脊间 6 脉，脊外有一边具 4 脉，另一边具 3 脉；花药长 6 mm；柱头 3 或其数目有变化。

分布与生境　分布于我国东南部至西南部，野生或栽培。原产于越南。

药用部位　全株。

功效应用　清热利尿，除烦。用于热淋症，心烦失眠。

化学成分　叶含挥发油：水蒸气蒸馏法油得率为 0.471%，主要成分是 3-甲基-2-丁醇(3-methyl-2-butanol)，2-甲氧基-4-乙烯基苯酚(2-methoxy-4-vinylphenol)，3,7,11-三甲基-1,6,10-十二碳三烯-3-醇(3,7,11-trimethyl-1,6,10-dodecatrien-3-ol)[1]。

禾本科 POACEAE（GRAMINEAE）

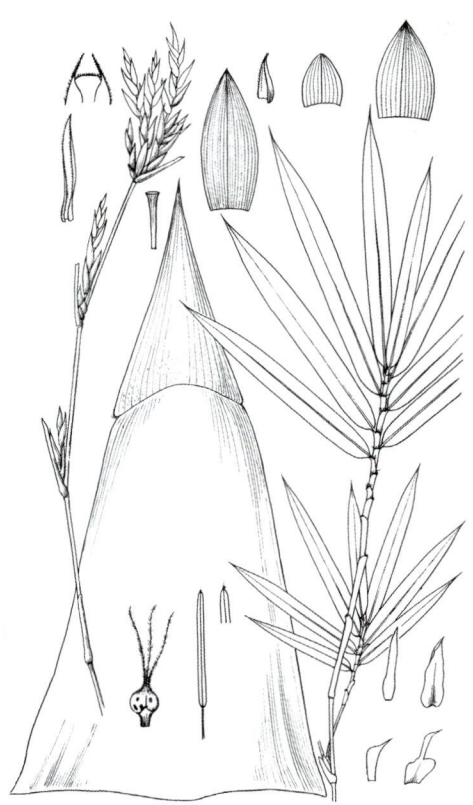

孝顺竹 Bambusa multiplex (Lour.) Raeusch. ex Schult. et Schult. f. var. **multiplex**
邓盈丰 绘

化学成分参考文献

[1] 何跃君，等．林业科学，2010, 46(7): 120-128.

8b. 凤尾竹（变种）

Bambusa multiplex (Lour.) Raeusch. ex Schult. et Schult. f. var. **fernleaf** Rob. A. Young in Natl. Hort. Mag. 25: 261. 1946.——*B. glaucescens* (Willd.) Merr. cv. *fernleaf* (Rob. A. Young) L. C. Chia et But（英 **Fernleaf Hedge Bambusa**）

植株较高大，高 3-6 m，竿中空，小枝稍下弯，具 9-13 叶，叶片长 3.3-6.5 cm，宽 4-7 mm 等特征与模式变种有别。

分布与生境　原产于我国，华东、华南、西南以至台湾、香港均有栽培。
药用部位　叶。
功效应用　清热，除烦，利尿。用于热淋症，心烦失眠。

9. 粉单竹

Bambusa chungii McClure in Lingnan Sci. J.15(4): 639–643, f. 1, pl. 28, 29. 1936. ——*Lingnania chungii* (McClure) McClure（英 **Chung Bambusa**）

竿高 (3-) 5-10 (-18) m；箨环最初在节下方密生一圈向下的棕色刺毛环，以后则渐变无毛。箨鞘早落，脱落后在箨环留存一圈窄的木栓环；箨耳呈窄带形；箨舌高约 1.5 mm；箨片淡黄绿色，强烈外翻，脱落，背面多少有些密生小刺毛，腹面无毛而微糙涩；竿的分枝习性高，常自第八节开始；末级小枝大都具 7 叶；叶片长 10-16 (-20) cm，宽 1-2 (-3.5) cm。通常每节仅生 1 或 2 枚假小穗，长可达

2 cm，含4或5朵小花，最下方之1或2朵小花较大，上部的1或2朵则退化；颖1或2片；稃长9–12 mm；内稃与外稃近等长；鳞被3；柱头3或2。

分布与生境 产于湖南、福建、广东、广西、云南。生于村旁、路边或丘陵地上。

药用部位 叶芽、竹沥。

功效应用 叶芽：清心泻火，解暑利湿，生津止渴，解毒除烦。用于感冒发热，高热烦躁，神昏谵语，心烦口渴，口舌生疮，小便不利，黄尿血尿，血热鼻衄，血热泄泻，皮疹，烫火伤。竹沥：清热，除痰。

注评 本种为广西中药材标准（1990）收载"竹心"的基源植物之一，药用其干燥幼叶；同属植物撑篙竹 Bambusa pervariabilis McClure 也同等药用。

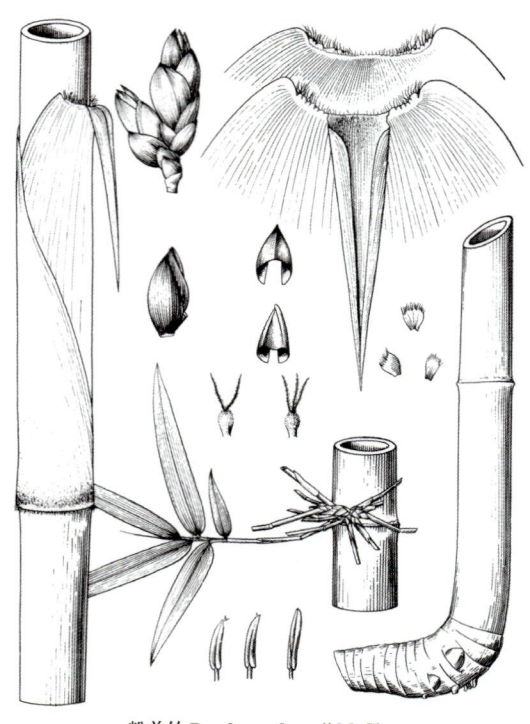

粉单竹 Bambusa chungii McClure
黄应钦 绘

10. 青皮竹

Bambusa textilis McClure in Lingnan Univ. Sci. Bull. No. 9: 14. 1940.（英 **Chinese Textile Bambusa**）

竿高8–10 m；分枝常自竿中下部第7–11节开始，以数枝乃至多枝簇生，中央1枝略微较粗长。箨鞘早落，背面近基部贴生暗棕色刺毛；箨耳不相等，大耳长约1.5 cm，宽4–5 mm，小耳大小约为大耳的一半；箨舌高2 mm；箨片直立，背面近基部处疏生暗棕色刺毛，腹面在脉间被短刺毛或有时近于无毛而粗糙。叶片长9–17 cm，宽1–2 cm。假小穗单生或数枚乃至多枚簇生于花枝各节，长3–4.5 cm，宽5–8 mm；小穗含小花5–8朵，顶生小花不孕；颖仅1片，长6 mm，具21脉；外稃长11–14 mm，具25脉；内稃长12–14 mm，常稍长于其外稃，具2脊，脊间10脉，脊外每边各4脉；花药长5 mm；柱头3。

分布与生境 产于安徽、广东、广西，现西南、华中、华东各地均有引种栽培，常栽培于低海拔地的河边、村落附近。

药用部位 竿内分泌物（天竺黄）。

功效应用 清热豁痰，清心定惊。用于热病神昏，中风痰迷，小儿痰热惊痫，抽搐，夜啼。

化学成分 根含黄酮类：小麦黄素(tricin)，大萼赝靛素(calycosin)[1]；酚类：对羟基苯甲醛(*p*-hydroxybenzaldehyde)，邻羟基苯甲酸(*o*-hydroxybenzoic acid)，香草酸(vanillic acid)，反式-对羟基桂皮酸(*trans-p*-hydroxycinnamic acid)[1]。

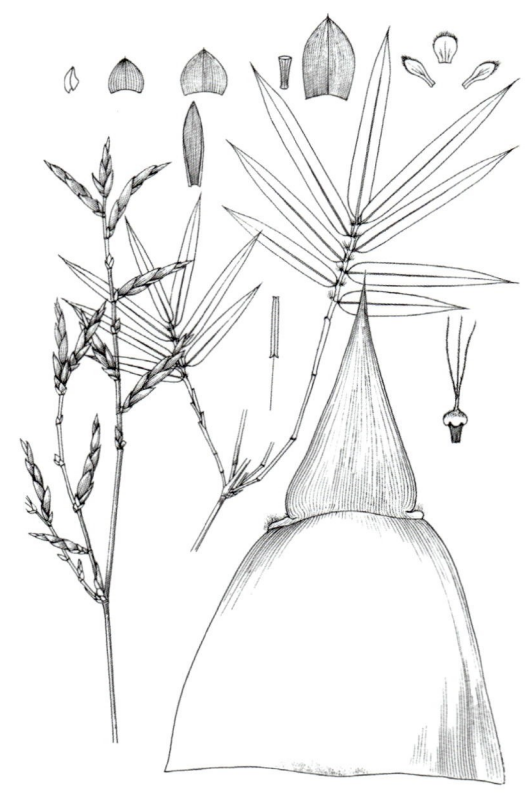

青皮竹 Bambusa textilis McClure
邓盈丰 绘

叶含黄酮类：异荭草素(isoorientin)，异荭草素-4"-O-β-D-吡喃木糖苷 (isoorientin-4"-O-β-D-xylopyranoside)，异荭草素-2"-O-α-L-鼠李糖苷(isoorientin-2"-O-α-L-rhamnoside)[2]，芹菜素-8-C-β-D-(2"-O-α-L-鼠李糖基)-吡喃葡萄糖苷[apigenin-8-C-β-D-(2"-O-α-L-rhamnosyl)-glucopyranoside][3]；苯丙素类：(E)-对香豆酸[(E)-p-coumaric acid]，(Z)-对香豆酸[(Z)-p-coumaric acid][3]。

注评 本种为中国药典（1963、1977年版）收载"竹黄"和中国药典（1985、1990、1995、2000、2005、2010年版）收载"天竺黄"的基源植物，药用其秆内分泌液干燥后的块状物；同科植物薄竹 Schizostachyum chinense Rendle 也同等药用。藏族、维吾尔族、蒙古族也药用因寄生的竹黄蜂咬洞后造成的伤流液凝结块状物；藏族治疮伤炎症、热毒附骨、疫疠，维吾尔族治腹泻痢疾、遗精、早泄、心悸、恶心、呕吐、痔疮及糖尿病等，蒙古族治肺热、慢性支气管炎、黄疸、骨折及伤热。

化学成分参考文献

[1] 吴燕红，等. 时珍国医国药, 2009, 20(10): 2403-2404.

[2] Wang J, et al. *Molecules*, 2012, 17: 12297-12311.

[3] Wang J, et al. *Molecules*, 2012, 17: 8872-8885.

2. 绿竹属 Dendrocalamopsis Q. H. Dai et X. L. Tao

竿较高大；节间圆筒形，竿壁厚。箨鞘质地坚韧；箨耳存在，较显著；箨片通常直立，但亦可外翻，其基部宽约为箨鞘顶宽之半（个别种则为1/3）。竿每节分枝数较多，主枝显著。叶片较大，小横脉多少可见。假小穗单生或簇生于花枝各节；小穗含5–12朵小花；颖1或2片；外稃具多脉；内稃较其外稃窄；鳞被3；雄蕊6；柱头通常3，稀2或1。

本属约10种，主要分布于我国（华南和华东）和缅甸。我国有9种，1种1变种可药用。

分种检索表

1. 箨片完全直立，不外翻；箨耳较显著 ·· **1. 绿竹 D. oldhamii**
1. 箨片向外开展，以后外翻；箨耳微小或不显著；分枝习性较低，常在竿第三节以上发枝 ··· **2. 大头典竹 D. beecheyana var. pubescens**

1. 绿竹

Dendrocalamopsis oldhamii (Munro) Keng f. in J. Bamboo Res. 2(1): 12. 1983.——*Bambusa oldhamii* Munro, *Sinocalamus oldhamii* (Munro) McClure（英 **Oldham Bambusa**）

竿高6–12 m，幼时被白粉，粉退后呈绿色或暗绿色；节间圆筒形，长20–35 cm；竿壁厚4–12 mm。箨鞘脱落性，革质；箨耳近等大；箨舌高约1 mm，近全缘或上缘呈波状；箨片直立，基部宽度约箨鞘顶宽之半。分枝习性较高，常在竿第七节以上始发枝。叶片长15–30 cm，宽3–6 cm，次脉9–14对，脉间的再次脉为9条，小横脉较明显；叶柄长2–6 mm。假小穗单生或丛生于花枝各节，长2.7–3 cm，宽7–10 mm；小穗含5–9朵小花；颖1片，长9–10 mm，宽8 mm，具多脉，脉间有小横脉；外稃与颖相似，长17 mm，宽13 mm，具多脉（约有31条），其脉间亦有小横脉；内稃长13 mm，宽4 mm，背部2脊间有3–5脉；花药长8 mm。笋期5–11月，花期多在夏季至秋季。

分布与生境 产于浙江、福建、台湾、广东、广西和海南等省区。

药用部位 苗（新笋）。

功效应用 祛痰，平喘，止咳。用于咳嗽，消痰。

化学成分 叶和细根含Cu、Zn、Mn[1]。

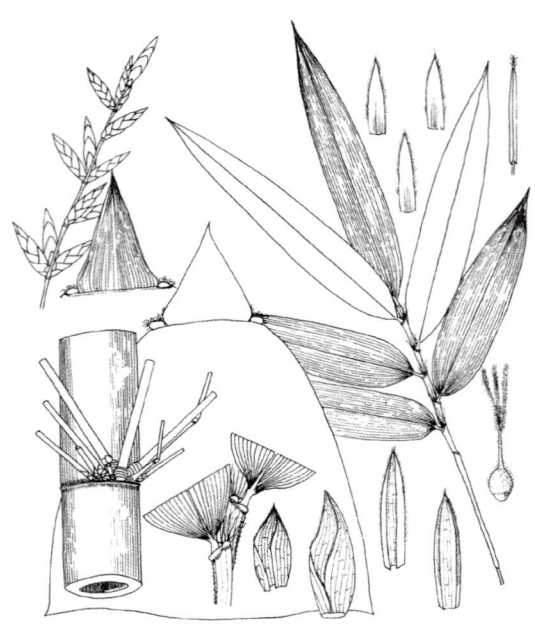

绿竹 Dendrocalamopsis oldhamii (Munro) Keng f.
林万涛 绘

化学成分参考文献

[1] 林益明, 等. 厦门大学学报（自然科学版）, 1999, 38(3): 460-466.

2. 大头典竹

Dendrocalamopsis beecheyana (Munro) Keng f. var. **pubescens** (P. F. Li) Keng f. in J. Bamboo Res. 2(1): 12. 1983.——*Sinocalamus beecheyanus* (Munro) McClure var. *pubescens* P. F. Li（英 **Hairy Sinocalamus**）

竿高达 16 m，节间长 34-40.5 cm，幼时被白粉并多少有些具柔毛，后渐变无毛；竿壁厚 1.5-2 cm。竿箨大型，箨鞘近革质，背面贴生分布不均的深棕色刺毛，愈近基部则刺毛愈密；箨耳微小或不显著；箨舌显著伸出；箨片直立或外翻，背面无毛。分枝习性较低，常在竿第三节以上就开始发枝；每节具 1 或 3 枝，主枝甚粗壮。叶片长 11-28 cm，宽 15-35 mm，次脉 5-10 对，小横脉明显或为透明微点；叶柄长 2-6 mm。假小穗单生或簇生于花枝各节，长 1.5-2 cm，宽 5-8 mm；小穗含 6-8 朵小花；颖 2 片，具多脉，小横脉存在；外稃与颖相似而稍大，中部小花者长与宽均约为 9 mm；内稃较其外稃窄甚，长 4-8 mm，背部 2 脊间宽 2-2.5 mm，脊间有 2-5 脉；花药长约 5 mm。笋期 6-7 月，花期 3-5 月。

分布与生境　产于广东省南部至香港，台湾有栽培。

药用部位　竹茹（茎的中间层）。

功效应用　清热化痰，除烦止呕。用于咳嗽，消痰。

注评　本种为中国药典（1977、1985、1990、1995、2000、2005、2010 年版）收载"竹茹"的基源植物之一，药用其茎秆的干燥中间层；中国药典以其异名 *Sinocalamus beecheyanus* (Munro) McClure var. *pubescens* P. F. Li 收载。根据不同的采制工艺将其刮成丝条、卷曲成团者称为"散竹茹"；而削成薄片、捆扎成束者称为"齐竹茹"。

3. 牡竹属 Dendrocalamus Nees

乔木状竹类（个别种可为半攀援性）。地下茎合轴型。节间圆筒形，竿壁厚，甚至近于实心；竿每节具多枝，主枝发达或否，决不具短缩的枝刺。箨鞘脱落性，多为革质；箨耳常不明显或不存在；箨舌较明显；箨片常外翻，少有直立的。叶片大小在同一种或同一植株上亦可变异较大；叶柄短。假小穗以数枚乃至多枚丛生于花枝及其分枝之各节，多枚者有时密集成头状或球形；小穗含1朵（我国不产）乃至多朵小花，顶生小花常不孕或退化；小穗轴极短；颖通常1–3片，具多脉；外稃似颖，有时先端具芒刺状小尖头；内稃在下方小花中具2脊，而最上1朵两性小花（或仅具一朵小花者）无2脊；鳞被常缺，或有时具1–3片退化鳞被；雄蕊6；花柱与柱头单一（个别种柱头可为2或3枚）。笋期多在夏季。

本属有40余种，分布在亚洲的热带和亚热带广大地区。我国已知有29种，4种可药用。

分种检索表

1. 分枝习性较低；箨鞘厚纸质至薄革质；假小穗以多枚密集聚生于花枝各节，形成球形或头状的簇团；小穗含1–5朵小花，颖和外稃两者的先端均具长为1–3 mm的芒刺状小尖头，触之扎手·········4. **牡竹 D. strictus**
1. 分枝习性较高；箨鞘革质至厚革质；假小穗以1至数枚簇生于花枝各节，但尚不形成球形或头状的簇团；小穗含4–8朵小花或稀更多。
   2. 竿高20–30 m，直径20–30 cm；小穗含小花5–8朵，成熟时小花之间并不疏离，各小花不张开·················1. **龙竹 D. giganteus**
   2. 竿高15–20 m，直径10–18 cm；小穗含小花2–8朵，成熟时在小花之间常稍有疏离，而且各小花可张开。
      3. 箨鞘背部无毛或有易落的小刺毛，以后渐变无毛；小穗长1.2–1.5 cm，宽7–13 mm，箨鞘背面略被小刺毛，但易落去而变无毛·················2. **麻竹 D. latiflorus**
      3. 箨鞘背部常具小刺毛，有时还兼被绒毛；小穗长0.5–1.2 cm，宽4–8 mm；箨鞘背部贴生棕色小刺毛·················3. **吊丝竹 D. minor**

本属药用植物麻竹 (D. latiflorus) 含牡荆素 (vitexin，**1**)、芦丁 (rutin，**2**)、山奈酚-3-O-β-D-芸香糖苷 (kaempferol-3-O-β-D-rutinoside，**3**) 等黄酮类化合物，牡竹 (D. strictus) 含三萜苷类化合物。

1: R= β-D-Glc　　**2**: R= β-D-Glc^6-β-D-Glc　　**3**: R=β-D-rutinoside

1. 龙竹

Dendrocalamus giganteus Wall. ex Munro in Trans. Linn. Soc. London 26(1): 150. 1368.——*Sinocalamus giganteus* (Wall. ex Munro) A. Camus（英 **Giant Dendrocalamus**）

竿高20–30 m，直径20–30 cm；节间长30–45 cm，壁厚1–3 cm，幼时在外表被有白蜡粉；竿分枝习性高，每节分多枝，主枝常不发达。竿箨早落；箨鞘大形，厚革质，背面贴生暗褐色刺毛；箨耳与下延之箨片基部相连，多少有些外翻，以后易脱落；箨舌显著，高6–12 mm；箨片外翻，长13–38 cm。叶片大小变异较大，最长者可达45 cm，宽10 cm，次脉8–18对，再次脉约为6条，小横脉尚明显；叶柄长5–10 mm。花枝无叶，大型圆锥状，各节有4–12 (–25) 枚假小穗簇生；小穗长1–1.5 cm，宽3–4 mm，小穗共含 5-8 朵小花，最上方一小花不孕；颖片 2，长 3-4 mm；外稃长约 1 cm，其宽大于长，具多脉（共约 25 条）；内稃长与外稃相等，背部具 2 脊，两脊间具 2 脉，脊外至边缘还各有一脉；花药长 6.5 mm。

分布与生境　分布于云南，台湾有栽培。国外在亚洲热带和亚热带各国家都有栽培。

药用部位　竹液的块状物。

功效应用　清热化痰。用于烦躁失眠，小儿惊痫，中风。

化学成分　竹笋含氢氰酸[1-2]，红豆杉叶素▲(taxiphyllin)，L-天冬酰胺(L-asparaginne)，4-羟基苯甲醛(4-hydroxybenzaldehyde)，β-谷甾醇[3]。

化学成分参考文献

[1] Ferreira VLP, et al. *Colet Inst Tecnol Aliment (Campinas, Braz)*, 1991, 21(1): 57-63.

[2] Ferreira VLP, et al. *Rev Esp Cienc Tecnol Aliment*, 1992, 32(2): 175-184.

[3] Schwarzmaier U. *Phytochemistry*, 1977, 16(10): 1599-1600.

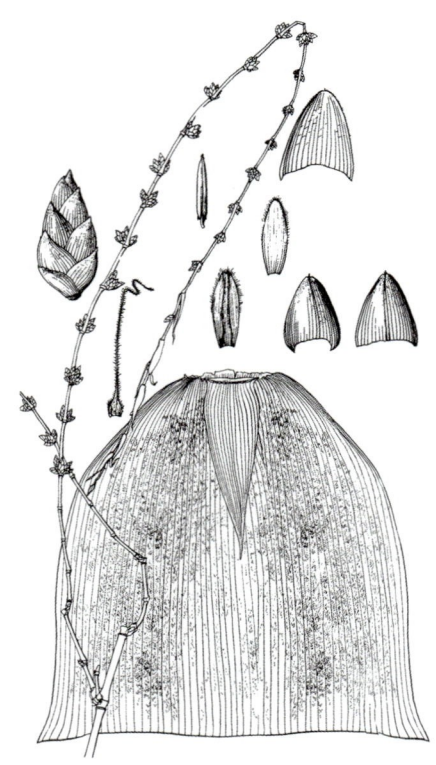

龙竹 Dendrocalamus giganteus Wall. ex Munro
范国才　绘

2. 麻竹

Dendrocalamus latiflorus Munro in Trans. Linn. Soc. London 26(1): 152, pl. 6. 1868.——*Sinocalamus latiflorus* (Munro) McClure（英 **Broadflower Dendrocalamus**）

竿高 20-25 m，直径 15-30 cm；节间长 45-60 cm，壁厚 1-3 cm；竿分枝习性高，每节分多枝，主枝常单一。箨鞘易早落，厚革质；箨耳小，长 5 mm，宽 1 mm；箨舌高仅 1-3 mm；箨片外翻，长 6-15 cm，宽 3-5 cm，腹面被淡棕色小刺毛。叶片长 15-35 (-50) cm，宽 2.5-7 (-13) cm，次脉 7-15 对，小横脉尚明显；叶柄长 5-8 mm。花枝大型，各节着生 1-7 枚乃至更多的假小穗，形成半轮生状态；小穗长 1.2-1.5 cm，宽 7-13 mm，含 6-8 朵小花；颖 2 片至数片，长约 5 mm，宽约 4 mm；外稃与颖类似，长 12-13 mm，宽 7-16 mm，具多脉（29-33 条），小横脉明显；内稃长 7-11 mm，宽 3-4 mm；鳞被不存在；花药长 5-6 mm；柱头单一，偶或柱头 2 枚。果实为囊果状。

分布与生境　产于福建、台湾、广东、香港、广西、海南、四川、贵州、云南等。在浙江南部和江西南部亦见少量栽培。越南、缅甸有分布。

药用部位　花、竹笋。

功效应用　花：止咳化痰。竹笋：解毒。

化学成分　叶含黄酮苷类：牡荆素(vitexin)，芦丁(rutin)，山柰酚-3-O-β-D-芸香糖苷(kaempferol-3-O-β-D-rutinoside)，山柰酚-3-O-β-D-葡萄糖基-(1→2)-α-L-鼠李糖苷[kaempferol-3-O-β-D-glucosyl-(1→2)-α-L-rhamnoside][1]；挥发油：主要成分是 3-甲基-2-丁醇(3-methyl-2-butanol)，2-甲氧基-4-乙烯基苯酚(2-methoxy-4-vinylphenol)[2]。

化学成分参考文献

[1] 唐浩国，等. 中国农学通报，2005, 21(4): 114-118.

[2] 何跃君，等. 林业科学，2010, 46(7): 120-128.

3. 吊丝竹

Dendrocalamus minor (McClure) L. C. Chia et H. L. Fung in Acta Phytotax. Sin. 18(2): 215. 1980.——*Sinocalamus minor* McClure（英 **Small Dendrocalamus**）

竿高 6–12 m，直径 (3–) 6–8 cm；节间长 30–45 cm，无毛，幼时密被白粉，尤以被箨鞘掩盖部分为甚；竿壁厚 5–5.6 mm；分枝习性高，主枝不很显著。箨鞘早落性，背面被贴生棕色小刺毛；箨耳极小，长 3 mm，宽 1 mm，易脱落；箨舌高 3–8 mm；箨片外翻，长 6–10 cm，背面无毛，腹面的基部及两边缘均生有细小刺毛。叶片一般长 10–25 cm，宽 1.5–3 cm（但大型的可长达 35 cm，宽 7 cm），次脉 8–12 对，小横脉在叶片下表面清晰可见。花枝每节着生假小穗 5–10 枚，小穗长约 1.2 cm，宽 4–7 mm，含小花 4 或 5 朵；颖通常 2 片，长 6 mm，宽 4 mm；外稃纸质或稍变硬，长 9–11 mm，宽 5–6 mm；内稃长 6–8 mm，脊间有不明显的 3 脉；花药长 5–6 mm；柱头单一。花期 10–12 月。

分布与生境 产于广东、广西。

药用部位 竹茹（茎的中间层）。

功效应用 清热，止咳，祛风湿。用于风湿骨痛。

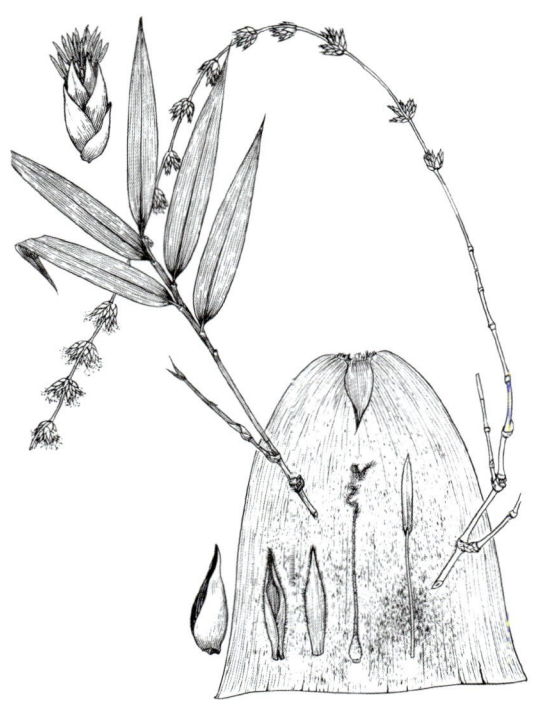

吊丝竹 Dendrocalamus minor (McClure) L. C. Chia et H. L. Fung
王红兵 绘

4. 牡竹

Dendrocalamus strictus (Roxb.) Nees in Linnaea 9(4): 476-477. 1835.——*Bambos stricta* Roxb., *Bambusa stricta* (Roxb.) Roxb.（英 **Male Bamboo**）

竿高 7–17 m，直径小的为 2.5–5 cm，大的为 6–10 cm，后者壁厚 2 cm，或竿基部近实心；节间长 30–45 cm；分枝习性通常较低。箨鞘脱落性，厚纸质，背面常被金褐色小刺毛；箨耳微弱或不存在；箨舌高 1–3 mm；箨片直立，两面均具柔毛。叶片大小有变化，大型叶长 12–30 cm，宽 1.5–3 cm，小型叶长 5–12.5 cm，宽 1–2 cm。花枝每节密集丛生多枚假小穗，其中有较多的小型而不孕者夹杂在内，假小穗丛的球径为 2.5–5 cm；小穗长 8–15 mm，宽 2.5–5 mm，含 2–4 朵小花，上端的一朵小花常为不孕花；颖 2 片或较多，长 6–8 mm，具多脉，先端具芒刺状小尖头；外稃长 9–10 mm，宽 8 mm，具 18 脉，先端具芒刺状小尖头，其长为 1–3 mm；内稃长 8–9 mm；花药长 5 mm；柱头单一。果皮革质壳状。

分布与生境 产于广西、云南，广东、台湾有栽培。分布于印度、缅甸，此外还广泛引种到印度尼西亚、新加坡、马来西亚、泰国等地。

药用部位 全草。

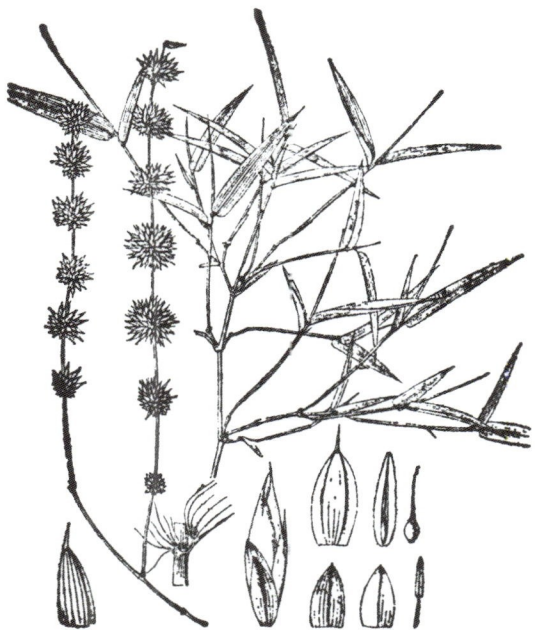

牡竹 Dendrocalamus strictus (Roxb.) Nees
引自《中国高等植物图鉴》

功效应用 清热利尿。用于水肿，小便不利，以及小便淋漓涩痛。

化学成分 种子含三萜类：3β,21α,28-三羟基齐墩果-12-烯-28-O-[β-D-吡喃阿拉伯糖基-(1→3)]-β-D-吡喃阿拉伯糖苷{3β,21α,28-trihydroxyolean-12-en-28-O-{β-D-arabinopyranosyl-(1→3)}-β-D-arabinopyranoside}[1]。

化学成分参考文献

[1] Rai R, et al. *Indian J Chem, Sect B: Org Chem Incl Med Chem*, 1999, 38B(4): 518-520.

4. 慈竹属 Neosinocalamus Keng f.

地下茎合轴型。竿单丛，乔木状；箨环较显著，在其上下方（或仅在上方）均环生一圈绒毛环，尤以在竿基部各节最为明显；箨鞘革质，背部多少被棕色刺毛；箨舌边缘呈流苏状；箨叶易外翻，基部宽为箨鞘顶端的1/3–1/2。竿每节分多枝，丛生呈半轮状。假小穗1–4枚生于花枝各节；小穗含3–5朵小花，上方小花渐小而不孕，成熟时小穗整体脱落；颖0–1，存在时形如外稃，具不明显的多脉；内稃远较小和较窄于外稃；鳞被1–4；雄蕊6；柱头常有长短不一的2–4分枝。果实果皮薄，与种子易分离，使果实呈囊果状。

本属现知仅有2种及若干栽培型，特产于我国西南各省及广东，尤以四川盆地最为常见，其中1种可药用。

1. 慈竹

Neosinocalamus affinis (Rendle) Keng f. in J. Bamboo Res. 2(2): 12. 1983.——*Dendrocalamus affinis* Rendle, *Sinocalamus affinis* (Rendle) McClure, *Bambusa emeiensis* L. C. Chia et H. L. Fung（英 **Common Sinocalamus**）

竿高5–10 m；节间长15–30 (–60) cm，径粗3–6 cm；竿基部数节有时在箨环的上下方均有贴生的银白色绒毛环，环宽5–8 mm；箨鞘革质，背部密生白色短柔毛和棕黑色刺毛，腹面具光泽；箨耳无；箨舌呈流苏状，连同繸毛高约1 cm许；箨片两面均被白色小刺毛。竿每节约有20条以上的分枝，呈半轮生状簇聚；叶片长10–30 cm，宽1–3 cm，次脉5–10对，小横脉不存在；叶柄长2–3 mm。假小穗长达1.5 cm；颖0–1，长6–7 mm；外稃长8–10 mm，具多脉；内稃长7–9 mm；鳞被3，有时4；雄蕊6，花药长4–6 mm；柱头2–4枚。果实果皮质薄，易与种子分离而为囊果状。笋期6–9月或自12月至翌年3月，花期多在7–9月。

分布与生境 本种广泛分布在我国西南各省。慈竹在产区是最普遍生长的竹种之一，现多见于农家于栽培房前屋后的平地或低丘陵，野生者似已绝迹。

药用部位 根、竹茹、叶、花、笋、笋壳。

功效应用 根：下乳。竹茹：用于胃热呕逆，上焦烦热，吐衄，崩中及胎动不安。叶：清心热，止烦渴。用于热淋，尿血，头晕，肠胃燥结，热泻，小便黄痛。花：用于劳伤吐血。笋：用于脱肛，疝气。笋壳：用于吐血，犬咬伤。

化学成分 叶含挥发油：α-香堇酮(α-ionone)，β-香堇酮(β-ionone)，芳姜黄烯(ar-curcumene)，α-姜烯(α-zingiberene)，β-倍半水芹烯(β-sesquiphellandrene)，橙花叔醇(nerolidol)，β-姜黄酮(β-tumerone)，芳姜黄酮(ar-tumerone)，α-姜黄酮(α-tumerone)，十四醛(tetradecanal)，(+)-α-大西洋雪松酮[(+)-α-atlantone]，新植二烯(neophytadiene)，六氢法尼基丙酮(hexahydrofarnesyl acetone)，(*E,E*)-法尼基丙酮[(*E,E*)-farnesylacetone]，二倍-1(2-环戊酮)甲烷[di-1(2-cyclopentanone)methane][1]。

药理作用 镇咳、祛痰和平喘作用：慈竹沥灌胃能明显延长小鼠氨水刺激半数有效致咳喷雾时间。气

禾本科 POACEAE（GRAMINEAE）

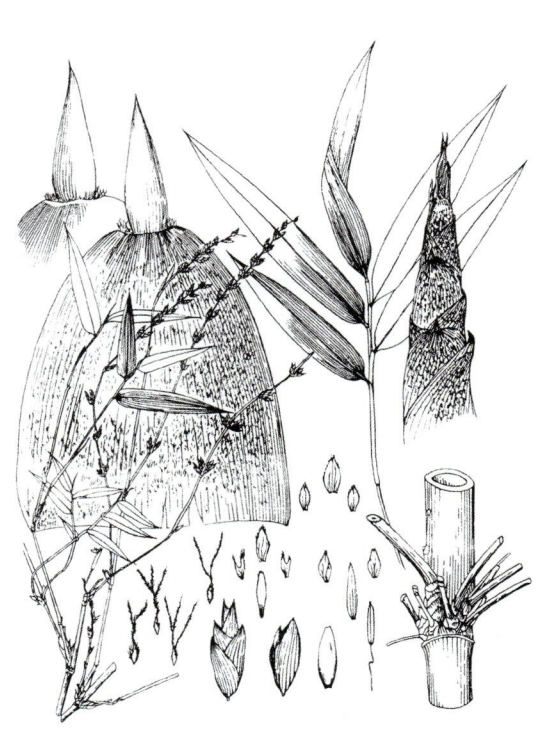

慈竹 **Neosinocalamus affinis** (Rendle) Keng f.
杨林 绘

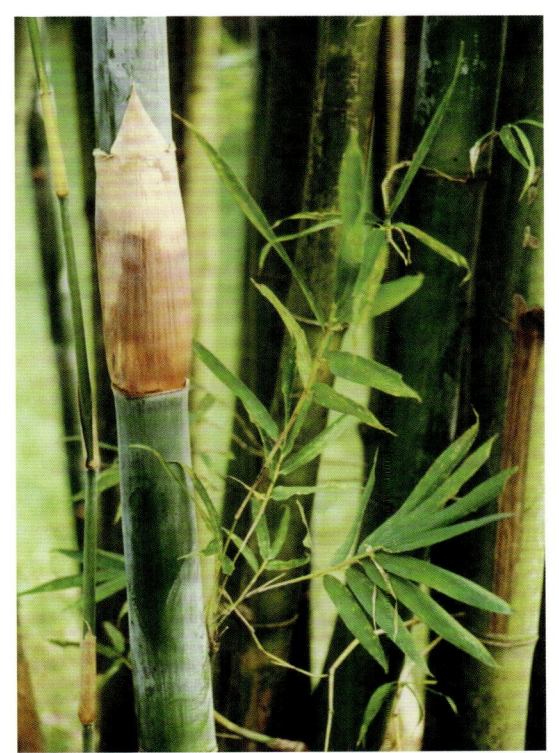

慈竹 **Neosinocalamus affinis** (Rendle) Keng f.
摄影：徐克学

管酚红法证实小鼠灌胃慈竹沥有明显的祛痰作用。慈竹沥灌胃能明显降低磷酸组胺喷雾所致的豚鼠Ⅳ级哮喘的发生率，延长哮喘潜伏期[1]。

促进小肠运动作用：慈竹沥有促进小鼠小肠运动的作用[2]。

化学成分参考文献

[1] 肖锋, 等. 重庆工学院学报（自然科学版）, 2009, 23(7): 40-44.

药理作用及毒性参考文献

[1] 贾红慧, 等. 四川生理科学杂志, 1997, 18(1): 65.
[2] 黄世德, 等. 中医药学报, 1995, (4): 20-22.

5. 大节竹属 Indosasa McClure

乔木状竹类。地下茎单轴型。竿直立；竿髓多少有些为屑状或海绵状而不为笛膜状；箨鞘脱落性，革质或薄革质；箨片大，直立或外翻。叶片小横脉明显，呈方格状。花枝因反复分枝而呈圆锥状或总状；假小穗常以 1-3 枚丛生于具叶小枝的下部各节；小穗含多朵小花，下部 1-4 朵有时不孕；颖 0 至数片；外稃形大而宽，具多脉；内稃较窄，与其外稃等长或稍短；鳞被 3；雄蕊 6；柱头 3 裂，羽毛状。

本属约 15 种，分布于亚洲东部和南部，我国有 15 种，1 种可药用。

1. 大节竹

Indosasa crassiflora McClure in Lingnan Univ. Sci. Bull. 9: 29. 1940.——*Sinobambusa gibbosa* McClure
（英 **Swollennoded Indosasa**）

竿高 5 m；竿中部节间长 40-65 cm，竿壁厚，基部节间近实心，竿髓很薄。箨鞘脱落性，背面密被褐色刺毛，两侧明显不对称；无箨耳；箨舌高约 2 mm；箨片长 2-3 cm，两面被短刺毛。叶片长 11-23 cm，宽 2-4.5 cm，小横脉明显。假小穗以 1-3 枚集生于有叶小枝或无叶小枝之各节上，长 6-12.5 cm，宽 7-10 mm，无柄；苞片 4-8 片；小穗含小花 7-13 朵；小穗轴节间长 6-8 mm；外稃长 1-1.3 cm，宽约 1 cm；内稃与其外稃近等长或略长，但较窄。笋期 5 月上旬，花期 6 月。

分布与生境 产于广西，生于低山空旷灌丛中。越南有分布。

药用部位 杆伤流液干燥物。

功效应用 清热，祛痰，定惊，安神。用于高热神昏，谵语，中风痰热壅盛，小儿惊风，抽搐。

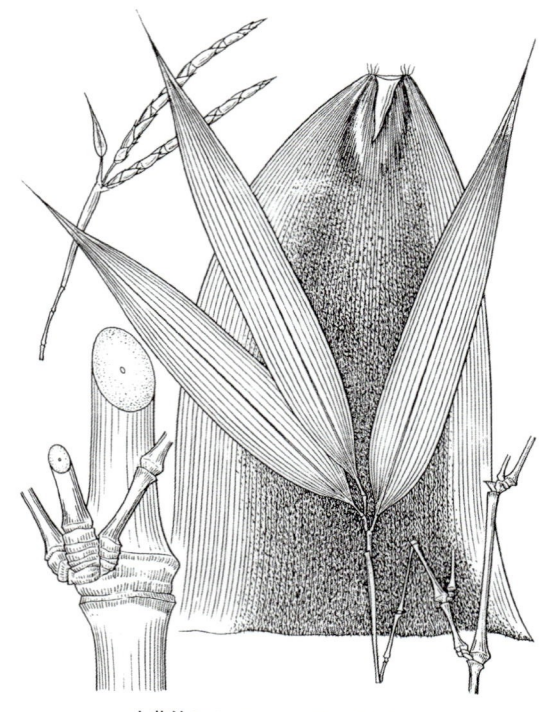

大节竹 Indosasa crassiflora McClure
张世经 绘

6. 刚竹属 Phyllostachys Siebold et Zucc.

乔木或灌木状竹类。地下茎为单轴散生，偶可复轴混生。竿箨早落；箨鞘纸质或革质；箨耳不见乃至大型；箨片在竿中部的竿箨上呈狭长三角形或带状，直立至外翻。叶片小横脉明显。花枝甚短，呈穗状至头状；小穗含 1-6 朵小花，上部小花常不孕；颖 0-1 (-3) 片，5 至多脉；外稃 7 至多脉；内稃等长或稍短于其外稃，先端分裂成 2 芒状小尖头；鳞被 3，稀可较少；雄蕊 3；子房无毛，具柄，柱头 3。颖果近内稃的一侧具纵向腹沟。笋期 3-6 月，相对地集中在 5 月。

本属 50 余种，分布于中国、印度、日本、缅甸；很多国家引种栽培。中国有 51 种，16 种 2 变种 2 变型可药用。

分种检索表

1. 竿中、下部的箨鞘背部具有密聚或稀疏的大小不等的斑点；箨片通常外翻或开展，笋期时在笋的上端为散开的，但亦可直立相互作覆瓦状排列成为笔头状；地下茎（竹鞭）节间在横切面上无通气道或仅几个分布不均匀的通气道。
  2. 竿箨无箨耳及鞘口繸毛；箨鞘背部无刺毛（或仅在上部于脉间具微小刺毛），偶可疏生刺毛。
    3. 竿的节间表面在 10 倍放大镜下可见到白色晶体状细颗粒或小凹穴，尤以节间的上部表面为密。
      4. 竿环在竿下部不分枝的各节中不明显或低于其箨环（惟在瘦小竿则竿环可较高）；箨舌在鲜时其边缘生有淡绿色或白色的纤毛·················· **1. 金竹 P. sulphurea**
      4. 竿环在竿下部不分枝的各节中明显隆起，高于其箨环或与之同高；箨舌在新鲜时其边缘生紫红色纤毛·················· **2. 台湾桂竹 P. makinoi**

禾本科 POACEAE (GRAMINEAE)

3. 竿的节间表面无上述晶体状细颗粒或小凹穴，或仅在竿节的下方处可有之。
  5. 幼竿中部的各箨环以及箨鞘背部基底密生短柔毛或稀疏的长刺毛。
    6. 竿的各节间都正常，无畸型或膨大。幼竿的各箨环以及箨鞘背部的基底均生有短柔毛············ 3. **毛环竹 P. meyeri**
    6. 竿基部或稍上部的各节间极为短缩，常呈不规则的肿胀而畸型，或节间正常，但在竿中下部各节间之上端仍有些膨大（此膨大部分之长度约为 1 cm）············ 4. **人面竹 P. aurea**
  5. 幼竿中部的各箨环以及箨鞘背部的基底均无毛。
    7. 箨舌较窄而高，其宽度不大于高的 5 倍，其基底与箨鞘连接处呈截形或上拱呈弧形，两侧不下延，当稀可下延时则箨鞘背面的上部在脉间生有微小刺毛；箨片通常平整，偶可波状起伏或微皱曲。
      8. 箨鞘背面的中上部在脉间具微小刺毛，抚摸有糙涩感；幼竿节间有晕斑，尤以节间的上部为然············ 5. **灰竹 P. nuda**
      8. 箨鞘背面无微小刺毛或偶可在顶端的脉间有之，有时还可疏生刺毛；幼竿的节间无晕斑（老竿则可具紫斑）。
        9. 箨片呈带状或线状披针形；箨舌暗紫褐色；箨鞘鲜时淡紫褐色；幼竿被厚白粉············ 6. **淡竹 P. glauca**
        9. 箨片披针形或线状披针形；箨舌淡褐色，先端上拱呈弧形············ 7. **早园竹 P. propinqua**
    7. 箨舌常较低矮而宽，有时亦可窄长，但其基底均为上拱的弧形，两侧显著下延或微下延，偶或不下延；箨片皱曲或偶可平直。
      10. 箨舌弧形拱起，边缘不呈波状，新鲜时具紫红色长纤毛；箨鞘鲜时多少带紫色或紫红色；幼竿被白粉，其节处不带紫色············ 8. **红哺鸡竹 P. iridescens**
      10. 箨舌强隆起或呈山峰状，两侧显著下延，若下延不明显时，则边缘具长达 5 mm 或更长的纤毛；箨鞘鲜时带绿色，但也可呈褐红色，背部无刺毛。
        11. 竿中部的节间长达 25 cm 以上，幼时微被白粉，其节处不带紫色············ 9. **乌哺鸡竹 P. vivax**
        11. 竿中部的节间长不超过 25 cm，幼时厚被白粉，在节处呈紫色············ 10. **早竹 P. violascens**
2. 竿箨有箨耳，耳缘生有繸毛，如果箨耳不发达，则具有鞘口繸毛，后者长在 5–10 mm 以上；箨鞘背部多少被刺毛，稀无毛。
  12. 箨耳微小；箨鞘背面具黑褐色斑点及密生棕色刺毛；箨舌边缘具粗长纤毛。幼竿节间密被柔毛；竿下部至基部的节间逐节向下依次缩短，甚至还可畸型肿胀············ 11. **毛竹 P. edulis**
  12. 箨耳显著，通常呈镰形，如果无箨耳或为小形时，则箨鞘的质地硬而脆，并在鞘背部被有极为稀疏的小斑点；箨舌边缘所生的纤毛较短。
    13. 幼竿节间被毛；箨片直立，有波状起伏或可皱曲，常在笋尖聚集成笔头状；箨鞘新鲜时为淡红褐色或紫黄色，背部被以较密的淡褐色小刺毛；箨舌强隆起成弧形或作山峰状隆起············ 12. **紫竹 P. nigra**
    13. 幼竿节间无毛；箨片常强烈皱曲，在笋尖散开；箨片平直或微皱曲，竿中部的箨鞘之箨片较窄长而呈带状；箨耳易脱落或偶可无箨耳············ 13. **桂竹 P. bambusoides**
1. 竿中、下部的箨鞘背部无斑点；箨片直立，平整，笋期常在笋尖端自下而上相互作覆瓦状排列而呈笔头状；地下茎（竹鞭）节间在横切面上用肉眼即可见有一圈环列的通气道。
  14. 竿箨无箨耳或仅有点痕迹；箨舌边缘拱形或尖拱起；叶鞘除边缘生纤毛外，余处元毛············ 16. **安吉金竹 P. parvifolia**
  14. 竿箨有箨耳，后者呈三角形、镰形或卵形。
    15. 箨舌窄而高，在标本上其宽度通常不超过高的 8 倍，先端细裂成粗长的纤毛；箨鞘红褐色············ 12. **紫竹 P. nigra**

15. 箨舌宽而矮，宽度为其高的 8 倍以上，先端生短纤毛。
  16. 箨耳较大，呈三角形或窄镰形；竿在箨环上常密生柔毛或硬毛，稀可无毛。末级小枝具 1 或 2 叶；箨耳三角形，显然由箨片基部自其两侧向外延伸而成 ················· 14. **篌竹 P. nidularia**
  16. 箨耳小，呈卵形；箨鞘背部无纵条纹，亦无毛或近于无毛 ····················· 15. **水竹 P. heteroclada**

本属植物中刚竹有镇咳祛痰和清除自由基作用，毛竹有镇咳祛痰、抗菌、清除自由基、抑制亚硝化反应、降血糖和抗疲劳作用，紫竹有抗心肌缺血、舒血管、抗凋亡、抗氧化和抑制酶活性作用，毛金竹有调节免疫、抗菌、抗肿瘤、抗氧化和促氧化、抑制亚硝化反应和抗衰老作用，桂竹有中枢保护和降血脂作用，早竹有抑菌和抗氧化作用，淡竹有抑菌作用，早园竹、红哺鸡竹、斑竹和水竹有清除自由基作用。主要活性成分为黄酮和多糖类。

1. 金竹

Phyllostachys sulphurea (Carrière) Rivière et C. Rivière in Bull. Soc. Natl. Acclim. France 5: 773. 1878.——*Bambusa sulphurea* Carrière（英 **Sulfur Bamboo**）

1a. 金竹（模式变种）（李衍竹谱详录）

Phyllostachys sulphurea (Carrière) Rivière et C. Rivière var. **sulphurea**（英 **Sulfur Bamboo**）

竿高 6–15 m，直径 4–10 cm，叶鞘脱落时竿金黄色；中部节间长 20–45 cm，壁厚约 5 mm；箨环微隆起。箨鞘背面无毛；箨耳及鞘口䍁毛俱缺；箨舌绿黄色，拱形或截形；箨片外翻。末级小枝有 2–5 叶；叶鞘几无毛或仅上部有细柔毛；叶耳及鞘口䍁毛均发达；叶片长 5.6–13 cm，宽 1.1–2.2 cm。花枝未见。笋期 5 月中旬。

分布与生境　产于江苏、安徽、浙江、江西、河南、日本、非洲、欧洲和北美引种栽培。
药用部位　杆内衣膜、叶、根及根状茎、竹沥（杆被加热后流出的液体）。
功效应用　杆内衣膜：清热润肺，祛痰止咳。用于肺热燥咳，痰少痰黏不易咳出，喉哑劳咳等症。叶：用于流感。根及根状茎：用于痢疾。竹沥：清热镇咳，祛痰。

1b. 刚竹（变种）（江苏植物志）

Phyllostachys sulphurea (Carrière) Rivière et C. Rivière var. **viridis** Rob. A. Young in J. Wash. Acad. Sci. 27: 345. 1937.（英 **Green Sulfur Bamboo**）

本变种的叶鞘脱落时竿黄绿色而不同于模式变种。

分布与生境　产于陕西、山东、江苏、安徽、浙江、江西、福建、河南、湖南。
药用部位　竹茹、竹沥、竹卷心（幼叶）。
功效应用　竹茹：清热除烦，化痰止呕。用于痰热呕吐。竹沥：清热豁痰，镇咳。竹卷心：清心除烦，消暑止渴。
药理作用　镇咳、祛痰作用：刚竹沥具有镇咳、祛痰的作用。可以明显延迟枸橼酸所致豚鼠咳嗽模型和氨水所致小鼠咳嗽模型的咳嗽潜伏期，减少咳嗽次数；促进小鼠气管酚红分泌；加速兔离体气管黏液纤毛运动[1]。

药理作用及毒性参考文献

[1] 蔡华芳. 中国实用医药，2006, 1(9): 7-8.

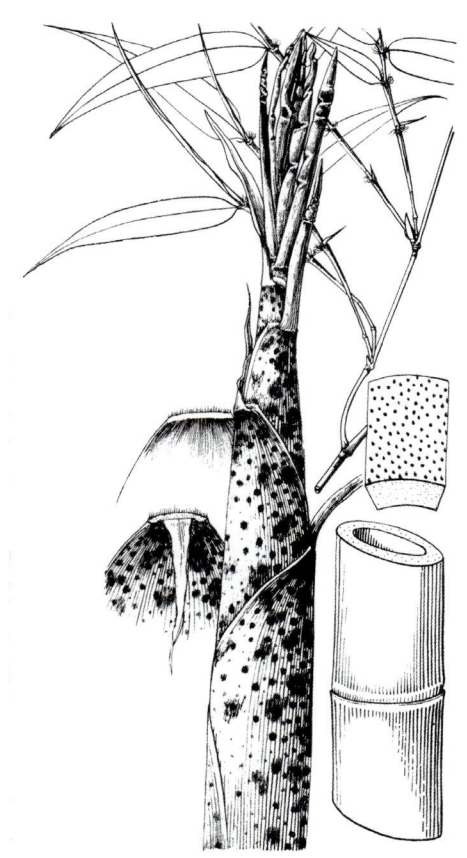

刚竹 Phyllostachys sulphurea (Carrière) Rivière et C. Rivière var. viridis Rob. A. Young
蔡淑琴 绘

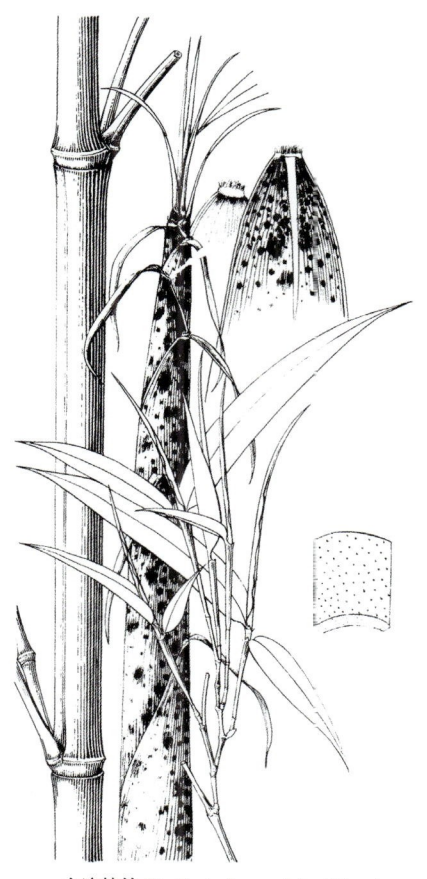

台湾桂竹 Phyllostachys makinoi Hayata
蔡淑琴 绘

2. 台湾桂竹 麦黄竹（浙江植物志）

Phyllostachys makinoi Hayata in Icon. Pl. Formosan.5: 250–252. 1915.（英 **Makino Bamboo**）

竿高 10-20 m，直径 3-8 cm，表面具细微的小凹穴而呈猪皮状；节间最长达 40 cm，壁厚达 10 mm。箨鞘背面呈乳黄色，有时带绿或褐色，微被白粉或无白粉，无毛，具较密的大小不等的斑点；箨耳及鞘口繸毛均不发达；箨舌深紫色，具紫红色长纤毛；箨片外翻，平直或微皱曲。叶耳有时存在，鞘口繸毛常发达；叶舌顶端拱形，常有缺刻，边缘生紫红色纤毛；叶片长 8-14 cm，宽 1.5-2 mm，幼时下表面有毛。笋期 6 月上旬。

分布与生境　产于台湾、福建。

药用部位　幼苗、竹茹。

功效应用　幼苗（竹笋）：清热解毒，透疹。用于小儿痘疹不透，高热不退，咳嗽气促，鼻翼煽动，口渴烦躁等症。竹茹：清热化痰，除烦止呕。

化学成分　地上部分含木脂素，纤维素，多糖类[1-2]。

化学成分参考文献

[1] Fengel D, et al. *Wood Sci Technol*, 1984, 18(2): 103-112.

[2] Fengel D, et al. *Wood Sci Technol*, 1985, 19(2): 131-137.

3. 毛环竹

Phyllostachys meyeri McClure in J. Wash. Acad. Sci. 35(10): 286, f. 1. 1945.（英 **Meyer Bamboo**）

竿高 5-11 m，粗 3-7 cm。箨环初带紫色并被易落白色细毛。箨鞘底部生白色细毛，其余部分无毛；箨耳及鞘口繸毛俱缺；箨舌边缘生短纤毛；箨片外翻。叶鞘无毛；叶舌显著突出，叶片长 7-13 cm，宽 1-2 cm。花枝呈穗状，长 5.5-7 (-10) cm；佛焰苞 5-8 片，每片佛焰苞内具 1-3 枚假小穗。小穗长 3-3.5 cm，含小花 1 或 2 朵；颖常 1 片；外稃长 2-2.5 cm，顶端延伸成芒状小尖头；内稃长 1.8-2.3 cm；花药长 1-1.2 cm。笋期 4 月下旬。

分布与生境　产于河南、陕西和长江流域及其以南各地。

药用部位　竹沥。

功效应用　清热镇咳，祛痰。用于痰热呕吐。

4. 人面竹　罗汉竹，寿星竹

Phyllostachys aurea Carrière ex Rivière et C. Rivière in Bull. Soc. Natl. Acclim. France 5: 716–721, f. 36–37. 1878.——*P. bambusoides* var. *aurea* (Carrière ex Rivière et C. Rivière) Makino, *P. formosana* Hayata（英 **Fishpole Bamboo**）

竿高 5-12 m，粗 2-5 cm；箨环幼时生一圈白色易落的短毛。箨鞘无毛，但沿底部生白色短毛；箨耳及鞘口繸毛俱缺；箨舌很短；箨片开展或外翻而下垂。叶鞘无毛；叶耳及鞘口繸毛早落或无；叶舌极短；叶片长 6-12 cm，宽 1-1.8 cm。花枝穗状，长 3-8 cm；佛焰苞 5-7 片，长 15-18 mm，每片佛焰苞内有假小穗 1-3 枚。小穗含 1-4 朵小花，上部者不孕；颖 0-2 片；外稃与颖相类似但较长，长 15-20 mm，具多脉；内稃脊间具 2 或 3 脉，脊外两侧各有 2-5 脉；花药长 10-12 mm。笋期 5 月中旬。

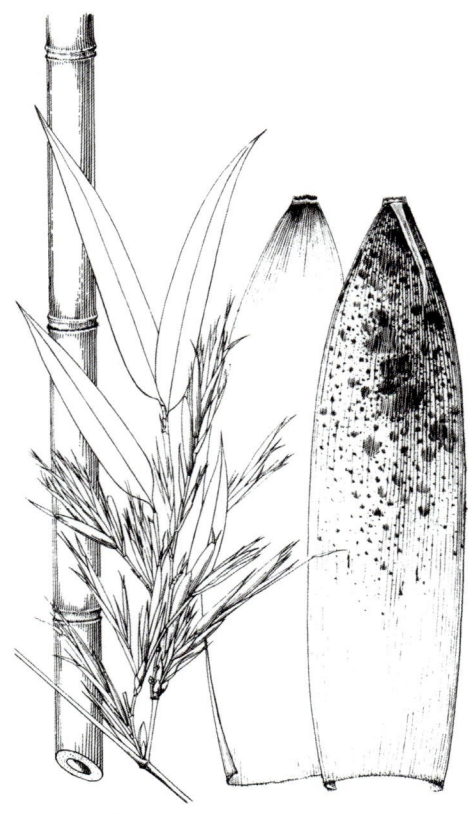

毛环竹 Phyllostachys meyeri McClure
蔡淑琴　绘

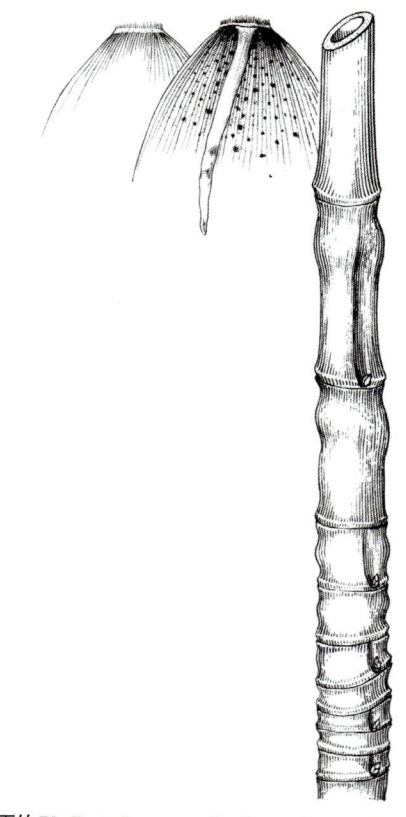

人面竹 Phyllostachys aurea Carrière ex Rivière et C. Rivière
蔡淑琴　绘

分布与生境 产于黄河流域以南各省区。世界各地多已引种栽培。

药用部位 叶、竹沥。

功效应用 叶：清热解毒，生津利尿。用于热病烦渴，小儿惊痫，咳逆吐衄，面赤，小便短赤，口糜生疮等症。竹沥：清热滑痰，镇惊利窍。用于中风痰迷，肺热痰壅，惊风，状热烦渴等症。现代医学认为对癫痫，破伤风有较好疗效。

5. 灰竹

Phyllostachys nuda McClure in J. Wash. Acad. Sci. 35(10): 288, f. 2. 1945.（英 **Naked Bamboo**）

竿高 6–9 m，粗 2–4 cm；节间长达 30 cm，有纵肋；竿环强烈隆起，高于稍隆起的箨环。箨鞘背面为淡绿紫色或淡红褐色；无箨耳及鞘口䍁毛；箨舌高约 4 mm；箨片外翻。叶片长 8–16 cm。花枝呈穗状，长 5–9 cm，基部有 3–5 片逐渐增大的鳞片状苞片；佛焰苞 5–7 片，每苞腋有 2 或 3 枚假小穗，基部的 1 或 2 片佛焰苞常不孕而早落。小穗含 1 或 2 朵小花，长 2.7–3.5 cm；颖不存在或为 1 片；外稃长 2.5–3 cm；内稃长 2–2.5 cm；花药长约 1 cm。笋期 4–5 月，花期 5 月。

分布与生境 产于陕西、江苏、安徽、浙江、江西、台湾及湖南。

药用部位 竹沥。

功效应用 清热滑痰，镇惊利窍，明目止痛。用于中风痰迷，失音不语；肺热痰壅，咳嗽，气喘胸闷；小儿惊风，癫痫癫狂，烦热燥渴等症。对子痫，破伤风，牙痛，眼疾疗效较好。

化学成分 鲜笋含微量和常量元素：铁(Fe)、锰(Mn)、锌(Zn)、铜(Cu)、磷(P)、钾(K)含量丰富，其次为钠(Na)、钙(Ca)、镁(Mg)、硒(Se)[1]。

注评 本种为中国药典（1977年版）收载"鲜竹沥"的基源植物之一，药用其干燥鲜杆经加热后自然沥出的汁液。

化学成分参考文献

[1] 李睿，等. 广东微量元素科学，2007, 14(11): 56-59.

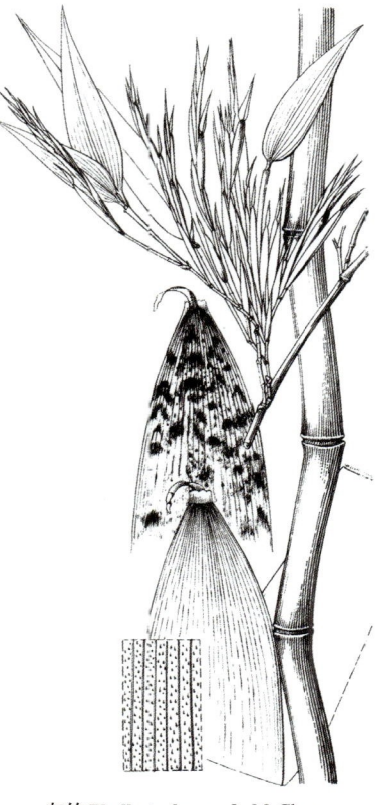

灰竹 Phyllostachys nuda McClure
蔡淑琴 绘

6. 淡竹

Phyllostachys glauca McClure in J. Arnold Arbor. 37(2): 185-186, f. 4. 1956.（英 **Glaucous Bamboo**）

竿高 5–12 m，粗 2–5 cm；竿环与箨环均稍隆起，同高。箨鞘背面淡紫褐色至淡紫绿色，无毛，无箨耳及鞘口䍁毛；箨舌高约 2–3 mm；箨片开展或外翻。叶耳及鞘口䍁毛均存在但早落；叶片长 7–16 cm，宽 1.2–2.5 cm。花枝呈穗状，长达 11 cm，基部有 3–5 片逐渐增大的鳞片状苞片；佛焰苞 5–7 片，每苞内有 2–4 枚假小穗，其中常仅 1 或 2 枚发育正常，小穗长约 2.5 cm，含 1 或 2 朵小花，常以最上端一朵成熟；颖不存在或仅 1 片；外稃长约 2 cm；内稃稍短于其外稃；花药长 12 mm。笋期 4 月中旬至 5 月底，花期 6 月。

分布与生境 产于黄河流域至长江流域各地，也是常见的栽培竹种之一。

药用部位 杆内膜、竹茹、竹沥。

功效应用 杆内膜、竹茹：润肺止咳。用于痰热咳嗽，劳累咳嗽，音哑。竹沥：清热化痰。用于肺热咳嗽痰多，气喘胸闷，中风舌强，痰涎壅盛，小儿痰热惊风。

化学成分 叶含维生素C[1]。

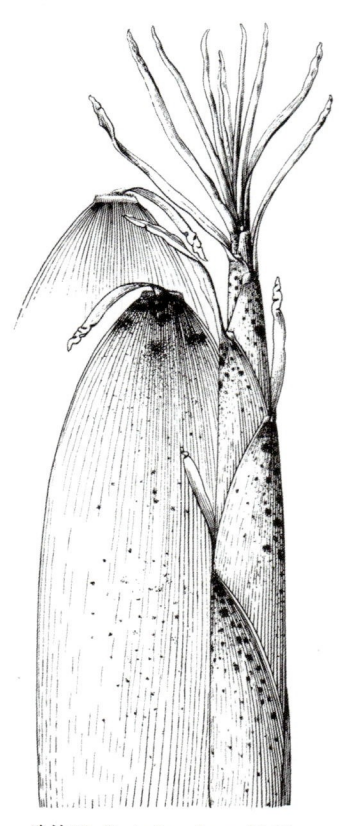

淡竹 Phyllostachys glauca McClure
蔡淑琴 绘

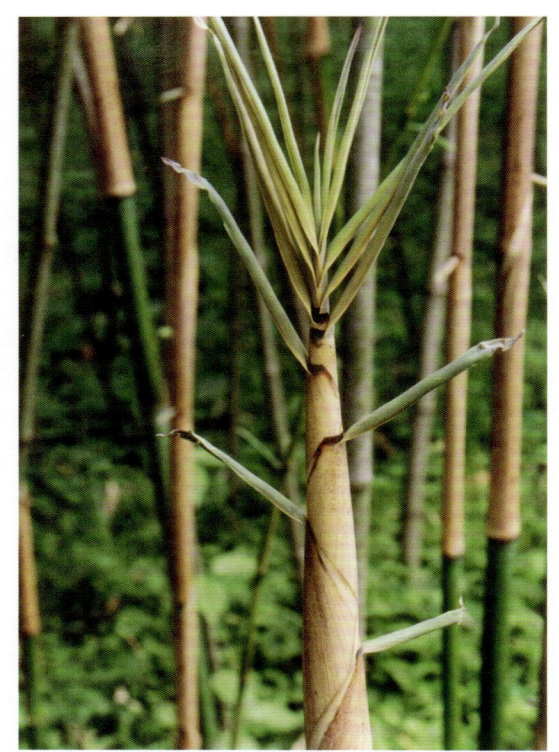

淡竹 Phyllostachys glauca McClure
摄影：徐克学

药理作用 抑菌作用：淡竹的水提物、丙酮提取物和乙酸乙酯提取物对枯草芽孢杆菌、大肠埃希菌、金黄色葡萄球菌、酿酒酵母菌、白假丝酵母菌具有抑制作用。其中丙酮和乙酸乙酯提取物的抑菌效果最好[1]。

注评 本种为中国药典（1977 年版）、部颁药品标准·中药材（1992 年版）收载"鲜竹沥"的基源植物之一，药用其鲜秆经加热后自然沥出的汁液。常见伪品有毛竹 Phyllostachys edulis (Carrière) J. Houz. 浸出液，或添加茶叶水、稀糖水掺伪，可通过薄层检测愈创木酚含量等法加以鉴别。

化学成分参考文献

[1] 莫晓燕，等. 无锡轻工大学学报（食品与生物技术），2004, 23(2): 62-66.

药理作用及毒性参考文献

[1] 杨卫东，等. 食品工业科技，2006, 27(1): 77-78.

7. 早园竹

Phyllostachys propinqua McClure in J. Wash. Acad. Sci. 35(10): 289, f. 1. 1945.（英 **Propinquity Bamboo**）

竿高 6 m，粗 3-4 cm。竿环微隆起与箨环同高。箨鞘背面淡红褐色或黄褐色；无箨耳及鞘口繸毛；箨舌边缘生短纤毛；箨片平直，外翻；常无叶耳及鞘口繸毛；叶舌强烈隆起，先端拱形，被微纤毛；叶片长 7-16 cm，宽 1-2 cm。笋期 4 月上旬开始，出笋持续时间较长。

分布与生境 产于河南、江苏、安徽、浙江、贵州、广西、湖北等省区。

药用部位 竹沥。

功效应用 清热滑痰，镇痉利窍。用于中风痰迷，肺热痰壅，惊风，癫痫，状热烦渴，子烦，破伤风。

药理作用 清除自由基作用：早园竹竹叶醇提物具有清除活性氧自由基的作用[1]。

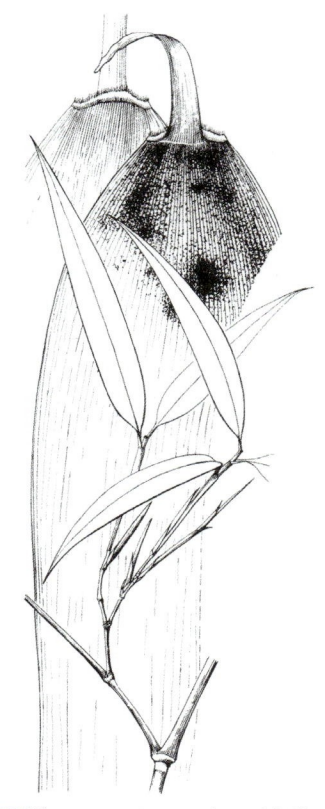

早园竹 Phyllostachys propinqua McClure
蔡淑琴 绘

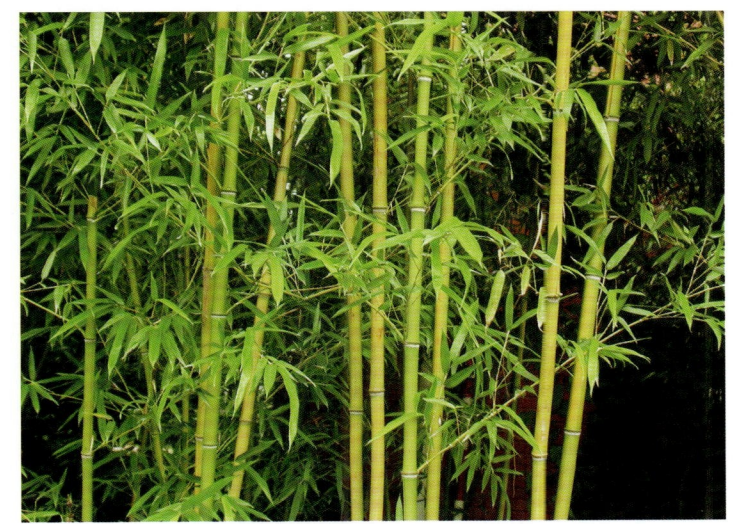

早园竹 Phyllostachys propinqua McClure
摄影：林秦文

药理作用及毒性参考文献

[1] 张英，等．竹子研究汇刊，1996, 15(3): 17-24.

8. 红哺鸡竹

Phyllostachys iridescens C. Y. Yao et S. Y. Chen in Acta Phytotax. Sin. 18(2): 170-171, t. 1. 1980.
（英 **Redsheath Bamboo**）

竿高 6–12 m，径粗 4–7 cm。竿环与箨环中等发达；箨鞘紫红色或淡红褐色，无毛；无箨耳及鞘口繸毛；箨舌宽；箨片外翻。叶舌中等发达；叶片长 8–17 cm，宽 1.2–2.1 cm。花枝呈穗状，长 (2.5–) 5–6 (–8.5) cm，基部托以 3–5 片逐渐增大的鳞片状苞片；佛焰苞 5–7 片，每片佛焰苞腋内具 2 或 3 (–4) 枚假小穗。小穗长 3–3.5 cm，每小穗含小花 3 朵，常仅顶端 1 朵成熟；颖常仅 1 片或无；外稃长 1.8–2.1 cm；内稃长 1.5–1.8 cm；花药长约 1 cm。笋期 4 月中、下旬，花期 4–5 月。

分布与生境 产于江苏、浙江，浙江农村普遍栽培。

药用部位 竹沥。

功效应用 清热豁痰。用于肺热咳嗽痰多。

药理作用 清除自由基作用：红哺鸡竹竹叶醇提物具有清除活性氧自由基 ($O\cdot_2^-$, $\cdot OH^-$) 的作用[1]。

药理作用及毒性参考文献

[1] 张英，等．竹子研究汇刊，1996, 15(3): 17-24.

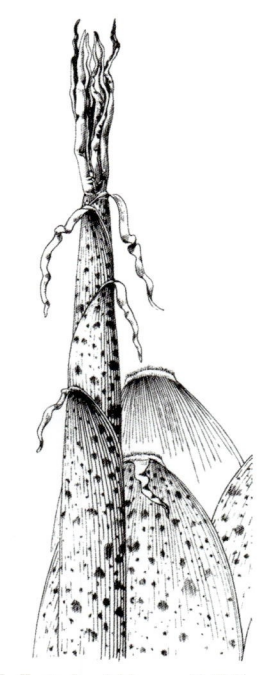

红哺鸡竹 Phyllostachys iridescens C. Y. Yao et S. Y. Chen
蔡淑琴 绘

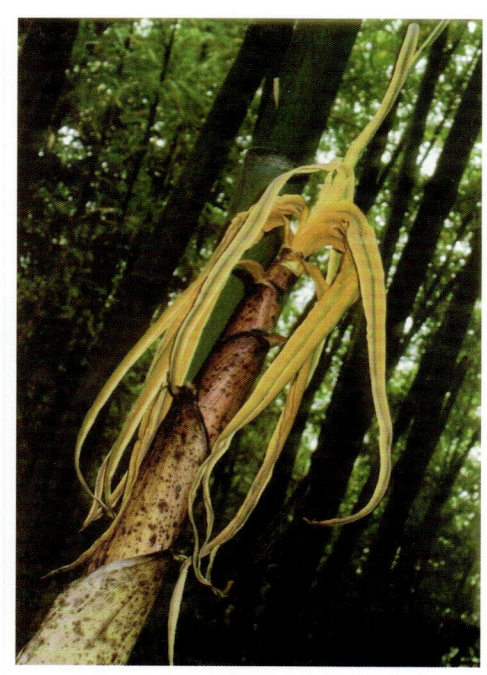

红哺鸡竹 Phyllostachys iridescens C. Y. Yao et S. Y. Chen
摄影：徐克学

9. 乌哺鸡竹

Phyllostachys vivax McClure in J. Wash. Acad. Sci. 35(10): 292, f. 3. 1945.（英 **Smoothsheath Bamboo**）

秆高 5-15 m，直径 4-8 cm；秆环隆起，稍高于箨环。箨鞘密被黑褐色斑块和斑点；无箨耳及鞘口繸毛；箨舌弧形隆起；箨片强烈皱曲，外翻。叶舌发达，高达 3 mm；叶片长 9-18 cm，宽 1.2-2 cm。

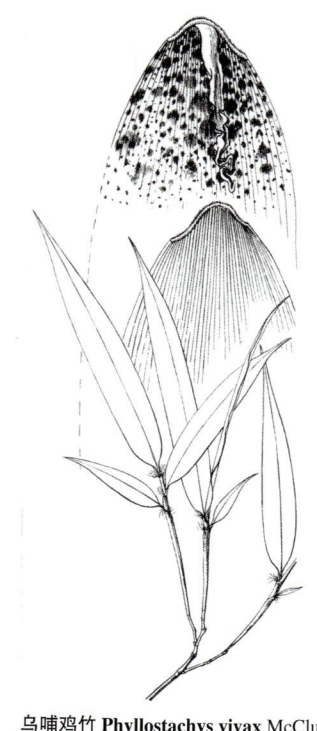

乌哺鸡竹 Phyllostachys vivax McClure
蔡淑琴 绘

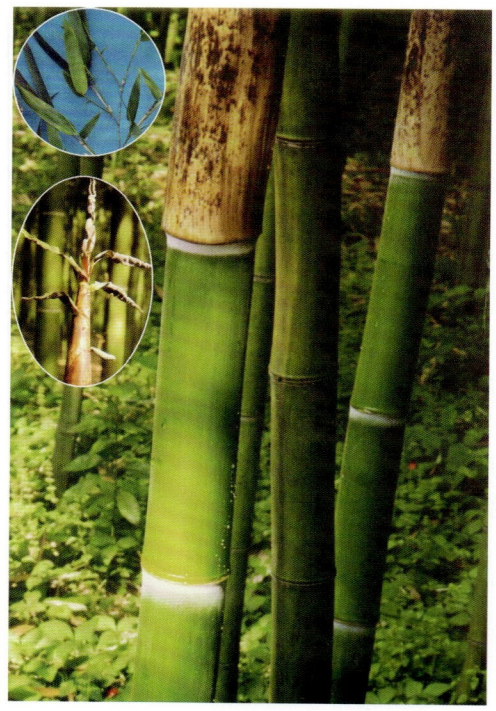

乌哺鸡竹 Phyllostachys vivax McClure
摄影：徐克学

花枝呈穗状，基部托以 4-6 片逐渐增大的鳞片状苞片；佛焰苞 5-7 片，每片佛焰苞内有 1 或 2 枚假小穗。小穗长 3.5-4 cm，常含 2 或 3 朵小花；颖 1 片；外稃长 2.7-3.2 cm；内稃长 2.2-2.6 cm；花药长 12 mm。笋期 4 月中、下旬，花期 4-5 月。

分布与生境　产于江苏、浙江，常见栽培。

药用部位　竹沥。

功效应用　清热豁痰。用于肺热咳嗽痰多。

10. 早竹

Phyllostachys violascens (Carrière) Rivière et C. Rivière in Bull. Soc. Natl. Acclim. France 5: 770. 1878.——*Bambusa violascens* Carrière, *P. praecox* C. D. Chu et C. S. Chao, *P. praecox* C. D. Chu et C. S. Chao cv. *notata*（英 **Early Spring Shoot Bamboo**）

竿高 8-10 m，粗 4-6 cm；竿环与箨环均中度隆起。箨鞘褐绿色或淡黑褐色，无毛；无箨耳及鞘口繸毛；箨舌边缘生细纤毛；箨片强烈皱曲或竿上部者平直，外翻。叶片长 6-18 cm，宽 0.8-2.2 cm。花枝呈穗状，长 4-5 (-7) cm，基部托以 4-6 片逐渐增大的鳞片状苞片；佛焰苞 5-7 片，每片佛焰苞内生有 2 枚假小穗；侧生假小穗常不发育，顶生假小穗常含 2 朵小花，常仅上方的 1 朵发育；颖 1 片；外稃长 2.5-2.8 cm；内稃长 2-2.5 cm；鳞被仅见到 1 片，长约 3 mm；花药 12-13 mm；柱头仅见有 2 枚。笋期在 3 月中旬开始，花期 4-5 月。

分布与生境　产于江苏、安徽、浙江、江西、湖南、福建。浙江农村常见栽培。

药用部位　竹茹、竹沥。

功效应用　竹茹：清热，化痰，止吐。用于肺热咳嗽，咯痰稠厚，胃热呕吐，呃逆。竹沥：清热镇咳，祛痰。用于肺热咳嗽痰多，气喘胸闷，中风昏迷，痰涎壅塞。

化学成分　叶含黄酮，多糖，氨基酸和蒽醌类[1]。

药理作用　抑菌作用：早竹醇提物对大肠埃希菌、金黄色葡萄球菌、枯草芽孢杆菌、酵母菌、苏云金芽孢杆菌、曲霉具有明显的抑制效果。对细菌、霉菌和酵母菌的抑制力顺序为细菌＞酵母菌＞霉菌[1]。

抗氧化作用：采用 DPPH 和 ABTS 法测定早竹笋提取液具有抗氧化活性。竹笋总酚可能是早竹笋具有抗氧化活性的重要原因之一[2]。

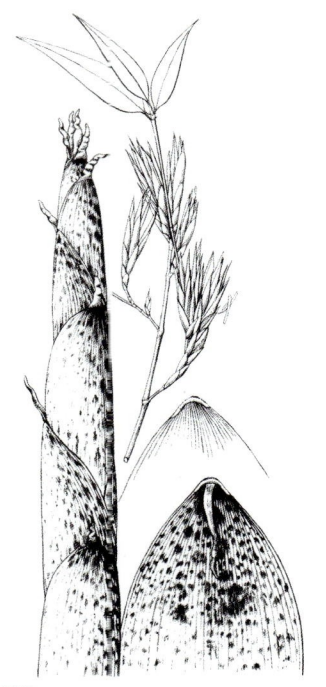

早竹 **Phyllostachys violascens** (Carrière) Rivière et C. Rivière
蔡淑琴　绘

化学成分参考文献

[1] 毛燕，等. 浙江林学院学报，1997(04): 98-102.

药理作用及毒性参考文献

[1] 陆志科，等. 中南林学院学报，2004, 24(4): 70-73.

[2] 李安平，等. 营养学报，2008, 30 (3): 321-323.

11. 毛竹

Phyllostachys edulis (Carrière) J. Houz. in Bambou (Mons)1: 39. 1906.——*Bambusa edulis* Carrière, *Phyllostachys pubescens* Mazel ex J. Houz., *P. heterocycla* (Carrière) S. Matsum. cv. *pubescens*, *P. heterocycla* (Carrière) S. Matsum. cv. *gracilis*（英 **Edible Bamboo**）

竿高达 20 m，粗者可达约 20 cm；竿环不明显，低于箨环或在细竿中隆起。箨鞘背面密生棕色刺毛；箨耳微小，繸毛发达；箨舌边缘具粗长纤毛；箨片初时直立，以后外翻。叶舌隆起；叶片长 4–11 cm，宽 0.5–1.2 cm。花枝穗状，长 5–7 cm；佛焰苞通常在 10 片以上，下部数片不孕而早落，每片孕性佛焰苞内具 1–3 枚假小穗。小穗仅有 1 朵小花；颖 1 片，长 15–28 mm；外稃长 22–24 mm；内稃稍短于其外稃；花药长约 12 mm。笋期 4 月，花期 5–8 月。

分布与生境　分布于自秦岭、汉水流域至长江流域以南和台湾省，黄河流域也有多处栽培。

药用部位　嫩苗、叶、根状茎、笋。

功效应用　嫩苗：利九窍，通血脉，化痰涎，消食发豆疹，透毒。用于小儿痘疹不出，与米煮粥吃能解毒。叶、根状茎、笋：清热，利尿，活血，祛风。用于烦热口渴，小儿发热，小儿疳积。

化学成分　竹皮含 2,6-二甲氧基对苯醌[1]。

叶含挥发油：主要成分为 3-甲基-2-丁醇(3-methyl-2-butanol)，2-己烯醛(2-hexenal)，2-甲氧基-4-乙烯基苯酚(2-methoxy-4-vinylphenol)[2]，(Z)-3-己烯-1-醇[(Z)-3-hexen-1-ol][2-3]。

籽粒含三萜类：羽扇豆醇(lupeol)，羽扇豆烯酮(lupenone)，β-香树脂醇(β-amyrin)，无羁萜(friedelin)[4]。

药理作用　镇咳、祛痰作用：毛竹沥具有镇咳、祛痰的作用。可以明显延迟枸橼酸所致豚鼠咳嗽模型和氨水所致小鼠咳嗽模型的咳嗽潜伏期，减少咳嗽次数。促进小鼠气管酚红分泌，加速兔离体气管黏液纤毛运动[1]。

抗菌作用：滤纸片法实验显示毛竹叶醇提物对大肠埃希菌、枯草芽孢杆菌、金黄色葡萄球菌、苏云金芽孢杆菌、啤酒酵母杆菌、曲霉均有抑制作用。对细菌、霉菌和酵母菌的抑制力顺序为：细菌＞酵母菌＞霉菌[2]。

清除自由基作用：毛竹竹叶醇提物具有清除活性氧自由基 ($O_2^-\cdot$，$\cdot OH$) 的作用，尤其对 $O_2^-\cdot$ 的效价更高[3]。毛竹竹叶高抗氧化菌种发酵液清除羟自由基、DPPH·、超氧阴离子的能力较发酵前明显提高[4]。

抑制亚硝基化反应：毛竹竹叶醇提物具有清除 NO_2^- 的能力和阻断 N-亚硝胺 (NDMA) 合成的作用[3]。

降血糖作用：毛竹叶多糖 (PMBL) 和毛竹叶类黄酮 (FMBL) 可以明显降低四氧嘧啶诱发的糖尿病小鼠模型的血糖值，能减缓糖尿病小鼠消瘦和多饮多食的症状[5-6]。

抗疲劳作用：PMBL 具有良好的抗疲劳生理活性，PMBL 能延长小白鼠的游泳时间，降低了运动后血尿素氮 (BUN) 的增量，提高了血清乳酸脱氢酶 (LDH) 活力，显著增加了肌糖原和肝糖原的储备量[7]。

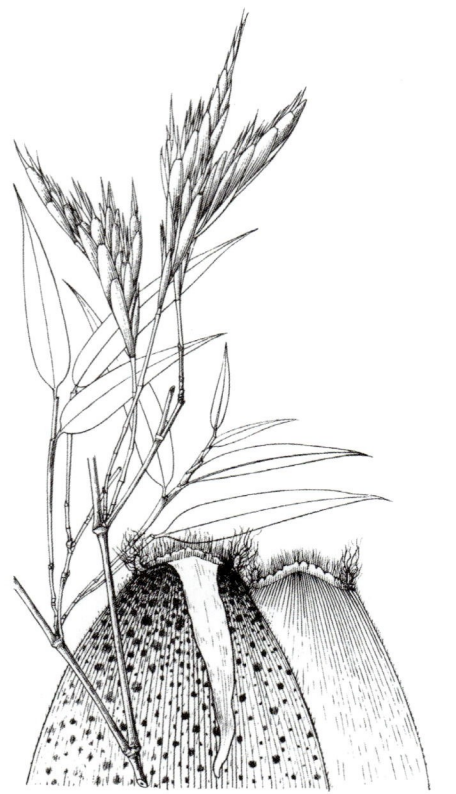

毛竹 Phyllostachys edulis (Carrière) J. Houz.
蔡淑琴　绘

化学成分参考文献

[1] Nishina A, et al. *J Agric Food Chem*, 1991, 39(2): 266-269.

[2] 何跃君，等. 林业科学, 2010, 46(7): 120-128.

[3] Jin YC, et al. *Molecules*, 2011, 16: 4318-4327.

[4] Ohmoto T, et al. *Phytochemistry*, 1970, 9(10): 2137-2148.

药理作用及毒性参考文献

[1] 蔡华芳. 中国实用医药, 2006, 1(9): 7-8.
[2] 陆志科, 等. 南林学院学报, 2004, 24(4): 69-73.
[3] 张英, 等. 竹子研究汇刊, 1996, 15(3): 17-24.
[4] 查勇, 等. 中国酿造, 2008, 5: 36-38.
[5] 丁红秀, 等. 食品科学, 2007, 28(12): 446-449.
[6] 丁红秀, 等. 食品科学, 2006, 27(12): 742-744.
[7] 丁红秀, 等. 食品科学, 2008, 29(4): 389-391.

12. 紫竹

Phyllostachys nigra (Lodd. ex Lindl.) Munro in Trans. Linn. Soc. London 26(1): 38, 123. 1868.——*Bambusa nigra* Lodd. ex Lindl. （英 **Black Bamboo**）

12a. 紫竹（模式变种）

Phyllostachys nigra (Lodd. ex Lindl.) Munro var. **nigra**（英 **Black Bamboo**）

竿高 4–8 m，稀可高达 10 m，直径可达 5 cm；竿环高于箨环或两环等高。箨鞘背面被较密的淡褐色刺毛；箨耳边缘生有紫黑色繸毛；箨舌边缘生有长纤毛；箨片直立或以后稍开展。叶片长 7–10 cm，宽约 1.2 cm。花枝呈短穗状，长 3.5–5 cm，基部托以 4–8 片逐渐增大的鳞片状苞片；佛焰苞 4–6 片，每片佛焰苞腋内有 1–3 枚假小穗。小穗披针形，长 1.5–2 cm，具 2 或 3 朵小花；颖 1–3 片；外稃长 1.2–1.5 cm；内稃短于外稃；花药长约 8 mm。笋期 4 月下旬。

分布与生境 原产于我国，南北各地多有栽培，印度、日本及欧美许多国家也引种栽培。

药用部位 根状茎。

功效应用 清热解毒，祛风除湿，活血散瘀。用于风湿痹痛，腰脚筋骨酸痛，经闭，气血积滞，包块疖肿，恶疮，狂犬咬伤等。

化学成分 叶含黄酮类：异荭草素(isoorientin)，荭草素(orientin)，牡荆素(vitexin)，小麦黄素(tricin)，木犀草素-6-*C*-(6''-*O*-反式-咖啡酰葡萄糖苷)[luteolin-6-*C*-(6''-*O*-trans-caffeoylglucoside)]，书带蕨黄酮▲(vittariflavone)，6-*C*-(6''-*O*-反式-咖啡酰基-*β*-D-吡喃葡萄糖基)-3',4',5,7-四羟基黄酮[6-*C*-(6''-*O*-trans-caffeoyl-*β*-D-glucopyranosyl)-3',4',5,7-tetrahydroxyflavone][1]，鱼藤酮(rotenone)[2]，苯丙素类：顺式-香豆酸(*cis*-coumaric acid)，对香豆酸(*p*-coumaric acid)[1]。

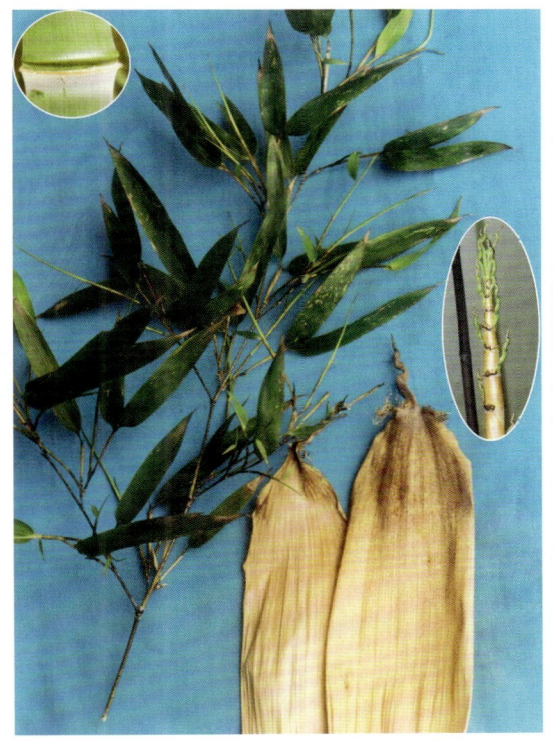

紫竹 *Phyllostachys nigra* (Lodd. ex Lindl.) Munro var. **nigra**
摄影：徐克学

药理作用 抗心肌缺血作用：紫竹叶提取物（总黄酮含量为 88.6%）明显提高心肌缺血再灌注损伤狗室内压最大上升和下降速率，降低左室舒张末期压力，提高心输出量；明显减少心肌损伤面积，降低心肌缺血再灌注损伤狗肌酸磷酸激酶及乳酸脱氢酶的活性，减少丙二醛的含量，增加超氧化物歧化酶的活性。这种保护作用是紫竹提取物通过电压依赖性钙通道及受体依赖性钙通道降低了心肌细胞钙的含量而实现的。

舒血管作用：紫竹中的荭草素可以缓解苯肾上腺素所致的新西兰家兔主动脉环的收缩，机制是通过 NO-cGMP 通路，即刺激内皮细胞产生 NO，增加主动脉内 cGMP 的含量[2]。

抗凋亡作用：紫竹中的荭草素具有抗凋亡的作用。可以上调大鼠缺血/再灌注心肌细胞和大鼠缺氧/复氧心肌细胞的 Bcl-2 的表达，下调 Bax 的表达；减少心肌细胞 Cyt-c 和 Caspase-3 的表达，抗凋亡作用是通过抑制凋亡线粒体途径实现的[3]。

抗氧化作用：紫竹叶醇提物具有清除自由基的作用[4-5]。紫竹叶中木犀草素-6-C-(6''-O-反式-咖啡酰基葡萄糖苷)具有抗氧化作用，可抑制大鼠晶状体醛糖还原酶活性和晚期糖化终产物的产生，对防治糖尿病并发症有一定作用[6]。

抑制磷酸二酯酶作用：紫竹茎皮水提物100 μg/ml对牛心cAMP磷酸二酯酶抑制率在61.7%–63.2%。氯仿可溶性部分抑制率为78.4%，氯仿不溶性部分抑制率为47.7%[7]。

注评 本变种苗族、土家族、侗族、毛南族、壮族药用其根状茎，主要治疗疯狗咬伤、白喉、风湿痹痛、淤血闭经、高热口渴。

化学成分参考文献

[1] Lee HJ, et al. *Food and Chemical Toxicology*, 2010, 48(6): 1721-1727.
[2] Lee IH, et al. *Repub. Korean Kongkae Taeho Kongbo*, 2010, 36pp. KR 2010066799 A 20100618. CAN 153: 108264, AN 2010: 789716.

药理作用及毒性参考文献

[1] 付晓春，等.天然产物研究与开发，2006, 18: 214-218.
[2] Fu XC, et al. *Biol Pharm Bull*, 2005, 28(1): 37-41.
[3] Fu XC, et al. *J Asian Nat Prod Res*, 2006, 8(3): 265-272.
[4] 张英，等.中国中药杂志，2002, 27(4): 254-257, 320.
[5] 张英，等.竹子研究汇刊，1996, 15(3): 17-24.
[6] Jung SH, et al. *Biol Pharm Bull*, 2007, 30(8): 1569-1572.
[7] Nikaido T, et al. *Planta Med*, 1981, 43(1): 18-23.

12b. 毛金竹（变种）（植物分类学报） 淡竹（图经本草）

Phyllostachys nigra (Lodd. ex Lindl.) Munro var. **henonis** (Mitford) Stapf ex Rendle in J. Linn. Soc., Bot. 36(254): 442-443. 1904.——*P. henonis* Mitford, *P. puberula* (Miq.) Munro（英 **Henon Bamboo**）

本变种与模式变种的区别在于竿不为紫黑色，较高大，可达7–18 m，竿壁厚，可达5 mm，箨鞘顶端有深褐色微小斑点。

分布与生境 原产于我国黄河流域以南。日本及欧洲引种栽培。

药用部位 竹茹、幼叶、竹沥、竹笋、笋壳。

功效应用 竹茹、幼叶：清热化痰镇咳，除烦止呕，安胎凉血，止血。用于痰热咳嗽，胆火挟痰，烦热呕吐，惊悸失眠，中风痰迷，舌强不语，胃热呕吐，妊娠恶阻，胎动不安，吐血，尿血，崩漏。竹沥：清热降火，滑痰利窍。用于中风痰迷，肺热痰壅，气喘胸闷，壮热烦渴，子烦，惊风，破伤风。竹笋：清热消痰。用于狂热，头风，头痛，心胸烦闷，眩晕，惊痫，小儿惊风。笋壳：明目退翳。用于目翳。

化学成分 叶含黄酮类：小麦黄素(tricin)，牡荆素(vitexin)，荭草素(orientin)，异荭草素(isoorientin)，小麦黄素-7-O-β-D-吡喃葡萄糖苷(tricin-7-O-β-D-glycopyranoside)，小麦黄素-7-O-新橙皮糖苷(tricin-7-O-neohesperidoside)[1]，木犀草素-7-葡萄糖苷(luteolin-7-glucoside)[2]；苯丙素类：绿原酸(chlorogenic acid)，咖啡酸(caffeic acid)[2]；碱基类：尿嘧啶(uracil)，5-甲基尿嘧啶(5-methyluracil)，胸腺嘧啶核苷(thymidine)[1]；有机酸类：丁二酸(butanedioic acid)[1]；甾体类：β-谷甾醇，胡萝卜苷[1]。

药理作用 调节免疫作用：毛金竹干浸膏可以明显提高小鼠肝指数；提高小鼠血中IgG、IgA、IgM免疫球蛋白的含量；提高小鼠血中补体C3的含量[1]。毛金竹丙酮提取物可以抑制被脂多糖(LPS)诱导激活的RAW264.7单核细胞系IL-12的产生，机制为抑制了IL-12基因启动子的NF-κB结合位点的活性[2]。

抗菌作用：滤纸片法实验显示毛金竹醇提物对大肠埃希菌、枯草芽孢杆菌、金黄色葡萄球菌、苏云金芽孢杆菌、啤酒酵母杆菌、曲霉均有抑制作用。对细菌、霉菌和酵母菌的抑制力顺序为：细菌＞酵母菌＞霉菌[3]。

禾本科 POACEAE（GRAMINEAE）

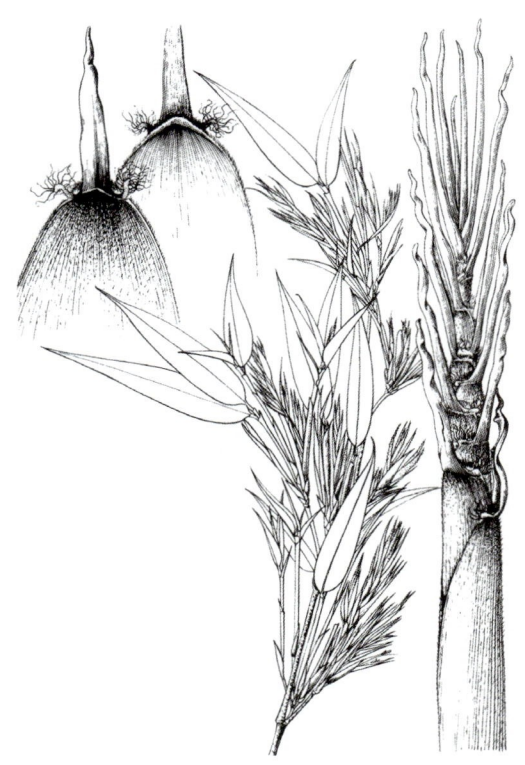

毛金竹 Phyllostachys nigra (Lodd. ex Lindl.) Munro var. henonis (Mitford) Stapf ex Rendle
蔡淑琴 绘

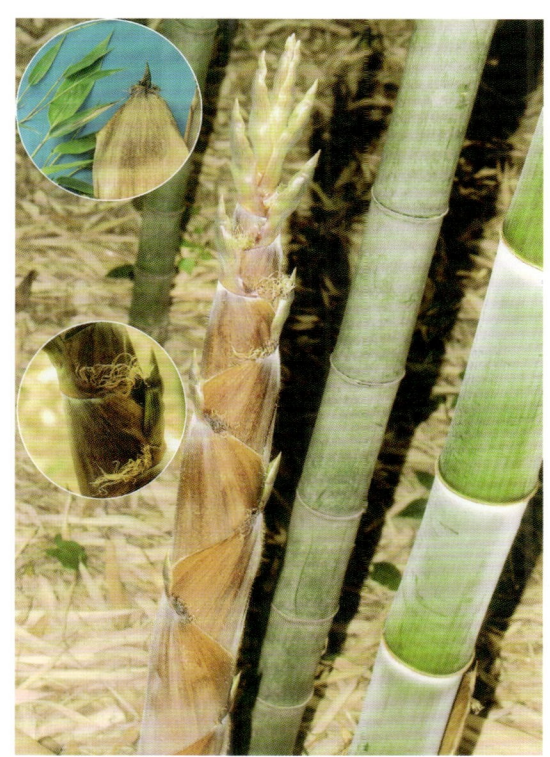

毛金竹 Phyllostachys nigra (Lodd. ex Lindl.) Munro var. henonis (Mitford) Stapf ex Rendle
摄影：徐克学

抗肿瘤作用：毛金竹丙酮提取物具有抑制 HL-60 白血病细胞的增殖和部分诱导白血病细胞分化的作用。可以协同 1,25- 二羟 D_3 促进单核细胞的分化，可以协同全反式维甲酸促进粒细胞的分化[4]。

抗氧化与促氧化作用：毛金竹叶中提取黄酮制剂有抗氧化、抑制脂质过氧化产物、清除脂褐素和保护胶原蛋白活性的作用。从毛金竹叶中提取黄酮制剂对老年小鼠体内 SOD 和 GSH-Px 的活性有显著诱导作用；明显地抑制了老年小鼠血浆 LPO 的生成；降低了肝脏脂褐素 (LF) 的含量；通过测定小鼠皮肤和尾腱中羟脯氨酸含量的变化，显示出对胶原蛋白活性的正效应[5]。毛金竹醇提取物包括绿原酸、咖啡酸和木犀草素 -7- 葡萄糖苷。醇提物体外具有抗氧化和促氧化双重作用：一方面醇提物具有清除 DPPH 自由基的作用，可延长 AAPH 诱导的脂质体过氧化的进程和范围，可以阻止 Cu^{2+} 介导的低密度脂蛋白的氧化[6]。另一方面在过渡金属离子存在的情况下，可以降低植物酚类物质的作用，使含有 Cu^{2+} 诱导的过氧化磷脂脂质体的结构物增多。毛金竹竹叶醇提物和正丁醇萃取物具有清除活性氧自由基的作用[7-8]。醇提物可以显著增强小鼠外周血 SOD 和 GSH-Px 的活力[7]。

抑制亚硝基化反应：毛竹竹叶醇提物具有清除 NO_2^- 的能力和阻断 N- 亚硝胺的合成的作用[6]。

抗衰老作用：从毛金竹叶中提取的黄酮具有抗衰老的生物学功效。能显著增强小鼠对非特异性刺激的抵抗能力和抗疲劳能力；对正常小鼠的学习能力有一定的促进作用[5]。

注评 本变种为历版中国药典收载"竹茹"的基源植物之一，药用其茎秆的干燥中间层。根据不同的采制工艺将其刮成丝条、卷曲成团者称为"散竹茹"；而削成薄片、捆扎成束者称为"齐竹茹"。

化学成分参考文献

[1] 孙武兴，等. 沈阳药科大学学报，2008, 25(1): 39-43.

[2] Hu C, et al. *J Agric Food Chem*, 2000, 48(8): 3170-3176.

药理作用及毒性参考文献

[1] 王静，等. 中药材，1997, 20(9): 470-472.

[2] Kim SH, et al. *Immunopharmacol Immunotoxicol*, 2007,

29(1): 131-139.

[3] 陆志科, 等. 南林学院学报, 2004, 24(4): 69-73.

[4] Kim SH, et al. *Immunopharmacol Immunotoxicol*, 2007, 29(1): 119-129.

[5] 张英, 等. 竹子研究汇刊, 1997, 16(4): 62-67.

[6] Hu C, et al. *J Agric Food Chem*, 2000, 48(8): 3170-3176.

[7] 张英, 等. 竹子研究汇刊, 1996, 15(3): 17-24.

[8] 张英, 等. 营养学报, 1998, 20(3): 367-371.

13. 桂竹 刚竹（中国主要植物图说·禾本科），斑竹

Phyllostachys bambusoides Siebold et Zucc. in Abh. Math.-Phys. Cl. Königl. Bayer. Akad. Wiss. 3(3): 746, t. 5, f. 3. 1843.——*P. lithophila* Hayata（英 **Giant Timber Bamboo**）

13a. 桂竹（模式变型）

Phyllostachys bambusoides Siebold et Zucc. f. **bambusoides**（英 **Giant Timber Bamboo**）

竿高可达 20 m，粗达 15 cm；竿环稍高于箨环。箨鞘疏生脱落性淡褐色直立刺毛；箨耳小形或大形而呈镰状，有时无箨耳；箨舌边缘生较长或较短的纤毛；箨片平直或偶可在顶端微皱曲，外翻。叶片长 5.5–15 cm，宽 1.5–2.5 cm。花枝呈穗状，长 5–8 cm；佛焰苞 6–8 片，每片佛焰苞腋内具 1 枚或有时 2 枚、稀可 3 枚的假小穗；小穗长 2.5–3 cm，含 1 或 2 (–3) 朵小花；颖 1 片或无颖；外稃长 2–2.5 cm；内稃稍短于其外稃；花药长 11–14 mm。笋期 5 月下旬。

分布与生境 产于黄河流域及其以南各地，从武夷山脉向西经五岭山脉至西南各省区均可见野生的竹株。日本引种栽培。

药用部位 根状茎、根、笋壳、花、竹茹、竹沥、竹黄（茎节间的片状物）。

功效应用 根状茎、根：祛风除湿，祛肺寒，清热止血。用于气喘风热咳嗽，四肢顽痹，筋骨疼痛，妇女血崩。笋壳：清血热，透斑疹。花：用于烂喉疫痧，猩红热。竹茹、竹沥、竹黄均入药。

化学成分 叶含酚类：高荭草素(homoorientin)[1]，1-β-D-吡喃葡萄糖氧基-3-甲氧基-4-羟基苯(1-β-D-glucopyranosyloxy-3-methoxy-4-hydroxybenzene)[2]；矿物质：K、N、P、Ca、Si、Mg[3]。

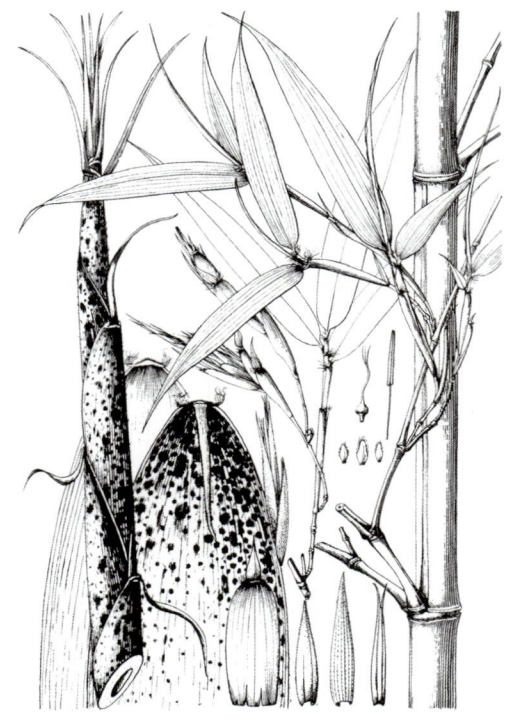

桂竹 **Phyllostachys bambusoides** Siebold et Zucc. f. **bambusoides**
蔡淑琴 绘

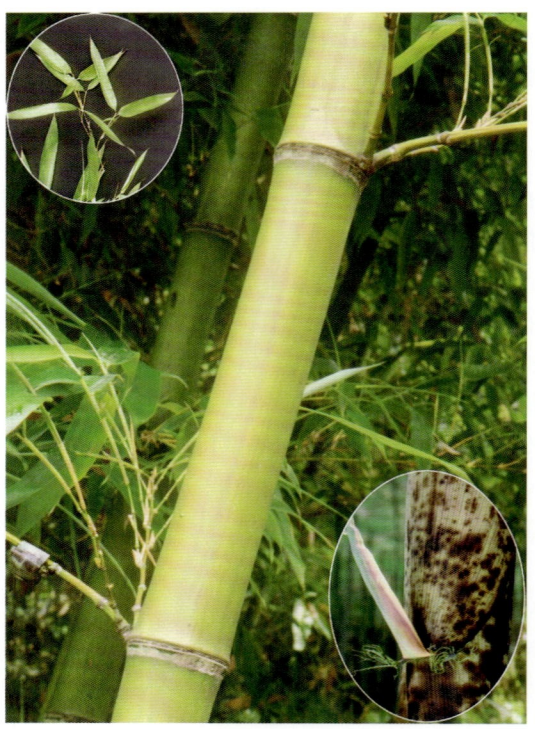

桂竹 **Phyllostachys bambusoides** Siebold et Zucc. f. **bambusoides**
摄影：徐克学

药理作用 保护神经元作用：通过电镜观察和 LDH 测定实验显示桂竹水提物可以有效保护 Abeta25-35 多肽诱导神经元死亡；提高星形胶质细胞内过氧化氢酶，超氧化物歧化酶，谷胱甘肽过氧化物酶和谷胱甘肽 -S- 转移酶 (GST) 活力[1]。

降血脂作用：桂竹中间层的甲醇提取物 PN、PB、PP 和 BCT 可以降低高脂血症大鼠（Triton WR-1339 和高胆固醇饮食诱导）血中的总胆固醇和低密度脂蛋白（LDL）的含量，增加 LDL 氧化和对胆固醇酰基转移酶（hACAT-1 和 hACAT-2）的抑制率[2]。

化学成分参考文献

[1] Lee KJ, et al. *Han'guk Eungyong Sangmyong Hwahakhoeji*, 2008, 51(3): 245-246.

[2] Moon GS, et al. *Journal of The Korean Society of Food Science and Nutrition*, 2008, 37(1): 27-34.

[3] Nishida T. *Bamboo Journal*, 1989, 7: 1-4.

药理作用及毒性参考文献

[1] Jeong JC, et al. *J Ethnopharmacol*, 2005, 98(3): 259-66.

[2] Ham I, et al. *Immunopharmacol Immunotoxicol*, 2009, 6: 1-7.

13b. 斑竹（变型）（植物研究）

Phyllostachys bambusoides Siebold et Zucc. f. **lacrima-deae** Keng f. et T. H. Wen in Bull. Bot. Res., Harbin 2(1): 73-74. 1982.（英 **Stripe Timber Bamboo**）

本变型与原变型的区别在于竿有紫褐色或淡褐色斑点。

分布与生境 产于黄河至长江流域各地。

药用部位 根状茎、根。

功效应用 祛风除湿，祛风寒，通经络，止血。

药理作用 清除自由基作用：二苯基苦基苯肼自由基酶标仪法研究显示斑竹叶甲醇提取物具有清除 DPPH 自由基活性的作用[1]。

药理作用及毒性参考文献

[1] 陆瑞利，等. 生物学杂志，2003, 20(6): 37-39.

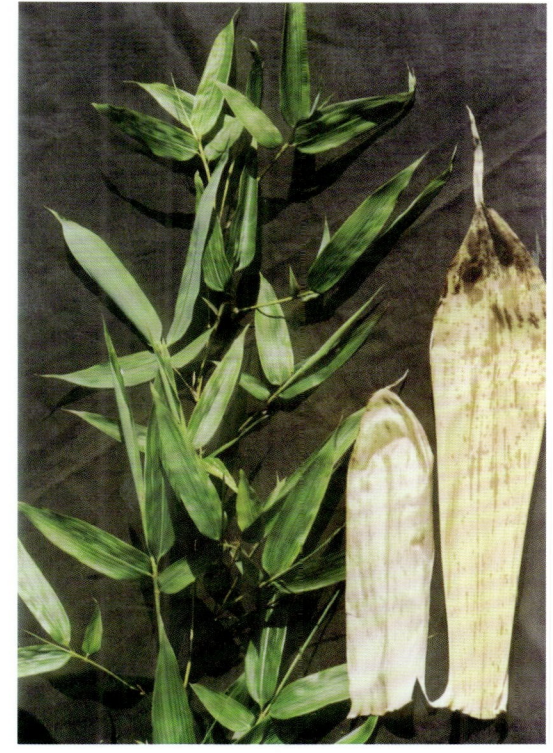

斑竹 Phyllostachys bambusoides Siebold et Zucc. f. **lacrima-deae** Keng f. et T. H. Wen
摄影：徐克学

14. 篌竹 花竹，枪刀竹，水竹，白夹竹，笔笋竹，扫帚竹

Phyllostachys nidularia Munro in Gard. Chron., n.s., 6: 773-774. 1876.（英 **Flower Bamboo**）

竿高达 10 m，粗 4 cm。竿环同高或略高于箨环；箨环最初有棕色刺毛；箨鞘基部密生淡褐色刺毛，向上渐稀疏；箨耳大，疏生淡紫色繸毛；箨舌宽，边缘密生白色微纤毛；箨片直立。叶片长 4-13 cm，宽 1-2 cm。花枝呈紧密的头状，长 1.5-2 cm，基部托以 2-4 片逐渐增大的鳞片状小形苞片；佛焰苞 1-6 片，每片佛焰苞腋内具假小穗 2-8 枚；小穗含 2-5 朵小花，上部 1 或 2 朵小花不孕；颖通常 1 片，有时多至 3 片，长可达 15 mm；外稃密被长而开展的细刺毛，第一外稃长 10-12 mm；内稃亦被开展的细刺毛，长 6-11 mm；花药长 4.5-5.5 mm；柱头 3，有时 2 或 1。笋期 4-5 月，花期 4-8 月。

分布与生境 产于陕西、河南、湖北和长江流域及其以南各地。欧洲、北美引种栽培。

药用部位 叶、根、竹茹、竹沥。

功效应用 叶、根：清热，利尿。用于咳嗽，小便不利，出血。竹茹：清热凉血，化痰止呕。竹沥：清热豁痰。

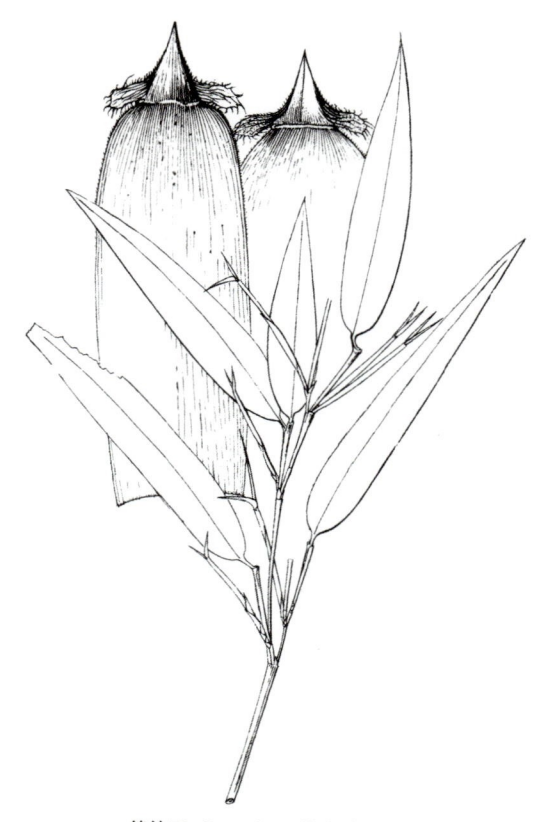

篌竹 Phyllostachys nidularia Munro
蔡淑琴 绘

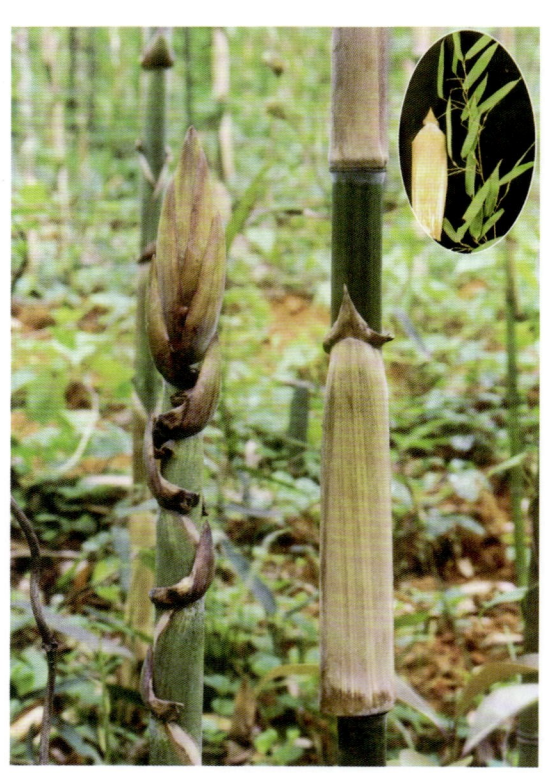

篌竹 Phyllostachys nidularia Munro
摄影：徐克学

15. 水竹

Phyllostachys heteroclada Oliv. in Hooker's Icon. Pl. 23(4):, t. 2288. 1894.（英 **Heteroclade Bamboo**）

15a. 水竹（模式变型）

Phyllostachys heteroclada Oliv. f. **heteroclada**（英 Heteroclade Bamboo）

竿可高约 6 m，粗达 3 cm。箨鞘背面深绿带紫色；箨耳小，但明显可见；箨舌低；箨片直立。叶片长 5.5-12.5 cm，宽 1-1.7 cm。花枝呈紧密的头状，长 (16-) 18-20 (-22) mm，基部托以 4-6 片逐渐增大的鳞片状苞片，老枝上的花枝则具佛焰苞 2-6 片，每片佛焰苞腋内有假小穗 4-7 枚，有时可少至

禾本科 POACEAE（GRAMINEAE）

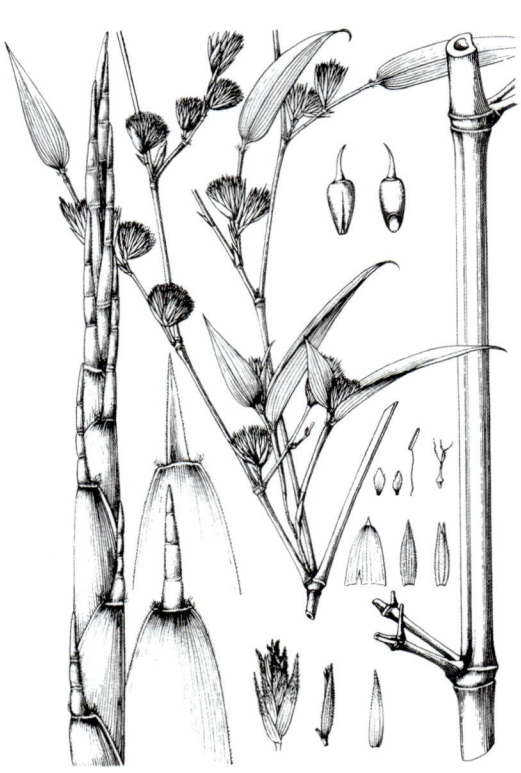

水竹 **Phyllostachys heteroclada** Oliv. f. **heteroclada**
蔡淑琴 绘

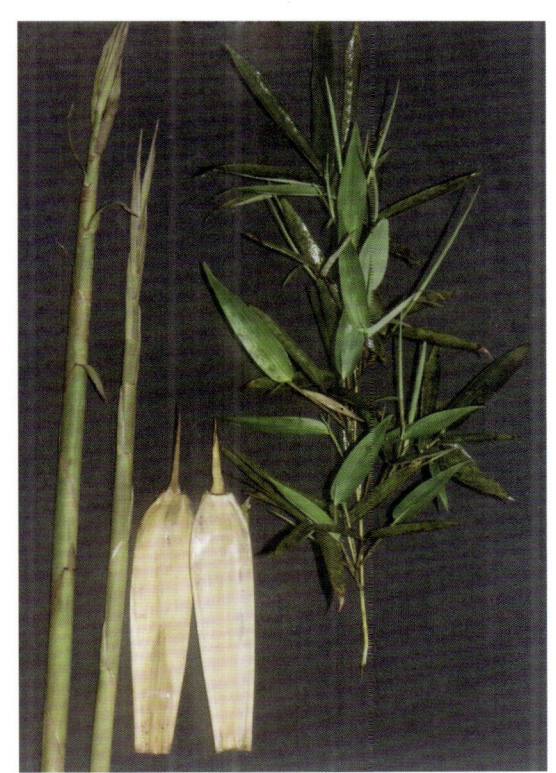

水竹 **Phyllostachys heteroclada** Oliv. f. **heteroclada**
摄影：徐克学

1枚。小穗长达15 mm，含3-7朵小花，上部小花不孕；颖0-3片；外稃长8-12 mm；内稃多少短于外稃，除基部外均被短柔毛；花药长5-6 mm；柱头3，有时2。笋期5月，花期4-8月。

分布与生境 产于黄河流域及其以南各地。多生于河流两岸及山谷中，为长江流域及其以南最常见的野生竹种。

药用部位 叶、根、竹茹、竹沥。

功效应用 叶、根：清热，凉血，化痰。用于痰热症，烦躁。竹茹：清热凉血，化痰止呕。竹沥：清热豁痰。

化学成分 叶含黄酮[1]。

药理作用 清除自由基作用：水竹叶甲醇提取物具有清除二苯基苦基苯肼 (DPPH) 自由基作用[1]。

化学成分参考文献

[1] 陈文英，等. 林产化学与工业，2007, S1: 73-76.

药理作用及毒性参考文献

[1] 陆瑞利，等. 生物学杂志，2003, 20(6): 37-39.

15b. 实心竹（变型） 木竹（江苏植物志）

Phyllostachys heteroclada Oliv. f. **solida** (McClure) C. P. Wang et Z. H. Yu in Acta Phytotax. Sin. 18(2): 188. 1980.（英 **Solide Bamboo**）

本变型与模式变型的不同在于竿壁特别厚，在较细的竿中则为实心或近于实心。竿上部的节间在分枝的对侧也常多少扁平，以致略呈方形，基部或下部的1或2节间有时极为短缩呈算盘珠状。

分布与生境 产于江苏、安徽、浙江及湖南等省。

药用部位 竹沥。

功效应用 清热豁痰。用于肺热咳嗽痰多。

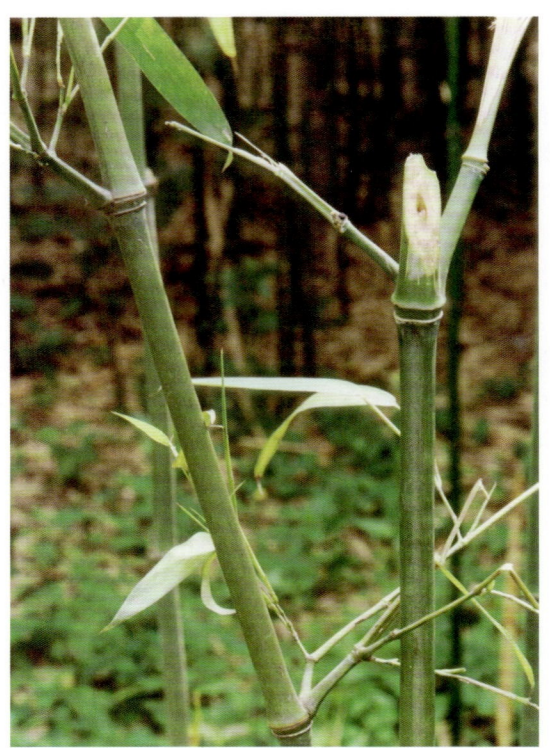

实心竹 Phyllostachys heteroclada Oliv. f. solida (McClure) C. P. Wang et Z. H. Yu
摄影：徐克学

16. 安吉金竹

Phyllostachys parvifolia C. D. Chu et H. Y. Chou in Acta Phytotax. Sin. 18(2): 190–191, t. 12. 1980.（英 **Smallleaf Bamboo**）

竿高 8 m，直径 5 cm；竿环微隆起与箨环同高或高于箨环。箨鞘背面淡褐色或淡紫红色，无毛，边缘有白色纤毛；箨耳及鞘口繸毛俱缺；箨舌宽，高 2-2.5 mm；箨片直立，波状弯曲。叶片长 3.5-6.2 cm，宽 0.7-1.2 cm。笋期 5 月上旬。

分布与生境 产于浙江。多植于房前屋后，稍耐水湿。

药用部位 竹沥。

功效应用 清热化痰。用于肺热咳嗽痰多。

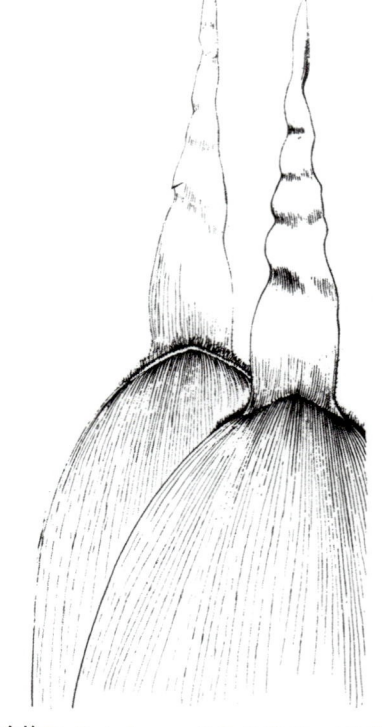

安吉金竹 Phyllostachys parvifolia C. D. Chu et H. Y. Chou
蔡淑琴 绘

7. 悬竹属 Ampelocalamus S. L. Chen, T. H. Wen et G. Y. Sheng

地下茎合轴型。竿直立，上部可作藤状下垂。箨鞘迟落；箨耳明显，易落；箨舌很短，边缘亦具流苏状长继毛；箨片外翻。叶鞘有明显叶耳；叶舌截平；叶片的小横脉不明显。圆锥花序疏松，通常着生在叶枝的顶端；每小穗含 2–7 朵小花，顶生小花不发育；颖片 2，第一颖 1–3 脉，第二颖 3–5 脉；外稃 7–9 脉；内稃背部具 2 脊；鳞被 3；雄蕊 3；花柱 2。

本属约 13 种，分布于中喜马拉雅至中国南部，1 种可药用。

1. 射毛悬竹

Ampelocalamus actinotrichus (Merr. et Chun) S. L. Chen, T. H. Wen et G. Y. Sheng in Acta Phytotax. Sin.19(3): 334, pl. 1. 1981.——*Arundinaria actinotricha* Merr. et Chun, *Pleioblastus actinotrichus* (Merr. et Chun) Keng f.（英 **Rayhair Ampelocalamus**）

竿直立，上部细柔，作藤状下垂，高一般 2–3 m，罕可达 5–6 (–15) m，直径 1–1.5 cm。箨鞘迟落，绿色，无斑点或有不明显褐色小点；箨耳明显，易落；箨舌矮，边缘有流苏状长继毛；箨片绿色，外翻；叶鞘厚纸质，有明显的叶耳；叶片长 6–30 cm，宽 1–4 cm。圆锥花序疏松，通常着生于叶枝的顶端；小穗含 2–7 朵小花，排列疏松，顶端小花不发育，长 1.8–3.5 cm；第一颖长 4.5–6.5 mm，具 1–3 脉，第二颖长 5.5–8 mm，具 3–5 脉；外稃长 12–14 mm，具 7–9 脉；花药长 6–9 mm。笋期 5 月，花期 2–7 月。

分布与生境 特产于海南。生于海拔 500–1200 m 的山坡路边林下。

药用部位 全株。

功效应用 祛风清热，除湿。广西民间用其煎剂治风湿症。

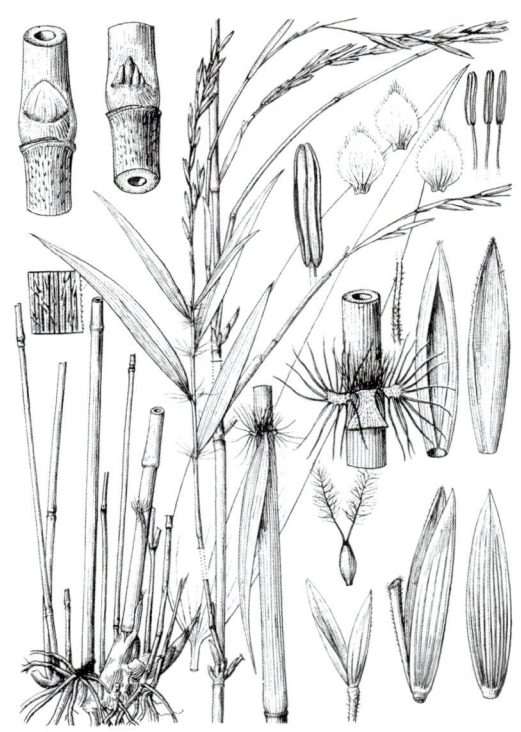

射毛悬竹 Ampelocalamus actinotrichus (Merr. et Chun) S. L. Chen, T. H. Wen et G. Y. Sheng
史渭清 绘

8. 箭竹属 Fargesia Franch.

　　灌木状或稀可乔木状竹类。地下茎合轴型，竿柄假鞭实心，通常无通气道；鳞片（假鞭之箨）为正三角形，排列紧密。竿直立，疏丛生或近散生；箨鞘宿存或迟落，稀早落；箨耳无，或明显；箨舌同拱形或截形；箨片脱落性，或稀可宿存。花序呈圆锥状或总状，着生于具叶小枝的顶端，花序下方托以由叶鞘扩大而成或大或小的一组佛焰苞；小穗具长柄；颖2；外稃先端具小尖头或呈芒状，具数脉，小横脉通常明显；内稃等长或略短于其外稃，背部具2脊，先端具2齿裂；鳞被3；雄蕊3；花柱1或2，柱头2或3；颖果细长。

　　本属80余种，在我国，北自祁连山东坡，南达海南，东起赣、湘，西迄西藏吉隆，在海拔1400-3800 m 的垂直地段都有本属竹类生长，其中以云南的种类最为丰富。1种可药用。

1. 箭竹

Fargesia spathacea Franch. in Bull. Mens. Soc. Linn. Paris 2: 1067. 1893.（英 **Umbrella Bamboo**）

　　竿丛生或近散生，高 1.5-4 (-6) m，粗 0.5-2 (-4) cm；箨环隆起，竿环平坦或微隆起。箨鞘宿存或迟落，背面被棕色刺毛；箨耳无，鞘口通常无繸毛；箨舌截形，高约1 mm；箨片外翻或位于竿下部者直立。叶片长 (3-) 6-10 (-13.5) cm，宽 (3-) 5-7 (-13) mm。圆锥花序较紧密，顶生，共含小穗8-14枚，长 3-4.5 cm，宽 1-1.4 cm；小穗含2或3朵小花，长 1.3-2.5 cm；颖纸质，第一颖长 3.5-7 mm，具3-5脉，第二颖长 7-14 mm，具7-9脉；外稃长 11-16 (-20) mm，宽 2.5-4 mm，具9-11脉；内稃长 8-11 mm，先端2齿裂；花药长 4-6 mm；花柱1，柱头2。笋期5月，花期4月，果期5月。

分布与生境　产于湖北西部和四川东部。海拔 1300-2400 m，生于林下或荒坡地。

药用部位　叶。

功效应用　清热除烦，解渴，利尿。用于发热烦躁，口渴，小便短少黄赤。

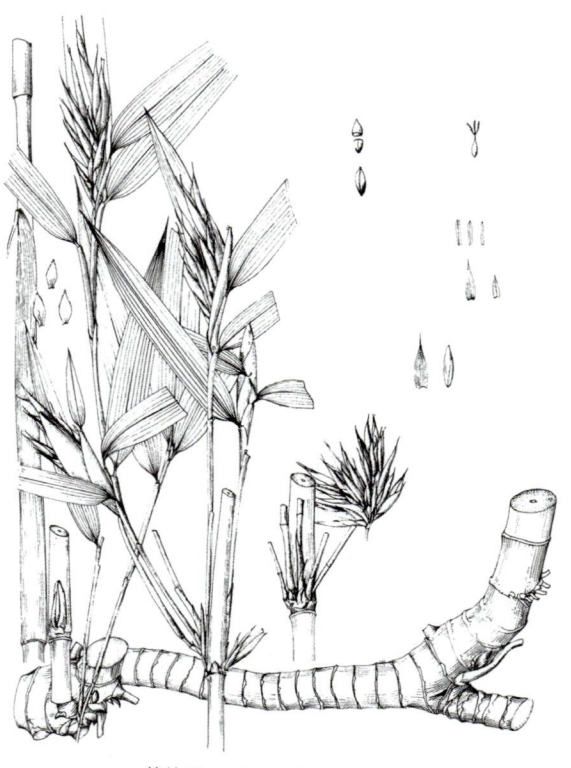

箭竹 **Fargesia spathacea** Franch.
杨林　绘

9. 大明竹属 Pleioblastus Nakai

地下茎有时呈单轴型，有时亦可部分短缩呈复轴型。竿环隆起，高于箨环；箨环常具一圈箨鞘基部残留物，幼竿的箨环还常具一圈棕褐色小刺毛。箨鞘宿存，背部通常基部密生一圈毛茸和边缘具纤毛；大多数种类无箨耳和鞘口繸毛，但亦可有大形的箨耳和鞘口繸毛；箨舌截形至弧形；箨片常外翻。叶片横脉明显而呈长方格状。圆锥花序由少数乃至多枚小穗组成，侧生或稀可顶生于叶枝上；颖 2 片，或可多至 5 片；内稃背部于 2 脊间具沟槽；鳞被 3；雄蕊 3；花柱 1，柱头 3。笋期 5-6 月。

本属约 40 种，主要分布于中国、日本、越南，1 种可药用。

本属药用植物含小麦黄素 (tricin，**1**)，苦竹苷 (pleioside) A (**2**)、B (**3**)、C (**4**)，甘草查耳酮 A (licochalcone A，**5**) 等黄酮类化合物；伞形花内酯 (umbelliferone，**6**) 等香豆素类。其中的氰苷红豆衫叶素▲(taxiphyllin) 对酪氨酸酶活性具有抑制作用；**2-4** 在体外实验中对小鼠 T 淋巴细胞活性具有抑制作用，而对 B 淋巴细胞的增殖有促进作用。

1. 苦竹

Pleioblastus amarus (Keng) Keng f. in Techn. Bull. Natl. Forest. Res. Bur. 8: 14. 1948.——*Arundinaria amara* Keng（英 **Bitter Bamboo**）

竿高 3-5 m，粗 1.5-2 cm，直立；竿环隆起，高于箨环；箨环留有箨鞘基部木栓质的残留物，在幼竿的箨环还具一圈发达的棕紫褐色刺毛。箨鞘绿色，背部无毛或具棕红色或白色微细刺毛，易脱落，基部密生棕色刺毛；箨耳不明显或无；箨舌高 1-2 mm。叶片长 4-20 cm，宽 1.2-2.9 cm，小横脉清楚。总状花序或圆锥花序，具 3-6 小穗；小穗含 8-13 朵小花，长 4-7 cm；颖 3-5 片，向上逐渐变大，第一颖可为鳞片状，第二颖较第一颖宽大，第三、四、五颖通常与外稃相似而稍小；外稃长 8-11 mm，具 9-11 脉，有小横脉；内稃通常长于外稃，脊上具较密的纤毛，脊间密被较厚白粉和微毛；花药长约 5 mm；柱头 3。笋期 6 月，花期 4-5 月。

分布与生境 主产于江苏、安徽、浙江、福建、湖南、湖北、四川、贵州、云南等省，生于平原至小山丘，多为栽培。

药用部位 叶、竹沥、竹茹、竹笋、枯幼竹秆。

功效应用 叶：清热明目，利窍，解毒杀虫。用于消渴，烦热，目赤，口疮，失音，烧烫伤。竹沥：清炎消痰，明目利窍。用于目赤，肿痛，牙痛。竹茹：用于尿血。竹笋：清热除湿。用于消渴，面黄脚气。枯幼竹秆：用于反胃，吐奶，水肿，脚气。

化学成分 叶含黄酮类：小麦黄素(tricin)，三粒小麦黄素-3,5-二甲氧基-7-O-β-吡喃葡萄糖苷(tricetin-3,5-dimethoxy-7-O-β-glucopyranoside)，苦竹苷(pleioside) A、B、C[1]，甘草查耳酮A (licochalcone A)[2]；香豆素类：伞形花内酯(umbelliferone)[2]；木脂素类：松柏醇[2]；三萜类：无羁萜[2]；其他类：红豆杉叶素▲(taxiphyllin)[3]，叶醇，2-己烯醛[4]。

药理作用 抗菌作用：滤纸片法实验显示苦竹叶醇提物对大肠埃希菌、枯草芽孢杆菌、金黄色葡萄球菌、苏云金芽孢杆菌、啤酒酵母杆菌、曲霉均有抑制作用。对细菌、霉菌和酵母菌的抑制力顺序为：细菌＞酵母菌＞霉菌[1]。

注评 本种为中国药典（1963）所收载"苦竹叶"的基源植物，药用其干燥叶。苗族用其除治疗烦热、不眠、口疮、目痛外，亦用于治疗小便热痛、失声。

化学成分参考文献

[1] Wang HB, et al. *Phytochemistry*, 2004, 65(7): 969-974.

[2] 王红兵，等. 中草药, 2004, 35(07): 24-25.

[3] 程科军，等. 天然产物研究与开发, 2005, 17(06): 733-735+772.

[4] 王学利，等. 浙江林学院学报, 2002(04): 53-56.

药理作用及毒性参考文献

[1] 陆志科，等. 南林学院学报, 2004, 24(4): 69-73.

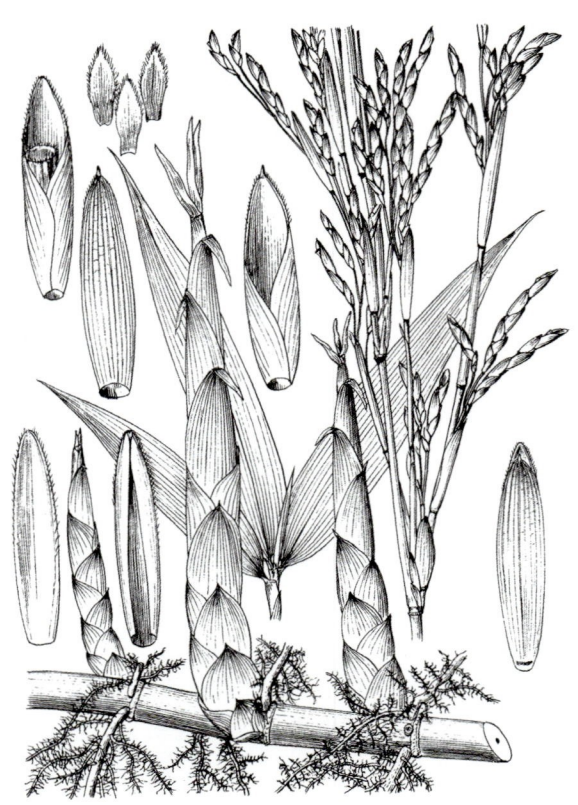

苦竹 **Pleioblastus amarus** (Keng) Keng f.
史渭清 绘

10. 箬竹属 Indocalamus Nakai

灌木状或小灌木状。地下茎复轴型。竿箨宿存；箨鞘较长于或短于节间；箨耳存在或缺如；箨舌一般低矮，稀可高至 3 mm 左右。叶片通常大型，具有多条次脉及小横脉。花序呈总状或圆锥状；小穗含数朵乃至多朵小花；颖 2 (-3)；外稃几为革质，具数条纵脉，稀具小横脉，基盘密生绒毛；内稃稍短于外稃，背部具 2 脊；鳞被 3；雄蕊 3；花柱 2 枚。笋期常为春夏，稀为秋季。

本属含 20 种以上，均产于我国，主要分布于长江以南各省区。3 种可药用。

分种检索表

1. 竿高 30-90 cm；箨鞘紧抱竿；叶片长不超过 20 cm，宽不超过 5 cm，干后呈波状起伏式的皱缩·································· 1. 鄂西箬竹 I. wilsonii
1. 竿高可达 2 m；箨鞘的上部包竿较宽松；叶片长可达 45 cm，宽可达 9 cm 或以上，干后仍平整，不呈波状起伏式皱缩。
   2. 箨鞘近革质；叶片在下表面于中脉之一侧密生 1 纵行的毛茸·································· 2. 箬竹 I. tessellatus
   2. 箨鞘近纸质；叶片在下表面沿中脉之两侧均无纵行的毛茸·································· 3. 阔叶箬竹 I. latifolius

本属植物箬竹具有抗肝损伤、抗菌、抗艾滋病毒、抗氧化和清除自由基作用，阔叶箬竹有清除自由基、抗菌、抗病毒和抗氧化作用。

1. 鄂西箬竹　金佛山赤竹

Indocalamus wilsonii (Rendle) C. S. Chao et C. D. Chu in J. Nanjing Techn. Forest. Prod.1981(3): 43. 1981.——*Arundinaria wilsonii* Rendle（英 **Wilson Indocalamus**）

竿高 30-90 cm，直径 2-4 mm；箨环平，竿环亦平或稍隆起。箨鞘背部密生易脱落的白色绒毛；箨耳无；箨舌短，高约 0.6 mm；箨片微小，长 2-15 mm。叶片长 6-17 cm，宽 1.5-4.7 cm，小横脉作方格状密集。圆锥花序长 5-10 cm；小穗含 3-7 朵小花，长 1.5-2.6 cm；颖通常 2 片，第一颖长 2-3 mm，具明显或不明显的 3 脉，第二颖长 3-5 mm，具明显或不明显的 5-7 脉；外稃先端渐尖呈短芒尖，具 7-9 脉；内稃长 6-7.2 mm；花柱多为 2 枚，稀有 3 枚（其中 1 枚较细）。果实未见。花期 8-9 月。

分布与生境　产于湖北、四川、贵州，生于海拔 1700-3000 m 的林下。

药用部位　根。

功效应用　清热止血。用于一切劳伤吐血，咳嗽，崩漏，风火牙痛。

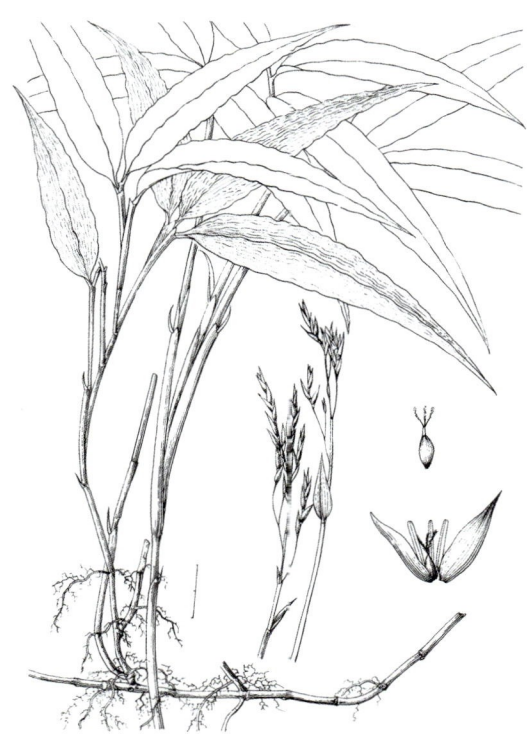

鄂西箬竹 Indocalamus wilsonii (Rendle) C. S. Chao et C. D. Chu
蔡淑琴　绘

2. 箬竹

Indocalamus tessellatus (Munro) Keng f. in Acta Phytotax. Sin. 6(4): 355. 1957.——*Bambusa tessellata* Munro（英 **Chequer-shaped Indocalamus**）

竿高 0.75–2 m，直径 4–7.5 mm。箨鞘长于节间，密被紫褐色伏贴疣基刺毛；箨耳无；箨舌高 1–2 mm，背部有棕色伏贴微毛；箨片易落。叶片长 20–46 cm，宽 4–10.8 cm，小横脉明显，形成方格状。圆锥花序（未成熟者）长 10–14 cm；小穗长 2.3–2.5 cm，含 5 或 6 朵小花；颖 3 片，第一颖长 5–7 mm，有 5 脉；第二颖长 7–10.5 mm（包括先端长为 1.4–2 mm 的芒尖在内），具 7 脉；第三颖长 10–19 mm（包括先端长为 2.3–2.7 mm 的芒尖在内），具 9 脉；第一外稃长 11–13 mm（包括先端长为 1.7–2.3 mm 的芒尖在内），有 11–13 脉；第一内稃长约为外稃的 1/3；花药长约 1.3 mm。笋期 4–5 月，花期 6–7 月。

分布与生境 产于浙江，生于山坡路旁，海拔 300–1400 m。

药用部位 叶。

功效应用 清热解毒，止血，消肿利尿。用于吐血，咯血，衄血，尿血，经血不止，小便淋痛不利，咽喉肿痛，喉痹痈肿，肺痈。叶基部（箬蒂）：用于胃热呃逆，烧烫伤。

化学成分 叶含黄酮类[1]，挥发性成分主要为十六烷和棕榈酸[2]。

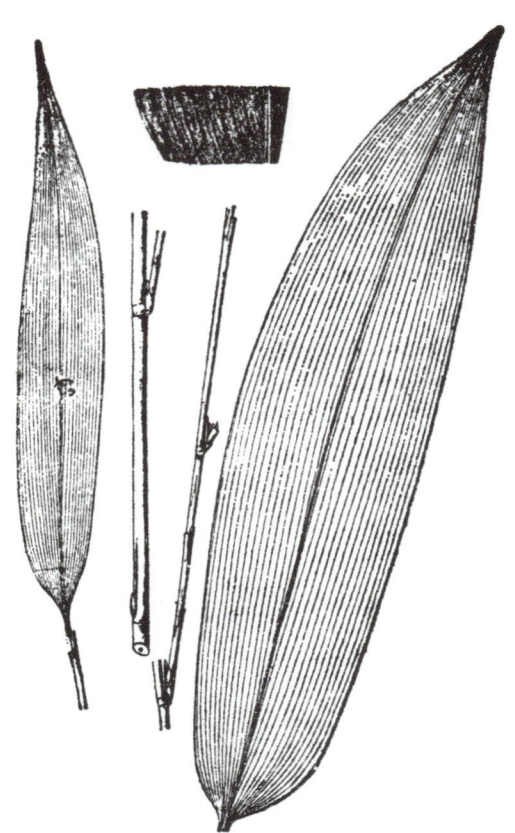

箬竹 Indocalamus tessellatus (Munro) Keng f.
引自《中国高等植物图鉴》

药理作用 抗肝损伤作用：从箬竹叶中提取得到箬叶多糖，能显著抑制四氯化碳致肝损伤后的小鼠肝线粒体、微粒体过氧化物水平的上升和超氧化物歧化酶活力的降低，降低肝自由基的产生[1]。

抗菌作用：滤纸片法实验显示箬竹叶醇提物对大肠埃希菌、枯草芽孢杆菌、金黄色葡萄球菌、苏云金芽孢杆菌、啤酒酵母杆菌、曲霉均有抑制作用。对细菌、霉菌和酵母菌的抑制力顺序为：细菌 > 酵母菌 > 霉菌[2]。

抗艾滋病毒作用：箬竹叶多糖及其衍生物硫酸酯多糖具有抗艾滋病毒(HIV)的作用。硫酸酯多糖具有较好地抑制 LP-BM5MuLV 艾滋病毒感染小鼠脾肿大、血清 IgG 增高的作用，并起到一定的抗氧化效果。硫酸酯化箬叶多糖在对细胞无毒浓度作用下 (<1250 μg/ml) 体外可以有效地保护 HIV-1-SF33 病毒感染 MT-4 细胞，抑制病毒复制；随着培养时间的延长，对病毒复制的抑制作用也增强[3]。

抗氧化作用：箬竹叶黄酮对猪油具有一定的抗氧化作用，并且抗氧化效果随着其添加量的增大而增强；箬竹叶黄酮与增效剂维生素 C 复配后对猪油具有较好的抗氧化协同增效作用[4]。

清除自由基作用：箬竹叶甲醇提取物具有清除二苯基苦基苯肼 (DPPH) 自由基活性的作用[5]。

化学成分参考文献

[1] 李水芳，等. 安徽农业科学，2007(20): 6032-6033+6035.

[2] 余爱农，等. 精细化工，2002, 19(04): 201-203.

药理作用及毒性参考文献

[1] 罗祖友, 等. 湖北民族学院学报, 2007, 25(1): 77-81.
[2] 陆志科, 等. 南林学院学报, 2004, 24(4): 69-73.
[3] 陈春英, 等. 中国药理学通报, 1999, 15(4): 336-340.
[4] 蒋企洲, 等. 实用临床医药杂志, 2008, 12(4): 50-51.
[5] 陆瑞利, 等. 生物学杂志, 2003, 20(6): 37-39.

3. 阔叶箬竹

Indocalamus latifolius (Keng) McClure in Sunyatsenia 6(1): 37. 1941.——*Arundinaria latifolia* Keng（英 **Broadleaf Indocalamus**）

竿高可达 2 m, 直径 0.5-1.5 cm; 竿环略高, 箨环平。箨鞘背部常具棕色疣基小刺毛或白色的细柔毛, 以后毛易脱落; 箨耳无或稀可不明显; 箨舌高 0.5-2 mm; 箨片直立, 线形或狭披针形。叶片长 10-45 cm, 宽 2-9 cm, 小横脉明显, 形成近方格形。圆锥花序长 6-20 cm; 小穗长 2.5-7 cm, 含 5-9 朵小花; 第一颖长 5-10 mm, 具不明显的 5-7 脉, 第二颖长 8-13 mm, 具 7-9 脉; 外稃具 11-13 脉, 脉间小横脉明显, 第一外稃长 13-15 mm, 基盘密生白色长约 1 mm 之柔毛; 内稃长 5-10 mm; 花药长 4-6 mm。果实未见。笋期 4-5 月。

分布与生境 产于山西、陕西、江苏、安徽、河南、湖北等省。生于山坡、山谷、疏林下。

药用部位 叶、叶柄、果实。

功效应用 清热解毒, 止血。用于喉痹, 失音, 妇女血崩。

化学成分 叶含挥发油: 主要成分为香堇酮(ionone), 茴香脑(anethole), 十六酸(hexadecanoic acid), 6,10,14-三甲基-2-十五烷酮(6,10,14-trimethyl-2-pentadecanone), 油酸(oleic acid), 植醇(phytol), 2-甲氧基-4-乙烯基苯酚(2-methoxy-4-vinylphenol), 3-(2-羟基苯基)-2-丙烯酸[3-(2-hydroxyphenyl)-2-propenoic acid], 壬醛(nonanal), 2,6,6-三甲基-1-环己烯-1-乙醇(2,6,6-trimethyl-1-cyclohexen-1-ethanol), 5,6,7,7a,-四氢-4,

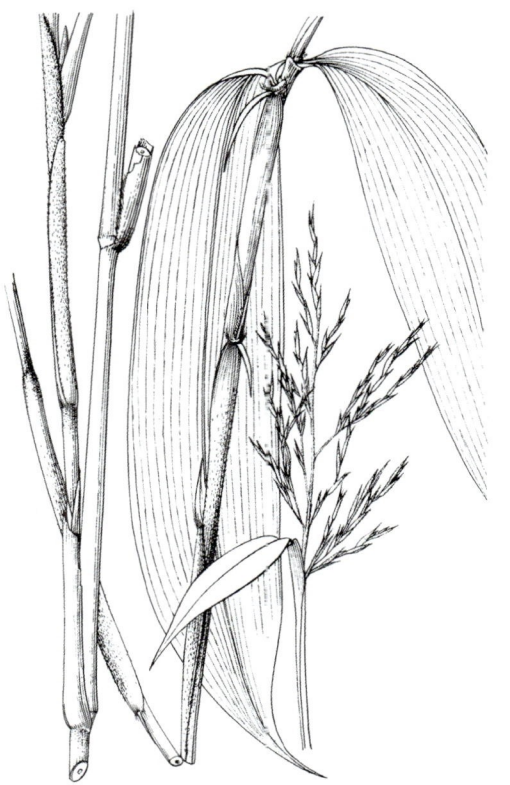

阔叶箬竹 Indocalamus latifolius (Keng) McClure
蔡淑琴 绘

4,7a-三甲基-2(4H)-苯并呋喃酮[5,6,7,7a,-tetrahydro-4,4,7a-trimethyl-2(4H)-benzofuranone], 4-(2,6,6-三甲基-2-环己烯-1-基)-2-丁酮[4-(2,6,6-trimethyl-2-cyclohexen-1-yl)-2-butanone], 1-甲氧基-4-(2-丙烯基)-苯[1-methoxy-4-(2-propenyl)-benzene], 十八醛(octadecanal), (E)-2-己烯醛[(E)-2-hexenal], 异植醇(isophytol), 邻苯二甲酸二(2-乙基己基)酯[bis(2-ethylhexyl)phthalate], 苯乙醛(benzene acetaldehyde), 蒎烷(pinane), 雪松醇(cedrol)[1-2]; 氨基酸类: 谷氨酸, 精氨酸, 丙氨酸, 天门冬酰胺(asparagine), 丝氨酸[3]; 维生素类: 维生素C (vitamin C), 烟酸(niacin), 叶酸(folic acid), 维生素B_1 (vitamin B_1)[3]; 糖类: 阿拉伯糖, 果糖, 甘露糖[3]。

药理作用 抗氧化作用: 阔叶箬竹叶甲醇提取物具有清除二苯基苦基苯肼 (DPPH) 自由基活性的作用[1]。

化学成分参考文献

[1] 周熠, 等. 食品科学, 2009, 30(10): 199-202.
[2] 李水芳, 等. 质谱学报, 2007, 28(2): 117-121.
[3] 赖椿根, 等. 浙江林学院学报, 1995, 12(2): 161-165.

药理作用及毒性参考文献

[1] 陆瑞利, 等. 生物学杂志, 2003, 20(6): 37-39.

11. 箣笻竹属 Schizostachyum Nees

灌木状或小灌木状。地下茎复轴型。竿箨宿存；箨鞘较长于或短于节间，有毛或无毛；箨耳存在或缺如；箨舌一般低矮，稀可高至 3 mm 左右。叶片通常大型，具有多条次脉及小横脉。花序呈总状或圆锥状；小穗含数朵乃至多朵小花；颖 2 (–3)；外稃基盘密生绒毛；内稃稍短于外稃；鳞被 3；雄蕊 3；花柱 2 枚，少 3 枚。笋期常为春夏，稀为秋季。

本属有 23 种，主产于我国，日本也有 1 种。1 种可药用。

1. 薄竹　华箣笻竹

Schizostachyum chinense Rendle in J. Linn. Soc., Bot. 36: 448. 1904.（英 **Chinese Schizostachyum**）

竿高 5–8 m，直径 2–3 cm。竿箨长度常为其节间的一半；箨鞘背部初时被白色小刺毛，老时毛脱落，具硅质而稍变糙涩；箨耳呈极狭的线形；箨舌高约 1 mm。叶片长 15–26 cm，宽 3–4.5 cm，次脉 7–9 对，小横脉明显。花枝长 35–40 cm；小穗长达 14 mm，先端渐尖；颖 2 片，长 7–9 mm；不孕外稃长 10–11 mm，具 15 脉；内稃长 9–12 mm，具 6 脉；浆片 3；花药长 4–9 mm。果实未见。

分布与生境　产于云南，常生于海拔 1500–2500 m 的山地常绿阔叶灌木林中。

药用部位　天竺黄（杆内分泌液干燥后的块状物）。

功效应用　清热豁痰，凉心定惊。治热病神昏谵语，中风痰壅，小儿惊痫，抽搐，夜啼。对常见的化脓性球菌和肠道致菌病均有较强的抑制作用。

注评　本种为中国药典（1985、1990、1995、2000、2005、2010 年版）、内蒙古（1986）蒙药材标准收载"天竺黄"基源植物之一，药用其杆内分泌液干燥后的块状物。维吾尔族用其治疗腹泻痢疾、滑精早泻心悸肝虚，蒙古族治肺病、支气管炎，藏族治各种肺病、外伤引起的高烧。

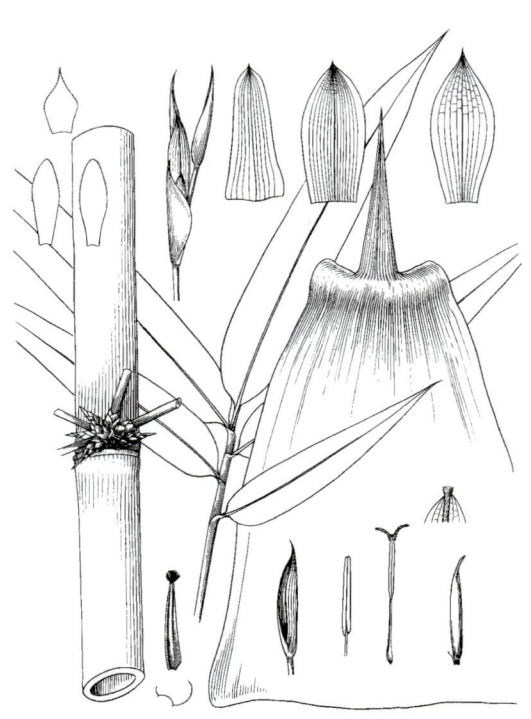

薄竹 Schizostachyum chinense Rendle
邓盈丰　绘

12. 稻属 Oryza L.

一年生或多年生草本。秆直立，丛生。顶生圆锥花序疏松开展，常下垂。小穗含 1 两性小花，其下附有 2 枚退化外稃，两侧甚压扁；颖退化，仅在小穗柄顶端呈 2 半月形之痕迹；孕性外稃硬纸质，具小疣点或细毛，有 5 脉，顶端有长芒或尖头；内稃与外稃同质，有 3 脉，侧脉接近边缘而为外稃之二边脉所紧握；浆片 2；雄蕊 6 枚；柱头 2，帚刷状。颖果长圆形，胚小，长为果体的 1/4。

本属约 24 种，分布于两半球热带、亚热带，亚洲、非洲、大洋洲及美洲均有。我国产 4 种，引种栽培 2 种，1 种 2 亚种 1 变种可药用。

本属药用植物次生代谢产物多样，含二萜类，如植物卡山烷▲(phytocassane) A (**1**)、B (**2**)、C (**3**)、D (**4**)；生物碱类，如稻定碱▲(oryzadine)、稻突变酸▲A (oryzamutaic acid A，**5**)、4- 羰乙氧基 -6- 羟基 -2- 喹诺酮 (4-carboethoxy-6-hydroxy-2-quinolone，**6**) 等，三萜类以及黄酮类，如夏佛塔雪轮苷▲(schaftoside，**7**)、刺苞菊苷 (carlinoside，**8**)。1-4 对水稻稻瘟病菌 (*Magnaporthe grisea*) 和纹枯病菌 (*Rhizoctonia solani*) 有很高的抗菌活性，对稻瘟病菌的孢子生长的 ED_{50} 值分别是 20 μg/ml、4 μg/ml、7 μg/ml、25 μg/ml；麦角甾醇过氧化物 (ergosterol peroxide)、7- 氧代豆甾醇 (7-oxo-stigmasterol) 具有植物毒性。

本属植物稻具有改善学习与记忆、调节免疫、抗动脉粥样硬化、抗哮喘、保肝、降血糖和抗氧化作用，籼稻有抗炎、降血压、抗动脉粥样硬化、抗肿瘤、抗氧化和抗衰老作用，粳稻有调节脂质代谢和灭藻作用。主要活性成分为黄酮、多糖类。

1. 稻（名医别录） 糯、粳（名医别录）

Oryza sativa L., Sp. Pl. 1: 333. 1753.（英 **Rice**）

1a. 稻（模式亚种）

Oryza sativa L. subsp. **sativa**

一年生水生草本。秆直立，高 0.5–1.5 m，随品种而异。叶鞘无毛；叶舌披针形，长 10–25 cm；具 2 枚镰形抱茎的叶耳；叶片长 40 cm 左右，宽约 1 cm。圆锥花序大型疏展，长约 30 cm，分枝多，棱粗糙，成熟期向下弯垂；小穗含 1 成熟花，两侧甚压扁，长圆状卵形至椭圆形，长约 10 mm，宽 2–4 mm；颖极小，仅在小穗柄先端留下半月形的痕迹，退化外稃 2 枚，锥刺状，长 2–4 mm；两侧孕性花外稃质厚，具 5 脉，中脉成脊，表面有方格状小乳头状突起，厚纸质，遍布细毛端毛较密，有芒或无芒；内稃与外稃同质，具 3 脉，先端尖而无喙；雄蕊 6 枚，花药长 2–3 mm。颖果长约 5 mm，宽约 2 mm，厚 1–1.5 mm；胚比小，约为颖果长的 1/4。

分布与生境　稻是亚洲热带广泛种植的重要谷物,中国南方为主要产稻区,北方各省均有栽种,种下主要分为2亚种,籼稻与粳稻。亚种下包括栽培品种极多,籼稻与粳稻下都有糯稻变种。

药用部位　发芽的果实(谷芽)、须根、种皮(米糠)、茎叶、米泔水、米油。

功效应用　发芽的果实(谷芽):消食和中,健脾开胃,除烦渴,助消化。用于食积不消,腹胀口臭,脾胃虚弱,不饥少食。须根:止汗收敛,强壮镇静,退虚热,退蛋白尿。种皮(米糠):用于噎膈,脚气。茎叶:宽中下气,消食积。米泔水:清热凉血,利小便。米油:滋阴长力,肥五脏百窍,利小便,通淋。

化学成分　被稻瘟病菌(Magnaporthe grisea)感染的叶含二萜类:植物卡山烷▲(phytocassane) A、B、C、D[1]。

种皮含生物碱类:吲哚-3-乙酰基-肌肉肌醇(indole-3-acetyl-*myo*-inositol)[2]。

全草含黄酮类:夏佛塔雪轮苷▲(schaftoside),新夏佛塔雪轮苷▲(neoschaftoside),刺苞菊苷(carlinoside),异荭草素-2''-葡萄糖苷(isoorientin-2''-glucoside),新刺苞菊苷(neocarlinoside),异金雀花素-2''-葡萄糖苷(isoscoparin-2''-glucoside),异金雀花素-2''-葡萄糖苷-6'''-对香豆酸酯(isoscoparin-2''-glucoside-6'''-*p*-coumaric acid ester),异金雀花素-2''-葡萄糖苷-6'''-阿魏酸酯(isoscoparin-2''-glucoside-6'''-ferulic acid ester)[3],小麦黄素-7-*O*-β-D-吡喃葡萄糖苷(tricin-7-*O*-β-D-glucopyranoside)[4];三萜类:阿魏酸环木菠萝醇酯(cycloartenyl ferulate),24-甲基环木菠萝醇阿魏酸酯(24-methylenecycloartanyl ferulate)[5],羊齿烯醇(fernenol),芦竹素(arundoin),无羁萜醇(friedelinol),无羁萜(friedelin)[6];甾体类:豆甾醇,7-氧代谷甾醇,麦角甾醇过氧化物(ergosterol peroxide)[7],阿魏酸菜油甾醇酯,阿魏酸-β-谷甾醇(β-sitosteryl ferulate)[5];酚类:乙基-3,4-二羟基苯甲酸(ethyl-3,4-dihydroxybenzoic acid),4-羟基-3-甲氧基苯基乙酸(4-hydroxy-3-methoxyphenylacetic acid),3,4-二羟基苯甲酸(3,4-dihydroxybenzoic acid),4-羟基-3-甲氧基桂皮酸(4-hydroxy-3-methoxycinnamic acid)[8];生物碱类:4-羰乙氧基-6-羟基-2-喹诺酮(4-carboethoxy-

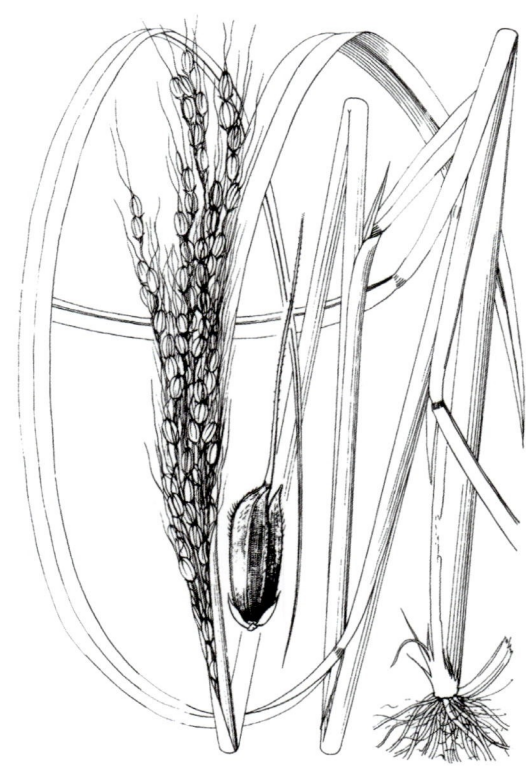

稻 **Oryza sativa** L. subsp. **sativa**
刘春荣 刘平 绘

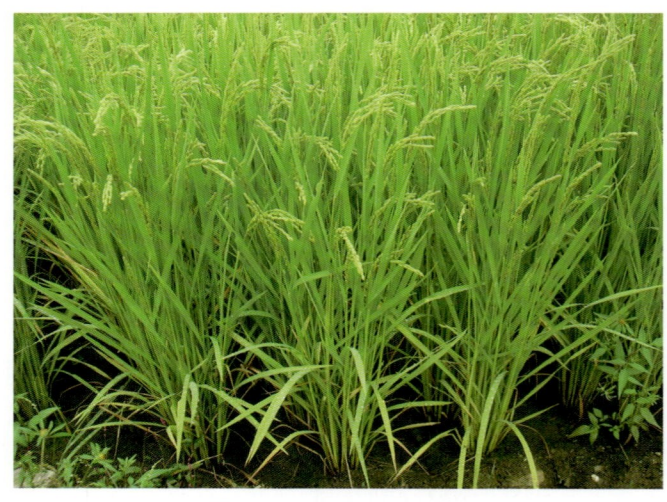

稻 **Oryza sativa** L. subsp. **sativa**
摄影:于俊林

6-hydroxy-2-quinolone)[8]，稻定碱▲(oryzadine)[9]，稻突变酸▲A(oryzamutaic acid A)[10]，烟酸甲酯(methyl nicotinate)[11]。

药理作用　改善学习记忆作用：稻总黄酮对 M- 胆碱能抑制剂樟柳碱致小鼠脑记忆获得障碍、蛋白质生物合成抑制剂环己酰亚胺致小鼠脑记忆巩固障碍、中枢抑制剂乙醇所致小鼠脑记忆再现障碍、脑缺血再灌注损伤小鼠的学习记忆功能均有明显的改善作用[1]。

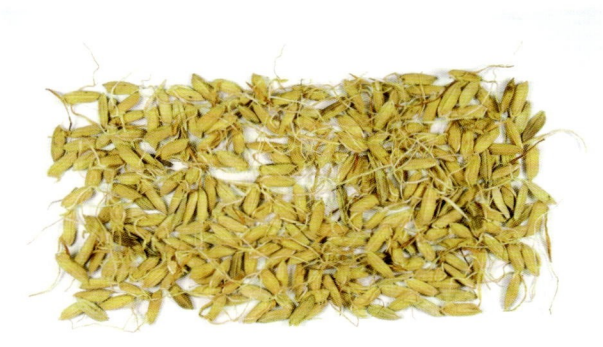

稻芽 Oryzae Fructus Germinatus
摄影：钟国跃

调节免疫作用：米糠多糖、碱提水溶性米糠多糖能显著增强正常小鼠脾淋巴细胞增殖能力，增强正常小鼠巨噬细胞吞噬鸡红细胞能力[2]。

抗动脉粥样硬化作用：米糠营养调和油具有明显调节血脂的作用。米糠营养调和油能明显降低高脂大鼠血中的甘油三脂和胆固醇的浓度，升高高密度脂蛋白（HDL）浓度[3]。胚胎发芽大米可以明显提高高脂饲养大鼠的血中 HDL 的含量，大鼠血中和肝组织中的超氧化物歧化酶、过氧化氢酶和谷胱甘肽过氧化物酶的含量明显增高，使用胚胎发芽大米可以降低动脉粥样硬化的发病风险[4]。

抗哮喘作用：黑米的乙醇提取物 DA-9201 可以减弱卵白蛋白（OVA）免疫致敏的慢性哮喘小鼠模型的气道炎症和气道重塑（嗜酸性粒细胞浸润平滑肌及杯状细胞增生，上皮纤维化），明显降低血清和肺泡灌洗液总 IgE 和 Th2 细胞因子的水平[5]。

保肝作用：水稻黄酮（4',5- 二羟基 -3',5'- 二甲氧基黄酮 -7-O-β-D- 葡萄糖苷）可显著改善腹腔注射硫代乙酰胺诱导的大鼠肝纤维化模型和胆管结扎引起大鼠肝纤维化模型的肝功能与肝纤维化，降低肝组织过氧化物含量，提高超氧化物歧化酶(SOD)、谷胱甘肽酶活力[6]。

降血糖和抗氧化作用：米糠多糖可以明显降低链脲佐菌素诱发的实验性糖尿病小鼠的血糖水平，明显改善其葡萄糖耐量，显著提高肝 SOD、GSH-Px 活性，并能明显降低肝中过氧化物含量[7]。稻中的大米蛋白具有抗氧化的作用。采用不同的蛋白酶（木瓜蛋白酶、胰蛋白酶、风味蛋白酶、精制中性蛋白酶和碱性蛋白酶）水解大米蛋白，以制备抗氧化活性肽，发现精制中性蛋白酶水解大米蛋白得到的产物对自由基的清除能力最强，而且水解度对其清除能力影响显著。大米蛋白酶解产物表现出一定的还原能力，能够抑制由 Fe^{2+} 引发的亚油酸过氧化物体系中的抗氧化活性，具有一定的金属离子螯合能力[8]。在卵磷脂脂质氧化体系中，测定硫代巴比妥酸反应物质（TBARS），结具显示大米蛋白碱性蛋白水解产物具有较高的抗氧化活性。随着酶解物浓度的增加，还原能力和清除 DPPH 能力也逐渐增大，这与蛋白水解后的结构以及水解产物中的短肽、氨基酸有关[9]。流动注射化学发光法显示大米具有抗氧化性能，可能与其总黄酮和脂肪酸含量有关[10]。米糠肽具有较强的还原能力，对脂质过氧化和油脂过氧化均具有良好的抑制作用，并能抑制 H_2O_2 诱导的红细胞氧化溶血反应和肝组织匀浆脂质过氧化反应的发生[11]。采用乙醇，异丙醇和乙酸乙酯为溶剂提取富含天然抗氧化剂米糠油，将提取物添加到共轭亚油酸 CLA 中进行 60℃氧化试验，结果表明不同溶剂的提取物显示不同的抗氧化活性，其中以异丙醇提取物的抗氧化效果最好[12]。纳豆芽孢杆菌发酵米糠上清液体外具有清除羟自由基和超氧阴离子自由基及抑制猪油氧化的能力[13]。

注评　本种为中国药典（2005、2010 年版）收载"稻芽"的基源植物，药用其成熟果实经发芽干燥的炮制加工品。本种去壳的种仁为"粳米"，颖果经加工而脱下的果皮为"米皮糠"，茎叶称"稻草"，均可药用[16]。蒙古族、傣族、苗族、白族、景颇族、阿昌族、德昂族用其谷芽治疗食欲不振、消化不良；彝族用种仁治疗血液妄行、肾虚耳鸣、便溏尿多。

化学成分参考文献

[1] Koga J, et al. *Tetrahedron*, 1995, 51(29):7907-7918.
[2] J. Hall P *Phytochemistry*, 1980, 19(10):2121-2123.
[3] Besson E, et al. *Phytochemistry*, 1985, 24(5):1061-1064.
[4] Xu DH, et al. *World J Gastroenterol*, 2005, 11(12):1764-1768.
[5] Miller A, et al. *J Agric Food Chem*, 2006, 54(21):8127-8133.
[6] Ohmoto T, et al. *Shoyakugaku Zasshi*, 1967, 21(2):115-119.
[7] Macías FA, et al. *Steroids*, 2006, 71(7):603-608.
[8] Chung HS, et al. *Food Chem*, 2007, 104(4):1670-1677.
[9] Kang KA, et al. *Food Chem*, 2009, 115(2):412-418.
[10] Nakano H, et al. *Tetrahedron Lett*, 2009, 50(17):2003-2005.
[11] Muralidhara Rao B, et al. *Food Chem*, 2007, 105(2):736-741.

药理作用及毒性参考文献

[1] 何容飞，等．中药材，2002, 25(2):108-111.
[2] 姜元荣，等．粮食与油脂，2004, 5:20-23.
[3] 冯磊，等．中国粮油学报，2009, 24(5):63-65.
[4] Lee YR, et al. *Ann Nutr Metab*, 2007, 51(6):519-526.
[5] Lee SH, et al. *Planta Med*, 2006, 72(5):405-410.
[6] 许东晖，等．中国药科大学学报，2002, 33(3):234~23.
[7] 胡忠泽，等．中国粮油学报，2006, 21(4):21-24.
[8] 张君慧，等．食品工业科技，2008, 29(5):73-77.
[9] 贾薇，等．食品科技，2008, 9:149-152.
[10] 侯锐骁，等．食品科学，2008, 29 (9):451-454.
[11] 张强，等．中国粮油学报，2008, 23(5):9-12.
[12] 严梅荣，等．食品科学，2005, 26(8):103-105.
[13] 祁红兵，等．食品科学，2008, 29(3):293-297.

1b. 籼稻（亚种）

Oryza sativa L. subsp. **indica** S. Kato in J. Dept. Agr. Kyushu Imp. Univ. 2: 275. 1930.（英 **Indian Rice**）

植株较高，质地较软，分蘖松散；叶片绿色较淡，叶片较长，与茎间角度较大，有绒毛。圆锥花序的主轴较短，小穗狭长，长 8.3 mm，宽 3.3 mm，芒短，稃毛稀疏而短，谷粒细长，直链淀粉含量较高，胶稠度较硬。成熟颖果较少，穗轻。为耐热短日性生态型。

分布与生境 产于广东、广西、云南、海南、福建和秦岭以南较低海拔地区种植，具耐热和光强习性；海拔 1800 m 是籼稻亚种分布的上限。

药用部位 种子、谷芽。

功效应用 消食和中，健脾开胃，除烦渴，助消化。用于食积不消，腹胀口臭，脾胃虚弱，不饥少食。

化学成分 种子含花青素类：锦葵花素(malvidin)，天竺葵素-3,5-二葡萄糖苷(pelargonidin-3,5-diglucoside)，矢车菊素-3-葡萄糖苷(cyanidin-3-glucoside)，矢车菊素-3,5- 二葡萄糖苷(cyanidin-3,5-diglucoside)[1]。

药理作用 抗炎作用：从黑米中提取的花青素具有抗炎特性，可以抑制鼠巨噬细胞 RAW264.7 一氧化氮合酶的表达[1]。

降血压作用：采用盐析法提取米糠蛋白，分别选用胃蛋白酶、胰蛋白酶、木瓜蛋白酶等单独或联合水解米糠蛋白，以从酶解米糠蛋白中分离获得具有血管紧张素转换酶（ACE）抑制活性的短肽组分。经凝胶层析和离子交换层析分离各酶解组分，并检测各组分的 ACE 抑制活性。结果表明，米糠蛋白的酶解分离产物中含有较强的 ACE 抑制活性的组分。其中经胃蛋白酶和胰蛋白酶共同水解时得到的小分子量寡肽组分的抑制活性最强[2]。

抗动脉粥样硬化作用：籼型黑米皮可以降低高脂诱导的动脉粥样硬化家兔和 ApoE 基因缺陷小鼠的动脉脂质斑块面积，降低小鼠血清总胆固醇（TC）、低密度脂蛋白胆固醇（LDL）的含量和 LDL/HDL 比值，降低小鼠血清抗氧化型低密度脂蛋白（Ox-LDL）抗体水平[3-4]。籼型黑米可以显著降低动脉粥样硬化新西兰家兔模型的主动脉脂质斑块面积，其抗动脉粥样硬化作用机制之一可能是通过提高高密度脂蛋白（HDL）和 ApoA Ⅰ 水平，促进胆固醇的逆转运，加速体内胆固醇清除[5]。籼型黑米花

禾本科 POACEAE（GRAMINEAE）

色苷提取物通过显著降低 Apo E 基因缺陷小鼠血清的总胆固醇、总三酰甘油（TG）以及低密度脂蛋白胆固醇（LDL-C）水平，同时减少无名动脉处的斑块面积，降低斑块中基质金属蛋白酶 -1（MMP-1）的含量进而抑制小鼠动脉粥样硬化晚期斑块的进一步的发展[6]。籼型黑米皮花色苷（black rice pericarp anthocyanin）可以降低实验性高脂血症大鼠的血脂水平和动脉粥样硬化指数（AI）[7]。籼型黑米皮可以作为药物治疗的一种辅助和补充从而增强冠心病患者血浆中的抗氧化能力并改善部分与心血管疾病相关的危险因素。给予冠心病患者日常膳食中补充籼型黑米米皮，经 6 个月的干预试验后，干预组患者血浆总抗氧化能力明显提高，干预组患者治疗后血浆可溶性血管细胞黏附因子、可溶性 CD_{40} 配体和高敏 -C 反应蛋白明显降低。籼型黑米皮对于冠心病患者的保护作用可能与其富含具有抗氧化和抗炎特性的花色苷类物质有关[8]。高血脂患者口服籼型黑米花色苷提取物可以降低患者 TC、TG 的含量，不降低 HDL 水平[9]。富含花色素（cyanidin-3-glucoside 和 peonidin-3-glucoside）的籼型黑米提取物可以提高 Apo-E 缺陷小鼠动脉粥样斑块的稳定性。经过 20 周的干预，无名动脉的斑块面积明显减小，斑块坏死的发生率和纤维帽减少，无名动脉斑块区的胶原蛋白 -1 含量明显增加，金属基质蛋白酶 -1 的含量明显减少，主动脉的组织凝血活酶以及一氧化氮合酶（iNOS）的 mRNA 的表达水平明显减少。籼型黑米提取物可以通过降低血中甘油三脂、总胆固醇和非高密度脂蛋白胆固醇的含量改善血脂[10]。

抗肿瘤作用：籼型黑米花色苷提取物（主要成分为矢车菊定 -3- 葡萄糖苷和芍药定 -3- 葡萄糖苷）对 HL-60 细胞具有明显的增殖抑制作用，能够有效诱导 HL-60 细胞凋亡，并引起 G_0/G_1 期阻滞[11]。从籼型黑米中提取的花青素 -3- 葡萄糖苷和矢车菊 -3 - 葡萄糖苷通过阻滞 G2/M 期明显抑制 HS578T 细胞的增殖，下调周期蛋白 CDK-1、CDK-2、cyclin B1 和 cyclin E 的表达，激活 caspase-3，最终导致染色质浓缩和细胞死亡。体内实验证实二者可以抑制 Lewis 肺癌细胞的生长[12]。花青素 -3- 葡萄糖苷和矢车菊 -3- 葡萄糖苷（peonidin 3-glucoside 和 cyanidin 3-glucoside）可以明显抑制 SK-HEP-1、SCC-4、Huh-7、和 Hela 细胞的侵袭；体内实验证实从籼型黑米提取的花青素可以抑制 SK-HEP-1 细胞的生长。这种抑制作用与下调金属基质蛋白酶（MMP-9）和尿激酶型血浆酶元激活物 (u-PA) 有关。花青素 -3- 葡萄糖苷和矢车菊 -3 - 葡萄糖苷也显示出对 DNA 结合活性和 AP-1 核易位的抑制作用[13]。

抗氧化与抗衰老作用：黑优粘米经多酶水解的水提物能降低小鼠脑 B 型单胺氧化酶（MAO-B）活性；提高肝脏超氧化物歧化酶（SOD）和全血谷胱甘肽过氧化物酶（GSH-Px）活性；降低肝脏过氧化脂质（LPO）含量；皮肤和尾腱羟脯氨酸（Hyp）含量增加，提示黑优粘米酶解水提液有较好的延缓衰老的作用[14]。从籼型黑米中提取的花青素体外具有明显抗氧化活性和清除自由基的作用。表现为可以防止过氧化氢诱导的超螺旋 DNA 链断裂，抑制低密度脂蛋白的氧化修饰[1]。籼型黑米花色苷提取物（AREBR）能预防果糖引起的胰岛素抵抗；显著降低果糖喂养大鼠血液中脂质过氧化物丙二醛（MDA）和氧化型谷胱甘肽（GSSG）的含量，改善大鼠胰岛素敏感性和葡萄糖耐量。其预防和改善果糖引起的大鼠胰岛素抵抗及糖耐量异常作用可能与其抗氧化作用、抑制其脂肪组织内 c-Jun 氨基端激酶 JNK 的活化，显著增加胰岛素刺激后胰岛素受体底物 -1（IRS-1）的酪氨酸磷酸化和葡萄糖转运体 -4 的易位有关[15-17]。分离、纯化和鉴定籼型黑米抗氧化作用的主要活性成分为锦葵素、天竺葵素 -3,5- 二葡萄糖苷、矢车菊素 -3- 葡萄糖苷、矢车菊素 -3,5- 二葡萄糖苷[18]。4 种黑花色苷能明显减轻 ox-LDL 对内皮细胞形态的损伤，降低 ox-LDL 对细胞增殖的抑制作用，显著减少胞内丙二醛增加量；其中矢车菊素 -3- 葡萄糖苷还能显著降低 ox-LDL 所致自由基的生成量，促进细胞由 G_1 期进入 S 期，促进细胞增殖，减少细胞凋亡[19]。籼型黑米皮花色苷（BRPA）可以使实验性高脂血症大鼠血清和肝脏总抗氧化能力（TAC）、超氧化物歧化酶（SOD）和谷胱甘肽过氧化物酶（GSH-Px）活性明显增强，血清 ox-LDL 抗体滴度显著下降，MDA 的生成量显著减少[20]。籼型黑米水提液和醇提液对活性氧自由基均表现较强的清除效果，其活性氧自由基清除率与浓度有明显的量效关系，其抗氧化性与黄酮和种皮色素有关[21]。

化学成分参考文献

[1] 张名位.黑米抗氧化与降血脂的活性成分与作用机理研究 [D].广州：华南师范大学博士学位论文,2003：57-68.

药理作用及毒性参考文献

[1] Hu C, et al. *J Agric Food Chem*, 2003, 51(18):5271-7.
[2] 吴琼，等. 生物技术通讯，2005, 16(6):638-641.
[3] 王琳琳，等. 营养学报，2002, 24(4):372-376.
[4] 马静，等. 营养学报，2003, 25(1):37-41.
[5] 陈起萱，等. 卫生研究，2000, 29(3):170-171.
[6] 夏效东，等. 食品科学，2006, 27(3):213-215.
[7] 张名位，等. 营养学报，2006, 28(5):404-408.
[8] 王庆，等. 中山大学学报（医学科学版），2007, 28(3):301-305.
[9] 秦玉，等. 食品科学，2008, 29(10):540-542.
[10] Xia X, et al. *J Nutr*. 2006, 136(8):2220-2225.
[11] 常徽，等. 第三军医大学学报，2007, 29(20):1943-1946.
[12] Chen PN, et al. *Nutr Cancer*, 2005, 53(2):232-43.
[13] Chen PN, et al. *Chem Biol Interact*, 2006, 163(3):218-29.
[14] 陈文，等. 上海农学院学报，1996, 14(4):258-261.
[15] 郭红辉，等. 营养学报，2008, 30 (1):85-87.
[16] 郭红辉，等. 中国公共卫生，2008, 24(10):1200-1202.
[17] Guo H, et al. *Plant Foods Hum Nutr*, 2007, 62(1):1-6.
[18] 张名位，等. 营养学报，2006, 28(3):216-220.
[19] 张名位，等. 中国农业科学，2006, 39(1):153-160.
[20] 张名位，等. 营养学报，2006, 28(5):404-408.
[21] 孙玲，等. 营养学报，2000, 22(3):246-249.

1c. 粳稻（亚种）

Oryza sativa L. subsp. **japonica** S. Kato in J. Dept. Agr. Kyushu Imp. Univ. 2: 275. 1930.（英 **Japanese Rice**）

与籼稻相比，分蘖直立，叶色较深无毛。植株较矮，质地较硬，叶片较短，与茎间角度较小，花序主轴较长，小穗数增多，密集，穗重，稃毛较长而密，谷粒形状短圆而厚，直链淀粉含量较低，胶稠度软。

分布与生境 主产于我国黄河流域、北部和东北部；在南方则分布于海拔 1800 m 以上，较耐冷寒，是为中纬度和较高海拔地区发展形成的亚种。

药用部位 种子、谷芽。

功效应用 消食和中，健脾开胃，除烦渴，助消化。用于食积不消，腹胀口臭，脾胃虚弱，不饥少食。

药理作用 调血脂作用：富含醇溶蛋白的"春阳"大米蛋白能够有效调控成熟期大鼠的胆固醇代谢。显著降低了大鼠血浆总胆固醇、血浆非高密度胆固醇水平及肝总脂质、胆固醇、三酰甘油的含量，主要作用机制之一是有效阻碍肠道胆固醇的吸收，而非单纯地刺激粪胆汁酸的排泄[1]。

灭藻作用：粳稻壳提取物对有毒蓝藻铜绿微囊藻生长具有抑制作用。四种浓度的粳稻壳提取物（1 mg/L、10 mg/L、100 mg/L 和 1000 mg/L）对 Microcystis strains，magna, A. convolutus, S. quadricauda 的平均抑制率分别为 98%、22%、20% 和 8%，显示粳稻壳提取物具有很强的杀藻作用[2]。

调控基因作用：采用基因芯片技术观察发芽粳稻水解肽（BRP）作用 HaCaT 角化细胞 2 万个基因的变化情况，结果显示 BRP 处理后差异表达率超过 2 倍。745 位点被激活，1011 位点受到抑制，透明质酸合成酶 2（HAS2）基因表达水平增高 2 倍，BRP 可以上调 HAS2 mRNA 的表达，能有效增高 HaCaT 角化细胞透明质酸 HA 的表达量[3]。

药理作用及毒性参考文献

[1] 杨林，等. 华中农业大学学报，2009, 28(3):326-329.
[2] Park MH, et al. *Bull Environ Contam Toxicol*, 2009, 83(1):97-101.
[3] Sim GS, et al. *J Microbiol Biotech*, 2007, 17(2):271-219.

1d. 糯稻（变种）

Oryza sativa L. var. **glutinosa** Blanco in Fl. Filip. 273. 1837.（英 **Glutinous rice**）

是稻的粘性变种，在籼稻和粳稻品种中都有糯稻变种。在外貌上，糯米为不透明的白色。糯米与其他稻米的最主要分别是它所含的淀粉中以支链淀粉为主，达 95%–100%，因而煮后较具黏性。

药用部位　根、茎叶、谷芽、种仁、米泔水、禾梗、草灰。
功效应用　根：止汗，收敛，强壮镇静，养阴除热，退虚热自汗，盗汗。用于阴虚发热，自汗盗汗，肝炎，丝虫病。茎叶：温中止泻，消积化痰。谷芽：健脾开胃，助消化。种仁：补中益气，健脾止泻，除烦渴，缩尿，敛汗，解毒。用于脾胃虚寒泄泻，霍乱吐逆，消渴溲多，自汗，痘疮，痔疮。米泔水：益气，止烦渴，解毒。用于霍乱，心烦口渴。禾梗：用于黄病。草灰：用于跌打损伤，消渴，解毒，烧烫伤，疥疮。
化学成分　根含黄酮类：山柰酚[12]；其他类：氨基酸，多糖等[12]。
注评　本种为中国药典（1977年版）、湖北（2009）、湖南（2009）、北京（1998）、贵州（1988）、上海（1994）和山东（2002）中药材标准收载"糯稻根"的基源植物，药用其干燥根及茎基。白族、苗族用其根治自汗、盗汗；哈尼族用种子治脾胃虚弱、胃肠炎。

化学成分参考文献

[1] 唐爱莲，等. 时珍国医国药，2008, 155(7):1630-1631.

13. 假稻属 Leersia Sw.

多年生。水生或湿生沼泽草本，具长匍匐茎或根状茎。秆下部伏卧地面或漂浮水面。叶鞘多短于其节间；叶舌纸质。顶生圆锥花序较疏松；小穗含1小花，两侧极压扁，无芒，自小穗柄的顶端脱落；两颖完全退化；外稃硬纸质，舟状，具5脉，脊上生硬纤毛，边脉接近边缘而紧扣内稃之边脉；内稃与外稃同质，具3脉，脊上具纤毛；浆片2；雄蕊6枚或1-3枚，花药线形。颖果长圆形，压扁，胚长约为果体之1/3。种脐线形。

含20种，分布于两半球的热带至温暖地带。我国有4种，均可药用。

分种检索表

1. 雄蕊6枚，花药长2-3 mm；圆锥花序的分枝不具小枝，自分枝基部着生小穗。
   2. 圆锥花序主轴较细弱；小穗长3-4 mm，花药长2-2.5 mm ·················· **1. 李氏禾 L. hexandra**
   2. 圆锥花序主轴粗壮；小穗长5-6 mm，花药长2.5-3 mm ·················· **2. 假稻 L. japonica**
1. 雄蕊3枚，花药长(0.5-) 1-2 (-3) mm；圆锥花序的分枝多具小枝，下部常裸露。
   3. 小穗长6-8 mm，叶鞘中无隐藏花序和小穗；雄蕊3或2枚，花药长1-2 mm ·················· **3. 秕壳草 L. sayanuka**
   3. 小穗长5-6毫米，叶鞘中常具隐花序和小穗，雄蕊3枚，花药可长2-3 mm，在隐藏小穗中退化为0.5 mm ·················· **4. 蓉草 L. oryzoides**

1. 李氏禾

Leersia hexandra Sw., Prodr. Veq. Ind. Occ. 21. 1788.（英 **Clubhead Cutgrass**）

多年生，具发达匍匐茎和细瘦根状茎。秆高40-50 cm。叶舌长1-2 mm，基部两侧下延与叶鞘边缘相愈合成鞘边；叶片长5-12 cm，宽3-6 mm。圆锥花序开展，长5-10 cm，分枝较细，直升，不具小枝；小穗长3-4 mm；颖不存在；外稃5脉，脊与边缘具刺状纤毛，两侧具微刺毛；内稃与外稃等长，较窄，具3脉；脊生刺状纤毛；雄蕊6枚，花药长2-2.5 mm。颖果长约2.5 mm。花果期6-8月，热带地区秋冬季也开花。

分布与生境　产于广西、广东、海南、台湾、福建。生长于河沟田岸水边湿地。分布于全球热带地区。
药用部位　全草。
功效应用　疏风解表，清热利湿，散寒，活络止痛，利尿。用于感冒，头痛身疼，风湿筋骨疼痛，痹痛麻木，白带，尿道炎，疟疾。

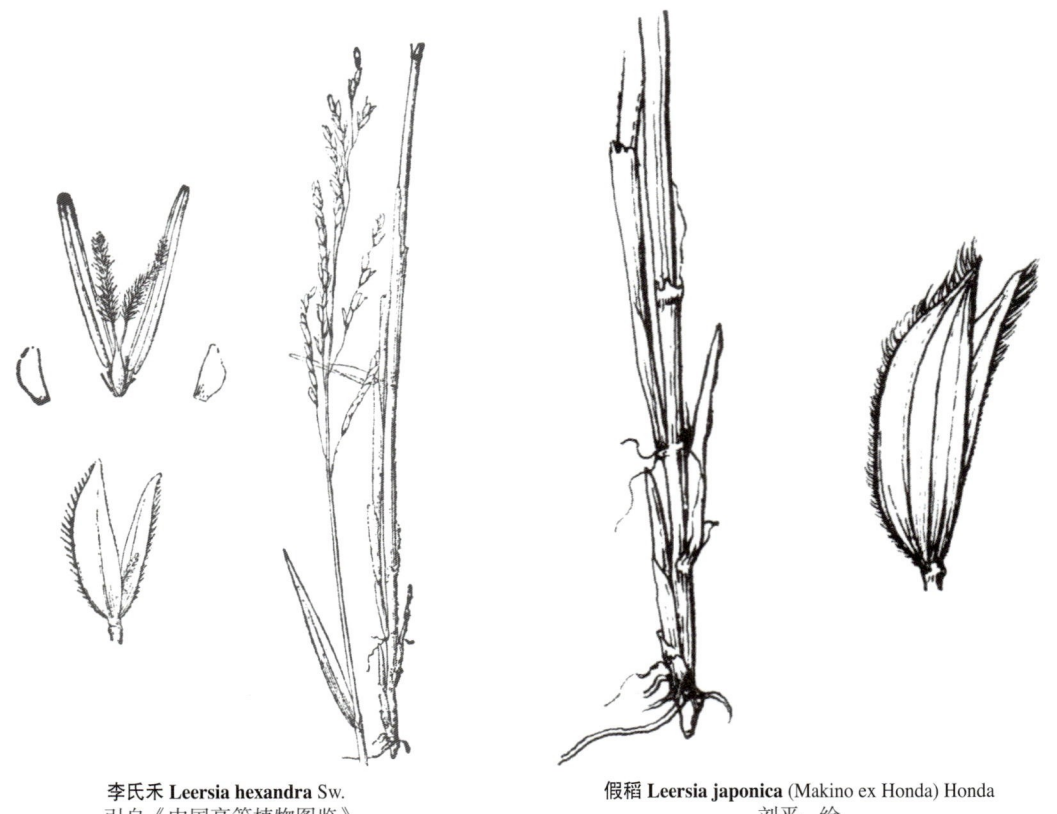

李氏禾 Leersia hexandra Sw.
引自《中国高等植物图鉴》

假稻 Leersia japonica (Makino ex Honda) Honda
刘平 绘

注评 本种侗族药用，全草治疗泄泻，外用止血。

2. 假稻

Leersia japonica (Makino ex Honda) Honda in J. Fac. Sci. Univ. Tokyo Sect. Ⅲ. Bot. 3: 7. 1930.——*Homalocenchrus japonicus* Makino ex Honda（英 **Common Cutgrass**）

多年生。秆高 60-80 cm。叶舌长 1-3 mm，基部两侧下延与叶鞘连合；叶片长 6-15 cm，宽 4-8 mm。圆锥花序长 9-12 cm，分枝平滑，不具小枝；小穗长 5-6 mm，带紫色；外稃具 5 脉，脊具刺毛；内稃具 3 脉，中脉生刺毛；雄蕊 6 枚，花药长 2.5-3 mm。花果期夏秋季。

分布与生境 产于河北、河南、江苏、浙江、湖南、湖北、四川、贵州、广西。生长于池塘、水田、溪沟湖旁水湿地。分布于日本。

药用部位 全草。

功效应用 祛风除湿，利尿消肿。用于风湿痹痛，下肢浮肿。

3. 秕壳草

Leersia sayanuka Ohwi in Acta Phytotax. Geobot. 7(1): 36. 1938.——*Leersia hackelii* Keng（英 **Sayanuka Cutgrass**）

多年生。秆高 30-110 cm。叶舌长 1-2 mm，基部两侧下延与叶鞘边缘相结合；叶片长 10-20 cm，宽 5-15 mm。圆锥花序长达 20 cm，基部常为顶生叶鞘所包；分枝具小枝，下部常裸露；小穗长 6-8 mm；外稃具 5 脉，脊上刺毛较长，两侧脉间具小刺毛；内稃脉间被细刺毛，中脉刺毛较粗；雄蕊 3 (-2) 枚，花药长 1-2 mm。颖果长圆形，长约 5 mm，种脐线形。花果期秋季。

分布与生境 产于安徽、江苏、浙江、广东、广西。生长于林下或溪旁、湖边水湿草地。分布于印度西北部、克什米尔地区、日本。

药用部位 全草。

功效应用 清热，解表。用于感冒，疟疾，目赤肿痛。

化学成分 茎叶含黄酮类：异牡荆素(isovitexin)，异荭草素(isoorientin)，新西兰牡荆苷-2(vicenin-2)[1]。

化学成分参考文献

[1] Kaneta M, et al. *Agric Biol Chem*, 1973, 37(11): 2663-2665.

4. 蓉草

Leersia oryzoides (L.) Sw., Prodr. 21.1788.——*Phalaris oryzoides* L.（英 **Rice Cutgrass**）

多年生。秆高 1-1.2 m。叶片长 10-30 cm，宽 6-10 mm。圆锥花序疏展，长 15-20 cm，分枝具 3-5 枚小枝，下部常裸露；小穗长 5-6 mm；外稃压扁，散生糙毛，脊具刺状纤毛；内稃与外稃相似，较窄而具 3 脉，脊上生刺毛；雄蕊 3 枚，花药长 2-3 mm。有时上部叶鞘中具隐藏花序，其小穗多不发育，花药长 0.5 mm。花果期 6-9 月。

分布与生境 产于新疆（新源）、湖南。生于河岸沼泽湿地，海拔 400-1100 m。也分布于亚洲、欧洲和非洲、美洲温带与亚热带地区。

药用部位 全草。

功效应用 解表散寒，通经活络，利尿。用于感冒，头痛，身痛，疟疾，痹痛，麻木，带下病。

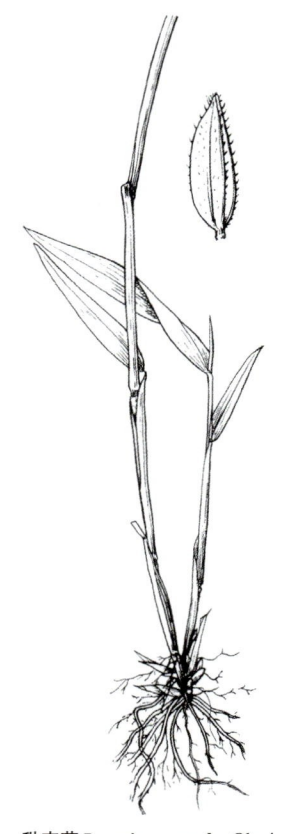

秕壳草 Leersia sayanuka Ohwi
刘平 绘

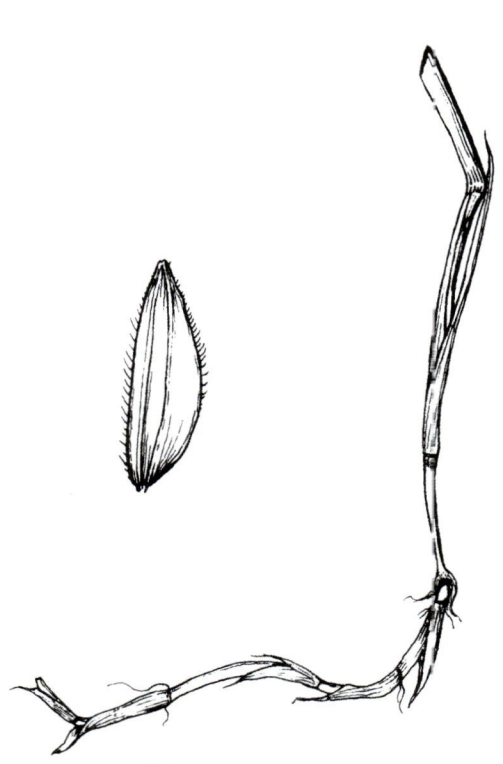

蓉草 Leersia oryzoides (L.) Sw.
刘平 绘

14. 山涧草属 Chikusichloa Koidz.

多年生水生草本，丛生或具短根状茎，须根发达。秆直立，压扁。叶鞘长于节间，压扁具脊；叶舌较长而厚，纸质；叶片线形至披针状线形。圆锥花序大而疏散；小穗含1枚两性小花，稍两侧压扁，成熟时连同柄状基盘一起脱落；颖不存在；外稃膜质，具5脉，顶端有芒或无芒；内稃稍短于外稃，具2-3脉；浆片2；雄蕊仅1枚；花柱2，分离，子房无毛。颖果坚硬，纺锤形。

含2种，分布于亚洲东部。中国产2种，1种可药用。

1. 无芒山涧草

Chikusichloa mutica Keng in J. Wash. Acad. Sci. 21: 527. 1931.（英 **Awnless Chikusichloa**）

多年生。秆丛生，直立，高60-100 cm。叶舌纸质，长约4 mm；叶片扁平或对折，长20-50 cm，宽1.5-2.5 cm，中脉粗壮，基部收窄或略呈心形。顶生圆锥花序大型，长达40 cm，宽约10 cm；小穗含1小花，披针形，长约4 mm；颖退化；外稃具5脉，无芒，基盘柄状，长1-2 mm，与其小穗柄近等长；内稃稍短于外稃，窄披针形，具3脉，脉上具微刺；雄蕊1枚，花药长约2 mm。颖果深棕色，长约2 mm。花果期8-10月。

分布与生境 产于广东、海南（琼中、保亭）、广西。生长于山林间溪涧旁。

药用部位 根。

功效应用 清热解毒。用于咽喉肿痛。

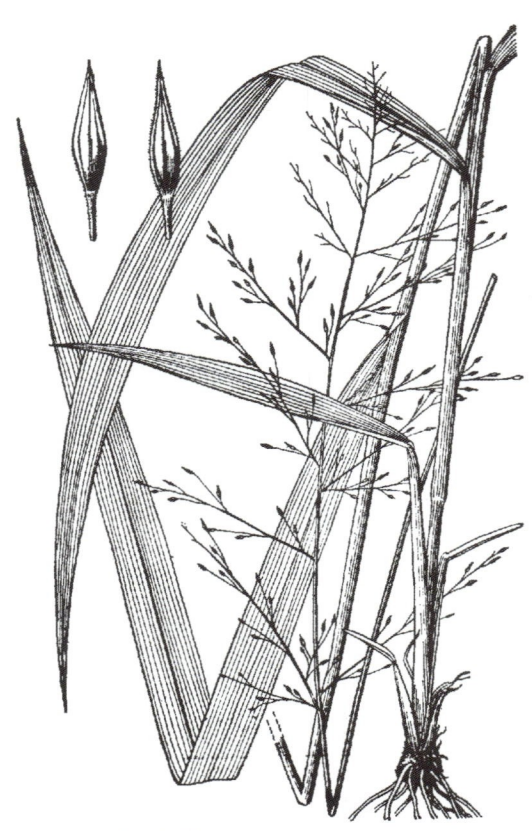

无芒山涧草 Chikusichloa mutica Keng
引自《海南植物志》

禾本科 POACEAE（GRAMINEAE）

15. 菰属 Zizania L.

一年生或多年生水生草本，有时具长匍匐根状茎。秆高大，粗壮，直立。叶舌长，膜质。顶生圆锥花序大型，雌雄同株；小穗单性，含 1 小花；雄小穗两侧压扁，大都位于花序下部分枝上，脱节于细弱小穗柄之上；颖退化；外稃膜质，具 5 脉，紧抱其同质之内稃；雄蕊 6 枚；雌小穗圆柱形，位于花序上部的分枝上，脱节于小穗柄之上，其柄较粗壮且顶端杯状；颖退化；外稃厚纸质，具 5 脉，中脉顶端延伸成直芒；内稃狭披针形，具 3 脉；浆片 2。颖果圆柱形，为内外稃所包裹，胚位于果体中央，长约为果体之半。

含 4 种，1 为广布种，主产于东亚，其余产于北美。我国有 1 种，可药用。

1. 菰（名医别录） 茭儿菜（救荒野谱）、茭包（群芳谱）、茭笋（救荒本草）

Zizania latifolia (Griseb.) Turcz. ex Stapf in Kew Bull. 1909: 385. 1909.——*Hydropyrum latifolium* Griseb., *Zizania caduciflora* (Turcz.) Hand.-Mazz., nom. illeg.（英 **Broadleaf Wildrice**）

多年生，具匍匐根状茎。须根粗壮。秆高大直立，高 1–2 m，径约 1 cm。叶鞘肥厚，有小横脉；叶舌膜质，长约 1.5 cm；叶片长 50–90 cm，宽 1.5–3 cm。圆锥花序长 30–50 cm，分枝多数簇生；雄小穗长 1–1.5 cm，两侧压扁，着生于花序下部或分枝之上部，带紫色，外稃具 5 脉，内稃具 3 脉，中脉成脊，雄蕊 6 枚，花药长 5–10 mm；雌小穗圆筒形，长 1.8–2.5 cm，宽 1.5–2 mm，着生于花序上部和分枝下方与主轴贴生处，外稃之 5 脉粗糙，芒长 2–3 cm，内稃具 3 脉。颖果圆柱形，长约 1.2 cm，胚小形，为果体之 1/8。

分布与生境 产于黑龙江、吉林、辽宁、内蒙古、河北、甘肃、陕西、四川、湖北、湖南、江西、福建、广东、台湾。水生或沼生，常见栽培。亚洲温带、俄罗斯及欧洲有分布。

药用部位 菌瘿（茭白）、果实、根状茎及根。

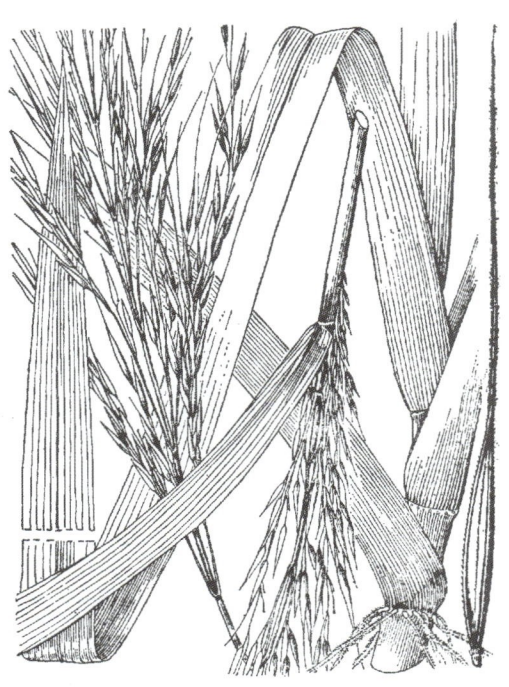

菰 Zizania latifolia (Griseb.) Turcz. ex Stapf
引自《海南植物志》

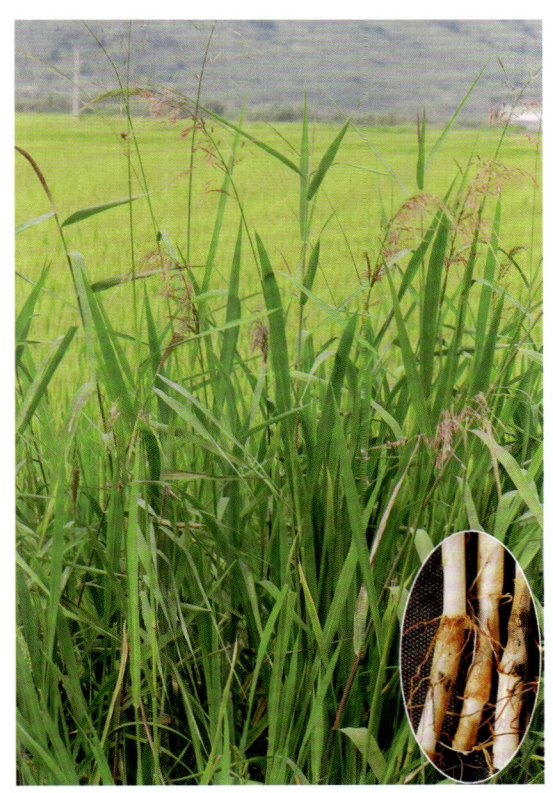

菰 Zizania latifolia (Griseb.) Turcz. ex Stapf
摄影：周䍁

功效应用 菌瘿（为菰的嫩茎秆被菰黑粉菌 Yeenia esculenta (P. Henn.) Liou 刺激而形成的纺锤形肥大部分称之为茭白）：解热毒，除烦渴，利二便。用于烦热，消渴，二便不通，黄疸，痢疾，热淋，目赤，乳汁不下，风疮。果实（菰米）：止渴，解烦热，润肠胃。用于心烦口渴，口燥咽干，大便秘结。根状茎及根：除胸中烦，清热解毒，解酒，消食。用于消渴，心烦，小便不利，小儿麻疹高热不退，黄疸，烫火伤。

化学成分 茎含抗坏血酸（ascorbic acid，0.06 g/kg鲜重），蛋白质（28.18 g/kg干重），还原糖（308.54 g/kg干重），水溶性果胶（20.63 g/kg干重），Na_2CO_3性果胶（44.14 g/kg干重），钾（8 g/kg干重），硫（6 g/kg干重），磷（5 g/kg干重）[1]。

药理作用 调血脂作用：菰米可以改善高脂膳食诱导的大鼠脂代谢紊乱和高脂血症的低度炎性状态。菰米可以显著减低高脂大鼠血清的总胆固醇、三酰甘油水平，上调高密度脂蛋白胆固醇水平，降低 TNF-α 和高敏 C 反应蛋白表达[1-2]。

抗氧化作用：菰米可以增加高脂喂养大鼠肝和血清中超氧化物歧化酶的水平，降低丙二醛的水平[2]。苞叶中的总黄酮具有很强的清除超氧阴离子自由基、羟基自由基、DPPH 自由基、脂质过氧化自由基、有机过氧化自由基的能力[3]。

促生长发育作用：菰米的蛋白质营养价值较高，易被机体吸收利用，可促进动物的生长发育。与酪蛋白饲养大鼠相比，菰米饲养的大鼠摄食量、平均体重、心、肝、肾均重和内脏总体均重均增高明显[4]。

注评 本种为上海（1994）、江苏（1989）中药材标准收载"菰米"的基源植物，药用其干燥成熟果实。

化学成分参考文献

[1] Qian BJ J W, et al. *J Sci Food Agric*, 2012, 92(1): 159-164.

药理作用及毒性参考文献

[1] 张红，等 . 营养学报，2009, 31(3): 222-225.

[2] Zhang H, et al. *Br J Nutr*, 2009, 27: 1-5.

[3] 郑杰，等 . 中国计量学院学报，2008, 19(3): 283-288.

[4] 张永青，等 . 预防医学文献信息，2001, 7(6): 618-619.

16. 芦竹属 Arundo L.

多年生草本，具长匍匐根状茎。秆直立，高大。叶舌纸质，背面及边缘具毛；叶片宽大，线状披针形。圆锥花序大型，分枝密生，具多数小穗。小穗含2-7花，两侧压扁；小穗轴脱节于孕性花之下；两颖近相等，约与小穗等长或稍短，披针形，具3-5脉；外稃无脊，通常具3条主脉，中部以下密生白色长柔毛，基盘短小，顶端具尖头或短芒；内稃短，长为其外稃之半；雄蕊3，花药长2-3 mm。颖果较小，纺缍形。

约5种，分布于全球热带、亚热带。我国有2种，1种可药用。

本属药用植物富含吲哚型生物碱，如蟾蜍特尼定 (bufotenidine，**1**)、芦竹辛 (donasine，**2**)、芦竹达啡 (arundaphine，**3**)、芦竹胺 (arundamine，**4**)、芦竹达宁 (arundanine，**5**)、芦竹达素 (arundavine，**6**)、芦竹碱 (donaxine; gramine，**7**) 等。此外还含少量黄酮类及其他类化合物。芦竹 (A. donax) 根状茎的乙醇提取物对由组胺，复合胺以及乙酰胆碱诱导的痉挛有拮抗作用，**1** 有抗乙酰胆碱、组胺释放和刺激子宫收缩作用，**2** 有退烧作用。三十醇 (triacontanol)、小麦黄素 (tricin)、四甲基 -N,N- 双 (2,6- 二甲苯基) 环丁烷 -1,3- 二亚胺 [tetramethyl-N,N-bis(2,6-dimethylphenyl)cyclobutane-1,3-diimine]，N-(4'- 溴苯基)-2,2- 二苯基乙酰苯胺 [N-(4'-bromophenyl)-2,2-diphenylacetanilide] 有显著的棉籽象鼻虫拒食活性。从芦竹 (A. donax) 根状茎分离得到的 N- 乙酰基 -D- 葡萄糖胺特异性凝聚素有抗人体癌细胞增殖和促进人体外周血单核细胞有丝分裂的作用。**4** 对 2,4- 二硝基酚致热大鼠有明显的解热作用，对角叉菜致炎大鼠足跖肿胀有明显抑制作用。

1. 芦竹 荻芦竹（广西）

Arundo donax L., Gen. Pl. ed. 5, 35. 1754.（英 **Giantreed**）

多年生，具发达根状茎。秆粗大直立，高 3-6 m。叶舌截平，长约 1.5 mm，先端具短纤毛；叶片长 30-50 cm，宽 3-5 cm，基部白色，抱茎。圆锥花序极大型，长 30-60 (-90) cm，宽 3-6 cm，分枝稠密，斜升；小穗长 10-12 mm，含 2-4 小花，小穗轴节长约 1 mm；外稃中脉延伸成 1-2 mm 之短芒，背面中部以下密生长柔毛，毛长 5-7 mm，基盘长约 0.5 mm，两侧上部具短柔毛，第一外稃长约 1 cm；内稃长约为外稃之半；雄蕊 3。颖果细小黑色。花果期 9-12 月。

分布与生境 产于广东、海南、广西、贵州、云南、四川、湖南、江西、福建、台湾、浙江、江苏。生河岸道旁，砂质壤土上。南方各地庭园引种栽培。亚洲、非洲、大洋洲热带地区广布。

药用部位 根状茎（芦竹根）、芦竹笋、芦竹沥。

功效应用 根状茎（芦竹根）清热利水，生津，止咳除烦。用于热病发狂，虚劳骨蒸，淋证，小便淋痛不利，风火牙痛。芦竹笋：清热泻火。用于肺热吐血，骨蒸潮热，热淋，聤耳，牙痛，头晕。芦竹沥：清热镇惊。用于小儿高热惊风。

化学成分 根含生物碱类：芦竹达素(arundavine)[1]，芦竹达嗪(arundacine)[2]，芦竹胺(arundamine)[3]。

根状茎含生物碱类：蟾毒色胺(bufotenine)[4]，芦竹达啡(arundaphine)[5]，去氢蟾毒色胺(dehydrobufotenine)，蟾蜍特尼定(bufotenidine)，N,N-二甲基色胺(N,N-dimethyltryptamine)，5-甲氧基-N-甲基色胺(5-methoxy-N-methyltryptamine)[4]，芦竹辛(donasine)[6]，芦竹达啡(arundaphine)[5]。

叶含三萜类：无羁萜(friedelin)，香树脂醇乙酸酯(amyrin acetate)[7]；甾体类：豆甾醇，菜油甾醇[7]；其他类：三十烷，三十醇(triacontanol)[7]。

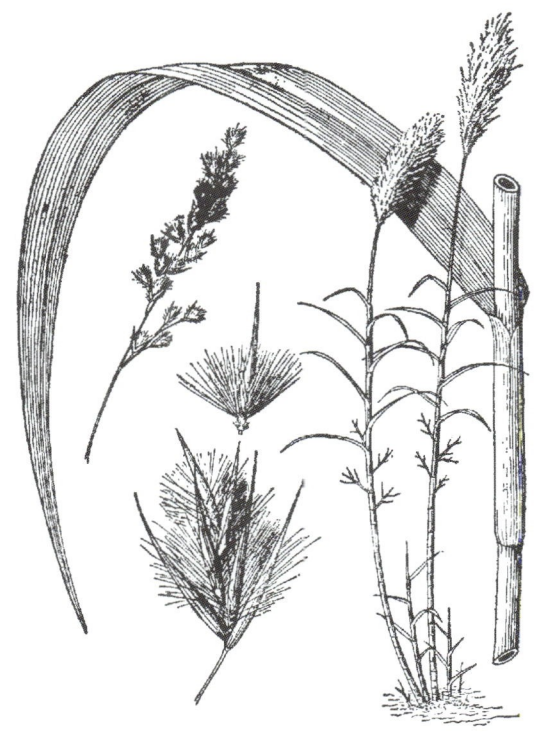

芦竹 Arundo donax L.
引自《海南植物志》

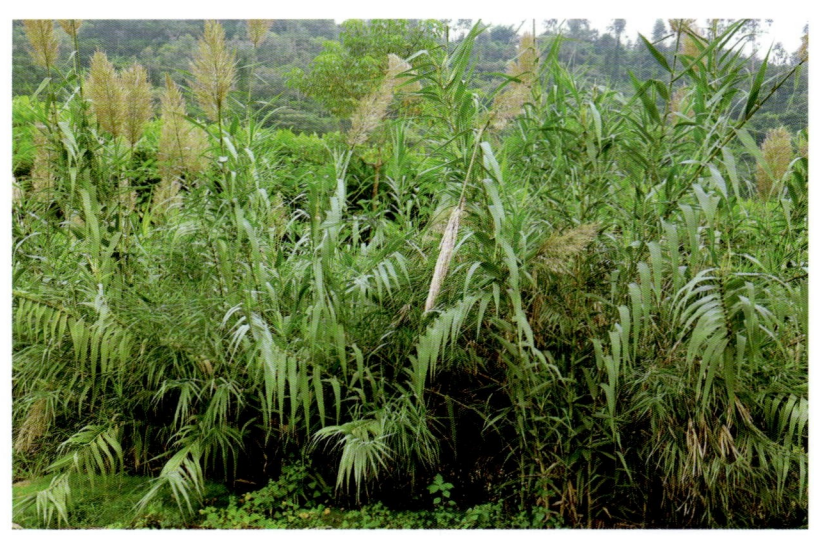

芦竹 Arundo donax L.
摄影：王祝年

嫩芽含半纤维素：阿拉伯糖基-4-O-甲基葡糖醛酸木聚糖(arabino-4-O-methylglucuronoxylan)[8]。

花含生物碱类：芦竹碱(donaxine; gramine)，胡颓子碱(eleagnine)[9],N,N-二甲基色胺甲基羟化物(N,N-dimethyltryptamine methylhydroxide)，3,3'-双(吲哚甲基)二甲基铵羟化物[3,3'-bis(indolylmethyl)-dimethylammonium hydroxide][9]，二甲基铵(dimethylammonium)，芦竹碱甲基羟化物(gramine methohydroxide)[10]，芦竹碱(donaxine)，芦竹瑞定▲(donaxaridine)，芦竹啶宁(arundinine)[11]。

地上部分含生物碱类：芦竹达嗪(arundacine)[2]，芦竹碱(donaxine)，N-苯基-β-萘胺(N-phenyl-β-naphthylmine)，去氧鸭嘴花碱酮(deoxyvasicinone)，芦竹啶(arundine)，芦竹灵(donaxarine)，芦竹赛宁▲(donaxanine)，芦竹瑞定▲(donaxaridine)，芦竹宁▲(donine)[12]。

全草含生物碱类：N,N-二甲基色胺(N,N-dimethyltryptamine)，芦竹达素(arundavine)，芦竹达盼(arundafine)[13]，芦竹胺(arundamine)，芦竹达宁(arundanine)[14]，N-(4'-溴苯基)-2,2-二苯基乙酰苯胺[N-(4'-bromophenyl)-2,2-diphenylacetanilide][15]，蟾毒色胺(bufotenine)，5-甲氧基-N-甲基色胺(5-methoxy-N-methyltryptamine)[16]，四甲基-N,N-双(2,6-二甲苯基)环丁烷-1,3-二亚胺[tetramethyl-N,N-bis(2,6-dimethylphenyl)cyclobutane-1,3-diimine][18]，蟾毒色胺(bufotenine)[19]，1-甲基-3-氨基甲基吲哚(1-methyl-3-aminomethylindole)[20]，芦竹啶宁(arundinine)[21]，N-甲基-四氢-β-咔啉(N-methyl-tetrahydro-β-carboline)[19]；黄酮类：小麦黄素(tricin)[17]。

药理作用 解热、抗炎作用：从芦竹根中分离得一种生物碱 - 芦竹胺，该化合物对 2,4- 二硝基酚致热大鼠有明显解热作用，对角叉菜胶致炎大鼠足跖肿胀有明显抑制作用[1]。

评注 本种为四川中药材标准（1980、1987、2010）收载"芦竹根"的基源植物，药用其干燥根状茎；易与"芦根"相混，但其来源、功效应用不尽相同，不宜混用，参见芦苇 Phragmites australis (Cav.) Trin. ex Steud. 项下。傣族、傈僳族、景颇族、德昂族、畲族也药用其根状茎或嫩笋，主要用于治疗热病烦渴、风火牙疼、小便不利；彝族用杆治疗肺痨骨蒸、阴虚火旺，基诺族用鲜嫩笋治疗肝炎。

化学成分参考文献

[1] Khuzhaev VU, et al. *Chem Nat Compd*, 2004, 40(3): 261-265.

[2] Khuzhaev VU, et al. *Chem Nat Compd*, 2002, 38(3): 280-283.

[3] Zhalolov IZ, et al. *Chem Nat Compd*, 2002, 38(3): 276-279.

[4] Ghosal S, et al. *Journal of Medicinal Chemistry*, 1969, 12(3): 480-483.

[5] Khuzhaev VU, et al. *Chem Nat Compd*, 2004, 40(3): 269-272.

[6] Jia AL, et al. *J Asian Nat Prod Res*, 2008, 10(2): 105-109.

[7] Chaudhuri RK, et al. *Phytochemistry*, 1970, 9(8): 1895-1896.

[8] Joseleau JP, et al. *Phytochemistry*, 1974, 13(7): 1155-1158.

[9] Ghosal S, et al. *Phytochemistry*, 1971, 10(11): 2852-2853.

[10] Ghosal S, et al. *Planta Med*, 1972, 21(1): 22-28.

[11] Khuzhaev VU *Chem Nat Compd*, 2004, 40(5): 516-517.

[12] Khuzhaev VU, et al. *Chem Nat Compd*, 1998, 34(1): 108-109.

[13] Khuzhaev VU *Chem Nat Compd*, 2004, 40(2): 160-162.

[14] Khuzhaev VU *Chem Nat Compd*, 2004, 40(2): 196-197.

[15] Miles DH, et al. *J Nat Prod*, 1993, 56(9): 1590-1593.

[16] Dutta SK, et al. *Chem Ind*, 1967(48): 2046-2047.

[17] Miles DH, et al. *Phytochemistry*, 1993, 34(5): 1277-1279.

[18] Miles DH, et al. *J Nat Prod*, 1993, 56(9): 1590-1593.

[19] Zhalolov IZ, et al. *Chem Nat Compd*, 2003, 39(3): 289-291.

[20] Zhalolov I, et al. *Chem Nat Compd*, 2001, 36(5): 528-530.

[21] Zhalolov I, et al. *Chem Nat Compd*, 1999, 34(6): 706-710.

药理作用及毒性参考文献

[1] 黎秀丽，等 . 华西药学杂志，2007, 22(5): 522-524.

17. 类芦属 Neyraudia Hook. f.

多年生，具木质根状茎。秆具多数节并生有分枝，节间有髓部。叶鞘颈部常具柔毛；叶舌密生柔毛；叶片扁平或内卷，质地较硬，自与叶鞘连接关节处脱落。圆锥花序大型稠密；小穗含3-8花，第一小花两性或不孕，第二小花正常发育，上部花渐小或退化；小穗轴脱节于颖之上与诸小花之间，无毛；颖具1-3脉，短于其小花；外稃披针形，具3脉，背部圆形，边脉接近边缘并有开展的白柔毛，中脉自先端二裂齿间延伸成短芒；基盘短柄状，具短柔毛；内稃狭窄，稍短于外稃；浆片2枚；雄蕊3。

本属含4种，分布于东半球热带、亚热带地区。我国有4种，药用1种。

1. 类芦　假芦

Neyraudia reynaudiana (Kunth) Keng ex Hitchc. in Amer. J. Bot. 21: 131. 1934. ——*Arundo reynaudiana* Kunth（英 **Burmareed**）

多年生，具木质根状茎；须根粗而坚硬。秆直立，高2-3 m，径5-10 mm，通常节具分枝，节间被白粉；叶鞘无毛，仅沿颈部具柔毛；叶舌密生柔毛；叶片长30-60 cm，宽5-10 mm，扁平或卷折，顶端长渐尖，无毛或上面生柔毛。圆锥花序长30-60 cm，分枝细长，开展或下垂；小穗长6-8 mm，含5-8小花，第一外稃不孕，无毛；颖片短小；长2-3 mm；外稃长约4 mm，边脉生有长约2 mm的柔毛，顶端具长1-2 mm向外反曲的短芒；内稃短于外稃。花果期8-12月。

分布与生境　产于海南、广东、广西、贵州、云南、四川、湖北、湖南、江西、福建、台湾、浙江、江苏。生于河边，山坡或砾石草地。海拔300-1500 m。印度、缅甸、亚洲东南部均有分布。

药用部位　幼茎、竹沥、嫩叶。

功效应用　清热解毒，利湿，消肿，止血，利尿。用于水肿，尿路感染。用于毒蛇咬伤，竹木刺入肉。

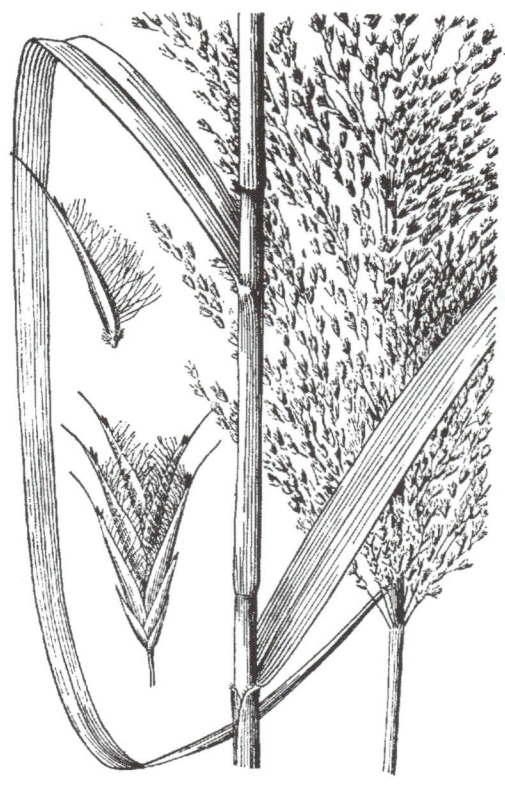

类芦 **Neyraudia reynaudiana** (Kunth) Keng ex Hitchc.
引自《海南植物志》

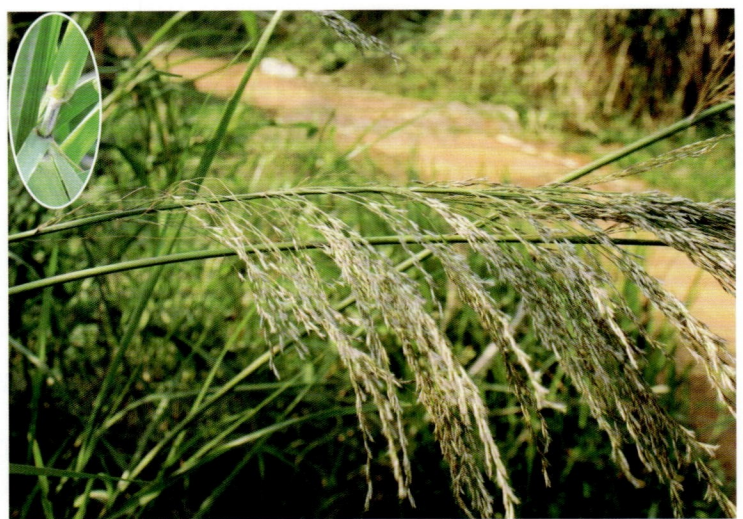

类芦 **Neyraudia reynaudiana** (Kunth) Keng ex Hitchc.
摄影：王祝年

18. 芦苇属 Phragmites Adans.

多年生，具发达根状茎的沼生草本。茎直立；叶鞘常无毛；叶舌厚膜质，边缘具毛；叶片宽大。圆锥花序大型密集，具多数粗糙分枝；小穗含 3–7 小花，小穗轴节间短而无毛，脱节于第一外稃与成熟花之间；颖不等长，具 3–5 脉，均短于其小花；第一外稃通常不孕，含雄蕊或中性，小花外稃向上逐渐变小，具 3 脉，顶端渐尖或呈芒状，无毛，外稃基盘延长具丝状柔毛，内稃狭小，甚短于其外稃；浆片 2，雄蕊 3，花药长 1–3 mm。颖果与其稃体相分离，胚小型。

约含 10 余种，分布于全球热带、大洋洲、非洲、亚洲，芦苇是唯一的世界广布种。我国有 3 种，药用 2 种。

分种检索表

1. 小穗 8–10 mm；第一颖 3.5–5 mm；秆高 4–6 m ·· 1. **卡开芦 P. karka**
1. 小穗 10–18 mm；第一颖 6–9 mm；秆高至 2 m ·· 2. **芦苇 P. australis**

本属药用植物芦苇花主要含黄酮及其苷类：如日当药黄素 (swertiajaponin，**1**)，异日当药黄素 (isoswertiajaponin，**2**)，日当药黄素 -3'-O- 葡萄糖苷 (swertiajaponin-3'-O-glucoside，**3**) 等。

禾本科 POACEAE（GRAMINEAE）

1: R=β-D-Glc

2: R=β-D-Glc

3: $R_1=R_2=$β-D-Glc

1. 卡开芦　大芦

Phragmites karka (Retz.) Trin. ex Steud., Nomencl. Bot. (ed. 2) 1: 144. 1840.——*Arundo karka* Retz.（英 **Karka Reed**）

多年生草本。根状茎粗而短。秆高大直立，高 4–6 m，直径 1.5–2.5 cm，约具 35 节。叶鞘通常平滑，具横脉；叶片扁平宽广，长达 50 cm。圆锥花序大型，长 30–50 cm，宽 10–20 cm；主轴直立，长约 25 cm；小穗柄长 5 mm，无毛；小穗长 8–10 (–11) mm，含 4–6 小花；颖具 1–3 脉，第一颖长约 3 mm，第二颖长约 5 mm，第一外稃长 6–9 mm，不孕；第二外稃长约 8 mm，上部渐尖呈芒状；基盘细长，疏生长约 5 mm 较短的丝状柔毛，毛长为其稃体的 1/2–2/3。花果期 8–12 月。

分布与生境　产于海南、广东、台湾、福建、广西与云南南部。生于海拔 1000 m 以下的江河湖岸与溪旁湿地。亚洲南部和东南部、非洲和大洋洲、玻里尼西亚均有分布。

药用部位　根状茎。

功效应用　清热解毒，利尿消肿。用于感冒发热，肺痈，大热发狂，肾炎水肿，小便黄赤，泻痢。

化学成分　全草含肽类生物碱(peptide-type alkaloids)[1]。

注评　本种为广西中药材标准（1990）收载"大芦"的基源植物，药用其干燥根状茎。"大芦"与中国药典收载

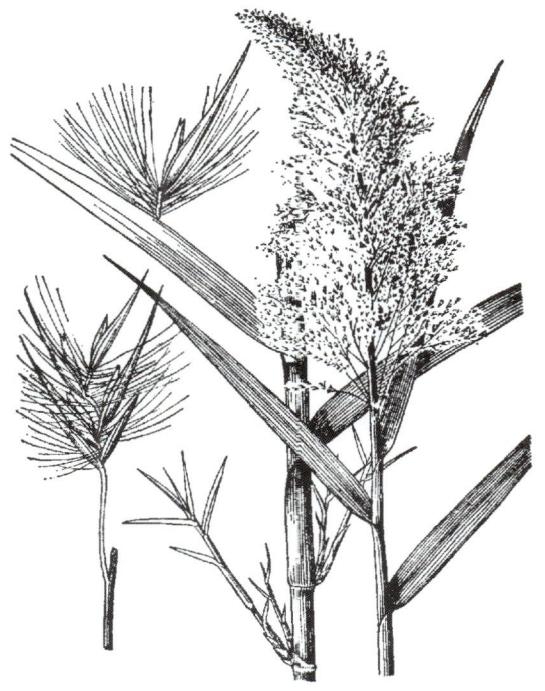

卡开芦 Phragmites karka (Retz.) Trin. ex Steud.
引自《海南植物志》

"芦根"易混品，两者主要性状区别在于："大芦"直径为 1–15 mm，"芦根"直径为 10–20 mm。二者的功效应用与"芦根"不尽相同，参见芦苇 Phragmites australis (Cav.) Trin. ex Steud. 项下。

化学成分参考文献

[1] Tanaka K, et al. *Yakugaku Zasshi*, 1952, 72: 616-620.

2. 芦苇　芦、苇、葭（名医别录）

Phragmites australis (Cav.) Trin. ex Steud., Nomencl. Bot. (ed. 2) 1: 143. 1840.——*Arundo australis* Cav., *Arundo phragmites* L., *Phragmites communis* Trin.（英 **Southern Reed**）

多年生，根状茎十分发达。秆直立，高可达 2 m，直径 1–4 cm，具 20 多节。叶舌边缘密生一圈长约 1 mm 的短纤毛，两侧缘毛长 3–5 mm，易脱落；叶片披针状线形，长可达 50 cm，宽可达 3 cm。圆锥花序大型，长 20–50 cm，宽约 10 cm；小穗柄长 2–4 mm，无毛；小穗长 10–18 mm，含 4 花；颖具 3 脉，第一颖长 6–9 mm；第一不孕外稃长 8–15 mm，第二外稃长 9–16 mm，具 3 脉，基盘延长，两侧密生等长于外稃的丝状柔毛，与无毛的小穗轴相连接处具明显关节，成熟后易自关节上脱落。花果期 7–11 月。

分布与生境　产于全国各省。生江河湖泽、池塘沟渠沿岸和低湿地。为全球广泛分布的多型种。除森

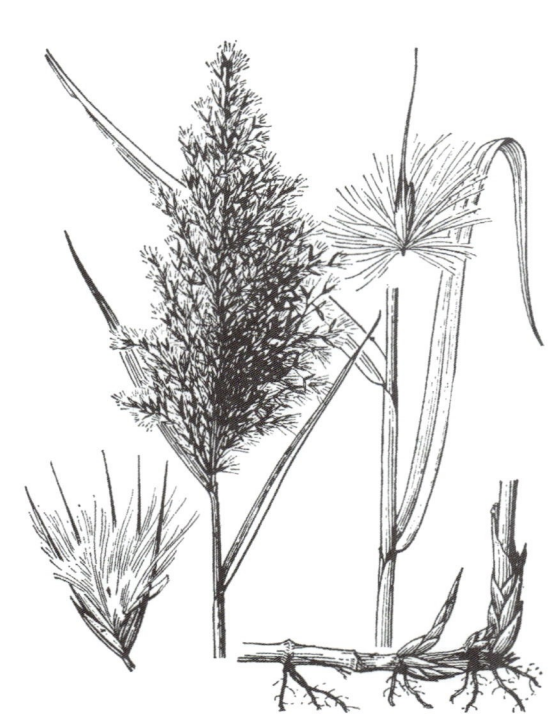

芦苇 Phragmites australis (Cav.) Trin. ex Steud.
引自《中国高等植物图鉴》

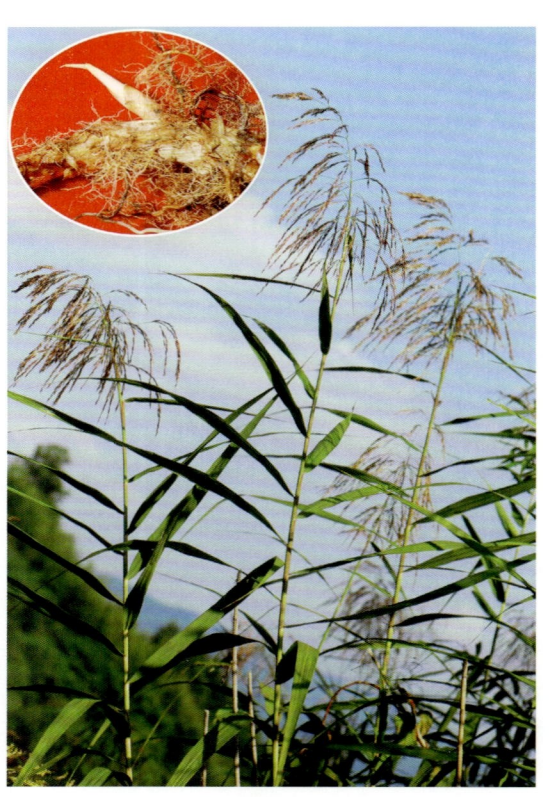

芦苇 Phragmites australis (Cav.) Trin. ex Steud.
摄影：周繇

林生境不生长外，各种有水源的空旷地带，常以其迅速扩展的繁殖能力，形成连片的芦苇群落。

药用部位　根状茎（芦根）、叶（芦叶）、花序（芦花）、箨叶（芦竹箨）、嫩茎（芦茎）、幼茎（芦笋）。

功效应用　根状茎：清热生津，除烦，止呕止泻，利尿，透疹。用于热病烦渴，胃热呕吐，肺热咳嗽，肺痈吐脓，热淋涩痛，麻疹，解河豚鱼毒。叶：清热辟秽，止血，解毒。用于霍乱吐泻，吐血，衄血，肺痈，发背。箨叶：生肌敛疮，止血。用于金疮，吐血。花序：止泻，止血，解毒。用于吐泻，衄血，血崩，外伤出血，鱼蟹中毒。嫩茎：清肺解毒，止咳排脓。用于肺痈吐脓，肺热咳嗽，痈疽。笋：清热生津，利水通淋。用于热病口渴，肺痈，肺痿，淋病，小便不利，并解食鱼、肉中毒。

化学成分　花含黄酮类：日当药黄素(swertiajaponin)，异日当药黄素(isoswertiajaponin)，日当药黄素-3'-O-龙胆双糖苷(swertiajaponin-3'-O-gentiobioside)，日当药黄素-3'-O-葡萄糖苷(swertiajaponin-3'-O-glucoside)[1]。

全草含三萜类：β-香树脂醇(β-amyrin)，蒲公英赛醇(taraxerol)，蒲公英赛酮(taraxerone)[2]。

药理作用　调节免疫作用：芦笋多糖可以显著提高正常小鼠腹腔巨噬细胞吞噬率和吞噬指数；促进正常小鼠溶血素、溶血空斑的形成及淋巴细胞的转化[1-2]。

保肝作用：芦苇根提取物对四氯化碳致肝损伤小鼠具有良好的保护作用[3]。芦根多糖提取物可以降低肝损伤小鼠肝丙二醛(MDA)的含量，增高肝组织谷胱甘肽过氧化物酶(GSH-Px)的活性，缩短肝损伤小鼠戊巴比妥钠睡眠时间，降低小鼠血清丙氨酸转氨酶活性[4]。芦根多糖具有保护肝细胞、改善肝功能、降低肝脂肪化程度、抑制肝纤维化的作用。芦根多糖可以降低四氯化碳和花生油混合液所致的肝纤维化模型大鼠血清天冬氨酸转氨酶含量，升高白蛋白与球蛋白比值，光镜下可见芦根多糖明显改善模型大鼠的肝纤维化和脂肪变性的程度[5]。芦根多糖可通过抗氧化、抑制胶原沉积等途径抑制肝纤维化。芦根多糖可以降低四氯化碳和花生油混合液所致的肝纤维化模型大鼠肝羟脯氨酸(hyp)的含量，降低大鼠血清唾液酸(SA)的含量，升高肝组织GSH-Px的活性，升高血清和肝组织的SOD活性，降低血清和肝组织的 MDA 含量。电镜结果芦根多糖可以显著减轻肝纤维化模型大鼠肝细胞脂质沉着、线粒体肿胀及嵴突破坏、粗面内质网减少或消失的现象[6]。

抗氧化与抗衰老作用：芦笋多糖具有较好的抗衰老作用。芦笋多糖可以显著提高 D- 半乳糖所致衰老小鼠血过氧化氢酶 (CAT)，SOD，GSH-Px 的活力，显著降低血浆、脑、肝匀浆脂质过氧化物水平，可显著拮抗衰老所致胸腺、脾和脑组织的萎缩[7]。降低衰老小鼠海马 p16 基因的表达[8]。水提芦苇叶总黄酮和醇提芦苇叶总黄酮体外对氧自由基、羟自由基、DPPH·和 ABTS 均具有很好的清除作用，对自由基的抑制能力由大到小依次为 ABTS>DPPH·>氧自由基>羟自由基[9]。

评注 本种为历版中国药典收载"芦根"的基源植物，药用其新鲜或干燥根状茎。同科植物芦竹 Arundo donax L.、菰 Zizania latifolia (Griseb.) Turcz. ex Stapf 和卡开芦 Phragmites karka (Retz.) Trin. ex Steud. 的根状茎，药材分别称"芦竹根"、"苇根"和"大芦"，分别在四川、广东和广西等地代替"芦根"药用，但其功效应用与"芦根"不尽相同，其同质性应进一步研究。蒙古族、彝族、朝鲜族、水族、侗族、哈尼族用本种根状茎治胃热呕吐、肺热咳嗽等热症；壮族用其嫩梢治湿疹奇痒；彝族用其花序治疗食积腹痛、月经不调、乳疮。

化学成分参考文献

[1] Nawwar MAM, et al. *Phytochemistry*, 1980, 19(8): 1854-1856.

[2] Ohmoto T, et al. *Shoyakugaku Zasshi*, 1967, 21(2): 120-125.

药理作用及毒性参考文献

[1] 张志远．郑州牧业工程高等专科学校学报，2003，23(2): 83-84.

[2] 苗明三，等．中国医药学报，2003, 18(1): 52.

[3] 张国升，等．中医药学报，2001, 29(1): 38.

[4] 张国升，等．中医药学报，2002, 17(7): 416-417.

[5] 李立华，等．安徽中医学院学报，2005, 24(2): 24-26.

[6] 李立华，等．安徽中医学院学报，2007, 26(5): 32-34.

[7] 苗明三，等．中国中药杂志，2004, 29(7): 673-675.

[8] 申梅淑，等．牡丹江医学院．2009, 30(3): 1-2.

[9] 李瑞光，等．西北农业学报，2009, 18(4): 310-314.

19. 棕叶芦属 Thysanolaena Nees

多年生高大草本。秆直立，丛生。叶鞘平滑；叶舌短；叶片宽广，披针形，具短柄。顶生圆锥花序大型，稠密；小穗微小，含 2 小花，第一花不孕，第二花两性，有小穗轴延伸；成熟后自小穗柄关节处脱落；颖微小，无脉，顶端钝；第一外稃膜质，具 1 脉，顶端渐尖，与小穗等长，内稃缺；第二外稃较第一外稃稍短而质地较硬，具 3 脉，顶端渐尖至具小尖头，边缘具柔毛，基盘短而无毛；内稃较短；雄蕊 2。颖果小，与内外稃分离。

仅 1 种，分布于亚洲热带，我国也有，可药用。

1. 棕叶芦　莽草（海南），棕叶草（云南）

Thysanolaena latifolia (Roxb. ex Hornem.) Honda in J. Fac. Sci. Univ. Tokyo, Sect. 3, Bot. (1): 312-313. 1930.——*Melica latifolia* Roxb. ex Hornem., *Agrostis maxima* Roxb., *Thysanolaena maxima* (Roxb.) Kuntze（英 **Broadleaf Tigergrass**）

多年生，丛生草本。秆高 2-3 m，直立粗壮，具白色髓部。叶舌长 1-2 mm，质硬，截平；叶片披针形，长 20-50 cm，宽 3-8 cm，具横脉，顶端渐尖，基部心形，具柄。圆锥花序大型，柔软，长达 50 cm，分枝多，基部主枝长达 30 cm；小穗长 1.5-1.8 mm，小穗柄长约 2 mm，具关节；颖片无脉，长为小穗的 1/4；第一花仅具外稃，约等长于小穗；第二外稃卵形，厚纸质，背部圆，具 3 脉，顶端具小尖头；边缘被柔毛；内稃膜质，较短小；花药长约 1 mm，褐色。颖果长圆形，长约 0.5 mm。一年

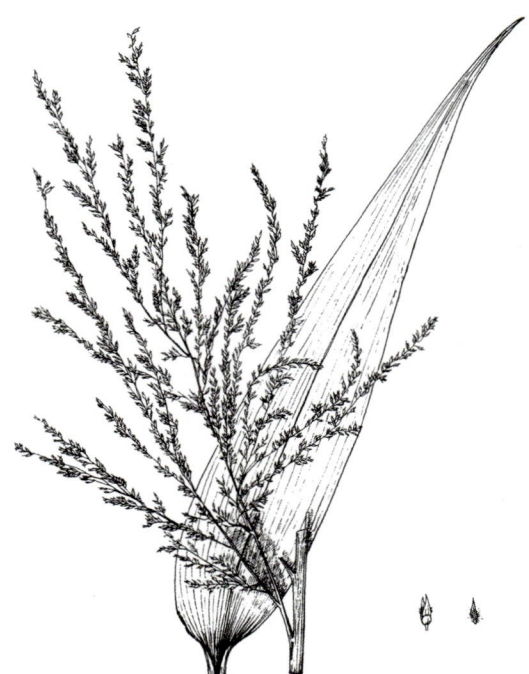

粽叶芦 Thysanolaena latifolia (Roxb. ex Hornem.) Honda
刘平 绘

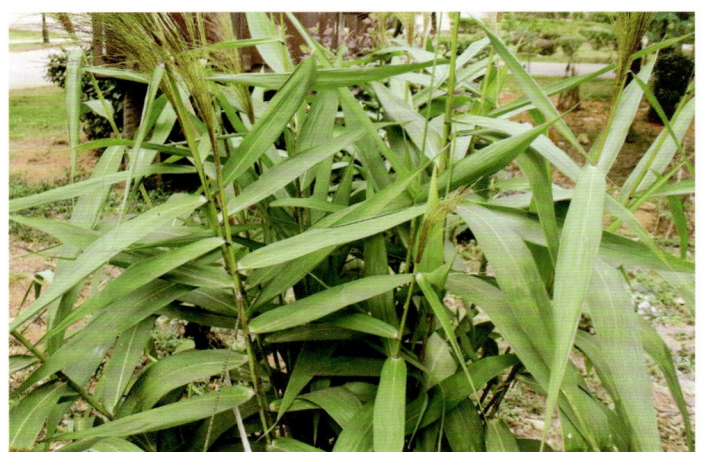

粽叶芦 Thysanolaena latifolia (Roxb. ex Hornem.) Honda
摄影：王祝年

有两次花果期，春夏或秋季。

分布与生境 产于台湾、广东、广西、贵州。生长于山坡、山谷或树林下和灌丛中。印度、中南半岛、印度尼西亚、新几内亚岛有分布。北美引种。

药用部位 根、笋。

功效应用 清热解毒，生精止渴。用于疟疾，烦渴。

化学成分 叶含大环内酯类：偏顶蛤内酯▲A (modiolide A)[1]；γ-吡喃酮类：6-羟基-2-甲基-4-色烷酮 (6-hydroxy-2-methyl-4-chromanone)[1]。

化学成分参考文献

[1] Bhilabutra W, et al. *Res J Microbiol*, 2007, 2(10): 749-755.

20. 酸模芒属 Centotheca Desv.

多年生草本。秆直立；有时具短根状茎。叶鞘光滑；叶舌膜质；叶片宽披针形，具小横脉。顶端圆锥花序开展。小穗两侧压扁，含2至数小花，上部小花退化；小穗轴无毛，脱节于颖之上和各小花间；两颖不相等，较短于第一小花，有3-5脉，顶端尖或渐尖，背部有脊；外稃背部圆形，具5-7脉，两侧边缘贴生疣基硬毛，顶端无芒或有小尖头；内稃较狭小，边缘内折成2脊，脊生纤毛或平滑；雄蕊2枚。颖果与内、外稃分离。染色体小型，x=12。

含4种，分布于东半球热带。中国有1种，可药用。

1. 酸模芒 假淡竹叶、山鸡谷（海南）

Centotheca lappacea (L.) Desv. in Nouv. Bull. Sci. Soc. Philom. Paris 2: 189. 1810.——*Cenchrus lappaceus* L., *Centotheca latifolia* Trin.（英 **Common Centotheca**）

多年生，具短根状茎。秆直立，高40-100 cm，具4-7节。叶鞘平滑，一侧边缘具纤毛；叶舌干

禾本科 POACEAE（GRAMINEAE）

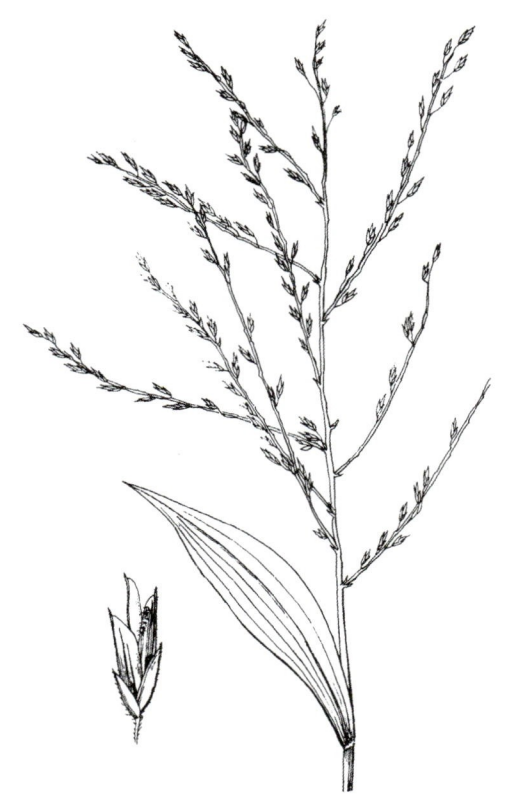

酸模芒 Centotheca lappacea (L.) Desv.
刘平 绘

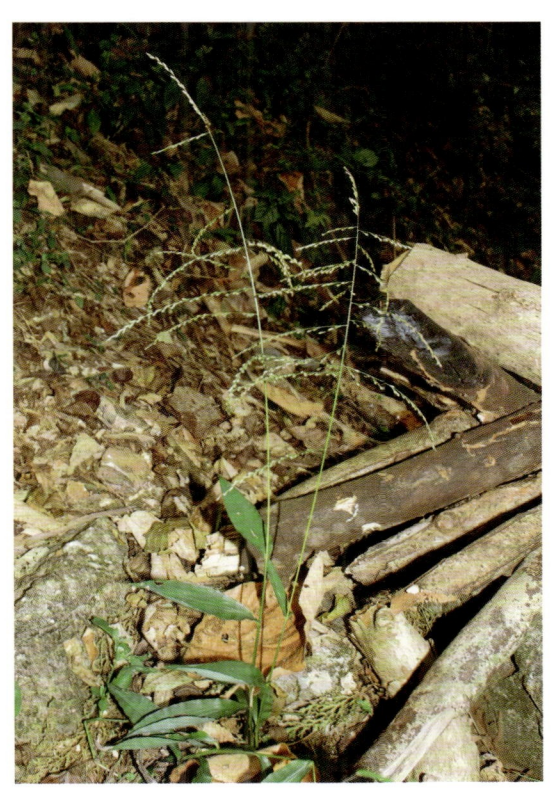

酸模芒 Centotheca lappacea (L.) Desv.
摄影：刘冰

膜质，长约 1.5 mm；叶片长 6-15 cm，宽 1-2 cm，具横脉，基部渐窄，成短柄状或抱茎。圆锥花序长 12-25 cm，基部主枝长达 15 cm；小穗柄生微毛，长 2-4 mm；小穗含 2-3 小花，长约 5 mm；颖具 3-5 脉，第一颖长 2-2.5 mm，第二颖长 3-3.5 mm；第一外稃长约 4 mm，具 7 脉，顶端具小尖头，第二与第三外稃长 3-3.5 mm，两侧边缘贴生硬毛，成熟后其毛伸展、反折或形成倒刺；雄蕊 2 枚，花药长约 1 mm。颖果椭圆形，长 1-1.2 mm。胚长为果体的 1/3。花果期 6-10 月。

分布与生境　产于台湾、福建、广东、海南、云南、广西、香港。生长在林下、林缘和山谷蔽阴处。分布于印度、泰国、马来西亚和非洲、大洋洲。

药用部位　全草。

功效应用　清热除烦，利尿。用于小便不利，心烦口渴。

21. 淡竹叶属 Lophatherum Brongn.

多年生草本。须根中下部膨大呈纺锤形。秆直立，平滑。叶鞘长于其节间，边缘生纤毛；叶舌短小，质硬；叶片披针形，宽大，具明显小横脉，基部收缩成柄状。圆锥花序由数枚穗状花序所组成；小穗圆柱形，含数小花，第一小花两性，其他均为中性小花；小穗轴脱节于颖之下；两颖不相等，均短于第一小花，具 5-7 脉，顶端钝；第一外稃硬纸质，具 7-9 脉，顶端钝或具短尖头；内稃较其外稃窄小，脊上部具狭翼；不育外稃数枚互相紧密包卷，顶端具短芒；内稃小或不存在；雄蕊 2 枚，自小花顶端伸出。颖果与内、外稃分离。染色体小型，基数为 12。

含 2 种，分布于东南亚及东亚。中国有 2 种，均可药用。

分种检索表

1. 小穗狭披针形，近圆筒形，1.5–2.5 mm 宽，成熟时开展；第一外稃背部直 ·················· 1. 淡竹叶 L. gracile
1. 小穗卵形，稍扁平，3–4 mm 宽，成熟时覆瓦状排列；第一外稃背部隆起 ·················· 2. 中华淡竹叶 L. sinense

本属药用植物淡竹叶主要含黄酮类，如荭草素 (orientin, **1**)、异荭草素 (isoorientin, **2**)、牡荆素 (vitexin, **3**)、异牡荆素 (vitexin, **4**)。其中总黄酮显示良好的抗氧化、抗衰老、抗菌、抗病毒以及保护心脑血管和防治老年退行性疾病等生物活性，其中 **3** 抑菌效果最好。

1: R_1=β-D-Glc; R_2=H
2: R_1=H; R_2=β-D-Glc
3: R_1=β-D-Glc; R_2=H
4: R_1=H; R_2=β-D-Glc

本属植物淡竹叶具有明显的抑菌作用，并具有利尿及抗氧化作用。主要活性成分为黄酮类和多糖类成分。

1. 淡竹叶

Lophatherum gracile Brongn., Voy. Monde 2(2): 50, pl. 8. 1829.（英 **Common Lophatherum**）

多年生，具木质根头。须根中部膨大呈纺锤形小块根。秆直立，高 40–80 cm。叶舌质硬，长 0.5–1 mm，褐色；叶片长 6–20 cm，宽 1.5–2.5 cm，具横脉，基部收窄成柄状。圆锥花序长 12–25 cm，分枝斜升或开展，长 5–10 cm；小穗线状披针形，长 7–12 mm，宽 1.5–2 mm，具极短柄；颖顶端钝，具 5 脉，边缘膜质，第一颖长 3–4.5 mm，第二颖长 4.5–5 mm；第一外稃长 5–6.5 mm，宽约 3 mm，具 7 脉，顶端具尖头，内稃较短，其后具长约 3 mm 的小穗轴；不育外稃向上渐狭小，互相密集包卷，顶端具长约 1.5 mm 的短芒；雄蕊 2 枚。花果期 6–10 月。

分布与生境 产于江苏、安徽、浙江、江西、福建、台湾、湖南、广东、广西、四川、云南。生长于山坡、林地或林缘、道旁蔽阴处。印度、斯里兰卡、缅甸、马来西亚、印度尼西亚、新几内亚岛及日本均有分布。

药用部位 茎叶、块根。

功效应用 茎叶：清热除烦，利尿。用于热病烦渴，小便赤涩，淋痛，口舌生疮。块根：清热利尿，滑胎。用于堕胎催生，咽喉肿痛。

化学成分 根状茎含三萜类：芦竹素(arundoin)，白茅素(cylindrin)[1]。

全草含三萜类：芦竹素(arundoin)，白茅素(cylindrin)，蒲公英赛醇(taraxerol)，无羁萜(friedelin)[1]；黄酮类：荭草素(orientin)，异荭草素(isoorientin)，牡荆素(vitexin)，异牡荆素(isovitexin)[2]，小麦黄素(tricin)，小麦黄素-7-O-β-D-葡萄糖苷(tricin-7-O-β-D-glucoside)[3]；其他类：3,5-二甲氧基-4-羟基苯甲醛，反式-对羟基桂皮酸，胸腺嘧啶，香草酸，腺嘌呤[4]。

药理作用 抑菌作用：淡竹叶醇提取物对多种细菌有较强的抑制作用，抑制作用的强弱顺序为：金黄色葡萄球菌＞溶血性链球菌＞铜绿假单胞菌＞大肠埃希菌；对金黄色葡萄球菌的最低抑菌浓度为 6.2%，对溶血性链球菌、铜绿假单胞菌和大肠埃希菌的最低抑菌浓度均为 12.5%，而对黑曲霉和常见青霉的抑菌效果不明显[1]。

利尿作用：通过临床观察发现，长期服用淡竹叶饮，可扩充血容量，降低血液黏滞度，改善微循环，增加肾小球的滤过功能，促进肾小管对蛋白的重吸收，缓解 M 样球蛋白及多肽链对肾脏的损害，

禾本科 POACEAE（GRAMINEAE）

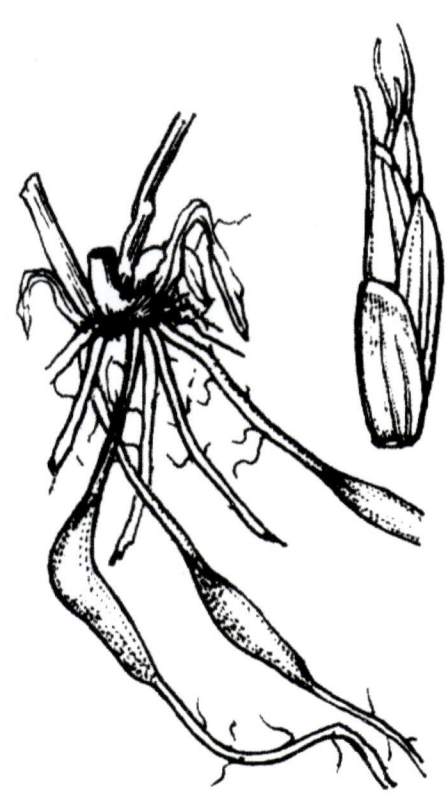

淡竹叶 **Lophatherum gracile** Brongn.
刘平 绘

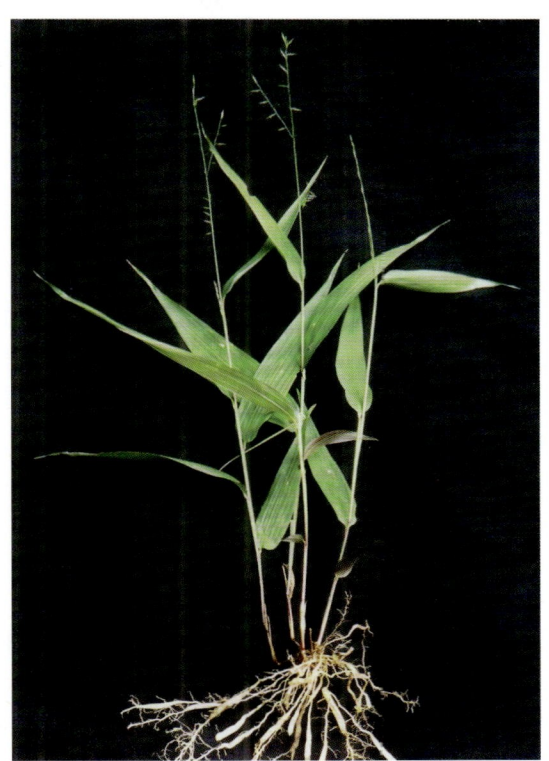

淡竹叶 **Lophatherum gracile** Brongn.
摄影：徐克学

防止异常蛋白沉积形成管型而阻塞肾小管，故利于肾功能的维持与恢复，同时也改善了心、脑、肺等重要脏器的血液循环，防治其并发症[2]。采用中草药淡竹叶来治疗特发性水肿收到明显的效果[3]。

抗氧化作用：热水提取的淡竹叶多糖对·OH和O_2^-均有较强的清除能力[4]。

注评 本种为历版中国药典、中华中药典范（1985年版）收载"淡竹叶"的基源植物，药用其干燥茎叶。商品药材中曾有用粉绿竹叶或芦苇叶伪充"淡竹叶"的情况，二者功用不同，应注意鉴别。傣族、阿昌族、德昂族、景颇族用其治疗心慌；彝族、畲族、苗族、侗族将其用于热症；水族则用全草治疗外感。

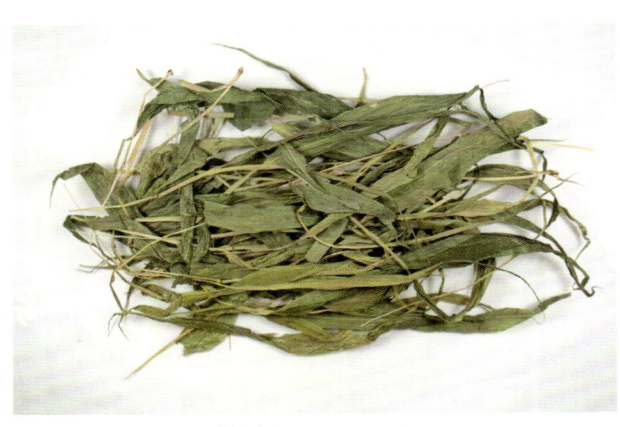

淡竹叶 **Lophatheri Herba**
摄影：钟国跃

化学成分参考文献

[1] Ohmoto T, et al. *Yakugaku Zasshi*, 1969, 89(12):1682-1687.

[2] 薛月芹，等．华西药学杂志，2009, 24(3):218-220.

[3] 陈泉，等．沈阳药科大学学报．2002, 19(1):23-24; 30.

[4] 陈泉，等．沈阳药科大学学报，2002, 19(4):257-259.

药理作用及毒性参考文献

[1] 刘晓蓉，等．食品科技，2008, 33(12):211-214.

[2] 陈民胜，等．中原医刊，1999, 26(7):12-13.

[3] 吕华．中国中西医结合杂志，1994, 35(10):634.

[4] 李志洲．中成药，2008, 30(3):434-437.

2. 中华淡竹叶

Lophatherum sinense Rendle in J. Linn. Soc., Bot. 36(254): 421. 1904.（英 **Chinese Lophatherum**）

多年生，须根下部膨大呈纺锤形。秆直立，高 40-100 cm。叶舌短小，质硬；叶片长 5-20 cm，宽 1.5-2.5 cm，具横脉，基部收缩成柄。圆锥花序狭窄挺直，长约 20 cm；分枝斜上直立，长达 5 cm；小穗卵状披针形，长 7-9 mm，宽 2.5-3 mm，着生于穗轴之一侧；颖宽卵形，具 5 (-7) 脉，长 4-5 mm；第一外稃长约 6 mm，宽约 5 mm，具 7 脉，顶端具长约 1 mm 之短芒；内稃较短，不育外稃互相密集包卷；雄蕊 2，花药长约 1.5 mm。花果期 8-10 月。

分布与生境 产于江苏、安徽、浙江、江西、福建、湖南。生长于山坡林下溪旁荫处。日本、朝鲜均有分布。

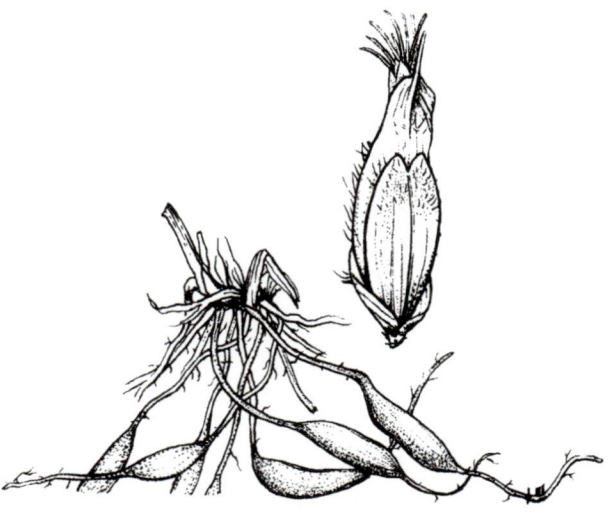

中华淡竹叶 Lophatherum sinense Rendle
刘平 绘

药用部位 根、地上部分。

功效应用 根：清热利尿，催生。地上部分：清热除烦，利尿。用于热病烦渴，口舌生疮，热淋，湿热黄疸。

22. 羊茅属 Festuca L.

多年生草本，密丛或疏丛。叶片扁平、对折或纵卷，基部两侧具披针形叶耳或无；叶舌膜质或革质；叶鞘开裂或新生枝叶鞘闭合但不达顶部。圆锥花序开展或紧缩；小穗含 2 至多数小花，顶花常发育不全；小穗轴微粗糙或平滑，脱节于颖之上或诸小花之间；颖短于第一外稃，第一颖较小，具 1 脉，第二颖具 3 脉；外稃顶端或其裂齿间具芒或无芒，具 5 脉，脉常不明显；内稃等长或略短于外稃；雄蕊 3；子房顶端平滑或被毛。颖果腹面具沟槽或凹陷，分离或多少附着于内稃。

约有 300 种，分布于全世界的温寒地带、温带及热带的高山地区。我国有 55 种，1 种可药用。

1. 羊茅

Festuca ovina L., Sp. Pl. 1: 73-74. 1753.（英 **Sheep Fescuegrass**）

多年生。秆高 15-20 cm。叶舌长约 0.2 mm；叶片内卷成针状，长 (2-) 4-10 (-20) cm，宽 0.3-0.6 mm。圆锥花序紧缩呈穗状，长 2-5 cm，宽 4-8 mm；分枝粗糙，基部主枝长 1-2 cm；小穗长 4-6 mm，含 3-5 (-6) 小花；小穗轴节间长约 0.5 mm；第一颖具 1 脉，长 1.5-2.5 mm，第二颖具 3 脉，长 2.5-3.5 mm；外稃具 5 脉，顶端具芒，芒长 1-1.5 mm，第一外稃长 3-3.5 (-4) mm；内稃近等长于外稃；花药长 2-2.2 mm。花果期 6-9 月。

分布与生境 产于黑龙江、吉林、内蒙古、陕西、宁夏、甘肃、青海、新疆、山东、安徽、四川、云南、西藏。生于海拔 2200-4400 m 的高山草甸、草原、山坡草地、林下、灌丛及沙地。分布于欧亚大陆的温带地区。

药用部位 全草。

功效应用 清热解毒。用于喉痹肿痛。

化学成分 叶含脂肪烃类：5-羟基三十三烷-12,14-二酮(5-hydroxytritriacontane-12,14-dione)，25-羟基三十五烷(25-hydroxyhentriacontane)，5-羟基三十三烷-12,14-二酮(5-hydroxytritriacontane-12,14-dione)[1]。

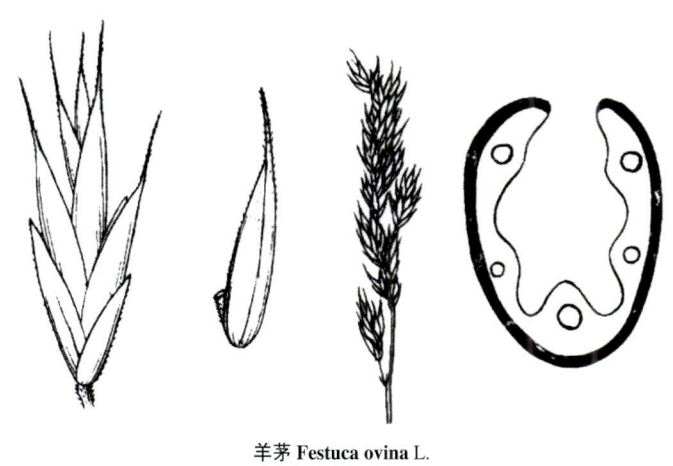

羊茅 Festuca ovina L.
刘进军 绘

化学成分参考文献

[1] Tulloch AP, et al. *Phytochemistry*, 1975, 14(5-6): 1463-1463.

23. 早熟禾属 Poa L.

多年生，少数为一年生草本。叶鞘开放，或下部闭合。圆锥花序开展或紧缩；小穗含 2-8 小花，上部小花不育或退化；小穗轴脱节于颖之上及诸花之间；两颖不等或近相等，均短于其外稃，具 1 脉或 3 脉；外稃纸质或较厚，无芒，具 5 脉，中脉成脊，背部大多无毛，脊与边脉下部具柔毛，基盘短而钝，具有绵毛，稀无毛；内稃等长或稍短于其外稃；浆片 2；雄蕊 3；花柱 2；子房无毛。

约含 500 种，广布于全球温寒带以及热带、亚热带高海拔山地。我国 81 种，4 种可药用。

分种检索表

1. 颖与外稃质地均较薄；第一颖具 1 脉；植株矮小，质地常柔软而近于平滑。外稃间脉明显；基盘无绵毛；叶片扁平而质薄；花药微小，长 0.6-1 mm ·· **3. 早熟禾 P. annua**
1. 颖与外稃质地均较厚；第一颖具 1 或 3 脉；植株高大或矮小，质地常较硬直而粗糙或柔弱而平滑。
   2. 第一颖通常具 3 脉；外稃间脉不明显 ·································· **4. 硬质早熟禾 P. sphondylodes**
   2. 第一颖具 1 脉；外稃间脉明显。
      3. 植株具长而明显的匍匐根状茎；外稃脊与边脉均被柔毛，基盘均具较多量之绵毛 ·· **1. 草地早熟禾 P. pratensis**
      3. 植株具根状茎；外稃无毛或脊之下部被微少柔毛，基盘无绵毛 ·············· **2. 西伯利亚早熟禾 P. sibirica**

本属植物草地早熟禾具有清热解毒作用，并具有降血糖作用。

1. 草地早熟禾

Poa pratensis L., Sp. Pl. 1: 67. 1753.（英 **Kentucky Bluegrass**）

多年生，具发达的匍匐根状茎。秆高 50-90 cm，具 2-4 节。叶鞘平滑或糙涩，长于其节间，并较其叶片为长；叶舌膜质，长 1-2 mm；叶片线形，扁平或内卷，长 30 cm 左右，宽 3-5 mm。圆锥花序金字塔形或卵圆形，长 10-20 cm，宽 3-5 cm；基部主枝长 5-10 cm，中部以下裸露；小穗含 3-4 小花，长 4-6 mm；第一颖长 2.5-3 mm，具 1 脉，第二颖长 3-4 mm，具 3 脉；外稃膜质，脊与边脉在中部以下密生柔毛，间脉明显，基盘具稠密长绵毛；第一外稃长 3-3.5 mm；内稃较短于外稃，脊粗糙至具小纤毛；花药长 1.5-2 mm。花期 5-6 月，果期 7-9 月。

草地早熟禾是著名的无融合生殖种，种下变异幅度极大，变种类型繁多。

分布与生境　产于东北、华北、河南、山东、安徽、江苏、江西、陕西、甘肃、青海、新疆、湖北、西藏、四川、贵州、云南。生于湿润草甸、沙地、草坡，从低海拔到高海拔 500-4000 m 山地均有。广泛分布于欧亚大陆温带和北美，世界各地普遍引种栽植。

药用部位　全草、根状茎。

功效应用　用于消渴。

化学成分　种子含抑制蛋白水解的蛋白质[1]，胡萝卜素(carotene)，Ca、P、K、Na、Mg、Si、Fe、S、Cl、Cu、Mn、I、Co[2]。

全草含三萜类：芦竹素(arundoin)，异山柑子醇醚(isoarborinol ether)[3]。

药理作用　降血糖作用：给正常饥饿家兔皮下注射草地早熟禾提取物，使血糖明显降低，于给药后 3 h 降血糖作用最明显，作用特点与胰岛素相似。给人注射相当于 40 g 生药的提取物时，可使耐糖量由 40 g 增加至 100 g，增加糖耐量的作用于停药后几日仍然保持。患者服此药后，尿糖明显减少，但对尿中酮体排出量无明显影响。该提取物还可加速酵母菌的糖酵解过程，其作用类似维生素的作用，可能与胰岛素无关[1]。

注评　本种蒙古族药用其全草，治疗伤暑发热、口渴、尿赤、消渴。

化学成分参考文献

[1] Mejbaum-Katzenellenbogen W, et al. *Acta Societatis Botanicorum Poloniae*, 1969, 38(4): 664-669.

[2] Kotysheva NG. *Mikroelem. Zhivotnovod. Rastenievod*, 1968, 132-139.

[3] Ohmoto T, et al. *Shoyakugaku Zasshi*, 1968, 22(2): 110-114.

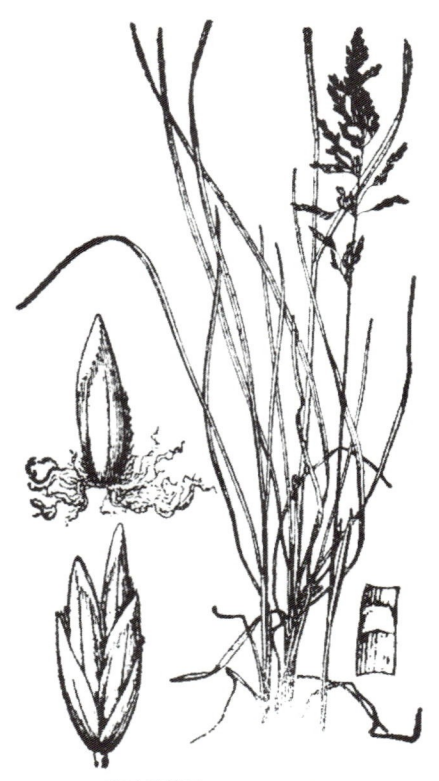

草地早熟禾 **Poa pratensis** L.
引自《中国高等植物图鉴》

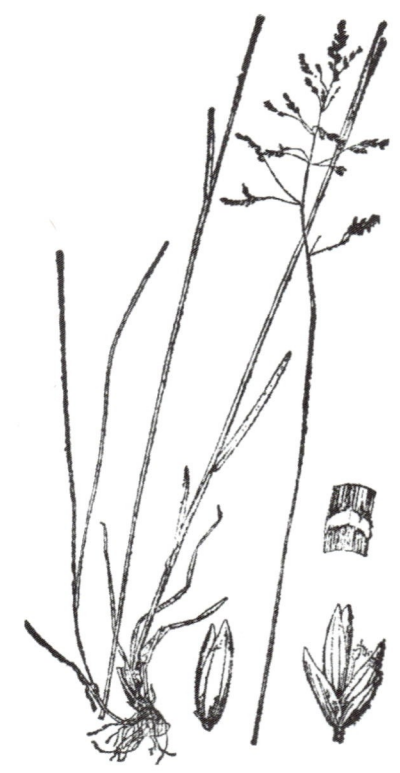

西伯利亚早熟禾 **Poa sibirica** Roshev.
引自《中国高等植物图鉴》

药理作用及毒性参考文献

[1] 吉林省中医中药研究所，等. 长白山植物药志. 长春：吉林人民出版社，1982：1298.

2. 西伯利亚早熟禾

Poa sibirica Roshev. in Izv. Imp. S.-Peterburgsk. Bot. Sada 12: 121. 1912.（英 **Siberian Bluegrass**）

多年生，具根状茎。秆高 50-100 cm，具 3-4 节，质软，光滑。叶鞘短于其节间；叶舌长 0.5-2 mm；叶片扁平，平滑，茎生者长 5-10 cm，宽 2-5 mm，分蘖叶细长。圆锥花序金字塔形，疏松开展，长 10-15 cm；分枝微粗糙或下部平滑，毛细管状，基部主枝长达 7 cm，中部以下裸露；小穗长 4-5 mm，含 2-5 小花，绿色或带紫黑色；第一颖长 2-2.5 mm，具 1 脉，第二颖长 2.5-3 mm，具 3 脉；外稃具明显的 5 脉，全部无毛，基盘无绵毛，第一外稃长 3-3.5 (-3.8) mm；内稃等长或稍长于外稃；花药长 1.5-2 mm。花期 6-7 月。

分布与生境　产于黑龙江、吉林、辽宁、内蒙古、山西、河北、新疆。生林缘、灌丛间草甸、山坡草地、河谷及亚高山草甸，海拔 1700-2800 m。分布于西伯利亚、蒙古、中亚及欧洲。

药用部位　全草。

功效应用　清热解毒，利水止痛。

3. 早熟禾

Poa annua L., Sp. Pl. 1: 68. 1753.（英 **Annual Bluegrass**）

一年生。秆高 6-30 cm，质软，全体平滑无毛。叶鞘稍压扁，中部以下闭合；叶舌长 1-3 (-5) mm，圆头；叶片扁平或对折，长 2-12 cm，宽 1-4 mm，质地柔软，常有横脉纹，顶端急尖呈船形，边缘微粗糙。圆锥花序宽卵形，长 3-7 cm，开展；分枝 1-3 枚着生各节，平滑；小穗卵形，含 3-5 小花，长 3-6 mm，绿色；颖质薄，具宽膜质边缘，顶端钝，第一颖披针形，长 1.5-2 (-3) mm，具 1 脉，第二颖长 2-3 (-4) mm，具 3 脉；外稃具明显的 5 脉，脊与边脉下部具柔毛，间脉近基部有柔毛，基盘无绵毛，第一外稃长 3-4 mm；内稃与外稃近等长，两脊密生丝状毛；花药黄色，长 0.6-1 mm。花期 4-5 月，果期 6-7 月。

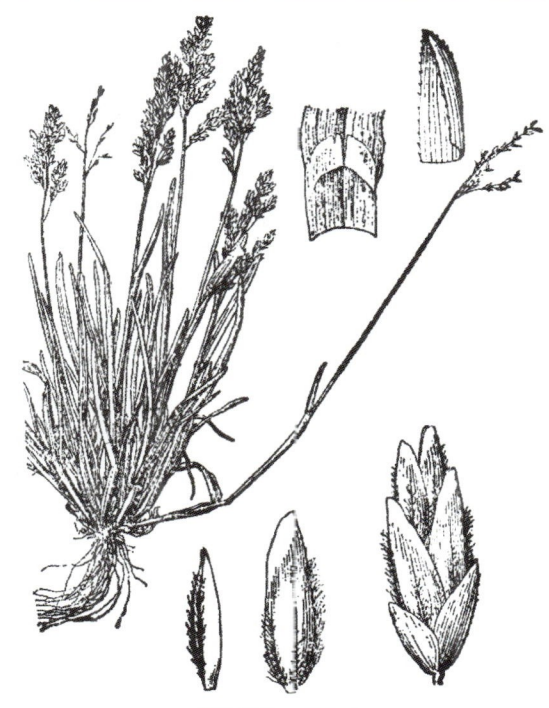

早熟禾 Poa annua L.
引自《中国高等植物图鉴》

分布与生境　广布于我国南北各省。生长于平原和丘陵的路旁草地、田野水沟或阴蔽荒坡湿地，海拔 100-4800 m。欧洲、亚洲及北美均有分布。

药用部位　全草。

功效应用　清热利湿，止咳，止痛。用于咳嗽，湿疹，跌打损伤。

化学成分　全草含黄酮类：木犀草素-6-C-(2″-O-α-D-甘露糖基-β-D-葡萄糖苷)[luteolin-6-C-(2″-O-α-D-mannosyl-β-D-glucoside)][1]；三萜类：无羁萜醇(friedelinol)[2]。

化学成分参考文献

[1] Rofi RD, et al. *Phytochemistry*, 1987, 26(3): 859-860.

[2] Ohmoto T, et al. *Shoyakugaku Zasshi*, 1967, 21(2): 120-125.

4. 硬质早熟禾

Poa sphondylodes Trin. in Enum. Pl. China Bor. 71. 1833.（英 **Hard Bluegrass**）

多年生，密丛型草本。秆高 30-60 cm。顶生叶鞘长 4-8 cm，长于其叶片；叶舌长约 4 mm；叶片长 3-7 cm，宽 1 mm。圆锥花序紧缩而稠密，长 3-10 cm，宽约 1 cm，分枝长 1-2 cm；小穗长 5-7 mm，含 4-6 小花；颖具 3 脉，长 2.5-3 mm，第一颖稍短于第二颖；外稃坚纸质，具 5 脉，间脉不明显，脊下部 2/3 和边脉下部 1/2 具长柔毛，基盘具中量绵毛，第一外稃长约 3 mm；内稃等长或稍长于外稃，脊粗糙具微细纤毛，先端稍凹；花药长 1-1.5 mm。花果期 6-8 月。

分布与生境 产于黑龙江、吉林、辽宁、内蒙古、山西、河北、山东、江苏。生山坡草原干燥沙地。

药用部位 全草。

功效应用 清热解毒，利尿通淋。用于小便淋涩，黄水疮。

化学成分 全草含三萜类：羊齿烯醇(fernenol)，芦竹素(arundoin)，β-香树脂醇(β-amyrin)，欧洲桤木酮▲(glutinone)，无羁萜(friedelin)[1]。

化学成分参考文献

[1] Ohmoto T, et al. *Yakugaku Zasshi*, 1969, 89(12): 1682-1687.

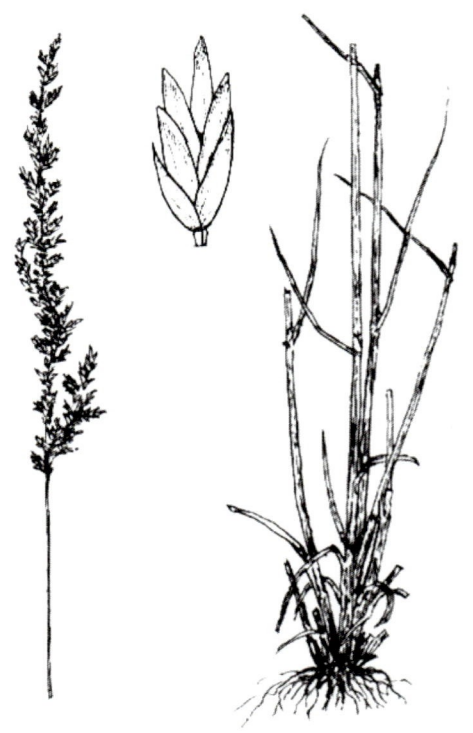

硬质早熟禾 **Poa sphondylodes** Trin.
刘平 绘

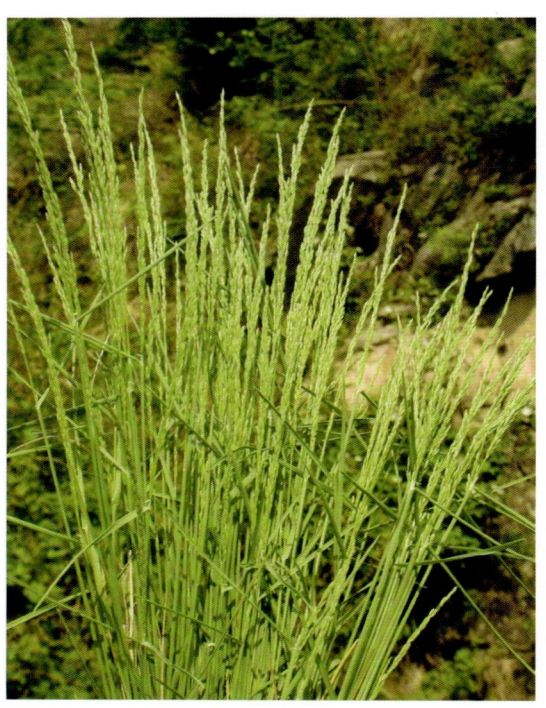

硬质早熟禾 **Poa sphondylodes** Trin.
摄影：林秦文

24. 假硬草属 Pseudosclerochloa Tzvelev

一年生，很少二年生，丛生禾草。叶鞘分离；叶舌膜质；叶片线形或线状披针形，扁平或松弛内卷。圆锥花序坚硬直立，由一侧着生小穗的总状花序组成，分枝粗短，自基部着生小穗；小穗柄短粗；小穗含2-7枚小花，上部小花不育；小穗轴平滑无毛，脱节于颖之上与各小花之间；颖软骨质，具1-3脉；外稃近软骨质，中部以上具明显脊，顶端钝圆，平滑无毛，具平行的3-5脉；内稃两脊粗糙。

含3种，分布于欧洲、地中海区域、亚洲。我国有2种，药用1种。

1. 耿氏假硬草（Flora of China） 耿氏硬草（中国植物志），耿氏碱茅（中国主要植物图说—禾本科）

Pseudosclerochloa kengiana (Ohwi) Tzvelev in Bot. Žurn. (Moscow et Leningrad) 89: 841. 2004.——*Puccinellia kengiana* Ohwi, *Sclerochloa kengiana* (Ohwi) Tzvelev（英 **Keng Stiffgrass**）

一年生，疏丛型草本。秆高20-30 cm。叶鞘平滑，下部闭合，顶生叶鞘长4-11 cm；叶舌长2-3.5 mm；叶片长5-14 cm，宽3-4 mm，扁平或对折。圆锥花序直立，坚硬，长8-12 cm，宽1-3 cm，紧缩而密集；分枝平滑，粗壮，直立开展，常一长一短孪生于各节，长者达3 cm，短者具1-2枚小穗；小穗柄粗；小穗含2-5(-7)小花，长4-5.5 mm；小穗轴节间粗厚；第一颖长约1.5 mm米，具1脉，第二颖长2-3 mm，具3脉；外稃具5脉，中脉粗壮隆起成脊，基部平滑无毛，第一外稃长约3 mm；内稃长2-2.5 mm，宽约0.8 mm，脊微粗糙；花药长约1 mm。花果期4-6月。

分布与生境 产于江苏、江西。生于丘陵沟渠旁和田间。

药用部位 根。

功效应用 通窍利水，破血通经。用于跌打损伤，筋骨痛，经闭，水肿臌胀。

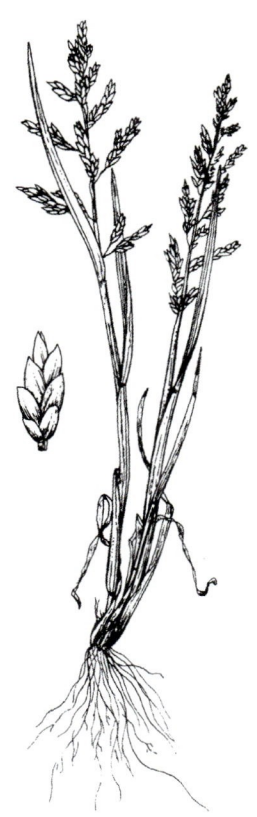

耿氏假硬草 Pseudosclerochloa kengiana (Ohwi) Tzvelev
刘平 绘

25. 沿沟草属 Catabrosa P. Beauv.

多年生草本，常具匍匐地面或沉水的茎。叶鞘闭合达 1/2–3/4；叶片线形，扁平且柔软，无毛。圆锥花序密集或疏展，分枝光滑；小穗含 (1–) 2 (–3) 小花，小穗轴光滑无毛，每个小花下具关节；颖膜质，不等长，近圆形至宽卵形，均短于小花，脉不清晰，顶端截平或呈蚀齿状；外稃草质，宽卵形至长圆形，顶端钝，干膜质，无芒，具 3 条明显的脉；基盘短，光滑无毛；内稃约等长于外稃，具 2 脊，平滑无毛；浆片 2；雄蕊 3。颖果的种脐宽椭圆形，短。

本属约 3 种，主要分布于欧亚大陆的温带。我国 2 种，1 种可药用。

1. 沿沟草

Catabrosa aquatica (L.) P. Beauv. in Ess. Agrost. 97, t. 19. f. 8. 1812.——*Aira aquatica* L.（英 **Brookgrass**）

多年生，须根细弱。秆直立，质地柔软，高 20–70 cm，基部有横卧或斜升的长匍匐茎。叶鞘闭合达中部；叶舌透明膜质，长 2–5 mm；叶片柔软，扁平，长 5–20 cm，宽 4–8 mm。圆锥花序开展，长 10–30 cm，宽 4–12 cm；分枝细长，主枝长 2–6 cm，基部裸露，或具排列稀疏的小穗；小穗柄长于 0.5 mm；小穗含 (1–) 2 (–3) 小花，长 2–4 (–5.8) mm；颖半透明膜质，第一颖长 0.5–1.2 mm，第二颖长 1–2 mm，脉不清晰；外稃边缘及脉间质薄，长 2–3 mm，顶端截平，具隆起 3 脉，光滑无毛；内稃与外稃近等长，具 2 脊，无毛；花药长约 1 mm。花果期 4–8 月。

分布与生境　产于内蒙古、甘肃、青海、新疆、四川、云南、西藏等省区。生于河旁、池沼及溪边。分布于欧洲、亚洲温带地区各国及北美。

药用部位　全草。

功效应用　消炎退烧，清血热，舒肝利肺，生津养液。用于小儿肺炎，肺痨咳嗽，肝痛，心痛，劳热骨蒸。

注评　本种藏族药用，全草治疗肺炎、肝炎。

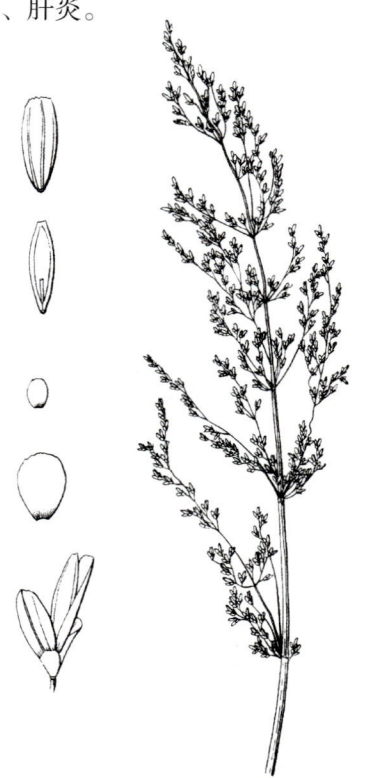

沿沟草 *Catabrosa aquatica* (L.) P. Beauv.
刘进军　绘

26. 龙常草属 Diarrhena P. Beauv.

多年生，具短根状茎。秆直立，节与花序下部常被微毛或粗糙。叶鞘被短毛；叶舌短膜质；叶片线状披针形，基部渐窄或成柄状，散生短毛或粗糙。顶生圆锥花序开展，具粗糙分枝；小穗含2-4小花，上部小花退化，小穗轴脱节于颖之上与各小花间；颖微小，远短于小穗，具1(-3)脉；外稃厚纸质，具3脉，脉平滑或微糙，无脊，顶端钝，无芒，基盘无毛；内稃等长或略短于外稃，脊具纤毛或粗糙；雄蕊2枚。颖果顶端具圆锥形之喙。

含5种，产于北美和东亚。我国有3种，1种可药用。

1. 龙常草

Diarrhena mandshurica Maxim. in Bull. Acad. Imp. Sci. Saint-Petersbourg 32: 628. 1888.（英 **Manchurian Beakgrain**）

多年生，具短根状茎。秆高60-120 cm。叶鞘密生微毛，短于其节间；叶舌长约1 mm；叶片长15-30 cm，宽5-20 mm，质地较薄，上面密生短毛。圆锥花序基部主枝长5-7 cm，贴向主轴，直伸，通常单纯而不分枝，各枝具2-5枚小穗；小穗轴节间约2 mm，被微毛；小穗含2-3枚小花，长5-7 mm；颖膜质，通常具1(-3)脉，第一颖长1.5-2 mm，第二颖长2.5-3 mm；外稃具3-5脉，脉糙涩，长4.5-5 mm；内稃与其外稃几等长，脊上部2/3具纤毛；雄蕊2枚。颖果成熟时肿胀，长达4 mm，黑褐色，顶端圆锥形之喙呈黄色。

分布与生境　产于黑龙江、吉林、辽宁、河北、山西。生长于低山带林缘或灌木丛中及草地上，海拔1900 m左右。日本、朝鲜、俄罗斯西伯利亚和远东有分布。

药用部位　全草。

功效应用　清热解毒。用于痈肿疮毒，病毒所致耳、目肿痛。

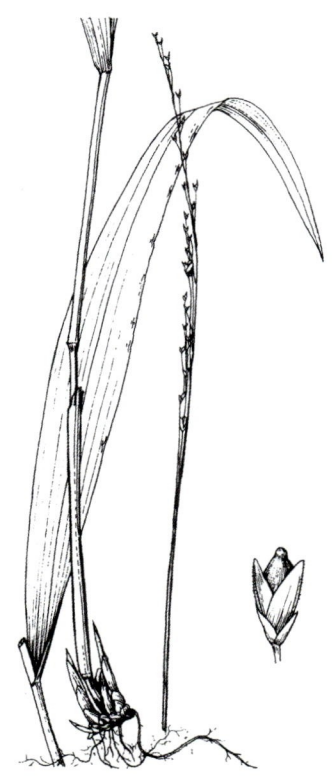

龙常草 Diarrhena mandshurica Maxim.
刘平　绘

27. 臭草属 Melica L.

多年生草本。叶鞘几乎全部闭合；叶片扁平或内卷。顶生圆锥花序紧密呈穗状，总状或开展；小穗柄细长，上部弯曲且被短柔毛，自弯转处折断，与小穗一同脱落；小穗含孕性小花1至数枚，上部1-3小花退化，仅具外稃，2-3枚者相互紧包成球形或棒状，脱节于颖之上，并在各小花之间断落；小穗轴光滑无毛，粗糙或被短毛；颖具1-5脉；外稃具5-7 (-9) 脉，背面圆形，无芒，稀于顶端裂齿间着生一芒；内稃短于外稃，或上部者与外稃等长，沿脊有纤毛或近于平滑；雄蕊3。

本属约80种，分布于两半球的温带区域或亚热带及热带山区。我国有23种，2种可药用。

分种检索表

1. 圆锥花序分枝细长，伸展，直立或上升；小穗狭长，线状披针形，顶生不育外稃通常1枚，不呈粗棒状或小球形 ·· **1. 广序臭草 M. onoei**
1. 圆锥花序分枝较短或稍长，常紧缩成穗状或总状，少数稍疏展；小穗较宽，椭圆形或椭圆状披针形，顶生数枚不育外稃聚集成粗棒状或小球形 ·· **2. 臭草 M. scabrosa**

1. 广序臭草　野臭草（中国主要植物图说—禾本科），日本臭草（秦岭植物志）

Melica onoei Franch. et Sav., Enum. Pl. Jap. 2: 603. 1879.（英 **Broadspike Melic**）

多年生。秆丛生，高75-150 cm。叶鞘闭合几达鞘口，紧密包茎，均长于节间；叶舌质硬，长约0.5 mm；叶片质地较厚，扁平或干时卷折，长10-25 cm，宽3-14 mm。圆锥花序开展成金字塔形，长15-35 cm；基部主枝长达15 cm，极开展；小穗柄细弱，侧生者长1-4 mm，顶生者长达14 mm；小穗长5-7 mm，含孕性小花2-3枚，顶生不育外稃1枚；小穗轴节间粗糙，长约2 mm；第一颖长2-3 mm，具1脉，第二颖长3-4.5 mm，具3-5脉（侧脉极短）；外稃硬纸质，细点状粗糙，第一外稃长4-4.5 mm，具隆起7脉；内稃长4-4.5 mm；花药长1-1.5 mm。花果期7-10月。

分布与生境　产于河北、山西、陕西、甘肃、山东、江苏、安徽、浙江、江西、台湾、河南、湖北、湖南、四川、贵州、云南、西藏。生于海拔400-2500 m 的路旁、草地、山坡、阴湿处及山沟或林下。朝鲜和日本也有分布。

药用部位　全草。

功效应用　清热解表，利水利尿，通淋。用于尿路感染，小便赤红，淋痛，膀胱湿热，肾炎水肿，感冒发热，恶寒恶风，头痛眩晕，黄疸型肝炎，消渴，糖尿病。

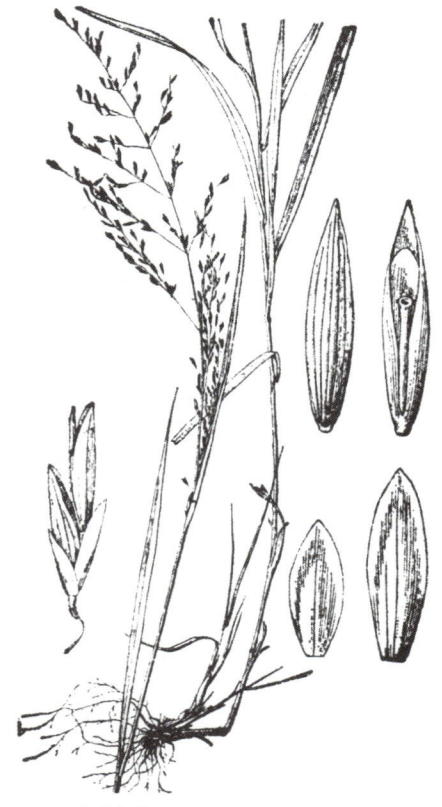

广序臭草 Melica onoei Franch. et Sav.
引自《中国高等植物图鉴》

2. 臭草　肥马草、枪草（种子植物名称）

Melica scabrosa Trin. in Enum. Pl. China Bor. 72. 1833.（英 **Rough Melic**）

多年生。秆丛生，高 20-90 cm，基部密生分蘖。叶鞘闭合近鞘口，常撕裂；叶舌透明膜质，长 1-3 mm；叶片质较薄，扁平，干时常卷折，长 6-15 cm，宽 2-7 mm。圆锥花序狭窄，长 8-22 cm，宽 1-2 cm；分枝直立或斜向上升，主枝长达 5 cm；小穗柄短；小穗长 5-8 mm，含孕性小花 2-4 (-6) 枚，顶端由数个不育外稃集成小球形；小穗轴节间长约 1 mm，光滑；两颖几等长，长 4-8 mm，具 3-5 脉；外稃草质，具 7 条隆起的脉，背面颖粒状粗糙，第一外稃长 5-8 mm；内稃短于外稃或相等；花药长约 1.3 mm。花果期 5-8 月。

分布与生境　产于东北、华北、西北及山东、江苏、安徽、河南、湖北、四川、云南、西藏。生于海拔 200-3300 m 的山坡草地、荒芜田野、渠边路旁。朝鲜也有分布。

药用部位　全草。

功效应用　清热解表，利水利尿，通淋。用于尿路感染，小便赤红，淋痛，膀胱湿热，肾炎水肿，感冒发热，恶寒恶风，头痛眩晕，黄疸型肝炎，消渴，糖尿病。

注评　本种蒙古族将全草用于消渴，治疗淋病、肾炎和黄疸型肝炎。

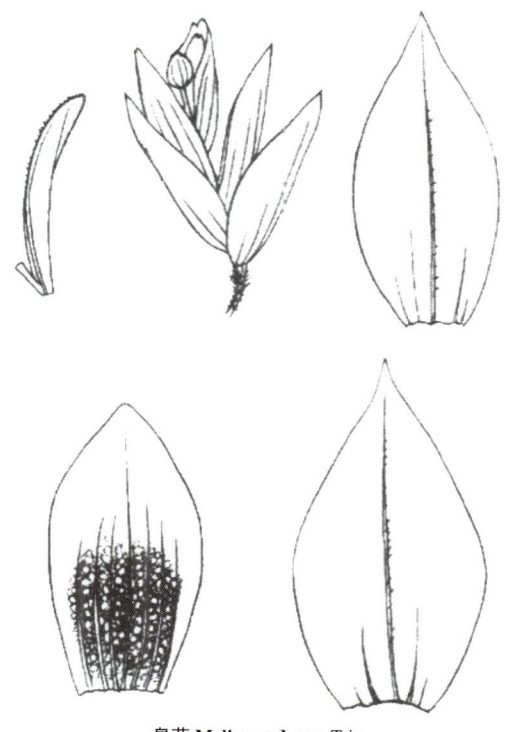

臭草 Melica scabrosa Trin.
引自《中国植物志》

28. 雀麦属 Bromus L.

多年生或一年生草本。秆直立，丛生或具根状茎。叶鞘闭合；叶舌膜质；叶片线形，通常扁平。圆锥花序开展或紧缩，分枝粗糙或有短柔毛，伸长或弯曲；小穗较大，含 3 至多数小花，上部小花常不孕；小穗轴脱节于颖之上与诸花间，微粗糙或有短毛；颖不等长或近相等，较短于小穗，披针形或近卵形，具 (3-) 5-7 脉，顶端尖或长渐尖或芒状；外稃背部圆形或压扁成脊，具 5-9 (-11) 脉，草质或近革质，边缘常膜质，基盘无毛或两侧被细毛，顶端全缘或具 2 齿，芒顶生或自外稃顶端稍下方裂齿间伸出，稀无芒和三芒；内稃狭窄，通常短于其外稃的 1/3，两脊生纤毛或粗糙；雄蕊 3 枚，花药大小差别很大；浆片 2；子房顶端具唇状附属物，2 花柱自其前面下方伸出。颖果长圆形，先端簇生毛茸，腹面具沟槽，成熟后紧贴其内、外稃。淀粉粒单粒。

约含 250 种，分布于欧洲、亚洲、美洲的温带地区和非洲、亚洲、南美洲热带山地。中国有 55 种，1 种可药用。

本属植物雀麦具有明显的降血糖和降血脂的作用。主要活性成分为纤维素和维生素类成分。

1. 雀麦

Bromus japonicus Thunb., Syst. Veg. (ed. 14): 119. 1784.（英 **Japanese Brome**）

一年生。秆直立，高 40-90 cm。叶鞘闭合，被柔毛；叶舌长 1-2.5 mm；叶片长 12-30 cm，宽 4-8 mm，两面生柔毛。圆锥花序疏展，长 20-30 cm，宽 5-10 cm；分枝细，长 5-10 cm，上部着生 1-4 枚小穗；小穗密生 7-11 小花，长 12-20 mm，宽约 5 mm；第一颖长 5-7 mm，具 3-5 脉，第二颖长 5-7.5 mm，具 7-9 脉；外稃长 8-10 mm，一侧宽约 2 mm，具 9 脉，芒自先端下部伸出，长

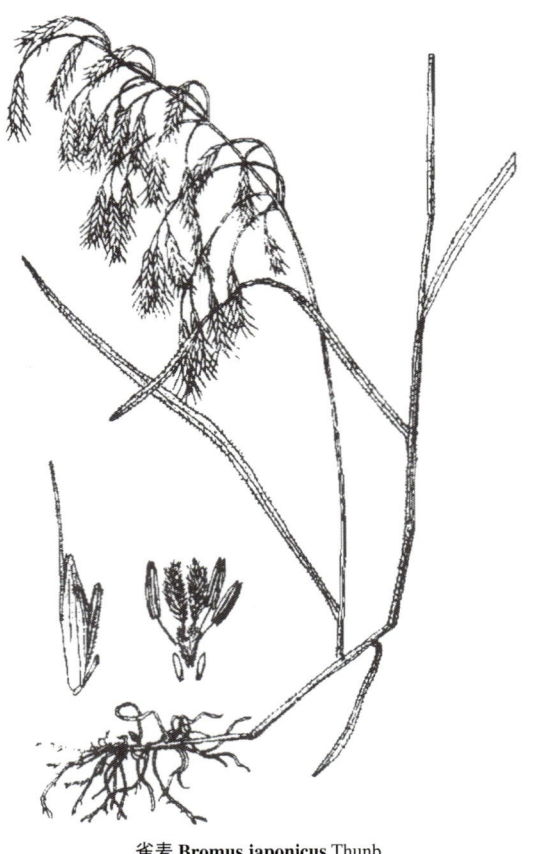

雀麦 Bromus japonicus Thunb.
引自《中国高等植物图鉴》

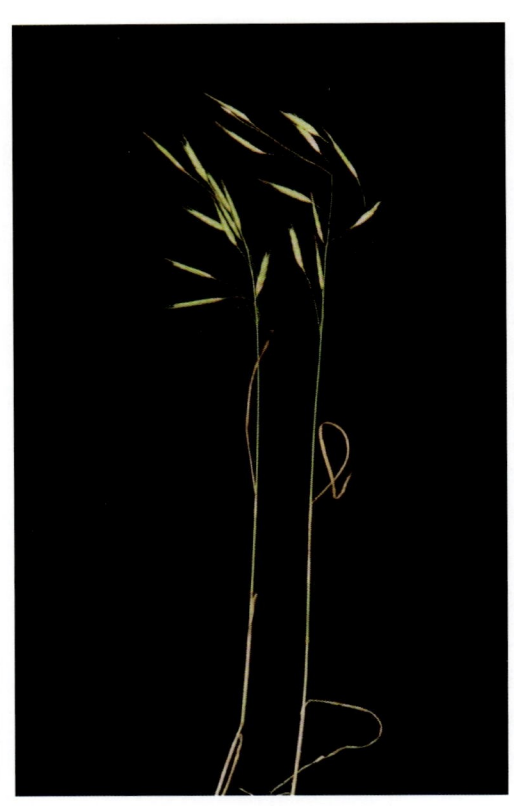

雀麦 Bromus japonicus Thunb.
摄影：徐克学

5–10 mm，成熟后外弯；内稃长 7–8 mm，宽约 1 mm，两脊疏生细纤毛；小穗轴短棒状，长约 2 mm；花药长 1 mm。花果期 5–7 月。

分布与生境　产于辽宁、内蒙古、河北、山西、山东、河南、陕西、甘肃、安徽、江苏、江西、湖南、湖北、新疆、西藏、四川、云南、台湾。生长于山坡林缘、荒野路旁、河漫滩湿地，海拔 50–2500 (–3500) m。欧亚温带广泛分布，北美引种。

药用部位　茎叶。

功效应用　催产，杀虫，止汗。用于自汗，盗汗，汗出不止，难产，虫积。

化学成分　地上部分含黄酮类：木犀草素(luteolin)，木犀草素-7-O-β-D-吡喃葡萄糖苷(luteolin-7-O-β-D-glucopyranoside)，槲皮素-3-O-β-D-吡喃半乳糖苷(quercetin-3-O-β-D-galactopyranoside)，槲皮素-3-O-β-D-吡喃葡萄糖苷(quercetin-3-O-β-D-glucopyranoside)，木犀草素-4'-O-β-D-吡喃葡萄糖苷(luteolin-4'-O-β-D-glucopyranoside)[1]；苯丙素类：咖啡酸(caffeic acid)[1]。

药理作用　降血糖和降血脂作用：雀麦膳食纤维粉能明显降低 2 型糖尿病大鼠和 2 型糖尿病患者的空腹血糖、餐后 2 h 血糖及总胆固醇、低密度脂蛋白胆固醇和三酰甘油，同时升高高密度脂蛋白胆固醇[1-2]。

化学成分参考文献

[1] Tao C, et al. *Saengyak Hakhoechi*, 2012, 43(3): 213-216.

药理作用及毒性参考文献

[1] 张继红，等. 山西大同大学学报（自然科学版），2008, 24(3): 64-67.

[2] 张继红，等. 卫生与健康，2008, 20(11): 109-110.

29. 赖草属 Leymus Hochst.

多年生，具横走根状茎。叶片常内卷且质地较硬。小穗常以 1–5 枚簇生于穗轴的每节，小穗轴多少扭转，致使颖与稃体位置改变而不在一个面上，颖自披针形尘至窄披针形或锥刺状。小穗含 2 至数小花；颖具 3–5 脉，为锥刺状者仅具 1 脉；外稃披针形，无芒或具小尖头；内稃的脊上具细刺毛或无毛；子房被毛。颖果扁长圆形。

本属有 30 余种，分布于北半球温寒地带，多数种类产于亚洲中部，欧洲和北美也有些种类。我国产 9 种，3 种可药用。

分种检索表

1. 颖细锥形，具 1 脉，不具膜质边缘，小穗轴密被柔毛 ··· 1. 毛穗赖草 L. paboanus
1. 颖披针形，具 3–5 脉，下部多少扩展，且常具膜质边缘，小穗轴光滑或被短毛。
   2. 颖短于第一小花，长 6–8 mm；第一外稃长 8–9 mm ··· 2. 羊草 L. chinensis
   2. 颖等于或长于第一小花，长 8–14 (–18) mm；第一外稃长 8–10 (–14) mm ································· 3. 赖草 L. secalinus

1. 毛穗赖草

Leymus paboanus (Claus) Pilg. in Bot. Jahrb. Syst. 74(1): 6-7. 1947.——*Elymus paboanus* Claus（英 **Hairy Spike Leymus**）

多年生，具根状茎。秆高 45–90 cm，具 3–4 节。叶鞘光滑无毛；叶舌长约 0.5 mm；叶片长 10–30 cm，宽 4–7 mm，扁平或内卷。穗状花序长 10–18 cm，宽 8–13 mm；穗轴上部密被柔毛，边缘具睫毛，节间长 3–6 mm，基部者长达 12 mm；小穗 2–3 枚生于 1 节，长 8–13 mm，含 3–5 小花；小穗轴节间长约 1.5 mm，密被柔毛；颖细锥形，长 6–12 mm，不覆盖第一外稃的基部，外稃披针形，先端渐尖或具长约 1 mm 的短芒，背部密被长 1–1.5 mm 的白色柔毛，第一外稃长 6–10 mm；内稃与外稃近等长，脊的上半部具睫毛；花药长约 3 mm。花果期 6–7 月。

分布与生境　产于新疆、甘肃、青海。生于平原、河边。蒙古、俄罗斯、中亚、西南亚、欧洲也有分布。

药用部位　根状茎、全草。

功效应用　清热利湿，止血。用于感冒，淋病，赤白，带下，衄血，痰中带血，水肿。

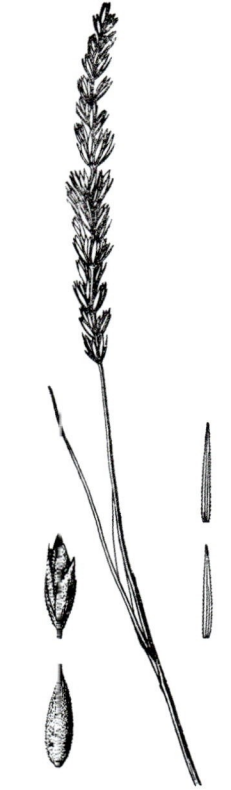

毛穗赖草 Leymus paboanus (Claus) Pilg.
宁汝莲　绘

2. 羊草

Leymus chinensis (Trin.) Tzvelev in Pl. Asiae Centr 4: 205. 1968.——*Triticum chinense* Trin., *Aneurolepidium chinense* (Trin.) Kitag.（英 **Chinese Leymus**）

多年生，具根状茎；须根具沙套。秆高 40-90 cm，具 4-5 节。叶鞘光滑；叶舌截平，长 0.5-1 mm；叶片长 7-18 cm，宽 3-6 mm，扁平或内卷。穗状花序长 7-15 cm，宽 10-15 mm；穗轴边缘具细小睫毛，节间长 6-10 mm，最基部的节长可达 16 mm；小穗长 10-22 mm，具 5-10 小花，通常 2 枚生于 1 节，或在上端及基部者常单生；小穗轴节间光滑，长 1-1.5 mm；颖披针形，长 6-8 mm，等于或短于第一小花，不覆盖第一外稃的基部，具不明显 3 脉；外稃披针形，具狭窄膜质的边缘，顶端渐尖或形成芒状小尖头，第一外稃长 8-9 mm；内稃与外稃等长，先端常微 2 裂，上半部脊上具微细纤毛或近于无毛；花药长 3-4 mm。花果期 6-8 月。

分布与生境 产于东北、华北、陕西、新疆等省区。俄罗斯、日本、朝鲜也有分布。

药用部位 根状茎、全草。

功效应用 清热利湿，止血。用于感冒，淋病，赤白，带下，衄血，痰中带血，水肿。

3. 赖草

Leymus secalinus (Georgi) Tzvelev in Pl. Asiae Centr. 4: 29. 1968.——*Triticum secalinum* Georgi, *Aneurolepidium dasystachys* (Trin.) Nevski（英 **Common Leymus**）

多年生，具根状茎。秆高 40-100 cm，具 3-5 节。叶鞘光滑无毛；叶舌膜质，长 1-1.5 mm；叶片长 8-30 cm，宽 4-7 mm，扁平或内卷。穗状花序长 10-15 (-24) cm，宽 10-17 mm；穗轴被短柔毛，节与边缘被长柔毛，节间长 3-7 mm，基部者长达 20 mm；小穗通常 2-3 稀 1 或 4 枚生于每节，长 10-20 mm，含 4-7 (-10) 个小花；小穗轴节间长 1-1.5 mm；颖短于小穗，线状披针形，先端狭窄如芒，不覆盖第一外稃的基部，具不明显 3 脉，第一颖短于第二颖，长 8-15 mm；外稃披针形，边缘膜质，先端渐尖或具长 1-3 mm 的芒，背具 5 脉，基盘具长约 1 mm 的柔毛，第一外稃长 8-10 (-14) mm；内

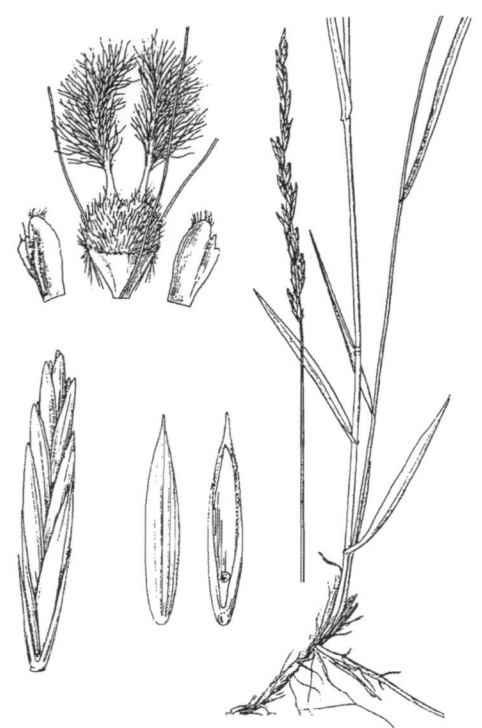

羊草 Leymus chinensis (Trin.) Tzvelev
引自《中国高等植物图鉴》

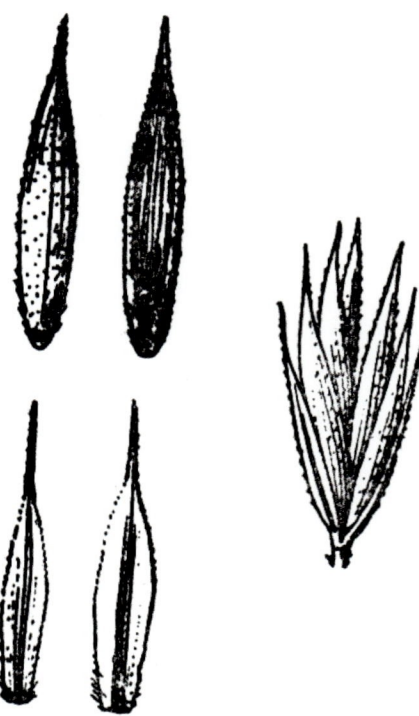

赖草 Leymus secalinus (Georgi) Tzvel.
宁汝莲 绘

稃与外稃等长，先端常微 2 裂，脊的上半部具纤毛；花药长 3.5–4 mm。花果期 6–10 月。

分布与生境　产于东北、华北、西北及四川等省区。生境范围较广，常见于沙地、平原绿洲及山地草原带。俄罗斯、朝鲜、日本也有分布。

药用部位　根状茎、全草、根。

功效应用　根状茎、全草：清热利湿，止血。用于淋病，赤白带下，哮喘，痰中带血。根：清热利湿，止血。用于感冒，淋病，赤白带下，哮喘，痰中带血，鼻出血。

30. 大麦属 Hordeum L.

多年生或一年生。叶片扁平，常具叶耳。顶生穗状花序，或因三联小穗的两侧生者具柄而形成穗状圆锥花序；小穗含 1 小花（稀含 2 小花）；穗轴扁平，多在成熟时逐节断落，栽培种则坚韧不断，顶生小穗退化；三联小穗同型者皆无柄，可育，异型者中间的无柄，可育，两侧生的有柄，可育或不育；颖刺芒状，同型或异型；外稃具 5 条脉，先端延伸成芒或无芒；内稃与外稃近等长。颖果腹面具纵沟，顶生茸毛，与稃体黏着或分离。

本属约含 30 种，分布于全球温带或亚热带的山地或高原地区，我国连同栽培者约 10 种，2 种 1 变种可药用。

分种检索表

1. 三联小穗两侧者具柄，不育 ·· **1. 二棱大麦 H. distichon**
1. 三联小穗全无柄，皆可育 ·· **2. 大麦 H. vulgare**

本属药用植物主要含酚类、以及二萜和生物碱等成分。大麦 (H. vulgare) 的叶还含有大量黄酮类物质，如 2'-羟基异荭草素 (2'-hydroxyisoorientin，**1**)，异金雀花素-7-*O*-β-D-葡萄糖苷 (isoscoparin-7-*O*-β-D-glucoside)，刺苞菊苷 (carlinoside，**2**)，夏佛塔雪轮苷 (schaftoside，**3**)，儿茶素 (catechin，**4**) 等。其中阿魏酸 (**5**) 等酚性物质具有较好的抗菌活性。大麦提取物中的酚性成分有很高的抗氧化、抗自由基和抗增殖活性，对 Cu(II) 诱导人体 LDL 胆固醇氧化具有抑制作用，并对结肠癌细胞 caco-2 的增殖具有显著的抑制作用。

本属植物大麦具有降血脂、调节胃肠道功能、调节激素和清除自由基作用，青稞具有降血糖、降血脂、抗缺氧和清除自由基作用。主要活性成分为多糖类、纤维素和多种酶类成分。

1: R$_1$=β-D-Glc

2: R$_1$=α-L-Ara; R$_2$=β-D-Glc

3: R$_1$=α-L-Ara; R$_2$=β-D-Glc

4

5

1. 二棱大麦

Hordeum distichon L., Sp. Pl. 1: 85. 1753. （英 **Tworow Barley**）

1a. 二棱大麦（模式变种）

Hordeum distichon L. var. **distichon**（英 **Tworow Barley**）

一年生。秆高 60–80 cm。叶鞘短于节间；叶耳弯月形，环包于茎；叶舌膜质，长约 1.5 mm；叶片长 15–20 cm，宽 6–7 mm。穗状花序长达 20 cm（连同芒），宽 7–8 mm；穗轴节间长 2–3 mm，成熟时坚韧不断落；中间小穗可育，其颖长约 5 mm，具长约 5 mm 的细芒；外稃长约 10 mm，芒长达 15 cm；两侧小穗具柄不育，具长约 2 mm 的小穗柄，颖长约 5 mm，宽约 0.5 mm，具长约 5 mm 的细芒，不育外稃长约 8 mm。颖果扁平，长约 10 mm，成熟时与稃体黏着。花期 7–8 月，果期 8–9 月。

分布与生境 栽培作物。河北、安徽、福建、河南、青海、西藏等省区均有种植。

药用部位 颖果。

功效应用 土耳其用于治疣。

化学成分 种子含二萜类：对映-贝壳杉烯(ent-kaurene)，对映-贝壳杉-17-醇(ent-kauran-17-ol)，对映-贝壳杉-16β,17-二醇(ent-kauran-16β,17-diol)[1]；甾体类：谷甾醇，菜油甾醇[2]；其他类：丙氨酸，谷氨酸[3]，1,3-二羟基-5-正二十一基苯(1,3-dihydroxy-5-n-heneicosylbenzene)，1,3-二-羟基-5-正十九基苯(1,3-dihydroxy-5-n-nonadecylbenzene)，1,3-二羟基-5-正二十五级苯(1,3-dihydroxy-5-n-pentacosylbenzene)[4]。

化学成分参考文献

[1] Murphy GJP, et al. *Phytochemistry*, 1973, 12(11): 2597-2605.

[2] Briggs DE *Phytochemistry*, 1974, 13(6): 987-996.

[3] Edgar KF, et al. *Phytochemistry*, 1974, 13(2): 325-327.

[4] Zarnowski R, et al. *Z Naturforsch, C: J Biosci*, 2002, 57(1/2): 57-62.

1b. 青稞（变种）（通称） 裸麦（植物学大辞典）

Hordeum distichon L. var. **nudum** L., Sp. Pl. 1: 85. 1753.——*Hordeum vulgare* L. var. *nudum* Hook. f.（英 **Highland Barley**）

本变种颖果成熟时易于脱出稃体与模式变种不同。

分布与生境 我国西北、西南各省常栽培，适宜高原清凉气候。

药用部位 发芽的颖果、种子。

功效应用 发芽的颖果：消食，和中。用于食欲不振，食积胀满，呕吐泄泻。种子：轻身，健行，除热。

药理作用 降血糖作用：青稞中的 β-葡聚糖在健康成人糖代谢中能通过减低餐后血糖、胰岛素以及 C 肽的浓度，减轻胰岛 B 细胞的功能负担[1]。

降血脂作用：青稞中的 β-葡聚糖能显著降低血浆中的总胆固醇和低密度胆固醇，而对高密度脂蛋白和血浆三酰甘油没有明显影响，同时也不影响胆固醇及三酰甘油在脂蛋白中的比例[2]。

抗缺氧作用：青稞发酵液的乙醇提取物能显著延长缺氧小鼠的存活时间，具有显著的抗缺氧效果[3]。

抗氧化作用：青稞提取液体外具有清除二苯代苦味酰基自由基 (DPPH)，抑制脂质过氧化的能力[4]。

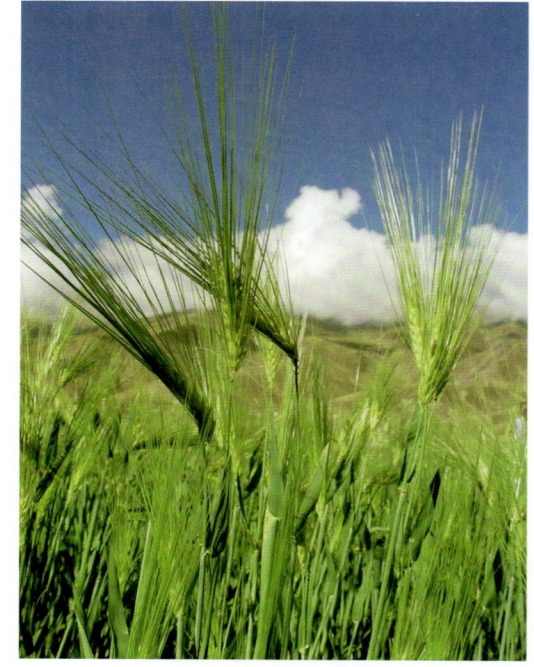

青稞 Hordeum distichon L. var. nudum L.
摄影：张泉

药理作用及毒性参考文献

[1] 李珍梅，等．青海医学院学报，2009, 30(1): 46-50.

[2] 张峰，等．粮食与油脂，2003, 10(12): 3-5.

[3] 张延坤，等．解放军预防医学杂志，2007, 25(3): 171-174.

[4] 李园媛，等．武警医学院学报，2005, 14(5): 353-356.

2. 大麦

Hordeum vulgare L., Sp. Pl. 1: 84. 1753.（英 **Barley**）

一年生。秆高 50–100 cm。叶鞘松弛抱茎；叶耳披针形；叶舌膜质，长 1–2 mm；叶片长 9–20 cm，宽 6–20 mm，扁平。穗状花序长 3–8 cm（芒除外），径约 1.5 cm，小穗稠密，每节着生三枚发育的小穗；小穗均无柄，长 1–1.5 cm；颖线状披针形，外被短柔毛，先端常延伸为 8–14 mm 的芒；外稃具 5 脉，先端延伸成芒，芒长 8–15 cm，边棱具细刺；内稃与外稃几等长。颖果熟时与稃体黏着。

分布与生境　我国南北各地栽培。

药用部位　发芽的果实（麦芽）、幼苗、麦秆。

功效应用　麦芽：健脾开胃，行气消食，退乳消胀。用于食积不消，脘腹胀痛，脾虚食少，乳汁郁积，乳房胀痛，妇女断乳。幼苗汁：用于诸黄，小便不利。麦秆：消肿，利湿，理气。

化学成分　叶含黄酮类：2'-羟基异荭草素(2'-hydroxyisoorientin)，异金雀花素-7-O-β-D-葡萄糖苷(isoscoparin-7-O-β-D-glucoside)，刺苞菊苷(carlinoside)，夏佛塔雪轮苷▲(schaftoside)，异荭草素-7-O-β-D-葡萄糖苷(isoorientin-7-O-β-D-glucoside)，异牡荆素-7-O-β-D-葡萄糖苷(isovitexin-7-O-β-D-glucoside)[1]，儿茶素(catechin)，原花青素B_2(procyanidin B_2)，原花青素B_3(procyanidin B_3)[2]；其他类：2β-吡喃葡萄糖氧基-3-甲基-(2R)-丁腈[2β-glucopyranosyloxy-3-methyl-(2R)-butyronitrile][3]。

种子含苯丙素类：阿魏酸(ferulic acid)[4]；维生素类：维生素E[5]。

麦芽含生物碱类：N-苯甲酰苯丙氨酸-2-苯甲酰氨基-3-苯丙酯(N-benzoylphenylalanine-2-

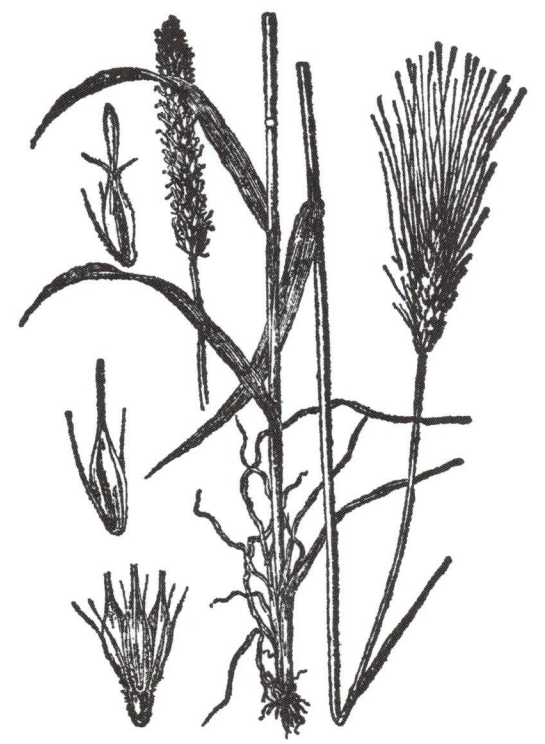

大麦 Hordeum vulgare L.
引自《中国高等植物图鉴》

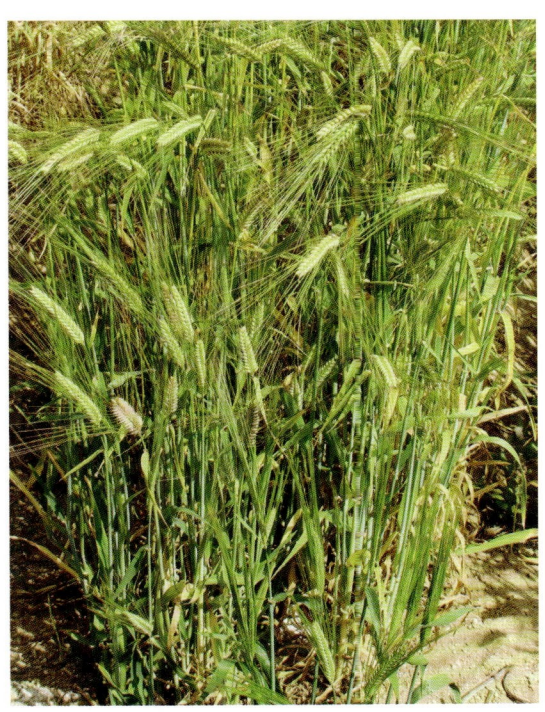

大麦 Hordeum vulgare L.
摄影：杨成梓

benzoylamino-3-phenylpropylester)[6]；黄酮类：小麦黄素(tricin)[6]；甾体类：豆甾-5-烯-3β-醇-7-酮；其他类：5-羟甲基-2-糠醛[6]。

药理作用　降血脂作用：大麦嫩叶汁液的浓缩干燥物能明显抑制高脂饲料诱导的大鼠血清中的总胆固醇和三酰甘油的升高[1]，其中含有的二十六醇化合物能通过抑制胆固醇在肠道的吸收而降低血液中的胆固醇的水平[2]。大麦中的β-葡聚糖饲料能够降低大鼠和仓鼠的血浆中的胆固醇和低密度脂蛋白水平[3]，还能使豚鼠血浆中总胆固醇和肝总胆固醇含量显著降低，低密度脂蛋白胆固醇也显著降低，但是对极低密度脂蛋白胆固醇和血浆三酰甘油含量没有明显影响，也不影响胆固醇及血浆三酰甘油在脂蛋白中的比例[4]。

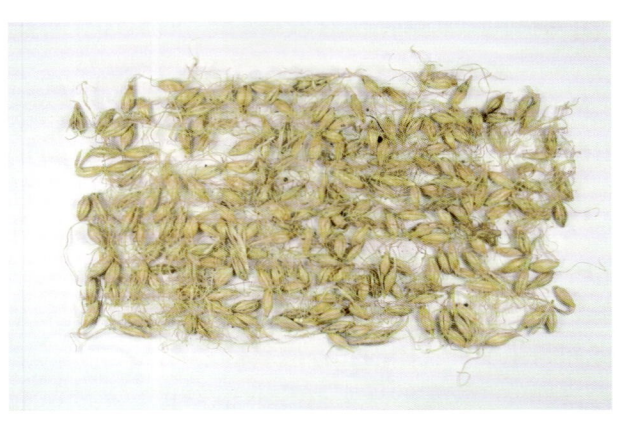

麦芽 Hordei Fructus Germinatus
摄影：钟国跃

调节胃肠功能作用：麦芽及麦芽中的纤维能显著改善结肠炎症状，降低血清α_1-酸性糖蛋白水平，显著增加盲肠中丁酸盐的含量，显著加快结肠黏膜上皮的修复[5]。麦芽可通过抑制信号传导与转录激活因子表达和核因子κB的活性，增加胆酸盐的吸收来对结肠炎小鼠发挥抗结肠炎作用[6]。无消化道病史的成人胃内灌注麦芽水煎液后，可轻度增加胃酸分泌，对胃蛋白酶的分泌也有轻度促进作用[7]。

调节激素作用：麦芽可刺激雄性小鼠生殖性腺轴而影响性腺激素水平[8]。麦芽可使去势及老龄雌性小鼠的雌二醇促卵泡激素增高，孕酮下降，对黄体生成素无明显影响[9]。大麦芽提取物能显著降低大鼠高催乳素血症模型血中的垂体催乳素，升高黄体生成素[10]。

清除自由基作用：大麦麦叶中的黄酮类化合物浓度达到12 μg/ml时，对超氧阴离子自由基和羟自由基的清除率可以分别达到95.56%和94.12%[11]。大麦的嫩叶汁粉对小鼠脂质过氧化作用的抑制率可以达到38.23%，对油脂的过氧化也具有一定的抑制作用[12]。

注评　本种为中国药典（2005、2010年版）收载"麦芽"的基源植物，药用其成熟果实经发芽干燥的炮制加工品。蒙古族、苗族和维吾尔族也药用其果实；蒙古族、苗族主治食积不消、脘腹胀满，蒙古族还治疗腹泻、乳汁郁积、乳房胀痛、久病体虚、咳嗽气喘；维吾尔族治疗湿热性或血液质性疾病。

化学成分参考文献

[1] Norbaek R, et al. *J Agric Food Chem*, 2000, 48(5):1703-1707.

[2] Verardo V, et al. *J Agric Food Chem*, 2008, 56(16):6944-6948.

[3] Erb N, et al. *Phytochemistry*, 1979, 18(9):1515-1517.

[4] Bonoli M, et al. *J Agric Food Chem*, 2004, 52(16):5195-5200.

[5] Falk J, et al. *Phytochemistry*, 2004, 65(22):2977-2985.

[6] 凌俊红，等.沈阳药科大学学报，2005, 22(04):267-270.

药理作用及毒性参考文献

[1] 金铉煜，等.中国食品卫生杂志，2006, 16(3):244-246.

[2] 林宣贤.食品科技，2005, 16(7):91-93.

[3] 扬志坚，等.大麦科学，2000, 57(3):8-11.

[4] 夏向东，等.中国食品学报，2002, 1(3):63-67.

[5] Kanauchi O, et al. *Gastroenterol Hepatol*, 2001, 16(2):160-168.

[6] Kanauchi O, et al. *Gastroenterology*, 2003, 38(2):134-141.

[7] 王亚红.河南中医，2003, 23(1):60-61.

[8] 陈蓉，等.中国中医药信息杂志，2006, 13(3):351-353.

[9] 陈蓉.中国药房，2008, 19(27):2087-2088.

[10] 周威，等.湖北中医杂志，2008, 30(10):10-12.

[11] 许港，等.营养学报，2003, 25(4):401-404.

[12] 邵承斌，等.天然产物研究与开发，2001, 13(2):27-29.

31. 小麦属 Triticum L.

一年或越年生草本。秆直立，或因栽培品种不同而于苗期匍匐或半直立。穗状花序直立，顶生小穗发育或退化；小穗常单生于穗轴各节，含 (2–) 3–9 (–11) 小花；颖背部具 1–2 条脊，先端具 1–2 枚锐齿，亦有延伸为芒状者；外稃具芒或无芒；内稃边缘内折。颖果顶端具毛，腹面具纵沟，栽培种与稃体分离易于脱落，野生者紧密包裹于稃体不易脱落。

本属有 20 余种，为重要粮食作物，欧亚大陆和北美广为栽培；我国常见者有 4 种，1 种可药用。

本属药用植物含有酚性成分，如阿魏酸等；生物碱类，如 (2R)-2-β-D- 吡喃葡萄糖氧基 -4,7- 二甲氧基 -2H-1,4- 苯并噁嗪 -3(4H)- 酮 [(2R)-2-β-D-glucopyranosyloxy-4,7-dimethoxy-2H-1,4-benzoxazin-3(4H)-one] 等；黄酮类：如异荭草素 (isoorientin，**1**)、夏佛塔雪轮苷 (schaftoside，**2**) 等。其中 2-苯基乙醇 (2-phenylethyl alcohol，**3**)，4- 乙烯基苯酚 (4-vinylphenol，**4**)，2- 甲氧基 -4- 乙烯基苯酚 (2-methoxy-4-vinylphenol)，二氢猕猴桃内酯 (dihydroactinidiolide) 对种子的发芽具有抑制作用。酚性成分有良好的抗氧化和自由基清除活性。顺式 - 茉莉酮 (cis-jasmone，**5**) 可以减少病虫害和野草的生长。从根分离得到的 4- 癸基 -E- 戊二烯醛 (4-decyl-E-pentadienal)，2E,4Z- 十五二烯醛 (2E,4Z-pentadecadienal，**6**) 具有良好的抗菌活性。

本属植物普通小麦具有明显的降血糖、降血脂、调节肠道功能及抗氧化作用。主要活性成分为纤维素、烟酸、维生素 E 等成分。

1. 普通小麦
Triticum aestivum L., Sp. Pl., 1: 85. 1753.（英 **Wheat**）

秆直立，丛生，具 6–7 节，高 60–100 cm，径 5–7 mm。叶鞘松弛包茎，下部者长于上部者短于节间；叶舌膜质，长约 1 mm；叶片长披针形。穗状花序直立，长 5–10 cm（芒除外），宽 1–1.5 cm；小穗含 3–9 小花，上部者不发育；颖卵圆形，长 6–8 mm，主脉于背面上部具脊，于顶端延伸为长约 1 mm 的齿，侧脉的背脊及顶齿均不明显；外稃长圆状披针形，长 8–10 mm，顶端具芒或无芒；内稃与外稃几等长。

分布与生境　我国南北各地广为栽培，品种很多。
药用部位　种子、面粉。
功效应用　干瘪颖果（浮小麦）：除虚热，止汗。用于阴虚发热，盗汗。果实或面粉（小麦）：养心，益肾，除热，止渴。用于脏噪，烦热，消渴，泄利，痈肿，外伤出血，烫伤。
化学成分　根含蒽醌类：4-癸基-E-戊二烯醛(4-decyl-E-pentadienal)，2E,4Z-十五二烯醛(2E,4Z-

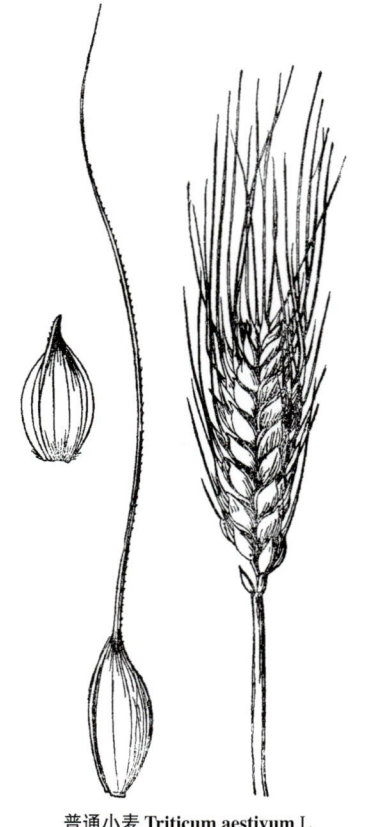

普通小麦 Triticum aestivum L.
宁汝莲 绘

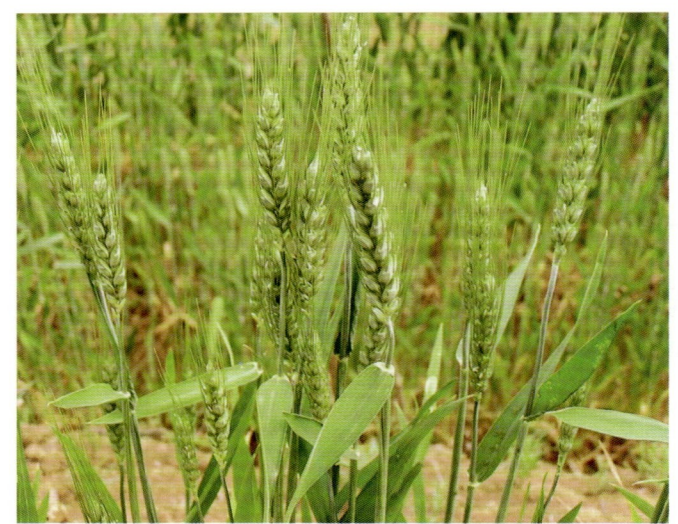

普通小麦 Triticum aestivum L.
摄影：刘冰

pentadecadienal)[1]；其他类：十四烷-2,12-二烯-4,6,8,10-四炔(tetradeca-2,12-dien-4,6,8,10-tetrayne)，十三-1-烯-3,5,7,9,11-五炔(tridec-1-en-3,5,7,9,11-pentayne)，十三-1,11-二烯-3,5,7,9-四炔(trideca-1,11-dien-3,5,7,9-tetrayne)[2]。

叶含黄酮类：异荭草素(isoorientin)，大麦黄素(lutonarin)，光牡荆素-1-C-葡萄糖苷(lucenin-1-C-glucoside)，光牡荆素-3-C-葡萄糖苷(lucenin-3-C-glucoside)，新西兰牡荆苷(vicenin)，异荭草素-7-芸香糖苷(isoorientin-7-rutinoside)，异獐牙菜素-4'-O-葡萄糖苷(isoswertisin-4'-O-glucoside)，小麦黄素(tricin)[3]。

种子含生物碱类：(2R)-2-β-D-吡喃葡萄糖氧基-4,7-二甲氧基-2H-1,4-苯并噁嗪-3(4H)-酮[(2R)-2-β-D-glucopyranosyloxy-4,7-dimethoxy-2H-1,4-benzoxazin-3(4H)-one][4]，黄酮类：新西兰牡荆苷-1(vicenin-1)，异夏佛塔雪轮苷▲(isoschaftoside)，夏佛塔雪轮苷▲(schaftoside)，芥子酰基-β-D-半乳糖基-6-C-阿拉伯糖芹菜素(sinapoyl-β-D-galactosyl-6-C-arabinosylapigenin)[5]；其他类：腺嘌呤(adenine)，鸟嘌呤(guanine)，尿嘧啶(uracil)[6]，2-苯基乙醇(2-phenylethyl alcohol)，4-乙烯基苯酚(4-vinylphenol)，2-甲氧基-4-乙烯基苯酚(2-methoxy-4-vinylphenol)，二氢猕猴桃内酯(dihydroactinidiolide)，四氢猕猴桃内酯(tetrahydroactinidiolide)[7]。

地上部分含生物碱类：2,4-二羟基-7-甲氧基-2H-1,4-苯并噁嗪-3(4H)-酮[2,4-dihydroxy-7-methoxy-2H-1,4-benzoxazin-3(4H)-one]，2-羟基-7-甲氧基-1,4-苯并噁嗪-3-酮(2-hydroxy-7-methoxy-1,4-benzoxazin-3-one)，6-甲氧基-苯并噁嗪-2-酮(6-methoxy-benzoxazolin-2-one)，2-羟基-7-甲氧基-(2H)-1,4-苯并噁嗪-3(4H)-酮(2-hydroxy-7-methoxy-(2H)-1,4-benzoxazin-3(4H)-one)，苯并噁嗪-3(4H)-酮(benzoxazolin-2(3H)-one)[8]；单萜类：顺式-茉莉酮(cis-jasmone)[9]；其他类：壬醛(nonanal)，乙醇(alcohol)[9]。

药理作用 降血脂作用：小麦麦麸中的膳食纤维、烟碱、维生素 E、硒、镁等成分都具有降血脂的功能[1]。麦胚油及小麦胚芽能够明显地降低高脂饲料诱导的大鼠血清中胆固醇 (TC) 和三酰甘油 (TG) 的升高[2-3]。小麦中提取的 α-淀粉酶抑制剂能显著降低血清中的 TC、TG、低密度脂蛋白胆固醇及肝中

TC、TG；并且能改善血液流变，降低大鼠血浆和全血的黏度，在预防高血脂和动脉粥样硬化的生成具有显著效果[4]。

降血糖作用：小麦中 α- 淀粉酶抑制剂能增加四氧嘧啶糖尿病小鼠的淀粉耐量，降低血糖，能有效抑制小鼠小肠内各肠段的麦芽糖酶和蔗糖酶的活性[5]。

调节肠道功能作用：小麦中的麦麸和麦粉蛋白粒能显著增加大鼠粪便正常细菌的含量，具有明显增加大鼠盲肠和结肠内挥发性脂肪酸含量的作用，显著降低大鼠盲肠和结肠内 pH 的作用，对肠道癌症具有预防作用[6]。小麦草汁在双盲研究中发现对活动性左半溃疡性结肠炎具有改善作用[7]。

抗氧化作用：麦麸膳食纤维具有一定的抗氧化活性和羟自由基清除活性，结合于其上的阿魏酸和黄酮类物质是主要抗氧化活性物质[8]。

注评　本种为中国药典（2005、2010 年版）附录Ⅲ中收载"小麦"的基源植物，药用其干燥成熟果实；干燥轻浮瘪瘦的果实为部颁药品标准·中药材（1992 年版）收载的"浮小麦"。"小麦"常用于脏躁症，而"浮小麦"则主要用于自汗、盗汗、骨蒸劳热；二者虽来源相同，但功效与应用不同，不宜混用。

化学成分参考文献

[1] Spendley PJ, et al. *Phytochemistry*, 1982, 21(9): 2403-2404.
[2] Schulte KE, et al. *Phytochemistry*, 1965, 4(3): 481-485.
[3] Julian EA, et al. *Phytochemistry*, 1971, 10(12): 3185-3193.
[4] Kluge M, et al. *Phytochemistry*, 1997, 44(4): 639-641.
[5] Wagner H, et al. *J Nat Prod*, 1980, 43(5): 583-587.
[6] Grzelczak Z, et al. *Phytochemistry*, 1975, 14(2): 329-331.
[7] Kato T, et al. *J Agric Food Chem*, 2002, 50(22): 6307-6312.
[8] Moraes MCB, et al. *Phytochemistry*, 2007, 69(1): 9-17.
[9] Hamilton-Kemp TR, et al. *Phytochemistry*, 1984, 23(5): 1176-1177.

药理作用及毒性参考文献

[1] 侯绍英，等. 疾病控制杂志，2006, 10(5): 508-510.
[2] 程连弟，等. 中国公共卫生，1997, 13(1): 42-43.
[3] 陈黎亚，等. 中国公共卫生，2005, 21(1): 89-90.
[4] 张琪，等. 中国药科大学学报，2005, 36(6): 572-576.
[5] 张琪，等. 中国新药杂志，2006, 15(6): 432-435.
[6] Cheng BQ, et al. *Br J Nutr*, 1987, 57(1): 69-73.
[7] Ben Arye E, et al. *Scand J Gastroenter*, 2002, 37(1): 444-449.
[8] 欧仕益，等. 营养学报，1999, 21(2): 191-195.

32. 鹅观草属 Roegneria K. Koch

多年生草本。穗状花序顶生，直立或弯曲、下垂；穗轴节间延长，不逐节断落，顶生小穗正常发育；小穗无柄，或可具极短的柄，含 2-10 余朵小花；颖背部扁平或呈圆形而无脊，先端无芒或具短芒；外稃背部呈圆形而无脊，先端无芒或往往延伸成长芒，芒直立或反曲；内稃具 2 脊，脊上粗糙或具纤毛；花药等于或短于内稃长度之半。颖果顶端具毛茸，腹面微凹陷或具浅沟。

本属约含 120 种，主要产于北半球温寒地带。我国现知有 70 种、22 变种及 1 变型，主要分布于西北、华北、东北地区诸省，其中 4 种 1 变种可药用。

分种检索表

1. 外稃芒细直或上部稍有曲折。
    2. 外稃与颖显著具有宽膜质边缘；内稃脊上显著具翼，几与外稃等长⋯⋯⋯⋯⋯⋯⋯⋯⋯⋯⋯**1. 鹅观草 R. kamoji**
    2. 外稃与颖不具膜质边缘或具狭膜质边缘；内稃脊上无翼，明显长于外稃⋯⋯⋯⋯⋯**2. 钙生鹅观草 R. calcicola**

1. 外稃芒明显反折。
   3. 叶片内卷，长 9-11 cm，宽 1-2 mm；内稃与外稃等长 ·························· **4. 秋鹅观草 R. serotina**
   3. 叶片扁平，长 10-20 cm，宽 3-10 mm；内稃长为外稃的 2/3 ·················· **3. 纤毛鹅观草 R. ciliaris**

1. 鹅观草

Roegneria kamoji (Ohwi) Keng et S. L. Chen in J. Nanjing Univ., Nat. Sci. Ed. 3(1): 15 1963.——*Agropyron kamoji* Ohwi（英 **Common Roegneria**）

1a. 鹅观草（模式变种）

Roegneria kamoji (Ohwi) Keng et S. L. Chen var. **kamoji**（英 **Common Roegneria**）

秆高 30-100 cm。叶鞘外侧边缘常具纤毛；叶片长 5-40 cm，宽 3-3 mm。穗状花序长 7-20 cm，弯曲或下垂；小穗长 13-25 mm（芒除外），含 3-10 小花；颖先端锐尖至具短芒（芒长 2-7 mm），边缘为宽膜质，第一颖长 4-6 mm，第二颖长 5-9 mm；外稃具较宽的膜质边缘，背部以及基盘近于无毛或仅基盘两侧具有极微小的短毛，上部具明显的 5 脉，第一外稃长 8-11 mm，先端延伸成芒，芒劲直或上部稍有曲折，长 20-40 mm；内稃约与外稃等长，脊显著具翼，翼缘具有细小纤毛。

分布与生境 除青海、西藏等地外，分布几遍及全国。多生长在海拔 100-2300 m 的山坡和湿润草地。

药用部位 全草。

功效应用 清热，凉血，镇痛。用于咳嗽痰中带血，劳伤疼痛，丹毒等症。

注评 本种蒙古族亦同等药用。

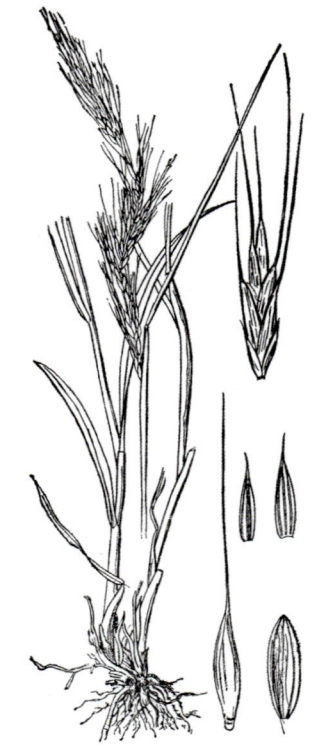

鹅观草 Roegneria kamoji (Ohwi) Keng et S. L. Chen var. kamoji
杨锡鳞 刘进军 绘

1b. 细瘦鹅观草（变种）

Roegneria kamoji (Ohwi) Keng et S. L. Chen var. **macerrima** Keng in Acta Univ. Nankin. Sci. Nat. 1: 17. 1963.（英 **Steep Roegneria**）

本变种与模式变种的区别在于，叶片狭窄，宽约 2 mm，且通常内卷；穗状花序较细瘦，长 2-6 cm；小穗淡绿色或草黄色，含 3-5 小花。

分布与生境 产于广西、四川等省区。生于路边。

药用部位 全草。

功效应用 清热凉血，镇痛。

2. 钙生鹅观草

Roegneria calcicola Keng ex Keng et S. L. Chen in Acta Univ. Nankin. Sci. Nat. 1: 21. 1953.（英 **Calciumsoil Roegneria**）

秆细弱，高约 1 m。叶片长 10-20 cm，宽 4-5 mm。穗状花序长 12-20 cm，多少向下弯曲；小穗含 3-6 小花，长 12-17 mm（芒除外），排列稀疏，基部 1-2 个常退化而仅留痕迹；颖两侧不均等，边缘膜质；外稃上部具明显的 5 脉，先端具细直而糙涩的芒，芒长 15-25 mm；内稃明显长于外稃，脊上具短硬纤毛几乎达到基部。

分布与生境 产于贵州、云南、四川等省。生于海拔 1600-1980 m 的生石灰岩土上或潮湿有水向阳地带。

药用部位 全草。

功效应用 同鹅观草。

3. 纤毛鹅观草

Roegneria ciliaris (Trin.) Nevski in Trudy Bot. Inst. Akad. Nauk S.S.S.R., Ser. 1, Fl. Sist. Vyssh. Rast. 1: 14 1933.——*Triticum ciliare* Trin.（英 **Ciliate Roegneria**）

秆单生或成疏丛，高 40-80 cm。叶鞘无毛，稀可基部叶鞘于接近边缘处具有柔毛；叶片长 10-20 cm，宽 3-10 mm。穗状花序直立或多少下垂，长 10-20 cm；小穗长 15-22 mm（除芒外），含 (6-) 7-12 小花；颖具 5-7 脉，边缘与边脉上具有纤毛，第一颖长 7-8 mm，第二颖长 8-9 mm；外稃背部被粗毛，边缘具长而硬的纤毛，上部具有明显的 5 脉，通常在顶端两侧或 1 侧具齿，第一外稃长 8-9 mm，顶端延伸成粗糙反曲的芒，长 10-30 mm；内稃长为外稃的 2/3，脊的上部具少许短小纤毛。

分布与生境 在我国广为分布。生于路旁或潮湿草地以及山坡上。

药用部位 全草。

功效应用 同鹅观草。

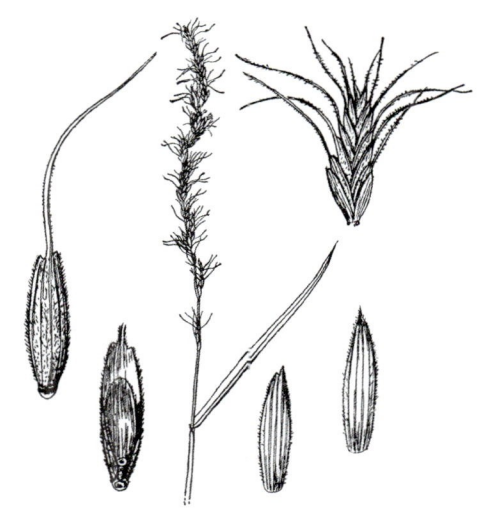

纤毛鹅观草 Roegneria ciliaris (Trin.) Nevski
杨锡鳞 刘进军 绘

4. 秋鹅观草

Roegneria serotina Keng ex Keng et S. L. Chen in Acta Univ. Nankin. Sci. Nat. 3(1): 50. 1963.（英 **Autumn Roegneria**）

秆丛生，高 20-45 cm。基部叶鞘被微毛或边缘具纤毛；叶片内卷，长 9-11 cm（分蘖叶长可达 20 cm），宽 1-2 mm。穗状花序弯曲下垂，长 6-10 cm，着生 5-11 小穗；小穗长 12-13 (-22) mm（芒除外），含 3-6 (-7) 小花；颖长圆状披针形，先端锐尖或急尖，疏生细毛，具 3-5 脉，脉上粗糙，第一颖长 5-6 mm，第二颖长 7-8 mm，中脉延伸成 2-5 mm 的芒尖；外稃长圆状披针形，上半部具 5 脉及短硬刺毛，下半部贴生微毛，第一外稃长约 10 mm，芒反曲，长 2.5-3 cm；内稃与外稃等长，脊间被微毛。

分布与生境 产于陕西、青海等省。生于山坡草地。

药用部位 全草。

功效应用 清热凉血，镇痛。用于劳伤疼痛、咳嗽痰中带血、风丹等症。

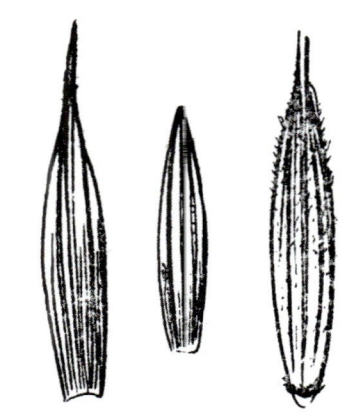

秋鹅观草 Roegneria serotina Keng ex Keng et S. L. Chen
杨锡鳞 刘进军 绘

33. 偃麦草属 Elytrigia Desv.

多年生，具根状茎。穗状花序直立，小穗含 3–10 余小花，两侧扁压，无柄，单生于穗轴之两侧，以其侧面对向穗轴的扁平面，顶生小穗则以其背腹面对向穗轴的扁平面；无芒或具短芒，成熟时通常自穗轴上整个脱落；颖无脊，具 (3–) 5–7 (–11) 脉；外稃具 5 脉，基盘通常无毛。颖果顶端有毛，腹面具纵沟。

本属全世界约有 40 种，分布于两半球的寒温带。我国连栽培者共 6 种，1 种可药用。

1. 偃麦草（植物学报）

Elytrigia repens (L.) Desv. ex Nevski in Trudy Bot. Inst. Akad. Nauk S.S.S.R., Ser. 1, Fl. Sist. Vyssh. Rast. 1: 14. 1933.——*Triticum repens* L.（英 **Quackgrass**）

多年生，具横走的根状茎。秆高 40–80 cm。叶舌长约 0.5 mm；叶耳膜质，细小；叶片长 10–20 cm，宽 5–10 mm。穗状花序直立，长 10–18 cm，宽 8–15 mm；穗轴节间长 10–15 mm；小穗含 5–7 (–10) 小花，长 10–18 mm，宽 6–10 mm；小穗轴节间长约 1.5 mm；颖具 5–7 脉，长 10–15 mm（连同长 1–2 mm 的尖头）；外稃具 5–7 脉，具短尖头，芒长约 2 mm，基盘钝圆，第一外稃长约 12 mm；内稃稍短于外稃；花药长约 5 mm。花果期 6–8 月。

分布与生境 产于甘肃、青海、新疆、西藏等省区。生于山谷草甸及平原绿洲。俄罗斯、蒙古也有分布。

药用部位 根状茎。

功效应用 清热利湿，止痛。用于治疗尿失禁，发热黄疸，月经不调，胸痛，骨节疼痛，婴儿湿疹等症，亦可做缓泻剂。

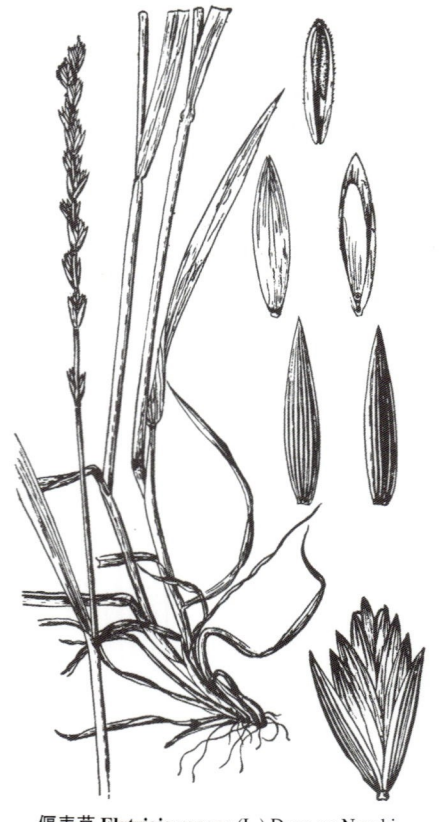

偃麦草 Elytrigia repens (L.) Desv. ex Nevski
引自《中国主要植物图说 - 禾本科》

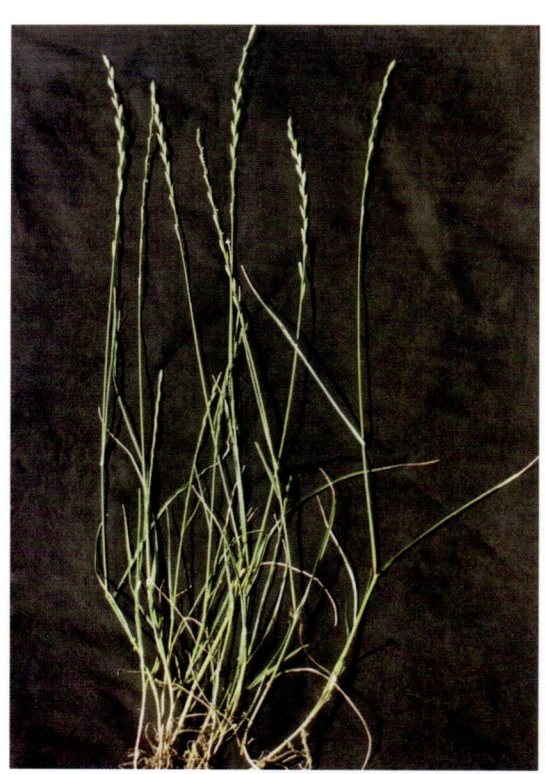

偃麦草 Elytrigia repens (L.) Desv. ex Nevski
摄影：徐克学

禾本科 POACEAE (GRAMINEAE)

34. 冰草属 Agropyron Gaertn.

多年生，根外常具砂套，常无根状茎。秆仅具少数节。叶鞘紧密裹茎；叶片常内卷。穗状花序顶生，穗轴常密生毛，每节着生 1 枚小穗，顶生小穗常退化；小穗互相密接而呈覆瓦状，含 3–11 小花；颖具 1–3 脉（亦有具 5–7 脉者），两侧具宽膜质边缘，背部主脉形成明显的脊，先端具芒尖或短芒；外稃具 5 脉，中脉形成脊，尤以上部更为明显，先端常具芒尖或短芒，基盘明显；内稃略与外稃等长或稍长。颖果与稃片黏合而不易脱落。

约 15 种，大都分布于欧亚大陆温寒带区域之高草原及沙地上。我国现知有 5 种，其中 3 种可药用。

分种检索表

1. 小穗排列疏松，穗轴节间长 3–5 mm；第一颖通常长过第一外稃之半，先端无芒或仅具长约 1.5 mm 的尖头，远短于颖之长度 ························· **3. 沙芦草 A. mongolicum**
1. 小穗排列紧密，穗轴节间长不超过 2 mm；第一颖长不超过第一外稃之半，先端显著有短芒，其长为 2–4 mm，约与颖近等长。
   2. 花序粗壮，宽扁，长圆形或卵状披针形，小穗整齐而水平排列呈篦齿状，或近于篦齿状而为覆瓦状排列 ························· **1. 冰草 A. cristatum**
   2. 花序瘦细，线形；小穗向上斜升，虽排列整齐但不呈篦齿状 ························· **2. 沙生冰草 A. desertorum**

1. 冰草　油日呼格（蒙语）

Agropyron cristatum (L.) Gaertn. in Novi Comment. Acad. Sci. Imp. Petrop. 14: 540. 1770.——*Bromus cristatus* L.（英 **Wheatgrass**）

秆成疏丛，高 20–60 (–75) cm，有时分蘖横走或下伸成长达 10 cm 的根状茎。叶片长 5–15

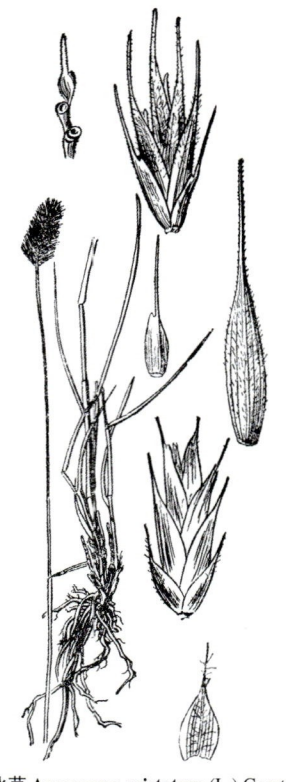

冰草 Agropyron cristatum (L.) Gaertn.
杨锡鳞 刘进军　绘

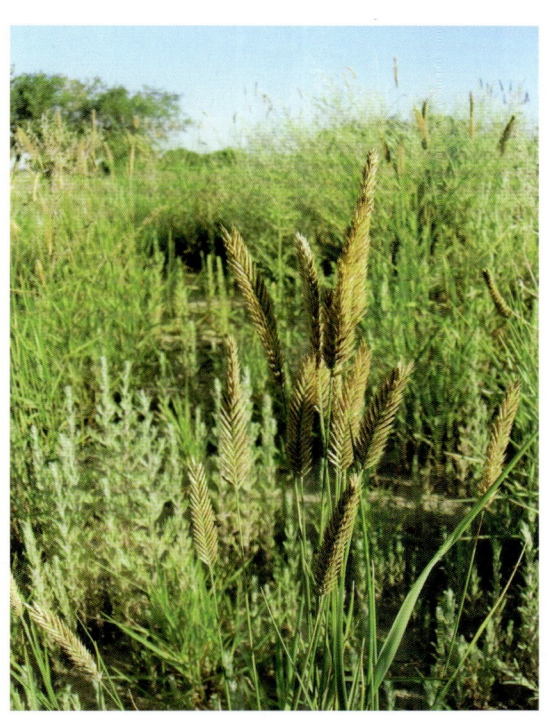

冰草 Agropyron cristatum (L.) Gaertn.
摄影：于俊林

(–20) cm，宽 2–5 mm，质较硬而粗糙，常内卷。穗状花序较粗壮，长圆形或两端微窄，长 2–6 cm，宽 8–15 mm；小穗紧密平行排列成两行，整齐呈篦齿状，含 (3–) 5–7 小花，长 6–9 (–12) mm；颖舟形，脊上连同背部脉间被长柔毛，第一颖长 2–3 mm，第二颖长 3–4 mm，具略短于颖体的芒；外稃被有稠密的长柔毛或显著地被稀疏柔毛，顶端具短芒长 2–4 mm；内稃脊上具短小刺毛。

分布与生境　产于东北、华北、甘肃、青海、新疆等省区。生于干燥草地、山坡、丘陵以及沙地。苏联、蒙古以及北美也有分布。

药用部位　根。

功效应用　止血，利尿。用于血尿，肾盂肾炎，功能性子宫出血，月经不调，吐血，咯血，外伤出血。

2. 沙生冰草

Agropyron desertorum (Fisch. ex Link) Schult., Mant. 2: 412. 1824.——*Triticum desertorum* Fisch. ex Link（英 Desert Wheatgrass）

秆成疏丛，高 20–70 cm。叶片长 5–10 cm，宽 1–3 mm，多内卷成锥状。穗状花序直立，长 4–8 cm，宽 5–10 mm；穗轴节间长 1–1.5 mm（下部者可有长达 3 mm）；小穗长 5–10 mm，宽 3–5 mm，含 4–7 小花；颖舟形，脊上具稀疏短柔毛，第一颖长 (2–) 3–4 mm，第二颖长 4.5–5.5 mm，芒尖长 1–2 mm；外稃长 5.5–7 mm，通常无毛或有时背部以及边脉上多少具短刺毛，先端具长 1–1.5 mm 的芒尖；内稃脊上疏被短纤毛。

分布与生境　产于内蒙古、山西等省区。多生于干燥草原、沙地、丘陵地、山坡及沙丘间低地。苏联、蒙古以至美国北部均有分布。

药用部位　根。

功效应用　止血，利尿。用于血尿，肾盂肾炎，功能性子宫出血，月经不调，吐血，咯血，外伤出血。

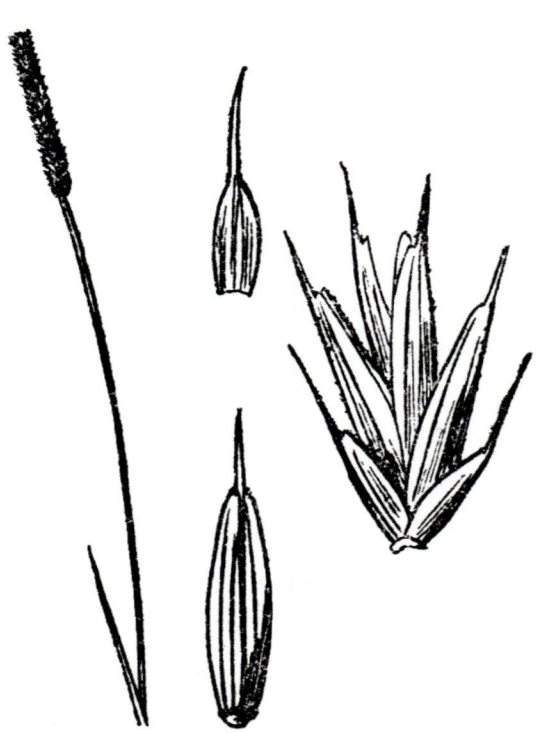

沙生冰草 Agropyron desertorum (Fisch. ex Link) Schult.
杨锡鳞 刘进军 绘

3. 沙芦草 蒙高勒-油日呼格（蒙语）

Agropyron mongolicum Keng in J. Wash. Acad. Sci. 28: 305, f. 4 1938.（英 **Mongolian Wheatgrass**）

秆成疏丛，高 20–60 cm，有时基部横卧而节生根成匍茎状，具 2–3 (–6) 节。叶片长 5–15 cm，宽 2–3 mm，内卷成针状。穗状花序长 3–9 cm，宽 4–6 mm，穗轴节间长 3–5 (–10) mm，光滑或生微毛；小穗向上斜升，长 8–14 mm，宽 3–5 mm，含 (2–) 3–8 小花；颖两侧不对称，具 3–5 脉，第一颖长 3–6 mm，第二颖长 4–6 mm，先端具长约 1 mm 的短尖头；外稃无毛或具稀疏微毛，具 5 脉，先端具短尖头长约 1 mm，第一外稃长 5–6 mm；内稃脊具短纤毛。

分布与生境 产于内蒙古、山西、陕西、甘肃、宁夏等省区。生于干燥草原、沙地。

药用部位 根。

功效应用 同冰草。

注评 本种为国家Ⅱ级重点保护植物。

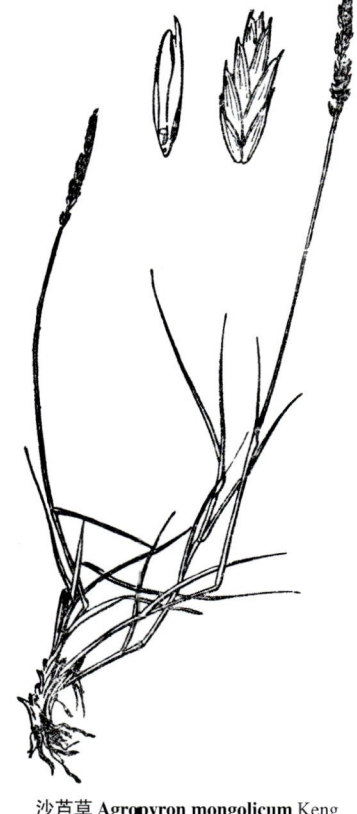

沙芦草 **Agropyron mongolicum** Keng
杨锡鳞 刘进军 绘

35. 燕麦属 Avena L.

一年生草本。须根多粗壮。秆直立或基部稍倾斜。圆锥花序顶生，常开展；小穗含 2 至数小花，大都长过 2 cm；小穗轴节间被毛或光滑，脱节于颖之上与各小花之间，稀在各小花之间不具关节而不易断落；颖草质，具 7–11 脉，长于下部小花；外稃质地多坚硬，顶端软纸质，齿裂，裂片有时呈芒状，具 5–9 脉，常具芒，少数无芒，芒常自稃体中部伸出，膝曲而具扭转的芒柱；雄蕊 3；子房具毛。

本属全世界约有 25 种，分布于欧亚大陆的温寒带。我国有 7 种，多为栽培，3 种 1 变种可药用。

分种检索表

1. 外稃草质；小穗轴无毛，弯曲，第一节间长达 1 cm ·· 1. 莜麦 **A. chinensis**
1. 外稃质坚硬；小穗轴有毛或无毛，不弯曲，第一节间长不超过 5 mm。
  2. 小穗含 2–3 小花；小穗轴易脱节；外稃被硬毛或无毛，第二外稃有芒 ················ 2. 野燕麦 **A. fatua**
  2. 小穗含 2 小花；小穗轴不易脱节；外稃无毛，第二外稃无芒 ······························· 3. 燕麦 **A. sativa**

本属药用植物燕麦 (A. sativa) 含黄酮及其苷类：O''-鼠李糖基异獐牙菜素 (O''-rhamnosylisoswertisin)，异獐牙菜素-2''-鼠李糖苷 (isoswertisin-2''-rhamnoside)，异荭草素-2-阿拉伯糖苷 (isoorientin-2''-arabinoside)。其中还有结构较为特殊的黄酮木脂素类化合物：猪毛菜素▲B(salcolin B, **1**)，猪毛菜素▲A(salcolin A, **2**)，(-)-(5S,6S)-5,6-二氢-3,8,10-三羟基-5-(4-羟基-3-甲氧苯基)-6-

羟甲基-2,4-二甲氧基-7H-苯并[c]呫烯-7-酮 {(-)-(5S,6S)-5,6-dihydro-3,8,10-trihydroxy-5-(4-hydroxy-3-methoxyphenyl)-6-hydroxymethyl-2,4-dimethoxy-7H-benzo[c]xanthen-7-one,**3**}。此外，根和种子中还含有少量三萜和其他类化合物。燕麦 (A. sativa) 的粗提物具有利尿和镇静作用，从种子中分离得到的 N-(4'-羟基-(E)-桂皮酰基)-5-羟基邻氨基苯甲酸 {N-[4'-hydroxy-(E)-cinnamoyl]-5-hydroxyanthranilic acid,**4**}，N-(3',4'-二羟基-(E)-桂皮酰基)-5-羟基邻氨基苯甲酸 {N-[3',4'-dihydroxy-(E)-cinnamoyl]-5-hydroxyanthranilic acid,**5**}，N-(4'-羟基-3'-甲氧基-(E)-桂皮酰基)-5-羟基邻氨基苯甲酸 {N-[4'-hydroxy-3'-methoxy-(E)-cinnamoyl]-5-hydroxyanthranilic acid,**6**} 有良好的抗氧化活性；从根中分离得到的三萜生物碱燕麦素 (avenacin) 具有抗菌活性。

1. 莜麦　油麦（经济植物学）

Avena chinensis (Fisch. ex Roem. et Schult.) Metzg. in Europ. Cereal. 53. 1824.——*A. nuda* L. var. *chinensis* Fisch. ex Roem. et Schult.（英 **Chinese Naked Oat**）

一年生。须根常具砂套。秆高 60–100 cm。叶舌长约 3 mm；叶片长 8–40 cm，宽 3–16 mm。圆锥花序疏松开展，长 12–20 cm；小穗含 3–6 小花，长 2–4 cm；小穗轴细且坚韧，第一节间长达 1 cm；两颖近相等，长 15–25 mm，具 7–11 脉；外稃草质而较柔软，具 9–11 脉，顶端常 2 裂，第一外稃长 20–25 mm，基盘无毛，背部无芒或上部 1/4 以上伸出 1 芒，其芒长 1–2 cm，直立或反曲；内稃甚短于外稃，长 11–15 mm，顶端延伸呈芒尖，脊上具密纤毛；雄蕊 3，花药长约 2 mm。颖果长约 8 mm，与稃体分离。花果期 6–8 月。

分布与生境　我国西北、西南、华北和湖北等省区有栽培，也有野生于山坡路旁、高山草甸及潮湿处。

药用部位　种仁。

功效应用　下气宽中，补虚益气，除湿，发汗，止泻。用于催乳，婴儿发育不良，老年虚弱，降血脂，贫血。

药理作用　降血糖和降血脂作用：含莜麦粉可溶性膳食纤维的饲料可以降低高糖、高血脂症大鼠的血糖和血清总胆固醇的含量[1]。

抗氧化作用：麦粉能明显降低老、中、幼龄大鼠血浆过氧化脂质含量，显著升高全血超氧化物歧化酶活性[2]。

注评　本种蒙古族药用，种子治疗腹脘胀满、体倦乏力、大便溏泻。

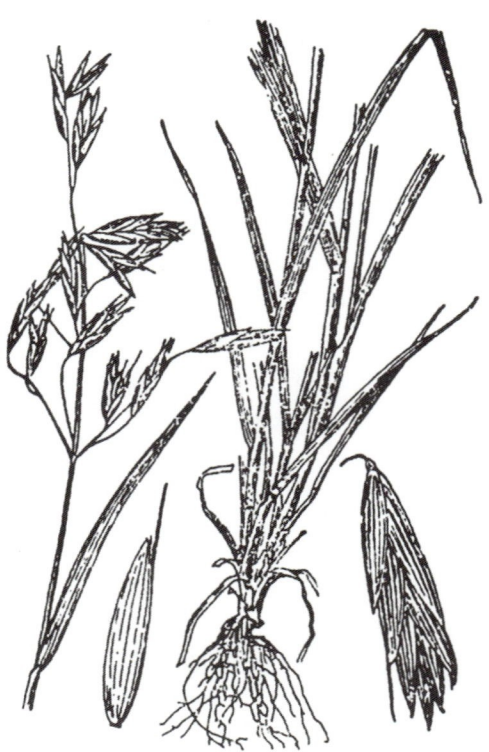

莜麦 Avena chinensis (Fisch. ex Roem. et Schult.) Metzg.
引自《中国高等植物图鉴》

药理作用及毒性参考文献

[1] 傅惠英, 等. 中国粮油学报, 1998, 13(4): 37-39.

[2] 王明正, 等. 营养学报, 1998, 20(1): 99-101.

2. 野燕麦 乌麦（长白山植物志）

Avena fatua L., Sp. P1. 1: 80. 1753.（英 **Wild Oat**）

2a. 野燕麦（模式变种）

Avena fatua L. var. **fatua**（英 **Wild Oat**）

一年生。秆高 60–120 cm。叶鞘松弛；叶舌长 1–5 mm；叶片长 10–30 cm，宽 4–12 mm。圆锥花序开展，长 10–25 cm；小穗长 18–25 mm，含 2–3 小花；小穗轴密生淡棕色或白色硬毛，其节脆硬易断落，第一节间长约 3 mm；颖草质，几相等，通常具 9 脉；外稃质地坚硬，第一外稃长 15–20 mm，背面中部以下具淡棕色或白色硬毛，芒自稃体中部稍下处伸出，长 2–4 cm，膝曲，芒柱棕色，扭转。颖果被淡棕色柔毛，腹面具纵沟，长 6–8 mm。花果期 4–9 月。

分布与生境　广布于我国南北各省。生于荒野、路旁、麦田中。也分布于欧、亚、非三洲的温寒带地区，并且北美也有分布。

药用部位　果实、全草。

功效应用　收敛止血，固表止汗，补虚损。用于吐血，虚汗，崩漏等症。

化学成分　种子含苯丙素类：阿魏酸(ferulic acid)，对香豆酸(p-coumaric acid)[1]；芳香类：香草酸(vanillic acid)，羟基苯甲酸(hydroxybenzoic acid)[1]；有机酸类：琥珀酸(succinic acid)，延胡索酸(fumaric acid)，杜鹃花酸(azelaic acid)，苹果酸(malic acid)[1]。

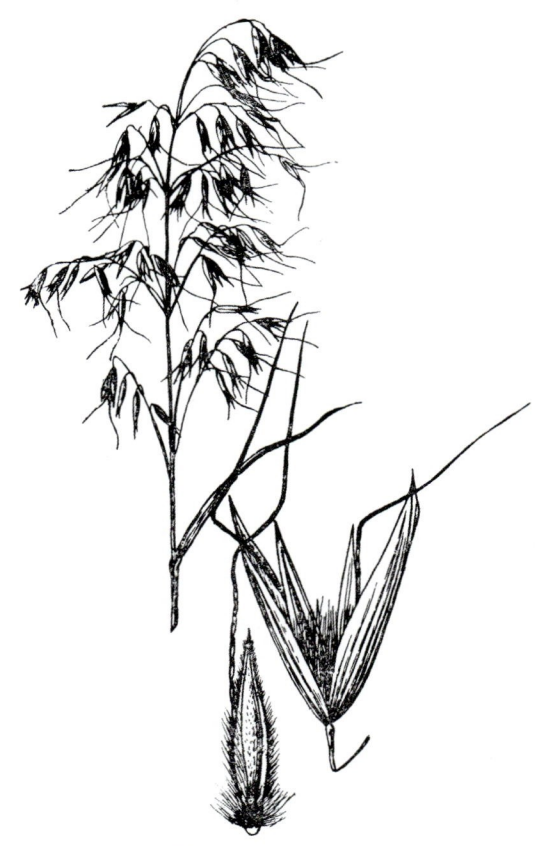

野燕麦 Avena fatua L. var. fatua
王颖　绘

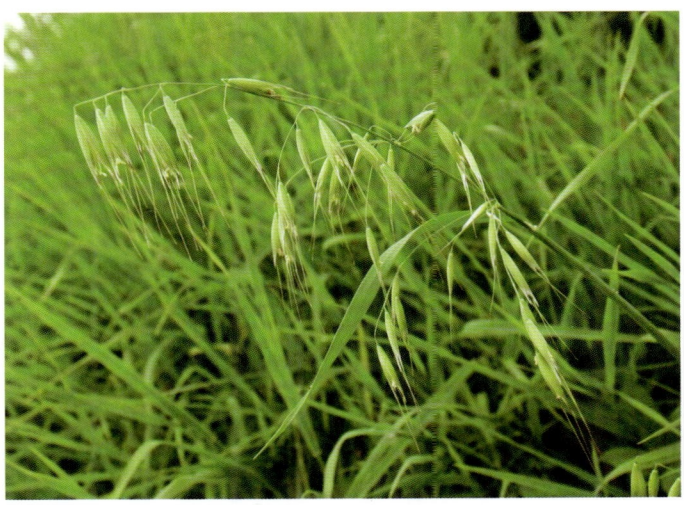

野燕麦 Avena fatua L. var. fatua
摄影：何海

注评 本种畲族、蒙古族、苗族、彝族药用；畲族用根和果实治疗盗汗、多尿、白带、糖尿病；蒙古族、苗族、彝族用全草或种子治疗虚汗，蒙古族还用全草治崩漏、吐血、便血，彝族用全草治小儿消化不良；藏族用其果实止痒。

化学成分参考文献

[1] Gallagher RS, et al. *J Agric Food Chem*, 2010, 58(1): 218-225.

2b. 光稃野燕麦（变种）

Avena fatua L. var. **glabrata** Peterm., Fl. Bienitz. 13. 1841.——*A. fatua* L. var. *mollis* Keng（英 **Glabrous Wild Oat**）

本变种与模式变种的主要区别在于外稃光滑无毛。

分布与生境 产于我国南北各省。生于山坡草地、路旁及农田中（海拔可高达 4000 m）。分布欧洲及温暖的亚洲和北非。

药用部位 全草。

功效应用 同野燕麦。

3. 燕麦　野麦、浮小麦（广西）

Avena sativa L., Sp. Pl. 1: 79. 1753.（英 **Common Oat**）

一年生草本。秆高 40-180 cm。叶鞘通常无毛；叶舌长 3-6 mm；叶片长 15-30 cm，宽 4-10 mm。圆锥花序松散或紧缩，长 20-40 cm；小穗长 2-3 cm，小花 2（或 3）；小穗轴光滑，不脱节于小花之间，或成熟时不规则断落，节间短于 0.5 mm；颖片披针形，7-9 脉；外稃长 1.2-2.5 cm，无毛或近无毛，先端具微小和不规则的齿裂；芒长 2.5-3.5 cm，或无芒。颖果与稃体黏着。

分布与生境 我国东北、华北、西北、西南及广东、广西和华中等省区广为栽培。原产于欧洲，品种很多。

药用部位 种仁。

功效应用 退虚热，益气，止汗，解毒。现代用于降血压，降血脂，防治大肠癌、心脏病。

化学成分 根含三萜生物碱类：燕麦素(avenacin)[1]；黄酮类：O''-鼠李糖基异獐牙菜素(O''-rhamnosylisoswertisin)[2]；其他类：5,6,7-三羟基三十一烷-14,16-二酮(5,6,7-trihydroxyhentriacontane-14,16-dione)[2]。

花含黄酮类：牡荆素(vitexin)，异獐牙菜素-2''-鼠李糖苷(isoswertisin-2''-rhamnoside)，异牡荆素(isovitexin)，异荭草素-2''-阿拉伯糖苷(isoorientin-2''-arabinoside)[3]。

种子含苯甲酸衍生物：N-(4'-羟基-(E)-桂皮酰基)-5-羟基邻氨基苯甲酸{N-[4'-hydroxy-(E)-cinnamoyl]-5-hydroxyanthranilic acid}，N-(3',4'-二羟基-(E)-桂皮酰基)-5-羟基邻氨基苯甲酸{N-[3',4'-dihydroxy-(E)-cinnamoyl]-5-hydroxyanthranilic acid}，N-(4'-羟基-3'-甲氧基-(E)-桂皮酰基)-5-羟基邻氨基苯甲酸{N-[4'-hydroxy-3'-methoxy-(E)-cinnamoyl]-5-hydroxyanthranilic acid}[4]。

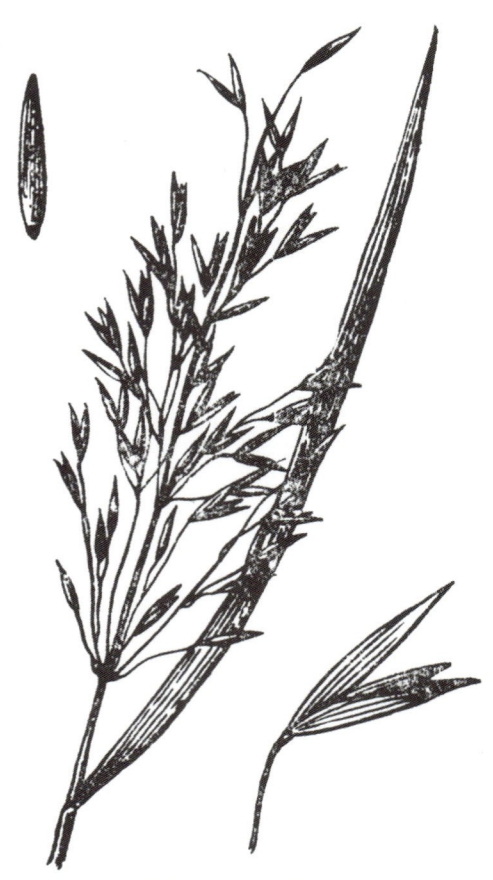

燕麦 **Avena sativa** L.
引自《中国高等植物图鉴》

根状茎含黄酮类：牡荆素(vitexin)，异獐牙菜素-2"-鼠李糖苷(isoswertisin-2"-rhamnoside)，异牡荆素(isovitexin)，异荭草素-2"-阿拉伯糖苷(isoorientin-2"-arabinoside)[3]。

地上部分含黄酮类：猪毛菜素▲(salcolin) A，B，(-)-(5S,6S)-5,6-二氢-3,8,10-三羟基-5-(4-羟基-3-甲氧苯基)-6-羟甲基-2,4-二甲氧基-7H-苯并[c]呫烯-7-酮{(-)-(5S,6S)-5,6-dihydro-3,3,10-trihydroxy-5-(4-hydroxy-3-methoxyphenyl)-6-hydroxymethyl-2,4-dimethoxy-7H-benzo[c]xanthen-7-one}[5]。

药理作用　调节免疫作用：燕麦 β-葡聚糖能提高小鼠机体的免疫功能，能提高小鼠的抗体生成细胞数；提高淋巴细胞转化能力；提高 NK 细胞活性，是一种非特异性免疫激活剂[1]。

降血糖作用：燕麦 β-葡聚糖能明显增加四氧嘧啶致糖尿病大鼠血清胰岛素和 C 肽含量，增加胰腺细胞团数，上调胰岛 Bcl-2 基因的表达，下调 p53 基因的表达[2]。燕麦 β-葡聚糖可通过抑制体内淀粉酶水解能力、增加小肠平滑肌蠕动的频率和幅度，提高食物在小肠内的推进速度，使机体糖吸收能力降低[3]。燕麦纤维能够显著提高正常大鼠和肥胖大鼠的糖耐量；在高脂肪大鼠饲料中加入燕麦纤维，可使肥胖大鼠的体重增长受到抑制，排便量增加，但其摄食量变化不明显[4]。燕麦 β-葡聚糖不仅能影响血液中葡萄糖含量及胰岛素水平，而且能够增加胆囊收缩素、多肽 YY 等胃肠激素水平[5]。

降血脂作用：燕麦具有降血脂的作用。燕麦可以显著降低高脂大鼠血浆中总胆固醇、三酰甘油、极低密度胆蛋白、低密度脂蛋白水平，升高高密度脂蛋白水平[6]。

改善血流变作用：燕麦可以显著降低全血低、中、高切黏度、血浆黏度，可使红细胞压积显著降低[6]。

抗氧化作用：β-葡聚糖对大鼠高血脂引起的脂质过氧化具有拮抗作用，能显著提高高脂血症大鼠血清超氧化物歧化酶活性、总抗氧化水平，可以降低脑脂褐质及丙二醛含量[7-8]。

化学成分参考文献

[1] Burkhardt HJ, et al. *Biochemistry*, 2002, 3(3): 426-431.
[2] Dierickx PJ, et al. *Phytochemistry*, 1972, 11(8): 2654-2655.
[3] Chopin J, et al. *Phytochemistry*, 1977, 16(12): 2041-2043.
[4] Bratt K, et al. *Journal of Agricutural and Food Chemistry*, 2003, 51(3): 594-600.
[5] Wenzig E, et al. *J Nat Prod*, 2005, 68(2): 289-292.

药理作用及毒性参考文献

[1] 李慧，等 . 实用预防医学，2008, 15(1): 53-54.
[2] 汪海波，等 . 营养学报，2006, 28(1): 54-57.
[3] 汪海波，等 . 营养学报，2006, 28(2): 148-151.
[4] 李清云，等 . 山西大学学报 (自然科学版)，2005, 28(4): 421-424.
[5] Juvonen KR, et al, *Nutrition*. 2009, 139(3): 461-466.
[6] 尹黎明，等 . 第三军医大学学报，2005, 27(6): 541-544.
[7] 宁鸿珍，等 . 现代预防医学，2008, 35(7): 1237-1238.
[8] 马迎华，等 . 中国学校卫生，1999, 19(3): 164-166.

36. 虉草属 Phalaris L.

一年生或多年生草本。圆锥花序紧缩成穗状；小穗两侧压扁，含 1 枚两性小花及附于其下的 2 (有时为 1) 枚退化为线形或鳞片状外稃；小穗轴脱节于颖之上，通常不延伸或很少延伸于内稃之后；颖草质，等长，有 3 脉，主脉成脊，脊常有翼；可育花的外稃短于颖，软骨质，无芒，有 5 条不明显的脉，内稃与外稃同质；颖果紧包于稃内。

本属约含 20 种，分布于北半球的温带，大都产于欧美。我国有 5 种，1 种可药用。

本属药用植物含生物碱类，如 6-甲氧基 -2,9-二甲基 -1,2,3,4-四氢 -β-咔啉 (6-methoxy-2,9-dimethyl-1,2,3,4-tetrahydro-β-carboline，**1**)、芦竹碱 (donaxine; gramine，**2**)、大麦芽碱 (hordenine，**3**)；含花青素型黄酮，如矢车菊素 -3-葡萄糖苷 (cyanidin-3-glucoside，**4**)、芍药素 -3-葡萄糖苷 (peonidin-3-glucoside，**5**) 等。

1. 虉草

Phalaris arundinacea L., Sp. Pl. 1: 55. 1753.（英 **Reed Canarygrass**）

多年生，有根状茎。秆通常单生或少数丛生，高 60–140 cm，有 6–8 节。叶鞘无毛，下部者长于而上部者短于节间；叶舌薄膜质，长 2–3 mm；叶片扁平，幼嫩时微粗糙，长 6–30 cm，宽 1–1.8 cm。圆锥花序紧密狭窄，长 8–15 cm，分枝直向上举，密生小穗；小穗长 4–5 mm，无毛或有微毛；颖沿脊上粗糙，上部有极狭的翼；孕花外稃宽披针形，长 3–4 mm，上部有柔毛；内稃舟形，背具 1 脊，脊的两侧疏生柔毛；花药长 2–2.5 mm；不孕外稃 2 枚，退化为线形，具柔毛。花果期 6–8 月。

分布与生境　产于东北、华北、甘肃、新疆、陕西、山东、江苏、浙江、江西、湖南、四川。生于海拔 75–3200 m 的林下、潮湿草地或水湿处。

药用部位　全草。

功效应用　燥湿止带。用于带下病，月经不调，妇女红崩，外阴瘙痒等症。

化学成分　全草含生物碱类：大麦芽碱(hordenine)，芦竹碱(donaxine; gramine)[1]，5-甲氧基-N-甲基色胺(5-methoxy-N-methyltryptamine)[2]，6-甲氧基-2-甲基-1,2,3,4-四氢-β-咔啉(6-methoxy-2-methyl-1,2,3,4-tetrahydro-β-carboline)，6-甲氧基-2,9-二甲基-1,2,3,4-四氢-β-咔啉(6-methoxy-2,9-dimethyl-1,2,3,4-tetrahydro-β-carboline)[3]。

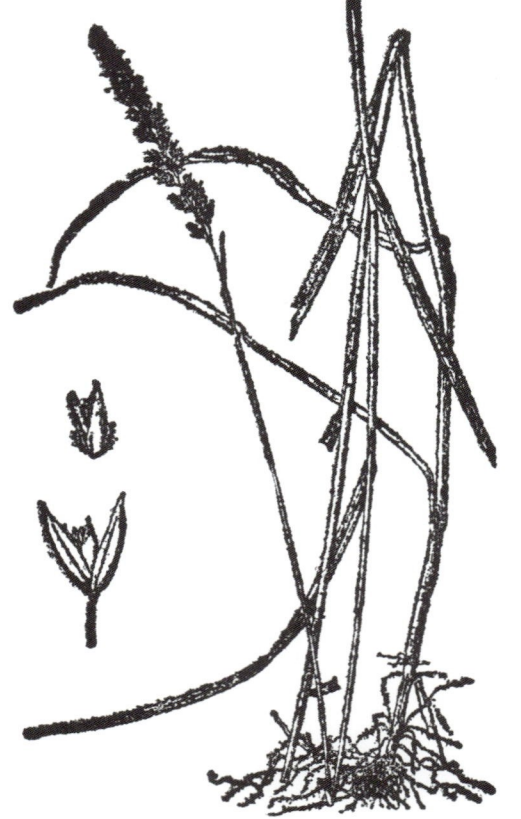

虉草 **Phalaris arundinacea** L.
引自《中国高等植物图鉴》

花含黄酮类：矢车菊素-3-葡萄糖苷(cyanidin-3-glucoside)，矢车菊素-3-(6''-丙二酰葡萄糖苷)[cyanidin-3-(6''-malonylglucoside)]，矢车菊素-3-(3'',6''-二丙二酰葡萄糖苷)[cyanidin-3-(3'',6''-dimalonyl-glucoside)]，芍药素-3-葡萄糖苷(peonidin-3-glucoside)，芍药素-3-(6''-丙二酰葡萄糖苷)[peonidin-3-(6''-malonylglucoside)]，芍药素-3-(二丙二酰葡萄糖苷)[peonidin-3-(dimalonylglucoside)][4]。

麦芽和壳含三萜类：芦竹素(arundoin)，白茅素(cylindrin)[5]。

化学成分参考文献

[1] Audette RCS, et al. *Can J Chem*, 1970, 48(1): 149-155.
[2] Wilkinson IS. *J Chem Soc*, 1958: 2079-2081.
[3] Vijayanagar HM, et al. *Lloydia*, 1975, 38(5): 442-443.
[4] Fossen T, et al. *J Agric Food Chem*, 2001, 49(5): 2318-2321.
[5] Ohmoto T, et al. *Yakugaku Zasshi*, 1970, 90(3): 390-393.

37. 茅香属 Hierochloe R. Br.

多年生有香气的草本植物。圆锥花序卵形或金字塔形；小穗褐色有光泽，有1顶生两性小花和2侧生的雄性小花，两侧压扁；小穗轴脱节于颖之上，但不在小花间折断，3小花同时脱落；颖几等长，具1-5脉；雄性小花含3雄蕊，外稃多少变硬，等长于颖片，无芒或有芒；两性花含2雄蕊，外稃无芒或具短尖头，等长或稍短于雄花外稃，下部有光泽，上部多少有柔毛；内稃具1-2脉；浆片2。

本属有20种，多分布于寒温地带和高山地区。我国有4种，产于西南部至东北部，2种1变型可药用。

分种检索表

1. 植株高15-22 cm；圆锥花序长3-5 cm，小穗长2.5-3 mm；雄花外稃等长或较长于颖片 ·· **1. 光稃香草 H. glabra**
1. 植株高50-60 cm；圆锥花序长8-10 cm，小穗长3.5-6 mm；雄花外稃稍短于颖片 ·· **2. 茅香 H. odorata**

1. 光稃香草

Hierochloe glabra Trin. in Neue Entdeck. Pflanzenk. 2: 66. 1821.（英 Glabrous Sweetgrass）

多年生。根状茎细长。秆高15-22 cm。叶鞘密生微毛，长于节间；叶舌长2-5 mm；叶片披针形，长2-5 cm，宽约2 mm，基生者较长而窄狭。圆锥花序长约5 cm；小穗黄褐色，有光泽，长2.5-3 mm；颖膜质，具1-3脉，等长或第一颖稍短；雄花外稃等长或较长于颖片，背部向上渐被微毛或几乎无毛，边缘具纤毛；两性花外稃锐尖，长2-2.5 mm，上部被短毛。花果期6-9月。

分布与生境 产于辽宁、河北、青海。常生于海拔470-3250 m的山坡或湿润草地。

药用部位 全草或根。

功效应用 清热利尿，凉血止血。用于急慢性肾炎，浮肿，热淋，吐血，尿血等症。

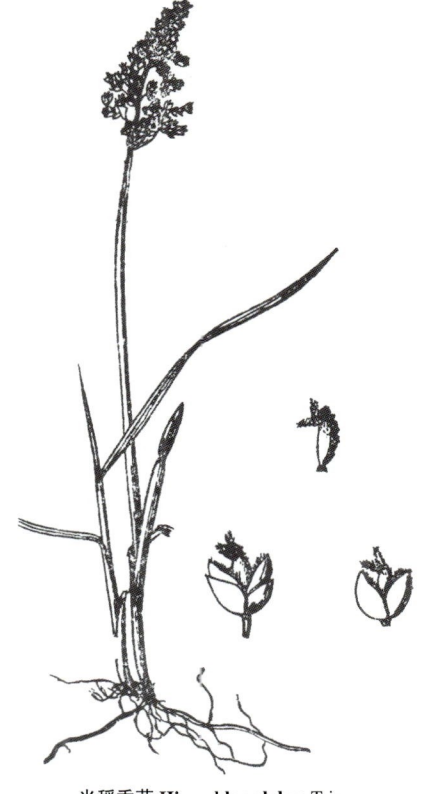

光稃香草 Hierochloe glabra Trin.
引自《中国主要植物图说 - 禾本科》

2. 茅香

Hierochloe odorata (L.) P. Beauv., Ess. Agrostogr. 62, 164, pl. 12, f. 5 1812.——*Holcus odoratus* L.（英 **Sweetgrass**）

2a. 茅香（模式变型）

Hierochloe odorata (L.) P. Beauv. f. **odorata**（英 **Sweetgrass**）

多年生。根状茎细长。秆高 50–60 cm。叶鞘无毛或毛极少，长于节间；叶舌透明膜质，长 2–5 mm，先端啮蚀状；叶片披针形，质较厚，上面被微毛，长 5 cm，宽 7 mm，基生者可长达 40 cm。圆锥花序长约 10 cm；小穗淡黄褐色，有光泽，长 5 (–6) mm；颖膜质，具 1–3 脉，等长或第一颖稍短；雄花外稃稍短于颖，顶具微小尖头，背部向上渐被微毛，边缘具纤毛；孕花外稃锐尖，长约 3.5 mm，上部被短毛。花果期 6–9 月。

分布与生境 产于华北、西北、山东、云南等省区。常生于海拔 850–3750 m 的阴坡、河漫滩或湿润草地。

药用部位 根状茎、花序。

功效应用 根状茎：清热利尿，凉血止血。用于热淋，吐血，尿血，水肿，急慢性肾炎等症。花序：温胃，止呕。用于心腹冷痛等症。

化学成分 地上部分含苯并吡喃类：5-羟基-8-*O*-β-D-吡喃葡萄糖基苯并吡喃酮(5-hydroxy-8-*O*-β-D-glucopyranosyl-benzopyranone)[1]；香豆素类：5,8-二羟基香豆素(5,8-dihydroxycoumarin)[1]，3,4-二羟基香豆素(3,4-dihydroxycoumarin)，香豆素(coumarin)，香豆烷(coumaran)[2]；挥发油：樟脑(camphor)，丁香酚(eugenol)，甲基丁香酚(methyleugenol)，芳樟醇(linalol)，β-香堇酮(β-ionone)，β-香堇酮-5,6-环氧化合物(β-ionon-5,6-epoxide)，二乙基邻苯二甲酸酯(diethylphthalate)，邻苯二甲酸二异丁酯(diisobutyl phthalate)，胡椒酮(piperitone)，胡薄荷酮(pulegon)，麝香草酚(thymol)，苯并噻唑(benzothiazole)，α-松油醇(α-terpineol)，4-松油醇(4-terpineol)，苯乙酮(acetophenone)，香芹酮(carvone)，香芹酚(carvacrol)，苯甲醛(benzaldehyde)，茴香脑(anethol)，龙蒿脑(estragole)，苯乙醛(phenylacetaldehyde)，月桂酸乙酯(ethyl laurate)，柠檬烯(limonene)，对茴香醛(*p*-anisaldehyde)，水杨酸甲酯(methyl salicylate)，水杨醛(salicylaldehyde)，1,8-桉叶素(1,8-cineole)，愈创木醇(guaiol)，优葛缕酮(eucarvone)，喇叭茶醇(ledol)，石竹烯氧化物(caryophyllene oxide)，对聚伞花素-8-醇(*p*-cymen-8-ol)，δ-杜松醇(δ-cadinol)，香叶基丙酮(geranylacetone)，广藿香醇(patchoulol)，澳桑醇(hedycaryol)，松樟酮(pinocamphone)，5-羟基-2-癸烯酸-δ-内酯(5-hydroxy-2-decenoic acid-δ-lactone)，2-己酮(2-hexanone)，3-己酮(3-hexanone)，2-己烯醛(2-hexenal)，己醛(hexanal)，2-己醇(2-hexanol)，3-己醇(3-hexanol)，戊醛(heptanal)，壬醛(nonanal)，2-庚酮(2-heptanone)，亚油酸(linoleic acid)，棕榈酸(palmitic acid)，月桂酸(lauric acid)，肉豆蔻酸(myristic acid)，二苯胺(diphenylamine)，法尼基丙酮(farnesyl acetone)，六氢法尼基丙酮(hexahydrofarnesyl acetone)，棕榈酸乙酯(ethyl palmitate)，2-辛烯醛(2-octenal)[2]。

药理作用 抗氧化作用：茅香具有抗氧化活性[1]。茅香地上部分提取物中分离得到的 5,8-二羟基香豆素和 5-羟基-8-*O*-β-D-吡喃葡萄糖基苯并吡喃酮是主要的抗氧化活性成分[2]。

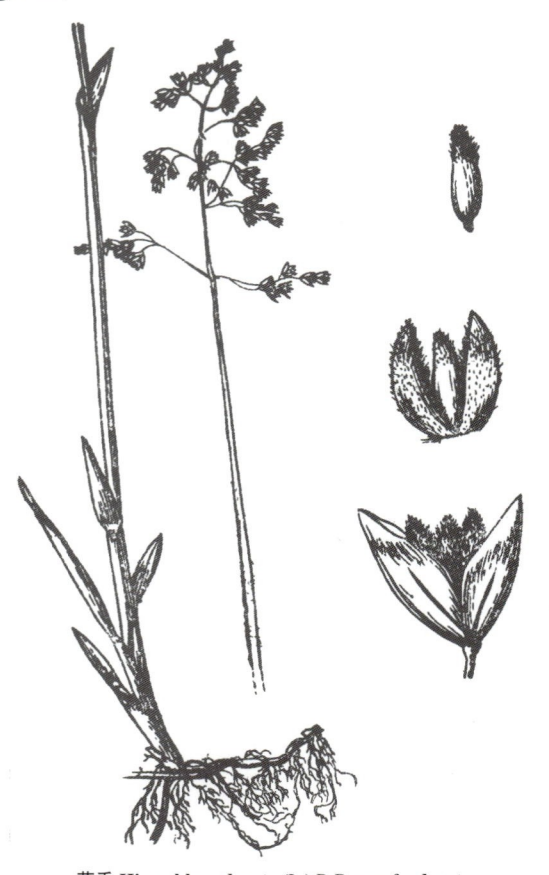

茅香 Hierochloe odorata (L.) P. Beauv. f. odorata
引自《中国主要植物图说 - 禾本科》

注评 本种蒙古族亦同等药用。

化学成分参考文献

[1] Grigonis D, et al. *J Supercrit Fluids*, 2005, 33(3): 223-233.

[2] Nykanen I, et al. *Foundation for Biotechnical and Industrial Fermentation Research*, 1984, 3(Flavour Res. Alcohol. Beverages): 131-139.

药理作用及毒性参考文献

[1] Bandoniene D, et al. *Food Res Inter*, 2000, 33(9): 785-791.

[2] Pukalskas A, et al. *J Agric Food Chem*, 2002, 50(10): 2914-2919.

2b. 毛鞘茅香（变型）

Hierochloe odorata (L.) P. Beauv. f. **pubescens** Krylov, Fl. Altaia Tomsk. Gub. 7: 1553. 1914.（英 **Hairy Sweetgrass**）

本主种与模式变种主要区别：叶鞘密生柔毛；小穗较小，长 3.5–5 mm。花果期 4–8 月。

分布与生境 产于河北、山西、新疆、青海、陕西、四川等省区。常生于海拔 470–2450 m 的山坡和湿润草地。

药用部位 根状茎、花序。

功效应用 根状茎：清热利尿，凉血止血。用于急慢性肾炎水肿，热淋，尿血，胃溃疡吐血等症。花序：温胃。用于心腹冷痛等症。

化学成分 根和地上部分含挥发油：胡椒酮(piperitone)，β-香堇酮(β-ionone)，β-苯乙醇(β-phenylethyl alcohol)，丙醇(propyl alcohol)，异丁醇(isobutyl alcohol)，水杨醛(salicylaldehyde)，香豆素(coumarin)，苯甲酸乙酯(ethyl benzoate)，石竹烯(caryophyllene)，薄荷醇(menthol)，薄荷酮(menthone)，樟脑(camphor)，糠醛(furfural)，糠醇(furfuryl alcohol)，α-松油醇(α-terpineol)，香芹醇(carveol)，对聚伞花素(p-cymene)，苯甲醇(benzyl alcohol)，苯甲醛(benzaldehyde)，苯乙酸乙酯(ethyl phenylacetate)，苯乙酸(phenylacetic acid)，乳酸乙酯(ethyl lactate)，异丁酸(isobutyric acid)，丙酸(propanoic acid)，苯甲酸(benzoic acid)，γ-壬内酯(γ-nonalactone)，己酸异丁酯(isobutylhexanoate)，庚酸乙酯(ethyl heptanoate)，辛酸乙酯(ethyl octanoate)，月桂酸乙酯(ethyl dodecanoate)，琥珀酸二甲酯(dimethyl succinate)，苯酚(phenol)，甲酸乙酯(ethyl formate)，2-十一烷酮(2-undecanone)，乙酸辛酯(octyl acetate)，2,6-二甲基吡嗪(2,6-dimethylpyrazine)，十八酸乙酯(ethyl octadecanoate)，正庚醇(1-heptanol)，正辛醇(1-octanol)，十二烷(dodecane)，正十二醇(1-dodecanol)，癸醛(decanal)，癸醇(decanol)，2-庚酮(2-heptanone)，2-甲基-2-庚烯-6-酮(2-methyl-2-hepten-6-one)，2-辛酮(2-octanone)，己醇(hexanol)，二十烷(eicosane)，邻羟基苯乙酮(o-hydroxyacetophenone)，3-乙基-1-丁醇(3-ethyl-1-butanol)，己酸乙酯(ethyl hexanoate)，十一醇(undecanol)，乙酸异戊酯(isoamyl acetate)，齐墩果酸乙酯(ethyl oleate)，壬酸乙酯(ethyl nonanoate)，肉豆蔻酸乙酯(ethyl tetradecanoate)，柠檬烯(limonene)，植醇(phytol)，异植醇(isophytol)，β-环柠檬醛(β-cyclocitral)，1,8-桉叶素(1,8-cineole)，菖蒲烯(calamenene)，异薄荷酮(isomenthone)，β-甜没药烯(β-bisabolene)，α-金合欢烯(α-farnesene)，2,3-二氢苯并呋喃(2,3-dihydrobenzofuran)，壬醛(nonanal)，龙脑(borneol)，α-檀香烯(α-santalene)，戊酸乙酯(ethyl valerate)，乙酰丙酸乙酯(ethyl levulinate)，亚油酸乙酯(ethyl linoleate)，十六烷(hexadecane)，萜品油烯(terpinolene)，异戊醛(isovaleraldehyde)，α-当归内酯(α-angelica lactone)，亚麻酸乙酯(ethyl linolenate)，2-乙酰呋喃(2-acetylfuran)，香叶基丙酮(geranyl acetone)，5-甲基-2-糠醇(5-methyl-2-furfuryl alcohol)，2-甲基正丁醇(2-methylbutan-1-ol)，顺式-芳樟醇氧化物(*cis*-linalool oxide)，α-葎草烯(α-humulene)，壬酸异戊酯(isoamyl nonanoate)，巴豆酸甲酯(ethyl crotonate)，2-甲基-5-乙基吡嗪(2-methyl-5-ethylpyrazine)，α-依兰烯(α-ylangene)，薄荷醇乙酸酯(menthol acetate)，β-芹子烯(β-selinene)，别香橙烯(allo-aromadendrene)，茴香醛(anisaldehyde)，香厚壳桂内酯▲(massoia lactone)，丁酸(butyric acid)，十六酸(hexadecanoic acid)，庚酸(heptanoic acid)，壬

酸(nonanoic acid)，2-甲基丁酸(2-methylbutyric acid)，戊酸(valeric acid)，辛酸(octanoic acid)，异戊酸(isovaleric acid)，十四酸(tetradecanoic acid)[1]。

化学成分参考文献

[1] Ueyama Y, et al. *Flavour Frag J*, 1991, 6(1): 63-68.

38. 剪股颖属 Agrostis L.

一年生或多年生草本，具根状茎或匍匐茎。叶片扁平或内卷成针状。圆锥花序张开或收缩成穗状；小穗含1小花，退化小穗轴多消失，稀存在；颖片无芒，具1脉；外稃一般短于颖片，具5脉，稀3脉，无芒或从外稃近基部至近顶部生出1直立或膝曲的芒；基盘光滑或两侧簇生短毛；内稃一般短于外稃，有些种几乎全部退化，仅残留一点痕迹；浆片2；雄蕊3，花药为外稃的3/4–1/10。颖果与外稃分离或紧被外稃所包。

本属约200种，多分布于寒温地带，尤以北半球多。我国有29种，1种可药用。

1. 剪股颖

Agrostis matsumurae Hack. ex Honda in J. Fac. Sci. Univ. Tokyo, Sect. 3, Bot. 3(1): 188, 191. 1930.

（英 **Matsumura Bentgrass**）

多年生草本，具细弱的根状茎。秆高20–50 cm，常具2节，顶节位于秆基1/4处。叶舌长1–1.5 mm；叶片长1.5–10 cm，宽1–3 mm，分蘖叶片长达20 cm。圆锥花序窄线形，或于开花时开展，长5–15 cm，宽0.5–3 cm，每节具2–5枚细长分枝；小穗柄棒状，长1–2 m，小穗长1.8–2 mm；第一颖稍长于第二颖；外稃无芒，长1.2–1.5 mm，具明显的5脉，基盘无毛；内稃长约0.3 mm；花药微小，长0.3–0.4 mm。花果期4–7月。

分布与生境 产于我国四川东部、云南、贵州及华中、华东等省区。生于海拔300–1700 m的草地、山坡林下、路边、田边、溪旁等处。

药用部位 全草。

功效应用 止咳。用于咳嗽，上呼吸道感染。

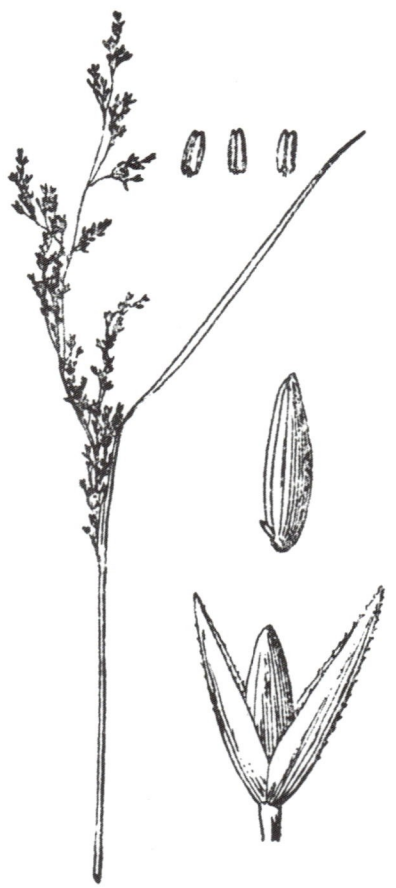

剪股颖 *Agrostis matsumurae* Hack. ex Honda
引自《中国主要植物图说 - 禾本科》

39. 棒头草属 Polypogon Desf.

一年生草本。圆锥花序穗状或金字塔形；小穗含1小花，两侧压扁，小穗柄有关节，自节处脱落，小穗基部具基盘；颖近于相等，具1脉，先端2浅裂或深裂，芒细直，自裂片间伸出；外稃膜质，长约为小穗之半，通常具1易落之短芒；内稃较小，透明膜质，具2脉；雄蕊1-3，花药细小。颖果与外稃等长，连同稃体一起脱落。

约有6种，分布于两半球的热带和温带地区。我国有3种，1种可药用。

1. 棒头草

Polypogon fugax Nees ex Steud., Syn. Pl. Glumac. 1: 184. 1854.——*P. higegaweri* Steud.（英 **Ditch Polypogon**）

一年生。秆丛生，高10-75 cm。叶鞘光滑无毛；叶舌膜质，长3-8 mm，常2裂或顶端具不整齐的裂齿；叶片扁平，长2.5-15 cm，宽3-4 mm。圆锥花序穗状，长圆形或卵形，较疏松，具缺刻或有间断，分枝长可达4 cm；小穗长约2.5 mm（包括基盘）；颖先端2浅裂，芒从裂口处伸出，细直，长1-3 mm；外稃光滑，长约1 mm，先端具微齿，中脉延伸成长约2 mm而易脱落的芒；雄蕊3，花药长0.7 mm。颖果椭圆形，一面扁平，长约1 mm。花果期4-9月。

分布与生境　产于我国南北各地。生于海拔100-3600 m的山坡、潮湿处。朝鲜、日本、苏联、印度、不丹及缅甸等国也有分布。

药用部位　全草。

功效应用　止痛。用于关节疼痛等症。

化学成分　茎叶含糖类：蔗糖(sucrose)[1]；无机元素：Fe、Mg、K、Si、Ca、P[1]。

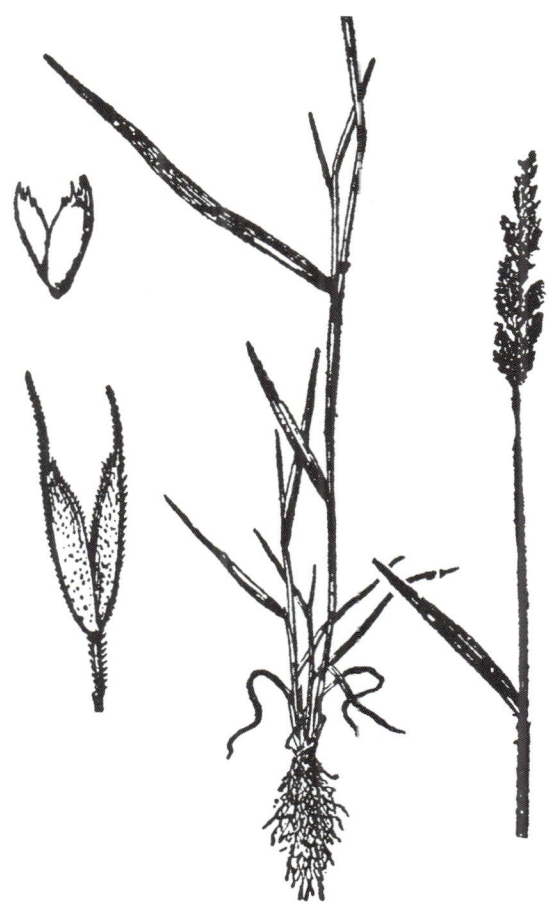

棒头草 **Polypogon fugax** Nees ex Steud.
引自《中国主要植物图说 - 禾本科》

化学成分参考文献

[1] Rawat GS, et al. *Indian Forester*, 1982, 108(8): 581-584.

40. 菵草属 Beckmannia Host

一年生直立草本。圆锥花序狭窄，由多数简短贴生或斜生的穗状花序组成。小穗含 1 小花，稀为 2 小花，几为圆形，两侧压扁，近无柄，成两行覆瓦状排列于穗轴之 1 侧，小穗脱节于颖之下，小穗轴亦不延伸于内稃之后；颖半圆形，等长，草质，具较薄而色白的边缘，有 3 脉，先端钝或锐尖；外稃披针形，具 5 脉，稍露出于颖外，先端尖或具短尖头；内稃稍短于外稃；雄蕊 3。

有 2 种，广布于北半球温带地区。我国有 1 种，可药用。

1. 菵草

Beckmannia syzigachne (Steud.) Fernald in Rhodora 30: 27. 1928.——*Panicum syzigachne* Steud.
（英 **American Sloughgrass**）

一年生。秆直立，高 15-90 cm，具 2-4 节。叶鞘无毛，多长于节间；叶舌透明膜质，长 3-8 mm；叶片扁平，长 5-20 cm，宽 3-10 mm。圆锥花序长 10-30 cm，分枝稀疏，直立或斜升；小穗扁平，常含 1 小花，长约 3 mm；颖草质，边缘质薄，白色，背部灰绿色，具淡色的横纹；外稃披针形，具 5 脉，常具伸出颖外之短尖头；花药黄色，长约 1 mm。颖果黄褐色，长约 1.5 mm，先端具丛生短毛。花果期 4-10 月。

分布与生境　产于全国各地。生于海拔 3700 m 以下的湿地、水沟边及浅的流水中。广布于全世界。

药用部位　种子。

功效应用　益气健胃。用于气虚，呕吐。

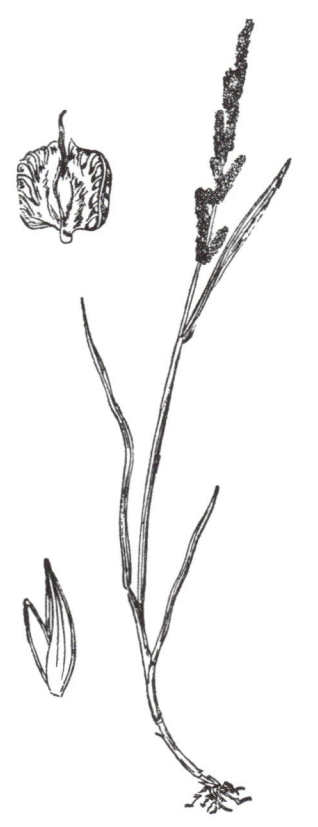

菵草 Beckmannia syzigachne (Steud.) Fernald
引自《中国主要植物图说 - 禾本科》

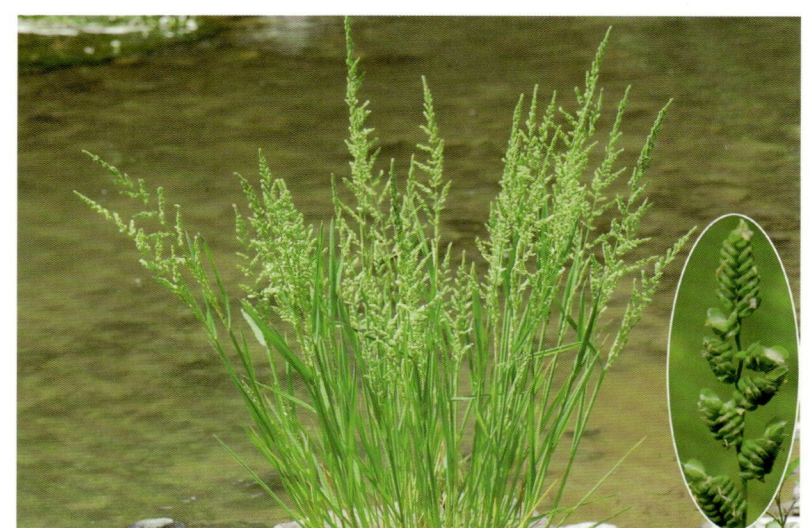

菵草 Beckmannia syzigachne (Steud.) Fernald
摄影：周繇

41. 梯牧草属 Phleum L.

一年生或多年生草本，常具根状茎。秆直立，丛生或单生。圆锥花序穗状，紧密；小穗含 1 小花，两侧压扁，几无柄，脱节于颖之上；颖相等，宿存或晚落，具 3 脉，中脉成脊，顶端具短芒或尖头；外稃质薄，短于颖，具 3-7 脉，钝头，具细齿，无芒；内稃短于外稃，脊上具微纤毛。雄蕊 3。

约 15 种，分布于两半球温寒带。我国有 4 种，2 种可药用。

分种检索表

1. 一年生；小穗楔形或倒卵形；颖质地较厚，脉间具深沟·· 1. **鬼蜡烛 P. paniculatum**
1. 多年生；小穗长圆形；颖质地较薄，脉间扁平或具浅沟·· 2. **梯牧草 P. pratense**

1. 鬼蜡烛

Phleum paniculatum Huds., Fl. Angl. 23. 1762.（英 **British Timothy**）

一年生。秆细瘦，直立，丛生，高 3-45 cm，具 3-5 节。叶舌膜质，长 2-4 mm；叶片扁平，长 1.5-15 cm，宽 2-6 mm。圆锥花序紧密，呈窄的圆柱状，长 0.8-10 cm，宽 4-8 mm；小穗楔形或倒卵形，长 2-3 mm；颖具 3 脉，脉间具深沟，脊上无毛或具硬纤毛，先端具长约 0.5 mm 的尖头；外稃长 1.3-2 mm，贴生短毛；内稃几等长于外稃；花药长约 0.8 mm。颖果长约 1 mm。花果期 4-8 月。

分布与生境 产于我国长江流域和山西、陕西、甘肃等省。生于海拔 1800 m 以下的山坡、道旁、田野以及池沼边。在欧亚大陆的温带地区也有分布。

药用部位 全草。

功效应用 清热利尿，活血止痛。用于顿咳，跌打损伤，狂犬咬伤，风湿关节痛等症。

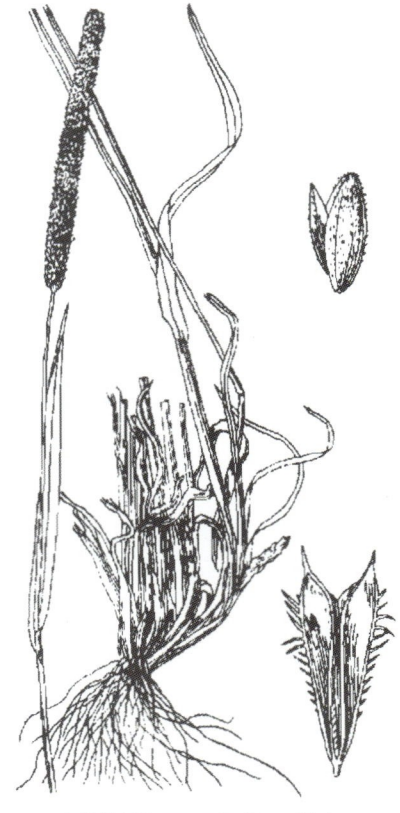

鬼蜡烛 Phleum paniculatum Huds.
引自《中国高等植物图鉴》

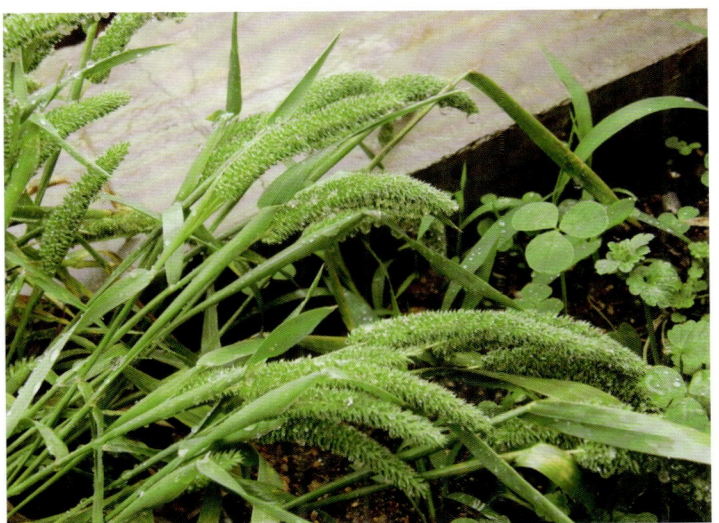

鬼蜡烛 Phleum paniculatum Huds.
摄影：刘冰

2. 梯牧草

Phleum pratense L., Sp. Pl. 1: 59. 1753.（英 **Timothy**）

多年生。须根稠密，有短根状茎。秆直立，基部常球状膨大并宿存枯萎叶鞘，高 40–120 cm，具 5–6 节。叶舌膜质，长 2–5 mm；叶片长 10–30 cm，宽 3–8 mm。圆锥花序圆柱状，灰绿色，长 4–15 cm，宽 5–6 mm；小穗长圆形；颖膜质，长约 3 mm，具 3 脉，脊上具硬纤毛，顶端平截，具长 0.5–1 mm 的尖头；外稃薄膜质，长约 2 mm，具 7 脉，脉上具微毛，顶端钝圆；内稃略短于外稃；花药长约 1.5 mm。颖果长圆形，长约 1 mm。花果期 6–8 月。

分布与生境 产于新疆（昭苏），国内一些省区引种栽培。野生者多见于海拔 1800 m 之草原及林缘。在欧亚两洲之温带地区有分布。

药用部位 全草。

功效应用 止血，解热，杀虫。用于吐血，尿血，丝虫病，疟疾，刀伤出血，感冒，消化不良，泄泻，痢疾，小便淋痛不利等症。

化学成分 种子含酚类：咖啡酸癸酯(caffeic acid decyl ester)[1]，1,3-*O*-二-反式-对香豆酸甘油(1,3-*O*-di-*trans*-*p*-coumaroylglycerol)，1,2-*O*-二-反式-对香豆酸甘油(1,2-*O*-di-*trans*-*p*-coumaroylglycerol)，梯牧草灵(chokorin)[2]。

注评 花粉能引起枯草热。

化学成分参考文献

[1] Sarker SD, et al. *Chem Nat Compd*, 2005, 41(3): 293-296.

[2] Koshino H, et al. *Phytochemistry*, 1988, 27(5): 1333-1338.

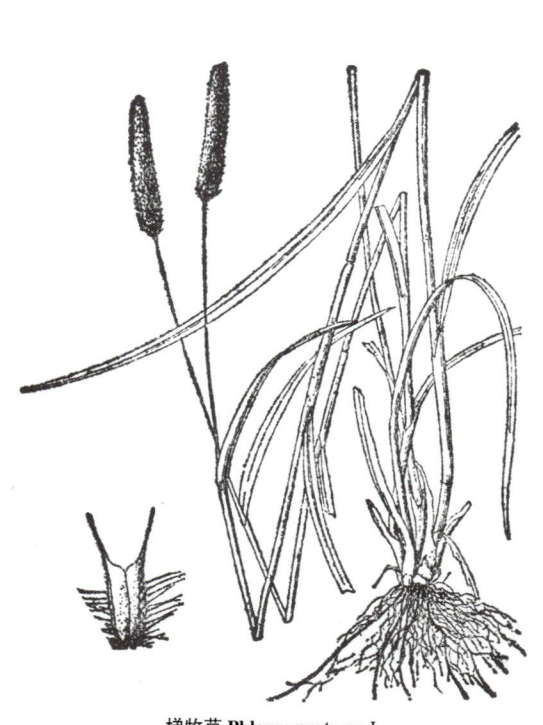

梯牧草 Phleum pratense L.
引自《中国高等植物图鉴》

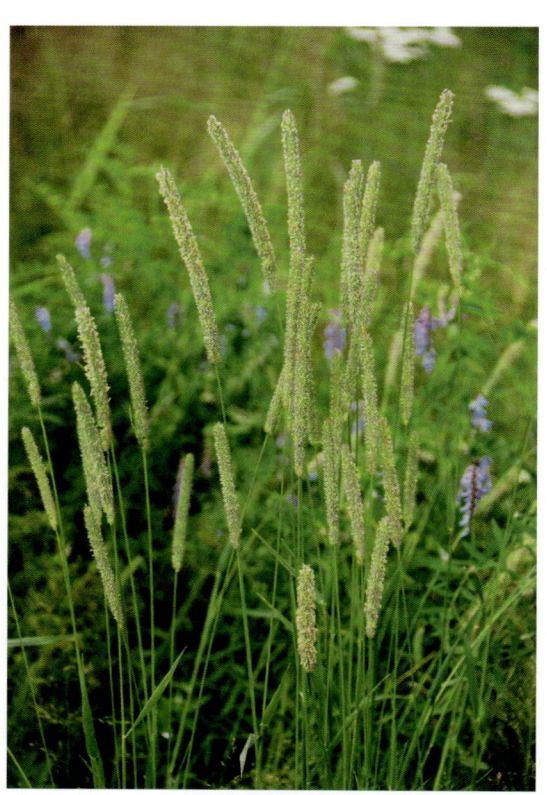

梯牧草 Phleum pratense L.
摄影：周繇

42. 看麦娘属 Alopecurus L.

一年生或多年生草本。秆直立，丛生或单生。圆锥花序圆柱形；小穗含1小花，两侧压扁，脱节于颖之下；颖等长，具3脉，常于基部连合；外稃膜质，具不明显5脉，中部以下有芒，其边缘于下部连合；内稃缺；子房光滑。颖果与稃分离。

约50种，分布于北半球之寒温带。我国有9种，3种可药用。

分种检索表

1. 芒长2-3 mm，隐藏或稍外露；花药长0.5-0.8 mm，橙黄色·············· 3. **看麦娘 A. aequalis**
1. 芒长6-12 mm，显著外露。
   2. 圆锥花序较粗大；小穗长5-6 mm；芒长8-12 mm；花药长约1 mm，灰白色··· 1. **日本看麦娘 A. japonicus**
   2. 圆锥花序瘦小；小穗长约3 mm；花药长0.6-0.8 mm，橙黄色·········· 2. **东北看麦娘 A. longearistatus**

1. 日本看麦娘

Alopecurus japonicus Steud., Syn. Pl. Glumac. 1: 149. 1854.（英 **Japanese Alopecurus**）

一年生。秆少数丛生，具3-4节，高20-50 cm。叶舌膜质，长2-5 mm；叶片长3-12 mm，宽3-7 mm。圆锥花序圆柱状，长3-10 cm，宽4-10 mm；小穗长圆状卵形，长5-6 mm；颖仅基部互相连合，具3脉，脊上具纤毛；外稃略长于颖，厚膜质，下部边缘互相连合，芒长8-12 mm，近稃体基部伸出；花药灰白色，长约1 mm。颖果长2-2.5 mm。花果期2-5月。

分布与生境 产于广东、浙江、江苏、湖北、陕西诸省。生于海拔较低之田边及湿地。在日本、朝鲜也有分布。

药用部位 根。

功效应用 凉血，止血，活血，利尿。

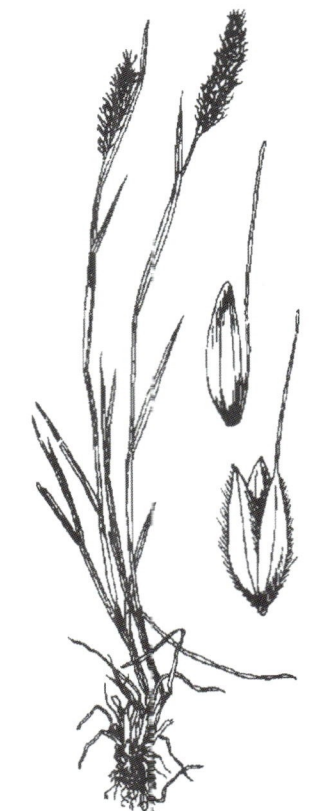

日本看麦娘 Alopecurus japonicus Steud.
引自《中国高等植物图鉴》

2. 东北看麦娘

Alopecurus longearistatus Maxim., Prim. Fl. Amur. 327. 1859. ——*Alopecurus mandshuricus* Litv.（英 **Northeastern Foxtail**）

一年生。秆高约20 cm，具3-5节。叶舌长约2 mm；叶片长5-7 cm，宽2-3 mm。圆锥花序圆柱状，长3-7 mm，宽约4 mm；小穗长约3 mm；颖膜质，基部互相连合，具3脉，脉上生细纤毛，两侧被微毛；外稃膜质，略长于颖，下部边缘互相连合，芒长7-10 mm，自稃体下部伸出；花药橙黄色，长约0.6 mm。颖果长约2 mm。

分布与生境　特产于我国东北。生于田野、河边。

药用部位　全草。

功效应用　利水消肿，解毒。

3. 看麦娘

Alopecurus aequalis Sobol., Fl. Petrop. 16. 1799.（英 **Equal Alopecurus**）

一年生。秆高15-40 cm。叶舌长2-5 mm；叶片长3-10 cm，宽2-6 mm。圆锥花序圆柱状，长2-7 cm，宽3-6 mm；小穗长2-3 mm；颖膜质，基部互相连合，具3脉，脊上有细纤毛，侧脉下部有短毛；外稃膜质，先端钝，等大或稍长于颖，下部边缘互相连合，芒长1.5-3.5 mm，约于稃体下部1/4处伸出，隐藏或稍外露；花药橙黄色，长0.5-0.8 mm。颖果长约1 mm。花果期4-8月。

分布与生境　产于我国大部分省区。生于海拔较低的田边及潮湿之地。在欧亚大陆之寒温和温暖地区与北美也有分布。

药用部位　全草、种子。

功效应用　全草：清热利湿，解毒。用于水肿，水痘，泄泻。种子：用于水肿，水痘，毒蛇咬伤等症。

注评　蒙古族药用，全草治疗水肿和水痘，外用治疗小儿腹泻和消化不良。

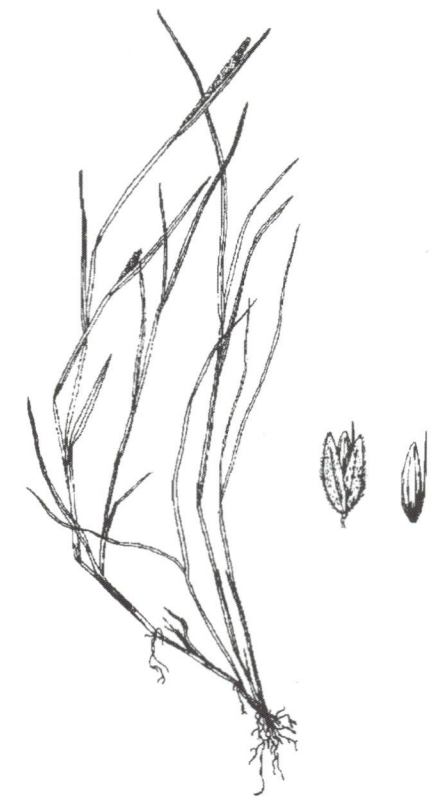

看麦娘 Alopecurus aequalis Sobol.
引自《中国高等植物图鉴》

43. 芨芨草属 Achnatherum P. Beauv.

多年生丛生草本。叶片通常内卷，稀扁平。圆锥花序顶生、狭窄或开展；小穗含1小花，两性，小穗轴脱节于颖之上；两颖近等长或略有上下，宿存，膜质或兼草质，先端尖或渐尖，稀钝圆；外稃较短于颖，圆柱形，厚纸质，成熟后略变硬，顶端具2微齿，背部被柔毛，芒从齿间伸出，膝曲而宿存，稀近于劲直而脱落，基盘钝或较尖，具髯毛；内稃具2脉，无脊，脉间具毛，成熟后背部多少裸露；浆片3；雄蕊3，花药顶端具毫毛或稀无毛。

禾本科 POACEAE (GRAMINEAE)

本属约 20 多种,分布于欧、亚温寒地带。我国有 14 种,3 种可药用。

分种检索表

1. 芒膝曲,芒柱扭转,宿存;圆锥花序紧密,呈穗状·· 3. 醉马草 A. inebrians
1. 芒直或稍弯,无明显芒柱,常早落;圆锥花序疏松开展。
  2. 秆常高于 1 m;秆生叶叶舌长 5–10 (–15) mm ·· 1. 芨芨草 A. splendens
  2. 秆常矮于 1 m;秆生叶叶舌长 0.5–1 mm ··· 2. 小芨芨草 A. caragana

本属药用植物含黄酮类,如鼠李素 (rhamnetin,**1**),商陆素 (ombuin,**2**),柽柳素 (tamarixetin,**3**),其中的醉马草 (A. inebrians) 中还含有甾体类化合物,如藜芦酰棋盘花碱 (veratroyl zygadenine,**4**),白藜芦任▲ (germerine,**5**) 等。

1: R₁=H; R₂=CH₃
2: R₁=CH₃; R₂=CH₃
3: R₁=CH₃; R₂=H

1. 芨芨草　德里斯、滴里刺（蒙名）

Achnatherum splendens (Trin.) Nevski in Trudy Bot. Inst. Akad. Nauk S.S.S.R., Ser. 1, Fl. Sist. Vyssh. Rast. 4: 224. 1937.——*Stipa splendens* Trin.（英 **Shining Speargrass**）

多年生,须根具砂套。秆内具白色的髓,形成大的密丛,高 50–250 cm,径 3–5 mm。叶舌长 5–10 (–15) mm;叶片纵卷,长 30–60 cm,宽 5–6 mm。圆锥花序长 (15–)30–60 cm,开花时呈金字塔形开展,长 8–17 cm;小穗长 4.5–7 mm;颖膜质,第一颖长 4–5 mm,具 1 脉,第二颖长 6–7 mm,具 3 脉;外稃长 4–5 mm,背部密生柔毛,具 5 脉,基盘钝圆,具柔毛,长约 0.5 mm,芒自外稃齿间伸出,不扭转,长 5–12 mm,易断落;内稃长 3–4 mm;花药长 2.5–3.5 mm,顶端具毫毛。花果期 6–9 月。

分布与生境　产于我国东北、华北、西北及青藏高原。生于微碱性的草滩及砂土山坡上,海拔 900–4500 mm。蒙古、俄罗斯也有分布。

药用部位　全草、花。

功效应用　清热利尿,止血。用于小便淋痛,尿道炎,初生儿小便不利,出血。

化学成分　全草含黄酮类:鼠李素(rhamnetin),商陆素(ombuin),柽柳素(tamarixetin),木犀草素(luteolin),槲皮素(quercetin),山奈酚-3-*O*-β-D-葡萄糖苷(kaempferol-3-*O*-

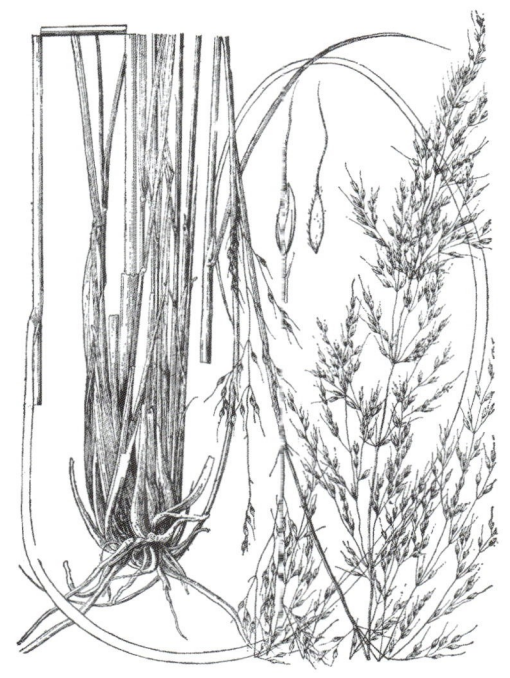

芨芨草 Achnatherum splendens (Trin.) Nevski
引自《中国高等植物图鉴》

β-D-glucoside)，山柰酚-3-O-α-L-鼠李糖苷(kaempferol-3-O-α-L-rhamnoside)，木犀草素-7-O-β-D-葡萄糖苷(luteolin-7-O-β-D-glucoside)，槲皮素-3-O-β-D-葡萄糖苷(quercetin-3-O-β-D-glucoside)，槲皮素-3-O-α-L-鼠李糖苷(quercetin-3-O-α-L-rhamnoside)[1]。

注评 本种蒙古族药用，茎治疗小便不利、淋病和尿闭；花治疗尿血。

化学成分参考文献

[1] 叶冠，等. 中草药，2006, 37(06): 821-823.

2. 小芨芨草

Achnatherum caragana (Trin.) Nevski in Trudy Bot. Inst. Akad. Nauk S.S.S.R., Ser. 1, Fl. Sist. Vyssh. Rast. 4: 337-336. 1937.——*Stipa caragana* Trin.（英 **Little Speargrass**）

多年生，须根有时具砂套。秆高 50–90 cm。叶舌长 0.5–1 mm，截平，顶端不规则齿裂且具细短纤毛；叶片纵卷，长 15–30 cm，质地较硬。圆锥花序疏松开展，长 15–25 cm，分枝长 5–13 cm，小穗柄长 2–5 mm；小穗长 4.5–5.5 mm；颖具 3 脉，脉间有小横脉；外稃长 3–4 mm，背部密生短柔毛，具 3 脉，芒顶生，长 8–12 mm，基盘钝圆，长约 0.2 mm；内稃长约 3 mm；浆片 3；花药长约 2 mm，顶端生毫毛。花果期 6–8 月。

分布与生境 产于新疆北部。生于干旱石质山坡，海拔 900–1200 m。俄罗斯也有分布。

药用部位 全草。

功效应用 利尿，清热，止血。用于尿路感染，热淋症。

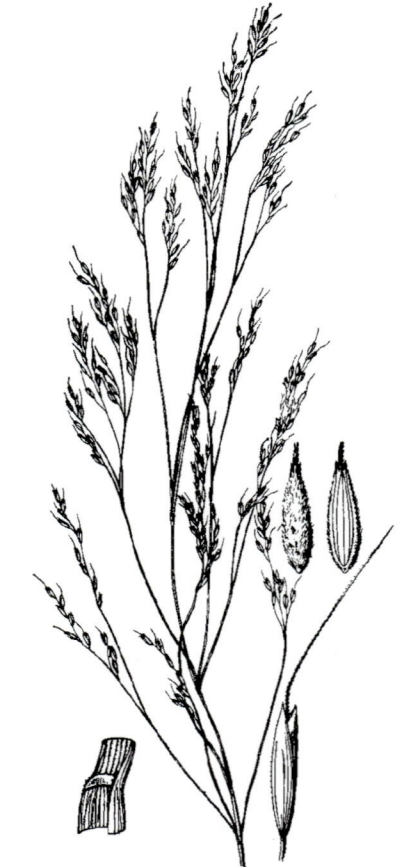

小芨芨草 Achnatherum caragana (Trin.) Nevski
宁汝莲 绘

3. 醉马草　醉针芭、药草（中国沙漠地区药用植物），德里松-霍尔（蒙语）

Achnatherum inebrians (Hance) Keng ex Tzvelev, Rast. Tsentr. Azii 4: 40. 1968.——*Stipa inebrians* Hance（英 **Inebriate Speargrass**）

多年生。秆直立，高 60–100 cm。叶舌长约 1 mm，顶端平截或具裂齿；叶片质地较硬，直立，边缘常卷折，茎生者长 8–15 cm，基生者长达 30 cm，宽 2–10 mm。圆锥花序紧密呈穗状，长 10–25 cm，宽 1–2.5 cm；小穗长 5–6 mm，颖膜质，具 3 脉；外稃长约 4 mm，背部密被柔毛，具 3 脉，芒顶生，长 10–13 mm，一回膝曲，芒柱稍扭转且被微短毛，基盘钝，具短毛，长约 0.5 mm；内稃具 2 脉；花药长约 2 mm，顶端具毫毛。颖果圆柱形，长约 3 mm。花果期 7–9 月。

分布与生境 产于内蒙古、宁夏、甘肃、青海、新疆、四川、西藏。多生于高草原、山坡草地、田边、路旁、河滩，海拔1700–4200 m。

药用部位 全草、根。

功效应用 清热解毒，消肿。用于疮疡肿毒，痄腮，关节疼痛。有毒慎用。

化学成分 全草含黄酮类：4',6,7-三羟基-3',5'-二甲氧基黄酮[1]；生物碱类：藜芦酰棋盘花碱(veratroylzygadenine)，白藜芦任▲(germerine)，藜芦胺-3-O-葡萄糖苷(veratramine-3-O-glucoside)[1]；其他类：腺嘌呤(adenine)[1]。

注评 本种蒙古族亦同等药用。

化学成分参考文献

[1] 颜世利，等. 天然产物研究与开发，2004, 16(05): 395-398.

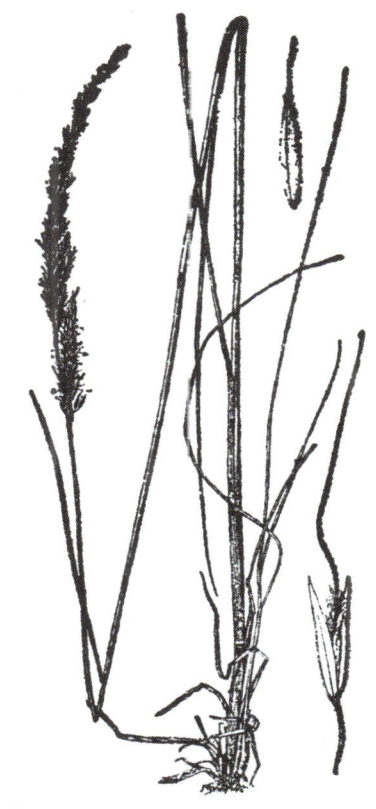

醉马草 Achnatherum inebrians (Hance) Keng ex Tzvelev
引自《中国高等植物图鉴》

44. 獐毛属 Aeluropus Trin.

多年生低矮草本，多分枝。叶片坚硬，常卷折呈针状。圆锥花序常紧密呈穗状或头状；小穗卵状披针形，含4至多数小花，无柄或几乎无柄，成2行排列于穗轴的一侧，小花紧密排列成复瓦状，小穗轴脱节于颖之上及各小花之间；颖略不相等，革质，边缘干膜质，短于第一小花，第一颖具1–3脉，第二颖具5–7脉；外稃卵形，先端尖或具小尖头，具7–11脉；内稃几等长于外稃，顶端截平，脊上微粗糙或具纤毛；雄蕊3，花药线形。颖果卵形至长圆形。

本属含20余种，分布于地中海区域、小亚细亚、喜马拉雅和北部亚洲。我国有4种，2种可药用。

分种检索表

1. 花序分枝排列紧密而重叠；外稃通常无毛 ·············· 1. 獐毛 A. sinensis
1. 花序分枝排列较疏离；外稃多少有毛 ·············· 2. 小獐毛 A. pungens

1. 獐毛　马绊草、马牙头（中国沙漠植物志）

Aeluropus sinensis (Debeaux) Tzvelev in Rast. Tsentr. Azii 4: 128. 1968.——*A. littoralis* var. *sinensis* Debeaux（英 **Chinese Aeluropus**）

多年生，通常有长匍匐枝。秆高15–35 cm，具多节，节上多少有柔毛。叶鞘鞘口常有柔毛；叶舌截平，长约0.5 mm；叶片长3–6 cm，宽3–6 mm。圆锥花序穗形，其上分枝密接而重叠，长2–5 cm，宽0.5–1.5 cm，小穗长4–6 mm，有4–6小花，颖及外稃均无毛，或仅背脊粗糙，第一颖长约2 mm，第二颖长约3 mm，第一外稃长约3.5 mm。

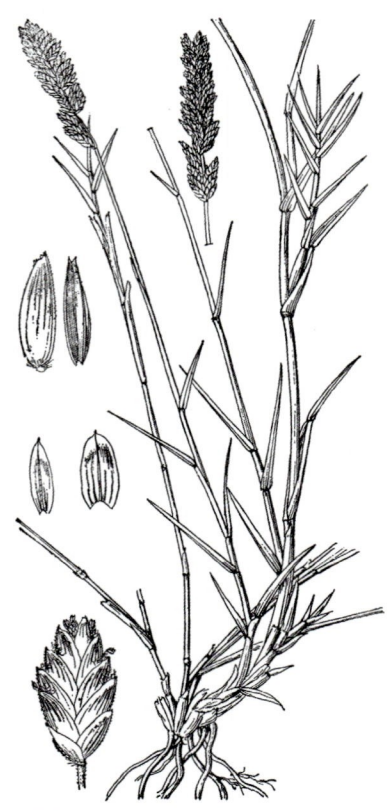

獐毛 Aeluropus sinensis (Debeaux) Tzvelev
史渭清 绘

分布与生境 产于辽宁、内蒙古、河北、山西、宁夏、甘肃、新疆、山东、江苏、河南等省区。生于海岸边至海拔 3200 m 的内陆盐碱地。

药用部位 全草。

功效应用 清热利尿，退黄。用于黄疸型肝炎，胆囊炎，肝硬化腹水。

注评 本种蒙古族亦同等药用。

2. 小獐毛

Aeluropus pungens (M. Bieb.) K. Koch in Linnaea 21(4): 408. 1848.——*Poa pungens* M. Bieb.（英 **Small Aeluropus**）

多年生，具向四周伸展的匍枝。秆高 5-25 cm，花序以下粗糙或被毛，节上通常无毛或可被柔毛。叶鞘鞘内有时具分枝；叶舌具 1 圈纤毛；叶片长 0.5-6 cm，宽约 1.5 mm，扁平或内卷如针状，无毛。圆锥花序穗状，长 2-7 cm，宽 3-5 mm，分枝单生，彼此疏离而不重叠：小穗长 2-4 mm，含 (2-) 4-8 小花，在穗轴上明显排成整齐的 2 行；第一颖长 1-2 mm，第二颖长 1.5-2.5 mm；外稃具 5-9 脉，基部两侧的毛较长而密，第一外稃长 1.5-3 mm；内稃等长于外稃；花药长约 1.5 mm。花果期 5-8 月。

分布与生境 产于甘肃及新疆。生于盐碱土及沙地。分布于欧洲、中亚、西部西伯利亚、伊朗、印度等地。

药用部位 全草。

功效应用 清热利尿。用于黄疸型肝炎，胆囊炎，肝硬化腹水。

45. 画眉草属 Eragrostis Wolf

多年生或一年生草本。秆通常丛生。叶片线形。圆锥花序开展或紧缩；小穗两侧压扁，有数个至多数小花，小花常疏松地或紧密地覆瓦状排列；小穗轴常作"之"字形曲折，逐渐断落或延续而不折断；颖不等长，通常短于第一小花，具 1 脉，宿存，或个别脱落；外稃无芒，具 3 条明显的脉，或侧脉不明显；内稃具 2 脊，常作弓形弯曲，宿存，或与外稃同落。颖果与稃体分离，球形或压扁。

约有 300 种，多分布于全世界的热带与温带区域。我国连同引种共约 29 种，其中 11 种 1 变种可药用。

分种检索表

1. 小穗轴节间自上而下逐节断落，亦即每一节间和小花同时脱落。
    2. 内稃脊上有长纤毛；花序分枝腋间有长柔毛；小枝和小穗柄上有腺点⋯⋯⋯⋯⋯⋯⋯⋯10. **鲫鱼草 E. tenella**
    2. 内稃脊上无纤毛，或略有短纤毛；花序分枝腋间无柔毛；小枝和小穗柄上无腺点⋯⋯11. **乱草 E. japonica**
1. 小穗轴节间并不断落，亦即每一节间和小花并不同时脱落。
    3. 一年生。
        4. 植物体不具腺体，第一颖不具脉⋯⋯⋯⋯⋯⋯⋯⋯⋯⋯⋯⋯⋯⋯⋯⋯⋯⋯⋯⋯7. **画眉草 E. pilosa**
        4. 植物体具腺体，第一颖具 1 脉。
            5. 小穗宽 2–3 mm，第一外稃长约 2.5 mm⋯⋯⋯⋯⋯⋯⋯⋯⋯⋯⋯⋯8. **大画眉草 E. cilianensis**
            5. 小穗宽 1.5–2 mm，第一外稃长约 2 mm⋯⋯⋯⋯⋯⋯⋯⋯⋯⋯⋯⋯⋯9. **小画眉草 E. minor**
    3. 多年生。
        6. 每一小花的外稃和内稃同时脱落⋯⋯⋯⋯⋯⋯⋯⋯⋯⋯⋯⋯⋯⋯⋯⋯⋯⋯3. **鼠妇草 E. atrovirens**
        6. 每一小花的外稃和内稃不同时脱落。
            7. 圆锥花序紧缩成穗状⋯⋯⋯⋯⋯⋯⋯⋯⋯⋯⋯⋯⋯⋯⋯⋯⋯⋯⋯⋯2. **华南画眉草 E. nevinii**
            7. 圆锥花序不紧缩成穗状。
                8. 小枝和小穗柄具腺体⋯⋯⋯⋯⋯⋯⋯⋯⋯⋯⋯⋯⋯⋯⋯⋯⋯⋯⋯6. **知风草 E. ferruginea**
                8. 小枝和小穗柄不具腺体。
                    9. 花序分枝较短而坚硬，基部常密生小穗⋯⋯⋯⋯⋯⋯⋯⋯⋯1. **长画眉草 E. brownii**
                    9. 花序分枝较长而细软，基部裸露不生小穗。
                        10. 小穗长 5–20 mm，含 7–24 小花⋯⋯⋯⋯⋯⋯⋯⋯4. **宿根画眉草 E. perennans**
                        10. 小穗长 3–5 mm，含 3–8 小花⋯⋯⋯⋯⋯⋯⋯⋯⋯5. **黑穗画眉草 E. nigra**

本属药用植物知风草 (E. ferruginea) 含二萜类化合物，如异海松 -9(11),15- 二烯 -19- 醇 -3- 酮 [isopimara-9(11),15-dien-19-ol-3-one，**1**]，异海松 -9(11),15- 二烯 -3β,19- 二醇 [isopimara-9(11),15-dien-3β,19-diol，**2**]。

1. 长画眉草

Eragrostis brownii (Kunth) Nees in Cat. Indian Pl. 105. 1834.——*Poa brownii* Kunth, *Eragrostis zeylanica* Nees et Meyen, *Eragrostis elongata* (Willd.) Jacq.（英 **Brown Lovegrass**）

多年生。秆高 15–50 cm，具 3–5 节，基部节上常有分枝。叶鞘光滑无毛，鞘口有长柔毛；叶舌膜质，长约 0.2 mm；叶片长 3–10 cm，宽 1–3 mm。圆锥花序开展或紧缩，长 3–7 cm，宽 1.5–3.5 cm，花序分枝较短而坚硬，基部常密生小穗；小穗长 4–15 mm，宽 1.5–2 mm，含 7 至多数小花，小穗柄极短或无柄，通常 2–4 个小穗密集在一起；第一颖长约 1.2 mm，具 1 脉，第二颖长约 1.8 mm，具 1 脉或有时具 3 脉，但侧脉不明显；外稃长约 2 mm，具 3 脉；内稃稍短于外稃，长约 1.5 mm；花药长约 1.3 mm。颖果长约 0.5 mm。

分布与生境 产于华东、华南、西南等地，生态适应性广。东南亚、大洋洲各地也有分布。

药用部位 全草。

功效应用 清热解毒，疏风利尿。用于肾炎，目生云翳，子宫出血，大便燥结等症。

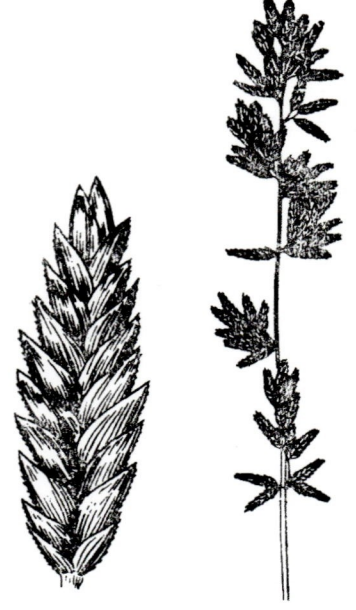

长画眉草 Eragrostis brownii (Kunth) Nees
陈宝联 绘

2. 华南画眉草

Eragrostis nevinii Hance in J. Bot. 18 (214): 302–303. 1880.（英 **Nevin Lovegrass**）

多年生。秆高 20–50 cm，具 5–6 节。叶鞘具长柔毛，鞘口亦有毛；叶舌为一圈短毛；叶片多内卷，长 4–11 cm，宽 3–4 mm。圆锥花序紧缩成穗状，分枝长 1.5–2.5 cm，分枝腋间无毛或有短毛，小穗长圆形或线状长圆形，长 4–8 mm，宽 2–3 mm，含 4–14 小花；颖具 1 脉，第一颖长约 1.5 mm，第二颖长约 2 mm；第一外稃长约 2.5 mm，具 3 脉，侧脉明显，内稃长约 2 mm，弯曲，具 2 脊，脊上有翼，宿存；花药长约 0.5 mm。颖果长约 1 mm。花果期 4–10 月。

分布与生境 产于华南各省及台湾、上海等地。生于荒地、山坡上。

药用部位 叶。

功效应用 止血。用于出血症。

3. 鼠妇草

Eragrostis atrovirens (Desf.) Trin. ex Steud. in Nomencl. Bot. (ed. 2) 1: 562 1840. ——*Poa atrovirens* Desf.（英 **Darkgreen Lovegrass**）

多年生。秆高 50–100 cm，具 5–6 节，第二、三节处常有分枝。叶鞘光滑，鞘口有毛；叶片长 4–17 cm，宽 2–3 mm。圆锥花序开展，长 5–20 cm，宽 2–4 cm；小穗柄长 0.5–1 cm，小穗窄矩形，深灰色或灰绿色，长 5–10 mm，宽约 2.5 mm，含 8–20 小花，小穗轴宿存；颖具 1 脉，第一颖长约 1.2 mm；第二颖长约 2 mm；第一外稃长约 22 mm，具 3 脉，侧脉明显，内稃长约 1.8 mm，与外稃同时脱落；花药长约 0.8 mm。颖果长约 1 mm。夏秋抽穗。

分布与生境 产于广东、广西、四川、贵州、云南等省区。多生于路边和溪旁。分布于亚洲的热带和亚热带地区。

药用部位 全草。

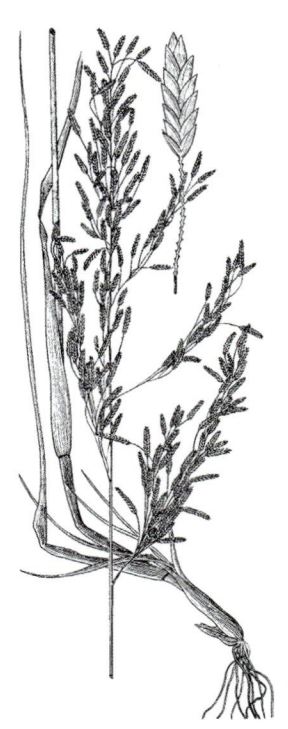

鼠妇草 Eragrostis atrovirens (Desf.) Trin. ex Steud.
史渭清 陈宝联 绘

功效应用 清热利湿。用于暑热病，小便短赤，痢疾等症。

4. 宿根画眉草

Eragrostis perennans Keng in Sunyatsenia 3(1): 16-17. 1935.（英 **Perennial Lovegrass**）

多年生。秆直立而坚硬，高50-110 cm，径1-3 mm，具2-3节。叶鞘质较硬，圆筒形，鞘口密生长柔毛，基部很多叶鞘残存；叶舌膜质，长约0.2 mm，或为一圈纤毛；叶片平展，长10-45 cm，宽3-5 mm，质硬，无毛，上面较粗糙。圆锥花序开展，长20-35 cm，宽3-6 cm，每节分枝1个，下部有时一节多个分枝，腋间疏生柔毛；小穗柄长1-5 mm，小穗黄色带紫色，长5-20 mm，宽2-3 mm，含7-24小花；颖为广披针形，先端渐尖，具1脉，第一颖长约1.6 mm，第二颖长约2 mm；外稃长圆状披针形，先端尖，第一外稃长约2.5 mm，具3脉，侧脉明显而突出；内稃长约2 mm，脊上具纤毛，宿存；花药长约1 mm。颖果棕褐色，椭圆形，微扁，长约0.8 mm。花果期夏秋季。

分布与生境 产于广东、广西、贵州及福建等省区。生于田野路边以及山坡草地。分布于东南亚地区。

药用部位 全草。

功效应用 清热利湿。用于痢疾等症。

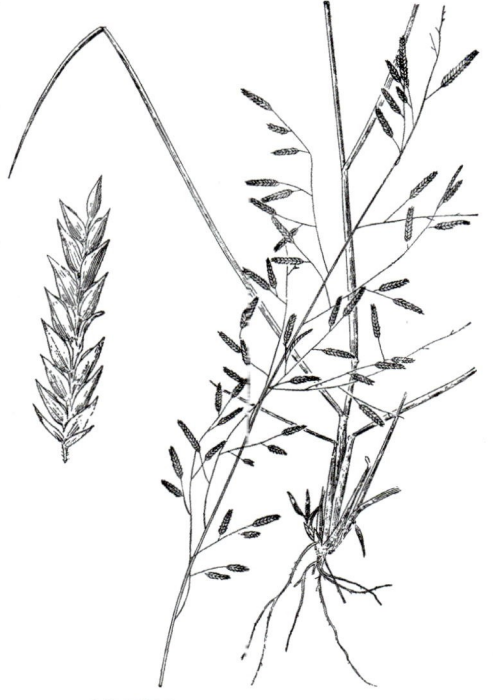

宿根画眉草 Eragrostis perennans Keng
陈宝联 绘

5. 黑穗画眉草

Eragrostis nigra Nees ex Steud., Syn.P1.Glumac l: 267. 1854.（英 **Black-spiked Lovegrass**）

多年生。秆高 30–60 cm，具 2–3 节。叶鞘两侧边缘有时具长纤毛，鞘口有白色柔毛，长 0.2–0.5 mm；叶舌长约 0.5 mm；叶片长 2–25 cm，宽 3–5 mm。圆锥花序开展，长 10–23 cm，宽 3–7 cm；小穗柄长 2–10 mm，小穗长 3–5 mm，宽 1–1.5 mm，黑色或墨绿色，含 3–8 小花；颖具 1 脉，第二颖或具 3 脉，第一颖长约 1.5 mm，第二颖长 1.8–2 mm；外稃具 3 脉，第一外稃长约 2.2 mm；内稃稍短于外稃，宿存。花药长约 0.6 mm。颖果长为 1 mm。花果期 4–9 月。

分布与生境 产于陕西、甘肃、江西、河南、广西、四川、贵州、云南等省区。多生于山坡草地。分布于印度及东南亚等地。

药用部位 全草或根。

功效应用 清热止咳，镇痛。用于顿咳，百日咳，急性腹痛等症。

6. 知风草

Eragrostis ferruginea (Thunb.) P. Beauv., Ess. Agrostogr. 71. 162. 174. 1812.——*Poa ferruginea* Thunb. （英 **Yunnan Lovegrass**）

多年生。秆高 30–110 cm。叶鞘两侧极压扁，基部相互跨覆，均较节间为长，光滑无毛，鞘口与两侧密生柔毛，通常在叶鞘的主脉上生有腺点；叶舌退化为一圈短毛，长约 0.3 mm；叶片长 20–40 mm，宽 3–6 mm。圆锥花序大而开展；小穗柄长 5–15 mm，在其中部或中部偏上有一腺体，在小枝中部也常存在，腺体多为长圆形，稍凸起；小穗长 5–10 mm，宽 2–2.5 mm，有 7–12 小花；颖具 1 脉，第一颖长 1.4–2 mm；第二颖长 2–3 mm；第一外稃长约 3 mm；内稃脊上具小纤毛，宿存；花药长约 1 mm。颖果长约 1.5 mm。花果期 8–12 月。

分布与生境 产于南北各地。生于路边、山坡草地。分布于朝鲜、日本、东南亚等处。

药用部位 根。

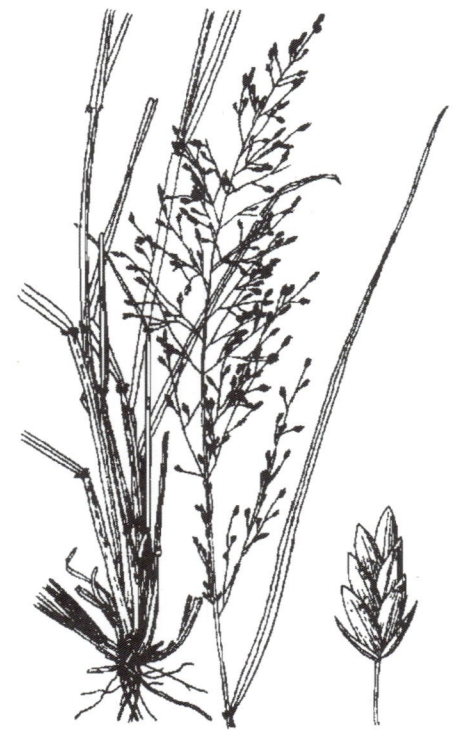

黑穗画眉草 **Eragrostis nigra** Nees ex Steud.
引自《中国高等植物图鉴》

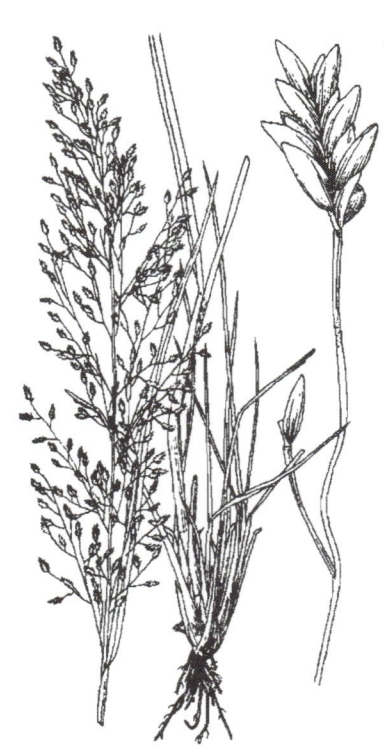

知风草 **Eragrostis ferruginea** (Thunb.) P. Beauv.
引自《中国高等植物图鉴》

功效应用 舒筋活血，散瘀。用于跌打损伤等症。

化学成分 根含二萜类：异海松-9(11),15-二烯-19-醇-3-酮[isopimara-9(11),15-dien-19-ol-3-one]，卡山-13(14),15-二烯-3,12-二酮[cassa-13(14),15-dien-3,12-dione]，异海松-9(11),15-二烯-3β,19-二醇[isopimara-9(11),15-dien-3β,19-diol][1]。

化学成分参考文献

[1] Nishiya K, et al. *Phytochemistry*, 1991, 30(7): 2410-2411.

7. 画眉草

Eragrostis pilosa (L.) P. Beauv., Ess. Agrostogr. 71. 162. 175. 1812.——*Poa pilosa* L.（英 **Indian Lovegrass**）

7a. 画眉草（模式变种）

Eragrostis pilosa (L.) P. Beauv. var. **pilosa**（英 **Indian Lovegrass**）

一年生。秆高 15–60 cm。叶鞘扁压，鞘口有长柔毛；叶舌为一圈纤毛，长约 0.5 mm；叶片长 6–20 cm，宽 2–3 mm。圆锥花序开展或紧缩，长 10–25 cm，宽 2–10 cm，分枝腋间有长柔毛；小穗具柄，长 3–10 mm，宽 1–1.5 mm，含 4–14 小花。第一颖长约 1 mm，无脉，第二颖长约 1.5 mm，具 1 脉；第一外稃长约 1.8 mm，具 3 脉；内稃长约 1.5 mm，迟落或宿存；花药长约 0.3 mm。颖果长约 0.8 mm。花果期 8–11 月。

分布与生境 产于全国各地。多生于荒芜田野草地上。分布于全世界温暖地区。

药用部位 全草、花序。

功效应用 全草：舒风清热，利尿。用于砂淋，石淋，膀胱结石，肾结石，肾炎，水肿等症。花序：解毒，止痒。用于黄水疮，湿疹。

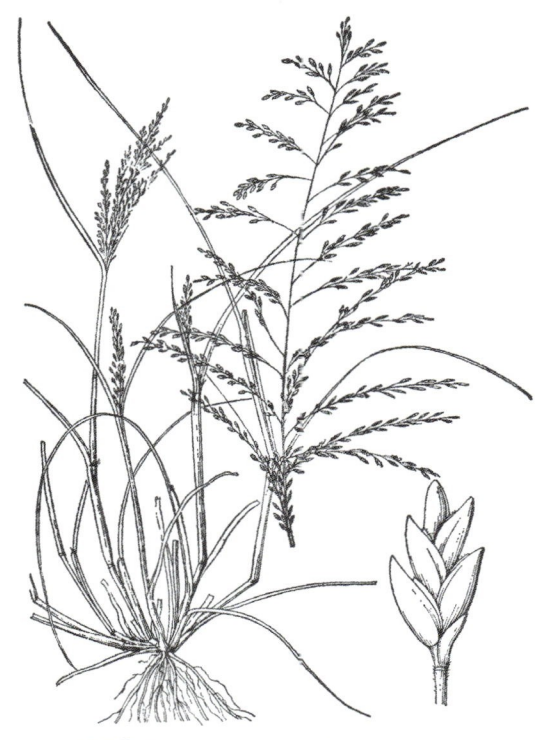

画眉草 Eragrostis pilosa (L.) P. Beauv. var. pilosa
引自《中国高等植物图鉴》

7b. 无毛画眉草（变种）

Eragrostis pilosa (L.) P. Beauv. var. **imberbis** Franch. in Nouv. Arch. Mus. Hist. Nat., sér. 2, 7: 145. 1884.（英 **Beardless Indian Lovegrass**）

本变种与模式变种的主要区别：植株较矮小，通常鞘口无毛，圆锥花序分枝的腋间无毛。

分布与生境 产于东北、华北、华南、长江流域各省。生境同模式变种。分布于日本等地。

药用部位 全草、花序。

功效应用 全草：疏风清热，利尿。用于砂淋，石淋，膀胱结石，肾结石，肾炎，水肿等症。花序：解毒止痒。用于黄水疮。

8. 大画眉草

Eragrostis cilianensis (All.) Vignolo ex Janch. in Mitt. Naturwiss. Vereins Univ. Wien, n.s., 5: 110. 1907.——*Poa cilianensis* All.（英 **Stinkgrass**）

一年生。秆粗壮，高 30–90 cm，节下有一圈明显的腺体。叶鞘脉上有腺体，鞘口具长柔毛；叶舌为一圈成束的短毛，长约 0.5 mm；叶片长 6–20 cm，宽 2–6 mm，叶脉上与叶缘均有腺体。圆锥花序长 5–20 cm，腋间具柔毛，小枝和小穗柄上均有腺体；小穗扁压并弯曲，长 5–20 mm，宽 2–3 mm，有 10–40 小花，小穗常密集簇生；颖长约 2 mm，颖具 1 脉或第二颖具 3 脉，脊上均有腺体；第一外稃长约 2.5 mm，宽约 1 mm，侧脉明显，主脉有腺体；内稃宿存。花药长 0.5 mm。颖果长约 0.7 mm。花果期 7–10 月。

分布与生境 产于全国各地。生于荒芜草地上。分布遍及世界热带和温带地区。

药用部位 全草、花序。

功效应用 全草：疏风清热，利尿。用于膀胱结石，肾结石，肾炎，膀胱炎，结膜炎等症。花序：清热利湿。用于脓疱疮，黄水疮。

注评 本种的全草蒙古族、景颇族、阿昌族、德昂族主要用于治疗尿路感染、肾炎、膀胱炎、肾结石、膀胱结石；蒙古族还用于治目赤肿痛和目生云翳，用花序治黄水疮。

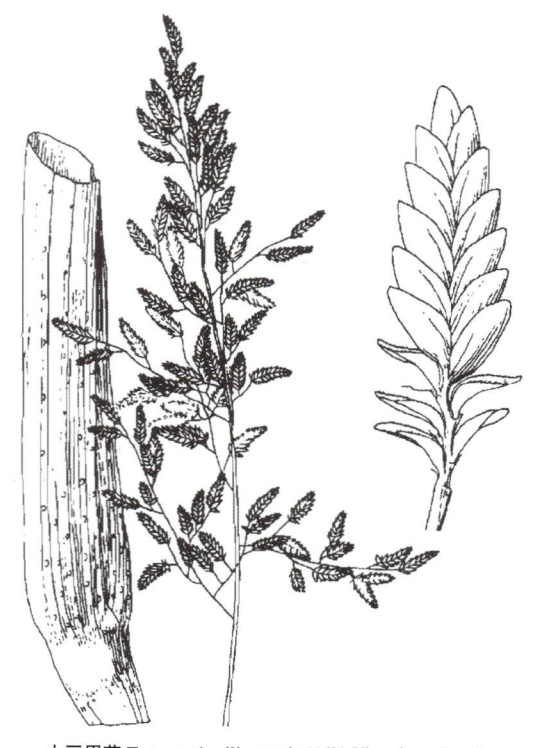

大画眉草 **Eragrostis cilianensis** (All.) Vignolo ex Janch.
引自《中国高等植物图鉴》

9. 小画眉草

Eragrostis minor Host in Icon. Descr. Gram. Austriac. 4: 15. 1809.——*E. poaeoides* P. Beauv., nom. illeg.（英 **Small Lovegrass**）

一年生。秆高 15–50 mm，节下具一圈腺体。叶鞘脉上有腺体，鞘口有长毛；叶舌为一圈长柔毛，长 0.5–1 mm；叶片长 3–15 cm，宽 2–4 mm，主脉及边缘都有腺体。圆锥花序开展而疏松，长 6–15 cm，宽 4–6 cm，分枝腋间无毛，花序轴、小枝以及柄上都有腺体：小穗长 3–8 mm，宽 1.5–2 mm，含 3–16 小花；小穗柄长 3–6 mm；颖具 1 脉，脉上有腺点，第一颖长 1.6 mm，第二颖长约 1.8 mm；第一外稃长约 2 mm，具 3 脉，主脉上有腺体；内稃长约 1.6 mm，宿存；花药长约 0.3 mm。颖果近球形，径约 0.5 mm。花果期 6–9 月。

分布与生境 产于全国各地。生于荒芜田野、草地和路旁。分布于全世界温暖地带。

药用部位 全草、花序。

功效应用 全草：疏风清热，利尿。用于目赤，膀胱结石，肾结石，肾炎，膀胱炎，脓疱疮等症。花序：清热利湿。用于黄水疮。

10. 鲫鱼草

Eragrostis tenella (L.) P. Beauv. ex Roem. et Schult. in Syst. Veg. 2: 576. 1817.——*Poa tenella* L.（英 **Delicate Lovegrass**）

一年生。秆纤细，高 15–60 cm。叶鞘鞘口和边缘均疏生长柔毛；叶舌为一圈短纤毛；叶片长 2–10 cm，宽 3–5 mm。圆锥花序开展，分枝腋间有长柔毛，小枝和小穗柄上具腺点；小穗长约 2 mm，含小花 4-10 朵，成熟后，小穗轴由上而下逐节断落；颖具 1 脉，第一颖长约 0.8 mm，第二颖长约 1 mm；第一外稃长约 1 mm；内稃脊上具有长纤毛；花药长约 0.3 mm。颖果长约 0.5 mm。花果期 4-8 月。

分布与生境 产于福建、台湾、湖北、广东、广西等省区。生于田野或荫蔽之处。分布于东半球热带地区。

药用部位 全草。

功效应用 清热凉血。用于咳血，吐血等症。

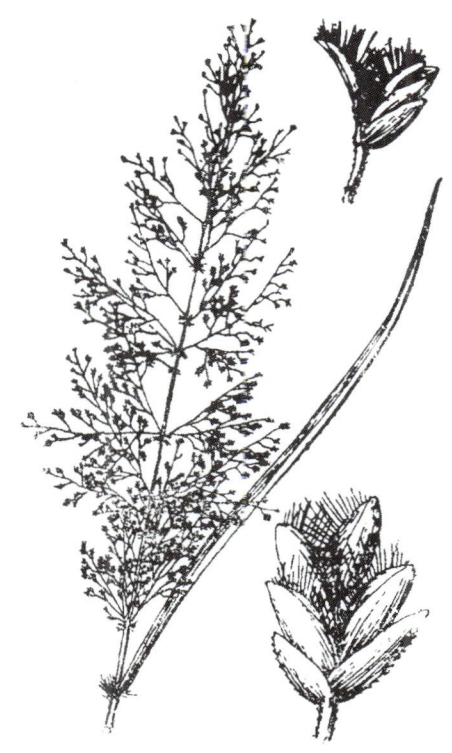

鲫鱼草 Eragrostis tenella (L.) P. Beauv. ex Roem. et Schult.
引自《安徽植物志》

11. 乱草

Eragrostis japonica (Thunb.) Trin. in Mém. Acad. Imp. Sci. St.-Pétersbourg, Sér. 6, Sci. Math. 1(4): 405. 1830.——*Poa japonica* Thunb.（英 **Japanese Lovegrass**）

一年生。秆高 30-100 cm。叶鞘无毛；叶舌干膜质，长约 0.5 mm；叶片长 3-25 cm，宽 3-5 mm。圆锥花序长 6-15 cm，宽 1.5-6 cm，整个花序常超过植株一半以上，分枝纤细，簇生或轮生，腋间无毛。小穗柄长 1-2 mm；小穗长 1-2 mm，有 4-8 小花，成熟后小穗轴由上而下的逐节断落；颖长约 0.8 mm，具 1 脉；第一外稃长约 1 mm，具 3 脉；内稃长约 0.8 mm。雄蕊 2 枚，花药长约 0.2 mm。颖果长约 0.5 mm。花果期 6-11 月。

分布与生境 产于安徽、浙江、台湾、江西、湖北、广东、云南等省。生于田野路旁、河边及潮湿地。

药用部位 全草。

功效应用 清热凉血。用于吐血，咳血等症。

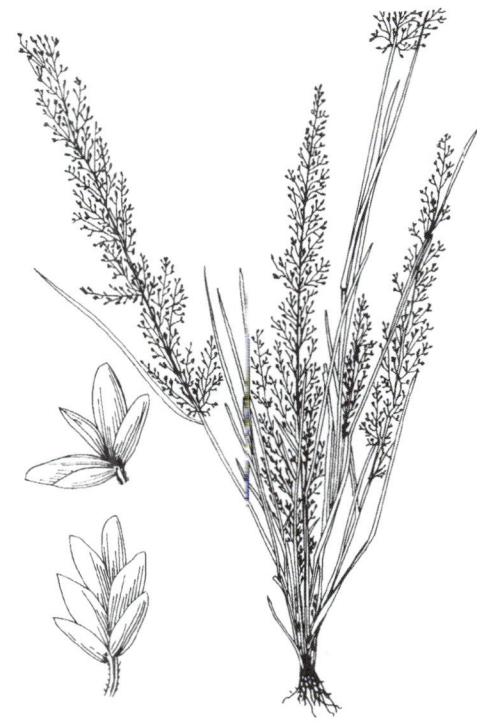

乱草 Eragrostis japonica (Thunb.) Trin.
引自《中国高等植物图鉴》

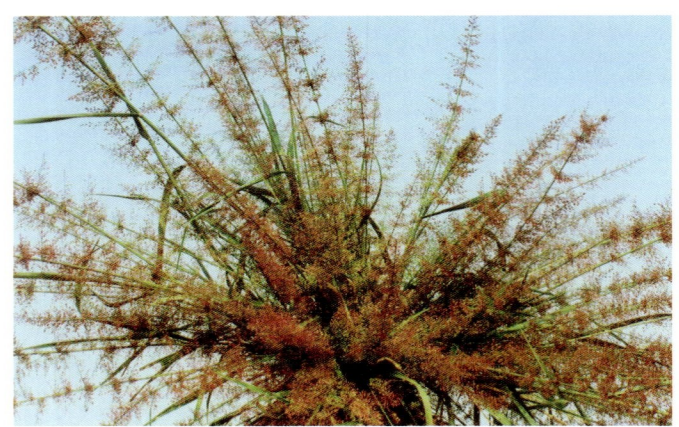

乱草 Eragrostis japonica (Thunb.) Trin.
摄影：徐克学

46. 羽穗草属 Desmostachya (Stapf) Stapf

多年生。有被鳞片的根状茎。秆硬，叶多集生于基部，叶片质硬，线状披针形。圆锥花序狭长呈穗状，被短硬毛；小穗线形，含数小花，无芒，脱节于颖之下，两侧压扁，无柄或几无柄，于穗轴的一侧排列为二行；颖膜质，背具 1 脉成脊；外稃卵形，先端尖或近锐尖，厚膜质，无毛，具 3 脉；内稃和外稃相等或稍短，具 2 脊。

仅 1 种，分布于我国海南、印度及非洲，可药用。

1. 羽穗草

Desmostachya bipinnata (L.) Stapf in Fl. Cap. 7: 632. 1900.——*Briza bipinnata* L.
（英 **Bipinnate Desmostachys**）

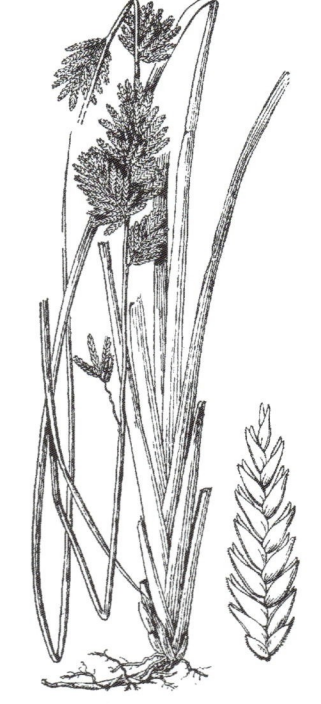

多年生。根状茎被有鳞片，径约 7 mm。秆坚硬，直立，高约 80 cm，基部径约 7 mm。叶鞘平滑无毛，多集于秆基部而作跨覆状；叶舌退化为一圈短纤毛，长约 0.3 mm；叶片质硬，条形，长 18–30 cm，宽 4–7 cm，先端长渐尖呈丝状，上面及边缘稍粗糙，下面较光滑。圆锥花序狭长，长约 35 cm，宽 2–3 cm，主轴被短硬毛，其上生有多数长 0.5–3.5 cm 的穗状花序；穗轴被短硬毛；小穗排列于穗轴的一侧，长 2–10 mm，成熟时下垂，与穗轴成直角，含 3–14 小花，草黄色或带紫色；穗轴被短毛，节间短；颖卵状披针形，第一颖长 0.7–1 mm，第二颖长约 1.5 mm；外稃卵状披针形，第一外稃长约 2 mm；内稃等长于或稍短于外稃，具 2 脊，脊上部粗糙。春夏抽穗。

分布与生境 产于海南。生于沙荒或半沙荒地。也分布于柬埔寨、印度、缅甸、巴基斯坦、泰国、越南及非洲。

药用部位 根。

功效应用 利尿。用于尿痛，尿急痛等症。

化学成分 全草含黄酮类：槲皮素(quercetin)，4'-甲氧基槲皮素-7-O-葡萄糖苷(4'-methoxyquercetin-7-O-glucoside)[1]。

羽穗草 Desmostachya bipinnata (L.) Stapf
引自《海南植物志》

化学成分参考文献

[1] Ramadan MA, et al. *Aust J Basic Appl Sci*, 2009, 3(3): 2270-2277.

47. 隐子草属 Cleistogenes Keng

多年生草本。秆常具多节。叶片质较硬，与鞘口相接处有一横痕，易自此处脱落；叶鞘内常有隐生小穗。圆锥花序狭窄或开展，常具少数分枝；小穗含 1 至数小花，两侧压扁，具短柄；二颖不等长，第一颖常具 1 脉或稀无脉，第二颖具 3-5 脉；外稃常具 3-5 脉，先端具细短芒或小尖头；基盘短钝，具短毛；内稃稍长于或短于外稃，雄蕊 3 枚；柱头羽毛状。

本属约有 20 余种，分布于欧洲南部以及亚洲中部和北部。我国有 12 种，1 种可药用。

1. 多叶隐子草

Cleistogenes polyphylla Keng ex Keng f. et L. Liou in Acta Bot. Sin. 9(1): 69. 1960.

（英 **Manyleaf Cleistogenes**）

多年生草本。秆粗壮，高 15-40 cm，具多节，干后叶片常自鞘口处脱落，秆上部左右弯曲。叶鞘多少具疣毛，层层包裹直达花序基部。叶舌截平，长约 5 mm，具短纤毛；叶片长 2-7 cm，宽 2-4 mm，多直立上升，扁平或内卷，坚硬。花序狭窄，基部常为叶鞘所包，长 4-7 mm，宽 4-10 mm；小穗长 8-13 mm，含 3-7 小花；颖具 1-3 (-5) 脉，第一颖长 1.5-2 (-4) mm，第二颖长 3-4 (-5) mm；外稃具 5 脉，第一外稃长 4-5 mm，先端具长 0.5-1.5 mm 的短芒；内稃与外稃近等长；花药长约 2 mm。花果期 7-10 月。

分布与生境 产于吉林、辽宁、内蒙古、河北、山西、陕西、山东等省区。多生于干燥山坡、沟岸、灌丛。

药用部位 全草。

功效应用 利尿消肿。用于小便不利，水肿。

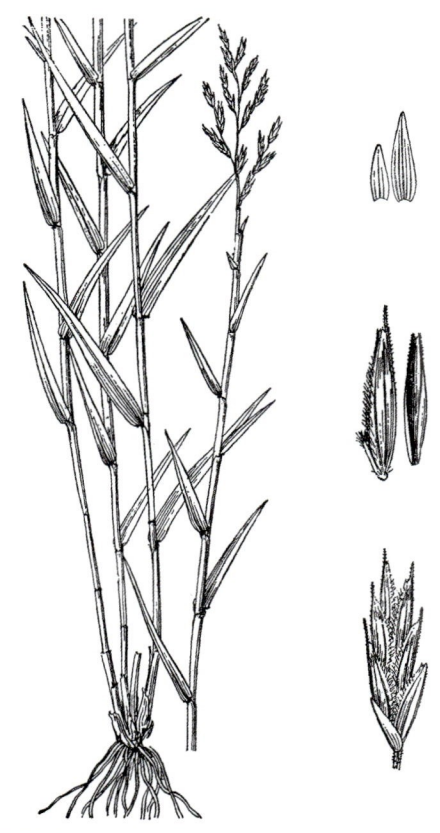

多叶隐子草 Cleistogenes polyphylla Keng ex Keng f. et L. Liou
史渭清　绘

48. 千金子属 Leptochloa P. Beauv.

一年生或多年生草本。圆锥花序由多数细弱穗形的总状花序组成；小穗含 2 至数小花，两侧压扁，无柄或具短柄，在穗轴的一侧成两行覆瓦状排列，小穗轴脱节于颖之上和各小花之间；颖不等长，具 1 脉，无芒，或有短尖头，通常短于第一小花；外稃具 3 脉，通常无芒；内稃与外稃等长或较之稍短，具 2 脊。

约有 20 种，主要分布于全球的温暖区域。我国有 2 种，1 种可药用。

1. 千金子

Leptochloa chinensis (L.) Nees in Syll. Pl. Nov. 1: 4 1824.——*Poa chinensis* L.（英 **Chinese Sprangletop**）

一年生。秆高 30–90 cm。叶舌膜质，长 1–2 mm，常撕裂具小纤毛；叶片长 5–25 cm，宽 2–6 mm。圆锥花序长 10–30 cm；小穗长 2–4 mm，含 3–7 小花；颖具 1 脉，第一颖较短而狭窄，长 1–1.5 mm，第二颖长 1.2–1.8 mm；外稃顶端钝，第一外稃长约 1.5 mm；花药长约 0.5 mm。颖果长圆球形，长约 1 mm。花果期 8–11 月。

分布与生境 产于陕西、山东、江苏、安徽、浙江、台湾、福建、江西、湖北、湖南、四川、云南、广西、广东等省区。生于海拔 200–1020 mm 的潮湿之地。亚洲东南部也有分布。

药用部位 全草。

功效应用 行水破血，攻积聚，散痰饮。用于症瘕，久热不退等症。

化学成分 种子含二萜类：续随子醇-3,15-二乙酸酯 5-苯甲酸酯(lathyrol-3,15-diacetate 5-benzoate)，7-羟基-续随子醇-二乙酸酯二苯甲酸酯(7-hydroxy-lathyrol-diacetate dibenzoate)，17-羟基-异续随子醇-5,15,17-三乙酸酯 3-苯甲酸酯(17-hydroxy-isolathyrol-5,15,17-triacetate 3-benzoate)，6,20-环氧续随子醇苯乙酸酯二乙酸酯(6,20-epoxylathyrol-phenylacetate diacetate)[1]。

药理作用 抗肺纤维化作用：千金子提取液对大鼠原代培养的肺成纤维细胞增殖有较强的抑制作用，随着给药剂量的增加，对细胞增殖抑制作用增强，呈剂量依赖性抑制[1-2]。

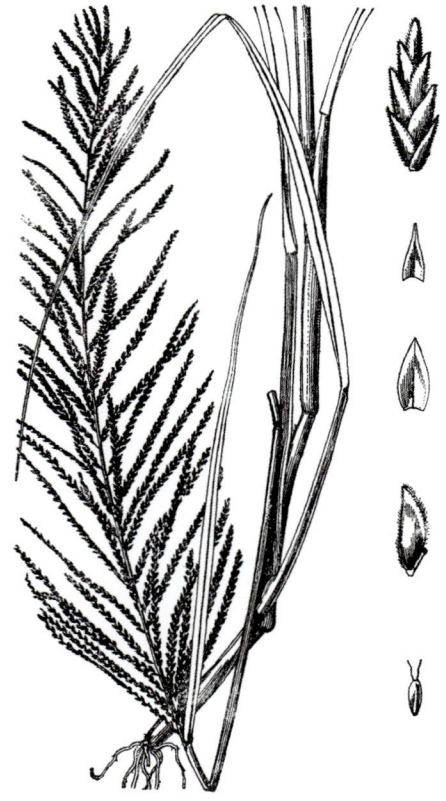

千金子 Leptochloa chinensis (L.) Nees
陈荣道 绘

抗肿瘤作用：千金子甲醇提取物可以抑制小鼠肉瘤 S180 和艾氏腹水癌 EAC 细胞的增长，且不降低白细胞数和免疫器官指数[3]。千金子甲醇提取物体外对 HeLa、K562、U937、HL60 和 HepG2 细胞均有明显的抑制作用，且对白血病的抑制作用强于其他实体瘤[4]。

化学成分参考文献

[1] 郑飞龙；等. 中草药, 2009, 40(10): 1656-1658.

药理作用及毒性参考文献

[1] 杨珺，等. 解放军药学学报，2005, 20(9): 336-340.

[2] 杨珺，等. 中国临床康复，2005, 9(27): 101-103.

[3] 黄晓桃，等. 中国药理学通报，2004, 20(1): 79-82.

[4] 黄晓桃，等. 肿瘤防治研究，2004, 31(9): 556-558.

49. 草沙蚕属 Tripogon Roem. et Schult.

多年生细弱草本，密丛生。叶片细长，通常内卷。穗状花序单独顶生；小穗含少数至多数小花，几无柄，成两行排列于纤细穗轴之一侧，小穗轴脱节于颖之上及各小花之间；颖具1脉，不等长，第一颖较小，通常紧贴穗轴之槽穴，窄狭，膜质，先端尖或具小尖头；外稃先端2–4裂，具3脉，中脉自裂片间延伸成芒，侧脉自外侧裂片顶部延伸成短芒或否，基盘具柔毛；内稃宽或狭窄，与外稃等长或较之为短；雄蕊3；花柱很短。

本属约有30种，多数分布于亚洲和非洲，大洋洲有1种，美洲有2种。我国现有6种，1种可药用。

1. 长芒草沙蚕

Tripogon longearistatus Hack. ex Honda in Bot. Mag. (Tokyo) 41(481): 11, 16. 1927.（英 **Long-awn Tripogon**）

多年生密丛生草本。秆细弱，高约30 cm。叶舌短，呈纤毛状或近于缺；叶片质硬，内卷似细针状，长4–13 cm，宽约1 mm。穗状花序长10–15 cm；小穗排列较疏松，含3–8小花，长5–10 mm；第一颖长2.5–3 mm，上部贴向穗轴的一侧有时具缺刻，第二颖长4–4.5 mm，先端具有长约0.5 mm的小尖头；外稃先端2裂，主脉延伸成芒，其芒向外反曲，长约4 mm，侧脉延伸成长达1 mm的小尖头，第一外稃长约3.5 mm；内稃与外稃等长；花药长约2 mm。花果期秋季。

分布与生境 产于福建、贵州、云南、广东等省。常生于山坡。日本、朝鲜也有分布。

药用部位 全草。

功效应用 清热生津，润燥。用于腹泻，小儿疳积，小儿阴虚盗汗。

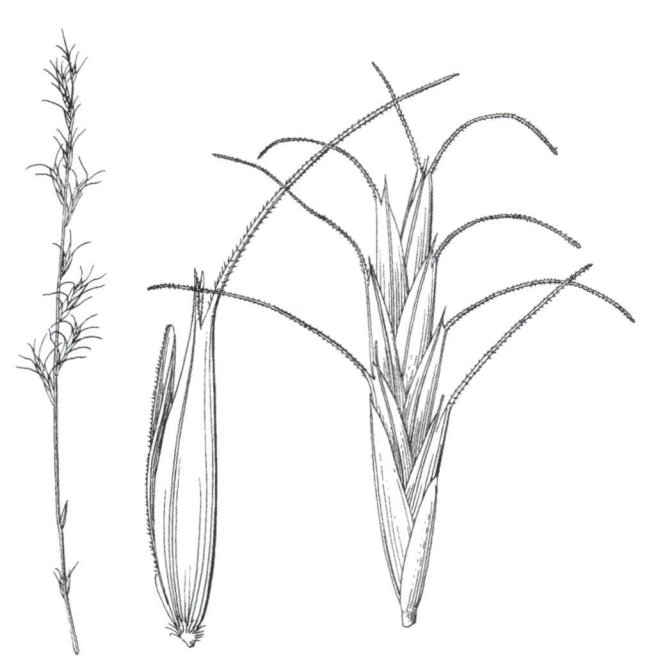

长芒草沙蚕 Tripogon longearistatus Hack. ex Honda
引自《中国主要植物图说 - 禾本科》

50. 穇属 Eleusine Gaertn.

一年生或多年生草本。秆硬,通常 1 长节间与几个短节间交互排列,因而叶于秆上似对生。穗状花序较粗壮,常数个成指状或近指状排列于秆顶,偶有单 1 顶生;小穗无柄,两侧压扁,无芒,覆瓦状排列于穗轴的一侧;小穗轴脱节于颖上或小花之间;小花数朵紧密地覆瓦状排列于小穗轴上;颖不等长,颖和外稃背部都具强压扁的脊;外稃具 3–5 脉,2 侧脉若存在则极靠近中脉,形成宽而凸起的脊。

本属 9 种,全产于热带和亚热带。我国 2 种,均可药用。

分种检索表

1. 野生植物,植株高不超过 1 m;花序分枝不弯曲 ·· 1. **牛筋草 E. indica**
1. 栽培植物,植株高可达 1 m 以上;花序分枝成熟时向内弯曲 ·································· 2. **穇 E. coracana**

本属药用植物含黄酮类,如夏佛塔雪轮苷▲(schaftoside),牡荆素 (vitexin) 等,牛筋草 (E. indica) 还含甾体类,如 β-谷甾醇-6'-O-棕榈酰基-3-O-β-D-吡喃葡萄糖基 (β-sitosterol-6'-O-palmitoyl-3-O-β-D-glucopyranosyl);穇 (E. coracana) 还含有大量酚性成分,如没食子酸 (gallic acid),香豆酸 (coumaric acid) 等。牛筋草的粗提物在 400 mg/kg 剂量下对革兰阴性细菌感染小鼠的抑制率达到 98%,其中夏佛塔雪轮苷▲(schaftoside,**1**),牡荆素 (vitexin,**2**) 对肺中性粒细胞聚集的抑制率分别为 62% 和 80%。穇中的酚性成分,如没食子酸 (gallic acid,**3**),丁香酸 (syringic acid,**4**),香草酸 (vanillic acid,**5**) 具有良好的抗炎活性。

1: R1=α-L-Ara; R2= β-D-Glc
2: R1=β-D-Glc; R2= H

1. 牛筋草 蟋蟀草(上海)、扁草(江西)

Eleusine indica (L.) Gaertn., Fruct. Sem. Pl. 1: 8. 1788.——*Cynosurus indicus* L.(英 **Goosegrass**)

一年生草本。秆高 10–90 cm。叶舌长约 1 mm;叶片长 10–15 cm,宽 3–5 mm。穗状花序 2–7 个指状着生于秆顶,长 3–10 cm,宽 3–5 mm;小穗长 4–7 mm,宽 2–3 mm,含 3–6 小花;第一颖长 1.5–2 mm;第二颖长 2–3 mm;第一外稃长 3–4 mm,具脊,脊上有狭翼,内稃短于外稃,具 2 脊,脊上具狭翼。囊果卵形,长约 1.5 mm。花果期 6–10 月。

分布与生境 产于我国南北各省区。多生于荒芜之地及道路旁。分布于全世界温带和热带地区。

药用部位 全草。

功效应用 清热解毒,祛风利湿,散瘀止血。用于流行性乙型脑炎,流行性脑脊髓膜炎,类风湿关节炎,黄疸,小儿消化不良,泄泻,痢疾,小便淋痛,跌打损伤等症。

化学成分 地上部分含黄酮类:夏佛塔雪轮苷▲(schaftoside),牡荆素(vitexin)[1];甾体类:胡萝卜苷,β-谷甾醇-6'-O-棕榈酰基-3-O-β-D-吡喃葡萄糖基(β-sitosterol-6'-O-palmitoyl-3-O-β-D-glucopyranosyl)[1]。

药理作用 抗炎作用:牛筋草粗提物可以抑制脂多糖导致的小鼠肺部中性粒细胞的聚集,发挥抗炎作用[1]。

注评 本种为上海(1994)、湖南(1993)、江西(1996)、广东(2004)中药材标准收载"牛筋草"的基源植物,药用其干燥全草。蒙古族、傣族、瑶族、侗族、毛南族、仫佬族、壮族、畲族和基诺族也药用其全草;蒙古族、傣族治伤暑发热,瑶族、侗族、毛南族、仫佬族、壮族用于预防流行性感冒、

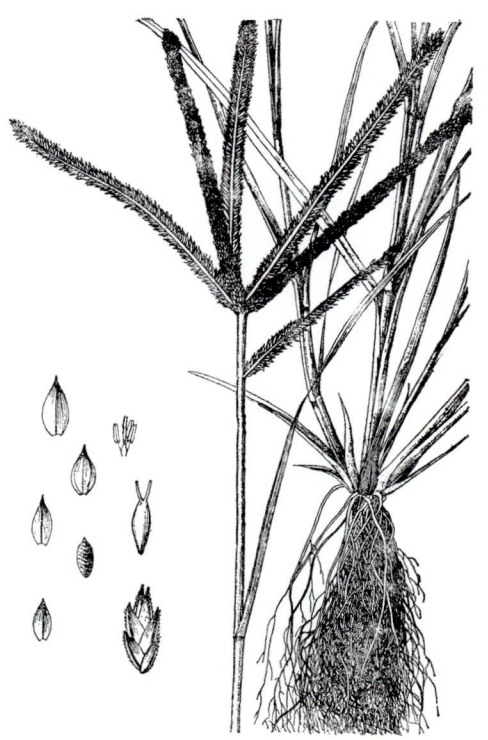
牛筋草 Eleusine indica (L.) Gaertn.
王伟民 绘

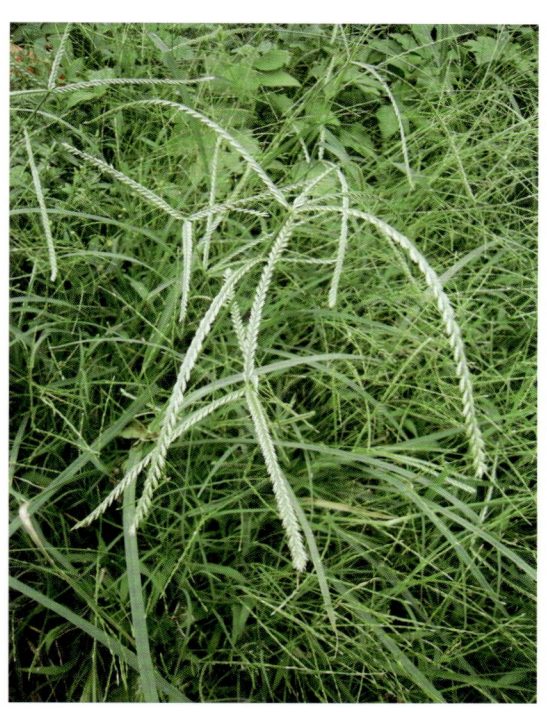
牛筋草 Eleusine indica (L.) Gaertn.
摄影：梁同军

流行性脑脊髓膜炎，畲族治小儿惊风、石淋、疝气、腰部挫伤、肠风下血、反胃喘咳，基诺族治小儿消化不良、肠炎、痢疾。

化学成分参考文献

[1] De Melo Giany O, et al. *Planta Med*, 2005, 71(4): 362-363.

药理作用及毒性参考文献

[1] De Melo GO, et al. *Planta Med*, 2005, 71(4): 362-363.

2. 穇　穇子，龙爪稷，野产粟（广西）

Eleusine coracana (L.) Gaertn. in Fruct. Sem. Pl. 1: 8, pl. 1, f. 11 1788 [1788].——*Cynosurus coracanus* L.（英 **Ragimillet**）

一年生。秆高 50-120 cm，常分枝。叶舌顶端密生长柔毛，长 1-2 mm。穗状花序 5-8 个呈指状着生秆顶，成熟时常内曲，长 5-10 cm，宽 8-10 mm；小穗含 5-6 小花，长 7-9 mm；第一颖长约 3 mm；第二颖长约 4 mm，外稃背部具脊，脊缘有狭翼，长约 4 mm，具 5 脉。果为囊果。花果期 5-9 月。

分布与生境　本种广泛栽培于东半球热带及亚热带地区，我国长江以南及安徽、河南、陕西、西藏等省区有栽培。

药用部位　果实、种子。

功效应用　果实：补中益气，涩肠止泻。种子：补中益气，健脾和胃。用于脾胃虚弱，运化失常，脘腹胀满，食少纳差，腹泻便溏，脱肛，便血，崩漏，子宫下垂，民间临床还用于治疗寻常疣。

化学成分　根含黄酮类：6"-*O*-丙二酰牡荆素(6"-*O*-malonylvitexin)，6"-*O*-3-羟基-3-甲戊二酰荭草素(6"-*O*-3-hydroxy-3-methylglutarylorientin)，4"-*O*-3-羟基-3-甲基戊二酰牡荆素(4"-*O*-3-hydroxy-3-

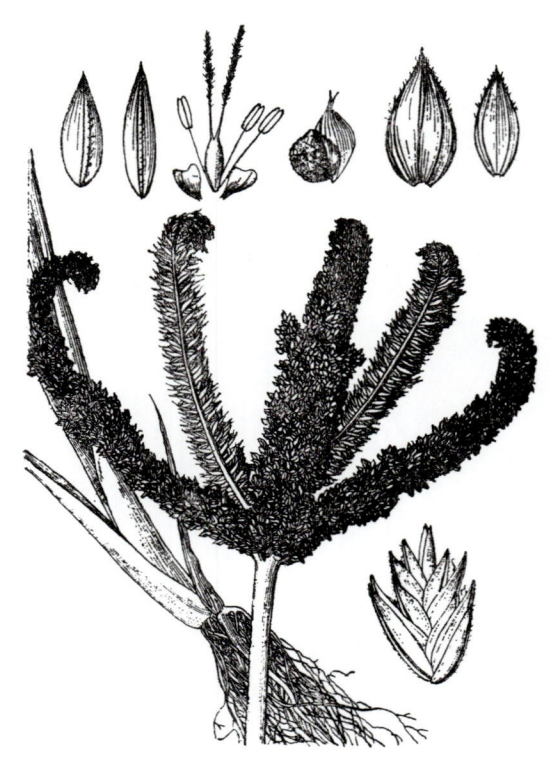

穆 Eleusine coracana (L.) Gaertn.
王伟民 绘

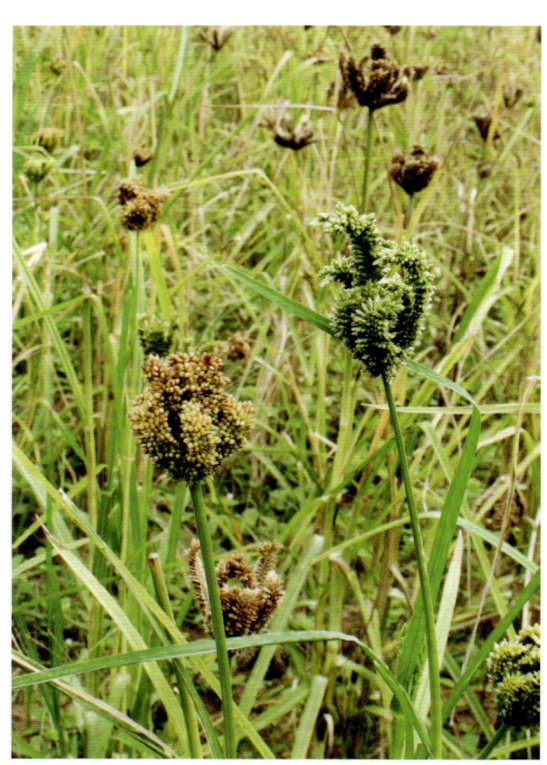

穆 Eleusine coracana (L.) Gaertn.
摄影：王祝年

methylglutarylvitexin)[1]。

地上部分含甾体类：胡萝卜苷，6'-O-棕榈酰基-β-谷甾醇[2]。

全草含酚/酚酸类：没食子酸(gallic acid)，香豆酸(coumaric acid)，丁香酸(syringic acid)，香草酸(vanillic acid)[3]。

药理作用　促创伤愈合作用：穆可以通过增加蛋白和胶原的含量，降低脂质过氧化，促进家兔皮肤伤口愈合[1]。

注评　本种侗族药用，全草治疗感冒、麻疹。

化学成分参考文献

[1] Alamgir KM, et al. *Phytochemistry Letters*, 2008, 1(2): 111-114.

[2] Phuong N, et al. *Planta Med*, 1994, 60(5): 498.

[3] Viswanath V, et al. *Food Chem*, 2009, 114(1): 340-346.

药理作用及毒性参考文献

[1] Hegde PS, et al. *Indian J Exp Biol*, 2005, 43(3): 254-258.

51. 龙爪茅属 Dactyloctenium Willd.

一年生或多年生草本。秆直立或匍匐，节间长或有时1短1长交替。穗状花序短而粗，2至数个指状排列秆顶，稀单生；穗轴延伸于顶生小穗之外，成1小尖头；小穗无柄，两侧压扁，着生于窄而扁平的穗轴一侧，成两行紧贴地覆瓦状排列；脱节于颖上或各小花之间；颖不等长，第一颖较小，宿存，第二颖脱落；外稃具3脉，中脉成脊，顶端渐尖或具短芒，侧脉不甚明显；内稃脊上有翼。囊果果皮薄而易分离。

本属约10种，广布于东半球的温暖地区。我国1种，可药用。

1. 龙爪茅

Dactyloctenium aegyptium (L.) Willd., Enum. Pl. 2: 1029. 1809.——*Cynosurus aegyptius* L.（英 **Durban Crowfootgrass**）

一年生草本。秆高15-60 cm。叶舌长1-2 mm，顶端具纤毛；叶片长5-18 cm，宽2-6 mm。穗状花序2-7个指状排列于秆顶，长1-4 cm，宽3-6 mm；小穗长3-4 mm，含3小花；第一颖沿脊龙骨状凸起上具短硬纤毛，第二颖顶端具短芒，芒长1-2 mm；外稃中脉成脊，脊上被短硬毛，第一外稃长约3 mm；内稃背部具2脊，背缘有翼，翼缘具细纤毛。囊果长约1 mm。花果期5-10月。

分布与生境 产于华东、华南和中南等各省区。多生于山坡或草地。全世界热带及亚热带地区均有。

药用部位 全草。

功效应用 补虚益气，健脾。用于脾气不足，倦怠无力，气短乏力，疲劳，食欲不振，纳食减少，上腹痞满，呕吐泄泻等症。

化学成分 花瓣含游离氨基酸、抗坏血酸[1]。

化学成分参考文献

[1] Sachdeva SK, et al. *Proceedings - Indian Academy of Sciences, Plant Sciences*, 1981, 90(3): 217-225.

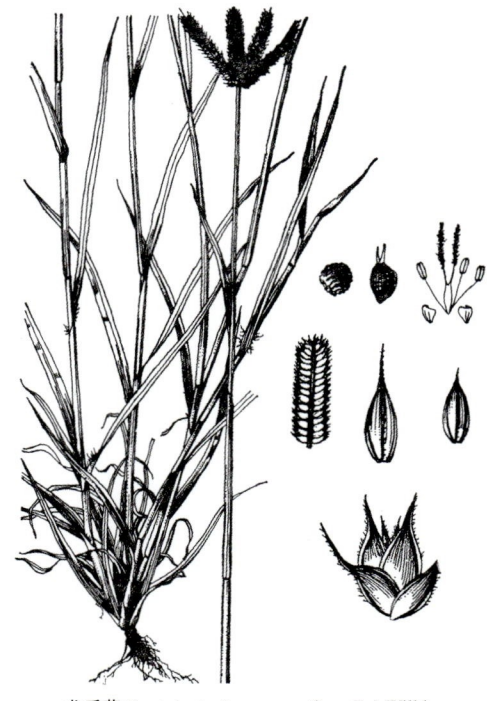

龙爪茅 Dactyloctenium aegyptium (L.) Willd.
王伟民 绘

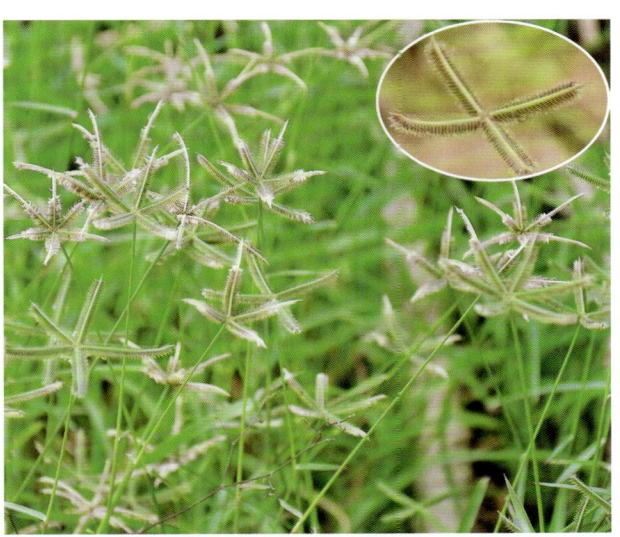

龙爪茅 Dactyloctenium aegyptium (L.) Willd.
摄影：王祝年

52. 虎尾草属 Chloris Sw.

一年生或多年生草本。叶鞘常于背部具脊；叶舌短小，膜质。花序为少至多数穗状花序呈指状簇生于秆顶；小穗含 2-3 (-4) 小花，第一小花两性，上部其余诸小花退化不孕而互相包卷成球形，小穗脱节于颖之上，不孕小花附着于孕性小花上不断离，许多小穗成 2 行覆瓦状排列于穗轴的一侧；颖狭披针形或具短芒，1 脉，不等长，宿存；第一外稃两侧压扁，质较厚，中脉延伸成直芒，基盘被柔毛；内稃具 2 脊，脊上具短纤毛；不孕小花仅具外稃，无毛，先端截平或略尖，常具直芒。颖果长圆柱形。

本属约 50 种，分布于热带至温带，美洲的种类最多。我国产 4 种，引种 1 种，1 种可药用。

1. 虎尾草

Chloris virgata Sw., Fl. Ind. Occid. 1: 203. 1797.（英 **Showy Chloris**）

一年生草本。秆高 12-75 cm。叶舌长约 1 mm；叶片长 3-25 cm，宽 3-6 mm。穗状花序 5 至 10 余枚，长 1.5-5 cm，指状着生于秆顶，常直立而并拢成毛刷状，有时包藏于顶叶之膨胀叶鞘中；小穗无柄，长约 3 mm；颖 1 脉；第一颖长约 1.8 mm，第二颖等长或略短于小穗，中脉延伸成长 0.5-1 mm 的小尖头；第一小花两性，外稃两侧压扁，长 2.8-3 mm，3 脉，沿脉及边缘被疏柔毛或无毛，两侧边缘上部 1/3 处有长 2-3 mm 的白色柔毛，芒自背部顶端稍下方伸出，长 5-15 mm；基盘具长约 0.5 mm 的毛；第二小花不孕，长楔形，仅存外稃，长约 1.5 mm，顶端截平或略凹，芒长 4-8 mm，自背部边缘稍下方伸出。花果期 6-10 月。

分布与生境　遍布于全国各省区。多生于路旁荒野、河岸沙地、土墙及房顶上。两半球热带至温带均有分布，海拔可达 3700 m。

药用部位　全草。

功效应用　清热除湿，解毒杀虫。用于感冒头痛，泻痢腹痛，疝气，脚气，痈疮肿毒，刀伤。

化学成分　根和茎中金丝桃苷(hyperoside; hyperin)和总黄酮含量较低，叶和花含量较高[1]。

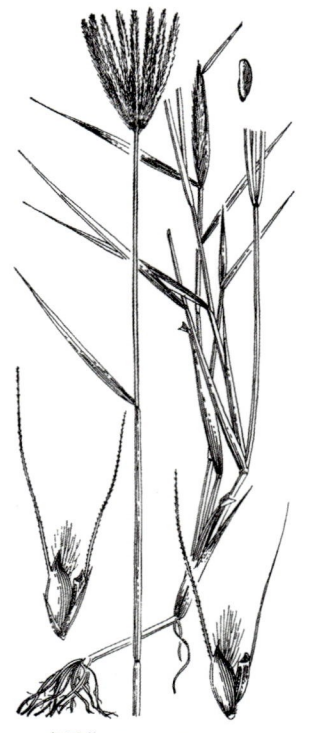

虎尾草 **Chloris virgata** Sw.
张迦得　绘

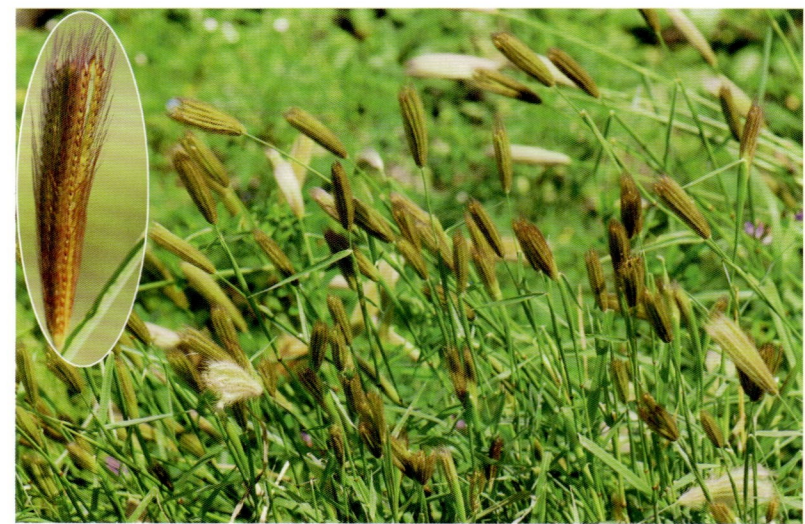

虎尾草 **Chloris virgata** Sw.
摄影：周繇

化学成分参考文献

[1] 张新华, 等. 时珍国医国药, 2011, 22(9): 2229-2230.

53. 狗牙根属 Cynodon Rich.

多年生草本，常具根状茎及匍匐枝。秆常纤细，一长节间与一极短节间交互生长，致使叶鞘近似对生；叶舌短或仅具一轮纤毛。穗状花序2至数枚指状着生，覆瓦状排列于穗轴之一侧，无芒，含1–2小花；颖均为1脉或第二颖具3脉，全部或仅第一颖宿存；小穗轴脱节于颖之上并延伸至小花之后成芒针状或其上端具退化小花；第一小花外稃舟形，具3脉，侧脉靠近边缘。

约10种，分布于欧洲、亚洲的亚热带及热带。我国产2种，1种可药用。

本属药用植物中脂肪族化合物含量较高，此外，含少量生物碱类化合物。其中的冰草炔(agropyrene，**1**)具有弱的抗菌活性，小麦果聚糖(triticin)对小鼠具有利尿作用。从狗牙根(C. dactylon)中还分离鉴定出4,4'-二羟基-α-古柯间二酸(4,4'-dihydroxy-α-truxillic acid，**2**)，丝核菌酸▲(rhizoctonic acid，**3**)，单甲基硫赭曲菌素(monomethylsulochrin，**4**)等芳香类化合物。

1. 狗牙根

Cynodon dactylon (L.) Pers., Syn. Pl. 1: 85. 1805.——*Panicum dactylon* L.（英 **Bermudagrass**）

低矮草本，具根状茎，秆细而坚韧，下部匍匐地面蔓延甚长，节上常生不定根，直立部分高10–30 cm，直径1–1.5 mm。叶鞘鞘口常具柔毛；叶舌仅为一轮纤毛；叶片长1–12 cm，宽1–3 mm。穗状花序(2–) 3–5 (–6)枚，长2–5 (–6) cm；小穗长2–2.5 mm，仅含1小花；颖长1.5–2 mm，第二颖稍长，均具1脉；外稃舟形，具3脉，背部明显成脊，脊上被柔毛；内稃与外稃近等长。花果期5–10月。

分布与生境 广布于我国黄河以南各省，近年北京附近已有栽培。多生长于村庄附近、道旁河岸、荒地山坡，其根状茎蔓延力很强，广铺地面，为良好的固堤保土植物，常用以铺建草坪或球场。全世界温暖地区均有。

药用部位 全草、根状茎。

功效应用 清热利尿，散瘀祛风，活络，止血，生肌。用于咽喉肿痛，肝炎，痢疾，小便淋涩，咳血，便血，脚气水肿，风湿骨痛，瘾疹，半身不遂，手脚麻木，跌打损伤等症。

化学成分 全草含生物碱类：2-氨基-5-羟基戊酸(2-amino-5-hydroxypentanoic acid)[1]；甾体类：麦角甾醇(ergosterol)，3β,5α,6β-三羟基麦角甾-7,22-二烯(3β,5α,6β-trihydroxyergosta-7,22-diene)[4]；木脂素类：4,4'-二羟基-α-古柯间二酸(4,4'-dihydroxy-α-truxillic acid)，4,4'-二羟基-3,3'-二甲氧基-α-古柯间二酸(4,4'-dihydroxy-3,3'-dimethoxy-α-truxillic acid)，4,4'-二羟基-3-甲氧基-α-古柯间二酸(4,4'-dihydroxy-3-methoxy-α-truxillic acid)[3]；三萜类：芦竹素(arundoin)，无羁萜(friedelin)[4,5]；其他类：冰草炔(agropyrene)[2]，小麦果聚糖(triticin)，邻苯二甲醛(ophthaldialdehyde)[1]，β-巯基乙醇(β-mercaptoethanol)，丝核菌酸▲(rhizoctonic acid)，单甲基硫赭曲菌素(monomethylsulochrin)[6]。

药理作用 抗炎和抗氧化作用：口服狗牙根提取物可以明显减轻佐剂性关节炎小鼠的炎症反应、氧化反应，改善小鼠关节症状[1]。

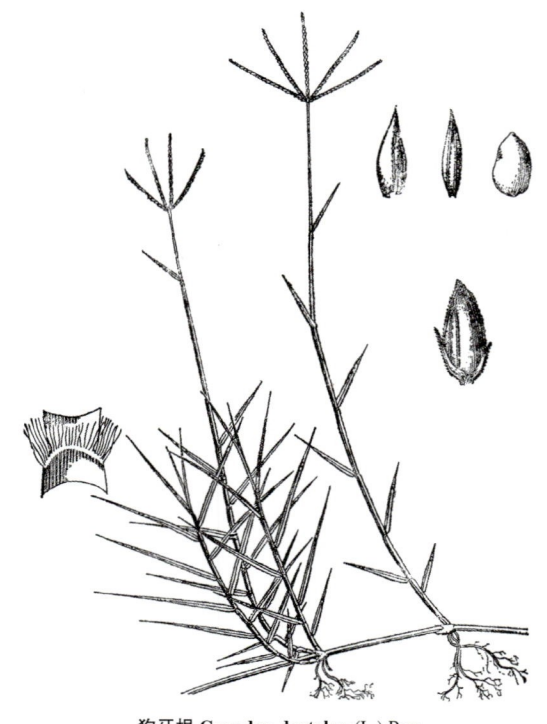

狗牙根 Cynodon dactylon (L.) Pers.
张迦得 绘

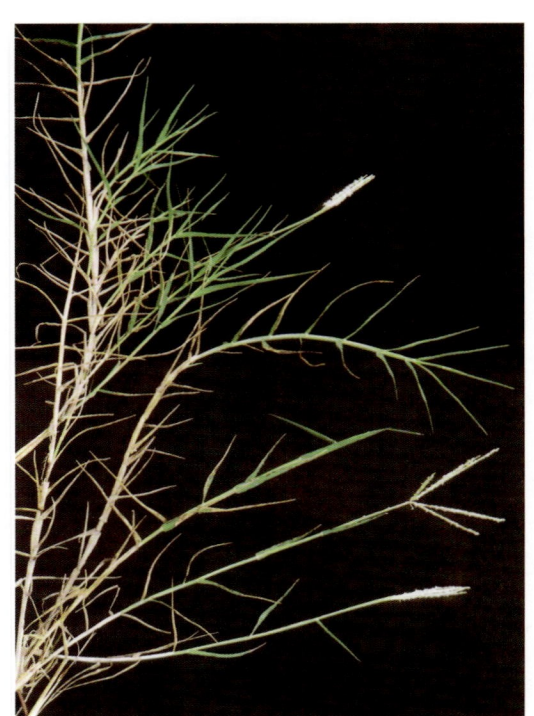

狗牙根 Cynodon dactylon (L.) Pers.
摄影：徐克学

调节免疫作用：狗牙根提取物能明显增强淡水虾的抗病毒及免疫能力[2]。

抗心力衰竭作用：狗牙根提取物可以降低右室舒张末期压力，增加平均动脉压，增加心肌收缩力，减少心肌和肺组织充血，具有保护受损心肌功能[3]。

降血脂作用：狗牙根可降低糖尿病小鼠总胆固醇、低密度胆固醇和三酰甘油水平，升高高密度脂蛋白[4]。

降血糖作用：狗牙根和狗牙根水提物可以降低正常小鼠以及糖尿病小鼠的血糖水平[4]。

消石作用：狗牙根提取物可抑制肾结石形成及消退肾结石作用，其机制与促进肾结石小鼠 Ca^{2+}、Na^+、K^+ 的分泌、降低草酸钙的沉积有关[5]。

注评 本种彝族、傣族、佤族药用其全草；彝族治食积胀满、酒类中毒、风湿拘挛、半身不遂、跌打损伤、劳伤吐血、上呼吸道感染，傣族用全草治跌打损伤，根治口干舌燥、倦怠无力、跌打损伤、热咳不愈，佤族治肝炎、泌尿道感染、感冒和驱蛔虫。

化学成分参考文献

[1] Carmo-Silva AE, et al. *Phytochemistry*, 2009, 70(5): 664-671.

[2] Artizzu N, et al. *Fitoterapia*, 1996, 67(2): 174-176.

[3] Hartley RD, et al. *Phytochemistry*, 1990, 29(12): 3699-3703.

[4] Ohmoto T, et al. *Shoyakugaku Zasshi*, 1967, 21(2): 115-119.

[5] Ohmoto T. *Yakugaku Zasshi*, 1969, 89(6): 814-820.

[6] Ma YM, et al. *Fitoterapia*, 2004, 75(5): 451-456.

药理作用及毒性参考文献

[1] Sindhu G, et al. *Immunopharmacol Immunotoxicol*, 2009, 21(4): 647-53.

[2] Atmani F, et al. *Urol Res*, 2009, 37(2): 75-82.

[3] Garjani A, et al. *BMC Compl Alter Med*, 2009, 5: 9-28.

[4] Rai PK, et al. *Lasers Med Sci*, 2009, 24(5): 761-768.

[5] Balasubramanian G, et al. *Fish Shellfish Immunol*, 2008, 25(6): 820-828.

54. 鼠尾粟属 Sporobolus R. Br.

一年生或多年生草本。叶舌常极短，纤毛状；叶片狭披针形或线形，通常内卷。圆锥花序紧缩或开展。小穗含 1 小花，两性，近圆柱形或两侧压扁，脱节于颖之上；颖透明膜质，不等，具 1 脉或第一颖无脉，常比外稃短，稀等长，先端钝、急尖或渐尖；外稃膜质，具 1–3 脉，无芒，与小穗等长；内稃透明膜质，与外稃等长，较宽，具 2 脉，成熟后易自脉间纵裂；浆片 2，宽楔形；雄蕊 2–3；花柱短，2 分裂，柱头羽毛状。囊果成熟后裸露，易从秆体间脱落；果皮与种子分离，质薄，成熟后遇湿易破裂。

本属约有 150 种，广布于全球热带，美洲最多。我国有 8 种，2 种可药用。

分种检索表

1. 圆锥花序分枝纤细，排列稀疏；小穗长 1.5–2 mm；雄蕊 2，罕 3，花药长约 0.5 mm·· 1. **双蕊鼠尾粟 S. diandrus**
1. 圆锥花序分枝稍坚硬，排列较紧密；小穗长 1.7–2 mm；雄蕊 3；花药长 0.8–1 mm········ 2. **鼠尾粟 S. fertilis**

1. 双蕊鼠尾粟

Sporobolus diandrus (Retz.) P. Beauv., Ess. Agrostogr. 26, 147, 178. 1812.——*Agrostis diandra* Retz.
（英 **Two-anther Dropseedgrass**）

多年生。秆高 30–90 cm。叶舌极短，呈纤毛状或缺如；叶片长 5–20 cm，分蘖者长可达 30 cm，宽 1–3.5 mm。圆锥花序狭窄，长为植株的 1/3–1/2，分枝纤细，基部主枝长达 7 cm；小穗长 1.5–2 mm；第一颖甚小，无脉，第二颖较长，可达 1 mm，具 1 不明显中脉；外稃等长于小穗，具 1 清晰中脉；雄蕊常 2 稀 3，花药黄色或带紫色，长约 0.5 mm。囊果倒卵圆形至长圆形，成熟后红棕色，长约 1 mm，果皮遇潮湿易 2 裂。

分布与生境 产于四川、云南、贵州、广西、广东、福建、台湾等省区。生于山坡、路旁草地中或海岸、田野上。分布自印度、缅甸、巴基斯坦延伸到印度尼西亚至澳大利亚等地。

药用部位 花。

功效应用 用于头晕，泄泻等症。

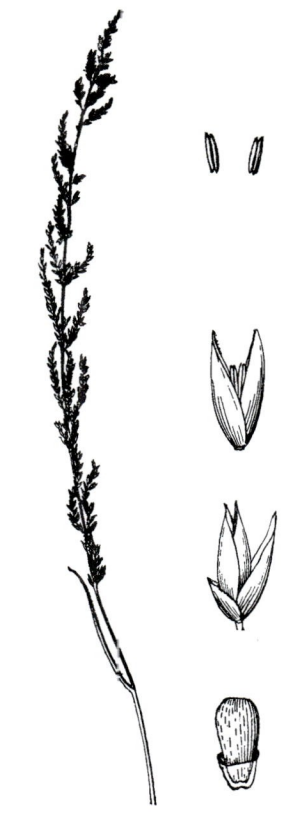

双蕊鼠尾粟 **Sporobolus diandrus** (Retz.) P. Beauv.
阎翠兰 绘

2. 鼠尾粟

Sporobolus fertilis (Steud.) Clayton in Kew Bull. 19(2): 291. 1965.——*Agrostis fertilis* Steud., *Sporobolus elongatus* R. Br.（英 **Fertilis Dropseedgrass**）

多年生。秆高 25-120 cm。叶舌极短，长约 0.2 mm，纤毛状；叶片质较硬，长 15-65 cm，宽 2-5 mm。圆锥花序较紧缩呈线形，常间断，或稠密近穗形，长 7-44 cm，宽 0.5-1.2 cm，分枝通常长 1-2.5 cm，基部者较长，一般不超过 6 cm；小穗长 1.7-2 mm；第一颖小，长约 0.5 mm，具 1 脉；外稃具 1 中脉及 2 不明显侧脉；花药黄色，长 0.8-1 mm。囊果成熟后红褐色，明显短于外稃和内稃，长 1-1.2 mm。花果期 3-12 月。

分布与生境　产于华东、华中、西南、陕西、甘肃等省区。生于海拔 120-2600 m 的田野路边、山坡草地及山谷湿处和林下。分布于印度、缅甸、斯里兰卡、泰国、越南、马来西亚、印度尼西亚、菲律宾、日本、俄罗斯等地。

药用部位　全草。

功效应用　清热解毒，凉血，利尿。用于伤暑烦热，小儿热病，赤白痢疾，便秘，热淋，尿血，流脑，乙脑，传染性肝炎等症。

注评　本种傈僳族药用其全草，治疗流行性脑炎、传染性肝炎、月经不调、妇科诸症。

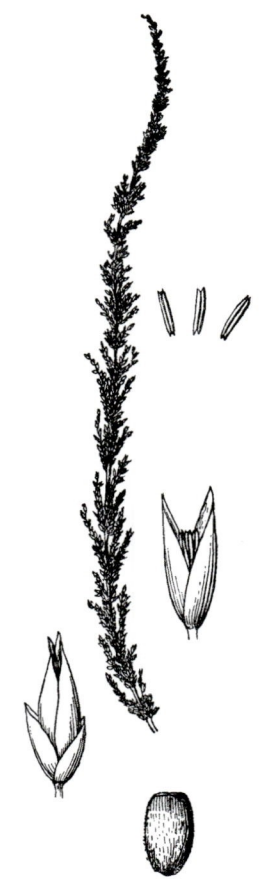

鼠尾粟 Sporobolus fertilis (Steud.) Clayton
阎翠兰 绘

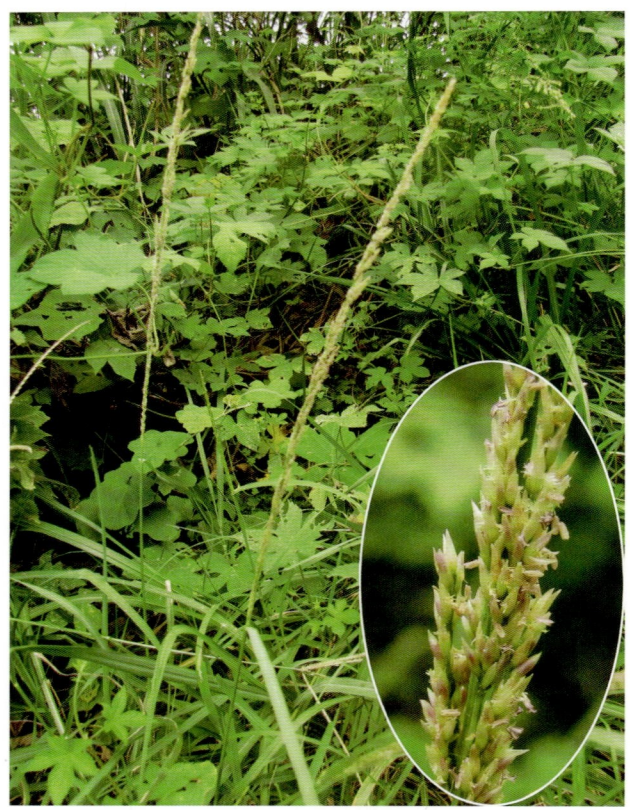

鼠尾粟 Sporobolus fertilis (Steud.) Clayton
摄影：梁同军

禾本科 POACEAE (GRAMINEAE)

55. 显子草属 Phaenosperma Munro ex Benth.

直立而较高大的草本。圆锥花序顶生，开展；小穗有1小花，无芒，两性，脱节于颖之下；第一颖较小，具1-3脉，第二颖具3-5脉，两侧脉较短；外稃草质兼膜质，具3-5脉，与第二颖等长；内稃与外稃同质而稍短于外稃，具2脉；浆片3；雄蕊3。颖果倒卵球形，具宿存的部分花柱，成熟时露出于稃外。

仅1种，东亚特产，可药用。

1. 显子草

Phaenosperma globosa Munro ex Benth. in J. Linn. Soc., Bot. 19: 59. 1881.（英 **Globose Phaenosperma**）

多年生。秆高100-150 cm，具4-5节。叶舌质硬，长5-15 (-25) mm，两侧下延；叶片宽线形，常翻转而使上面向下成灰绿色，下面向上成深绿色，长10-40 cm，宽1-3 cm。圆锥花序长15-40 cm，分枝在下部者多轮生，长5-10 cm；小穗背腹压扁，长4-4.5 mm；两颖不等长，第一颖长2-3 mm，具明显的1脉或具3脉，两侧脉甚短，第二颖长约4 mm，具3脉；外稃长约4.5 mm，具3-5脉，两边脉几不明显；花药长1.5-2 mm。颖果长约3 mm，成熟后露出稃外。花果期5-9月。

分布与生境 产于甘肃、西藏、陕西及华北、华东、中南、西南等省区。生于山坡林下、山谷溪旁及路边草丛，海拔150-1800 m。日本和朝鲜也有分布。

药用部位 全草。

功效应用 补虚，健脾，活血调经。用于闭经，月经不调，病后体虚等症。

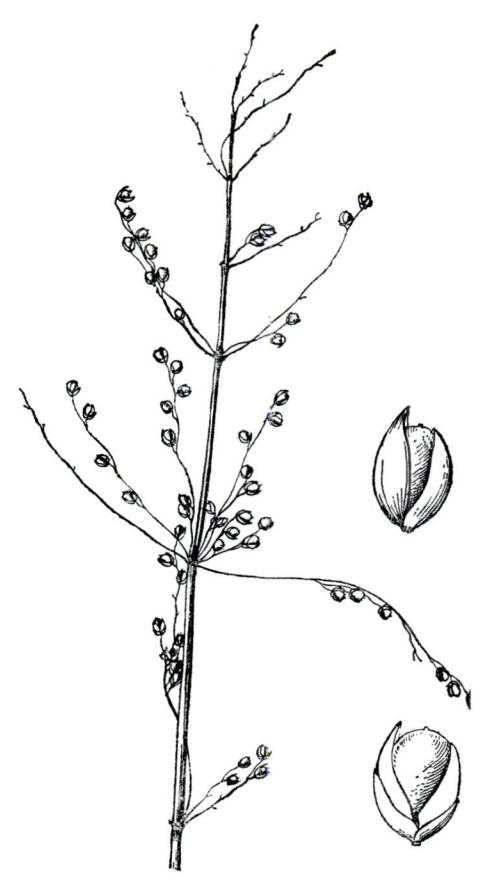

显子草 Phaenosperma globosa Munro ex Benth.
阎翠兰 绘

56. 三芒草属 Aristida L.

一年生或多年生丛生草本。叶片通常纵卷。圆锥花序顶生，狭窄或开展；小穗含1小花，两性，小穗轴倾斜，脱节于颖之上；颖片膜质，具1–5脉；外稃圆筒形，成熟后质较硬，具3脉，包着内稃，顶端有3芒，芒粗糙或被柔毛，芒柱直立或扭转，基盘尖锐或较钝圆，具短毛；内稃质薄而短小，或甚退化；浆片2，较大；雄蕊3。颖果圆柱形或长圆形。

本属约有150种，广布于温带和亚热带的干旱地区。我国有11种，1种可药用。

1. 华三芒草

Aristida chinensis Munro in Proc. Amer. Acad. Arts 4: 363. 1860.（英 **Chinese Threeawngrass**）

多年生。秆高30–60 cm。叶舌短小，具纤毛；叶片内卷，细弱，蜿蜒状，长10–20 cm，宽1–1.5 mm。圆锥花序开展，长为全植株之1/3或1/2，长3–15 cm，枝腋间生白色柔毛；小穗长(7–)10–14 mm；颖片具1脉，两颖不等长，第一颖长8–14 mm，第二颖长为第一颖的1/2–2/3；外稃长5–8 mm，基盘尖硬，具短毛，毛长约0.5 mm；芒粗糙而无毛，主芒长6–15 mm，侧芒较短或与主芒等长；内稃长约2 mm，基部具不明显的2脉；浆片长1–1.5 mm；花药长1–2 mm。花果期4–12月。

分布与生境 产于台湾、福建、广东、海南、广西、贵州、云南等省区。多生于山坡草地，海拔10–450 m。也分布于中南半岛。

药用部位 全草。

功效应用 清热解毒，利尿。用于热淋证。

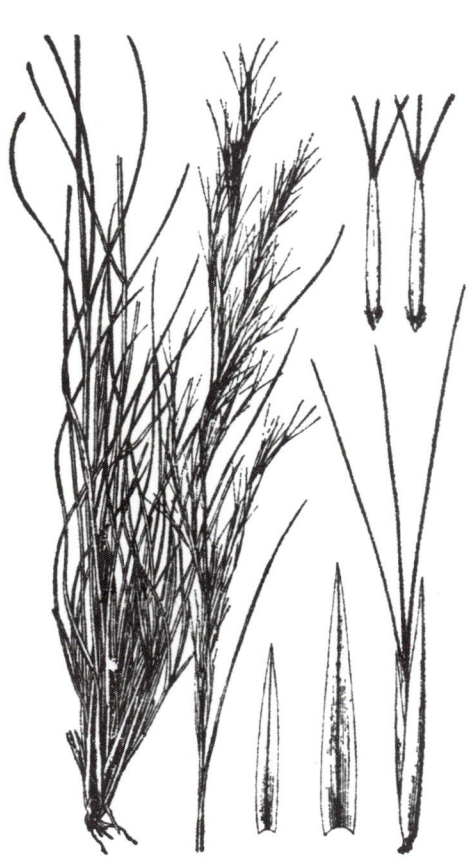

华三芒草 **Aristida chinensis** Munro
引自《中国高等植物图鉴》

57. 野古草属 Arundinella Raddi

多年生或一年生草本。叶舌短小至近缺如，膜质，具纤毛。圆锥花序开展或紧缩成穗状，小穗孪生稀单生，具柄，含2小花；颖草质，近等长或第一颖稍短，3-5 (-7) 脉，宿存或迟缓脱落；第一小花常为雄性或中性（罕为雌性或两性），外稃膜质至坚纸质，3-7脉，等长或稍长于第一颖；第二小花两性，短于第一小花，外稃花时纸质，果时坚纸质且带棕色至褐色，顶端有芒或无芒，有时芒的基部两侧各具1刺毛或齿；基盘半月形，具毛或无毛；内稃为外稃紧包；雄蕊通常3枚。

本属约50种，广布于热带、亚热带，主要产于亚洲，少数延伸至温带。我国有21种，1种可药用。

1. 毛杆野古草

Arundinella hirta (Thunb.) Tanaka in Bult. Sci. Fak. Terk. Kjusu Imp. Univ. 1: 196, 208. 1925.——*Poa hirta* Thunb.（英 **Hirsute Arundinella**）

多年生草本。秆高90-150 cm，被白色疣毛及疏长柔毛，后变无毛，节密被短柔毛。叶鞘被疣毛，边缘具纤毛；叶舌长约0.2 mm，上缘截平，具长纤毛；叶片长15-40 cm，宽约10 mm，两面被疣毛。圆锥花序长15-40 cm，花序柄、主轴及分枝均被疣毛；孪生小穗柄分别长约1.5 mm 及 4 mm；小穗长3-4.2 mm；第一颖长2.4-3.4 mm，具3-7脉，常为5脉；第二颖长2.8-3.6 mm，具5脉；第一小花雄性，长3-3.5 mm，外稃具3-5脉，内稃略短；第二小花长卵形，外稃长2.4-3 mm，无芒，常具0.2-0.6 mm 的小尖头，基盘毛长1-1.6 mm，约为稃体的1/2。花果期8-10月。

分布与生境 除青海、新疆、西藏外，分布几乎遍及全国。多生于海拔1000 m 以下的山坡、路旁或灌丛中。俄罗斯远东地区、朝鲜、日本也有。

药用部位 全草。

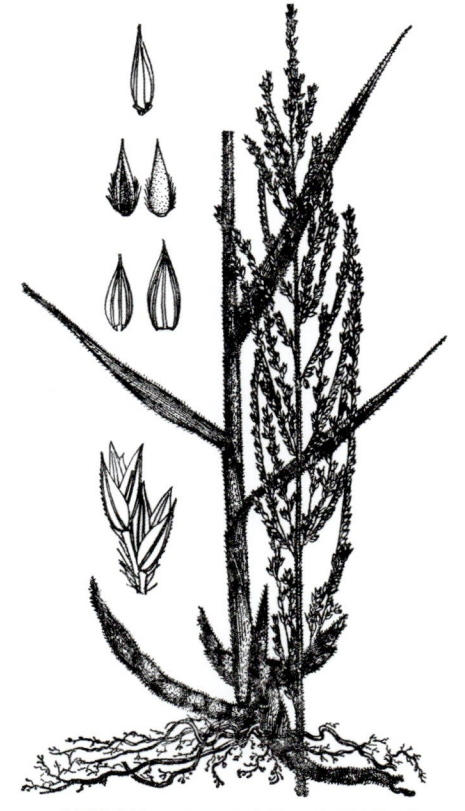

毛杆野古草 Arundinella hirta (Thunb.) Tanaka
张迦得 绘

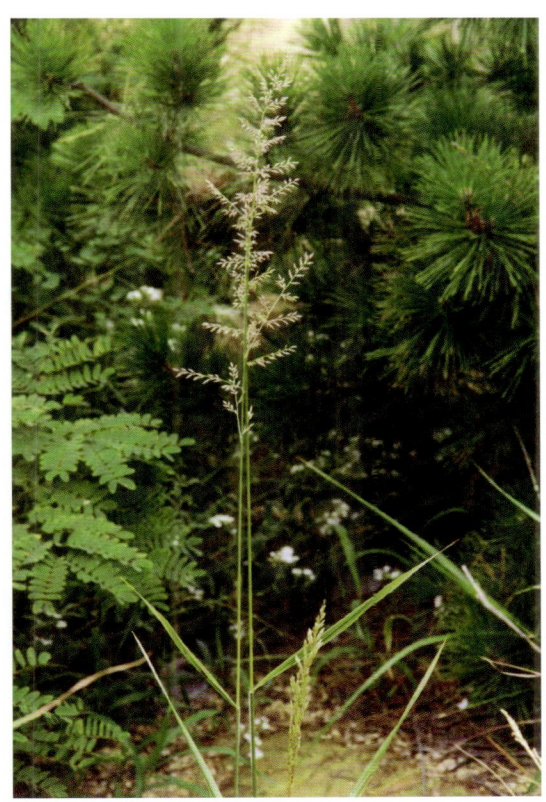

毛杆野古草 Arundinella hirta (Thunb.) Tanaka
摄影：徐克学

功效应用 清热凉血。用于发热，热入营血，血热妄行等症。

化学成分 全草含三萜类：芦竹素(arundoin)，白茅素(cylindrin)，无羁萜(friedelin)[1]。

[1] Ohmoto T, et al. *Shoyakugaku Zasshi*, 1967, 21(2): 115-119.

58. 柳叶箬属 Isachne R. Br.

多年生或一年生草本。具扁平的叶片和疏散顶生的圆锥花序；小穗小，卵圆形或卵状球形，含2小花，均为两性或第一小花为雄性，第二小花为雌性，无芒，两小花的节间甚短，常连同两小花一起脱落；两颖近等长，草质，迟缓脱落；小花的背部拱凸，腹面扁平，两小花的内外稃均为革质，或第一小花的内外稃为草质，第二小花为革质，无毛或被毛。

约140余种，分布于全世界的热带或亚热带地区。我国现知有16种，2种可药用。

分种检索表

1. 植株直立，或仅基部节卧地而倾斜，但不形成草皮；小穗椭圆状球形，长 2-2.5 mm····· **1. 柳叶箬 I. globosa**
1. 植株通常匍匐地面形成草皮，稀仅基部节上生根而倾斜；小穗倒卵形或椭圆形，长 1.5-1.8 mm··· **2. 类黍柳叶箬 I. miliacea**

1. 柳叶箬

Isachne globosa (Thunb.) Kuntze, Revis. Gen. Pl. 2: 778. 1891.——*Milium globosum* Thunb.（英 **Globose Zo-sasa**）

多年生。秆高 30-60 cm。叶鞘短于节间，无毛，但一侧边缘的上部或全部具疣基毛；叶舌纤毛状，长 1-2 mm；叶片长 3-10 cm，宽 3-8 mm。圆锥花序长 3-11 cm，宽 1.5-4 cm，分枝和小穗柄均

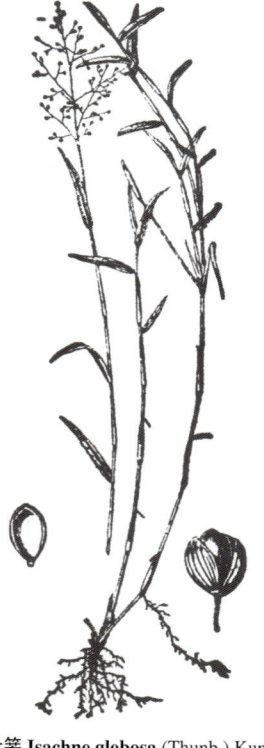

柳叶箬 Isachne globosa (Thunb.) Kuntze
引自《中国高等植物图鉴》

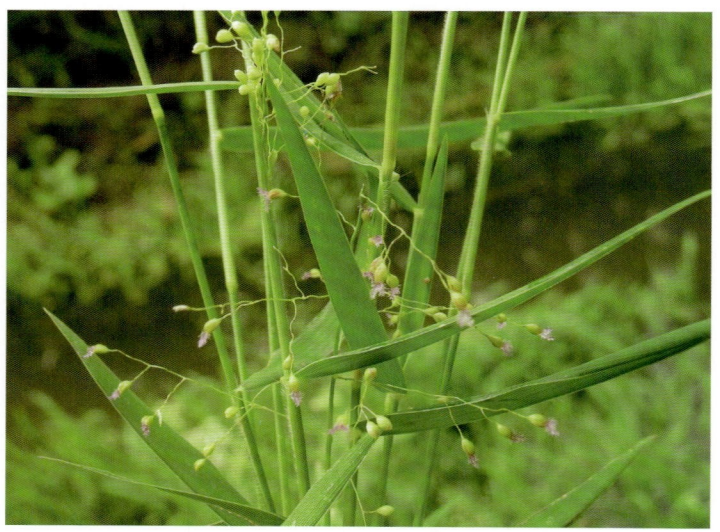

柳叶箬 Isachne globosa (Thunb.) Kuntze
摄影：林秦文

具黄色腺斑；小穗椭圆状球形，长 2-2.5 mm；两颖坚纸质，具 6-8 脉；第一小花通常雄性，幼时较第二小花稍窄狭，稃体质地亦稍软；第二小花雌性，近球形，外稃边缘和背部常有微毛。花果期夏秋季。

分布与生境 产于辽宁、河北、陕西、山东、江苏、安徽、浙江、江西、福建、台湾、河南、湖北、湖南、广东、广西、四川、贵州、云南。生于低海拔的缓坡、平原草地中，亦为稻田中的杂草。日本、印度、马来西亚、菲律宾、太平洋诸岛以及大洋洲均有分布。

药用部位 全草。

功效应用 清热利湿，止痛。用于小便淋痛，跌打损伤等症。

2. 类黍柳叶箬

Isachne miliacea Roth in Syst. Veg. 2: 476. 1817.（英 **Millet Zo-sasa**）

多年生。秆高 40-70 cm。叶鞘短于节间，仅上部及边缘具疣基长柔毛；叶舌纤毛状，长 2-3 mm；叶片长 4-7 cm，宽 6-10 mm。圆锥花序椭圆形，长 5-12 cm，宽 3-7 cm，分枝与小穗柄均具淡黄色腺斑；小穗倒卵形或椭圆形，长 1.5-1.8 mm，两颖近等长，略短于小穗，具 5-7 脉；第一小花雄性，狭椭圆形，较第二小花窄且长，稃体草质，较柔软，外稃背部凹陷，中部具 1 纵沟，无毛，内稃边缘具微毛；第二小花雌性，半球形，稃体革质，外稃背部无纵沟。颖果长圆形。花果期 8-11 月。

分布与生境 产于福建、台湾、广东、云南。生于沙质土的山坡草地中。分布于印度、斯里兰卡、菲律宾，向东可延至巴布亚新几内亚。

药用部位 全草。

功效应用 清热。用于潮热等症。

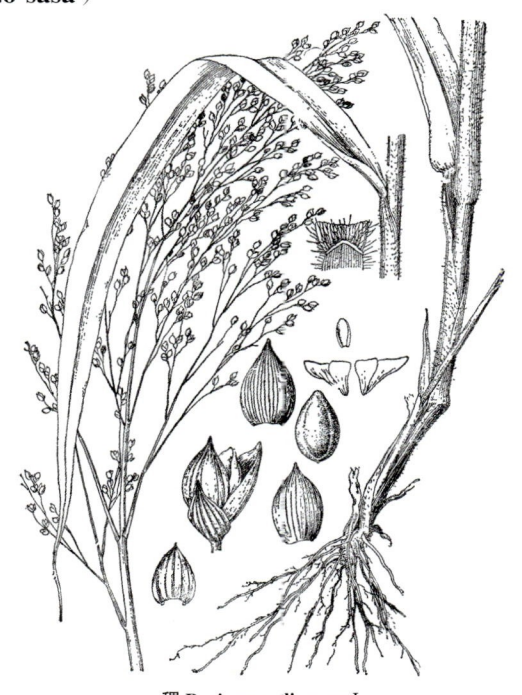

稷 Panicum miliaceum L.
韦力生 绘

59. 黍属 Panicum L.

一年生或多年生草本。叶舌膜质或顶端具毛，甚至全由一列毛组成。圆锥花序顶生，分枝常开展，小穗具柄，成熟时脱节于颖下或第一颖先落，背腹压扁，含 2 小花；第一小花雄性或中性；第二小花两性；颖草质或纸质；第一颖通常较小穗短而小；第二颖等长，且常常同形；第一内稃存在或退化甚至缺；第二外稃硬纸质或革质，有光泽，边缘包着同质内稃；雄蕊 3。

本属约 500 种，分布于全世界热带和亚热带，少数分布达温带。我国 18 种，3 种可药用。

分种检索表

1. 一年生栽培作物；叶舌膜质，长约 1 mm ·································· 1. 稷 P. miliaceum
1. 多年生；叶舌为一圈毛或顶端具睫毛，长约 0.5 mm。
  2. 叶片基部心形，脉间具横脉，有时主脉偏斜，在下面明显 ·················· 3. 心叶稷 P. notatum
  2. 叶片基部非心形，脉间无横脉，脉常不明显 ·································· 2. 铺地黍 P. repens

1. 稷

Panicum miliaceum L., Sp. Pl. 1: 58. 1753.（英 **Common Millet**）

一年生栽培草本。秆高 40-120 cm。叶舌膜质，长约 1 mm，顶端具长约 2 mm 的睫毛；叶片长 10-30 cm，宽 5-20 mm，两面具疣基的长柔毛或无毛。圆锥花序开展或较紧密，成熟时下垂，长 10-30 cm；小穗卵状椭圆形，长 4-5 mm；颖纸质，无毛，第一颖正三角形，长为小穗的 1/2-2/3，通常具 5-7 脉；第二颖与小穗等长，通常具 11 脉；第一外稃形似第二颖，具 11-13 脉；内稃长 1.5-2 mm；第二小花长约 3 mm，成熟后因品种不同，而有黄、乳白、褐、红和黑等色；第二外稃背部圆形，平滑，具 7 脉。花果期 7-10 月。

分布与生境 我国东北、华北、西北、西南、华南以及华东等地山区都有栽培。

药用部位 种子、茎、根。

功效应用 种子：益气补中，止泻，除热，止烦渴。用于泻痢，烦渴，吐逆，咳嗽，胃痛，小儿鹅口疮，烧烫伤等症。茎：利尿。用于水肿，妊娠尿血。根：用于腹水。

化学成分 种子含甾体类：异岩藻甾醇(isofucosterol)，胆甾醇(cholesterol)，菜油甾醇，豆甾，谷甾醇[1]。
种苗含生物碱类：大麦芽碱(hordenine)[2]。

注评 本种蒙古族药用茎和根治疗小便不利、水肿喘满、妊娠尿血。

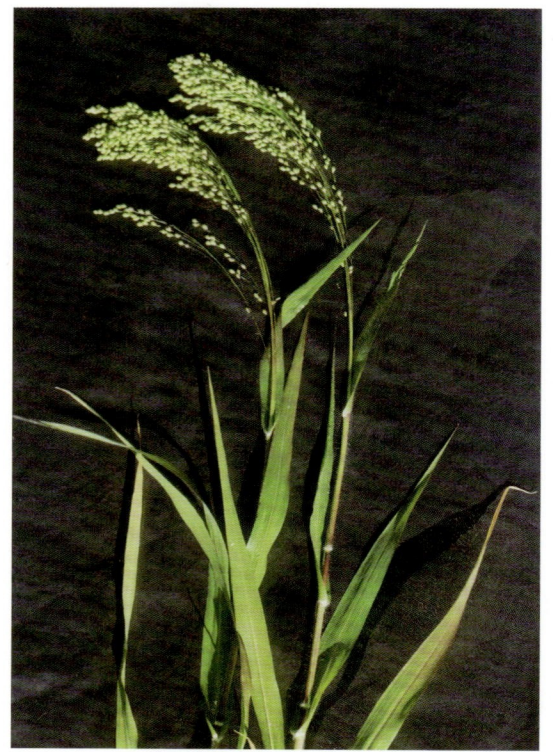

稷 Panicum miliaceum L.
摄影：徐克学

化学成分参考文献

[1] Takatsuto S, et al. *Nihon Yukagakkaishi*, 1998, 47(6): 605-607.

[2] Demaree GE, et al. *J Am Pharm Assoc. Am Pharm Assoc*, 1956, 45(6): 421-423.

2. 铺地黍

Panicum repens L., Sp. Pl. (ed. 2) 1: 87. 1762.（英 **Torpedograss**）

多年生草本。秆高 50-100 cm。叶舌长约 0.5 mm，顶端被睫毛；叶片长 5-25 cm，宽 2.5-5 mm；叶舌极短，膜质，顶端具长纤毛。圆锥花序开展，长 5-20 cm；小穗长圆形，长约 3 mm；第一颖长约为小穗的 1/4，基部包卷小穗，脉常不明显；第二颖约与小穗近等长，具 7 脉，第一小花雄性，其外稃与第二颖等长；花药长约 1.6 mm；第二小花结实，长约 2 mm。花果期 6-11 月。

分布与生境 产于我国东南各地。生于海边、溪边以及潮湿之处。广布于世界热带和亚热带。

药用部位 全草、根状茎。

功效应用 全草：清热解毒，利湿，利尿，平肝。用于淋浊，湿热带下，疮毒等症。根状茎：利尿，消肿，生肌。用于高血压，鼻窦炎，小便不利，尿路感染，水肿，跌打损伤，蛇虫咬伤。

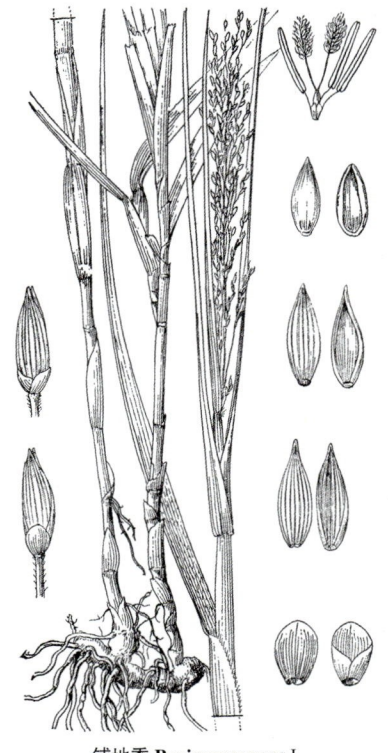

铺地黍 Panicum repens L.
史渭清 绘

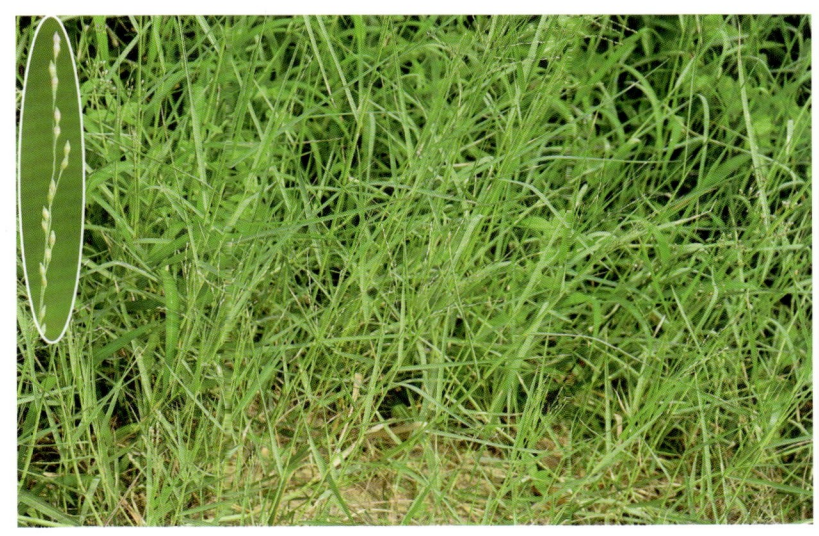

铺地黍 Panicum repens L.
摄影：王祝年

3. 心叶稷

Panicum notatum Retz. in Observ. Bot. 4: 18. 1786.——*P. cordatum* auct. non Buse（英 **Vine Panicgrass**）

多年生草本。秆高 60–120 cm。叶舌极短，为一圈毛；叶片长 5–12 cm，宽 1–2.5 cm，基部心形，脉间具横脉，有时主脉偏斜，在下面明显。圆锥花序开展，长 10–23 cm；小穗长 2.3–2.5 mm，具长柄；第一颖几与小穗等长，具 5 脉；第一外稃与第二颖同形，具 5 脉，其内稃缺；第二外稃革质，具脊。花果期 5–11 月。

分布与生境　产于福建、台湾、广东、广西、云南和西藏等省区。常生于林缘。菲律宾、印度尼西亚等地也有分布。

药用部位　全草。

功效应用　清热，生津。用于发热口渴，心烦等症。

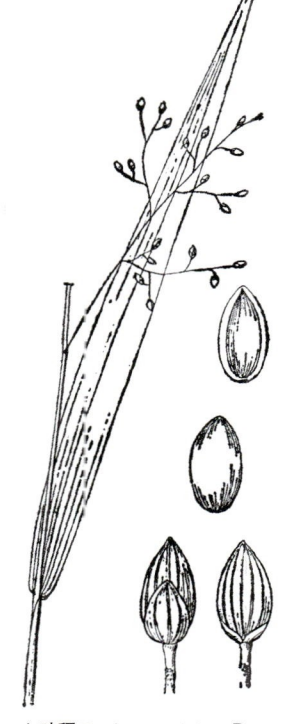

心叶稷 Panicum notatum Retz.
史渭清 绘

60. 囊颖草属 Sacciolepis Nash

一年生或多年生草本。叶片较狭窄。圆锥花序紧缩成穗状，小穗一侧偏斜，有 2 小花，自膨大似盘状的小穗柄顶端脱落；颖不等长，第一颖较短，具透明的狭边和数条粗脉；第二颖较宽，三角状卵形，背部圆凸呈浅囊状，具 7-11 脉，脉粗壮；第一小花雄性或中性；第一外稃较第二颖狭，但等长，平展或背部略呈圆凸状，具数脉；第一内稃狭，膜质透明；第二小花两性；第二外稃长圆形，厚纸质或薄革质，背部圆凸，边缘内卷，包裹着同质的内稃。

本属约 30 种，分布于热带和温带地区，多数产于非洲。我国 3 种，1 种可药用。

1. 囊颖草

Sacciolepis indica (L.) Chase in Proc.Biol.Soc.Wash. 21: 8. 1908.——*Aira indica* L.（英 **Indian Cupscale**）

一年生草本。秆高 20-100 cm。叶舌膜质，长 0.2-0.5 mm，顶端被短纤毛；叶片长 5-20 cm，宽 2-5 mm。圆锥花序紧缩成圆筒状，长 1-16 cm（或更长），宽 3-5 mm；小穗长 2-2.5 mm；第一颖为小穗长的 1/3-2/3，通常具 3 脉，基部包裹小穗，第二颖背部囊状，与小穗等长，具明显的 7-11 脉，通常 9 脉；第一外稃等长于第二颖，通常 9 脉；第一内稃退化或短小，透明膜质；第二外稃平滑而光亮，长约为小穗的 1/2，边缘包着较其小而同质的内稃。颖果长约 0.8 mm。花果期 7-11 月。

分布与生境 产于华东、华南、西南、中南各省区。多生于湿地或淡水中，常见于稻田边、林下等地。印度至日本及大洋洲也有分布。

药用部位 全草。

功效应用 生肌，止血。用于跌打损伤，疮口腐烂，久不生肌等症。

注评 本种傣族亦同等药用。

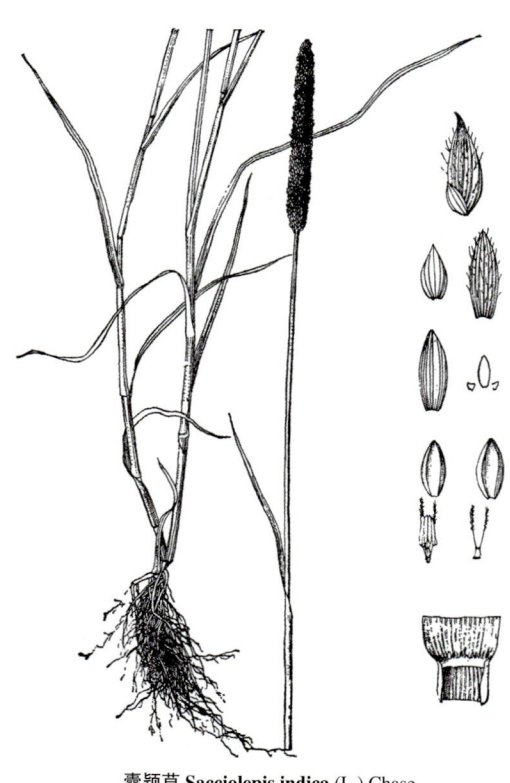

囊颖草 Sacciolepis indica (L.) Chase
王伟民 绘

61. 求米草属 Oplismenus P. Beauv.

一年生或多年生草本。秆基部通常平卧地面而分枝。叶片薄，扁平，卵形至披针形，稀线状披针形。圆锥花序狭窄，分枝或不分枝而使小穗数枚聚生于主轴之一侧；小穗多少两侧压扁，近无柄，孪生、簇生，少单生，含 2 小花；颖近等长，第一颖具长芒，第二颖具短芒或无芒；第一小花中性，外稃等长于小穗，无芒或具小尖头，内稃存在或缺；第二小花两性，外稃纸质后变坚硬，平滑光亮，顶端具微尖头，边缘质薄，内卷，包着同质的内稃。

本属约 20 种，广布于全世界温带地区。我国 4 种，1 种可药用。

1. 求米草　球米草

Oplismenus undulatifolius (Ard.) P. Beauv., Ess. Agrostogr. 54, 168, 171. 1812.——*Panicum undulatifolium* Ard.（英 **Undulateleaf Oplismenus**）

秆纤细，基部平卧地面，上升部分高 20-50 cm。叶鞘密被疣基毛；叶舌膜质，短小，长约 1 mm；叶片披针形至卵状披针形，长 2-8 cm，宽 5-18 mm，基部略圆形而稍不对称。圆锥花序长 2-10 cm，主轴密被疣基长刺柔毛；小穗卵圆形，被硬刺毛，长 3-4 mm，簇生于主轴或部份孪生；第一颖长约为小穗之半，顶端具长 0.5-1 (-1.5) cm 硬直芒，具 3-5 脉；第二颖较长于第一颖，顶端芒长 2-5 mm，具 5 脉；第一外稃草质，与小穗等长，具 7-9 脉，顶端芒长 1-2 mm，第一内稃通常缺；第二外稃革质，长约 3 mm，结实时变硬，边缘包着同质的内稃。花果期 7-11 月。

分布与生境　广布于我国南北各省区。生于疏林下阴湿处。分布于世界温带和亚热带。

药用部位　全草。

功效应用　凉血止血。用于跌打损伤。

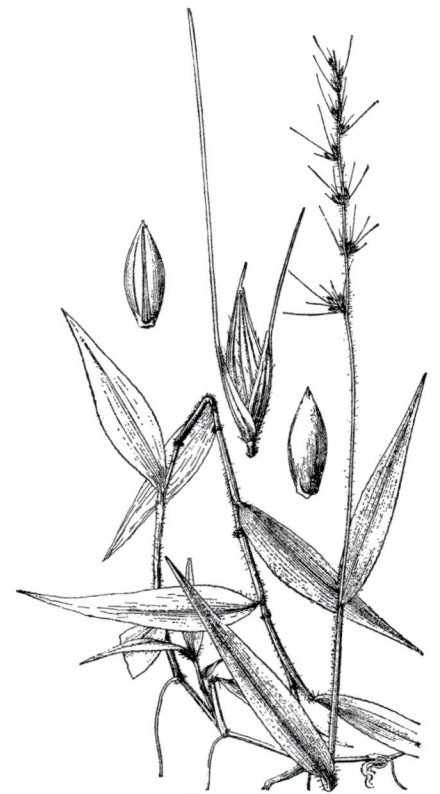

求米草 Oplismenus undulatifolius (Ard.) P. Beauv.
刘春荣 绘

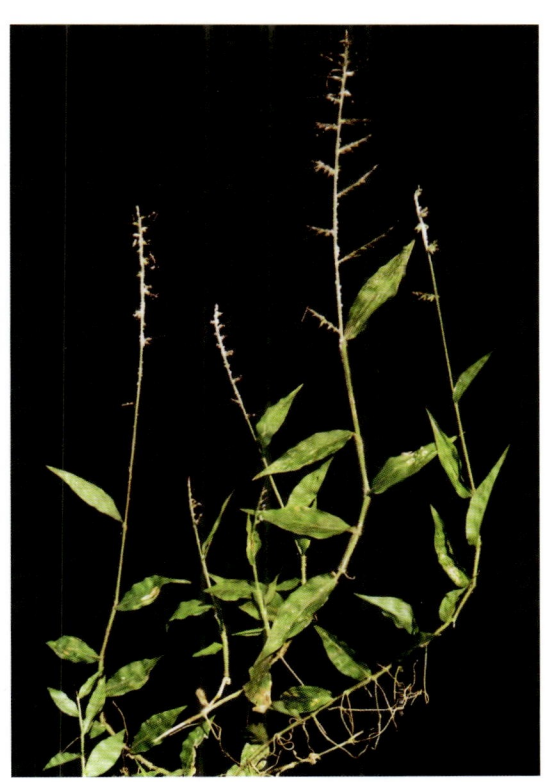

求米草 Oplismenus undulatifolius (Ard.) P. Beauv.
摄影：徐克学

化学成分　全草含三萜类：异山柑子醇(isoarborinol)，白茅素(cylindrin)，无羁萜(friedelin)[1]。

化学成分参考文献

[1] Ohmoto T, et al. *Shoyakugaku Zasshi*, 1967, 21(2): 120-125.

62. 稗属 Echinochloa P. Beauv.

一年生或多年生草本。叶片扁平，线形。圆锥花序由穗形总状花序组成；小穗含 1–2 小花，背腹压扁呈一面扁平，一面凸起，近无柄；第一颖小，长为小穗 1/3–1/2 或 3/5；第二颖与小穗等长或稍短；第一小花中性或雄性，其外稃革质或近革质，内稃膜质，稀无内稃；第二小花两性，其外稃成熟时变硬，顶端具极小尖头，平滑，光亮，边缘厚而内抱同质的内稃，但内稃顶端外露。

本属约 30 种，分布于全世界热带和温带。我国有 8 种，6 种 2 变种可药用。

分种检索表

1. 第二颖稍短于小穗，小穗阔卵形，无芒，谷粒不易脱落；花序分枝弯曲；叶片宽 1.5–3 cm；栽培种 ·········· 6. 湖南稗子 **E. frumentacea**
1. 第二颖等长于小穗；小穗卵形、卵伏披针形或卵状椭圆形，谷粒易脱落；花序分枝不弯曲；叶片宽 0.3–2 cm，野生种。
   2. 圆锥花序直立或稍点头；叶片上下表皮细胞结构近相似。
      3. 小穗长不超过 3 mm；叶片宽不超过 1 cm；圆锥花序狭窄，其分枝不再具小枝。第一颖长为小穗的 1/2 ·········· 1. 光头稗 **E. colona**
      3. 小穗长超过 3 mm；叶片宽 5–12 mm；圆锥花序开展。第一颖长为小穗的 1/3–1/2 ······ 2. 稗 **E. crus-galli**
   2. 圆锥花序柔软，下垂或点头；叶片上下表皮细胞结构不相似。
      4. 小穗长 4–6 mm，芒长 0.5–1.5 cm ·········· 5. 旱稗 **E. hispidula**
      4. 小穗长 2.5–4 mm，芒长 1.5–5 cm。
         5. 小穗卵状披针形，长 2.5–3 mm，芒长 1–1.5 cm ·········· 3. 孔雀稗 **E. crus-pavonis**
         5. 小穗卵状椭圆形，长 3–4 mm，芒长 1.5–5 cm ·········· 4. 长芒稗 **E. caudata**

本属药用植物研究较少，其中湖南稗子 (E. frumentacea) 含甾体类，如胆甾醇 (cholesterol)，胆甾烷醇 (cholestanol)，7- 烯胆甾烷醇 (lathosterol)，谷甾烷醇 (sitostanol)，豆甾醇 (stigmasterol)，菜油甾烷醇 (campestanol)，菜油甾醇 (campesterol)；三萜类，如环木菠萝烯醇 (cycloartenol，**1**)，环桉烯醇 (cycloeucalenol，**2**)，柠檬甾二烯醇 (citrostadienol，**3**)；黄酮类，如异刺苞菊苷 (isocarlinoside)，2″-*O*- 鼠李糖基异荭草素 (2″-*O*-rhamnosylisoorientin)，7-*O*-(2″-*O*- 葡萄糖醛酸基) 葡萄糖醛酸基小麦黄素 [7-*O*-(2″-*O*-glucuronosyl) glucuronosyl tricin] 和其他类如 L- 苹果酸 (L-malic acid)，反式 - 乌头酸 (*trans*-aconitic acid)，(+)- 异柠檬酸 [(+)-isocitric acid]，5-*O*- 咖啡酰奎宁酸 (5-*O*-caffeoylquinic acid)，4-*O*- 咖啡酰奎宁酸 (4-*O*-caffeoylquinic acid)。其中异刺苞菊苷 (isocarlinoside，**4**)，2″-*O*- 鼠李糖基异荭草素 (2″-*O*-rhamnosylisoorientin，**5**)，7-*O*-(2″-*O*- 葡萄糖醛酸基) 葡萄糖醛酸基小麦黄素 [7-*O*-(2″-*O*-glucuronosyl) glucuronosyl tricin]，L- 苹果酸 (L-malic acid)，反式 - 乌头酸 (*trans*-aconitic acid，**6**)，(+)- 异柠檬酸 [(+)-isocitric acid]，5-*O*- 咖啡酰奎宁酸 (5-*O*-caffeoylquinic acid)，4-*O*- 咖啡酰奎宁酸 (4-*O*-caffeoylquinic acid) 对交配的稻褐飞虱具有良好的拒食活性。

禾本科 POACEAE（GRAMINEAE）

4: $R_1=\beta\text{-D-Glc}$; $R_2=\alpha\text{-L-Ara}$
5: $R_1= H$; $R_2=\alpha\text{-L- Rha(1-2)-}\beta\text{-D-Glc}$

1. 光头稗

Echinochloa colona (L.) Link in Hort. Berol. 2: 209. 1833.——*Panicum colonum* L.（英 **Junglerice**）

　　一年生草本。秆高 10–60 cm。叶鞘压扁而背具脊，无毛；叶舌缺；叶片扁平，线形，长 3–20 cm，宽 3–7 mm，无毛，边缘稍粗糙。圆锥花序狭窄，长 5–10 cm，花序分枝长 1–2 cm；小穗卵圆形，长 2–2.5 mm，具小硬毛，无芒，较规则的成四行排列于穗轴的一侧；第一颖三角形，长约为小穗的 1/2，具 3 脉；第二颖与第一外稃等长而同形，顶端具小尖头，具 5–7 脉；第一小花常中性，其外稃具 7 脉，内稃膜质，稍短于外稃；第二外稃平滑，光亮，边缘内卷，包着同质的内稃。花果期夏秋季。

分布与生境　产于河北、江苏、安徽、浙江、江西、福建、河南、湖北、广东、广西、四川、贵州、云南及西藏。多生于田野、园圃、路边湿润地上。分布于全世界的温暖地区。

药用部位　全草。

功效应用　利尿，止血。用于水肿，腹水，咯血等症。

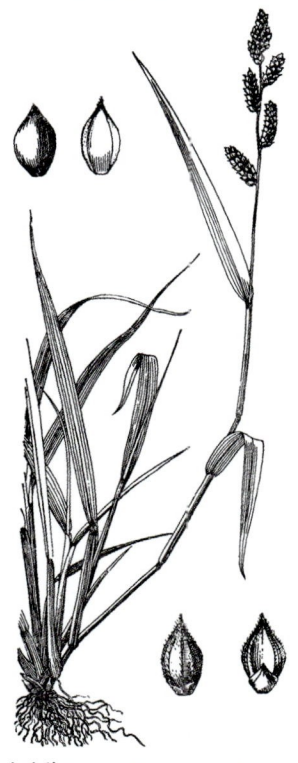

光头稗 Echinochloa colona (L.) Link
陈荣道　绘

2. 稗

Echinochloa crusgalli (L.) P. Beauv., Ess. Agrostogr. 1: 53, 161, 169, pl. 11, f. 2. 1812.——*Panicum crusgalli* L.（英 **Barnyardgrass**）

2a. 稗（模式变种）

Echinochloa crusgalli (L.) P. Beauv. var. **crusgalli**（英 **Barnyardgrass**）

一年生。秆高 50-150 cm。叶舌缺；叶片长 10-40 cm，宽 5-20 mm。圆锥花序直立，长 6-20 cm；分枝斜上举或贴向主轴，有时再分小枝；小穗长 3-4 mm，脉上密被疣基刺毛，具短柄或近无柄，密集在穗轴的一侧；第一颖三角形，长为小穗的 1/3-1/2，具 3-5 脉，脉上具疣基毛，基部包卷小穗；第二颖与小穗等长，具 5 脉，脉上具疣基毛；第一小花通常中性，其外稃上部具 7 脉，脉上具疣基刺毛，顶端延伸成一粗壮的芒，芒长 0.5-1.5 (-3) cm，内稃薄膜质；第二外稃成熟后变硬，包着同质的内稃，但内稃顶端露出。花果期夏秋季。

分布与生境 分布几遍全国。多生于沼泽地、沟边及水稻田中。广布于全世界温暖地区。

药用部位 全草、根、苗叶、种仁。

功效应用 全草：止血生肌。用于金疮，损伤出血，麻疹等症。根、苗叶、种仁：补中益气，宣脾，止血生肌。用于跌打损伤，金疮，外伤出血，伤损流血不止。

化学成分 籽粒含三萜类：稗草素▲(sawamilletin; crusgallin)[3]。

注评 本种德昂族、侗族和蒙古族药用；德昂族用红稗果实、根、苗治疗妇女产后腹痛；侗族用全草治感冒、呕吐；蒙古族用全草治跌打损伤、出血不止，果实治不思饮食、倦怠无力。

化学成分参考文献

[1] Ohmoto T, et al. *Phytochemistry*, 1970, 9(10): 2137-2148.

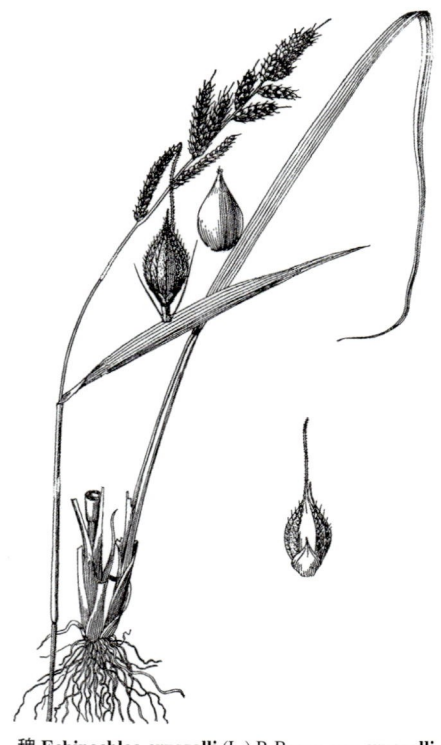

稗 Echinochloa crusgalli (L.) P. Beauv. var. crusgalli
陈荣道 绘

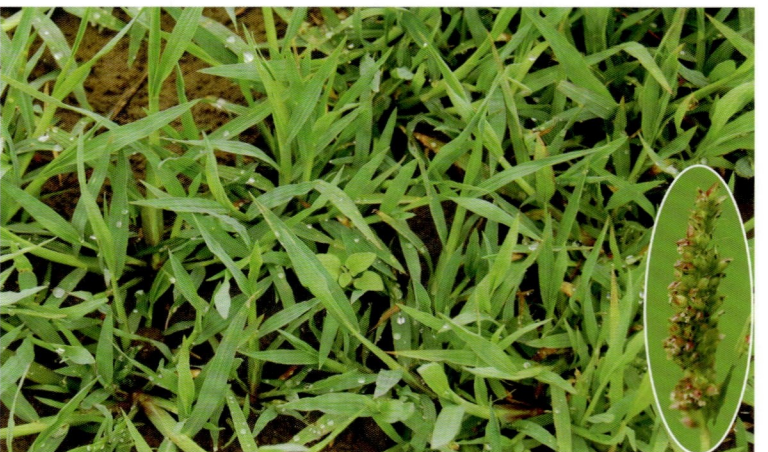

稗 Echinochloa crusgalli (L.) P. Beauv. var. crusgalli
摄影：周繇

2b. 无芒稗（变种）

Echinochloa crusgalli (L.) P. Beauv. var. **mitis** (Pursh) Peterm., Fl. Lips. Excurs. 82. 1838.——*Panicum crusgalli* L. var. *mite* Pursh（英 **Beardless Barnyardgrass**）

本变种与模式变种的主要区别在于小穗无芒或具极短芒，芒长常不超过 0.5 mm，脉上被疣基硬毛。

分布与生境 产于东北、华北、西北、华东、西南及华南等省区。多生于水边或路边草地上。分布于全世界温暖地区。

药用部位 全草。

功效应用 舒筋活血，散瘀。用于金疮，跌打损伤，筋骨疼痛等症。

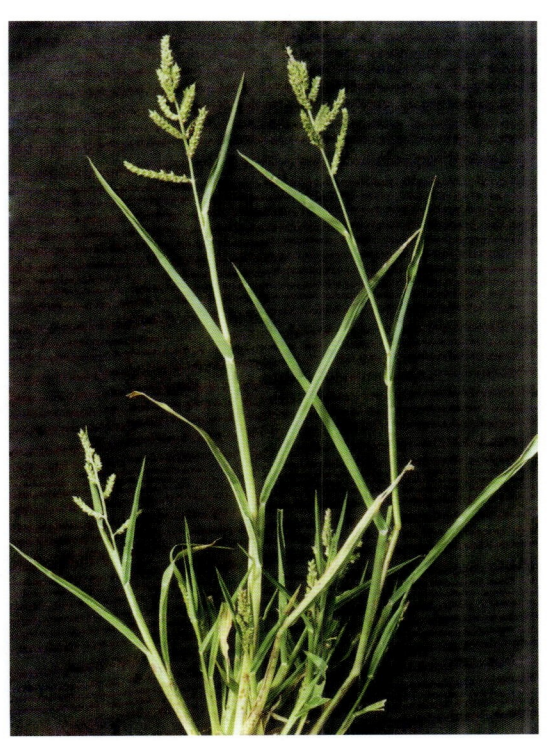

无芒稗 Echinochloa crusgalli (L.) P. Beauv. var. mitis (Pursh) Peterm.
摄影：徐克学

2c. 西来稗（变种）（中国主要植物图说—禾本科）

Echinochloa crusgalli (L.) P. Beauv. var. **zelayensis** (Kunth) Hitchc., Man. Grasses U.S. 841. 1935.——*Oplismenus zelayensis* Kunth（英 **Alkali Barnyardgrass**）

本变种与模式变种的主要区别在于秆高 50-75 cm；叶片长 5-20 mm，宽 4-12 mm；圆锥花序直立，长 11-19 cm，分枝上不再分枝；小穗卵状椭圆形，长 3-4 mm，顶端具小尖头而无芒，脉上无疣基毛，但疏生硬刺毛。

分布与生境 产于华北、华东、西北、华南及西南各省区。多生于水边或稻田中。美洲也有分布。

药用部位 全草。

功效应用 止血，生肌。用于损伤出血，金疮，麻疹等症。

3. 孔雀稗

Echinochloa cruspavonis (Kunth) Schult. in Mant. 2: 269. 1824.——*Oplismenus cruspavonis* Kunth（英 **Gulf Barnyardgrass**）

秆高 120-180 cm。叶舌缺；叶片长 10-40 cm，宽 1-1.5 cm。圆锥花序下垂，长 15-25 cm，分枝上再具小枝；小穗长 2-2.5 mm，带紫色，脉上无疣基毛；第一颖三角形，长为小穗 1/3-2/5，具 3 脉；第二颖与小穗等长，具 5 脉，脉上具硬刺毛；第二小花通常中性，其外稃草质，顶端具长 1-1.5 cm 的芒，具 5-7 脉；第二外稃革质，平滑光亮，顶端具小尖头，边缘包卷同质的内稃，内稃顶端外露。颖果长约 2 mm。

分布与生境 产于贵州、福建、广东、海南等省。多生于沼泽地或水沟边。分布于全世界热带地区。

药用部位 全草。

功效应用 用于金疮，损伤出血，麻疹。

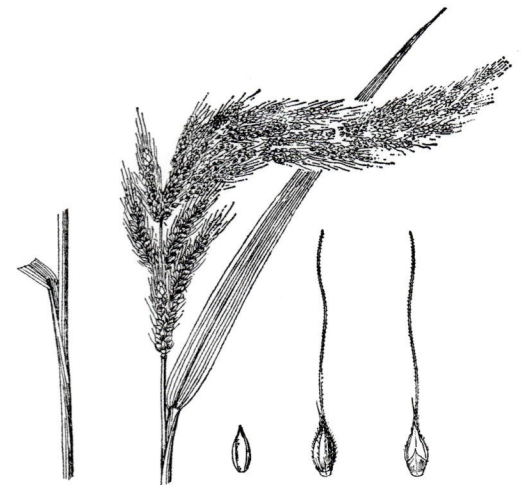

孔雀稗 *Echinochloa cruspavonis* (Kunth) Schult.
陈荣道 绘

4. 长芒稗

Echinochloa caudata Roshev. in Trudy Bot. Inst. Akad. Nauk S.S.S.R., Ser. 1, Fl. Sist. Vyssh. Rast. 2: 91. 1936.（英 **Long-awn Barnyardgrass**）

秆高 1-2 m。叶舌缺；叶片长 10-40 cm，宽 1-2 cm。圆锥花序稍下垂，长 10-25 cm，宽 1.5-4 cm；分枝密集，常再分小枝；小穗常带紫色，长 3-4 mm，脉上具硬刺毛，有时疏生疣基毛；第一颖三角

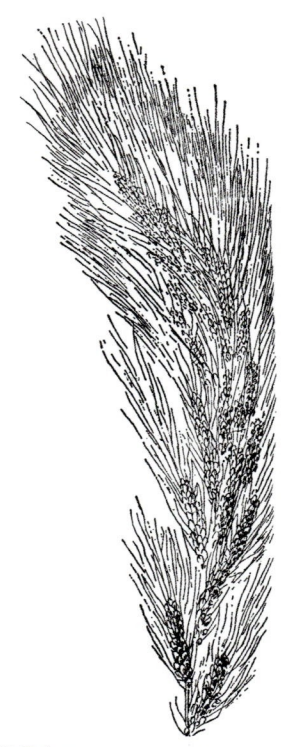

长芒稗 *Echinochloa caudata* Roshev.
陈荣道 绘

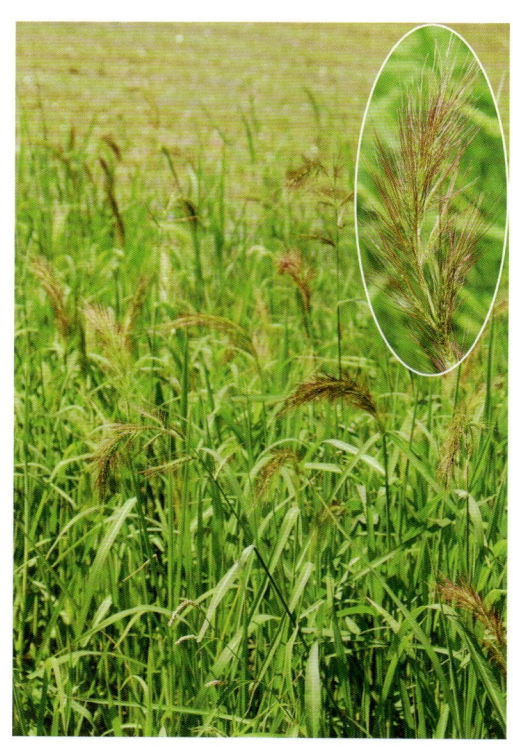

长芒稗 *Echinochloa caudata* Roshev.
摄影：周繇

形，长为小穗的 1/3-2/5，具三脉；第二颖与小穗等长，顶端具长 0.1-0.2 mm 的芒，具 5 脉；第一外稃草质，顶端具长 1.5-5 cm 的芒，具 5 脉，脉上疏生刺毛；第二外稃革质，光亮，边缘包着同质的内稃。花果期夏秋季。

分布与生境 产于黑龙江、吉林、内蒙古、河北、山西、新疆、江苏、安徽、浙江、江西、湖南、四川、贵州及云南等省区。多生于田边、路旁及河边湿润处。分布于日本、朝鲜、俄罗斯。

药用部位 根、幼苗。

功效应用 止血。用于创伤出血不止。舒筋活血，散瘀。用于跌打损伤，筋骨疼痛等症。

5. 旱稗

Echinochloa hispidula (Retz.) Nees in Ill. Bot. Himal. Mts. 1: 416, 420. 1839.——*Panicum hispidulum* Retz.（英 **Hispid Barnyardgrass**）

秆高 40-90 cm。叶鞘平滑无毛；叶舌缺；叶片长 10-30 cm，宽 6-12 mm。圆锥花序狭窄，长 5-15 cm，宽 1-1.5 cm，分枝上不具小枝，有时中部轮生；小穗长 4-6 mm；第一颖三角形，长为小穗的 1/2-2/3，基部包卷小穗；第二颖与小穗等长，有 5 脉，芒长 0.5-1.5 cm；第一小花通常中性，外稃草质，具 7 脉，内稃薄膜质，第二外稃革质，坚硬，边缘包卷同质的内稃。花果期 7-10 月。

分布与生境 产于黑龙江、吉林、河北、山西、山东、甘肃、新疆、安徽、江苏、浙江、江西、湖南、湖北、四川、贵州、广东及云南。生于田野水湿处。朝鲜、日本、印度也有分布。

药用部位 根、幼苗。

功效应用 止血。用于创伤出血不止，感冒，发热，呕吐。

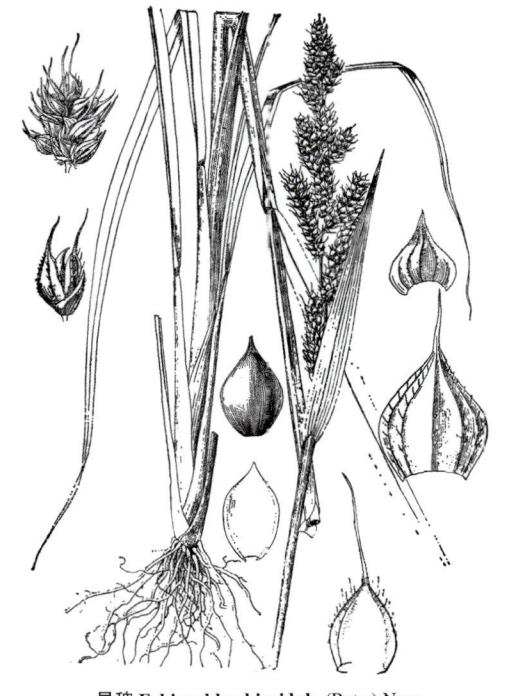

旱稗 Echinochloa hispidula (Retz.) Nees
陈荣道 绘

6. 湖南稗子

Echinochloa frumentacea Link in Hort. Berol. 1: 204. 1827.（英 **Japanese Millet**）

秆高 100-150 cm。叶舌缺；叶片长 15-40 cm，宽 10-24 mm。圆锥花序直立，长 10-20 cm；分枝微呈弓状弯曲；小穗长 3-5 mm，无疣基毛或疏被硬刺毛，无芒；第一颖短小，三角形，长为小穗的 1/3-2/5；第二颖稍短于小穗；第一小花通常中性，其外稃草质，与小穗等长，内稃膜质，狭窄；第二外稃革质，平滑而光亮，成熟时露出颖外，顶端具小尖头，边缘内卷，包着同质的内稃。花果期 8-9 月。

分布与生境 广泛栽培于亚洲热带及非洲温暖地区，我国河南、安徽、台湾、四川、广西、云南等地引种栽培，作为优良饲料或粮食。

药用部位 全草、根、苗叶、种仁。

功效应用 各部功效同稗。

化学成分 种子含甾体类：胆甾醇(cholesterol)，胆甾烷醇(cholestanol)，7-烯胆甾烷醇(lathosterol)，谷甾烷醇(sitostanol)，豆甾醇(stigmasterol)，表甾醇(episterol)，菜油甾烷醇(campestanol)，菜油甾

醇(campesterol)、岩藻甾醇(fucosterol)、24-亚甲基胆甾醇(24-methylenecholesterol)、异岩藻甾醇(isofucosterol)、胆甾-4-烯-3-酮(cholest-4-en-3-one)、24-乙基-7-烯胆甾烷醇(24-ethyllathosterol)、燕麦甾醇(avenasterol)、24-乙基去氢胆甾醇(24-ethyldemosterol)、24-甲基-7-烯胆甾烷醇(24-methyllathosterol)、24-甲基胆甾-4,24(28)-二烯-3-酮[24-methylcholesta-4,24(28)-dien-3-one][1]；三萜类：环木菠萝烯醇(cycloartenol)、环桉烯醇(cycloeucalenol)、柠檬甾二烯醇(citrostadienol)、冠影掌烯醇(lophenol)、24-亚甲基环木菠烷醇(24-methylenecycloartanol)[2]。

全草含黄酮类：异刺苞菊苷(isocarlinoside)、2"-O-鼠李糖基异荭草素(2"-O-rhamnosylisoorientin)、7-O-(2"-O-葡萄糖醛酸基)葡萄糖醛酸基小麦黄素[7-O-(2"-O-glucuronosyl)-glucuronosyltricin][3]；其他类：L-苹果酸(L-malic acid)、反式-乌头酸(trans-aconitic acid)、(+)-异柠檬酸[(+)-isocitric acid]、5-O-咖啡酰奎宁酸(5-O-caffeoylquinic acid)、4-O-咖啡酰奎宁酸(4-O-caffeoylquinic acid)[3]。

化学成分参考文献

[1] Narumi Y, et al. *Nihon Yukagakkaishi*, 2000, 49(4): 367-371.

[2] Narumi Y, et al. *J Oleo Sci*, 2001, 50(2): 133-136.

[3] Kim CS, et al. *Z Naturforsch, C: J Biosci*, 2008, 63(9/10): 755-760.

63. 臂形草属 Brachiaria (Trin.) Griseb.

一年生或多年生草本。圆锥花序顶生，由2至数枚总状花序组成；小穗背腹压扁，具短柄或近无柄，单生或孪生，交互成两行排列于穗轴之一侧，有1–2小花；第一小花雄性或中性；第二小花两性；第一颖长多为小穗之半，向轴而生，基部包卷小穗；第二颖与第一外稃等长，同质同形；第二外稃骨质，先端不具小尖头或具小尖头，背部突起，背面离轴而生；尤以单生小穗为明显，边缘稍内卷，包着同质的内稃。

约50种，广布于全世界热带地区。我国7种，1种可药用。

1. 毛臂形草

Brachiaria villosa (Lam.) A. Camus in Fl. Indo-Chine 7: 433. 1922.（英 **Villous Signalgrass**）

一年生草本。秆高10–40 cm，全体密被柔毛。叶鞘被柔毛，尤以鞘口及边缘更密；叶舌小，具长约1 mm纤毛；叶片卵状披针形，长1–4 cm，宽3–10 mm，两面密被柔毛。圆锥花序由4–8枚总状花序组成；总状花序长1–3 cm；主轴与穗轴密生柔毛；小穗长约2.5 mm，通常单生；小穗柄长0.5–1 mm，有毛；第一颖长为小穗之半，具3脉；第二颖等长或略短于小穗，具5脉；第一小花中性，其外稃与小穗等长，具5脉，内稃膜质，狭窄；第二外稃革质，稍包卷同质内稃，具横细皱纹。花果期7–10月。

分布与生境 产于陕西、甘肃、安徽、浙江、江西、福建、台湾、河南、湖北、湖南、广东、广西、四川、贵州、云南等省区。生于田野和山坡草地。分布于亚洲东南部。

药用部位 全草。

功效应用 利尿通便。用于大便秘结，小便短赤。

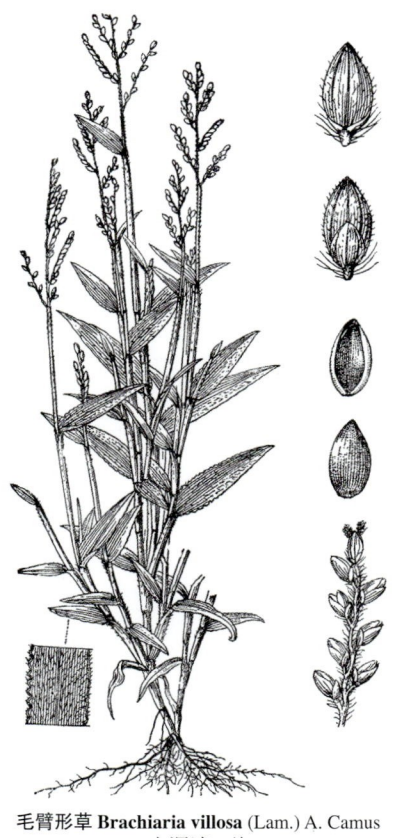
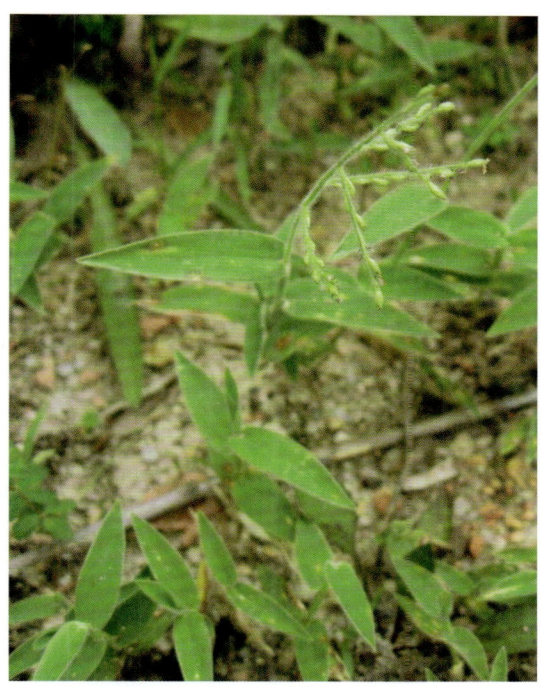

毛臂形草 Brachiaria villosa (Lam.) A. Camus
史渭清 绘

毛臂形草 Brachiaria villosa (Lam.) A. Camus
摄影：童毅华

64. 野黍属 Eriochloa Kunth

一年生或多年生草本。秆分枝。圆锥花序顶生而狭窄，由数枚总状花序组成；小穗背腹压扁，具短柄或近无柄，单生或孪生，成两行复瓦状排列于穗轴之一侧，有 2 小花；第一颖极退化而与第二颖下之穗轴愈合膨大而成环状或珠状的小穗基盘；第二颖与第一外稃等长于小穗，均近膜质；第一小花中性或雄性，外稃包藏一膜质内稃或有时内稃缺；第二小花两性，背着穗轴而生，第二外稃革质，包着同质而钝头的内稃。

本属约 25 种，分布于全世界热带与温带地区。我国 2 种，1 种可药用。

1. 野黍

Eriochloa villosa (Thunb.) Kunth, Révis. Gramin. 1: 30, 203, pl. 13. 1829.——*Paspalum villosum* Thunb.（英 **Hairy Cupgrass**）

一年生草本。秆直立，基部分枝，高 30–100 cm。叶鞘无毛或被毛或鞘缘一侧被毛，节具髭毛；叶舌具长约 1 mm 纤毛；叶片长 5–25 cm，宽 5–15 mm。圆锥花序狭长，长 7–15 cm，由 4–8 枚总状花序组成；总状花序长 1.5–4 cm，密生柔毛，常排列于主轴之一侧；小穗长 4.5–5 (–6) mm；基盘长约 0.6 mm；小穗柄极短，密生长柔毛；第一颖微小，短于或长于基盘；第二颖与第一外稃皆为膜质，等长于小穗，均被细毛，前者具 5–7 脉，后者具 5 脉；第二外稃革质，稍短于小穗。先端钝，具细点状皱纹。颖果长约 3 mm。花果期 7–10 月。

分布与生境 产于东北、华北、华东、华中、西南、华南等地区。生于山坡和潮湿地区。日本、印度也有分布。

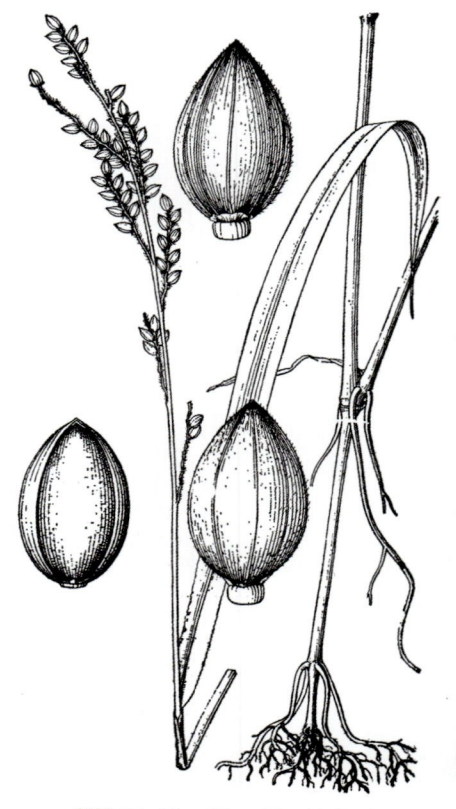

野黍 Eriochloa villosa (Thunb.) Kunth
张泰利 绘

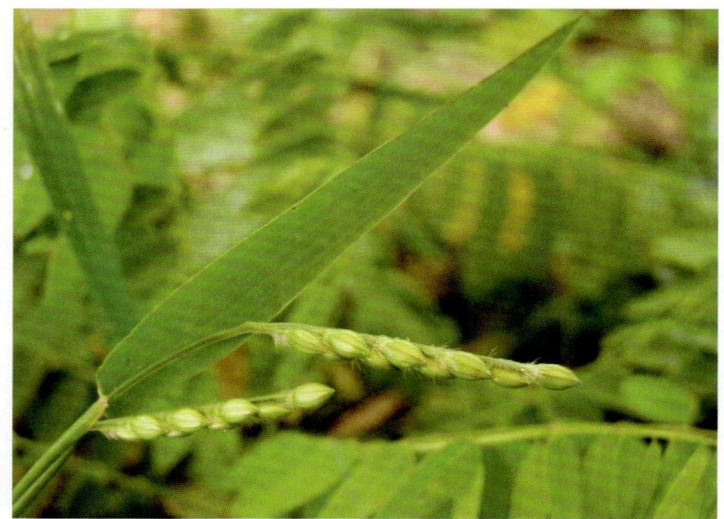

野黍 Eriochloa villosa (Thunb.) Kunth
摄影：刘冰

药用部位 全草。

功效应用 疏风清热明目。用于火眼，结膜炎，视力模糊。

药理作用 抑制胰脂肪酶作用：野黍全草提取物在体外对猪胰脂肪酶具有明显的抑制作用[1]。

药理作用及毒性参考文献

[1] Sharma N, et al. *J Ethnopharmacol*. 2005, 97(3): 453-456.

65. 雀稗属 Paspalum L.

多年生或一年生。叶舌短，膜质。穗形总状花序2至多枚呈指状或总状排列于茎顶或伸长主轴上；穗轴扁平，具狭窄或较宽之翼；小穗含一成熟小花在上，几无柄或具短柄，单生或孪生，2至4行互生于穗轴之一侧，背腹压扁；第一颖通常缺如，稀存在；第二颖与第一外稃相似，膜质或厚纸质，具3-7脉，等长于小穗，有时第二颖较短或不存在，第一小花中性，内稃缺；第二外稃背部隆起，对向穗轴，成熟后变硬，近革质，顶端钝圆，有光泽，边缘狭窄内卷，内稃背部外露甚多；浆片2；雄蕊3。

约300种，分布于全世界的热带与亚热带，热带美洲最丰富。我国有16种，5种可药用。

分种检索表

1. 小穗边缘或顶端具长1-2 mm的丝状柔毛。

  2. 小穗长1.5-1.8 mm，近圆形；总状花序长6-12 cm；穗轴细软 ·················· **4. 两耳草 P. conjugatum**

2. 小穗长 3–3.5 mm，椭圆形；总状花序长 3–5 cm；穗轴硬直 ·············· **5. 双穗雀稗 P. paspalodes**
1. 小穗无毛，有时被微毛，但不具丝状柔毛。
　　3. 小穗被微毛或小穗柄具长柔毛；第二颖与第一外稃皆生微柔毛 ·············· **3. 雀稗 P. thunbergii**
　　3. 小穗与小穗柄均无毛。
　　　　4. 小穗长 2.5–3 mm；第二颖与第一外稃具 5–7 脉 ·············· **1. 鸭乸草 P. scrobiculatum**
　　　　4. 小穗近圆形，长 2–2.2 mm；第二颖与第一外稃均具 3 脉 ·············· **2. 圆果雀稗 P. orbiculare**

本属药用植物鸭乸草 (P. scrobiculatum) 含大量的脂肪烃类化合物。其中的直链烃类化合物是活跃的昆虫信息素。

1. 鸭乸草

Paspalum scrobiculatum L., Mant. Pl. 1: 29. 1767.（英 **Indian Paspalum**）

多年生或一年生。秆高 30–90 (–150) cm。叶舌长 0.5–1 mm；叶片长 10–20 cm，宽 4–12 mm。总状花序 2–5 (–8) 枚，长 3–10 cm，着生于长 2–6 cm 的主轴上；穗轴宽 1.5–2.5 mm；小穗圆形至宽椭圆形，长 2.5 mm 左右；第一颖不存在；第二颖具 5 脉；第一外稃具 5–7 脉，膜质或有时变硬，边缘有横皱纹；第二外稃革质，暗褐色，等长于小穗。花果期 5–9 月。

分布与生境　产于台湾、广西、海南、云南。生长于路旁草地或低湿地，海拔在 500 mm 以下。印度等东南亚各国及世界热带地区均有分布。

药用部位　全草。

功效应用　清热，利尿。用于小便不利，淋浊，水肿，泄泻，痰饮。民间用于驱蚊。

化学成分　种子含其他类：脂肪酸和甘油棕榈酸酯[1]，三十三醇，十八醇，十六-5-烯环己烷(hexadec-5-enylcyclohexane)[2]。

药理作用　镇静作用：鸭乸草提取物的结晶组分对精神病人具有一定的镇静作用[1-2]。

促进伤口愈合作用：鸭乸草全粉可缩短大鼠伤口愈合的时间，促进伤口愈合过程[3]；鸭乸草的甲醇提取物在生理温度条件下，对大鼠胶原糖化和交联具有一定的抑制作用[4]。

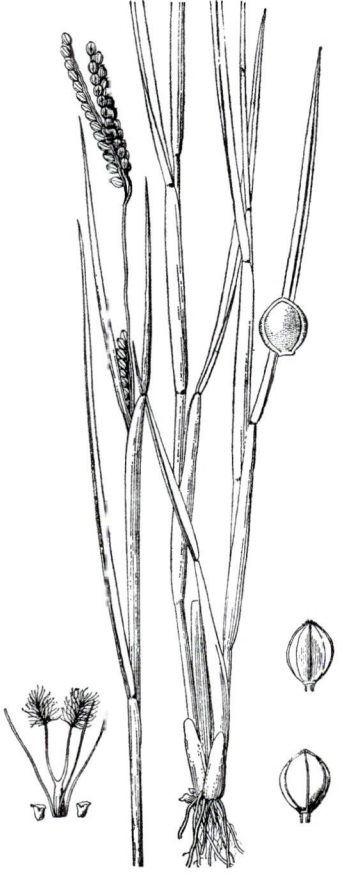

鸭乸草 **Paspalum scrobiculatum** L.
刘春荣　绘

化学成分参考文献

[1] Misra L, et al. *Z Naturforsch, C: J Biosci*, 2000, 55(7/8): 500-502.

[2] Shukla YN, et al. *Indian Drugs*, 2000, 37(3): 158-159.

药理作用及毒性参考文献

[1] Deo VR. *Indian J Med Sci*, 1971, 25(6): 389-391.

[2] Deo VR. *Psychopharmacologia*, 1964, 5: 228-233.

[3] Hegde PS, et al. *Indian J Exp Biol*, 2005, 43(3): 254-258.

[4] Hegde P, et al. *J Nutr Biochem*, 2002, 13(9): 517.

2. 圆果雀稗

Paspalum orbiculare G. Forst., Fl. Ins. Austr. 7. 1786.（英 **Ditch Millet**）

多年生。秆高 30-90 cm。叶鞘鞘口有少数长柔毛，基部者生有白色柔毛；叶舌长约 1.5 mm；叶片长 10-20 cm，宽 5-10 mm。总状花序长 3-8 cm，2-10 枚相互间距排列于长 1-3 cm 之主轴上，分枝腋间有长柔毛；穗轴宽 1.5-2 mm，边缘微粗糙；小穗长 2-2.3 mm，生于穗轴一侧，覆瓦状排列成二行；小穗柄微粗糙，长约 0.5 mm；第二颖与第一外稃等长，具 3 脉，顶端稍尖；第二外稃等长于小穗，成熟后褐色，革质，有光泽，具细点状粗糙。花果期 6-11 月。

分布与生境　产于江苏、浙江、江西、福建、台湾、湖北、广东、广西、四川、贵州、云南。广泛生于低海拔区的荒坡、草地、路旁及田间。亚洲东南部至大洋洲均有分布。

药用部位　全草。

功效应用　清热，利尿。用于小便不利，淋浊，水肿，泄泻，痰饮。

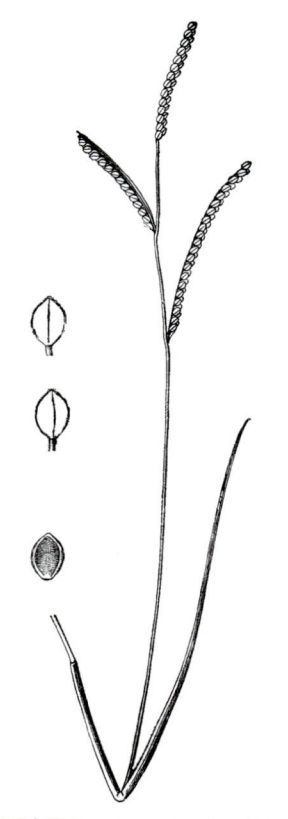

圆果雀稗 Paspalum orbiculare G. Forst.
刘春荣　绘

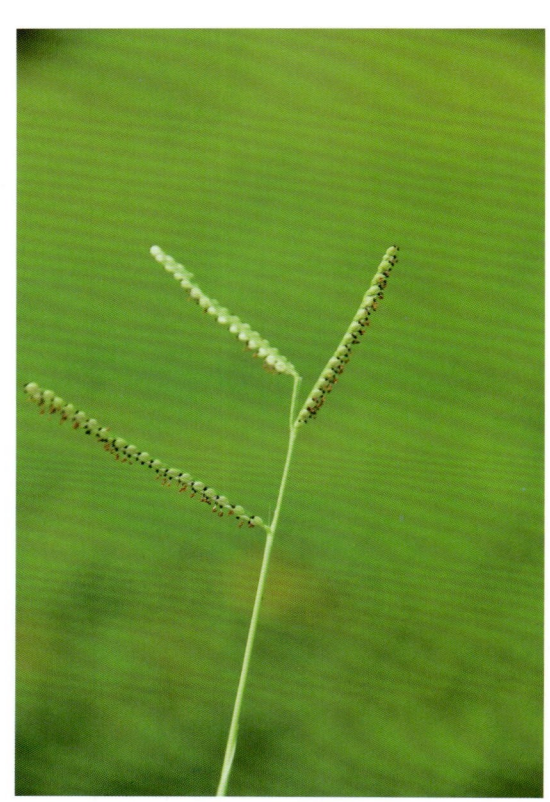

圆果雀稗 Paspalum orbiculare G. Forst.
摄影：王祝年

3. 雀稗

Paspalum thunbergii Kunth ex Steud. in Nomencl. Bot. (ed. 2) 2(2): 273. 1841.（英 **Japanese Paspalum**）

多年生。秆高 50-100 cm，节被长柔毛。叶鞘被柔毛；叶舌膜质，长 0.5-1.5 mm；叶片长 10-25 cm，宽 5-8 mm，两面被柔毛。总状花序 3-6 枚，长 5-10 cm，互生于长 3-8 cm 的主轴上，形成总状圆锥花序，分枝腋间具长柔毛；穗轴宽约 1 mm；小穗柄长 0.5 mm 或 1 mm；小穗长 2.6-2.8 mm，宽约 2.2 mm，散生微柔毛，顶端圆或微凸；第二颖与第一外稃相等，膜质，具 3 脉，边缘有明显微柔毛。第二外稃等长于小穗，革质，具光泽。花果期 5-10 月。

分布与生境　产于江苏、浙江、江西、福建、台湾、湖北、湖南、广东、广西、四川、贵州、云南等省区。生于荒野潮湿草地。日本、朝鲜也有分布。

禾本科 POACEAE（GRAMINEAE）

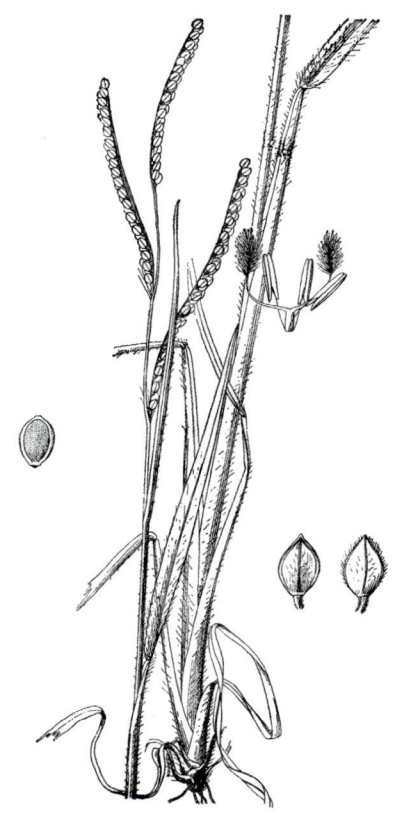

雀稗 **Paspalum thunbergii** Kunth ex Steud.
刘春荣 绘

药用部位 全草。
功效应用 疏风清热止痛。用于目赤肿痛，风热咳喘，肝炎，跌打损伤。

4. 两耳草

Paspalum conjugatum P. J. Bergius in Acta Helv. Phys.-Math. 7: 129, pl. 8. 1772.（英 **Sour Paspalum**）

多年生。植株具长匍匐茎，秆直立部分高 30-60 cm。叶鞘无毛或上部边缘及鞘口具柔毛；叶舌极短，与叶片交接处具长约 1 mm 的一圈纤毛；叶片长 5-20 cm，宽 5-10 mm。总状花序 2 枚，长 6-12 cm；穗轴宽约 0.8 mm；小穗柄长约 0.5 mm；小穗长 1.5-1.8 mm，宽约 1.2 mm，覆瓦状排列成两行；第二颖与第一外稃质地较薄，无脉，第二颖边缘具长丝状柔毛，毛长与小穗近等。第二外稃变硬，背面略隆起，卵形，包卷同质的内稃。花果期 5-9 月。

分布与生境 产于台湾、广西、海南、云南。生于田野、林缘、潮湿草地上。全世界热带及温暖地区有分布。
药用部位 叶。
功效应用 清热解毒，抗炎。用于感冒发烧，眼疾，腹泻，痢疾，虚弱。
化学成分 全草含黄酮类：木犀草素(luteolin)，两耳草苷(paspaloside)[1]。

化学成分参考文献

[1] Paris RA. *Annales Pharmaceutiques Francaises*, 1953, 11: 424-427.

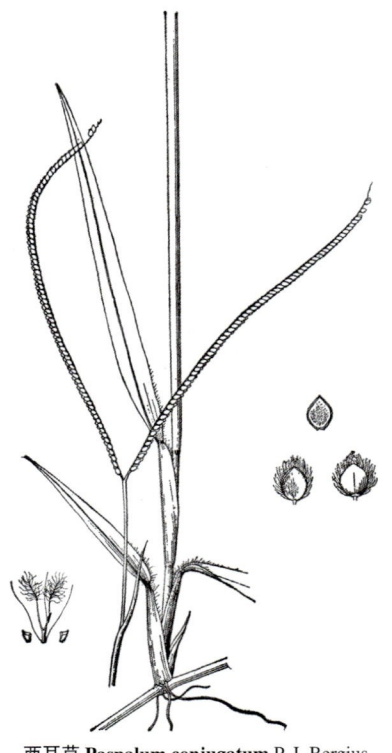

两耳草 Paspalum conjugatum P. J. Bergius
刘春荣 绘

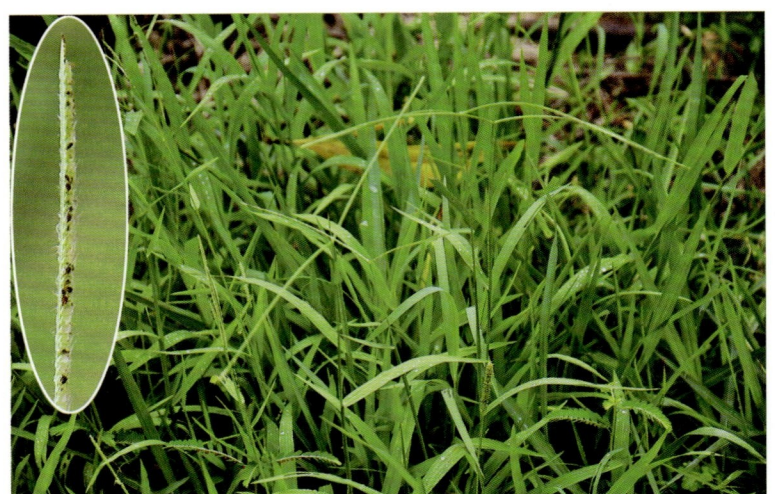

两耳草 Paspalum conjugatum P. J. Bergius
摄影：王祝年

5. 双穗雀稗

Paspalum paspalodes (Michx.) Scribn. in Mem. Torrey Bot. Club 5(3): 29. 1894.——*Digitaria paspalodes* Michx., *Paspalum distichum* auct. non L.（英 **Knotgrass**）

多年生。具长而粗壮的横走匍匐茎，向上直立部分高 20–40 cm。叶舌长 2–3 mm，无毛；叶片长 5–15 cm，宽 3–7 mm，无毛。总状花序 2 枚对生，长 2–6 cm；穗轴宽 1.5–2 mm；小穗长约 3 mm；第一颖退化或微小；第二颖贴生柔毛，具明显的中脉；第一外稃具 3–5 脉，通常无毛；第二外稃草质，等长于小穗，被毛。花果期 5–9 月。

分布与生境 产于江苏、台湾、湖北、湖南、海南、广西、云南等省区。生于田边路旁。全世界热带、亚热带地区均有分布。

药用部位 全草。

功效应用 活血，生血，养血。用于跌打损伤，筋骨疼痛。

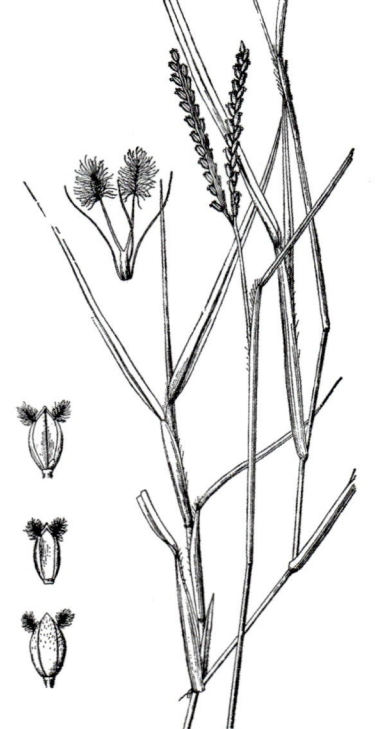

双穗雀稗 Paspalum paspalodes (Michx.) Scribn.
刘春荣 绘

66. 膜稃草属 Hymenachne P. Beauv.

多年生湿生草本，具长匍匐茎；植株中等或较高大。叶片线形。圆锥花序顶生，紧缩呈穗状或较疏散。小穗披针形，背腹压扁，簇生于穗轴之一侧，具极短柄，含 2 小花，第一小花雄性或中性，第二小花两性；第一颖微小；第二颖与第一外稃草质，近相等，具 5 脉，顶端尖或渐尖呈锥状，乃至短芒状；第二外稃膜质或薄纸质，平滑，顶端尖或渐尖，边缘质薄，稍内卷或扁平，覆盖同质的内稃。雄蕊 3 枚。

约含 10 余种，分布于两半球的热带和温暖地区。我国有 4 种，2 种可药用。

分种检索表

1. 小穗长 4.5–6 mm，小穗顶端具长 0.5–2 mm 的短芒；脉粗糙 ································· 1. **膜稃草 H. amplexicaulis**
1. 小穗长约 3 mm，小穗顶端尖，无芒；脉部平滑，有时上部微粗糙 ························· 2. **弊草 H. assamica**

1. 膜稃草

Hymenachne amplexicaulis (Rudge) Nees in Fl. Bras. Enum. Pl. 2(1): 276. 1829.——*Panicum amplexicaule* Rudge, *H. pseudointerrupta* Müll. Hal., *H. acutigluma* (Steud.) Gilliland（英 **Amplexicaule Water Hymenacue**）

多年生。秆下部匍匐地面，并于节处生根，直立部分高达 1 m，具海绵质髓部。叶舌膜质，长 1–2 mm；叶片长 30–40 cm，宽约 2 cm。圆锥花序紧密呈穗状，长 20–40 cm，宽 1–2 cm；分枝长 0.5–2 cm，穗轴有翼，一侧簇生小穗；小穗长 0.5–1 mm；小穗长 4.5–5.5 mm，宽约 1 mm；第一颖膜质，长约 1.2 mm；第二颖与第一外稃草质，长 3–4 mm，顶端具长 0.5–2 mm 的短芒；脉上具刺状糙毛；第二外稃膜质，长约 3 mm；内稃顶端有 2 尖头；花药长约 1 mm。颖果长约 1.5 mm。花果期夏季至秋季。

分布与生境 产于云南南部和海南。生于溪河边、沼泽浅水处，海拔多在 1000 m 以下。分布于印度、缅甸、泰国、爪哇和马来西亚等地区。

药用部位 全草。

功效应用 清热利尿。用于感冒高热，小便不通，尿黄，尿痛，血尿，血浊，肾炎水肿，子宫颈炎。

2. 弊草

Hymenachne assamica (Hook. f.) Hitchc. in Lingnan Sci. J. 7: 222.1929 (1931).——*Panicum assamicum* Hook. f.（英 **Assam Water Hymenacue**）

多年生。秆基部偃卧地面，并于节处生根，直立部分高 50–70 cm；叶鞘一侧边缘密生疣基柔毛；叶舌长约 0.5 mm；叶片长 10–20 cm，宽 6–12 mm。圆锥花序紧密呈穗状，长 10–15 cm，宽约 1 cm；分枝长 1–2 cm，密生小穗；小穗柄长 0.2–0.8 mm；小穗长 3–3.2 mm，宽约 1 mm；第一颖膜质，长为小穗的 1/3，具 1 或 3 脉；第二颖与第一外稃草质，具 5 脉；第一外稃顶端尾尖，等长于小穗；第二外稃长约 2.5 mm。花果期 7–10 月。

分布与生境 产于海南。生于水溪旁。印度东北部有分布。

药用部位 全草。

功效应用 用于治疗湿热，肺结核。

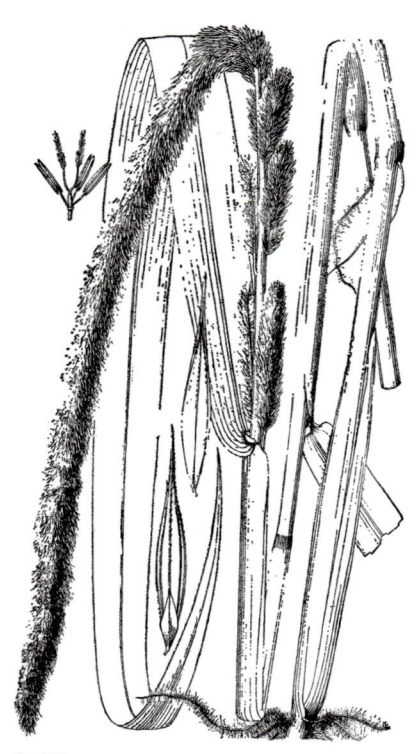

膜稃草 Hymenachne amplexicaulis (Rudge) Nees
刘春荣 绘

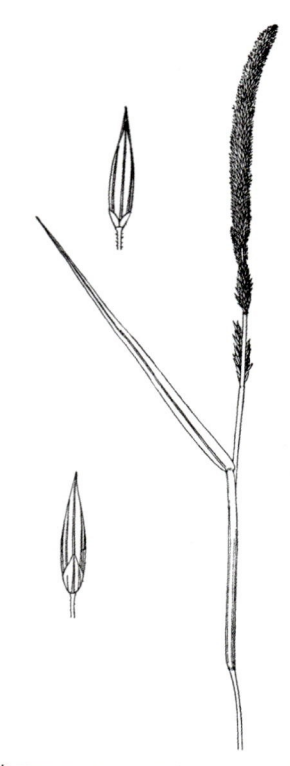

弊草 Hymenachne assamica (Hook. f.) Hitchc.
刘春荣 绘

67. 马唐属 Digitaria Haller

多年生或一年生草本。总状花序较纤细，2 至多枚呈指状排列于茎顶或着生于短缩的主轴上。小穗含 1 朵两性花，背腹压扁，2 或 3-4 枚着生于穗轴之各节，互生或成 4 行排列于穗轴的一侧；小穗柄长短不等，下方一枚近无柄，第一颖短小或缺如；第二颖披针形，较短于小穗，常生柔毛；第一外稃与小穗等长或稍短，有 3-9 脉，通常生柔毛或具多种毛被；第二外稃厚纸质或软骨质，常具颗粒状微细突起。

约含 300 余种，分布于全世界热带地区。我国有 24 种，4 种可药用。

分种检索表

1. 小穗 3 枚簇生，长不逾 2.2 mm，为其宽的 1-2 倍；第一颖不存在；第二小花成熟后多为黑紫色或棕褐色；穗轴三棱形，大多具窄翼 ··· 1. 止血马唐 D. ischaemum
1. 小穗孪生，同型，长 (2.5-) 3-4 mm，为其宽的 3-4 倍；第一颖小，三角形，有时缺；第二小花成熟后浅绿色或带铅色；穗轴扁平，具翼。
   2. 第一外稃之侧脉上部具锯齿状粗糙 ·· 4. 马唐 D. sanguinalis
   2. 第一外稃之脉平滑，不具锯齿状粗糙。
      3. 小穗宽约 0.7 mm；第一外稃正面具 3 脉；叶片较短小 ································· 2. 红尾翎 D. radicosa
      3. 小穗宽 1-1.2 mm；第一外稃正面具 5 脉；叶片较宽大 ····························· 3. 升马唐 D. ciliaris

1. 止血马唐

Digitaria ischaemum (Schreb.) Muhl., Descr. Gram. 131, 1817.——*Panicum ischaemum* Schreb.（英 **Smooth Crabgrass**）

一年生。秆高 15-40 cm。叶舌长约 0.6 mm；叶片长 5-12 cm，宽 4-8 mm。总状花序长 2-9 cm；小穗长 2-2.2 mm，宽约 1 mm，2-3 枚着生于各节；第一颖不存在；第二颖具 3-5 脉，等长或稍短于小穗；第一外稃具 5-7 脉，与小穗等长，脉间及边缘具细柱状棒毛与柔毛。第二外稃成熟后紫褐色，长约 2 mm。有光泽。花果期 6-11 月。

分布与生境 产于黑龙江、吉林、辽宁、内蒙古、河北、山西、陕西、甘肃、新疆、台湾、四川、西藏及等省区。生于田野、河边润湿的地方。欧亚温带地区广泛分布，北美温带地区已归化。

药用部位 全草。

功效应用 凉血，止血，收敛。用于血热妄行的出血症，如鼻衄，咯血，呕血，便血，尿血，痔血，崩漏。

药理作用 强心作用：止血马唐水煎液经 $Pb(OAc)_2$ 处理后可增强离体蛙心的收缩强度[1]。

抗辐射作用：止血马唐水煎液经 $Pb(OAc)_2$ 处理后可升高 X 射线辐射后家兔下降的白细胞[2]。

药理作用及毒性参考文献

[1] Fujimori H, et al. *Shikoku Igaku Zasshi*, 1955, 6(2): 48-51.

[2] Kajimoto Y, et al. *Folia Pharmacol Japon*, 1951, 47(2): 81.

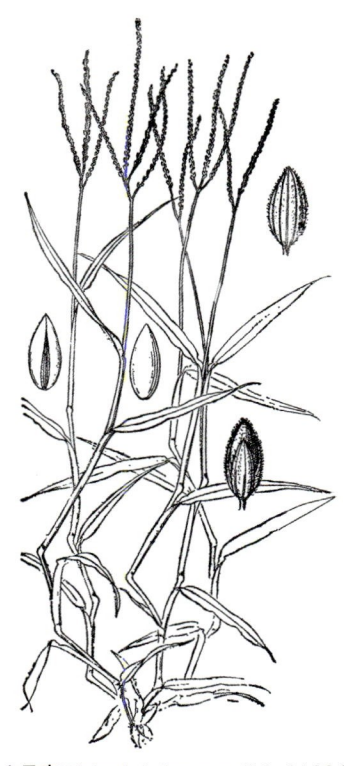

止血马唐 Digitaria ischaemum (Schreb.) Muhl.
张泰利 绘

2. 红尾翎

Digitaria radicosa (J. Presl) Miq. in Fl. Ned. Ind. 3: 437. 1857.——*Panicum radicosum* J. Presl（英 **Root Crabgrass**）

一年生。秆高 30-50 cm。叶舌长约 1 mm；叶片长 2-6 cm，宽 3-7 mm。总状花序 2-3 (-4) 枚，长 4-10 cm，着生于长 1-2 cm 的主轴上；小穗长 2.8-3 mm，为其宽的 4-5 倍；第一颖三角形，长约 0.2 mm；第二颖长为小穗 1/3-2/3，具 1-3 脉，长柄小穗的颖较长大，脉间与边缘生柔毛；第一外稃等长于小穗，具 5-7 脉，正面见有 3 脉，侧脉及边缘生柔毛；第二外稃厚纸质，有纵细条纹；花药长 0.5-1 mm。花果期夏秋季。

分布与生境 产于台湾、福建、海南和云南。生于丘陵、路边、湿润草地上。分布于东半球热带，印度、缅甸、菲律宾、马来西亚、印度尼西亚至大洋洲均有。

药用部位 全草。

功效应用 调中，聪耳明目。

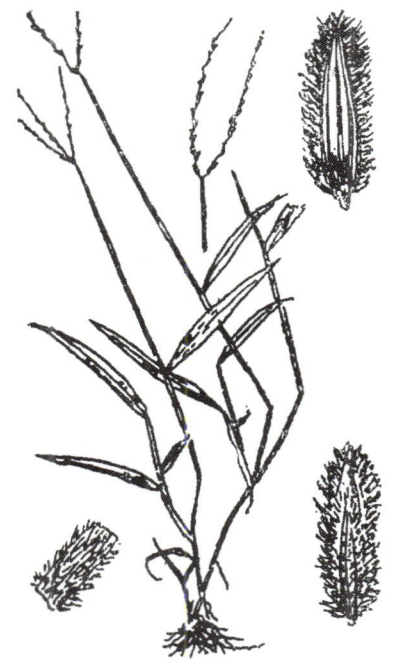

红尾翎 Digitaria radicosa (J. Presl) Miq.
引自《安徽植物志》

3. 升马唐

Digitaria ciliaris (Retz.) Koeler, Descr. Gram. 27. 1802.——*Panicum ciliare* Retz., *Digitaria adscendens* (Kunth) Henrard（英 **Ascendent Crabgrass**）

一年生。秆高 30–90 cm。叶舌长约 2 mm；叶片长 5–20 cm，宽 3–10 mm。总状花序 5–8 枚，长 5–12 cm，呈指状排列于茎顶；小穗长 3–3.5 mm，孪生于穗轴之一侧；第一颖小，三角形；第二颖披针形，长约为小穗的 2/3，具 3 脉，脉间及边缘生柔毛；第一外稃等长于小穗，具 7 脉，脉平滑，中脉两侧的脉间较宽而无毛，其他脉间贴生柔毛，边缘具长柔毛；第二外稃革质，等长于小穗。花药长 0.5–1 mm。花果期 5–10 月。

分布与生境　产于我国南北各省区。生于路旁、荒野、荒坡。广泛分布于世界的热带、亚热带地区。

药用部位　全草。

功效应用　止血。民间用于子宫出血，痔疮出血。

化学成分　茎叶含黄酮类：异荭草素(isoorientin)，小麦黄素(tricin)[1]。

茎、叶和花含蛋白质，粗纤维，游离氨基酸，己糖、戊糖、Ca、Mg、K、P、Fe[2]。

药理作用　止血作用：纤毛马唐全草水煎液口服对子宫出血和痔疮出血具有一定的治疗作用[1]。

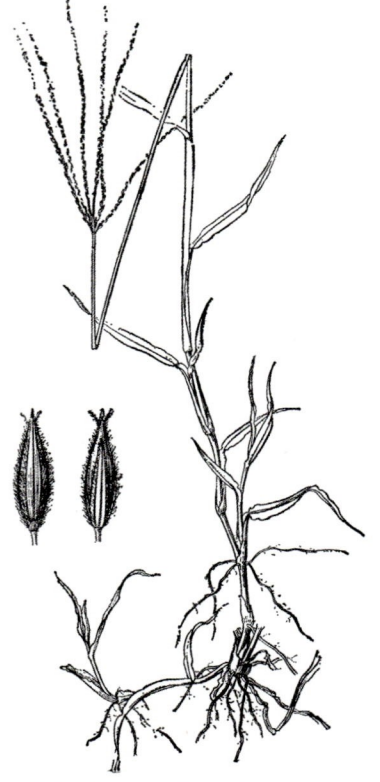

升马唐 **Digitaria ciliaris** (Retz.) Koeler
张泰利　绘

化学成分参考文献

[1] Kaneta M, et al. *Agric Biol Chem*, 1973, 37(11): 2663-2665.

[2] Rawat GS, et al. *Himalayan Chem Pharm Bull*, 1984, 1(1): 22-25.

药理作用及毒性参考文献

[1] 李金山，等. 吉林中医药，1989, 6: 36-37.

4. 马唐

Digitaria sanguinalis (L.) Scop. in Fl. Carniol. (ed. 2) 1: 52. 1771.——*Panicum sanguinale* L.（英 **Common Crabgrass**）

一年生。秆高 10–80 cm。叶舌长 1–3 mm；叶片长 5–15 cm，宽 4–12 mm。总状花序长 5–18 cm，4–12 枚成指状着生于长 1–2 cm 的主轴上；小穗长 3–3.5 mm；第一颖小，短三角形，无脉；第二颖具 3 脉，披针形，长为小穗的 1/2 左右，脉间及边缘大多具柔毛；第一外稃等长于小穗，具 7 脉，中脉平滑，两侧的脉间距离较宽，无毛，边脉上具小刺状粗糙，脉间及边缘生柔毛；第二外稃近革质，等长于第一外稃；花药长约 1 mm。花果期 6–9 月。

分布与生境　产于河北、山西、陕西、甘肃、新疆、河南、安徽、四川、西藏等地。生于路旁、田野。广布于两半球的温带和亚热带山地。

药用部位　全草。

功效应用　明目，润肺，调中，清热止血。用于目暗不明，肺热

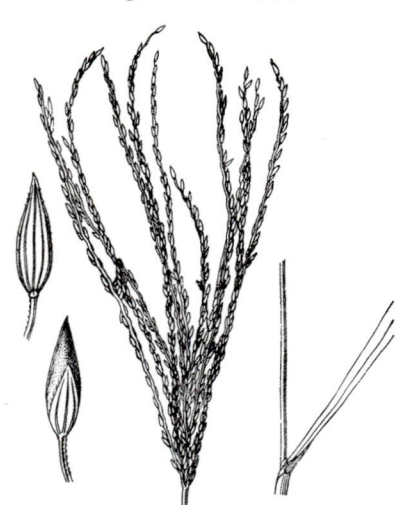

马唐 **Digitaria sanguinalis** (L.) Scop.
刘春荣　绘

咳嗽。

化学成分　全草含挥发油：含量最高者为 2,5-二乙基苯酚(2,5-diethylphenol)，其次为间异丙基苯酚 (*m*-cumenol)；尚含有胸腺嘧啶(thymine)，α-樟脑烯醛(α-campholenal)，龙脑(borneol)[1]。

注评　本种傣族、蒙古族药用其全草；傣族治疗跌打损伤、损筋折骨、全身乏力，蒙古族治目赤肿痛、肺燥咳嗽、小便不利、虚肿、脚气湿痹。

化学成分参考文献

[1] Zhou B, et al. *Weed Biology and Management*, 2013, 13(1/2): 62-69.

68. 狗尾草属 Setaria P. Beauv.

一年生或多年生草本，有或无根状茎。圆锥花序通常呈穗状或总状圆柱形，少数疏散而开展至塔状；小穗含 1-2 小花，全部或部分小穗下托以 1 至数枚由不发育小枝而成的芒状刚毛，脱节于极短且呈杯状的小穗柄上，并与宿存的刚毛分离；颖不等长，第一颖具 3-5 脉或无脉，第二颖与第一外稃等长或较短，具 5-7 脉；第一小花雄性或中性，第一外稃与第二颖同质，通常包着纸质或膜质的内稃；第二小花两性，第二外稃软骨质或革质，平滑或具点状、横条状皱纹，包着同质的内稃。

本属约有 130 种，广布于全世界热带和温带地区，甚至可分布至北极圈内，多数产于非洲。我国 15 种，8 种可药用。

分种检索表

1. 圆锥花序疏松呈金字塔状、圆锥状、披针状或稍紧缩呈线状，部分小穗或每小穗下有刚毛 1-2 枚。
   2. 叶片纺锤状宽披针形或线状披针形，质厚，具明显的折襞，基部常窄缩成柄状。第一小花中性或雄性，第二外稃具明显或不明显的横皱纹。
      3. 植株较粗壮高大；叶鞘常被较粗疣基毛，叶片质厚，宽 2-7 cm；第二外稃具不明显的横皱纹·················· 1. 棕叶狗尾草 **S. palmifolia**
      3. 植株矮小细弱；叶鞘通常无疣基毛或有较细的疣毛，叶片质薄，宽 0.5-3 cm；第二外稃具明显横皱纹·················· 2. 皱叶狗尾草 **S. plicata**
   2. 叶片线状披针形或线形，扁平不具折襞，基部不窄缩成柄状。第一小花通常雄性，第二外稃为细点状皱纹·················· 3. 西南莩草 **S. forbesiana**
1. 圆锥花序紧缩呈穗形或圆柱形，每小穗下有数枚或多数刚毛。
   4. 花序主轴上每个小枝通常具 3 枚以上的成熟小穗，第二颖等长于第二外稃或短于第二外稃的 1/4-1/3。
      5. 小穗长 2.5-3 mm，顶端尖，第二颖短于第二外稃的 1/3-1/4，成熟后小穗肿胀······ 6. 大狗尾草 **S. faberi**
      5. 小穗长 2-2.5 mm，顶端钝，第二颖与第二外稃等长，成熟后小穗微肿胀。
         6. 谷粒连同第一外稃一齐脱落，野生·················· 4. 狗尾草 **S. viridis**
         6. 谷粒自颖与第一外稃分离而脱落，栽培植物，也有逸生·················· 5. 粟 **S. italica**
   4. 花序主轴上每小枝具 1 枚成熟小穗，第二颖长为小穗的 1/2。
      7. 小穗长 3-4 mm，第一小花常具雄蕊，第一内稃等宽于第二小花，第二外稃背部具较粗皱纹·················· 7. 金色狗尾草 **S. glauca**
      7. 小穗长 2-2.5 mm，第一小花常中性，第一内稃狭长呈披针形或等宽于第二小花，第二外稃背部具较细皱纹·················· 8. 莠狗尾草 **S. geniculata**

本属药用植物主要含黄酮类，如小麦黄素 (tricin，**1**)、荭草素 -6″-*O*- 反式阿魏酰基 -2″-*O*- 木糖苷 [orientin-6″-*O*-(*E*)-ferulyl-2″-*O*-xyloside，**2**] 等；香豆素类，如 4- 丙烯氧基香豆素 (4-propenoxycoumarin，

3)、6,7- 二甲氧基香豆素 (6,7-dimethoxycoumarin，**4**) 等。狗尾草 (S. viridis) 中黄酮类成分荭草素 -2''-O- 木糖苷 (orientin-2''-O-xyloside) 和小麦黄素 -7-O-β-D- 葡萄糖苷 (tricin-7-O-β-D-glucoside) 在小鼠及体外实验中表现出显著的抗氧化活性。粟 (S. italica) 的酸水提取物对人类唾液淀粉酶，胰淀粉酶和猪胰淀粉酶有明显抑制活性。此外，**4** 和 5,8- 二甲氧基香豆素 (5,8-dimethoxycoumarin) 具有抗微生物作用。

1. 棕叶狗尾草

Setaria palmifolia (J. Koenig) Stapf in J. Linn. Soc., Bot. 42(285): 186. 1914.——*Panicum palmifolium* J. Koenig（英 **Palmgrass**）

多年生。秆高 0.75–2 m。叶鞘上部边缘具较密而长的疣基纤毛，毛易脱落；叶舌长约 1 mm，具长约 2–3 mm 的纤毛；叶片长 20–59 cm，宽 2–7 cm，基部窄缩呈柄状，具纵深皱折。圆锥花序主轴延伸甚长，呈开展或稍狭窄的塔形，长 20–60 cm，宽 2–10 cm；小穗长 2.5–4 mm，部分小穗下托以 1 枚刚毛，刚毛长 5–10 (–14) mm 或更短；第一颖长为小穗的 1/3–1/2，具 3–5 脉；第二颖长为小穗的 1/2–3/4 或略短于小穗，具 5–7 脉；第一小花雄性或中性，第一外稃与小穗等长或略长，具 5 脉，内稃膜质，窄而短小，长为外稃的 2/3；第二小花两性，第二外稃具不甚明显的横皱纹，等长或稍短于第一外稃，先端为小而硬的尖头，成熟小穗不易脱落。花果期 8–12 月。

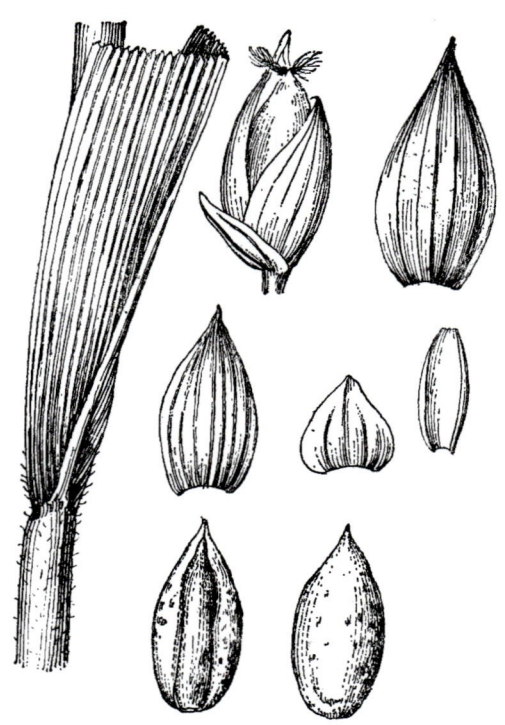

棕叶狗尾草 Setaria palmifolia (J. Koenig) Stapf
韦力生 绘

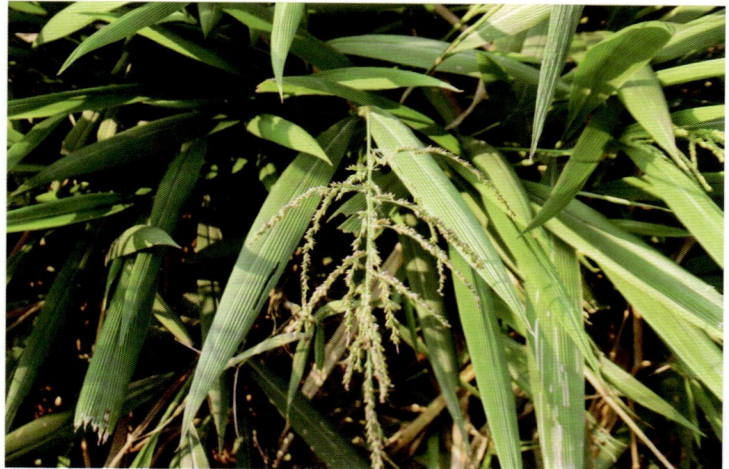

棕叶狗尾草 Setaria palmifolia (J. Koenig) Stapf
摄影：王祝年

分布与生境 产于浙江、江西、福建、台湾、湖北、湖南、广东、广西、四川、贵州、云南、西藏等省区。生于山坡或谷地林下阴湿处。分布于非洲和亚洲的热带和亚热带地区。

药用部位 根、全草。

功效应用 根：用于脱肛，子宫下垂。全草：补中益气。用于面色苍白，疲乏无力，纳少便溏，脱肛，子宫脱垂。

2. 皱叶狗尾草

Setaria plicata (Lam.) T. Cooke in Fl. Bombay 2: 919. 1908.——*Panicum plicatum* Lam.（英 **Wrinkleleaf Bristlegrass**）

多年生。秆高45-130 cm；叶舌边缘密生长1-2 mm纤毛；叶片长4-43 cm，宽0.5-3 cm，基部渐狭呈柄状，具较浅的纵向皱折。圆锥花序狭长圆形或线形，长15-33 cm；小穗着生小枝一侧，长3-4 mm，部分小穗下托以1枚细的刚毛，长1-2 cm或有时不显著；颖薄纸质，第一颖长为小穗的1/4-1/3，具3 (-5)脉，第二颖长为小穗的3/4-1/2，先端钝或尖，具5-7脉；第一小花通常中性或具3雄蕊，第一外稃与小穗等长或稍长，具5脉，内稃膜质，狭短或稍狭于外稃；第二小花两性，第二外稃等长或稍短于第一外稃，具明显的横皱纹。花果期6-10月。

分布与生境 产于江苏、安徽、浙江、江西、福建、台湾、湖北、湖南、广东、广西、四川、贵州、云南等省区。生于山坡林下、沟谷地阴湿处或路边杂草地上。印度、尼泊尔、斯里兰卡、马来西亚、马来群岛、日本南部也有分布。

药用部位 全草、叶。

功效应用 全草：清热解毒，解毒，杀虫，祛风，化腐肉。捣绒或捣烂外敷用于铜钱癣，疥癣，丹毒，无名肿毒。叶：用于妇人血虚发烧，人虚成痨，血尿，利大小便。

注评 本种瑶族和侗族药用，主要用须根治胎盘不下，侗族还用全草治上界野血（咯血、吐血、鼻衄）。

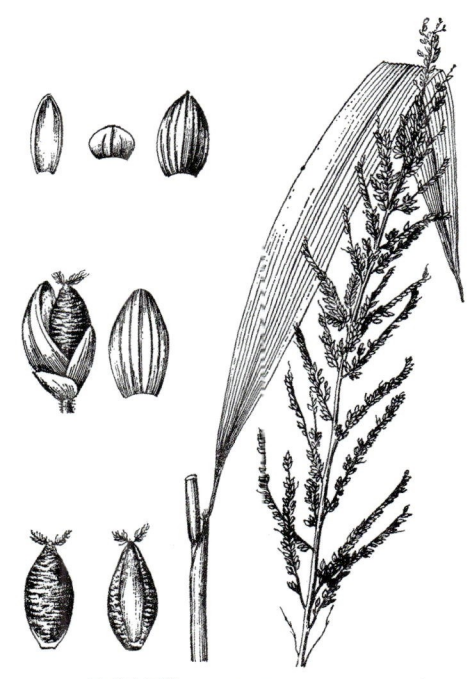

皱叶狗尾草 Setaria plicata (Lam.) T. Cooke
韦力生 绘

3. 西南莩草

Setaria forbesiana (Nees ex Steud.) Hook. f., Fl. Brit. India 7(21): 81. 1897.——*Panicum forbesianum* Nees ex Steud.（英 **Forbes Bristlegrass**）

多年生。秆高60-170 cm。叶鞘边缘具密的纤毛；叶舌具长约3 mm的纤毛；叶片长10-40 cm，宽4-20 mm。圆锥花序狭尖塔形、披针形或呈穗状，长10-32 cm，宽1-4 cm；小穗长约3 mm，小穗下均具1枚刚毛，刚毛长5-15 mm，约为小穗的3倍；第一颖长为小穗的1/3-1/2，具3-5脉；第二颖短于小穗1/4或2/3，具(5-) 7-9脉；第一小花雄性或中性（即无雄蕊，无雌蕊），第一外稃与小穗等长，通常3-5脉，有等长的而与第二小花等宽的内稃；第二外稃等长于第一外稃，硬骨质，具细点状皱纹，成熟时，背部极隆起似半球形，包着同质内稃。花果期7-10月。

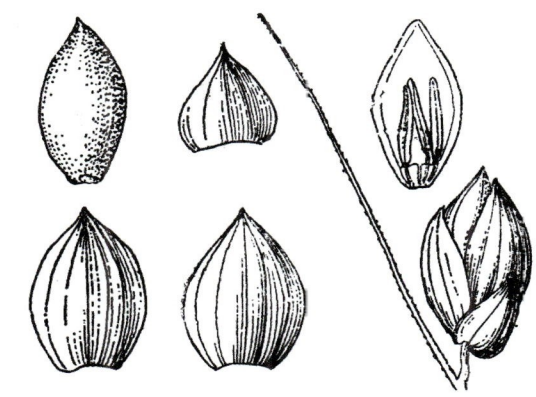

西南莩草 Setaria forbesiana (Nees ex Steud.) Hook. f.
韦力生 绘

分布与生境 产于陕西、甘肃、浙江、湖北、湖南、广东、广西、四川、贵州、云南等省区。生于海拔2300-3600 mm的山谷、路旁、沟边及山坡草地或溪边阴湿、半阴湿处。分布于温带喜马拉雅山，从尼泊尔、印度北部到缅甸。

药用部位 全草。

功效应用 祛风明目，清热利尿，止痒，杀虫。用于风热感冒，沙眼，目赤肿痛，黄疸性肝炎。外用治淋巴结核。

4. 狗尾草

Setaria viridis (L.) P. Beauv., Ess. Agrostogr. 51, 171, 178. 1812.——*Panicum viride* L.
（英 **Green Bristlegrass**）

一年生。秆高10-100 cm。叶鞘边缘具较长的密绵毛状纤毛；叶舌极短，缘有长1-2 mm的纤毛；叶片长4-30 cm，宽2-18 mm。圆锥花序紧密呈圆柱状或基部稍疏离，主轴被较长柔毛，长2-15 cm，宽4-13 mm（除刚毛外），刚毛长4-12 mm；小穗2-5个簇生于主轴上或更多的小穗着生在短小枝上，长2-2.5 mm；第一颖长约为小穗的1/3，具3脉；第二颖具5-7脉；第一外稃与小穗等长，具5-7脉，其内稃短小狭窄；第二外稃具细点状皱纹，狭窄。花果期5-10月。

分布与生境 产于全国各地。生于海拔4000 m以下的荒野、道旁，为旱地农田中常见的一种杂草。原产于欧亚大陆的温带和暖温带地区，现广布于全世界的温带和亚热带地区。

药用部位 全草。

功效应用 清热解毒，祛风明目，除热祛湿，消肿，杀虫。用于痈疮肿毒，黄水疮，癣疥流汁，瘙痒，恶血，疣目，目赤多泪，翳障，远年眼目不明，头晕胀痛，黄发。

化学成分 地上部分含黄酮类：小麦黄素(tricin)，牡荆素-2″-*O*-木糖苷(vitexin-2″-*O*-xyloside)，荭草素-2″-*O*-木糖苷(orientin-2″-*O*-xyloside)，小麦黄素-7-*O*-β-D-葡萄糖苷(tricin-7-*O*-β-D-glucoside)，牡荆素-2″-*O*-葡萄糖苷(vitexin-2″-*O*-glucoside)[1]；苯丙素类：对羟基桂皮酸(*p*-hydroxycinnamic acid)[1]。

注评 本种为上海中药标准（1994）收载"狗尾草"的基源植物，药用其干燥全草。蒙古族、畲族用

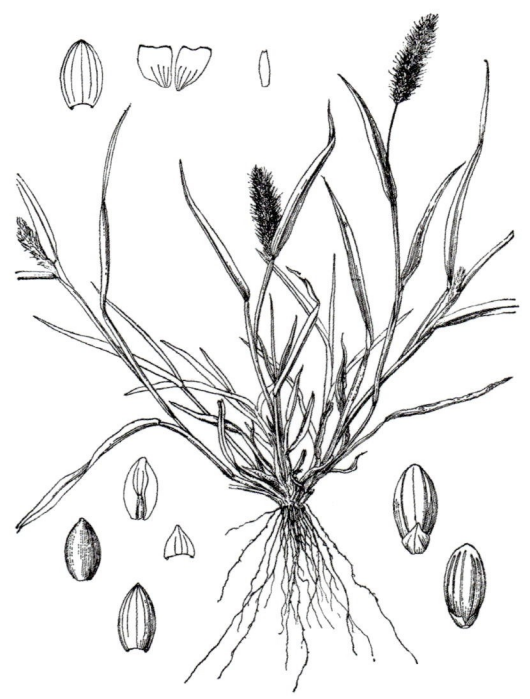

狗尾草 *Setaria viridis* (L.) P. Beauv.
韦力生 绘

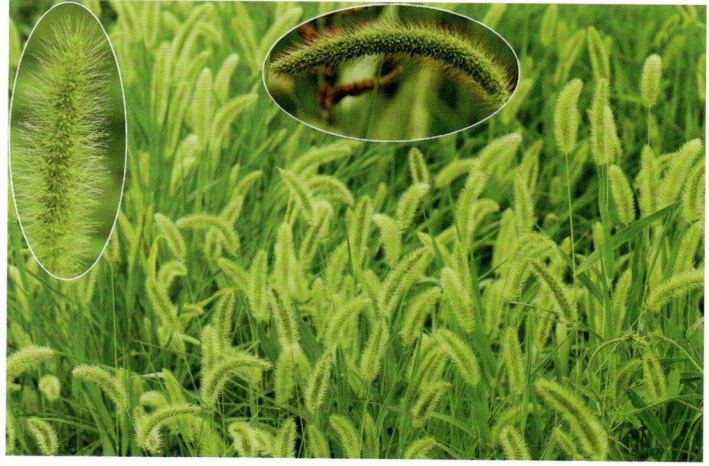

狗尾草 *Setaria viridis* (L.) P. Beauv.
摄影：周䶮

禾本科 POACEAE (GRAMINEAE)

其种子或全草治疗风热感冒、目赤疼痛、黄疸型肝炎；苗族、藏族用其全草止泻。

化学成分参考文献

[1] Kwon Yong S, et al. *Arch Pharm Res*, 2002, 25(3): 300-305.

5. 粟（名医别录） 梁（中国植物志），小米（通称），黄粟（北方），谷子（江苏）

Setaria italica (L.) P. Beauv., Ess. Agrostogr. 51, 170, 178. 1812.——*Panicum italicum* L., *Setaria italica* (L.) P. Beauv var. *germanica* (Mill.) Schrad.（英 **Foxtail Millet**）

一年生。秆高 0.1–1 mm 或更高。叶鞘密具疣毛或无毛，毛以近边缘及与叶片交接处的背面为密，边缘密具纤毛；叶舌为一圈纤毛。叶片长 10–45 cm，宽 5–33 mm。圆锥花序呈圆柱状或近纺缍状，通常下垂，长 10–40 cm，宽 1–5 cm，常因品种的不同而多变异，主轴密生柔毛，刚毛显著长于或稍长于小穗；小穗长 2–3 mm；第一颖长为小穗的 1/3–1/2，具 3 脉；第二颖稍短于或长为小穗的 3/4，具 5–9 脉；第一外稃与小穗等长，具 5–7 脉，其内稃薄纸质，长为其 2/3，第二外稃等长于第一外稃，质坚硬，平滑或具细点状皱纹，成熟后，自第一外稃基部和颖分离脱落。

分布与生境 广泛栽培于欧亚大陆的温带和热带，我国黄河中上游为主要栽培区。其他地区也有少量栽种。

药用部位 种仁、陈种仁、粟芽（谷草）。

功效应用 种仁：消食和中，益肾，除热，解毒。用于脾胃虚弱，反胃呕吐，消渴，泄泻。陈种仁：利小便，止痢，解烦闷。炒谷芽用于不饥食少；焦谷芽用于积滞不消。

化学成分 叶含黄酮类：金雀花素-2″-O-木糖苷(scoparin-2″-O-xyloside)，金雀花素-2″-O-葡萄糖苷(scoparin-2″-O-glucoside)，荭草素-6″-O-(E)-阿魏酰基-2″-O-木糖苷[orientin-6″-O-(E)-ferulyl-2″-O-

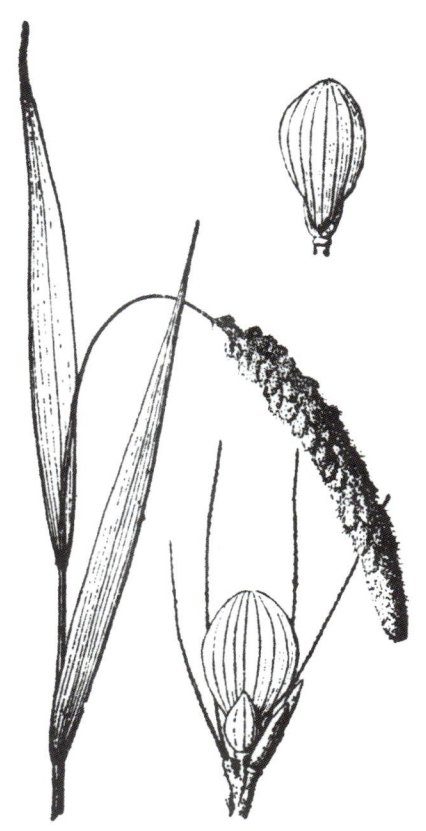

粟 Setaria italica (L.) P. Beauv.
引自《中国高等植物图鉴》

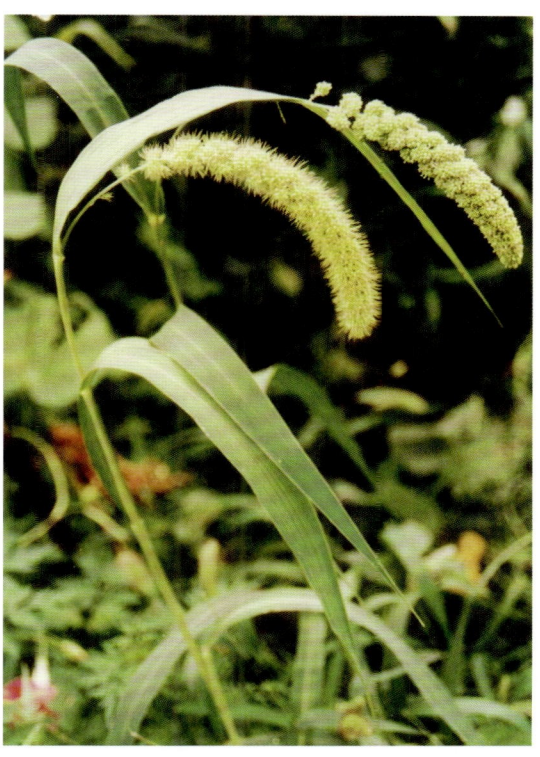

粟 Setaria italica (L.) P. Beauv.
摄影：徐克学

xyloside]，荭草素-X''-O-(E)-阿魏酰基-2''-O-葡萄糖苷[orientin-X''-O-(E)-ferulyl-2''-O-glucoside]，牡荆素-X''-O-(E)-阿魏酰基-2''-O-木糖苷[vitexin-X''-O-(E)-ferulyl-2''-O-xyloside]，牡荆素-X''-O-(E)-阿魏酰基-2''-O-葡萄糖苷[vitexin-X''-O-(E)-ferulyl-2''-O-glucoside]，牡荆素-X''-O-(E)-芥子酰基-2''-O-木糖苷[vitexin-X''-O-(E)-sinapyl-2''-O-xyloside][1]，8,3'-二甲氧基-5,4'-二羟基黄酮-7-葡萄糖苷(8,3'-dimethoxy-5,4'-dihydroxyflavone-7-glucoside)[2]；香豆素类：4-丙烯氧基香豆素(4-propenoxycoumarin)[3]，6,7-二甲氧基香豆素(6,7-dimethoxycoumarin)，5,8-二甲氧基香豆素(5,8-dimethoxycoumarin)[4]。

谷含其他类：二亚油酸甘油酯，单亚麻酸甘油酯，α,β-二半乳糖基-α'-亚麻酰甘油酯[5]，甘油-α,β-二亚麻酸酯-α'-鼠李糖苷，单油酸甘油酯[6]。

注评 本种为中国药典（1985、1990、1995、2000、2005、2010年版）、新疆药品标准（1980）收载"谷芽"的基源植物，药用其果实发芽干燥的炮制加工品。蒙古族、藏族也药用，蒙古族治疗食积不化、胸闷腹胀、妊娠呕吐，藏族治体虚乏力、浮肿、骨折、疮疡久溃不愈；达斡尔族用其谷糠油治各种癣疾。

化学成分参考文献

[1] Gluchoff-Fiasson K, et al. *Phytochemistry*, 1989, 28(9): 2471-2475.

[2] Jain N, et al. *Phytochemistry*, 1991, 30(4): 1345-1347.

[3] Jain N, et al. *Phytochemistry*, 1991, 30(11): 3826-3827.

[4] Yadava R, et al. *Asian J Chem*, 1995, 7(4): 795-797.

[5] 王海棠，等．中草药，2001, 32(4): 5-7.

[6] 王海棠，等．中草药，2001, 32(12): 8-10.

6. 大狗尾草

Setaria faberi R. A. W. Herrm. in Beitr. Biol. Pflanzen 10(1): 51. 1910.（英 **Faber Bristlegrass**）

一年生。秆高 50–120 cm。叶舌具密集的长 1–2 mm 的纤毛。叶片长 10–40 cm，宽 5–20 mm。圆锥花序紧缩呈圆柱状，长 5–24 cm，宽 6–13 mm（芒除外），通常垂头，主轴具较密长柔毛；小穗长约 3 mm，下托以 1–3 枚较粗而直的刚毛，长 5–15 mm；第一颖长为小穗的 1/3–1/2，具 3 脉；第二颖长为小穗的 3/4 或稍短于小穗，少数长为小穗的 1/2，具 5–7 脉，第一外稃与小穗等长，具 5 脉，其内稃膜质，长为其 1/3–1/2，第二外稃与第一外稃等长，具细横皱纹，成熟后背部极膨胀隆起。花果期 7–10 月。

分布与生境 产于黑龙江、江苏、安徽、浙江、江西、台湾、湖北、湖南、广西、四川、贵州等省区。生于山坡、路旁、田园或荒野。日本西南至南海诸岛也有分布。

药用部位 全草或根。

功效应用 清热，消疳，杀虫，止痒。用于小儿疳积，风疹，牙痛。

化学成分 籽粒含三萜类：β-香树脂醇(β-amyrin)[1]。

注评 本种侗族药用，根或全草治疗倒产。

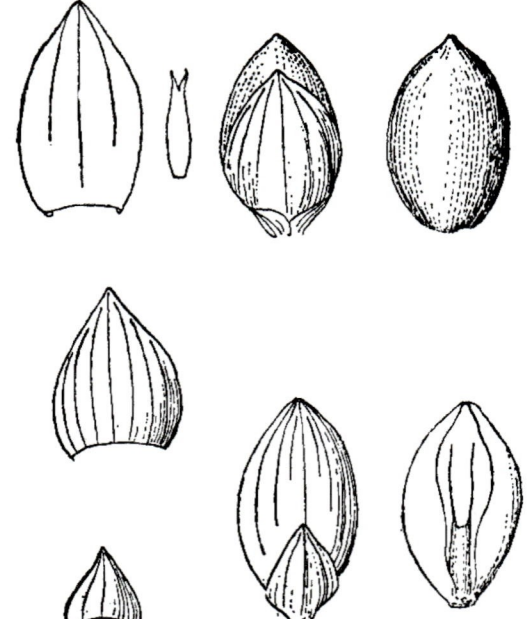

大狗尾草 Setaria faberi R. A. W. Herrm.
韦力生 绘

化学成分参考文献

[1] Ohmoto T, et al. *Phytochemistry*, 1970, 9(10): 2137-2148.

7. 金色狗尾草

Setaria glauca (L.) P. Beauv., Ess. Agrostogr. 51, 178. 1812.——*Panicum glaucum* L.（英 **Yellow Bristlegrass**）

一年生。秆高 20–90 cm。叶舌具一圈长约 1 mm 的纤毛。叶片长 5–40 cm，宽 2–10 mm。圆锥花序紧密呈圆柱状或狭圆锥状，长 3–17 cm，宽 4–8 mm（刚毛除外），主轴具短细柔毛，刚毛长 4–8 mm，通常在一簇中仅具一个发育的小穗，第一颖长为小穗的 1/3–1/2，具 3 脉；第二颖长为小穗的 1/2–2/3，具 5–7 脉，第一小花雄性或中性，第一外稃与小穗等长或微短，具 5 脉，其内稃膜质，等长且等宽于第二小花，通常含 3 枚雄蕊或无；第二小花两性，外稃革质，等长于第一外稃，成熟时，背部极隆起，具明显的横皱纹。花果期 6–10 月。

分布与生境 产于全国各地。生于林边、山坡、路边和荒芜的园地及荒野。分布于欧亚大陆的温暖地带，美洲、澳大利亚等国家也有引入。

药用部位 全草。

功效应用 除热，祛湿，消肿。用于痈肿，疮癣，赤眼。

化学成分 茎叶含黄酮类：异荭草素(isoorientin)，木犀草素-7-*O*-芸香糖苷(luteolin-7-*O*-rutinoside)[1]。

化学成分参考文献

[1] Kaneta M, et al. *Agric Biol Chem*, 1973, 37(11): 2663-2665.

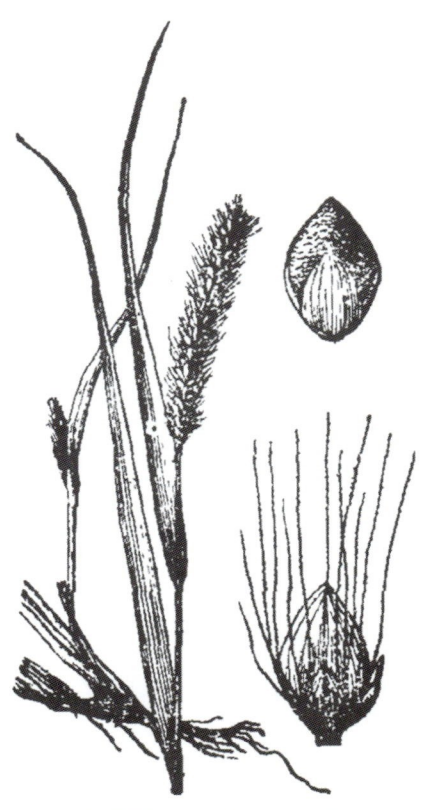

金色狗尾草 Setaria glauca (L.) P. Beauv.
引自《中国高等植物图鉴》

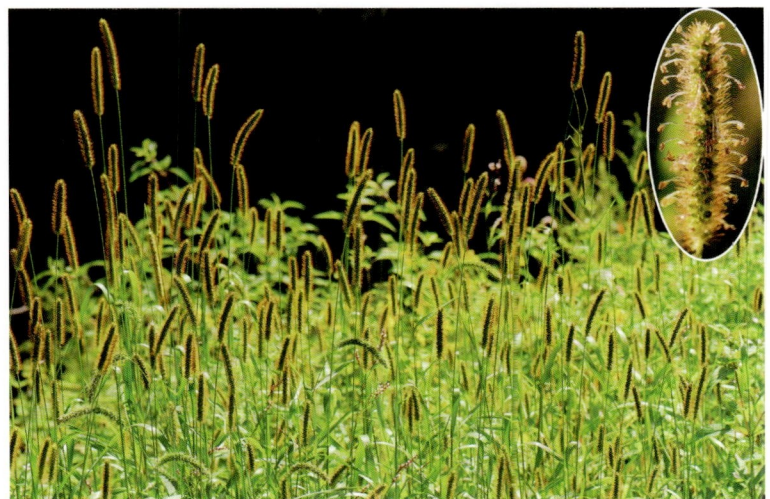

金色狗尾草 Setaria glauca (L.) P. Beauv.
摄影：周繇

8. 莠狗尾草

Setaria geniculata P. Beauv., Ess. Agrostogr. 51, 169, 178. 1812.（英 **Knotroot Bristlegrass**）

多年生。秆高 30–90 cm。叶舌为一圈短纤毛。叶片质硬，常卷折呈线形，长 5–30 cm，宽 2–5 mm。圆锥花序稠密呈圆柱状，长 2–7 cm，宽约 5 mm（刚毛除外），刚毛粗糙，8–12 枚，长 5–10 mm，小穗长 2–2.5 mm。第一颖卵形，长为小穗的 1/3，具 3 脉；第二颖长约为小穗的 1/2，具 5 脉；第一外稃与小穗等长或略短，具 5 脉，其内稃扁平薄纸质或膜质，明显窄于且略短于第二小花，通常中性，少数有 3 枚雄蕊；第二小花两性，外稃软骨质或革质，具较细的横皱纹。花果期 2–11 月。

分布与生境 产于江西、福建、台湾、湖南、广东、广西、云南等省区。生于海拔 1500 mm 以下的山坡、旷野或路边的干燥或湿地。分布于两半球的热带和亚热带。

药用部位 全草或根。

功效应用 清热明目，凉血解毒。用于目赤肿痛，痈疖疔疮。

69. 狼尾草属 Pennisetum Rich.

一年生或多年生草本。圆锥花序紧缩呈穗状圆柱形；小穗单生或 2–3 聚生成簇，无柄或具短柄，有 1–2 小花，其下围以总苞状的刚毛；刚毛长于或短于小穗，光滑、粗糙或生长柔毛而呈羽毛状，随同小穗一起脱落，其下有或无总梗；颖不等长，第一颖质薄而微小，第二颖较长于第一颖；第一小花雄性或中性，第一外稃与小穗等长或稍短，通常包 1 内稃；第二小花两性，第二外稃厚纸质或革质，平滑，等长或较短于第一外稃，包着同质的内稃；雄蕊 3。颖果背腹压扁。

本属约 140 种，主要分布于全世界热带、亚热带地区，少数种类可达温寒地带，非洲为本属分布中心。我国有 11 种，3 种可药用。

分种检索表

1. 一年生栽培植物，花药顶端具毫毛 ·· 3. **御谷 P. americanum**
1. 多年生野生植物，花药顶端无毫毛。
 2. 小穗的总梗长 1–3 mm ·· 1. **狼尾草 P. alopecuroides**
 2. 小穗的总梗长不超过 1 mm；刚毛明显长于小穗，柔软而细弱 ············ 2. **白草 P. centrasiaticum**

1. 狼尾草

Pennisetum alopecuroides (L.) Spreng., Syst. Veg. 1: 303. 1825.——*Panicum alopecuroides* L.（英 **Chinese Pennisetum**）

多年生。秆高 30–120 cm，花序下密生柔毛。叶舌具长约 2.5 mm 纤毛；叶片长 10–80 cm，宽 3–8 mm。圆锥花序长 5–25 cm，宽 1.5–3.5 cm；主轴密生柔毛；总梗长 2–3 (–5) mm；刚毛长 1.5–3 cm；小穗通常单生，偶有双生，长 5–8 mm；第一颖微小或缺，长 1–3 mm，脉不明显或具 1 脉；第二颖具 3–5 脉，长约为小穗 1/3–2/3；第一小花中性，第一外稃与小穗等长，具 7–11 脉；第二外稃与小穗等长，具 5–7 脉，边缘包着同质的内稃。花果期夏秋季。

分布与生境 我国自东北、华北经华东、中南及西南各省区均有分布。多生于海拔 50–3200 m 的田岸、荒地、道旁及小山坡上。日本、印度、朝鲜、缅甸、巴基斯坦、越南、菲律宾、马来西亚、大洋洲及非洲也有分布。

药用部位 全草、根状茎、茎。

功效应用 全草、根状茎：清肺止咳，明目，解毒，凉血散血。用于目赤肿痛，肺热咳嗽，咯血，痈疮肿毒。茎：清热利湿。用于腹痛，淋症。

禾本科 POACEAE（GRAMINEAE）

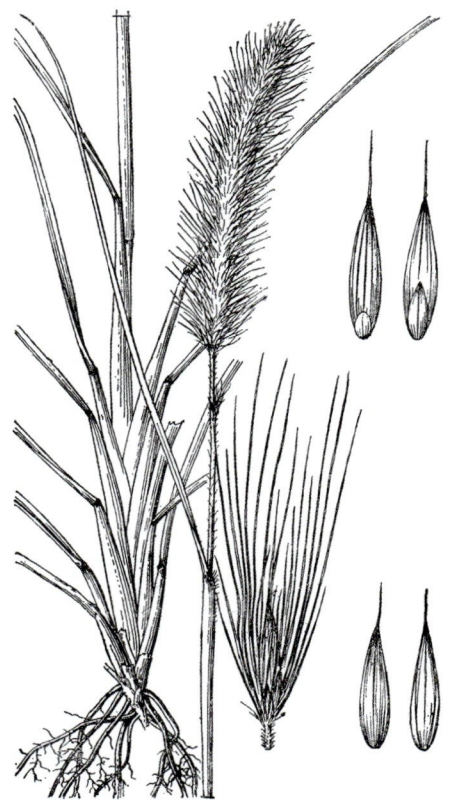

狼尾草 Pennisetum alopecuroides (L.) Spreng.
史渭清 绘

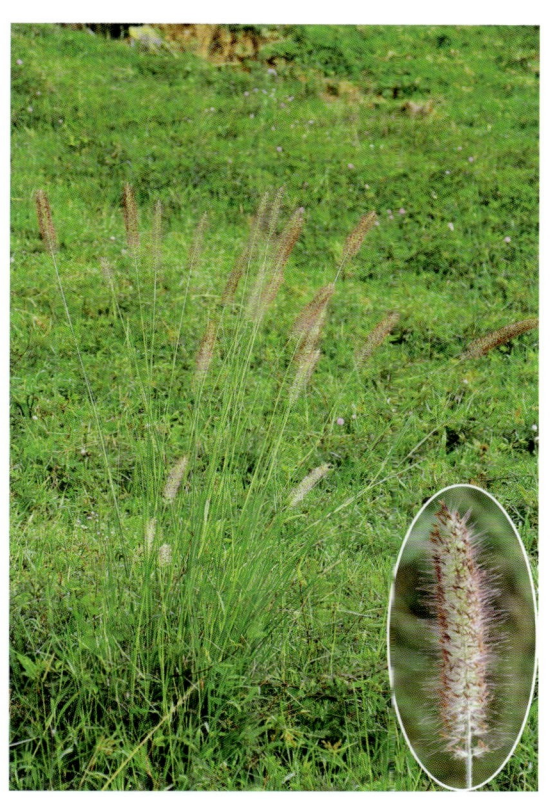

狼尾草 Pennisetum alopecuroides (L.) Spreng.
摄影：王祝年

2. 白草

Pennisetum centrasiaticum Tzvelev in Rast. Tsentr. Azii 4: 30. 1968.——*Pennisetum flaccidum* auct. non Griseb.（英 **Flaccid Pennisetum**）

多年生。秆高 20-90 cm。叶舌具长 1-2 mm 的纤毛；叶片长 10-25 cm，宽 5-8 (-12) mm。圆锥花序紧密，长 5-15 cm，宽约 10 mm；刚毛柔软，长 8-15 mm；小穗通常单生，长 3-8 mm；第一颖微小，脉不明显；第二颖长为小穗的 1/3-3/4，具 1-3 脉；第一小花雄性，罕或中性，第一外稃与小穗等长，厚膜质，具 3-5 (-7) 脉，第一内稃透明，膜质或退化；第二小花两性，第二外稃具 5 脉，与其内稃同为纸质。花果期 7-10 月。

分布与生境 产于黑龙江、吉林、辽宁、内蒙古、河北、山西、陕西、甘肃、青海、四川（西北部）、云南（北部）、西藏等省区。多生于海拔 800-4600 m 山坡和较干燥之处。俄罗斯、日本、中亚和西亚也有分布。

药用部位 根状茎、根、种子。

功效应用 清热解毒，凉血，利尿，滋补。用于胃热烦渴，呕吐，鼻衄，水肿，癃闭，肺热咳嗽，黄疸，高血压症，急性肾炎尿血。

注评 本种藏族将种子和根用于解毒、利尿、滋补，根状茎用于止血、解毒；蒙古族药用于治疗衄血、吐血、尿血、创伤出血、口舌生疮。

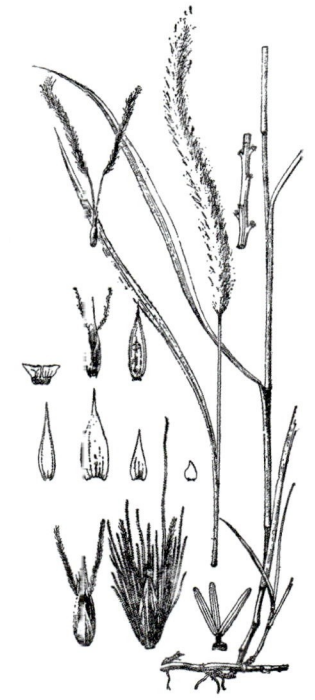

白草 Pennisetum centrasiaticum Tzvelev
陈荣道 绘

3. 御谷

Pennisetum americanum (L.) Leeke in Z. Naturwiss. 79: 52. 1907.——*P. glaucum* L., *Panicum americanum* L.（英 **American Pennisetum**）

一年生。秆高达 2 m，在花序以下密生柔毛。叶舌连同纤毛长 2-3 mm；叶片长 20-90 cm，宽 2-5 cm。圆锥花序紧密似香蒲花序，长 40-50 cm，宽 1.5-2.5 cm；主轴粗壮，硬直，密生柔毛；总梗长 2-5 mm，密生柔毛；小穗通常双生于一总苞内成束，长 3.5-4.5 mm；刚毛短于小穗；第一颖微小，长约 0.8 mm；第二颖长 1.5-2 mm，具 3 脉；第一小花雄性，第一外稃长约 2.5 mm，具 5 脉，内稃薄纸质，遍生细毛；第二小花两性，第二外稃长约 3 mm，具 5-6 脉（基部不明显）；花药顶端具毫毛。花果期 9-10 月。

分布与生境 原产于非洲，亚洲和美洲均已引种栽培作粮食，我国河北省有栽培。

药用部位 子房中寄生的菌核。

功效应用 所含狼尾草麦角碱有抑制大鼠生育的活性。

化学成分 柱头含氨基酸类：甘氨酸(glycine)，丙氨酸(alanine)，丝氨酸(serine)，赖氨酸(lysine)，酪氨酸(tyrosine)，亮氨酸(leucine)，甲硫氨酸(methionine)，组氨酸(histidine)，缬氨酸(valine)，苏氨酸(threonine)，异亮氨酸(isoleucine)，精氨酸(arginine)，脯氨酸(proline)[1]。子房中寄生的菌核含狼尾草麦角碱。

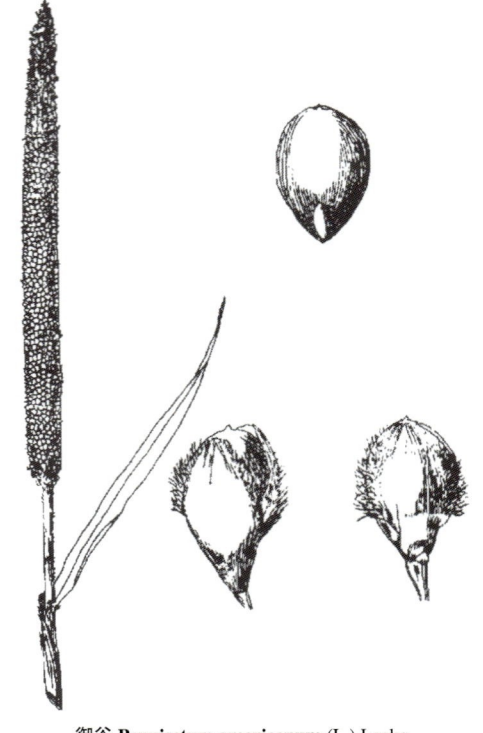

御谷 **Pennisetum americanum** (L.) Leeke
引自《中国高等植物图鉴》

化学成分参考文献

[1] Evans JJ, et al. *Phytochemistry*, 1987, 26(10): 2661-2663.

70. 钝叶草属 Stenotaphrum Trin.

多年生草本。叶片宽而平展，先端钝或尖。穗状圆锥花序的主轴扁平或呈圆柱状，具翼或否；穗状花序嵌生于主轴一侧的凹穴内，穗轴顶端延伸于顶生小穗之上而成一小尖头；小穗无柄，于穗轴的一侧互生；颖不等长，第一颖较短小；第一小花中性或雄性；第一外稃与第二颖近等长或较长，内稃膜质，含雄蕊或否；第二外稃质地变硬，平滑，包卷同质的内稃，其内稃顶端外露。

本属约 7 或 8 种，分布于太平洋各岛屿以及美洲和非洲。我国有 2 种，1 种可药用。

1. 钝叶草

Stenotaphrum helferi Munro ex Hook. f., Fl. Brit. India 7(21): 91. 1897.（英 **Helfer Stenotaphrum**）

多年生草本。秆下部匍匐，于节处生根，向上抽出高 10-40 cm 的直立花枝。叶舌极短，顶端有白色短纤毛；叶片长 5-17 cm，宽 5-11 mm。花序主轴扁平呈叶状，具翼，长 10-15 cm，宽 3-5 mm；穗状花序嵌生于主轴的凹穴内，长 7-18 mm，穗轴三棱形，顶端延伸于顶生小穗之上而成一小尖头；小穗互生，长 4-4.5 mm，含 2 小花而仅第二小花结实；颖脉间有小横脉，第一颖长为小穗的 1/2-2/3，具 (3-) 5-7 脉，第二颖约与小穗等长，具 9-11 脉；第一小花雄性；第一外稃与小穗等长，具 7 脉；第 2 外稃草质。花果期秋季。

分布与生境 产于广东、云南等省。多生于海拔 1100 m 以下的湿润草地、林缘或疏林中。缅甸、马来

禾本科 POACEAE (GRAMINEAE)

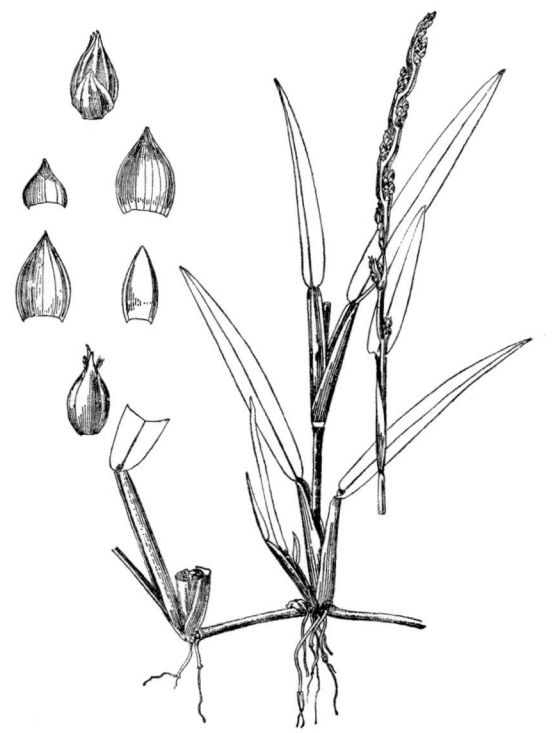

钝叶草 Stenotaphrum helferi Munro ex Hook. f.
陈荣道 绘

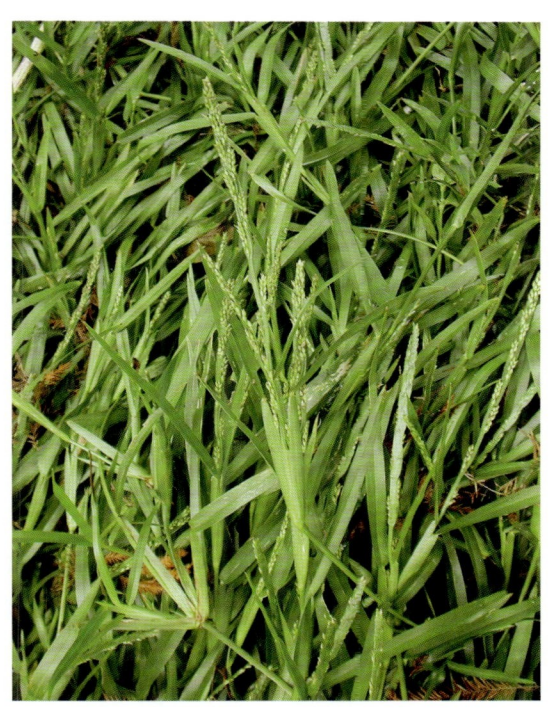

钝叶草 Stenotaphrum helferi Munro ex Hook. f.
摄影：林秦文

西亚等亚洲热带地区也有分布。

药用部位 全草。

功效应用 催生助产，软化骨鲠。用于骨鲠喉，胃下垂，子宫脱垂，习惯性流产，难产，胞衣久滞不下。

注评 本种壮族用于治疗滞产、胎盘滞留。

71. 鬣刺属 Spinifex L.

多年生草本。秆质坚硬，平卧而广展。叶片线形，边缘折卷呈针状。花单性，雌雄异株；小穗披针形；雄小穗有1-2小花，无柄或具短柄，单生于具柄的穗状花序上，再由多数穗状花序集合成有苞片的伞形花序；雌小穗单生于针状并托有苞片的穗轴基部，再由多数穗轴集成星芒状头状花序；颖草质，具数脉，雄小穗的第一颖长约为小穗的1/2，雌小穗的第一颖与小穗等长或稍短；第一外稃与小穗近等长，先端渐尖；雌小穗的第二外稃厚纸质，包裹同质的内稃。

本属约4种，分布于亚洲和大洋洲热带地区。我国产1种，可药用。

1. 老鼠芳（基尔氏：华英字典） 腊刺（台湾植物总目录）

Spinifex littoreus (Burm. f.) Merr. in Philipp. J. Sci. 7(4): 229. 1912.——*Stipa littorea* Burm. f.（英 **Littoral Spinifex**）

多年生小灌木状草本。秆平卧地面部分长达数米，向上直立部分高30-100 cm。叶鞘宽阔，基部达1.4 cm；叶舌微小，顶端有长2-3 mm的不整齐白色纤毛；叶片质坚而厚，长5-20 cm，宽2-3 mm，下部对折，上部卷合如针状。雄穗轴长4-9 cm，先端延伸于顶生小穗之上而成针状；雄小穗长9-11 mm，柄长约1 mm；颖具7-9脉，第一颖长约为小穗的1/2，第二颖长约为小穗的2/3；外稃长8-10 mm，具5脉；花药长约5 mm；雌穗轴长6-16 cm，基部单生1雌小穗；雌小穗长约12 mm；颖具11-13脉，第一颖略短于小穗；第一外稃具5脉，与小穗等长，无内稃；第二外稃厚纸质，具5脉，内稃与之近等

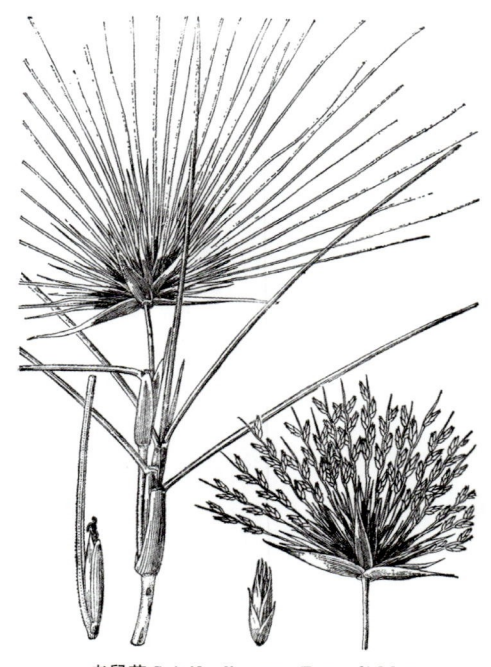

老鼠芫 Spinifex littoreus (Burm. f.) Merr.
陈荣道 绘

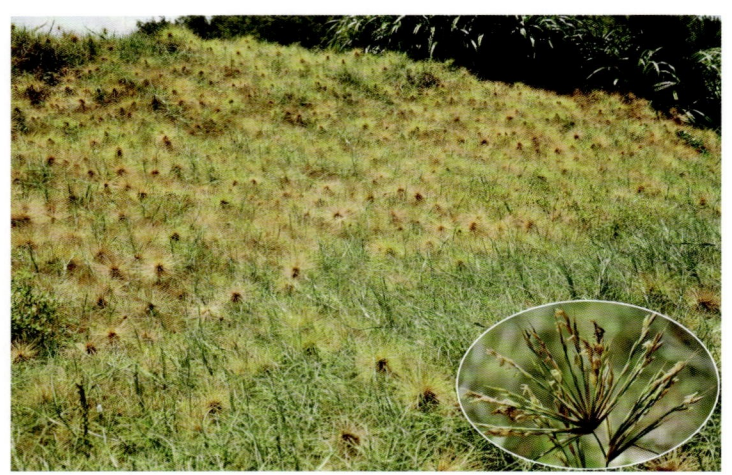

老鼠芫 Spinifex littoreus (Burm. f.) Merr.
摄影：王祝年

长。花果期夏秋季。

分布与生境 产于台湾、福建、广东、广西等省区。生于海边沙滩。印度、缅甸、斯里兰卡、马来西亚、越南和菲律宾也有分布。

药用部位 叶。

功效应用 止血。用于刀伤出血。

72. 芒属 Miscanthus Andersson

多年生高大草本植物。秆粗壮，中空。叶片扁平宽大。顶生圆锥花序大型，由多数总状花序沿一延伸的主轴排列而成。小穗含一两性花，具不等长的小穗柄，孪生于连续的总状花序轴之各节，基盘具长于其小穗的丝状柔毛；两颖近相等，厚纸质至膜质，第一颖背腹压扁，顶端尖，边缘内折成2脊，有2-4脉；第二颖舟形，具1-3脉；外稃透明膜质，第一外稃内空；第二外稃具1脉，顶端2裂，微齿间伸出一扭转膝曲之芒；内稃微小；浆片2，楔形，雄蕊3枚，先雌蕊而成熟；花柱2，甚短；柱头帚刷状，近小穗中部之两侧伸出。颖果长圆形，胚大型。

约10种，主要分布于东南亚，在非洲也有少数种类。我国有6种，4种可药用。

分种检索表

1. 雄蕊2 ··· **4. 尼泊尔芒 M. nepalensis**
1. 雄蕊3。
　　2. 小穗无芒 ·· **2. 荻 M. sacchariflorus**
　　2. 小穗具芒。
　　　　3. 圆锥花序的主轴延伸达花序的2/3以上 ························· **1. 五节芒 M. floridulus**
　　　　3. 圆锥花序的主轴延伸至花序的1/2以下 ······················· **3. 芒 M. sinensis**

1. 五节芒

Miscanthus floridulus (Labill.) Warb. ex K. Schum. et Lauterb., Fl. Schutzgeb. Südsee 166. 1901.——*Saccharum floridulum* Labill.（英 **Manyflower Silvergrass**）

多年生草本，具发达根状茎。秆高大似竹，高 2–4 m。叶舌长 1–2 mm，顶端具纤毛；叶片长 25–60 cm，宽 1.5–3 cm。圆锥花序大型，长 30–50 cm，主轴延伸达花序的 2/3 以上；小穗柄无毛，短柄长 1–1.5 mm，长柄长 2.5–3 mm；小穗长 3–3.5 mm，基盘具较长于小穗的丝状柔毛；第一颖侧脉内折呈 2 脊，脊间中脉不明显；第二颖等长于第一颖，具 3 脉，中脉呈脊；第一外稃稍短于颖，边缘具纤毛；第二外稃长约 2.5 mm，芒长 7–10 mm，伸直或下部稍扭曲；内稃微小；花药长 1.2–1.5 mm。花果期 5–10 月。

分布与生境 产于江苏、浙江、福建、台湾、广东、海南、广西等省区。生于低海拔撂荒地与丘陵潮湿谷地和山坡或草地。也分布于自亚洲东南部太平洋诸岛屿至波利尼西亚。

药用部位 根状茎、花序及叶鞘（幼茎）内的虫瘿。

功效应用 根状茎及叶鞘（幼茎）内的虫瘿：理气发表，利尿止渴，散瘀调经。用于小儿疝气，小儿疹出不畅，月经不调，胃寒作痛，筋骨扭伤，淋病，热病口渴，小便不利。花序：活血调经。用于月经不调。

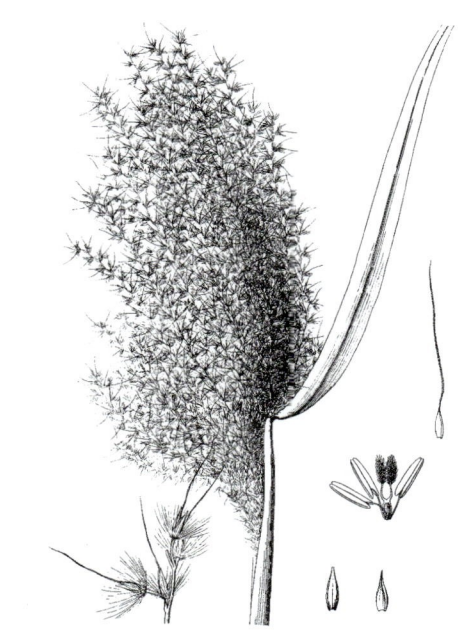

五节芒 Miscanthus floridulus (Labill.) Warb. ex K. Schum. et Lauterb.
刘春荣 绘

化学成分 茎含木脂半纤维素(lignocellulose)，其组成包括半纤维素(hemicellulose)，纤维素(cellulose)和酸可降解木脂宁(lignin)[1]。

籽粒和壳含三萜类：羊齿烯醇(fernenol)，羊齿-9(11)-烯-3α-醇[fern-9(11)-en-3α-ol]，芦竹素(arundoin)，异山柑子醇(isoarborinol)，白茅素(cylindrin)，山柑子醇(arborinol)，山柑子醇甲醚(arborinol methyl ether)[2]。

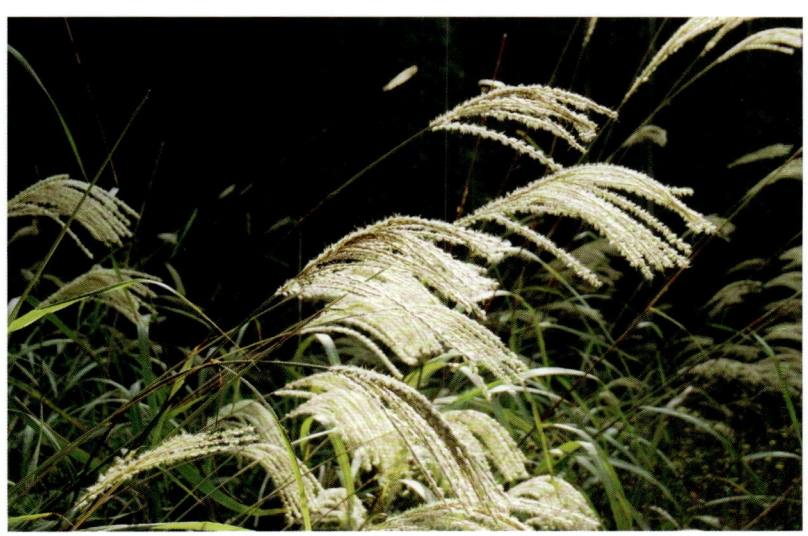

五节芒 Miscanthus floridulus (Labill.) Warb. ex K. Schum. et Lauterb.
摄影：梁同军

化学成分参考文献

[1] Qin JP, et al. *Afric J Biotechnol*, 2012, 11(62): 12529-12537.

[2] Ohmoto T, et al. *Yakugaku Zasshi*, 1969, 89(12): 1682-1687.

2. 荻

Miscanthus sacchariflorus (Maxim.) Hack. in Nat. Pflanzenfam. 2: 23. 1887.——*Imperata sacchariflora* Maxim., *Triarrhena sacchariflora* (Maxim.) Nakai（英 **Amur Silvergrass**）

多年生，具发达被鳞片的长匍匐根状茎。秆高 1–1.5 m。叶舌长 0.5–1 mm，具纤毛；叶片长 20–50 cm，宽 5–18 mm。圆锥花序疏展成伞房状，长 10–20 cm，宽约 10 cm；小穗柄短柄长 1–2 mm，长柄长 3–5 mm；小穗长 5–5.5 mm，基盘具长为小穗 2 倍的丝状柔毛；第一颖 2 脊间具 1 脉或无脉，边缘和背部具长柔毛；第二颖与第一颖近等长，有 3 脉；第一外稃稍短于颖，具纤毛；第二外稃短于颖片的 1/4，无脉或具 1 脉；第二内稃长约为外稃之半，具纤毛；花药长约 2.5 mm。颖果长 1.5 mm。花果期 8–10 月。

分布与生境　产于黑龙江、吉林、辽宁、河北、山西、河南、山东、甘肃及陕西等省。生于山坡草地和平原岗地、河岸湿地。也分布于日本、朝鲜、西伯利亚及乌苏里。

药用部位　根、根状茎、全草。

功效应用　清热活血。用于妇女血痨，潮热，产妇失血口渴，牙痛。

化学成分　茎三种半纤维素级份DA、DB-1 和DB-2[1]。

籽粒和壳含三萜类：白茅素(cylindrin)，蒲公英赛醇(taraxerol)，稗草素▲(sawamilletin; crusgallin)，无羁萜(friedelin)[2]。

化学成分参考文献

[1] 邓长江, 等. 中国造纸学报, 1992, 7: 25-36.

[2] Ohmoto T, et al. *Yakugaku Zasshi*, 1969, 89(6): 814-820.

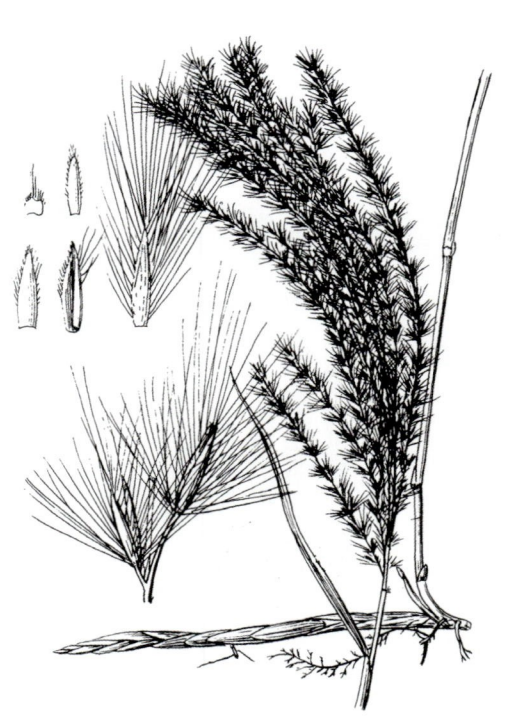

荻 **Miscanthus sacchariflorus** (Maxim.) Hack.
史渭清　绘

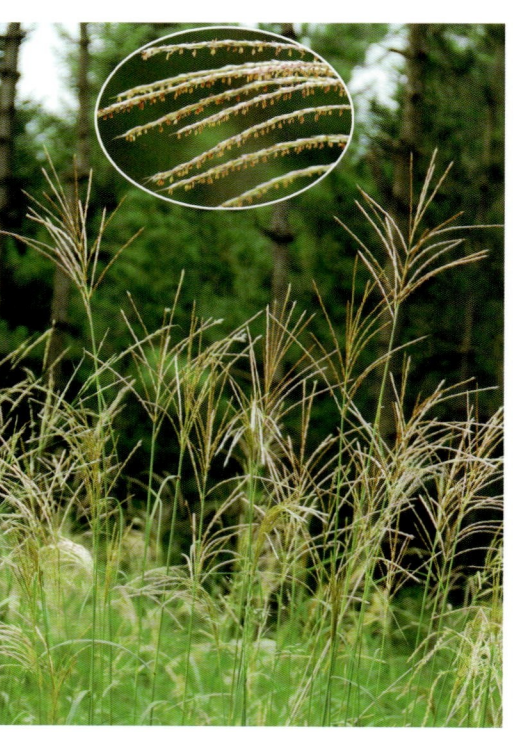

荻 **Miscanthus sacchariflorus** (Maxim.) Hack.
摄影：周繇

3. 芒

Miscanthus sinensis Andersson in Öfvers. Förh. Kongl. Svenska Vetensk.-Akad. 12: 166. 1855.——*Miscanthus purpurascens* Andersson（英 **Chinese Silvergrass**）

多年生苇状草本。秆高 1-2 m。叶舌长 1-3 mm，顶端及其后面具纤毛；叶片长 20-50 cm，宽 6-10 mm。圆锥花序长 15-40 cm；小穗柄短柄长 2 mm，长柄长 4-6 mm；小穗长 4.5-5 mm，基盘具等长于小穗的丝状毛；第一颖具 3-4 脉；第二颖常具 1 脉；第一外稃长约 4 mm，边缘具纤毛；第二外稃明显短于第一外稃，先端 2 裂，裂片间具 1 芒，芒长 9-10 mm，膝曲，芒柱稍扭曲，长约 2 mm，第二内稃长约为其外稃的 1/2；花药长 2.2-2.5 mm。花果期 7-12 月。

分布与生境　产于江苏、浙江、江西、湖南、福建、台湾、广东、海南、广西、四川、贵州、云南等省区。生于海拔 1800 m 以下的山地、丘陵和荒坡原野，常组成优势群落。也分布于朝鲜、日本。

药用部位　根状茎、茎、花序、幼茎内寄生有昆虫者。

功效应用　根状茎、茎：清热解毒，利尿止渴，止咳。用于咳嗽，热病口渴，带下病，小便淋痛不利。花序：活血通经。用于月经不调，半身不遂。幼茎内寄生有昆虫者：调气生津，补肾。用于妊娠呕吐，精枯阳痿。

化学成分　茎叶含黄酮类：小麦黄素(tricin)[1]。

籽粒和壳含三萜类：羊齿烯醇(fernenol)，异山柑子醇(isoarborinol)，无羁萜(friedelin)[2]。

化学成分参考文献

[1] Kaneta M, et al. *Bull Chem Soc Jap*, 1972, 45(2): 528-531.

[2] Ohmoto T, et al. *Yakugaku Zasshi*, 1969, 89(6): 814-820.

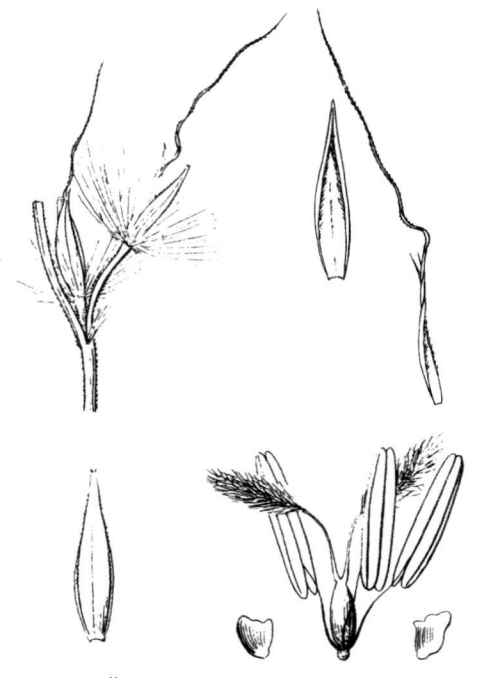

芒 Miscanthus sinensis Andersson
刘春荣　绘

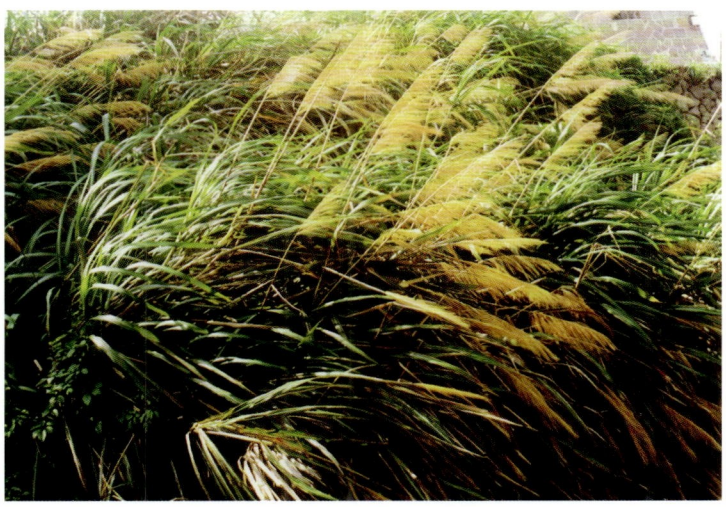

芒 Miscanthus sinensis Andersson
摄影：徐克学

4. 尼泊尔芒（Flora of China） 尼泊尔双药芒（中国植物志）

Miscanthus nepalensis (Trin.) Hack. in Monogr. Phan. 6: 104. 1889.——*Eulalia nepalensis* Trin., *Diandranthus nepalensis* (Trinius) L. Liu（英 **Nepal Silvergrass**）

多年生草本。杆高 60–150 cm。叶舌长 2–4 mm；叶片长 20–50 cm，宽 6–14 mm。圆锥花序伞房状，金黄色，长 10–18 cm，主轴延伸至花序中部以下；小穗柄长者 2.5–3 mm，短者 1–2 mm；小穗长 2.1–2.5 mm，基盘具金黄色丝状柔毛，毛长于小穗的 4–5 倍；第一颖稍短于第二颖，具 2 脊，边缘有长柔毛；第二颖等长于小穗；第一外稃长约 1.8 mm，无脉；第二外稃长 1.8–2.2 mm，中脉延伸成芒，芒长 10–15 mm；第二内稃长约 1 mm；花药长 1.4 mm。颖果长约 2 mm。花果期 6–11 月。

分布与生境 产于西藏中部、云南西北部、四川西部。生于中山带海拔 1900–2800 m 之山坡或河谷漫滩草地。印度北部、尼泊尔、缅甸至马来西亚也有。

药用部位 根状茎及其枯芽。

功效应用 清胃热，生津，止呕。用于胃热口渴，呕恶，妊娠呕吐。

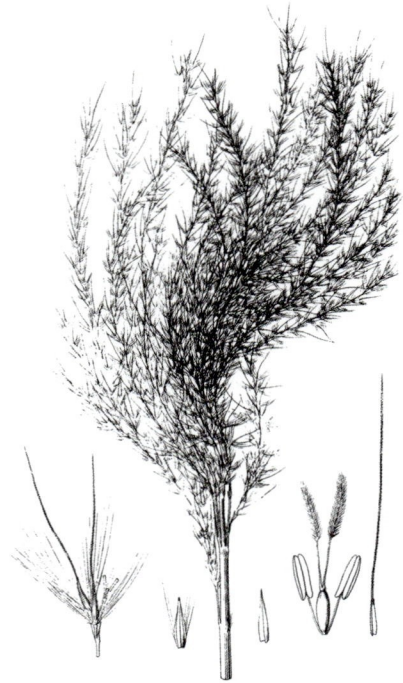

尼泊尔芒 Miscanthus nepalensis (Trin.) Hack.
刘春荣 绘

73. 白茅属 Imperata Cirillo

多年生草本，具发达多节的长根状茎。圆锥花序顶生，紧缩呈穗状。小穗含 1 两性小花，基部围以丝状柔毛，具长、短不一的小穗柄，孪生于细长延续的总状花序轴上，两颖近相等，膜质或下部草质，具数脉，背部被长柔毛；外稃透明膜质，无脉，具裂齿和纤毛，顶端无芒；第一内稃不存在；第二内稃较宽，透明膜质，包围着雌、雄蕊；浆片不存在；雄蕊 2 枚或 1 枚。

本属约含 10 种，分布于全世界的热带和亚热带。我国有 4 种，1 种 1 变种可药用。

本属药用植物主要含三萜类，如芦竹素 (arundoin, **1**)、白茅素 (cylindrin, **2**) 等；木脂素类，如禾草酮▲(graminone) A (**3**)、B (**4**) 等。白茅 (I. cylindrica var. cylindrica) 的水提取物具有良好的免疫调节活性。此外，其中存在的白茅萜烯 (cylindrene) 对成年兔具有扩充血管活性，其机制可能是对血管平滑肌有作用。而其中的 5-羟基-2-(2-苯乙基)色酮 [5-hydroxy-2-(2-phenylethyl)chromone] 与 5-羟基-2-[2-(2-羟苯基)乙基]色酮 {5-hydroxy-2-[2-(2-hydroxyphenyl)ethyl]chromone} 是具有良好中枢神经保护作用的有效成分。

1. 白茅

Imperata cylindrica (L.) Raeusch., Nomencl. Bot (ed. 3) 3: 10. 1797.——*Lagurus cylindricus* L.（英 **Cogon Satintail**）

1a. 白茅（模式变种）

Imperata cylindrica (L.) Raeusch. var. **cylindrica**（英 **Cogon Satintail**）

多年生，具粗壮的长根状茎。秆高 30–80 cm。叶舌长约 2 mm；秆生叶片长 1–3 cm，被有白粉。圆锥花序稠密，长 20 cm，宽达 3 cm，小穗长 4.5–5 (–6) mm，基盘具长 12–16 mm 的丝状柔毛；两颖近相等，具 5–9 脉，第一外稃长为颖片的 2/3，无脉，第二外稃与其内稃近相等，长约为颖之半；雄蕊 2 枚，花药长 3–4 mm。颖果长约 1 mm。花果期 4–6 月。

分布与生境 产于西藏。生于河岸、湖滨、低山带平原河岸草地。也分布于阿富汗、哈萨克斯坦、吉尔吉斯斯坦、俄罗斯、土耳其、乌兹别克斯坦、亚洲西南部、非洲北部、欧洲南部。

药用部位 根状茎、花。

功效应用 根状茎：清热，抗炎，祛瘀，利尿，凉血，止血。用于暑热，内热烦渴，小便不利，热淋，尿血，子宫出血，口鼻出血，吐血，尿道热痛，口干渴，小儿麻疹。花：镇静。

化学成分 根状茎含木脂素及其苷类：白茅苷(impecyloside)[1]，禾草酮▲(graminone) A、B[2]；萜类：白茅萜烯(cylindrene)[3]，芦竹素(arundoin)[4]，白茅素(cylindrin)，羊齿烯醇(fernenol)，异山柑子醇(isoarborinol)，西米杜鹃醇(simiarenol)[5]；黄酮类：5-羟基-2-(2-苯乙基)色酮[5-hydroxy-2-(2-phenylethyl)chromone]，5-羟基-2-[2-(2-羟苯基)乙基]色酮{5-hydroxy-2-[2-(2-hydroxyphenyl)ethyl]chromone}，巨盘木色酮▲(flidersiachromone; flindersiachromone)，5-羟基-2-苯乙烯色酮(5-hydroxy-2-styrylchromone)[7]；其他类：白茅醇(cylindol) A、B[6]，白茅烯(imperanene)[8]。

药理作用 抗炎作用：白茅根水煎液通过抑制多种炎症介质，产生一定的抗炎作用[1]。

镇痛作用：白茅根煎剂口服对小鼠醋酸扭体反应和醋酸诱发的毛细血管通透性增高有明显的抑制作用，产生一定的镇痛作用[2]。

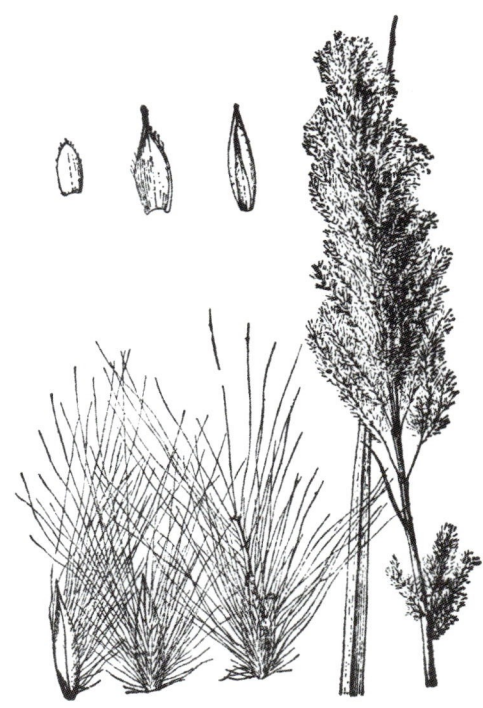

白茅 Imperata cylindrica (L.) Raeusch. var. cylindrica
引自《中国高等植物图鉴》

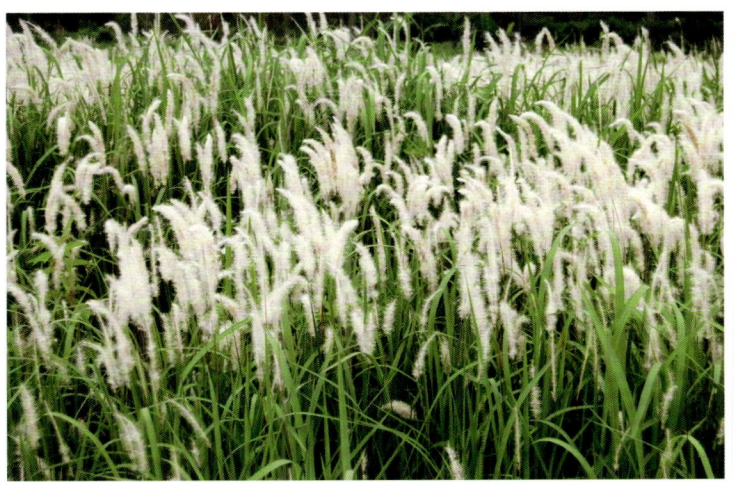

白茅 Imperata cylindrica (L.) Raeusch. var. cylindrica
摄影：李泽贤

调节免疫作用：白茅根多糖对植物凝集素（PHA）诱导的人外周血 T 淋巴细胞增殖具有显著的促进作用，并能促进细胞从 G_1 期进入 S 期[3]；白茅根可显著提高小鼠巨噬细胞的吞噬率和吞噬指数、TH 细胞数，并能促进 IL-2 的产生，从而增强小鼠的免疫功能[4]。

利尿作用：白茅根煎剂口服对水负荷小鼠有明显的利尿作用[2]。

耐缺氧作用：白茅根多糖能够明显增强实验小鼠耐缺氧作用[5]。

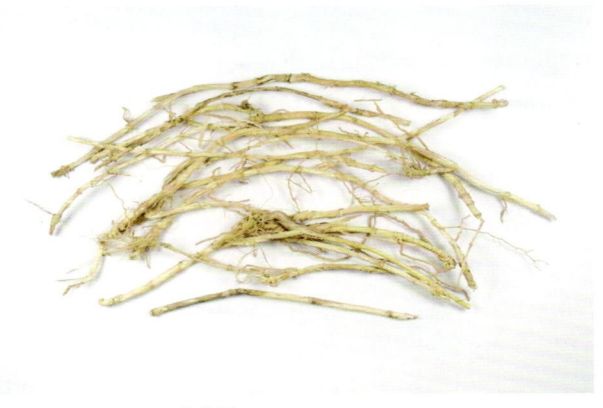

白茅根 Imperatae Rhizoma
摄影：钟国跃

注评 本种为历版中国药典、中华中药典范（1985 年版）、新疆（1980）药品标准收载"白茅根"的基源植物，药用其干燥根状茎。商品中常有同科植物白草 Pennisetum centrasiaticum Tzvelev、荻 Miscanthus sacchariflorus (Maxim.) Hack.、光稃香草 Hierochloe glabra Trin. 和大油芒 Spodiopogon sibiricus Trin. 的根状茎混作"白茅根"入药，其功效应用不同，均系"白茅根"的伪品。蒙古族、苗族、土家族、彝族和哈尼族用本种的根状茎治疗衄血、咯血、吐血、尿血等各种出血症，侗族治腰痛水肿，基诺族治肾炎和高血压。

化学成分参考文献

[1] Lee DY, et al. *J Asian Nat Prod Res*, 2008, 10(4):299-302.

[2] Matsunaga K, et al. *J Nat Prod*, 1994, 57(12):1734-1736.

[3] Matsunaga K, et al. *J Nat Prod*, 1994, 57(8):1183-1184.

[4] Nishimoto K, et al. *Tetrahedron Lett*, 1965, 27:2245-2251.

[5] Nishimoto K, et al. *Tetrahedron*, 1968, 24(2):735-752.

[6] Matsunaga K, et al. *J Nat Prod*, 1994, 57(9):1290-1293.

[7] Yoon JS, et al. *J Nat Prod*, 2006, 69(2):290-291.

[8] Matsunaga K, et al. *J Nat Prod*, 1995, 58(1):138-139.

药理作用及毒性参考文献

[1] 岳兴如，等. 中国临床康复，2006, 10(43): 85-87.

[2] 于庆海，等. 中药材，1995, 18(2): 88-90.

[3] 吕世静，等. 中国新药杂志，2004, 13(9): 834-835.

[4] 吕世静，等. 中国中药杂志，1996, 21(8): 488-489.

[5] 孙立彦，等. 中国医院药学杂志. 2008, 28(2): 96-99.

1b. 丝茅（变种）（本草纲目） 茅针（图经本草），茅根（植物名汇），白茅根（本草经集注），丝毛草根（中药志）

Imperata cylindrica (L.) Raeusch. var. **major** (Nees) C. E. Hubb., Grass. Mauritius & Rodriguez 96. 1940.——*Imperata koenigii* (Retz.) P. Beauv., *I. koenigii* (Retz.) P. Beauv. var. *major* Nees（英 **Lalang Grass**）

与模式变种的主要区别是：秆节裸露，具长髭毛；圆锥花序较稀疏细弱，宽 1-2 cm；小穗长 2.5-3.5 (-4) mm；花药长 2-3 mm。

分布与生境 产于辽宁、河北、山西、陕西、新疆、山东等北方地区。生于低山带平原河岸草地、沙质草甸、荒漠与海滨。也分布于非洲北部、土耳其、伊拉克、伊朗、中亚、高加索及地中海区域。

药用部位 根状茎、花。

功效应用 根状茎：清热解毒，利尿，凉血止血。用于暑热，内热烦渴，小便不利，热淋，尿血，子宫出血，口鼻出血，吐血，尿道热痛，口干渴，小儿麻疹。马来西亚用其煎剂治头痛。花：镇静。

化学成分 全草含异核盘菌酮▲(isosclerone)[1]。

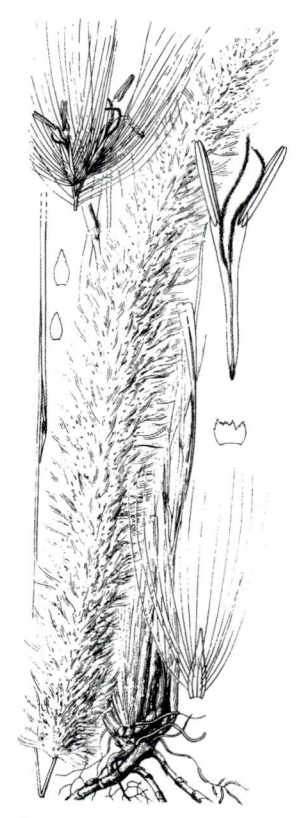

丝茅 **Imperata cylindrica** (L.) Raeusch. var. **major** (Nees) C. E. Hubb.
刘春荣　绘

化学成分参考文献

[1] Adachi T, et al. *Meijo Daigaku Nogakubu Gakujutsu Hokoku*, 2004, 40: 27-30.

74. 甘蔗属 Saccharum L.

多年生草本。秆高大粗壮，常实心。顶生圆锥花序大型稠密，由多数总状花序组成；小穗孪生，一无柄，一有柄，均含1两性小花；总状花序轴逐节折断；有柄小穗自柄上脱落，无柄小穗连同小穗柄一并脱落；两颖近等长，背部无毛或具长柔毛，第一颖常具2脊，第二颖常为舟形；基盘多具长于其小穗的丝状柔毛；外稃透明膜质，边缘具纤毛，第一外稃内空，有时具1脉；第二外稃窄线形，顶端无芒；第二内稃常存在；雄蕊3枚。

约含8种，大多分布于亚洲的热带与亚热带。我国有5种，4种可药用。

分种检索表

1. 小穗背部具长柔毛；基盘具短于其小穗的柔毛；第二外稃顶端具短芒尖；秆中不含蔗糖，无甜味 ·· **4. 斑茅 S. arundinaceum**
1. 小穗背部不具柔毛，基盘具长于其小穗2-4倍之丝状柔毛；第二外稃顶端尖，不具芒；秆中含有蔗糖，味甜。
   2. 秆高1-2 m，节间中空，含糖分少，纤维多；叶片宽2-8 mm；颖果发育 ········ **1. 甜根子草 S. spontaneum**
   2. 秆高2-6 m，节间实心，含糖分高，纤维较少；叶片宽2-6 cm；大多不开花结实。
      3. 圆锥花序主轴及其以下秆的部分不具丝状柔毛；小穗长3.5-4 mm ························· **2. 甘蔗 S. officinarum**

3. 圆锥花序主轴及其以下秆的部分具白色丝状柔毛，小穗长 4.5 mm ·············· **3. 竹蔗 S. sinense**

本属药用植物主要含三萜类，如蒲公英赛醇 (taraxerol，**1**)、稗草素▲(sawamilletin; crusgallin，**2**)、白桦脂醇 (betulin，**3**)、异稗草素▲(isosawamilletin，**4**) 等。黄酮类，如 5-*O*- 甲基芹菜素 (5-*O*-methylapigenin，**5**)。甘蔗 (S. officinarum) 汁里存在的小麦黄素 -7-*O*-β-(6''- 甲氧基桂皮酰基)- 葡萄糖苷 [tricin-7-*O*-β-(6''-methoxycinnamic)-glucoside] 具有良好的抗氧化活性；此外，在体外实验中，其对人体乳腺癌细胞系 NIC/ADR 细胞增殖具有明显的抑制活性。

1. 甜根子草

Saccharum spontaneum L., Mant. Pl. 2: 183. 1771.（英 Wild Sugarcane）

多年生，具发达横走的长根状茎。秆高 1–2 m，紧接花序以下部分被白色柔毛。叶舌长约 2 mm；叶片长 30–70 cm，宽 4–8 mm。圆锥花序长 20–40 cm，稠密，主轴密生丝状柔毛；小穗柄长 2–3 mm；无柄小穗长 3.5–4 mm，基盘具长于小穗 3–4 倍的丝状毛；两颖近相等，第一颖上部边缘具纤毛，第二颖中脉成脊，边缘具纤毛；第一外稃等长于小穗，边缘具纤毛；第二外稃窄线形，长约 3 mm；第二内稃微小；花药长 1.8–2 mm。有柄小穗与无柄者相似，有时较短或顶端渐尖。花果期 7–8 月。

分布与生境 产于陕西、江苏、安徽、浙江、江西、湖南、湖北、福建、台湾、广东、海南、广西、

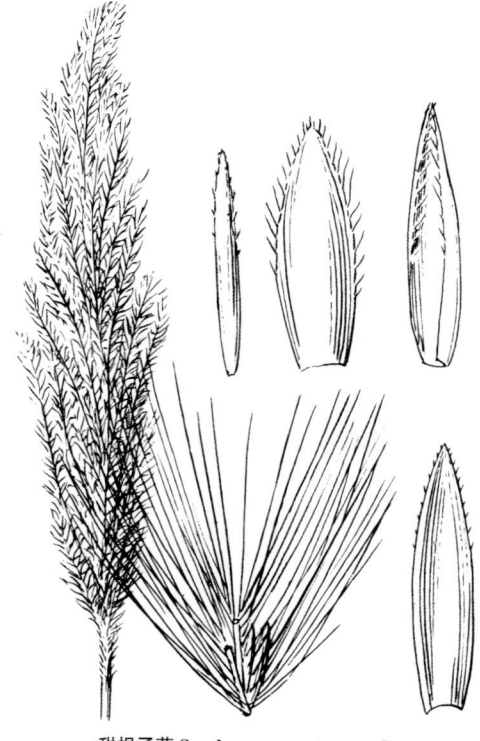

甜根子草 Saccharum spontaneum L.
史渭清 绘

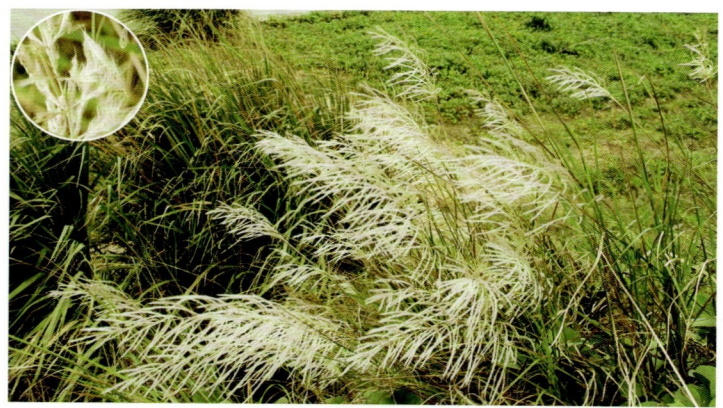

甜根子草 Saccharum spontaneum L.
摄影：王祝年

贵州、四川、云南等热带亚热带至暖温带的广大区域。生于海拔 2000 m 以下的平原和山坡、河旁、溪流岸边、砾石沙滩荒洲上。也分布于印度、缅甸、泰国、越南、马来西亚、印度尼西亚、澳大利亚东部至日本，以及欧洲南部。

药用部位 根状茎。

功效应用 清热利水，止咳。用于感冒发热，口干，小便不畅，肾炎，肝炎。

注评 本种傣族药用全草，治疗虚弱乏力。

2. 甘蔗

Saccharum officinarum L., Sp. Pl. 1: 54. 1753.（英 **Sugarcane**）

多年生高大实心草本。秆高 3–5 (–6) m。叶舌极短，生纤毛。叶片长达 1 m，宽 4–6 cm。圆锥花序大型，长 50 cm 左右；小穗柄无毛；小穗长 3.5–4 mm；基盘具长于小穗 2–3 倍的丝状柔毛；第一颖脊间无脉；第二颖具 3 脉；第一外稃膜质，与颖近等长，无毛；第二外稃微小，无芒或退化；第二内稃披针形。

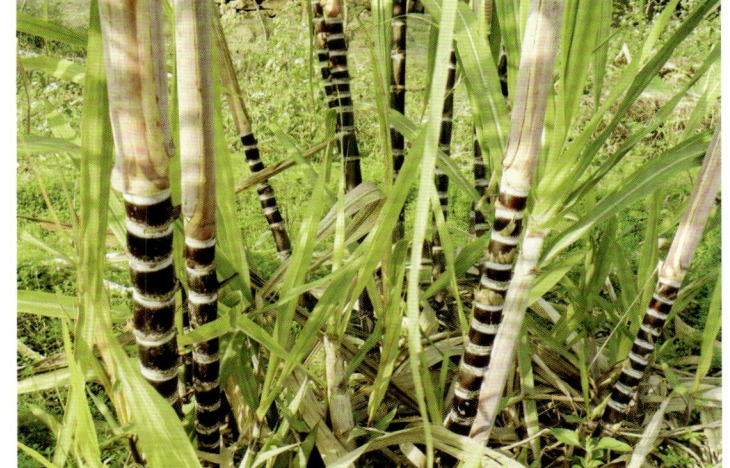

甘蔗 Saccharum officinarum L.
摄影：李建民

分布与生境 我国台湾、福建、广东、海南、广西、四川、云南等热带地区广泛种植。是全世界热带糖料生产国的主要经济作物，尤其在东南亚太平洋诸岛国、大洋洲岛屿和古巴等地。

药用部位 茎杆、蔗浆。

功效应用 清热，生津，下气，润燥，解酒。用于热病伤津，心烦口渴，肺燥咳嗽，大便燥结，醉酒等症。

化学成分 根含酚类：香草酰基-1-O-β-D-葡萄糖苷(vanilloyl-1-O-β-D-glucoside)[5]。

花含黄酮类：5-O-甲基芹菜素(5-O-methylapigenin)，3',4',5,7-四羟基-3,6-甲氧基黄酮(3',4',5,7-tetrahydroxy-3,6-dimethoxyflavone)[4]。

地上部分含三萜类：蒲公英赛醇(taraxerol)，β-香树脂醇(β-amyrin)，白桦脂醇(betulin)，稗草素▲(sawamilletin; crusgallin)，异稗草素▲(isosawamilletin)，白茅素(cylindrin)，芦竹素(arundoin)，24-甲基-冠影掌烯醇▲(24-methyllophenol)，24-乙基-冠影掌烯醇▲(24-ethyllophenol)[1-2]；甾体类：甘蔗甾醇(ikshusterol)，表甘蔗甾醇(epiikshusterol)，豆甾-3β,5α,6β-三醇(stigmastan-3β,5α,6β-triol)，24-亚乙基-冠影掌烯醇▲(24-ethylidenelophenol)[2]；黄酮类：小麦黄素-7-O-β-(6''-甲氧基桂皮酰基)-葡萄糖苷[tricin-7-O-β-(6''-methoxycinnamic)-glucoside]，荭草素(orientin)[3]。

注评 本种为中国药典（1953 年版）收载"蔗糖"的基源植物之一。

化学成分参考文献

[1] lDeshmane S S, et al. *Tetrahedron*, 1971, 27(6): 1109-1118.

[2] Osske G, et al. *Tetrahedron*, 1965, 21(6): 1559-1566.

[3] Duarte-Almeida J M, et al. *Phytochemistry*, 2007, 68(8): 1165-1171.

[4] Misra M K, et al. *Indian J Chem*, 1979, 18B(1): 88.

[5] Yadava V S, et al. *Indian J Chem*, 1989, 28B(10): 875-877.

3. 竹蔗

Saccharum sinense Roxb., Pl. Coromandel 3:26, pl. 232. 1818.（英 **Chinese Sugarcane**）

秆高达 3-4 m。叶舌长约 2 mm；叶片长达 1 m 以上，宽 3-5 cm。圆锥花序大型，长 30-60 cm，主轴被白色丝状柔毛；小穗柄长约 4 mm，无毛；无柄小穗长约 4.5 mm，基盘具长于小穗 2-3 倍的丝状柔毛；颖几等长，第一颖侧脉短，第二颖具 3 脉；第一外稃具 1 脉，第一内稃长约 0.5 mm 或不存在；第二外稃长 1.2-3 mm 或退化；第二内稃长 1.5-2 mm；花药长 1.5-2 mm。颖果长约 1.2 mm。花果期 11 月至翌年 3 月，大多不开花结实。

分布与生境 我国安徽、浙江、江西、福建、台湾、河南、湖北、湖南、广东、广西、四川、贵州、云南等地有种植。

药用部位 茎杆、茎皮、茎渣。

功效应用 茎杆：清热，生津，下气，润燥。用于热病津伤，心烦口渴，反胃呕吐，肺燥咳嗽，大便燥结，解酒毒。茎皮：用于小儿口疳，秃疮，坐板疮。茎渣（烧炭存性）：用于秃疮，痈疽，疔肿。

注评 本种在中华本草·维吾尔药卷（2005）中列为"甘蔗"的基源植物，药用其干燥茎杆。维吾尔族、傣族和佤族药用；维吾尔族治淋病尿痛、肺燥干咳、体弱心虚，傣族和佤族治热病、津伤、心烦口渴、咽喉肿痛、恶心呕吐、便秘、肺燥、皮肤红疹瘙痒。

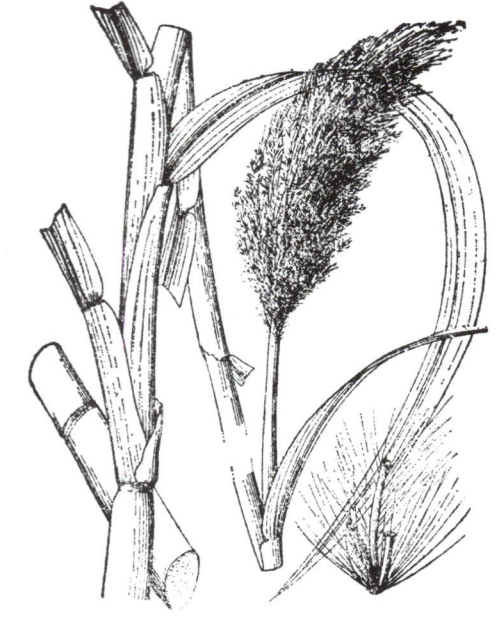

竹蔗 Saccharum sinense Roxb.
引自《中国高等植物图鉴》

4. 斑茅

Saccharum arundinaceum Retz. in Observ. Bot. 4: 14. 1786.（英 **Reedlike Sugarcane**）

多年生高大草本。秆高 2-4 (-6) m。叶舌长 1-2 mm。叶片长 1-2 m，宽 2-5 cm。圆锥花序大型，长 30-80 cm，宽 5-10 cm；无柄与有柄小穗长 3.5-4 mm，基盘小，具长约 1 mm 的短柔毛；两颖近等长，第一颖两侧脉不明显，背部具长于其小穗一倍以上之丝状柔毛；第二颖具 3 (-5) 脉，上部边缘具纤毛，背部无毛，但有柄小穗背部具有长柔毛；第一外稃等长或稍短于颖，具 1-3 脉；第二外稃稍短或等长于颖；或在有柄小穗中，具长 3 mm 之短芒；第二内稃长约为其外稃之半；花药长 1.8-2 mm。颖果长约 3 mm。花果期 8-12 月。

分布与生境 产于陕西、浙江、江西、福建、台湾、河南、湖北、湖南、广东、海南、广西、四川、贵州、云南等省区。生于山坡和河岸草地。也分布于印度、缅甸、泰国、越南、马来西亚。

药用部位 根、花穗。

功效应用 根：通窍利水，破血通经。用于跌打损伤，筋骨风痛，妇人闭经，水肿蛊胀。花穗：止血。用于咯血，呕血，衄血，创伤出血。

注评 本种傣族药用其根，治跌打损伤、筋骨风痛、闭经。

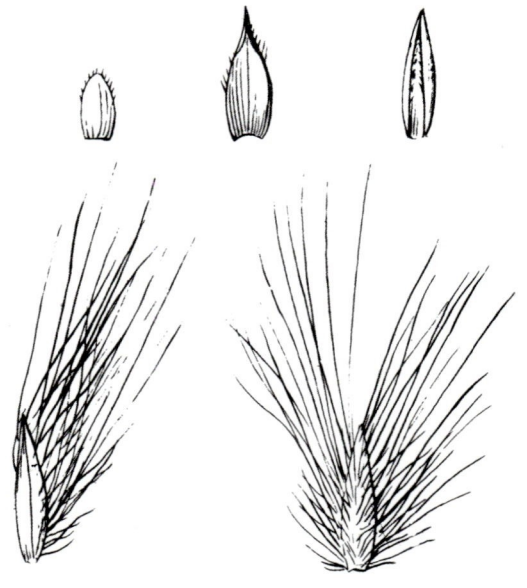

斑茅 Saccharum arundinaceum Retz.
史渭清 绘

75. 蔗茅属 Erianthus Michx.

多年生丛生草本。秆高大粗壮，节间中空。圆锥花序顶生，较密集而具丝状柔毛。小穗含 1 两性花，孪生，一无柄，一有柄，均同形同性，成熟后穗轴逐节断落；总状花序轴节间与附于其上之小穗柄以及无柄小穗一同脱落；两颖近等长，第一颖背部扁平，边缘内折，纸质或薄革质；外稃透明膜质，第二外稃之中脉从顶端或二微齿间伸出稍弯或直的芒；第二内稃常存在；雄蕊 (2-) 3 枚。

约 50 种，分布于美洲、非洲、亚洲的热带地区以及地中海、欧洲南部和喜马拉雅海拔较高的温暖地区。我国有 8 种，1 种可药用。

1. 蔗茅

Erianthus rufipilus (Steud.) Griseb., Geogr. Verbr. Pfl. Westind. 93. 1868.——*Saccharum rufipilum* Steud.
（英 **Redhair Plumegrass**）

多年生，高大丛生草本。秆高 1.5-3 m。叶舌质厚，长 1-2 mm；叶片长 20-60 cm，宽 1-2 cm。圆锥花序大型直立，长 20-30 cm，宽 2-3 cm，主轴密生丝状柔毛；小穗长 2.5-3.5 mm，基盘具长为小穗 3 倍的丝状毛，第一颖厚纸质，脊间无脉，生丝状柔毛；第二颖稍长于第一颖，具 3 脉；第一外稃披针形，等长或稍短于颖，顶端尖或芒状，尤其在有柄小穗中芒长达 6 mm，明显伸出于小穗之外；第二外稃长约 1 mm，顶端延伸成芒，芒长 10-14 mm；第二内稃小，长约 0.5 mm；花药长约 1 mm。花果期 6-10 月。

分布与生境　产于陕西、河南、湖北、四川、贵州、云南。生于海拔 1300-2400 m 的山坡谷地。也分布于尼泊尔、印度北部。

药用部位　根。

功效应用　清热解毒。

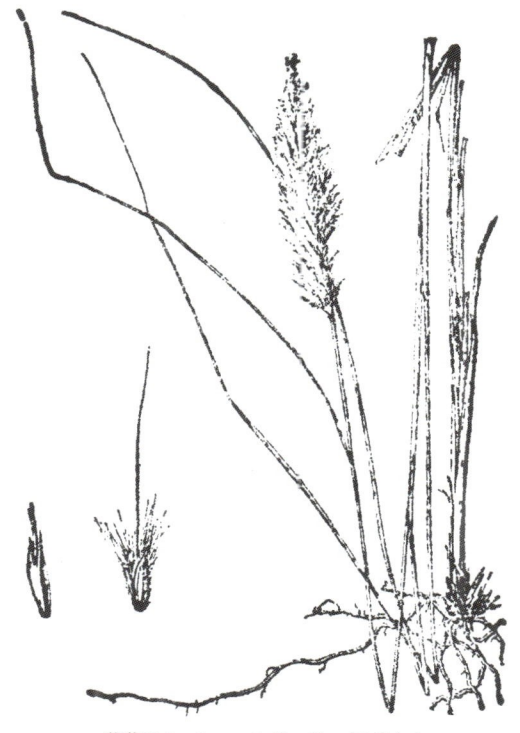

蔗茅 Erianthus rufipilus (Steud.) Griseb.
引自《中国高等植物图鉴》

76. 大油芒属 Spodiopogon Trin.

多年生，具匍匐根状茎的较高大草本。顶生圆锥花序开展，由多数具 1-3 节有梗的总状花序所组成。小穗孪生，一有柄，一无柄，第二小花皆为两性；总状花序轴节间及小穗柄的顶端膨大而呈棒状，成熟后逐节断落；小穗不明显压扁；颖草质，具多数显著的脉纹；外稃透明膜质，大多无毛或边缘具细纤毛，有时具 1-3 脉，第一小花具 3 雄蕊或中性；第一外稃及其内稃均透明膜质；第二外稃深 2 裂，裂齿间伸出一扭转膝曲的芒。

约 20 种，分布于亚洲，中国种类最多，有 10 种，2 种可药用。

分种检索表

1. 植株高 0.6–1 m；叶片基部二裂呈箭形；小穗长约 6 mm，第一颖具 11–13 脉，第二颖具 8–11 脉 ················· 1. 箭叶大油芒 S. sagittifolius
1. 植株高 1–1.5 m；叶片基部渐狭；小穗长 5–5.5 mm；第一颖具 7–9 脉，第二颖具 3 脉或 5–7 脉 ················· 2. 大油芒 S. sibiricus

1. 箭叶大油芒

Spodiopogon sagittifolius Rendle in J. Linn. Soc., Bot. 36(253): 352-353. 1904.（英 **Sagittateleaf Spodiopogon**）

多年生草本。秆高 60–100 cm。叶舌膜质，长 2–6 mm；叶具柄，下部柄可长达 10 cm，向上逐渐变短，最上部者长约 5 mm；叶片长 5–30 cm，宽 5–15 mm，基部 2 裂呈箭形。圆锥花序长 9–15 cm，宽约 5 cm；小穗长约 6 mm，两颖近相等，第一颖具 11–13 脉；第二颖具 8–11 脉；外稃与内稃近于等长，长约 5 mm；第一外稃具 1 脉或由裂片间伸出成小尖头；花药长约 3 mm；第二小花两性，第二外稃狭窄，下部具 3 脉，深裂达稃体之 2/3，裂齿间伸出膝曲之芒；芒长 12–20 mm，芒柱扭转，长约 1 cm；内稃宽大，长约 5 mm；花药长约 3.5 mm。花果期秋季。

分布与生境 产于我国云南。生于海拔 1500–1800 m 的山地林下。

药用部位 全草。

功效应用 清热解毒，和血调经，止血，催产。用于月经过多，难产，胸闷，气胀，阳痿，感冒，喉痛，毒蛇咬伤。

注评 本种为国家 II 级重点保护植物。

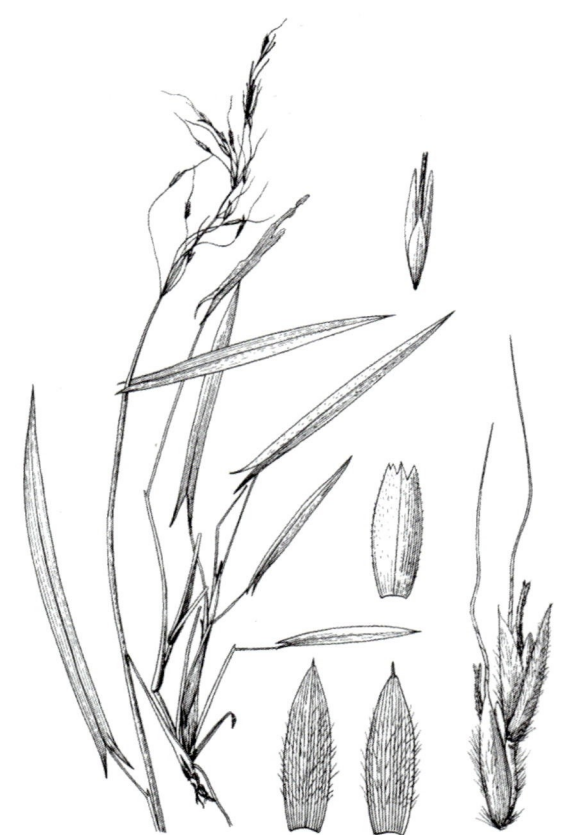

箭叶大油芒 Spodiopogon sagittifolius Rendle
仲世奇 绘

2. 大油芒

Spodiopogon sibiricus Trin., Fund. Agrost. 192, pl. 17. 1820.（英 **Siberian Spodiopogon**）

多年生草本，具质地坚硬密被鳞状苞片之长根状茎。秆高 70–150 cm。叶舌干膜质，长 1–2 mm；叶片长 15–30 cm，宽 8–15 mm。圆锥花序长 10–20 cm，主轴无毛；小穗长 5–5.5 mm，基盘具长约 1 mm 之短毛；第一颖具 7–9 脉；第二颖与第一颖近等长，无柄者具 3 脉，有柄者具 5–7 脉；第一外稃与小穗等长，具 1–3 脉；花药长约 2.5 mm；第二小花两性，外稃稍短于小穗，顶端深裂达稃体长度的 2/3，自 2 裂片间伸出一芒；芒长 8–15 mm，中部膝曲；内稃短于其外稃；花药长约 3 mm。颖果长约 2 mm。花果期 7–10 月。

分布与生境 产于我国黑龙江、吉林、辽宁、内蒙古、河北、山西、陕西、甘肃、山东、江苏、安徽、浙江、江西、河南、湖北、湖南等省区，以华北地区最为普遍。生于山坡、路旁林荫之下。在亚洲北部的温带区域广布。

药用部位 全草。

功效应用 用于胸闷气胀，月经过多。

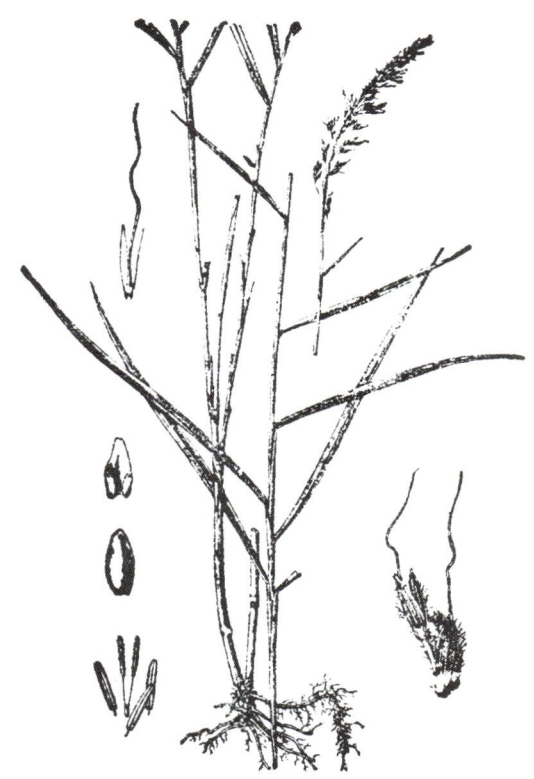

大油芒 Spodiopogon sibiricus Trin.
引自《中国高等植物图鉴》

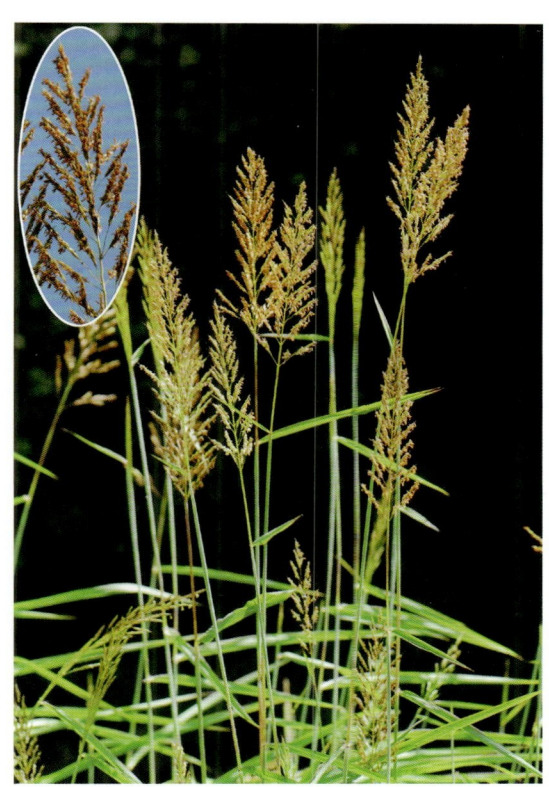

大油芒 Spodiopogon sibiricus Trin.
摄影：周繇

77. 油芒属 Eccoilopus Steud.

多年生。秆直立，丛生。叶舌纸质，或具纤毛；叶片线形或窄披针形，有时箭形，常具柄。顶生圆锥花序开展，由多数含1至数节具梗的总状花序组成；孪生小穗两性，均具柄，一为长柄，一为短柄，成熟后自柄上脱落，总状花序轴延续不逐节断落；两颖几近等长，草质或近革质，具多脉，基盘具毛；第一小花常为中性，外稃透明膜质，有内稃；第二小花两性，第二外稃裂齿间伸出一膝曲扭转之芒。

4种，分布于印度北部、中国和日本。我国有3种，1种可药用。

1. 油芒

Eccoilopus cotulifer (Thunb.) A. Camus in Ann. Soc. Linn. Lyon, sér. 2, 70: 1, 92. 1923.——*Andropogon cotulifer* Thunb., *Spodiopogon cotulifer* (Thunb.) Hack.（英 **Common Eccoilopus**）

一年生草本。秆高60-80 cm。叶舌膜质，长2-3 mm；叶片长15-60 cm，宽8-20 mm，基部渐窄呈柄状。圆锥花序开展，长15-30 cm；每节具一长柄一短柄小穗，节间无毛，等长或较长于小穗；长柄约与小穗等长，短柄长约2 mm；小穗长5-6 mm，基部具长不过1 mm之柔毛；第一颖通常具9脉；第二颖具7脉，顶端具小尖头乃至短芒；第一外稃顶端具齿裂或中间一齿突出；第一内稃较窄，长约3 mm；第二外稃长约4 mm，中部以上2裂，裂齿间伸出一芒，芒长12-15 mm；花药长2.5-3 mm。花果期9-11月。

分布与生境 产于陕西、甘肃、江苏、安徽、浙江、江西、台湾、河南、湖北、湖南、四川、贵州、云南等省。生于山坡、山谷和荒地路旁，海拔200-1000 m，也分布于印度西北部至日本。

药用部位 全草。

功效应用 清热解毒，解表止痢，活血通经。用于痢疾，风热感冒，闭经。

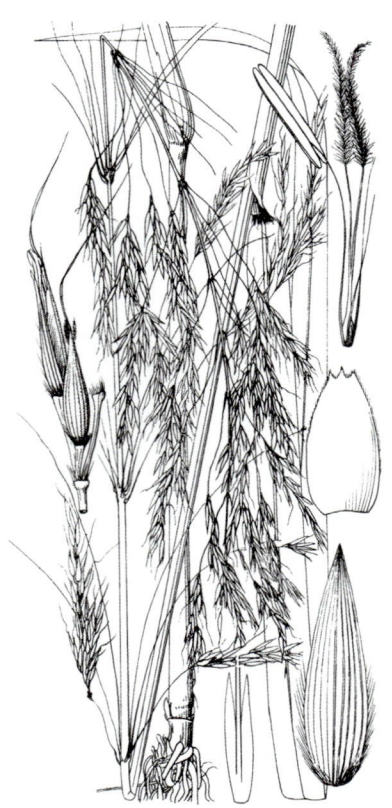

油芒 Eccoilopus cotulifer (Thunb.) A. Camus
刘春荣 绘

78. 莠竹属 Microstegium Nees

多年生或一年生蔓性草本。总状花序数枚至多数呈指状排列，稀为单生。小穗两性，孪生，一有柄，一无柄，偶有两者均具柄，无柄小穗连同穗轴节间及小穗柄一并脱落，有柄小穗自柄上掉落，基盘具毛；两颖等长于小穗，第一颖具4-6脉，边缘内折成2脊，背部扁平或有纵长凹沟；第二颖具1-3脉，中脉成脊，顶端尖或具短芒；第一小花雄性，第一外稃常不存在；第一内稃稍短于颖或不存在；第二外稃微小，顶端2裂或全缘，芒扭转膝曲或细直。

40种，分布于东半球热带与暖温带。我国有16种，1种可药用。

1. 蔓生莠竹

Microstegium vagans (Nees ex Steud.) A. Camus in Ann. Soc. Linn. Lyon, sér. 2, 68: 200. 1921 [1922].—— Pollinia vagans Nees ex Steud., *M. gratum* (Hack.) A. Camus（英 **Vagabondage Microstegium**）

多年生草本。秆高达1 m。叶片长12-15 cm，宽5-8 mm。总状花序3-5枚，长约6 cm；无柄小穗长3.5-4 mm；基盘具长约1 mm的柔毛；第一颖纸质，先端钝，微凹缺；第二颖膜质，稍尖或有小尖头；第一小花雄性，花药长约2 mm；第二外稃微小，长约0.5 mm，2裂，芒从裂齿间伸出，长8-10 mm，中部膝曲；第二内稃顶端钝或具3齿，无脉，长为其外稃的2倍；花药长2-2.5 mm。有柄小穗与其无柄小穗相似，但第一颖脊上粗糙而无毛。花果期8-10月。

分布与生境 产于广东、海南、云南；生于海拔800 m以下的林缘和林下阴湿地。也分布于印度、缅甸、泰国、印度尼西亚、马来西亚。

药用部位 全草。

功效应用 华南地区民间用于止血。

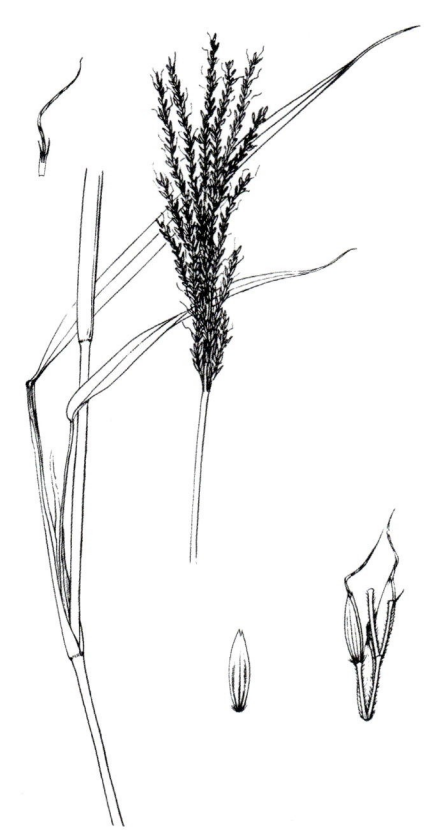

蔓生莠竹 Microstegium vagans (Nees ex Steud.) A. Camus
张泰利 绘

79. 黄金茅属 Eulalia Kunth

多年生直立草本。总状花序数枚呈指状排列于秆顶，总状花序轴节间易折断；孪生小穗同形，一无柄，一有柄，其基盘常短钝；颖草质或厚纸质，第一颖背部微凹或扁平，第二颖两侧压扁，具脊；第一小花大都退化仅存一外稃，或有些种类具内稃；第二小花两性，第二外稃常较狭窄，先端多少二裂，芒常膝曲，伸出小穗之外。

本属约 30 种，分布于旧大陆热带和亚热带地区，我国现有 11 种，1 种可药用。

1. 金茅（植物分类学报） 假青茅（广东）

Eulalia speciosa (Debeaux) Kuntze, Revis. Gen. Pl. 2: 775. 1891.——*Erianthus speciosus* Debeaux
（英 **Common Eulalia**）

秆高 70-120 cm；基部叶鞘密生棕黄色绒毛；叶舌截平，长约 1 mm；叶片长 25-50 cm，宽 4-7 mm。总状花序 5-8 枚，淡黄棕色至棕色；总状花序轴节间长 3-4 mm；无柄小穗长约 5 mm，基盘可具长为小穗 1/6-1/3 的柔毛；第一颖背部微凹，在其下半部常具淡黄色柔毛；第二颖舟形，背具 1 脉呈成脊；第一小花通常仅一外稃，几与颖等长；第二外稃长约 3 mm，先端二浅裂，裂齿间伸出长约 15 mm 的芒，芒两回膝曲；第二内稃长约 2 mm；花药长约 3.5 mm。有柄小穗相似于无柄小穗，具有与总状花序轴节间等长或稍短的柄。花果期 8-11 月。

分布与生境 产于陕西南部、华东、华中、华南以及西南各地区。常生于山坡草地。朝鲜与印度也有分布。

药用部位 根、茎。

功效应用 行气破血，止血。用于妇女病，干潮热等症。

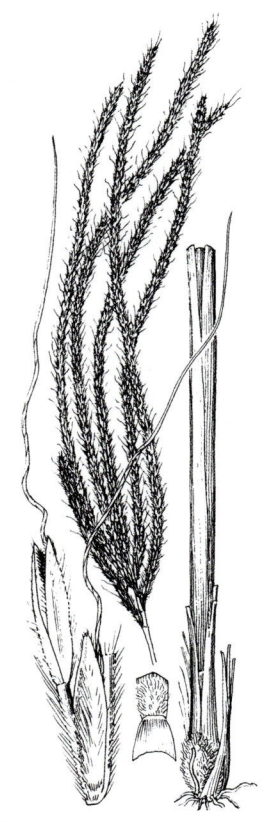

金茅 Eulalia speciosa (Debeaux) Kuntze
陈荣道 绘

80. 拟金茅属 Eulaliopsis Honda

多年生草本植物。秆常直立。叶片狭线形。总状花序排列成指状或近圆锥状，总状花序轴节间易折断；两小穗同形，成对着生于各节，一无柄，一有柄，基盘密被淡黄色的丝状柔毛，有芒；2 颖片在背面中部以下密生长柔毛；第一颖先端钝，通常有 2-3 齿，边缘狭窄内折，具 5-9 脉；第二颖具 3-9 脉，先端尖或具 2 齿，由齿间伸出小尖头或芒；外稃透明膜质，第一外稃先端钝，无芒，第二外稃先端全缘或具 2 齿，有芒；第二内稃宽卵形，无毛或先端具长纤毛；雄蕊 3。

本属约有 3 种，分布在我国以及尼泊尔、泰国、缅甸、印度北部、菲律宾等地。我国有 1 种，可药用。

1. 拟金茅

Eulaliopsis binata (Retz.) C. E. Hubb. in Hooker's Icon. Pl. 33(3):, pl. 3262, p. 6. 1935.——*Andropogon binatus* Retz.（英 **Common Eulaliopsis**）

秆高 30–80 cm。基生叶鞘密被白色绒毛，形成粗厚的基部；叶舌呈一圈短纤毛状；叶片长 10–30 cm，宽 1–4 mm。总状花序密被淡黄褐色的绒毛，2–4 枚呈指状排列，长 2–4.5 cm，小穗长 3.8–6 mm，基盘具乳黄色丝状柔毛，其毛长达小穗的 3/4；第一颖具 7–9 脉，中部以下密生乳黄色丝状柔毛；第二颖稍长于第一颖，具 5–9 脉，先端具长 0.3–2 mm 的小尖头，中部以下簇生长柔毛；第一外稃与第一颖等长；第二外稃等长或稍短于第一外稃，有时有不明显的 3 脉，先端有长 2–9 mm 的芒；第二内稃先端微凹。花药长约 2.5 mm。

分布与生境 产于陕西、河南、广西、广东、四川、贵州、云南等省区。生于向阳的山坡草丛中。日本、中南半岛、印度、阿富汗以及菲律宾也有分布。

药用部位 全草。

功效应用 清热解毒，平肝明目，止血，散瘀，利尿。用于感冒，肝炎，小儿风热，咳喘，乳痈，瘾疹，衄血，尿血，血滞经行不畅，热淋，小便不利。

化学成分 地上部分含油酸，亚油酸，β-榄香烯酮[1]。

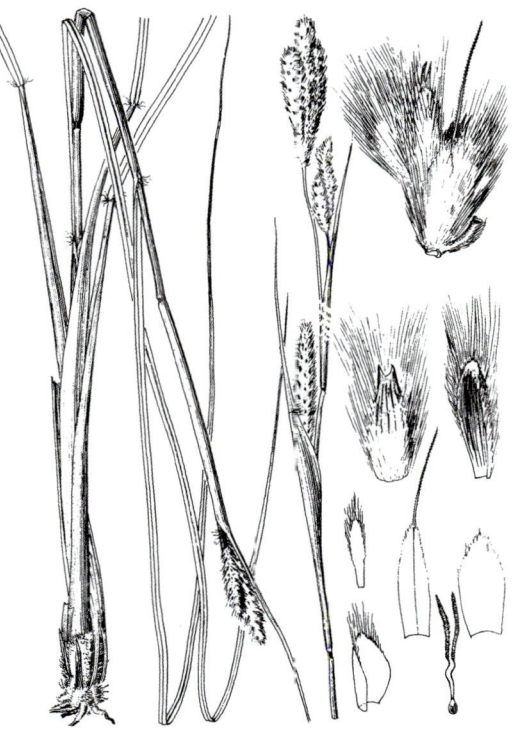

拟金茅 Eulaliopsis binata (Retz.) C. E. Hubb.
陈荣道 绘

化学成分参考文献

[1] 胡浩斌，等．草业科学，2006, 23(7): 37-39.

81. 金发草属 Pogonatherum P. Beauv.

较低矮而细硬的多年生草本。穗形总状花序单生于秆顶；小穗孪生，一有柄，一无柄，成覆瓦状排列于易逐节折断的总状花序轴一侧，无柄小穗有 1–2 小花，第一小花雄性或全退化仅存外稃，第二小花两性；有柄小穗含 1 小花，两性或雌性；颖膜质，近于等长，第一颖具脊而延伸成 1 芒；第二颖背具脊，先端 2 齿裂，裂齿间伸出一细长而稍曲折的芒；外稃透明膜质，第一外稃无芒，第一内稃有或无；第二外稃先端 2 裂，裂齿间伸出细长而曲折的芒；第二内稃透明膜质，无脉；雄蕊 1 或 2 枚。

本属约有 4 种，主要分布于亚洲和大洋洲的热带和亚热带地区。我国有 3 种，2 种可药用。

分种检索表

1. 植株高 30–60 cm；无柄小穗长 2.5–3 mm，第一小花雄性，具雄蕊 2 枚，花药长约 1.8 mm ··· 1. 金发草 P. paniceum
1. 植株高在 30 cm 以下；无柄小穗长约 2 mm，第一小花完全退化或仅存第一外稃，第二小花具雄蕊 1 枚，花药长约 1 mm ·· 2. 金丝草 P. crinitum

本属药用植物主要含黄酮类，如芦丁 (rutin, **1**)、山柰酚 -3-*O*- 芸香糖苷 (kaempferol-3-*O*-rutinoside, **2**)。金丝草 (P. crinitum) 中芦丁和莰菲醇具有 iNOS 抑制剂的作用，它们抑制 NO 产生的 IC_{50} 分别是 10.41 ± 0.02 μmol/L 和 10.61 ± 0.44 μmol/L。

1. 金发草

Pogonatherum paniceum (Lam.) Hack. in Allg. Bot. Z. Syst. 12: 178 1906.——*Saccharum paniceum* Lam. （英 **Golden Pogonatherum**）

秆硬似小竹，基部具被密毛的鳞片，高 30-60 cm；节常稍凸起而被髯毛。叶舌很短，长约 0.4 mm；叶片长 1.5-5.5 cm，宽 1.5-4 mm。总状花序长 1.3-3 cm，宽约 2 mm；无柄小穗长 2.5-3 mm，基盘毛长 1-1.5 mm；第一颖稍短于第二颖，背部具 3-5 脉，无芒；第二颖与小穗等长，具 1 脉而延伸成芒，芒长 13-20 mm；第一小花雄性，外稃稍短于第一颖，无芒，具 1 脉，内稃等长或稍短于外稃；雄蕊 2，花药长约 1.8 mm；第二小花两性，外稃先端 2 裂，长为稃体的 1/3 或近 1/2，裂齿间伸出弯曲的芒，芒长 15-18 mm；内稃与外稃等长；雄蕊 2，花药长约 1.8 mm。有柄小穗较小，第一小花缺，第二小花雄性或两性，具雄蕊 1 枚，花药长达 1.5 mm 或不发育。花果期 4-10 月。

分布与生境 产于湖北、湖南、广东、广西、贵州、云南、四川诸省区。生于海拔 2300 m 以下的山坡、草地、路边、溪旁草地的干旱向阳处。印度、马来西亚到大洋洲均有分布。

药用部位 全草。

功效应用 清热利尿。用于黄疸，脾脏肿大，消化不良，小儿疳积，消渴。

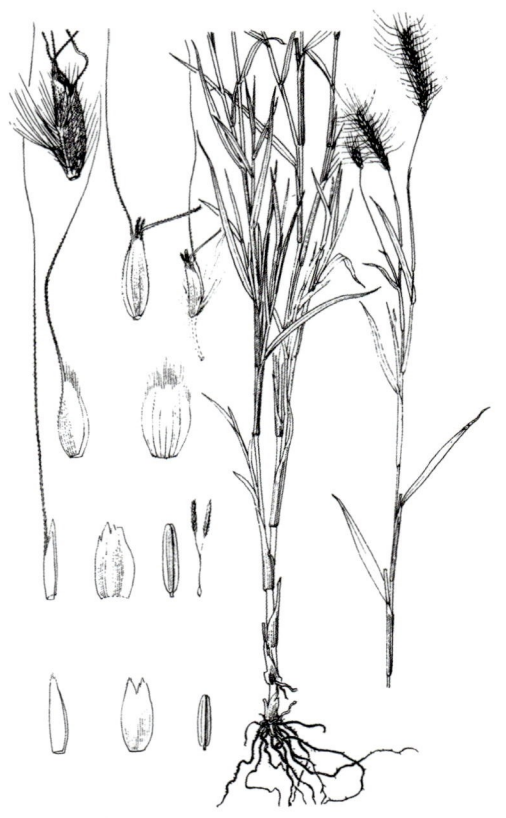

金发草 Pogonatherum paniceum (Lam.) Hack.
陈荣道 绘

2. 金丝草

Pogonatherum crinitum (Thunb.) Kunth, Enum. Pl. 1: 478 1833.——*Andropogon crinitus* Thunb. （英 **Crinite Pogonatherum**）

秆高 10-30 cm；节上被白色髯毛。叶舌短，纤毛状；叶片长 1.5-5 cm，宽 1-4 mm。穗形总状花序单生于秆顶，长 1.5-3 cm（芒除外），宽约 1 mm；无柄小穗长不及 2 mm，含 1 两性花，基盘的毛长约与小穗等长或稍长；第一颖长约 1.5 mm，具不明显或明显的 2 脉；第二颖与小穗等长，稍长于第一颖，具 1 脉而成脊，先端 2 裂，脉延伸成弯曲的芒，芒长 15-18 mm；第一小花完全退化或仅存一外稃；第二小花外稃稍短于第一颖，先端 2 裂，裂齿间伸出芒，芒长 18-24 mm；内稃短于外稃；雄蕊 1 枚，花药长约 1 mm。颖果长约 0.8 mm。有柄小穗与无柄小穗同形同性，但较小。花果期 5-9 月。

分布与生境 产于安徽、浙江、江西、福建、台湾、湖南、湖北、广东、海南、广西、四川、贵州、云南诸省区。生于海拔 2000 m 以下的田埂、山边、路旁、河、溪边、石缝瘠土或灌木下阴湿地。日本、中南半岛、印度等地也有分布。

药用部位 全草。

功效应用 清热解毒，利尿通淋，凉血。用于感冒高热，中暑，黄疸肝炎，糖尿病，肾炎水肿，尿路感染，小儿久热不退，小儿疳积，血症，肿毒。

化学成分 全草含黄酮类：木犀草素-6-C-β-吡喃波依文糖苷(luteolin-6-C-β-boivinopyranoside)，6-反式-(2''-O-α-吡喃鼠李糖基)乙烯基-5,7,3',4'-四羟基黄酮[6-*trans*-(2''-O-α-rhamnopyranosyl)ethenyl-5,7,3',4'-tetrahydroxyflavone]，木犀草素(luteolin)，山奈酚(kaempferol)，木犀草素-6-C-β-吡喃岩藻糖苷(luteolin-6-C-β-fucopyranoside)，山奈酚-3-O-α-L-吡喃鼠李糖苷(kaempferol-3-O-α-L-rhamnopyranoside)，芦丁(rutin)，木犀草素-6-C-β-吡喃葡萄糖苷(luteolin-6-C-β-glucopyranoside)，山奈酚-3-O-芸香糖苷(kaempferol-3-O-rutinoside)[1]，芹菜素 6-C-β-波依文糖-7-O-β-葡萄糖苷，小麦黄素，槲皮素-7-O-鼠李糖苷[2]。

注评 本种瑶族、壮族、基诺族和畲族药用其全草；瑶族治腰痛、吐血、月经不调；壮族治小便不利，根治胎动不安；基诺族治糖尿病，花治疗中耳炎，嫩尖外敷治疗刀伤；畲族治感冒发烧、中暑、尿路感染、肾炎水肿、黄疸型肝炎、糖尿病。

化学成分参考文献

[1] Wang GJ, et al. *J Ethnopharmacol*, 2008, 118(1): 71-78.　　[2] 朱迪，等. 中国天然药物，2009, 7(3): 184-186.

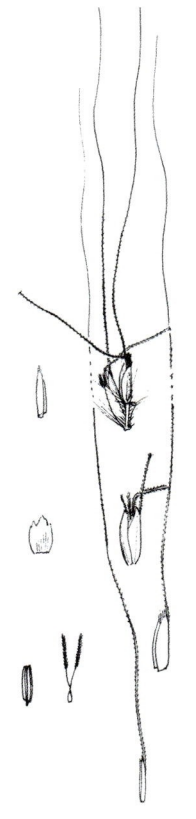

金丝草 Pogonatherum crinitum (Thunb.) Kunth
陈荣道 绘

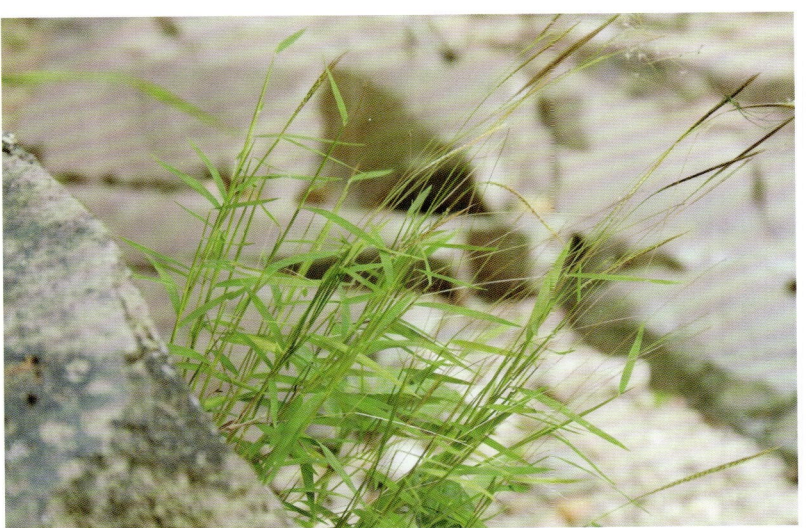

金丝草 Pogonatherum crinitum (Thunb.) Kunth
摄影：王祝年

82. 高粱属 Sorghum Moench

高大的一年生或多年生草本；具或不具根状茎。秆多粗壮而直立。叶片宽线形、线形至线状披针形。圆锥花序多直立，开展或紧缩；小穗孪生，一无柄，一有柄；无柄小穗两性，有柄小穗雄性或中性，无柄小穗之第一颖革质，背部凸起或扁平，成熟时变硬而有光泽；第二颖舟形，具脊；第一外稃膜质，第二外稃全缘，无芒，或具 2 齿裂，裂齿间具 1 长或短的芒。

约有 20 余种，分布于全世界热带、亚热带和温带地区。我国现知有 11 种，3 种可药用。

分种检索表

1. 多年生，具根状茎；野生，稀作饲料植物栽培；无柄小穗长 3.8–4.5 mm，宽 1.2–2 mm ·· **1. 拟高粱 S. propinquum**
1. 一年生罕或多年生，无根状茎；多作为饲料或谷物栽培，稀野生；无柄小穗长 4.5–6 mm，宽 2 mm 以上。
   2. 无柄小穗的颖片较薄，成熟时变纸质；第一颖的脉可延伸至中部或中部以下 ············ **2. 甜高粱 S. dochna**
   2. 无柄小穗的颖片较厚，硬革质；第一颖的脉仅在顶端明显 ·· **3. 高粱 S. bicolor**

本属药用植物主要含三萜类，如香树脂醇 (amyrin，**1**)、异山柑子醇 (isoarborinol，**2**)；倍半萜类，如高粱醇 (sorgomol，**3**)；甾体类，如 28-异岩藻甾醇 (28-isofucosterol，**4**)；苯醌类，如高粱酮 (sorgoleone，**5**)；苯酚苷类，如蜀黍苷 (dhurrin，**6**)。高粱 (S. bicolor) 中的 4,6-二甲氧基-2-[(8'Z,11'Z)-8',11',14'-十五三烯]雷琐酚 {4,6-dimethoxy-2-[(8'Z,11'Z)-8',11',14'-pentadecatriene]resorcinol} 与 4-甲氧基-6-乙氧基-2-[(8'Z,11'Z)-8',11',14'-十五三烯]雷琐酚 {4-methoxy-6-ethoxy-2-[(8'Z,11'Z)-8',11',14'-pentadecatriene]resorcinol} 是良好的 PS Ⅱ 抑制剂；它的水提取物具有一定的抗贫血作用。

1. 拟高粱

Sorghum propinquum (Kunth) Hitchc. in Lingnan Sci. J. 7: 249. 1929 [1931].——*Andropogon propinquus* Kunth（英 **Resembling Sorghum**）

多年生草本，根状茎粗壮。秆高 1.5–3 m。叶舌长 0.5–1 mm；叶片长 40–90 cm，宽 3–5 cm。圆锥花序开展，长 30–50 cm，宽 6–15 cm；小穗成熟后，其柄与小穗均易脱落，无柄小穗椭圆形或狭椭圆形，长 3.8–4.5 mm，宽 1.2–2 mm；颖薄革质，具不明显的横脉，第一颖具 9–11 脉，脉在上部明显，边缘内折，两侧具不明显的脊，顶端无齿或具不明显的 3 小齿；第二颖具 7 脉，上部具脊；第一外稃稍短于颖；第二外稃短于第一外稃，无芒或具 1 细弱扭曲的芒；花药长 2–2.5 mm。有柄小穗雄性，约与无柄小穗等长。花果期夏秋季。

分布与生境 产于福建、台湾、广东、海南、四川、云南。生于溪边、潮湿处。印度、印度尼西亚、马来西亚、菲律宾、斯里兰卡也有分布。

药用部位 根、根状茎。

功效应用 根：清热利湿，消肿止痛，安神。用于水肿，脚气，喘咳，精神分裂症，黄疸，劳伤，筋骨疼痛。根状茎：清肺热，益气血。用于劳伤咳嗽，吐血。

注评 本种为国家Ⅱ级重点保护植物。

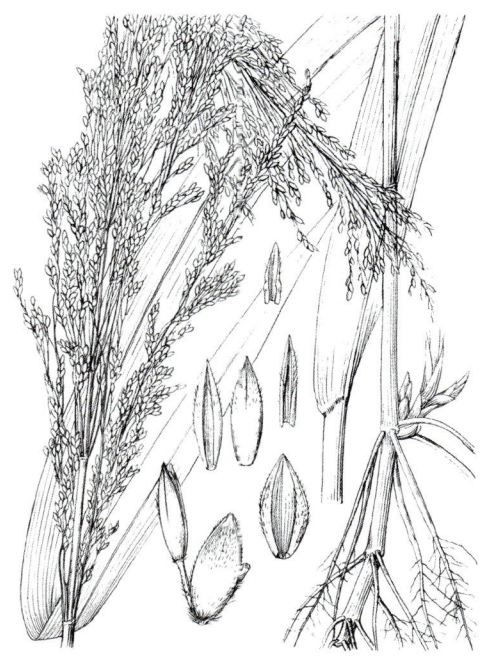

拟高粱 Sorghum propinquum (Kunth) Hitchc.
史渭清 绘

2. 甜高粱

Sorghum dochna (Forssk.) Snowden in Bull. Misc. Inform. Kew 1935(5): 234. 1935.——*Holcus dochna* Forssk., *Sorghum vulgare* Pers. var. *saccharatum* Boerl.（英 **Sugar Sorghum**）

一年生。秆高 2-4 m。叶长约 1 m，宽约 8 cm。花序紧密或稍紧密，长 20-40 cm，宽 5-15 cm。无柄小穗椭圆形、椭圆状长圆形至倒卵状长圆形，长 4.5-6 mm，花时宽 2-3 mm，结果时宽 3.5 mm，基盘无毛或具髯毛；颖幼时纸质或薄革质，熟时硬纸质，第一颖具 12-15 脉，并具 3-6 条横脉；第二颖具不明显的 7-9 脉，并有 1-4 条横脉；外稃椭圆形或椭圆状长圆形，长 4-6 mm；内稃具 1.5-2 mm 的芒或无芒；花药长 3-4 mm。颖果成熟时顶端或两侧裸露，稀完全为颖所包，长 3.5-5 mm，宽 2-3 mm。有柄小穗披针形，长 4-6 mm，雄性或中性，宿存，第一颖 7-9 脉，第二颖 5-7 脉，无芒。花果期 6-9 月。

分布与生境 全国南北各省区均有栽培，但以黄河流域以南诸省为多。据记载本和原产于印度和缅甸，现世界各大洲都有栽培。

药用部位 根、谷米。

功效应用 根：煮汁利小便，止咳嗽，妇女产后衣包不下。谷米：用于漆疮，疟疾，日夜寒热不得眠，肠胃病，霍乱。

3. 高粱

Sorghum bicolor (L.) Moench, Methodus 207. 1794.——*Holcus bicolor* L., *Sorghum vulgare* Pers.（英 **Two-coloured Sorghum**）

一年生草本。秆高 3-5 m。叶片长 40-70 cm，宽 3-8 cm。圆锥花序疏松，长 15-45 cm，宽 4-10 cm；无柄小穗长 4.5-6 mm，宽 3.5-4.5 mm，基盘有髯毛；两颖均革质；第一颖具 12-16 脉，有横脉；第二颖 7-9 脉；外稃透明膜质，第一外稃边缘有长纤毛；第二外稃具 2-4 脉，顶端稍 2 裂，自裂齿间伸出一膝曲的芒，芒长约 14 mm；花药长约 3 mm。颖果两面平凸，长 3.5-4 mm，熟时宽 2.5-3 mm。有柄小穗的柄长约 2.5 mm，小穗长 3-5 mm，雄性或中性，宿存；第一颖 9-12 脉，第二颖 7-10 脉。花果期 6-9 月。

分布与生境　全国南北各省区均有栽培。

药用部位　根、种仁。

功效应用　根：平喘，利尿，止血。用于咳嗽喘满，胃气疼痛，血崩，产后出血，膝痛，脚跟痛。种仁：温中，涩肠胃，止泻，止霍乱，利气，利尿，碎石；祛客风顽痹。用于霍乱，下痢，小便淋痛不利，小儿消化不良。

化学成分　根含倍半萜类：高粱醇(sorgomol)[1]；苯醌类：高粱酮(sorgoleone)，5-乙氧基高粱酮(5-ethoxysorgoleone)，2,5-二甲基高粱酮(2,5-dimethoxysorgoleone)[2]。

谷含三萜类：羽扇烷醇(lupanol)，香树脂醇(amyrin)，异山柑子醇(isoarborinol)[3]；甾体类：28-异岩藻甾醇(28-isofucosterol)[3]；其他类：(Z)-3-己烯-1-醇[(Z)-3-hexen-1-ol]，(Z)-3-己烯-1-醇乙酸酯[(Z)-3-hexen-1-ol acetate][4]，4,6-二甲氧基-2-[(8'Z,11'Z)-8',11',14'-十五三烯]雷琐酚{4,6-dimethoxy-2-[(8'Z,11'Z)-8',11',14'-pentadecatriene]resorcinol}，4-甲氧基-6-乙氧基-2-[(8'Z,11'Z)-8',11',14'-十五三烯]雷琐酚{4-methoxy-6-ethoxy-2-[(8'Z,11'Z)-8',11',14'-pentadecatriene]resorcinol}，4-羟基-6-乙氧基-2-[(10'Z,13'Z)-10',13',16'-十七三烯]雷琐酚{4-hydroxy-6-ethoxy-2-[(10'Z,13'Z)-10',13',16'-heptadecatriene]resorcinol}[5]，对羟基苯甲醛(p-hydroxybenzaldehyde)[6]。

幼苗含苯酚苷：蜀黍苷(dhurrin)，蜀黍苷-6'-葡萄糖苷(dhurrin-6'-glucoside)[7]。

化学成分参考文献

[1] Xie X, et al. *Tetrahedron Lett*, 2008, 49(13): 2066-2068.

[2] Rimando A M, et al. *J Nat Prod*, 1998, 61(11): 1456-1456.

[3] Palmer MA, et al. *Phytochemistry*, 1977, 16(4): 459-463.

[4] Lwande W, et al. *J Nat Prod*, 1987, 50(5): 950-952.

[5] Rimando Agnes M, et al. *J Nat Prod*, 2003, 66(1): 42-45.

[6] Woodhead S, et al. *Phytochemistry*, 1982, 21(2): 455-456.

[7] Selmar D, et al. *Phytochemistry*, 1996, 43(3): 569-572.

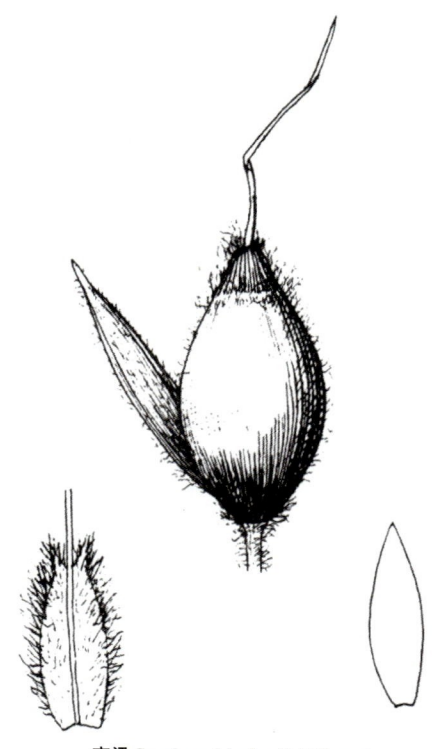

高粱 **Sorghum bicolor** (L.) Moench
王伟民　绘

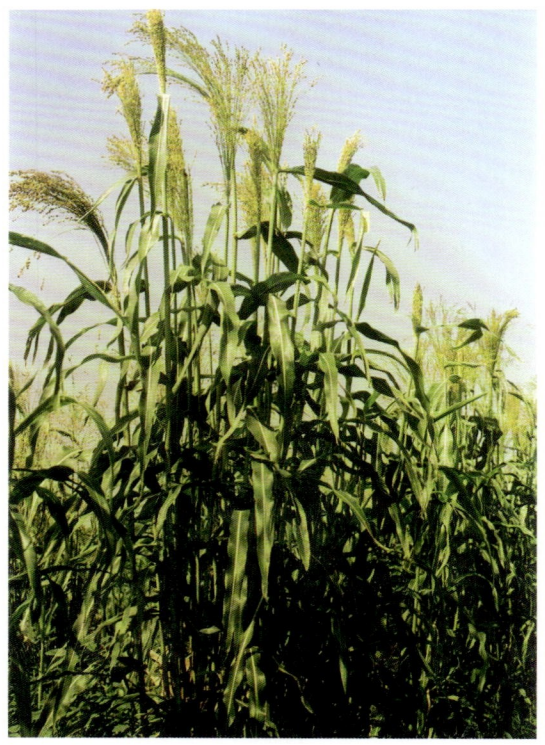

高粱 **Sorghum bicolor** (L.) Moench
摄影：徐克学

83. 香根草属 Vetiveria Bory

多年生草本，具粗壮根状茎及含有香精油之须根。秆高大粗壮。叶鞘多少压扁成脊；叶舌短；叶片线形，质地硬，对折而背部具脊。圆锥花序大型顶生，由多数轮生的细长总状花序所组成；小穗孪生，一无柄，一具柄，成熟后的总状花序轴节间逐节断落；无柄小穗两性，稍两侧压扁；颖片近革质，具3–5脉，第一小花仅具有2脉之膜质外稃；第二小花两性，外稃透明膜质，顶端2裂或全缘，芒自裂齿间伸出或仅具小尖头；内稃稍短于外稃；鳞被2枚；雄蕊3枚。有柄小穗背部扁平，第一小花仅具外稃，第二小花雄性。

约10种，分布于东半球热带。我国有1种，可药用。

1. 香根草

Vetiveria zizanioides (L.) Nash, Fl. S. E. U. S. 67, 1326. 1903.——*Phalaris zizanioides* L.（英 **Vetiver**）

多年生粗壮草本，须根含挥发性浓郁的香气。秆高1–2.5 m。叶舌短，长约0.5 mm；叶片长30–70 cm，宽5–10 mm。圆锥花序大型顶生，长20–30 cm；总状花序轴节间与小穗柄无毛；无柄小穗长4–5 mm，基盘无毛；第一颖革质，5脉不明显；第一外稃边缘具丝状毛；第二外稃较短，具1脉，顶端2裂齿间伸出一小尖头。有柄小穗背部扁平，等长或稍短于无柄小穗。花果期8–10月。

分布与生境 江苏、浙江、福建、台湾、广东、海南及四川均有引种，栽培于平原、丘陵和山坡。喜生水湿处、溪流旁和疏松黏壤土上。热带非洲至印度、斯里兰卡、泰国、缅甸、印度尼西亚（爪哇）、马来西亚一带广泛种植。

药用部位 全草、须根。

功效应用 全草：补血，强心。须根：提取精油，用做定香剂。

化学成分 地上部分含黄酮类：刺苞菊苷(carlinoside)，新刺苞菊苷(neocarlinoside)，6,8-二-*C*-吡喃阿拉伯糖基木犀草素(6,8-di-*C*-arabinopyranosylluteolin)，异荭草素(isoorientin)，小麦黄素-5-*O*-葡萄糖苷(tricin-5-*O*-glucoside)[1]；萜类：(+)-(1*S*,10*R*)-1,10-二甲基二环[4.4.0]十-6-烯-3-酮{(+)-(1*S*,10*R*)-1,10-dimethylbicyclo[4.4.0]dec-6-en-3-one}，(+)-(6*S*,10*S*)-6,10-二甲基二环[4.4.0]十-1-烯-3-酮{(+)-(6*S*,10*S*)-6,10-dimethylbicyclo[4.4.0]dec-1-en-3-one}[2]。

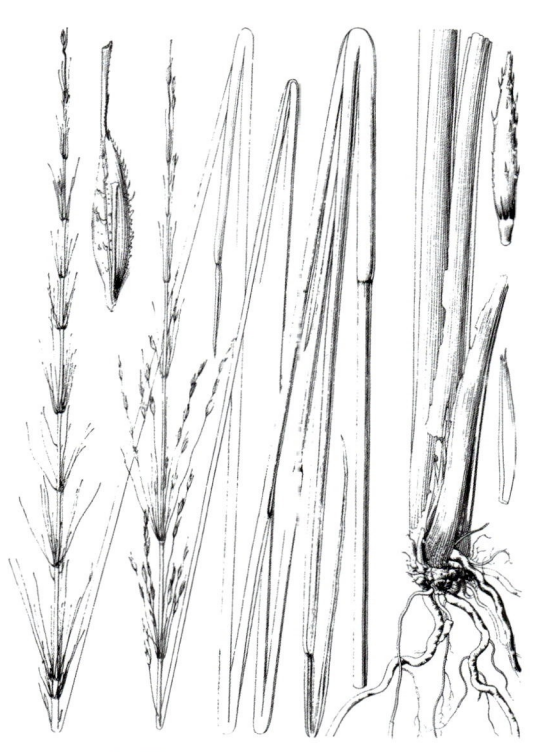

香根草 Vetiveria zizanioides (L.) Nash
刘春荣 绘

化学成分参考文献

[1] Champagnat P, et al. *Biochem Syst Ecol*, 2008, 36(1): 68-70.

[2] Maurer B, et al. *Helv Chim Acta*, 1972, 55(7): 2371-2382.

84. 金须茅属 Chrysopogon Trin.

多年生草本。圆锥花序顶生，分枝细弱，轮生于花序的主轴上；小穗通常3枚生于每一分枝的顶端，1无柄而为两性，另2枚有柄而为雄性或中性，成熟时3枚一同脱落，基盘具髯毛；颖坚纸质或亚革质，通常具疣基刺毛；第一颖背部圆形，上部具脊，边缘内卷；第二颖舟形，多少具脊，通常具短芒；第一小花的外稃透明膜质，具2脉，无内稃；第二小花的外稃线形，全缘或具2齿，通常自齿缝间伸出一膝曲的芒；内稃缺，或小而膜质，无脉。

约20种，分布于世界的热带和亚热带地区。我国有3种，1种可药用。

1. 竹节草

Chrysopogon aciculatus (Retz.) Trin. Fund. Agrost. 188. 1820.——*Andropogon aciculatus* Retz.（英 Aciculate Chrysopogon）

多年生，具根状茎和匍匐茎。秆高20–50 cm。叶舌长约0.5 mm；叶片长3–5 cm，宽4–6 mm。圆锥花序长5–9 cm；无柄小穗圆筒状披针形，长约4 mm，具一尖锐而下延、长4–6 mm的基盘，基盘顶端被锈色柔毛；颖革质，约与小穗等长；第一颖具7脉；第二颖先端渐尖至具一劲直的小刺芒；第一外稃稍短于颖；第二外稃等长而较窄于第一外稃，具长4–7 mm的直芒；内稃缺如或微小；花药长约0.8 mm。有柄小穗长约6 mm，具长2–3 mm无毛之柄；颖纸质，具3脉；花药长约2.5 mm。花果期6–10月。

分布与生境 产于台湾、广东、广西、云南。生于向阳贫瘠的山坡草地或荒野中，海拔500–1000 m。也分布于亚洲和大洋洲的热带地区。

药用部位 全草、根。

功效应用 清热解毒，利湿，消肿止痛。用于感冒发烧，上呼吸道感染，小便短赤，创伤肿痛，腹痛泄泻，痧症，风火牙痛，中毒，毒蛇咬伤。

化学成分 地上部分含黄酮类：槲皮素，3-O-β-D-吡喃葡萄糖基-(1→6)-α-L-鼠李糖基槲皮素，一品红叶琉桑素▲A (poinsettifolin A)[1]；甾体类：3β-羟基-5α,8α-桥二氧麦角甾-6,22-二烯[1]。

化学成分参考文献

[1] 胡浩斌，等. 内蒙古大学学报（自然科学版），2006, 37(02): 175-179.

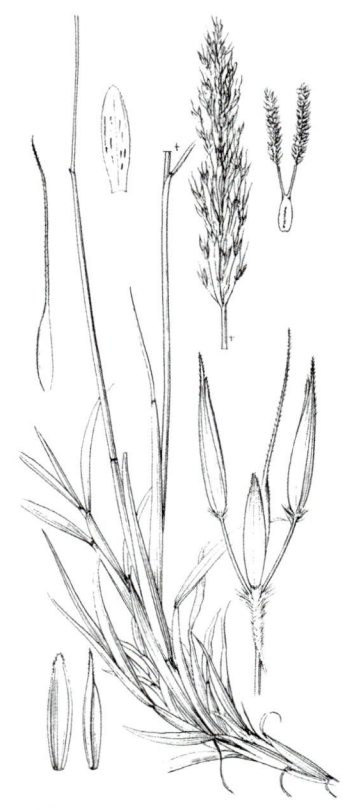

竹节草 **Chrysopogon aciculatus** (Retz.) Trin.
史渭清 绘

85. 水蔗草属 Apluda L.

多年生草本；具根状茎。花序顶生，圆锥状，由多数总状花序组成；每一总状花序具柄及1舟形总苞；总状花序轴仅含1节，顶部着生3枚小穗，其中2枚具扁平的小穗柄，另1枚无柄。有柄小穗之一退化至仅存微小外颖，另1枚含2小花，通常雄性或有时两性，花后自小穗柄顶端与颖一齐脱落。无柄小穗两性，含2小花，通常第二小花结实，其外稃具芒或否；两小花的内外稃常透明膜质。

仅1种，广布于旧大陆热带及亚热带，我国西南、华南和台湾均产之，可药用。

1. 水蔗草 崩疮草（广西）

Apluda mutica L., Sp. Pl. 1: 82. 1753.（英 **Common Apluda**）

多年生草本，具坚硬根头及根状茎。秆高 50–300 cm。叶舌长 1–2 mm；叶片长 10–35 cm，宽 3–15 mm。圆锥花序先端常弯垂，由许多总状花序组成；每 1 总状花序包裹在 1 舟形总苞内，苞下有 3–5 mm 的细柄；总苞长 4–8 mm；总状花序长 6.5–8 mm；2 有柄小穗从两侧以扁平的小穗柄夹持无柄小穗，与总状花序轴直接连生而无关节；小穗柄长 3–5 mm，坚韧而不脱落。退化有柄小穗仅存长约 1 mm 的外颖，宿存；正常有柄小穗含 2 小花，第一颖长 4–6 mm，第二颖等长或略短于第一颖，具 3–5 脉；第一小花雄性，外稃长 3–4.5 mm，具 3 脉；内稃稍短；花药长 1–1.5 mm；第二小花等长或稍短于第一小花，其内稃卵形，长仅约 1 mm，雄性或有时两性而结实，成熟时整个小穗自穗柄关节处脱落。无柄小穗两性，第一颖长 3–5 mm，7 脉或更多；第二颖等长于第一颖，5–7 脉；第一小花雄性；第二小花外稃 1–3 脉，无芒或于裂齿间生 1 膝曲芒。颖果长约 1.5 mm。花果期夏秋季。

分布与生境 产于西南、华南及台湾等地。多生于海拔 2000 m 以下的田边、水旁湿地及山坡草丛中。印度、日本、中南半岛、东南亚、澳大利亚及热带非洲也有分布。

药用部位 全草、根、茎叶。

功效应用 全草：清热解毒，祛腐生肌。用于毒蛇咬伤，阳痿。根：清热解毒。外用于毒蛇咬伤。茎叶：外用于脚部糜烂。

化学成分 茎和叶含氨基酸类：丙氨酸，苯丙氨酸，甘氨酸，谷氨酸，胱氨酸，酪氨酸，亮氨酸，异亮氨酸，蛋氨酸，组氨酸，缬氨酸，精氨酸，脯氨酸[1]；糖类：核糖，葡萄糖，果糖，蔗糖，木糖，棉子糖[1]；矿物质：氮(nitrogen)，铁，镁，钾，钙，硅，P_2O_5 (phosphorus oxide)[1]。

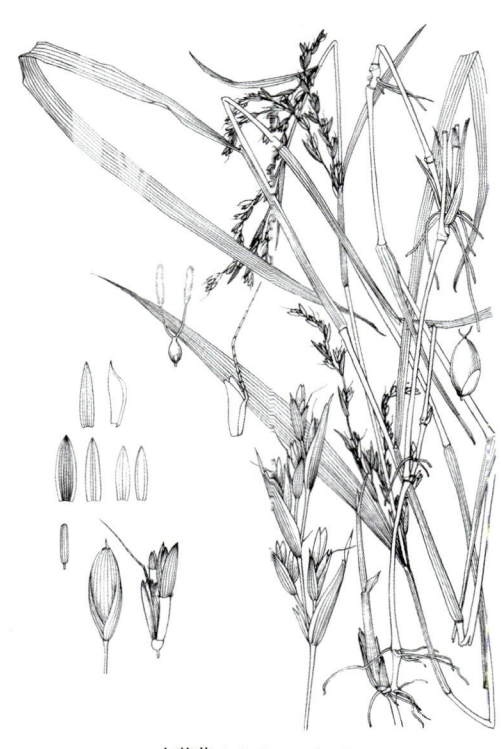

水蔗草 **Apluda mutica** L.
曾孝濂 绘

化学成分参考文献

[1] Rawat GS. *Himalayan Chemical and Pharmaceutical Bulletin*, 1999, 16: 31-34.

86. 须芒草属 Andropogon L.

多年生草本。叶舌膜质或退化至呈一毛圈。总状花序孪生或指状排列于主秆或分枝顶端，基部托以鞘状佛焰苞；总状花序轴脆弱，易逐节折断，小穗成对着生于轴的各节，一无柄，另一具柄；无柄小穗通常两性，背部压扁，多少具纵沟，基盘钝圆或稍尖锐，具髯毛，常水平或稍偏斜脱落，具 2 小花；颖近等长，膜质或近革质，第一颖边缘常内折，且在中部以上明显呈 2 脊，常无芒；第二颖舟形，背部有 1–3 脉，主脉常呈脊，具芒或无芒；第一小花常退化仅剩 1 透明膜质的外稃；第二小花两性，第二外稃透明膜质或质稍厚，顶端多少 2 裂，芒自裂齿间伸出，常膝曲；第二内稃很小或缺；雄蕊 1–3。有柄小穗雄性或中性，有时退化；无芒。

本属约 100 种，多产于世界温暖地区。我国约 3 种，1 种可药用。

1. 华须芒草（种子植物名称）

Andropogon chinensis (Nees) Merr. in Philipp. J. Sci. 12(2): 101. 1917.——*Homoeatherum chinense* Nees
（英 **Chinese Bluestem**）

多年生草本。秆高 40–100 cm。叶片长 8–22 cm，宽 2–3 mm。总状花序孪生，长 1.5–3 (–5) cm，佛焰苞舟形或线形，其上叶片常退化，小穗柄与总状花序轴节间近等长，长 2.5–4 mm。无柄小穗长约 5 mm（连基盘），第一颖背部具 2 脊，中部具 1 深槽；第二颖舟形，顶端 2 齿裂，裂齿间具 1 芒，芒长 6–10 mm；第一外稃长约 4 mm；第二外稃与第一外稃同质，长约 3 mm，顶端 2 裂，芒自裂片间伸出，长 2–3 cm，于中部膝曲；内稃长为第一颖之半；花药长约 3 mm。有柄小穗长约 4 mm；第一颖背部扁平，具数脉，顶端具长约 7 mm 的细直芒；第二颖顶端具 1 短芒；稃与雄蕊存在或常缺。花果期 8–12 月。

分布与生境 产于广东、广西、云南、四川等省区。生于海拔 1800 m 以下的山坡草地、灌丛、疏林等较干燥的环境。越南、老挝、柬埔寨等地亦有分布。

药用部位 全草。

功效应用 透疹，发表。用于伤风感冒。

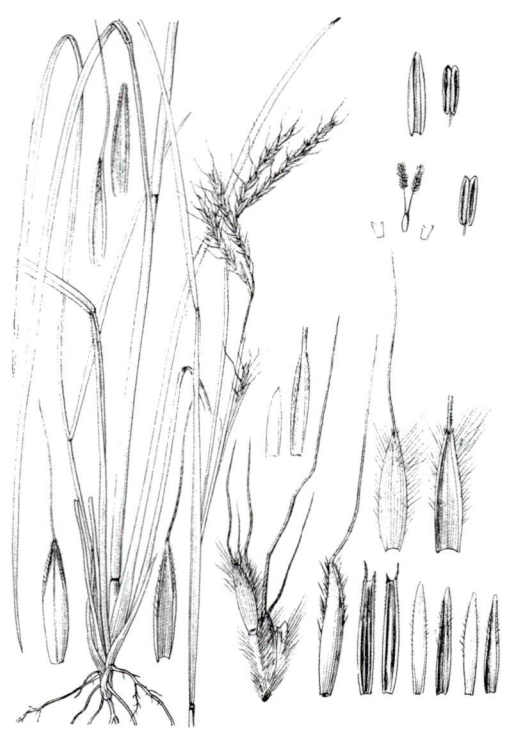

华须芒草 Andropogon chinensis (Nees) Merr.
史渭清 绘

87. 香茅属 Cymbopogon Spreng.

高大至中型多年生草本。叶片中富含香精油。伪圆锥花序大型复合至狭窄单纯；总状花序成对着生于总梗上，其下托以舟形佛焰苞；下方无柄总状花序之基部常为一同性对小穗（其无柄与有柄小穗对不孕而无芒）；总状花序轴节间与小穗柄边缘具长柔毛，有时背部亦被毛。无柄小穗两性；第一颖背部扁平或具凹槽，有时中央下部具纵沟，边缘内折成 2 脊，脊上具翼或无翼；第二颖舟形，具中脊；第一外稃膜质，常中空；第二外稃狭小，先端 2 裂齿间伸出扭转膝曲之芒，或具短芒至无芒。有柄小穗雄性、中性或退化，与其无柄小穗等长或较短，背部圆形而不压扁，无芒。

含 70 余种，分布于东半球热带与亚热带。我国有 24 种，6 种可药用。

分种检索表

1. 无柄小穗第一颖的背部下方具一纵长深沟 ·· **1. 青香茅 C. caesius**
1. 无柄小穗第一颖背部扁平或凹陷，但不具纵深长沟。
　2. 无柄小穗无芒或具短芒尖，栽培植物。
　　3. 无柄小穗长 5–6 mm；第一颖宽约 0.7 mm，脊间无脉；基部叶鞘老后不向外反卷，内面苍绿色 ·· **2. 柠檬草 C. citratus**
　　3. 无柄小穗长 4–5 mm；第一颖宽 1–1.2 mm，脊间具 3–4 脉或脉不明显；基部叶鞘老后向外反卷，内面橘红色 ·· **3. 亚香茅 C. nardus**
　2. 无柄小穗常具多少扭转膝曲之芒，芒长 5–20 mm；野生植物。
　　4. 秆基叶鞘老后多不向外反卷，内面苍绿色或黄色或稍带浅红色；无柄小穗长近 7 mm，具长 15–18 mm

的芒；叶鞘内面稍带浅红色·· **6. 芸香草 C. distans**
4. 秆基部叶鞘老后向外反卷而内面呈现红棕色或橘红色；无柄小穗长 5.5 mm 以下；芒长 12 mm 以下。
  5. 无柄小穗长约 5.5 mm，具芒长约 12 mm；有柄小穗长 4–5.5 mm·················· **4. 橘草 C. goeringii**
  5. 无柄小穗长 3.5–4 mm，芒长 7–8 mm；有柄小穗长 3–3.5 mm················ **5. 抓鞘香茅 C. hamatulus**

本属药用植物主要含萜类成分，单萜类如香叶醇 (**1**)、柠檬烯 (**2**)；倍半萜类，如 α- 丁香烯 (**3**)；三萜类如齐墩果酸 (**4**)。也含有一些黄酮类如木犀草素 (**5**)。本属柠檬草 (C. citratus) 精油具有镇痛作用，如印度西部的柠檬草精油；另外据报道柠檬草香叶醛和柠檬醛具有抗菌活性。

1. 青香茅

Cymbopogon caesius (Nees ex Hook. et Arn.) Stapf in Bull. Misc. Inform. Kew 1906(8): 360–361. 1906.——*Andropogon caesius* Nees ex Hook. et Arn.（英 **Grey Lemongrass**）

多年生草本。秆高 30–80 cm。叶舌长 1–3 mm；叶片长 10–25 cm，宽 2–6 mm。伪圆锥花序狭窄，长 10–20 cm，分枝单纯，宽 2–4 cm；佛焰苞长 1.4–2 cm；总状花序长约 1.2 cm；总状花序轴节间长约 1.5 mm，边缘具白色柔毛；下部总状花序基部与小穗柄稍肿大增厚。无柄小穗长约 3.5 mm；第一颖宽 1–1.2 mm，脊上部具稍宽的翼，脊间无脉或有不明显的 2 脉，中部以下具一纵深沟；第二外稃长约 1 mm，芒长约 9 mm；花药长约 2 mm。有柄小穗长 3–3.5 mm，第一颖具 7 脉。花果期 7–9 月。

分布与生境 产于广东、广西、云南及我国沿海地区。生于开旷干旱的草地上，海拔 1000 m 左右。分布于印度、阿富汗、巴基斯坦、斯里兰卡和中南半岛、东非和阿拉伯。

药用部位 全草。

功效应用 祛风除湿，通经活络，消肿止痛。用于风湿痹痛，腰膝冷痛，胃寒疼痛，腹痛，月经不调，跌打损伤，瘀血肿痛，阳痿，脚气。

化学成分 叶含单萜类：香叶醇(geraniol)，柠檬烯(limonene)[1]，香茅二缩醛(cymbodiacetal)[2]，香叶醇(geraniol)，香叶醇乙酸酯(geranyl acetate)[3]，α-松油烯(α-terpinene)，月桂烯(myrcene)，β-石竹烯(β-caryophyllene)[4]，龙蒿脑(estragole)，橙花醛(neral)，香

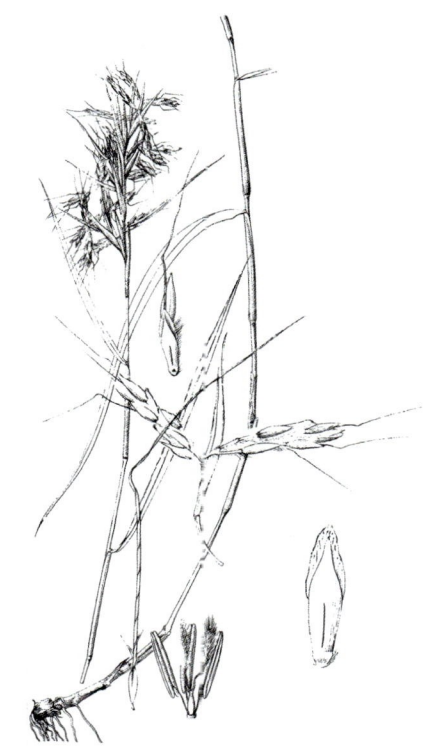

青香茅 Cymbopogon caesius (Nees ex Hook. et Arn.) Stapf
刘春荣 绘

叶醇丁酸酯(geranyl butyrate)，甲基异丁香酚(methyl isoeugenol)，α-葎草烯(α-humulene)[5]；倍半萜类：芹子烯(selinene)[4]。

注评 本种为部颁药品标准·维吾尔药（1999年版）收载"香茅"的基源植物，药用其干燥茎叶。

化学成分参考文献

[1] Kanjilal PB, et al. *J Essent Oil Res*, 1995, 7(4): 437-439.

[2] Bottini AT, et al. *Phytochemistry*, 1987, 26(8): 2301-2302.

[3] Dubey VS, et al. *Phytochemistry*, 2001, 57(5): 675-680.

[4] Gaydou EM, et al. *Phytochemistry*, 1986, 26(1): 183-185.

[5] Randriamiharisoa RP, et al. *J Agric Food Chem*, 1987, 35(1): 62-66.

2. 柠檬草

Cymbopogon citratus (DC.) Stapf in Bull. Misc. Inform. Kew 1906: 322, 357. 1906.——*Andropogon citratus* DC.（英 **Lemongrass**）

多年生密丛型具香味草本。秆高达 2 m。叶舌质厚，长约 1 mm；叶片长 30–90 cm，宽 5–15 mm。伪圆锥花序具多次复合分枝，长约 50 cm；佛焰苞长 1.5 (–2) cm；总状花序长约 1.5 cm；总状花序轴节间及小穗柄长 2.5–4 mm。无柄小穗长 5–6 mm，宽约 0.7 mm；第一颖背部扁平或下凹成槽，无脉，上部具窄翼；第二外稃狭小，长约 3 mm，无芒或具长约 0.2 mm 之芒尖。有柄小穗长 4.5–5 mm。花果期夏季，少见有开花者。

分布与生境 广东、海南、台湾有栽培，广泛种植于热带地区。

药用部位 全草、叶。

功效应用 全草：祛风除湿，散寒，解表，祛瘀通络，消肿止痛，除虫咬。用于风湿肿痛，头痛，胃痛，腹痛，月经不调，感冒发热，咳嗽，泻泄，心气痛，化脓性中耳炎，跌打损伤。所含挥发油可驱蚊蠓。叶：用作苦味健胃药，治疗肥胖症；墨西哥用于治疗气喘、咳嗽、黏膜炎。

化学成分 叶含甾体类：香茅甾醇(cymbopogonol)[1]；黄酮类：芹菜素(apigenin)，木犀草素(luteolin)[2]，异荭草素(isoorientin)，异金雀花素(isoscoparin)，日当药黄素(swertiajaponin)，异荭草素-2"-O-鼠李糖苷(isoorientin-2"-O-rhamnoside)，荭草素(orientin)，绿原酸(chlorogenic acid)，咖啡酸(caffeic acid)[3]，对香豆酸(p-coumaric acid)[2]，其他类：反式-香叶酸(*trans*-geranic acid)，顺式-香叶酸(*cis*-geranic acid)[4]，香叶醛(geranial)[5]，橙花醛(neral)，香叶醇(geraniol)，橙花酸(nerolic acid)，香叶酸(geranic acid)[6]，β-水芹烯(β-phellandrene)[7]。

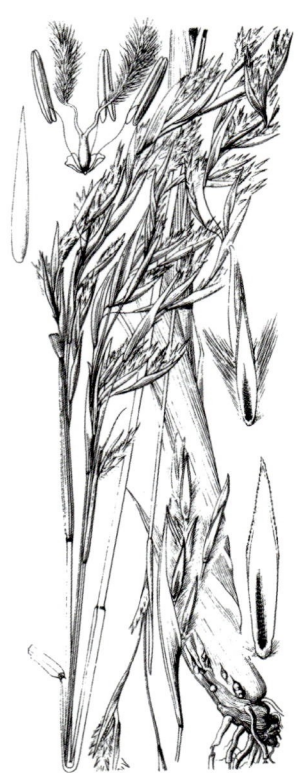

柠檬草 **Cymbopogon citratus** (DC.) Stapf
刘春荣　绘

注评 本种的茎叶或全草傣族、维吾尔族、壮族、侗族、毛南族、仡佬族药用，治疗风寒感冒、头晕头疼、咽喉肿痛、咳嗽气喘、食欲不佳、跌打骨折；哈尼族、基诺族用全草治腹痛腹泻和风湿疼痛。

化学成分参考文献

[1] Hanson S W, et al. *Phytochemistry*, 1976, 15(6): 1074-1075.

[2] Figueirinha A, et al. *Food Chem*, 2008, 110(3): 718-728.

[3] Cheel J, et al. *J Agric Food Chem*, 2005, 53(7): 2511-2517.

[4] Masuda T, et al. *J Agric Food Chem*, 2007, 56(2): 597-601.

[5] Onawunmi G O, et al. *J Ethnopharmacol*, 1984, 12(3): 279-286.

[6] Sargenti S R, et al. *Chromatographia*, 1997, 46(5/6): 285-290.

[7] Tchoumbougnang F, et al. *Planta Med*, 2005, 71(1): 20-23.

3. 亚香茅

Cymbopogon nardus (L.) Rendle in Cat. Afr. Pl. 2(1): 155. 1899.——*Andropogon nardus* L. （英 **Nardus Lemongrass**）

密丛生大型草本。秆高达 2.5 m。叶舌长约 3 mm；叶片长 30–80 cm。伪圆锥花序大型，多次复合，紧密而有间隔，长 60–90 cm；佛焰苞长 12–15 mm；总状花序长 15–17 mm；总状花序轴及小穗柄边缘有柔毛，背部无毛或生微毛。无柄小穗长 4–4.5 mm，第一颖宽约 1 mm，具窄翼，无脉或脉不明显；第二外稃顶端全缘或 2 裂，裂口处有小尖头或短芒。有柄小穗长 3.5–7 mm，第一颖具 7 脉。花果期 11 至翌年 4 月。

分布与生境 广东、海南、台湾有栽培。原产于斯里兰卡，亚洲热带地区常栽培。

药用部位 叶、秆。

功效应用 叶、秆：解热，祛风除湿，消肿止痛，驱虫。提取的香茅油与叶、秆功效相同。

化学成分 叶含单萜类：芳樟醇(linalool)，β-蒎烯(β-pinene)，丁香酚(eugenol)，石竹烯(caryophyllene)，松油醇(terpineol)，香茅醛(citronellal)，香叶醇(geraniol)，橙花醇(nerol)[1]，柠檬烯(limonene)，α-水芹烯(α-phellandrene)[2]，反式-柠檬酸(*trans*-citral)，顺式-柠檬酸(*cis*-citral)，香叶醇乙酸酯(geranyl acetate)，香茅醇(citronellol)[3]。

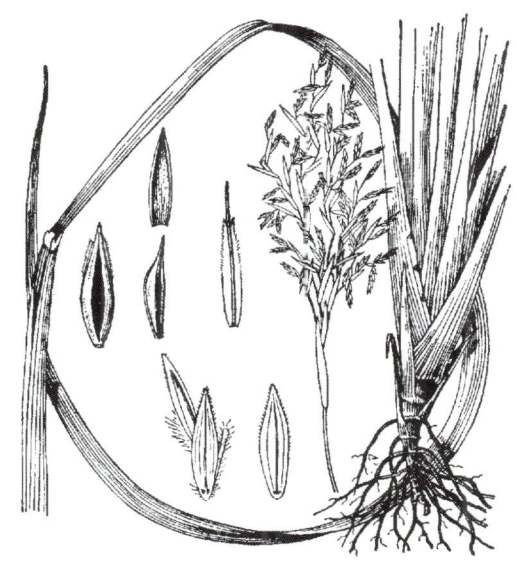

亚香茅 *Cymbopogon nardus* (L.) Rendle
引自《海南植物志》

化学成分参考文献

[1] Mahalwal VS, et al. *Flavour Fragrance J*, 2003, 18(1): 73-76.

[2] Mathela CS, et al. *J Indian Chem Soc*, 1978, 55(6): 621-622.

[3] Nakahara K, et al. *Jarq*, 2003, 37(4): 249-252.

4. 橘草 五香草（广西）

Cymbopogon goeringii (Steud.) A. Camus in Rev. Bot. Appl. Agric. Colon. 1: 286. 1921.——*Andropogon goeringii* Steud.（英 **Goering Lemongrass**）

多年生。秆高 60–100 cm。叶鞘质地较厚，内面棕红色，老后向外反卷；叶舌长 0.5–3 mm；叶片长 15–40 cm，宽 3–5 mm。伪圆锥花序长 15–30 cm；佛焰苞长 1.5–2 cm，宽约 2 mm（一侧）；总梗长 5–10 mm；总状花序长 1.5–2 cm，向后反折；总状花序轴节间与小穗柄长 2–3.5 mm，边缘被长 1–2 mm 的柔毛。无柄小穗长约 5.5 mm，基盘具长约 0.5 mm 的短毛或近无毛；第一颖背部扁平，略凹陷，上部具宽翼；第二外稃长约 3 mm，芒从先端 2 裂齿间伸出，长约 12 mm；花药长约 2 mm。有柄小穗长 4–5.5 mm。花果期 7–10 月。

分布与生境 产于河北、山东、江苏、安徽、浙江、江西、福建、台湾、河南、湖北、湖南；生于海拔 1500 m 以下的丘陵山坡草地、荒野和平原路旁。分布于日本和朝鲜南部。

药用部位 全草、根。

功效应用 全草：祛风利湿，平喘止咳，消炎止痛，通经，助消化，止泻，止血。用于心胃气痛，胃痛，腹痛，头痛，泻泄，咳嗽，慢性气管炎，哮喘，风湿性关节炎，跌打损伤。根：用于治阳痿。

化学成分 叶含挥发油：*d*-芳樟醇(*d*-linalool)，*l*-冰片(*l*-borneol)，*l*-冰片乙酸酯(*l*-bornyl acetate)[1]，β-月桂烯(β-myrcene)，3-蒈烯(3-carene)，芳樟醇(linalool)，香茅醛(citronellal)，3,7-二甲基-3,6-辛二烯-1-

醇(3,7-dimethyl-3,6-octadien-1-ol)，3,7-二甲基-6-辛烯-1-醇乙酸酯(3,7-dimethyl-6-octen-1-ol acetate)，(Z)-柠檬醛[(Z)-citral]，(E)-柠檬醛[(E)-citral]，香叶醇(geraniol)，(Z)-3,7-二甲基-2,6-辛二烯-1-醇乙酸酯[(Z)-3,7-dimethyl-2,6-octadien-1-ol acetate]，十四烷(tetradecane)，反式-石竹烯(*trans*-caryophyllene)，α-石竹烯(α-caryophyllene)，大牻牛儿烯D(germacrene D)，α-木罗烯(α-muurolene)，β-杜松烯(β-cadinene)，表蓝桉醇(epiglobulol)，τ-杜松醇(τ-cadinol)，τ-木罗醇(τ-muurolol)，十五烷(pentadecane)，十六烷(hexadecane)，3,5,3',5'-四甲基联苯(3,5,3',5'-tetramethylbiphenyl)[2]。

化学成分参考文献

[1] Fujita S, et al. *Yakugaku Zasshi*, 1972, 92(10): 1285-1288.

[2] 丘雁玉，等. 植物资源与环境学报, 2009, 18(1): 48-51.

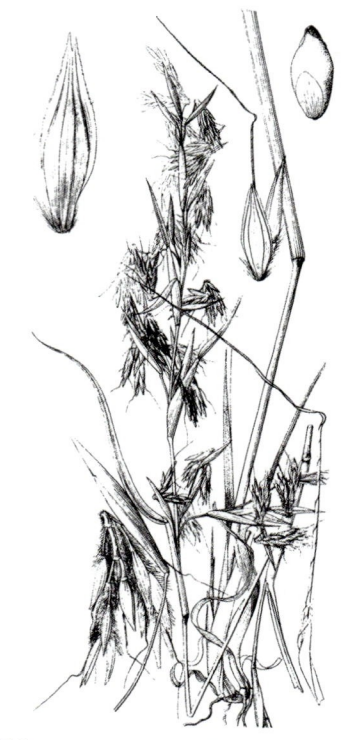

橘草 Cymbopogon goeringii (Steud.) A. Camus
刘春荣 绘

5. 扭鞘香茅

Cymbopogon hamatulus (Hook. et Arn.) A. Camus in Rev. Bot. Appl. Agric. Colon. 1: 284. 1921.——*Andropogon hamatulus* Hook. et Arn., *Cymbopogon tortilis* auct. non (J. Presl) A. Camus（英 **Hooked Lemongrass**）

多年生具香味草本。秆高50-110 cm。叶鞘基生者枯老后破裂向外反卷，露出其红棕色的内面；叶舌长约2 mm；叶片长30-60 cm，宽3-5 mm。伪圆锥花序较狭窄，长20-35 cm；佛焰苞长1.2-1.5 cm；总状花序较短，长8-12 mm，成熟时总状花序叉开并向下反折；总状花序轴节间与小穗柄长1.5-2 mm，边缘具长0.5-1 mm之柔毛。无柄小穗长3.5-4 mm；第一颖中部宽约1 mm，背部扁平，具2 (-4)脉，脊缘具翼；第二外稃长约1.5 mm，2裂片间伸出长7-8 mm之芒。有柄小穗长3-3.5 mm。花果期7-10月。

分布与生境 产于广东、海南、台湾及广东沿海岛屿。生于海拔600 m以下的草地。也分布于太平洋岛屿、越南、菲律宾及马鲁古群岛。

药用部位 全草、叶。

功效应用 全草：解表利湿，活血祛瘀，芳香健胃，平喘止咳，解毒。用于山岚瘴气，水土不服，乍寒乍湿，风热暑湿，感冒，肚腹疼痛，胸膈膨胀，呕吐水泻，风湿筋骨疼痛，慢性支气管炎，哮喘，淋病，疮毒，疟疾。叶：用于蚊蠓叮咬。

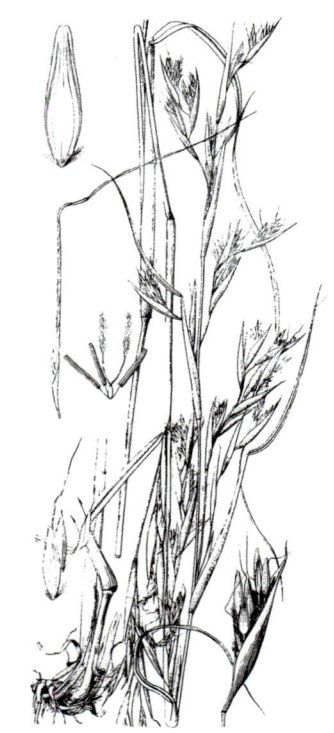

扭鞘香茅 Cymbopogon hamatulus (Hook. et Arn.) A. Camus
刘春荣 绘

化学成分 叶含挥发油：芳樟醇(linalool)，1-(4-甲氧基苯基)-1-甲氧基丙烷[1-(4-methoxyphenyl)-1-methoxypropane]，1,2-15,16-二环氧十六烷(1,2-15,16-diepoxyhexadecane)，甲基丁香酚(methyl eugenol)，甲基异丁香酚(methyl isoeugenol)，(Z,E)-α-金合欢烯[(Z,E)-α-farnesene]，β-杜松烯(β-cadinene)，榄香素(elemicin)，异榄香素(isoelemicin)，表蓝桉醇(epiglobulol)，十九烷(nonadecane)，1-氯十八烷(1-chlorooctadecane)，桧脑(juniper camphor)，3,4-二乙基-1,1'-联苯(3,4-diethyl-1,1'-biphenyl)，3,5,3',5'-四甲基联苯(3,5,3',5'-tetramethylbiphenyl)[1]。

注评 本种仡佬族药用，根治无名肿毒。

化学成分参考文献

[1] 丘雁玉, 等. 植物资源与环境学报, 2009, 18(1): 48-51.

6. 芸香草

Cymbopogon distans (Nees ex Steud.) Will.Watson in Himalayan Districts N.W. Prov. India 10: 392. 1882.——*Andropogon distans* Nees ex Steud.（英 **Remote Lemongrass**）

多年生草本。秆高 50-110 (-150) cm。叶鞘老后不向外反卷，内面稍带浅红色；叶舌长 2-3 mm；叶片长 10-30 (-50) cm，宽 1.5-5 mm。伪圆锥花序狭窄，长 15-30 cm；佛焰苞狭，长 2-3.5 cm；总状花序长 2-2.5 (-3) cm；总状花序轴节间及小穗柄长约 3 mm，边缘具长约 1 mm 渐向上部增长为 3 mm 的白色柔毛。无柄小穗长 (6-) 7 mm，宽 0.8-1 mm，基盘具长 0.5 mm 之短毛；第一颖背部扁平，上部无翼至具极窄的翼（宽 0.1-0.5 mm），下部稍浅凹或有 1-2 横皱褶；第二外稃长 2-3 mm，顶端裂齿间伸出长 15-18 mm 的芒；花药长 2.5-3 mm。有柄小穗长 5-7 mm。花果期 6-10 月。

分布与生境 产于陕西、甘肃、四川、云南、西藏等地区。生于海拔 2000-3500 m 的山地、丘陵、河谷、干旱开旷草坡。也分布于印度西北部、克什米尔地区、尼泊尔及巴基斯坦。

药用部位 全草、地上部分。

功效应用 清热解毒，发汗，解表，芳香健胃，利湿，止咳平喘。用于伤风感冒，慢性气管炎，咽喉哑痛，咳喘，中暑，风湿关节痛，麻木，腹胀作痛，胃脘饱闷，泻泄，消化不良，淋病，疮毒溃烂。

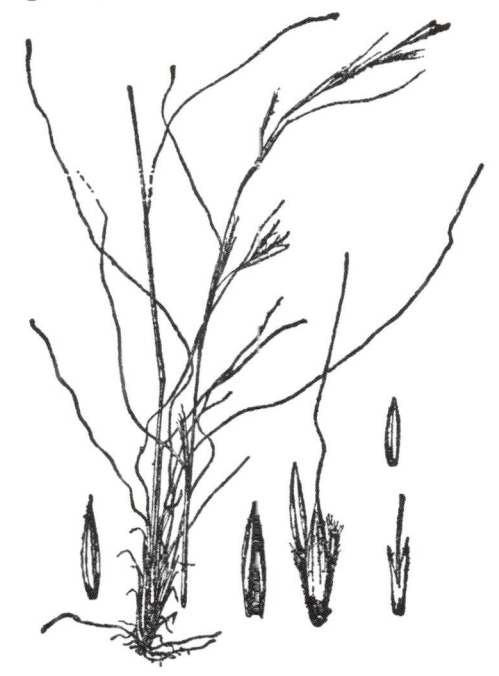

芸香草 **Cymbopogon distans** (Nees ex Steud.) Will.Watson
引自《中国高等植物图鉴》

化学成分 叶含倍半萜类：5-表-7-表-α-桉叶醇(5-epi-7-epi-α-eudesmol)[1]，α-氧代甜没药烯(α- oxobisabolene)[2]，桉叶烷二醇(eudesmanediol)[3]；单萜类：香叶醛(geranial)，香叶醇乙酸酯(geranyl acetate)[4]，香茅醛(citronellal)，甲基丁香酚(methyl eugenol)[5]，胡椒酮(piperitone)[2]；三萜类：齐墩果酸[6]；其他类：尿囊素[5]。

注评 本种为中国药典（1977、1985 年版）所收载"芸香草"的基源植物，药用其干燥地上部。彝族用全草治疗肺热咳喘、伤风感冒、湿热黄疸、白浊湿淋、恶心呕吐；德昂族、景颇族、阿昌族用种子治痢疾、蛔虫，根治跌打损伤。

化学成分参考文献

[1] Beauchamp PS, et al. *J Essent Oil Res*, 1996, 8(2): 117-121.

[2] Mathela CS, et al. *Dev Food Sci*, 1988, 18(Flavors Fragrances): 301-307.

[3] Mathela CS, et al. *Phytochemistry*, 1989, 28(3): 936-938.
[4] Mathela CS, et al. *Herba Hung*, 1988, 27(2-3): 117-121.
[5] Singh AP, et al. *Indian Perfum*, 1976, 20(1-B): 67-70.
[6] 杜清，等. 海峡药学，2006, 18(06): 65-66.

88. 荩草属 Arthraxon P. Beauv.

一年生或多年生纤细草本。叶片基部心形，抱茎。总状花序1至数枚在秆顶常成指状排列；小穗成对着生于总状花序轴的各节，一无柄，一有柄。有柄小穗雄性或中性，有时完全退化仅剩一针状柄或柄的痕迹而使小穗单生于各节；无柄小穗两侧压扁或第一颖背腹压扁，含一两性小花，有芒或无芒，随同节间脱落；第一颖厚纸质或近革质，具数至多脉或脉不显；第二颖等长或稍长于第一颖，具3脉；第一小花退化仅剩一透明膜质的外稃；第二小花两性，其外稃透明膜质，基部质稍厚而自该处伸出一芒；内稃微小或不存在；雄蕊2或3。

本属约20种，分布于东半球的热带与亚热带地区。我国有10种，2种2变种可药用。

分种检索表

1. 一年生；无柄小穗第一颖通常两侧压扁；雄蕊通常2，罕3；有柄小穗退化仅存一短柄或两颖片 ················· **1. 荩草 A. hispidus**
1. 多年生；无柄小穗第一颖通常背腹压扁；雄蕊3；有柄小穗通常发育为雄性 ········ **2. 矛叶荩草 A. lanceolatus**

1. 荩草 炮灯草（江苏）

Arthraxon hispidus (Thunb.) Makino in Bot. Mag. (Tokyo) 26(307): 214. 1912.——*Phalaris hispida* Thunb.（英 **Hispid Arthraxon**）

1a. 荩草（模式变种）

Arthraxon hispidus (Thunb.) Makino var. **hispidus**（英 **Hispid Arthraxon**）

一年生。秆高30-60 cm。叶舌长0.5-1 mm；叶片长2-4 cm，宽0.8-1.5 cm，基部心形，抱茎。总状花序长1.5-4 cm，2-10枚呈指状排列或簇生于秆顶；总状花序轴节间无毛，长为小穗的2/3-3/4。无柄小穗两侧压扁，长3-5 mm；第一颖草质，具7-9脉；第二颖近膜质，与第一颖等长，具3脉而2侧脉不明显；第一外稃透明膜质，长为第一颖的2/3；第二外稃与第一外稃等长，近基部伸出一膝曲的芒；芒长6-9 mm；雄蕊2；花药长0.7-1 mm。有柄小穗退化仅剩针状刺，柄长0.2-1 mm。花果期9-11月。

分布与生境 遍布全国各地。生于山坡草地阴湿处。也分布于旧大陆的温暖区域。

药用部位 全草。

功效应用 清热解毒，消炎，止咳，定喘，杀虫。用于久咳，上气喘逆，惊悸，恶疮疥癣，肝炎，肺结核，咽喉炎，淋巴结炎，乳腺炎。

化学成分 茎和叶含黄酮类：荩草素(arthraxin)，木犀草素(luteolin)，木犀草素-7-葡萄糖苷(luteolin-7-glucoside)[1]；其他类：乌头酸(aconitic acid)[1]。

籽粒和壳含三萜类：羊齿烯醇(fernenol)，异山柑子醇(isoarborinol)，白茅素(cylindrin)[2]。

注评 本种蒙古族药用，全草治疗久咳气喘、咽喉肿痛、口腔溃疡、鼻炎、淋巴腺炎、乳痈，外用治疥癣、皮肤瘙痒。

化学成分参考文献

[1] Kaneta M, et al. *Bull Chem Soc Jap*, 1972, 45(2): 528-531.
[2] Ohmoto T, et al. *Shoyakugaku Zasshi*, 1967, 21(2): 120-119.

禾本科 POACEAE（GRAMINEAE）

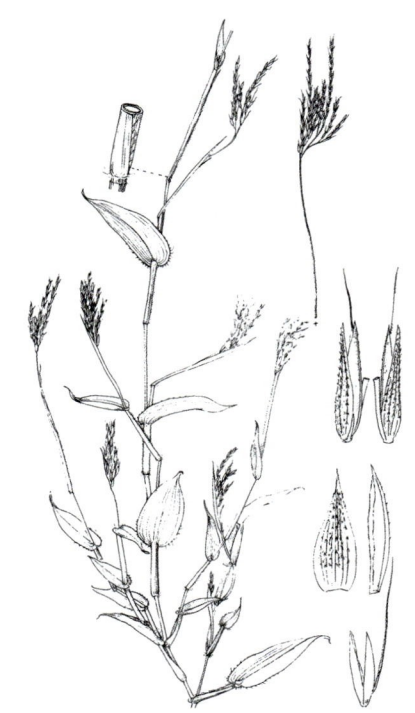

荩草 Arthraxon hispidus (Thunb.) Makino var. hispidus
陈荣道 绘

1b. 中亚荩草（变种）

Arthraxon hispidus (Thunb.) Makino var. **centrasiaticus** (Griseb.) Honda in Bot. Mag. (Tokyo) 39: 278. 1925.——*Pleuroplitis centrasiatica* Griseb.（英 **Central-asian Arthraxon**）

本变种与模式变种的主要区别为：叶片两面有毛，小穗具较长的芒。花果期 8-9 月。

分布与生境 产于东北、西北、华中、华东等省区。中亚、西亚与日本也有分布。

药用部位 全草。

功效应用 清热解毒，消炎，止咳定喘，杀虫。用于久咳，上气喘逆，惊悸，恶疮疥癣，肝炎，肺结核，咽喉炎，淋巴结炎，乳腺炎。

1c. 匿芒荩草（变种）

Arthraxon hispidus (Thunb.) Makino var. **cryptatherus** (Hack.) Honda in Bot. Mag. (Tokyo) 39: 277. 1925.——*Arthraxon ciliaris* var. *cryptatherus* Hack.（英 **Hidden-awn Arthraxon**）

本变种与模式变种的主要区别为：其芒甚短或长为小穗的 1/2，通常包于小穗之内而不外露。花果期 9-11 月。

分布与生境 产于华北、华中、华东、华南、西南各省区。日本也有分布。

药用部位 全草。

功效应用 清热止渴。用于肺痨。

化学成分 茎叶含黄酮类：荩草素(arthraxin)，木犀草素(luteolin)，木犀草素-7-葡萄糖苷(luteolin-7-glucoside)[1]；其他类：乌头酸(aconitic acid)[1]。

注评 本种壮族药用，全草治肺结核。

化学成分参考文献

[1] Kaneta M, et al. *Bull Chem Soc Jap*, 1972, 45(2): 528-531.

2. 矛叶荩草

Arthraxon lanceolatus (Roxb.) Hochst. in Flora 39: 188. 1856.——*Andropogon lanceolatus* Roxb.（英 **Lanceleaf Arthraxon**）

多年生。秆高 40-60 cm。叶舌长 0.5-1 mm；叶片长 2-7 cm，宽 5-15 mm，基部心形，抱茎。总状花序长 2-7 cm，2 至数枚呈指状排列于枝顶，稀可单性；总状花序轴节间长为小穗的 1/3-2/3，密被白色纤毛。无柄小穗长 6-7 mm，背腹压扁；第一颖长约 6 mm，两侧呈龙骨状，具 2 行篦齿状疣基钩毛，具不明显 7-9 脉；第二颖与第一颖等长；第一外稃长 2-2.5 mm；第二外稃长 3-4 mm，背面近基部处生一膝曲的芒；芒长 12-14 mm；花药长 2.5-3 mm。有柄小穗长 4.5-5.5 mm；第一颖具 6-7 脉；第二颖与第一颖等长，具 3 脉；第一外稃与第二外稃近等长，长约为小穗的 3/5，无芒；雄蕊 3，花药长 2-2.5 mm。花果期 7-10 月。

分布与生境 产于华北、华东、华中、西南等地。多生于山坡、旷野及沟边阴湿处。分布于东非、印度、巴基斯坦至中国东部沿岸。

药用部位 全草。

功效应用 止咳定喘，杀虫。用于咳喘，寄生虫病。

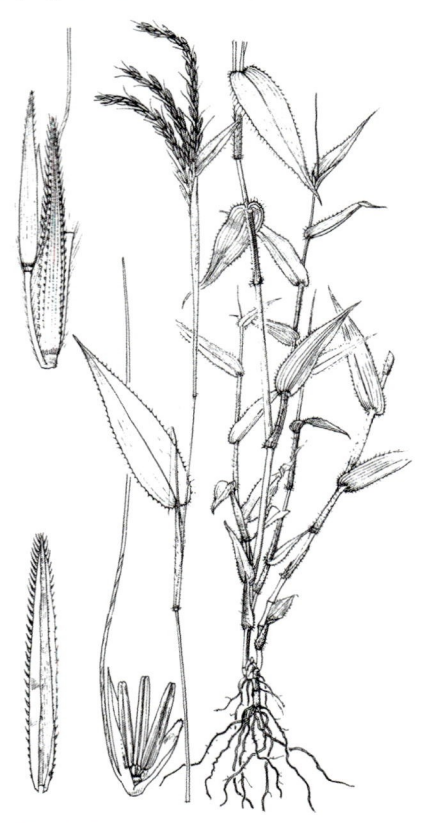

矛叶荩草 **Arthraxon lanceolatus** (Roxb.) Hochst.
陈荣道 绘

89. 黄茅属 Heteropogon Pers.

一年生或多年生草本。穗形总状花序，单生于主秆或分枝顶端，小穗对覆瓦状着生于花序轴各节，下部的 1-10 对（或更多），为同性对，全为雄性或中性，无芒，常宿存；上部的为异性对。无柄小穗近圆柱状，两性或雌性，有芒，基盘尖，每小穗含 2 小花；第一颖包着第二颖，第二颖常具 2 脉；第一小花退化至仅具 1 透明膜质的外稃；第二小花的外稃退化为芒的基部；芒常粗壮，膝曲扭转；内稃小或不存在；雄蕊 0-3。有柄小穗披针状长圆形，雄性或中性，第一颖草质具多数脉，第二颖膜质，具 3 脉；外稃透明，具 1 脉，发育或多少退化，雄蕊 3-0。

本属约 10 余种，分布于全世界热带和亚热带地区。我国现知 3 种，1 种可药用。

1. 黄茅

Heteropogon contortus (L.) P. Beauv. ex Roem. et Schult. in Syst. Veg. 2: 836. 1817.——*Andropogon contortus* L.（英 **Tanglehead**）

多年生。秆高 20-100 cm。叶片长 10-20 cm，宽 3-6 mm。总状花序单生于主枝或分枝顶，长 3-7 cm（芒除外），诸芒常于花序顶扭卷成 1 束；花序基部 3-10 (-12) 小穗对为同性，无芒，宿存；上部 7-12 对为异性对。无柄小穗线形（成熟时圆柱形），两性，长 6-8 mm，基盘尖锐，具棕褐色髯毛；第一颖草质顶端钝，被短硬毛或无毛，边缘包卷同质的第二颖；第二颖顶端钝，具 2 脉，脉间被短硬毛或无毛；第一小花外稃远短于颖；第二小花外稃极窄，向上延伸成 2 回膝曲的芒，芒长 6-10 cm；

禾本科 POACEAE（GRAMINEAE）

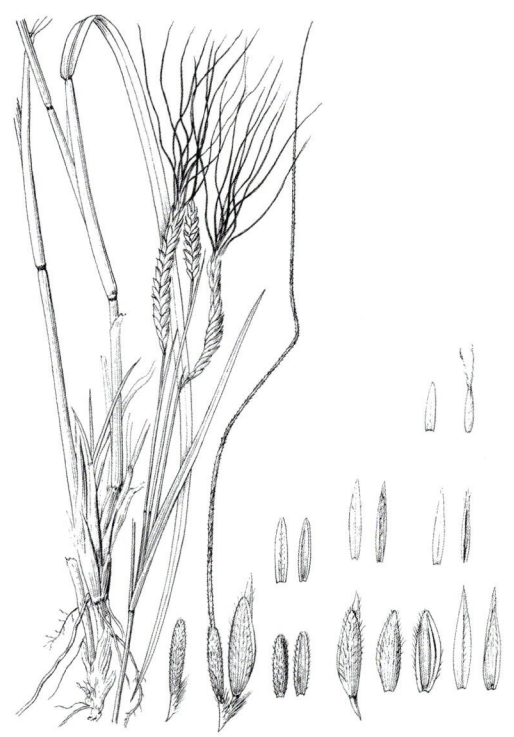

黄茅 **Heteropogon contortus** (L.) P. Beauv. ex Roem. et Schult.
史渭清 绘

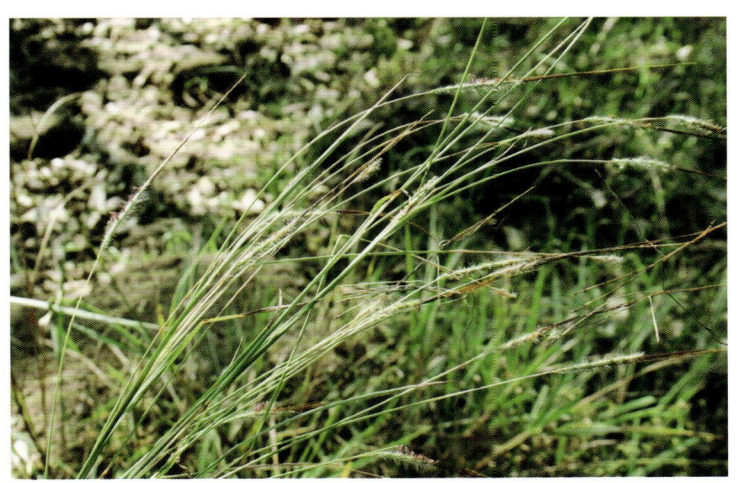

黄茅 **Heteropogon contortus** (L.) P. Beauv. ex Roem. et Schult.
摄影：王祝年

内稃常缺；雄蕊3。有柄小穗雄性或中性，无芒，常偏斜扭转覆盖无柄小穗。花果期4-12月。

分布与生境 产于陕西、甘肃、浙江、江西、福建、台湾、河南、湖北、湖南、广东、广西、四川、贵州、云南、西藏等省区；生于海拔400-2300 m的山坡草地。世界温暖地区皆有。

药用部位 根、根状茎、全草。

功效应用 清热止泻，祛风除湿，凉血止血，利尿。用于热病，消渴，咳嗽，吐泻，关节疼痛，心气热痛，吐血，衄血，尿血，热淋涩痛，急性肾炎水肿，黄疸。

化学成分 叶含其他类：肌肉肌醇(*myo*-inositol)，肌醇半乳糖苷(galactinol)，棉子糖(raffinose)[1]。

化学成分参考文献

[1] Beveridge RJ, et al. *Aust J Chem*, 1972, 25(3): 677-678.

90. 菅属 Themeda Forssk.

多年生或一年生草本。总状花序具长短不一的梗至几无梗，托以舟形佛焰苞，单生或数枚镰状聚生成簇，再组成扇状花束；花簇或花束下都托有叶状佛焰苞，再形成硕大的伪圆锥花序；每一总状花序由7-17小穗组成，最下2节各着生1对同为雄性或中性的小穗对，形似总苞状，常称总苞状小穗；最上1节具3小穗，中央1无柄小穗，两性或雌性，具芒，两侧各1有柄小穗，雄性或中性，无芒；中部各节为(0-) 1-5对异性对，每对中1无柄，两性或雌性，具芒，另1有柄，雄性或中性。总苞状小穗常同为披针形，背部多压扁，着生于同一水平或不在同一水平上，常无芒，有1-2小花或退化仅剩外稃；无柄小穗圆柱形，基盘密生髯毛，急尖锐利，第一小花通常中性，第二外稃退化为芒的基部，延伸发育成各式芒，第二内稃细小至不存在，雄蕊3-0。

本属30余种，分布于亚洲和非洲的温暖地区，大洋洲亦有分布。我国13种，3种可药用。

分种检索表

1. 总状花序由 7 枚小穗组成，总苞状小穗着生在同一水平面 ·· 3. 黄背草 T. japonica
1. 总状花序由 7 枚以上小穗组成，总苞状小穗着生在不同水平面。
   2. 两性小穗具不完全的芒或几无芒 ·· 1. 菅 T. villosa
   2. 两性小穗具完全发育的芒 ·· 2. 苞子草 T. caudata

1. 菅

Themeda villosa (Poir.) A. Camus in Fl. Indo-Chine 7: 364. 1922.——*Anthistiria villosa* Poir.（英 **Villose Themeda**）

多年生草本。秆高 1-2 m 或更高。叶片长可达 1 m，宽 0.7-1.5 cm。多回复出的大型伪圆锥花序，由具佛焰苞的总状花序组成，长可达 1 m；总状花序长 2-3 cm，具长 0.5-2 cm 的总花梗；佛焰苞舟形，长 2-3.5 cm，多脉；每总状花序由 9-11 小穗组成。总苞状 2 对小穗不着生在同一水平上；第一颖长 10-15 mm，具 13 脉，第二颖长约 8 mm，具 5 脉；外稃长 7-8 mm；内稃较短；雄蕊 3，花药长 4-5 mm。无柄小穗长 7-8 mm，基盘密具硬粗毛和褐色短毛；第一颖长 7-8 mm，具 7-8 脉，第二颖长约 7 mm，具 3 脉；第一小花不孕，外稃长约 5.5 mm，其内稃小；第二小花两性，外稃主脉延伸成 1 小尖头或至仅具芒柱的短芒。有柄小穗似总苞状小穗。花果期 8 月至翌年 1 月。

分布与生境 产于浙江、江西、福建、湖北、湖南、广东、广西、四川、贵州、云南、西藏等省区。生于海拔 300-2500 m 的山坡灌丛、草地或林缘向阳处。印度、中南半岛、马来西亚和菲律宾等地亦有分布。

药用部位 根状茎。

功效应用 解表散寒，祛风除湿。用于风寒感冒，风湿麻木，淋证，水肿，劳伤，骨折。

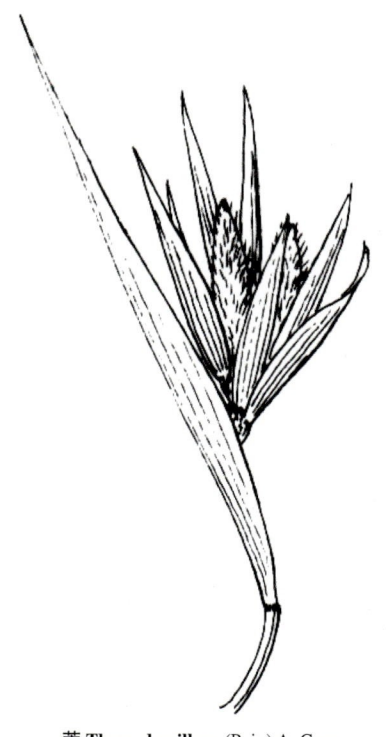

菅 Themeda villosa (Poir.) A. Camus
史渭清 绘

2. 苞子草

Themeda caudata (Nees) A. Camus in Fl. Indo-Chine 7: 364. 1922.——*Anthistiria caudata* Nees（英 **Caudate Themeda**）

多年生草本。秆高 1-3 m。叶片长 20-80 cm，宽 0.5-1 cm。大型伪圆锥花序，多回复出，由带佛焰苞的总状花序组成，佛焰苞长 2.5-5 cm，总花梗长 1-2 cm；总状花序由 9-11 小穗组成，总苞状 2 对小穗不着生在同一水平面；总苞状小穗线状披针形，长 1.2-1.5 cm，第一颖背部通常无毛。无柄小穗圆柱形，长 9-11 mm，颖背部常密被金黄色柔毛或成熟时逐渐脱落，第一颖革质，几全包被同质的第二颖；第二外稃退化为芒基，芒长 2-8 cm，1-2 回膝曲，其内稃长约 2 mm。颖果长约 5 mm。有柄小穗形似总苞状小穗，且同为雄性或中性。花果期 7-12 月。

分布与生境 产于浙江、福建、台湾、江西、广东、广西、四川、贵州、云南等省区。生于海拔 320-2200 m 的山坡草丛、林缘等处。印度、缅甸、越南、斯里兰卡、菲律宾等地亦有分布。

药用部位 根状茎、果芒。

功效应用 根状茎：清热。用于热咳。果芒：用于阳痿。

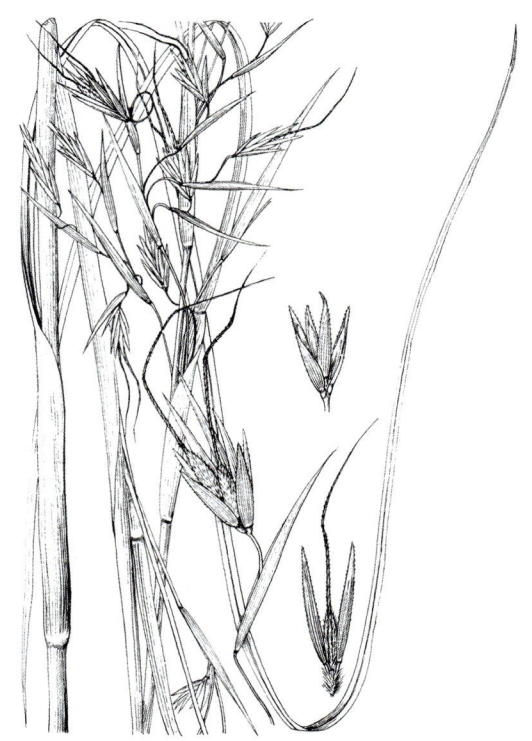
苞子草 Themeda caudata (Nees) A. Camus
史渭清 绘

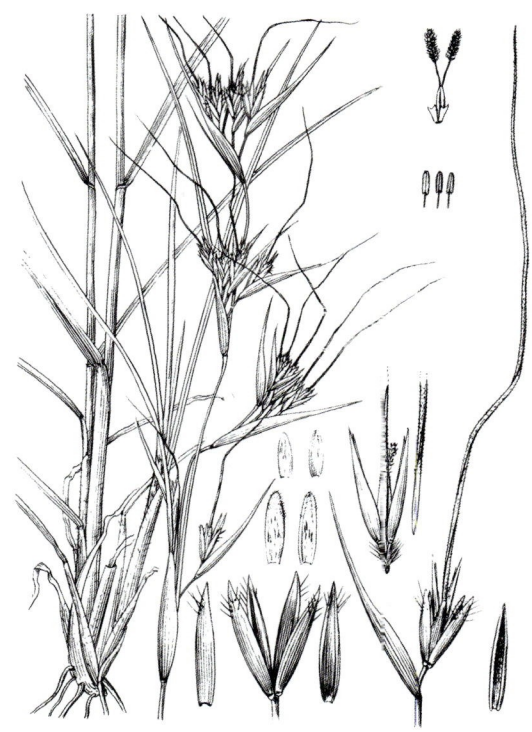
黄背草 Themeda japonica (Willd.) Tanaka
史渭清 绘

3. 黄背草

Themeda japonica (Willd.) Tanaka in Bult. Sci. Fak. Terk. Kjusu Imp. Univ. 1: 194. 1925.——*Anthistiria japonica* Willd.（英 **Japanese Themeda**）

多年生。秆高 0.5-1.5 m。叶舌坚纸质，长 1-2 mm；叶片长 10-50 cm，宽 4-8 mm。大型伪圆锥花序多回复出，由具佛焰苞的总状花序组成，长为全株的 1/3-1/2；佛焰苞长 2-3 cm。总状花序长 15-17 mm，具长 2-5 mm 的花序梗，由 7 小穗组成；下部总苞状小穗对轮生于一平面，无柄，雄性，长 7-10 mm；第一颖背面上部常生瘤基毛，具多数脉。无柄小穗两性，1 枚，长 8-10 mm，基盘被褐色髯毛；第一颖革质，被短刚毛，第二颖与第一颖同质，等长，两边为第一颖所包卷；第一外稃短于颖；第二外稃退化为芒的基部，芒长 3-6 cm，1-2 回膝曲。有柄小穗形似总苞状小穗，但较短，雄性或中性。花果期 6-12 月。

分布与生境 我国除新疆、青海、内蒙古等省区以外均有分布。生于海拔 80-2700 m 的干燥山坡、草地、路旁、林缘等处。日本、朝鲜等地亦有分布。

药用部位 全草、根、幼苗。

功效应用 全草：活血调经，祛风除湿。用于经闭，风湿痛。根：用于滑胎。幼苗：用于高血压。

91. 筒轴茅属 Rottboellia L. f.

一年生或多年生粗壮草本。秆高可达 2 m。总状花序圆柱形，较粗壮，易逐节断落；小穗孪生，有柄小穗之柄与总状花序轴节间愈合，通常雄性或甚退化。无柄小穗两性，嵌生于总状花序轴节间的凹穴中；第一颖革质，背面具脉纹或光滑；第二颖舟形；第一小花中性或雄性，有时仅存膜质内稃；第二小花两性，两稃膜质，近等长；雄蕊 3。

本属约 4 种，广布于旧大陆热带、亚热带，引入新热带。我国有 2 种，1 种可药用。

1. 筒轴茅

Rottboellia cochinchinensis (Lour.) Clayton in Kew Bull. 35(4): 817. 1981.——*Stegosia cochinchinensis* Lour., *Rottboellia exaltata* (L.) L. f.（英 **Itchgrass**）

一年生粗壮草本。秆高可达 2 m。叶舌长约 2 mm，上缘具纤毛；叶片长可达 50 cm，宽可达 2 cm。总状花序粗壮直立，长可达 15 cm；总状花序轴节间肥厚，长约 5 mm，易逐节断落。无柄小穗嵌生于凹穴中，第一颖质厚，多脉，边缘具极窄的翅；第二颖质较薄，舟形；第一小花雄性，花药常较第二小花短小而色深；第二小花两性，花药黄色，长约 2 mm。有柄小穗之小穗柄与总状花序轴节间愈合，小穗着生在总状花序轴节间 1/2-2/3 部位，含 2 雄性小花或退化。花果期秋季。

分布与生境 产于福建、台湾、广东、广西、四川、贵州、云南等省区。多生于田野、路旁草丛中。热带非洲、亚洲、大洋洲也有分布。

药用部位 全草。

功效应用 利尿通淋。用于小便涩滞不畅，尿痛，尿黄，尿血，伴有发热，心烦，口渴，舌红脉数者。

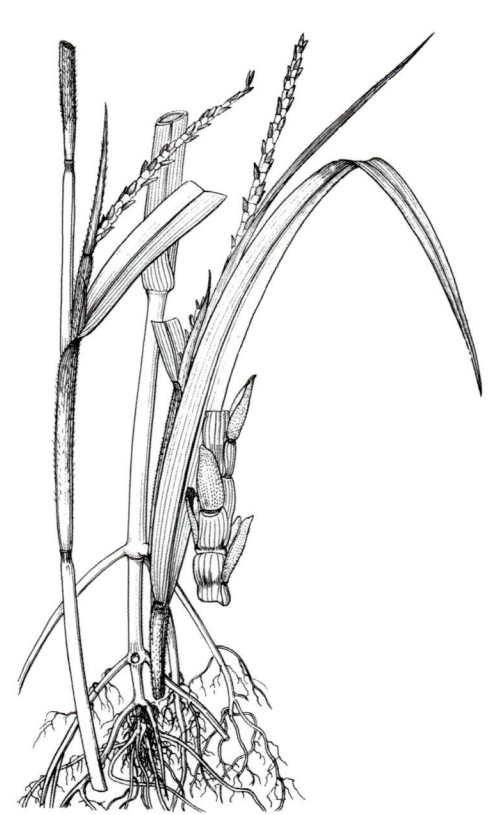

筒轴茅 Rottboellia cochinchinensis (Lour.) Clayton
李锡畴 绘

92. 蜈蚣草属 Eremochloa Buse

多年生细弱草本。秆直立，有时具匍匐茎。叶线形，扁平。总状花序单生于秆顶，背腹压扁；总状花序轴节间常作棒状，迟缓脱落。无柄小穗扁平，不嵌入轴中，常覆瓦状排列于总状花序轴之一侧；第一颖表面平滑，两侧常具栉齿状的刺；第二颖略呈舟形，具3脉；第一小花两稃膜质，雄蕊3，雌蕊不存在；第二小花两性或雌性，外稃透明膜质，全缘，无脉或中脉在上部消失，内稃较狭窄。

本属约10种，分布于东南亚至大洋洲。我国有4种，1种可药用。

1. 假俭草

Eremochloa ophiuroides (Munro) Hack. in Monogr. Phan. 6: 261. 1889.——*Ischaemum ophiuroides* Munro（英 **Common Centipedegrass**）

多年生草本，具强壮的匍匐茎。秆高约20 cm。叶片长3-8 cm，宽2-4 mm。总状花序顶生，长4-6 cm，宽约2 mm。无柄小穗覆瓦状排列于总状花序轴一侧，长约3.5 mm，宽约1.5 mm；第一颖硬纸质，无毛，5-7脉，两侧下部有篦状短刺或几无刺，顶端具宽翅；第二颖舟形，厚膜质，3脉；第二小花两性，花药长约2 mm。有柄小穗退化或仅存小穗柄，披针形，长约3 mm，与总状花序轴贴生。花果期夏秋季。

分布与生境 产于江苏、浙江、安徽、湖北、湖南、福建、台湾、广东、广西、贵州等省区。生于潮湿草地及河岸、路旁。中南半岛也有分布。

药用部位 全草。

功效应用 补益肝肾。用于劳伤腰痛，骨节酸痛。

化学成分 叶含黄酮类：木犀草素-6-C-β-吡喃波依文糖苷(luteolin-6-C-β-boivincpyranoside)，荭草素(orientin)，异荭草素(isoorientin)，异荭草素-2-O-α-L-鼠李糖苷(isoorientin-2-O-α-L-rhamnoside)，木犀草素(luteolin)[1]；苯丙素类：绿原酸(chlorogenic acid)，绿原酸甲酯(methyl chlorogenate)，咖啡酸(caffeic acid)[1]。

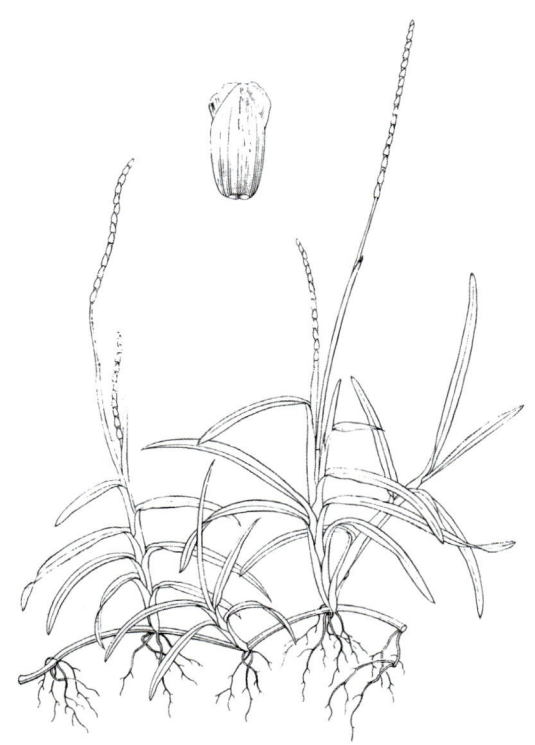

假俭草 Eremochloa ophiuroides (Munro) Hack.
肖溶 绘

化学成分参考文献

[1] Lee EM, et al. *Molecules* (Basel, Switzerland), 2010, 15(11): 8251-8259.

93. 球穗草属 Hackelochloa Kuntze

一年生草本。秆直立，分枝。叶片扁平，线形或线状披针形。总状花序较短小，串珠形，顶生或腋生；小穗孪生，序轴易逐节脱落。无柄小穗呈球形，两性，第一颖革质，背面具蜂窝状浅穴，腹面具半圆形的凹口；第二颖厚纸质，紧贴于序轴节间而一同嵌入第一颖腹面的凹口中；内、外稃均为透明膜质，无脉。有柄小穗卵形，雄性或中性，颖厚纸质，雄蕊3。颖果阔椭圆形。

本属共2种，分布于全世界热带地区。我国均产之，1种可药用。

1. 球穗草（中国高等植物图鉴） 亥氏草（中国主要植物图说—禾本科）

Hackelochloa granularis (L.) Kuntze, Rev. Gen. Pl. 2: 776. 1891.——*Cenchrus granularis* L.
（英 **Pitscalegrass**）

一年生草本。秆多分枝，高20-100 cm。叶片长5-15 cm，宽约1 cm，两面被疣基毛，基部近心形。总状花序纤弱；有柄小穗与无柄小穗分别交互排列于序轴一侧而成两行。无柄小穗半球形，直径约1 mm；第一颖背面具方格状窝穴；第二颖厚膜质，3脉，嵌入第一颖腹面的凹槽并包裹序轴节间；第一小花仅存膜质外稃；第二小花两性，稃膜质；雄蕊3，花药长仅0.6 mm。有柄小穗长1.5-2 mm，第一颖纸质，4脉，背部扁平，两侧之翅约等宽；第二颖舟形，5脉，脊上具翅。花果期自夏季至初冬。

分布与生境 产于福建、台湾、广东、广西、云南、四川、贵州等省区。多生于路边草丛和山坡上。全球热带均有分布。

药用部位 全草。

功效应用 疏风散热，清热通淋。用于小儿发热，淋证。

注评 本种苗族亦同等药用。

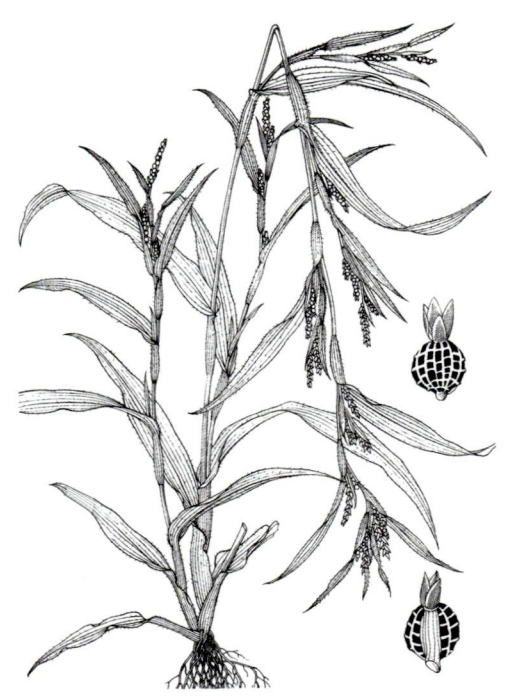

球穗草 Hackelochloa granularis (L.) Kuntze
肖溶 绘

94. 玉蜀黍属 Zea L.

一年生草本。秆高大，实心，下部数节生有一圈支柱根。小穗单性，雌、雄异序；雄花序由多数总状花序组成大型的顶生圆锥花序；雄小穗含 2 小花，孪生于一连续的序轴上，一无柄，一具短柄或一长一短；颖膜质，先端尖，具多数脉；外稃及内稃皆透明膜质；雄蕊 3 枚；雌花序生于叶腋内，为多数鞘状苞片所包藏；雌小穗含 1 小花，极多数排成 10–30 纵行，紧密着生于圆柱状海绵质之序轴上；颖宽大，先端圆形或微凹；外稃透明膜质；雌蕊具细长之花柱，常呈丝状伸出于苞鞘之外。

仅 1 种，原产于美洲，为世界各地广泛种植的重要谷类作物。我国常种植，可药用。

本属药用植物主要含黄酮类，如玉米黄酮苷 (maysin，**1**)，3'-甲氧基玉米黄酮苷 (3'-methoxymaysin，**2**)，金圣草酚-6-C-β-吡喃波依文糖基-7-O-β-葡萄糖苷 (chrysoeriol-6-C-β-boivinopyranosyl-7-O-β-glucopyranoside，**3**)；生物碱类，如 3-吲哚乙酸 (indole-3-acetic acid，**4**)；萜类，如顺式-α-松油醇 (cis-α-terpineol，**5**)。**2** 被证明是本属植物自身产生的抗棉铃虫活性物质。此外，玉蜀黍的乙醇提取物被报道具有一定的抗氧化活性。

本属植物玉蜀黍具有解热、调节免疫、抗疲劳、抗心肌缺血、降血压、抗氧化、抑菌、抗肿瘤、利尿、抗肝损伤、利胆、降糖、降脂减肥、抗乳腺增生等作用。活性成分为多糖和多肽类物质。

1. 玉蜀黍　玉米（通称），棒子（东北），苞谷（浙江），玉麦（四川）

Zea mays L., Sp. Pl. 2: 971-972. 1753.（英 **Maize**）

一年生高大草本。秆高 1–4 m，基部各节具气生支柱根。顶生雄性圆锥花序大型，主轴与总状花序轴及其腋间均被细柔毛；雄性小穗孪生，长达 1 cm，小穗柄一长一短，分别长 1–2 mm 及 2–4 mm；两颖近等长，膜质，约具 10 脉；外稃及内稃透明膜质，稍短于颖；花药长约 5 mm。雌花序被多数宽大的鞘状苞片所包藏；雌小穗孪生，成 16–30 纵行排列于粗壮之序轴上，两颖等长，宽大，无脉；外稃及内稃透明膜质，雌蕊具极长而细弱的线形花柱。颖果球形或扁球形，成熟后露出颖片和稃片之外，其大小随生长条件不同产生差异，一般长 5–10 mm。花果期秋季。

分布与生境　我国各地均有栽培。全世界热带和温带地区广泛种植，为一重要谷物。

药用部位　种子、花柱、叶、根、穗轴。

功效应用　种子：调中开胃，益肺宁心，健胃。用于小便不利，水肿，脚气，泄泻。花柱：利尿，泄

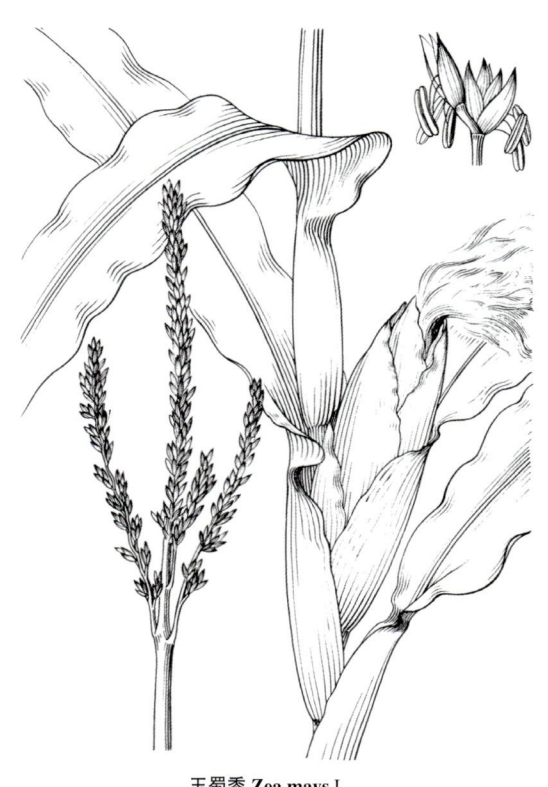

玉蜀黍 Zea mays L.
张泰利 绘

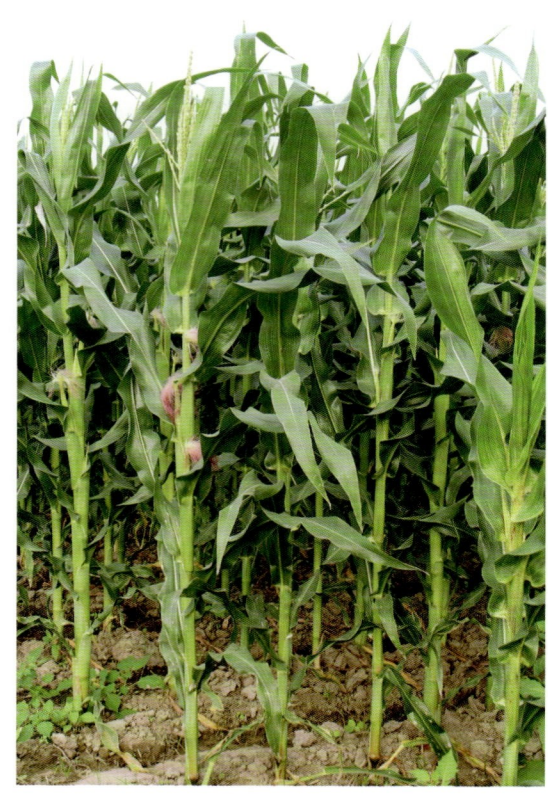

玉蜀黍 Zea mays L.
摄影：王祝年

热，平肝，利胆。用于肾炎水肿，脚气，黄疸肝炎，高血压，胆囊炎，胆结石，糖尿病，吐血衄血，鼻渊，乳痈。叶：利尿通淋。用于淋沥沙石。根：利尿，祛瘀。用于砂淋，吐血。穗轴：健脾利湿。

化学成分 根含生物碱类：吲哚-3-乙酸(indole-3-acetic acid)[1]，2-(2-羟基-7-甲氧-1,4-苯并噁嗪-3-酮)-β-D-葡萄糖苷[2-(2-hydroxy-7-methoxy-1,4-benzoxazin-3-one)-β-D-glucoside][2]。

花粉含黄酮类：异槲皮苷(isoquercitrin)，槲皮素-3'-葡萄糖苷(quercitrin-3'-glucoside)，槲皮素-7'-葡萄糖苷(quercitrin-7'-glucoside)[4]。

种子含黄酮类：3,7-二-O-甲基槲皮素-5-O-葡萄糖苷(3,7-di-O-methylquercetin-5-O-glucoside)[5]；生物碱类：2-(2-羟基-7,8-二甲氧基-2H-1,4-苯并噁嗪-3[4H]-酮)-β-D-葡萄糖苷{2-(2-hydroxy-7,8-dimethoxy-2H-1,4-benzoxazin-3[4H]-one)-β-D-glucopyranoside}，2-(2,4-二羟基-7,8-二甲氧基-2H-1,4-苯并噁嗪-3[4H]-酮)-β-D-葡萄糖苷{2-(2,4-dihydroxy-7,8-dimethoxy-2H-1,4-benzoxazin-3[4H]-one)-β-D-glucopyranoside}[6]，1-(2-羟基-4-甲氧苯氨基)-1-脱氧-β-葡萄糖苷-1,2-氨基甲酸酯[1-(2-hydroxy-4-methoxyphenylamino)-1-deoxy-β-glucoside-1,2-carbamate]，1-(2-羟苯氨基)-6-O-丙二酰基-1-脱氧-β-葡萄糖苷-1,2-氨基甲酸酯[1-(2-hydroxyphenylamino)-6-O-malonyl-1-deoxy-β-glucoside-1,2-carbamate][7]；其他类：(E)-对香豆酸[(E)-p-coumaric acid]，5-羟基阿魏酸(5-hydroxyferulic acid)，阿魏酸(ferulic acid)[8]。

穗含萜类：顺式-α-松油醇(cis-α-terpineol)，香茅醇(citronellol)，松樟酮(pinocamphone)，丁香酚(eugenol)[9]，黄酮类：玉米黄酮苷(maysin)[10]，3'-甲氧基玉米黄酮苷(3'-methoxymaysin)，芹菜玉米黄酮苷(apimaysin)，6-C-半乳糖基-木犀草素(6-C-galactosyl-luteolin)[11]，2"-O-α-L-鼠李糖基-6-C-岩藻糖基-木犀草素(2"-O-α-L-rhamnosyl-6-C-fucosyl-luteolin)，2"-O-α-L-鼠李糖基-6-C-喹诺糖基-木犀草素(2"-O-α-L-rhamnosyl-6-C-quinovosyl-luteolin)，2"-O-α-L-鼠李糖基-6-C-岩藻糖基-3'-甲氧基木犀草素(2"-O-α-L-rhamnosyl-6-C-fucosyl-3'-methoxyluteoiin)[12]；金圣草酚-6-C-β-吡喃波依文糖基-7-O-β-葡萄糖苷(chrysoeriol-6-C-β-boivinopyranosyl-7-O-β-glucopyranoside)，金圣草酚-6-C-β-吡喃波依文糖苷

(chrysoeriol-6-C-β-boivinopyranoside)[13]；叶黄素类：胡萝卜素-叶黄素(carotenoids-lutein)，玉米黄素(zeaxanthin)，β-胡萝卜素(β-carotene)[14]。

全草含三萜类：β-香树脂醇(β-amyrin)，无羁萜(friedelin)[15]。

药理作用 解热作用：玉米须多糖对大鼠干酵母混悬液致热和2,4-二硝基苯酚致热均有明显的解热作用，作用强度随药物剂量增加而增强[1]。

调节免疫作用：玉米须多糖具有调节免疫功能的作用，多种多糖能够或同时刺激巨噬细胞、B细胞、T细胞、自然杀伤细胞，增强这些细胞的活性，促进巨噬细胞分泌IL-1β、TNF-α，促进T淋巴细胞产生IL-2，激活白细胞产生干扰素，调节抗体和补体生成等[2]。玉米须水提物初级筛选产物1(CSPS1)有轻度促生α干扰素和γ干扰素的作用，对小鼠腹腔巨噬细胞吞噬致敏羊红细胞的总活性指数和吞噬指数均明显增加[3]。玉米须提取物中分离出的糖蛋白于二硝基酚卵清蛋白(DVA)抗原对IgE的形成有抑制作用[4]。玉米须水煎剂及其粗多糖能提高免疫低下小鼠胸腺指数及胸腺DNA含量[5]。

抗疲劳作用：玉米水解肽具有增强小白鼠游泳耐力，降低运动后小白鼠血乳酸及血尿素氮水平有显著作用，具有抗疲劳作用[6]。

抗心肌缺血作用：玉米幼芽提取物可减轻垂体后叶素诱发的家兔心电图缺血性改变（心率变缓、S-T段抬高、T波高耸），抑制血清中天冬氨酸转氨酶(AST)、乳酸脱氢酶(LDH)、肌酸激酶(CK)活性的升高，并可增加缺血心肌组织中谷胱甘肽过氧化物酶(GSH-Px)和超氧化物歧化酶(SOD)活性，抑制过氧化物丙二醛(MDA)含量升高。对垂体后叶素致家兔心肌缺血有一定的保护作用[7]。

降血压作用：玉米低聚肽具有明显的降血压作用[8]。玉米活性多肽通过抑制体内乙酰胆碱酯酶(ACE)活性、降低血管紧张素Ⅱ浓度、明显降低SHR自发性高血压大鼠血压水平，并能部分逆转心肌肥厚作用[9]。玉米降血压肽对体内外ACE都有竞争性抑制作用，但在体内不同部位其抑制效果不同，其降血压作用是通过抑制ACE活性、降低血管紧张素Ⅱ浓度来实现的[10]。

抗氧化作用：黑玉米和黄玉米都具有清除自由基和抗氧化能力[11]，玉米幼芽提取物在一定剂量时，可明显延长果蝇的寿命，提高体内SOD活性，降低MDA含量。延缓衰老的机制可能是通过提高体内SOD活性，增强体内清除多余自由基的能力，维持自由基产生和清除的平衡，减少了自由基引起的生物膜脂质过氧化反应，降低体内MDA含量，保护了生物膜的完整性[12]。玉米幼芽提取物EMP对D-半乳糖致小鼠脑组织SOD、GSH-Px活性降低和MDA含量升高有抑制作用，并改善了D-半乳糖导致的海马CA1区组织形态变化和大脑皮质的超微结构变化，对D-半乳糖致小鼠脑组织氧化损伤具有保护作用[13]。玉米紫色植株色素对溴代苯致实验性肝损伤小鼠脂质过氧化具有一定的保护作用[14]。在体外活性氧模型中表现一定的还原能力和清除羟自由基的能力，具有抗Fe^{2+}引发的卵磷脂脂质体过氧化能力，而且比抗坏血酸能力强[15]。玉米黄质可有效增强大鼠机体抗氧化能力，从而延缓D-半乳糖诱发的大鼠衰老[16]。玉米多肽能抑制自由基诱导的大鼠肝线粒体肿胀，具有保护大鼠肝线粒体氧化损伤的作用。玉米多肽对H_2O_2诱导的大鼠红细胞氧化溶血有抑制作用[17]。玉米黄素可以预防或降低H_2O_2摄入导致大鼠成骨细胞的氧化损伤[18]。玉米须多糖能明显降低老年大鼠血清MDA含量，明显提高血清SOD和GSH-Px活性[19]。

抑菌作用：玉米花粉多糖对沙门菌和金黄色葡萄球菌具有较强的抑制效果；对细菌的抑制作用强于对真菌的抑制作用[20]。

抗肿瘤作用：玉米蛋白粉类胡萝卜素提取物叶黄素和玉米黄素具有明显抑制口腔上皮癌细胞增殖、并有诱导其凋亡的作用[21]。玉米须多糖抑制肝癌SMMC27721细胞的增殖，诱导肝癌细胞凋亡[22-23]。

利尿作用：玉米须多糖可明显增加大、小鼠的排尿量，增加尿液中K^+、Cl^-的含量，增加肾衰竭大鼠的排尿量，提示玉米须多糖具有明显的利尿作用[24]。

抗肝损伤作用：玉米黄质能升高急性化学性肝损伤小鼠血清与肝组织SOD、GSH-Px活性，降低血清ALT、AST活性和降低血清与肝组织MDA含量，并能不同程度地改善肝脏病理损伤。玉米黄质对四氯化碳(CCl_4)所致急性化学性肝损伤具有预防性保护作用[25]。玉米肽对D-半乳糖诱导的小鼠肝损伤、卡介苗与脂多糖诱导的小鼠免疫性肝损伤、酒精性肝损伤有很好的保护作用[26-28]。玉米须多糖对 CCl_4 肝损伤小鼠具有保护作用，玉米须多糖可增加肝 GSH 的含量和谷胱甘肽 -S- 转移酶 (GST) 的活性，具有淬灭自由基、抗氧化、抑制肿瘤及护肝的作用，对 CYP450 具有选择性抑制作用，可阻止 CCl_4 在肝微粒体内的代谢活化[29]。

利胆作用：玉米须多糖对大鼠胆囊分泌有明显的促进作用，能减轻胆囊重量[30]。

降血糖作用：玉米须多糖对四氧嘧啶加灌服高浓度的葡萄糖造成糖尿病模型有较好的降糖作用，能够促进肝糖原的合成且对肾有较好的保护作用[31]。玉米须多糖能够降低四氧嘧啶糖尿病小鼠血糖，促进肝糖原合成，加快糖异生；对糖尿病小鼠糖代谢器官损伤有修复作用；同时对正常小鼠有一定降糖作用[32]。

减肥作用：玉米活性多糖能明显降低肥胖小鼠体重、脂肪指数、总胆固醇、三酰甘油、低密度脂蛋白、血糖含量，对肥胖小鼠血清中高密度脂蛋白有明显的升高作用[33]。玉米苞叶煎剂可调节高脂大鼠血清 NO 和 ET 水平，降低内皮凋亡率，促进内皮修复[34]。

抗乳腺增生作用：玉米幼芽提取物对苯甲酸雌二醇联合黄体酮皮下注射方法造成的乳腺增生大鼠模型，可改善病变组织的形态，降低模型大鼠的促卵泡激素 (FSH)、血清雌二醇 (E_2) 和睾酮水平，同时提高模型大鼠催乳素 (PRL) 和血清黄体生成素 (LH) 水平，对血清孕酮变化的影响不大，可有效防止和治疗大鼠的乳腺增生[35]。

调节胃肠功能作用：玉米须多糖能延长胃排空时间，具有降低动物体重的作用，其可能的机制是升高血浆胆囊收缩素 (CCK) 含量，使胃排空时间延长、食欲降低、肠蠕动加速、排便数量增加有关[36-37]。

注评　本种为中国药典（1953、1963、1977 年版）收载"玉蜀黍"的基源植物，药用其干燥花柱和柱头。白族、傣族、苗族、藏族也药用，主要治疗水肿、高血压、喉痛、肝炎、尿路感染等；蒙古族、佤族用其叶、根、须治砂淋、肾炎等。

化学成分参考文献

[1] Elliott MC, et al. *Phytochemistry*, 1974, 13(1): 239-241.

[2] Gahagan HE, et al. *Phytochemistry*, 1967, 6(10): 1441-1448.

[3] Ceska O, et al. *Phytochemistry*, 1984, 23(8): 1822-1823.

[4] Dooner HK *Phytochemistry*, 1979, 18(5): 749-751.

[5] Hedin PA, et al. *J Agric Food Chem*, 2002, 38(8): 1755-1757.

[6] Hofman J, et al. *Phytochemistry*, 1973, 12(1): 207-208.

[7] Hofmann D, et al. *J Nat Prod*, 2006, 69(1): 34-37.

[8] Ohashi H, et al. *Phytochemistry*, 1987, 26(7): 1915-1916.

[9] El-Ghorab A, et al. *J Agric Food Chem*, 2007, 55(22): 9124-9127.

[10] Elliger CA, et al. *Phytochemistry*, 1980, 19(2): 293-297.

[11] Snook ME, et al., *ACS Symposium Series*, 1994, 557(*Bioregulators for Crop Protection and Pest Control*): 122-135.

[12] Snook ME, et al. *J Agric Food Chem*, 2002, 43(10): 2740-2745.

[13] Suzuki R, et al. *J Nat Prod*, 2003, 66(4): 564-565.

[14] Mamatha BS, et al. *Food and Bioprocess Technology*, 2012, 5(4): 1355-1363.

[15] Ohmoto T, et al. *Yakugaku Zasshi*, 1969, 89(6): 814-820.

药理作用及毒性参考文献

[1] 杜娟，等 . 时珍国医国药，2007, 18(1): 75-77.

[2] 鲁彦，等 . 中国老年学杂志，2005, 6(25): 1387-1388.

[3] 汤鲁宏，等 . 无锡轻工大学学报，1995, 14(3): 319-324.

[4] Namba, et al. *Phytother Res*，1993, 7(3): 227.

[5] 鲁彦，等 . 黑龙江医药科学，2004, 27(6): 38.

[6] 闻海波 . 食品科学，2006, 27(8): 245-247.

[7] 魏砚明，等 . 安徽农业科学，2007, 35(7): 1945-1947.

[8] 林峰，等 . 食品与发酵工业，2009, 35(8): 1-4.

[9] 李世敏，等 . 营养学报，2007, 29(2): 186-189.

[10] 刘冬，等 . 中国生化药物杂志，2007, 28(3): 155-157.

[11] 陈小萍，等 . 食品工业科技，2009, 30(7): 155-156, 201.

[12] 杨光敏，等 . 中国老年学杂志，2007, 27(5): 941-943.

[13] 刘玉梅，等 . 营养学报，2007, 29(4): 389-392.

[14] 王晓红，等 . 中国工业医学杂志，2007, 20(5): 323-

326.
- [15] 周波，等．现代食品科技，2007, 23(4): 23-25.
- [16] 裴凌鹏，等．老年医学与保健，2008, 14(4): 217-219.
- [17] 朱艳华，等．食品科学，2008, 29(3): 463-465.
- [18] 裴凌鹏，等．广西医科大学学报，2007, 24(6): 829-831.
- [19] 梁子安，等．核农学报，2009, 23(4): 656-658.
- [20] 何余堂，等．食品科技，2008, 2: 156-158.
- [21] 孙震，等．食品科学，2006, 27(6): 207-211.
- [22] 吕冬霞，等．黑龙江医药科学，2006, 8(4): 28-29.
- [23] 范晓艳，等．黑龙江医药科学，2007, 30(6): 3-4.
- [24] 窦传斌，等．河南大学学报（医学版），2007, 26(3): 35-37.
- [25] 裴凌鹏．山东中医药大学学报，2008, 32(5): 419-422.
- [26] 隋玉杰，等．中国粮油学报，2009, 24(5): 36-39.
- [27] 郭辉，等．中国粮油学报，2009, 24(10): 41-45.
- [28] 付萍，等．中国中医药科技，2008, 15(2): 115-116.
- [29] 昌友权，等．食品科学，2004, 25(10): 305-308.
- [30] 杜娟，等．时珍国医国药，2007, 18(1): 75-77.
- [31] 俞利平，等．浙江中医杂志，2009, 44(4): 258-259.
- [32] 刘娟，等．中药新药与临床药理，2006, 17(4): 242-244.
- [33] 张艳荣，等．食品科学，2006, 27(5): 227-230.
- [34] 甄艳军，等．辽宁中医杂志，2009, 36(2): 307-308.
- [35] 唐立刚，等．西北农林科技大学学报（自然科学版），2009, 37(12): 80-84.
- [36] 杜娟，等．中国中药杂志，2007, 32(12): 1204-1206.
- [37] 杜娟，等．中国药理学通报，2007, 23(6): 816-820.

95. 薏苡属 Coix L.

一年生或多年生草本。秆常实心。叶片扁平宽大。总状花序腋生成束，通常具较长的总梗。小穗单性，雌雄小穗位于同一花序之不同部位；雄小穗含 2 小花，2–3 枚生于一节，一无柄，一或二枚有柄，排列于一细弱而连续的总状花序之上部而伸出念珠状之总苞外；雌小穗常生于总状花序，基部被包于一骨质或近骨质念珠状之总苞（系变形的叶鞘）内，雌小穗 2–3 枚生于一节，常仅 1 枚发育，孕性小穗之第一颖宽，下部膜质，上部质厚渐尖；第二颖与第一外稃较窄；第二外稃及内稃膜质；柱头细长，自总苞之顶端伸出。颖果大，近圆球形。

约含 10 种，分布于热带亚洲。我国有 2 种 3 变种，1 种 1 变种可药用。

本属药用植物主要含甾体类成分，如菜油甾醇 (campesterol，**1**)、反式阿魏酰豆甾烷醇 (*trans*-feruloylstigmastanol，**2**)，反式 - 阿魏酰菜油甾烷醇 (*trans*-feruloylcampestanol，**3**)；三萜成分，如 24- 亚甲基环木菠萝烷醇 (24-methylenecycloartanol，**4**)。研究发现薏苡仁提取物（其中 **2**、**3** 的比例为 9:1）对雌性金色仓鼠具有促进排卵和卵巢卵泡形成的作用。

本属植物薏米具有镇痛抗炎、调节免疫、抗血栓、降血糖、抗消化性溃疡、抗肿瘤和抗氧化作用。活性成分主要为多糖类，酯类成分也具有一定药理活性。

1. 薏苡（本草经） 川谷（救荒本草），菩提子（本草纲目），必提珠根（滇南本草），念佛珠根（四川）

Coix lacryma-jobi L., Sp. Pl. 2: 972. 1753.（英 Job's Tears）

1a. 薏苡（模式变种）

Coix lacryma-jobi L. var. **lacryma-jobi**（英 Job's Tears）

一年生粗壮草本。秆高 1–2 m。叶舌干膜质，长约 1 mm；叶片长 10–40 cm，宽 1.5–3 cm。总状花序腋生成束，长 4–10 cm，直立或下垂，具长梗。雌小穗位于花序之下部，外面包以骨质念珠状之总苞，珐琅质，光滑，有光泽，总苞长 7–10 mm，直径 6–8 mm；第一颖具 10 余脉，包围着第二颖及第一外稃；第二外稃短于颖，具 3 脉，第二内稃较小；雄蕊常退化。颖果小，常不饱满。雄小穗 2–3 对，着生于总状花序上部，长 1–2 cm；无柄雄小穗长 6–7 mm，第一颖草质，边缘内折成脊，具有不等宽之翼，顶端钝，具多数脉，第二颖舟形；外稃与内稃膜质；第一及第二小花常具雄蕊 3 枚，花药长 4–5 mm；有柄雄小穗与无柄者相似，或较小而呈不同程度的退化。花果期 6–12 月。

分布与生境　产于辽宁、河北、山西、陕西、山东、江苏、安徽、浙江、江西、福建、台湾、河南、湖北、湖南、广东、海南、广西、四川、贵州、云南等省区。多生于湿润的屋旁、池塘、河沟、山谷、溪涧或易受涝的农田等地方，海拔 200–2000 m 处常见，野生或栽培。分布于亚洲东南部与太平洋岛屿，世界的热带、亚热带、非洲、美洲的热湿地带均有种植或逸生。

药用部位　根。

功效应用　健脾和中，清热祛湿，利尿，杀虫。用于黄疸，水肿，淋病，疝气，经闭，带下，虫积

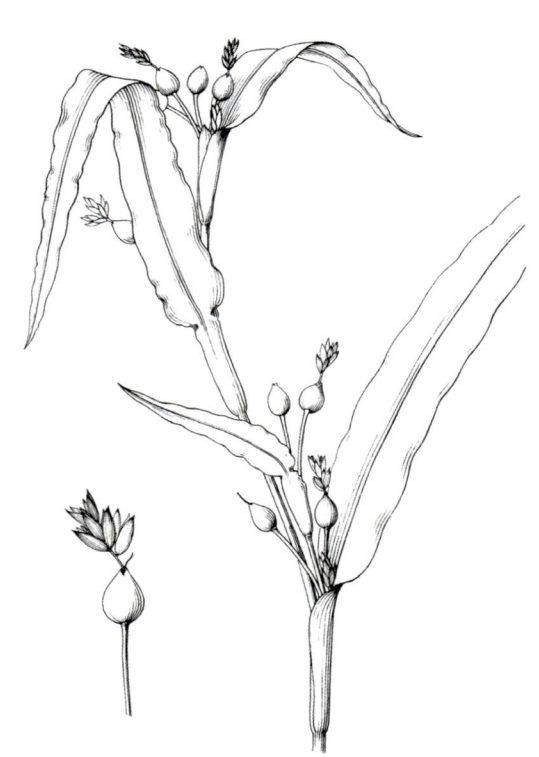

薏苡 Coix lacryma-jobi L. var. lacryma-jobi
张泰利　绘

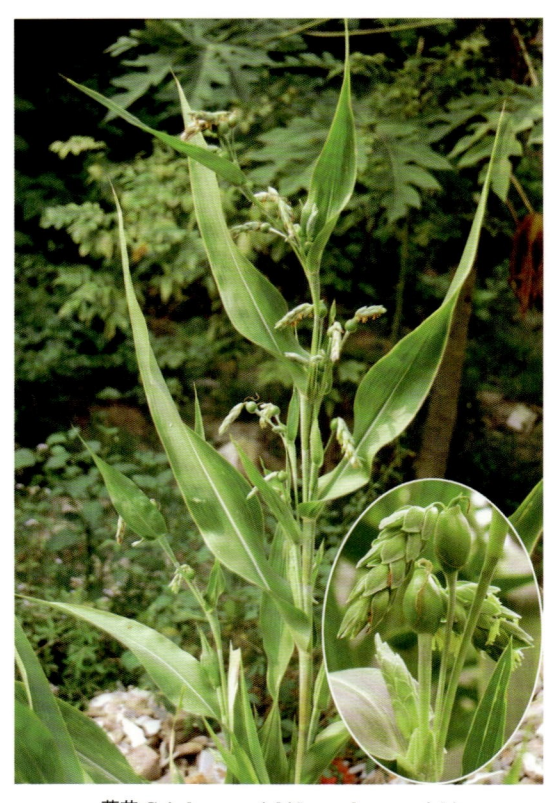

薏苡 Coix lacryma-jobi L. var. lacryma-jobi
摄影：李泽贤　徐立铭

禾本科 POACEAE（GRAMINEAE）

腹痛。

注评 本变种虽名为"薏苡"，但并非中药"薏苡仁"的基源植物，其颖果圆而总苞坚硬，常为念佛穿珠，《本草纲目》称为"菩提子"，其根作"川谷根"入药。《中华本草》所收 *Coix lacryma-jobi* L. var. *monilifer* Watt 疑为错误鉴定，该变种分布于印度、巴基斯坦、缅甸、斯里兰卡等地，我国不产。

1b. 薏米（变种）（药品化义） 薏苡（中国药典、中华本草），苡米（本草求原），六谷米、绿谷（云南地方名），马圆薏苡（台湾植物志），感米（千金、食治），回回米（救荒本草）

Coix lacryma-jobi L. var. **ma-yuen** (Rom. Caill.) Stapf ex Hook. f., Fl. Brit. India. 7: 100. 1896 ["1897"].——*C. ma-yuen* Rom. Caill., *C. chinensis* Tod., *C. chinensis* Tod. var. *formosana* (Ohwi) L. Liu（英 **Soft-shelled Job's Tears**）

与模式变种主要区别为：总苞先端成颈状之喙，并具一斜口，基部短收缩，有纵长直条纹，质地较薄，揉搓和手指按压可破。

分布与生境 我国东南部常见栽培或逸生，产于辽宁、河北、陕西、江苏、安徽、浙江、江西、福建、台湾、河南、湖北、广东、广西、四川、云南等省区。生于温暖潮湿处和山谷溪沟，海拔 2000 m 以下较普遍。分布于亚洲热带、亚热带，印度、缅甸、泰国、越南、马来西亚、印度尼西亚、爪哇、菲律宾。

药用部位 根、叶、种仁。

功效应用 根：清热通淋，利湿杀虫。用于热淋，血淋，石淋，黄疸，水肿，白带过多，脚气，风湿痹痛，蛔虫病。叶：温中散寒，补益气血。用于胃寒疼痛，气血虚弱。种仁：健脾渗湿，除痹止泻，清热排脓。用于水肿，脚气，小便淋痛不利，湿痹拘挛，脾虚泄泻，肺痈，肠痈，扁平疣。

化学成分 根含生物碱类：薏苡素(coixol)，2-羟基-7-甲氧基-1,4(2H)-苯并噁嗪-3-酮(2-hydroxy-7-methoxy-1,4(2H)-benzoxazin-3-one)，2-O-β-D-吡喃葡萄糖基-7-甲氧基-1,4(2H)-苯并噁嗪-3-酮(2-O-β-D-

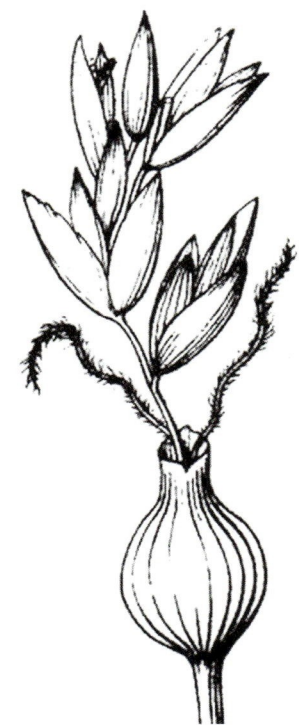

薏米 Coix lacryma-jobi L. var. ma-yuen
(Rom. Caill.) Stapf ex Hook. f.
张泰利 绘

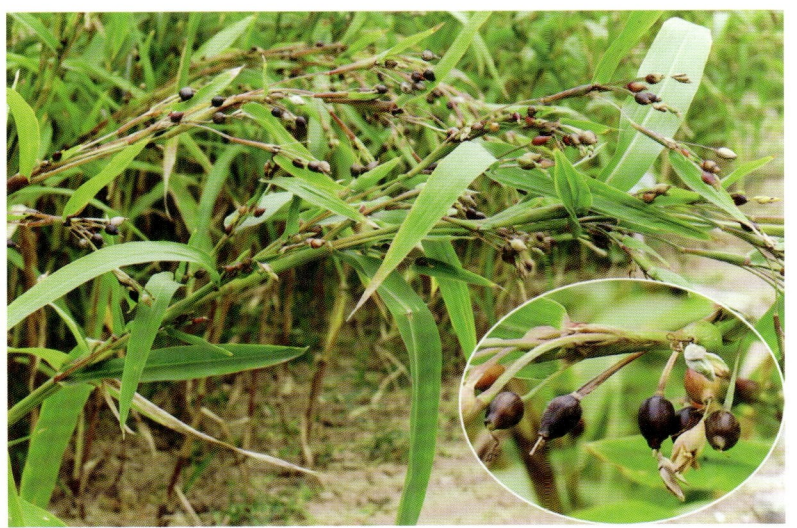

薏米 Coix lacryma-jobi L. var. ma-yuen (Rom. Caill.) Stapf ex Hook. f.
摄影：张英涛

glucopyranosyl-7-methoxy-1,4(2H)-benzoxazin-3-one)，N-羟基-2-O-β-D-吡喃葡萄糖基-7-甲氧基-1,4(2H)-苯并噁嗪-3-酮(N-hydroxy-2-O-β-D-glucopyranosyl-7-methoxy-1,4(2H)-benzoxazin-3-one)，N-甲氧基-2-O-β-D-吡喃葡萄糖基-7-甲氧基-1,4(2H)-苯并噁嗪-3-酮(N-methoxy-2-O-β-D-glucopyranosyl-7-methoxy-1,4(2H)-benzoxazin-3-one)，2-O-β-D-吡喃葡萄糖基-7-羟基-1,4(2H)-苯并噁嗪-3-酮(2-O-β-D-glucopyranosyl-7-hydroxy-1,4(2H)-benzoxazin-3-one)[1,2]；木脂素类：4-酮基松脂酚(4-ketopinoresinol)[3]；苯丙素类：苏式-1-C-丁香基甘油(threo-1-C-syringylglycerol)，赤式-1-C-丁香基甘油(erythro-1-C-syringylglycerol)[3]；醌类：2,6-二甲氧基对氢醌-1-O-β-D-吡喃葡萄糖苷(2,6-dimethoxy-p-hydroquinone-1-O-β-D-glucopyranoside)[3]；多糖[4]。

茎含多糖[4]。

种皮含苯丙素类：反式松柏醛(trans-coniferylaldehyde)，芥子醛(sinapaldehyde)[5]，松柏醇(coniferyl alcohol)，阿魏酸(ferulic acid)[6]，对香豆酸(p-coumaric acid)[7]；木脂素类：丁香树脂酚(syringaresinol)，4-酮基松脂酚，薏米内酯▲(mayuenolide)[6]；酚类：对羟基苯甲醛(p-hydroxybenzaldehyde)，香草醛(vanillin)，丁香醛(syringaldehyde)[5]，丁香酸(syringic acid)[6]；生物碱类：薏苡素[5]，(2S,3S,4R)-2-[(2'R)-2'-羟基二十四碳酰胺]-1,3,4-十八碳三醇{(2S,3S,4R)-2-[(2'R)-2'-hydroxytetracosanoyl-amino]-1,3,4-octadecanetriol}[7]；黄酮类：圣草酚(eriodictyol)[7]；多糖[4]。

种子含生物碱类：薏苡螺内酰胺▲(coixspirolactam) A、B、C，薏苡内酰胺▲(coixlactam)，甲基二氧吲哚-3-乙酯(methyl dioxindole-3-acetate)[8]，(+)-7-羟基氨基-硬脂酸甲酯[(+)-7-hydroxyamino-octadecanoic acid methyl ester]，胡椒碱(piperine)，胡椒新碱(piperanine)[9]；有机酸及其酯类：邻苯二甲酸二(2-乙基己基)酯[bis(2-ethylhexyl)phthalate]，13-酮基-9Z,11E-十八碳二烯酸(13-oxo-9Z,11E-octadecadienoic acid)[9]，13S-羟基-9Z,11E-十八碳二烯酸(13S-hydroxy-9Z,11E-octadecadienoic acid)[9,10]，9-羟基-(10E,12E)-十八碳二烯酸[9-hydroxy-(10E,12E)-octadecadienoic acid]，9-羟基-(10E)-十八碳烯酸[9-hydroxy-(10E)-octadecenoic acid]，10-羟基-(8E)-十八碳烯酸[10-hydroxy-(8E)-octadecenoic acid]，8-羟基-(9E)-十八碳烯酸[8-hydroxy-(9E)-octadecenoic acid]，11-羟基-(9Z)-十八碳烯酸[11-hydroxy-(9Z)-octadecenoic acid][10]，棕榈酸(palmitic acid)，硬脂酸(stearic acid)，油酸(oleic acid)，亚油酸(linoleic acid)[11]；脂肪烃酯类：1-甲基-2-(顺式-9-十六碳烯酰氧基)-丙基-反式-11-十八碳烯酰酯[1-methyl-2-(cis-9-hexadecenoyloxy)-propyl-trans-11-octadecenoate][12]，薏苡仁酯(coixenolide)[13]；木脂素类：去氢二丁香酚(dehydrodieugenol)[9]；甾体类：7α-谷甾醇(7α-sitosterol)[9]；薏苡多糖(coixan)[4,14,15]。

幼苗含苷类：薏苡苷(coixinden) A[16-17]、B[17]。

全草含苯丙素类：反式-阿魏酰豆甾烷醇(trans-feruloyl stigmastanol)，反式-阿魏酰菜油甾烷醇(trans-feruloylcampestanol)[18]；三萜类：24-亚甲基环木菠萝烷醇(24-methylenecycloartanol)[1]，异山柑子醇(isoarborinol)，无羁萜(friedelin)[19]；甾体类：菜油甾醇(campesterol)[1]。

药理作用 镇痛、抗炎作用：薏苡仁醇提物具有弱的镇痛作用，表现为延长热痛刺激甩尾反应潜伏期，但减少扭体反应次数不显著；能对抗角叉菜胶引起的小鼠足跖肿胀，轻度抑制乙酸引起的小鼠腹腔毛细血管通透性增高[1]。

调节免疫作用：薏苡仁多糖可显著提高免疫低下小鼠腹腔巨噬细胞的吞噬率和吞噬指数，促进溶血素及溶血空斑形成，促进淋巴细胞转化[2]。薏苡仁水提液对机体免疫功能具有较好的增强作用，能显著拮抗环磷酰胺所致免疫功能低下小鼠的免疫器官重量减轻和白细胞数量减少，明显增加小鼠腹腔巨噬细胞的吞噬率及吞噬指数，显著增加血清溶血素含量，能明显增加T淋巴细胞酯酶阳性率[3]。薏苡仁酯对荷瘤小鼠红细胞免疫功能具有显著的促进

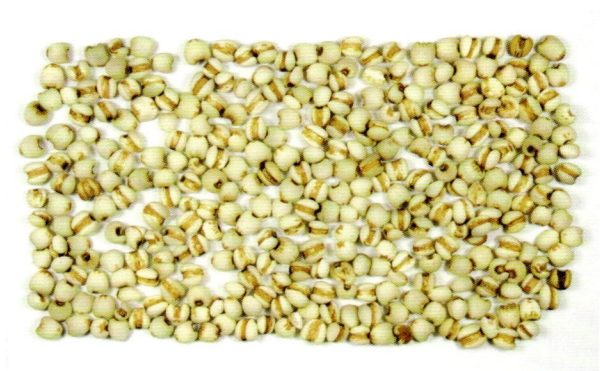

薏苡仁 Coicis Semen
摄影：钟国跃

作用，对红细胞膜上的 Na^+，K^+-ATPase 有抑制作用[4]。

抗血栓作用：薏苡仁醇提物能延长电刺激大鼠颈动脉引起的血栓形成时间和凝血时间，但不延长凝血酶原时间 (PT) 和活化部分凝血活酶时间 (APTT)[1]。

降血糖作用：薏苡仁多糖对正常及高血糖模型小鼠均有降血糖作用，其降血糖作用与给药途径有关[5]。薏苡仁多糖保护糖尿病血管内皮损伤可能与其下调内皮素 mRNA 表达的作用相关[6]。薏苡仁多糖能够改善实验性 2 型糖尿病大鼠胰岛素抵抗，这可能与其调节糖代谢酶的活性有关[7]。薏苡仁多糖能够对抗实验性糖尿病大鼠的脂质过氧化对机体的损伤，能够降低糖尿病大鼠血清 LPO 水平，而对肝脏 LPO 影响不大，并能显著提高糖尿病大鼠红细胞与胰腺 SOD 活性[8]。薏苡仁多糖能改善实验性糖尿病大鼠存在的红细胞免疫黏附功能及 T 淋巴细胞亚群异常状态，可能与薏苡仁多糖的降血糖作用及免疫调节作用有关[9]，薏苡仁多糖对四氧嘧啶致大鼠胰岛 B 细胞损伤具有明显的保护作用[10]。薏苡仁多糖防治糖尿病血管并发症的作用可能与其下调 iNOS mRNA 的表达有关[11]。

抗消化性溃疡作用：薏苡仁醇提物抑制水浸应激性小鼠溃疡、盐酸性小鼠溃疡的形成，不抑制吲哚美辛 - 乙醇性小鼠溃疡形成，抑制番泻叶性小鼠腹泻，不抑制蓖麻油性小鼠腹泻和胃肠推进运动，缓慢促进大鼠胆汁分泌[12]。

抗肿瘤作用：薏苡仁对 S180 及肝癌有明显的抑瘤效应，同时对小鼠具有增重和预防癌症的作用[13]；可抑制鼻咽癌细胞株 CNE1、CNE2、TWO3 和 C66621 细胞的增殖[14]；薏苡仁对肿瘤血管形成均有明显抑制作用，降低血管内皮生长因子 (VEGF)、碱性成纤维细胞生长因子 (bFGF) 的表达可能是其抑制肿瘤血管形成的主要机制之一[15]。薏苡仁油对 S180 肉瘤及 HAC 肝癌有明显的抑瘤效应，其机制与调节机体的免疫功能，提高机体的免疫监视作用有关[16]；可明显促进 MCF-7 细胞的凋亡[17]。薏苡仁提取物有诱导肝癌细胞凋亡的现象，与上调 p53 表达有关[18]；对肝癌细胞有毒性作用[19]；能抑制肺鳞癌细胞的生长，不能抑制肺鳞癌细胞端粒酶活性[20]；具有明显提高肾癌细胞系 GRC-1 细胞放射敏感性的作用，其作用机制是诱发 GRC-1 细胞凋亡，抑制 GRC-1 细胞 Bcl-2 基因表达和上调增殖细胞核抗原 (PCNA) 基因表达[21]；抑制 SGC27901 胃癌细胞生长是通过抑制细胞增殖和诱导细胞凋亡来实现的[22]；可通过线粒体途径诱导人胰腺癌细胞凋亡[23]。薏苡仁酯对 5- 氟尿嘧啶杀伤细胞具有选择性的增效作用[24]。能选择性地促进射线所致的细胞凋亡[25]。能提高人鼻咽癌细胞 CNE-2Z 的放射敏感性[26]。能选择性地杀伤肿瘤细胞，其机制与直接作用及提高免疫力密切相关[27]。通过作用于 S 期或 G_2/M 期而抑制 CNE-2Z 细胞生长[28]，可促进喉癌 Hep-2 细胞增殖抑制和凋亡，并呈浓度依赖性[29]。在体外培养的条件下薏苡仁酯能明显抑制 Hep-2 细胞的增殖，其机制与 DNA 的损伤作用有关[30]。

抗氧化作用：薏苡仁多糖能显著增强小鼠的抗氧化功能，可显著增强小鼠 SOD、GSH-Px 活性，有效防止四氯化碳对肝脏组织的伤害，明显抑制肝细胞丙氨酸转氨酶、天冬氨酸转氨酶活性与丙二醛含量的异常上升，并呈现明显的量 – 效关系[31]。

其他作用：薏苡仁油对动物脂肪酸合成酶 (FAS) 具有体外抑制作用，对酮酰还原反应和乙酰乙酰辅酶 A(AcAcCoA) 还原反应的抑制作用比烯酰还原反应强[32]。

毒性及不良反应　薏苡仁油对人体无毒，无致突变作用[33]，薏苡仁多糖 LD_{50}>20 g/kg，Ames 试验、小鼠骨髓嗜多染红细胞微核试验、小鼠精子畸形试验中均呈阴性反应，未显示有遗传毒性作用，薏苡仁多糖无明显毒性[34]。

注评　本变种为历版中国药典收载"薏苡仁"基源植物，药用其干燥种仁。本变种的根与叶亦入药，分别称"薏苡根"、"薏苡叶"。藏族用其果实治疗妇科疾病，如难产、胎衣不下、白带、子宫脱垂、经闭带浊等；侗族用其种子治疗肝硬化腹水。

化学成分参考文献

[1] Nagao T, et al. *Phytochemistry*, 1985, 24(12):2959-62.
[2] Otsuka H, et al. *J Nat Prod*, 1988, 51(1):74-79.
[3] Otsuka H, et al. *Phytochemistry*, 1989, 28(3):883-886.
[4] 张明昶，等. 光谱实验室，2011, 28(3):1320-1323.
[5] Chen HH, et al. *J Agric Food Chem*, 2011, 59(12):6444-6452.
[6] Kuo CC, et al. *J Agric Food Chem*, 2002, 50(21):5850-5855.
[7] Huang DW, et al. *J Agric Food Chem*, 2009, 57(22):10651-10657.
[8] Lee MY, et al. *Food Chem Toxicol*, 2008, 46(6):1933-1939.
[9] Han AR, et al. *Bull Korean Chem Soc*, 2013, 34(4):1269-1271.
[10] Yokoi H, et al. *Biol Pharm Bull*, 2009, 32(4):735-740.
[11] Numata M, et al. *Planta Med*, 1994, 60(4):356-359.
[12] Tanimura A, et al. *Chem Pharm Bull*, 1961, 9:47-53.
[13] Ukita T., et al. Chem Pharm Bull, 1961, 9(1):43-46.
[14] 郑晓冬，等. 中国粮油学报，2000, 15(5):19-22.
[15] 徐梓辉，等. 第三军医大学学报，2000，22(6):578-581.
[16] Ishiguro Y, et al. *Biosci Biotechnol Biochem*, 1993, 57(5):866.
[17] Ishiguro Y, et al. *Nippon Nogei Kagaku Kaishi*, 1993, 67(10):1405-1410.
[18] Kondo Y, et al. *Chem Pharm Bull*, 1988, 36(8):3147-3152.
[19] Ohmoto T, et al. *Phytochemistry*, 1970, 9(10):2137-2148.

药理作用及毒性参考文献

[1] 张明发，等. 基层中药杂志，1998, 12(2): 36-38.
[2] 苗明三. 中医药学报，2002, 30(5): 49-50.
[3] 叶敏. 安徽医药，2006, 10(10): 727-729.
[4] 季宇彬，等. 黑龙江商学院学报（自然科学版），1999, 15(3): 3-8.
[5] 徐梓辉，等. 第三军医大学学报，2000, 22(6): 578-581.
[6] 徐梓辉，等. 中国动脉硬化杂志，2006, 14(3): 194-196.
[7] 徐梓辉，等. 中国糖尿病杂志，2002, 10(1): 44-48.
[8] 徐梓辉，等. 成都中医药大学学报，2002, 25(1): 38-39.
[9] 徐梓辉，等. 湖南中医学院学报，2001, 21(1): 17-19.
[10] 徐梓辉，等. 中国药理学通报，2000,16 (6): 639-642.
[11] 徐梓辉，等. 第三军医大学学报，2007, 29(17): 1673-1676.
[12] 张明发，等. 基层中药杂志，1998, 12(4): 36-38.
[13] 李凤云，等. 实用肿瘤学杂志，1994, 3: 59, 65.
[14] 刘津，等. 广西医学，2009, 31(6): 771-773.
[15] 冯刚，等. 肿瘤防治研究，2004, 31(4): 229-230, 248.
[16] 范伟忠，等. 上海预防医学杂志，2000, 12(5): 210-211, 217.
[17] 曹国春，等. 实用临床医药杂志，2007, 11(2): 1-3,11.
[18] 韦长元，等. 广西医科大学学报，2001, 18(6): 783-795.
[19] 韦长元，等. 肿瘤防治杂志，2000, 7(6): 610-611.
[20] 聂立功，等. 中国临床药理学与治疗学，2003, 8(4): 419-421.
[21] 王俊杰，等. 癌症，1999, 18(6): 680-682, 713.
[22] 郑世营，等. 肿瘤，2000, 20(6): 460-461.
[23] 鲍英，等. 胃肠病学，2005, 10(2): 75-78.
[24] 陈宁，等. 中医药研究，1999, 15(6): 45-46.
[25] 陈宁，等. 华夏医学，2001, 14(3): 257-259.
[26] 胡笑克，等. 中山医科大学学报，2000, 21(5): 334-336.
[27] 胡笑克，等. 肿瘤防治研究，2001, 28(5): 356-358.
[28] 李毓，等. 华夏医学，2004, 17(2): 131-132.
[29] 王厂丽，等. 中国临床康复，2006, 10(47): 110-111.
[30] 肖立峰，等. 哈尔滨医科大学学报，2004, 38(3): 252-253, 262.
[31] 吕峰，等. 营养学报，2008, 30(6): 602-605.
[32] 高晶，等. 中国药理通讯，2007, 24(3): 16.
[33] 范伟忠，等. 上海预防医学杂志，2000, 12(4): 178-179.
[34] 肖志勇. 中南药学，2009, 7(9): 678-681.

药用植物中文名索引

（按汉语拼音字母顺序排列）

阿尔泰葱 181, **208**
阿尔泰藜芦 52, **59**
阿尔泰郁金香 113, **115**
阿拉套番红花 577
阿里黄精 279, **289**
阿皮卡 136
矮菝葜 394, **414**
矮慈姑 1, **5**
矮韭 180, **202**
矮龙血树 453, **461**
矮小山麦冬 358, **359**
矮小沿阶草 380
矮萱草 90, **99**
矮紫苞鸢尾 610
安徽贝母 117, **138**
安徽石蒜 490, **498**
安吉金竹 725, **742**
案板菜 37
暗色菝葜 421, **424**
暗紫贝母 118, 123, **135**
凹脉菝葜 **424**
八宝镇心丹 369
八棱麻 616
八蕊眼子菜 29, **39**
巴山重楼 311, **330**
菝葜 394, **402**, 407, 421
菝葜属 43, **393**
霸天王 353
白菝葜 414, 537
白背牛尾菜 393, **398**
白萆薢 417, 427, 428, 430, 433
白菜果 326
白草 872, **873**, 882
白番红花 576, **577**
白茯苓 402
白鹤仙 85

白蝴蝶花 **618**
白花百合 145
白花独蒜 480
白花马蔺 604
白花石蒜 483
白花西南鸢尾 **601**
白花延龄草 333, 335
白芨黄精 290
白夹竹 740
白龙须 270, 658
白毛七 272
白茅 **881**
白茅根 882
白茅属 704, **880**
白米茹粮 554
白娘葱 198
白七 68
白山药 535
白苔 556
白射干 615
白薯莨 521, **554**
白丝草 **47**
白丝草属 43, **47**
白穗花 **226**
白穗花属 44, **226**
白铁打 235
白土茯苓 424
白土苓 433
白须公 398, 399
白眼刺 402
白药谷精草 689, **693**
白药子 304
白余粮 419
白玉簪 85
白鸢尾 628
白重楼 318

白棕 447
百部 341, 435, 438, **440**
百部伸筋 398
百部属 **435**
百草药 323
百合 144, **145**, 155, 162, 164, 167, 169
百合莲 172
百合三七 49
百合属 43, **141**
百条根 443
百味参 388, 391
百枝 537
百枝莲 489
稗 848, **850**
稗属 703, **848**
斑茎黄精 294
斑茅 883, **886**
斑纹芦荟 103
斑竹 738, **739**
板砖 542
板砖薯蓣 522, **542**
半膀 326
半截烂 318
榜薯 554
棒丝黄精 278, **296**
棒头草 809
棒头草属 706, **809**
棒叶沿阶草 365, **370**
棒子 917
苞谷 917
苞子草 **912**
宝铎草 274
宝兴百合 142, **162**
宝珠茅 267
抱茎菝葜 395, **430**
抱茎眼子菜 33

豹子花属 43, **173**	薄竹 717	长寿花 500, **502**
北贝 139	薄竹华箪笤竹 750	长葶沿阶草 378
北葱 181, **206**	补血薯 553	长葶鸢尾 594, **601**
北黄花菜 90, **92**	穇 830	长筒石蒜 491, **499**
北陵鸢尾 593, **596**	穇属 707, **830**	长托菝葜 394, **406**, 409
北重楼 311, **329**	穇子 831	长药隔重楼 **322**, 327
贝母 122, 128	苍山贝母 631	长药蜘蛛抱蛋 244, **251**
贝母属 42, **117**	苍山野韭 189	长叶黄精 290
背梁骨 399	藏红花 577	长叶假万寿竹 307
畚箕斗 539	糙柄菝葜 395, **413**	长叶牛尾菜 398
崩疮草 901	糙果蜘蛛抱蛋 244, **251**	长叶竹根七 307
逼火丹 103	糙葶韭 202	长柱菝葜 417
荸荠莲 582	糙叶天冬 353	长柱灯心草 637, **648**
秕壳草 757, **758**	草巴山药 562	长柱韭 180, **204**
笔管菜 302	草菝葜 399	长柱鹿药 257, **260**
笔笋竹 740	草贝母 106	长柱重楼 311, **328**
必提珠根 922	草地早熟禾 775	常绿萱草 96
萆薢 406, 417, 427, 428, 432, 535, 538	草河车 319	车筒竹 709, **711**
薜草 **861**	草沙蚕属 708, **829**	撑船草 506
碧石雷 515	草禹余粮 419	撑篙竹 709, **712**, 716
篦齿眼子菜 28, **39**	草泽泻 6, **13**	橙花开口箭 232, **234**
避蛇参 612	叉蕊薯蓣 522, **535**	秤根薯 563
臂形草属 703, **854**	叉柱岩菖蒲 **45**	齿瓣开口箭 232, **237**
扁草 830	柴黄姜 **527**	赤节 537
扁担七 384	菖蒲莲 481	翅柄菝葜 430
扁担叶 483	长瓣蜘蛛抱蛋 244, **246**	翅灯心草 645
扁杆灯心草 646	长苞谷精草 689, **696**	翅茎灯心草 637, **645**
扁茎灯心草 636, **643**	长苞谷精珠 696	冲松贝 135
扁竹 619	长苞黄精 277, **281**	虫蒌 318
扁竹根 617, 619	长苞球子草 382, **383**	臭草 782, **783**
扁竹兰 235, 594, **619**	长柄菝葜 410	臭草属 707, **782**
标竿花 584	长梗黄精 279, **289**	臭儿参 298
标样花 582	长梗韭 181, 219, **225**	楚勒布尔-乌布斯 606
滨海天冬 351	长梗薤白 215	川百合 143, **164**
冰草 **797**	长梗蜘蛛抱蛋 244, **245**	川贝母 118, **122**
冰草属 706, **797**	长管萱草 96	川萆薢 535, 537
柄叶开口箭 235	长花龙血树 453, **460**	川草 100
波缘鸭跖草 675, **681**	长画眉草 819, **820**	川东萆薢 414
菠萝 652	长茎沿阶草 365, **372**	川杜若 660, **663**
菠萝花 447	长芒稗 848, **852**	川谷 922
菠萝麻 466	长芒草沙蚕 **829**	川射干 621
泊兴 346	长蕊万寿竹 267, **268**	穿地龙 74, 524
薄叶鸢尾 594, **625**	长生草 189	穿耳菝葜 430

穿龙骨 524
穿龙薯蓣 522, **524**
穿鞘菝葜 395, **430**
穿鞘花 **656**
穿鞘花属 **655**
穿山龙 524, 527
穿叶眼子菜 28, **33**
垂花百合 143, **165**
垂笑君子兰 475, **478**
垂叶黄精 278, **299**
春根藤 399
重瓣萱草 **97**
重楼 314, 323, 326, 329
重楼一枝箭 319
重楼属 43, **311**
慈姑 2, **4**
慈姑苗 2
慈姑属 **1**
慈竹 **722**
慈竹属 701, **722**
次黄山药 535
刺草薢 406, 428
刺瓜米草 414
刺薯蓣 545
刺梭罗 414
刺猪苓 419
葱 181, 194, **209**
葱草 685, **688**
葱茎白 209
葱兰 480
葱莲 479, **480**
葱莲属 473, **479**
葱属 42, **179**
葱状灯心草 637, **644**
丛生蜘蛛抱蛋 244, **253**
粗柄杜若 661
粗糙菝葜 394, **408**
粗根韭 180, **189**
粗根马蔺 626
粗根鸢尾 594, **626**
粗茎贝母 118, **125**
粗毛黄精 277, **297**
粗轴油点草 68

簇花球子草 382, **384**
簇叶沿阶草 365, **374**
寸八节 248
寸冬 360
寸麦冬 381
打不死 417
打锣锤 652
大菝葜 406
大百部 435, 438, **443**
大百合 172
大百合属 42, **170**
大苞黄精 277, **282**
大苞水竹叶 664, **671**
大苞萱草 90, **99**
大苞鸭跖草 675, **680**
大贝 129
大贝母 129
大草薢 539
大扁竹兰 620
大春根药 443
大地棕 506
大杜若 660, **661**
大盖球子草 382, **384**
大狗尾草 865, **870**
大果水竹叶 664, **668**
大花韭 180, **190**
大花君子兰 476
大花万寿竹 267, **270**
大花萱草 99
大画眉草 819, **824**
大黄精 292
大节竹 **724**
大节竹属 700, **723**
大理百合 142, **159**
大理藜芦 52, **66**
大力王 554
大芦 767
大芦荟 101, **102**
大麦 787, **789**
大麦冬 360, 363
大麦属 705, **787**
大明竹属 702, **745**
大青薯 520, **560**

大莎草 507
大伸筋 398
大薯 565
大蒜 221
大通筋 416
大头葱 211
大头典竹 714, 717, **718**
大仙茅 506
大祥竹篙草 659
大鸭跖草 680
大叶谷精草 692
大叶假百合 174, **175**
大叶剑木 461
大叶韭 188
大叶韭菜 188
大叶麦冬 361, 363, 371
大叶球子草 334
大叶屈头鸡 515
大叶伸筋 398
大叶水竹叶 657
大叶仙茅 504, **506**
大叶沿阶草 355, 369, **374**
大叶藻 40
大叶藻属 28, **40**
大一枝箭 494
大油芒 882, 838, **889**
大油芒属 704, **887**
大鱼鳔花 87, 89
大重楼 318
大竹叶菜 680
单苞鸢尾 593, **612**
单边救主 542
单花鸢尾 593, **611**
单枝白叶 247
淡黄花百合 142, **150**
淡竹 714, 725, **729**, 736
淡竹叶 677, **772**
淡竹叶属 705, **771**
淡紫百合 144
刀药 318
倒钩刺 400
倒挂金钩 584
倒挂兰 80

倒竹散 272, 274
稻 751
稻属 705, 751
德保黄精 292
德国鸢尾 594, 623
德里斯 815
德里松-霍尔 816
德氏贝母 136
灯伞花 162
灯台草 329
灯台七 314, 318
灯心草 636, 639
灯心草属 636
滴里刺 815
荻 876, 878, 882
荻芦竹 763
地参 74
地地藕 675, 681
地吊 298
地茯苓藤 418
地管子 285
地胡苓 419
地兰 177
地龙樗 348
地麦冬 381
地沙 632
地粟 419
地蜈蚣 247
地杨梅属 636, 650
地枣 177
地棕 510
滇白药子 551
滇百部 341
滇百合 142, 156
滇北藜芦 65
滇钩吻 294
滇红草藓 417
滇黄精 278, 292
滇韭 180, 200
滇南天门冬 338, 347
滇重楼 319
点花黄精 278, 294
吊兰 79, 80

吊兰属 44, 79
吊丝竹 719, 721
吊竹梅 682, 683
钓兰 80
碟花开口箭 232, 242
丁香水仙 502
顶冰花 108, 110
顶冰花属 42, 108
东北百合 142, 169
东北看麦娘 813, 814
东北玉簪 84, 88
东北鸢尾 597
东贝母 131
东方鸢尾 599
东方泽泻 6, 8
都拉 620
都拉鸢尾 619
豆豉草 617
独花黄精 278, 293
独角莲 314, 318, 319, 323, 326
独脚莲 317, 506
独脚丝茅 510
独脚仙茅 510
独龙藜芦 65
独龙钻山 330
独茅 510
独蒜 481, 492
独蒜兰 106
独尾草 73
独尾草属 44, 72
独叶一枝花 314
杜鹃兰 106
杜若 660
杜若属 655, 660
短瓣谷精草 697
短柄菝葜 410
短柄粉条儿菜 385, 393
短梗菝葜 394, 401
短梗天门冬 338, 342
短蕊万寿竹 267, 271
短葶山麦冬 363
短葶仙茅 504, 507
短筒黄精 278, 295

短药沿阶草 365, 376
短叶石刁柏 351
短叶天门冬 351
短柱肖菝葜 421, 431, 432
对口剪 255
对叶百部 443
对叶黄精 278, 296
盾叶薯蓣 522, 529
钝叶草 874
钝叶草属 703, 874
钝叶算盘七 274
钝叶沿阶草 365, 370
多刺天门冬 338, 346
多花灯心草 637, 647
多花地杨梅 650, 651
多花黄精 279, 290, 293
多花沿阶草 365, 371
多蕊重楼 314
多星韭 180, 189
多叶韭 180, 200
多叶隐子草 827
峨眉开口箭 232, 236
峨眉蜘蛛抱蛋 244, 252
鹅观草 793, 794
鹅观草属 706, 793
额敏贝母 118, 121
鄂西黄精 304
鄂西箬竹 747
耳叶七 87
二苞黄精 277, 280
二棱大麦 787, 788
二歧鸢尾 615
二叶舞鹤草 266
法氏五孙 326
番红花 576, 577
番红花属 575
番麻 468
饭包草 675, 679
饭沙子 535
防风党参 551
防己叶菝葜 395, 414, 421
飞天蜈蚣 247
菲律宾谷精草 698

菲律宾马盖 467	肝风草 480	谷精草属 **689**
肥马草 783	赶山鞭 248, 252	谷精珠 692
肺筋草 391, 392	感米 922	谷穗草 391
肺痨草 391	刚藤 402	谷子 869
分蘖葱头 213	刚竹 726, **738**	牯岭藜芦 52, **63**
粉背菝葜 394, **416**	刚竹属 700, **724**	瓜米菜 68
粉背薯蓣 **537**	高大鹿药 257, **263**	瓜皮草 5
粉草藓 528, 537	高粱 896, **897**	挂兰 80
粉单竹 708, 713, **715**	高粱属 704, **896**	冠果草 1, **2**
粉条儿菜 385, **391**	高山贝母 118, **138**	冠果眼子菜 38
粉条儿菜属 43, **385**	高山肺筋草 387	管花鹿药 257, **262**
粉叶玉簪 85, **89**	高山粉条儿菜 386, 387	灌耳草 694
风车草 532	高山韭 180, **198**	光慈菇 106, 113
风车子 558	高山罗蒂 112	光稃香草 805, **882**
风尾一支蒿 98	高山七叶一枝花 318	光稃野燕麦 **802**
风雨花 481	高山薯蓣 521, **551**	光亮薯蓣 521, **547**
蜂子七 330	高山丫蕊花 48, **52**	光脉藜芦 58
凤凰竹 714	高山竹林消 276	光头稗 848, **849**
凤梨 652	高葶鸢尾 601	光叶菝葜 419, 433
凤梨属 **652**	高原鸢尾 593, **614**, 625	光叶肺筋草 386
凤尾兰 447	戈壁天门冬 339, **350**	光叶薯蓣 521, **562**
凤尾丝兰 **447**	苍葱 179, **184**	光叶鸢尾 602
凤尾竹 715	格脉黄精 278, **297**	广儿铃 172
凤眼蓝 **572**	蛤蟆七 621	广西石蒜 490, **496**
凤眼蓝属 568, **571**	蛤叶薯 542	广西蜘蛛抱蛋 244, **245**
凤眼莲 572	隔葱 184	广序臭草 **782**
凤眼灵芝 680	各山葱 184	圭茯苓 432
佛顶草 694	耿氏假硬草 **779**	鬼蜡烛 **811**
佛肚竹 709, **711**	耿氏碱茅 779	鬼蒜 492
佛毛七 335	耿氏硬草 779	桂竹 725, **738**
苎菜 20	弓弦麻 462	过岗龙 419
浮蔷 568	狗粪稞 539	过江蕨 398
浮小麦 802	狗骨刺 402	过界蜈蚣 384
浮叶眼子菜 29, **36**	狗朗头 419	过岭蜈蚣 384
福州薯蓣 522, **538**, 540	狗尾巴参 274	过山龙 524
钙生鹅观草 793, **795**	狗尾草 865, **868**	哈萨喇 247
甘薯 521, **543**	狗尾草属 703, **865**	海百合 171
甘藷 543	狗牙贝 112	海菜花 17, **19**
甘肃贝母 118, 123, **134**	狗牙根 **835**	海菜花属 **17**
甘肃山麦冬 358	狗牙根属 708, **835**	海草 40
甘肃天门冬 338, **357**	菰 761, **769**	海带 40
甘蔗 883, **885**	菰属 705, **761**	海带草 40
甘蔗属 704, **883**	谷精草 689, 692, 693, **694**	海儿血 560

海韭菜 25, **26**	红花石蒜 492	花朱顶红 487, **489**
海螺七 318	红花鸢尾 594, **622**	花竹 740
海马蔺 40	红山药 562	华东菝葜 394, **400**
海南参 510	红酸七 68	华南谷精草 690, **692**
海南龙血树 458	红铁灯台 326	华南画眉草 819, **820**
海南重楼 311, **313**	红铁树 451	华三芒草 **840**
亥氏草 916	红土茯苓 430	华箬篌竹 750
旱稗 848, **853**	红土苓 419	华西贝母 118, **121**
旱水仙 481	红尾翎 862, **863**	华夏慈姑 4
号筒花 171, 172	红线儿茳 39	华须芒草 **902**
禾叶麦冬 360	红岩百合 147	华延龄草 335
禾叶山麦冬 358, **360**	红药子 560	华重楼 316, **317**, 321
禾叶土麦冬 360	红玉帘 481	华胄兰 488
合瓣鹿药 256, **265**	猴胳臂莲 323	滑杆白草薢 428
合丝肖菝葜 431, **434**	猴节莲 533	化骨莲 85
盒果藤 105	猴子包头 506	画眉草 819, **823**
褐苞薯蓣 521, **564**	猴子背巾 506	画眉草属 707, **819**
褐鞘沿阶草 365, **369**	猴子薯 538	怀山药 556
赫勒尼-努德 350	箣竹 726, **740**	淮山 563
黑刺菝葜 401	后娘藤 410	换锦花 490, **498**
黑冬叶 515	厚叶沿阶草 366, **377**	荒漠天门冬 351
黑果菝葜 394, 404, 407, **410**	忽地笑 490, **494**	黄背草 912, **913**
黑花野韭 189	胡连 112	黄鞭 524
黑藜芦 54	湖北贝母 126	黄菖蒲 593, **629**
黑龙须 272	湖北黄精 278, **305**	黄长筒石蒜 **500**
黑穗画眉草 819, **822**	湖北麦冬 361	黄大蒜 584
黑叶菝葜 394, **411**	湖南稗子 848, **853**	黄独 521, **548**
黑藻 23	葫 221	黄姑里 535
黑藻属 17, **23**	蝴蝶花 594, **617**	黄谷精 685, **686**, 688
黑珠芽薯蓣 521, **550**	虎耳兰 475	黄瓜菜 68
黑籽重楼 311, **327**	虎其尾 305	黄瓜香 68
黑紫藜芦 63	虎尾草 **834**	黄花 94
红百合 153	虎尾草属 708, **834**	黄花贝母 118, **128**
红草薢 401, 406, 419	虎尾兰 462	黄花菜 90, **91**, 98
红鳔花 87	虎尾兰属 446, **462**	黄花开口箭 234
红哺鸡竹 725, **731**	互卷黄精 278, **297**	黄花三七 335
红葱 587	花草薢 428	黄花石蒜 494
红葱属 575, **586**	花菖蒲 597	黄花小百合 **153**
红果菝葜 394, 407, **409**	花蔺 15	黄花萱草 91, 94
红果黄精 298	花蔺属 **15**	黄花油点草 67, **68**
红孩儿 560, 562	花蛇草 462	黄花鸢尾 593, **595**
红花百合 153	花鸭跖草 684	黄鸡菜 302
红花连 488	花叶重楼 312, **325**	黄姜 529, 533

黄金间碧竹 710
黄金茅属 704, **892**
黄金萱 91
黄精 278, 290, 293, **302**, 307
黄精草 398
黄精叶钩吻 **444**
黄精叶钩吻属 435, **444**
黄精属 44, **277**
黄龙爪 494
黄绿花滇百合 157
黄茅 **910**
黄茅属 704, **910**
黄山药 522, 532, **533**, 535
黄鳝七 308
黄生姜 535
黄水仙 502
黄丝草 30
黄粟 869
黄眼草 **685**
黄眼草属 **685**
黄药 546, 548
黄药子 548
黄鸢尾 629
灰鞘粉条儿菜 386, **390**
灰缘灯心草 638
灰竹 725, **729**
辉葱 191
辉韭 180, **191**
回回米 922
火柴头 679
火葱 213
火藤根 524
火头根 529
茇茇草 **815**
茇茇草属 706, **814**
鸡骨头 524
鸡冠参 673
鸡冠眼子菜 29, **38**
鸡脚参 98
鸡麻抓 350
鸡头参 302
鸡头黄精 302
鸡头七 302

鸡窝薯 565
鸡心贝 122
鸡血莲 560
鸡爪参 275, 302
鸡嘴草 670
笄石菖 637, **645**
吉林延龄草 332, **333**
吉祥草 85, **230**
吉祥草属 44, **230**
寄马桩 350, 351
寄子桩 350
稷 843, **844**
鲫鱼草 819, **824**
夹贝 122
家百合 145, 166
葭 767
嘉兰 **107**
嘉兰属 42, **107**
假百合 174
假百合属 42, **174**
假槟榔树 506
假淡竹叶 770
假稻 757, **758**
假稻属 705, **757**
假灯心草 642
假俭草 **915**
假菱角 2
假芦 765
假麦冬 371
假青茅 892
假人参 357
假水仙 500, **502**
假万寿竹 310
假硬草属 706, **779**
尖贝 112, 124
尖被百合 142, **151**
尖被藜芦 52, **58**
尖刀草 510
尖叶菝葜 395, **422**
尖叶牛尾菜 399, **400**
间型沿阶草 366, **378**
菅 **912**
菅属 704, **911**

柬埔寨龙血树 453, 454, **458**
剪刀草 2
剪刀七 255
剪股颖 **808**
剪股颖属 706, **808**
碱韭 180, **196**
见血封口 235
剑兰 468
剑麻 447, 464, **466**
剑叶假万寿竹 309
剑叶开口箭 232, **241**
剑叶龙血树 453, 454, 459
剑叶木 458
剑叶铁树 452
剑叶万年青 452
剑叶玉簪 88
剑叶朱蕉 450, **452**
箭根薯 515
箭叶大油芒 **888**
箭叶雨久花 568, **569**
箭竹 **744**
箭竹属 702, **744**
江南灯心草 645
江苏石蒜 490, **493**
姜黄草 533
姜形黄精 290
交剪草 589
茭包 761
茭儿菜 761
茭笋 761
脚板薯 565
脚踏一条龙 330
较剪草 71
薤头 181, **214** 219, 220
接骨丹 248
节菖蒲 361
节根黄精 279, **291**
节节草 675, **676**
节节高 292
金边虎尾兰 464
金边龙舌兰 **470**
金扁担 330
金灯花 494

金发草 893, **894**
金发草属 704, **893**
金佛山赤竹 747
金刚鞭 402
金刚刺 401, 410
金刚大 444
金刚豆藤 410
金刚根 402
金刚骨 524
金刚藤 401, 410, 428, 430, 432
金刚藤头 410
金刚头藤 402
金花果 560
金黄色滇百合 **156**
金剪刀 617
金脉鸢尾 594, **598**
金茅 **892**
金洒壶 318
金色狗尾草 865, **871**
金丝草 893, **894**
金纹鸢尾 598
金线吊白米 391
金线吊葫芦 548
金线重楼 318
金须茅属 704, **900**
金针 93
金针菜 91
金竹 724, **726**
劲直菝葜 394, **422**
近光薯蓣 546
苤草 **908**
苤草属 703, **908**
惊风草 480
粳 751
粳稻 **756**
精草薜 414
九层蒜 492
九道箍 314, 318, 319, 323
九节地菖蒲 616
九节莲 45
九龙盘 244, **248**
九牛力 430
九牛之力 419

九重根 443
九重楼 326
九子不离母 535
韭 192
韭菜 180, **192**
韭菜莲 481
韭菜子 192
韭黄 192
韭莲 479, **481**
韭叶柴胡 372
韭叶麦冬 379, 381
韭子 192
橘草 903, **905**
蒟蒻薯属 **514**
具柄重楼 **327**
距花万寿竹 267, **274**
距药黄精 278, **288**
聚花草 **659**
聚花草属 655, **659**
卷丹 142, **166**
卷丹百合 166
卷莲 155
卷莲花 162
卷鞘鸢尾 594, **625**
卷叶贝母 122
卷叶黄精 278, **304**
君子兰 475, **476**, 478
君子兰属 473, **475**
卡开芦 766, **767**, 769
开瓣豹子花 **173**
开喉箭 237, 238
开口箭 232, **238**, 595
开口箭属 44, **232**
看麦娘 813, **814**
看麦娘属 706, **813**
康定玉竹 278, **298**
抗麦冬 381
克贺山 416
空草 122
空心韭菜 481
孔雀稗 848, **852**
苦草 **21**
苦草属 17, **21**

苦卡拉 552
苦良姜 531
苦山药 562
苦竹 **745**
苦籽 672
库拉索芦荟 103
库门鸢尾 594, **628**
宽瓣重楼 316, **319**
宽叶谷精草 689, **696**
宽叶韭 179, **188**
宽叶水竹叶 664, **668**
宽叶沿阶草 365, **373**
宽叶油点草 67, **70**
宽叶重楼 **323**
筐条菝葜 394, **416**
阔叶麦冬 363
阔叶箬竹 747, **749**
阔叶山麦冬 358, 362, **363**
阔叶土麦冬 363
阔叶重楼 319
喇叭 172
喇叭水仙 502
腊刺 875
赖草 785, **786**
赖草属 705, **785**
癞蛤蟆 535
兰花扁竹 619
兰花草 677
兰花葱 198
兰绣球 398
蓝苞葱 181, **205**
蓝耳草 672
蓝耳草属 655, **672**
蓝蝴蝶 621
蓝花卷鞘鸢尾 **626**
烂屁股 318
狼尾草 **872**
狼尾草属 703, **872**
崂山百合 168
老旱葱 54
老和尚头 497
老虎花 515
老虎姜 302, 304, 531, 533

老虎尾 462
老虎尾巴 344
老虎须 515
老君扇 620
老龙须 398
老牛拽 606
老蛇莲 235, 238
老鼠芀 875
老鼠竹 383
老鸦瓣 113
老鸦扇 615
老鸦蒜 177, 492, 494
簕竹属 701, 708
类北葱 181, 221
类比韭 221
类芦 765
类芦属 707, 765
类黍柳叶箬 842, 843
棱叶韭 181, 215, 219, 220
棱子草 87
黎洞薯 565
藜芦 52, 54
藜芦属 42, 43, 52
蠡实 604
李氏禾 757
鲤鱼须 399
丽江百部 439
丽江鹿药 256, 264
丽江山慈菇 106
丽江野葱 188
丽叶薯蓣 520, 556
栗花灯心草 637, 649
栗色灯心草 649
连萼谷精草 694
连药沿阶草 365, 376
鲢鱼须 400, 410, 428
镰叶马蔺 624
梁 869
两把伞 319
两耳草 856, 859
蓼萍草 21
蓼叶伸筋 384
蓼叶眼子菜 29, 37

裂果薯 519
裂果薯属 514, 518
鬣刺属 703, 875
林生顶冰花 108, 109
林生沿阶草 365, 368
苓 424
凌云重楼 311, 314
铃铛菜 285
铃兰 227
铃兰属 44, 227
零余薯 548
流苏开口箭 237
流星谷精草 689, 698
柳叶箬 842
柳叶箬属 702, 842
六谷米 922
六子合花 318
龙常草 781
龙常草属 706, 781
龙骨七 527
龙骨伸筋 399
龙陵菝葜 428
龙盘七 248
龙舌草 17, 18
龙舌兰 464, 468
龙舌兰属 446, 464
龙头竹 709
龙须菜 338, 343, 355, 410
龙须草 388, 639
龙须眼子菜 39
龙须叶 406
龙血树 460
龙血树属 446, 453
龙竹 719
龙爪菜 19
龙爪花 492, 494
龙爪稷 831
龙爪茅 833
龙爪茅属 707, 833
漏芦 94
露兜子 652
露水草 673
露水一颗珠 329

露水珠 330
露笋 355
芦 767
芦葱 94
芦荟 101, 103
芦荟属 43, 101
芦藜花 227
芦笋 355
芦苇 764, 766, 767
芦苇属 707, 766
芦竹 763, 769
芦竹属 707, 762
炉贝 136
鹿葱 490, 497
鹿耳葱 184
鹿耳韭 186, 187
鹿药 257, 261, 287
鹿药属 44, 256
禄劝花叶重楼 312, 324
鹭鸶草 83
鹭鸶兰 82, 83
鹭鸶兰属 44, 82
绿百合 157
绿宝珠草 267
绿谷 922
绿花百合 143, 165
绿竹 717
绿竹属 702, 717
卵叶茖葱 186
卵叶韭 179, 185
卵叶山葱 186
卵叶土茯苓 433
卵叶鸭跖草 679
卵叶玉簪 88
卵叶蜘蛛抱蛋 244, 252
乱草 819, 825
略毛薯蓣 547
轮叶贝母 117, 128, 139
轮叶黄精 278, 298
轮叶王孙 329, 331
罗汉竹 728
罗裙带 483
罗轩草 103

裸花水竹叶 664, **669**
裸麦 788
落子薯 565
麻波波 319
麻甲头 537
麻竹 719, **720**
马绊草 817
马肠薯蓣 522, **543**
马耳草 658
马盖麻 464, **467**
马甲菝葜 396, **423**
马甲头 402
马来眼子菜 34
马兰 604
马莲 604
马蔺 593, **604**
马骝蔗树 460
马尿花 20
马钱叶菝葜 395, **428**
马唐 862, **864**
马唐属 703, **862**
马蹄细心 551
马尾巴草 39
马尾伸筋 398
马牙头 817
马圆薏苡 922
麦葱子 358
麦冬 360, 361, 366, 375, **381**
麦黄竹 727
麦门冬 361, 381
麦棕子 363
墁勃勃 323
蔓生百部 440
蔓生莠竹 **891**
芒 876, **879**
芒属 704, **876**
莽草 769
毛百合 142, **155**
毛臂形草 854
毛标七 383
毛柄菝葜 413
毛地梨 113
毛杆野古草 **841**

毛狗卵 550
毛狗苔 552
毛谷精草 **690**
毛褐苞薯蓣 **565**
毛环竹 725, **728**
毛胶薯蓣 521, **546**
毛金竹 714, **736**
毛脉藜芦 58
毛脉蚤休 323
毛鞘茅香 **807**
毛蕊郁金香 113, **115**
毛薯 565
毛穗赖草 **785**
毛穗藜芦 52, **62**
毛藤日本薯蓣 **560**
毛筒玉竹 279, **282**
毛团子 552
毛尾薯 419
毛叶藜芦 52, **60**
毛叶天冬 353
毛芋头 551
毛芋头薯蓣 521, **551**
毛知母 253
毛重楼 312, **323**
毛竹 725, 730, **734**
矛叶蓝草 908, **910**
茅根 882
茅膏 15
茅香 805, **806**
茅香属 706, **805**
茅针 882
帽子花 169
玫瑰石蒜 490, **495**
美人扇 406
门冬 361
蒙高勒-油日呼格 799
蒙古韭 180, **196**
蒙自谷精草 689, **697**
蒙自藜芦 52, **66**
米百合 140, 144
米贝母 117, **140**
米洋参 632
密齿天门冬 339, **348**

密花杜若 660, **662**
密花小根蒜 218
密节竹 711
密萱 93
密疣菝葜 395, **425**
绵草薢 522, **539**
绵枣儿 **177**
绵枣儿属 42, **176**
棉花包老姑 113
岷贝 134
闽浙藜芦 63
膜苞鸢尾 594, **624**
膜稃草 **861**
膜稃草属 703, **861**
膜果泽泻 6, **13**
摩利兰 592
母猪藤 532
牡竹 719, **721**
牡竹属 702, **719**
木竹 741
南川百合 142, **161**
南川沿阶草 376
南非黄眼草 686
南黄精 290
南立带 353
南玉带 338, **353**
囊丝黄精 290
囊颖草 **846**
囊颖草属 702, **846**
闹狗药 106
尼泊尔谷精草 690, **700**
尼泊尔芒 876, **880**
尼泊尔双药芒 880
尼泊尔鸢尾 593, **614**
坭簕竹 709, **711**
拟灯心草 642
拟高粱 **896**
拟金茅 **893**
拟金茅属 704, **892**
匿芒莨草 **909**
粘狗苔 546
粘山药 521, **545**
粘薯 562

鲇鱼须 410
粘鱼须 400
粘鱼须菝葜 400
粘鱼须牛尾菜 400
粘芋 546
黏粘粘 546
念佛珠根 922
柠檬草 902, 904
柠檬萱草 91
牛轭草 664, 670
牛黄伞 483
牛筋草 831
牛尾菜 394, 399
牛尾参 68, 546
牛尾结 416
牛尾蕨 398
牛尾七 238
牛尾伸筋 398
牛血莲 560
扭柄花 274
扭柄花属 44, 274
扭鞘香茅 903, 906
钮子药 584
女楂 275
糯 751
糯稻 756
糯米草 371
欧洲慈姑 3
攀援天门冬 338, 351
盘参 553
盘龙七 261, 310
盘薯 562
螃蟹花 492, 494
螃蟹七 261
炮灯草 908
蓬灯果 402
蓬莱竹 340
披麻草 64
片髓灯心草 636, 638
偏头七 261
平贝 132
平贝母 118, 132
平伐重楼 311, 329

平头谷精草 698
婆妇草 440
婆罗门参 510
婆婆酸 492
铺地黍 843, 844
葡匐兰 80
葡匐球子草 382, 383
菩提子 922
蒲子莲 15
普通小麦 791
七筋姑属 44
七筋菇 255
七筋菇属 254
七仙草 64
七星剑 330
七星鱼 318
七叶薯蓣 521, 553
七叶一枝花 312, 313, 314, 317, 318, 319, 329
七爪金龙 553
麒麟竭 458
起阳草 192
千层喜 483
千锤打 341
千担苔 558
千斤拔 558
千斤力 433
千斤坠 422
千金子 828
千金子属 708, 828
千年竹 248
千年棕 510
千条蜈蚣赶条蛇 357
枪草 783
枪刀竹 740
荞麦叶 171
荞麦叶贝母 172
荞麦叶大百合 170, 172
荞头 214
鞘菝葜 412
鞘柄菝葜 395, 412
秦归 658
秦琼剑 483

青岛百合 141, 168
青甘韭 180, 191
青甘野韭 191
青竿竹 709, 713
青海鸢尾 593, 607
青稞 788
青稞叶贝母 109
青皮竹 708, 716
青蛇莲 248
青蒜 221
青香茅 902, 903
秋鹅观草 794, 795
求米草 847
求米草属 703, 847
球米草 847
球穗草 916
球穗草属 703, 916
球序韭 181, 216
球药隔重楼 311, 326
球子草属 43, 382
曲柄算盘七 274
曲枝天门冬 338, 353
驱蛆草 392
屈头鸡 519
蛆芽草 386, 391
缺瓣重楼 328
雀稗 857, 858
雀稗属 703, 856
雀麦 783
雀麦属 707, 783
染布薯 560
热河黄精 279, 288
人河 335
人面竹 725, 728
人头发 54, 60
日本臭草 782
日本韭 216
日本看麦娘 813
日本薯蓣 520, 558
日本鸢尾 617
日葱 187
绒叶仙茅 504, 509
蓉草 757, 759

柔毛拔葜 394, **407**
肉草 665
乳白石蒜 490, **496**
乳头百合 143, **163**
乳苦 344
入地蜈蚣 384
软骨草 22
锐果鸢尾 594, **627**
箬叶藻 34
箬竹 747, **748**
箬竹属 702, **747**
赛番红花 481
赛谷精草 693
三百棒 344
三百捧 542
三层楼 318
三合消 318
三角草 81
三角叶薯蓣 522, **531**
三芒草属 708, **840**
三品一枝花 631, **632**
三七 329
三台消 326
三头灯心草 649
三叶薯 543
三重天 318
三子果 307
伞花杜若 660, **662**
散斑假万寿竹 308
散斑竹根七 287, 307, **308**
散序地杨梅 **650**
扫帚竹 740
沙芦草 797, **799**
沙生冰草 797, **798**
砂贝母 117, **138**
砂韭 180, **197**
山百部 342
山百部根 443
山百合 153, 166, 168
山百足 384
山畚箕 539
山草薢 522, **528**
山扁竹 71

山波罗根 171
山菖蒲 616
山常山 524
山慈姑 113, 548
山慈菇 **106**
山慈菇属 42, **106**
山葱 54, 184
山大黄 515, 519
山丹 143, 153, **162**, 167
山丹花 153
山蛋 113
山党参 510
山捣臼 290
山葛薯 522, **542**
山归米 419
山海带 458
山蝴蝶 558
山鸡谷 770
山菅 71
山菅兰 71
山菅兰属 44, **71**
山涧草属 705, **760**
山交剪 71
山韭 181, 195, **203**, 216
山韭菜 81, 84, 189, 361, 372
山漏芦 342
山麦冬 358, **361**
山麦冬属 43, **358**
山猫儿 71
山糜子 261
山朴薯 554
山薯 521, 539, 543, 554, **563**
山藷 556
山蒜 492
山田薯 537
山铁树 454, 458
山文竹 339, 355, **357**
山药 531, 556
山遗根 419
山硬硬 419
山芋 569
山芋头 171
山鸢尾 593, **604**

山重楼 319
山竹花 270, 272, 399
山竹叶草 669
山竹蔗 460
山棕 506
山棕皮 510
扇合草 634
扇形鸢尾 594, **620**
扇子草 589, 615
上山蜈蚣 384
上天梯 329
少花粉条儿菜 386, **388**
少花黄眼草 688
少花水玉簪 632
少花万寿竹 267, **269**
少年青 369
蛇不见 612
蛇通管 674
蛇头草 535
蛇退 248
蛇咬药 84
蛇药子 317
射干 **589**
射干属 575, **588**
射毛悬竹 **743**
麝香百合 142, **147**
伸筋草 398
深裂竹根七 287, 307, **309**
参薯 520, **565**
升马唐 862, **864**
生贝 120
狮儿七 335
狮子七 261
十八学士 483
十样错 309
十样景 582
石边七 310
石菖蒲 616
石葱 480
石刁柏 339, **355**
石松状天门冬 342
石蒜 223, 490, **492**
石蒜属 473, **490**

石玉簪 87
石竹根 46
实心竹 **741**
寿星竹 728
书带水竹叶 671
疏花吊兰 81
疏花粉条儿菜 386, **389**
疏花仙茅 504, **508**
舒筋草 367
舒筋散 107
黍属 702, **843**
薯预 556
薯豫 556
鼠妇草 819, **820**
鼠尾粟 837, **838**
鼠尾粟属 708, **837**
蜀葵叶薯蓣 522, **527**
薯莨 520, **560**, 561
薯良 560
薯药 556
薯蓣 520, **556**, 559, 564, 566
薯蓣属 520
薯子 565
藷 556
树吊 294
树蕉瓜 80
双蕊鼠尾粟 **837**
双穗雀稗 857, **860**
水案板 37
水白菜 18, 568
水百合 166, 172
水鳖 **20**
水鳖属 17, **19**
水草 659
水草蒙 171
水车前 18
水充草 5
水慈姑 2
水葱 634
水浮莲 572
水狗仔 515
水鬼蕉 **486**
水鬼蕉属 473, **486**

水葫芦 572
水鸡头 519
水鸡仔 519
水蕉 483
水锦葵 570
水龙草 34
水芦荟 634
水麻 492
水麦冬 25
水麦冬属 **25**
水茅草 645
水球花 398
水三七 519
水筛属 17, **20**
水塔花 654
水塔花属 652, **654**
水田七 519
水王荪 23
水虾公 519
水仙 500, **501**
水仙属 473, **500**
水星菠萝 654
水玉簪 570, **631**
水玉簪属 **631**
水蔗草 **901**
水蔗草属 704, **900**
水竹 713, 726, **740**
水竹菜 659
水竹草 670
水竹叶 38, 664, **665**
水竹叶属 655, **663**
丝冬 344
丝兰属 **446**
丝毛草根 882
丝茅 **882**
丝叶马蔺 606
丝藻 30
箣笋竹属 701, **750**
四翅菝葜 395, **429**
四川沿阶草 365, **376**
四川蜘蛛抱蛋 244, **249**
四季葱 209
四孔草 672, **674**

四棱薯 565
四叶一棵珠 330
四叶重楼 311, **331**
似虫草 510
松贝 135
松兰 506
松毛草 39
松叶百合 165
松叶武竹 346
宋畦 191
搜山虎 255
苏联鸢尾 610
宿根画眉草 819, **821**
粟 865, **869**
酸模芒 **770**
酸模芒属 705, **770**
酸水草 33
酸头草 492
蒜 181, **221**
蒜辫子草 74
蒜头 221
蒜头百合 142, **158**
蒜头草 492
算盘七 274, 275
随身丹 49
穗花粉条儿菜 **388**
梭砂贝母 118, 123, **136**
蓑菇 562
蓑衣包 552
索罗罗 355
台湾百合 142, **147**
台湾桂竹 724, **727**
台湾油点草 67, **69**
太白贝母 118, 123, **124**
太白韭 179, **187**
太白米 174
太白山葱 187
太贝 124
滩贝母 138
唐菖蒲 **582**
唐菖蒲属 575, **582**
梯牧草 811, **812**
梯牧草属 706, **811**

天扁韭 198	头花韭 182, **217**	尾参 285
天葱 501	头上一颗珠 335	苇 767
天冬 344, 346, 348, 357	土百部 341, 342	萎蕤 285
天冬草 348	土贝母 129, 672	文兰树 483
天鹅蛋 314	土革薜 410	文殊兰 482, **483**
天棘 344	土茯苓 395, 402, 409, 410, 413, 414,	文殊兰属 473, **482**
天韭 184, 186, 187	**419**, 421, 424, 428, 433	文县重楼 312, **324**
天蓝韭 180, **198**	土革薜 433	文星草 694
天门冬 338, **344**, 347, 348	土淮山 558	文珠兰 483
天门冬属 43, **338**	土黄姜 528	文竹 338, **340**
天目贝母 118, **126**	土黄连 528	窝尔白三七 262
天目藜芦 63	土苓 424	渥丹 142, **153**
天山贝母 127	土麦冬 81, 360, 361	乌哺鸡竹 725, **732**
天山鸢尾 593, **608**	土七厘丹 506	乌花贝母 135
天生草 84	土射干 615	乌麦 801
天蒜 181, 186, 187, **199**	土薯蓣 537	乌小天门冬 342
田葱 **634**	土天冬 347	乌鸦七 302
田葱属 **634**	土洋参 83	乌鱼刺 418
田螺七 519	土知母 621	乌猿蕉 458
甜高粱 896, **897**	土紫菀 2	无斑滇百合 158
甜根子草 883, **884**	兔子油草 74	无瓣黑籽重楼 328
甜薯 543	团葱 218	无刺菝葜 395, **417**, 421
条纹紫露草 683	托柄菝葜 394, 404, **410**	无芒稗 **851**
铁扁担 330	托里贝母 118, **132**	无芒山涧草 **760**
铁扁担根 617	脱苞韭 224	无毛粉条儿菜 385, **386**
铁灯台 317, 318	挖耳草 694	无毛画眉草 **823**
铁根薯 524	洼瓣花 **111**	蜈蚣草 248
铁架子土茯苓 433	洼瓣花属 42, **111**	蜈蚣草属 703, **915**
铁榔头 413	弯梗菝葜 394, **417**	蜈蚣七 378
铁菱角 402, 410	弯花柱黄精 299	蜈蚣掌 102
铁卵子 393	弯蕊开口箭 232, **235**	五节芒 876, **877**
铁扫把 342	晚香玉 **471**	五香草 905
铁色箭 494	晚香玉属 446, **471**	五叶黄精 279, **283**
铁扇子 620	万年青 237, **242**	五叶薯蓣 521, **552**
铁树 451	万年青属 44, **242**	五叶重楼 326
铁丝草 372	万寿竹 267, **272**	武当菝葜 394, **409**
铁丝灵仙 411	万寿竹属 44, **267**	舞鹤草 **266**
铁丝威灵仙 400, 401	网球花 **475**	舞鹤草属 44, **266**
莩花水竹叶 664, **667**	网球花属 473	西北百合 164
铜灯台 318	茵草 **810**	西北贝母 134
筒轴茅 **914**	茵草属 706, **810**	西贝母 120
筒轴茅属 703, **914**	威灵仙 400, 401	西伯利亚鸢尾 599
头顶一颗珠 335	微齿眼子菜 28, **30**	西伯利亚早熟禾 775, **777**

西藏天门冬 339, **352**
西藏洼瓣花 111, **112**
西藏延龄草 332, **337**
西红花 577
西来稗 **851**
西南莩草 865, **867**
西南文殊兰 482, **484**
西南文珠兰 484
西南萱草 90, **98**
西南沿阶草 365, **375**
西南鸢尾 594, **600**
溪荪 594, **599**
蟋蟀草 830
喜盐鸢尾 593, **612**
细柄薯蓣 522, **540**
细灯心草 643
细根茎黄精 278, **300**
细花百部 435, **438**
细米莩 391
细山药 527
细瘦鹅观草 **794**
细叶百部 355
细叶百合 162
细叶韭 180, **201**
细叶马蔺 606
细叶萱草 93
细叶鸢尾 593, **606**
细竹篙 664, **671**
细竹叶高草 665
虾藻 31
虾子草 **22**
虾子草属 17, **22**
狭瓣粉条儿菜 385, **392**
狭叶百部 439
狭叶粉条儿菜 392
狭叶黄精 278, **300**
狭叶藜芦 52, **64**
狭叶龙舌兰 464, **470**
狭叶铁树 452
狭叶沿阶草 365, **375**
狭叶蚤休 318
狭叶重楼 **318**, 323
下奶药 98

夏水仙 497
夏无踪 612
仙茅 504, **510**
仙茅参 510
仙茅属 **504**
仙人饭 292
仙遗粮 419, 424
纤毛鹅观草 794, **795**
纤细薯蓣 522, **535**
籼稻 754
显子草 **839**
显子草属 708, **839**
线叶百部 439
线叶顶冰花 109
线叶眼子菜 30
线叶萢 30
腺毛水竹叶 664, **667**
香葱 209
香根草 **899**
香根草属 704, **899**
香根鸢尾 594, **628**
香茅属 704, **902**
香蒲叶鸢尾 596
香水花 227
香雪兰 **585**
香雪兰属 575, **585**
象贝 129
象鼻莲 103
象胆 103
消疝草 45
小芭蕉 85
小百部 340, 341, 355
小百合 142, **152**
小草藓 528, 538
小扁草 45
小扁竹参 45
小灯心草 636, **643**
小顶冰花 **108**
小肺筋草 386
小根菜 218
小根蒜 215, 218
小谷精草 690, 693, **699**
小果菝葜 394, **405**

小果丫蕊花 48, **50**
小红蒜 587
小花百部 438
小花刺薯蓣 521, **554**
小花灯心草 637, **644**
小花吊兰 79, **81**
小花盾叶薯蓣 522, **531**
小花龙血树 458
小花扭柄花 274, **276**
小花算盘七 276
小花鸢尾 594, **616**
小花蜘蛛抱蛋 244, **253**
小画眉草 819, **824**
小黄花菜 90, **93**
小黄连 540
小芨芨草 815, **816**
小金梅草 **512**
小金梅草属 504, **512**
小金锁梅 512
小茎叶天冬 347
小茎叶天门冬 348
小兰花 614
小籁竹 708, **710**
小藜芦 66
小鹭鸶草 84
小鹭鸶兰 82, **84**
小麦冬 359, 360
小麦属 705, **791**
小米 869
小排草 627
小飘儿菜 49
小球子草 384
小山蒜 182, **217**
小天冬 341, 348
小万年青 241
小仙茅 512
小萱草 90, **93**, 100
小旋覆 20
小眼子菜 28, **30**
小叶菝葜 395, **418**
小叶麦冬 381
小叶青 344
小叶铁树 452

小叶眼子菜 38
小叶珠 288
小叶子重楼 318
小玉竹 279, 280, **284**, 308
小獐毛 817, **818**
小重楼 318
小竹叶菜 659, 681
小棕包 66
小棕苞 508, 614
小棕皮头 614
孝顺竹 709, **714**
肖菝葜 421, **431**, 433
肖菝葜属 43, **431**
肖鸢尾 592
肖鸢尾属 575, **592**
薤 214
薤白 182, 214, 215, **218**, 223
薤白头 214
心不干 238
心叶稷 843, **845**
新疆百合 141, **169**
新疆贝母 118, **127**
新疆黄精 278, **301**
新疆藜芦 59
兴安藜芦 52, **56**
兴安鹿药 256, **257**
兴安天门冬 339, **349**
星花灯心草 637, **646**
星花粉条儿菜 386, **391**
雄黄兰 **584**
雄黄兰属 575, **584**
雄黄七 560
雄姜 524
修脆 556
须芒草属 704, **901**
萱草 90, **91**, 94
萱草根 91
萱草属 44, **90**
悬竹属 702, **743**
雪山贝 136
血参 552, 553
血葫芦 560
血见愁 684

血母 560
血三七 560
血蜈蚣 310
丫蕊花 48, **49**
丫蕊花属 44, **48**
鸭儿嘴 570
鸭姆草 **857**
鸭舌草 5, 568, **570**
鸭舌癀 684
鸭舌子 5
鸭跖草 675, **677**, 684
鸭跖草属 655, **675**
鸭子草 37
鸭嘴菜 570
牙齿草 37
牙赶庄 319
牙竹麻 451
雅灯心草 637, **648**
雅郎 103
雅蒜 501
亚香茅 902, **905**
亚洲马盖麻 467
延龄草 332, **335**, 337
延龄草属 43, **332**
岩百合 147
岩菖蒲 45, **46**
岩菖蒲属 43, **45**
岩大蒜 494
岩韭 198
岩飘子 46
岩破壳 147
岩七 235, 241
岩蒜 187
岩棕 454
沿沟草 **780**
沿沟草属 706, **780**
沿阶草 366, **379**, 381
沿阶草属 43, **364**
偃麦草 **796**
偃麦草属 706, **796**
眼子菜 28, **37**
眼子菜属 **28**
燕麦 799, **802**

燕麦属 707, **799**
燕尾草 2
燕子花 594, **602**
秧草 642
羊草 785, **786**
羊齿天门冬 338, **341**
羊胡子根 74
羊角参 298
羊角山药 562
羊茅 **774**
羊茅属 706, **774**
羊奶头 417
羊舌藤 419
洋葱 181, **211**
洋葱头 211
洋水仙 502
洋棕 468
摇边竹 399
瑶山谷精草 693
药百合 142, 145, **160**, 166
药草 816
药虱药 440
野白菇 558
野百合 142, **144**, 145, 164, 169
野贝母 124
野波菜 98
野参须 275
野产粟 831
野臭草 782
野慈姑 1, **2**
野葱 181, 187, 198, **207**
野灯心草 636, **642**
野独蒜 492
野葛薯 554
野古草属 703, **841**
野红薯 562
野鸡草 512
野金针 94
野韭 180, **195**
野韭菜 189, 391
野兰花 616
野麦 802
野麦冬 189, 372, 375, 376, 378, 379

野山姜 305
野山薯 543
野山药 534
野生姜 540
野黍 855
野黍属 703, 855
野蒜 218
野天门冬根 443
野萱花 589
野胭脂 550
野燕麦 799, 801
野鸢尾 593, 615
野棕 506
地寮叶 248
腋花扭柄花 274, 275
一把伞 319
一轮贝母 139
一窝蛆 392
一盏灯 318
一支箭 387
一枝花 326
一枝箭 492
伊贝母 118, 120
伊犁贝母 120, 127
伊犁郁金香 113, 114
宜昌百合 142, 149
宜男花 96
苡米 922
异花谷精草 693
异块茎薯蓣 562
异药沿阶草 365, 367
异叶薯蓣 522, 534
异叶水车前 19
异叶眼子菜 29, 35
薏米 922
薏苡 922
薏苡属 705, 921
翳星草 694
蘮草 804
蘮草属 706, 803
阴生沿阶草 366, 379
银苞鸢尾 628
银净花 85

银叶菝葜 395, 428
隐子草属 707, 827
印度箣竹 708, 709
迎风不动草 272
硬皮葱 207
硬散桃竹 713
硬生桃竹 713
硬头黄竹 713
硬叶葱草 685, 687
硬叶吊兰 80
硬质早熟禾 775, 778
油葱 103
油点草 67, 68
油点草属 43, 67
油麦 800
油芒 890
油芒属 704, 890
油日呼格 797
疣草 664, 666
疣枝菝葜 395, 427
莜麦 799, 800
鱿鳔花 85
有斑百合 153, 154
有刺甘薯 545
有尾水筛 21
莠狗尾草 865, 872
莠竹属 704, 891
榆中贝母 118, 125
羽穗草 826
羽穗草属 707, 826
雨久花 568
雨久花属 568
雨韭 568
禹余粮 419
玉蝉花 593, 597
玉春棒 85
玉苁蓉 552
玉葱 211
玉带天门冬 343
玉帘 480
玉麦 917
玉米 917
玉蜀黍 917

玉蜀黍属 705, 917
玉延 556
玉簪 84, 85
玉簪叶茖葱 187
玉簪叶韭 179, 187
玉簪属 44, 84
玉竹 279, 285, 308
玉竹参 298
芋儿七 335
郁金香 113, 116, 577
郁金香属 42, 113
郁金叶蒜 181, 224
御谷 872, 874
裕民贝母 118, 134
鸢尾 594, 621
鸢尾属 575, 592
圆果雀稗 857, 858
圆果三角叶薯蓣 532
圆叶鸭跖草 679
圆锥菝葜 396, 426
缘毛菝葜 395, 425
月牙一枝蒿 341
越南谷精草 689, 693
云饼山药 565
云贵谷精草 690, 692
云南百部 435, 439
云南大百合 170, 171
云南独蒜兰 106
云南谷精草 690, 691
云南青牛胆 106
云南铁扁担 237
云南丫蕊花 43, 51
云南重楼 319
芸香草 903, 907
杂煮 378
栽秧花 94
早熟禾 775, 777
早熟禾属 706, 775
早园竹 725, 730
早竹 725, 733
蚤休 314
泽泻 6, 7
泽泻属 1, 6

扎草 31	朱顶红 487, **488**, 489	竹叶藻 34
札水板 37	朱顶红属 473, **487**	竹叶子 **657**
窄瓣鹿药 257, **259**	朱顶兰 489	竹叶子属 655, **656**
窄叶泽泻 6, **14**	朱蕉 450, **451**	竹蔗 884, **886**
粘黏黏 545	朱蕉属 446, **450**	抓地龙 353
斩蛇剑 238	朱砂莲 552, 560	爪子参 302
展苞灯心草 637, **647**	朱砂七 560	锥序沿阶草 365, **382**
獐毛 **817**	珠贝 129	准噶尔鸢尾 593, **609**
獐毛属 707, **817**	诸薯 556	卓巴百合 142, **158**
蟑螂花 492	猪尾巴菜 15	子根蒜 218
折被韭 180, **204**	猪叶菜 658	紫苞鸢尾 593, **610**
折叶萱草 90, **98**	蛛丝毛蓝耳草 672, **673**	紫背鹿衔草 664, **669**
折枝菝葜 **424**	竹根假万寿竹 309	紫背万年青 **682**
折枝天门冬 339, **351**	竹根七 237, 238, 307, **310**	紫萼 85, **87**
浙贝 129	竹根七属 44, **306**	紫红花滇百合 **157**
浙贝母 118, **129**	竹根薯 524	紫花黄精 301
蔗茅 **887**	竹节菜 676	紫花韭 196
蔗茅属 704, **887**	竹节草 85, **900**	紫花鹿药 257, **258**
珍珠草 694	竹节花 676	紫花沿阶草 378
珍珠露水草 673	竹节兰 236, 461	紫花鸢尾 597
枕头根 529	竹节七 241	紫露草 682, **684**
镇心丹 94	竹林消 275	紫石蒲 610
知风草 819, **822**	竹灵芝 506	紫万年青属 655, **682**
知母 **74**	竹木 537	紫鸭趾草 684
知母属 43, **73**	竹木参 460	紫燕 617
蜘蛛抱蛋 244, **247**	竹木料 460	紫玉簪 87, 89
蜘蛛抱蛋属 44, **244**	竹叶菜 677, 679	紫竹 725, **735**
蜘蛛草 384	竹叶参 272, 669	棕巴叶 248
蜘蛛兰 486	竹叶草 30, 659	棕包叶 252
直立百部 435, **436**	竹叶茶 371	棕参 506
止咳竹 369	竹叶根 248	棕杷叶 244, **250**
止血马唐 862, **863**	竹叶吉祥草 **658**	棕叶狗尾草 865, **866**
雉隐天冬 343	竹叶吉祥草属 655, **658**	棕子叶 250
中葱 634	竹叶兰 663	棕叶草 769
中国白丝草 47	竹叶落得打 271	棕叶芦 769
中国石蒜 490, **495**	竹叶盘 247, 248	棕叶芦属 707, **769**
中华淡竹叶 772, **774**	竹叶七 68, 255	走茎灯心草 637, **649**
中亚苈草 **909**	竹叶青 369	菹草 28, **31**
周玛 598	竹叶伸筋 247	醉马草 815, **816**
皱叶狗尾草 865, **867**	竹叶眼子菜 28, **34**	醉针芭 816

药用植物拉丁名索引

（按字母顺序排列，正体字为正名，斜体字为异名）

Achnatherum P. Beauv. 706, **814**
  caragana (Trin.) Nevski 815, **816**
  inebrians (Hance) Keng ex Tzvelev 815, **816**
  splendens (Trin.) Nevski **815**
Aeluropus Trin. 707, **817**
  littoralis var. sinensis Debeaux 817
  pungens (M. Bieb.) K. Koch 817, **818**
  sinensis (Debeaux) Tzvelev **817**
Agave L. 446, **464**
  americana L. 464, **468**
    var. americana **468**
    var. variegata Hook. **470**
  angustifolia Haw. 464, **470**
  cantula Roxb. 464, **467**
  rigida Mill. 466
  sisalana Perrine ex Engelm. 464, **466**
Agropyron Gaertn. 706, **797**
  cristatum (L.) Gaertn. **797**
  desertorum (Fisch. ex Link) Schult. 797, **798**
  kamoji Ohwi 794
  mongolicum Keng 797, **799**
Agrostis L. 706, **808**
  diandra Retz. 837
  fertilis Steud. 838
  matsumurae Hack. ex Honda **808**
  maxima Roxb. 769
Aira aquatica L. 780
Aira indica L. 846
Albuca gardenii Hook. 226
Aletris L. 43, **385**
  alpestris Diels 386, **387**
  cinerascens F. T. Wang et T. Tang 386, **390**
  cochinchinensis Lour. 454
  glabra Bureau et Franch. 385, **386**
  gracilis Rendle 386, **391**
  khasiana Hook. f. 388

  laxiflora Bureau et Franch. 386, **389**
  pauciflora (Klotzsch) Franch. 386, **388**
    var. khasiana (Hook. f.) F. T. Wang et T. Tang **388**
    var. pauciflora **388**
  scopulorum Dunn 385, **393**
  spicata (Thunb.) Franch. 385, **391**
  stelliflora Hand.-Mazz. 391
  stenoloba Franch. 385, **392**
Alisma L. 1, **6**
  canaliculatum A. Braun et C. D. Bouché 6, **14**
  gramineum Lej. 6, **13**
  lanceolatum With. 6, **13**
  orientale (Sam.) Juz. 6, **8**
  plantago-aquatica L. 6, **7**
    var. orientale Sam. 8
  rariflorum Sam. 14
Allium L. 42, **179**
  altaicum Pall. 181, **208**
  anisopodium Ledeb. 180, **202**
    var. anisopodium **202**
    var. zimmermannianum (Gilg) F. T. Wang et T. Tang **202**
  ascalonicum L. 213
  atrosanguineum Schrenk 181, **205**
  bidentatum Fisch. ex Prokh. et Ikonn.-Gal. 180, **197**
  bulleyanum Diels var. tchongchanense (H. Lév.) Airy Shaw 189
  caeruleum Pall. **220**
  cepa L. 181, **211**
    var. aggregatum G. Don **213**
    var. cepa **211**
  chinense G. Don 181, **214**, 219, 220
  chrysanthum Regel 181, **207**
  chrysocephalum Regel 180, **204**
  cyaneum Regel 180, **198**
  fasciculatum Rendle 180, **189**
  fistulosum L. **209**

funckiifolium Hand.-Mazz. 179, **187**
glomeratum Prokh. 182, **217**
grayi Regel 218
hierochuntinum Boiss. 213
hookeri Thwaites 179, **188**
ledebourianum Roemer et Schultes. 207
longistylum Baker 180, **204**
macranthum Baker 180, **190**
macrostemon Bunge **218**, 223
    var. uratense (Franch.) Airy Shaw 218
mairei H. Lév. 180, **200**
mongolicum Turcz. ex Regel 180, **196**
neriniflorum (Herb.) G. Don **225**
ovalifolium Hand.-Mazz. 179, **186**
paepalanthoides Airy Shaw 181, **199**
pallasii Murray 182, **217**
plurifoliatum Rendle 180, **200**
polyrhizum Turcz. ex Regel 180, **196**
prattii C. H. Wright 179, **187**
przewalskianum Regel 180, **191**
ramosum L. 180, **195**
sativum L. 181, **221**
schoenoprasoides Regel 181, **221**
schoenoprasum L. 181, **206**
senescens L. 181, **203**
sikkimense Baker 180, **198**
strictum Schrad. 180, **191**
tenuissimum L. 180, **201**
thunbergii G. Don 181, **216**
tuberosum Rottler ex Spreng. 180, **192**
tulipifolium Ledeb. 181, **224**
uratense Franch. 218
victorialis L. 179, **184**
    subsp. platyphyllum Hultén 184
    var. platyphyllum (Hultén) Makino 184
wallichii Kunth 180, **189**
zimmermannianum Gilg 202

Aloe L. 43, **101**
arborescens Mill. var. natalensis (J. M. Wood et M. S. Evans) A. Berger 101, **102**
barbadensis L. 105
barbadensis Mill. 103
    var. chinensis Haw. 103

perfoliata L. var. vera L. 103
vera (L.) Burm. f. 101, **103**
    var. chinensis (Haw.) A. Berger 103, 105

Alopecurus L. 706, **813**
aequalis Sobol. 813, **814**
japonicus Steud. **813**
longearistatus Maxim. 813, **814**
mandshuricus Litv. 814

Amaryllis aurea L'Hér. 494
Amaryllis candida Lindl. 480
Amaryllis radiata L'Hér. 492
Amaryllis rutila Ker Gawl. 488
Amaryllis vittata L'Hér. 489

Amischotolype Hassk. **655**
hispida (Less. et A. Rich.) D. Y. Hong **656**

Ampelocalamus S. L. Chen, T. H. Wen et G. Y. Sheng 702, **743**
actinotrichus (Merr. et Chun) S. L. Chen, T. H. Wen et G. Y. Sheng **743**

Ananas Mill. **652**
comosus (L.) Merr. **652**

Andropogon L. 704, **901**
aciculatus Retz. 900
binatus Retz. 893
caesius Nees ex Hook. et Arn. 903
chinensis (Nees) Merr. 799, **902**
citratus DC. 904
contortus L. 910
cotulifer Thunb. 890
crinitus Thunb. 894
distans Nees ex Steud. 907
goeringii Steud. 905
hamatulus Hook. et Arn. 906
lanceolatus Roxb. 910
nardus L. 905
propinquus Kunth 896

Aneilema angustifolium N. E. Br. 670
Aneilema bracteatum (C. B. Clarke) Kuntze 671
Aneilema keisak Hassk. 666
Aneilema loriforme Hassk. 670
Aneilema malabaricum (L.) Merr. 669
Aneilema nudiflorum (L.) R. Br. 669
Aneilema scapiflorum (Roxb.) Kostel. 667

Aneilema simplex (Vahl) Kunth 671
Aneilema spectabile Kurz 667
Anemarrhena Bunge 43, **73**
    asphodeloides Bunge **74**
Aneurolepidium chinense (Trin.) Kitag. 786
Aneurolepidium dasystachys (Trin.) Nevski 786
Anthericum comosum Thunb. 80
Anthistiria caudata Nees 912
Anthistiria japonica Willd. 913
Anthistiria villosa Poir. 912
Apluda L. 704, **900**
    mutica L. **901**
Aristida L. 708, **840**
    chinensis Munro 799, **840**
Arthraxon P. Beauv. 703, **908**
    ciliaris var. cryptatherus Hack. 909
    hispidus (Thunb.) Makino **908**
        var. centrasiaticus (Griseb.) Honda **909**
        var. cryptatherus (Hack.) Honda **909**
        var. hispidus **908**
    lanceolatus (Roxb.) Hochst. 908, **910**
Arundinaria actinotricha Merr. et Chun 743
Arundinaria amara Keng 745
Arundinaria latifolia Keng 749
Arundinaria wilsonii Rendle 747
Arundinella Raddi 703, **841**
    hirta (Thunb.) Tanaka **841**
Arundo L. 707, **762**
    australis Cav. 767
    donax L. **763**, 769
    karka Retz. 767
    multiplex Lour. 714
    phragmites L. 767
    reynaudiana Kunth 765
Asarum sagittarioides C. F. Liang 106
Asparagopsis setacea Kunth 340
Asparagus L. 43, **338**
    acicularis F. T. Wang et S. C. Chen 339, **357**
    angulofractus Iljin 339, **351**
    brachyphyllus Turcz. 338, **351**
    cochinchinensis (Lour.) Merr. 338, **344**
    dauricus Link 339, **349**
    filicinus Buch.-Ham. ex D. Don 338, **341**
    filicinus Buch.-Ham. var. lycopodineus Baker 342
    gobicus Ivan. ex Grubov 339, **350**
    graminifolius L. 360
    kansuensis F. T. Wang et Tang ex S. C. Chen 338, **357**
    lycopodineus (Baker) F. T. Wang et T. Tang 338, **342**
    meioclados H. Lév. 339, **348**
    myriacanthus F. T. Wang et S. C. Chen 338, **346**
    officinalis L. 339, **355**
    oligoclonos Maxim. 338, **353**
    schoberioides Kunth 338, **343**
    setaceus (Kunth) Jessop 338, **340**
    subscandens F. T. Wang et S. C. Chen 338, **347**
    tibeticus F. T. Wang et S. C. Chen 339, **352**
    trichophyllus Bunge 338, **353**
Aspidistra Ker Gawl. 44, **244**
    caespitosa C. Pei 244, **253**
    dolichanthera X. X. Chen 244, **251**
    elatior Blume 244, **247**
    longipedunculata D. Fang 244, **245**
    longipetala S. Z. Huang 244, **246**
    lurida Ker Gawl. 244, **248**
    minutiflora Stapf 244, **253**
    muricata F. C. How ex K. Y. Lang 244, **251**
    omeiensis Z. Y. Zhu et J. L. Zhang 244, **252**
    retusa K. Y. Lang et S. Z. Huang 244, **245**
    sichuanensis K. Y. Lang et Z. Y. Zhu 244, **249**
    typica Baill. 244, **252**
    zongbayi K. Y. Lang et Z. Y. Zhu 244, **250**
Aulisconema aspersa Hua 308
Aulisconema pernyi Hua 309
Avena L. 707, **799**
    chinensis (Fisch. ex Roem. et Schult.) Metzg. 799, **800**
    fatua L. 799, **801**
        var. fatua **801**
        var. glabrata Peterm. **802**
        var. mollis Keng 802
    nuda L. var. chinensis Fisch. ex Roem. et Schult. 800
    sativa L. 799, **802**
Bambos stricta Roxb. 721
Bambusa Schreb. 701, **708**
    arundinacea (Retz.) Willd. 709
    chungii McClure 708, 713, **715**
    dissimulator McClure 709, **711**

edulis Carrière 734
emeiensis L. C. Chia et H. L. Fung 722
flexuosa Munro 708, **710**
glaucescens (Willd.) Merr. cv. fernleaf (Rob. A. Young) L. C. Chia et But 715
multiplex (Lour.) Raeusch. ex Schult. et Schult. f. 709, **714**
 var. fernleaf Rob. A. Young **715**
 var. multiplex **714**
nigra Lodd. ex Lindl. 735
oldhamii Munro 717
pervariabilis McClure 709, **712**, 716
praecox C. D. Chu et C. S. Chao 733
 cv. notata 733
sinospinosa McClure 709, **711**
stricta (Roxb.) Roxb. 721
sulphurea Carrière 726
tessellata Munro 748
textilis McClure 708, **716**
tuldoides Munro 709, **713**
ventricosa McClure 709, **711**
violascens Carrière 733
vulgaris Schrad. ex J. C. Wendl. 708, **709**
 cv. vittata McClure **710**
 cv. vulgaris **709**

Barnardia Lindl. (Scilla L.) 42, **176**
 japonica (Thunb.) Schult. et Schult. f. **177**

Beckmannia Host 706, **810**
 syzigachne (Steud.) Fernald **810**

Belamcanda Adans. 575, **588**
 chinensis (L.) Redouté **589**

Billbergia Thunb. 652, **654**
 pyramidalis (Sims) Lindl. **654**

Blyxa Noronha ex Thouars 17, **20**
 echinosperma (C. B. Clarke) Hook. f. **21**

Boottia acuminata Gagnep. 19

Brachiaria (Trin.) Griseb. 703, **854**
 villosa (Lam.) A. Camus **854**

Briza bipinnata L. 826
Bromelia comosa L. 652

Bromus L. 707, **783**
 cristatus L. 797
 japonicus Thunb. **783**

Bryocles ventricosa Salisb. 87

Bulbocodium serotinum L. 111

Burmannia L. **631**
 coelestis D. Don 631, **632**
 disticha L. **631**

Butomus L. **15**
 umbellatus L. **15**

Campylandra aurantiaca Baker 234
Campylandra chinensis (Baker) M. N. Tamura, S. Yun Liang et Turland 238
Campylandra emeiensis (Z. Y. Zhu) M. N. Tamura, S. Yun Liang et Turland 236
Campylandra ensifolia (F. T. Wang et T. Tang) M. N. Tamura, S. Yun Liang et Turland 241
Campylandra fimbriata (Hand.-Mazz.) M. N. Tamura, S. Yun Liang et Turland 237
Campylandra tui (F. T. Wang et T. Tang) M. N. Tamura, S. Yun Liang et Turland 242
Campylandra wattii C. B. Clarke 235

Cardiocrinum (Endl.) Lindl. 42, **170**
 cathayanum (E. H. Wilson) Stearn 170, **172**
 giganteum (Wall.) Makino var. yunnanense (Leichtlin ex Elwes) Stearn 170, **171**

Catabrosa P. Beauv. 706, **780**
 aquatica (L.) P. Beauv. **780**

Cenchrus granularis L. 916
Cenchrus lappaceus L. 770

Centotheca Desv. 705, **770**
 lappacea (L.) Desv. **770**
 latifolia Trin. 770

Chikusichloa Koidz. 705, **760**
 mutica Keng **760**

Chionographis Maxim. 43, **47**
 chinensis K. Krause **47**
 merrilliana H. Hara 47

Chloris Sw. 708, **834**
 virgata Sw. **834**

Chlorophytum Ker Gawl. 44, **79**
 comosum (Thunb.) Baker 79, **80**
 laxum R. Br. 79, **81**

Chrysopogon Trin. 704, **900**
 aciculatus (Retz.) Trin. **900**

Cleistogenes Keng 707, **827**
 polyphylla Keng ex Keng f. et L. Liou **827**

Clintonia Raf. 44, **254**
    udensis Trautv. et C. A. Mey. **255**

Clivia Lindl. 473, **475**
    miniata Regel 475, **476**
    nobilis Lindl. 475, **478**

Coix L. 705, **921**
    chinensis Tod. 922
        var. formosana (Ohwi) L. Liu 922
    lacryma-jobi L. 922
        var. lacryma-jobi 922
        var. ma-yuen (Rom. Caill.) Stapf ex Hook. f. 922
        var. monilifer Watt 922
    ma-yuen Rom. Caill. 922

Commelina L. 655, **675**
    benghalensis L. 675, **679**
    communis L. 675, **677**
    cristata L. 674
    diffusa Burm. f. 675, **676**
    edulis Stokes 667
    japonica Thunb. 668
    maculata Edgew. 675, **681**
    nudiflora L. 669
    paludosa Blume 675, **680**
    simplex Vahl 671
    undulata R. Br. 675, **681**

Convallaria L. 44, **227**
    bifolia L. 266
    cirrhifolia Wall. 304
    fruticosa L. 451
    japonica L. f. 381
    majalis L. **227**
    odorata Mill. 285
    rosea Ledeb. 301
    spicata Thunb. 361
    verticillata L. 296, 298
    verticillata L. 296, 298

Cordyline Comm. ex R. Br. 446, **450**
    fruticosa (L.) A. Chev. 450, **451**
    stricta (Sims) Endl. 450, **452**

Cremastra appendiculata (D. Don) Makino 106

Crinum L. 473, **482**
    asiaticum L. var. sinicum (Roxb. ex Herb.) Baker 482, **483**
    latifolium L. 482, **484**
    sinicum Roxb. ex Herb. 483

Crocosmia Planch. 575, **584**
    × crocosmiiflora (Lemoine ex Anonymous) N. E. Br. **584**

Crocus L. **575**
    alatavicus Semen. et Regel 576, **577**
    sativus L. 576, **577**

Croomia Torr. 435, **444**
    japonica Miq. **444**

Curculigo Gaertn. **504**
    breviscapa S. C. Chen 504, **507**
    capitulata (Lour.) Kuntze 504, **506**
    crassifolia (Baker) Hook. f. 504, **509**
    gracilis (Kurz) Hook. f. 504, **508**
    orchioides Gaertn. 504, **510**

Cyanotis D. Don 655, **672**
    arachnoidea C. B. Clarke 672, **673**
    cristata (L.) D. Don 672, **674**
    vaga (Lour.) Roem. et Schult. **672**

Cymbopogon Spreng. 704, **902**
    caesius (Nees ex Hook. et Arn.) Stapf 902, **903**
    citratus (DC.) Stapf 902, **904**
    distans (Nees ex Steud.) Will. Watson 903, **907**
    goeringii (Steud.) A. Camus 903, **905**
    hamatulus (Hook. et Arn.) A. Camus 903, **906**
    nardus (L.) Rendle 902, **905**
    tortilis auct. non (J. Presl) A. Camus 906

Cynodon Rich. 708, **835**
    dactylon (L.) Pers. **835**

Cynosurus aegyptius L. 833
Cynosurus coracanus L. 831
Cynosurus indicus L. 830

Dactyloctenium Willd. 707, **833**
    aegyptium (L.) Willd. **833**

Daemonorops draco (Willd.) Blume 458
Daiswa cronquistii Takht. 314
Daiswa forrestii Takht. 328

Dendrocalamopsis Q. H. Dai et X. L. Tao 702, **717**
    beecheyana (Munro) Keng f. var. pubescens (P. F. Li) Keng f. 717, 714, **718**
    oldhamii (Munro) Keng f. **717**

Dendrocalamus Nees 702, **719**
    affinis Rendle 722
    giganteus Wall. ex Munro **719**

latiflorus Munro 719, **720**
minor (McClure) L. C. Chia et H. L. Fung 719, **721**
strictus (Roxb.) Nees 719, **721**
Desmostachya (Stapf) Stapf 707, **826**
bipinnata (L.) Stapf **826**
Diandranthus nepalensis (Trinius) L. Liu 880
Dianella Lam. ex Juss. 44, **71**
ensifolia (L.) DC. **71**
mairei H. Lév. 439
Diarrhena P. Beauv. 706, **781**
mandshurica Maxim. **781**
Digitaria Haller 703, **862**
adscendens (Kunth) Henrard 864
ciliaris (Retz.) Koeler 862, **864**
ischaemum (Schreb.) Muhl. 862, **863**
paspalodes Michx. 860
radicosa (J. Presl) Miq. 862, **863**
sanguinalis (L.) Scop. 862, **864**
Dioscorea L. **520**
alata L. 520, **565**
althaeoides R. Knuth 522, **527**
aspersa Prain et Burkill 520, **556**
banzhuana C. Pei et C. T. Ting 522, **542**
benthamii Prain et Burkill 520, **560**
biformifolia C. Pei et C. T. Ting 522, **534**
bulbifera L. 521, **548**
chingii Prain et Burkill 522, **542**
cirrhosa Lour. 520, **560**
var. cirrhosa **561**
var. cylindrica C. T. Ting et M. C. Chang **562**
collettii Hook. f. 522, **535**
var. collettii **535**
var. hypoglauca (Palib.) C. T. Ting et al. **537**
delavayi Franch. 521, **551**
deltoidea Wall. ex Griseb. 522, **531**
var. deltoidea **531**
var. orbiculata Prain et Burkill **532**
esculenta (Lour.) Burkill var. esculenta **543**
esculenta (Lour.) Burkill 521, **543**
var. spinosa (J. Roxb. ex Prain et Burkill) R. Knuth **545**
esquirolii Prain et Burkill 521, **553**
fordii Prain et Burkill 521, **563**
futschauensis Uline ex R. Knuth 522, **538**, 540

glabra Roxb. 521, **562**
gracillima Miq. 522, **535**
hemsleyi Prain et Burkill 521, **545**
henryi (Prain et Burkill) C. T. Ting 551
hispida Dennst. 521, **554**
hypoglauca Palibin 537
japonica Thunb. 520, **558**
var. japonica **558**
var. pilifera C. T. Ting et M. C. Chang **560**
kamoonensis Kunth 521, **551**
melanophyma Prain et Burkill 521, **550**
nipponica Makino 522, **524**
subsp. nipponica **524**
subsp. rosthornii (Prain et Burkill) C. T. Ting **527**
nitens Prain et Burkill 521, **547**
opposita Thunb. 556, 558
panthaica Prain et Burkill 522, **533**
parviflora C. T. Ting, non Phil. 531
pentaphylla L. 521, **552**
persimilis Prain et Burkill 521, **564**
var. persimilis **564**
var. pubescens C. T. Ting et M. C. Chang **565**
polystachya Turcz. 520, **556**, 559, 564, 566
scortechinii Prain et Burkill var. parviflora Prain et Burkill 521, **554**
septemloba Thunb. 539
simulans Prain et Burkill 522, **543**
sinoparviflora C. T. Ting, M. G. Gilbert et Turland 522, **531**
spongiosa J. Q. Xi, M. Mizuno et W. L. Zhao 522, **539**
subcalva Prain et Burkill 521, **546**
var. subcalva **546**
var. submollis (R. Knuth) C. T. Ting et P. P. Ling **547**
tenuipes Franch. et Sav. 522, **540**
tokoro Makino 522, **528**
zingiberensis C. H. Wright 522, **529**
Disporopsis Hance 44, **306**
aspersa (Hua) Engl. ex K. Krause 308
fuscopicta Hance 307, **310**
longifolia Craib 307
pernyi (Hua) Diels 307, 287, **309**
Disporum Salisb. 44, **267**
bodinieri (H. Lév. et Vaniot) F. T. Wang et T. Tang 267, **271**
brachystemon F. T. Wang et T. Tang 271

calcaratum D. Don 267, **274**
cantoniense (Lour.) Merr. 267, **272**
longistylum (H. Lév. et Vaniot) H. Hara 267, **268**
megalanthum F. T. Wang et T. Tang 267, **270**
sessile D. Don 269
uniflorum Baker ex S. Moore 267, **269**
viridescens (Maxim.) Nakai **267**

Diuranthera Hemsl. 44, **82**
  major Hemsl. 82, **83**
  minor (C. H. Wright) C. H. Wright ex Hemsl. 82, **84**

Dracaena L. 446, **453**
  angustifolia Roxb. 453, **460**
  cambodiana Pierre ex Gagnep. 453, **458**
  cochinchinensis (Lour.) S. C. Chen 453, **454**, 459
  ensifolia L. 71
  stricta Sims 452
  terniflora Roxb. 453, **461**

Eccoilopus Steud. 704, **890**
  cotulifer (Thunb.) A. Camus **890**

Echinochloa P. Beauv. 703, **848**
  caudata Roshev. 848, **852**
  colona (L.) Link 848, **849**
  crusgalli (L.) P. Beauv. **850**
    var. crusgalli **850**
    var. mitis (Pursh) Peterm. **851**
    var. zelayensis (Kunth) Hitchc. **851**
  cruspavonis (Kunth) Schult. **852**
  frumentacea Link 848, **853**
  hispidula (Retz.) Nees 848, **853**

Eichhornia Kunth 568, **571**
  crassipes (Mart.) Solms **572**

Eleusine Gaertn. 707, **830**
  coracana (L.) Gaertn. 830, **831**
  indica (L.) Gaertn. **830**

Eleutherine Herb. 575, **586**
  plicata Herb. **587**

Elymus paboanus Claus 785

Elytrigia Desv. 706, **796**
  repens (L.) Desv. ex Nevski **796**

Eragrostis Wolf 707, **819**
  atrovirens (Desf.) Trin. ex Steud. 819, **820**
  brownii (Kunth) Nees 819, **820**
  cilianensis (All.) Vignolo ex Janch. 819, **824**
  elongata (Willd.) Jacq. 820
  ferruginea (Thunb.) P. Beauv. 819, **822**
  japonica (Thunb.) Trin. 819, **825**
  minor Host 819, **824**
  nevinii Hance 819, **820**
  nigra Nees ex Steud. 819, **822**
  perennans Keng 819, **821**
  pilosa (L.) P. Beauv. 819, **823**
    var. imberbis Franch. **823**
    var. pilosa **823**
  poaeoides P. Beauv., nom. illeg. 824
  tenella (L.) P. Beauv. ex Roem. et Schult. 819, **824**
  zeylanica Nees et Meyen 820

Eremochloa Buse 703, **915**
  ophiuroides (Munro) Hack. **915**

Eremurus M. Bieb. 44, **72**
  chinensis O. Fedtsch. **73**

Erianthus Michx. 704, **887**
  rufipilus (Steud.) Griseb. **887**
  speciosus Debeaux 892

Eriocaulon L. **689**
  alpestre var. robustius Maxim. 696
  australe R. Br. **690**
  brownianum Mart. 690, **691**
  buergerianum Körn. 689, **694**
  cinereum R. Br. 689, **693**
  cristatum Mart. var. maackii Hook. f. 697
  decemflorum Maxim. 689, **696**
  henryanum Ruhland 689, **697**
  heteranthum Benth. 693
  luzulifolium Mart. 690, **699**
  merrillii Ruhland ex J. R. Perkins 698
  nepalense Prescott ex Bong. 690, **700**
  nipponicum Maxim. 696
  robustius (Maxim.) Makino 689, **696**
  schochianum Hand.-Mazz. 690, **692**
  sexangulare L. 690, **692**
  sieboldianum Siebold et Zucc. ex Steud. 693
  tonkinense Ruhland 689, **693**
  truncatum Buch.-Ham. ex Mart. 689, **698**
  yaoshanense Ruhland 693

Eriochloa Kunth 703, **855**
  villosa (Thunb.) Kunth **855**

Eulalia Kunth 704, **892**

    nepalensis Trin. 880

    speciosa (Debeaux) Kuntze **892**

Eulaliopsis Honda 704, **892**

    binata (Retz.) C. E. Hubb. **893**

Fargesia Franch. 702, **744**

    spathacea Franch. **744**

Festuca L. 706, **774**

    ovina L. **774**

Floscopa Lour. 655, **659**

    scandens Lour. **659**

Flueggea dracaenoides Baker 369

Freesia Eckl. ex Klatt 575, **585**

    refracta (Jacq.) Klatt **585**

Fritillaria L. 42, **117**

    anhuiensis S. C. Chen et S. F. Yin 117, **138**

    cantoniensis Lour. 272

    cirrhosa D. Don 118, **122**

        var. ecirrhosa Franch 121

    crassicaulis S. C. Chen 118, **125**

    davidii Franch. 117, **140**

    delavayi Franch. **136**

    flavida Rendle 153

    fusca Turrill 118, **138**

    gansuensis S. C. Chen et G. D. Yu 134

    halabulanica X. Z. Duan et X. J. Zheng 120

    heboksarensis X. Z. Duan et X. J. Zheng 128

    hupehensis P. G. Xiao et K. C. Hsia 126

    karelinii (Fisch. ex D. Don) Baker 117, **138**

    lophophora Bureau et Franch. 151

    macrophylla D. Don 175

    maximowiczii Freyn 117, **139**

    meleagroides Patrin ex Schult. f. 118, **121**

        var. flavovirens X. Z. Duan et X. J. Zheng 121

        var. plena X. Z. Duan et X. J. Zheng 121

        var. rhodantha X. Z. Duan et X. J. Zheng 121

    monantha Migo 118, **126**

    omeiensis S. C. Chen 125

    pallidiflora Schrenk ex Fisch. et C. A. Mey. 118, **120**, 127

        var. plena X. Z. Duan et X. J. Zheng 120

    przewalskii Maxim. **134**

    sichuanica S. C. Chen 118, **121**

    tachengensis X. Z. Duan et X. J. Zheng 134

    taipaiensis P. Y. Li **124**

        var. ningxiaensis Y. K. Yang et J. K. Wu 125

        var. zhouquensis S. C. Chen et G. D. Yu 121

    thunbergii Miq. 118, **129**

        var. chekiangensis P. G. Xiao et K. C. Hsia **131**

        var. thunbergii **129**

    tortifolia X. Z. Duan et X. J. Zheng 118, **132**

        var. albiflora X. Z. Duan et X. J. Zheng 128

        var. barlikensis X. Z. Duan et X. J. Zheng 132

        var. plena X. Z. Duan et X. J. Zheng 132

        var. wusunica X. Z. Duan et X. J. Zheng 132

    unibracteata P. G. Xiao et K. C. Hsia **135**

    ussuriensis Maxim. 118, **132**

    verticillata Willd. 118, **128**

        var. jimunaica X. Z. Duan et X. J. Zheng 128

    verticillata var. thunbergii (Miq.) Baker 129

    walujewii Regel 118, **127**

        var. shawanensis X. Z. Duan et X. J. Zheng 127

    xinyuanensis Y. K. Yang et J. K. Wu 127

    yuminensis X. Z. Duan 118, **134**

        var. albiflora X. Z. Duan et X. J. Zheng 134

        var. roseiflora X. Z. Duan et X. J. Zheng 134

    yuzhongensis G. D. Yu et Y. S. Zhou 118, **125**

Gagea Salisb. 42, **108**

    filiformis (Ledeb.) Kar. et Kir. 108, **109**

    nakaiana Kitag. 108, **110**

    terraccianoana Pascher 108

Gladiolus L. 575, **582**

    × gandavensis Van Houtte **582**

    refracta Jacq. 585

Gloriosa L. 42, **107**

    superba L. **107**

Hackelochloa Kuntze 703, **916**

    granularis (L.) Kuntze **916**

Haemanthus L. **473**

    multiflorus Martyn **475**

Hemerocallis L. 44, **90**

    aurantiaca Baker 96

    citrina Baroni 90, **91**

    disticha Donn ex Sweet 96

    dumortieri C. Morren 90, **100**

    forrestii Diels 90, **98**

    fulva (L.) L. 90, **94**

var. angustifolia Baker 96
var. aurantiaca (Baker) M. Hotta 96
var. fulva 94
var. kwanso Regel 97
lilioasphodelus L. 90, 92
var. fulva L. 94
longituba Miq. 96
middendorffii Trautv. et C. A. Mey. 90, 99
minor Mill. 90, 93
nana Forrest et W. W. Sm. 90, 99
plantaginea Lam. 85
plicata Stapf 90, 98
sieboldiana Lodd. 89

Heteropogon Pers. 704, **910**
contortus (L.) P. Beauv. ex Roem. et Schult. 910

Heterosmilax Kunth 43, **431**
gaudichaudiana (Kunth) Maxim. 431, **434**
japonica Kunth 431, 421, **433**
var. gaudichaudiana (Kunth) F. T. Wang et T. Tang 434
septemnervia F. T. Wang et T. Tang 431, 421, **432**
yunnanensis Gagnep. 432

Hierochloe R. Br. 706, **805**
glabra Trin. 805, **805**, 882
odorata (L.) P. Beauv. 805, **806**
f. odorata 806
f. pubescens Krylov 807

Hippeastrum Herb. 487
rutilum (Ker Gawl.) Herb. 487, **488**
vittatum (L' Hér.) Herb. 487, **489**

Holcus bicolor L. 897
Holcus dochna Forssk. 897
Holcus odoratus L. 806
Homalocenchrus japonicus Makino ex Honda 758
Homoeatherum chinense Nees 902

Hordeum L. 705, **787**
distichon L. 787, **788**
var. distichon 788
var. nudum L. 788
vulgare L. 787, **789**
var. nudum Hook. f. 788

Hosta Tratt. 44, **84**
ensata F. Maek. 84, **88**
plantaginea (Lam.) Asch. 84, **85**

sieboldiana Engl. 85, **89**
ventricosa (Salisb.) Stearn 85, **87**

Hydrilla Rich. 17, **23**
verticillata (L. f.) Royle 23

Hydrocharis L. 17, **19**
dubia (Blume) Backer 20

Hydropyrum latifolium Griseb. 761
Hydrotrophus echinospermus C. B. Clarke 21

Hymenachne P. Beauv. 703, **861**
amplexicaulis (Rudge) Nees 861
assamica (Hook. f.) Hitchc. 861

Hymenocallis Salisb. 473, **486**
littoralis (Jacq.) Salisb. 486

Hypoxis L. 504, **512**
aurea Lour. 512
spicata Thunb. 391

Imperata Cirillo 704, **880**
cylindrica (L.) Raeusch. **881**
var. cylindrica **881**
var. major (Nees) C. E. Hubb. **882**
koenigii (Retz.) P. Beauv. 882
var. major Nees 882
sacchariflora Maxim. 878

Indocalamus Nakai 702, **747**
latifolius (Keng) McClure 747, **749**
tessellatus (Munro) Keng f. 747, **748**
wilsonii (Rendle) C. S. Chao et C. D. Chu 747

Indosasa McClure 700, **723**
crassiflora McClure 724

Iphigenia Kunth 42, **106**
indica (L.) Kunth 106

Iris L. 575, **592**
anguifuga Y. T. Zhao et X. J. Xue 593, **612**
bulleyana Dykes 594, **600**
f. alba Y. T. Zhao **601**
f. bulleyana **600**
chrysographes Dykes 594, **598**
collettii Hook. f. 593, **614**
confusa Sealy 594, **619**
decora Wall. 593, **614**
delavayi Micheli 594, **601**
dichotoma Pall. 593, **615**
ensata Thunb. 593, **597**

germanica L. 594, **623**
goniocarpa Baker 594, **627**
grijsii Maxim. 616
halophila Pall. 593, **612**
    var. sogdiana (Bunge) Grubov 613
japonica Thunb. 594, **617**
    f. japonica **617**
    f. pallescens P. L. Chiu et Y. T. Zhao 618
kaempferi Siebold ex Lem. 597
kemaonensis Wall. ex Royle 594, **628**
lactea Pall. 593, **604**
    var. chinensis (Fisch.) Koidz. 604
laevigata Fisch. ex Fisch. et C. A. Mey. 594, **602**
leptophylla Lingelsh. ex H. Limpr. 594, **625**
loczyi Kanitz 593, **608**
milesii Baker ex Foster 594, **622**
pallida Lam. 594, **628**
pandurata Maxim. 626
potaninii Maxim. 594, **625**
    var. ionantha Y. T. Zhao 626
    var. potaninii **625**
pseudacorus L. 593, **629**
qinghainica Y. T. Zhao 593, **607**
ruthenica Ker Gawl. 593, **610**
    var. nana Maxim. 610
sanguinea Donn ex Hornem. 594, **599**
scariosa Willd. ex Link 594, **624**
setosa Pall. ex Link 593, **604**
sichuanensis Y. T. Zhao 625
songarica Schrenk ex Fisch. et C. A. Mey. 593, **609**
speculatrix Hance 594, **616**
tectorum Maxim. 594, **621**
tenuifolia Pall. 593, **606**
tigridia Bunge ex Ledeb. **626**
typhifolia Kitag. 593, **596**
uniflora Pall. ex Link 593, **611**
wattii Baker 594, **620**
wilsonii C. H. Wright 593, **595**
Isachne R. Br. 702, **842**
  globosa (Thunb.) Kuntze **842**
  miliacea Roth 842, **843**
Ischaemum ophiuroides Munro 915
Ixia chinensis L. 589

Juncago palustris (L.) Moench 25
Juncus L. **636**
  alatus Franch. et Sav. 637, **645**
  allioides Franch. 637, **644**
  amplifolius A. Camus 637, **649**
  articulatus L. 637, **644**
  bufonius L. 636, **643**
  castaneus Sm. 637, **649**
  compressus Jacq. 643
  concinnus D. Don 637, **648**
  decipiens (Buchenau) Nakai 639
  diastrophanthus Buchenau 637, **646**
  effusus L. 636, **639**
    var. decipiens Buchenau 639
  glaucus Ehrh. ex Sibth. 638
  gracillimus (Buchenau) V. I. Krecz. et Gontsch. 636, **643**
  gracillimus (Buchenau) V. I. Krecz. et Gontsch. 643
  inflexus L. 636, **638**
  lampocarpus Ehrh. ex Hoffm. 644
  leschenaultii J. Gay ex Laharpe 645
  modicus N. E. Br. 637, **647**
  prismatocarpus R. Br. 637, **645**
  przewalskii Buchenau 637, **648**
  setchuensis Buchenau 636, **642**
    var. effusoides Buchenau **642**
    var. setchuensis **642**
  thomsonii Buchenau 637, **647**
Lagarosiphon alternifolius (Roxb.) Druce 22
Lagurus cylindricus L. 881
Leersia Sw. 705, **757**
  hackelii Keng 758
  hexandra Sw. **757**
  japonica (Makino ex Honda) Honda 757, **758**
  oryzoides (L.) Sw. 757, **759**
  sayanuka Ohwi 757, **758**
Leptochloa P. Beauv. 708, **828**
  chinensis (L.) Nees 785, **828**
Leucojum capitulatum Lour. 506
Leymus Hochst. 705, **785**
  chinensis (Trin.) Tzvelev 785, **786**
  paboanus (Claus) Pilg. **785**
  secalinus (Georgi) Tzvelev 785, **786**
Lilium L. 43, **141**

apertum Franch. 173
bakerianum Collett et Hemsl. 142, **156**
 var. aureum Grove et Cotton **156**
 var. bakerianum **156**
 var. delavayi (Franch.) E. H. Wilson **157**
 var. rubrum Stearn **157**
 var. yunnanense (Franch.) Sealy ex Woodcock et Stearn **158**
brownii F. E. Brown ex Miellez 142, **144**
 var. brownii **144**
 var. colchesteri (Van Houtte) wilson ex Elwes 146
 var. leucanthum Baker 149
 var. viridulum Baker **145**, 167
buschianum Lodd. 154
cathayanum E. H. Wilson 172
cernuum Kom. 143, **165**
concolor Salisb. 142, **153**
 var. buschianum (Lodd.) Baker **154**
 var. concolor **153**
dauricum Ker Gawl. 142, **155**
davidii Duch. ex Elwes 143, **164**
delavayi Franch. 157
distichum Nakai 142, **169**
duchartrei Franch. 142, **162**
fargesii Franch. 143, **165**
formosanum Wall. 142, **147**
giganteum Wall. var. yunnanense Leichtlin ex Elwes 171
lancifolium Thunb. 142, **166**
leucanthum (Baker) Baker 142, **149**
longiflorum Thunb. var. scabrum Masam. 142, **147**
lophophorum (Bureau et Franch.) Franch. 142, **151**
martagon L. var. pilosiusculum Freyn 141, **169**
nanum Klotzsch et Garcke 142, **152**
 var. flavidum (Rendle) Sealy **153**
 var. nanum **152**
papilliferum Franch. 143, **163**
pulchellum Fisch. 154
pumilum Redouté 143, **162**, 167
rosthornii Diels 142, **161**
sempervivoideum H. Lév. 142, **158**
speciosum Thunb. var. gloriosoides Baker 142, **160**
sulphureum Baker ex Hook. f. 142, **150**
taliense Franch. 142, **159**

tenuifolium Fisch. ex Hook. 162
tigrinum Ker Gawl. 166
tsingtauense Gilg 141, **168**
wardii Stapf ex Stern 142, **158**
yunnanense Franch. 158
Lingnania chungii (McClure) McClure 715
Liriope Lour. 43, **358**
 graminifolia (L.) Baker 358, **360**
 kansuensis (Batalin) C. H. Wright **358**
 minor (Maxim.) Makino 358, **359**
 muscari (Decne.) L. H. Bailey **363**
  var. communis (Maxim.) P. S. Hsu et L. C. Li 363
 platyphylla F. T. Wang et T. Tang 363
 spicata (Thunb.) Lour. 358, **361**
  var. prolifera Y. T. Ma 361
Lloydia Salisb. ex Rchb. 42, **111**
 serotina (L.) Salisb. ex Rchb. **111**
 tibetica Baker ex Oliv. 111, **112**
Lophatherum Brongn. 705, **771**
 gracile Brongn. **772**
 sinense Rendle 772, **774**
Luzula DC. 636, **650**
 effusa Buchenau **650**
 multiflora (Ehrh.) Lej. 650, **651**
Lycoris Herb. 473, **490**
 albiflora Koidz. 490, **496**
 anhuiensis Y. Xu et G. J. Fan 490, **498**
 aurea (L'Hér.) Herb. 490, **494**
 chinensis Traub **495**
 guangxiensis Y. Xu et G. J. Fan 490, **496**
 houdyshelii Traub 490, **493**
 longituba Y. Xu et G. J. Fan 491, **499**
  var. flava Y. Xu et X. L. Huang **500**
  var. longituba **499**
 radiata (L'Hér.) Herb. 490, 223, **492**
 rosea Traub et Moldenke 490, **495**
 sprengeri Comes ex Baker 490, **498**
 squamigera Maxim. 490, **497**
Maianthemum F. H. Wigg. 44, **266**
 bifolium (L.) F. W. Schmidt **266**
Melanthium cochinchinense Lour. 344
Melica L. 707, **782**
 latifolia Roxb. ex Hornem. 769

onoei Franch. et Sav. **782**

scabrosa Trin. 782, **783**

Microstegium Nees 704, **891**

    vagans (Nees ex Steud.) A. Camus **891**

Milium globosum Thunb. 842

Miscanthus Andersson 704, **876**

    floridulus (Labill.) Warb. ex K. Schum. et Lauterb. 876, **877**

    nepalensis (Trin.) Hack. 876, **880**

    purpurascens Andersson 879

    sacchariflorus (Maxim.) Hack. 876, **878**, 882

    sinensis Andersson 876, **879**

Molineria crassifolia Baker 509

Monochoria C. Presl **568**

    hastata (L.) Solms 568, **569**

    korsakowii Regel et Maack 568

    vaginalis (Burm. f.) C. Presl ex Kunth 568, **570**

Montbretia × crocosmiiflora Lemoine ex Anonymous 584

Moraea Mill. 575, **592**

    iridioides L. **592**

Murdannia Royle 655, **663**

    bracteata (C. B. Clarke) O. Kuntze ex J. K. Morton 664, **671**

    divergens (C. B. Clarke) G. Brückn. 664, **669**

    edulis (Stokes) Faden 664, **667**

    japonica (Thunb.) Faden 664, **668**

    keisak (Hassk.) Hand.-Mazz. 664, **666**

    loriformis (Hassk.) R. S. Rao et Kammathy 664, **670**

    loureirii (Hance) R. S. Rao et Kammathy 667

    macrocarpa D. Y. Hong 664, **668**

    nudiflora (L.) Brenan 664, **669**

    simplex (Vahl) Brenan 664, **671**

    spectabilis (Kurz) Faden 664, **667**

    triquetra (Wall. ex C. B. Clarke) G. Brückn. 664, **665**

Narcissus L. 473, **500**

    jonquilla L. 500, **502**

    pseudonarcissus L. 500, **502**

    tazetta L. var. chinensis M. Roem. 500, **501**

Nechamandra Planch. 17, **22**

    alternifolia (Roxb.) Thwaites 22

Neosinocalamus Keng f. 701, **722**

    affinis (Rendle) Keng f. **722**

Neyraudia Hook. f. 707, **765**

    reynaudiana (Kunth) Keng ex Hitchc. **765**

Nomocharis Franch. 43, **173**

    aperta (Franch.) E. H. Wilson **173**

    forrestii Balf. f. 173

Notholirion Wall. ex Boiss. 42, **174**

    bulbuliferum (Lingelsh. ex H. Limpr.) Stearn **174**

    macrophyllum (D. Don) Boiss. 174, **175**

Oligobotrya henryi Baker 262

Operculina turpethum (L.) S. Manso 105

Ophiopogon Ker Gawl. 43, **364**

    amblyphyllus F. T. Wang et L. K. Dai 365, **370**

    angustifoliatus (F. T. Wang et T. Tang) S. C. Chen 365, **376**

    bockianus Diels 365, **376**

        var. angustifoliatus F. T. Wang et T. Tang 376

    bodinieri H. Lév. 366, **379**

        var. bodinieri **379**

        var. pygmaeus F. T. Wang et L. K. Dai **380**

    chingii F. T. Wang et T. Tang 365, **372**

    clavatus C. H. Wright ex Oliv. 365, **370**

    corifolius F. T. Wang et L. K. Dai 366, **377**

    dracaenoides (Baker) Hook. f. 365, **369**

    heterandrus F. T. Wang et L. K. Dai 365, **367**

    intermedius D. Don 366, **378**

    japonicus (L. f.) Ker Gawl. 366, **381**

    kansuensis Batalin 358

    latifolius L. Rodrigues 365, **374**

    mairei H. Lév. 365, **375**

    muscari Decne. 363

    paniculatus Z. Y. Zhu 365, **382**

    platyphyllus Merr. et Chun 365, **373**

    spicatus (Thunb.) Ker Gawl. var. communis Maxim. 363

    spicatus (Thunb.) Ker Gawl. var. minor Maxim. 359

    stenophyllus (Merr.) L. Rodr. 365, **375**

    sylvicola F. T. Wang et T. Tang 365, **368**

    szechuanensis F. T. Wang et T. Tang 365, **376**

    tonkinensis L. Rodr. 365, **371**

    tsaii F. T. Wang et T. Tang 365, **374**

    umbraticola Hance 366, **379**

Oplismenus P. Beauv. 703, **847**

    cruspavonis Kunth 852

    undulatifolius (Ard.) P. Beauv. **847**

    zelayensis Kunth 851

Orithyia dasystemon Regel 115

Orithyia edulis Miq. 113
Ornithogalum filiforme Ledeb. 109
Ornithogalum japonicum Thunb. 177
Orontium japonicum Thunb. 242
Oryza L. 705, **751**
    sativa L. **751**
        subsp. indica S. Kato **754**
        subsp. japonica S. Kato **756**
        subsp. sativa **751**
        var. glutinosa Blanco **756**
Ottelia Pers. **17**
    acuminata (Gagnep.) Dandy 17, **19**
    alismoides (L.) Pers. 17, **18**
Pancratium littoralis Jacq. 486
Panicum L. 702, **843**
    acutigluma (Steud.) Gilliland 861
    alopecuroides L. 872
    americanum L. 874
    amplexicaule Rudge 861
    assamicum Hook. f. 861
    ciliare Retz. 864
    colonum L. 849
    cordatum auct. non Buse 845
    crusgalli L. 850
        var. mite Pursh 851
    dactylon L. 835
    forbesianum Nees ex Steud. 867
    glaucum L. 871
    hispidulum Retz. 853
    ischaemum Schreb. 863
    italicum L. 869
    miliaceum L. 843, **844**
    notatum Retz. 843, **845**
    palmifolium J. Koenig 866
    plicatum Lam. 867
    pseudointerrupta Müll. Hal. 861
    radicosum J. Presl 863
    repens L. 843, **844**
    sanguinale L. 864
    syzigachne Steud. 810
    undulatifolium Ard. 847
    viride L. 868
Paradisea bulbuliferum Lingelsh. ex H. Limpr. 174

Paradisea minor C. H. Wright 84
Paris L. 43, **311**
    bashanensis F. T. Wang et T. Tang 311, **330**
    chinensis Franch. 317, 318
    cronquistii (Takht.) H. Li 311, **314**
    dunniana H. Lév. 311, **313**
    fargesii Franch. 311, **326**
        var. fargesii **326**
        var. petiolata (Baker ex C. H. Wright) F. T. Wang et T. Tang **327**
    forrestii (Takht.) H. Li 311, **328**
    hainanensis Merr. 313
    luquanensis H. Li 312, **324**
    mairei H. Lév. 312, **323**
    marmorata Stearn 325
    petiolata Baker ex C. H. Wright 327
    polyphylla Sm. 312, **314**, 329
        f. macrosepala H. Li 322
        subsp. marmorata (Stearn) H. Hara 325
        var. apetala (Hand.-Mazz.) F. T. Wang et T. Tang 328
        var. chinensis (Franch.) H. Hara 316, **317**, 321
        var. latifolia F. T. Wang et C. Yu Chang **323**
        var. polyphylla **314**
        var. pseudothibetica H. Li **322**
        var. pubescens Hand.-Mazz. 323
        var. stenophylla Franch. **318**, 323
        var. thibetica (Franch.) H. Hara 327
        var. yunnanensis (Franch.) Hand.-Mazz. 316, **319**
    pubescens (Hand.-Mazz.) F. T. Wang et T. Tang 323
    quadrifolia L. 311, **331**
    thibetica Franch. 311, **327**
        var. apetala Hand.-Mazz. **328**
        var. thibetica **327**
    vaniotii H. Lév. 311, **329**
    verticillata M. Bieb. 311, **329**
    violacea Lévl 325
    wenxianensis Z. X. Peng et R. N. Zhao 312, **324**
    yunnanensis Franch. 319, 321
Paspalum L. 703, **856**
    conjugatum P. J. Bergius 856, **859**
    distichum auct. non L. 860
    orbiculare G. Forst. 857, **858**
    paspalodes (Michx.) Scribn. 857, **860**

scrobiculatum L. 857
thunbergii Kunth ex Steud. 857, **858**
villosum Thunb. 855

Peliosanthes Andrews 43, **382**
macrostegia Hance 382, **384**
ophiopogonoides F. T. Wang et T. Tang 382, **383**
sinica F. T. Wang et T. Tang 382, **383**
stenophylla Merr. 375
teta Andrews 382, **384**

Pennisetum Rich. 703, **872**
alopecuroides (L.) Spreng. **872**
americanum (L.) Leeke 872, **874**
centrasiaticum Tzvelev 872, **873**, 882
flaccidum auct. non Griseb. 873
glaucum L. 874

Periballanthus involucratus Franch. et Sav. 280

Phaenosperma Munro ex Benth. 708, **839**
globosa Munro ex Benth. **839**

Phalaris L. 706, **803**
arundinacea L. **804**
hispida Thunb. 908
oryzoides L. 759
zizanioides L. 899

Philydrum Banks et Sol. ex Gaertn. **634**
lanuginosum Banks et Sol. ex Gaertn. **634**

Phleum L. 706, **811**
paniculatum Huds. **811**
pratense L. 811, **812**

Phragmites Adans. 707, **766**
australis (Cav.) Trin. ex Steud. 766, 764, **767**
communis Trin. 767
karka (Retz.) Trin. ex Steud. 766, **767**, 769

Phyllostachys Siebold et Zucc. 700, **724**
aurea Carrière ex Rivière et C. Rivière 725, **728**
bambusoides Siebold et Zucc. 725, **738**
f. bambusoides **738**
f. lacrima-deae Keng f. et T. H. Wen **739**
bambusoides var. aurea (Carrière ex Rivière et C. Rivière)
Makino 728
edulis (Carrière) J. Houz. 725, 730, **734**
formosana Hayata 728
glauca McClure 725, **729**
henonis Mitford 736

heteroclada Oliv. 726, **740**
f. heteroclada **740**
f. solida (McClure) C. P. Wang et Z. H. Yu **741**
heterocycla (Carrière) S. Matsum. cv. gracilis 734
cv. pubescens 734
iridescens C. Y. Yao et S. Y. Chen 725, **731**
lithophila Hayata 738
makinoi Hayata 724, **727**
meyeri McClure 725, **728**
nidularia Munro 726, **740**
nigra (Lodd. ex Lindl.) Munro 725, **735**
var. henonis (Mitford) Stapf ex Rendle 714, **736**
var. nigra **735**
nuda McClure 725, **729**
parvifolia C. D. Chu et H. Y. Chou 725, **742**
propinqua McClure 725, **730**
puberula (Miq.) Munro 736
pubescens Mazel ex J. Houz. 734
sulphurea (Carrière) Rivière et C. Rivière 724, **726**
var. sulphurea **726**
var. viridis Rob. A. Young **726**
violascens (Carrière) Rivière et C. Rivière 725, **733**
vivax McClure 725, **732**

Physkium natans Lour. 21

Pleioblastus Nakai 702, **745**
actinotrichus (Merr. et Chun) Keng f. 743
amarus (Keng) Keng f. **745**

Pleione bulbocodioides (Franch.) Rolfe 106
Pleione yunnanensis (Rolfe) Rolfe 106
Pleuroplitis centrasiatica Griseb. 909

Poa L. 706, **775**
annua L. 775, **777**
atrovirens Desf. 820
brownii Kunth 820
chinensis L. 828
cilianensis All. 824
ferruginea Thunb. 822
hirta Thunb. 841
japonica Thunb. 825
pilosa L. 823
pratensis L. **775**
pungens M. Bieb. 818
sibirica Roshev. 775, **777**

sphondylodes Trin. 775, **778**

tenella L. 824

Pogonatherum P. Beauv. 704, **893**

crinitum (Thunb.) Kunth 893, **894**

paniceum (Lam.) Hack. 893, **894**

Polianthes L. 446, **471**

tuberosa L. **471**

Pollia Thunb. 655, **660**

hasskarlii R. S. Rao 660, **661**

japonica Thunb. **660**

miranda (H. Lév.) H. Hara 660, **663**

omeiensis D. Y. Hong 663

subumbellata (C. B. Clarke) C. B. Clarke 660, **662**

thyrsiflora (Blume) Endl. ex Hassk. 660, **662**

Pollinia gratum (Hack.) A. Camus 891

Pollinia vagans Nees ex Steud. 891

Polygonatum Mill. 44, **277**

acuminatifolium Kom. 279, **283**

altelobatum Hayata 278, **295**

alternicirrhosum Hand.-Mazz. 278, **297**

arisanense Hayata 279, **289**

cathcartii Baker 278, **296**

cirrhifolium (Wall.) Royle 278, **304**

curvistylum Hua 278, **299**

cyrtonema Hua 279, **290**, 293

desoulavyi Kom. 277, **281**

filipes Merr. ex C. Jeffrey et McEwan 279, **289**

franchetii Hua 278, **288**

gracile P. Y. Li 278, **300**

hirtellum Hand.-Mazz. 277, **297**

hookeri Baker 278, **293**

humile Fisch. ex Maxim. 279, **284**

inflatum Kom. 279, **282**

involucratum (Franch. et Sav.) Maxim. 277, **280**

kingianum Collett et Hemsl. 278, **292**

macropodium Turcz. **288**

megaphyllum P. Y. Li 277, **282**

nodosum Hua 279, **291**

odoratum (Mill.) Druce 279, **285**

oppositifolium (Wall.) Royle 278, **296**

prattii Baker 278, **298**

punctatum Royle ex Kunth 278, **294**

roseum (Ledeb.) Kunth 278, **301**

sibiricum Redouté 302

stenophyllum Maxim. 278, **300**

tessellatum F. T. Wang et T. Tang 278, **297**

uncinatum Diels 292

verticillatum (L.) All. 278, **298**

zanlanscianense Pamp. 278, **305**

Polypogon Desf. 706, **809**

fugax Nees ex Steud. **809**

higegaweri Steud. 809

Pontederia crassipes Mart. 572

Pontederia dubia Blume 20

Pontederia hastata L. 569

Pontederia vaginalis Burm. f. 570

Potamogeton L. **28**

crispus L. 28, **31**

cristatus Regel et Maack 29, **38**

distinctus A. Benn. 28, **37**

heterophyllus Schreb. 29, **35**

maackianus A. Benn. 28, **30**

malaianus Miq. 28, **34**

natans L. 29, **36**

octandrus Poir. 29, **39**

pectinatus L. 28, **39**

perfoliatus L. 28, **33**

polygonifolius Pourr. 29, **37**

pusillus L. 28, **30**

Pseudosclerochloa Tzvelev 706, **779**

kengiana (Ohwi) Tzvelev **779**

Puccinellia kengiana Ohwi 779

Reineckea Kunth 44, **230**

carnea (Andrews) Kunth **230**

Rhinopetalum karelinii Fisch. ex D. Don 138

Rhoeo discolor (L'Hér.) Hance ex Walp. 682

Roegneria K. Koch 706, **793**

calcicola Keng ex Keng et S. L. Chen 793, **795**

ciliaris (Trin.) Nevski 794, **795**

kamoji (Ohwi) Keng et S. L. Chen 793, **794**

var. kamoji **794**

var. macerrima Keng **794**

serotina Keng ex Keng et S. L. Chen 794, **795**

Rohdea Roth 44, **242**

japonica (Thunb.) Roth **242**

tui F. T. Wang et T. Tang 242

Rottboellia L. f. 703, **914**
    cochinchinensis (Lour.) Clayton **914**
    exaltata (L.) L. f. 914
Roxburghia japonica Blume 440
Roxburghia sessilifolia Miq. 436
Saccharum L. 704, **883**
    arundinaceum Retz. 883, **886**
    floridulum Labill. 877
    officinarum L. 883, **885**
    paniceum Lam. 894
    rufipilum Steud. 887
    sinense Roxb. 884, **886**
    spontaneum L. 383, **884**
Sacciolepis Nash 702, **846**
    indica (L.) Chase **846**
Sagittaria L. **1**
    guayanensis Kunth subsp. lappula (D. Don) Bogin 1, **2**
    lappula D. Don 2
    pygmaea Miq. 1, **5**
    sagittifolia L. 3
        var. edulis (Schltdl.) Siebold ex Miq. 4
    sinensis Sims 4
    trifolia L. 1, **2**
        var. edulis (Schltdl.) Ohwi ex W. T. Lee 4
        var. sinensis (Sims) Makino **4**
        var. trifolia **2**
Sansevieria Thunb. 446, **462**
    carnea Andrews 230
    laurentii De Wild. 464
    trifasciata Prain **462**
        var. laurentii (De Wild.) N. E. Br. **464**
        var. trifasciata **462**
Schizocapsa Hance **518**
    plantaginea Hance **519**
Schizostachyum Nees 701, **750**
    chinense Rendle 717, **750**
Scilla scilloides (Lindl.) Druce 177
Sclerochloa kengiana (Ohwi) Tzvelev 779
Serpicula verticillata L. f. 23
Setaria P. Beauv. 703, **865**
    faberi R. A. W. Herrm. 865, **870**
    forbesiana (Nees ex Steud.) Hook. f. 865, **867**
    geniculata P. Beauv. 865, **872**
    glauca (L.) P. Beauv. 865, **871**
    italica (L.) P. Beauv. 865, **869**
    italica (L.) P. Beauv var. germanica (Mill.) Schrad. 869
    palmifolia (J. Koenig) Stapf 865, **866**
    plicata (Lam.) T. Cooke 865, **867**
    viridis (L.) P. Beauv. 865, **868**
Sinobambusa gibbosa McClure 724
Sinocalamus affinis (Rendle) McClure 722
Sinocalamus beecheyanus (Munro) McClure var. pubescens P. F. Li 718
Sinocalamus giganteus (Wall. ex Munro) A. Camus 719
Sinocalamus latiflorus (Munro) McClure 720
Sinocalamus minor McClure 721
Sinocalamus oldhamii (Munro) McClure 717
Smilacina Desf. 44, **256**
    atropurpurea (Franch.) F. T. Wang et T. Tang 257, **263**
    bifolia (L.) Desf. 266
    dahurica Turcz. ex Fisch. et C. A. Mey. 256, **257**
    henryi (Baker) H. Hara 257, **262**
    japonica A. Gray 257, **261**, 287
    lichiangensis (W. W. Sm.) W. W. Sm. 256, **264**
    oleracea (Baker) Hook. f. et Thomson 257, **260**
    paniculata (Baker) F. T. Wang et T. Tang 259
    purpurea Wall. 257, **258**
    tatsienensis (Franch.) H. R. Wehrh. **259**
    tubifera Batalin 256, **265**
Smilax L. 43, **393**
    aberrans Gagnep. 394, **417**
    arisanensis Hayata 395, **422**
    aspericaulis Wall. ex A. DC. 395, **427**
    bracteata C. Presl 396, **426**
    chapaensis Gagnep. 395, **425**
    china L. 394, **402**, 407, 421
    chingii F. T. Wang et T. Tang 394, **407**
    cocculoides Warb. 395, **428**
    corbularia Kunth 394, **416**
    davidiana A. DC. 394, **405**
    discotis Warb. **410**
    ferox Wall. ex Kunth 394, **406**, 409
    gagnepainii T. Koyama 395, **429**
    gaudichaudiana Kunth 434
    glabra Roxb. 395, **419**, 421, 433
    glaucochina Warb. **410**

hypoglauca Benth. 394, **416**
impressinervia F. T. Wang et T. Tang 424
kwangsiensis F. T. Wang et T. Tang 395, **425**
lanceifolia Roxb. 396, **423**
 var. elongata (Warb.) F. T. Wang et T. Tang 424
 var. impressinervia (F. T. Wang et T. Tang) T. Koyama 424
 var. lanceifolia 423
 var. opaca A. DC. 421, **424**
lebrunii H. Lév. 394, **408**
lunglingensis F. T. Wang et T. Tang 395, **428**
mairei H. Lév. **417**, 421
menispermoidea A. DC. 395, **414**, 421
microphylla C. H. Wright 395, **418**
munita S. C. Chen 394, **422**
nana F. T. Wang 394, **414**
nigrescens F. T. Wang et C. L. Tang ex P. Y. Li 394, **411**
nipponica Miq. 393, **398**
ocreata A. DC. 395, **430**
outanscianensis Pamp. 394, **409**
perfoliata Lour. 395, **430**
polycolea Warb. **409**
rigida Wall. ex Kunth 422
riparia A. DC. 394, **399**
 var. acuminata (C. H. Wright) F. T. Wang et T. Tang **400**
 var. riparia **399**
scobinicaulis C. H. Wright 394, **401**
sieboldii Miq. 394, **400**
stans Maxim. 395, **412**
tetraptera Gagnep. 429
trachypoda J. B. Norton 395, **413**

Sorghum Moench 704, **896**
 bicolor (L.) Moench 896, **897**
 dochna (Forssk.) Snowden 896, **897**
 propinquum (Kunth) Hitchc. **896**
 vulgare Pers. 897
  var. saccharatum Boerl. 897

Spatholirion Ridl. 655, **658**
 longifolium (Gagnep.) Dunn **658**

Speirantha Baker 44, **226**
 gardenii (Hook.) Baill. **226**

Spinifex L. 703, **875**
 littoreus (Burm. f.) Merr. **875**

Spodiopogon Trin. 704, **887**
 cotulifer (Thunb.) Hack. 890
 sagittifolius Rendle **888**
 sibiricus Trin. 888, 882, **889**

Sporobolus R. Br. 708, **837**
 diandrus (Retz.) P. Beauv. **837**
 elongatus R. Br. 838
 fertilis (Steud.) Clayton 837, **838**

Stachyopogon pauciflora Klotzsch 388
Stegosia cochinchinensis Lour. 914

Stemona Lour. **435**
 japonica (Blume) Miq. **440**
 mairei (H. Lév.) K. Krause **439**
 parviflora C. H. Wright 435, **438**
 sessilifolia (Miq.) Miq. 435, **436**
 tuberosa Lour. **443**

Stenotaphrum Trin. 703, **874**
 helferi Munro ex Hook. f. **874**

Stipa caragana Trin. 816
Stipa inebrians Hance 816
Stipa littorea Burm. f. 875
Stipa splendens Trin. 815
Stratiotes alismoides L. 18

Streptolirion Edgew. 655, **656**
 volubile Edgew. **657**

Streptopus Michx. 44, **274**
 obtusatus Fassett **274**
 parviflorus Franch. 274, **276**
 simplex D. Don 274, **275**

Tacca J. R. Forst. et G. Forst. **514**
 chantrieri André **515**

Themeda Forssk. 704, **911**
 caudata (Nees) A. Camus **912**
 japonica (Willd.) Tanaka 912, **913**
 villosa (Poir.) A. Camus **912**

Thysanolaena Nees 707, **769**
 latifolia (Roxb. ex Hornem.) Honda 67, **769**
 maxima (Roxb.) Kuntze 769

Tinospora saggittata (Oliv.) Gagnep. var. yunanensis (S. Y. Hu) H. S. Lo 106

Tofieldia Huds. 43, **45**
 divergens Bureau et Franch. **45**
 setchuenensis Franch. 46

thibetica Franch. 45, **46**

yunnanensis Franch. 45

Tovaria atropurpurea Franch. 263

Tovaria bodinieri H. Lév. et Vaniot 271

Tovaria lichiangensis W. W. Sm. 264

Tovaria longistyla H. Lév. et Vaniot 268

Tovaria oleracea Baker 260

Tovaria tatsienensis Franch. 259

Tradescantia L. 655, **682**

spathacea Sw. **682**

vaga Lour. 672

virginiana L. 682, **684**

zebrina Heynh. ex Bosse 682, **683**

Triarrhena sacchariflora (Maxim.) Nakai 878

Tricyrtis Wall. 43, **67**

formosana Baker 67, **69**

latifolia Maxim. 67, **70**

macropoda Miq. 67, **68**

maculata (D. Don) J. F. Macbr. 68

pilosa Wall. 67, **68**

Triglochin L. **25**

maritimum L. 25, **26**

palustre L. **25**

Trillium L. 43, **332**

govanianum Wall. ex Royle 332, **337**

kamtschaticum Pall. ex Pursh 332, **333**

tschonoskii Maxim. 332, **335**

Tripogon Roem. et Schult. 708, **829**

longearistatus Hack. ex Honda **829**

Triticum L. 705, **791**

aestivum L. **791**

chinense Trin. 786

ciliare Trin. 795

desertorum Fisch. ex Link 798

repens L. 796

secalinum Georgi 786

Tritonia crocosmiiflora G. Nicholson 584

Tulipa L. 42, **113**

altaica Pall. ex Spreng. 113, **115**

dasystemon (Regel) Regel 113, **115**

edulis (Miq.) Baker 113

gesneriana L. 113, **116**

iliensis Regel 113, **114**

Tupistra Ker Gawl. 44, **232**

aurantiaca Wall. ex Baker 232, **234**

chinensis Baker 232, **238**

emeiensis Z. Y. Zhu 232, **236**

ensifolia F. T. Wang et T. Tang 232, **241**

fimbriata Hand.-Mazz. 232, **237**

tui (F. T. Wang et T. Tang) F. T. Wang et T. Tang 232, **242**

wattii (C. B. Clarke) Hook. f. 232, **235**

Uvularia viridescens Maxim. 267

Vallisneria L. 17, **21**

alternifolia Roxb. 22

natans (Lour.) H. Hara **21**

Veratrum L. **52**

album L. var. grandiflorum Maxim. ex Baker 60

album L. var. lobelianum Koch 59

dahuricum (Turcz.) Loes. 52, **56**

grandiflorum (Maxim. ex Baker) Loes. 52, **60**

japonicum (Baker) Loes. 63

lobelianum Bernh. 52, **59**

maackii Regel 52, **62**

mengtzeanum Loes. 52, **66**

nigrum L. 52, **54**

oxysepalum Turcz. 52, **58**

patulum Loes. 58

schindleri Loes. 52, **63**

stenophyllum Diels 52, **64**

var. stenophyllum **64**

var. taronense F. T. Wang et Z. H. Tsi **65**

taliense Loes. 52, **66**

Vetiveria Bory 704, **899**

zizanioides (L.) Nash **899**

Xyris L. **685**

capensis Thunb. var. schoenoides (Mart.) Nilsson 685, **686**

complanata R. Br. 685, **687**

indica L. **685**

pauciflora Willd. 685, **688**

schoenoides Mart. 686

Ypsilandra Franch. 44, **48**

alpina F. T. Wang et T. Tang 48, **52**

cavaleriei H. Lév. et Vaniot 48, **50**

parviflora F. T. Wang et T. Tang 50

thibetica Franch. 48, **49**

yunnanensis W. W. Sm. et Jeffrey 48, **51**

Yucca L. **446**
   gloriosa L. **447**
Zea L. 705, **917**
   mays L. **917**
Zebrina pendula Schnizl. 683
Zephyranthes Herb. 473, **479**
   candida (Lindl.) Herb. 479, **480**
   grandiflora Lindl. 479, **481**
Zizania L. 705, **761**
   caduciflora (Turcz.) Hand.-Mazz., nom. illeg. 761
   latifolia (Griseb.) Turcz. ex Stapf **761**, 769
Zostera L. 28, **40**
   marina L. **40**

《中国药用植物志》科名分卷索引

(第 1 卷收载菌类、地衣、藻类、苔藓、蕨类、裸子植物；第 2~10 卷收载被子植物双子叶类群；
第 11~12 卷收载被子植物单子叶类群)

按科中文名汉语拼音字母顺序排列

科中文名	科拉丁名	卷号	科中文名	科拉丁名	卷号
安息香科	Styracaceae	8	唇形科	Lamiaceae (Labiatae)	9
八角枫科	Alangiaceae	7	刺孢多孔菌科	Bondarzewiaceae	1
八角科	Illiciaceae	2	刺革菌科	Hymenochaetaceae	1
芭蕉科	Musaceae	12	丛藓科	Pottiaceae	1
白齿藓科	Leucodontaceae	1	酢浆草科	Oxalidaceae	5
白发藓科	Leucobryaceae	1	脆柄菇科	Psathyrellaceae	1
白花菜科	Capparaceae	4	大风子科	Flacourtiaceae	6
白花丹科	Plumbaginaceae	8	大戟科	Euphorbiaceae	5
百部科	Stemonaceae	11	大血藤科	Sargentodoxaceae	3
百合科	Liliaceae	11	灯心草科	Juncaceae	11
柏桉藻科	Bonnemaisoniaceae	1	等片藻科	Diatomaceae	1
柏科	Cupressaceae	1	地卷衣科	Peltigeraceae	1
败酱科	Valerianaceae	10	地钱科	Marchantiaceae	1
坂氏齿菌科 (烟白齿菌科)	Bankeraceae	1	地星科	Geastraceae	1
			钉菇科	Gomphaceae	1
蚌壳蕨科	Dicksoniaceae	1	冬青科	Aquifoliaceae	6
报春花科	Primulaceae	7	豆科	Fabaceae (Leguminosae)	5
闭鞘姜科	Costaceae	12	毒鼠子科	Dichapetalaceae	6
鞭枝藻科	Mastigocladaceae	1	杜鹃花科	Ericaceae	7
伯乐树科	Bretschneideraceae	6	杜英科	Elaeocarpaceae	6
草海桐科	Goodeniaceae	10	杜仲科	Eucommiaceae	2
侧耳科	Pleurotaceae	1	椴树科	Tiliaceae	6
叉蕨科	Aspidiaceae	1	多孔菌科	Polyporaceae	1
茶茱萸科	Icacinaceae	6	多毛藻科	Polyblepharidaceae	1
颤藻科	Oscillatoriaceae	1	鹅膏菌科	Amanitaceae	1
车前蕨科	Antrophyaceae	1	耳匙菌科	Auriscalpiaceae	1
车前科	Plantaginaceae	9	耳叶苔科	Frullaniaceae	1
柽柳科	Tamaricaceae	6	番荔枝科	Annonaceae	2
翅藻科	Alariaceae	1	番木瓜科	Caricaceae	6
翅子藤科	Hippocrateaceae	6	番杏科	Aizoaceae	2
虫草菌科	Cordycipitaceae	1	防己科	Menispermaceae	3
川续断科	Dipsacaceae	10	肺衣科	Lobariaceae	1

中文名	拉丁名	卷	中文名	拉丁名	卷
粉褶菌科	Entolomataceae	1	胡椒科	Piperaceae	3
凤梨科	Bromeliaceae	11	胡麻科	Pedaliaceae	9
凤尾蕨科	Pteridaceae	1	胡桃科	Juglandaceae	2
凤尾藓科	Fissidentaceae	1	胡颓子科	Elaeagnaceae	6
凤仙花科	Balsaminaceae	6	壶藓科	Splachnaceae	1
浮萍科	Lemnaceae	12	葫芦科	Cucurbitaceae	6
复囊菌科	Diplocystidiaceae	1	葫芦藓科	Funariaceae	1
干腐菌科	Serpulaceae	1	槲蕨科	Drynariaceae	1
橄榄科	Burseraceae	5	虎耳草科	Saxifragaceae	4
刚毛藻科	Cladophoraceae	1	虎皮楠科	Daphniphyllaceae	5
革菌科	Thelephoraceae	1	花耳科	Dacrymycetaceae	1
珙桐科	Davidiaceae	7	花蔺科	Butomaceae	11
沟繁缕科	Elatinaceae	6	花荵科	Polemoniaceae	8
古柯科	Erythroxylaceae	5	花柱草科	Stylidiaceae	10
谷精草科	Eriocaulaceae	11	桦木科	Betulaceae	2
骨碎补科	Davalliaceae	1	槐叶蘋科	Salviniaceae	1
挂钟菌科	Cyphellaceae	1	黄眼草科	Xyridaceae	11
观音座莲科	Angiopteridaceae	1	黄杨科	Buxaceae	6
光柄菇科	Pluteaceae	1	灰藓科	Hypnaceae	1
鬼笔科	Phallaceae	1	火筒树科	Leeaceae	6
海带科	Laminariaceae	1	鸡油菌科	Cantharellaceae	1
海金沙科	Lygodiaceae	1	姬蕨科	Hypolepidaceae	1
海膜科	Halymeniaceae	1	蒺藜科	Zygophyllaceae	5
海桑科	Sonneratiaceae	7	夹竹桃科	Apocynaceae	8
海桐花科	Pittosporaceae	4	剑蕨科	Loxogrammaceae	1
海蕴科	Spermatochnaceae	1	江蓠科	Gracilariaceae	1
旱金莲科	Tropaeolaceae	5	姜科	Zingiberaceae	12
禾本科	Poaceae (Gramineae)	11	胶须藻科	Rivulariaceae	1
合囊蕨科	Marattiaceae	1	礁膜科	Monostromataceae	1
褐褶菌科	Gloeophyllaceae	1	酵母科	Saccharomycetaceae	1
黑粉菌科	Ustilaginaceae	1	金发藓科	Polytrichaceae	1
黑三棱科	Sparganiaceae	12	金虎尾科	Malpighiaceae	5
红豆杉科	Taxaceae	1	金莲木科	Ochnaceae	3
红菇科	Russulaceae	1	金缕梅科	Hamamelidaceae	4
红翎菜科	Solieriaceae	1	金粟兰科	Chloranthaceae	3
红毛菜科	Bangiaceae	1	金星蕨科	Thelypteridaceae	1
红木科	Bixaceae	6	金鱼藻科	Ceratophyllaceae	3
红盘衣科	Ophioparmaceae	1	堇菜科	Violaceae	6
红曲菌科	Monascaceae	1	锦葵科	Malvaceae	6
红树科	Rhizophoraceae	7	旌节花科	Stachyuraceae	6
红叶藻科	Delesseriaceae	1	景天科	Crassulaceae	4
红球藻科	Haematococcaceae	1	桔梗科	Campanulaceae	10
猴头菌科	Hericiaceae	1	菊科	Asteraceae (Compositae)	10

中文名	学名	数	中文名	学名	数
蒟蒻薯科	Taccaceae	11	鹿蹄草科	Pyrolaceae	7
巨藻科	Lessoniaceae	1	轮藻科	Characeae	1
卷柏科	Selaginellaceae	1	罗汉松科	Podocarpaceae	1
绢藓科	Entodontaceae	1	萝藦科	Asclepiadaceae	8
蕨科	Pteridiaceae	1	裸子蕨科	Hemionitidaceae	1
蕨藻科	Caulerpaceae	1	落葵科	Basellaceae	2
爵床科	Acanthaceae	9	麻黄科	Ephedraceae	1
壳斗科	Fagaceae	2	马鞭草科	Verbenaceae	8
口蘑科（白蘑科）	Tricholomataceae	1	马齿苋科	Portulacaceae	2
苦槛蓝科	Myoporaceae	9	马兜铃科	Aristolochiaceae	3
苦苣苔科	Gesneriaceae	9	马钱科	Loganiaceae	8
苦木科	Simaroubaceae	5	马桑科	Coriariaceae	5
块菌科	Tuberaceae	1	马尾树科	Rhoipteleaceae	2
腊梅科	Calycanthaceae	2	马尾藻科	Sargassaceae	1
蜡伞科	Hygrophoraceae	1	买麻藤科	Gnetaceae	1
兰花蕉科	Lowiaceae	12	麦角菌科	Clavicipitaceae	1
兰科	Orchidaceae	12	满江红科	Azollaceae	1
蓝果树科	Nyssaceae	7	蔓藓科	Meteoriaceae	1
狸藻科	Lentibulariaceae	9	牻牛儿苗科	Geraniaceae	5
离褶伞科	Lyophyllaceae	1	毛茛科	Ranunculaceae	3
藜科	Chenopodiaceae	2	茅膏菜科	Droseraceae	3
里白科	Gleicheniaceae	1	铆钉菇科	Gomphidiaceae	1
丽口包科	Calostomataceae	1	梅衣科	Parmeliaceae	1
连香树科	Cercidiphyllaceae	3	美人蕉科	Cannaceae	12
莲叶桐科	Hernandiaceae	3	猕猴桃科	Actinidiaceae	3
楝科	Meliaceae	5	膜蕨科	Hymenophyllaceae	1
蓼科	Polygonaceae	2	蘑菇科（伞菌科）	Agaricaceae	1
列当科	Orobanchaceae	9	墨角藻科	Fucaceae	1
裂褶菌科	Schizophyllaceae	1	木耳科	Auriculariaceae	1
鳞毛蕨科	Dryopteridaceae	1	木兰科	Magnoliaceae	2
鳞始蕨科	Lindsaeaceae	1	木麻黄科	Casuarinaceae	2
灵芝科	Ganodermataceae	1	木棉科	Bombacaceae	6
菱科	Trapaceae	7	木通科	Lardizabalaceae	3
菱形藻科	Nitzschiaceae	1	木犀科	Oleaceae	8
领春木科	Eupteleaceae	3	木贼科	Equisetaceae	1
瘤足蕨科	Plagiogyriaceae	1	内枝藻科	Endocladiaceae	1
柳叶菜科	Onagraceae	7	泥炭藓科	Sphagnaceae	1
柳叶藓科	Amblystegiaceae	1	拟层孔菌科	Fomitopsidaceae	1
龙胆科	Gentianaceae	8	念珠藻科	Nostocaceae	1
龙脑香科	Dipterocarpaceae	3	牛肝菌科	Boletaceae	1
龙舌兰科	Agavaceae	11	牛毛藓科	Ditrichaceae	1
露兜树科	Pandanaceae	12	牛舌菌科	Fistulinaceae	1
卤蕨科	Acrostichaceae	1	牛栓藤科	Connaraceae	4

中文科名	拉丁科名	卷
泡头菌科（膨瑚菌科）	Physalacriaceae	1
皮叶苔科	Targioniaceae	1
苹科	Marsileaceae	1
瓶尔小草科	Ophioglossaceae	1
瓶口衣科	Verrucariaceae	1
葡萄科	Vitaceae	6
七叶树科	Hippocastanaceae	6
七指蕨科	Helminthostachyaceae	1
桤叶树科	Clethraceae	7
槭树科	Aceraceae	5
漆树科	Anacardiaceae	5
歧裂灰包科	Phelloriniaceae	1
千屈菜科	Lythraceae	7
荨麻科	Urticaceae	2
钱苔科	Ricciaceae	1
茜草科	Rubiaceae	8
蔷薇科	Rosaceae	4
茄科	Solanaceae	9
清风藤科	Sabiaceae	6
秋海棠科	Begoniaceae	6
球盖菇科	Strophariaceae	1
球盖蕨科	Peranemataceae	1
球腔菌科	Mycosphaerellaceae	1
球子蕨科	Onocleaceae	1
曲背藓科	Oncophoraceae	1
曲尾藓科	Dicranaceae	1
忍冬科	Caprifoliaceae	10
韧革菌科	Stereaceae	1
肉杯菌科	Sarcoscyphaceae	1
肉豆蔻科	Myristicaceae	2
肉座菌科	Hypocreaceae	1
乳牛杆菌科	Suillaceae	1
瑞香科	Thymelaeaceae	6
三白草科	Saururaceae	3
三尖杉科	Cephalotaxaceae	1
伞形科	Apiaceae (Umbelliferae)	7
桑寄生科	Loranthaceae	2
桑科	Moraceae	2
沙菜科	Hypneaceae	1
莎草蕨科	Schizaeaceae	1
莎草科	Cyperaceae	12
山茶科	Theaceae	3
山矾科	Symplocaceae	8
山榄科	Sapotaceae	8
山龙眼科	Proteaceae	2
山柚子科	Opiliaceae	2
山茱萸科	Cornaceae	7
杉科	Taxodiaceae	1
杉叶藻科	Hippuridaceae	7
杉藻科	Gigartinaceae	1
珊瑚菌科	Clavariaceae	1
珊瑚藻科	Corallinaceae	1
珊瑚枝科	Stereocaulaceae	1
商陆科	Phytolaccaceae	2
芍药科	Paeoniaceae	3
舌蕨科	Elaphoglossaceae	1
蛇菰科	Balanophoraceae	2
蛇苔科	Conocephalaceae	1
肾蕨科	Nephrolepidaceae	1
绳藻科	Chordaceae	1
省沽油科	Staphyleaceae	6
十字花科	Brassicaceae (Cruciferae)	4
石莼科	Ulvaceae	1
石耳科	Umbilicariaceae	1
石花菜科	Gelidiaceae	1
石榴科	Punicaceae	7
石蕊科	Cladoniaceae	1
石杉科	Huperziaceae	1
石松科	Lycopodiaceae	1
石蒜科	Amaryllidaceae	11
石竹科	Caryophyllaceae	2
实蕨科	Bolbitidaceae	1
使君子科	Combretaceae	7
柿科	Ebenaceae	8
书带蕨科	Vittariaceae	1
鼠李科	Rhamnaceae	6
薯蓣科	Dioscoreaceae	11
树花科	Ramalinaceae	1
双扇蕨科	Dipteridaceae	1
双星藻科	Zygnemataceae	1
霜降衣科	Icmadophilaceae	1
霜霉科	Peronosporaceae	1
水鳖科	Hydrocharitaceae	11
水蕨科	Parkeriaceae	1
水龙骨科	Polypodiaceae	1
水马齿科	Callitrichaceae	8

中文名	学名	数	中文名	学名	数
水麦冬科	Juncaginaceae	11	西番莲科	Passifloraceae	6
水玉簪科	Burmanniaceae	11	稀子蕨科	Monachosoraceae	1
睡菜科	Menyanthaceae	8	膝沟藻科	Gonyaulaceae	1
睡莲科	Nymphaeaceae	3	仙菜科	Ceramiaceae	1
丝膜菌科	Cortinariaceae	1	仙茅科	Hypoxidaceae	11
丝藻科	Ulotrichaceae	1	仙人掌科	Cactaceae	2
松节藻科	Rhodomelaceae	1	苋科	Amaranthaceae	2
松科	Pinaceae	1	线形虫草科	Ophiocordycipitaceae	1
松叶蕨科	Psilotaceae	1	香蒲科	Typhaceae	12
松藻科	Codiaceae	1	小檗科	Berberidaceae	3
苏铁科	Cycadaceae	1	小二仙草科	Haloragaceae	7
粟米草科	Molluginaceae	2	小菇科	Mycenaceae	1
桫椤科	Cyatheaceae	1	小皮伞科	Marasmiaceae	1
锁阳科	Cynomoriaceae	7	小球藻科	Chlorellaceae	1
塔藓科	Hylocomiaceae	1	绣球菌科	Sparassidaceae	1
檀香科	Santalaceae	2	须腹菌科	Rhizopogonaceae	1
炭角菌科	Xylariaceae	1	萱藻科	Scytosiphonaceae	1
桃金娘科	Myrtaceae	7	玄参科	Scrophulariaceae	9
藤黄科	Clusiaceae (Guttiferae)	3	悬铃木科	Platanaceae	4
提灯藓科	Mniaceae	1	旋花科	Convolvulaceae	8
蹄盖蕨科	Athyriaceae	1	鸭跖草科	Commelinaceae	11
天南星科	Araceae	12	亚灰树花菌科	Meripilaceae	1
田葱科	Philydraceae	11	亚麻科	Linaceae	5
铁钉菜科	Ishigeaceae	1	岩蕨科	Woodsiaceae	1
铁角蕨科	Aspleniaceae	1	岩梅科	Diapensiaceae	7
铁青树科	Olacaceae	2	眼子菜科	Potamogetonaceae	11
铁线蕨科	Adiantaceae	1	羊肚菌科	Morchellaceae	1
筒菌科	Tubiferaceae	1	杨柳科	Salicaceae	2
透骨草科	Phrymaceae	9	杨梅科	Myricaceae	2
碗蕨科	Dennstaedtiaceae	1	野牡丹科	Melastomataceae	7
万年藓科	Climaciaceae	1	衣藻科	Chlamydomonadaceae	1
网地藻科	Dictyotaceae	1	阴地蕨科	Botrychiaceae	1
网褶菌科	Paxillaceae	1	银耳科	Tremellaceae	1
微球黑粉菌科	Microbotryaceae	1	银杏科	Ginkgoaceae	1
卫矛科	Celastraceae	6	罂粟科	Papaveraceae	4
魏氏苔科	Wiesnerellaceae	1	硬皮马勃科	Sclerodermataceae	1
乌毛蕨科	Blechnaceae	1	疣冠苔科	Aytoniaceae	1
无患子科	Sapindaceae	6	榆科	Ulmaceae	2
梧桐科	Sterculiaceae	6	羽藓科	Thuidiaceae	1
蜈蚣衣科	Physciaceae	1	雨久花科	Pontederiaceae	11
五加科	Araliaceae	7	雨蕨科	Gymnogrammitidaceae	1
五味子科	Schisandraceae	2	玉蕊科	Lecythidaceae	7
五桠果科	Dilleniaceae	3	育叶藻科	Phyllophoraceae	1

中文名	拉丁名	卷号	中文名	拉丁名	卷号
鸢尾科	Iridaceae	11	珠藓科	Bartramiaceae	1
远志科	Polygalaceae	5	猪笼草科	Nepenthaceae	3
芸香科	Rutaceae	5	竹芋科	Marantaceae	12
泽泻科	Alismataceae	11	桩菇科	Tapinellaceae	1
栅藻科	Scenedesmaceae	1	紫草科	Boraginaceae	8
樟科	Lauraceae	2	紫金牛科	Myrsinaceae	7
真藓科	Bryaceae	1	紫茉莉科	Nyctaginaceae	2
中国蕨科	Sinopteridaceae	1	紫萁科	Osmundaceae	1
肿足蕨科	Hypodematiaceae	1	紫葳科	Bignoniaceae	9
轴腹菌科	Hydnangiaceae	1	棕榈科	Arecaceae (Palmae)	12
皱孔菌科	Meruliaceae	1	醉鱼草科	Buddlejaceae	9

按科拉丁名字母顺序排列

科拉丁名	科中文名	卷号	科拉丁名	科中文名	卷号
Acanthaceae	爵床科	9	Asclepiadaceae	萝摩科	8
Aceraceae	槭树科	5	Aspidiaceae	叉蕨科	1
Acrostichaceae	卤蕨科	1	Aspleniaceae	铁角蕨科	1
Actinidiaceae	猕猴桃科	3	Asteraceae (Compositae)	菊科	10
Adiantaceae	铁线蕨科	1			
Agaricaceae	蘑菇科(伞菌科)	1	Athyriaceae	蹄盖蕨科	1
Agavaceae	龙舌兰科	11	Auriculariaceae	木耳科	1
Aizoaceae	番杏科	2	Auriscalpiaceae	耳匙菌科	1
Alangiaceae	八角枫科	7	Aytoniaceae	疣冠苔科	1
Alariaceae	翅藻科	1	Azollaceae	满江红科	1
Alismataceae	泽泻科	11	Balanophoraceae	蛇菰科	2
Amanitaceae	鹅膏菌科	1	Balsaminaceae	凤仙花科	6
Amaranthaceae	苋科	2	Bangiaceae	红毛菜科	1
Amaryllidaceae	石蒜科	11	Bankeraceae	坂氏齿菌科(烟白齿菌科)	1
Amblystegiaceae	柳叶藓科	1			
Anacardiaceae	漆树科	5	Bartramiaceae	珠藓科	1
Angiopteridaceae	观音座莲科	1	Basellaceae	落葵科	2
Annonaceae	番荔枝科	2	Begoniaceae	秋海棠科	6
Antrophyaceae	车前蕨科	1	Berberidaceae	小檗科	3
Apiaceae (Umbelliferae)	伞形科	7	Betulaceae	桦木科	2
Apocynaceae	夹竹桃科	8	Bignoniaceae	紫葳科	9
Aquifoliaceae	冬青科	6	Bixaceae	红木科	6
Araceae	天南星科	12	Blechnaceae	乌毛蕨科	1
Araliaceae	五加科	7	Bolbitidaceae	实蕨科	1
Arecaceae (Palmae)	棕榈科	12	Boletaceae	牛肝菌科	1
Aristolochiaceae	马兜铃科	3	Bombacaceae	木棉科	6

Bondarzewiaceae	刺孢多孔菌科	1		Clusiaceae (Guttiferae)	藤黄科	3
Bonnemaisoniaceae	柏桉藻科	1		Codiaceae	松藻科	1
Boraginaceae	紫草科	8		Combretaceae	使君子科	7
Botrychiaceae	阴地蕨科	1		Commelinaceae	鸭跖草科	11
Brassicaceae (Cruciferae)	十字花科	4		Connaraceae	牛栓藤科	4
Bretschneideraceae	伯乐树科	6		Conocephalaceae	蛇苔科	1
Bromeliaceae	凤梨科	11		Convolvulaceae	旋花科	8
Bryaceae	真藓科	1		Corallinaceae	珊瑚藻科	1
Buddlejaceae	醉鱼草科	9		Cordycipitaceae	虫草菌科	1
Burmanniaceae	水玉簪科	11		Coriariaceae	马桑科	5
Burseraceae	橄榄科	5		Cornaceae	山茱萸科	7
Butomaceae	花蔺科	11		Cortinariaceae	丝膜菌科	1
Buxaceae	黄杨科	6		Costaceae	闭鞘姜科	12
Cactaceae	仙人掌科	2		Crassulaceae	景天科	4
Callitrichaceae	水马齿科	8		Cucurbitaceae	葫芦科	6
Calostomataceae	丽口包科	1		Cupressaceae	柏科	1
Calycanthaceae	腊梅科	2		Cyatheaceae	桫椤科	1
Campanulaceae	桔梗科	10		Cycadaceae	苏铁科	1
Cannaceae	美人蕉科	12		Cynomoriaceae	锁阳科	7
Cantharellaceae	鸡油菌科	1		Cyperaceae	莎草科	12
Capparaceae	白花菜科	4		Cyphellaceae	挂钟菌科	1
Caprifoliaceae	忍冬科	10		Dacrymycetaceae	花耳科	1
Caricaceae	番木瓜科	6		Daphniphyllaceae	虎皮楠科	5
Caryophyllaceae	石竹科	2		Davalliaceae	骨碎补科	1
Casuarinaceae	木麻黄科	2		Davidiaceae	珙桐科	7
Caulerpaceae	蕨藻科	1		Delesseriaceae	红叶藻科	1
Celastraceae	卫矛科	6		Dennstaedtiaceae	碗蕨科	1
Cephalotaxaceae	三尖杉科	1		Diapensiaceae	岩梅科	7
Ceramiaceae	仙菜科	1		Diatomaceae	等片藻科	1
Ceratophyllaceae	金鱼藻科	3		Dichapetalaceae	毒鼠子科	6
Cercidiphyllaceae	连香树科	3		Dicksoniaceae	蚌壳蕨科	1
Characeae	轮藻科	1		Dicranaceae	曲尾藓科	1
Chenopodiaceae	藜科	2		Dictyotaceae	网地藻科	1
Chlamydomonadaceae	衣藻科	1		Dilleniaceae	五桠果科	3
Chloranthaceae	金粟兰科	3		Dioscoreaceae	薯蓣科	11
Chlorellaceae	小球藻科	1		Diplocystidiaceae	复囊菌科	1
Chordaceae	绳藻科	1		Dipsacaceae	川续断科	10
Cladoniaceae	石蕊科	1		Dipteridaceae	双扇蕨科	1
Cladophoraceae	刚毛藻科	1		Dipterocarpaceae	龙脑香科	3
Clavariaceae	珊瑚菌科	1		Ditrichaceae	牛毛藓科	1
Clavicipitaceae	麦角菌科	1		Droseraceae	茅膏菜科	3
Clethraceae	桤叶树科	7		Drynariaceae	槲蕨科	1
Climaciaceae	万年藓科	1		Dryopteridaceae	鳞毛蕨科	1

Ebenaceae	柿科	8		Haloragaceae	小二仙草科	7
Elaeagnaceae	胡颓子科	6		Halymeniaceae	海膜科	1
Elaeocarpaceae	杜英科	6		Hamamelidaceae	金缕梅科	4
Elaphoglossaceae	舌蕨科	1		Helminthostachyaceae	七指蕨科	1
Elatinaceae	沟繁缕科	6		Hemionitidaceae	裸子蕨科	1
Endocladiaceae	内枝藻科	1		Hericiaceae	猴头菌科	1
Entodontaceae	绢藓科	1		Hernandiaceae	莲叶桐科	3
Entolomataceae	粉褶菌科	1		Hippocastanaceae	七叶树科	6
Ephedraceae	麻黄科	1		Hippocrateaceae	翅子藤科	6
Equisetaceae	木贼科	1		Hippuridaceae	杉叶藻科	7
Ericaceae	杜鹃花科	7		Huperziaceae	石杉科	1
Eriocaulaceae	谷精草科	11		Hydnangiaceae	轴腹菌科	1
Erythroxylaceae	古柯科	5		Hydrocharitaceae	水鳖科	11
Eucommiaceae	杜仲科	2		Hygrophoraceae	蜡伞科	1
Euphorbiaceae	大戟科	5		Hylocomiaceae	塔藓科	1
Eupteleaceae	领春木科	3		Hymenochaetaceae	刺革菌科	1
Fabaceae (Leguminosae)	豆科	5		Hymenophyllaceae	膜蕨科	1
Fagaceae	壳斗科	2		Hypnaceae	灰藓科	1
Fissidentaceae	凤尾藓科	1		Hypneaceae	沙菜科	1
Fistulinaceae	牛舌菌科	1		Hypocreaceae	肉座菌科	1
Flacourtiaceae	大风子科	6		Hypodematiaceae	肿足蕨科	1
Fomitopsidaceae	拟层孔菌科	1		Hypolepidaceae	姬蕨科	1
Frullaniaceae	耳叶苔科	1		Hypoxidaceae	仙茅科	11
Fucaceae	墨角藻科	1		Icacinaceae	茶茱萸科	6
Funariaceae	葫芦藓科	1		Icmadophilaceae	霜降衣科	1
Ganodermataceae	灵芝科	1		Illiciaceae	八角科	2
Geastraceae	地星科	1		Iridaceae	鸢尾科	11
Gelidiaceae	石花菜科	1		Ishigeaceae	铁钉菜科	1
Gentianaceae	龙胆科	8		Juglandaceae	胡桃科	2
Geraniaceae	牻牛儿苗科	5		Juncaceae	灯心草科	11
Gesneriaceae	苦苣苔科	9		Juncaginaceae	水麦冬科	11
Gigartinaceae	杉藻科	1		Lamiaceae (Labiatae)	唇形科	9
Ginkgoaceae	银杏科	1		Laminariaceae	海带科	1
Gleicheniaceae	里白科	1		Lardizabalaceae	木通科	3
Gloeophyllaceae	褐褶菌科	1		Lauraceae	樟科	2
Gnetaceae	买麻藤科	1		Lecythidaceae	玉蕊科	7
Gomphaceae	钉菇科	1		Leeaceae	火筒树科	6
Gomphidiaceae	铆钉菇科	1		Lemnaceae	浮萍科	12
Gonyaulaceae	膝沟藻科	1		Lentibulariaceae	狸藻科	9
Goodeniaceae	草海桐科	10		Lessoniaceae	巨藻科	1
Gracilariaceae	江蓠科	1		Leucobryaceae	白发藓科	1
Gymnogrammitidaceae	雨蕨科	1		Leucodontaceae	白齿藓科	1
Haematococcaceae	红球藻科	1		Liliaceae	百合科	11

Linaceae	亚麻科	5	Nepenthaceae	猪笼草科	3
Lindsaeaceae	鳞始蕨科	1	Nephrolepidaceae	肾蕨科	1
Lobariaceae	肺衣科	1	Nitzschiaceae	菱形藻科	1
Loganiaceae	马钱科	8	Nostocaceae	念珠藻科	1
Loranthaceae	桑寄生科	2	Nyctaginaceae	紫茉莉科	2
Lowiaceae	兰花蕉科	12	Nymphaeaceae	睡莲科	3
Loxogrammaceae	剑蕨科	1	Nyssaceae	蓝果树科	7
Lycopodiaceae	石松科	1	Ochnaceae	金莲木科	3
Lygodiaceae	海金沙科	1	Olacaceae	铁青树科	2
Lyophyllaceae	离褶伞科	1	Oleaceae	木犀科	8
Lythraceae	千屈菜科	7	Onagraceae	柳叶菜科	7
Magnoliaceae	木兰科	2	Oncophoraceae	曲背藓科	1
Malpighiaceae	金虎尾科	5	Onocleaceae	球子蕨科	1
Malvaceae	锦葵科	6	Ophiocordycipitaceae	线形虫草科	1
Marantaceae	竹芋科	12	Ophioglossaceae	瓶尔小草科	1
Marasmiaceae	小皮伞科	1	Ophioparmaceae	红盘衣科	1
Marattiaceae	合囊蕨科	1	Opiliaceae	山柚子科	2
Marchantiaceae	地钱科	1	Orchidaceae	兰科	12
Marsileaceae	苹科	1	Orobanchaceae	列当科	9
Mastigocladaceae	鞭枝藻科	1	Oscillatoriaceae	颤藻科	1
Melastomataceae	野牡丹科	7	Osmundaceae	紫萁科	1
Meliaceae	楝科	5	Oxalidaceae	酢浆草科	5
Menispermaceae	防己科	3	Paeoniaceae	芍药科	3
Menyanthaceae	睡菜科	8	Pandanaceae	露兜树科	12
Meripilaceae	亚灰树花菌科	1	Papaveraceae	罂粟科	4
Meruliaceae	皱孔菌科	1	Parkeriaceae	水蕨科	1
Meteoriaceae	蔓藓科	1	Parmeliaceae	梅衣科	1
Microbotryaceae	微球黑粉菌科	1	Passifloraceae	西番莲科	6
Mniaceae	提灯藓科	1	Paxillaceae	网褶菌科	1
Molluginaceae	粟米草科	2	Pedaliaceae	胡麻科	9
Monachosoraceae	稀子蕨科	1	Peltigeraceae	地卷衣科	1
Monascaceae	红曲菌科	1	Peranemataceae	球盖蕨科	1
Monostromataceae	礁膜科	1	Peronosporaceae	霜霉科	1
Moraceae	桑科	2	Phallaceae	鬼笔科	1
Morchellaceae	羊肚菌科	1	Phelloriniaceae	歧裂灰包科	1
Musaceae	芭蕉科	12	Philydraceae	田葱科	11
Mycenaceae	小菇科	1	Phrymaceae	透骨草科	9
Mycosphaerellaceae	球腔菌科	1	Phyllophoraceae	育叶藻科	1
Myoporaceae	苦槛蓝科	9	Physalacriaceae	泡头菌科（膨瑚菌科）	1
Myricaceae	杨梅科	2	Physciaceae	蜈蚣衣科	1
Myristicaceae	肉豆蔻科	2	Phytolaccaceae	商陆科	2
Myrsinaceae	紫金牛科	7	Pinaceae	松科	1
Myrtaceae	桃金娘科	7	Piperaceae	胡椒科	3

Pittosporaceae	海桐花科	4		Salicaceae	杨柳科	2
Plagiogyriaceae	瘤足蕨科	1		Salviniaceae	槐叶苹科	1
Plantaginaceae	车前科	9		Santalaceae	檀香科	2
Platanaceae	悬铃木科	4		Sapindaceae	无患子科	6
Pleurotaceae	侧耳科	1		Sapotaceae	山榄科	8
Plumbaginaceae	白花丹科	8		Sarcoscyphaceae	肉杯菌科	1
Pluteaceae	光柄菇科	1		Sargassaceae	马尾藻科	1
Poaceae (Gramineae)	禾本科	11		Sargentodoxaceae	大血藤科	3
Podocarpaceae	罗汉松科	1		Saururaceae	三白草科	3
Polemoniaceae	花荵科	8		Saxifragaceae	虎耳草科	4
Polyblepharidaceae	多毛藻科	1		Scenedesmaceae	栅藻科	1
Polygalaceae	远志科	5		Schisandraceae	五味子科	2
Polygonaceae	蓼科	2		Schizaeaceae	莎草蕨科	1
Polypodiaceae	水龙骨科	1		Schizophyllaceae	裂褶菌科	1
Polyporaceae	多孔菌科	1		Sclerodermataceae	硬皮马勃科	1
Polytrichaceae	金发藓科	1		Scrophulariaceae	玄参科	9
Pontederiaceae	雨久花科	11		Scytosiphonaceae	萱藻科	1
Portulacaceae	马齿苋科	2		Selaginellaceae	卷柏科	1
Potamogetonaceae	眼子菜科	11		Serpulaceae	干腐菌科	1
Pottiaceae	丛藓科	1		Simaroubaceae	苦木科	5
Primulaceae	报春花科	7		Sinopteridaceae	中国蕨科	1
Proteaceae	山龙眼科	2		Solanaceae	茄科	9
Psathyrellaceae	脆柄菇科	1		Solieriaceae	红翎菜科	1
Psilotaceae	松叶蕨科	1		Sonneratiaceae	海桑科	7
Pteridaceae	凤尾蕨科	1		Sparassidaceae	绣球菌科	1
Pteridiaceae	蕨科	1		Sparganiaceae	黑三棱科	12
Punicaceae	石榴科	7		Spermatochnaceae	海蕴科	1
Pyrolaceae	鹿蹄草科	7		Sphagnaceae	泥炭藓科	1
Ramalinaceae	树花科	1		Splachnaceae	壶藓科	1
Ranunculaceae	毛茛科	3		Stachyuraceae	旌节花科	6
Rhamnaceae	鼠李科	6		Staphyleaceae	省沽油科	6
Rhizophoraceae	红树科	7		Stemonaceae	百部科	11
Rhizopogonaceae	须腹菌科	1		Sterculiaceae	梧桐科	6
Rhodomelaceae	松节藻科	1		Stereaceae	韧革菌科	1
Rhoipteleaceae	马尾树科	2		Stereocaulaceae	珊瑚枝科	1
Ricciaceae	钱苔科	1		Strophariaceae	球盖菇科	1
Rivulariaceae	胶须藻科	1		Stylidiaceae	花柱草科	10
Rosaceae	蔷薇科	4		Styracaceae	安息香科	8
Rubiaceae	茜草科	8		Suillaceae	乳牛杆菌科	1
Russulaceae	红菇科	1		Symplocaceae	山矾科	8
Rutaceae	芸香科	5		Taccaceae	蒟蒻薯科	11
Sabiaceae	清风藤科	6		Tamaricaceae	柽柳科	6
Saccharomycetaceae	酵母科	1		Tapinellaceae	桩菇科	1

Targioniaceae	皮叶苔科	1		Ulvaceae	石莼科	1
Taxaceae	红豆杉科	1		Umbilicariaceae	石耳科	1
Taxodiaceae	杉科	1		Urticaceae	荨麻科	2
Theaceae	山茶科	3		Ustilaginaceae	黑粉菌科	1
Thelephoraceae	革菌科	1		Valerianaceae	败酱科	10
Thelypteridaceae	金星蕨科	1		Verbenaceae	马鞭草科	8
Thuidiaceae	羽藓科	1		Verrucariaceae	瓶口衣科	1
Thymelaeaceae	瑞香科	6		Violaceae	堇菜科	6
Tiliaceae	椴树科	6		Vitaceae	葡萄科	6
Trapaceae	菱科	7		Vittariaceae	书带蕨科	1
Tremellaceae	银耳科	1		Wiesnerellaceae	魏氏苔科	1
Tricholomataceae	口蘑科（白蘑科）	1		Woodsiaceae	岩蕨科	1
Tropaeolaceae	旱金莲科	5		Xylariaceae	炭角菌科	1
Tuberaceae	块菌科	1		Xyridaceae	黄眼草科	11
Tubiferaceae	筒菌科	1		Zingiberaceae	姜科	12
Typhaceae	香蒲科	12		Zygnemataceae	双星藻科	1
Ulmaceae	榆科	2		Zygophyllaceae	蒺藜科	5
Ulotrichaceae	丝藻科	1				